W0256151

HANDBUCH DER MEDIZINISCHEN RADIOLOGIE

ENCYCLOPEDIA OF MEDICAL RADIOLOGY

HERAUSGEGEBEN VON · EDITED BY

L. DIETHELM
MAINZ

O. OLSSON
LUND

F. STRNAD
FRANKFURT/M.

H. VIETEN
DÜSSELDORF

A. ZUPPINGER
BERN

BAND/VOLUME IX

TEIL/PART 3

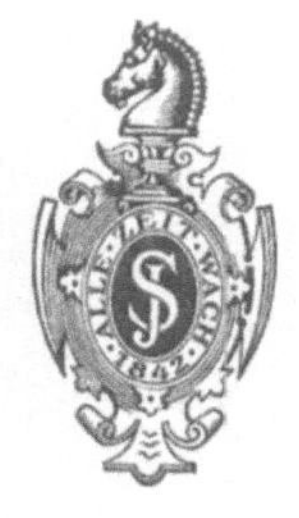

SPRINGER-VERLAG BERLIN · HEIDELBERG · NEW YORK 1968

RÖNTGENDIAGNOSTIK DER OBEREN SPEISE- UND ATEMWEGE DER ATEMORGANE UND DES MEDIASTINUMS

TEIL 3

ROENTGEN DIAGNOSIS OF THE UPPER ALIMENTARY TRACT AND AIR PASSAGES, THE RESPIRATORY ORGANS AND THE MEDIASTINUM

PART 3

VON · BY

K. E. BORGSTRÖM · A. LUNDERQUIST
F. SCHMID · W. SCHULZE · H. J. SIELAFF

REDIGIERT VON · EDITED BY

F. STRNAD
FRANKFURT/M.

MIT 435 ABBILDUNGEN
WITH 435 FIGURES

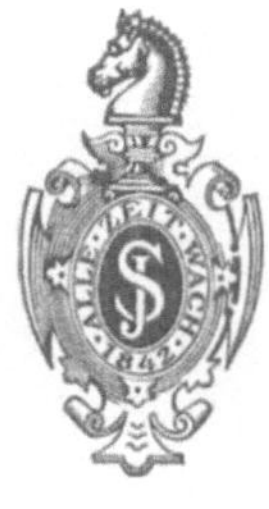

SPRINGER-VERLAG BERLIN · HEIDELBERG · NEW YORK · 1968

Alle Rechte vorbehalten.

Kein Teil dieses Buches darf ohne schriftliche Genehmigung des Springer-Verlages übersetzt oder in irgendeiner Form vervielfältigt werden.

© by Springer-Verlag Berlin · Heidelberg 1968
Softcover reprint of the hardcover 1st edition 1968
Library of Congress Catalog Card Number 68-11986
ISBN-13: 978-3-642-95051-3 e-ISBN-13: 978-3-642-95050-6
DOI: 10.1007/978-3-642-95050-6

Die Wiedergabe von Gebrauchsnamen, Handelsnamen, Warenbezeichnungen usw. in diesem Werk berechtigt auch ohne besondere Kennzeichnung nicht zu der Annahme, daß solche Namen im Sinn der Warenzeichen- und Markenschutz-Gesetzgebung als frei zu betrachten wären und daher von jedermann benutzt werden dürften.

Titel-Nr. 5851

Druck der Universitätsdruckerei H. Stürtz AG, Würzburg

Vorwort

Die Röntgendiagnostik im Thoraxraum besteht heute etwa 7 Jahrzehnte, und es ist verständlich, daß sich in diesem Zeitraum ein für den Einzelnen nicht mehr überschaubares Schrifttum angesammelt hat. In allen Kulturstaaten der Erde gibt es eine große Zahl ganz ausgezeichneter Lehrbücher der Diagnostik und Differentialdiagnostik im Bereich des Respirationstraktes, ebenso informieren entsprechende Zeitschriften den Leser über die neuesten Beobachtungen und Forschungsergebnisse. Es ist auch nicht zu leugnen, daß wir uns eben zu der Zeit, da dieses Handbuch geschaffen wird, in einem revolutionierenden Umbruch befinden durch die Tatsache, daß die Bildverstärker-Fernsehtechnik die konventionelle röntgenologische Untersuchungstechnik ziemlich rasch abzulösen begonnen hat.

Aus geschichtlicher Sicht sei daran erinnert, daß es der große Pionier der Röntgenologie, Hofrat Holtzknecht in Wien, war, der mit seiner Publikation „Röntgenologische Diagnostik der Erkrankungen der Brustorgane" 1901 eigentlich die klinische Radiologie eingeleitet hat.

Um der Aufgabe dieses Handbuches gerecht zu werden und um das Bedeutende aus dem Schrifttum zusammenzutragen und um den anfallenden Stoff sinngemäß zu ordnen, war es notwendig geworden, den Thoraxband IX mit 5 Unterbänden zu planen.

Der vorliegende dritte Teilband wird eingeleitet mit den Ventilationsstörungen der Lunge. Nach der Diskussion der Probleme der Lungenbelüftung und ihrer Patho-Physiologie werden die Bronchusstenose, das Lungenemphysem und die Lungenatelektase im allgemeinen, das Mittellappen- und Lingulasyndrom im besonderen diskutiert. Das röntgenologische Vorgehen bei der Untersuchung dieser einzelnen Ursachen der Ventilationsstörung leitet über zu einer eingehenden Erklärung der bei der röntgenologischen Untersuchung erfaßbaren morphologischen und funktionellen Befunde.

In gleicher Weise werden die Zirkulationsstörungen der Lunge abgehandelt und die röntgenologische Diagnostik und die Differenzierung der einzelnen Ursachen diskutiert. Die akute pulmonale Hypertonie im Zuge der Embolie, des Infarktes usw., die chronische pulmonale Hypertonie auf dem Boden der Erkrankung der Lungengefäße, des Parenchyms, des Herzens usw. In einem kleinen Kapitel folgt die Diskussion des Lungenödems und die Auswirkung desselben im Röntgenbild (kardiales, renales Ödem usw.). In einem weiteren Abschnitt werden die Lungenveränderungen bei Stoffwechselerkrankungen besprochen (Kohlenhydrat-, Eiweiß-, Stoffwechselstörungen, Lipoidosen, Retikulosen usw.). Abgeschlossen wird dieser Band mit den Erkrankungen der Lunge im Säuglings- und Kleinkindesalter. Der wesentliche Unterschied in der Röntgendiagnostik und in der Technik der Untersuchung und der Befunderarbeitung wird aufgezeigt.

Frankfurt/M., im Juni 1967 F. Strnad

Preface

Diagnosis based on chest x-rays has now been practised for some 70 years and it is not surprising that during this time a literature has accumulated which is so vast as to be almost beyond the capacity of the individual reader. In all the civilized countries of the world there are excellent textbooks on diagnostic techniques and differential diagnosis of diseases of the respiratory tract, while specialist journals keep their readers informed about the latest observations and research findings. We cannot deny, however, that at the very time when this encyclopedia is being prepared we are on the verge of a revolutionary change, with image-intensifying television techniques about to replace the classic radiological examination.

From the historical point of view, we should like to remind our readers of that great pioneer of roentgenology, Hofrat HOLTZKNECHT of Vienna, who in 1901 virtually inaugurated clinical radiology with the publication of his book, "Roentgen Diagnosis of Diseases of the Organs of the Chest."

In order to do justice to the literature and to the subject of our Encyclopedia, we have found it necessary to plan Vol. IX in 5 sub-volumes.

Part 3 opens with a section in disorders affecting the ventilation of the lungs. Following a general discussion of the problems arising with ventilation and their physiopathology, including bronchostenosis, emphysema and atelectasis, there is a special note on the middle-lobe/lingula syndrome. In each case, the radiological procedure for investigating the cause of impaired ventilation introduces a thorough exposition of the morphological and functional findings to be expected from a radiological examination.

Diseases of the pulmonary circulation are treated in a similar way, with a discussion of roentgen diagnosis and differentiation of the various possible causes: acute pulmonary hypertonia in cases of embolism, infarction etc.; chronic pulmonary hypertonia due to diseases of the vessels of the lung, parenchyma, heart etc. Next comes a short chapter on pulmonary edema and the way this affects the radiographic picture (cardiac and renal edema etc.). A further section covers changes in the lungs caused by metabolic disease (abnormalities of carbohydrate and protein metabolism, lipoidoses, reticuloses etc.). The volume concludes with a chapter on pulmonary disease in infants and young children, stressing the chief differences in roentgen diagnosis, examination techniques and interpretation of the findings.

Frankfurt/M., June 1967 F. STRNAD

Inhaltsverzeichnis

Inhaltsübersicht zu den Bänden IX/1, IX/2, IX/4 und IX/5

IV. Allgemeine allergische Reaktionen (eosinophiles Infiltrat). Von Privatdozent W. WIEDEMANN, Höxter

V. Pneumokoniosen. Von Professor G. WORTH, Moers

VI. Pilzerkrankungen der Lunge. Von Dr. P. RUBINSTEIN, Buenos Aires (Argentinien)

VII. Lungenechinokokkose. Von Dr. S. DI RIENZO, Buenos Aires (Argentinien)

Band IX/4:

F. Röntgendiagnostik der Atemorgane IV

I. Lungentuberkulose. Von Dr. B. LOERBROKS, Berlin, und Professor K. L. RADENBACH, Berlin

II. Lungen und Systemkrankheiten. Von Dr. B. DIECKMANN, Berlin, Dr. M. LOEW, Kaiserslautern, Professor K. L. RADENBACH, Berlin und Dr. H. RIEMANN, Frankfurt a. M.

III. Geschwülste der Bronchien, Lunge und Pleura. Von Professor W. SCHULZE, Frankfurt a. M.

IV. Differentialdiagnose der Rundherde. Von Dr. F. HEINRICH, Gießen, und Professor K. L. RADENBACH, Berlin

V. Geschwülste der Brustwand. Von V. SCHNEIDER, Heidelberg

Band IX/5:

G. Zwerchfell und Zwerchfellhernien. Von Professor R. HAUBRICH, Karlsruhe

H. Röntgendiagnostik des Mediastinums

I. Erkrankungen und Tumoren des Mediastinums. Von Professor R. KRAUS, Frankfurt a. M.

II. Mediastinoskopie. Von Privat-Dozent H. BLAHA, Gauting

III. Röntgendiagnostik der Pleura. Von Professor R. HAUBRICH, Karlsruhe

Mitarbeiter von Band IX/3 — Contributors to volume IX/3

Dr. Karl Eric Borgström, Lasarettet, Trelleborg (Schweden)

Dr. Anders Lunderquist, Lasarettet, Kalmar (Schweden)

Professor Dr. F. Schmid, Städtische Kinderklinik, 8750 Aschaffenburg

Professor Dr. Werner Schulze, Direktor des Radiologischen Zentralinstituts, Krankenhaus Nordwest, 6 Frankfurt a. M.

Professor Dr. H. J. Sielaff, Chefarzt der Strahlenabteilung, Städt. Krankenanstalten, 71 Heilbronn

E. Röntgendiagnostik der Atemorgane III

I. Ventilationsstörungen der Lunge*

Von

W. Schulze

Mit 249 Abbildungen in 517 Einzeldarstellungen

1. Allgemeine Probleme der Lungenbelüftung und ihrer Pathophysiologie

Der intrapulmonale Gaswechsel ist das gemeinsame Ergebnis von Ventilation, Perfusion und Diffusion des Lungengewebes. Die enge Wechselwirkung der neuro-humoral geregelten Grundvorgänge der äußeren Atmung bietet Störfaktoren funktionellen wie organischen Ursprungs komplexe Angriffsmöglichkeiten. Denn die Läsion eines der physiologischen Mechanismen zieht auch die übrigen in Mitleidenschaft. Jede Affektion der Atemorgane im weiteren Sinne vermag die Lungenatmung zumindest partiell und vorübergehend zu beeinträchtigen.

Gegenstand der folgenden Darstellung sind die pulmonalen Ventilationsstörungen sensu strictiori, deren Pathogenese — unbeschadet der ätiologischen Vielfalt — in wenigen Grundprinzipien wurzelt: Versagen der zentralen Regulationen, Schwäche oder krankhafte Anomalien des äußeren Atemaggregats, Passageerschwernis in den Luftwegen und nicht zuletzt histo-mechanische Alteration des Lungenparenchyms selbst. Ihr primäres Gestaltmerkmal ist der veränderte Luftgehalt der Lungen, der als übermäßige oder mangelhafte Entfaltung des Alveolarraums imponieren kann. Beide Zustandsbilder sind mit Hypoventilation als funktionellem Kardinalsymptom verbunden. Sie implizieren zugleich obligate Schwankungen der örtlichen Durchblutung und der Diffusionskapazität, deren Abnahme teils von einer Verkürzung der Kontaktzeit bzw. Drosselung des Luft- und Blutstroms, teils von bleibender Verringerung der Austauschfläche infolge organischen Parenchymschwunds herrühren kann.

Primär zirkulationsbedingte Formen der Atembehinderung liegen am Rande des Themas. Das gilt auch für die primär an der alveolo-kapillären Membran angreifenden Störungen der Lungenatmung („Pneumonosen") (Brauer; Knipping; Baldwin, Cournand u. Richards; Austrian, McClement, Renzetti, Donald, Riley u. Cournand; Rossier, Bühlmann u. Wiesinger u.a.). Diese können auf struktureller Membranverdickung durch ein entzündliches oder chronisch-kongestives Ödem, auf ausgedehnten infiltrativen, granulomatösen oder narbigen Gerüstprozessen, auf hyaliner Membranbildung und anderen abnormen Ablagerungen im Alveolarraum (z.B. sog. „Alveolarproteinose") (Rosen, Castleman u. Liebow; Payseur, Konwaler u. Hyde; Landis, Rose u. Sternlieb; Sieracki, Horn u. Day; Lull, Beyer, Maier u. Morss; Moertel, Woolner u. Bernatz; Fraimow, Cathcart u. Taylor; Williams, Medley u. Brown; Fraimow, Cathcart, Kirshner u. Taylor; Plenk, Swift, Chambers u. Peltzer; Harrison, Divertie u. Olsen; Snider, Wilner u. Lewis; Edmondson u. Gere; Bianco u. Tomatis; Green, Nichols u. King) oder auf diffuser neoplastischer Alveolarinfiltration nach Art der Lungenadenomatose beruhen.

* Dem Andenken meines hochverehrten klinischen Lehrers Prof. Dr. Dr. h. c. Max Bürger.

a) Dynamik und Lüftungsmechanismus der normalen Atmung

Der normale Atemvorgang erscheint in röntgenologischer Sicht als regelmäßige Volumenschwankung der Brusthöhle, verbunden mit kontinuierlichem Helligkeitswechsel der Lungen. Die Transparenzänderung des Lungengewebes ist ebenso ein respiratorisches wie zirkulatorisches Phänomen (ASSMANN; LAURELL; WESTERMARK; KWIET; PRINZMETAL u. KOUNTZ; SOKOLOV; KARPATI; FOWLER u. YOUNG; PASSERI u. PIGNATARO; SALOTTI). Sie nimmt mit der Atemtiefe zu und erreicht bei symmetrischem Thoraxbau an korrespondierenden Abschnitten beider Lungen etwa gleiches Ausmaß in jeder Atemphase. Gewisse physiologische Helligkeitsdifferenzen ergeben sich nur in Seitenlage aus der dann unterschiedlichen Belüftungsweise und Durchblutungsintensität der Lungenflügel bei Verschiebung der Mittelorgane nach der aufliegenden Seite hin (HOLZKNECHT; HOFBAUER; POLGÁR; BJÖRKMANN; HIRDES; HECKMANN; HACKENTHAL u. RÜBE).

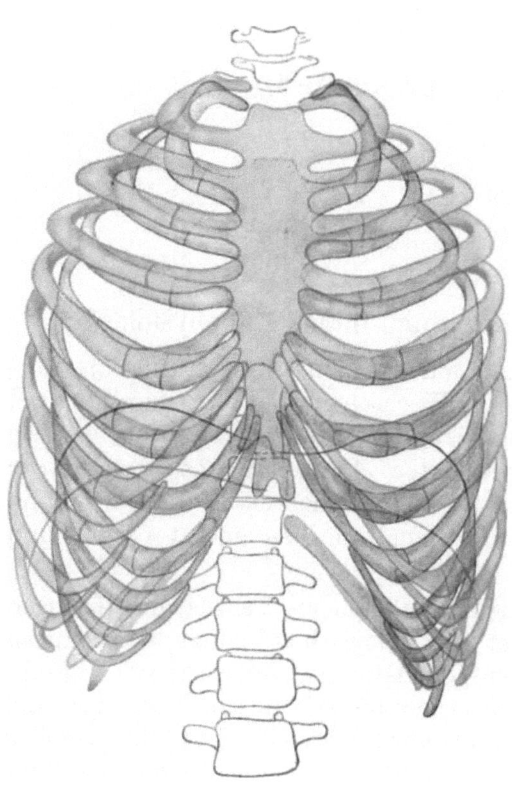

Abb. 1. Thorax und Zwerchfell bei tiefer Exspiration (grau) und tiefer Inspiration (rot), 28jähr. ♀. Köpfchen und Hals der 1. Rippen decken sich nicht infolge der inspiratorischen Streckung der Wirbelsäule. Nach Röntgenstereoaufnahmen von Prof. A. HASSELWANDER (aus U. C. LUFT, Funktionelle Orthologie der Atmung. In: Handbuch der allgemeinen Pathologie, Bd. V/1, S. 276, Abb. 1. Berlin-Göttingen-Heidelberg: Springer 1961; nach BRAUS-ELZE, Bd. I, 3. Aufl.)

Der Bewegungsvorgang der äußeren Atmung spielt sich am Spannungssystem Thorax/Lunge unter zentraler Steuerung ab (HALDANE u. PRIESTLEY; HEYMANS u. HEYMANS; GOLLWITZER-MEYER; BAYER; HESS; FLEISCH; KROGH; GRAY; WYSS; GESELL; SCHMIDT; SCHOEDEL; HERTZ, WITZLER, FREUND u. SCHLEPPER). Er wird vom Wechselspiel gegensinnig wirkender physikalischer Kräfte getragen, deren richtunggebender Anteil bei der Einatmung aktiver, während der Exspiration vornehmlich passiver Natur ist. Mit der phasenhaften Verschiebung ihrer Gleichgewichtslage verändern diese Kräfte fortlaufend die Höhe des Unterdrucks im Pleuraraum (v. NEERGAARD u. WIRZ; AMEUILLE; ROSSIER, BÜHLMANN u. WIESINGER u. a.) und lassen dadurch das Lungenvolumen in den Grenzen der Vitalkapazität schwanken.

Die Inspirationsmuskulatur hat zur Entfaltung der Lungen statische und dynamische Widerstände verschiedener Art zu überwinden. Sie werden bedingt durch die Elastizität der Lunge (TENDELOO; METZ; ORSÓS; GIESE; HARTUNG u.a.) und der Brustwand (BÜHLMANN u. BEHN), durch die Grenzflächenspannung des intraalveolären Flüssigkeitsfilms (v. NEERGAARD u. WIRZ; v. HAYEK; WICK u.a.), durch das von der Lichtungsweite der Bronchien und Bronchiolen, der Viskosität des strömenden Mediums sowie der Tiefe und Frequenz der Atmung beeinflußte Druckgefälle zwischen Luftatmosphäre und Alveolarraum (ROHRER; CHRISTIE; ROSSIER u. BÜHLMANN), durch den Deformationswiderstand nichtelastischen Lungengewebes und durch die Trägheit der bewegten Gewebs- und Luftmassen (LOTTENBACH, NOELPP-ESCHENHAGEN u. NOELPP; ROSSIER, BÜHLMANN u. WIESINGER). Mit zunehmender inspiratorischer Dehnung wachsen die gegensinnigen elastischen Atemkräfte bis zur Umkehr der Atemphase stetig an.

Der inspiratorisch gespeicherte elastische Energiezuwachs ermöglicht die normalerweise passiv erfolgende Austreibung der Atemluft aus den Alveolen. Dementsprechend bleiben die respiratorischen Druckschwankungen im Pleuraraum gewöhnlich im Bereich negativer Werte. Nur bei forcierter Ausatmung und beim Husten kommt der Einsatz der Exspirationsmuskulatur (innere Interkostalmuskeln, Bauchdecken- und Lendenmuskulatur) mit einem passageren Anstieg des Pleuradruckes über den atmosphärischen Druck zur Geltung.

Sonst wird mit dem Ausgleich des thorakalen Retraktionsbestrebens die exspiratorische Ruhelage eingestellt, in der sich die nunmehr umschlagende Zugwirkung des Brustkorbskelets und die restliche Dehnungsspannung der Lunge die Waage halten. Die pulmonale Retraktionskraft wirkt darüber hinaus auf weitere Volumenabnahme des Organes hin. Diese kann sich — in Form des Lungenkollapses — vollziehen, sobald der Wegfall des Sogs im Donderschen Raum eine völlige Entspannung der Lunge gestattet.

Zusätzlich zu den genannten physikalischen Kräften können nerval gesteuerte Tonusschwankungen der in die Faserarchitektur der Lunge scherengitterartig einstrahlenden glatten Muskulatur als regulatorisches Prinzip die respiratorische Volumenänderung der Lunge aktiv beeinflussen. Die Existenz einer *myoelastischen Kontraktilität* des Organs, deren Annahme sich auf anatomische, experimentelle und klinische Beobachtungen stützt (FELIX; BALTISBERGER; MACKLIN; VIOLA; LUISADA; VERZÁR; REINHARD; SCHOEN; v. GEHLEN; BRONKHORST u. DIJKSTRA; KALBFLEISCH; STURM; NIEDNER; BEHRENS; v. HAYEK; HEUCK u. FLACH; STUTZ; KEHLER; LÖFFLER u.a.), ist kaum mehr umstritten, nur wird ihr Ausmaß und ihre praktische Bedeutung sehr unterschiedlich eingeschätzt (s. S. 226, 227, 244).

Bei der Lungenentfaltung greifen zwei *Lüftungsmechanismen* ineinander (KEITH; WENCKEBACH; WEBER; WELTZ; VAN DER WETH; POLGÁR; HECKMANN). Die Senkung des hinteren Zwerchfellplateaus — und die begleitende Außenrotation der 7.—10. Rippe — wirkt sich durch Vergrößerung des Respirationsraumes in der Körperlängsachse und Verbreiterung der Lungenbasen vornehmlich auf die Unterlappen aus und fördert etwa zwei Drittel des gesamten Inspirationsvolumens. Dazu kommt die hebende Drehbewegung der oberen sechs Rippen in den Kostovertebralgelenken, die von den äußeren Intercostalmuskeln, gegebenenfalls unter Mitwirkung der auxiliären Inspirationsmuskulatur des Halses und Rumpfes herbeigeführt wird. Sie zieht das Sternum nach vorn hoch, vertieft den sagittalen Thoraxdurchmesser und entfaltet zunächst die vorderen Anteile der Ober- und Mittellappen. Die in verschiedener Richtung ansetzenden Dehnungskräfte, die den im Hohlkegel des Brustkorbs eingepaßten Lungenkörper respiratorisch verformen, treffen mit ihrem Einflußbereich etwa an der interlobären Hauptspalte zusammen (SCHALL u. HOFFMANN; WEBER; WELTZ; VAN DER WETH). Dabei würde sich eine ungleichmäßige Ventilation ergeben, wenn nicht die physiologische Lungenlappung und das radiäre Spannungssystem der broncho-vaskulären Lungenstrukturen vermittelnd einwirkten (LOESCHCKE; ROHRER; ORSÓS; BREDT u. STADLER; POLICARD). Die elastische Homogenität (ROHRER) der gesunden Lunge, die respiratorische Verschieblichkeit der Lappen auf den Gleitflächen der Pleuraspalten (HEISS; BRAUS; LOESCHCKE; ROHRER; SCHALL u. HOFFMANN; BLECHSCHMIDT; WEBER; GIESE) und die interlobuläre Kommunikation des Lungengewebes (BAARSMA u. DIRKEN) ermöglichen einen zügigen Ausgleich regionaler Form-, Druck- und Spannungsunterschiede zwischen den ausgiebiger bewegten Zonen der Lungenrinde und dem Restparenchym des Lungenkerns sowie der paravertebralen Bezirke (TENDELOO; GIESE). Der *kosto-diaphragmale* und der *sterno-kostale Belüftungsmechanismus* können sich unter physiologischen Bedingungen (Änderung der Körperlage) in ihrem Wirkungsumfange gegenseitig verschieben und einander bei krankhafter Hemmung der Rippen- und Zwerchfellexkursion (Traumen, Morbus Bechterew, diaphragmale Pleuritis, Pleuraschwarten, Zwerchfellparesen, peritoneale Reizung, raumfordernde Abdominalprozesse) bis zu einem gewissen Grade vertreten.

Der *Bronchialbaum* beteiligt sich an der Dynamik der äußeren Atemkammer mit *phasenhaften Bewegungen* (Abb. 2), die endoskopisch (BRÜNINGS; INGALS; JACKSON; HERZOG; STEINMANN; WYSS u. REGLI; DIETZEL u.a.), bronchographisch (MACKLIN;

HUIZINGA; WESTERMARK; DI RIENZO; STUTZ; STUTZ u. VIETEN u.a.), bronchokymographisch (WEBER) und bronchokinematographisch am Versuchstier (HUDSON u. JARRE; JANKER) und beim Menschen nachgewiesen wurden (TORELLI u. VELLI; VIETEN; HOLDEN u. ARDRAN; BONSIGNORE; BONSIGNORE, PICONE u. BELLOMONTE). Sie äußern sich als *atemsynchrone Kaliberschwankung*, fächerartige Spreizung sowie longitudinale Streck- bzw. Verkürzungsvorgänge, deren Ausmaß mit der Atemtiefe und in Richtung der Bronchialperipherie zunimmt (STUTZ; STUTZ u. VIETEN; DI RIENZO u. WEBER u.a.).

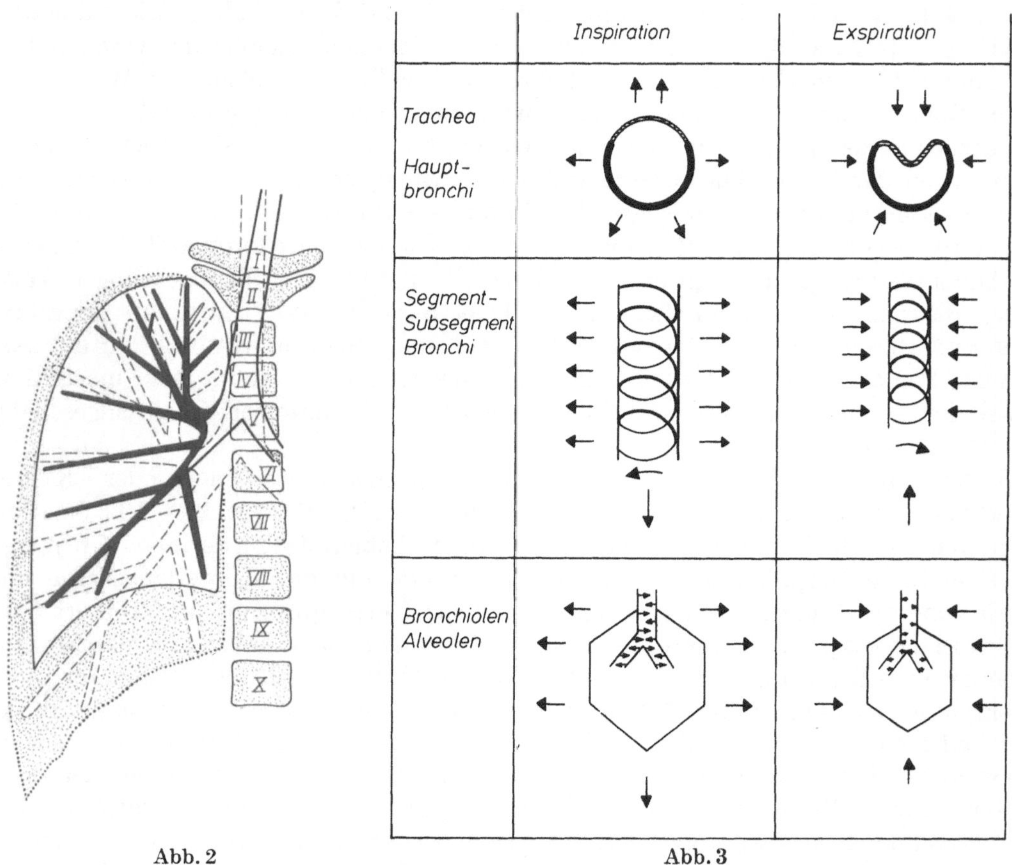

Abb. 2 Abb. 3

Abb. 2. Schema der respiratorischen Kaliberschwankungen, Streck- und Spreizbewegungen des Bronchialbaums nach MACKLIN

Abb. 3. Die Kaliberschwankungen im Tracheobronchialsystem bei der Respiration (nach F. ESCHER, Die Tracheal- und Bronchialstenosen. In: Handbuch der inneren Medizin, 4. Aufl., Bd. IV/2, S. 283, Abb. 6. Berlin-Göttingen-Heidelberg: Springer 1956)

Der inspiratorische Querschnittzuwachs steigt von der Trachea (ca. 12%) bis zu den kleinen Bronchien auf das Vierfache der exspiratorischen Lumenweite an (v. HAYEK).

Die passiven Atembewegungen des Bronchialsystems resultieren aus den intrathorakalen Druckschwankungen (WESTERMARK; FLEISCHNER; HUIZINGA; STUTZ; WYSS; BARIÉTY, PAILLAS u. LEVY; STUTZ u. VIETEN; ESCHER u. WYSS; DIETZEL; DI RIENZO u. WEBER; GANDINI, JULIANI u. TESTA u.a.) (Abb. 3).

Eine isorhythmische Beteiligung der Bronchialmuskulatur an den sichtbaren Bewegungsvorgängen ist unbewiesen und bei den mit Knorpelspangen armierten Bronchien fragwürdig, ebenso wie die seit HENLE immer wieder vertretene Annahme einer peristaltischen Bronchomotorik (Lit. s. DOUGLAS u. HALDANE; BULLOWA u. GOTTLIEB; BRAUER u. LOREY; MACKLIN; HUDSON u. JARRE; LUISADA; DI RIENZO; FLEISCHNER; WESTERMARK; WYSS), die in neueren kinematographischen Befunden keine Stütze findet (HOLDEN u. ARDRAN).

Die Tonusmuskulatur der Bronchien erlaubt wohl aktive Kaliberänderungen unabhängig vom intrathorakalen Sog, die — auch regional beschränkt — besonders bei vegetativ Labilen und nach intrabronchialen Reizen auftreten (STUTZ; DI RIENZO u. WEBER), aber ohne ersichtlichen Zusammenhang mit dem Atemrhythmus bleiben (STUTZ).

Nur in den knorpelfreien distalen Bronchien vermutet man eine periodische Betätigung der spiralig angeordneten Muskulatur. Die Verkürzung der steileren Faserwindungen im Bereich der Bronchioli respiratorii und Alveolargänge soll eine Lumenerweiterung bewirken (v. GEHLEN; STUTZ; ENGEL; SERGER; ESCHER u. WYSS; WEBER), die Zusammenziehung der flacheren Spiralen in den vorgeschalteten terminalen Bronchioli dagegen einen konstriktorischen Effekt haben (v. HAYEK; GIESE). Ein fein abgestimmter Wechsel zwischen Entspannung und Kontraktion dieser Strukturen würde im strömungsdynamisch bedeutsamsten Abschnitt der Luftwege eine relative Konstanz der Lichtungsweite auch entgegen den passiven Atemsogkräften gewährleisten. Andererseits wird den Bronchioli terminales eine limitierende Sperr- und Öffnungsfunktion im „Schichtwechsel der Acini" zugeschrieben, die — in Analogie zur reflektorischen Änderung des Blutdurchflusses im perialveolären Kapillarnetz — dem regulierenden Einfluß der schwankenden alveolo-kapillären CO_2-Konzentration auf den bronchiolären Muskeltonus unterliegen soll (ENGELHARDT; STUTZ; WICK u.a.) (s. S. 227).

Die gleitende Anpassung des Bronchialquerschnitts an die wechselnde Größe des Belüftungsraumes (Abb. 3) vermittelt zwischen den Erfordernissen, den schädlichen Raum und zugleich die Strömungswiderstände möglichst gering zu halten (WYSS). Der harmonische Gleichklang der respiratorischen Thorax-, Zwerchfell- und Bronchialbewegungen erzeugt ein dynamisches Druckgleichgewicht in den tiefen Atemwegen beider Seiten, erhält dadurch das Mediastinum in jeder Atemphase in seiner Mittellage und ermöglicht bei intakter Parenchymstruktur und freiem Gleitvermögen im Pleuraspalt eine beiderseits ausgeglichene homogene Lungenventilation. Sie äußert sich röntgenologisch in gleichmäßiger Schwankung von Volumen und Strahlendurchlässigkeit beider Lungen.

b) Die Bronchusstenose und ihre funktionellen Auswirkungen

Die Durchgängigkeit des Bronchialweges hat als Voraussetzung für den freien alveolären Luftaustausch entscheidende Bedeutung. Das Auftreten der umschriebenen oder generalisierten, organischen oder funktionellen *Bronchialstenose beherrscht* daher vielfach — als auslösende Ursache oder als Folgezustand — die *formale Genese und den Ablauf pulmonaler Ventilationsstörungen*. Jedes Hindernis, das den Ein- oder Ausstrom der Luft hemmt, zieht den abhängigen Lungenbezirk in Mitleidenschaft. Er wird vom normalen Volumen- und Helligkeitswechsel entsprechend dem aerodynamischen Wirkungsgrad der Stenose mehr oder weniger ausgeschlossen und verliert seine natürliche architektonische Beziehung und Schattendichte. Seine Ausdehnung und Transparenz können größer und geringer werden, je nachdem, ob vorwiegend die Ent- oder Belüftung gedrosselt ist.

Übermäßige oder mangelnde Entfaltung des Alveolarraumes geben die sichtbaren Gestaltmerkmale der Ventilationsstörung ab. Ihr Ausmaß variiert zwischen völliger Luftleere (Atelektase, Non-aeration), reduzierter Luftfüllung (Dystelektase) und Überblähung der Alveolen (Emphysem).

Mit dem Luftgehalt ändert sich stets die Perfusion und das atemdynamische Verhalten des betroffenen Lungenbezirks und seiner näheren oder weiteren Umgebung (Abb. 27).

Die beiden Extreme *Emphysem* und *Atelektase* symbolisieren dabei scheinbar gegensätzliche Zustandsbilder. Sie haben jedoch mit vielen ihrer Manifestationsformen *gemeinsame pathogenetische Wurzeln in der Bronchostenose* und stehen als *komplementäre Vorgänge* in enger Wechselbeziehung, sei es, daß sie einander ablösen oder begleiten. Beide Erscheinungen sind zu Beginn funktioneller Natur, enthalten die Tendenz zu fortschreitendem anatomischen Strukturwandel und ziehen sich als roter Faden durch das gesamte Gebiet der Lungenpathologie hindurch. Ihre klinische Bedeutung reicht „von einer Beherrschung des Krankheitsbildes bis zum scheinbar belanglosen pathologisch-anatomischem Nebenbefund" (LÖFFLER). In der Form des genuinen Emphysems, in gewisser Hinsicht auch bei manchen postnatalen Entfaltungsstörungen besitzen sie den Charakter autonomen Krankheitsgeschehens. Im Rahmen des Stenosesyndroms (und anderer Störungen der Atemmechanik) repräsentieren sie dagegen einen symptomatischen Folgezustand, der auf ein verborgenes, ernsteres Grundleiden hinweisen kann. Ihre Diagnose bleibt daher vielfach nicht Selbstzweck, sondern bildet Ausgangspunkt und topographische Grundlage für die Aufdeckung, Lokalisation und ätiologische Deutung des primären Krankheitsprozesses. Im allgemeinen vermag die Strahlendiagnostik mit dem Nachweis des *veränderten Luftgehaltes* im abhängigen Parenchym das *früheste Leitsymptom versteckter Bronchostenosen* zu liefern.

Die *Formalunterteilung der organischen Bronchostenosen* nach v. SCHRÖTTER ist bis heute gültig geblieben:

1. Extrabronchiale Form: Kompression, Traktion oder Knickung des Lumens durch Krankheitsprozesse im Peribronchium und seiner Umgebung.

2. Murale Form: Kalibereinengung bzw. Verschluß durch entzündliche, degenerative, narbige oder neoplastische Bronchialwanddestruktion.

3. Intrabronchiale Form: Verlegung des Lumens durch Sekret, Blut, Membranen, Fremdkörper etc.

In praxi bestehen oft fließende Übergänge und Kombinationen dieser Grundformen, zu denen noch die morphologisch nicht faßbare dynamische Bronchostenose als spastische Reaktion oder Folge der intrathorakalen Atemdrucksteigerung hinzukommt. Über die Vielfalt der ätiologisch-pathogenetischen Möglichkeiten orientiert die Zusammenstellung organischer Krankheitsursachen (Tabelle 1).

Tabelle 1. *Organische Ursachen broncho- und bronchiolostenotischer Ventilationsstörungen*
[in Anlehnung an P. HOLINGER u. A. H. ANDREWS: Amer. J. Surg., N.S. **54**, 193—210 (1941)]

A. *Endobronchiale Obturation* (Hyper- und Dyskrinie, Aspiration, Perforation)
- I. Körpereigene Substanzen
  1. Fruchtwasser, Meconium
  2. Sekrete, Ödem, Blut, Exsudat
  3. Sequester erweichter Lymphknoten, Broncholithen
- II. Körperfremde Stoffe
  1. feste, halbfeste und flüssige Fremdkörper im engeren Sinn
  2. Ösophagus- und Mageninhalt (Speisen)
  3. iatrogen: Bronchuskontrastmittel

B. *Mural-endobronchiale Obstruktion*
- I. Kongenitale Anomalien (Membranbildung, Chondrodysplasie und andere Tracheo-Bronchialmißbildungen, endobronchiale Hamartome)
- II. Entzündlich-narbige Wanddestruktion (endobronchogen, lymphadenogen)
  1. infektiöser Genese
     - a) unspezifische Virus- und Mischinfekte
     - b) Tuberkulose
     - c) Sarkoidose
     - d) deszendierende Diphtherie
     - e) broncho-pulmonale Mykosen
     - f) Histoplasmose
     - g) Lues
     - h) Lepra
     - i) Rhinosklerom
  2. allergisch-entzündlicher Natur
     - a) Bronchialasthma
     - b) Panchondritis rheumatica
  3. durch physiko-chemische Noxen
     - a) chronisch deformierende Staubbronchitis
     - b) Reizgas-Bronchitis und Bronchiolitis
- III. Neoplastischer Wandprozeß
  1. autochthon: maligne, semimaligne und benigne Bronchialtumoren
  2. metastatisch-übergreifend: Lymphknotengeschwülste und -metastasen, Retikulosen, Ösophaguskarzinom und andere bösartige Mediastinaltumoren, sekundäre Bronchialmalignome
- IV. Traumatische Wandläsion, Kontinuitätstrennung oder Torsion

V. Idiopathische Wandveränderungen
   1. örtliches tumorförmiges Amyloid
   2. Tracheobronchopathia chondro-osteoplastica

C. *Extrabronchiale Okklusion*

I. Bronchialknickung und -verziehung (Thoraxdeformitäten, Thorakoplastik, Pleurolyse, Pneumothorax, Pleuraergüsse und -schwarten, schrumpfende Gerüstsklerosen der Lunge, schwielige Perilymphadenitis, Emphysemblasen und andere geblähte pulmonale Hohlräume, Zysten, expansive Tumoren, Zwerchfellparese und -hernien, verdrängende Abdominal-, Brustwand- und Mediastinalprozesse)

II. Bronchialkompression
   1. Lymphknotenhyperplasie entzündlicher oder neoplastischer Genese
   2. Zysten dysontogenetischer oder parasitärer Herkunft (intrapulmonal, mediastinal)
   3. expansiv wachsende Geschwülste des bronchopulmonalen Systems, Mediastinums, Ösophagus
   4. Mediastinalabszeß und -phlegmone
   5. Wirbelläsionen und spondylogene Kongestionsabscesse
   6. kardio-vaskuläre Anomalien, insbesondere
      a) Aneurysmen der Aorta und A. pulmonalis
      b) Ringschluß und andere Verlaufsanomalien beider Gefäße (Arcus duplex, hohe Rechtslage der Aorta mit Persistenz des Ductus BOTALLI, rechtsseitige Kreuzung der linken A. pulmonalis)
      c) Einschnürung durch venöse Gefäße (Lobus venae azygos, transponierte Pulmonalvenen)
      d) Dilatation des linken Vorhofs, allgemeine Herzausweitung bei angeborenen und erworbenen Vitien
      e) kardiogene Bronchialvenenstauung

Die funktionellen Auswirkungen einer Obstruktion der subglottischen Atemwege auf den Luftgehalt der Lunge sind formal seit langem bekannt (TRAUBE; GAIRDNER; LICHTHEIM; RIBBERT). Weitere wesentliche Beiträge zur Pathophysiologie und Symptomenlehre der umschriebenen oder generalisierten Tracheobronchialstenose lieferten unter anderem HOLZKNECHT; JACOBSON; v. SCHRÖTTER; BRÜNINGS; JACKSON; PFANNER; CORYLLOS u. BIRNBAUM; HASLINGER u. HITZENBERGER; VAN ALLEN mit seinen Mitarbeitern LINDSKOG, JUNG, ADAMS, RICHTER, SOO u. CH'IN; SOULAS u. MOUNIER-KUHN; HUIZIINGA; WELTZ; WESTERMARK; ELOESSER; NISSEN; BAARSMA u. DIRKEN; LINDSKOG u. ALLEY; DI RIENZO; STUTZ; WYSS u. Mitarb.; DAMSTÉ SINNINGHE; STEINMANN; HAAG u. EISENREICH; HAEFLIGER u. MARK; HERZOG u. H. H. WEBER. Die in JACKSONs klassischem Schema formulierten *gesetzmäßigen Zusammenhänge zwischen Aerodynamik der Bronchialstenose und den Folgeerscheinungen im nachgeordneten Lungenareal* gelten cum grano salis für Bronchien jeglichen Kalibers. Bei Verschlüssen in der Bronchialperipherie macht sich jedoch der interferierende Einfluß der Kollateralventilation stärker bemerkbar (s. S. 22ff.).

Ausdehnung und Charakter der bronchostenotischen *Ventilationsstörung* werden *vom Sitz der Stenose und vom* jeweiligen *Obstruktionsmechanismus bestimmt.* Er ergibt sich zunächst aus den örtlichen Bedingungen (Form, Art, Grad, Wandbeschaffenheit, Motilität) der Stenose, aus ihrem Wechselspiel mit den zum intrathorakalen Druck korrelierten Kaliberschwankungen des Bronchialbaumes und ferner aus Sekundäreinflüssen (Sekretstauung, entzündliche Parietalreaktion, Quellung endobronchialer Fremdkörper etc.), die erst im zeitlichen Ablauf zur Geltung kommen.

Die von JACKSON skizzierten *Grundformen der umschriebenen Bronchialenge* (Abb. 4) können in vorwiegend *in- oder exspiratorisch wirksame Stenosen* unterteilt werden (HUIZINGA). Die aerodynamische Situation wechselt bei akuter Okklusion oft ziemlich rasch, während das Symptomenbild langsam eintretender Stenosen eher fließende Übergänge von Hypoventilation zu völliger Belüftungssperre zeigt. Die Stenose größerer Äste äußert sich röntgenologisch mit indirekten *statischen und dynamischen Anzeichen*, die auf Druckdifferenzen zwischen abgedrosselten und normal ventilierten Lungenpartien beruhen.

α) *Einfache oder gemischte Bronchostenose*

Die *einfache oder gemischte Bronchostenose* hemmt und verzögert den Luftwechsel in beiden Atemphasen. Der poststenotische Bezirk bleibt deshalb in der Atemperiodik hinter der gesunden Nachbarschaft zurück. Die Stenosesymptome machen sich im Tierversuch erst bei Einengung eines Hauptbronchus auf ein Drittel seiner natürlichen Weite bemerkbar (HASLINGER u. HITZENBERGER). Sie treten um so eher hervor, je tiefer und frequenter geatmet wird. Der Luftgehalt hinter der Enge kann je nach Funktionszustand der Stenose und unter dem unbeständigen Einfluß akzidenteller Faktoren zwischen *Dystelektase* und *Emphysem* schwanken.

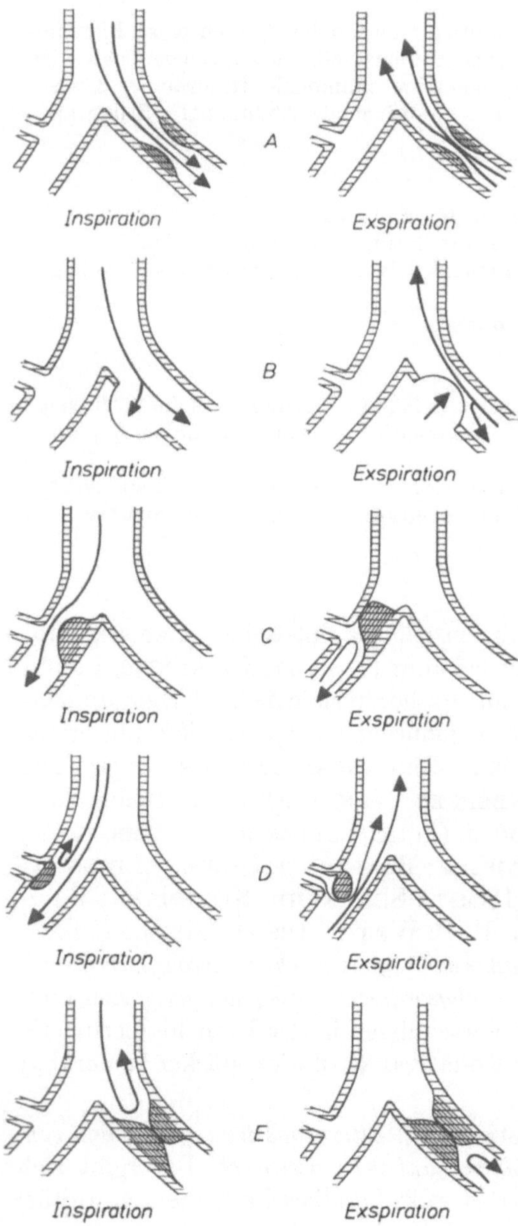

Abb. 4. Grundformen der Bronchostenose nach JACKSON und ihr aerodynamischer Effekt (aus A. SOULAS u. P. MOUNIER-KUHN, Bronchologie; Paris: Masson & Cie. 1949, ergänzt nach W. GIESE, Pathologie der äußeren Atmung. In: Handbuch der allgemeinen Pathologie, Bd. V/1, S. 402, Abb. 41. Berlin-Göttingen-Heidelberg: Springer 1961). *A* Halboffenes Ventil bei starrer Stenose (gemischte Bronchostenose); *B* vorwiegend exspriatorisch wirksame weiche Stenose (Bronchomalazie); *C* und *D* Einwegventil mit exspiratorischem (*C*) und inspiratorischem (*D*) Sperrmechanismus; *E* komplette Bronchusblockade

Eine *starre Einscheidung* (partielle Obstruktion) durch intra- und extramurale Geschwülste, strikturierende Entzündungen oder Narben behindert die Inspiration meist stärker und wirkt mehr im Sinne *reduzierter Luftfüllung*. Sie kann von den mechanisch überwiegenden Inspirationskräften verhältnismäßig lange kompensiert, durch intermittierende Mucosaschwellung und Schleimverhaltung aber immer wieder verstärkt werden.

Die abnorm *weiche Stenose* chondromalazischer Genese, deren Wand dem scharfen Sog forcierter Inspiration nachgibt, wirkt dagegen bei der Ausatmung als *halboffenes Ventil*, das die eingeatmete Luft nur langsam und unvollkommen entweichen läßt und sich beim Hustenstoß völlig schließen kann. Ebenso wird bei endobronchialer Teilblockade (Fremdkörper, endophytische Tumoren) *vornehmlich der Luftabstrom gedrosselt*, solange die Bronchialwand ihre normale inspiratorische Dehnbarkeit behält. Das Passagehindernis kommt dann durch die zusätzliche Kaliberabnahme bei der Ausatmung stärker zur Geltung. Der ungenügend entlüftete poststenotische Abschnitt erscheint exspiratorisch strahlendurchlässiger, ausgedehnter und atemdynamisch gleichförmiger als funktionell intaktes Lungengewebe.

β) *Exspiratorische Ventilstenose*

Durch die *exspiratorische Ventilstenose* wird der Rückstrom völlig unterbrochen, und die Luft hinter der Enge eingefangen. Auch hier spielt die respiratorische Kaliberschwankung des Bronchus die funktionell ausschlaggebende Rolle im Ventilmechanismus, der durch lumenwärts vorspringendes Granulations- und Tumorgewebe, exzentrisch einengende Narbenzüge, Schleimhautpolster und Lymphknotenpakete, kleinere Fremdkörper, exspiratorischen Kollaps oder Abknickung des Bronchiallumens verursacht werden kann. Die Zunahme der Strömungswiderstände steigert bei jeder Ausatmung, besonders beim Pressen und Husten, den Alveolardruck im blockierten Abschnitt und führt zum *Ventilemphysem*. Die poststenotische Alveolarektasie ist zunächst funktioneller Natur. Sie kann bei anhaltendem Ventileffekt anatomisch fixiert werden, obgleich der kollaterale Luftabstrom über die durch Dehnung erweiterten Alveolarporen einen Druckausgleich nach den gesunden Nachbarsegmenten hin ermöglicht (van Allen; Giese).

γ) *Inspiratorische Ventilstenose*

Die *inspiratorische Ventilstenose* tritt selten auf. Ihr Einwegmechanismus setzt voraus, daß ein im Lumen flottierendes Hindernis zu Beginn des Atemzuges in ein Bronchialostium gesaugt wird und dessen Lichtung erst mit der Ausatmung wieder freigibt. Als Ursache kommen größere bewegliche Fremdkörper, gestielte Polypen, Schleimpfröpfe, Fibringerinnsel, Membranen und Pseudomembranen in Betracht. Durch anhaltende Hypoventilation hinter solchen klappdeckelartigen Verschlüssen entwickelt sich eine *Resorptionsatelektase*, sofern der Alveolarkollaps nicht durch Kollateralbelüftung verhütet wird.

δ) *Totale Bronchusblockade*

Diesen Partialstenosen steht die *totale Bronchusblockade* gegenüber, deren Persistenz in der Regel über das Stadium der *Anschoppungsatelektase* zur *Kollapsinduration* oder *Obstruktionspneumonie* des abgeschnittenen Lungensektors führt. (Auf die Bedeutung der Kollateralbelüftung, Sekretstauung und Sekundärinfektion für die hier skizzierte Entwicklung wird an anderer Stelle (S. 22ff, 170, 177) eingegangen.)

Jede bronchostenotische Belüftungsstörung greift in das ausgewogene Spiel der Atemkräfte im Brustkorb ein. Ob Blähung oder Alveolarkollaps die Folge ist, stets bleibt der poststenotische Alveolarraum in der Intensität seines Luftwechsels hinter den gesunden Lungenanteilen zurück. Dabei dehnt sich das mangelhaft entlüftete Areal aus, das völlig abgesperrte verkleinert sich. An den Grenzflächen zwischen blockiertem und normal ventiliertem Gewebe entstehen beträchtliche *Druckdifferenzen*. Sie *verändern Gestalt, Lage und Volumen der abgesperrten Partie, oft auch den übrigen Thoraxsitus in entstellender Weise*. Denn das intakte Lungenparenchym wird in seiner Form und Funktion durch die *kompensatorischen Raumausgleichvorgänge*, deren Ausmaß vom Sitz und Grad der Stenose abhängt, indirekt auch in Mitleidenschaft gezogen.

Das Druckgefälle der auf ein Segment- oder Lappenareal *räumlich beschränkten Ventilationsstörung* wird von pulmonalen und extrapulmonalen Ausweichmechanismen *im gleichen Hemithorax* elastisch abgefangen. Unmittelbare Folge der Spannungsänderung, die aus dem Expansionsstreben des Ventilemphysems wie aus der Schrumpfungstendenz der Atelektase resultiert, ist eine geringere bzw. stärkere Entfaltung der Restlunge. Es kommt zur *Parenchymverschiebung* (Tendeloo; Loeschke), die sich in Umgebung einer Blähungszone mit konzentrischer Verdrängung äußert. Die Minderbelüftung der angrenzenden Läppchen kann bis zur kollateralen *Entspannungsdystelektase* gehen. Der im Pleuraraum meßbar verstärkte Sog der Atelektase (v. Neergaard u. Wirz; Ameuille; Graham; Elkin; Nelson u.a.) führt hingegen zur *vikariierenden Blähung der Nachbarsegmente* (Abb. 5). Die *Dislokation der primär betroffenen Lungenabschnitte* wird nach Form und Richtung durch die Verankerung des broncho-vaskulären Stiels im Hilus und von pleuralen Zugkräften bestimmt.

Den Druckausgleich umfänglicher Parenchymumgruppierung unterstützt die *Kapazitätsänderung des Hemithorax*. Während die nachlassende Retraktionskraft des Lungengefüges beim partiellen Obstruktionsemphysem die zugehörigen Interkostalräume weiterstellt und das gleichseitige Hemidiaphragma auch bei der Ausatmung tiefer stehen läßt als gewöhnlich, verengt sich die Brustkorbhälfte unter dem Sog der Lobäratelektasen, und die Zwerchfellkuppel verharrt auch inspiratorisch in höherer Lage als auf der gesunden Seite.

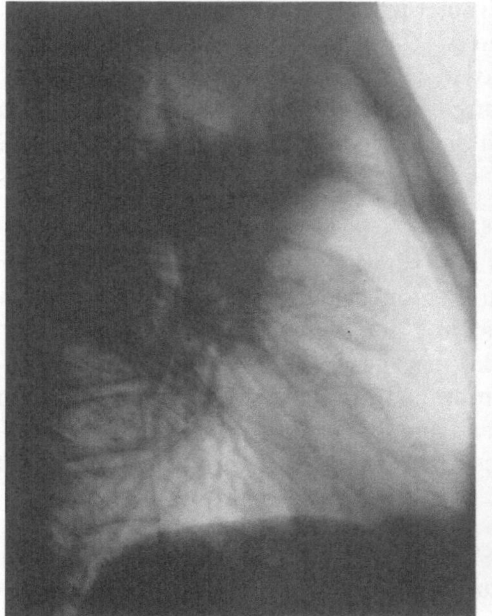
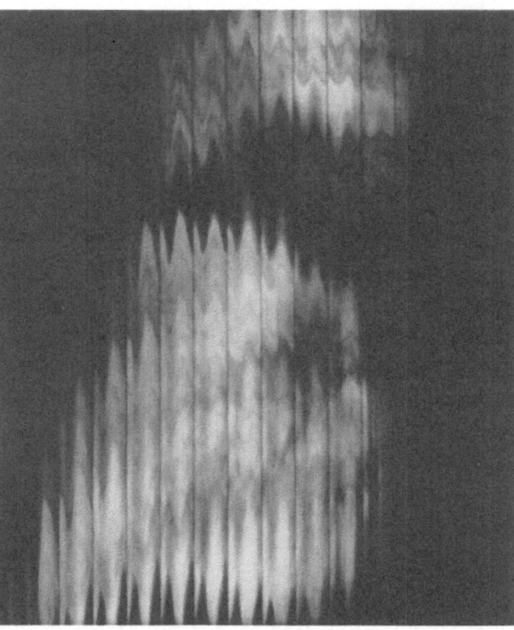

Abb. 5a u. b. H. A., 67jähr. ♂. Arch.-Nr. 919/59, Röntgenabteilung Medizinische Universitätsklinik Münster i. Westf. (Direktor: Prof. Dr. W. H. HAUSS). Pulmonaler Raumausgleich durch den Mittellappen bei atelektatischer Schrumpfung des anterioren Oberlappensegments (zentrales Bronchuskarzinom). a Frontalbild: Verlagerung des konkav eingezogenen Nebenspaltes nach kranial, Überblähung des Mittellappens. b Konkordante respiratorische Bewegungsausschläge der oberen und unteren Konturen synchron mit den Rippen zeigen das atempassive Verhalten des atelektatischen Segmentkeils an (Atemkymogramm p.-a.)

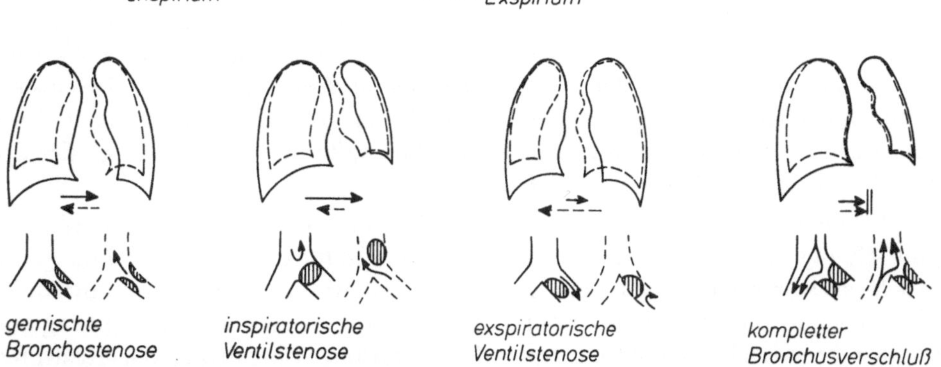

Abb. 6. Dynamischer Raumausgleich bei zentralen Bronchostenosen. (Richtung und Ausmaß der Mediastinalverschiebung in beiden Atemphasen durch Pfeile markiert)

Die *Druckdifferenz zentraler Bronchostenosen* überschreitet die örtlichen Kompensationsmöglichkeiten und erfordert umfassende Ausgleichsvorgänge. Die homolaterale Zwerchfell- und Brustkorbhälfte paßt sich dem gesteigerten Sog oder Blähungsdruck hinter der Enge elastisch an. Seine Wirkung *überträgt sich über das Mediastinum auch auf die Gegenseite* (Abb. 6). Da der Raumverlust einer Halbseitenatelektase selbst durch extreme Schrumpfung des Hemithorax nicht wettgemacht wird, kommt es *bei* der *Stammbronchusblockade* zur *Dauerdeviation der Mittelorgane* und zum vorderen *Überlappen des gesunden Lungenflügels* (HASLINGER u. HITZENBERGER; ROBINSOHN; SAUPE; FLEISCHNER; LENK; ZDANSKY; LUBERT u. KRAUSE; LINK u. STRNAD; ANACKER u.a.).

Der dynamische Charakter des Raumausgleichs äußert sich am deutlichsten *bei ventilartig wirkenden Stenosen* der Haupt- und Lappenbronchien. Hier *folgt das Mediastinum den* intrathorakalen seitendifferenten *Druckschwankungen unter gleitendem Lagewechsel nach*, sofern es nicht durch Altersstarre, Pleuraschwielen oder Tumormassen fixiert ist. Die seitliche Bewegungsrichtung des Mediastinums innerhalb der beiden Atemphasen ergibt sich aus der jeweiligen Aerodynamik der Stenose (HOLZKNECHT; JACOBSON; LENK; SOULAS; JACKSON; ZDANSKY; FLEISCHNER; PARODI; DAHM; ROBINSOHN; WESTERMARK; ELOESSER; BRUNNER; LIEBAU; SHAPIRO u. BELL; STEWART u. GHISELIN; LEVRAT, GALY u. MARTIN-NOEL; MÉTRAS u. PARREL; VARNOVITZKI; ZADEK; BARIÉTY u. COURY u.a.) (Abb. 6).

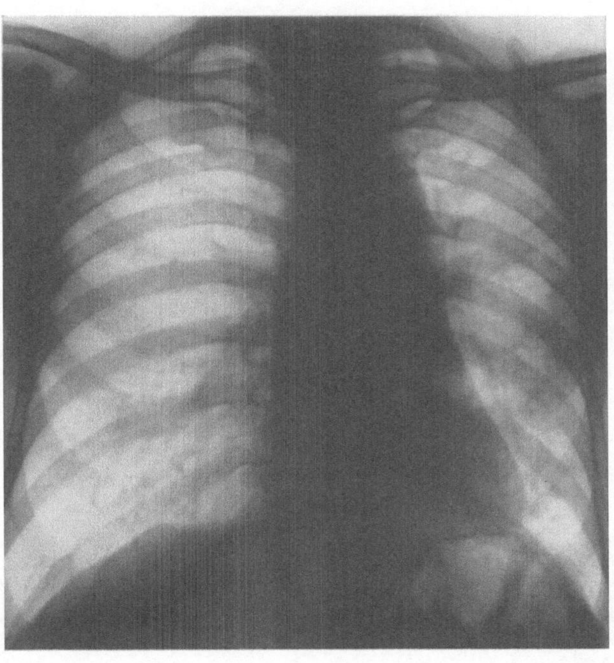

Abb. 7a

Abb. 7a—d. G. Dz., 54jähr. ♂. Arch.-Nr. 12644/56, Röntgenabteilung Medizinische Universitätsklinik Münster i. Westf. (Direktor: Prof. Dr. W. H. HAUSS). Dauerdeviation und inspiratorisches Pendeln des Mediastinums nach links. Karzinomstenose des linken Hauptbronchus. Beginnende dystelektatische Anschoppung der linken Lunge. a Thoraxübersicht p.-a. (inspiratorisch). b Respiratorisches Mediastinalwandern im Atemkymogramm p.-a.: steilerer inspiratorischer Bewegungsausschlag nach links, langsames Rückpendeln nach rechts bei Exspiration. c und d Stenosenachweis auf Hartstrahlzielaufnahme (p.-a.) und Schichtaufnahme 10 cm a.-p. Starre Einengung des mittleren Ösophagus

Die *gemischte Bronchostenose* erschwert den Ein- und Ausstrom der Luft. Da der poststenotische Lungenflügel sich verzögert entfaltet und unvollständig entlüftet wird, pendelt das Mediastinum unter dem erhöhten inspiratorischen Sog bzw. exspiratorischen Druck im betroffenen Alveolargebiet um seine Mittellage nach beiden Seiten (Abb. 7). Das Mediastinalwandern hinkt im Atemzyklus etwas nach und erfolgt auf der Höhe des Inspiriums nach der kranken, exspiratorisch zur gesunden Lunge hin. Die homolaterale Zwerchfellkuppel steht inspiratorisch eher höher, exspiratorisch tiefer als sonst.

Bei der *inspiratorischen Ventilstenose* übt die blockierte Seite einen mit der Einatmung zunehmenden Sog aus, dem die Mittelorgane und das gleichseitige Hemidiaphragma nachgeben. Zugleich entfaltet sich die gesunde Lunge über das gewöhnliche Maß hinaus und überschreitet mit dem Vorderrand oft die Mittellinie. Erst der Druckausgleich im Exspirium läßt die Mediastinalorgane in die normale Lage zurückgleiten.

Bei der *exspiratorischen Ventilstenose* verharrt das Mediastinum während der Inspiration in Mittelstellung, da die Luft ungehindert eindringen kann und kein Druckunterschied besteht. Erst mit der exspiratorischen Lumeneinengung steigt der Druck im stenosegeblähten Lungenflügel und drängt die Mittelorgane nach der Gegenseite, das homolaterale Hemidiaphragma nach kaudal ab (Abb. 8).

Bei ruhiger, flacher Atmung fällt das *Mediastinalwandern* oft kaum auf, weil nur geringe Druckdifferenzen entstehen, und genügend Zeit für den allmählichen Ausgleich bleibt. Erst die akute Steigerung des Druckgefälles durch rasche, forcierte Atmung und

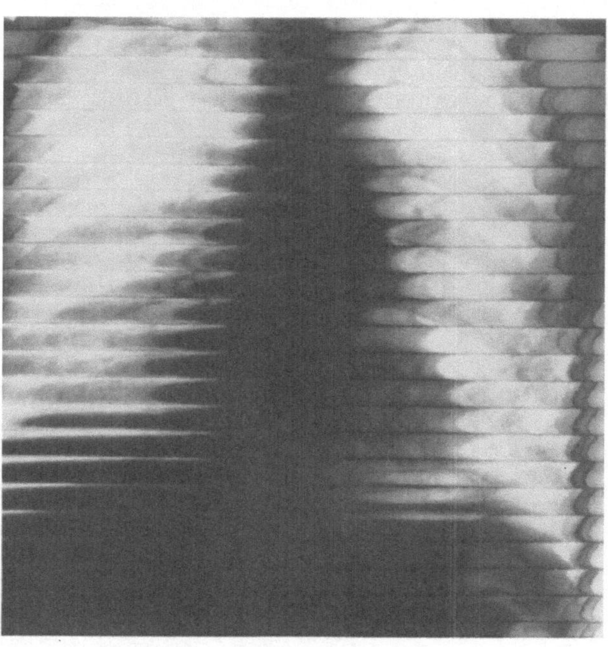

Abb. 7b

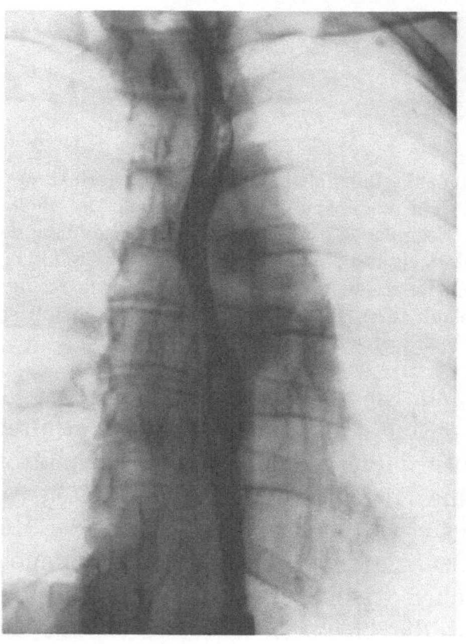

Abb. 7c

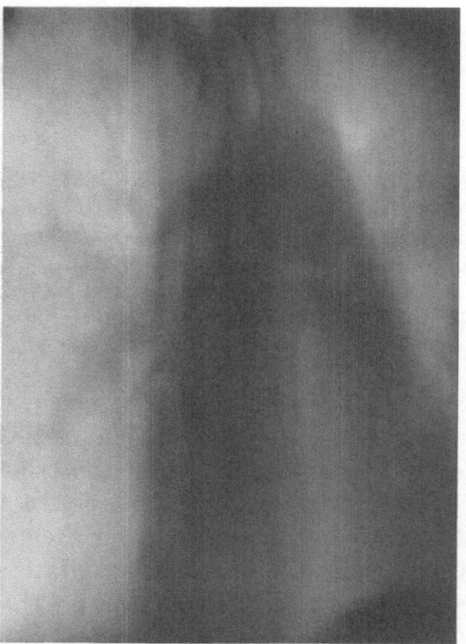

Abb. 7d

vor allem *im Schnupf- und Hustenversuch* bringt die zügige oder *ruckartig schnellende Mediastinalbewegung* hervor (Haslinger u. Hitzenberger; Lenk; Fleischner; Dahm). Sie weist unmißverständlich auf eine zentrale Bronchostenose hin, falls sich ein Pneumothorax, zirrhotische Parenchymschrumpfung, pleuraler Schwartenzug oder isolierte Zwerchfellähmung als konkurrierende Ursache ausschließen lassen (Béclère; Rist;

DAHM; DE CARAVALHO, DE SOUSA u. VIDAL; WELTZ; BARIÉTY u. COURY; LEVRAT; ROUQUÈS; WEILL u. PERRUS; ALEXANDER; LEVRAT u. DESPIERRES; DAHM u. SCHMIDT).

Durch eine akute oder chronische *Stenose der Trachea, der Bifurkation oder beider Hauptbronchien* wird bei entsprechender Kaliberabnahme die Lungenventilation global beeinträchtigt. Mit Wegfall der Seitendifferenz des Pleuradrucks *bleibt die respiratorische Mediastinalverlagerung aus*. Volumen wie Strahlendurchlässigkeit beider Lungen nehmen

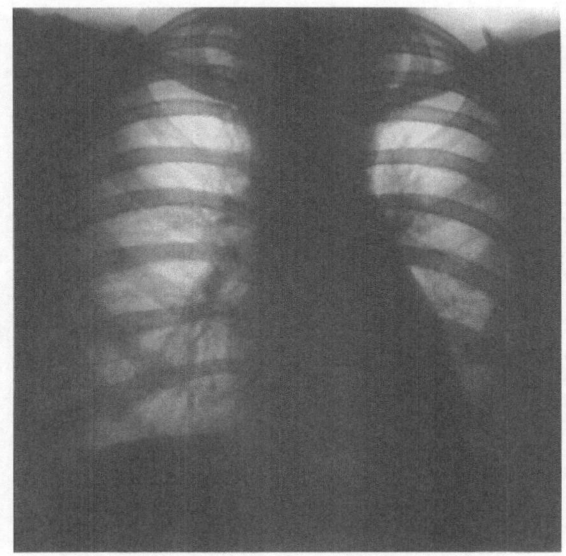

Abb. 8a

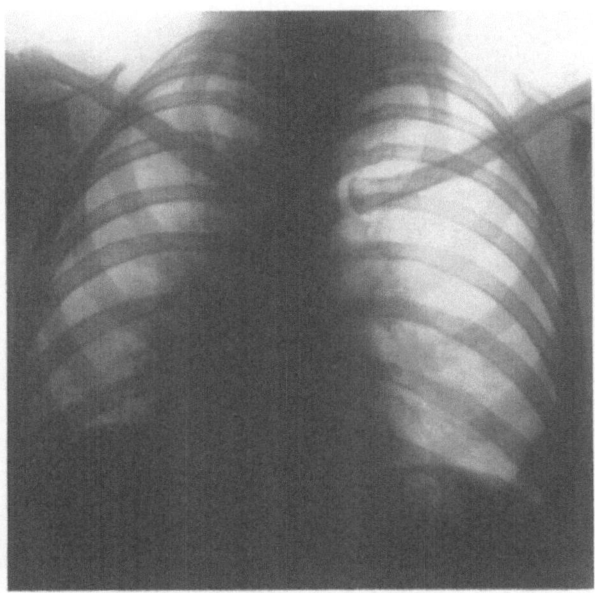

Abb. 8b

Abb. 8a—e. I. Bl., 25jähr. ♀. Arch.-Nr. 9077/58, Röntgenabteilung Medizinische Universitätsklinik Münster i. Westf. (Direktor: Prof. Dr. W. H. HAUSS). Obstruktive Entlüftungsstörung der linken Lunge bei klinisch latenter Kompressionsstenose der linksseitigen Lappenbronchien durch peribronchiale Lymphknoten (histologisch Lymphogranulomatose). Euthyreote Struma. a und b Thoraxübersichtsaufnahmen p.-a. in- und exspiratorisch. Sichtbarwerden des Obstruktionsemphysems erst im Exspirium. c Exspiratorisches Mediastinalpendeln nach rechts im Atemkymogramm. d Darstellung polycyklischer Hiluslymphome links, sowie sattelförmiger Verbreiterung der trachealen Carina durch Bifurkationslymphknoten (Schichtbild 8 cm a.-p. exspiratorisch). e Bronchographische Darstellung der pluriorifiziellen Kompressionsstenose durch vergrößerte Lymphknoten

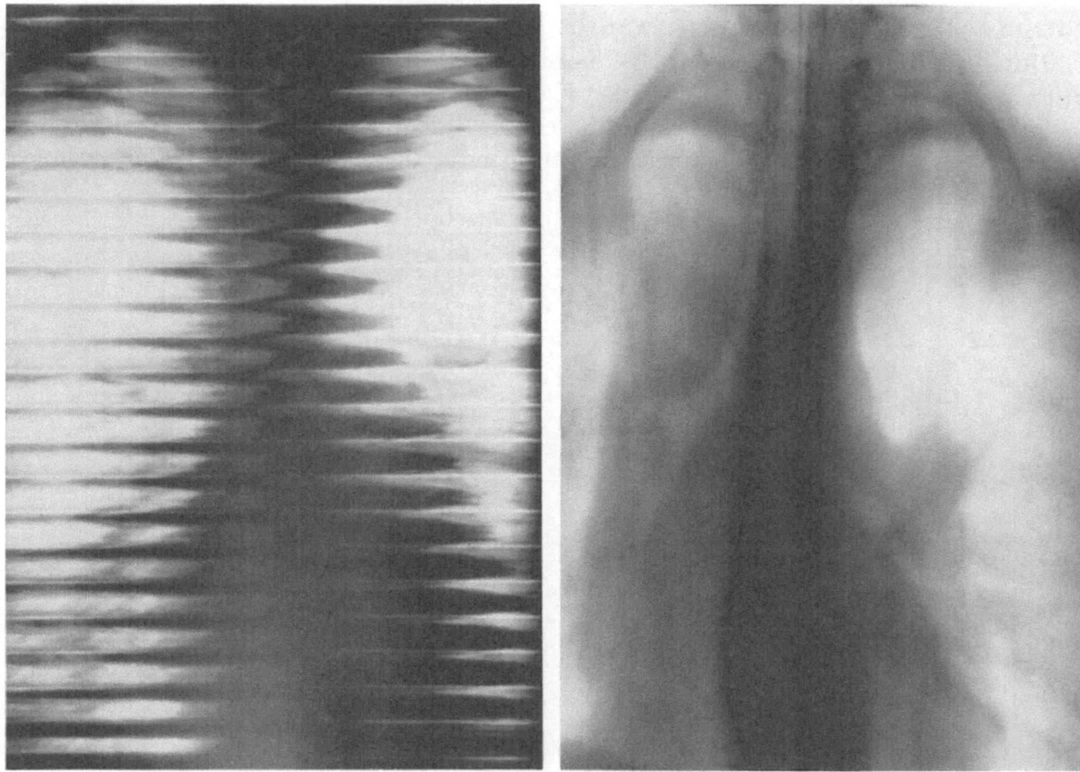

Abb. 8c Abb. 8d

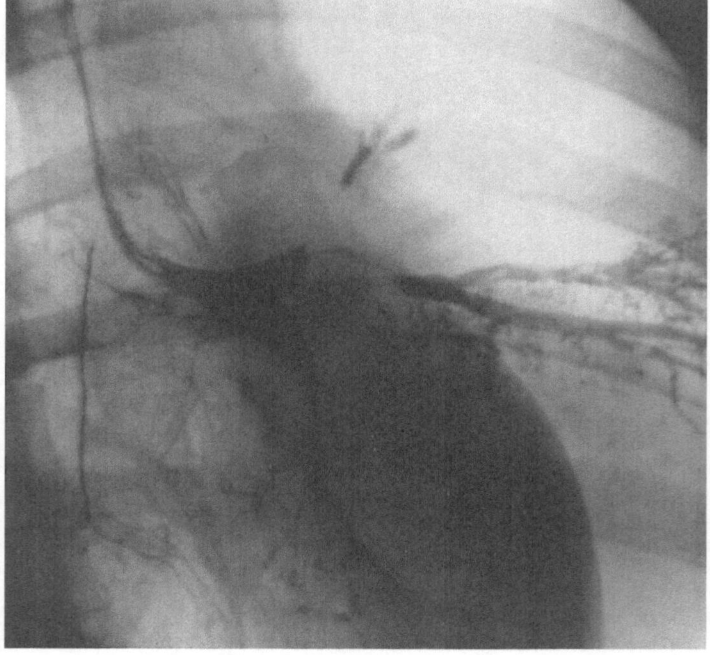

Abb. 8e

in gleichem Umfang zu oder ab wie ihre Ent- bzw. Belüftung von der Enge gedrosselt wird. Der funktionell besonders schwerwiegende Zustand ist röntgenologisch nicht so evident wie die Folge einseitiger Bronchostenosen. Die weiche chrondromalazische Stenose der subglottischen Luftwege, die sich in- und exspiratorisch auf beide Lungenflügel auswirkt, ist am ehesten am Tracheo-Bronchialkollaps während forcierter Ein- und Ausatmung am Schirm oder auf gezielten Schrägaufnahmen zu erkennen. Die bilaterale, vorwiegend exspiratorische Ventilstenose verrät sich dagegen durch asthmaartig verzögerte, unvollständige Entlüftung der überblähten Lungenflügel sowie geringe Exkursionsfähigkeit der tiefstehenden, abgeflachten Zwerchfellbögen (JACKSON; MÜLLY; BURI; HUIZINGA; HEBERER, PEIPER u. LÖHR; RUEDI; SCHULZE) (Abb. 9).

Die akute Stenose dieser Lokalisation löst initial heftige Husten- und Erstickungsanfälle aus. Da sich die Stenosesymptome mit zunehmender Stromstärke bzw. steigendem Atemminutenvolumen und bei jeder Hustenattacke verstärken, ist der Patient bestrebt,

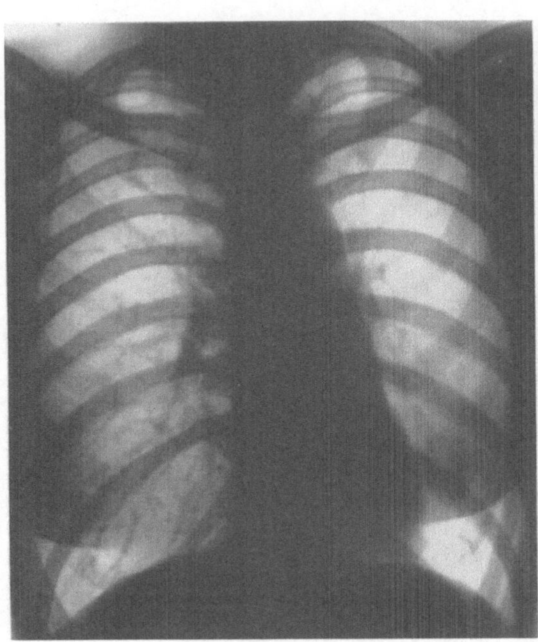

Abb. 9a

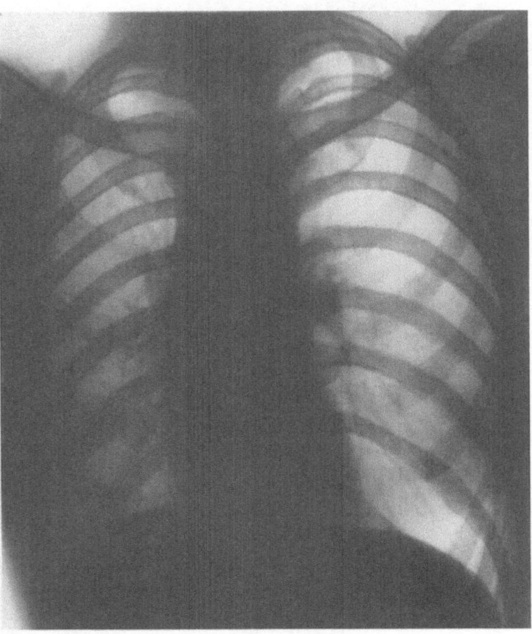

Abb. 9b

Abb. 9a—k. A. Lo., 39jähr. ♀. Arch.-Nr. 5531/60, Röntgenabteilung Medizinische Universitätsklinik Münster i. Westf. (Direktor: Prof. Dr. W. H. HAUSS). Schwere obstruktive Blähung beider Lungen (links > rechts) bei bifurkationsnahem Tracheo-Bronchialzylindrom, monatelang als „Asthma bronchiale" behandelt. a und b Thoraxübersicht p.-a. bei tiefster In- und Exspiration: Belüftungsstörung vor allem der linken Lunge (inspiratorische Mediastinalverlagerung nach links), Entlüftungsstörung beiderseits (exspiratorischer Tiefstand und Abflachung beider Zwerchfellkuppeln), links stärker als rechts (exspiratorisches Mediastinalpendeln nach rechts). c und d Frontalzielaufnahmen am Ende tiefster Ein- und Ausatmung. Respiratorische Volumenstarre beider Lungen. e—g Darstellung der bifurkationsnahen Tracheal- und Hauptbronchusstenose und ihres dynamischen Formwandels im Inspirium (e), Exspirium (f) und nach endoskopischer Teilresektion des Tumors (g) (Zielaufnahmen in 2. Schrägprojektion). h Respiratorisches Mediastinalwandern im Atemkymogramm p.-a.: inspiratorische Bewegung nach links, stärkeres exspiratorisches Auswandern nach rechts entsprechend der überwiegenden Entlüftungsstörung der linken Lunge. (Befund vor Resektion. Mediastinalpendeln post op. unverändert, erst nach weiterer Rückbildung der Tumorstenose unter Telekobalt-Bestrahlung vermindert). i Lungenvolumina und dynamische Atemgrößen vor und nach Teilresektion (nach E. SCHÜRMEYER). j und k Zwerchfelldynamik bei forcierter Atmung vor und nach dem endoskopischen Eingriff im Atemkymogramm p.-a.: die Teilresektion deblockiert lediglich die rechte Lunge (Amplitudenzunahme des rechten Hemidiaphragma nach Op.), links kein Nachlaß der aerodynamischen Störung

möglichst flach zu atmen. In der Regel sinkt auch die Atemfrequenz ab. Die Atemmittellage verschiebt sich reflektorisch nach der In- oder Exspirationsseite, und die Respirationsperiode wird auf Kosten der Atempausen verlängert (MORAWITZ u. SIEBECK; SIEBECK; FORSCHBACH u. BITTORF; BÜHLMANN; STEINMANN; LENT; HESS u. MÜLLER u.a.). Die langsam entstehende Enge kündigt sich gewöhnlich mit Stridor, Belastungsdyspnoe, Engegefühl im Thorax und Betätigung der Atemhilfsmuskulatur während der erschwerten Einatmung bzw. des verzögerten geräuschvollen Exspiriums an. Der Zustand wird klinisch und röntgenologisch nicht selten als „Asthma" verkannt (BURI u.a.).

Beim Kleinkind äußert sich die globale Belüftungsdrosselung mit inspiratorischer Flankeneinziehung (SCHALL; HEMPEL u. THOMAS u.a.) und eigentümlicher Neigung zu opisthotonusartiger Streckhaltung, die angesichts der manifesten Atemstörung zu der

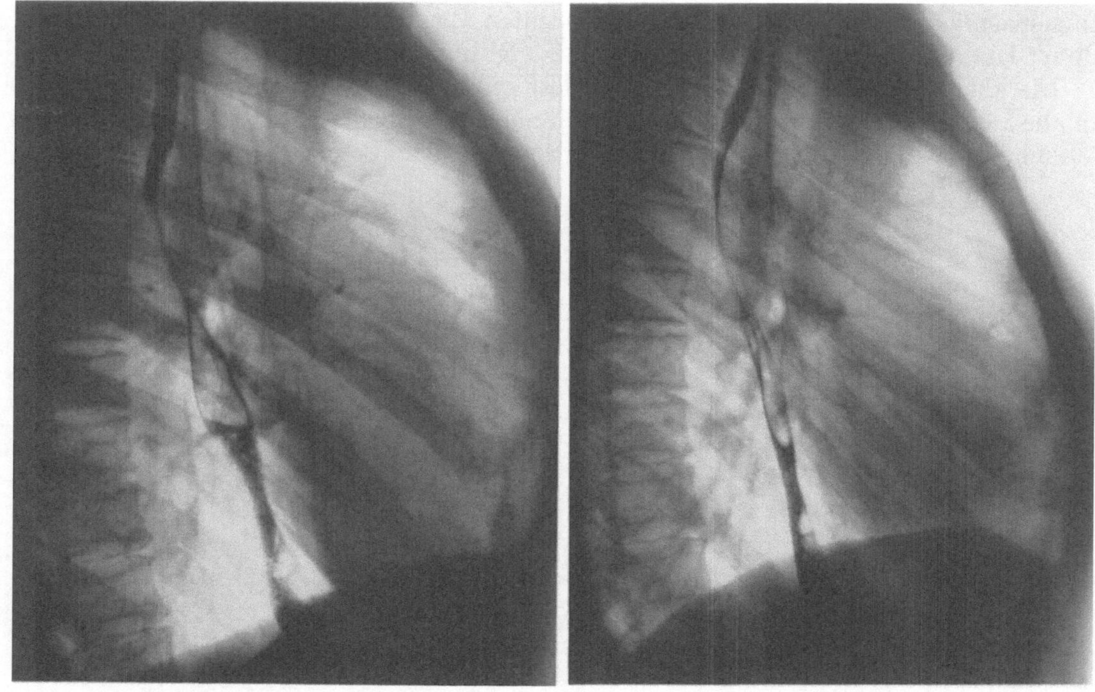

Abb. 9c Abb. 9d

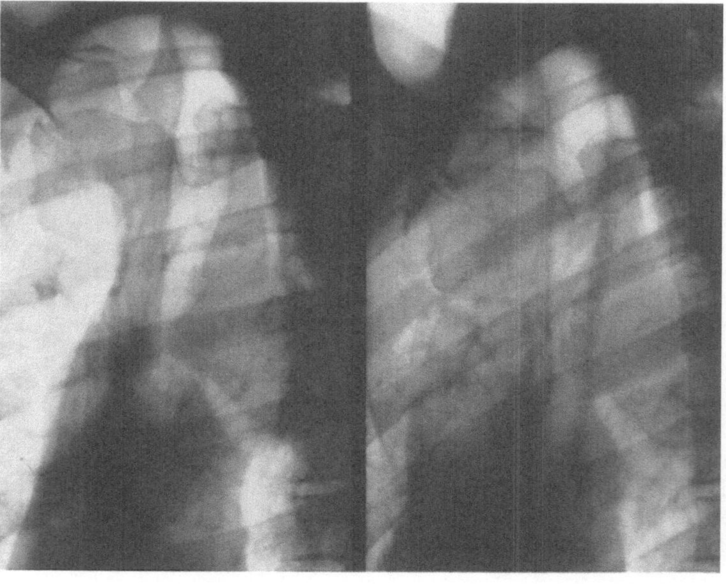

Abb. 9e Abb. 9f

irrtümlichen Annahme einer tuberkulösen Meningitis verführen kann (GROSS u. NEUHAUSER; DOLTON u. JONES).

Ätiologisch kommen in erster Linie obturierende, u.U. multiple (!) *Bronchialfremdkörper* (JACKSON; HEBERER, PEIPER u. LÖHR; WELIN; KINDLER; KERBRAT, CELLERIER u. GRIFFE; DE MAGRO; ESCHER u.a.), polypös in die Lichtung einwachsende *Tracheal- und Bifurkationstumoren* (JACKSON; UNGER; LEGLER; HASLINGER; SPIESS; GREER u.

WINN; CID u. BONILLA; RUEDI; BURI u.a.), ausgedehnte *flottierende Membranen*, *Schleimhautschwellung* entzündlicher, insbesondere allergischer Genese, *Narbenstrikturen* nach Tracheotomie, Chondromalazie durch Tauchstrumen, Aneurysmen, Lymphome und andere raumfordernde Mediastinalprozesse in Betracht.

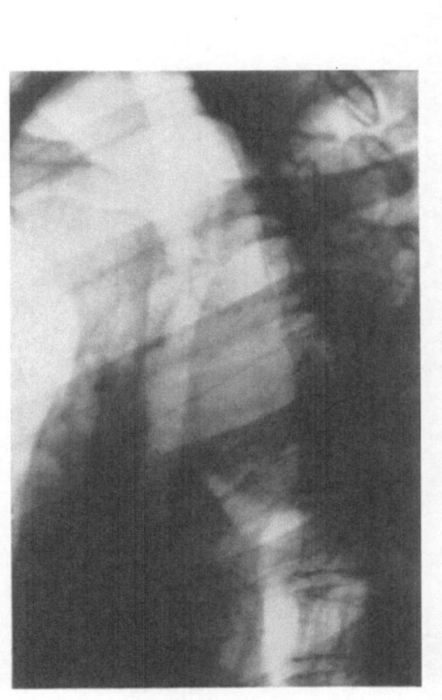

Abb. 9g

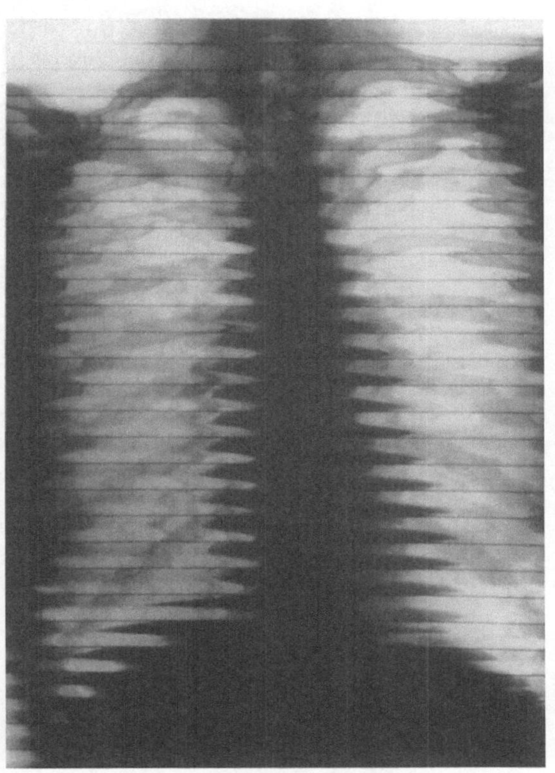

Abb. 9h

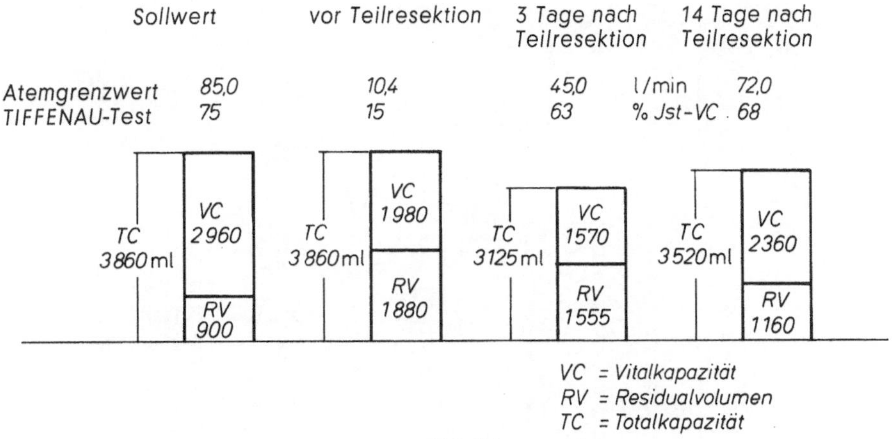

	Sollwert	vor Teilresektion	3 Tage nach Teilresektion		14 Tage nach Teilresektion
Atemgrenzwert	85,0	10,4	45,0	l/min	72,0
TIFFENAU-Test	75	15	63	% Jst-VC	68
TC	3860 ml	3860 ml	3125 ml		3520 ml
VC	2960	1980	1570		2360
RV	900	1880	1555		1160

VC = Vitalkapazität
RV = Residualvolumen
TC = Totalkapazität

Abb. 9i

Im frühen Kindesalter sind neben *perakuter Laryngo-Tracheitis* (JACKSON; ESCHER; ENGEL; KARTAGENER; GOTTI; DOS SANTOS et al.; TESCOLA; LAURINSICH; WEIDENS, LAUFER, MARTINEZ u. MIRANDA u.a.), grippalem Pseudo-Croup (STETTNER; GEHRT; CORREY; ASKANAZY; FRÄNKEL u.a.), diphtherischem Croup (LIEBERMEISTER; PASTEUR; WELFORD; BOKAY; PAISSEAU u. THEYSSLER-COMMERSON; RAKOWER; MEYTHALER u. HÄUPLER; TESCOLA u.a.), *Laryngospasmen* (Tetanie, Spasmophilie bei Rachitis) (TESCOLA u.a.), *Thymushyperplasie* (JACKSON; MOUNIER-KUHN; HART u. MAYER; REHN; HAMMAR;

SCHUBERT; HOCHSINGER; SANDBLOM u.a.) und anderen, selteneren Ursachen *laryngo-trachealer* bzw. *tracheo-bronchialer Atemwegsobstruktion*, wie z.B. Tracheopathia chondro-osteoplastica (NABARRO), auch Mißbildungen der oberen Luftwege und benachbarter

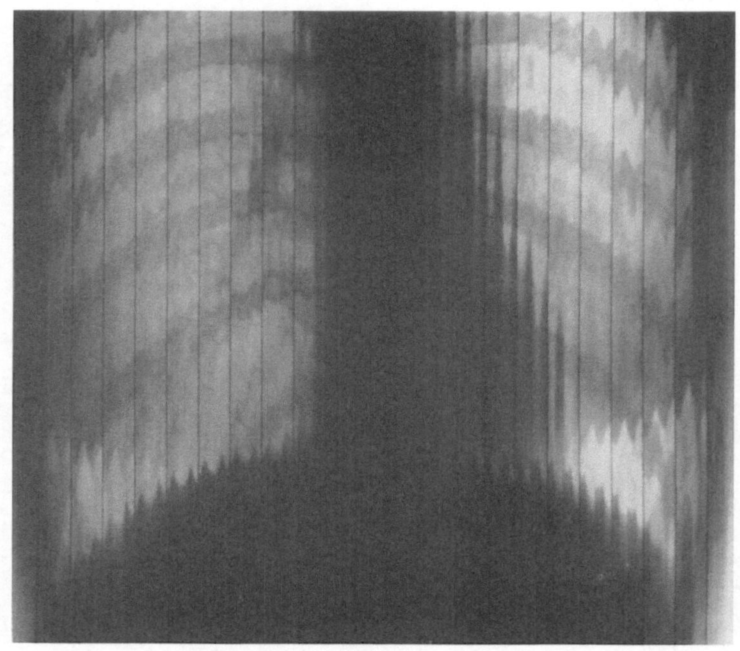

Abb. 9j

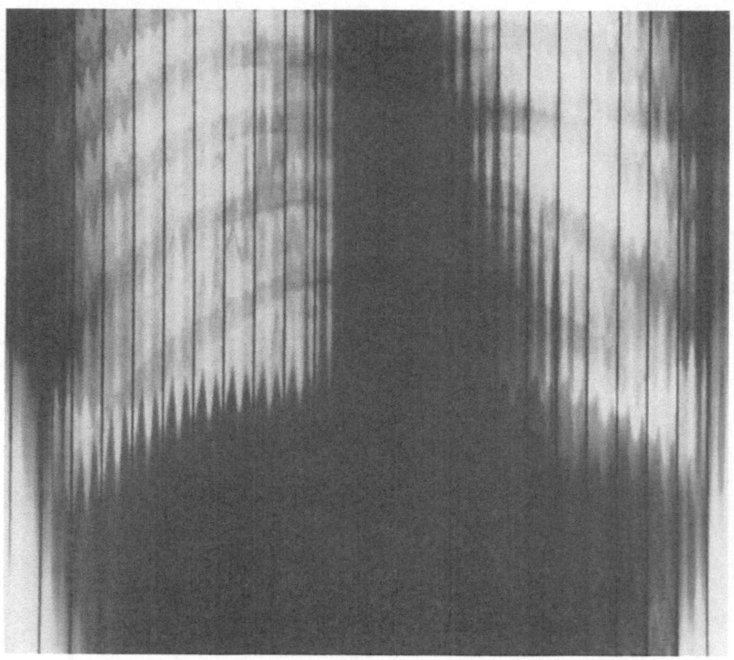

Abb. 9k

Organe in Erwägung zu ziehen. Die stridoröse Ventilationsstörung kann von *kongenitaler Larynx- bzw. Trachealstenose* (angeborene obturierende Kehlkopfmembranen, ringförmige Fehlbildung trachealer Knorpelspangen ohne membranöse Hinterwand etc.) (SCHNEIDER; ZURHELLE; DE BLOIS; SEIFERT u. HOFFA; V. BRUNS; ROSENBERG; FRAENKEL; HART u. MAYER; DES MENARDS; SCHMIDT; MOUSSON; WOLMAN; STUTZ u. VIETEN; FREICHELS;

O'KEEFE; SANDNER u.a.), *Chondrodysplasie* des Larynx mit „Epiglottis flaccida" (TESCOLA; SOAVE; HORÁNYI et al.) bzw. „weichem Kehlkopf" (MÜLLER u. MUSSHOFF), *Mandibularhypoplasie mit Glossoptose* („Robin-Syndrom") (NIKOLAJ; TESCOLA) oder *strangulierendem Gefäßringschluß* (Abb. 10) infolge von Teilungs- bzw. Verlaufsanomalien des Aortenbogens (Arcus duplex, A. lusoria, hohe Rechtslage des Arcus aortae mit Persistenz des Ductus bzw. Hyperplasie des Lig. Botalli, z.T. kombiniert mit Aortendivertikeln) (v. SIEBOLD; CURNOW; BAYFORD; EDWARDS; HERMANN; EWALD; BEDFORD u. PARKINSON; GROSS; WOLMAN; GROSS u. NEUHAUSER; DOLTON u. JONES; NEUHAUSER, GROSS

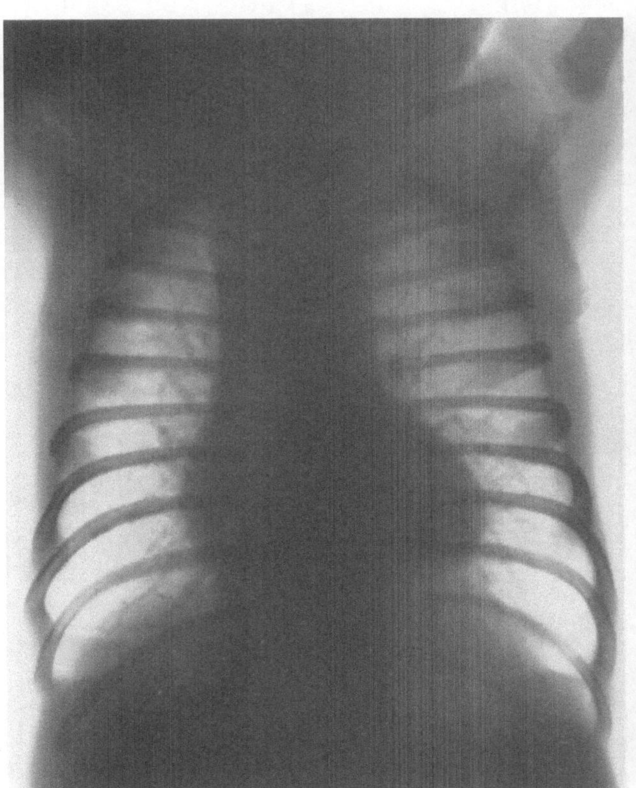

Abb. 10a

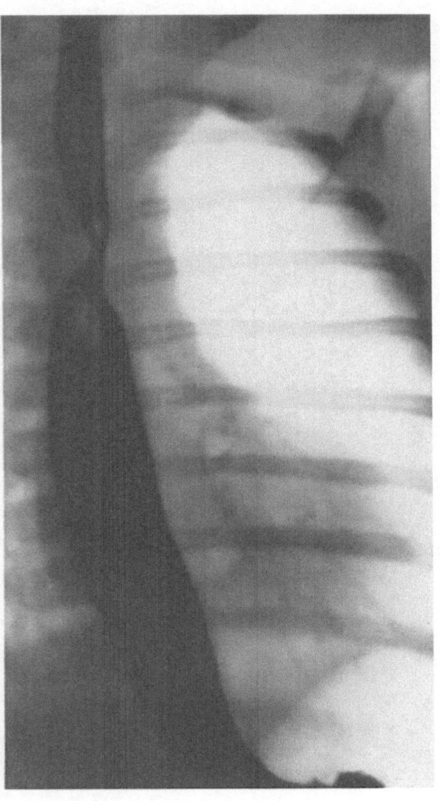

Abb. 10b

Abb. 10a—d. M. In., 2 Monate alt, ♀. Arch.-Nr. 136/60. Obstruktive Blähung beider Lungen bei Trachealstrangulation durch Gefäßringschluß (Sektion: Arcus duplex aortae). a Zwerchfelltiefstand infolge Lungenblähung (Sagittalübersichtsbild). b Doppelseitige Ösophaguseinschnürung durch vorderen und hinteren Aortenbogen. c Im Laevokardiogramm vorderer und hinterer Aortenbogen (anatomisch schmaler Gefäßring) in Deckung stehend. d Strangulation von Ösophagus und Trachea durch den Gefäßring im Sektionspräparat (Abbildung von ventral und dorsal). [Abb. a und b Universitäts-Kinderklinik Münster i. Westf. (Direktor: Prof. H. MAI). c Röntgenabteilung Medizinische Universitätsklinik Münster i. Westf. (Direktor: Prof. Dr. W. H. HAUSS). d Pathologisches Institut der Universität Münster i. Westf. (Direktor: Prof. W. GIESE)]

u. WARE; BREAN u. NEUHAUSER; KIRKLIN u. CLAGETT; KOMMERELL; KRAUSS; COPLEMAN; STAUFFER u. POTE; FABER, HOPE u. ROBINSON; BRÜNNER, GÅMMELGARO, PETERSEN u. STORM; SAUPE; POYNTER; SPRAGUE, ERNLUND u. ALBRIGHT; ARKIN; SCHALL u. JOHNSON; ABALLI u. PEREIRAS; STEINBERG; HEIM DE BALSAC; POTTS, GIBSON u. ROTHWELL; KREPLER; STOREY u. CRITTENDEN; CHIAROTTI u. PICCHIO; HERBUT u. SMITH; GROB; BIEDERMANN; KREMER; SPENCER u. DRESSER; CURNOW; O'NEILL; PAUL; ABRAMS; NEUHAUSER; GALL; DIVELEY, PANAGIOTIS, SCOTT u. ROLLIN; SWEET, FINDLAY u. REYERSBACH; GRISWOLD u. YOUNG; LUBERT, EPSTEIN, MENDELSOHN u. FREEDLANDER; SCHULZE u.a.) oder Rechtsverlauf der A. pulmonalis sinistra (GROSS; WELSH u. MUNRO; POTTS, HOLINGER u. ROSENBLUM; MORSE u. GLADDING; WITTENBORG, TANTIWONGSE u. ROSENBERG) (s. S. 62) herrühren.

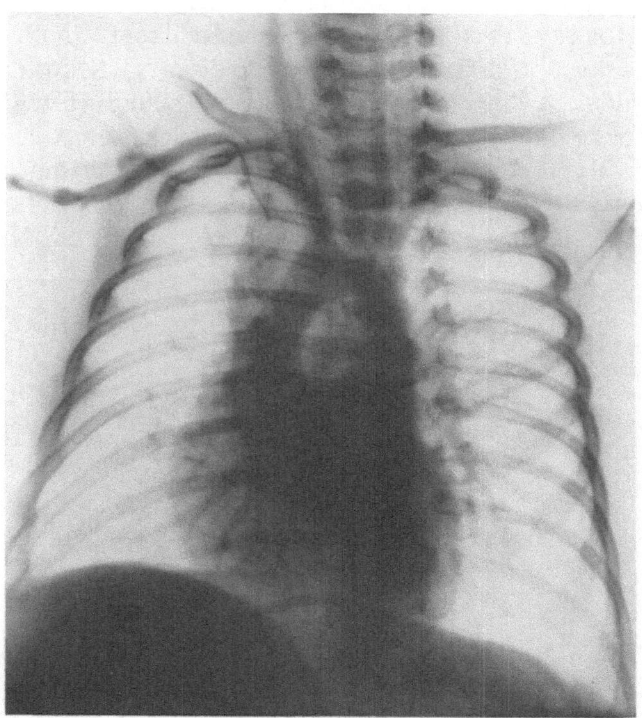

Abb. 10c

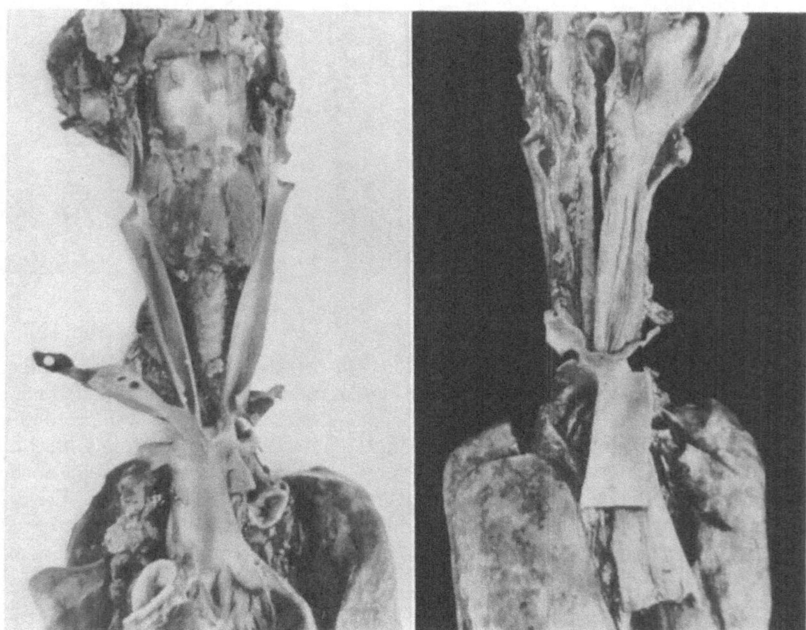

Abb. 10d

c) Die Selbstreinigung der tiefen Luftwege

Die freie Luftpassage in den subglottischen Atemwegen wird unter physiologischen Bedingungen durch mehrere Schutzeinrichtungen gewährleistet.

α) Ziliare Sekretdrainage

Die ziliare *Sekretdrainage* bewirkt eine fortlaufende unmerkliche Expektoration. Das von Becherzellen und exokrinen Submucosadrüsen abgesonderte sero-muköse Sekret überzieht die Bronchialwände mit einem feinen zweischichtigen Film. Seine innere visköse

Lage befeuchtet die Atemluft und adsorbiert eingedrungene Staubpartikel und kleine Sputumflocken. Mit der flüssigen Außenschicht rollt er auf den rhythmisch wedelnden Flimmerhaaren des Zylinderepithels wie ein Fließband rachenwärts. Bei einer Schlagfrequenz der Zilien von 180—300 pro Minute wandert der zusammenhängende Schleimteppich mit einer Geschwindigkeit von 5—15 mm pro Minute und befördert anhaftende Teilchen innerhalb von 45 min von den Bronchioli respiratorii bis zur Glottis (LUCAS u. DOUGLAS; GRAY; HERMANN; BARCLAY, FRANKLIN u. MACBETH; DABROWSKI; HERZOG u. PLETSCHER; DIETZEL; ESCHER; WEBER).

Der fein abgestimmte Transportmechanismus wirkt auch entgegen der Schwerkraft. Er kann durch primäre Sekretionsanomalien (Hyper- oder Dyskrinie) überlastet und bei Behinderung des Ziliensehlages durch passagere Lähmung (Applikation von Lokalanaestheticis und Hypnoticis, Nicotineinwirkung) (HERMANN; ERNST; HILL; ESCHER; RENVALL; HILDING) oder länger nachwirkende Störeinflüsse (Röntgenbestrahlung, febrile Zustände) (FRENCKNER; GORDONOFF u. MAUDERLI) empfindlich beeinträchtigt werden. Organische Schleimhautschäden (Desquamation, Zilienverlust) und Epithelmetaplasie nach Einwirkung von Tabakrauch und Reizgasen (HILDING; HERZOG u. PLETSCHER), bei Fremdkörperaspiration, infektiös-entzündlichen Prozessen (HILDING), Narben nach lymphonodulärer Perforation, neoplastischer Infiltration der Bronchialwand und Vitamin A-Mangel (WILHELM; FINOCCHI u. DE RITIS) setzen ihn gänzlich außer Kraft.

Schon ein umschriebener Ausfall der Ziliarfunktion an einem zirkulären Wandbezirk bringt den kontinuierlichen Sekretstrom zum Stillstand. Durch die Schleimverhaltung und nachfolgende chronisch-rezidivierende Bronchitis wird ein circulus vitiosus ausgelöst. Ein Erlöschen der ziliaren Sekretdrainage macht sich wegen des hydrostatischen Druckes in den Bronchien des Unter- und Mittellappens eher bemerkbar als im Oberlappen, dessen Sekretabfluß durch die Schwerkraft begünstigt wird. Zusätzliche Hemmung der Exspirationskraft und Hustenreflexe (Bronchialobstruktion, Emphysem, krankheits- und alternsbedingter Kräfteverfall) führt rasch zu ausgedehnter Sekretstauung, die neben der entzündlichen Schleimhautschwellung als akzidenteller Faktor im Geschehen der Tracheo-Bronchialstenose die funktionell oft ausschlaggebende Rolle spielt.

β) *Hustenakt*

Die Entfernung gröberer Sekretballen und intrabronchialer Fremdkörper, die der ciliare Flimmerstrom nicht fortzuspülen vermag, gelingt nur durch den willkürlich oder reflektorisch ausgelösten *Hustenakt*. Er verläuft nach der klassischen Lehre in drei Phasen (BRÜNINGS; CHAUSSÉ u. MAGNE; BARIÉTY, PAILLAS u. LEVY; DIETZEL; WEBER u.a.): vorbereitende tiefe Inspiration und nachfolgende Anspannungsphase steigern den intrathorakalen Druck auf Werte von 100—200 mm Hg (GEIGEL; BANYAI u. JOANNIDES). Die pressorische Austreibung setzt schlagartig mit Eröffnung der Glottis ein und läßt die zuvor komprimierte Atemluft unter trachealwärts steil ansteigender Strömungsgeschwindigkeit (GEIGEL; ROHRER) entweichen. Der unphysiologische Bronchialinhalt wird vom Luftstrom mitgerissen und über die Gleitbahn der dorsalen Längsfurchen von Hauptbronchien und Trachea herausgeschleudert (REICHLE; POLICARD u. GALY; DIETZEL).

In den größeren Luftwegen tritt endoskopisch eine Einstülpung der membranösen Hinterwand beim Hustenstoß hervor (V. SCHRÖTTER; BRÜNINGS; JACKSON; BARIÉTY, PAILLAS u. LEVY; STUTZ; HERZOG; ESCHER u. WYSS; LELL; DIETZEL) (Abb. 11). Ebenso wie die „Fischkiemenbewegung" der Lappen- und Segmentostien (SOULAS; DIETZEL) wird die Invagination der Pars membranacea mit der Druckerhöhung im Brustraum erklärt (CHAUSSÉ u. MAGNE; HUIZINGA; STUTZ; WESTERMARK; PEROMET; DIETZEL u.a.) und in zweifacher Hinsicht für funktionell bedeutungsvoll gehalten: sie ermöglicht durch düsenartige Lumeneinengung die für den Reinigungseffekt maßgebliche Rasanz des Atemstroms (STUTZ) und nähert die der Hinterwand anhaftenden Schleimmassen dem Maximum des Strömungssogs in Rohrmitte (DIETZEL). Die Kaliberabnahme infolge Längsfaltung des Röhrensystems ist bei Bronchasthenikern und Patienten mit chronischer

Emphysembronchitis wesentlich ausgeprägter als bei kräftigen lungengesunden Patienten (Dietzel).

Weber setzt die physiologische Existenz dieser Einrichtung neuerdings gänzlich in Zweifel, da er bei nativen kinematographischen Hustenstudien gröbere Kaliberschwankungen von Trachea und Hauptbronchien des Gesunden vermißte. Er führt die am kontrastmittelgefüllten Bronchialbaum beobachteten tussigenen Stenose- und Kollapsphänomene (Westermark; Huizinga; Stutz u.a.) — soweit nicht durch aktive Kontraktion erklärbar (di Rienzo) — auf das akute Bronchographie-Emphysem zurück, das auch im „Tiffeneau-Test" an der mit Öl instillierten Leichenlunge nachweisbar ist (Hartung). Die plötzliche Obturation der Bronchialperipherie mit mehr oder weniger viskösem Kontrastmedium erhöht die bronchiolären Atemwiderstände beträchtlich, erfordert übermäßige exspiratorische Kraftentfaltung und löst beim Hustenstoß durch funktionelle

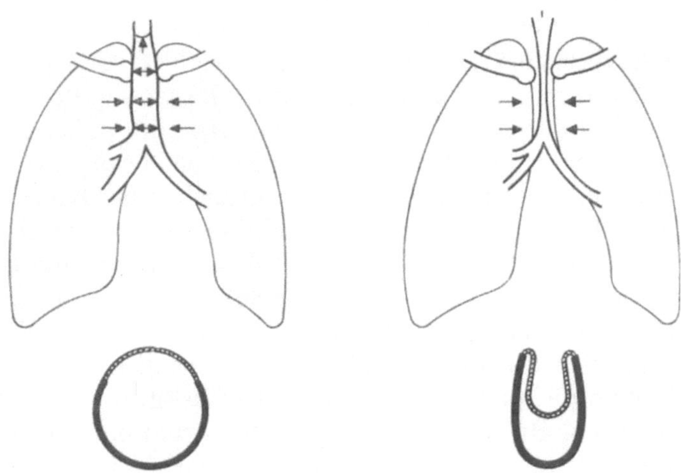

Abb. 11a u. b. Das Verhalten des Trachealkalibers beim Hustenstoß. a Vor Öffnung der Glottis. b Im Moment der Glottisöffnung (nach F. Escher, Die Tracheal- und Bronchialstenosen. In: Handbuch der inneren Medizin, 4. Aufl., Bd. IV/2, S. 283, Abb. 7. Berlin-Göttingen-Heidelberg: Springer 1956)

Bronchiolarkompression ein air trapping aus, das sekundär zum dynamischen Tracheobronchialkollaps führt. Als äußeres Kennzeichen der akuten Blähung hebt Weber die respiratorische Volumenstarre bronchographierter Lungenabschnitte — aus verminderter Atemverschieblichkeit des gleichseitigen Hemidiaphragma ersichtlich (s. Abb. 60) — hervor. (Bezüglich der divergenten Ansichten über die Hustenmechanik wird auf die Originalarbeiten von di Rienzo; Stutz; Westermark; Huizinga; Weber; di Rienzo u. Weber; und Dietzel verwiesen.)

d) Die kollaterale Ventilation

Multiple Sekretverschlüsse kleiner Bronchien sind, zumal bei Herabsetzung des Hustenreflexes im Schlaf, ein alltägliches Folgeereignis katarrhalischer Infekte. Jacksons diesbezügliches Aperçu, nur „der Hustenreflex bewahre die Menschheit vor dem Schicksal, im eigenen Bronchialsekret zu ertrinken", bedarf allerdings des ergänzenden Hinweises auf die Kollateralbelüftung. Denn der unmittelbare Luftaustausch zwischen den Versorgungsprovinzen benachbarter Bronchialzweige ist ein wesentliches Hilfsinstrument der aerodynamischen Bronchialreinigung. Würde die Schleimobturation über Nacht zu konfluierenden Resorptionsatelektasen der Lungenrinde führen, so könnte aus den luftleeren Bezirken heraus die Passage nicht mehr freigehustet werden, weil dem Exspirationsstoß die treibende Kraft fehlte. Die Sekretsperre würde unter dem Atelektasesog anhalten und durch nachfolgende Herdpneumonien jedem banalen Katarrh eine ernste Wendung geben, wenn die bronchopulmonale Luftstrombahn nach Art eines terminalen Verzweigungssystems gegliedert wäre.

Tatsächlich sind weder Lobuli noch Segmente eines Lungenlappens in ihrer Belüftung als endständige, durch feste Gewebsschranken getrennte Versorgungsgebiete aufzufassen (CHURCHILL; LERNER u.a.). Die bindegewebige Septierung der Läppchen ist lückenhaft, und die Segmentgrenzen werden streckenweise nur von den Alveolarwänden benachbarter Lobuli gebildet (WEBER; TÖNDURY; BOYDEN u. SCANELL; GIESE), die von durchgehenden Porenkanälchen unterbrochen sind (KOHN; V. HANSEMANN, STOHR; PETERSEN; MACKLIN; LOOSLI; V. HAYEK). Die Stomata sind in ihrer Zahl variabel, da ein Teil durch lageverschieblich eingefügte Epithelzellen wie mit einem Kork verschlossen oder geöffnet werden kann (V. HAYEK). Die plasmogene Kontraktilität der Alveolarepithelien, die sich

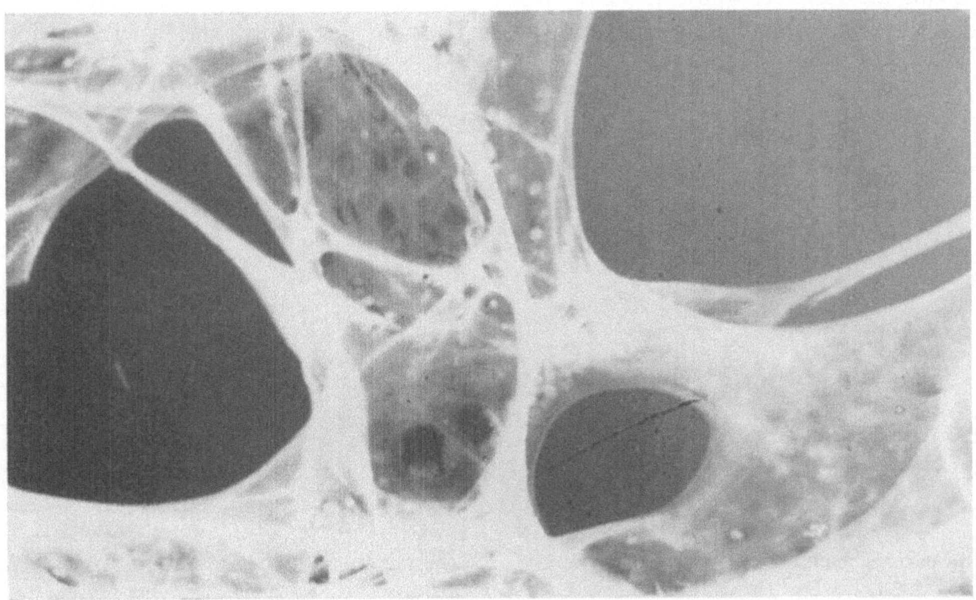

Abb. 12. Mikroradiogramm einer menschlichen Emphysemlunge, in geblähtem Zustand getrocknet (Vergrößerung 220fach, Schnittdicke 0,5 mm): Einblick in einen Alveolargang mit geschwundenen Alveolarsepten und zahlreichen erweiterten Alveolarporen (nach ODERR)

unter dem Reiz von Adrenalin, Ergotamin und O_2-Mangel kugelig abrunden, nach Einwirkung von Histamin, Atropin, Acetylcholin und unter O_2-Beatmung abflachen können (V. HAYEK), macht auch die Dimension der Alveolarporen veränderlich. Sie erweitern sich zudem unter anhaltendem Dehnungszug oder Blähungsdruck. Bei der emphysematösen Distension des Acinusgefüges entstehen aus den winzigen Öffnungen von 10—15 μ (V. HAYEK) immer breiter werdende Fenster in der Alveolarwand (LOESCHCKE; GIESE; ODERR u.a.) (Abb. 12).

Die unvollständige architektonische Trennung ermöglicht einen Gasaustausch zwischen angrenzenden Lungenläppchen und macht die Luftfüllung der Lobuli besonders beim Tier (Hund, Kaninchen) bis zu einem gewissen Grade unabhängig von der Zufuhr über die versorgenden Bronchioli (VAN ALLEN u. Mitarb.; BAARSMA u. DIRKEN u.a.). Die Kommunikation erleichtert den physiologischen Ausgleich von Atemdruck- und Spannungsdifferenzen zwischen Lungenprovinzen unterschiedlicher mechanischer Beatmungsintensität (LINDSKOG u. BRADSHAW; BAARSMA u. DIRKEN). Auch die Lungensegmente können über die interlobulären Kurzschlüsse ihren Luftgehalt untereinander ergänzen, wenn der Bronchialweg zeitweilig verstopft oder gar völlig obliteriert ist (CHURCHILL; WITHWELL; HUIZINGA; GIESE; HARTUNG). Der periphere Luftnachschub kommt im Tierexperiment schon bei relativ geringer Differenz des Druckes (etwa 2—6 cm H_2O) vor und jenseits der Blockade in Gang (BAARSMA u. DIRKEN; HAAG u. EISENREICH). Er vermag der poststenotischen Partie bis zu 70% ihres normalen Luftgehaltes zuzuführen (BAARSMA u. DIRKEN; BIANCALANA u. COLOMBO). Erst hierdurch gewinnt der Hustenstoß

— intakte Atemmechanik vorausgesetzt — die vis a tergo, um Sekretpfröpfe vom abgesperrten Parenchym her zu beseitigen. Selbst bei organischem Verschluß des Versorgungsbronchus kann der interlobuläre Luftzustrom durch Ersatz der ständigen Absorptionsverluste (PEROMET) den Alveolarkollaps im blockierten Bezirk verzögern oder gänzlich verhindern (Abb. 13).

Die kollaterale Zufuhr ist zu träge, um für den Gasstoffwechsel von Belang zu sein, kann aber ein wesentliches Prinzip für die Erhaltung der Syntopie und des dynamischen Kräftegleichgewichts in der partiell belüftungsgestörten Lunge bilden (CHURCHILL). Denn die Raumbesetzung auf dem distalen Luftwege wirkt nicht nur der Entstehung der Atelektase als solcher, sondern auch ihrem totraumbildenden Sogeffekt auf das gesunde Gewebe der Nachbarschaft entgegen. Die Auffüllung des ventilatorisch abgeschnittenen

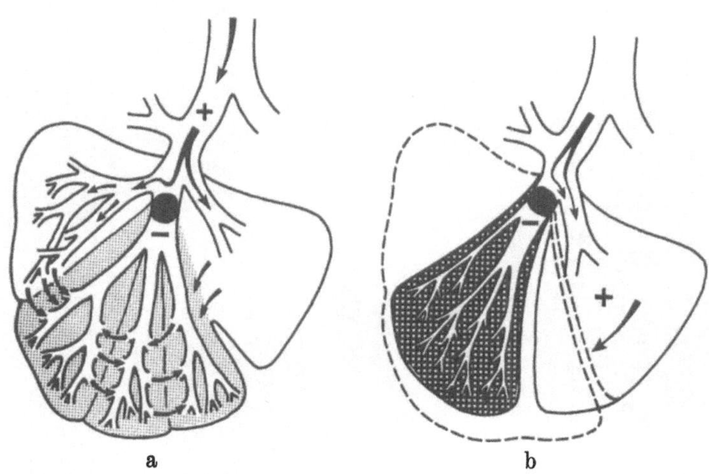

Abb. 13a u. b. Schema der Kollateralventilation. [In Anlehnung an A. SOULAS, Ann. Oto-laryng. (Paris) 71, 227 (1954), Fig. 1.] Die Druckdifferenz zwischen dem abgesperrten Lungensektor und normal belüfteten Nachbarsegmenten erzeugt bei genügender Durchgängigkeit des distalen Umgehungswegs einen interalveolären Luftzustrom über Lücken der Intersegmentalsepten (und interlobäre Parenchymbrücken) (a). Er ersetzt den ständigen absorptiven Gasverlust im blockierten Alveolarraum und wirkt dem Parenchymkollaps (b) entgegen, der bei komplettem Lappenbronchusverschluß und vollständiger Fissurenteilung unvermeidbar eintritt

Parenchymareals mit Kollateralluft verhütet also letztlich die funktionelle Ausweitung der ursprünglichen Belüftungsstörung, d.h. ein kompensatorisches Emphysem der Restlunge.

Die Existenz einer poststenotischen Kollateralventilation wurde erstmalig von VAN ALLEN u. Mitarb. mit langfristigen Ligaturversuchen am Hund schlüssig bewiesen (Abb. 14) und später mehrfach bestätigt (BAARSMA u. DIRKEN; BIANCALANA u. COLOMBO; PEROMET; HAAG u. EISENREICH; CULINER u. REICH). Beim Tier können nicht nur künstlich blokkierte Segmente aus der Nachbarschaft belüftet werden, sondern auch abgeschnürte Lappen auf die Dauer lufthaltig bleiben, sofern man nur einen Segmentbronchus freiläßt, der die Verbindung mit dem atmosphärischen Luftdruck erhält. DAMSTÉ SINNINGHE konnte beim Hund sogar einen Luftaustausch zwischen benachbarten Lappen feststellen, der über interlobäre Parenchymbrücken geleitet wird. Jede Verminderung der Atemtiefe drosselt den kollateralen Zustrom, und zwar bei experimenteller Zwerchfellparese vorwiegend nach den Unterlappen hin, bei Rippenimmobilisation (Kompressionsverband) zu den Oberlappen (VAN ALLEN u. JUNG). Der Nachschub erlischt erst vollends bei Verlegung der Kohnschen Poren im Gefolge spontaner und artefiziell ausgelöster Entzündungsvorgänge im Lungengewebe (VAN ALLEN und JUNG) und unter Histamineinfluß (LINDSKOG u. ALLEY).

Das *Vorhandensein einer Kollateralventilation auch beim Menschen* ließ sich bronchospirographisch (BAARSMA, DIRKEN u. HUIZINGA) und durch anatomisch-funktionelle Studien an der Leichenlunge (HARTUNG) grundsätzlich bestätigen (Abb. 15). Sie fehlt

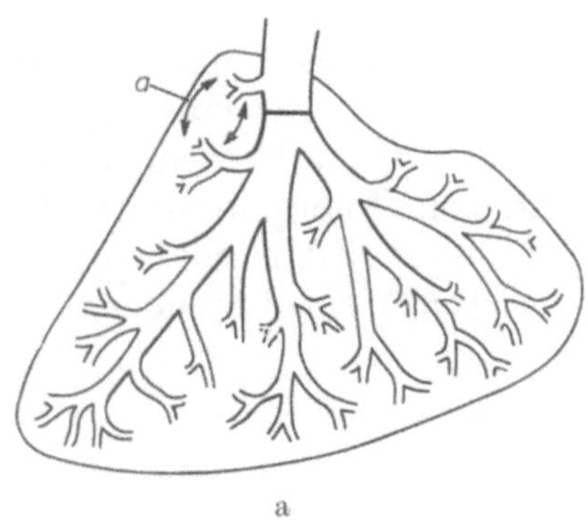

a

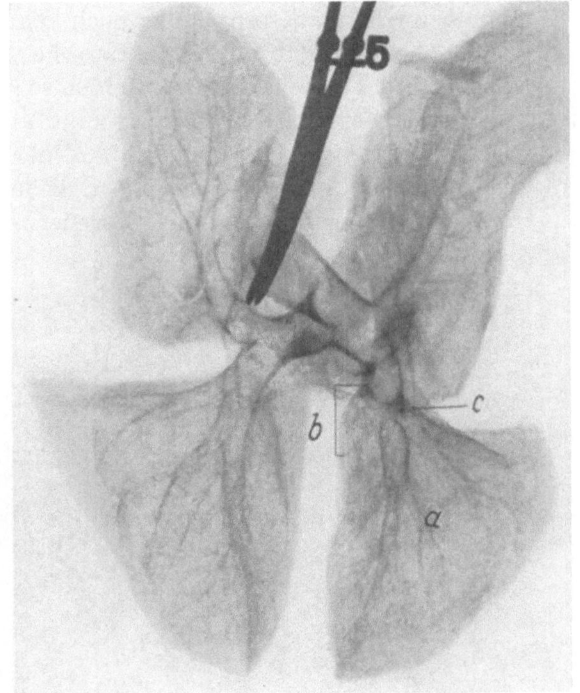

c

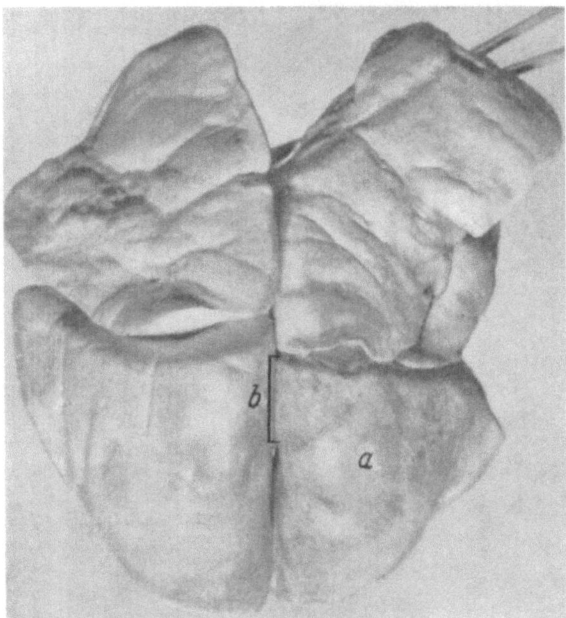

b

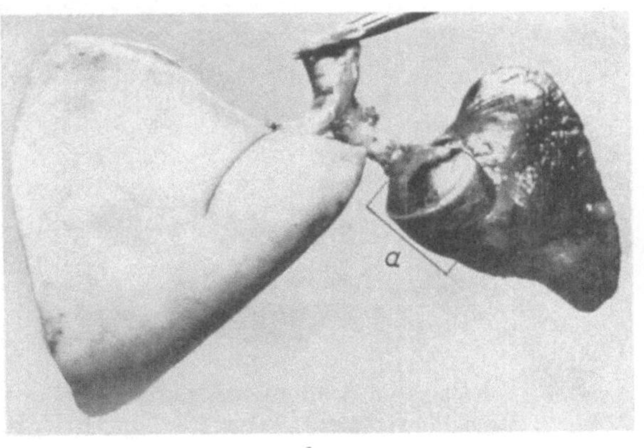

d

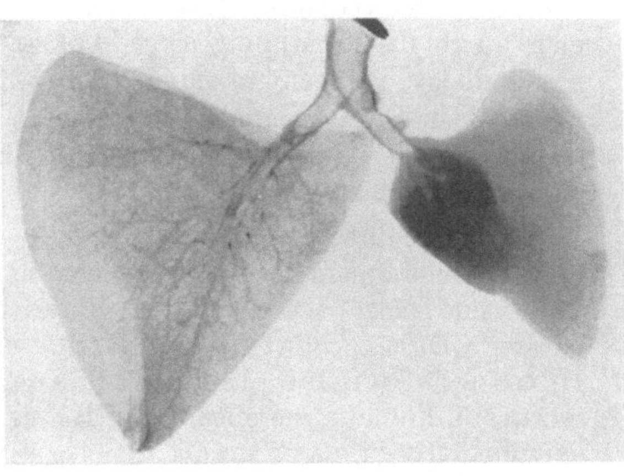

e

Abb. 14a—e. Versuchsanordnung von van Allen u. Jung zum direkten und indirekten Nachweis der Kollateralventilation an der Hundelunge in situ [nach C. M. van Allen u. T. S. Jung, J. thorac. Surg. 1, 3 (1932), Fig. 1—5]. a Prinzip: Ligatur des Unterlappenbronchus distal des apikalen Segmentbronchus. b und c Foto und Röntgenbild einer von Superinfektion frei gebliebenen Hundelunge nach 3monatiger Ligaturdauer: der abgeschnürte Lappenanteil ist dank kollateraler Ventilation über das ausgesparte Spitzensegment lufthaltig geblieben und nur wenig verkleinert. d und e Makroskopischer und röntgenologischer Aspekt einer anderen Hundelunge 48 Std nach Ligatur an gleicher Stelle und zusätzlicher Pneumokokken-Inokulation in das freigebliebene Spitzensegment: die pneumonische Anschoppung des Segments hat den distalen Umgehungsweg verlegt. Daher prompter Eintritt einer obstruktiven Resorptionsatelektase im poststenotischen Lappenanteil nur beim Kind, dessen Lunge noch keine interalveolären Anastomosen aufweist (ENGEL) und schon deshalb für atelektatische Belüftungsstörungen prädisponiert ist. Daß sie auch beim Erwachsenen nur selten so wirksam wird, um eine Atelektase bei lediglich isoliertem Segmentbronchusverschluß auf die Dauer aufhalten zu können, wie im Tierversuch, erklärt sich zunächst aus der graduell stärkeren Bindegewebsseptierung der menschlichen Lunge. Anscheinend bedarf es eines erhöhten Blähungsdruckes, um den distalen Umgehungsweg unter Porenerweiterung im gleichen Ausmaß gangbar zu machen

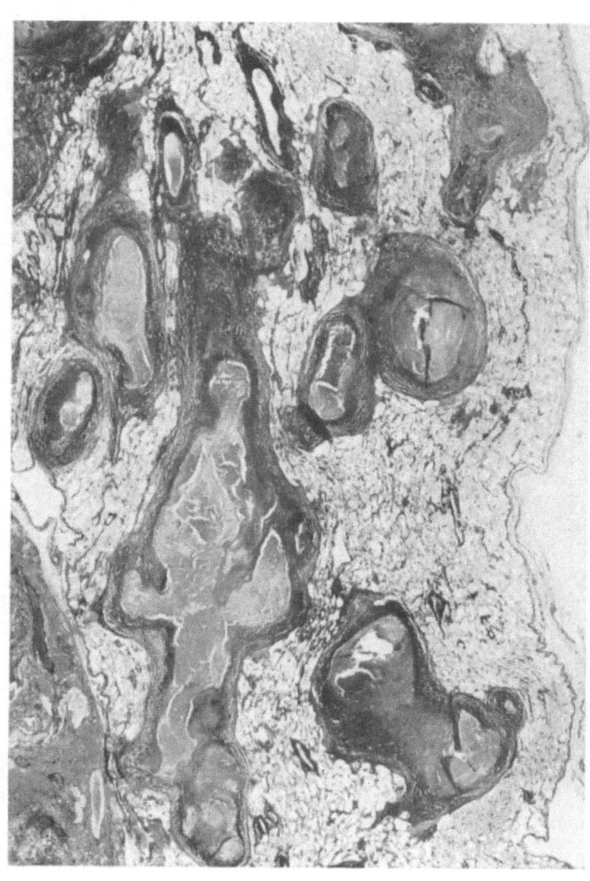

Abb. 15. Kollaterale Belüftung des Lungengewebes bei abgekapselter, teilweise verkalkter alter käsiger Bronchitis. Resektionspräparat. Vergr. 2,5:1 [nach W. HARTUNG, Ergebn. inn. Med. Kinderheilk. **15**, 273 (1960), Abb. 14]

wie beim Tier (GIESE). Statt dessen wird die kollaterale Luftzufuhr im Krankheitsfall eher durch flache Atmung eingeschränkt oder durch Rückstau abnormer Sekrete und entzündliche Parenchymkomplikationen hinter organischen Bronchostenosen gänzlich aufgehoben. Das Zusammenwirken dieser Faktoren macht es verständlich, daß die Verlegung größerer Bronchialäste in der Humanpathologie gewöhnlich eine Atelektase des Versorgungsgebietes hervorruft.

Die Durchbrechung dieser Regel — anhaltende kollaterale Luftentfaltung völlig blockierter Lappenteile — ist jedoch im Schrifttum mit zahlreichen eindrucksvollen Beispielen belegt. Sie wurde bei obliterierender Bronchiolitis mit chronischen Bronchiektasen (DUPREZ; CHURCHILL; WITHWELL; COUNIOT, BELVAL u. LEGROUX; SOULAS; HUIZINGA; TOURAINE, LATARJET u. GALY; CULINER u. REICH; CULINER u. GRIMES; SCHULZE), Fremdkörperobturation (BAARSMA, DIRKEN u. HUIZINGA; SOULAS), Bronchialkarzinom (HUIZINGA; TONELLI; SCHULZE) und Bronchustuberkulose beschrieben (BÖHM; HUZLY; GIESE; MONTANINI; TANNER).

Da die kollaterale Ventilation die statischen und dynamischen Hinweissymptome bronchostenotischer Belüftungsstörungen mitunter völlig unterdrückt, hat die Kenntnis ihrer Existenz praktische *Bedeutung für die Strahlendiagnostik* (SCHULZE). Das Fehlen der Atelektase und ihres Raumausgleichs schließt selbst den kompletten Tumorverschluß eines Lappenbronchus nicht aus (Abb. 16).

Abb. 16a stammt von einem 57jährigen ehemaligen Bergmann, der seit Jahren an asthmoider Emphysembronchitis litt und in den letzten Monaten gehäufte Hämoptysen bemerkte. Klinische und Laborbefunde, zytologische Fahndung im Auswurf und nativer Röntgenbefund erbrachten kein tumorsuspektes Ergebnis. Hilus- und Lungenstruktur schienen dem pyknischen Habitus angemessen, der das klinisch gesicherte Emphysem im Schattenbild etwas verschleierte. Das Mediastinum war weder verbreitert noch pendelte es, und Zeichen der Infiltration oder Minderbelüftung wurden vermißt. Nur in der rechten Unterlappenspitze fiel eine zarte hilopetale Schattenfahne auf, die an eine subsegmentale Schrumpfung der Unterlappenspitze infolge deformierender Bronchitis denken ließ (Abb. 16b und c). Der recht vage Befund veranlaßte zu gezielter Tomo- und Bronchographie und lenkte auf die Spur eines kleinpflaumengroßen endophytisch

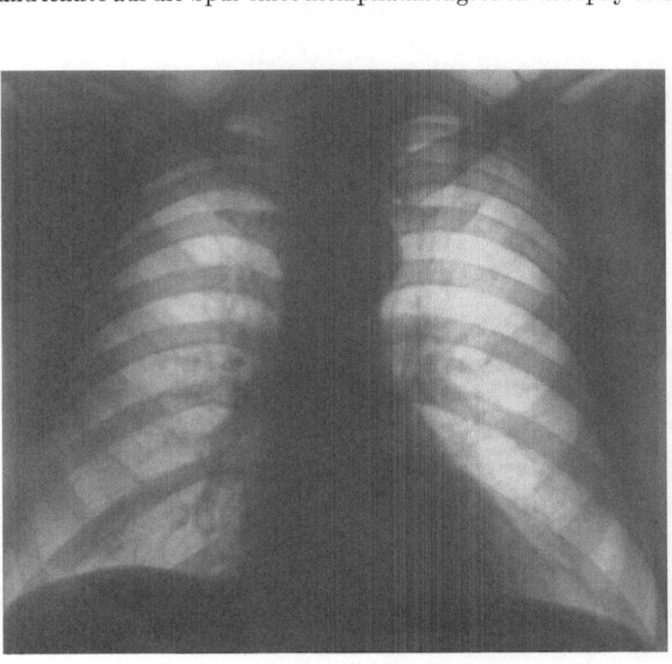

Abb. 16a

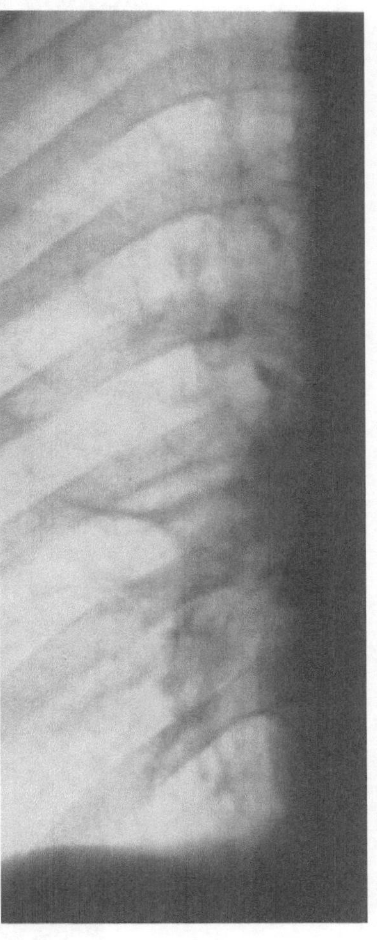

Abb. 16b

Abb. 16a—f. H. Bo., 57jähr. ♂. Arch.-Nr. 7555/57, Röntgenabteilung Medizinische Universitätsklinik Münster i. Westf. (Direktor: Prof. Dr. W. H. HAUSS). Ausbleiben einer poststenotischen Unterlappenatelektase rechts trotz kompletter karzinomatöser Blockade der Lappenwurzel als Effekt der Kollateralventilation bei vorbestehendem Lungenemphysem (Bergmann). a Thoraxübersicht p.-a. b und c Gezielte p.-a. und Frontalaufnahmen: Gerichtete Atelektase in der Unterlappenspitze als Leitsymptom des verborgenen polypösen Karzinoms. d und e Nachweis des Tumordefektes am Zwischenbronchus und Unterlappenostium im seitlichen Schichtbild (12 cm) und Bronchogramm. f Das Resektionspräparat (Bilobektomie) zeigt eine breite Parenchymbrücke zwischen Mittel- und Unterlappen bei unvollständiger Lappenfissur [Chirurgische Universitätsklinik Münster i. Westf. (Direktor: Prof. H. SUNDER-PLASSMANN)]

wachsenden Bronchialkarzinoms im rechten Zwischenbronchus (Abb. 16d und e). Endoskopie und Bilobektomie bestätigten den hochsitzenden Totalverschluß des Unterlappenostiums. Nach dem Resektionspräparat scheint eine breite Parenchymbrücke zwischen Unter- und Mittellappen einen ausreichenden Kollateralzustrom zum blockierten Lappen ermöglicht zu haben, der vom vorbestehenden Emphysem bzw. zunächst ventilartigen Stenoseeffekt gebahnt wurde.

Eine interlobäre Kommunikation ist zwar beim Menschen bisher nicht experimentell nachgewiesen, dürfte aber unter der Voraussetzung unvollständiger Fissurenteilung (SCHALL u. HOFFMANN) prinzipiell möglich sein und am ehesten in der Emphysemlunge

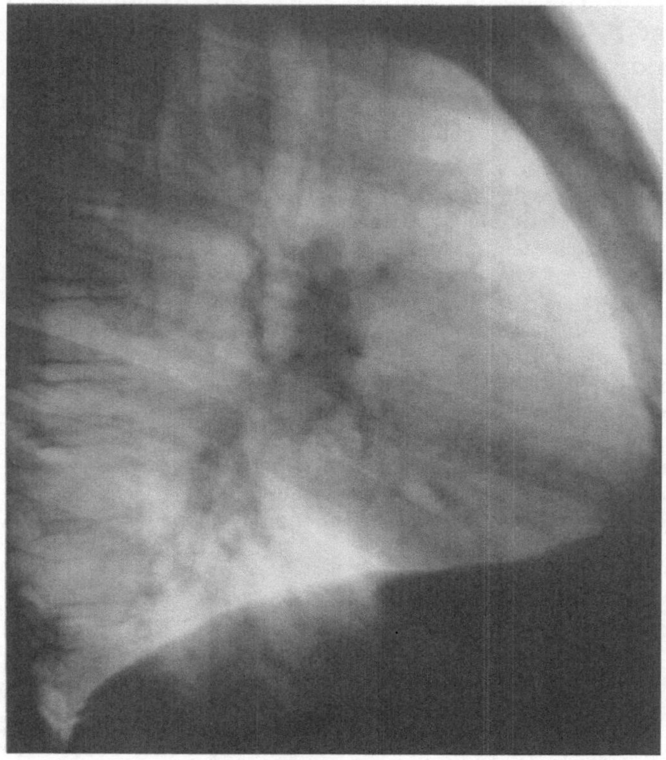

Abb. 16c

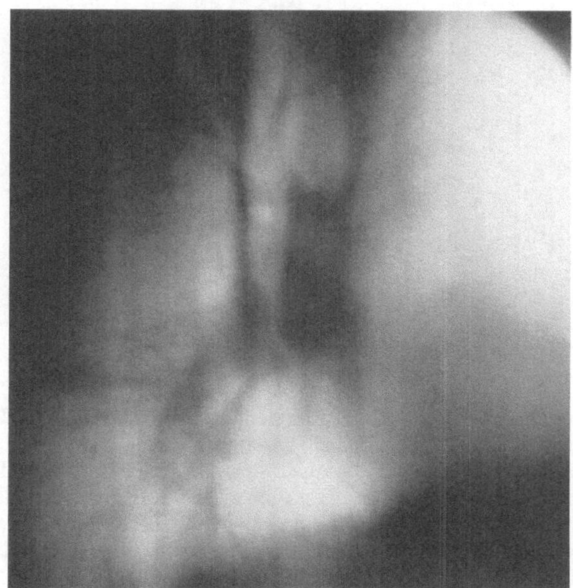

Abb. 16d

so zur Geltung kommen, daß eine Atelektase selbst nach Lappenblockade gelegentlich ausbleibt (SCHULZE). Umgekehrt erhöht sich die Atelektaseanfälligkeit akzessorischer Lappen und Segmente (TESCHENDORF; KERLEY; MOUNIER-KUHN u. TERNAMIAN; KAHLSTORF; BENDIEK u. WESSLER) durch die zusätzlichen tiefen Pleurainzisuren, die einen kollateralen Luftzutritt verwehren (BAARSMA, DIRKEN u. HUIZINGA; HAAG u. EISENREICH).

Länger abgeschnittene Lungenteile zeigen, besonders in Umgebung blind endigender, sekretgefüllter Bronchiektasen, nicht selten ausgesprochene Blähung statt eines reduzierten bzw. aufgehobenen Luftgehaltes (Culiner u. Grimes; Touraine, Latarjet u. Galy; Schulze) (Abb. 17 und 18). Dieser paradox erscheinende Befund, den Haag und Eisenreich auch bei ihren Versuchshunden mehrere Monate nach Bronchusunterbindung erhoben, erklärt sich aus der mangelnden Entlüftung kollateral ventilierter Bezirke. Infolge ihrer vermehrten Residualfüllung unterliegen sie einem stetigen Dehnungszug, der die Faserelastizität herabsetzt und bei längerem Abschluß von der normalen Luftpassage einen zunehmenden Gewebsschwund herbeiführt (Giese; Hartung). Mit der

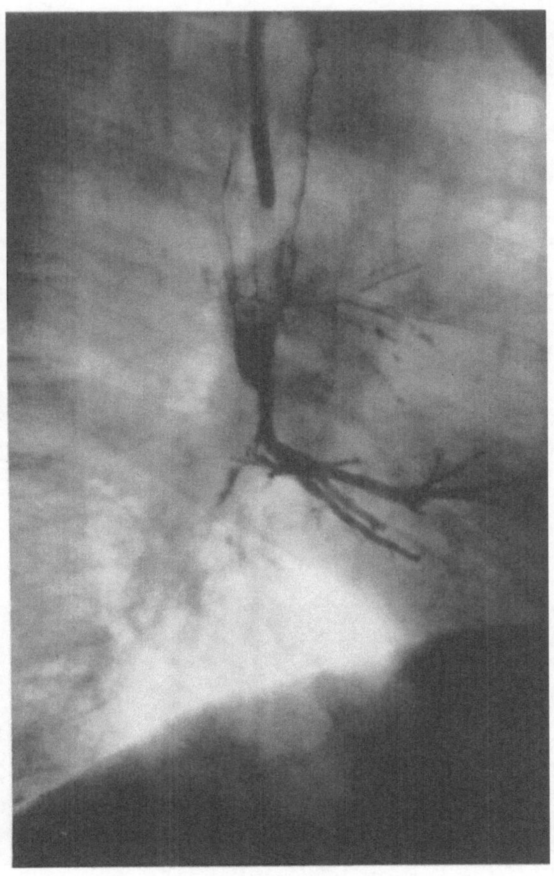

Abb. 16e

Durchblutungsgröße sinkt auch die Luftabsorption im Bereich des kollateral belüfteten Emphysems, das sich unter der Druckwirkung gehäufter Hustenattacken allmählich zu immer größeren randständigen Blasen ausdehnen kann (Hartung; Culiner u. Reich).

Die Alveolarporenventilation erfüllt ihre physiologische Aufgabe als Instrument der Selbstreinigung unmerklich und am wirkungsvollsten in der Bronchialperipherie. Ihr atelektaseverhütender und expektorationsfördernder Einfluß kommt nur bei ausreichender Atemtiefe und atemmechanisch intakter Austreibungskraft zur Geltung.

Eine unausgiebige Atmung infolge allgemeiner Entkräftung, operativer Eingriffe, Traumen, komatöser Zustände, Zwerchfell- und Atemlähmung, schwartiger Fesselung der Lunge usw. schmälert die vis a tergo des Hustens durch Hemmung der Kollateralventilation. Auch eine Überfüllung der alveolären Netzkapillaren, die sich bei Herzfehlern bis zu „angiektatischer Alveolarkompression" (Schoenmackers u. Giampalmo) steigert, schränkt die Nebenbelüftung ein, wie Ankeney, Hubry u. Tillotson experimentell nachwiesen. Das Ausbleiben dieses wesentlichen Hilfsmechanismus wirkt sich bevorzugt im Bereich der basalen Lungenabschnitte aus. Es ist für die Entstehung der paravertebralen Fleckenatelektasen beim Säugling (LOESCHCKE; ENGEL; SAUPE; BETKE u. RICHARZ; THOMAS) und der adynamischen hypostatischen Lobuläratelektasen Schwerkranker und

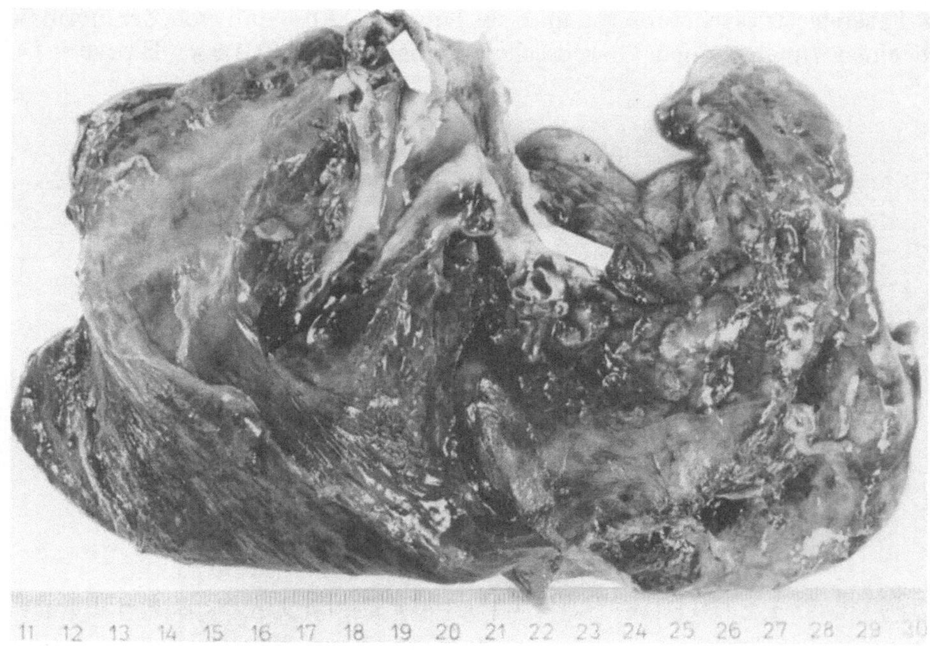

Abb. 16f

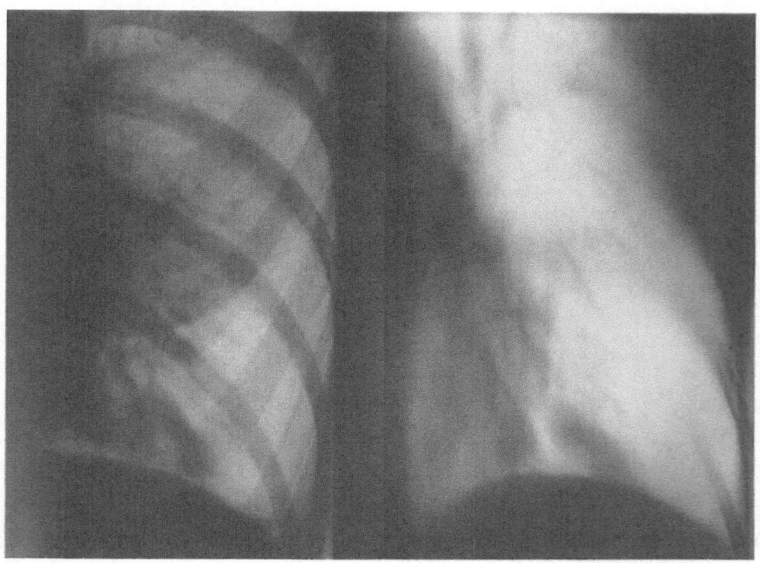

Abb. 17. G. Re., 38jähr. ♀. Arch.-Nr. 8707/57, Röntgenabteilung Medizinische Universitätsklinik Münster i. Westf. (Direktor: Prof. Dr. W. H. HAUSS). Großblasiges Emphysem im Versorgungsgebiet sekretgefüllter Unterlappenbronchiektasen als Anzeichen einer anhaltenden Kollateralventilation

älterer Menschen mitverantwortlich (FRIEDMAN; MYERS u.a.). Die Kollateralventilation spielt neben bronchitischer Sekretanschoppung, peristatischer Hyperämie und Hemmung der Zwerchfelldynamik (FLEISCHNER; STRNAD; FEYRTER; STURM; HEUCK u. FLACH; HAUBRICH u.a.) wohl auch eine Rolle in der Formalgenese der Plattenatelektase (BAARSMA, DIRKEN u. HUIZINGA; SCHULZE) (S. 323).

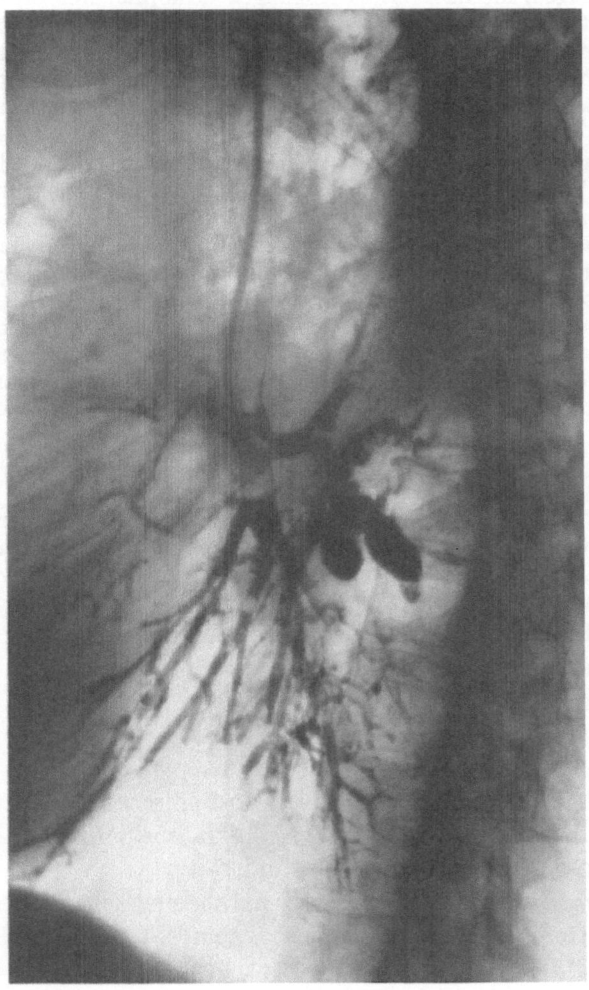

Abb. 18. H. Sch., 63jähr. ♂. Arch.-Nr. 687/61, Röntgenabteilung Medizinische Universitätsklinik Münster i. Westf. (Direktor: Prof. Dr. W. H. HAUSS). Seitliches Bronchogramm: dank Kollateral-Ventilation lufthaltig gebliebenes Versorgungsgebiet kolbig erweiterter, komplett verschlossener Subsegmentbronchien der Unterlappenspitze (posttuberkulöse Bronchiektasie mit obliterierender Bronchiolitis)

2. Das Lungenemphysem

a) Begriffsbestimmung und klinische Bedeutung

Die unter dem Begriff „Emphysem" zusammengefaßten Entlüftungsstörungen der Lungen, deren Name sich von ihrem hervorstechenden Merkmal — der Überblähung des Alveolarraumes — herleitet (ἐμφυσάω = ich blase hinein), bilden weder in pathogenetischer noch in morphologischer oder klinischer Hinsicht eine Einheit (LOESCHCKE; STAEHELIN; BALDWIN, COURNAND u. RICHARDS; ROSSIER u. Mitarb.; LÖFFLER; LOTTENBACH; GIESE; SEGAL u. DULFANO; KOUNTZ u. ALEXANDER; HARTUNG u.a.).

Die Benennung übergeordneter Krankheitsvorgänge nach einem Symptom birgt stets die Gefahr mißverständlicher Deutung. Wäre die Vergrößerung des Respirationsraumes der Terminologie entsprechend das maßgebliche Kriterium des Lungenemphysems, dann könnte man von einem „*physiologischen Emphysem*" des Sportlers und Schwerarbeiters sprechen. Denn während und einige Zeit nach körperlicher Belastung findet man als Anpassung an den gesteigerten O_2-Bedarf eine regulative Zunahme des Lungenvolumens. Sie geht jedoch mit einer Erhöhung der Ventilationsgröße im Bereich der in- und exspiratorischen Atemreserven sowie aktiver Lungenhyperämie einher und unterscheidet sich schon dadurch prinzipiell von den als Emphysem bezeichneten Krankheitszuständen.

Die Einordnung der *echten Entlüftungsstörungen* bereitet insofern Schwierigkeiten, als es bis heute noch keine allgemein verbindliche Definition des Emphysembegriffes gibt, da zwischen den klinischen Erscheinungen und dem anatomischen Substrat keine feste Korrelation besteht. Bei vielen funktionellen Ventilationsstörungen, die nach ihrem Abklingen keine faßbaren organischen Veränderungen des Lungengefüges hinterlassen, sieht sich der Kliniker — und mit ihm der Röntgenologe — dem Vollbild des universellen Lungenemphysems gegenübergestellt. Umgekehrt findet der Pathologe nicht selten irreversible emphysematöse Strukturwandlungen, die intra vitam die respiratorischen Funktionen nicht so wesentlich beeinträchtigt hatten, um klinische Ausfälle hervorrufen zu können. Beide Seiten trugen dieser Situation mit der resignierenden Trennung in ein „*klinisches*" und ein „*anatomisches Emphysem*" Rechnung (Volhard; Cabot; Loeschcke; Staehelin; Fleischner; Mayer u. Rappaport; Löffler; Lottenbach u.a.). Erst die Einbeziehung funktioneller Gesichtspunkte in die früher vornehmlich morphologisch orientierte Betrachtungsweise der Emphysemproblematik, insbesondere histomechanische Prüfungen der veränderten statischen und dynamischen Elastizität der Leichenlunge, Perfusionsmessungen, angiographische Studien der Angioarchitektonik und Untersuchungen des respiratorischen Oberflächenverlustes der Emphysemlunge (Giese; Hartung; Junghanss; Liebow u. Mitarb.; Schoenmackers u. Vieten; Armstrong u. Cudkowitz; Meessen; Hartung u. Delfmann; Uehlinger; Fuest u. Haas; Henschel; Sweet, Wyatt u. Kinsella; Hieronymi u.a.) schlugen in neuerer Zeit eine Brücke zwischen den pathologisch-anatomischen Auffassungen und den mit feineren funktionsdiagnostischen Methoden entwickelten Vorstellungen der Klinik (Lit. s. Giese; Hartung).

Als *Lungenemphysem sensu strictiori* gilt heute wohl allgemein nur die „Erweiterung der Alveolen tragenden Lufträume" (di Biasi; Giese; Hartung), die mit zunehmender Elastizitätseinbuße des Organs, entsprechender Erhöhung der Residualkapazität und des erforderlichen exspiratorischen Arbeitsaufwandes, Störung von Luftverteilung und Gasmischung sowie Abnahme der Atemreserven, Diffusionskapazität und Perfusion der Lungen einhergeht und bei fortschreitender Tendenz in irreversibler Distensionsatrophie endet.

Pathologisch-anatomisch sind drei differente Zustandsbilder vermehrten pulmonalen Luftgehalts zu unterscheiden (Giese; Hartung):

das *Volumen pulmonum auctum*, das einer aktiven reversiblen Maximalentfaltung des Alveolarraums aus erhöhtem Atembedarf bei intakten Parenchymstrukturen und ungestörtem Exspirationsvermögen entspricht,

das *funktionelle Emphysem*, die passive, oft akut einsetzende und — causa cessante — rückbildungsfähige Überblähung der distalen Lufträume infolge unilokulärer oder generalisierter Ventilstenosen in den Luftwegen, und

das *chronische Emphysem* als Oberbegriff pathogenetisch verschiedener Formen des unter irreversibler Gefügedilatation und stetigem Gewebsschwund allmählich fortschreitenden Leidens.

Das *interstitielle Emphysem* gehört streng genommen nicht zum Kapitel der alveolären Entlüftungsstörungen. Es wird aber zweckmäßigerweise zusammen mit der akuten Lungenblähung abgehandelt, weil es deren klinischen Verlauf nicht selten kompliziert.

Da die pathologischen Zustände nebeneinander bestehen können, und die dynamische Störung fließend in die bleibende Strukturläsion übergeht, gelingt ihre scharfe begriffliche Trennung im Einzelfall oft nur dem Pathologen. Weder Klinik noch Strahlendiagnostik besitzen jedenfalls verläßliche Merkmale, um eine broncho-alveoläre von einer interstitiellen Emphysemblase sicher zu unterscheiden oder zu beurteilen, inwieweit ein zunächst funktionelles Emphysem nach längerer Dauer organische Züge angenommen hat.

Es entspricht daher dem praktischen Bedürfnis, wenn die *akute funktionelle Lungenblähung* (akutes vesikuläres, bronchiolektatisches Emphysem) in den Formenkreis des Lungenemphysems einbezogen bleibt und der *chronischen diffusen Distensionsatrophie* als einer alternsphysiologischen Erscheinung (seniles Involutionsemphysem) bzw. konstitutionell geprägten selbständigen Aufbrauchkrankheit (genuines präseniles Emphysem) einerseits und einer Gruppe ursächlich und morphologisch unterschiedlicher *Sekundärformen* andererseits gegenübergestellt wird, bei denen die Dehnungsatrophie im allgemeinen *regional begrenzt oder herdförmig-disseminiert* auftritt und den Charakter einer Folgekrankheit besitzt. Der äußere Aspekt der verschiedenen Emphysemformen ist eng mit ihrer Pathogenese verknüpft.

b) Pathologisch-anatomische Morphologie

α) *Makroskopischer Befund*

Die drei Kardinalsymptome „Überdehnung — Atrophie — Anämie (Ischämie)", mit denen Loeschcke die Morphologie des Lungenemphysems charakterisierte, finden ihr Korrelat bereits in den makroskopischen Befunden: *emphysematöse Lungen* zeichnen sich durch universelle oder auf die Bezirke vermehrten Luftgehalts begrenzte *Blähung*, *verminderte Retraktionsfähigkeit* sowie durch *Blässe* aus, die mehr die *mangelnde Blutfüllung* als bloße *Pigmentarmut* anzeigt (LOESCHCKE; GIESE; LOCHNER; BACKMANN; HARTUNG). Sofern zusätzliche Gerüstsklerosen fehlen, wirkt das Gewebe schlaff und fühlt sich teigig an. Trotz seiner Vergrößerung hat das Organ ein *geringeres Gewicht* und schwimmt daher leichter als die normale Lunge, die ein kleineres Residual- bzw. Minimalvolumen enthält. Statt nach Thoraxeröffnung zu kollabieren, quillt die emphysematös geblähte Lunge polsterartig vor, da ihre Dimension die der Brusthöhle übertrifft. Ihr Gerüst erweist sich bei genauer Betrachtung eines Einschnitts grobporiger als gesundes Parenchym. Der Strukturwandel reicht von allgemeiner Lockerung des Aufbaues, welche die stecknadelkopfgroßen Bläschen dilatierter Alveolargänge sichtbar werden läßt, bis zu grobblasiger Auflösung des Maschenwerks. Er ist an Spitzen und Vorderrändern gewöhnlich am stärksten ausgeprägt. Die sonst scharfkantigen Ränder runden sich unter der Blähung ab. Sie berühren einander in der vertieften Retrosternalloge und drängen Herz und Gefäßstämme dorsalwärts ab.

Das *Volumen pulmonum auctum* gleicht makroskopisch weitgehend dem Bild des *akuten (funktionellen) vesikulären Emphysems* und ist von diesem nur durch den Nachweis freier Bronchialwege abzugrenzen. Der Unterschied zwischen *diffus-atrophischem* und *herdförmig-bullösem Emphysem* tritt schon im äußeren Anblick hervor. Die sonst glatte Oberfläche zeigt bei länger bestehender Blähung bleibende Rippenabdrücke und erhält durch zusätzliche Vorwölbung blasig überdehnter Rindenbezirke ein vielbuckeliges Relief. Bei subpleuraler Lage sind auch Blasen und bläschenförmige Luftansammlungen des *interstitiellen Emphysems* an ihrer perlschnurartigen Anordnung mit bloßem Auge zu erkennen.

Die mit dem emphysematösen Strukturwandel verknüpfte Änderung der statischen und dynamischen Lungenelastizität ist noch am Leichenorgan spirometrisch und histomechanisch faßbar (TENDELOO u. Mitarb.; McILROY u. CHRISTIE; GIESE; HARTUNG u.a.). Die Beschaffenheit des Parenchyms kann einer „*schlaffen atrophischen*" oder einer „*starren fibrotischen*" *Emphysemlunge* entsprechen, je nachdem, ob es sich um ein unkompliziertes *primäres Emphysem* oder um die restriktive Form eines *sekundären Emphysems* bei disseminierter Gerüstinduration handelt (GIESE; HARTUNG).

Das *Bronchialsystem* bleibt beim reinen genuinen Emphysem makroskopisch unverändert. In höheren Altersstufen ist neben Verknöcherungsvorgängen an den Knorpelspangen lediglich eine gewisse Wandverdünnung festzustellen, die beim chronischen Obstruktionsemphysem sehr ausgeprägt sein kann und von schwerer Atrophie aller Bronchialwandelemente herrührt (WRIGHT). Bei den obstruktiven Formen enthält das Lumen häufig katarrhalisches Sekret, gelegentlich auch Fibringerinnsel, flüssiges Aspirationsmaterial oder feste Fremdkörper. Die Wand kann teils diffuse, teils umschriebene Entzündung, vielgestaltige Narben autochthoner bzw. lymphadenogener Krankheitsprozesse oder neoplastische Infiltration aufweisen. Bei manchen Sekundäremphysemen findet man eine allgemeine Distorsion, örtliche Abknickung, schwielige Konstriktion oder äußere Kompression des Bronchialbaums.

Während das funktionelle Emphysem die *Kreislauforgane* zunächst strukturell unversehrt läßt, und die Lunge im Asthmatodesfall eher eine Hyperämie aufweist (GIESE), wird der periphere Gefäßschwund des substantiell geschädigten Organs (VIRCHOW; ISAAKSOHN; LOESCHCKE) schon an der Abblassung des rötlichen Farbtones auf der Schnittfläche wahrnehmbar. Noch deutlicher wird die „Wipfeldürre" des Gefäßbaumes im postmortalen Angiogramm (BEDFORD; SCHOENMACKERS u. VIETEN; GIESE; HARTUNG; JUNGHANSS). Entsprechend der Lungendehnung zeigt der Gefäßverlauf abnorme Streckung und Winkelspreizung sowie Ausweichen der Zweige in Nachbarschaft größerer Blasen. Das enge Kaliber im arteriellen Strombahnschenkel erfährt am Übergang von Segment- zu Lappenästen eine sprunghafte Zunahme, wenn ein pulmonaler Hochdruck eingewirkt hat. Außer dynamischer Ektasie und Wandsklerose der Pulmonalis-Hauptstämme weisen Hypertrophie und Dilatation des rechten Ventrikels auf die vermehrte Funktionsbelastung hin.

Ein *Cor pulmonale* wird beim Lungenemphysem — klinisch und anatomisch übereinstimmend — in etwa 15—40% der Fälle nachgewiesen (SAMUELSON; WALZER u. FROST; DELIUS; DENOLIN; GIESE; LIN; BORDEN, WILSON, EBERT u. WELLS; KERNEN, O'NEAL u. EDWARDS; MCKEOWN; HARTUNG u.a.). Nach MATTHES, ULMER und WITTEKIND ergibt sich aus autoptischen Befunden verschiedener Autoren (MÜLLER; MERKEL; KOUNTZ, ALEXANDER u. PRINZMETAL; GRIGGS, COGGIN u. EVANS) bei Emphysemkranken eine durchschnittliche Häufigkeit des Cor pulmonale von 39,8%. Umgekehrt spielt das Emphysem in der Pathogenese des Cor pulmonale zu etwa einem Drittel (KIRCH), nach HARTUNG in knapp der Hälfte der Fälle, nach DENOLIN in 64,3% und nach DELIUS sogar in 80% die ausschlaggebende Rolle. Diese Entwicklung ist im allgemeinen ausgedehnten Formen meist blasiger Sekundäremphyseme im Gefolge chronisch-spastischer Bronchitis, chronisch schwelender Bronchiolitis bzw. diffuser Gerüstschrumpfung sowie dem Spätstadium des Überdehnungsemphysems vom Typ der „Restlunge" oder bei erheblicher Thoraxdeformität vorbehalten, deren Krankheitsverlauf und Prognose letztlich vom Auftreten des pulmonalen Hochdrucks bestimmt werden.

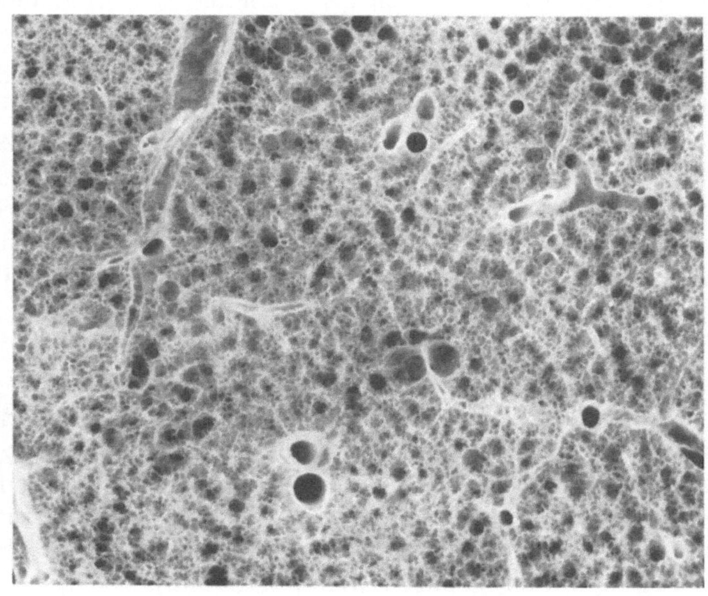

Abb. 19a

Abb. 19a—d. Vergleichsaufnahmen von Schnittflächen-Photographien menschlicher Lungen, sämtlich bei Vergr. 4:1 aufgenommen [nach W. HARTUNG, Ergebn. inn. Med. Kinderheilk. 15, 273 (1960), Abb. 1, 5, 8 und 15]. a Normale Lunge eines 29jähr. ♂. Reich gegliederte Alveolarstruktur um die bei Volumen pulmonum auctum gering erweiterten respiratorischen Gänge. b Diffuses Emphysem mit fortgeschrittener Atrophie des Lungengewebes, Gangerweiterung und Sichtbarwerden der Bronchioli und des gröberen Gefäßnetzes. c Herdförmiges bronchiolostenotisches (sekundäres) Emphysem. Hochgradiger Abbau des Lungengewebes mit Resten des groben elastischen Fasergerüstes und Septenfensterung. Daneben (links unten) normales Lungengewebe. d Narbenemphysem bei progressiver Lungenfibrose mit Ausbildung unterschiedlich großer, ungegliederter und starrwandiger Emphysemblasen

Beim genuinen Emphysem und seniler Lungeninvolution weichen Herzgröße und -gewicht *nicht* von den Normwerten kardio-pulmonal Gesunder gleichen Alters ab (HARTUNG), ja, manche Autoren beschreiben sogar — auch anatomisch — kleine und atrophische Herzen (HOFBAUER; ALEXANDER u. KOUNTZ; JAGIČ u. SPENGLER; SYLLA u.a.). Die pulmonale Hypertension pfropft sich dem primären diffusen Emphysem nur im Ausnahmefall und erst als Folge späterer Komplikationen („Komplikationsbronchitis") auf, die ihm obstruktive Züge verleihen und zu inhomogener Belüftung und Kapillarkonstriktion führen (GIESE; HARTUNG).

Das *Zwerchfell* erleidet beim chronischen Obstruktionsemphysem myatrophische Veränderungen (HITZENBERGER; FROMME; HAUBRICH; GIESE), die über das Maß alternsbedingter Rückbildung hinausgehen. Sie verteilen sich ungleichmäßig auf die einzelnen Muskelportionen und tragen zu dem eigentümlichen Gestalt- und Funktionswandel des Diaphragma bei, der in der röntgenologischen Emphysemdiagnostik so großes Gewicht hat. Überdehnung, übermäßige Näherung der Insertionspunkte und sonstige mechanische Exkursionshemmung lassen auch bei schweren Kyphoskoliosen Teile des Zwerchfellgewölbes atrophieren, während andere unter der vorwiegend kosto-diaphragmalen Atmung hypertrophisch werden. Aus den vorliegenden Untersuchungen ist dabei keine eindeutige Gesetzmäßigkeit der Seitenlokalisation erkennbar (Bachmann; Schulthess; Sulser; Haubrich; Uehlinger).

Die bei Emphysematikern häufig nachweisbaren Veränderungen des *Thorax- und Achsenskelets* werden im Zusammenhang mit der Erörterung älterer Theorien zur Emphysempathogenese (s. S. 75) und im Rahmen der allgemeinen Röntgendiagnostik des Emphysems (s. S. 98) besprochen (Lit. s. Freund; Loeschcke; Wenckebach; Staehelin; Kountz u. Alexander; Aschoff; Polgár; Weber; Löffler; Lottenbach; Giese; Hartung).

β) Histologischer Befund

Entsprechend der ätiologisch-pathogenetischen Vielfalt pulmonaler Entlüftungsstörungen zeigt der Strukturwandel der Lunge im feingeweblichen Bild sehr unterschiedliche Form und Ausprägung. Seine Gestaltmerkmale können hier nur im Umriß skizziert werden; nähere Details sind der einschlägigen Literatur zu entnehmen (Kaufmann; Beitzke; Loeschcke; Miller; Hueck; di Biasi; Policard; Giese; McLean; Liebow; Segal u. Dulfano; Oderr; Hartung; Hartroft u.a.).

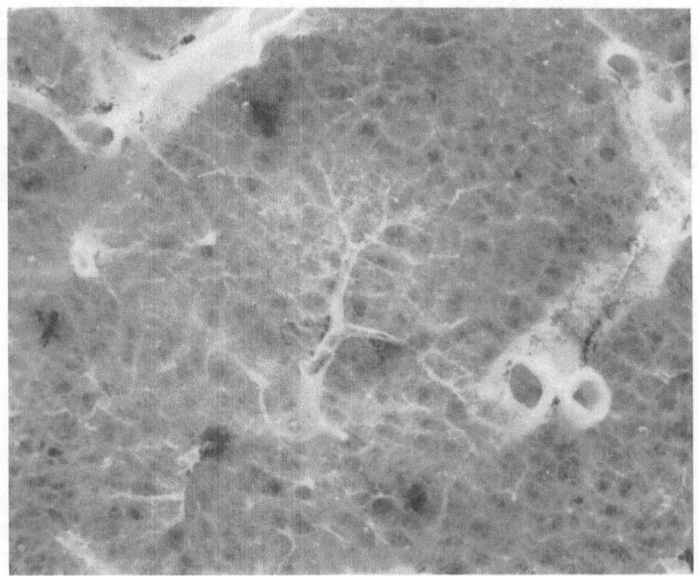

Abb. 19b

Beim *Volumen pulmonum auctum* tritt im Rahmen allgemeiner, im wesentlichen proportionierter Ausweitung aller Acinusanteile die Dilatation des alveolären Gangsystems in den Vordergrund (Giese; Hartung) (Abb. 19). Die Alveolarsäckchen können dabei abgeflacht erscheinen, bleiben jedoch — ebenso wie die Capillaren und fibrillären Strukturen — organisch intakt. Die Bronchiallichtungen sind bis zu den terminalen Bronchiolen hin durchgängig.

Die *akute obstruktive Blähung* (akutes vesikuläres bzw. bronchiolektatisches Emphysem) (Loeschcke) zeichnet sich durch schlauchartige Ausweitung des Gangsystems an der Aufzweigung der Bronchioli respiratorii aus. Diese sog. „Atriumbildung" (Miller; Loeschcke; Giese) (Abb. 20) ist zunächst reversibel, wird aber zum Dauerzustand und Ausgangspunkt der hilofugal und hilopetal fortschreitenden Distensionsatrophie des substantiellen Emphysems, wenn die Behinderung des Luftabstroms länger anhält oder sich häufig wiederholt. Als stenosierende Faktoren sind partielle Verschlüsse der distalen

Luftwege durch Fruchtwasser und anderes Aspirationsmaterial, zähes Sekret und Fibringerinnsel, katharrhalische und entzündlich-destruktive Veränderungen der kleinen Bronchien faßbar. Bei chronisch-spastischer Bronchitis findet man Hypertrophie der Muskula-

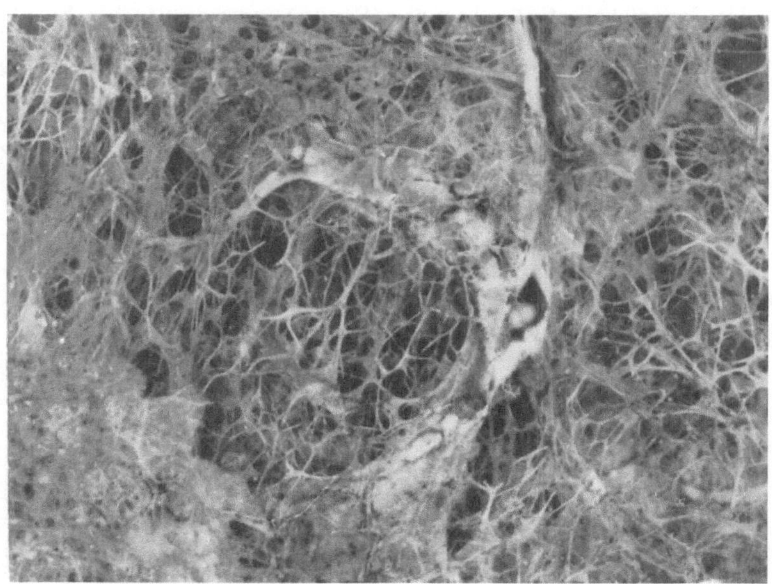

Abb. 19c

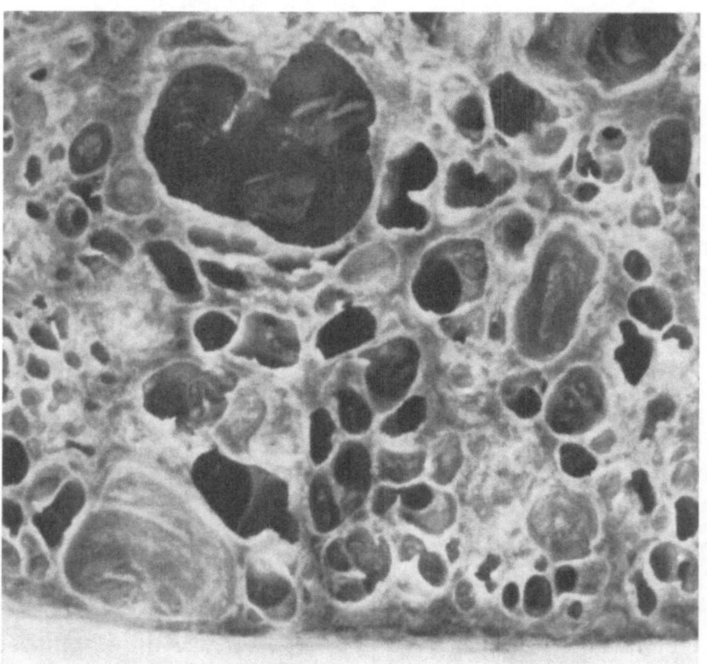

Abb. 19d

tur und der elastischen Fasern in der Bronchialwand als Äquivalent vermehrter Funktionsbeanspruchung.

Die akute Atemwegsobstruktion nimmt besonders im Kindesalter oft die Form regional begrenzter Blähung an. Die Dynamik des Vorgangs ist anatomisch aus der unverhältnismäßigen Größenzunahme eines ursprünglich kleinen Gewebsbezirks indirekt zu ersehen. Als örtliche Ventilmechanismen kommen Sekretpfröpfe und Bronchiolarstenosen infolge katarrhalischer Wandveränderungen in Betracht. Durch Alveolareinriß kann sich ein *interstitielles Emphysem* in den subpleuralen Septen entwickeln und entlang den Gefäßscheiden bis ins Mediastinum vordringen. Nach anglo-amerikanischem Sprachgebrauch werden die blasigen Hohlräume des intraalveolären Ventilemphysems als „*bullae*" von den „*blebs*" subpleuraler bzw. interlobulärer Lage begrifflich getrennt (MILLER; DOUB; FREEDMAN; LAURELL; HERRNHEISER; HEAD u. AVERY; CLAGETT u.a.). Am häufigsten treten solche passageren Luftblasen („*Pneumatocelen*") bei Kindern im Lösungsstadium der interstitiellen Pneumonie, bei Staphylokokkenpneumonie, im Verlauf der „Mucoviscidose" sowie bei Rückbildung tuberkulöser Infiltrate und lympho-

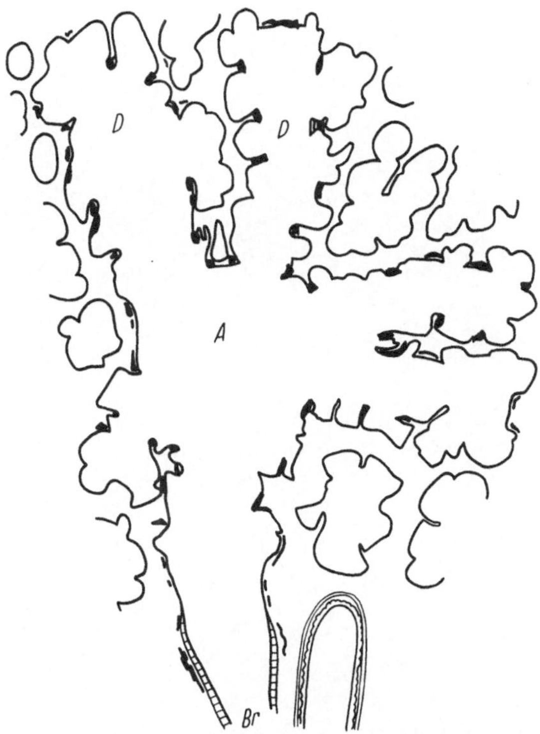

Abb. 20. Schematische Darstellung eines Schnittes durch den Stiel eines Acinus bei leichtem Emphysem. Auseinanderrücken der Teilungssporne der Bronchioli respiratorii und Bildung eines Atrium (*A*). Erweiterung der Ductus alveolares (*D*). Bronchiolus terminalis (*Br*) (nach W. GIESE, Pathologie der äußeren Atmung. In: Handbuch der allgemeinen Pathologie, Bd. V/1, S. 402, Abb. 11. Berlin-Göttingen-Heidelberg: Springer 1961)

glandulärer Kompressionsatelektasen der Primär- und frühen Postprimärperiode auf. Histogenetisch kann es sich dabei um ein bronchoalveoläres Obstruktionsemphysem oder um unter Ventilbelüftung stehende Miniaturabszesse („abscès soufflé") handeln (KERBAT zit. nach PRUVOST; KARTAGENER; SOMMER; POTTS u. RIKER; BINDER; BOSCH; SCHLAGER u.a.) (s. S. 127ff.).

Ob die obstruktiven Blähungszonen sich nur auf ein Teilgebiet erstrecken oder nahezu diffus über beide Lungen ausgebreitet erscheinen, mikroskopisch sind sie stets herdförmig angeordnet. Man trifft sie unter verschiedensten Krankheitsbedingungen (primäre und sekundäre Entfaltungsstörungen post partum, frühkindliche und senile Aspirationssyndrome und kleinfleckig-disseminierte Anschoppungsprozesse) oft in buntem Wechsel mit noch undifferenzierten, multifocal atelektatischen oder infiltrierten Parenchyminseln an (Abb. 21).

Der Herdcharakter bleibt auch beim *chronischen Obstruktionsemphysem* gewahrt, während die Atrophie des *genuinen Emphysems* diffus ansetzt. Sonst ist, abgesehen von der Intensität des Gewebsschwundes, der Grundvorgang des *progressiven Acinusumbaues* bei beiden Formen der gleiche. Er beginnt mit einer Ektasie der Ductus alveolares, welche die ringförmigen Eingänge zu den nach allen Seiten kabinenartig abgehenden Alveolen auseinanderzieht. Sie lockert zugleich die Verankerung des elastischen Fasernetzes, das die Lungenbläschen umspannt und auf das Gangsystem axial ausgerichtet ist. Dadurch verstreichen die Alveolarsepten randwärts, die Sacculi alveolares werden seichter und fließen allmählich mit dem Alveolargang zu einem kolbigen Hohlraum zusammen (GIESE) (Abb. 22). Mit fortschreitender Gefügedehnung verlieren auch die intraazinösen Septen die Fixpunkte ihrer elastischen Fasern am Stamm des Arbor alveolaris. Der Acinus büßt die Fähigkeit ein, sich bei der Ausatmung konzentrisch auf

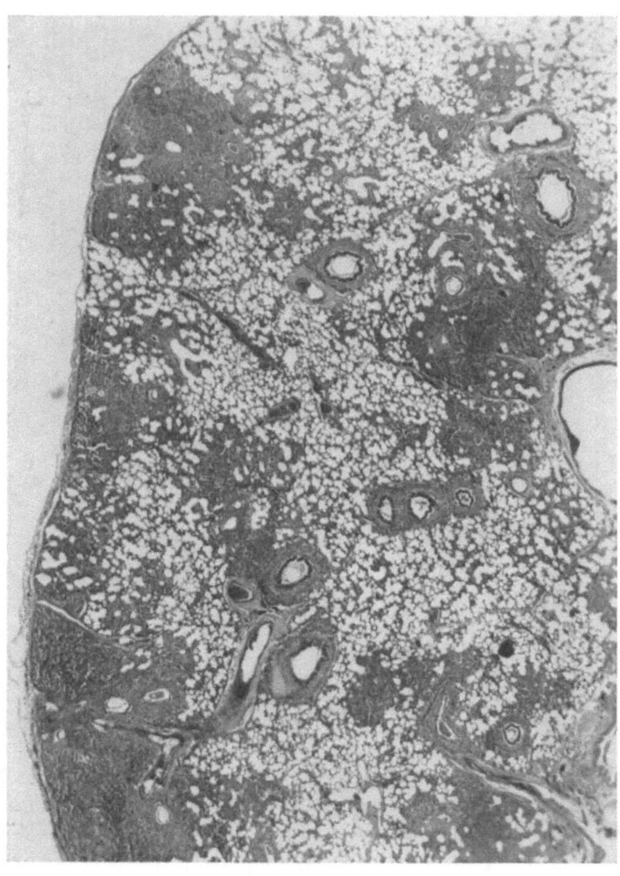

Abb. 21. Ventilatorische Verteilungsstörung. Kleinfleckige Atelektasen und Dystelektasen neben akuter Überblähung bei Bronchiolitis und Keuchhustenpneumonie. 13 Monate altes Kind. S.-Nr. 57/52, Pathologisches Institut der Universität Münster i.Westf. (Direktor: Prof. Dr. W. GIESE). (Nach W. GIESE, Pathologie der äußeren Atmung. In: Handbuch der allgemeinen Pathologie, Bd. V/1, S. 402, Abb. 50. Berlin-Göttingen-Heidelberg: Springer 1961)

den Bronchiolus hin zu retrahieren, bleibt dauernd entfaltet und wird schließlich in ein einheitliches, kaum noch gegliedertes Bläschen umgewandelt. Infolge der Distension weichen die fibrillären Stützen der Kohnschen Poren auseinander. So bilden sich auch in den interacinären Septen ständig größer werdende Fenster, durch die benachbarte Acini miteinander verschmelzen (LOESCHCKE; GIESE; ODERR u.a.) (Abb. 12). Die einmündenden Bronchiolen werden ampullär erweitert und immer mehr kontinuierlich in die distalen Luftkammern einbezogen. Die Lobulärsepten leisten mit ihrem Gerüst kollagener Fasern und größerer Gefäße dem Abbauprozeß lange Widerstand, doch kann die Konfluenz stellenweise auch über Läppchengrenzen hinweggreifen.

Schon der kleinblasige Umbau vereinfacht die sonst reich gegliederte Lungenarchitektur makroskopisch sichtbar. Er findet beim genuinen und senilen Emphysem mit der atrophischen Gefügedilatation des Acinus oft seinen Abschluß. Erst durch sekundär-obstruktive Komponenten kommt eine stärkere blasige Überformung zustande. Die Komplikationsbronchiolitis ist histologisch zu fassen, die funktionellen exspiratorischen Stenosen der Bronchialperipherie dagegen nicht, deren air trapping aus der veränderten Atemmechanik herrührt und zur Verstärkung der Distensionsatrophie beiträgt. Großbullös anwachsende Hohlräume sind stets Ausdruck eines Obstruktionsemphysems. Die herdbezogene Anordnung der Blasen tritt beim *perifocalen Traktionsemphysem* im Gefolge granulomatöser und anderer fibro-sklerotischer Gerüstveränderungen und chronisch-proliferierender Bronchiolitis besonders deutlich hervor (Abb. 23). Die Emphysemwaben

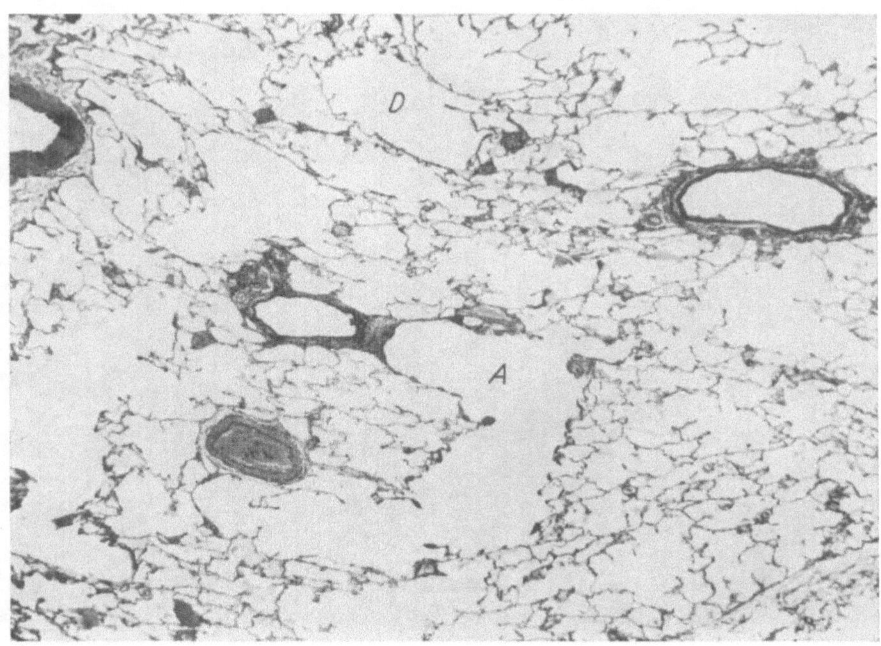

Abb. 22. Seniles Emphysem mit Bildung von Atrien (*A*) und Erweiterung der Ductus alveolares (*D*). S.-Nr. 1433/55, Pathologisches Institut der Universität Münster i. Westf. (Direktor: Prof. Dr. W. Giese). (Nach W. Giese, Pathologie der äußeren Atmung. In: Handbuch der allgemeinen Pathologie, Bd. V/1, S. 402, Abb. 12. Berlin-Göttingen-Heidelberg: Springer 1961)

richten sich dabei rosettenartig auf multiple zentroazinäre und zentrolobuläre Knötchen oder peribronchiolitische Narbenherde aus. Auch das *kortikale Überdehnungsemphysem im Bereich von Pleuraschwarten* (Giese; Hartung) läßt die wirksamen Zugkräfte sichtbar Gestalt gewinnen (Abb. 45 u. 46).

Wie der Schwund der Atemfläche nimmt auch der parallel gehende *Abbau der Lungenkapillaren* je nach Entwicklungsverlauf des Emphysems verschiedenes Ausmaß an. Der lediglich alters- und konstitutionsbedingte Strukturwandel beschränkt sich auf eine der vereinfachten Acinusgliederung entsprechende Rarefizierung der Netzkapillaren, betrifft also nur die im Nebenschluß alternierend eingeschalteten Funktionsreserven (Giese). Das alveoläre Kapillarnetz wird zunächst weitmaschig auseinandergedehnt, die Entlüftungsstörung zieht eine Durchblutungsdrosselung nach sich, und schließlich veröden die Haargefäße und schwinden mit dem Abbau der interalveolaren Septen gänzlich. Die in den intraazinären Septen verlaufenden Stromkapillaren bleiben dagegen bei diffuser Distensionsatrophie im wesentlichen erhalten und können sich sogar erweitern (Giese), so daß die Kreislaufstrecke verkürzt wird.

Demgegenüber beziehen die Sekundäremphyseme die gesamte terminale Strombahn, stellenweise auch die Lobulärgefäße in den herdförmig ansetzenden Rückbildungsprozeß ein (Giese). Zugleich nimmt die Zahl der Anastomosen zum System der Bronchialarterien zu (CUDKOWICZ und ARMSTRONG). Die tiefergreifende organische Einengung des peripheren Strombettes und seine funktionelle Querschnittsabnahme auf Grund des von v. EULER gefundenen Regulationsprinzips, vielleicht auch die „Aortalisation“ des Funktionskreislaufs der Lunge (MEESSEN; LAPP u.a.) sind als Ursachen der pulmonalen Hypertension und zunehmenden Überlastung des rechten Herzens anzusehen, die das Spätstadium des schweren obstruktiven Emphysems und des Narbenemphysems bei disseminierten Schrumpfungsprozessen des Lungengerüsts auszeichnet.

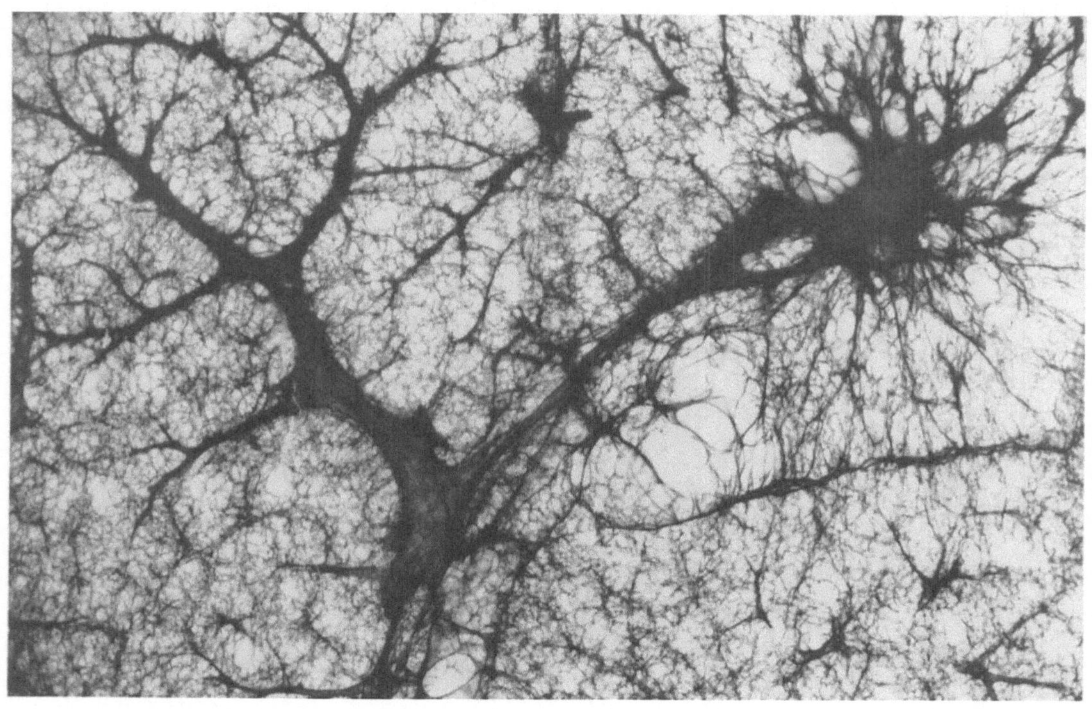

Abb. 23. Zentrolobuläres Traktionsemphysem und kleinblasiger emphysematöser Strukturwandel in der Umgebung. (Mikroradiogramm eines Lungenschnitts von $\pm$ 2 mm Schichtdicke. Vergr. 10fach. Nach C.P. ODERR)

c) Pathologische Physiologie

Das Lungenemphysem führt zu Störungen der Mechanik und Energetik der äußeren Atmung, der Luftverteilung unter veränderten pulmonalen Volumenproportionen, der Lungenperfusion und des Gasaustauschs zwischen Alveolarraum und kapillärem Blutstrom. Die komplexe Änderung dieser Funktionen und ihre Kompensationsmechanismen können hier nur in kurzen Zügen umrissen werden. Manche damit zusammenhängenden Probleme der Physiologie und Funktionspathologie des Atemvorganges werden an anderer Stelle erörtert (s. Abschnitt d dieses Kapitels und Einführung). Weitere Einzelheiten bezüglich neuerer Erkenntnisse über die Pathophysiologie des Emphysems und der funktionsdiagnostischen Untersuchungsmethodik sind der einschlägigen Literatur zu entnehmen (BALDWIN, COURNAND u. RICHARDS; ROSSIER, BÜHLMANN u. WIESINGER; COMROE, FORSTER, DU BOIS, BRISCOE u. CARLSEN; KNIPPING, BOLT, VALENTIN u. VENRATH; LOTTENBACH; NOELPP u. NOELPP-ESCHENHAGEN; GIESE).

α) Atemmechanik beim Lungenemphysem

Das Lungenemphysem beeinträchtigt in all seinen Erscheinungsformen die elastischen Eigenschaften (statische wie dynamische Qualitäten) des Lungengewebes. Mit dem Nachlassen der exspiratorischen Retraktionsleistung der Lunge steigt der mechanische Arbeitsaufwand der Atmung.

Beim diffusen Emphysem verringert sich die statische Elastizität durch universelle Atrophie und zunehmende Lockerung des pulmonalen Texturgefüges. Die „schlaffe" Lunge greiser Menschen kollabiert in tabula verzögert und unvollständig (GIESE; HARTUNG) und hält auch in vivo ein erhöhtes Residualvolumen zurück. Das Hinzutreten von Bronchostenosen schmälert das Retraktionsvermögen noch mehr. Wie bei der senilen atrophischen Form nimmt beim obstruktiven Emphysem die gegen den elastischen Gewebswiderstand geleistete Atemarbeit zwar ab, da die Dehnbarkeit der Lunge („Compliance") (MEAD u. WHITTENBERGER; COMROE et al.; ZEILHOFER; GIESE; HARTUNG u.a.) — gemessen am Quotienten: Liter Volumenzuwachs/cm H_2O Druckanstieg im Thorax — bei ruhiger Atmung über dem Normwert (in mittleren Altersstufen ca. 0,2 Liter/cm H_2O) liegt. Die elastische Retraktionsleistung wird aber mit steigendem Atemminutenvolumen vom unvermittelt steilen Anstieg der viskösen Atemwiderstände beeinflußt. Je nach Atemfrequenz und -stromstärke variiert die sog. „Elastance" (BAYLISS u. ROBERTSON), d.h. der gesamte elastische Lungenwiderstand in der Atemdynamik (als Reziprokwert der „Compliance" in cm H_2O Drucksteigerung/Liter Volumenzunahme ausgedrückt) abweichend von der im mittleren Atembereich sonst linearen Beziehung zwischen Retraktionskraft und Dehnungslage der Lunge. Durch Erhöhung der Strömungswiderstände wird beim Obstruktionsemphysem vor allem die visköse, bei verstärktem Gewebedeformierungswiderstand auch die elastische Atemarbeit vermehrt, die dynamische Compliance in Abhängigkeit von der Frequenz meist vermindert (OTIS, MCKERROW, BARTLETT, MCILROY, SELVERSTONE u. RADFORD; MEAD, LINDGREN u. GAENSLER; BAYLISS u. ROBERTSON; FRY et al.; COMROE et al.; RAU u. Mitarb.; ZEILHOFER u.a.). Dabei wirkt sich die Strömungserschwernis wegen der zusätzlichen Kaliberabnahme des Bronchialsystems vornehmlich in der Exspirationsphase aus. In noch stärkerem Maße büßt die infolge Gerüstfibrose erstarrte Lunge ihre inspiratorische Dehnbarkeit (dynamische Compliance) ein. Durch den Störeffekt eingestreuter Narbenfelder wird die Spannungsrichtung des Gefüges verzerrt, und die Retraktionsfähigkeit beeinträchtigt, so daß die elastische Arbeit erheblich anwächst. Zur restriktiven Grundtendenz der daraus resultierenden Ventilationsstörung kommt vielfach noch eine obstruktive Komponente hinzu, wenn die Gerüstschrumpfung mit Distorsion des Bronchialbaums und Drosselung der peripheren Luftwege einhergeht.

Der Wandel der histomechanischen Eigenschaften emphysematöser Lungen ist in seinen verschiedenen Abstufungen qualitativer und quantitativer Art aus dem simultanen Druck-Volumendiagramm abzulesen (Details der verschiedenen Meßmethoden und ihrer Ergebnisse s. v. NEERGAARD u. WIRZ; BUYTENDIJK; MEAD u. WHITTENBERGER; RAHN, OTIS, CHADWICK u. FENN; BÜHLMANN u. BEHN; DU BOIS u. ROSS; COMROE et al.; LOTTENBACH, NOELPP-ESCHENHAGEN u. NOELPP; SCHERRER, BUCHER u. KOSTYAL; RAU, BEHN, GEBHARDT, ROSSIER u. BÜHLMANN; ZEILHOFER u.a.). Dem Typ des Kurvenverlaufs entspricht jeweils eine gewisse „Lungencharakteristik", wobei die klinischen Befunde im Prinzip mit den Meßwerten an der Leichenlunge übereinstimmen (HARTUNG; GIESE).

Der pulmonale Elastizitätsverlust stört das Zusammenspiel der atemphysikalischen Kräfte im Brustraum. Durch Erhöhung der mittleren Atemlage (vermehrte Inspirationsstellung des Thorax) wird die erschlaffende Textur atrophischer Lungen zwar gestrafft, und die Retraktionsschwäche eine Zeitlang soweit kompensiert, daß die Ausatmung ohne positiven Druckzuwachs im Pleuraspalt erfolgen kann. Mit fortschreitendem Strukturumbau und -abbau, relativer Erstarrung des Brustkorbskelets und vor allem bei Wirksamwerden funktioneller oder organischer Bronchialstenosen *schwindet jedoch das passive Exspirationsvermögen*. Zur Entlüftung bedarf es dann nach Aufbrauch der verbliebenen elastischen Retraktionskraft immer mehr des *Einsatzes der exspiratorischen Hilfsmuskulatur*. Dadurch *steigt* der im normalen (ruhigen) Atemzyklus stets negativ bleibende *Pleuradruck endexspiratorisch* über den atmosphärischen Druck *auf positive Werte*, und infolge *Kompression der* nicht knorpelig armierten *Bronchialperipherie* bleibt ein Teil des

Atemzugvolumens hinter den dynamischen Bronchialstenosen gefangen. Dieses sog. „*air trapping*“ nimmt bei wachsender Druckhöhe an Umfang zu und führt im Extremfall, wie z.B. beim Status asthmaticus, zum exspiratorischen Lichtungskollaps auch der proximalen subglottischen Luftwege (Einstülpung der membranösen Hinterwand) (s. S. 53).

β) Volumenproportionen der Lunge und dynamische Atemgrößen beim Lungenemphysem

Statischer Ausdruck der emphysematösen Entlüftungsstörung ist die volumetrische Dysproportion der Lungenkapazität am Ende beider Atemphasen (normale Proportionsverhältnisse s. Abb. 24).

Die relative und absolute *Zunahme des Residualvolumens auf Kosten der Vitalkapazität* kennzeichnet das Emphysem schlechthin (akute, funktionelle Blähung wie chronische Verlaufsformen) und gibt zugleich einen Maßstab seines Schweregrades: bei Erhöhung

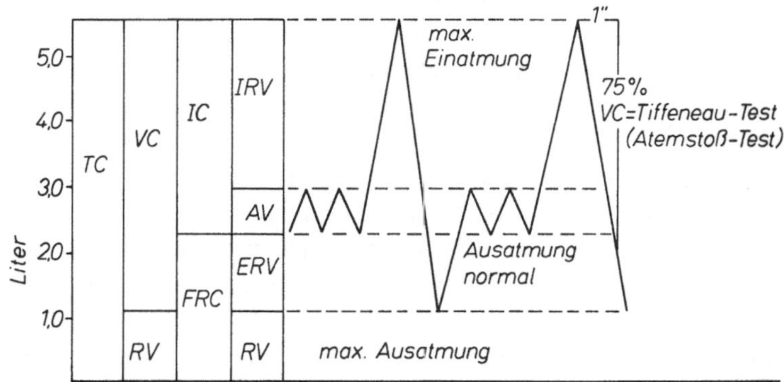

Abb. 24. Lungenvolumina eines gesunden 30jährigen Mannes (175 cm, 70 kg, 1,85 m² Körperoberfläche). Totalkapazität 5550 ml, Vitalkapazität 4250 ml, Restvolumen 1300 ml. Maximale Entlüftung im Atemstoß-Test nach TIFFENEAU 75% der Vitalkapazität innerhalb der 1. Sekunde (nach E. SCHÜRMEYER). *TC* Totalkapazität, *VC* Vitalkapazität, *RV* Restvolumen, *IC* Inspirationskapazität, *FRC* Funktionelle Residualkapazität, *IRV* Inspiratorisches Reservevolumen, *AV* Atemzugvolumen, *ERV* Exspiratorisches Reservevolumen

über 50% der Totalkapazität (normaler Anteil 25—30%) ist die Breite der Atemreserven so weit eingeengt, daß ein funktionell schweres Emphysem vorliegt. Entsprechend der inspiratorischen Verschiebung der mittleren Atemlage steigt die funktionelle Residualkapazität (= Residualvolumen plus exspiratorisches Reservevolumen). Die absolute Größe der Totalkapazität ist dagegen diagnostisch und prognostisch unwesentlich. Wie schon unter physiologischen Bedingungen (wechselnde Einflüsse von Alter, Geschlecht, Körperbau, Körperlage, Trainingszustand etc.) variiert das gesamte Lungenfassungsvermögen beim Emphysematiker je nach der anatomischen Verfassung des Organs erheblich (Steigerung meist beim diffus-atrophischen, noch stärker beim bronchiolostenotischen Emphysem, Abnahme beim restriktiven Typ der Narbenlunge oder bei der „Restlunge“ nach umfänglicher Parenchymeinbuße). Eine große Totalkapazität ist daher keineswegs gleichbedeutend mit „Emphysem“, wie der Zustand des Volumen pulmonum acutum erweist, in dem das Exspirationsvermögen ungeschmälert, das Residualvolumen demzufolge nicht dysproportional vergrößert ist.

Erst durch Einbeziehung des Zeitfaktors ist die dem Mißverhältnis der statischen Volumenwerte korrelierte *Einschränkung der dynamischen Ventilationsgröße* und die *ungünstige Atemökonomie* des Emphysemkranken zu erfassen. Die verschlechterte Ausnützung des Atemzugvolumens infolge Zunahme des funktionellen Totraums bei vermehrter Residualluft wird mit einer Steigerung des respiratorischen Ruhe-Minutenvolumens kompensiert. Dabei ist der Atemgrenzwert, d.h. die pro Zeiteinheit maximal ventilierbare Luftmenge, durch den Elastizitätsschwund des Thorax-Lungensystems, noch mehr durch turbulenzbedingte Überhöhung der Strömungswiderstände im Bereich bronchialer Stenosen oder Minderung der elastischen Dehnbarkeit starrer Lungen deutlich verkleinert. Auf der gleichen Linie liegt die — insbesondere beim obstruktiven Lungenemphysem — oft beträchtliche Abnahme der Zeitkapazität im Atemstoß-Test nach

TIFFENEAU (Normalwert des innerhalb der ersten Sekunde nach tiefer Einatmung maximal exhalierbaren Luftvolumens in mittleren Altersklassen = etwa 75% der Vitalkapazität). Der Aludrin-Test (Adrenalin-Test) (ROSSIER u. MÉAN; BÜHLMANN u. WEGEMANN; WYSS u. WILBRANDT u.a.) bietet die Möglichkeit, aus dem Verhalten der dynamischen Atemgrößen nach Einwirkung des Broncholyticums (Anstieg oder konstante Erniedrigung von Atemgrenzwert bzw. Atemzeitkapazität) zwischen reversiblen funktionellen Passagehindernissen (Bronchospasmen, Schleimhautschwellung) und organisch fixierten Bronchialstenosen zu unterscheiden. In Analogie zum klinischen Befund ist die maximale Ventilationsfähigkeit der Emphysemlunge noch post mortem am isolierten Organ meßbar herabgesetzt („Zweisekunden-Wert des Tiffeneau-Tests an der Leichenlunge") (GIESE; HARTUNG) (Abb. 25).

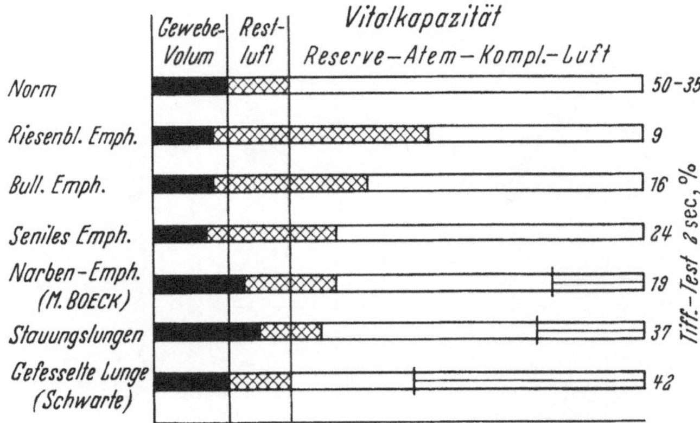

Abb. 25. Halbschematische Darstellung der durch Messung an Leichenlungen nachgewiesenen Einengung des Vitalkapazitätsvolumens infolge von Residualluftvermehrung bzw. Einschränkung der Dehnbarkeit bei verschiedenen Lungenerkrankungen. Rechts die zugehörigen Werte des „Tiffeneau-Tests an der Leichenlunge". Die Befunde erlauben eine Abschätzung der maximalen Ventilationsfähigkeit [nach W. HARTUNG, Ergebn. inn. Med. Kinderheilk. **15**, 273 (1960), Abb. 18]

γ) *Störungen der Luftverteilung und des Verhältnisses Ventilation/Perfusion der Lunge beim Emphysem und ihre Folgen*

Die Ausweitung des funktionellen Totraums in vermehrt inspiratorischer Mittellage verschlechtert das Mischungsverhältnis zwischen Atemzugvolumen und vergrößerter Residualluftmenge und senkt damit den Wirkungsgrad der Ventilation. Die Mischungszeiten werden länger und bei Vorliegen obstruktiver Mechanismen noch weiter verzögert. Unter dem Einfluß von Bronchialstenosen und disseminierter Gerüstschrumpfung verliert die Lunge überdies ihre ventilatorische Homogenität: unterschiedliche Strömungswiderstände innerhalb des Bronchialsystems und Spannungsdifferenzen im Lungenkörper führen zur Verteilungsstörung der eingebrachten Luftmenge, wobei mit der Belüftungsintensität auch die Zusammensetzung der Alveolarluft, die Lungendurchblutung und der Gasaustausch in den verschiedenen Lungenprovinzen ungleichmäßig wird (Abb. 26).

Das Nebeneinander von minderbelüfteten Alveolarbezirken (mit erniedrigtem O_2-Druck und erhöhtem CO_2-Druck) und kompensatorisch hyperventilierten Arealen wird als *Partialinsuffizienz* bezeichnet. In diesem Stadium findet man blutgasanalytisch noch normale arterielle CO_2-Druckwerte bei leicht vermindertem O_2-Druck, eine Diskrepanz, die von den unterschiedlichen Dissoziationsbedingungen beider Blutgase herrührt. Die volle Kompensation der O_2-Drucksenkung im Gefolge partieller alveolärer Hypoventilation durch vermehrte Tätigkeit des intakten Parenchymanteils scheitert an der Erschwernis zusätzlicher O_2-Bindung jenseits des flach abgekrümmten oberen Bereichs der S-förmigen O_2-Dissoziationskurve.

Erst im späteren Stadium der *Globalinsuffizienz* kommt es durch Hypoventilation des gesamten Alveolarraums zum Anstieg des CO_2-Drucks und stärkerer Abnahme des O_2-Drucks im Blut. In diesem Zustand atmet der Patient nur noch im oberen Grenzbereich der Komplementärluft und spart dadurch an Atemarbeit. Die respiratorische

Azidose wird durch Basenretention nur teilweise ausgeglichen. Es ergibt sich ein neuer Gleichgewichtszustand zwischen äußerer und innerer Atmung, in dem sich Atemzentren und Körpergewebe der ständigen Hypoxämie und Hyperkapnie anpassen. Die Erregbarkeit der Atemzentren gegenüber dem adäquaten Reiz des arteriellen CO_2-Drucks und pH-Wertes sinkt ab. An ihrer Stelle übernehmen die Chemorezeptoren des Carotissinus die Atemregulation mit dem arteriellen O_2-Druck als Regelgröße. Eine reine O_2-Atmung pflegt daher durch Erhöhung der O_2-Spannung im Blut die Ventilation in der Endphase der respiratorischen Insuffizienz nur noch mehr zu drosseln. Sie birgt zudem die Gefahr, die chronische Azidose infolge weiterer CO_2-Retention zu verstärken und ein unter Umständen tödliches Koma auszulösen.

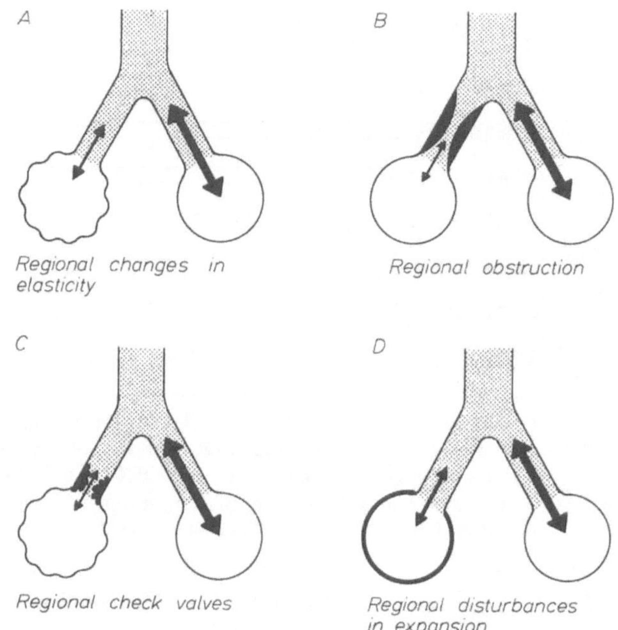

Abb. 26. Ursachen ungleichmäßiger Lungenbelüftung (nach J. H. COMROE, R. E. FORSTER, A. B. DUBOIS, W. A. BRISCOE u. E. CARLSEN, The lung. Clinical physiology and pulmonary function tests. Chicago: The Year Book Publish., Inc. 1956, Abb. 21). Alveolarräume durch Kreisflächen symbolisiert, Größe der Pfeile entspricht der im jeweiligen Alveolargebiet ventilierten Luftmenge. Wellenlinien in *A* und *C* bedeuten Elastizitätsverlust des Alveolargefüges, die verdickte Kreislinie zeigt verminderte Dehnbarkeit trotz intakter elastischer Textur und Fehlen vorgeschalteter Stenosen an

Der physiologische Reflexmechanismus, der den Gefäßtonus in der pulmonalen Endstrombahn nach Maßgabe der intraalveolären Gasspannungen regelt und so die Lungenventilation und -zirkulation aufeinander abstimmt, führt generell zur *Durchblutungsdrosselung minderbelüfteter Alveolarbezirke* (v. EULER u. LILJESTRAND; COURNAND u. Mitarb.; MOTLEY u. Mitarb.; BOLT; ROSSIER, BÜHLMANN u. WIESINGER; BÜHLMANN; COMROE et al.; MATTHES, ULMER u. WITTEKIND u.a.). (Der Zusammenhang von Ventilation und Perfusion der Lunge und die Störung der normalen Relation bei diversen Krankheitszuständen sind im Schema von COMROE u. Mitarb. (Abb. 27) anschaulich wiedergegeben.) Der Steuerungsvorgang für das zirkulierende Blutvolumen spielt sich im alveolären Kapillarnetz und seinen Arteriolen ab. Mit dem Schwund des Kapillarsystems wird er weiter proximalwärts auf den arteriellen Schenkel verlegt (BOLT u. RINK). Postmortale und selektive Lobular-Angiogramme zeigen die Umleitung von den Strombahnkapillaren blasig-emphysematöser Läppchen zur venösen Seite mit beschleunigter Rezirkulation (GIESE; JUNGHANSS; BOLT u. RINK).

Der funktionelle Kurzschluß und vor allem die Ablenkung des Blutstroms in normal bzw. verstärkt ventilierte Lungenprovinzen verhindern im Stadium der Partialinsuffizienz eine hämodynamisch wirksame Erhöhung der zirkulatorischen Strömungswiderstände (ROSSIER, BÜHLMANN u. WIESINGER; ROSSIER u. BÜHLMANN u.a.). Erst die globale Alveolar-Hypoventilation erzeugt über den *vasokonstriktorischen Hypoxie-Reflex* eine so beträchtliche Querschnittsabnahme des pulmonalen Strombettes, daß ein Druckanstieg zustande kommt. Die zunächst *funktionelle Hypertonie im kleinen Kreislauf* wird auf die Dauer von *sekundärer Sklerose der pulmonalen Arteriolen* fixiert, von *organischer Einengung des Kapillarbettes bei fortschreitendem Gewebsschwund blasiger Sekundäremphyseme* unterhalten und führt infolge ständiger Mehrbelastung des rechten Ventrikels zum *chronischen Cor pulmonale* (ROSSIER, BÜHLMANN, SCHAUB u. LUCHSINGER; KNIPPING u. Mitarb.; BOLT; DENOLIN; GROSSE-BROCKHOFF; MCKEOWN; GRIGGS, GOGGIN u. EVANS; KERNEN, O'NEAL u. EDWARDS; GIESE; HARTUNG; MATTHES, ULMER u. WITTEKIND; THURCHETTI u. SCHIROSA u.a.).

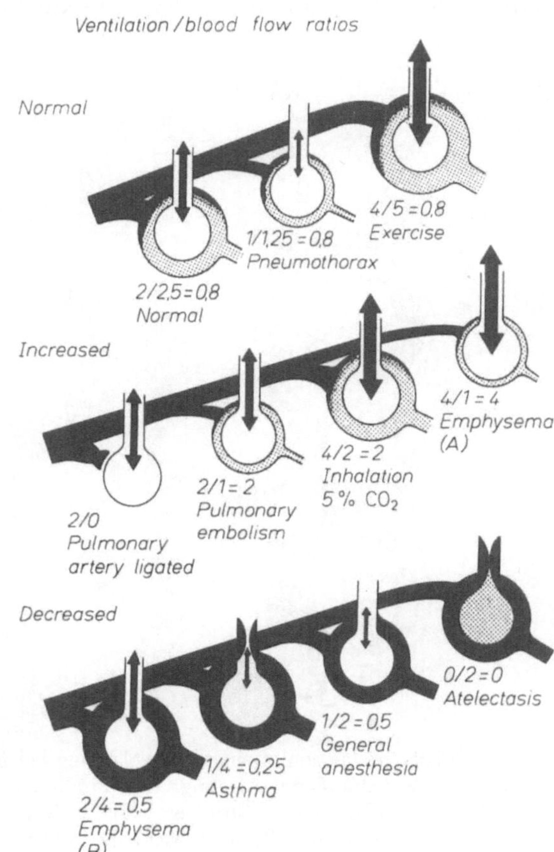

Abb. 27. Schema der Beziehungen zwischen pulmonaler Ventilation und Perfusion unter normalen und pathologischen Bedingungen (nach J. H. COMROE, R. E. FORSTER, A. B. DUBOIS, W. A. BRISCOE u. E. CARLSEN, The lung. Clinical physiology and pulmonary function tests. Chicago: The Year Book Publish., Inc. 1956, Abb. 26). Die angegebenen Quotienten (normal ca. 0,8) beziehen sich auf das Größenverhältnis der Alveolarventilation (normal ca. 2,0 Liter/min) zum Volumen des kapillären Blutdurchflusses (normal ca. 2,5 Liter/min) jeweils *einer* Lunge (als Kreisflächen mit zuführendem Luftweg dargestellt). Die Dimension der Pfeile repräsentiert die ventilierte Luftmenge der Lunge. Das Kaliber der Blutstrombahn (arterieller Schenkel oben, Ringfiguren = Kapillarnetz mit venösem Abfluß nach rechts unten) entspricht dem jeweiligen Durchflußvolumen, ihre Tönung dem O_2-Gehalt des Blutes (dunkel = venös, hellgrau = normal arterialisiert). Die örtlich stark wechselnden Ventilations-/Perfusionsverhältnisse beim Lungenemphysem sind mit abweichenden Quotienten (*A* und *B*) ausgedrückt

Einen weiteren Druck- (und Volumen-) Zuwachs erhält der kleine Kreislauf offenbar auch durch „*Aortalisation*" (SCHOENMACKERS; GIAMPALMO u. SCHOENMACKERS) über zusätzlich eröffnete Anastomosen von den Bronchialarterien (LAPP; v. HAYEK; GIESE), die beim Emphysem im Gefolge chronischer Bronchitis (WOOD u. MILLER; ADEBAHR), vornehmlich in Verbindung mit Bronchiektasen nachgewiesen wurden (LIEBOW, HALES u. LINDSKOG; ARMSTRONG u. CUDKOWICZ; DELARUE, SORS, MIGNOT u. PAILLAS; COCKETT u. VASS; ROOSENBURG u. DEENSTRA; weitere Literatur s. BÜCHERL). Eine Zunahme des Herz-Minutenvolumens, welche die durch Strömungsbeschleunigung bedingte Verkürzung der intrapulmonalen Kontaktzeit (BLUMGART u. WEISS; VOGEL) ausgleichen könnte — wie von manchen Autoren vermutet (MCMICHAEL; HARVEY u. Mitarb.) —, aber auch zur Pathogenese des Lungenhochdrucks beim Emphysem beitragen würde, konnten MATTHES, ULMER u. WITTEKIND nicht feststellen.

δ) Diffusionsstörungen beim Lungenemphysem

Die Diffusion der Atemgase durch die alveolo-kapilläre Membran wird als physikalischer Vorgang aufgefaßt. Die Diffusionskapazität der Lunge ist nach GIESE im wesentlichen abhängig von

a) der *Größe der Kontaktfläche* zwischen Alveolargasen und Blutstrom (d.h. sowohl der Oberflächengröße des Alveolarraums wie der Länge und Weite des perialveolären Kapillarnetzes),

b) der *Permeabilität* der Trennschicht zwischen Blut und Alveoleninhalt je Flächeneinheit (Diffusionskonstante),

c) dem *Gasspannungsgradienten* zwischen Alveolarluft und Blutgasen und

d) der *Kontaktzeit* zwischen Blut und Alveolargasen.

Die Abnahme der Diffusionskapazität ist als alternsphysiologisches Phänomen (s. Giese) vornehmlich einer zunehmenden Verschiebung der Relation Atemoberfläche: pulmonaler Rauminhalt infolge allmählicher Ausweitung und plumperer Gliederung

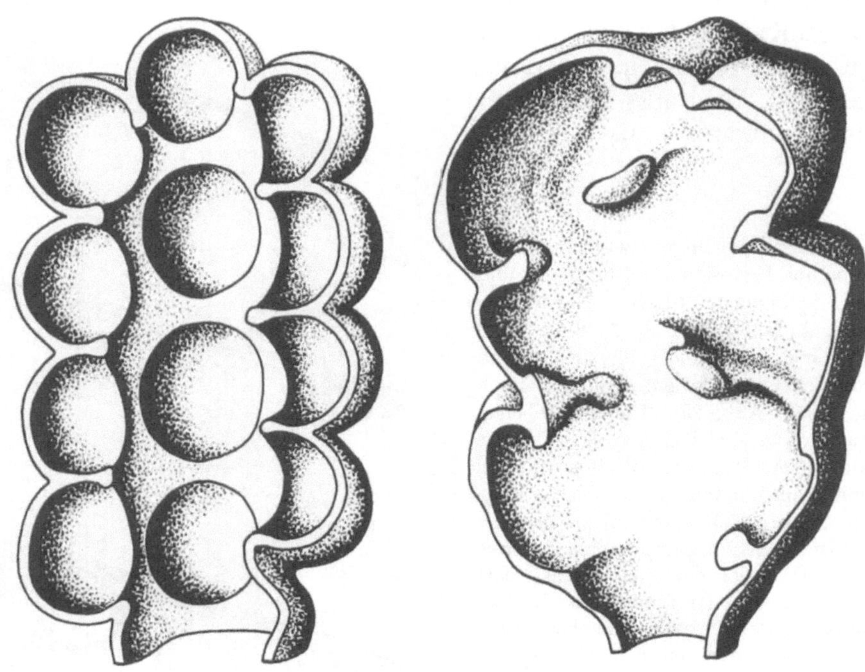

Abb. 28. Flächenreduktion in einem Alveolargang bei Emphysem. Schematische Darstellung (nach W. Giese. Die Pathologie der äußeren Atmung. In: Handbuch der allgemeinen Pathologie, Bd. V/1, S. 402, Abb. 60, Berlin-Göttingen-Heidelberg: Springer 1961). a Normaler Alveolargang, um den die Alveolen kabinenartig angeordnet sind. b Stummelförmige Reste der Alveolarsepten nach Umwandlung des Alveolarganges in einen ungegliederten Sack bei Emphysem

der Acini zuzuschreiben. Sie spielt in der Pathophysiologie des senilen Emphysems eine wesentliche Rolle. Beim obstruktiven Emphysem, dessen Funktionsausfall stärker von der ventilatorischen Leistungsverminderung infolge von Verteilungsstörungen des Luft- und Blutstroms beherrscht wird, nimmt die Verkleinerung der Austauschfläche noch größeres Ausmaß an, da der Strukturumbau in Acini und Läppchen tiefergreifend ist, und der Schwund der terminalen Blutstrombahn sowohl Netz- wie Strombahncapillaren erfaßt (Giese). In schweren Fällen reduziert sich die aktive Lungenoberfläche durch Verstreichen intraazinöser Septen und Blasenbildung schätzungsweise um mehr als die Hälfte (Giese) (Abb. 28). Uehlinger bezeichnet daher das Emphysem geradezu als „Krankheit der Kontaktflächenreduktion“.

Als weitere Ursachen des verminderten Gasaustauschs kommt bei der respiratorischen Insuffizienz des Emphysemkranken die funktionelle Perfusionsdrosselung ventilatorisch ausgeschalteter Kapillarprovinzen sowie die Verkürzung der Kontaktzeit zwischen Kapillarblut und Alveolargasen (Rossier) bei beschleunigtem Blutumlauf hinzu.

Eine eigentliche Permeabilitätsstörung im Sinne der „Pneumonose“ (s. S. 1) wird beim Emphysem im allgemeinen vermißt (Rossier). Diffusionsstörungen durch Beeinträchtigung der Membrandurchlässigkeit findet man im wesentlichen nur beim Typ des Narbenemphysems im Gefolge disseminierter Gerüstsklerosen (z.B. in indurativen Stadien des Boeckschen Sarkoids der Lunge etc.) (SPAIN; DEENSTRA u. ROOSENBURG; MARSHALL, SMELLIE, BAYLIS, HOYLE u. BATES; UEHLINGER u. SCHOCH u.a.), bei denen die Verlängerung der Diffusionsstrecke zum alveolo-kapillären Block führt.

d) Pathogenese

α) *Die funktionelle (akute) Lungenerweiterung*

1. Als Volumen pulmonum auctum kann man die aktive Vergrößerung der Lungen-Totalkapazität durch erhöhten Funktionsanspruch bezeichnen. Die anhaltend verstärkte Atemtätigkeit bei körperlicher Arbeit und sportlichem Training vermag im Wachstumsalter Anreiz zu echter *Lungenhyperplasie* zu geben (NÜRMBERGER; TIEMANN; ENGEL u.a.). Der Erwachsene kann seinen Atemmehrbedarf bei Anstrengungen offenbar nur durch stärkere Entfaltung und Nutzung des vorhandenen Respirationsraumes unter Einsatz in Ruhe sonst stillgelegter Alveolarbezirke decken. Bei der Arbeitshyperventilation erhöht sich die mittlere Atemlage (SIEBECK; BITTORF u. FORSCHBACH; KROGH u. LINDHARD; KRZYWANEK u. STEUBER; OZORIO DE ALMEIDA; ARBORELIUS u. LILJESTRAND; CAMPBELL; LILJESTRAND u. STENSTRÖM). Die aktive Ausdehnung der Atemoberfläche, die HOFF „*ergotrope Lungenexpansion*" nennt, ist *reversibel.* Sie geht mit adäquater Zunahme des Bronchialquerschnittes (KROGH u. LINDHARD; DOUGLAS u. HALDANE), Erhöhung des Herz-Minutenvolumens und der alveolo-kapillären Durchblutung einher (HOCHREIN u. SCHLEICHER; V. EULER) und ist nach KEHLER mit adrenergisch gesteuerten Tonusänderungen der Atem- und Lungenmuskulatur verbunden. Die vermehrte Inanspruchnahme funktioneller und struktureller Atem- und Kreislaufreserven (BOHR; DURIG; HOFBAUER; WACHHOLDER; KNIPPING, PASCHEN u. STEINMEYER; ALLERÖDER u. LANDEN; MONTHLEY u. TOMASHEFSKY; HOFF; KEHLER u.a.) stellt eine natürliche Anpassung im Sinne der „3. Form der Atemregulation" VERZÁRs dar.

Die Vergrößerung der „*Restlunge*" nach Resektion oder atelektatisch-indurativer Schrumpfung ausgedehnter Parenchymsektoren entspricht zunächst ebenfalls einem funktionellen Kompensationsvorgang im Sinne des Volumen pulmonum auctum. Die Beziehung zum *restriktiven vikariierenden Emphysem* bei bleibendem Mißverhältnis zwischen Thoraxweite und Lungengröße wird später erörtert (s. S. 75), ebenso die Problematik des „*Überlastungsemphysems*" als Folgezustand eines *chronischen Volumen pulmonum auctum* bei anhaltender körperlicher Belastung Lungengesunder (s. S. 79).

Während *pathologischer Hyperventilation* infolge funktionell oder organisch bedingter Reizzustände der Atemzentren, wie z.B. bei der „großen Kussmaulschen Atmung" komatöser Patienten, ist die mittlere Atemlage gleichfalls phasenhaft verschoben. Die Lungenerweiterung, die bei neurotischer Hyperpnoe nach Art des „*Effort-Syndroms*" (DA COSTA; MEILI; WOOD; LEWIS; CHRISTIAN, MOHR u. ULMER; CHRISTIAN, MOHR, SCHRENK u. ULMER) unter meist flachen, frequenten Atemzügen und beträchtlichem Anstieg des Atemminutenvolumens entsteht (ROSSIER, BÜHLMANN u. WIESINGER), trägt keine obstruktiven Züge, wie die voll erhaltene exspiratorische Zwerchfellbeweglichkeit und das normale Residualvolumen erweisen.

Ein *passageres Volumen pulmonum auctum* erzeugt auch die zentrale Stimulation des Inspirationstonus *nach Intoxikationen* (z. B. Natr. salicylic.) (ROSSIER), zerebralen Durchblutungsstörungen, Schädeltraumen u.a. mit *Hirndrucksteigerung* einhergehenden Prozessen (SCHOENMACKERS). Daneben spielen in der Diskussion der posttraumatischen *Lungenblähung* bzw. des Asthma *nach Thoraxkontusion* (REGLI, WYSS u. STUCKI; KUSCHELEWSKIJ; HECKSCHER u.a.) dienzephale Impulse eine Rolle, die durch vagal vermittelte Reflexe (HESS) auch eine bronchokonstriktorische Entlüftungsstörung auslösen können.

2. Die akuten Formen des vesikulären Lungenemphysems sind Ausdruck einer *bronchomechanischen Entlüftungsstörung* (LAENNEC; BIERMER; RIBBERT; GIESE u.a.), die das betroffene Alveolargebiet unter Zunahme des funktionellen Residualvolumens zeitweilig ausdehnt (passive Form des Volumen pulmonum auctum). Ihr liegt gewöhnlich — umschrieben oder multilokulär — ein exspiratorischer Ventilmechanismus zugrunde, der die Atemluft zwar einströmen, aber nur unvollständig austreten läßt und so das Phänomen der physiologischen respiratorischen Kaliberschwankungen des Tracheobronchialbaumes ins Pathologische verzerrt. Die Störung kann *durch Konstriktion, Verstopfung oder Kompression der Luftwege* hervorgerufen werden und sich auf beide Lungen, auf einen Flügel oder Teile desselben erstrecken.

Jede auf ein größeres Lungengebiet wirkende exspiratorische Stenose löst durch propriozeptive Reflexe einen Tonusanstieg der Inspirationsmuskulatur aus, der die Atemmittellage entsprechend verschiebt und die Retraktionskraft der Lungen erhöht (BITTORF u. FORSCHBACH; HERING; FLEISCH;WELTZ; BÜHLMANN; ROSSIER, BÜHLMANN u. WIESINGER; STEINMANN u.a.). Sind die Strömungswiderstände zu hoch, um hierdurch ausgeglichen zu werden, dann erfolgt die zweite Phase der Ausatmung aktiv (CAMPBELL). Mit dem Anstieg des Pleuradruckes auf positive Werte nimmt auch der intrathorakale Druck zu. Er kann die Höhe des intrabronchialen Druckes jenseits der Stenose übertreffen und eine Kompression der nicht knorpelig abgestützten Bronchien und Bronchiolen bewirken. Infolgedessen wachsen die exspiratorischen Strömungswiderstände bei forcierter Atmung weiter an. Das air trapping kann so verstärkt werden, daß es zur Invagination der membranösen Hinterwand der Trachea und Hauptbronchien kommt (DAYMAN; STUTZ; HERZOG; WEBER), und die Entlüftungsstörung erst sekundär ihre volle Ausprägung erhält.

Mit Freiwerden der Luftpassage ist das funktionelle Obstruktionsemphysem zunächst reversibel. Bei Persistenz oder gehäuftem Auftreten eines „air block" kann es durch Überdehnung des Alveolargefüges jedoch allmählich in ein chronisch-substantielles, unter Umständen bullöses Emphysem übergehen, bei fortschreitender Einengung des Atemweges auch von zeitweiliger oder bleibender Atelektase abgelöst werden.

An dieser Stelle sei auf die von den klassischen Vorstellungen grundsätzlich abweichende Ansicht hingewiesen, die STURM bezüglich der Pathogenese des akuten und chronischen Obstruktionsemphysems wie auch nicht-obstruktiver Emphysemformen vertritt. In den Mittelpunkt seiner *Theorie von der aktiven Alveolardilatation* stellt er den Tonusnachlaß der glatten Lungenmuskulatur. Er wird als Reflexereignis, ausgelöst durch zentro-spinale Impulse oder viszerogene, in den autonom-nervalen Segmentterritorien der Lunge örtlich wirkende Reize gedeutet und soll zu umschriebener oder allgemeiner Lungendilatation führen. STURM stützt sich bei dieser Vorstellung unter anderem auf die Ergebnisse vergleichender Druck- und Volumenmessungen PARODIs vor und nach Pneumothoraxfüllung. Unter Bezug auf den REINHARDTschen Begriff der „*Lungenparese*" spricht STURM von der „*paretischen Emphysemblase*", die sich im biphasischen Verlauf der örtlichen Lungengewebsreaktion als Reizantwort nach dem vorausgehenden antagonistischen Zustand der Kontraktionsatelektase ausbilde. Auch das Bronchialasthma und das chronische substantielle Lungenemphysem führt STURM auf neuro-muskuläre pulmonale Tonusschwankungen zurück. Seiner Auffassung nach handelt es sich dabei primär um abnorme Erregungszustände der inspiratorischen Lungenmuskulatur, die von dienzephalen Impulsen gesteuert und von neurozirkulatorischen Störungen im kleinen Kreislauf begleitet werden. STURM glaubt, die Bedeutung des Elastizitätsverlustes der Lungentextur und der Einfluß der veränderten Atemmechanik auf die Emphysempathogenese werde allgemein überschätzt. Er hält den bronchiolären Spasmus für einen „sekundären Abwehrreflex gegen die nervale Lungenblähung", der den Lufteintritt in die sich aktiv dilatierenden Alveolen bremsen soll. Soweit STURM seine Ansicht auf röntgenologische Verlaufsbeobachtungen gründet, ist der Ausschließlichkeit seiner Deduktion kaum zu folgen. Bezüglich des klinisch-experimentellen Fundaments seiner Hypothese wird auf die Originalliteratur und auf S. 218ff. verwiesen.

Den Modellfall für das akute Obstruktionsemphysem durch ein umschriebenes Passagehindernis liefert die *Fremdkörperaspiration*. Ihr Initialstadium wird in der Mehrzahl der

Fälle von den Symptomen der exspiratorischen Ventilstenose beherrscht (IGLAUER; JACKSON; HUIZINGA; JACKSON, SPENCER u. MANGES; MANGES; KEIJSER; BOULT; DAWSON; ESCHER u.a.). Der Luftabstrom ist gewöhnlich nur einseitig behindert, doch kann eine bilaterale Blähung entstehen, wenn ein größerer Gegenstand die Lichtung der Trachea bzw. Bifurkation einengt, oder mehrere Fremdkörper sich beiderseits im Bronchialsystem befinden (JACKSON; HEBERER, PEIPER u. LÖHR).

Zu plötzlicher Lungenblähung kommt es gelegentlich auch bei partieller Trachealstenose durch *flottierende Pseudomembranen* (LIEBERMEISTER; PAISSEAU u. TEYSSLER-COMMERSON; MEYTHALER u. HÄUPLER), die sonst den Verlauf der deszendierenden Diphtherie und anderer fibrinös-nekrotisierender Tracheobronchitiden eher durch dystelektatische Asphyxie komplizieren (PASTEUR; WELFORD; TOLLE; BOKAY; RAKOWER u.a.).

Im Tierversuch lassen sich mittels artefizieller Verengerung der Trachea akute und subakute Blähungszustände hervorrufen, aus denen sich mitunter ein substantielles Emphysem entwickeln kann (PFANNER; HARRIS u. CHILLINGWORTH; NISSEN u. COKKALIS; NISSEN; PAINE; CASTEX u. MAZZEI). Ähnliche Bedingungen für die Entstehung eines abnormen Dehnungszustandes infolge anhaltend inspiratorisch verschobener Atemmittellage (SIMMONDS; TENDELOO; KAHLER) ergeben sich bei *schrumpfenden Tracheotomie-Narben, tuberkulösen Strikturen, bei kongenitaler Trachealstenose* (HAARDT; GUISEZ; MAREK; GABRIEL u. FEYRTER; WOLMAN; SCHEID; EVANS; RETROUVEY; HOLINGER, JOHSTON u. BASINGER; MONTANDON u.a.), bei *Trachealkompression durch vaskuläre Anomalien* (s. S. 19) und Thymusvergrößerung (JACKSON). Auch beim Gesunden sind durch Vorschaltung eines stenosierenden Atemrohrs reflektorische Änderungen der Lungenbelüftung zu erzeugen, die nach WELTZ kymographisch dem Bild des Asthmaanfalls gleichen und als Anpassung an die Stenoseatmung aufzufassen sind.

Häufiger als die — vorwiegend inspiratorisch wirksame — starre Lumeneinengung wird der *Verlust der Querschnitts-Stabilität des halbstarren Tracheobronchialgefüges* Ursache obstruktiver Ventilblähung, die auf die Dauer in ein chronisch-substantielles Emphysem übergeht. Denn die erweichten Wandbezirke geben scharfem inspiratorischem Sog, vor allem aber dem exspiratorischen Druckanstieg im Brustraum, unter Umständen bis zu völligem Lichtungskollaps passiv nach. Während ruhige Atemtätigkeit unbehindert bleibt, löst die Steigerung der Strömungswiderstände bei forcierter Atmung (ROSSIER u. BÜHLMANN) und bei jedem Hustenstoß eine asthmaähnliche Entlüftungssperre aus. Die dynamische Kollapsneigung begünstigt Sekretverhaltungen und unterhält chronische Begleitbronchitiden. Wandschwäche und entzündliche Komplikationen verstärken sich so in einem nicht zu durchbrechenden Circulus vitiosus.

Man findet diese Bedingungen angedeutet bei der *Tracheobronchomegalie* (Mounier-Kuhn-Syndrom) (KATZ, LEVINE u. HERMAN), ausgeprägter bei allen Formen generalisierter *Chondromalazie des Tracheobronchialbaumes* (SGALITZER u. STÖHR; TRIGLIANOS u. WORMS; POHL; ESCHER; GIESE), insbesondere bei der eigentümlichen progressiven Knorpelsystemerkrankung, die als „*v. Meyenburg-Altherr-Uehlinger-Syndrom*“ und unter anderen Bezeichnungen („*Panchondritis rheumatica atrophicans*“, „systematisierte Chondromalazie“, „rezidivierende Polychondritis“, „diffuse Knorpelentzündung“, „relapsing polychondritis“) bekannt wurde (ALTHERR; v. MEYENBURG; UEHLINGER; JAKSCH-WARTENHORST; GORDON, PERLMAN u. SHECHTER; HILDING; HARDERS; HARDERS u. KRAUSPE; BOBER u. CZARNIECKI; ROGERS u. LANSBURY; TRONCZYNSKA; BEAN, DREVETS u. CHAPMAN; HARWOOD; STROBEL u. SEIFERT; PEARSON, KLINE u. NEWCOMBER; SEIFERT u. STROBEL; WAGEMANN). Die charakteristischen klinischen Erscheinungen des Syndroms (Sattelnase, waschlappenartige Erweichung der Ohrmuscheln, Einziehung des Brustbeins, polyarthritische und iridozyklitische Schübe, Anämie, chronische Tracheobronchitis mit zunehmend stridoröser Atmung und Neigung zu rezidivierenden Bronchopneumonien) beruhen auf einer fortschreitenden Mesenchymschädigung, die sich histologisch als *chondrolytische Perichondritis* äußert, das hyaline und elastische Knorpelgerüst in unzusammenhängende Parzellen auflöst und weitgehend durch Bindegewebszüge und metaplastische Inseln von Bindegewebsknochen ersetzt (Seifert u. Strobel). Die Zerstörung der Knorpelspangen der tiefen Luftwege löst durch dynamische Tracheobronchialstenose lebensbedrohliche Komplikationen aus. Die allgemeine Knorpelerweichung wird auf Störungen der Knorpelgrundsubstanzbildung und akzidentelle infektiöse Momente (Streptokokkeninfektion) zurückgeführt. Sie zeigt eine gewisse Analogie zu den Befunden beim experimentellen *Lathyrismus* der Ratte (Bachhuber, Lalich, Angevine, Schilling u. Strong; Castellani u. Castellani-Bisi; Dasler; Doerr; Follis u. Tousimis; Geiger, Steenbock u. Parsons; Levene u. Gross; Menzies u. Mills; Milliser u. Dasler; Pyörälä, Punsar, Seppälä u. Karlsson; Walker; Wawzonek, Ponseti, Shepard u. Wiedenmann; Seifert u. Strobel).

Analoge aerodynamische Störungen ruft die sog. „*dyskinésie trachéobronchique à forme hypotonique*" hervor (Lemoine; Lemoine u. Garaix; Herzog; Garaix; Koblet u. Wyss; Ehrner; Escher u. Wyss; Wyss; Boucher, Petitjean, Roumagnoux u. Souquet; Fabre u. Bouissou; Petitjean-Lemaire; Gernez-Rieux et al.; Donno, Melillo u. Palatresi; Bonelli et al.; Pilheu, Janello u. Croxatto; Ferraris et al.; Castillon du Perron et al.; Joseph et al.). Dabei kommt es während vertiefter Ausatmung infolge Invagination der membranösen Hinterwand zu hochgradiger Kaliberabnahme des subglottischen Atemwegs mit akuter Behinderung des Luftabstroms. Das durch asthmaartige Anfälle und rezidivierende Atemwegsinfekte ausgezeichnete Krankheitsbild wird vornehmlich bei älteren Männern mit substantiellem Lungenemphysem angetroffen. Die strittige Frage, ob der Tracheobronchialkollaps ein genuines Phänomen oder erst mittelbare Folge eines emphysembedingten peripheren air trapping sei (Herzog; Wyss u. Regli), scheint durch histologische Befunde entschieden. Kliener, Koblet u. Wyss konnten einen degenerativen Schwund elastischer Längs- und Querfaserbündel in der Tunica fibrosa der Pars membranacea tracheae sowie atrophische Zonen in den Knorpelspangen als Ursache primärer Wandschwäche wahrscheinlich machen. Sie weisen ferner auf das familiäre Vorkommen der Störung hin, das eine Mitwirkung konstitutioneller Faktoren vermuten läßt.

Besonders häufig manifestiert sich ein *akutes generalisiertes Emphysem in der Neugeborenenperiode* als Folge und Begleiterscheinung multifocaler Entfaltungshemmung oder sekundärer Beatmungsstörungen der Lunge. Die Ursachen der asphyktischen Zustände sind anatomisch vielgestaltig und funktionell uneinheitlich, die Grenzen zwischen physiologischem und krankhaftem Geschehen in der kritischen Übergangsphase von innerer zu äußerer Atmung fließend.

Die Entfaltungsstörung kann von einer *Unreife des Lungengewebes* Frühgeborener (Farber u. Wilson; Landing; Giese; Thomas u.a.) bzw. partieller *Alveolardysplasie* sonst reifer Kinder herrühren (MacMahon; Landing; Giese), andererseits einer *Atelektase* sensu strictiori entsprechen, wenn die Luftauffüllung normal differenzierter Alveolen unvollständig oder abnorm verzögert ist (s. S. 175).

Dabei wirken oft mehrere ursächliche Momente zusammen, wie hypoxämische und geburtstraumatische *Schädigung der Atemzentren* (intrakranielle Blutungen) (Engel; Martin u. Friedell; van Epps u. Davies; Thomas u.a.), *Behinderung der Atemmechanik* durch Brustkorbverletzungen unter der Geburt, mangelnde Inspirationskraft infolge Unterentwicklung der Muskulatur und abnorme Nachgiebigkeit der Thoraxwand (Martin u. Friedell; Thomas u.a.) oder Verlegung der bronchiolo-alveolären Lufträume mit *aspirierter Flüssigkeit* — Fruchtwasser, Meconium, Schleim, Ödem, Blut, Magen- oder Ösophagusinhalt — (Blystad, Landing u. Smith; Engel; Caffey; Potter; Landing; Peterson u. Pendleton; Peiper u. Thomas; van Epps u. Davies; Ellis u. Nadelhaft; Reutter u.a.) (s. auch S. 184). Die Gefahr ausgiebiger Fruchtwasseraspiration als Folge intrauteriner Anoxie besteht vor allem bei übertragenen Kindern und langdauernder bzw. komplizierter Entbindung (abnorme Kindeslage, relatives Mißverhältnis Kopf: Becken, Nabelschnurtorsion etc.) (Peiper u. Thomas u.a.). Geringe Mengen eingedrungener Amnionflüssigkeit vermag die Lunge des kräftigen Neugeborenen ohne nachteilige Folgen zu resorbieren, wenn keine Infektion hinzukommt, die zur dystelektatischen Pneumonie führt.

Die postnatale Belüftungsstörung kann sich auch als *sekundäre Resorptionsatelektase* in bereits entfalteten Lungenabschnitten einige Tage nach der Geburt entwickeln und in eine broncho-pneumonische Anschoppung übergehen. Diesen Verlauf beobachtet man bei schwächlichen Frühgeburten, nach intrakranieller Blutung und infolge Spätaspiration bei Ösophagusatresie bzw. kongenitalen Ösophago-Trachealfisteln (Lit. s. S. 184, 192). Ein etwa 1—2stündiges Intervall ungestörter Respiration post partum mit dann rasch zunehmender Asphyxie gilt als charakteristisch für das Verhalten frühgeborener oder

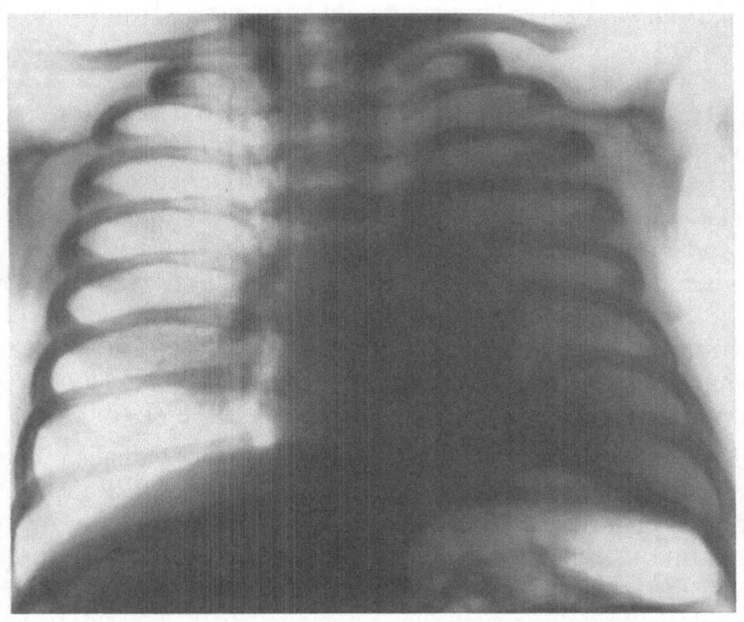

Abb. 29. C. Sa., 7 Wochen altes ♀. Krbl.-Nr. 461/56, Universitäts-Kinderklinik Leipzig (ehem. Direktor: Prof. A. Peiper). Thoraxübersicht p.-a.: Lungenspitzenhernie rechts bei Überblähung der rechten Lunge und Halbseitenatelektase links, vermutlich infolge Aspiration von Mageninhalt (Klinisch: ab 3. Lebenswoche schwere Dyspepsie mit gehäuftem Erbrechen) (nach H. Thomas, Frühkindliche Lungenerkrankungen. In: Lungenkrankheiten im Röntgenbild. Bd. I, S. 223, Abb. 12. Leipzig: VEB Thieme 1958)

schnittentbundener Kinder, bei denen sich die Wände der Alveolen, Alveolargänge und Bronchioli mit *hyalinen Membranen* auskleiden. Pathogenese und klinisch-röntgenologischer Aspekt dieses eigentümlichen, meist innerhalb weniger Tage zum Tode führenden Krankheitsbildes werden an anderer Stelle näher erörtert (s. S. 184).

Die genannten Krankheitszustände, bei denen ein Teil der Alveolen entweder undifferenziert, dickwandig und nicht entfaltbar ist oder trotz normalen Reifegrades atemmechanisch ausgeschaltet bleibt bzw. sekundär kollabiert, erzeugen eine inhomogene Belüftungssituation mit starken örtlichen Spannungsunterschieden in der Lungentextur. Unter diesen Bedingungen werden die lufthaltig gewordenen Läppchenbezirke vom Sog der disseminierten Atelektaseherde kompensatorisch überdehnt oder von unzähligen kleinen Ventilstenosen aufgebläht. Das ursprüngliche Raummißverhältnis zwischen partiell luftleerer Lunge und Thorax kann sich dabei so umkehren, daß man statt einer Einziehung von Flanken und Sternalpartie einen vermehrt gewölbten Brustkorb mit tiefstehendem Zwerchfell sowie Vorwölbungen der Lungen in die Interkostalräume und obere Thoraxapertur *(„Lungenspitzenhernien")* (Engel; Thomas; Palazzo u. Garrett u.a.) (Abb. 29) (s. S. 93) antrifft. Mit zunehmend obstruktivem Charakter des Emphysems verschlechtert sich die Prognose der postnatalen Ventilationsstörung, da der Gasaustausch dadurch weiter erschwert wird, und die Gefahr zusätzlicher Komplikationen infolge Alveolarruptur wächst (massive Kompression der Lungen, Bronchien und großen Mediastinalvenen durch ein interstitiell-mediastinales Emphysem oder einen Spannungspneumothorax) (s. S. 57).

Das akute Auftreten generalisierter Ventilstenosen der distalen Luftwege bildet auch beim Kleinkind und in späteren Lebensperioden Ursache schwerer obstruktiver Atemstörungen. Meist sind Wandinfiltration, Ödem und Sekretverstopfung mit Spasmen der Kapillärbronchien vereint und rufen das bunte Nebeneinander überblähter Läppchen, fleckförmiger Atelektasen und Infiltrate hervor, das der inhomogenen Ventilation bei diesen Zuständen zugrunde liegt (Abb. 21).

Hierher gehören alle Formen *akuter Bronchiolitis und Peribronchiolitis bei pneumotropen Virus- und Sekundärinfekten* (insbesondere Pneumocystis Carinii und Staphylokokken) (RIBBERT; JACKSON u. JACKSON; SCHALL; NITSCHKE; ESCHER; ESCHER u. LÖFFLER; GIESE; SNOW u. CASSASA; VANEK u. JÍROVEC; BRAESTRUP u. NIELSEN; DE CARLO u. STARTZMANN; BARNHARD u. KNICKER; KOCH; JAMES, BRIMBLECOMBE u. WELLS; FAWCITT u. PARRY; CAMPBELL, GASTINEAU u. VELIOS; SEIFERT; HAMPERL; GARSCHE; THOMAS; JACOB; ROSSI, VIALLARD u. HÉLIE; KARTAGENER; ROSSIER, BÜHLMANN u. WIESINGER; FORFAR, KEAY u. THOMSON u.v.a.) und *nach Inhalation chemischer Noxen* (Phosgen und andere Kampfgase, Ammoniak-Dämpfe, Schwefeldioxyd, nitrose Gase und sonstige Säuredämpfe, Chlorkalk und andere schwebende Ätzstoffe) (KOCH; OBERNDORFER; MUNTSCH; STAEHELIN; ROSS; DOUB; AHLBERG u. DAHLBERG; LÖFFLER; CARR, DENMAN u. SKINNER; LÖBLICH; HERZOG u. PLETSCHER; ROCHE; GRUNWALD u. ROUANET; ARDRAN; GIESE; FISCHER u. GOLDSCHMIDT; BELLINI, FINULLI u. POLVANI; ROCHE, MARIN u. NICHOLAS; LOPEZ-BOTET; BRILLE, HATZFELD u. LAURENT u.a.).

Auch bei der *Stauungsdyspnoe bei Mitralfehlern* macht sich neben Membrandiffusionsstörungen und vermehrter elastischer Atemarbeit (KNIPPING, BOLT, VALENTIN u. VENRATH; CHRISTIE, MARSHALL u. STONE; CARROLL, JOHN u. RILEY; WEST, BLISS, WOOD u. RICHARDS; COMROE, FORSTER, DU BOIS, BRISCOE u. CARLSEN; ROSSIER, BÜHLMANN u. WIESINGER; BÜHLMANN, BEHN u. SCHUPPLI u.a.) eine generalisierte Bronchostenose („Stauungsbronchitis") infolge spastischer Vorgänge (BOLT, KNIPPING, VALENTIN u. VENRATH; CASTEX; BÖNING u.a.), Hypersekretion, Ödem der Bronchialschleimhaut und starker Anschwellung der Bronchialvenen bemerkbar (CEELEN; GILROY, MARCHAND u. WILSON; FERGUSON, KOBILAK u. DEITRICK; LIEBOW; GIESE). In endoskopischer Sicht erscheint das Bronchialkaliber wesentlich, in ausgeprägten Fällen um $^2/_3$—$^3/_4$ der normalen Weite verringert (PALEY; ESCHER u. WYSS). Wegen der respiratorischen Kaliberschwankungen wird vor allem das Exspirium erschwert und ein asthmaähnliches Symptomenbild hervorgerufen — Verschiebung des Atem-Zeit-Quotienten, Zunahme des Residualvolumens auf Kosten der Vitalkapazität — (CARLIER; CARROLL, COHN u. RILEY; WYSS u. REGLI; ESCHER u. WYSS; CASTAING, BRICAUD, BROUSTET u. MARTY; CHRISTIE u. MEAKINS; COSBY, STOWELL, HARTWIG u. MAYO; CURTI, COHEN, CASTLEMAN, SCANNEL, FRIEDLICH u. MYERS; DRINKER, PEABODY u. BLUMGART; FRANCK, CUGELL, GAENSLER u. ELLIS; GARDAM; HEYER; LANDEN u. BAYER; MATTHIEU, GRILLIAT u. PILLOT; PEABODY, WENTHWORTH u. BARKER; VAN BOEGAERT, VAN DAEL, VAN GENABEEK u. VAN DER HENGST; VAN DER STRAATEN, PANNIER, VAN LOO, VUYLSTEEK, VERSTRAETEN u. UYTTENHOVE; WEST, BLISS, WOOD u. RICHARDS; WILLIAMS). Im Gegensatz zur Asthmalunge liegt bei chronischer Stauung im venösen Schenkel des kleinen Kreislaufs jedoch eine Restriktion der Totalkapazität bei verminderter Dehnbarkeit des serös durchtränkten und durch retikuläre Faservermehrung versteiften Lungengerüsts vor (MACK, GROSSMANN u. KATZ; BASCH; MEAD, FRANK, LINDGREN, GAENSLER u. WHITTENBERGER; PARKER u. WEISS; MEESSEN; NISELL; VERSTRAETEN; OTIS, RAHN u. FENN; GIESE; HARTUNG).

Das Zusammenwirken funktioneller und organischer Stenosen beherrscht auch die Pathogenese der *akuten Lungenblähung im Asthmaanfall* (WYSS; TURIAF, ROSE u. MARLAND u.a.).

Bronchokonstriktion, vermehrter Sekretgehalt und organische Wandveränderungen (hyperämische Schleimhautschwellung mit Verdickung der Basalmembran, Hypertrophie der Muscularis und Vermehrung der elastischen Fasern) erhöhen den exspiratorischen Strömungswiderstand beim Asthmatiker schon während ruhiger Atmung um das Mehrfache (WYSS; WYSS u. REGLI). Die stenosebedingte Atemerschwernis steigert den respiratorischen Arbeitsaufwand und erhöht reflektorisch die Tonuslage der Atemmuskulatur, wobei die Inspirationsstellung um so ausgeprägter wird, je mehr die Bronchialenge zunimmt (WELTZ; WYSS; STUTZ; STEINMANN; WEBER u.a.). Verstärkte Inanspruchnahme der Exspirationsmuskeln beseitigt das Atemhindernis nicht, sondern löst den schon skizzierten Circulus vitiosus aus: der über atmosphärische Werte *ansteigende intrathorakale Druck bewirkt* eine zunehmende *Kompression*

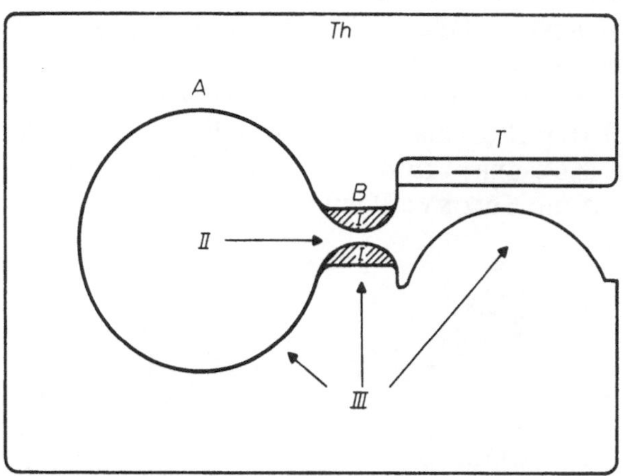

Abb. 30. Schematische Darstellung der Auswirkungen des intrathorakalen Druckes (*III*) auf Alveolen (*A*), Bronchiolen (*B*) und Trachea (*T*) während der Exspiration (nach F. WYSS)

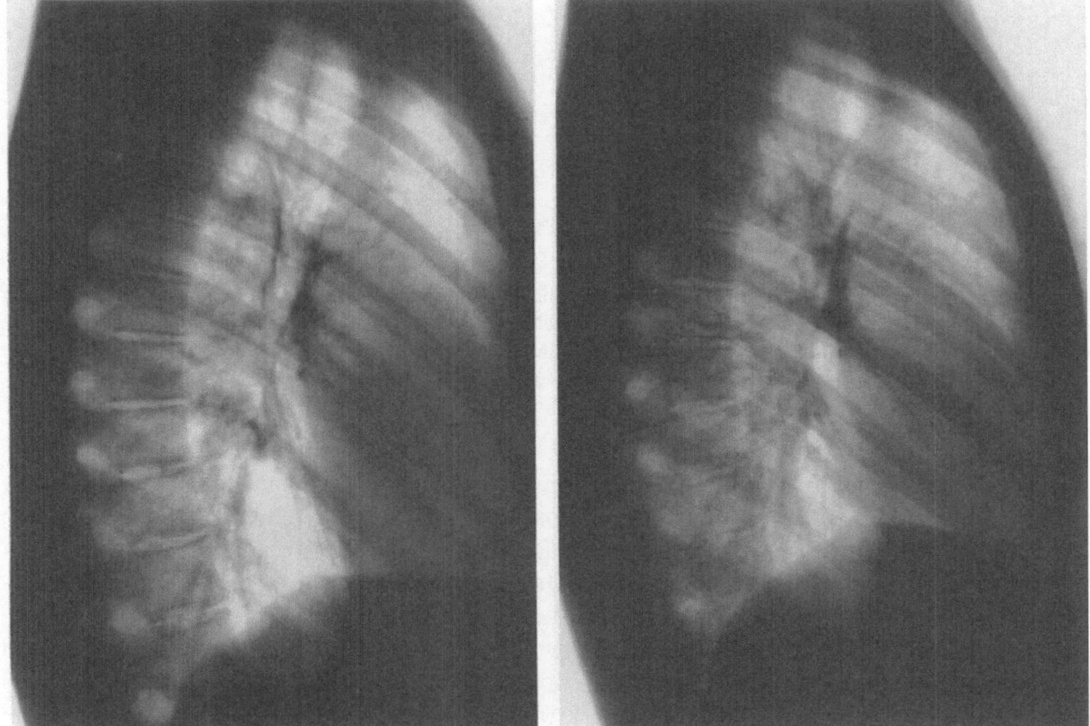

Abb. 31. G. Str., 22jähr. ♀. Arch.-Nr. 10177/60, Röntgenabteilung, Medizinische Universitätsklinik Münster i. Westf. (Direktor: Prof. Dr. W. H. HAUSS). Dynamischer Tracheobronchialkollaps während forcierter Exspiration im Asthmaanfall. a und b Frontalbild inspiratorisch und exspiratorisch

der knorpelfreien Bronchien und Bronchiolen (Abb. 30), die den bronchiolären Atemwiderstand weiter anwachsen läßt, den Luftabstrom somit noch stärker drosselt und beim Hustenstoß bis zum *Tracheobronchialkollaps* führt (CHRISTIE; WYSS; WYSS u. REGLI; WEBER; DEKKER u. LIEDEBORN) (Abb. 31).

Im Asthmaanfall tritt zu diesen Faktoren noch die akut einsetzende Absonderung eines übermäßig reichlichen und zähen Bronchialsekrets *(Hyper- bzw. Dyskrinie)* (LIEBERMEISTER; GLÄSER), dessen obturative Ventilwirkung (Abb. 32) im Verein mit *pulmonaler Kongestion* (HOCHREIN u. DINISCHIOTU; TSIJU; SCARINCI) und einer psychogenen *Atempanik* (WELTZ) die schwere Asphyxie im Status erklärt. Aus der *generalisierten broncho-bronchiolären Exspirationsstenose* bei gleichzeitig *erhöhtem Inspirationstonus* resultiert eine hochgradige volumenstarre Blähung des Lungengewebes, die im Bereich kompletter Bronchialverschlüsse mit lobulären oder massiven Atelektasen wechselt (HUBER u. KOESLER; CLARKE; TUCKER; SAUPE; PESHKIN u. FINEMAN; BASES u. CURTIN; FRIEDMAN u. MOLONY; MAXWELL; RUBIN; RAKOWER, WAYL u. HALBERSTADT; TURIAF, MAR-

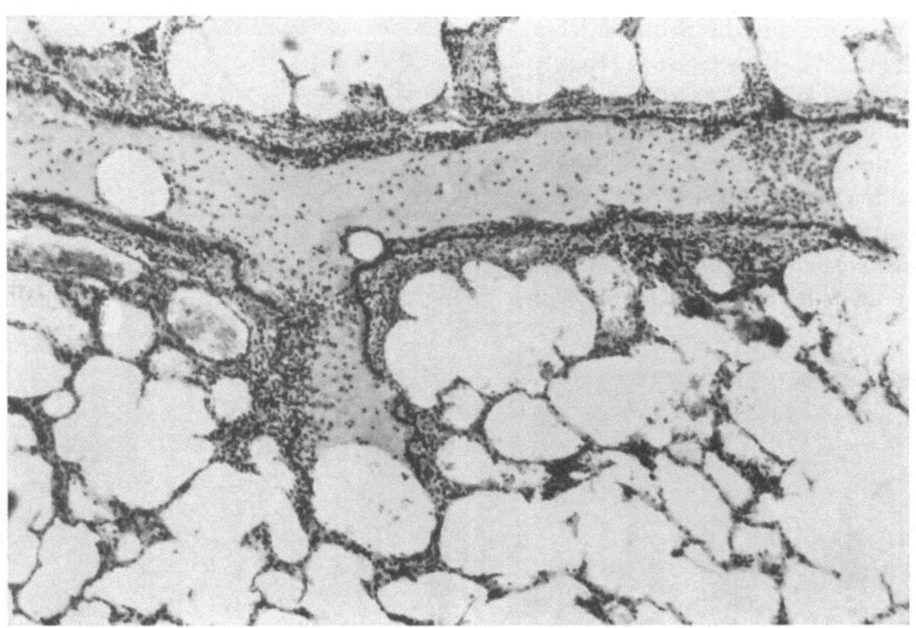

Abb. 32. Schleimobstruktion eines Bronchiolus terminalis bei Asthma bronchiale. Poststenotische Überblähung der Acini. Ausweitung der Alveolargänge mit Abflachung der Alveolen. Luftbläschen im Schleim (nach W. GIESE, Pathologie der äußeren Atmung. In: Handbuch der allgemeinen Pathologie, Bd. V/1, S. 402, Abb. 45. Berlin-Göttingen-Heidelberg: Springer 1961)

LAND, ROSE u. DECHAUME-MONTCHARMONT). Sie kann durch ein *interstitielles bzw. mediastinal-subcutanes Emphysem*, einen *Spontanpneumothorax* oder spontane Rippenfrakturen kompliziert werden (KAHN; MACKLIN; GROSSMAN u. CRAMER; MACKLIN u. MACKLIN; KAHN u. ROUX; ENGELHARDT u. DERBES; HARVEY; FAULKNER u. WAGNER; SHELDON u. ROBINSON; ROSENBERG u. ROSENBERG; DERBES u. ENGELHARDT; NOELPP u. NOELPP-ESCHENHAGEN u.a.). Letzte Ursache des — verhältnismäßig seltenen — Erstickungstodes im akuten Asthmaanfall bildet wohl gewöhnlich die ausgedehnte Schleimobstruktion der distalen Atemwege (KOUNTZ u. ALEXANDER; BRULÉ, HILLEMAND, DELARUE u. NETTER; LAMSON u. BUTT; CRAIGE; RACKEMANN; GLOOR; LOESCHCKE; RIVA u. PROBST; GOUGH; SCHUBERT u. FISCHER; GIESE; WILLIAMS; EARLE; HOUSTON, NAVASQUEZ u. TROUNCE; WALZER u. FROST; UNGER u.a.). Tödliche kardiale Komplikationen als Folge akuter Rechtsüberlastung sind seltener (MICHAEL u. ROW; UNGER; KAHN; WRIGHT; LANSOM u. BUTT; RACKEMANN; RIVA u. PROBST; HOUSTON, NAVASQUEZ u. TROUNCE; CARDELL; NOELPP u. NOELPP-ESCHENHAGEN).

Der Ausgang des von bronchiolitischen Prozessen begleiteten chronischen Leidens in ein schweres irreversibles Sekundäremphysem mit pulmonaler Hypertension steht nach klinischen und anatomischen Befunden außer Zweifel. Problematischer ist die Frage nach den *atemmechanischen und hämodynamischen Spätfolgen* des nicht bronchiolitisch überformten Bronchialasthma. Die Ansichten darüber, ob der Dehnungseffekt rezidivierender funktioneller Blähung allein auf die Dauer zu einem irreversiblen diffusen Überlastungsemphysem der Asthmatikerlunge führen kann, sind geteilt (THIEME u. SHELDON; PRINZMETAL; MANGES u. HAWLEY; WALBOTT; LENÈGRE, MAURICE, SCEBAT, HATT u. JAQUOT; BIRATH; DERBES; WEAVER u. COTTON; NOELPP u. NOELPP-ESCHENHAGEN). Von pathologisch-anatomischer Seite kommen vorwiegend skeptische Äußerungen. GOUGH u.a. weisen darauf hin, daß die Autopsie selbst nach jahrzehntelanger Dauer eines unkomplizierten Asthma bronchiale ein substantielles Emphysem vielfach vermissen läßt. Nach Beobachtungen von GIESE und HARTUNG ist ein fließender Übergang zum chronischen diffusen Überlastungsemphysem wohl möglich, im Sektionsmaterial aber nur selten nachweisbar. Zur Häufigkeit eines Cor pulmonale bei lange bestehendem „reinen" Asthma werden ebenfalls sehr unterschiedliche Angaben gemacht (SPAIN u. HANDLER; ALEXANDER, LUTEN u. KOUNTZ; ANTHONY; BALDWIN; KAHN; UNGER; VAUGHAN; BRAY; CRIEP; BISHOP u. NIELSON; COLTON u. ZISKIN; NOELPP u. NOELPP-ESCHENHAGEN u.a.).

In der Diskussion über die Pathogenese der akuten asthmatischen Lungenblähung hoben HOCHREIN, TSUJI u.a. die pulmonale Kongestion als auslösenden neurozirkulatorischen Faktor hervor. Von einigen Autoren wurde dem zentraler Fehlsteuerung entspringenden Dauerkrampf der Inspirationsmuskulatur größere Bedeutung als dem seit LAENNEC und BIERMER im Vordergrund der Betrachtung stehenden Mechanismus der exspiratorischen Bronchostenose beigemessen (WINTRICH; WYSS; WYSS u. SCHMID) oder gar das Primat im Krankheitsgeschehen zugesprochen (STURM). Demgegenüber weisen LOTTENBACH sowie ROSSIER, BÜHLMANN u. WIESINGER auf die charakteristischen spirometrischen Befunde und auf den Nachweis exspiratorisch positiver Pleuradruckwerte hin, der sowohl beim menschlichen Asthma wie beim tierexperimentellen Histaminasthma (LOPEZ-BOTET; WYSS u. WILBRANDT) zu führen ist.

Zwischen dem Asthmaanfall und der akuten Lungenblähung im Zustand des *anaphylaktischen Schocks* besteht im übrigen klinisch, pathophysiologisch und anatomisch weitgehende Analogie (HANSEN).

Unter den akuten Formen obturativer Lungenblähung ist noch das *Bronchographie-Emphysem* zu erwähnen (SCHOSTOCK; HÖFFKEN; HEUCK u. DONTEWILL; WEBER; KOVÁTS, NYIREDY u. SZÜCS; WILLSON, RUBIN u. McGEE; ZAVOD; CURTI u. DONNO). Seine Kenntnis ist für die Indikationsbegrenzung des diagnostischen Eingriffs praktisch von Belang und hat überdies für die Diskussion bronchokinetischer Vorgänge am „normalen" kontrastgefüllten Bronchialbaum theoretisches Interesse (WEBER) (s. S. 22).

Beim *Tod durch Ertrinken oder Ersticken* kommt es zu akuter Lungenblähung, wenn dem Stadium der asphyktischen Somnolenz krampfhafte Inspirationsversuche vorausgehen, und der Luftaustritt aus den Alveolen durch aspirierte Flüssigkeit (Wasser, Schleim, Ödem, Blut) und Bronchialspasmen verhindert wird (KAUFMANN; GOUGH; GIESE; HARTUNG; GALLER; ROMAGOSA, MENVILLE u. LECKERT).

Die während der Rückbildung pneumonischer und tuberkulöser Infiltrate bzw. Atelektasen vornehmlich bei Kindern auftretenden Emphysemblasen *(„Pneumatozelen")* (Lit. s. S. 127) gehören ihrer Pathogenese nach zugleich dem Formenkreis des funktionellen vesikulären Obstruktionsemphysems wie des interstitiellen Emphysems an. Denn sie beruhen entweder auf passagerer Überdehnung eines Läppchenanteils durch katarrhalische Bronchiolostenose oder auf Ventilblähung einer erst sekundär an das Bronchialsystem angeschlossenen kleinen Gewebsnekrose des Lungengerüsts. Analoge Gebilde sind gelegentlich auch beim Erwachsenen nach entzündlichen Lungenaffektionen, z.B. nach Resorption eosinophiler Infiltrate (BEIGLBÖCK u. KAHLE; LÖFFLER; STURM; HAUSSER u. GRIMMNIGER) zu beobachten. In der Regel handelt es sich dabei um broncho-alveoläre Blähungszonen infolge vorübergehender distaler Ventilstenosen.

3. Das interstitielle Lungenemphysem setzt ein Trauma voraus, das der Luft wandständiger Alveolen Eintritt in das interlobuläre bzw. subpleurale Bindegewebe verschafft (WASSERMANN; STRANSKY; ENGEL u. SAMSON; LOESCHCKE; MACKLIN; GIESE). Von hier dringt das Gas vielfach entlang den Gefäßscheiden über das Mittelfell bis in die Subcutis des Halses, Kopfes und Rumpfes (MACKLIN; HAMMAN; SHEINFELD; EVENAS u. SMALLDON; ABRAMSON, ROOK u. NAU; MEYTHALER u. HÄUPLER u.a.), gelegentlich auch retroperitoneal vor (GROSSMAN u. CRAMER; ADCOCK). Durch Serosaeinrisse kann zugleich ein uni- oder bilateraler Pneumothorax (CAFFEY; ENGEL u. SAMSON; SCHÖNFELD; HURWITZ u. GREENHOOD; BERTIN; KEEFE u. JONES; DA COSTA; WILCOX u. FOSTER-CARTER; DEBRÉ, PRUVOST, GRUMBACH u. DUHAMEL; GRAHAM, SINGER u. BALLON; MACMAHON; CRIMM; FRANCE, GORDON u. HUMPHRIES; BASS, DIAMOND u. SCHUMANN; GLICKMAN u. SCHLOMOVITZ; THOMAS u.a.), selten auch ein Pneumoperikard entstehen (BINDER). Nach Verlötung des Risses wird die Luft innerhalb weniger Tage resorbiert.

Als Ursache sind *Berstungsrupturen* des Lungenparenchyms (STRANSKY; MACKLIN u. MACKLIN; CORYLLOS u. ADAMS; MEYTHALER u. HÄUSSLER; JOANNIDES u. TSOULOS; FRANCE, GORDON u. HUMPHRIES; MARCOTTE, PHILIPPS, ADAMS u. LIVINGSTONE) häufiger anzuschuldigen als direkte offene Thorax-Lungenverletzungen (LOESCHCKE; SHEINFELD; MCGRIGOR u. SAMUEL).

Die Zerreißung intakten Alveolargewebes kommt durch *akute intrathorakale Drucksteigerung* unter pressorischen Anstrengungen, z.B. während der Preßwehen, bei Explosionstraumen (KÜLBS; DESAGA; ZUCKERMAN; HADFIELD u. CHRISTIE; KING u. CURTIS; AMANN, BOLZE u. SCHÄFER; GRAEFF; BERNSMEIER u. WILD; MAJOR; GROSSE-BROCKHOFF; TURUNEN; GERNEZ-RIEUX, VOISIN, MACQUET u. SPY u.a.) oder infolge stumpfer Gewalteinwirkung auf den Brustkorb bei reflektorischem Glottisschluß und Betätigung der Bauchpresse zustande (ALTMANN; SAUERBRUCH u. MIDDELDORPF; KOUMRAYAN; GREENING, KYENETTE u. HODES; CARR, KESSLER u. DENMAN; SKINNER; GORDON; FAUST; FÜRST u. LAWRENCE; PENDRED u.a.). Jegliche *Inhomogenität der Lungenbelüftung*, insbesondere *umschriebene Blähung*, begünstigt den Einriß, zumal wenn *organische Schäden* vorliegen (Bronchiolitis, interstitielle Pneumonien, Fibrosen und Granulomatosen, Tracheo-Bronchialdiphtherie, Fremdkörperstenosen im Bronchialbaum, bullöses Emphysem, Asthma etc.). Dann genügen schon banale Anlässe, wie forcierte Exspiration, Husten oder Schreien, um das Ereignis auszulösen.

Im Verlauf der lebensbedrohlichen *Atmungsstörungen in der Nachgeburtsperiode* ist das interstitielle Emphysem eine häufige Komplikation des akuten vesikulären Emphysems, das die disseminierten Obstruktionsatelektasen begleitet.

In einem Sektionsmaterial von 125 neugeborenen Kindern fand LANDING 77mal Atelektasen, 73mal alveoläre Blähungszonen und 67mal ein interstitielles Emphysem. Die im Zwischengewebe liegenden Blasen sind nach PETERSON und PENDLETON häufiger im Gefolge des Aspirationssyndroms übertragener Kinder zu finden als beim Krankheitsbild der „hyalinen Membranen", das vorwiegend unreife und schnittentbundene Kinder betrifft (CLAIRVEAUX; DONALD u. STEINER; BRUNS u. SHIELDS). Ihre Entstehung ist auf übermäßige alveoläre Druckbelastung bei der Ventilatmung des Aspirationssyndroms (PETERSON u. PENDLETON; LANDING), unkoordinierte Atemtätigkeit bei Hirnblutungen (MARTIN u. FRIEDELL; VAN EPPS u. DAVIES), gelegentlich auch auf thorako-pulmonale Traumen während der Geburt und brüsker Belebungsversuche zurückzuführen (LOESCHKE; VAN EPPS u. DAVIES; FRANCE, GORDON u. HUMPHRIES). Die Emphysemblasen können nach Art eines „intrapulmonalen Pneumothorax" die Atemreserven entscheidend vermindern und durch Kompression von Lungengefäßen und großen Venenstämmen zusätzlich schwere Kreislaufstörungen auslösen (LANDING).

Noch *im Kleinkindesalter* tritt das interstitielle Emphysem als Komplikation akuter Atemwegsobstruktion *bevorzugt* auf (RIBBERT; LOESCHKE; ENGEL).

Die Prädisposition ergibt sich aus dem anatomischen Entwicklungszustand der Lunge (zartes Parenchym mit noch unvollkommen ausgebildeten fibrillären Stützelementen, enge Bronchiallumina, Fehlen der Kohnschen Poren als Voraussetzung einer die Selbstreinigung unterstützenden Kollateralventilation) und den biologischen Eigentümlichkeiten der Altersstufe (erhöhte Infektionsgefährdung, Neigung zu ausgiebiger Lymphknotenschwellung).

Durch das Hinzutreten eines interstitiell-mediastinalen Emphysems (MACKLIN u. MACKLIN; FISHER u. MACKLIN; DUKEN; SALMON; FORBES u. DAVENPORT; DEBRÉ u. BLINDER; DEBRÉ, LAMY u. MARIE; THOMAS; ABRAMSON, ROOK u. NAU; CAMPBELL u. SILVER; FAWCITT u. PARRY; KOSENOW; HURWITZ u. GREENHOOD; CRAIG, KIRKPATRICK u. NEUHAUSER; BASS, DIAMOND u. SCHUMANN u.a.) wird die Prognose akuter bronchopulmonaler Affektionen wesentlich verschlechtert (COLALE; MCGILLICUDDY), so daß MACKLIN u. MACKLIN von einem *„malignen Emphysem“* des Säuglings- und Kleinkindes sprechen (Abb. 33).

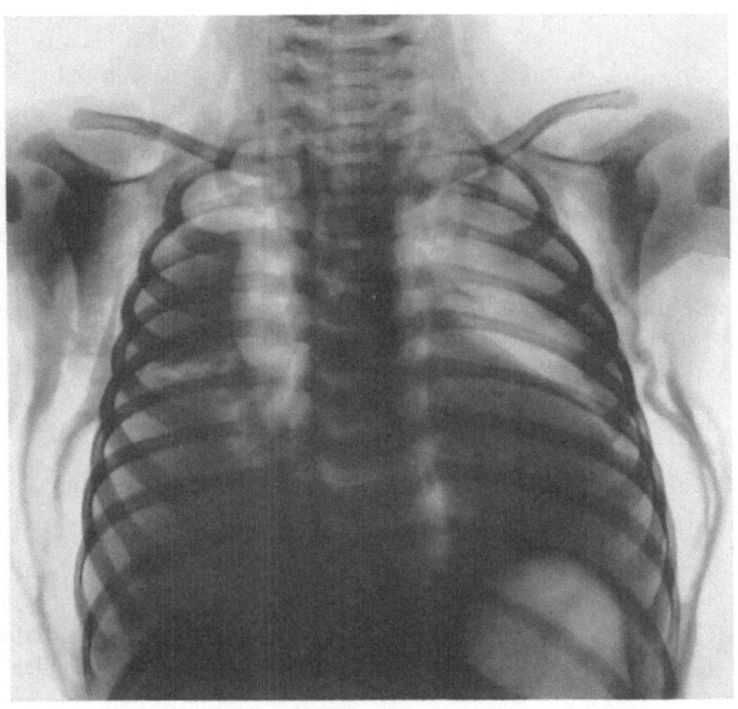

Abb. 33. L. Kr., 3 Monate altes ♀. Universitäts-Kinderklinik Leipzig (ehem. Direktor: Prof. A. PEIPER). Thoraxübersicht p.-a. (post mortem): Interstitielles Lungenemphysem mit ausgedehntem mediastinalen und subkutanen Emphysem, Spontanpneumothorax und Lungenkollaps beiderseits nach interstitieller plasmazellulärer Pneumonie (nach H. THOMAS, Frühkindliche Lungenerkrankungen. In: Lungenkrankheiten im Röntgenbild, Bd. I, S. 223, Abb. 41. Leipzig: VEB Thieme 1958)

Für den Erwachsenen sind die Konsequenzen, abgesehen vom Mediastinalemphysem nach schweren *Brustkorbtraumen*, im allgemeinen nicht so ernst, wenn auch in manchen Fällen eine chirurgische Intervention (Mediastinotomie) erforderlich wird (KRAUSS; VOSSSCHULTE; MAJOR u.a.). Das interstitielle Lungenemphysem selbst bleibt stumm, und nur die knisternde Hautschwellung an Hals, Gesicht und Flanken weist im Zusammenhang mit vorübergehender Beklemmung und Kurzatmigkeit auf das Ereignis hin. Der Zustand kann sich gelegentlich ohne erkennbare äußere Ursache entwickeln und zum *idiopathischen Pneumothorax* führen. Das scheinbar *spontane Auftreten* (HAMMAN; MCGUIRE u. BEAN; WOLFE; MILLER; ADCOCK; WILCOX u. FOSTER-CARTER; MOREY u. SOSMAN u.a.) hat meist lokale Gewebsveränderungen, wie kleine Emphysemrindenblasen, zur Voraussetzung, die dem röntgenologischen Nachweis allerdings oft entzogen sind (Lit. s. S. 140). Häufiger ist eine kausale Beziehung zu einem einmaligen oder wiederholten kräftigen *Preßakt* (Geburt, Heben schwerer Lasten, sportliche Tätigkeit, Defäkation), zu Hustenattacken, anhaltend bronchospastisch erschwerter Exspiration (Bronchialasthma) (s. S. 54) oder sonstigen bronchopulmonalen Affektionen festzustellen, die *abnorme Spannungsdifferenzen im atmenden Parenchym* erzeugen. In Betracht kommen ferner unphysiologische intrapulmonale Druckschwankungen während *künstlicher Beatmung unter Intubationsnarkose* (MUSHIN; MACKLIN; ADAMS; BARTHEL u.a.) oder bei der

Behandlung atemgelähmter Poliomyelitiskranker *in der Eisernen Lunge* (Jacobson, Cohen u. Carter u. a.). Analoge Folgen hat das *Zusammenwirken von örtlicher Destruktion und Ventilstenosen*, das der Entstehung von *Alveolareinrissen und Spontanpneumothoraces bei bronchogenen und metastatischen Lungengeschwülsten* zugrunde liegt (Lenk; Bariéty, Poulet, Monod u. Pallias; Lodmell u. Capps; de Barrin; Thornton u. Bigelow; Christmann, Schaposnik u. Deschamps; Shaw; Leigh u. Thompson; Sherman u. Brant; Frik u. Hesse; di Rienzo u. Weber; Heimlich u. Rubin; Engle; Depierre, Pointillart u. Verley; Toricelli u. Canossi; d'Angio u. Jannaccone; Michelassi u. Sbagia).

β) Das chronische („substantielle") Lungenemphysem

läßt sich in seinen verschiedenen Äußerungsformen und Stadien morphologisch und funktionell klar definieren. Seine Pathogenese ist dagegen in manchen Fragen problematisch geblieben und noch immer Gegenstand der Diskussion. Die in Betracht gezogenen ursächlichen Faktoren stehen in oft schwer zu trennender Wechselwirkung.

Tabelle 2. *Wechselwirkung verschiedener Kardinalfaktoren in der Emphysempathogenese* (nach K. Lottenbach, Das Lungenemphysem. In: Handbuch der inneren Medizin, 4. Aufl., Bd. IV/2, S. 806, Schema 10. Berlin-Göttingen-Heidelberg: Springer 1956)

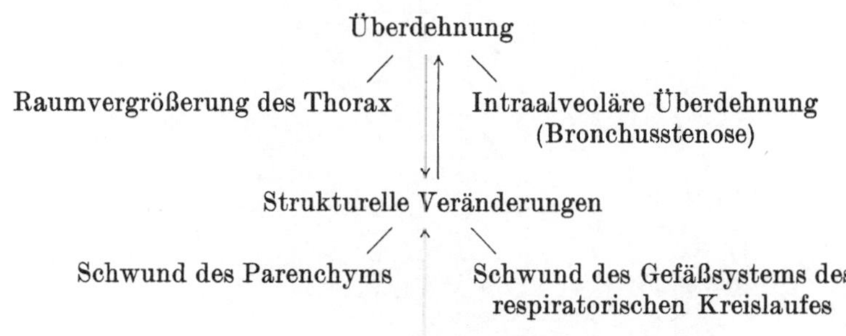

Begreift man die drei Grundphänomene: Überdehnung — Atrophie — Ischämie, mit denen Loeschke die Hauptgestaltmerkmale des chronischen Emphysems kennzeichnete, als Kausalitätskette, so zeigt sich ihre innere Abhängigkeit darin, daß jedes der Einzelglieder theoretisch am Beginn der Entwicklung stehen kann (Tabelle 2). Lottenbach hat diese Zusammenhänge unter Hinweis auf die bisherigen Entstehungstheorien des chronischen Lungenemphysems in seinem Handbuchbeitrag eingehend erörtert und kommt zu der abschließenden Feststellung: ein übergeordnetes Prinzip und ein für alle Emphysemfälle gültiger Kausalnexus sei nach den derzeitigen objektiven Unterlagen nicht zu finden.

Für die Klassifizierung des chronischen Lungenemphysems sind — je nach Betrachtungsweise vom Blickwinkel der Morphologie, Funktion oder Ätiologie bzw. Pathogenese — sehr unterschiedliche Ordnungsprinzipien anwendbar.

Die von Kountz und Alexander getroffene Unterteilung in *obstruktive und nichtobstruktive Emphysemformen* hat sich in der Klinik allgemein durchgesetzt. Ihr Differenzkriterium bildet die von dynamischen oder organischen Bronchusstenosen verursachte Erhöhung der exspiratorischen Atemwiderstände als führendes Symptom des klinisch manifesten Emphysems (Volhard; Staehelin; Maxwell; Christie; Engelhard; Hadorn; Wyss; Rossier, Bühlmann u. Wiesinger; Lottenbach; Löffler; Drouet, Herbeuval u. Faivre; Matthes u. Ulmer u. a.). Daneben hat sich im klinischen Sprachgebrauch die Bezeichnung *„restriktives Emphysem"* (Cournand u. Richards; Baldwin,

Cournand u. Richards; Matthes; Zeilhofer u.a.) für die vikariierenden Formen des Emphysems eingebürgert, die mit einer Verminderung der Totalkapazität durch Ausfall größerer zusammenhängender Parenchymbezirke oder herdförmig-disseminierter Schrumpfung einhergehen. Obstruktiver und restriktiver Emphysemtyp können im Einzelfall miteinander kombiniert sein (Zeilhofer u.a.).

Giese berücksichtigt in seiner Einteilung sowohl pathogenetische wie anatomische und funktionelle Momente und stellt als Hauptkategorien die *primären und sekundären Emphyseme* einander gegenüber. Diese Gruppierung liegt der folgenden Darlegung zugrunde.

1. Die primären Formen des chronischen Lungenemphysems. *a) Das senile Lungenemphysem* ist der Prototyp des primären diffusen Emphysems, das seinen Ausgang von einem Elastizitätsschwund des Lungengewebes nimmt (Tendeloo; Giese).

Der funktionelle Alternswandel der fibrillären Lungentextur ist in vivo und an der Leichenlunge (Metz; McIlroy u. Christie; Hartung u.a.) meßbar, ohne daß bisher qualitativ oder quantitativ ein eindeutiges morphologisches Korrelat gefunden wurde (Tendeloo; Loeschke; Giese u.a.). Der Übergang von der „alternden Lunge" zum Altersemphysem verläuft fließend. Die Minderung der Faserelastizität, die ein allgemeines Phänomen der Altersinvolution und als solches ursächlich nicht greifbar ist, wird in der Lunge in höheren Lebensdekaden praktisch nie vermißt (McIlroy u. Christie; Keck) und kann als Ausdruck vorzeitiger Alterung der mesenchymalen Strukturen oder konstitutioneller Bindegewebsschwäche (Hueck; Hart; Standenath) schon früher, etwa mit Beginn des 6. Dezenniums in Erscheinung treten (Bürger; Segal u. Dulfano; McLean; Bickermann, Mayer, Blazsik u. Rappaport; Giese).

b) Das genuine (konstitutionelle) Emphysem unterscheidet sich vom senilen nur in seinem Manifestationszeitpunkt. Beide Formen entsprechen einem diffusen Emphysem, das die Homogenität der Lungenventilation nicht a priori beeinträchtigt, zunächst nur die funktionellen Atemreserven schmälert, ohne wesentliche klinische Ausfälle zu verursachen, und feingeweblich als allmählich fortschreitende Lungendystrophie imponiert (Beitzke; Giese). Dabei geht der Schwund der Atemoberfläche Hand in Hand mit einem Abbau der alveolären Netzkapillaren, deren Gesamtheit die im Nebenschluß alternierend durchblutete Kapillarreserve der Lunge abgibt. Für die Annahme einer primär vaskulären Genese des atrophischen Prozesses im Sinne einer Minderernährung des Parenchyms, die sich auf den Nachweis okklusiver Wandveränderungen im System der Bronchialarterien bezieht (Isaaksohn; Loesckcke; Cudkowitz u. Armstrong; Delarue; Florange), steht der Beweis bisher aus (Giese; Hartung). Die verringerte Retraktionsfähigkeit der „schlaffen atrophischen Lunge" und die daraus resultierende Änderung der Atemmechanik stehen heute im Vordergrund der Betrachtung über den Ursachenkomplex der diffus fortschreitenden Gefügedilatation (Giese; Christie; McIlroy u. Christie; Daymann; Stead, Fry u. Ebert; Hartung u.a.).

Die Einbuße an statischer und dynamischer Elastizität mindert das passive Exspirationsvermögen der Lunge und stört das Gleichgewicht der atemmechanisch wirksamen Kräfte. Der Verlust der inneren Gewebsspannung wird durch Erhöhung der Atemmittellage zunächst dynamisch ausgeglichen. Der vermehrte Dehnungszug steigert zwar — wie bei einer erschlafften Bogensehne — die relative Retraktionskraft, aber auch den Strukturabbau der Lunge. Er vergrößert zugleich den funktionellen Totraum und verschlechtert deshalb die Alveolarventilation. Bei weiterem Absinken der Elastizität läßt sich der passive Charakter der Ausatmung nicht mehr bewahren. In zunehmendem Maße muß die Exspirationsmuskulatur zur aktiven Entlüftung herangezogen werden, und in gleichem Umfang wachsen die Atemströmungswiderstände. Die Bronchialperipherie gerät immer mehr unter die Einwirkung des exspiratorisch ansteigenden Pleuradruckes (Rossier; Bellini u.a.) (Abb. 30).

Mit dem Auftreten dynamischer Bronchialstenosen wird die Belüftung und Zirkulation der Lunge *inhomogen.* Die damit verbundene Partialinsuffizienz kann durch Erhöhung der Ruheminutenvolumina kompensiert werden und führt allein kaum zum pulmonalen Hochdruck und Cor pulmonale (ROSSIER, BÜHLMANN u. WIESINGER; GIESE). Immerhin *gewinnt das diffuse Emphysem in späteren Stadien obstruktive Züge,* die spirometrisch unmittelbar faßbar sind, feingeweblich aber nur indirekt aus der „blasigen Überformung" der ursprünglich gleichmäßigen Distensionsatrophie erschlossen werden können (GIESE; HARTUNG). Auf der Basis dieser Vorstellung haben sich die bisher abweichenden Ansichten der Klinik und Pathomorphologie über die Bewertung der Bronchialstenose für die Formalgenese des chronisch-substantiellen Emphysems genähert (KARTAGENER; LÖFFLER; LOTTENBACH; ROSSIER, BÜHLMANN u. WIESINGER; RIBBERT; GIESE; HARTUNG; WRIGHT u.a.).

Die häufig *begleitende chronische Bronchitis und Bronchiolitis* ist gewöhnlich eine Folgeerscheinung, die sich dem vorbestehenden senilen und genuinen Emphysem aufpfropft und aus erhöhter Katarrhanfälligkeit und erschwerter Sekretdrainage bei reduzierter Exspirationskraft resultiert (KARTAGENER; LÖFFLER; LOTTENBACH; GIESE). Sie verschlechtert zusätzlich die Atemökonomie, Luftverteilung und den Gasaustausch, vor allem aber die Hämodynamik im kleinen Kreislauf. Seine funktionelle Drosselung im Gefolge zunehmender alveolärer Hypoventilation — Globalinsuffizienz — (v. EULER u. LILJESTRAND; MOTLEY u. TOMASHEFSKI; BÜHLMANN, MAIER, HEGGLIN, KÄLIN u. SCHAUB; ROSSIER, BÜHLMANN u. WIESINGER) und der über die alterns- und abnutzungsbedingten Abbauvorgänge hinausgehende Schwund der terminalen Lungenstrombahn (GIESE) verringern die ohnehin reduzierte Diffusionskapazität weiter und führen gemeinsam zur pulmonalen Hypertonie. Auch beim Altersemphysem kann somit der klinische Verlauf und die Prognose im Endstadium von anhaltender Drucküberlastung des rechten Herzens als Auswirkung der chronischen Komplikationsbronchitis bestimmt werden.

2. Sekundäre Emphysemformen. Die nachstehenden Kategorien des chronischen Emphysems lassen sich pathogenetisch auf akute oder chronische Vorkrankheiten des bronchopulmonalen Systems, der Pleura oder des Thoraxskelets zurückführen. Auch bei erheblicher Ausdehnung bleibt der Gewebsschwund dabei stets herdbezogen bzw. auf abnorme Dehnungszonen beschränkt, erfolgt jedenfalls nicht diffus wie beim primären atrophischen Emphysem (GIESE) (Abb. 34). Die Lungenventilation und -durchblutung werden dadurch im Gegensatz zum genuinen Emphysem von vornherein ungleichmäßig, Gasaustausch und Hämodynamik im kleinen Kreislauf demzufolge gewöhnlich stärker beeinträchtigt.

a) Das chronische Obstruktionsemphysem hat klinisch und seiner Häufigkeit nach überragende Bedeutung. Die anhaltende Entlüftungsstörung kann aus funktioneller oder organischer Verengung der Luftwege resultieren. In Abhängigkeit von Sitz und Zahl der Stenosen sind morphologisch zwei Hauptgruppen zu unterscheiden:

I. das *regional begrenzte Ventilemphysem bei umschriebener inkompletter Stenose eines Haupt-, Lappen- oder Segmentbronchus* und

II. das ein- oder beiderseits *disseminierte Emphysem infolge multifocaler Stenosen in der Bronchialperipherie.*

Zu I.) Das regional begrenzte Ventilemphysem. Schon in früher Kindheit kann es zu anhaltender obstruktiver Blähung eines Segments, Lappens oder Lungenflügels kommen. Das *konnatale Emphysem* hat vielfältige Ursachen (BARLOW; ORTH; NELSON; ROYES; DEBRÉ; OVERSTREET; BRECKLER; ROBERTSON u. JAMES; PRUVOST, GRUMBACH, LEVY u. DUHAMEL; LEAHY u. BUTSCH; MACLEOD; SEMILAIGNE, HUREZ u. GUIVARCH; DE BORD u. SIBILSKY; VAN EPPS u. DAVIES; MARIE u. SEE; EVANS; HOLZEL, BENETT u. VAUGHAN; COTTON u. MYERS; VENTURINI; HAMILTON u. GILLESPIE; HELMER, THALHAMMER, WOLF u. ZEITLHOFER; BOLANDE, SCHNEIDER u. BOGGS; HELMER, KREPLER, POLLAUF u.

ZEITLHOFER u.a.). Häufiger als Stenosen nach *geburtstraumatischer Bronchusläsion* sind Ventilmechanismen durch örtliche Fehlbildung der Bronchialwand, die mit anderen Mißbildungen — z.B. einem Defekt des vorderen Mediastinums (LEWIS u. POTTS) —

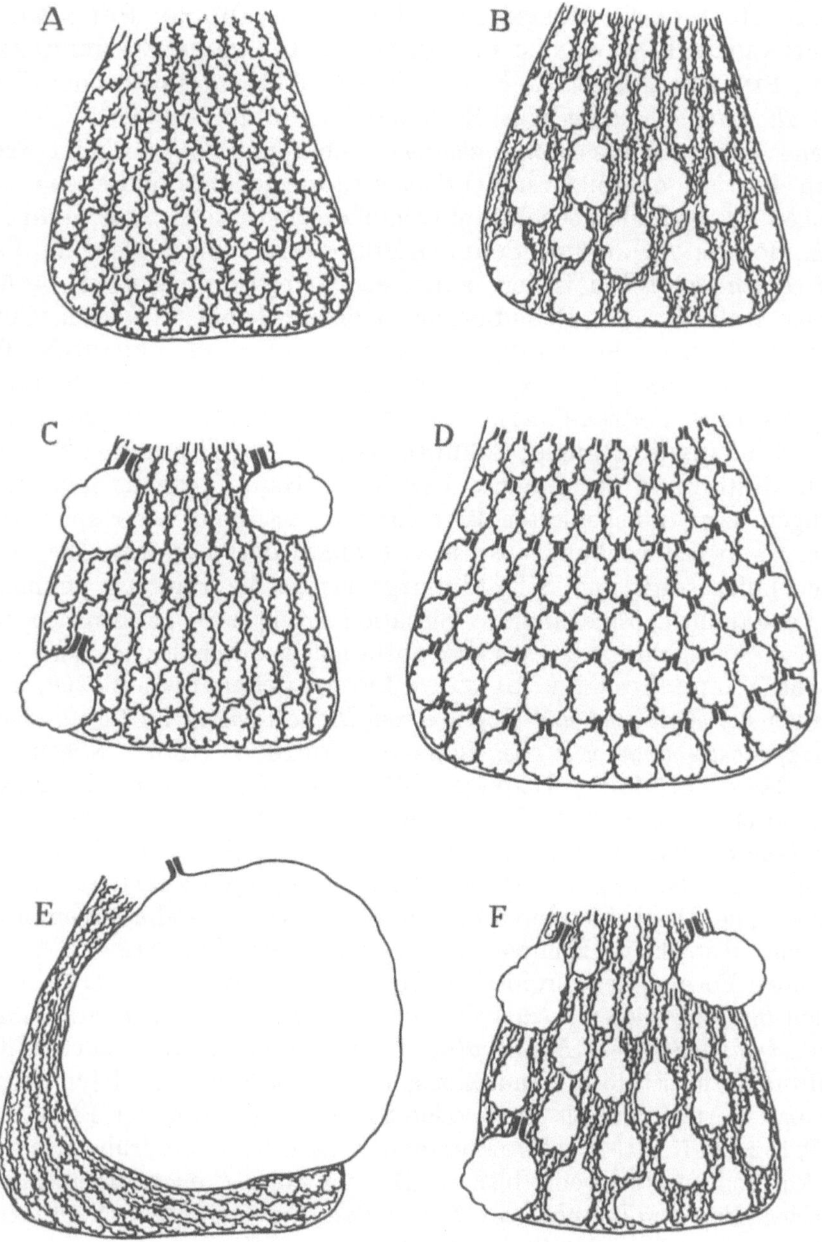

Abb. 34. Schema der verschiedenen sekundären Emphysemformen im Vergleich zur normalen Lungenstruktur [nach A. A. LIEBOW, Amer. Rev. resp. Dis. 80, 67 (1959), Fig. 29]. *A* normal, *B* herdförmiges Narbenemphysem („Traktionsemphysem"), *C* herdförmig umschriebenes Obstruktionsemphysem, *D* disseminiertes Obstruktionsemphysem, *E* bronchiolostenotisches großbullöses Emphysem mit Verdrängung des Nachbarparenchyms, *F* Kombination von herdförmigem Narben- und kleinblasigem Obstruktionsemphysem

kombiniert sein kann. Insbesondere sind *partielle Dys- und Aplasie des Knorpelgerüsts* (FERGUSON u. NEUHAUSER; SHAW; MACLEOD; MARIE u. SEE; WILLIAMS; WILLIAM u. CAMPBELL; OVERSTREET; GROSS; EVANS; ZITTEL; SOAVE; KASSAY; EIKEN; HORÁNYI; HORÁNYI, SZÖTS u. HALASY-NAGY) und *flottierende hyperplastische Schleimhautfalten* anzuschuldigen

(ROBERTSON u. JAMES; ROYES; CAFFEY; MARIE u. SEE; MACLEOD; BARIÉTY, PAILLAS u. LEVY; VENTURINI). Als konkurrierende Ursache kommt die Strangulation eines Haupt- oder Lappenbronchus durch den Ductus Cuvieri (SAUERBRUCH), *abnorm mündende Pulmonalvenen* (ROBERTSON u. JAMES), *abweichend* über den rechten Tracheobronchialwinkel *verlaufende A. pulmonalis sinistra* (FISCHER, POTTS u. HOLINGER; WELSH u. MUNRO; POTTS, HOLINGER u. ROSENBLUM; MORSE u. GLADDING; HOLINGER, JOHNSTON u. ZOSS; WITTENBORG, TANTIWONGSE u. ROSENBERG; HOLINGER, ZIMMERMANN, PARCHET u. JOHNSTON; SINAPIUS), *einseitige Pulmonalektasie* (GRÄVINGHOFF) oder *Verlaufs- und Teilungsanomalien des Aortenbogens* (s. S. 19 und Abb. 10) in Betracht.

Angeborene *Varietäten des Bronchialbaumes* geben mitunter noch im Erwachsenenalter Anlaß zu chronisch-obstruktiven Ventilationsstörungen. Darauf weisen unter anderem die Mitteilungen über umschriebene Emphysembildung (DEMOULLIN u. HOSTERT; WILLIS u. ARMSTUTZ; PIGORINI; LONGIN; SCHULTE-BRINKMANN) und andere im Versorgungsgebiet eines *Trachealbronchus* isoliert auftretende Obstruktionsfolgen — Atelektasen, Bronchiektasie, rezidivierende Retentionspneumonien — hin (HULSE u. CURTIS; HUIZINGA u. SMELT; COTTON, SPAULDING u. PENIDO; HOLINGER, JOHNSTON, PARCHET u. ZIMMERMANN; DAVIDSOHN; BOYDEN; DYBICKI, BOCHINSKI u. DWORAK; SCHAFF u. BAUM; GERSON u. ROTHSTEIN; FOSTER-CARTER; FLINT; BREMER; PASINI, PIATTI u. ROMAGNOLI; FERGUSON u. NEUHAUSER; HARRIS; SCHULTE-BRINKMANN; HEIDENBLUT). Das nahe der membranösen Hinterwand der Trachea bzw. eines Hauptbronchus mündende Ostium des überzähligen bzw. transponierten Bronchialastes ist abnormer respiratorischer Verformung und Kaliberschwankung ausgesetzt (SCHNEIDER; LONGIN). Die orifizielle Erschwernis der Luftpassage und Sekretdrainage macht die Häufung pulmonaler Komplikationen verständlich. Eine analoge Situation ergibt sich gelegentlich beim *Lobus V. azygos* infolge Strangulation des Versorgungsbronchus durch den atypisch verlaufenden Bogen der Vene (VELDE; VOLLMER; LAURIA u. LIOTTI; weitere Lit. s. S. 296). Den gleichen Effekt hat auch die *Knickung und Torsion von Bronchialästen im Gefolge pleuro-pulmonaler Schrumpfungsvorgänge*, z.B. bei Silikose (WORTH u. HEINZ; SCHINZ u. COCCHI; LEMOINE u. BRUNINX; ZORN; ELOESSER; ORLANDI, CONCINA u. BELLION; WORTH; FISCHEDICK; MOLFINO u. PESCE; PERONA u. TOSTO; BRUCE u. JONSSEN; ZANETTI u. ROMAGNOLI; GERNEZ-RIEUX, BALGAIRIES, FOURNIER u. SAVINEL; TROCHETTI u. TORSOLI; DI GUGLIELMO, CHIAPPA u. CITRONI; BOHLIG u.a.) *und bei schweren Kyphoskoliosen* der Brustwirbelsäule. Das bei letzteren Zuständen auftretende Dehnungsemphysem erhält dadurch oft eine obstruktive Komponente (VATERNAHM; UEHLINGER; GIESE).

Die regionalen Formen des chronischen Obstruktionsemphysems beruhen zumeist auf umschriebenen *Bronchostenosen entzündlich-narbiger, seltener neoplastischer Natur*. In erster Linie kommen *lymphadenogene Bronchialwandschäden* (kompression- oder infiltrationsbedingte Chondromalazie, fistulöse Granulationspilze, murale Narben nach lymphoglandulärer Penetration bzw. Perforation) als Früh- oder Spätfolge tuberkulöser Primärinfektion in Betracht (s. S. 192, 200ff., 345ff.). Ihre Entstehung kann bis in die frühe Kindheit zurückreichen und klinisch unterschwellig bleiben. Die von einer *Bronchialkompression im Verlauf der floriden Bronchiallymphknoten-Tuberkulose* hervorgerufene Ventilationsstörung kann sich bei entsprechendem Stenosemechanismus zeitweilig als regionales Ventilemphysem (sog. „Kompressionsemphysem" nach ELIASBERG) äußern, das meist der Obstruktionsatelektase vorausgeht oder deren Lösung nachfolgt und sich mit Abschwellen der peribronchialen Lymphknoten zurückzubilden pflegt (HARNACK; HUTCHINSON; JULIEN-MARIE u. UNDENSTOCK; MÜLLER; WISSLER; REICHE; SPIVEK; MIN SHU CHAO; DEBRÉ u. KAPLAN; FAUST; DUFOURT u. DEPIERRE; GÖRGÉNYI-GÖTTCHE u. KASSAY; CHRISTIAENS u. BONTE u.a.). Auch bei *Fremdkörperaspiration* (s. S. 135) und stenosierenden *Bronchialtumoren* (Lit. s. S. 137) behält die initiale Blähung des abhängigen Lungensektors in der Regel funktionellen Charakter (GIESE; HARTUNG). Denn sie bildet nur ein verhältnismäßig kurzes Übergangsstadium bis zur Wiederherstellung der freien Passage bzw. zu bleibender Atelektase. Die starren Stenosen, die durch konstriktiv schrumpfende Bronchialwandnarben, *Ummauerung mit perilymphadenitischem Schwielengewebe* oder protrahierten *Einbruch* bereits *indurativ umgewandelter Lymphknoten tuberkulöser Altprozesse und bei Pneumokoniosen* entstehen *(„Bronchitis deformans")* (SCHMORL; GEY; LOESCHCKE; GIESE; UEHLINGER; BEITZKE), können durch immer wiederkehrende Sekretstauung und Schleimhautschwellung den Charakter einer rezidivierenden exspiratorischen Ventilstenose erhalten, unter deren Einfluß die zunächst reversible Alveolarektasie allmählich von einem echten Substanzschwund des abhängigen Parenchyms abgelöst wird. In diesem Sinne schreiben manche Autoren dem Zusammenwirken von ständiger *Bronchialkompression durch silikotische Hiluslymphknoten* und Staubbronchitis eine maßgebliche Rolle in der komplexen Pathogenese des Staublungen-Emphysems zu (DI BIASI; NICOD; HUIZINGA u.a.). Andere Autoren stellen gegenüber der bronchomechanischen Läsion die Schädigung autonomer Nervenfasern durch perilymphadenitische Schwielen in den Vordergrund des pathogenetischen Zusammenhanges zwischen „deformierender Hilussilikose" und Lungenemphysem (HUSTEN; OTTO u. SCHMIDT).

Als seltene Ursachen regionaler Lungenblähung sind vorwiegend exspiratorisch wirksame *Bronchostenosen nach überstandener Pneumonie* (GROND u. ROMEYN; EERLAND u. KRAAN), *bei bronchialer Adenose* (HORÁNYI u. KERÉNYI), *umschriebenen Amyloidtumoren im Bronchialbaum* (BALSER; WEISSMANN, CLAGETT u. MCDONALD), bei *Bronchus-Hamartomen* (HASCHE u.a.) und endobronchialer Manifestation der *Lymphogranulomatose* (FRÉOUX, GAK u. MEYNARD) zu nennen. Gelegentlich führt auch die Bronchialkompression von außen durch *Mediastinalzysten* (VOGT; ADAMS; GOLD; RACH; LENK; PRETE u. MAROGNA; SMID, ELLIS, LOGAN u. OLSEN) und thorakale *Aortenaneurysmen* (TILLIER, PORTIER u. BOULARD) zu obstruktiver Entlüftungsstörung eines Lungensektors. Die Beobachtung eines partiellen Ventilemphysems *nach Bronchusfraktur* (GRIFFITH) ist ungewöhnlich, da sich nach traumatischer Läsion großkalibriger Bronchien in der Regel eine Atelektase entwickelt, wenn der Patient das akute Unfallstadium überlebt (s. S. 196, 239).

Zu II.) Die *disseminierte Form des chronischen Obstruktionsemphysems* stellt eine schwerwiegende Spätkomplikation zahlreicher akuter oder chronischer broncho-pulmonaler Erkrankungen dar. Nach Ätiologie und Pathogenese uneinheitlich, ist die allmählich von dynamischer zu anatomischer Läsion fortschreitende Entlüftungsstörung generelle *Folge multipler Stenosen in der Bronchialperipherie.* Ihr Erscheinungsbild entspricht dem klinisch manifesten universellen Emphysem, das schon bei jüngeren Menschen und in mittleren Altersstufen beobachtet wird und bei entsprechender Ausprägung und Dauer zum pulmonalen Hochdruck führt. In seiner langfristigen Entwicklung greifen vielfach funktionelle Störfaktoren, Sekretionsanomalien und organische Veränderungen der mittleren und kleinen Bronchien ineinander.

Für die rein funktionellen Formen bronchialer bzw. bronchiolärer Stenosen, die dem morphologischen Nachweis entzogen oder pathologisch-anatomisch nur mittelbar aus dem — inkonstanten — Befund einer muskulären Wandhypertrophie zu erschließen sind, haben ROSSIER u. MÉAN die Bezeichnung *„Bronchitis spastica inappercepta"* geprägt. Ihre dynamische Natur, die sich spirometrisch im wechselnden Ausmaß und therapeutischer Beeinflußbarkeit der obstruktiven Ventilationsstörung (Adrenalin-Test) (ROSSIER u. MÉAN; BÜHLMANN u. WEGEMANN; WYSS u. WILBRANDT u.a.) ausdrückt, kommt nicht nur als *spastische Bronchokonstriktion* zur Geltung. Die zunächst bronchospastisch ausgelöste Lungenblähung kann durch das *„air trapping" infolge allgemeiner Bronchiolarkompression* passiv unterhalten und verstärkt werden, sobald der Patient den erhöhten Atemwiderstand mit forcierter Exspiration zu überwinden versucht, wenn anhaltender Husten den intrapleuralen Druck immer wieder emporschnellen läßt, oder die terminalen Bronchialzweige dem stetigen Druck anliegender Emphysemblasen ausgesetzt werden (ROSSIER; WYSS; WYSS u. KOBELT; WEBER; GIESE u.a.).

Zu diesen funktionellen Faktoren tritt bei den verschiedenen Formen entzündlich-allergischer, durch physikalische und chemische Noxen oder Infektion bedingter chronischer Bronchitis und Bronchiolitis noch *zellige Infiltration* und *hyperämisches Ödem der*

Schleimhaut, abnorme Schleimbildung und Erschwernis der Sekretdrainage hinzu. Die Schleimanschoppung spielt nicht nur bei der akuten Lungenblähung und Asphyxie des Asthmaanfalles eine maßgebliche akzidentelle Rolle.

Pathologische Beschaffenheit und übermäßige Produktion der Bronchialsekrete (Dys- bzw. Hyperkrinie) können bei der *Mucoviszidose* — Synonyma: zystische Pankreasfibrose, Dysporie, Landsteiner-Fanconi-Andersen-Syndrom — alleinige Ursache chronisch-obstruktiver Ventilationsstörungen werden (KNAUER; FANCONI, UEHLINGER u. KNAUER; FANCONI u. BOTSZTEJN; FANCONI u. METAXAS-BUEHLER; FARBER; WISSLER u. ZOLLINGER; GLANZMANN; BODIAN; KARTAGENER; THOMAS; SEIFERT; QUINLAN; ABBOTT, MCCREARY, POCOCK u. BROWN; BANYAI u. PEABODY; SCHULTZE-JENA).

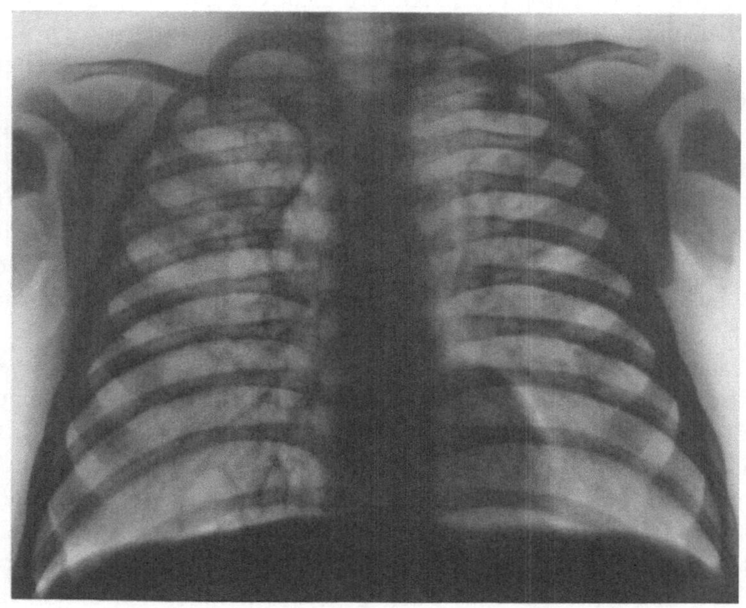

Abb. 35. V. B., 5 Monate alter ♂. Rö.-Arch.-Nr. 1110/53, Krbl.-Nr. 596/53, Universitäts-Kinderklinik Leipzig (ehem. Direktor: Prof. A. PEIPER). Thoraxübersicht p.-a.: Ausgedehntes vielblasiges Obstruktionsemphysem bei Mucoviszidose, autoptisch bestätigt [Sekt.-Nr. 366/53, Pathologisches Institut Universität Leipzig (ehem. Direktor: Prof. H. BREDT)] (nach H. THOMAS, Frühkindliche Lungenerkrankungen. In: Lungenerkrankungen im Röntgenbild, Bd. I, S. 223, Abb. 26. Leipzig: VEB Thieme 1958)

Die allgemeine Exokrinopathie zieht mehrere Organsysteme in Mitleidenschaft und ist an vermehrter Chlor- und Natrium-Abscheidung im „Schweiß-Test" nachzuweisen (DI SANT'AGNESE; SCHULTZE-JENA u.a.). Die pulmonale Beteiligung ist häufig und tritt zunächst mit einem unregelmäßig verteilten, unter Umständen universellen Emphysem hervor (NEUHAUSER; KEATS; ABBOTT, MCCREARY, POCOCK u. BROWN; HODSON u. FRANCE; THOMAS) (Abb. 35). Die charakteristische Bronchiektasie (FANCONI u. Mitarb.) und Atelektasen lobulärer, segmentaler oder lobärer Anordnung (ATTWOOD u. SARGENT; ZUELZER u. NEWTON; CAFFEY; ABBOTT, MCCREARY, POCOCK u. BROWN; DI SANT'AGNESE; KARTAGENER; ZUZIN u. ROMANO) entwickeln sich bei dem familiären Leiden nach NEUHAUSER u. KEATS erst in späteren Stadien infolge Sekundärinfektion. WERTHEMANN, GROGG u. FREY beschrieben eine Kombination der Sekretionsanomalie mit angeborener Knorpeldysplasie im Bronchialbaum. Auf Grund der anhaltenden Ventilationsstörung kann sich — nach ROYCE sowie TOMLIN, LOGUE u. HURST in 70% der tödlich verlaufenden Fälle — ein chronisches Cor pulmonale entwickeln.

Die *chronisch-proliferative Bronchiolitis* endet oft mit irreversibler Stenosierung oder Obliteration der Lumina (GIESE; MEESSEN; BEHRENS u. FANCONI). Da der entzündliche Wandprozeß auch das Peribronchium einzubeziehen pflegt, kommt es bei narbiger Ausheilung der Peribronchiolitis zu *fibröser Einscheidung der Bronchiolen* (RIBBERT; LOESCHKE;

Spain; Eloesser; Giese) (Abb. 36). Nach den aerodynamischen Gesetzen der Bronchostenose entwickelt sich eine progressive Ventilationsstörung im Versorgungsgebiet, die sich in der Regel als blasiges Emphysem manifestiert (Abb. 37). Beschränkt sich der Obliterations- bzw. Stenosierungsvorgang auf die distalen Luftwege einzelner Segmente oder Lappen, wie bei regionaler Bronchiektasie, so werden die Funktionsausfälle von der Restlunge wettgemacht, und völlig abgeschnittene Läppchen kollateral belüftet (Abb. 17 u. 18).

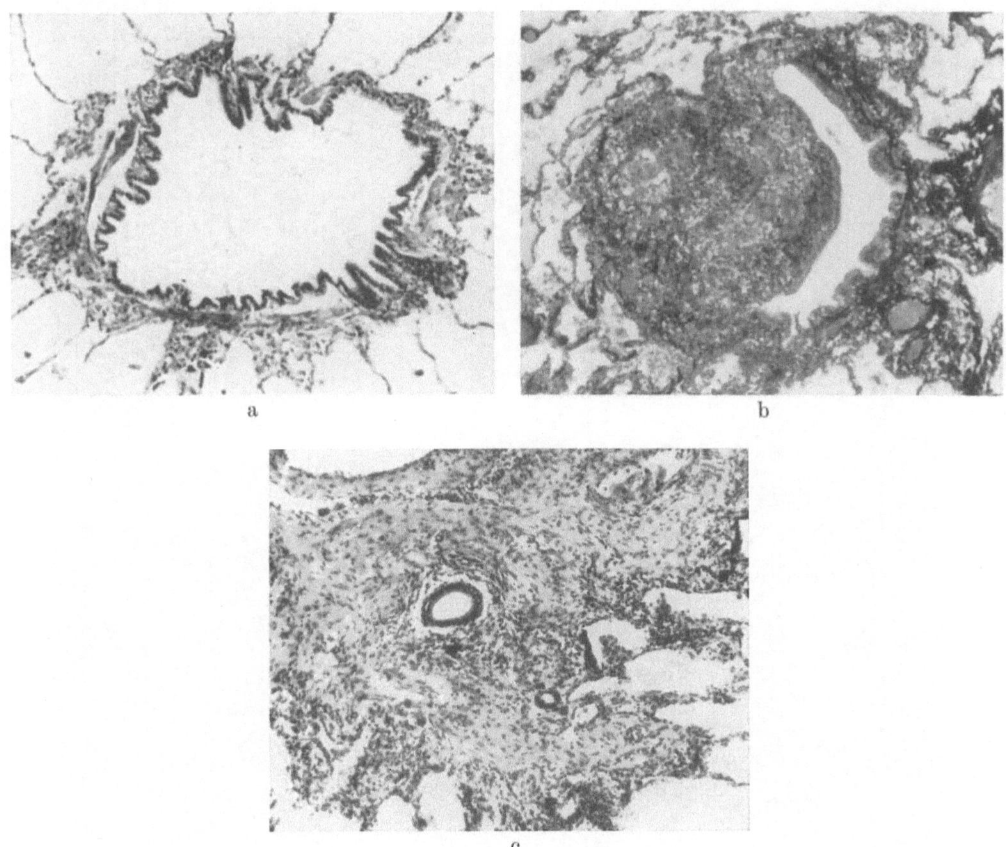

Abb. 36a—c. Formen bronchiolärer Stenose. [Nach W. Hartung, Ergebn. inn. Med. Kinderheilk. **15**, 273 (1960), Abb. 12.] a Dünnwandiger, in seiner elastischen Verspannung gelockerter Bronchiolus bei senilem Emphysem, Typus der *dynamischen funktionellen Stenose*. b *Obliterierende Endobronchiolitis* tuberculosa, schmales, sichelförmiges Restlumen. c Narbenzustand nach unspezifischer Endo- und Peribronchiolitis bei Bronchiektasen, düsenartig verengtes Restlumen, Typus der *starren organischen Stenose* (Vergr. sämtlich 90:1)

Wesentlich schwerere Folgen haben die über weite Lungenprovinzen *ausgedehnten peribronchiolären und interlobulären Vernarbungsprozesse.* Die Erstarrung des Lungengerüsts schränkt Entfaltbarkeit wie Retraktionsvermögen des Organs ein und schneidet gewissermaßen die in- und exspiratorischen Ventilationsspitzen ab (Uehlinger u. Schoch; Giese). Trotz Abnahme der Totalkapazität ist das pulmonale Residualvolumen relativ erhöht. Denn das Zusammenwirken von interstitieller Schrumpfung mit multifokalen Bronchiolostenosen verursacht eine fortschreitende bullöse Umwandlung zahlloser kleiner Parenchymbezirke (Spain; Giese; Uehlinger u. Schoch; Behrens u. Fanconi; Mallory; Meessen u.a.). Am Ende dieser Entwicklung steht das *vielblasige bronchiolostenotische Emphysem* im Sinne der *sekundären Wabenlunge („honeycomb lung")* (Abb. 38) (Cunningham u. Parkinson; Heppleton; Oswald u. Parkinson u.a.), das zugleich restriktiven wie obstruktiven Charakter besitzt (Giese; Meessen; Behrens u. Fanconi; Hartung). Die erhebliche kardio-respiratorische Auswirkung diffuser Gerüstsklerosen resultiert nicht allein aus der Reduktion von Kontaktfläche und Durchblutungsgröße

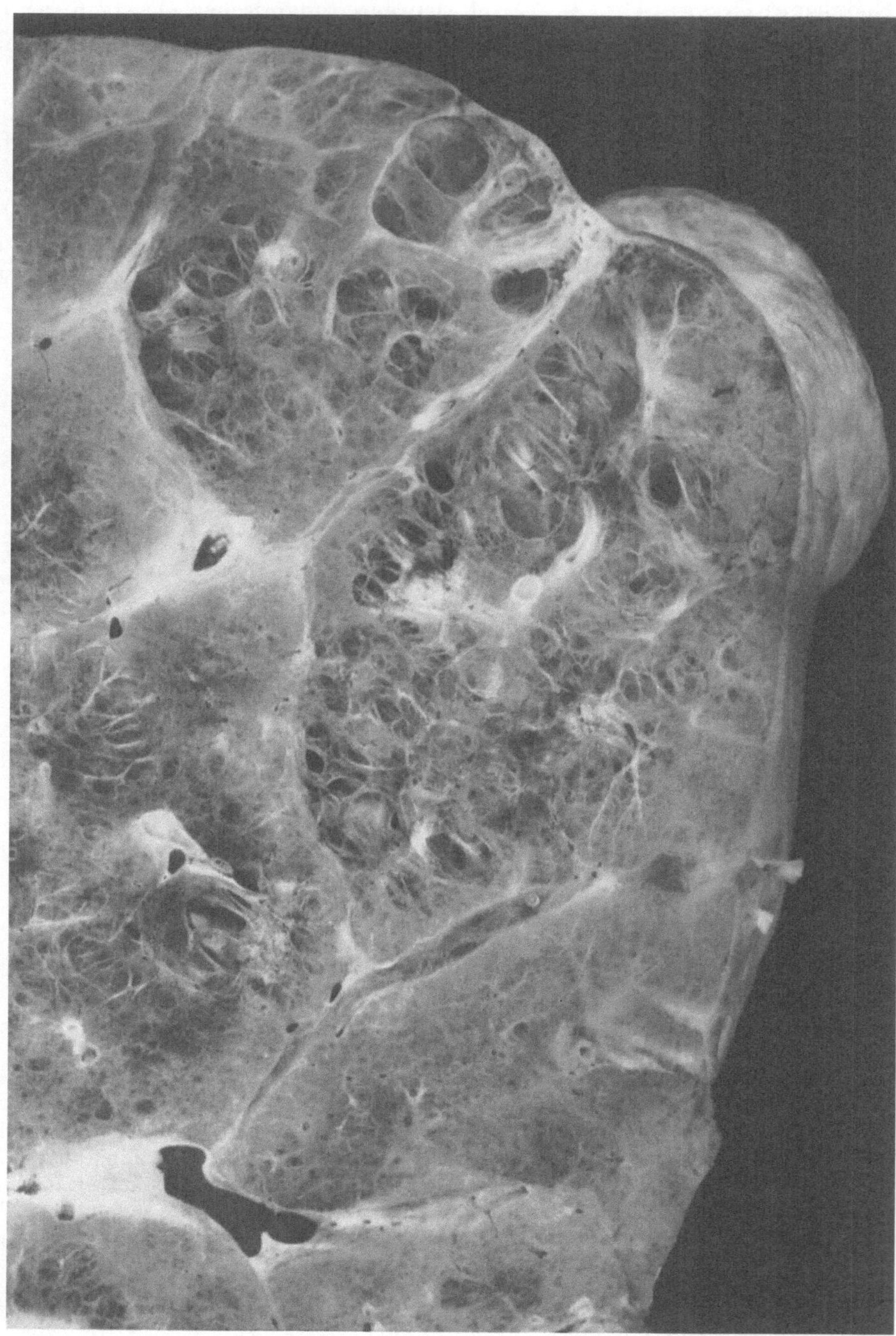

Abb. 37. Lobulär gebundenes bronchiolostenotisches Emphysem. Zentral in den Läppchen Lobulararterien und Bronchiolus lobularis, in den Septen Anschnitte von Venen. (S.-Nr. 96/59. Vergr. 3fach) (nach W. GIESE, Pathologie der äußeren Atmung. In: Handbuch der allgemeinen Pathologie, Bd. V/1, S. 402, Abb. 51. Berlin-Göttingen-Heidelberg: Springer 1961)

der Lunge. Die Diffusionskapazität wird zusätzlich durch die Erschwernis des Gasaustauschs an der verdickten Alveolarwand wesentlich herabgesetzt (alveolo-kapillärer Block) (DEENSTRA u. ROSENBURG; MARSHALL, SMELLIE, BAYLIS, HOYLE u. BATES; UEHLINGER u. SCHOCH).

Die *diffusen interstitiellen Lungenfibrosen*, deren anatomisches Substrat der von RINDFLEISCH beschriebenen „zystischen Lungenfibrose“ und v. HANSEMANNs „Lymphangitis reticularis pulmonum“ gleicht (WURM), sind ätiologisch uneinheitlich (UEHLINGER u.

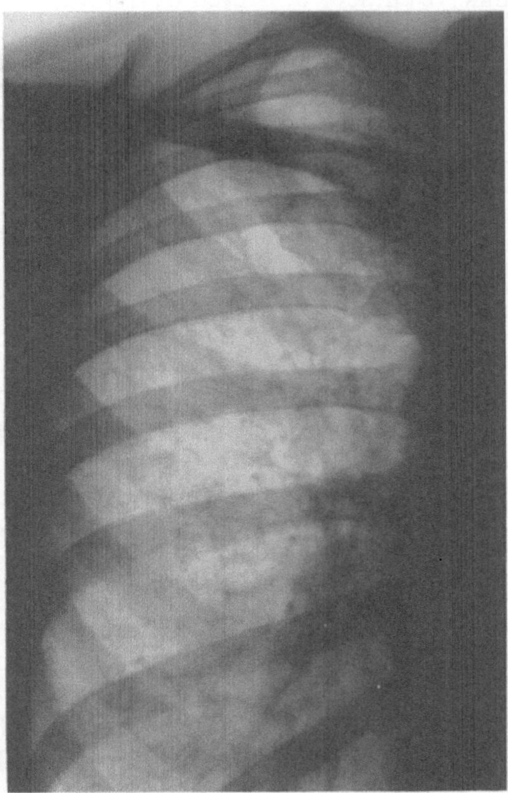

Abb. 38a

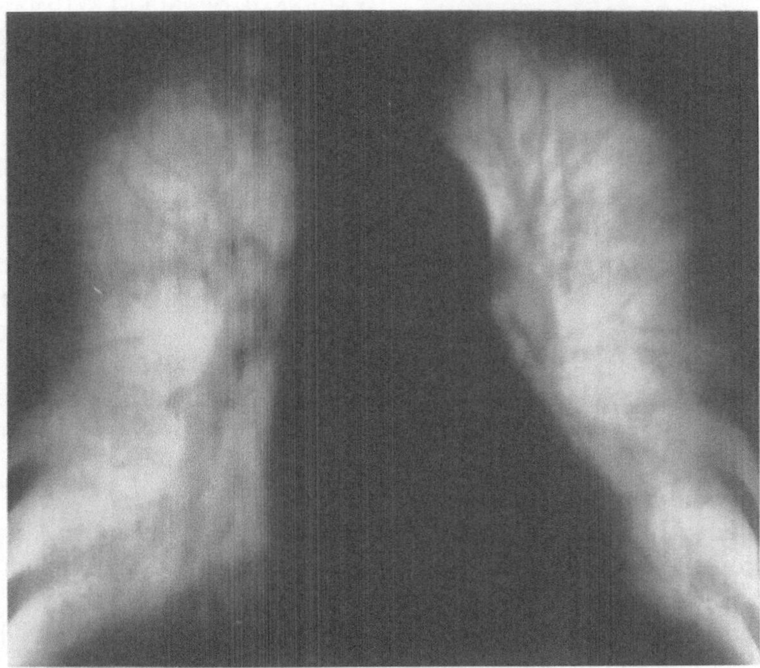

Abb. 38b

Abb. 38a—c. M. Pi., 58jähr. ♀. Arch.-Nr. 3216/59, Röntgenabteilung Medizinische Universitätsklinik Münster i. Westf. (Direktor: Prof. Dr. W. H. HAUSS). Entwicklung eines großblasig konfluierenden Oberlappen-Emphysems aus einem vielblasigen Lungenemphysem (bronchiolostenotische Wabenlunge). a Summationsbild p.-a. (12. 1. 53). b Schichtbild, 7,5 cm, a.-p. (14. 1. 53). c Summationsbild p.-a. (13. 4. 59)

SCHOCH; GIESE; MEESSEN; BEHRENS u. FANCONI; WURM; GOUGH; SPAIN; SCADDING; HEGGLIN; HAEMMERLI; VANĚK; ROBBINS; HEPPLETON; PETRANYI; KING; ALTSHULER, PREUSS, DRESCHELL u. O'HARE u.a.). In einem Teil der Fälle wird an *Folgezustände von Virusinfekten bzw. interstitiellen Pneumonien* (HAMMAN u. RICH; MEESSEN; VANĚK; UEHLINGER u. SCHOCH; GIESE; COX u. KOHL; AUERBACH, MIMS u. GOODPASTURE; HEGGLIN; KIRSHNER, BRECKENRIDGE, ALBRITTEN u. THEODOS; KNEELAND u. SMETANA; GEEVER, NEUBUERGER u. RUTLEDGE u.a.) oder eines *chemisch-toxisch ausgelösten Lungenödems* (Reizgasinhalation, Therapieschäden durch *Ganglienblocker*) gedacht (GILCHRIST u. MATZ; PARK u. COCKERSOLE; POKORNY u. HELLWIG; VIERSMA; PERRY u. SCHROEDER; MORROW, SCHROEDER u. PERRY; DONIACH, MORRISON u. STEINER). Sonst bleibt die Ursache der diffusen pulmonalen Fibrosen, die gelegentlich familiär gehäuft vorkommen (MCMILLAN; PEABODY, PEABODY, HAYES u. HAYES; WILDBERGER u. BARCLAY), vielfach verborgen (ROBBINS; PEABODY, MOERSCH u. EDWARDS; HERN; HEGGLIN; KNEELAND u. SMETANA; DEENSTRA u. ROSENBURG; GIESE; DU BOIS, MEADOR u. MCCAIN u.a.).

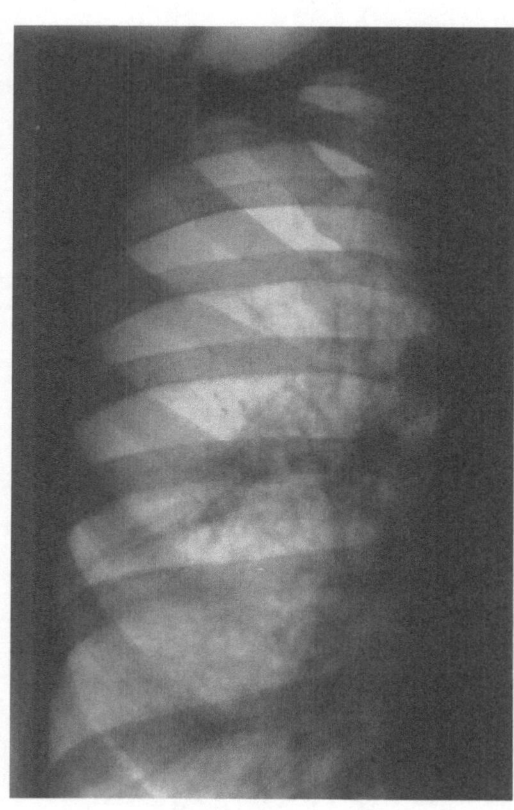

Abb. 38c

Die *Fibrosen nach Strahlenpneumonitis* betreffen gewöhnlich nur einen Lungenflügel und bleiben entsprechend der gezielten Anwendung strahlentherapeutischer Maßnahmen räumlich beschränkt (DESJARDINS; ENGELSTAD; LEACH; WARREN; WARREN u. GATES; WARREN u. SPENCER; WIDMAN; UEHLINGER u. SCHOCH; WHITFIELD, BOND u. ARNOTT; OELSSNER; HSIEH u. KIMM; EVANS u. LEUCUTIA; COTTIER; BERGMANN u. GRAHAM; ASSMANN; WOHLAUER; HINES; WINTZ; LANDAU; GROOVER, CHRISTIE u. MERRIT; FIKE; DOWNS; MCINTOSH; MCINTOSH u. SPITZ; KARLIN u. MOGILNITZKY; LÜDIN u. WERTHEMANN; TESCHENDORF; BAUER; HUTCHINSON; JACOBSON; GIESE u.a.). Eine diffuse Schädigung beider Lungen kommt praktisch nur als Folge der Inhalation gasförmiger Zerfallsprodukte der Radiumreihe vor (DOENECKE u. BELT; TÖNGES u. KALBFLEISCH; ZUPPINGER, GEBAUER u. HEINECKER; KAHLAU; MUTH u. ROTH; ZOLLINGER; ROTH; SCHUBERT u. HÖHNE). Die von ionisierender Strahlung induzierte Fibrose läßt die Luftwege im wesentlichen durchgängig (UEHLINGER; GIESE) und hat insofern kaum Bedeutung für die Emphysempathogenese.

Über fibro-zystischen Strukturwandel wird dagegen bei *pulmonalen Kollagenosen* (Erythematodes disseminatus pulmonum, Sklerodermie, Polyarteriitis, Dermatomyositis) berichtet (RAKOV u. TAYLOR; GETZOVA; SANTE u. WYATT; SCADDING; GOUGH; OPIE; LODGE; SPAIN u. THOMAS; EVANS u. PARKER; NICE, MENON u. RIGLER; DOSTROVSKY; CHURCH u. ELLIS; HEPPLESTON; ARONSON u. WALLERSTEIN; HAYMAN u. HUNT; ISRAEL u. HARLEY; CAPLAN; PUGH, KVALE u. MARGULIES; BALESTRA; GIESE). Eine Wabenlunge kann sich auch beim *Marfan-Syndrom* entwickeln (JEQUIER; OSWALD u. PARKINSON; VERSÉ) und — wie bei diffusen Lungenfibrosen (BEYER, RICHTER u. ERIBO u.a.) — Anlaß eines Spontanpneumothorax werden (JEQUIER; JEQUIER, KATZ, ADAMS u. PORTER; GUPTA u. SHARMA). Die gleiche Komplikation wurde beim Krankheitsbild der *Mikrolithiasis alveolaris pulmonum* beobachtet und als Folge chronischer Bronchialobstruktion durch Druck zahlloser Kalkagglomerate gedeutet (SOSMAN, DODD, JONES u. PILLEMORE).

Wie die diffuse Gerüstsklerose können auch *herdförmig verteilte Fibrosen nach indurativer Umwandlung ausgedehnter granulomatöser Lungenprozesse* durch bronchioläre Konstriktion zu einem vielblasigen Emphysem führen. In erster Linie handelt es sich dabei um *Narbenstadien von hämatogen disseminierter Lungentuberkulose* — „Lymphangiosis reticularis fibrosa densa" — (HUEBSCHMANN; SCHÜRMANN u. PALACHY; GUGGENHEIM; SPIVEK; ELOESSER; SPAIN; BRUN, DUFOURT u. VIALLIER; UEHLINGER; GIESE; HARTUNG; DUFOURT, GALY u. PERRIN; CIGNOLINI; SCORPATI; KENÉZ, PAPP u. VINCZE; MAYER u. RAPPAPORT; KOROL; PIQUET; STAFFA; BRUN, MAGNIN u. FEROLDI; ALARCON; BRUN, BUFFARD u. COMBEY; FRANCHINI u. VALLEGIANI u.a.) oder *Sarkoidose* (BRUN u. VIALLIER; MALLORY; SWEET; PRUVOST u. DEPIERRE; MACLEOD; SPILLANE (zit. nach SCADDING); WURM; EERLAND; FREESEN; WURM, REINDELL u. HEILMEYER; UEHLINGER u. SCHOCH; GIESE; HARTUNG; ESCHER u. WYSS). Ätiologisch kommen auch *Pneumokoniosen* (SPAIN; WIESE, HEIKE u. CHARR; GIUNTOLI u. CHIAPPA; WORTH u. HEINZ; ZORN; PENDERGRASS; ELOESSER; ESCHER u. WYSS; IVY; GIESE; HARTUNG; BARIÉTY u. HADENGUE; BECKMANN u.a.) und narbige Residuen *bronchopulmonaler Mykosen* in Betracht (BEHRENS u. FANCONI; GASS, ZEIDBERG u. HUTCHESON). Gelegentlich entstehen Wabenlungen auch im Verlauf *interstitieller Lungenlues* (LOSSEN; DREWES) oder als Folgezustand pulmonaler Manifestation von *Retikulosen* — „Xanthomatose", „Histiocytose X", „Letterer-Siwe's disease" bzw. eosinophiles Granulom, ferner Hand-Schüller-Christiansche sowie Niemann-Picksche Erkrankung — (SCADDING; SIWE; SPAIN; SYMMERS; CAMPBELL u. SILVER; GOUGH; SAENGER u. JOHANSMANN; SPILLANE; KEATS u. CRANE; GRANT u. GINSBURY; PARKINSON; CUNNINGHAM u. PARKINSON; LACKEY, LEAVER u. FARINACCI; MACDONALD u. SHANKS; MAY, GARFINKEL u. DUGAN; FORSEE u. BLAKE; BECKER; SAMADEN u. TROPEANO; THOMAS, GRANT, TRIVEDI u. BOMBAY; CRISLER, DURANT u. PARKER; ARANY u. BAUMWELL; MUSSHOFF u. WEINREICH; ANACKER u. STENDER; BROCARD u. GALLONÉDEC; BICKERS, BUECHNER u. EKMAN; RUCKENSTEINER u.a.).

Der Begriff „*Wabenlunge*" ist nur im Sinne morphologischer Gleichförmigkeit, nicht aber als pathogenetische Einheit zu verstehen (KARTAGENER; UEHLINGER; GIESE). Denn außer den ätiologisch heterogenen Formen des erworbenen vielwabigen Emphysems kommen auch multifocale (und solitäre) broncho-alveoläre Lungenzysten dysontogenetischen Ursprungs vor (GRAWITZ; v.HANSEMANN; RIBBERT; MÜLLER; SCHNEIDER; BEITZKE; LOESCHCKE; GIESE; KOONTZ; KARTAGENER; SELLORS; ELOESSER; LIESE; BARGON; DÁNIEL u. JEZKOVICS). Sie entstehen durch Hemmung bei der Aussprossung der Lungensäckchen (GRAWITZ u.a.), gleichzeitige Störung der zentripetalen Septenbildung (HEISS; LIESE; SANTE) und asynchrone Differenzierung von endo- und mesodermalen Anteilen des respiratorischen Gewebes (TAGLIACOZZO). Je früher die Hamartie einsetzt, desto größer pflegt der sichtbare Entwicklungsdefekt zu sein. „Sacklungen haben einen frühen, Wabenlungen und Alveolardysplasien einen späten teratogenetischen Terminationspunkt" (GIESE). Da die gewebliche Ausreifung der Lunge mit Abschluß der Fetalperiode noch nicht beendet ist (ENGEL; GIESE), hält die Entwicklung zystischer Fehlanlagen noch im extrauterinen Leben an (GALY; TAGLIACOZZO u.a.). Ihre Ausdehnung unterliegt den gleichen formbestimmenden Gesetzen der Aerodynamik bronchialer Stenosen und vielfach auch sekundär-entzündlichen Einflüssen, welche für die Entstehung erworbener Emphysemblasen entscheidend sind.

Die pulmonalen Zysten können mit sonstigen Mißbildungen (Lappenaplasie, Mediastinal- und Zwerchfelldefekten, angeborenen Herzfehlern etc.) verbunden sein (SCHENK; DAHM; JONES u.a.).

Als fakultatives Symptom tritt die angeborene Wabenlunge im Formenkreis der *tuberösen Sklerose („maladie de Bourneville-Pringle")* auf (BERG u. VEJLENS; BERG u. ZACHRISSON; VEJLENS; DE FINE LICHT; ROSENDAHL; SAMUELSEN; BERG u. NORDENSKJÖLD; DAWSON; ACKERMANN; BANYAY u. PEABODY; BRUCE; SILVERSTEIN u. MITCHELL; BRUWER, KIERLAND u. SCHMIDT; LYONNET (zit. nach KARTAGENER); BESANÇON u. DELARUE; TORELLI; WAGNER u. SCHAAF; PSENNER u. SCHÖNBAUER;

SCHULZE u.a.) (s. S. 116). Es handelt sich um eine geschwulstartige Fehlbildung ekto-, endo- und mesodermaler Strukturen mit vielgestaltigem Erscheinungsbild — verkalkende gliogene Hirntumoren mit Schwachsinn und/oder Epilepsie, Adenoma sebaceum cutis, sub- bzw. parunguale Fibrome, Retinaangiome, mesenchymale Mischtumoren des Herzens, der Nieren oder anderer Organe, polyzystische Nierendegeneration, uni- oder pluriglanduläre endokrine Dysfunktion, Skeletanomalien, wie partieller Riesenwuchs, ossifizierende Periostitis nach Art der Ostéoarthropathie hypertrophiante pneumique, enossale Sklerosierung oder Zystenbildung, Enchondrome, Exostosen etc. — (ROSENDAHL; BERG u. ZACHRISSON; DE FINE LICHT; VOGT; KOCH; Lit. s. HALLERVORDEN). Das anatomische Substrat der pulmonalen Manifestation des Erbleidens ist eng verwandt bzw. identisch mit den als

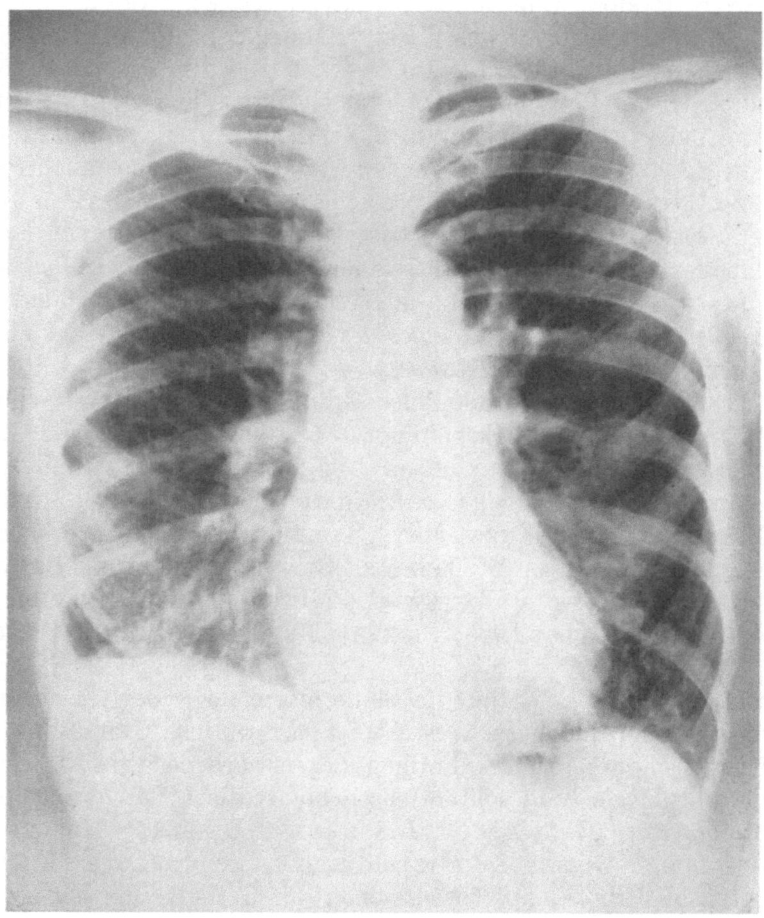

Abb. 39. Fibrozystischer Strukturwandel der Lungen bei tuberöser Sklerose [nach A. J. BRUWER, R. R. KIERLAND u. H. W. SCHMIDT, Amer. J. Roentgenol. 75, 748 (1956), Fig. 2]

„muskuläre Lungenzirrhose“ bzw. *„diffuse Lungenmyomatose“* bezeichneten Zuständen (BUHL; DAVIDSOHN; HOEL; DEUSSING; v. STÖSSEL; SPAIN; BROCH, MOE u. WEHN; SANDERUD; BRANDT; BRAND u. RÖSING; RUBENSTEIN, GUTSTEIN u. LEPOW; KARTAGENER). Röntgenmorphologisch gleichartige Befunde ergeben sich bei der *Lymphangiectasia congenita cystica pulmonum* (KLEBS; MÜLLER; BREDT; LAURENCE; JORDAN; MCKENDRY, LINDSAY u. GERSTEIN; MAIDMAN u. BARNETT; FRANK u. PIPER; GIAMMALVO u.a.) (s. S. 116). Der polyzystische Strukturwandel der Lungen (Abb. 39) geht bei diesen Anomalien mit übermäßiger Entwicklung bestimmter mesenchymaler Gewebsbestandteile (glatte Muskulatur, Lymphgefäße) einher und entspricht histologisch einem vielblasigen Emphysem (v. STÖSSEL u.a.). Eine Muskelhyperplasie im Lungengerüst kommt allerdings auch als erworbene Veränderung bei interstitiellen Fibrosen, Bronchiektasie, chronischer Lungenkongestion etc., zustande (MALLORY; SIEBERT u. FISHER; LIEBOW, LORING u. FELTON; GIESE; UEHLINGER).

Da in angeborenen Wabenlungen jederzeit sekundär-entzündliche Prozesse entstehen können, muß die Frage der Formalgenese mitunter selbst nach histologischen Kriterien offenbleiben (EERLAND u.a.). Die Schwierigkeit einer klaren Abtrennung angeborener von erworbenen Zuständen einerseits und von Emphysemblasen, echten Alveolarzysten und sackförmigen Bronchiektasen andererseits (POLICARD u. GALY; KARTAGENER) gilt für solitäre Hohlraumbildungen ebenso wie für vielkammerige Wabenlungen. Sie spiegelt sich in einer verwirrenden terminologischen Fülle (KARTAGENER) und in einer Vielzahl von Einteilungsversuchen wider (KOONTZ; SELLORS; ANSPACH u. WOLMAN; VALLEBONA; MADSON u. PIRKLE; GALY u. DELARUE; WILLIS u. ALMEYDA; CASSELS u. ADAMS; WHITESELL u. WHITE; COOKE u. BLADES; MOERSCH u. CLAGETT; CAMPBELL u. SILVER; MARIE u. SEE; DEBRÉ u. Mitarb.; GILBERT; MYERS u. BRADSHAW; BELCHER u. SIDDONS; PURIEL u. EPIFANIO; v. BRAMANN, PLENGE u. ZADEK u.a.). Das Schema von WILLIS u. ALMEYDA sieht folgende Klassifizierung vor:

Tabelle 3. *Schema der angeborenen oder erworbenen Broncho-Alveolarzysten* (nach WILLIS u. ALMEYDA)

A. *Alveolarzysten* (Luft enthaltend)	B. *Bronchialzysten* (Luft oder Flüssigkeit enthaltend)
1. *Pneumatozele* oder solitäre Alveolarzyste	1. *Pneumozyste oder solitäre Bronchialzyste*
a) nicht ausdehnbare Pneumatozele	a) nicht ausdehnbare Pneumozyste
b) ausdehnbare oder Riesenpneumatozele	b) ausdehnbare oder Riesenpneumozyste
2. *Zystisches Emphysem* oder multiple Alveolarzysten	2. *Zystische Bronchiektasie* oder multiple Bronchialzysten
a) universelles zystisches Emphysem	a) universelle zystische Bronchiektasie
b) lokalisiertes zystisches Emphysem	b) lokalisierte zystische Bronchiektasie

Wie andere Autoren nehmen WILLIS u. ALMEYDA die Auskleidung mit Alveolar- bzw. Bronchialepithel als Kriterium für ihre Einteilung der verschiedenen Hohlraumformen. Sie ist insofern unvollständig, als die erworbenen interstitiellen Blasenbildungen traumatischer bzw. infektiös-destruktiver Genese — „blebs", geblähte tuberkulöse und Infarkt-Kaverne, „abscès soufflé" etc. — (MILLER; DOUB; FREEDMAN; KERBAT, zit. nach KARTAGENER) fehlen, die bei längerem Bestehen sekundär einen geschlossenen Epithelbelag erhalten können (PRYCE; GALY; BELCHER u. SIDDONS). Im Einzelfall ist die Problematik der Entstehungsweise von der Morphologie her oft unlösbar, wenn man den Krankheitsverlauf nicht übersieht.

Im Gegensatz zu der früher vorherrschenden Ansicht neigt man heute dazu, die Mehrzahl der *Wabenlungen als Endzustand einer obliterierenden Bronchiolitis* (Abb. 40 u. 41) (MEESSEN; SIEBERT u. FISCHER; BEHRENS u. FANCONI; GIESE) und *erworbener Gerüstveränderungen der Lungen* nach interstitiellen Pneumonien und Granulomatosen anzusehen (OSWALD u. PARKINSON; PEIRCE; CUNNINGHAM u. PARKINSON; HEPPLETON; UEHLINGER; GIESE), welche die Bronchioli und ihre Begleitgefäße durch narbige Schrumpfung allmählich abdrosseln. Diese Annahme wurde bereits von BRAUER, DUKEN und FLEISCHNER nachdrücklich vertreten.

Die Blasen des bronchiolostenotischen Emphysems sind dem Sitz des Grundleidens entsprechend unregelmäßig verteilt. Sie finden sich bevorzugt in der Rinde der Lungenspitzen und Vorderränder, da die Länge der knorpelfreien Zufuhrwege die Anfälligkeit für zusätzliche dynamische Ventilstenosen erhöht, sobald der passive Charakter der Ausatmung verloren geht, und der exspiratorische Atemdruckwert steigt (ROHRER). Das air trapping nimmt immer größeren Umfang an, je mehr sich die distale Verankerung der Bronchioli mit zunehmender Dehnung des Acinusgefüges lockert (WEBER; ODERR; GIESE; HARTUNG). Im Verein mit dem exspiratorischen Sperrmechanismus organischer Wandprozesse und Schleimverschlüsse kann der funktionelle Circulus vitiosus regional zu exzessiver Ausdehnung blasiger Hohlräume führen, soweit dies die Beschaffenheit der Umgebung, insbesondere der Pleura erlaubt (HAUSSER u. GRIMMINGER; HARTUNG; KRÖKER u.a.).

Die *umschriebenen Riesenblasen* enthalten im Inneren oft Reste von Lobulärsepten und Gefäßstümpfe, die sich dem Gewebsschwund am längsten widersetzen. Ihre zarte Wand bilden Pleura und interlobäre Strukturen, mitunter auch saumförmige Parenchymstreifen minderbelüfteter Nachbarläppchen. Spirometrische Messungen haben gezeigt,

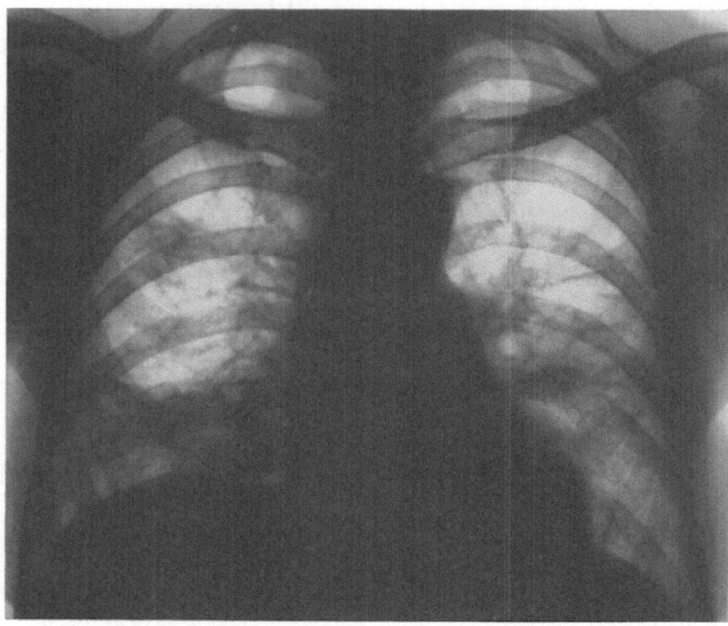

Abb. 40. W. Ha., 60jähr. ♀. Arch.-Nr. 8059/58, Röntgenabteilung Medizinische Universitätsklinik Münster i. Westf. (Direktor: Prof. Dr. W. H. Hauss). Chronisches, z. T. bullöses Emphysem bei progressiver Lungenfibrose vom Typ Hamman-Rich. [Sekt.-Prot.-Nr. 69/60, Pathologisches Institut der Universität Münster i. Westf. (Direktor: Prof. Dr. W. Giese)]

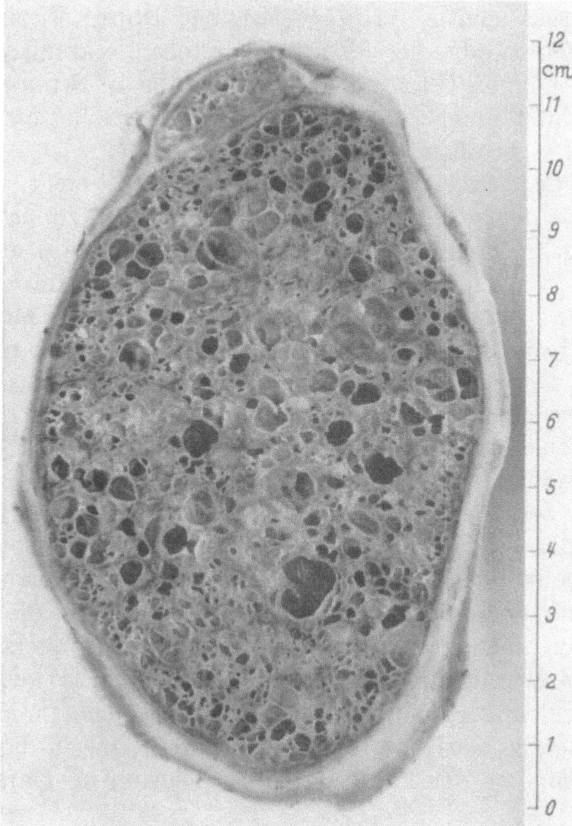

Abb. 41. Wabenlunge als Endzustand einer progressiven Lungenfibrose. Breite Bindegewebszüge zwischen den Blasen. [S.-Nr. 404/58, Pathologisches Institut der Universität Münster i. Westf. (Direktor: Prof. Dr. W. Giese)] (nach W. Giese, Pathologie der äußeren Atmung. In: Handbuch der allgemeinen Pathologie, Bd. V/1, S. 402, Abb. 20. Berlin-Göttingen-Heidelberg: Springer 1961)

daß die Hohlräume am normalen Gasaustausch nicht mehr teilnehmen und wie ein intrapulmonaler Pneumothorax wirken (HEUCK u. SEUSING; HEINE u. SCHÜRMEYER u.a.). Sie können nach Art kongenitaler Ballonzysten durch Obliteration der Zufuhrwege gänzlich abgeschnitten werden. Wie diese erhalten sie jedoch *kollateralen Luftzustrom*, der ihr *allmähliches Wachstum* ermöglicht (HEUCK u. SEUSING; HAUSSER u. GRIMMINGER;

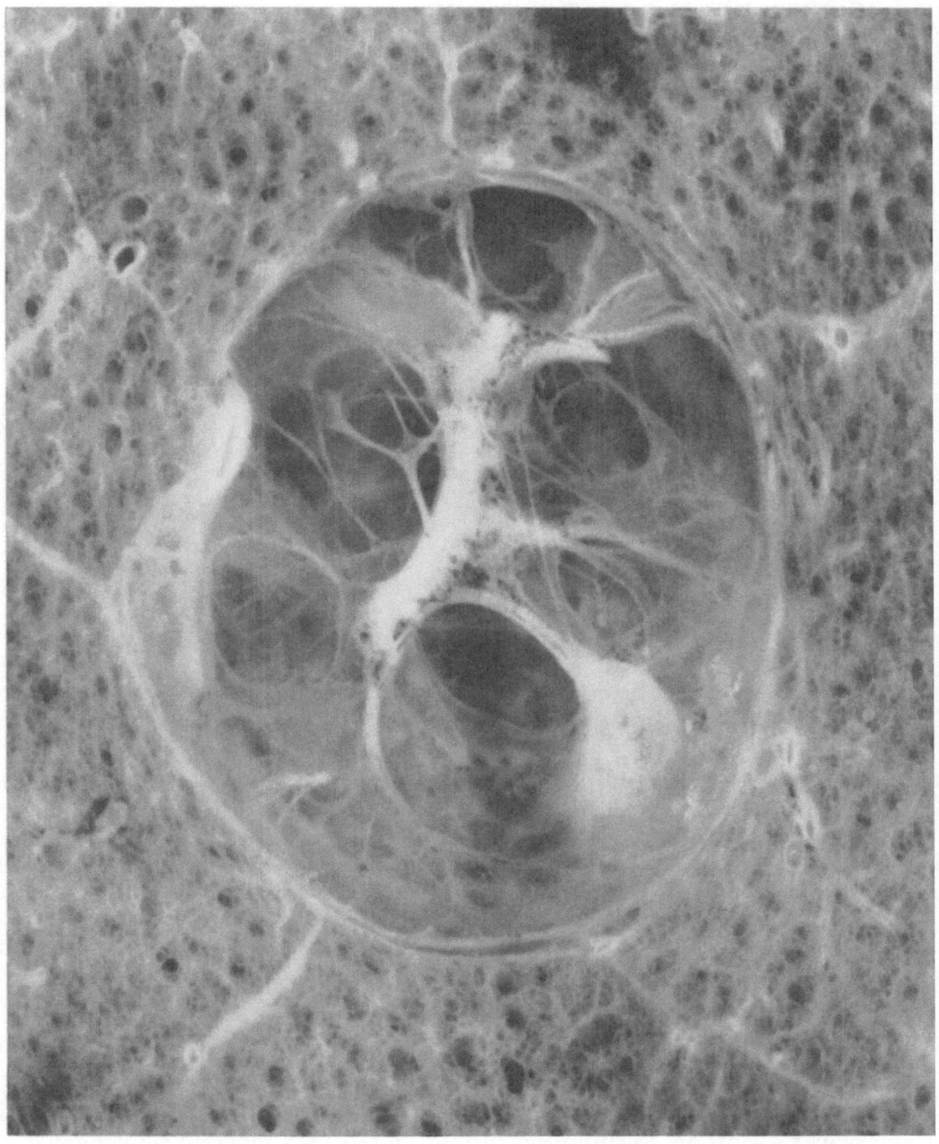

Abb. 42. Isolierte abgeschlossene Emphysemblase eines Acinus mit Rest des Gefäßstiels und Verdrängung des umgebenden Lungengewebes. Normale Struktur der benachbarten Acini. Enge Ductus alveolares bei postmortalem Lungenkollaps. Alveolarstruktur eben erkennbar [Vergr. 7fach]. S.-Nr. 30/59, Pathologisches Institut der Universität Münster i.Westf. (Direktor: Prof. Dr. W. GIESE) (nach W. GIESE, Pathologie des äußeren Atmung. In: Handbuch der allgemeinen Pathologie, Bd. V/1, S. 420, Abb. 54. Berlin-Göttingen-Heidelberg: Springer 1961)

HARTUNG; HEINE; KRÖKER; GIESE; CULINER u. REICH). Denn die Entlüftung der Blasen bleibt trotz distaler Kommunikation unvollständig (HAAG u. EISENREICH; HARTUNG; GIESE). Der Verlust ihrer Retraktionskraft erzeugt dynamische Druckdifferenzen zur Umgebung, die im Rahmen des herrschenden Pleuradruckes besonders exspiratorisch zur Geltung kommen. Der einmal durch Distensionsatrophie entstandene Hohlraum vergrößert sich nach dem Laplaceschen Gesetz infolge zunehmender Flächendruckbelastung seiner Wand immer mehr (Gough; Lenggenhager; Green u. Shield; Leopold u. Gough; Hartung), bis entgegengerichtete Kräfte (Zug pleuraler Schwielen oder interstitieller Narben etc.) der Ausdehnung Einhalt gebieten. Das Wachstum des großblasigen Emphysems äußert sich röntgenologisch mit deutlichen Verdrängungssymptomen benachbarter Parenchymstrukturen (Abb. 42). Seine Expansion bedarf keineswegs eines ständigen positiven Überdrucks (Beatty; Hartung u.a.), der beim Hustenstoß allerdings vorübergehend auftritt und durch Einriß der Blasenwand akut zum Spontanpneumothorax führen kann (Fischer-Wasels; Sattler; Kjaegaard; Staffieri u.

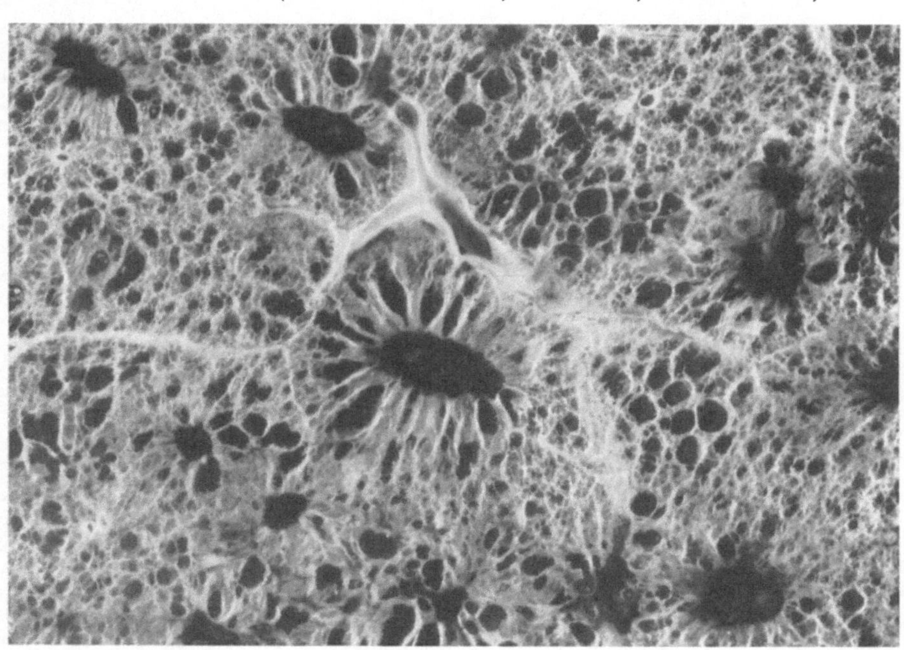

Abb. 43. Traktionsemphysem um multiple zentroazinäre und zentrolobuläre anthrakosilikotische Knötchen. Faserstrukturen auf die geschrumpften Knötchen ausgerichtet. Daneben diffuses Emphysem mit stark erweiterten Alveolargängen. Vergr. 4:1. [Sekt.-Nr. 626/58, Pathologisches Institut Universität Münster (Direktor: Prof. W. Giese)] (nach: W. Giese, Die allgemeine Pathologie der äußeren Atmung. In: Handbuch der allgemeinen Pathologie, Bd. V/1, S. 402ff., Abb. 22. Berlin-Göttingen-Heidelberg: Springer 1961)

Bonilla; Dorendorf; Hayashi; Castex u. Mazzei; Lenk; Brock; Willcox u. Foster-Carter; Sycamore; Brandner; Fry, Rogers, Crenshaw u. Barton; Norris; Kirshner; Schneider u. Reissmann; Ornstein u. Lercher; Legett, Myers u. Levine; Schmidt; Bariéty, Hanaut, Chevalier u. Lefebre; Cocchi; Jaccardua; Crenshaw; Brewer, Dolley u. Evans; Hasney u. Baum u. a.).

b) Das Narbenemphysem. In der Pathogenese des herdförmig verteilten Narbenemphysems wirkt — oft in Verbindung mit bronchiolären Obstruktionsmechanismen — der *regional verstärkte Spannungszug der Lungentextur* als formgestaltendes Prinzip (Abb. 43). Man findet dabei persistierende Alveolarektasie und kleinblasiges Emphysem konzentrisch um schrumpfende zentrolobuläre Herde bzw. interstitielle Narben angeordnet. Das *perifocale Emphysem* ist eine regelmäßige Folge der Induration tuberkulöser Aussaaten, pulmonaler Sarkoidose und kleinknotiger Pneumokoniosen (Loeschcke; Beitzke; Guggenheim; Behrens u. Fanconi; Uehlinger; Meessen; Giese; Duroux, Marty, Tabusse u. Ablard; Hegglin; Freesen; Cignolini; Tonelli u.a.) (Abb. 44). Weitere Beispiele schrumpfender Texturveränderungen liefern die diffusen progressiven Lungenfibrosen vom Typ „Hamman-Rich“, Retikulosen, Kollagenosen und andere sklerosierende Gerüstprozesse, deren Begleitemphysem teils restriktiv-vikariierenden, teils obstruktiven Charakter hat (Loeschcke; Spain; Uehlinger; Giese; Hartung; Zeilhofer u.a.).

Die vom Narbenzug abheilender miliarer Herde und disseminierter Gerüstschrumpfung ausgelöste inhomogene Belüftungs- und Zirkulationsstörung bildet eine schwere Spätkomplikation des Grundleidens. Zur fibrosebedingten mechanischen Einschränkung der Atembeweglichkeit und Diffusionskapazität der Lungen treten die Folgen unvollständigen und verzögerten Luftwechsels und örtlicher Durchblutungsdrosselung in zahllosen perifocal überdehnten Alveolen hinzu, deren Blähung zudem die inspiratorische Entfaltung der Nachbaralveolen beeinträchtigt und den funktionellen Totraum des starr verkleinerten Organs vergrößert.

Außer der perinodulären Form gehört hierher das *pleurogene Dehnungsemphysem* des Parenchymmantels schwartig gefesselter Lungenabschnitte. Die persistierende Blähung in den subpleuralen Dehnungszonen lokalisierter Pleuraschwielen kann vielblasige Form annehmen (Abb. 45 u. 46). Sie resultiert aus der anhaltenden Spannungsdifferenz zwischen der fixierten Rindenschicht und den tieferen Parenchymlagen bei der Atembewegung, die sich infolge der Synechie nicht mehr gleitend vollzieht (Loeschcke; Aschoff; Podkaminsky; Giese; Hartung).

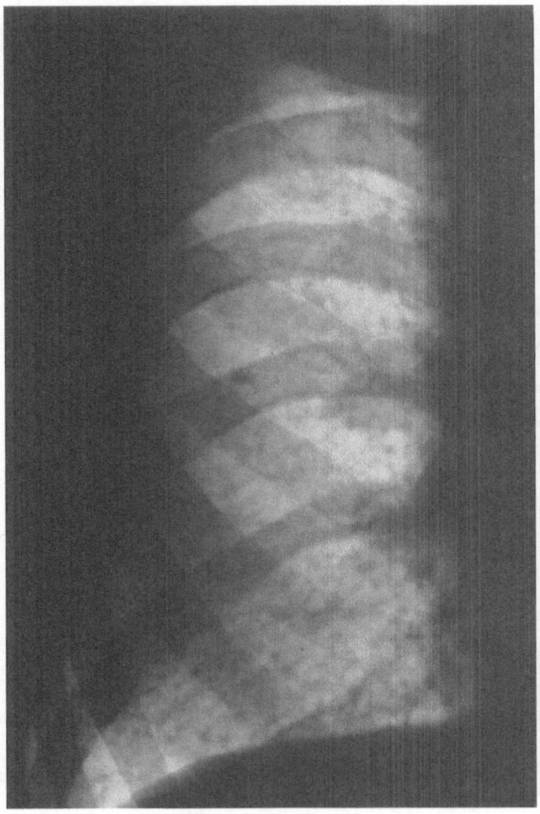

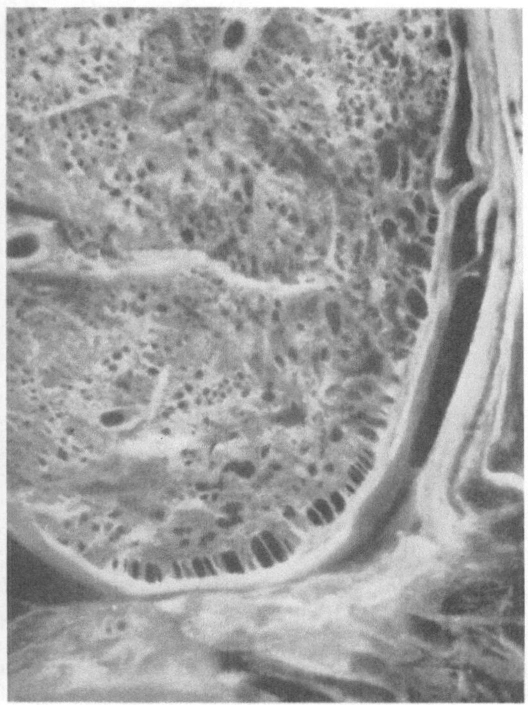

Abb.44 Abb.45

Abb. 44. R. Me., 52jähr. ♂. Arch.-Nr. 9530/59, Röntgenabteilung Medizinische Universitätsklinik Münster i. Westf. (Direktor: Prof. Dr. W. H. Hauss). Perinoduläres Emphysem bei Silikose II. Grades

Abb. 45. Subpleurale Dehnungszone und Verschiebeschichten zwischen den Schwartenblättern an der Unterlappenbasis einer durch Pleuraschwarte gefesselten Lunge. Vergr. etwa 1:2,6 [nach W. Hartung, Beitr. path. Anat. **120**, 178 (1959), Abb. 6b]

c) Thorakogenes und vikariierendes Überdehnungsemphysem. Die räumliche Wechselwirkung im Spannungssystem Thorax/Lungen und die äußere Thoraxumformung beim Emphysematiker bilden die Basis verschiedener Theorien, nach denen die Emphysementwicklung von primär skeletbedingter Zunahme des Thoraxvolumens ausgeht. Zunächst wies Freund auf die degenerative Verknöcherung der oberen Rippenknorpel als auslösendes Moment hin: die Verlängerung und der feste ringförmige Abschluß der zugehörigen Rippen erweitere zunächst die obere Thoraxapertur und bringe schließlich den gesamten Brustkorb in fixierte Inspirationsstellung. Loeschcke — und nach ihm Kountz u. Alexander — stellten den Zusammenhang Kyphose-Emphysem in den Vordergrund der Betrachtung.

Nach seiner eindrucksvoll belegten Ansicht gibt die *starre kyphotische Knickung der Brustwirbelsäule*, die den knöchernen Brustkorb von den Fixpunkten her verschiebt und die räumliche Syntopie seines Inhalts stört, durch anhaltenden sagittal gerichteten Zug Anlaß zur Entstehung eines zonal begrenzten Emphysems (Abb. 47), dessen Lage und Ausdehnung von der Höhe des vertebralen Krümmungsscheitels bestimmt wird.

Die grundsätzliche Bedeutung primärer Skeletanomalien für die Emphysempathogenese, die FREUND, LOESCHCKE, KOUNTZ und ALEXANDER u.a. der *chondro- bzw. vertebrogenen starren Thoraxdilatation* beimaßen, reduziert sich nach heutiger Ansicht im wesentlichen auf *stärkere Kyphose, schwere Gibbusbildung* und *erhebliche kyphoskoliotische Deformität* (UEHLINGER; LÖFFLER; GIESE; HARTUNG; HALMAGYI), bei der sich im Bereich

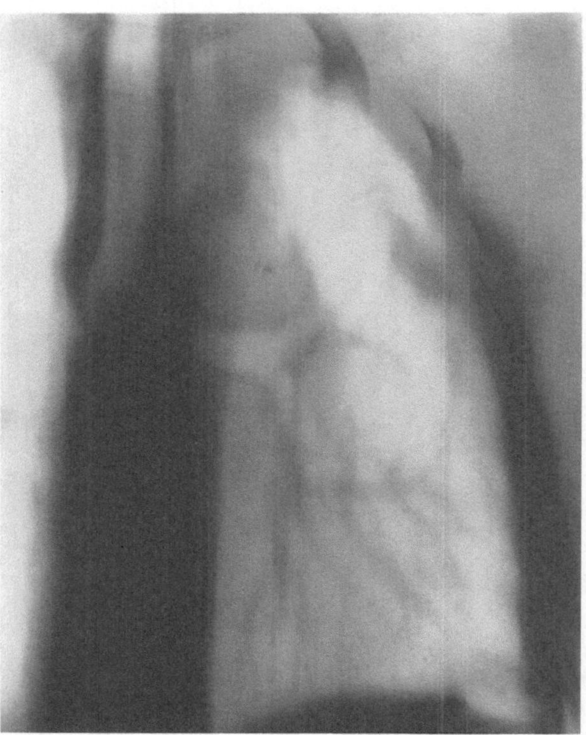

Abb. 46. Th. Fe., 46jähr. ♂. Arch.-Nr. 5602/59, Röntgenabteilung Medizinische Universitätsklinik Münster i. Westf. (Direktor: Prof. Dr. W. H. HAUSS). Blasiges Dehnungsemphysem in der Oberlappenrinde bei Fesselung des Lungenflügels durch partiell verkalkte Rahmenschwarte (Schichtbild 10 cm a.-p.)

des Krümmungsmaximums bzw. im Obergeschoß der konkaven und besonders an der Basis der konvexen Seite ein regionales Emphysem entwickelt (PUTSCHAR; LOESCHCKE; SCHULTHESS; SCHAUB u. Mitarb.; VATERNAHM) (Abb. 48 u. 49). In seiner Pathogenese spielen neben verstärkter Dehnung auch Bronchialknickung und Sekretstagnation bei atemmechanischer Behinderung des Exspirationsstoßes (zunehmende Thoraxstarre, Hochziehung der lumbalen Zwerchfellansätze) eine Rolle. Auf die fakultative bronchostenotische Komponente, die sich aus dem bullösen Charakter mancher Skoliose-Emphyseme ersehen läßt, wurde bereits hingewiesen. Die knöcherne Ankylose der Kostovertebralgelenke läßt auch den Thorax des älteren Bechterew-Kranken in betonter Inspirationsstellung erstarren und nimmt Anteil an der Entstehung des Emphysems, das man in den Spätstadien der Spondylarthritis ankylopoetica findet (Abb. 50). Die in Schüben erfolgende Immobilisation des Brustkorbskelets wird funktionell durch erhöhte Zwerchfellexkursion (WELTZ) kompensiert, so daß der Morbus Bechterew allein keine kardio-pulmonale Insuffizienz hervorruft (GIRAUD, LOUYOT, SADOUL u. GRAIMPREY; LOUYOT, GIRAUD, SADOUL u. GRILLIAT; RENZETTI, NICHOLAS, DUTTON u. JIWOFF).

Die alternsbedingte Kyphosierung der Brustwirbelsäule kann, besonders im Gebiet der Oberlappen, einen Dehnungseffekt zur Pathogenese des senilen Emphysems bei-

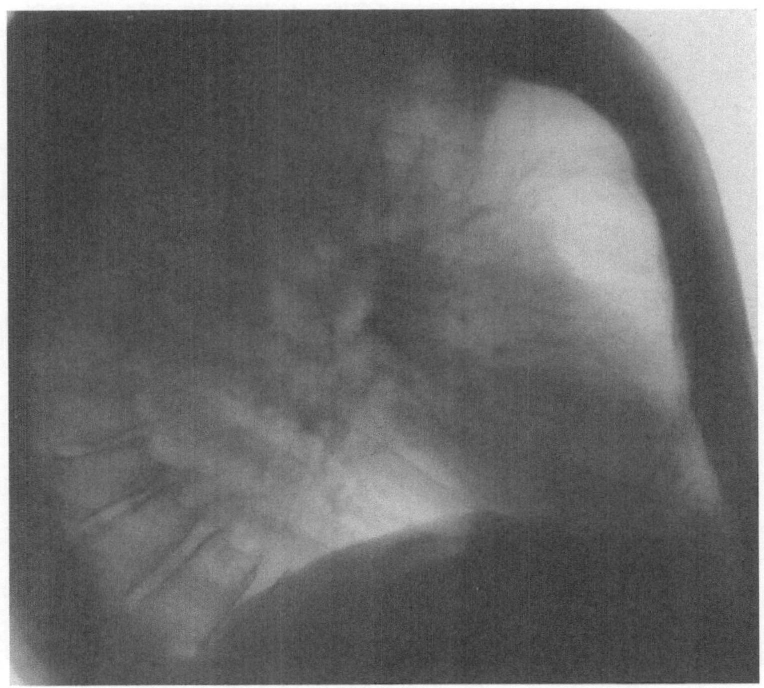

Abb. 47. H. Schw., 59jähr. ♂. Arch.-Nr. 1365/60, Röntgenabteilung Medizinische Universitätsklinik Münster i. Westf. (Direktor: Prof. Dr. W. H. HAUSS). Dehnungsemphysem des Oberlappens mit Verlagerung der Interlobärhauptfissur nach dorso-kaudal bei starrem Kyphosethorax

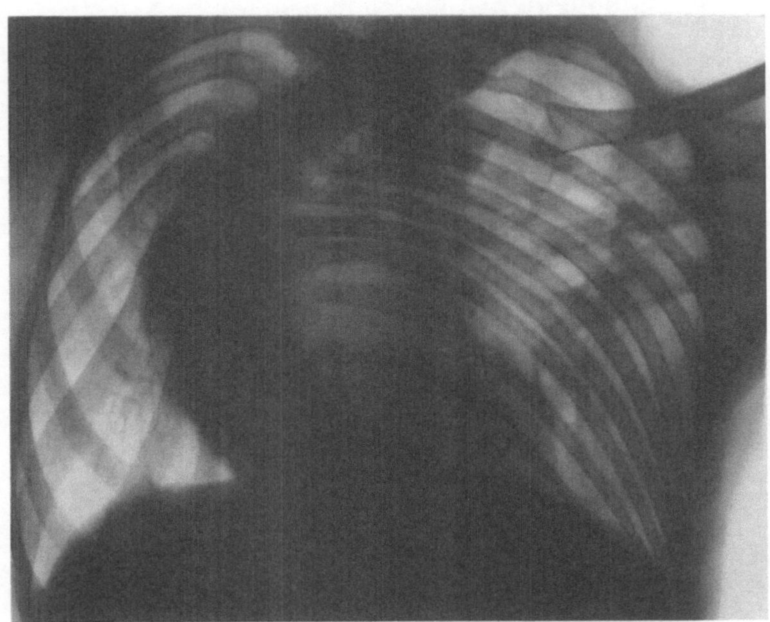

Abb. 48. E. Bi., 34jähr. ♂. Arch.-Nr. 1379/58, Röntgenabteilung Medizinische Universitätsklinik Münster i. Westf. (Direktor: Prof. Dr. W. H. HAUSS). Großblasiges Lungenemphysem in der Dehnungszone einer rechtskonvexen Kyphoskoliose der Brustwirbelsäule mit zonal begrenzter Atelektase in der Konkavität des deformierten Brustkorbs (Lingula)

steuern. Die Alternsprozesse von Skelet und Lungen vollziehen sich im übrigen koordiniert, und die Thoraxdilatation kann eher als Folge denn als Ursache des allgemeinen pulmonalen Elastizitätsverlustes gelten, der die Atemexkursion immer mehr in Richtung der Komplementärluft verschiebt. Die zunächst regulatorische Erhöhung der Atemmittellage geht dann allmählich in eine anatomisch fixierte Ausweitung des knöchernen

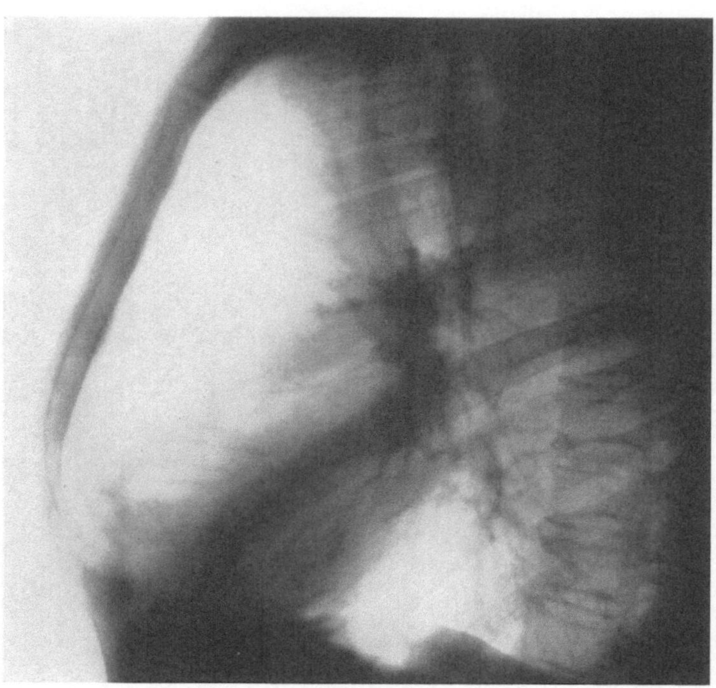

Abb. 49. F. Ku., 54jähr. ♂. Arch.-Nr. 11253/60, Röntgenabteilung Medizinische Universitätsklinik Münster i. Westf. (Direktor: Prof. Dr. W. H. HAUSS). Dehnungsemphysem beider Oberlappen bei Thoraxdeformität durch rachitische Kielbrust

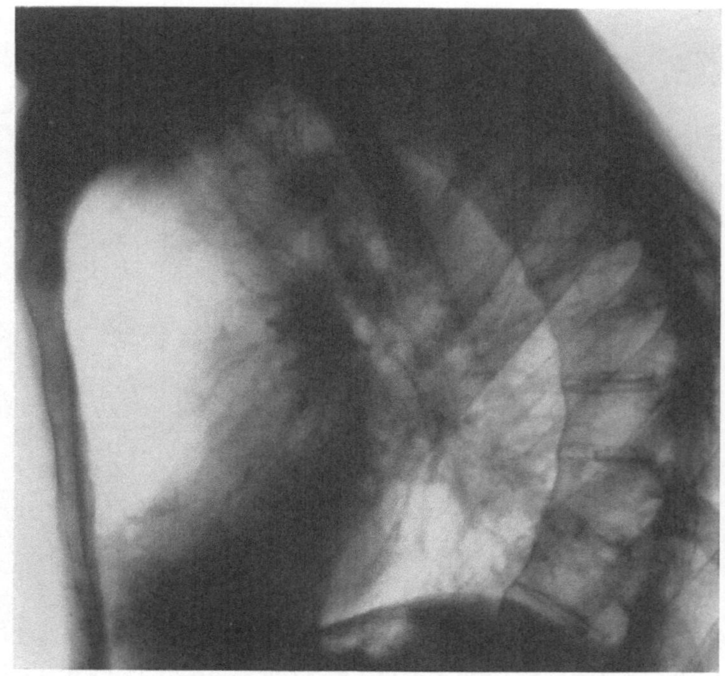

Abb. 50. H. Wü., 52jähr. ♂. Arch.-Nr. 267/61, Röntgenabteilung Medizinische Universitätsklinik Münster i. Westf. (Direktor: Prof. Dr. W. H. HAUSS). Dehnungsemphysem der ventralen Oberlappenanteile bei fixierter arkuärer Kyphose infolge Spondylarthritis ankylopoetica (Morbus Bechterew)

Brustkorbs über, deren äußere Form konstitutionsgeprägt ist (WENCKEBACH; TENDELOO; HOFBAUER; LÖFFLER; GIESE; HARTUNG u.a.).

Vermehrter Eingeweidezug soll nach KERR (zit. nach THANKESLAY) Ursache eines diaphragmalen Typs des nichtobstruktiven („postural") Emphysems bei adipösen Personen mittleren Alters sein. Eine Erschlaffung der Bauchmuskulatur — Voraussetzung für erhöhte Wirksamkeit *abdomineller*

Zugkräfte — ist beim älteren Emphysematiker häufig (STAEHLIN; ROHRER; ZDANSKY; PAROW; LOTTENBACH; GIESE), aber schon bei vielen jungen Frauen post partum zu beobachten. Dieser Sachverhalt ließe eine höhere Rate vorzeitig auftretender Emphyseme erwarten, wenn eine pathogenetisch maßgebliche Verknüpfung zwischen Emphysem und Enteroptose bestünde (GIESE).

Der *Ausfall eines großen Parenchymgebietes* (Atelektase, indurative Schrumpfung oder Resektion eines Lappens oder Lungenflügels) macht die Lunge gewissermaßen „zu klein für den Brustkorb" (GIESE). Das *anhaltende Größen- und Spannungsmißverhältnis* wirkt sich *in der Restlunge* analog aus wie die primär thorakogene Raumvergrößerung durch Skeletdeformitäten auf die überdehnten Parenchymzonen.

Zwar wird der Raumverlust durch Zwerchfellhochstand und Engerstellung der Rippen z.T. wettgemacht. Das übrige Defizit hat jedoch die Restlunge durch Auffüllung des freigewordenen Areals zu decken, sofern das möglich (pleurogene Fixierung, Mediastinalstarre) und nötig ist (anderweitige Raumbesetzung durch Erguß, Schwartengewebe in der Operationshöhle, Einengungsplastik nach Pneumonektomie).

Die komplementäre Entfaltung erfolgt unter dem Einfluß des vermehrten intrapleuralen Sogs. Der Funktionsausgleich erfordert die Einschaltung aller Strukturreserven der Restlunge. Manche Autoren sehen den Vorgang daher als nerval induzierte „leistungssteigernde Lungenexpansion" an (Lit. s. KEHLER). Tatsächlich hat die kompensatorische Lungenausdehnung *zunächst* den Charakter eines funktionellen *Volumen pulmonum auctum* (RIENHOF; RIENHOFF, REICHERT u. HEUER; KESSLER; KLÖSS; PHILIPPS, ADAMS u. HRDINA; BIRATH, CRAAFORD u. RUDSTRÖM; LONGACRE, CARTER u. QUILL; STURM; MOLINA u. WYSS; KEHLER) und kann *bei jungen Individuen* von *Alveolen-Neubildung* gefolgt sein (DE FANO; KAWAMURA; CHIARI; MÜLLER; CARTER, LONGACRE u. QUILL; HAASLER; FRIEDRICH; BREMER).

Tritt die thorako-pulmonale Inkongruenz *jenseits des Wachstumsalters* auf und dehnt sie den Alveolarraum längere Zeit über die Inspirationsgrenze hin aus, so geht die erzwungene Lungenerweiterung fließend in ein echtes *vikariierendes (restriktives) Emphysem* über (MÖLLGAARD; BEITZKE; NISSEN; GIESE; HARTUNG; PHILIPPS, ADAMS u. HRDINA; DONNO u. SCALFI; LONGACRE u. JOHANSMAN; DENOLIN, DE COSTER, DUMONT u. CANTINIEAUX-DUVAERTS; PACHECO u. DEL CASTILLO; GAENSLER u. STRIEDER; FRANKE; THURMAYR u. BRÜCKNER).

Dem substantiellen Kompensationsvermögen des erwachsenen Organismus sind jedenfalls auch in dieser Beziehung engere Grenzen gezogen. Wenn sich zunächst auch die Einbuße der Ventilationsvolumina und Diffusionskapazität Lungenresezierter im Rahmen des erlittenen Gewebsverlustes hält (ROSSIER, BÜHLMANN u. WIESINGER; KNIPPING, BOLT, VALENTIN u. VENRATH; HAMM u.a.), so besagt das Ergebnis spirometrischer Frühbefunde nach Lob- und Pneumektomie noch nichts über das funktionelle Spätresultat. Nach WASSNER treten die nachteiligen Folgen der kompensatorischen Erweiterung der Restlunge erst 3—4 Jahre post operationem in Erscheinung. ROSSIER, BÜHLMANN und WIESINGER fanden bei Pneumonektomierten, die in Ruhe normale Blutgaswerte aufwiesen, unter Belastung bereits deutliche Druckanstiege im kleinen Kreislauf, und SEMISCH stellte in seinem Krankenmaterial 5 Jahre nach ausgedehnten Lungenresektionen fast regelmäßig einen pulmonalen Hochdruck fest. Im Hinblick auf die alternsphysiologische Einschränkung der Atemreserven wird die funktionelle Spätprognose resezierender Eingriffe am Lungenparenchym, die zu Vita minima-Bedingungen führen (KNIPPING u. BOLT), heute wohl zumindest bei Erwachsenen mit größerer Reserve gestellt als in der Frühära der Thoraxchirurgie (LESTER, COURNAND u. RILEY; COURNAND u. BERRY; MAIER u. COURNAND; NEUHOF u. NABATOFF; DI MARIA).

Angeborene Lungendefekte (Lappen- und Lungenagenesie bzw. -aplasie) (Lit. s. S. 261) können durch verstärktes Wachstum der normal angelegten Parenchymanteile funktionell so weit ausgeglichen werden (PONFICK; CHIARI; GIESE), daß sie bis in höhere Lebensdekaden unbemerkt bleiben (SCHRÖDER). Selbst die halbseitige Agenesie läßt nicht selten stärkere Thoraxasymmetrie und Seitendifferenzen der Atembewegung vermissen (THOMAS u. BOYDEN; SCHULTZE-JENA u. KOSENOW u.a.). Auch die kardio-pulmonalen Funktionen können bei dieser Anomalie trotz erheblicher Organdystopie ungestört sein (VAN LOON u. DIAMOND; WARNER, PALLADINO, SCHWARTZ u. SCHUSTER).

d) Der Begriff „*Überlastungsemphysem*" birgt das bislang offene Problem, ob bei normalem Größenverhältnis Brustkorb/Lunge, intakter Atemmechanik und freien Luftwegen aus einem chronisch intermittierenden Volumen pulmonum auctum durch protrahierte Überdehnung ein irreversibles diffuses Lungenemphysem hervorgehen kann. Den Kern des Problems bildet die Frage, inwieweit langfristig andauernde Mehrbelastung in erhöhter Atemmittellage mit ständig wiederholter Preßatmung (schwere körperliche Berufsarbeit, sportliche Dauerhöchstleistungen, Glasblasen etc.) zu „Ermüdung" bzw. vorzeitigem „Materialverschleiß" der Lungentextur führt, der als elastische Nachwirkung bzw. Hysterese — Dehnungsrückstand als bleibender Verlust aufgewandter Dehnungsarbeit (GIESE) — das Entwicklungsschicksal des „physiologischen Altersemphysems" (BÜRGER) mitprägt und zeitlich zu raffen vermag.

Diese Möglichkeit hatten schon GERHARDT und HOFBAUER erwogen und in der Formulierung „inspiratorische Mehrleistung" angedeutet. Während Arbeitshyperventilation ändert sich mit der inspiratorischen Verschiebung der Atemmittellage zugleich die exspiratorische Atemmechanik. Mit dem Atemzeitvolumen wachsen die turbulenzbedingten Strömungswiderstände besonders exspiratorisch potenziert an (ROSSIER u. BÜHLMANN). Bei erheblicher Ventilationssteigerung jenseits von 2000—3000 ml/sec erfordert die Überwindung der viskösen Widerstände einen Kraftaufwand, der die Retraktionskräfte des elastischen Thorax-Lungensystems übersteigt. Auch bei normalem Bronchialkaliber bedarf es dann zur Entlüftung muskulärer Mithilfe, so daß der Pleuradruck positiv wird, wie während jeder aktiven Exspiration (Preßatmung). ROSSIER und BÜHLMANN fanden im Arbeitsversuch an gesunden trainierten Personen bei Minutenvolumina von 87 bzw. 104 Litern endexspiratorische Druckwerte von +10 bzw. +20 cm H_2O. Trotz des Druckanstiegs bleibt dabei ein air trapping aus, da seine Entstehung das Zusammenwirken qualitativ verschiedener abnormer Strömungswiderstände im Bronchialsystem voraussetzt. Immerhin liegen die respiratorischen Druckdifferenzen im Brustkorb des Gesunden bei einer Ventilationssteigerung von 100 Liter/min in gleicher Größenordnung wie bei einem schweren Asthmaanfall, nur mit dem Unterschied, daß sie wesentlich größere Stromstärken erzeugen als beim Bronchospastiker. In der Erholungsphase nach schweren körperlichen Anstrengungen bleibt die Erhöhung der pulmonalen Dehnungslage und des Residualvolumens auch beim Lungengesunden noch eine Zeitlang bestehen (DURIG; BOHR; WACHHOLDER; HAMM).

Es ist denkbar, daß die *unmerkliche Summation kleinster elastischer Dehnungsrückstände aus wiederholter, noch physiologischer Lungenblähung* allmählich zum natürlichen Spannungsnachlaß des elastischen Fasergefüges der Lunge beisteuert (Lit. s. HOFBAUER; TENDELOO; GIESE; HARTUNG). Tierexperimentelle Untersuchungen zur Frage der sog. „Sportlunge" erbrachten allerdings unterschiedliche Resultate. Wie im Fall der „Restlunge" nach Ausschaltung größerer Parenchymanteile scheint das Lebensalter die Reaktionsweise maßgeblich zu bestimmen. Während sich die jugendliche Lunge anhaltender Belastung (Dauerschwimmtraining etc.) mit echter Alveolen-Neubildung im Sinne einer „Lungenhypertrophie" anpassen kann, vermag übermäßiges Dauertraining gealterter Individuen anscheinend über das funktionelle Volumen auctum hinaus gelegentlich zu einem irreversiblen Emphysem zu führen (Lit. s. TIEMANN; NÜRMBERGER; CLEMENS; TURA; HARTUNG).

Die klinische Prüfung des gleichen Zusammenhanges an Glasbläsern, professionellen Blasmusikern und Angehöriger anderer, mit körperlicher Schwerarbeit bzw. Preßatmung verbundener Berufe hatte uneinheitliche Resultate (Lit. s. BECKER; MATUSSEWITSCH; PODKAMINSKY; GIESE). Im Gegensatz zu älteren Autoren lehnen FISCHER; LOMMEL; JAGIČ, LIPPNER u. SPENGLER; CHRISTIE; LÖFFLER und LOTTENBACH die Existenz eines chronischen Überdehnungsemphysems (*„Glasbläseremphysem"* etc.) bei diesen Berufskategorien ab. Von pathologisch-anatomischer Seite steht ein definitives Urteil über die Entstehung eines Überlastungsemphysems in einer sonst ungeschädigten, homogen belüfteten Lunge bisher aus (GIESE). Ebenso ist die gutachterlich wesentliche Frage noch unentschieden, inwieweit Arbeitshyperventilation und Preßatmung bei der angestrengten Tätigkeit im Staubmilieu unter Tage dem *„Bergmann-Emphysem"* den akzidentellen Charakter eines *„Schwerarbeiter-Emphysems"* verleihen und als berufseigentümliche Einflüsse neben spastischer Bronchitis die Emphysembildung schon vor und erst recht nach Auftreten struktureller Staublungenschäden fördern (Lit. s. PARRISIUS; HUSTEN; HUMPERDINCK; CARSTENS; WORTH, VALENTIN, VENRATH, GASTHAUS u. HOFFMANN; ZORN; WEICKSEL u. BRUGGER; WORTH u. SCHILLER; LÖFFLER; GIESE; HARTUNG).

e) Röntgendiagnostik des Lungenemphysems

Seit HOLZKNECHT zu Beginn des Jahrhunderts die klassischen Röntgensymptome des Lungenemphysems eingehend beschrieben hatte, nahm dieses Kapitel der Lungenpathologie lange Zeit nur geringen Raum im Schrifttum ein. Es galt in den vorwiegend morphologisch bestimmten Anfängen der Strahlendiagnostik gewissermaßen als terra cognita, die keine weiteren Entdeckungsreisen zu lohnen schien. Erst die allgemein verstärkte Hinwendung zu funktionellen Problemen, die sich unter beträchtlicher Ausweitung des klinisch-pathophysiologischen Wissens über Atmung und Kreislauf und zugleich mit der Entwicklung der Thoraxchirurgie vollzog, rückte das Lungenemphysem mehr in den Brennpunkt klinisch-röntgenologischen Interesses.

Das Studium seines röntgenologischen Erscheinungsbildes wurde nun auch mit neueren Methoden vertieft, die den Vorgang der Atembewegung, Verlauf und Dynamik der broncho-vaskulären Strombahnen klarer als bisher verfolgen ließen. Die subtilere Kenntnis des normalen Lungenbauplanes, seiner Segmentstrukturen (HERRNHEISER; JACKSON u. HUBER; BOYDEN; BROCK; FOSTER-CARTER; CHURCHILL; HUIZINGA; ESSER; SCHOENMACKERS u. VIETEN; HORNYKIEWITSCH u. STENDER) und ihrer Topographie unter pathologischen Bedingungen (COCCHI) trug dazu bei, den Blick für weniger ausgeprägte oder nur phasenhaft hervortretende Symptome der Ventilationsstörung zu schärfen.

Versucht man, als Résumé dieser Erfahrungen die Röntgensymptomatologie des Lungenemphysems zusammenfassend darzustellen, so sind zunächst *Wert und Leistungsgrenzen der strahlendiagnostischen Methodik* auf diesem Gebiet abzuschätzen.

α) *Röntgenologische Untersuchungsmethodik*

Normale respiratorische Volumenschwankungen des Thorax und relative Volumenstarre der Emphysemlunge sind radiologisch sinnfälliger wahrzunehmen als mit den klassischen physikalischen Verfahren der Klinik (CABOT). In der Dynamik der Atemstörung liegt ihr hervorstechendstes Merkmal. Die *Durchleuchtung* ist daher für die röntgenologische Emphysemdiagnostik unentbehrlich (KOUNTZ u. ALEXANDER; WESTERMARK; FRAY; RIGLER u. KELBY; BARDEN u. COMROE; KNOTT u. CHRISTIE; ZDANSKY; GOLDEN; ABBOTT, HOPKINS, VAN FLEIT u. ROBINSON; LAUR; SCHULZE u.a.). *Hustenversuch* (LIEBAU; ZADEK; HEBERER, PEIPERS u. LÖHR u.a.), *Summversuch* (HOFBAUER; COCCHI; HAUBRICH), *Schnupfversuch* (HITZENBERGER; ZDANSKY; LESZCZYNSKI) sowie *Untersuchung in Seitenlage* (POLGÁR; TESCHENDORF; HECKMANN; ZDANSKY; ZUPPINGER; HACKENTHAL u. RÜBE) geben dabei wertvolle funktionelle Aufschlüsse. Die am Schirm gemachten Beobachtungen und die Form- und Strukturdetails sind mit *in- und exspiratorischen Übersichtsaufnahmen in zwei Ebenen* zu objektivieren (ANTHONY u. SCHWARZ; WESTERMARK; RIGLER u. KELBY; BOYER u. RAMSAY; ABBOTT u. Mitarb.; WHITEFIELD u. SMITH; KNOTT u. CHRISTIE; BARDEN; BRISTOL; KOROL u. SCOTT; FRIK, HESSE u. ZEILHOFER; BRENER u.a.).

Flächenkymographie (WELTZ; WELTZ u. NIEKERK; STORM VAN LEEUWEN; WEBER; HAUBRICH; THURN; COCCHI; GOLDENTHAL, ARMSTRONG u. LOWMAN; EPSTEIN; GALARZA; HIRSCH u. SCHWARZSCHILD; SCOTT u. MOORE; KEVEŠ u. BURAKOVSKIJ; LAURO u. DI GUGLIELMO; LISSNER, EDLING u. SCHMIDT; NAUMOW u.a.) und *Elektrokymographie* (HECKMANN; MARCHAL; KOURILSKY; HAUBRICH; LISSNER; ROSSI, RUSTICHELLI u. FERRI) gestatten nähere Analyse der Atemkinetik und krankhafter Pulsationsphänomene an Herz und Lungengefäßen, deren vom Emphysem veränderte Architektonik und Lichtungsweite auf dem *Schichtbild* (HORNYKIEWITSCH u. STENDER; FRASER u. BATES; GLADYS; GEBAUER) und *Pulmangiogramm* besser abzuschätzen sind als auf dem Summationsbild (BOLT, STANISCHEFF u. ZORN; BOLT; BOLT u. RINK; BOLT, FORSSMANN u. RINK; DOTTER u. STEINBERG; VIETEN; WORTH u. ZORN; RINK; LÖHR, SCHOLTZE u. KLINNER; DENOLIN; SCARINCI, GALETTA u. GIANTURCO; CLERCQ, DE COSTER, DE BOLLAERT, DENOLIN u. ENGLERT; MISCALL u. DUFEY; JENSEN, MISCALL u. STEINBERG; SEMISCH, GESSNER,

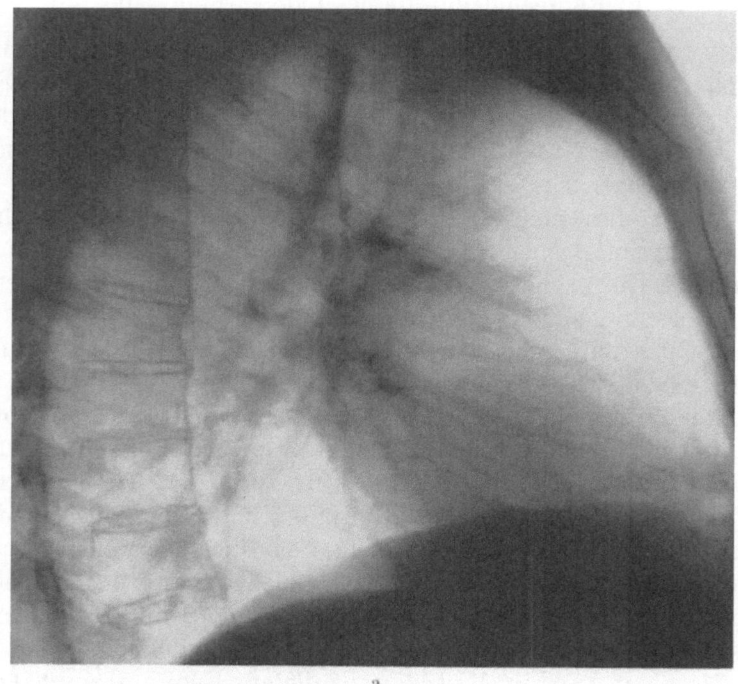

a

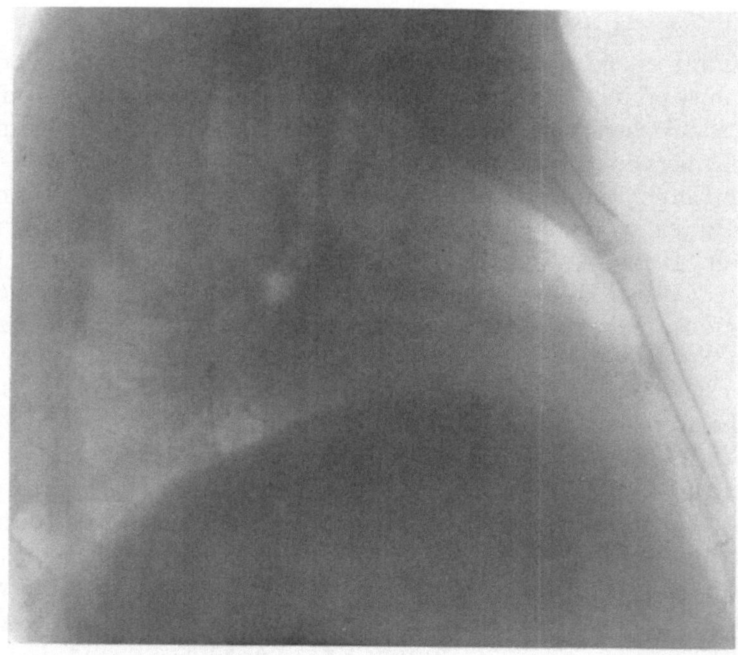

b

Abb. 51a u. b. A. Ku., 39jähr. ♂. Arch.-Nr. 1957/60, Röntgenabteilung Medizinische Universitätsklinik Münster i. Westf. (Direktor: Prof. Dr. W. H. Hauss). Ausgiebige respiratorische Helligkeits- und Volumenschwankung bei lungengesundem Bechterew-Patienten (gleiche Expositions- und Entwicklungsdaten). a und b Thoraxfrontalbild inspiratorisch und exspiratorisch

Kölling u. Wittig; Giese; Junghanss; Schoenmackers u. Vieten; Grill u.a.). Über abnorme Bronchialkaliberschwankungen beim Emphysem (Wyss u. Regli), bronchospastische Zustände und organische Wandprozesse als Ursache von Entlüftungsstörungen orientiert die — während spontaner Atmung in Lokalanästhesie durchgeführte — *Bronchographie* (HUIZINGA u. SMELT; STUTZ; DI RIENZO; STUTZ u. VIETEN; FISCHER; SIMON u. GALBRAITH; REID u. SIMON; O'DONNOGHUE; SPARKS u. WOOD; DI RIENZO u. WEBER; DROUET, HERBEUVAL u. FAIVRE; SAMMON, PISCHNOTER u. WILLIAMS; FREIMANIS u. MOLNAR; ZORINI u. PIGORINI; OLIVA, SPRADLEY u. WILLIAMS; STURTEVANT u. KNUDSON; DECHAUME-MONTCHARMONT; TURIAF, ROSE u. MARLAND; BONSIGNORE, PICONE u. BELLOMONTE; HIRSCHFELD, BRANTIGAN, KRESS u. GOCO; SCHULZE u.a.).

β) Leistungsfähigkeit und Grenzen der Strahlendiagnostik

Die Erkenntnismöglichkeiten der röntgenologischen Emphysemdiagnostik und die *Korrelation* ihrer Ergebnisse *mit klinischen und anatomischen Befunden* wurden wiederholt grundsätzlich erörtert und speziell geprüft (ANTHONY u. SCHWARZ; PODKAMINSKY; HURTADO u. Mitarb.; FRAY; KILLICK; GOUGH; WHITEFIELD, SMITH, RICHARDS, WATERHOUSE u. ARNOTT; KNOTT u. CHRISTIE; BARDEN; BARDEN u. COMROE; RIGLER; GOUGH, FLETCHER, WILSON u. OLDHAM; BOYER u. RAMSAY; SEGAL u. DULFANO; LAVENNE, WADE, HUGH-JONES u. GILSON; LAWS u. HEARD; FRIK, HESSE u. ZEILHOFER; COBB, BLODGETT, OLSON u. STRANAHAN; KALINOWSKI, LICHTERFELD u. SPENGLER; MANECKE, WICKE u. HAMM; SNIDER u. SHAW; BANYAI; BARNHARD, PIERCE, JOICE u. BATES).

Abgesehen von fortgeschrittenen Stadien des großbullösen Emphysems *ist zur Erkennung des Lungenemphysems auf* — üblicherweise bei Inspiration angefertigte — *p.-a. Thoraxaufnahmen allein wenig Verlaß.* Die inspiratorische Aufhellung läßt umschriebene Blähungszonen leicht übersehen, die sich nach Ausatmung klar abheben. Der statische Bildeindruck gibt zudem keinen Aufschluß, inwieweit die Strahlendurchlässigkeit der Lungen, Form und Stand des Zwerchfells und sonstige Objektmerkmale jeweils exspiratorisch veränderlich bzw. von konstitutioneller Eigenart geprägt sind (Asthenie bzw. Obesitas).

Dementsprechend ergab die von KNOTT u. CHRISTIE mit mehreren erfahrenen Radiologen vorgenommene Prüfungsserie, daß die röntgenologische Beurteilung der — spirometrisch kontrollierten — Lungenfunktion Gesunder und Emphysemkranker lediglich nach dem Standard-Thoraxfilm eine wesentlich höhere Fehlerquote hatte (bis zu 25% negative bzw. 60% (!) positive Fehlurteile) als die Auswertung von in- und exspiratorischen Thoraxaufnahmen in zwei Ebenen (z.T. unter 10% negative, nur noch vereinzelt positive Fehldiagnosen).

Noch größer ist die Fehlerquelle beim Versuch, das obstruktive Emphysem beider Lungen mittels Schirmbilduntersuchung zu erfassen (JÄRVINEN u. THOMANDER).

Die röntgenologische Emphysemdiagnostik gewinnt erst an Zuverlässigkeit, wenn man *mit dem Nachweis des Kapazitätsmißverhältnisses in beiden Atemphasen die Entlüftungsstörung in ihrer Dynamik (Volumenstarre und verminderter Helligkeitswechsel der Lungen) erfaßt* (Abb. 51, 52).

Das Ausmaß der normalen respiratorischen Volumenschwankung der Lungen läßt sich mit röntgenologischen Methoden verhältnismäßig genau abschätzen (BARDEN u. COMROE; SNIDER u. SHAW; STEINER, LAWS, GILBERT u. MCDONNELL; FUMAGALLI, PASSERI u. VALLEBONA; SMALL, MILLER, LEINER, STRAUSS u. ABRAMOWITZ). Die von HURTADO u. Mitarb. u.a. (FRAY; ASLETT, HART u. MCMICHAEL; GILSON u. HUGH-JONES; WADE u. GILSON; LAVENNE, WADE, HUGH-JONES u. GILSON; AUTIO; PANICHI, GUERINI, GELLI u. MENECHINI) *nach Planimetrie der Lungenfläche* auf in- und exspiratorischen Thoraxaufnahmen und dem Thorax-Sagittaldurchmesser mittels empirischer Regressionsformeln *berechneten röntgenologischen Thoraxvolumina* stimmten statistisch überraschend gut mit den spirometrischen Kapazitätsgrößen überein. Das Verhältnis

$$\frac{\text{Lungenfläche bei maximaler Ausatmung}}{\text{Lungenfläche bei maximaler Einatmung}} \times 100$$

wird beim Lungengesunden relativ konstant mit 62,2% gefunden und erhöht sich im Sitzen geringfügig (63,6%) (FRAY). Der Quotient, der beim Emphysematiker auf über

70% ansteigt, steht in signifikanter Korrelation zum Prozentanteil der Residualluft (Fray; Bristol). Herxheimer sowie Wade u. Gilson fanden direkte Beziehungen zwischen Höhe der Zwerchfellamplitude und geförderter Reserveluft. Russische Autoren verwandten speziell entwickelte Verfahren der *Amplimetrie* und *Orthokymoskopie*, um aus der linearen Messung von Rippen- und Zwerchfellverschiebung und mittels *Densographie* die Atemvolumina zu schätzen (Sokolov, zit. nach Sadof'ev; Yaknich). Keveš u. Burakovskij sowie Goldenthal, Armstrong u. Lowman ermittelten atemkymographisch quantitative Relationen zwischen Umfang der kosto-diaphragmalen Exkursion und Vitalkapazität. Brener bestimmte an Hand in- und exspiratorischer Übersichtsaufnahmen densographisch die respiratorische Schwankung der pulmonalen Strahlendurchlässigkeit (normal 20—35%, bei Emphysem 7—20%, in schweren Fällen 4—5%). Ein ähnliches Untersuchungsprinzip liegt der photoelektrischen *Stati-Densigraphie* (Kourilsky, Marchal u. Marchal), der radiographischen *Photodensimetrie* (Urbánska-Bonenberg), der *Densoplanigraphie* (Miura), der *Radiopulmographie* mittels eines Dual-Szintillationssystems (Small, Miller, Leiner, Strauss u. Abramowitz) und der „*intermittierenden Photofluorographie*" (Watanabe) zugrunde. Amasov wendet die *Pneumopolygraphie* an.

Tabelle 4. *Vergleich radiologischer Thoraxmeßwerte und spirometrischer Lungenkapazitätsgrößen von 50 gesunden Männern und 26 Emphysematikern.*
[Durchschnittswerte nach A. Hurtado u. Mitarb.: J. Clin. Invest. **13**, 1027 (1934), Tabelle 6]

	Gesunde	Emphysematiker
Größe und Form des Thorax		
Radiologisches Thoraxvolumen inspiratorisch (Liter)	14,83 ± 0,17	14,77 ± 0,76
Lungenfläche inspiratorisch (cm²)	685 ± 7,28	630 ± 12,52
Zwerchfellhöhe rechts inspiratorisch (cm)	23,6 ± 0,20	24,2 ± 0,38
Zwerchfellhöhe links inspiratorisch (cm)	25,6 ± 0,23	26,1 ± 0,36
Thoraxbreite inspiratorisch (cm)	30,3 ± 0,16	28,3 ± 0,44
Thoraxtiefe inspiratorisch (cm)	21,7 ± 0,18	23,1 ± 0,38
Thorax-Index $\frac{\text{Tiefe}}{\text{Breite}} \times 100$	68,5 ± 0,55	79,3 ± 1,47
Thoraxexpansion		
Anteroposteriore Expansion (cm)	3,9 ± 0,08	2,1 ± 0,12
Laterale Expansion (cm)	3,2 ± 0,08	2,4 ± 0,13
Zwerchfellexkursion rechts (cm)	6,3 ± 0,11	3,6 ± 0,22
Zwerchfellexkursion links (cm)	6,4 ± 0,12	4,4 ± 0,21
Rippenrotation (in Graden)	21,4 ± 0,51	16,0 ± 0,79
$\frac{\text{Lungenfläche bei maximaler Exspiration}}{\text{Lungenfläche bei maximaler Inspiration}} \times 100$	68,5 ± 0,42	73,4 ± 1,20
Lungenkapazität		
Absolutwerte (Liter):		
Totalkapazität (TC)	6,13 ± 0,08	5,73 ± 0,14
Vitalkapazität (VC)	4,78 ± 0,06	2,88 ± 0,13
Mittelkapazität	2,34 ± 0,05	3,68 ± 0,14
Residualluft	1,36 ± 0,04	2,84 ± 0,14
Komplementärluft	3,79 ± 0,05	2,04 ± 0,08
Reserveluft	0,98 ± 0,02	0,84 ± 0,03
Relativwerte (%):		
Vitalkapazität/TC × 100	78,0 ± 0,41	50,4 ± 1,49
Mittelkapazität/TC × 100	37,9 ± 0,75	64,0 ± 1,52
Residualluft/TC × 100	22,0 ± 0,41	49,6 ± 1,52
Komplementärluft/TC × 100	61,9 ± 0,51	35,6 ± 1,46
Reserveluft/TC × 100	16,2 ± 0,39	14,6 ± 0,58
Komplementärluft/VC × 100	79,4 ± 0,50	70,8 ± 1,37
Reserveluft/VC × 100	20,6 ± 0,52	29,2 ± 1,36

Da die dysproportionierte Zunahme der Residualluft beim universellen Emphysem die Flächen- und Helligkeitsdifferenz im Schattenbild der Lungen bei tiefer Ein- und Ausatmung vermindert, bietet sich die Möglichkeit einer *röntgenologischen Abschätzung des Emphysem-Schweregrades,* die bereits ANTHONY u. SCHWARZ erwogen hatten.

COBB, BLODGETT, OLSON u. STRANAHN modifizierten zu diesem Zweck das planimetrisch-mathematische Verfahren von HURTADO und FRAY. KALINOWSKI u. Mitarb. wählten das verschiedene Ausmaß der Dichteänderung im Retrosternal- und Retrokardialraum als Vergleichkriterium zum spirometrischen Schweregrad des Emphysems (s. Abb. 51 und 52). COBB u. Mitarb. fanden bei 17 Emphysemkranken Abweichungen der röntgenologischen Relation Residualvolumen: Totalkapazität von den spirometrischen Werten um ±10% in 94,1%, um ±5% in 70,6% und um ±3,0% und weniger in 47,1% der Fälle. Bei Resektionslungen und pulmonalen Schrumpfungsprozessen war die Übereinstimmung geringer (s. auch AUTIO). Die röntgenologischen Berechnungsergebnisse sind demnach als durchschnittliche Annäherungswerte brauchbar (LAVENNE, WADE, HUGH-JONES u. GILSON; BRISTOL), bieten im Einzelfall, insbesondere für therapeutische Schlußfolgerungen (thoraxchirurgische Indikationen) jedoch eine zu schwankende Basis und keinen Ersatz für die Spirometrie.

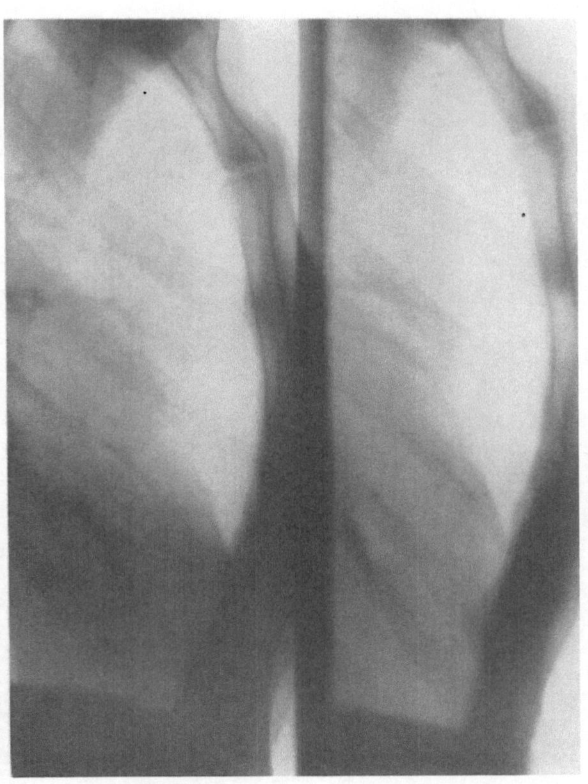

Abb. 52. Th. Cr., 69jähr. ♀. Arch.-Nr. 4143/59, Röntgenabteilung Medizinische Universitätsklinik Münster i. Westf. (Direktor: Prof. Dr. W. H. HAUSS). Volumenstarre Überblähung der vorderen Lungenränder bei chronischem obstruktivem Emphysem. Frontalzielbilder in tiefster Exspiration und Inspiration

Gemessen an spirometrischen Befunden ist die *Treffsicherheit der Röntgendiagnostik* des schweren generalisierten Emphysems als hoch, in leichten Fällen und unter besonderen pathologischen Bedingungen als recht ungewiß zu bezeichnen. Bei der Erfassung des umschriebenen broncho-stenotischen Emphysems bietet die Strahlendiagnostik allerdings eindeutige Vorteile vor der Spirometrie, die den Funktionsausfall nur summarisch wiedergibt, ohne größere Emphysemblasen und Zysten näher zu lokalisieren (SADOF'EV; SCARINCI et al.; FRIK, HESSE u. ZEILHOFER). Die Schwierigkeit, zwischen funktioneller Lungenblähung und irreversibler Gefügedilatation des Parenchyms eine scharfe Grenze zu ziehen, trifft beide Methoden bei Vergleich mit der patho-histologischen Untersuchung in gleicher Weise.

γ) *Morphologische und funktionelle Allgemeinsymptome*

Das röntgenologische Erscheinungsbild des Lungenemphysems umfaßt statische und dynamische Veränderungen der Lungen, Mediastinalorgane und äußeren Atemkammer in vielfältiger Abstufung. Erst das Zusammentreffen mehrerer Symptome läßt gewöhnlich ein einigermaßen sicheres Urteil über das Vorliegen einer Entlüftungsstörung zu, da die objektive Beweiskraft der „klassischen" Einzelmerkmale, wie Helligkeit der Lungenfelder, Zwerchfelltiefstand etc., ebenso unterschiedlich ist wie ihre individuelle Ausprägung (FRIK, HESSE u. ZEILHOFER).

1. Veränderungen am Schattenbild der Lunge. *Vermehrte Strahlendurchlässigkeit und Ausdehnung des Lungenareals* gelten seit HOLZKNECHT als führende Symptome des Emphysems. Der Transparenz- und Raumzuwachs kann beide Lungen gleichmäßig betreffen oder auf Teilgebiete beschränkt sein (Emphysem der oberen bzw. unteren Lungenabschnitte nach TESCHENDORF, der vorderen Lungenränder, halbseitige, lobäre, segmentale oder lobuläre Blähungszonen) (Abb. 53). Die verstärkte Durchsichtigkeit ist das strahlenphysikalische Resultat sowohl des erhöhten Luftgehaltes wie der gedrosselten Durchblutung (ASSMANN; LAURELL; ANTHONY u. SCHWARZ; HERMS; PRINZMETAL u. KOUNTZ u.a.). Sie kann durch Zwerchfellhochstand, dickes Fettpolster, diffuse interstitielle Verdichtungen und Mantelschwarten weitgehend verdeckt werden. Inwieweit organischer Gewebsschwund

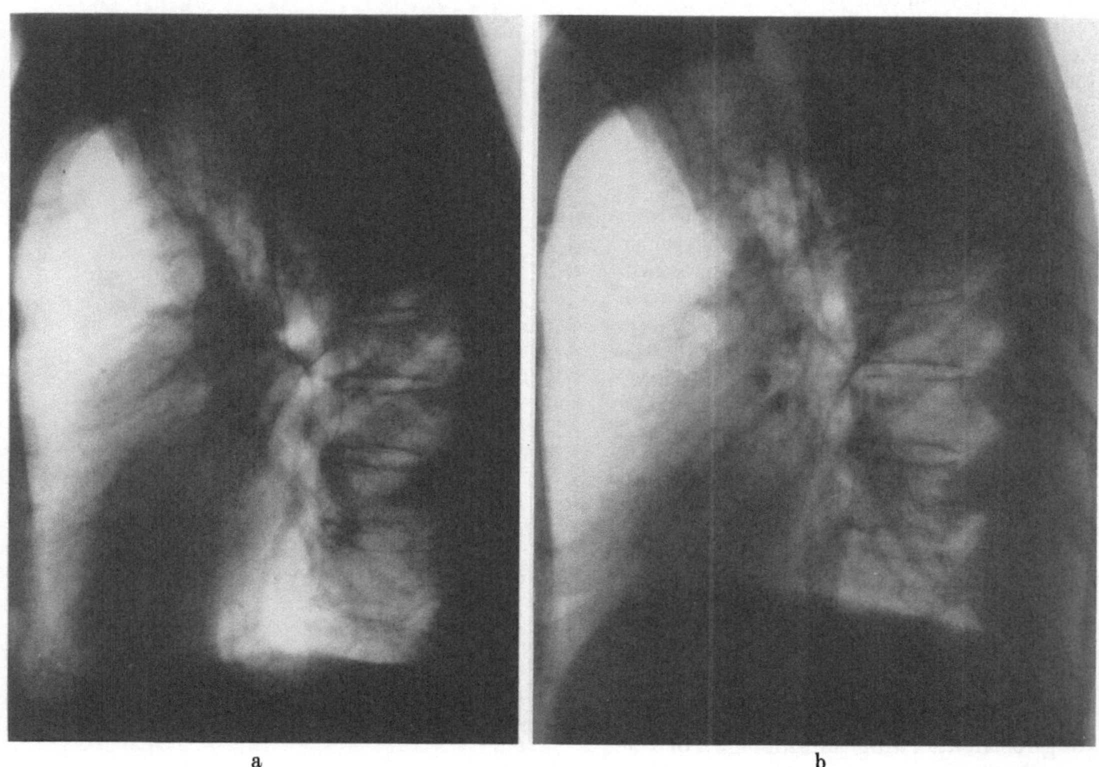

Abb. 53a u. b. E. Bie., 63jähr. ♂. Arch.-Nr. 3940/60, Röntgenabteilung Medizinische Universitätsklinik Münster i. Westf. (Direktor: Prof. Dr. W. H. HAUSS). Vorwiegend in den Oberlappen lokalisiertes chronisches Obstruktionsemphysem mit Verlagerung der interlobären Hauptspalte nach dorso-kaudal. a und b Frontalübersicht inspiratorisch und exspiratorisch

oder rein funktionelle Entlüftungs- und Zirkulationsstörung im einzelnen zur Verminderung der Strahlenabsorption beitragen, bleibt nach dem Schattensubstrat mit Ausnahme fortgeschrittener bullöser Formen meist ungewiß.

Als statische Symptome betrachtet sind *gesteigerte Transparenz* und Ausdehnung vieldeutig. HOLZKNECHT wies bereits darauf hin, daß die absolute Helligkeit des Lungenfeldes am Schirm „*durchaus nicht als Maßstab der Intensität oder auch nur als Symptom des Emphysems*“ *verwertbar* ist. Die Filmschwärzung unterliegt zu vielen unwägbaren Einflüssen (Atemtiefe, Thoraxdurchmesser, Weichteilbedeckung, Zustand von Pleura und Lungengerüst, Expositionsdaten, Charakteristik des Filmmaterials, Entwicklungsmodus), um ein objektives Werturteil zu ermöglichen (PODKAMINSKY; RAMSAY u. BOYER; FRIK, HESSE u. ZEILHOFER u.a.).

Größere diagnostische Bedeutung als der absolute Grad hat der *geringe Wechsel von Helligkeit und Volumen* geblähter Lungenabschnitte *zwischen tiefer Ein- und Ausatmung* (HOLZKNECHT; ANTHONY u. SCHWARZ; PODKAMINSKY; SANTE; TESCHENDORF; ZDANSKY;

KNOTT u. CHRISTIE; BOYER u. RAMSAY; SOKOLOV; BRENER u.a.). Während sich die gesunde Lunge in maximaler Exspiration erheblich verkleinert und, zumal bei Pyknikern, an den Basen und Vorderrändern so stark eintrübt, daß man auf dem Frontalbild bei gleicher Aufnahmetechnik gegenüber dem Inspirium Retrosternal- und Retrokardialloge, Herz- und Zwerchfellkonturen kaum noch abgrenzen kann, ist der Spielraum von Flächen- und Helligkeitsdifferenz der Emphysemlungen in beiden Atemphasen mehr oder weniger stark eingeschränkt. Dieses Phänomen ist auch bei dickleibigen Emphysematikern, und zwar am deutlichsten in der Prädilektionszone der vorderen Lungenränder nachweisbar (KÖHLER; TESCHENDORF; KNOTT u. CHRISTIE; KALINOWSKI, LICHTERFELD u. SPENGLER; BRENER). Bei schwerer obstruktiver Blähung zeigt sich die retrosternale Aufhellungszone konstant vertieft und verlängert, und Volumen wie Lungentransparenz scheinen insgesamt oft so wenig verändert (BRENER), daß erst die nähere Bildanalyse zwischen In- und Exspirationsaufnahme unterscheiden läßt (Abb. 52).

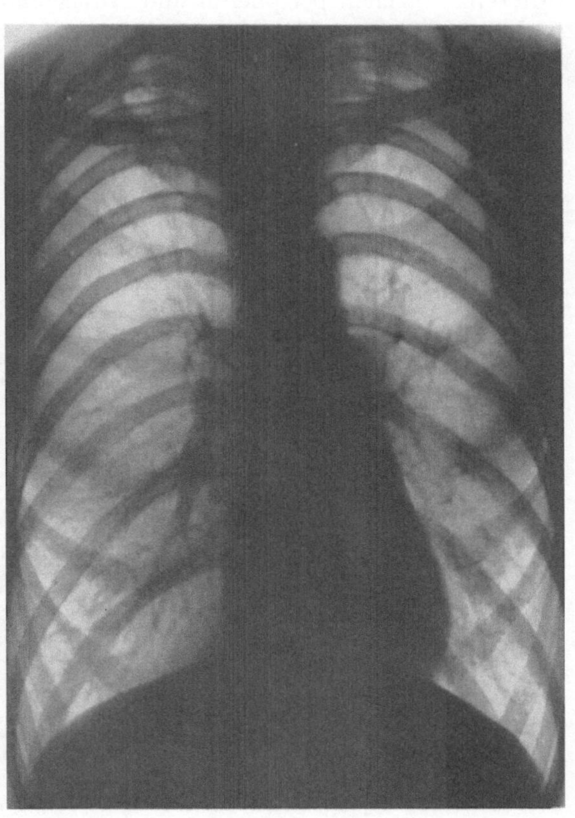

Abb. 54. F. Te., 56jähr. ♂. Arch.-Nr. 9679/59, Röntgenabteilung Medizinische Universitätsklinik Münster i. Westf. (Direktor: Prof. Dr. W. H. HAUSS). Rarefizierung der peripheren Lungengefäßzeichnung mit gestrecktem Verlauf der segmentalen Zweige und Transparenzzunahme bei vorwiegend in den Oberlappen lokalisiertem Obstruktionsemphysem (Thoraxübersicht p.-a.)

Auch bei *Untersuchung in Seitenlage mit sagittalem Strahlengang* zeigt der Emphysemkranke gegenüber aufrechter Haltung eine bemerkenswerte *geringe Änderung von Größe und Transparenz der Lungen* sowie der Stellung von Zwerchfell und Mediastinum (POLGÁR; HECKMANN; TESCHENDORF; HACKENTHAL u. RÜBE). Der Lagewechsel, der normalerweise die anliegende Lunge durch Absinken der Mittelorgane und Hochtreten des zugehörigen Hemidiaphragma erheblich eintrübt und verkleinert, den abliegenden Flügel durch extremen Tiefstand seiner Zwerchfell- und Ausweitung der Brustkorbhälfte dagegen kompensatorisch überdehnt und aufhellt, eignet sich als Funktionsprüfung für den Emphysemnachweis in Zweifelsfällen, besonders bei adipösen Patienten (Abb. 68).

Ist die relative Volumenkonstanz der Emphysemlunge Ausdruck mangelnder Entlüftung bzw. verminderter exspiratorischer Atemreserve, so weist diese *geringe Schwankung der Schattendichte* zugleich auf die zirkulatorische Funktionsstarre des Organs hin (CLOETTA). Man kann sich hiervon *bei Anwendung von Preß- und Saugatmung* (*Bürger*sche Preßdruckprobe, *Müller*-Versuch) überzeugen, welche die Blutfülle der gesunden Lunge über das Maß der Respirationsschwankungen (bis zu 30% des pulmonalen Blutgehaltes) (PRINZMETAL u. KOUNTZ) hinaus verringert bzw. verstärkt (BÜRGER; BÜRGER u. MICHEL; NOLTE; HOCHREIN; SCHLEICHER; KARPATI), beim Emphysem aber keine nennenswerte Änderung der Strahlendurchlässigkeit zur Folge hat (LAURELL; WESTERMARK; BARDEN u. COMROE; MARCHAL; KARPATI). Diese Funktionsprobe kann die mitunter problematische Emphysemdiagnostik bei pyknischen Individuen erleichtern, setzt allerdings ausreichende Kraft der Bauchpresse und Mitarbeit des Patienten voraus.

Die *Sichtbarkeit des emphysematischen Strukturwandels im Lungenparenchym* auf dem Nativbild (Abb. 54) wird vom Ausmaß der anatomisch-funktionellen Veränderungen und von strahlenphysikalischen Gesetzen bestimmt. Die Summationsaufnahme läßt bei geeigneter Technik fortgeschrittene Stadien der Gefäßrarefizierung mit erheblicher Verminderung und wabiger Auflockerung der vaskulären Lungenzeichnung und gröbere Kaliberdifferenz zwischen peripheren und Hilusgefäßen ausreichend klar erfassen. Beim leichten und mittelschweren Emphysem löst sie feinere Objektdetails im Lungenmantel jedoch nur ungenügend auf. Zur quantitativen Strukturanalyse bietet die tomographische und

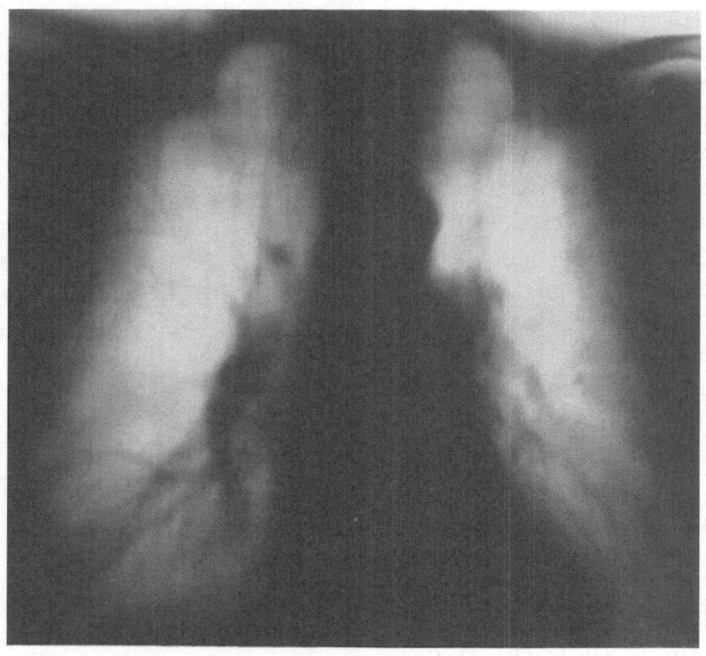

Abb. 55. I. Kö., 47jähr. ♀. Arch.-Nr. 8566/60, Röntgenabteilung Medizinische Universitätsklinik Münster i. Westf. (Direktor: Prof. Dr. W. H. Hauss). Lungengefäßdarstellung bei chronischem Bronchialasthma im Schichtbild 11 cm a.-p.

pulmangiographische Darstellung jedenfalls eine genauere und objektivere Handhabe (Hornykiewytsch u. Stender; Fraser u. Bates; Gladysz; Schoenmackers u. Vieten; Rink; Bolt u. Rink; Bolt, Forssmann u. Rink; Giese; Junghanss; Semisch, Gessner, Kölling u. Wittig; Worth u. Zorn; Scarinci; Clercq, de Coster, de Bollaert, Denolin u. Englert; Frik, Hesse u. Zeilhofer; Jensen, Miscall u. Steinberg u.a.).

Die nähere Betrachtung zeigt bei rein *funktioneller Blähung* (Zdansky; Unger) eine der Überdehnung des Belüftungsraumes entsprechende Auseinanderziehung und Aufspreizung des arteriellen und venösen Gefäßbaumes. Die einzelnen Äste behalten in der veränderten Anordnung ihren normalen Teilungsrhythmus bei, sind an Zahl unvermindert und heben sich vom transparenten Untergrund besonders markant ab. Infolge der Streckung kann ihr Kaliber im Kerngebiet etwas schmäler als gewöhnlich erscheinen (Schoenmackers u. Vieten; Hornykiewytsch u. Stender), doch wird bei der allergisch-entzündlichen Hyperämie des funktionellen Asthmaemphysems auch ein normales oder gering erweitertes Kaliber beobachtet (Saupe; Zdansky; Dechaume-Montcharmont; Stuhl, Maurice, Scebat, Hatt u. Sébillotte; Fraser u. Bates) (Abb. 55).

Das *substantielle Emphysem* stört die Harmonie der pulmonalen Angioarchitektonik um so offensichtlicher, je mehr sein Erscheinungsbild von obstruktiven Zügen beherrscht wird. Die fortschreitende Veränderung der terminalen Strombahn vermindert die Zahl, Dichte und Weite der in ihrer Summation eben erkennbaren kortikalen Läppchen- und Subsegmentsäste. Die persistierenden Gefäßstümpfe des Lungenkerns brechen am Übergang zur Mantelzone stellenweise unvermittelt ab. Die Rarefizierung betrifft im wesentlichen den arteriellen Schenkel und die Endstrombahn des kleinen Kreislaufs, nicht die venösen Abflußbahnen (Giese; Junghanss; Bolt u. Rink; Bolt, Forssmann u. Rink u.a.). Bei selektiver Pulmangiographie erscheinen die Segment- und Subsegmentarterien deutlich eingeengt, abnorm gestreckt und in ihrem Astwerk ausgelichtet (Abb. 56). Ihre Teilungswinkel sind auseinandergespreizt, und die Teilungsfolge ist unregelmäßig. Die Läppchenarterien zeigen nur spärliche Verzweigung, die sich auf ein weitmaschiges Parenchymareal erstreckt, und die Prälobulararterien wirken engkalibrig ausgezogen. Infolge

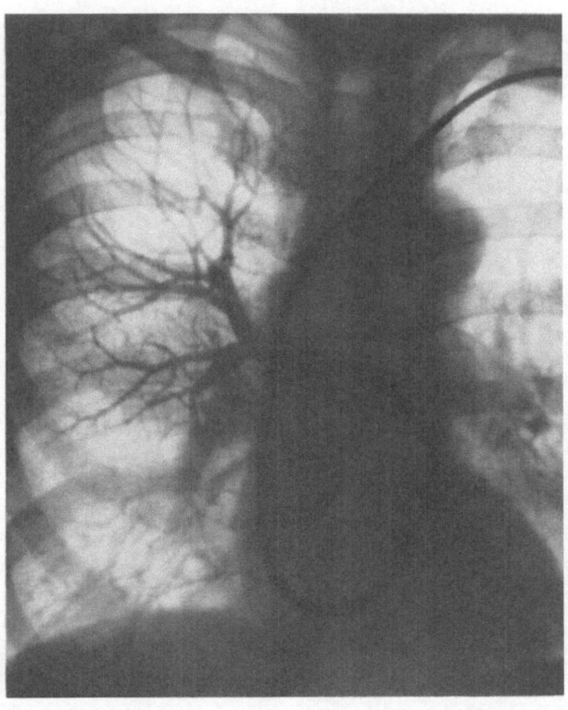

Abb. 56. Wipfeldürre und bogiger Verlauf der Segmentgefäße im Bereich eines großbullösen Emphysems [Segmentangiogramm nach H. Rink, Z. Tuberk. **115**, 315 (1961), Abb. 17]

des Abbaues der Netzkapillaren bleibt eine diffuse Parenchymanfärbung in der kapillären Phase des selektiven Lobulär-Angiogramms aus. Nach verzögertem Durchfluß durch den arteriellen Schenkel tritt das Kontrastmittel vorzeitig und unvermittelt über die erhaltenen Stromkapillaren in die normalkalibrigen Interlobularvenen über. Der durch den Schwund des perialveolären Kapillarnetzes bedingte funktionelle Kurzschluß ist sowohl morphologisch bei Kontrastfüllung des Gefäßsystems — in vivo und an der isolierten Leichenlunge — wie auch in seiner Hämodynamik serienangiographisch erkennbar (Giese; Junghanss; Bolt u. Rink; Bolt, Forssmann u. Rink u.a.).

Entsprechend der inhomogenen Ventilation sind Perfusionsstörung und sichtbare angioarchitektonische Veränderungen der Lunge regional oft sehr unterschiedlich ausgeprägt (Schoenmackers u. Vieten; Hornykiewytsch u. Stender). Nur beim genuinen und Alters-Emphysem spielt sich der regressive Vorgang diffus an beiden Lungen ab, sofern nicht bronchostenotische Komplikationen oder stärkere kyphotische Parenchymdehnung örtliche Spannungsdifferenzen erzeugen.

Die *disseminierten kleinblasigen Aufhellungen* des chronisch-obstruktiven Emphysems sind röntgenologisch im allgemeinen erst durch begleitende Gerüstverdichtung faßbar (Abb. 57). Im Verlauf chronischer Bronchitis und Peribronchitis wird die *Lungenzeichnung* durch interstitielle Fibrose *netzförmig verstärkt.* In Umgebung kleinfleckig-granulomatöser Indurationsbezirke tritt das perifocale Narbenemphysem gelegentlich mit feinwabigen Aufhellungen hervor.

Im Bereich *größerer Emphysemblasen* verschwinden die Gefäßschatten bis auf zarte strangförmige Reste. Umgibt sich der blasig aufgetriebene Bezirk nicht mit einem dystelektatischen Randsaum, so entsteht eine unscharf abgesetzte Aufhellungszone mit ausgelöschter Gefäßzeichnung im Lungenfeld. Dieses Bild des großbullösen bronchiolostenotischen Emphysems hat BURKE mit dem Begriff „*vanishing lung*" (s. S. 144, 153) bezeichnet. Da sich das blasig umgeformte Parenchymareal unter dem Einfluß örtlicher Ventilstenosen bis zum Vielfachen der ursprünglichen Größe ausdehnt, weichen die vaskulären Strukturen

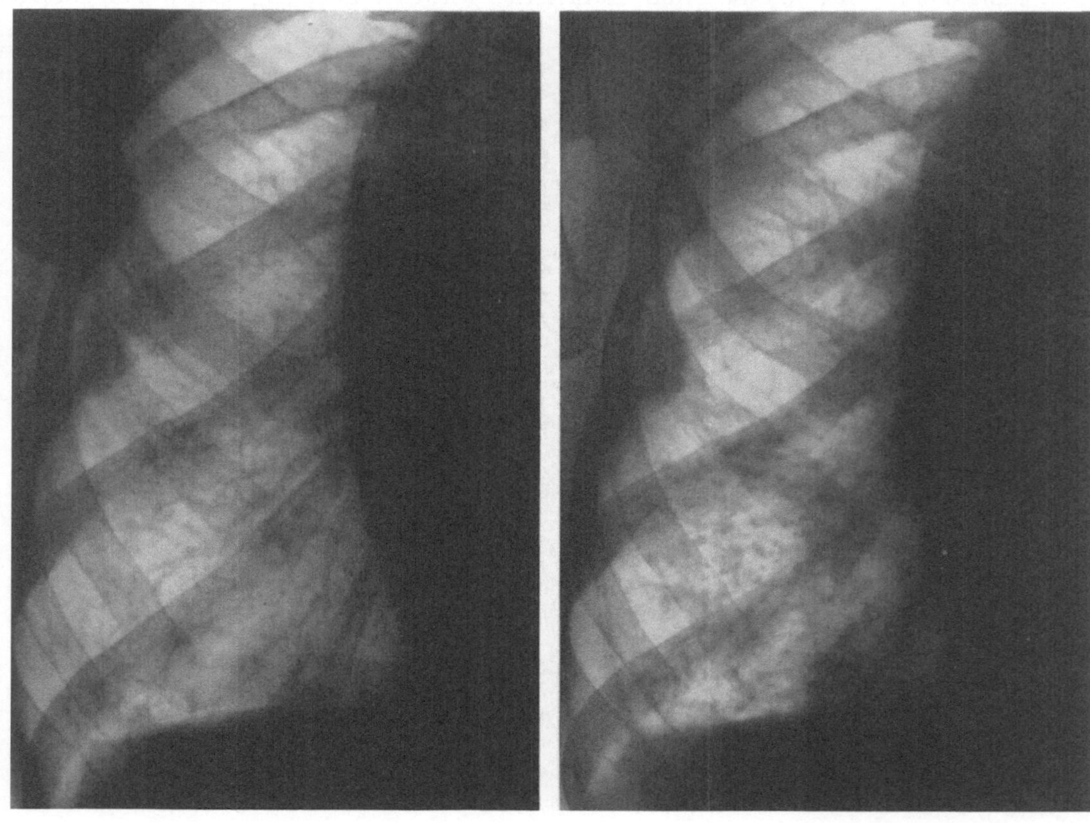

a b

Abb. 57a u. b. R. N., 64jähr. ♂. Arch.-Nr. 1466/60, Röntgenabteilung Medizinische Universitätsklinik Münster i. Westf. (Direktor: Prof. Dr. W. H. HAUSS). Deutlicheres Hervortreten der kleinblasigen Struktur eines chronischen Obstruktionsemphysens durch interkurrente herdförmige Anschoppung. a p.-a. Summationsbild (21. 1. 60), b Summationsbild p.-a. (12. 3. 60)

des intakten Nachbargewebes entsprechend bogig aus und erscheinen stärker zusammengedrängt. Im Extremfall kann dadurch auch die zentrale Gefäßgabel so beträchtlich in den Mittelschatten verschoben werden, daß die Nativaufnahme eine „*Hilusamputation*" vortäuscht (ABOTT u. Mitarb.; HORNYKIEWYTSCH u. STENDER; HAUSSER u. GRIMMINGER; GEBAUER; SCHULZE) (Abb. 58).

Sonst findet man im Summationsbild des Emphysemthorax die *Hilusgefäße und die Schatten der bedeckenden Brustmuskulatur besonders deutlich markiert.* Die Pulmonalarterien sind bei funktioneller Lungenblähung und beim genuinen Emphysem altersentsprechend normalkalibrig. Erst das Hinzutreten eines *pulmonalen Hochdrucks führt* zu dynamischer, später organisch fixierter *Ektasie des Truncus und beider Hauptstämme der A. pulmonalis* (Abb. 59). Innerhalb der Gefäßbaumaufzweigung treten dann statt kontinuierlicher Abnahme der Lichtungsweite zur enggestellten Strombahnperipherie unvermittelte Kalibersprünge hervor, die meist am Übergang von den Lappen- zu den Segmentästen, teils auch weiter distalwärts liegen (SCHOENMACKERS u. VIETEN; ZDANSKY; DOTTER u. STEINBERG; HORNYKIEWYTSCH u. STENDER; TESCHENDORF; HAUBRICH; THURN;

Hohenner; van Epp; Fleischner; Stender; Gladysz; Hoeffken; Healey, Dow, Sosman u. Dexter u.a.). Obgleich zum Cor pulmonale emphysematöser Genese für gewöhnlich *keine verstärkte Eigenpulsation* der Lungenarterien gehört (Thurn; Hoeffken u.a.), kann es bei respiratorischer Globalinsuffizienz durch kompensatorischen Anstieg des Durchflußvolumens zu erhöhter Füllungsschwankung mit verstärkter systolisch expansiver Randpulsation der Hili kommen (Schwarz; Savini; Zdansky; Haubrich; Parker; Teschendorf; Stender u.a).

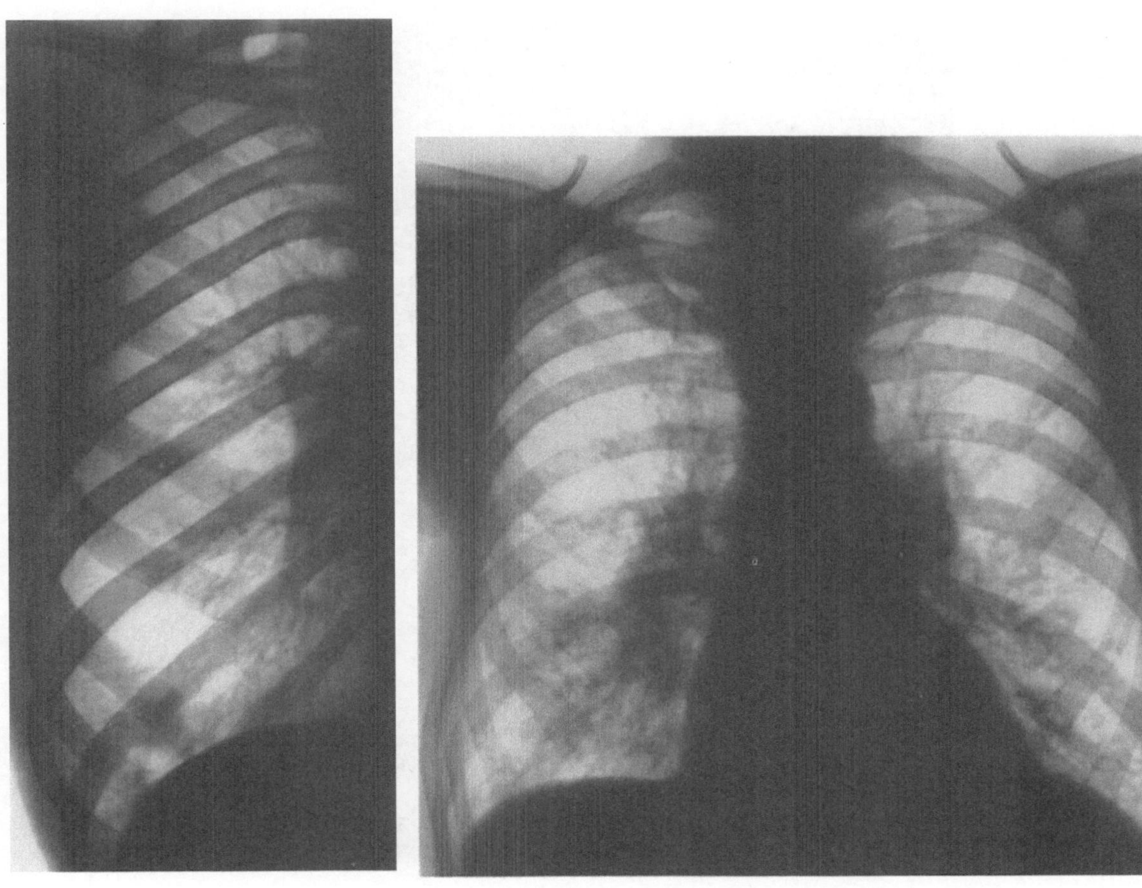

Abb. 58 Abb. 59

Abb. 58. H. Nie., 57jähr. ♂. Arch.-Nr. 5142/59, Röntgenabteilung Medizinische Universitätsklinik Münster i. Westf. (Direktor: Prof. Dr. W. H. Hauss). Dislokation des ektatischen Pulmonalstammes mit unvermitteltem Kalibersprung („Hilusamputation") zur Gefäßperipherie des Unterlappens bei chronisch-obstruktivem bullösem Lungenemphysem mit Bronchiektasen

Abb. 59. H. Ka., 61jähr. ♂. Arch.-Nr. 6608/61, Röntgenabteilung Medizinische Universitätsklinik Münster i. West. (Direktor: Prof. Dr. W. H. Hauss). Cor pulmonale chronicum mit Ektasie beider Pulmonalarterien bei schwerem chronischem Obstruktionsemphysem (chronische Bronchitis und Bronchiektasie)

Die *Kinetik der peripheren Lungengefäße* hängt ebenso von hämodynamischen Faktoren wie von den physikalischen Eigenschaften der beteiligten Gewebe ab (Haubrich; Gross u. Neudert; Karpati). Der Verlust der elastischen Lungenspannung und erhöhte Gefäßwandrigidität begünstigen die Fortleitung der vom Herz-Gefäßstamm ausgehenden Schleuderimpulse. Dennoch wirkt das kymographische Bewegungsbild der Lungengefäßperipherie beim fortgeschrittenen Emphysem infolge der Verödung des Strombettes oft nahezu stumm (Haubrich; Rossi, Rustichelli u. Ferri; Lissner). Nur im Bereich besser vaskularisierter Zonen und disseminierter Indurationsherde (z.B. silikotischer Granulome), welche die Elastizität des Gefüges gleichfalls vermindern, ohne durch entgegengerichteten Zug dämpfend zu wirken, kann man vermehrte Mitbewegung der pulmonalen Gefäßschatten nachweisen („*Ulrichs Zeichen*") (Kountz u. Alexander). Ihr Ausmaß wird im Belastungsversuch gesteigert, bei der *Bürgerschen* Preßdruckprobe gedrosselt (Marchal; Haubrich; Heck-

MANN). Die kymographische Analyse zeigt, daß das periphere Bronchialsystem während der Herzrevolution beim Emphysem verstärkte, bei Silikose und Atelektasen verminderte isorhythmische Schleuderbewegungen ausführt (TURANO).

In Analogie zum Verlauf der Lungenarterien werden die Äste des *Bronchialbaums* durch die emphysematöse Blähung weiter auseinandergezogen (vgl. Abb. 56 und 85). Die *vermehrte Divergenz der segmentalen Verzweigungswinkel* und andere morphologische Details sind nur im Kontrastbild nachweisbar. Die Bronchographie läßt zugleich die *Störung der bronchialen Atemdynamik* erfassen. Der Eingriff ist beim hochgradigen Emphysem nicht

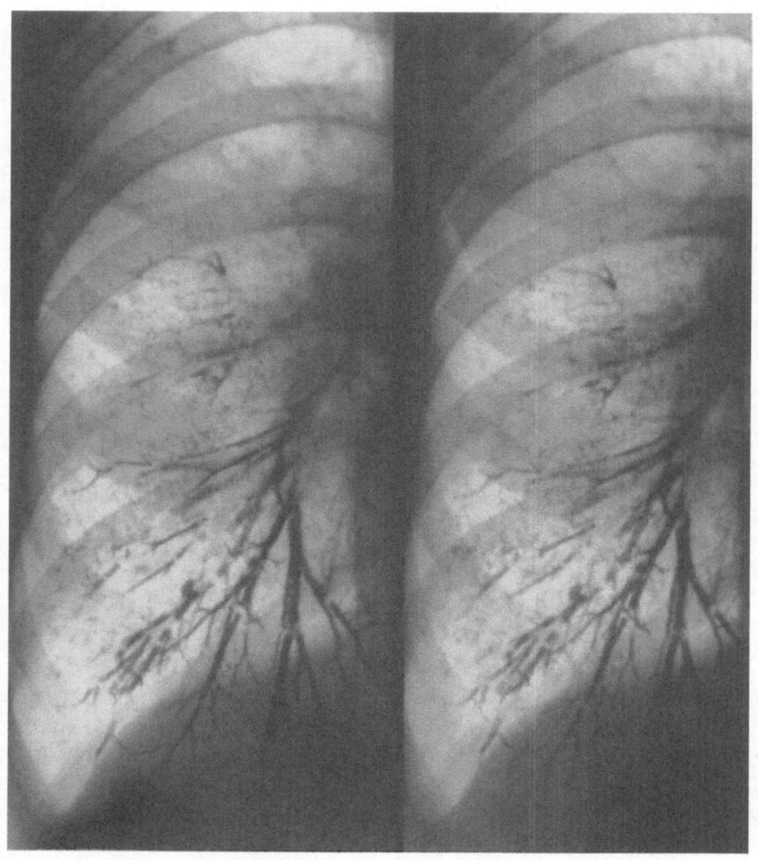

Abb. 60. W. Be., 65jähr. ♂. Arch.-Nr. 2673/60, Röntgenabteilung Medizinische Universitätsklinik Münster i. Westf. (Direktor: Prof. Dr. W. H. HAUSS). Obstruktives Emphysem bei chronisch-spastischer Bronchitis. Engstellung der Bronchialzweige niederer Ordnung mit peripherer „Pool"-Bildung. Bronchographische Aufnahmen nach Abhusten im In- und Exspirium: Unausgiebige Entleerung und kaum nachweisliche respiratorische Bewegungen des Bronchialsystems infolge obstruktiver Volumenstarre der Lungen

unbedenklich, da die Expektorationskraft geschmälert ist, und die Kontrastmittelobturation eine zusätzliche, unter Umständen bedrohliche Einschränkung der Atemfunktion hervorruft (SCHOSTOCK; HOEFFKEN). Der verminderte Atemsog läßt das eingebrachte Kontrastmittel nur zögernd distalwärts vordringen, und die blähungsbedingte Spreizung der Bronchien schwächt ihre respiratorischen Streck- und Fächerbewegungen ab. Andererseits nimmt die Kaliberdifferenz zwischen beiden Atemphasen durch die abnormen intrathorakalen Druckschwankungen bei aktiver Ausatmung zu.

Beim tetaniformen Atemtyp im Asthmaanfall bleibt die Lumenschwankung wegen der auch inspiratorisch anhaltenden Bronchokonstriktion relativ gering (BONSIGNORE, PICONE u. BELLOMONTE). Im übrigen *zeigt die Bronchographie beim Asthma* in der Lungenrinde teils *eigentümliche Rosettenfiguren, sog. „flowers"* (Summationsschatten kontrastangefärbter Bläschen) (DUINKER u. HUIZINGA), teils den *Aspekt des „arbre mort" infolge multilokulärer Füllungsabbrüche* sekretverstopfter bzw. durch Schleimhautschwellung verengter Segmentäste (FOURESTIER, CHAMOUARD, FOURNIER, GLADU u. MARSAULT;

DECHAUME-MONTCHARMONT; TURIAF, ROSE u. MARLAND; DI RIENZO; STUTZ; KALLÓS u. KALLÓS-DEFFNER; STUTZ u. VIETEN; DI RIENZO u. WEBER u.a.). Auch sonst kommen *bei spastischer Bronchitis ringförmige Einschnürungen jenseits der Segment- und Subsegmentgabeln* (DI RIENZO), filiforme Füllungsbilder oder passagere Verschlüsse im Bereich tonisch kontrahierter Bronchialzweige zustande (STUTZ u. VIETEN) (Abb. 60).

Die Bronchialkonturen erscheinen beim genuinen Emphysem im allgemeinen glatt. Bei chronischer Begleitbronchitis entwickeln sich *divertikelartige* Wandausstülpungen und *feine Konturzähnelung*, die im Gegensatz zum physiologischen Befund weiter Schleimdrüsenkrypten (HEIM u. HOEFFKEN) nicht auf den Unterrand großer Bronchien beschränkt ist, sondern mit kleinen Nischen von unregelmäßiger Tiefe und Breite auch an den Segmentzweigen hervortritt (FISCHER; HUIZINGA u. SMELT; DUPREZ u. MAMPUYS; HEIM u. HOEFFKEN; STUTZ; GUDBJERG u. THOMSON; STUTZ u. VIETEN; LAGÈZE, GALY, TOURAINE, CHASSAGNON, CHASSARD u. TERNAMIAN; OLIVA, SPRADLEY u. WILLIAMS; HIRSCHFELD; SMART u. SPENCER u.a.). Die periphere Füllung bleibt auch bei Verwendung der früher gebräuchlichen niederviskösen Kontrastmittel auffallend spärlich (SPARKS u. WOOD; O'DONOGHUE; DROUET, HERBEUVAL u. FAIVRE; SAMMON, PISCHNOTER u. WILLIAMS; REID; FREIMANIS u. MOLNAR; DI RIENZO u. WEBER). Dabei können mehrere Faktoren zusammenwirken: mangelnder Atemsog, Sekretverschlüsse, Spasmen, entzündliche Schleimhautschwellung, obliterative Prozesse und Druck anliegender Emphysemblasen. SIMON u. GALBRAITH fanden als bronchographisches Charakteristikum der chronischen Emphysembronchitis in 67 % *Veränderungen der makroskopisch sichtbaren terminalen Bronchialzweige.* Sie imponieren teils als knospenförmige Säckchenbildung *(„pools“)*, teils als feine, spinnenbeinartig abgewinkelte und irregulär gewundene Blindverschlüsse *(„spiders“)* (REID u. SIMON; ZORINI u. PIGORINI; WISOFF; OLIVA, SPRADLEY u. WILLIAMS; STURTEVANT u. KNUDTSON; ABELLO; SMART u. SPENCER; ISLEY, BACOS, HICKAM u. BAYLIN; DUINKER u. HUIZINGA). REID wies als histologisches Substrat prästenotische Bronchiolarektasie und -distorsion nach, die in der Regel mit distaler Obliteration der Bronchioli verbunden ist.

Der *äußere Gestaltwandel der Emphysemlunge* vollzieht sich im Rahmen des Konstitutionstyps und in unmittelbarer Wechselwirkung mit der Deformierung des Brustkorbskelets und Zwerchfellgewölbes. Die *mediastinalen Lungengrenzen rücken näher zusammen* (SCHOENMACKERS u. VIETEN; TESCHENDORF; MICHAILOV), und die scharfkantigen *Lungenränder* werden durch polsterartige Blähung *abgestumpft* (Abb. 61 und 64). Dadurch gewinnen die pleuropulmonalen Randsinus rundlich gekrümmte Konturen. Die untere Grenzlinie der dorsalen Pleuraumschlagfalte, die sonst handbreit unterhalb der Diaphragmakuppeln liegt, erscheint auf Hartstrahlaufnahmen fast in Deckung mit dem abgeflachten Zwerchfellplateau und bildet mit der Wirbelsäule einen am hinteren unteren Pleuromediastinalsinus stumpf zulaufenden Winkel (TESCHENDORF). Er begrenzt die von PODKAMINSKY beschriebene *dreieckige Aufhellungszone unter dem rechten kardio-phrenischen Sinus*, die man durch den Leberschatten hindurchleuchten sieht. Die *basale Lungenkontur* erhält durch bullöse Dehnungszonen vielfach *thoraxkonkav gewölbte Girlandenform.* Auch die Rindenblasen der Lungenkuppeln sind oft mehrbogig in den Begleitschatten apiko-mediastinaler Pleuraschwielen und trabekelartig geraffter subpleuraler Narbenzüge eingefügt (FISCHER-WASELS; FISCHER; CIGNOLINI; TESCHENDORF u.a.). Als weiteres, anatomisch geläufiges Formcharakteristikum der Emphysemlunge findet man in Tangentialprojektion die eigentümlich *wellige Reliefveränderung der pleuro-kostalen Oberfläche* mit Alternieren von rinnenförmiger Rippeneinsenkung und interkostaler Vorwölbung der Lungenrinde (SCHORR u. AYALON) (Abb. 62). Beim Lungengesunden ist ein derart welliger Konturverlauf der äußeren Lungenkonvexität allenfalls vorübergehend während kräftiger Pressung zu sehen.

Unter bestimmten Voraussetzungen können sich Lungenteile durch umschriebene Brustkorblücken blasig nach außen stülpen. Diese sog. *„Lungenhernien“* treten vornehmlich in der Nachgeburtsperiode, bei Kleinkindern (Abb. 63) und älteren Menschen auf (BEALE; FRÜHWALD; MONTGOMERY u. LUTZ; WAHL; KOENNECKE; LOESCHCKE; URBACH; VULPIUS; SAUERBRUCH; SATTA; DITTERT; HARTUNG

u. GROSSMAN; MAURER u. BLADES; GRAHAM; KRAUSS; WINKEL; VOLGER; PAIN; OLIN; REINHART u. HERMEL; VAN WEZEL; HISCOE u. DIGMAN; THOMAS; MANN, OLSON u. WALLS; PALAZZO u. GARRETT; RAVAZZOLO; LENARDUZZI; GALLI u. BARTOLINI; BEGOUIN; CACCIARI u. MARZOCCHI; BENASSI u.a.). Die etwa 200 im Schrifttum mitgeteilten Lungenbrüche waren in der Mehrzahl (ca. 75%) interkostal, zum kleineren Teil zervical (ca. 25%) und nur vereinzelt an der diaphragmalen Grenzfläche gelegen (BEALE; KILNER) und teils angeboren, teils posttraumatisch oder spontan (ca. 33%) entstanden (MONTGOMERY u. LUTZ). Bei letzteren spielt wohl eine plötzliche oder protrahierte Erhöhung des intrathorakalen Drucks im Gefolge akuter Lungenblähung (THOMAS), chronischer Emphysembronchitis

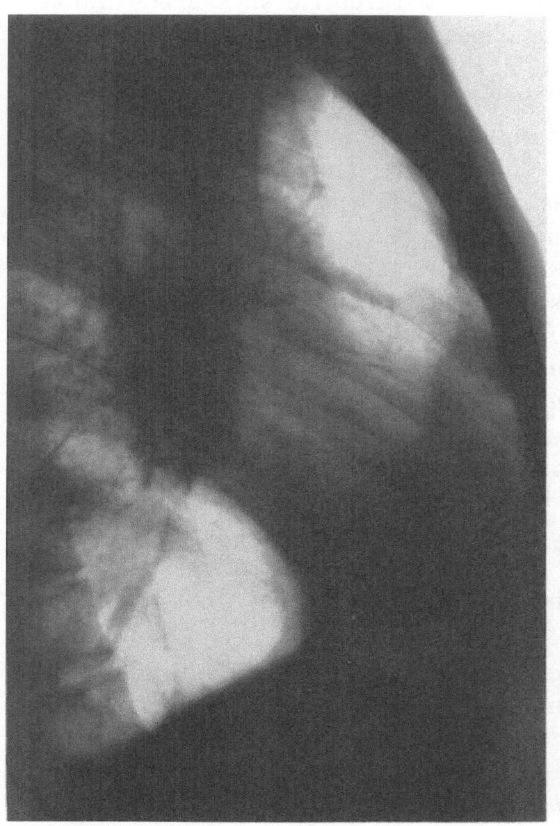

Abb. 61

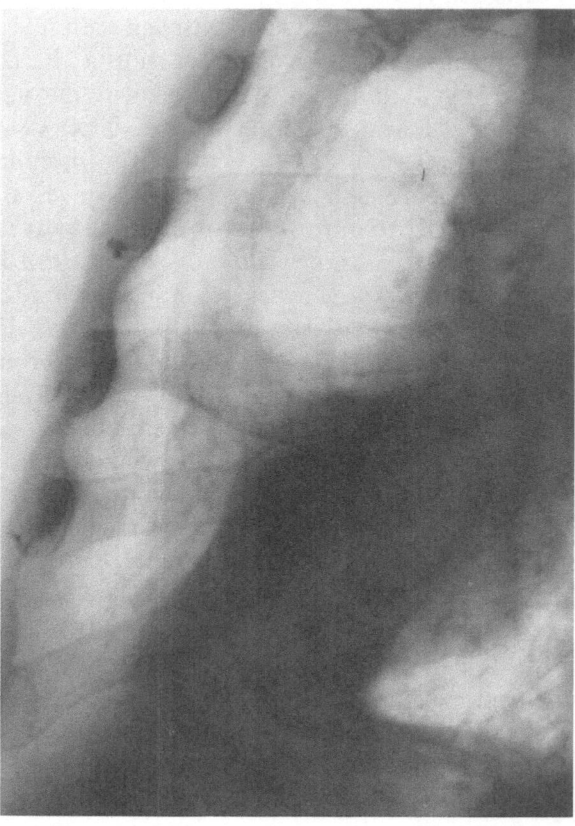

Abb. 62

Abb. 61. R. Il., 32jähr. ♂. Arch.-Nr. 2960/59, Röntgenabteilung Medizinische Universitätsklinik Münster i. Westf. (Direktor: Prof. Dr. W. H. HAUSS). Konturabrundung der Lappengrenzen bei chronischem Obstruktionsemphysem mit kostomediastinaler und basaler Pleuraschwiele

Abb. 62. Th. St., 54jähr. ♂. Arch.-Nr. 9583/61, Röntgenabteilung Medizinische Universitätsklinik Münster i. Westf. (Direktor: Prof. Dr. W. H. HAUSS). Welliger Verlauf der äußeren Lungenkontur bei chronischem Obstruktionsemphysem infolge Alternieren von Vorwölbungen der Lungenrinde in den Interkostalräumen mit dazwischen gelegenen Rippenfurchen der Lungenoberfläche. Tangentiale Zielaufnahme in 2. Schrägprojektion

(VAN WEZEL) oder pressorischer Anstrengungen die auslösende Rolle. Manche Autoren nehmen überdies eine kongenitale Schwäche der Thoraxwand an. So wird für die apikalen Hernien, die in der oberen Thoraxapertur — ein- oder beiderseits — durch die Lücke zwischen dem M. sternocleidomastoideus und dem M. scalenus ant. hindurchtreten, eine Faszienhypoplasie bzw. Defektbildung im Lig. vertebropleurale („SIBSONS Faszie") verantwortlich gemacht (MONTGOMERY u. LUTZ; VAN WEZEL; REINHART u. HERMEL u.a.). Auffallend ist die Bevorzugung des männlichen Geschlechts (Häufigkeitsrelation ♂:♀ = ca. 3:1) (MONTGOMERY u. LUTZ).

Die *Tendenz zu kugeliger Abrundung ursprünglich kegelförmiger Lungensektoren* durch obstruktive Blähung macht sich bei regionaler Expansion von Emphysemblasen mit bogiger Verdrängung des umgebenden Parenchyms und *Verlagerung der benachbarten Lappenspalten* am deutlichsten bemerkbar (WESTERMARK; RAMSAY u. BOYER). Die Dystopie der Fissurlinien ist ein wertvolles Hinweissymptom nicht nur dystelektatischer Minderbelüftung (ESSER; KRAUSE u. LUBERT; RITTER u. EYBAUD), sondern auch beginnender obstruktiver Entlüftungsstörung in Teilgebieten der Lunge (SCHULZE). Die relative Volumenstarre emphysematöser Bezirke erweckt den Anschein, als *wandere der angrenzende Interlobärspalt im Exspirium* beim Ventilemphysem des Oberlappens kaudalwärts, bei überwiegender oder isolierter Blähung des Unterlappens dagegen zur Kuppel hin (TESCHENDORF; LESZCYNSKI; SCHULZE).

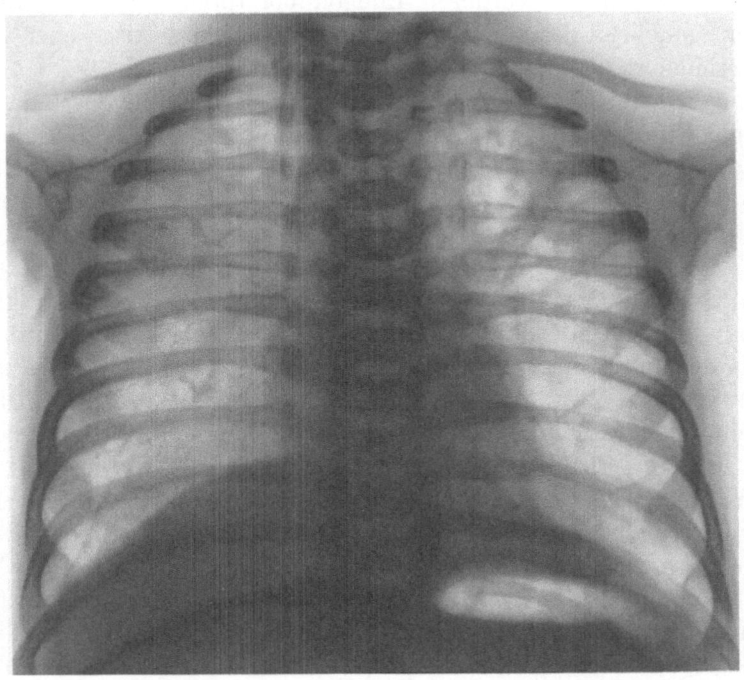

Abb. 63. K. J., 2 Monate alter ♂. Rö. Arch.-Nr. 3820/50, Krbl.-Nr. 2164/50, Universitäts-Kinderklinik Leipzig (ehem. Direktor: Prof. A. PEIPER). Thoraxübersicht p.-a.: Lungenspitzenhernien beiderseits bei interstitieller plasmazellulärer Pneumonie mit schwerem disseminierten Obstruktionsemphysem, 8 Tage ante finem [Sekt.-Nr. 1267/50, Pathologisches Institut Universität Leipzig (ehem. Direktor: Prof. H. BREDT)] (nach H. THOMAS, Habilitationsschrift S. 77, Abb. 30i, Universität Leipzig 1957)

2. Veränderungen am Schattenbild der Mediastinalorgane. Durch abnorme Zwerchfellsenkung und Zunahme der Thoraxtiefe gerät das Mediastinum unter erhöhten Dehnungszug in kaudaler und sagittaler Richtung. Der *Mediastinalschatten* wirkt daher bei hochgradigem Emphysem meist *auffallend schmal* (ZDANSKY; TESCHENDORF; RAMSAY u. BOYER; MICHAILOV). Seine Breite ändert sich respiratorisch weniger ausgiebig als bei normaler Ventilation (STEINMANN).

Mit der Zwerchfellamplitude nimmt das vertikale Bewegungsausmaß der *Trachealbifurkation* ab (DIETZEL; BRÜCKNER). Der Bifurkationswinkel verkleinert sich (STUTZ u. VIETEN), und die tracheale Carina kommt in der Atemmittellage bei ausgeprägtem Zwerchfelltiefstand in Deckung mit dem 6. statt normalerweise mit dem 4.—5. Brustwirbelkörper. Das *Tracheallumen* zeigt stärkere respiratorische Schwankungen und kann beim Hustenstoß völlig kollabieren (WEBER; DEKKER u. LIEDEBORN).

Der *Form- und Größenwandel des Emphysemherzens* beruht teils auf lagebedingter Projektionsänderung, teils auf hämodynamischen Faktoren. Die Konfiguration wird vom Stand des Zwerchfells entscheidend beeinflußt (DIETLEN; ZDANSKY). Tritt das Centrum tendineum tiefer, so führt das Herz eine *Schwenkung der Spitze nach medio-kaudal* und zugleich eine *Drehung um seine Längsachse nach rechts* aus. Die Vertikalachse wird aufgerichtet, der Neigungswinkel entsprechend vergrößert und die Herzbucht durch den steileren Abfall der linken Kontur abgeflacht (ZDANSKY). Durch die Streckung und Torsion besetzt der rechte Ventrikel einen größeren Anteil des rechten unteren Herzrandes (ASSMANN). Bei extremem Zwerchfelltiefstand hebt sich die untere Herzkontur auf dem Streifen durchscheinenden Lungengewebes vom Leberschatten ab. Andererseits gerät das Herz beim Altersemphysem infolge Stauchung durch das starr elongierte Aortenrohr in stärkere Schräglage nach links, als es der niedrigen Stellung der Diaphragmakuppel an sich entspricht (STAEHELIN; HAUBRICH). Obgleich das Herz im tiefer dimensionierten Emphysemthorax wegen der vorderen Lungenüberlappung vom Sternum dorsalwärts abrückt, in der Filmebene des p.a.-Bildes also strahlengeometrisch eher vergrößert wird, erscheint es in seiner *steilen Medianlage* schmaler als gewöhnlich.

Die auffallend kleine Herzsilhouette, die man beim Bronchialasthma und unkomplizierten genuinen Emphysemen oft findet, ist keineswegs ein Trugbild röntgenologischer Projektionsänderung, sondern entspricht dem anatomischen und funktionellen Sachverhalt (HOFBAUER; WENCKEBACH; DIETLEN; ROESLER; LOESCHCKE; STAEHELIN; EPPINGER; KOUNTZ u. ALEXANDER; ALEXANDER, LUTEN u. KOUNTZ; ASSMANN; JAGIČ u. SPENGLER; ZDANSKY). Etwaige konstitutionelle Hypoplasie (KRAUS; BRAUER; v. HOESSLIN) oder inaktivitäts- bzw. alternsbedingte Atrophie der Kammermuskulatur (HOFBAUER; DIETLEN; LINZBACH) sind dabei für das röntgenologische Erscheinungsbild weniger maßgeblich als die durch intrathorakalen Druckanstieg *verminderte Füllung des Herzens* (BÜRGER; EPPINGER; SOTIER; PODKAMINSKY; ZDANSKY). Das venöse Blutangebot läßt mit der Abflachung der zuflußfördernden Atemexkursion nach (WENCKEBACH; EPPINGER; HOCHREIN u. KELLER; HOCHREIN, BETZIEN u. SCHLEICHER). Die diastolische Füllung sinkt vor allem im Stehen und während forcierter Ausatmung ab (LÜTHY, STUCKY u. VAN LAER), wird im Liegen und beim Aufschnupfen aber besser, so daß sich der Herzschatten unter diesen Bedingungen merklich verbreitert (ZDANSKY).

Das Ausmaß der *respiratorischen Größenänderung des Herzens*, die schon physiologischerweise bei tiefer Atmung zu sehen ist (HOLZKNECHT u. HOFBAUER; WENCKEBACH; DIETLEN; WELTZ; ZDANSKY), nimmt proportional zu den vermehrten Pleuradruckschwankungen (PRINZMETAL u. KOUNTZ; TWINING) zu, am auffallendsten im Status asthmaticus (MORITZ; WELTZ u. VAN NIEKERK; WELTZ; ZDANSKY u. ELLINGER) und bei akuter obstruktiver Laryngo-Tracheitis (MUNK u. LEDERER; RIGLER). Auch *bei der Bürgerschen Preßdruckprobe* reagiert der Emphysematiker abnorm (BÜRGER; BÜRGER u. PETERSEN; NOLTE; TESCHENDORF; NORDENFELDT). Unter der pressorischen Anstrengung *verkleinert sich das Emphysemherz stärker* als beim Gesunden, arterieller Blutdruck und Herzaktionsfrequenz sinken ungewöhnlich tief und anhaltend ab, und das postpressorische Überschießen des Blutes in Herz und Lungengefäße ist oft besonders ausgeprägt (LÜTHY; STUCKY; VAN LAER).

Die *Röntgensymptomatologie des pulmonalen Hochdruckes* als Komplikation des schweren chronischen Obstruktionsemphysems kann bei Steillage des Herzens auf eine Ausweitung der zentralen Pulmonalisstämme beschränkt bleiben. Die reine Wandhypertrophie des rechten Ventrikels kommt dann im Sagittalbild ebensowenig zur Geltung wie die Streckung seiner Ausflußbahn, wenn sich diese mangels eines diaphragmalen Widerlagers ausschließlich kaudalwärts richtet (ZDANSKY). Selbst bei späterer Erweiterung der rechten Kammer *wirkt der Zwerchfelltiefstand* der typischen *Konfigurationsänderung im Sinne des Cor pulmonale entgegen* (Abb. 70). Denn das steilgestellte Herz kann nach beiden Seiten, u.U. auch nach links dorsal vermehrt kugelig ausladen, ohne daß die Herzbucht stärker ausgefüllt wird. Dieser Befund erweckt in sagittaler wie in linker vorderer Schrägansicht leicht den irrigen Eindruck einer Hypertrophie und Dilatation des linken Ventrikels (VAQUEZ u. BORDET; ZDANSKY; HOEFFKEN). Weite und dynamisches Verhalten von Aorta und Pulmonalarterie bieten in diesem Fall den einzigen, mitunter recht vagen Anhalt, um zwischen Ausweitung der rechten und linken Kammer nach dem nativen Röntgenbefund zu differenzieren. Die Entscheidung wird durch zusätzliche adhäsive Verziehung und Torsion des Herzens beträchtlich erschwert.

Behält das *Herz bei normalem* oder wenig erniedrigtem *Zwerchfellstand* seine Schräglage bei, so formt sich seine Silhouette unter chronischer Druckbelastung in charakteristischer Weise um (KIRCH; ASSMANN; NEMETH u. SCHWEDEL; WHITE; ZDANSKY; PARKER; TESCHENDORF; PARKINSON u. HOYLE; SCOTT u. GARVIN; FLEISCHNER; RIGLER u. HALLOCK; MARKS u. ZIMMERMANN; THURN; DENOLIN; VAN EPPS; HOEFFKEN; MACK; LAUR u.a.) (Abb. 64). Die Ausflußbahn des rechten Ventrikels (Conus pulmonalis) wird nach oben verlängert und ebenso wie der anschließende *Truncus der Pulmonalarterie erweitert.* Da das Herz zugleich um seine Längsachse nach links rotiert, kommt der Conus links in randständige Lage und füllt mit dem Pulmonalbogen die Herzbucht aus (Abb. 64). Die

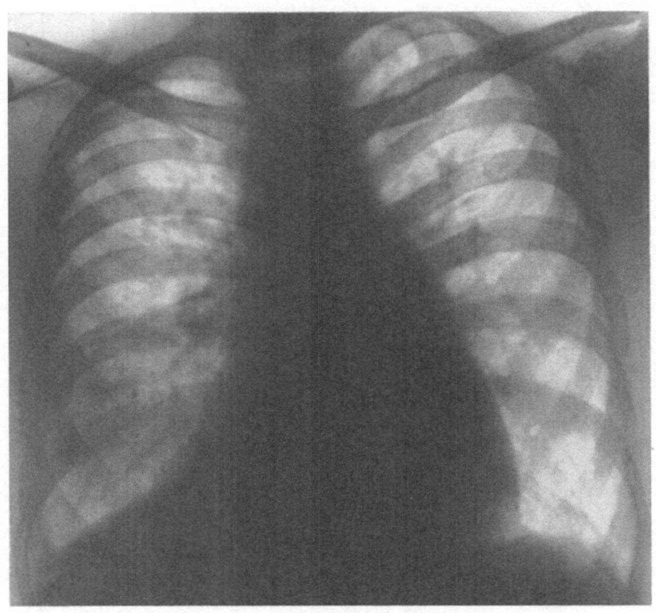

Abb. 64a

Abb. 64a u. b. Be. Kr., 31jähr. ♂. Arch.-Nr. 10581/59, Röntgenabteilung Medizinische Universitätsklinik Münster i. Westf. (Direktor: Prof. Dr. W. H. HAUSS). Chronisch-obstruktives, herdförmig disseminiertes Lungenemphysem infolge chronisch-obliterierender Bronchiolitis und interstitieller Fibrose mit pulmonaler Hypertonie und dilatiertem Cor pulmonale (4 Wochen vor Exitus an Rechtsinsuffizienz). [Sekt.-Nr. 46/60, Pathologisches Institut der Universität Münster i. Westf. (Direktor: Prof. W. GIESE)]. a Thoraxübersicht p.-a., b Frontalübersicht (Exspirium!)

Conusektasie ist am zuverlässigsten im ersten Schrägdurchmesser zu beurteilen. Die Linksdrehung des Septums wird oft daran erkennbar, daß der Sulcus longitudinalis anterior, der die vordere Septumgrenze zwischen beiden Ventrikeln markiert und von vorn normalerweise unsichtbar ist, mit einer flachen Kerbe im oberen oder mittleren Drittel der vorgewölbten linken Randkontur hervortritt (ZDANSKY). Als Ausdruck der Hypertrophie des rechten Ventrikels weist die *Herzvorderwand in Frontal- und Schrägansicht vermehrt konvexe Wölbung* auf.

Im Sagittalbild ähnelt das „*kleine Cor pulmonale*“ (ZDANSKY) mit seiner Taillenausbuchtung der Mitralstenose-Konfiguration, doch vermißt man die — besonders im Oberlappenbereich hervortretende — Erweiterung und Schlängelung der pulmonalen Sammelvenen und die Vergrößerung des linken Vorhofs im rechten vorderen Schrägdurchmesser und in Frontalprojektion. Bei zusätzlicher Bronchiektasie und pulmonaler Hypertension kann jedoch ein kollateraler Blutzustrom aus den Bronchialgefäßen zu vermehrter Füllung und Druckbelastung der Lungenstrombahn führen (LIEBOW u.a.), die sich röntgenologisch mit einer Kaliberzunahme der Sammelvenen und arterieller Äste vor allem im Oberlappenareal bemerkbar macht, während sie in den bronchiektatischer Schrumpfung verfallenden Unterlappen dem Nachweis entgeht (SCHULZE).

Der Querdurchmesser des rechtshypertrophischen Herzens verbreitert sich erst nennenswert, wenn die Widerstandsdilatation auch auf die Einflußbahn der Kammer übergreift (KIRCH; ZDANSKY). Die *Transversalvergrößerung* kann vorwiegend nach rechts erfolgen und den rechten Vorhof nach dorsal oben verlagern. Gewöhnlich wird aber auch die Linksrotation des Kammerseptums noch ausgeprägter (ASSMANN), so daß der rechte Ventrikel den linken auch von den unteren Abschnitten der linken Randkontur nach hinten abdrängt.

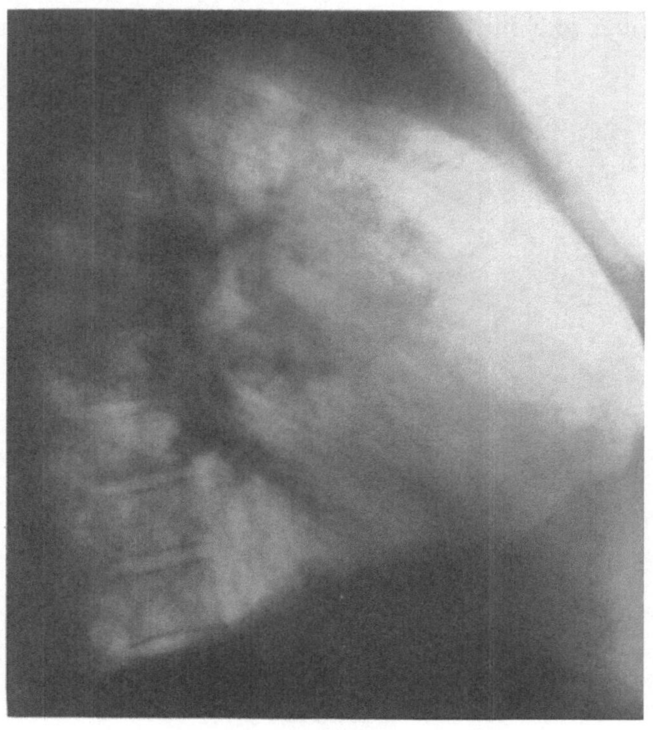

Abb. 64b

BOROS u. NAUMANN versuchten, die Querdehnung der rechten Kammer quantitativ mit Hilfe des Basaldurchmessers (Abstand rechter Herzzwerchfellwinkel—Übergang von Truncus zu Conus pulmonalis bzw. linkem Herzohr) zu erfassen, der beim dilatierten Pulmonalherzen über den Normalwert (etwa 11,5 cm) vergrößert ist.

Durch die Dilatation des rechten Ventrikels wird der Bogensektor der Herzvorderwand in zweiter schräger und frontaler Projektion kranialwärts verlängert, gegenüber der Gefäßwurzel abgewinkelt und nach der vorderen Brustwand stärker vorgewölbt. Auch der linke Ventrikelbogen kann allein infolge der Verdrängung betont nach hinten vorspringen (ZDANSKY; TESCHENDORF). Er bildet bei normalem Zwerchfellstand im zweiten Schrägdurchmesser einen spitzen, allenfalls rechten Winkel mit der Kontur des linken Hemidiaphragma. Bei zusätzlicher Dilatation auch des linken Ventrikels stumpft der Winkel des hinteren Herzrands mit dem Zwerchfellbogen ab (ZDANSKY).

Die Querverbreiterung des Herzschattens nimmt in späteren Stadien weiterhin zu, wenn der rechte Ventrikel myogen erschlafft und ein größeres systolisches Restvolumen zurückhält. Die Schleuderpulsation der Pulmonalstämme, die sich bei Eintreten einer relativen Pulmonalinsuffizienz noch verstärkt, kann dadurch abgeschwächt werden. Bei relativer Tricuspidalinsuffizienz wird die Entleerung noch unvollständiger, und es kann zur Dilatation auch des rechten Vorhofs mit Ektasie der oberen Hohlvene und V. azygos sowie zur Transsudation in den Pleuraraum kommen, doch sind die röntgenologischen Zeichen trotz schwerer klinischer Symptome der Rechtsinsuffizienz mitunter auffallend gering ausgeprägt (TESCHENDORF).

3. Veränderungen der Form und Dynamik des Brustkorbs. Dem „klassischen Emphysemthorax“ (Abb. 65) wurde früher große diagnostische Bedeutung beigemessen. Mit dem Begriff verbinden sich allerdings recht divergente Vorstellungen (FRIK, HESSE u. ZEIL-

HOFER). Er erweist sich bei kritischer Prüfung letztlich als eine Fiktion, da der emphysematöse Gestaltwandel des Brustkorbskelets bei den ausgeprägten Konstitutionsunterschieden seiner ursprünglichen Form gar kein einheitliches Resultat zu erzeugen vermag (HURTADO u. Mitarb.; CARLBORG; LÖFFLER; MOLL; NOELPP u. NOELPP-ESCHENHAGEN; LOTTENBACH; COCCHI). Man kann daher nur die allgemeine Richtung skizzieren, in welche die Formabweichung zielt.

Systematische Brustkorbmessungen an Emphysematikern (ROHRER; HURTADO u. Mitarb.) ergaben als hervorstechendes Merkmal gegenüber gleichaltrigen Gesunden eine *Vertiefung des Sagittaldurchmessers* (in Sternummitte durchschnittlich +3,5 cm) *bei Ab-*

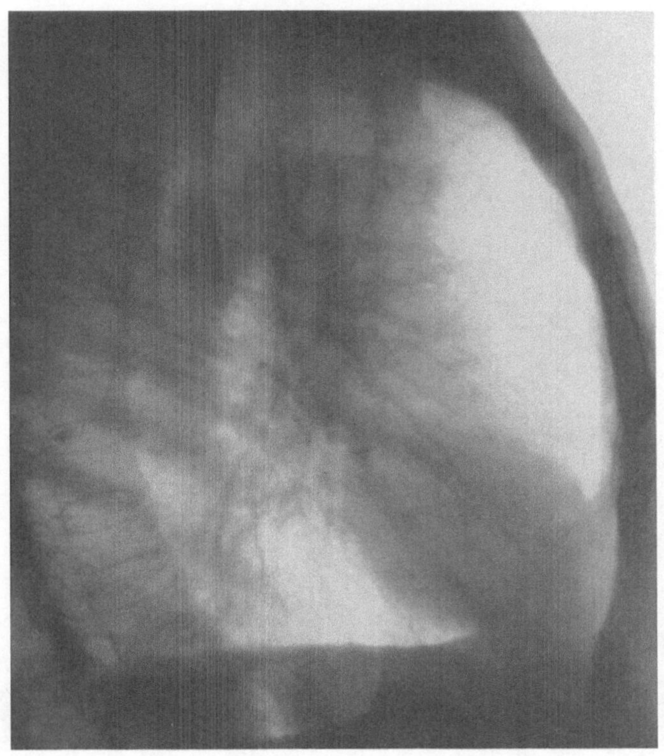

Abb. 65a

Abb. 65a u. b. W. Kn., 54jähr. ♂. Arch.-Nr. 8263/59, Röntgenabteilung Medizinische Universitätsklinik Münster i. Westf. (Direktor: Prof. Dr. W. H. HAUSS). Volumenstarrer faßförmiger Thorax bei chronischem Obstruktionsemphysem. Frontalübersichtsaufnahmen in tiefem Inspirium (a) und maximalem Exspirium (b)

flachung der mittleren Axillardistanz (etwa —1,0 cm). Das Verhältnis maximaler a.p.-Abstand: maximaler Transversalabstand beträgt auf Thoraxaufnahmen nach ADAMSON bis 0,7. Beim Emphysem kann der Quotient die Höhe von 1,0 erreichen, in schweren Fällen sogar überschreiten (DIETLEN; RAMSAY u. BOYER).

Das morphologische Korrelat dieser Ziffern bildet die vermehrte *inspiratorische Anhebung der oberen Rippen und des Sternums,* dessen Angulus gewöhnlich stärker gewinkelt ist und vorspringt. Zu der übermäßigen Brustkorbwölbung nach vorn oben tritt vielfach eine betonte *kyphotische Krümmung der Brustwirbelsäule* (LOESCHCKE; KOUNTZ u. ALEXANDER; STORM VAN LEEUWEN, VAN NIEKERK u. WELTZ). Dadurch kann der Thorax, *von der Seite betrachtet, faßförmig* erscheinen (Abb. 65). *In Vorderansicht* imponiert eher eine *Glockengestalt,* da die seitliche Brustwand statt ausladender Kontur häufig eine *bilaterale Einziehung in Höhe der 6.—7. Rippe* zeigt (LOESCHCKE; POLGÁR; LÖFFLER; LOTTENBACH). Schon beim normalen Thorax hat die divergente inspiratorische Atembewegung der oberen und unteren 6 Rippenpaare an der Übergangszone von kostosternaler zu kostodiaphragmaler Belüftung (WEBER) eine leichte seitliche Abplattung zur Folge

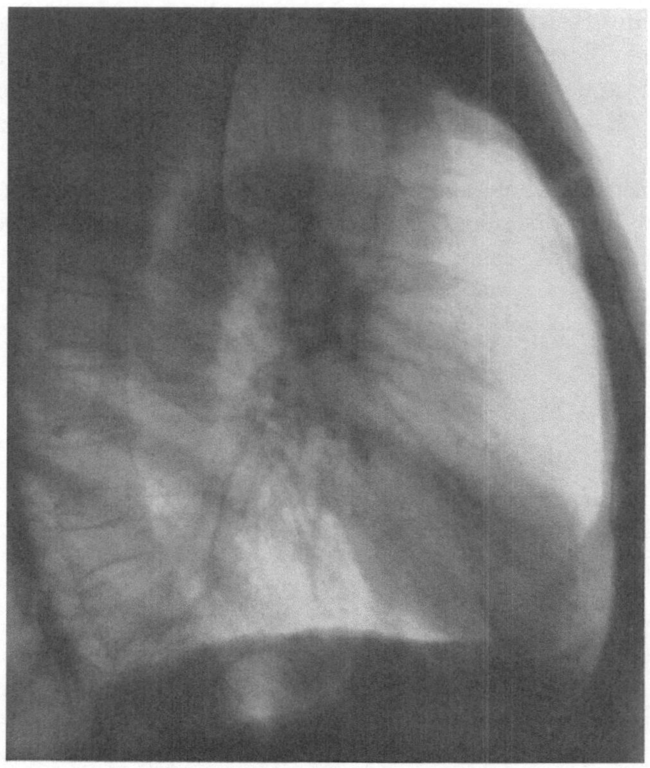

Abb. 65b

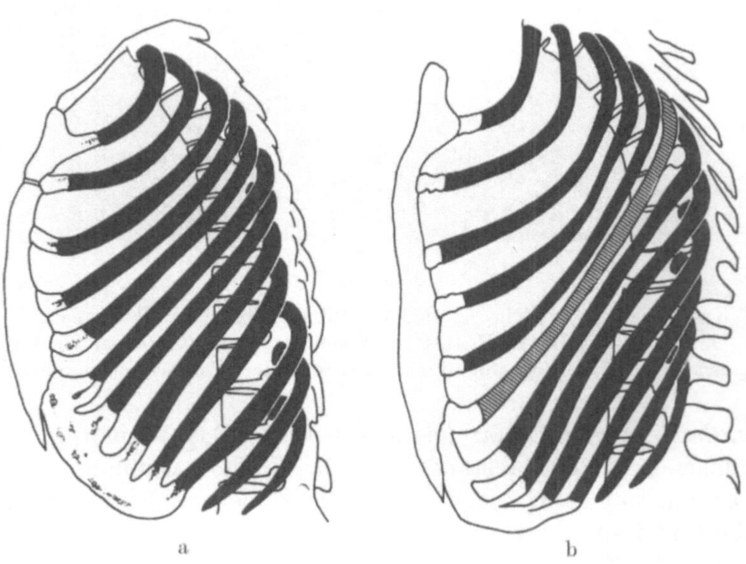

Abb. 66a u. b. Verlauf der Rippen bei fixierter Kyphose (nach H. LOESCHCKE). a Normaler, nicht fixierter Thorax einer 70jährigen Frau. b Kyphosethorax (Spondylarthritis deformans). Die schraffierte 6. Rippe bildet die Grenze zwischen den inspiratorisch (oben) und den exspiratorisch fixierten (unteren) Rippen. [Aus R. STAEHELIN, Ergebn. inn. Med. Kinderheilk. **14**, 516 (1915), Abb. 11]

(ASCHOFF) (Abb. 66). In der vermehrt inspiratorischen Mittellage tritt dieses Phänomen und die Ausweitung der unteren Apertur noch deutlicher hervor, da sich die unteren Rippen infolge abweichender Gelenkform unter dem Zwerchfellzug nicht so sehr um ihre Längsachse als vielmehr stärker nach außen drehen (v. SALIS; KEITH; WENCKEBACH; WEBER; LUFT).

Das Bild des *glockenförmigen Thorax* (Abb. 67) ist im Alter auch ohne klinisch manifestes Emphysem häufig und nach FRIK, HESSE und ZEILHOFER bei Gesunden in 23,3%, bei Emphysematikern in 38,6% zu finden. Die Form des Emphysemthorax erscheint bei näherer Betrachtung im übrigen sehr variabel und umschließt alle Abstufungen physiologischer und pathologischer Typen (Asthenikerthorax von relativ geringer Tiefendimension, Thorax asthenico-asthmaticus bzw. piriformis mit vorwiegender Ausweitung des kranialen Anteils, Pyknikerthorax mit hohem Zwerchfellstand, Thorax paralyticus,

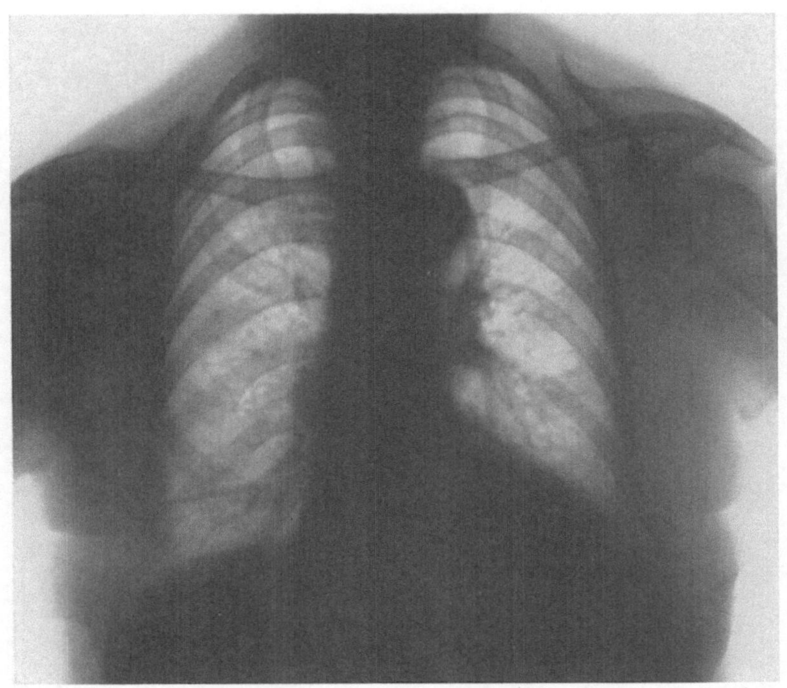

Abb. 67. M. Th., 75jähr. ♀. Arch.-Nr. 4056/59, Röntgenabteilung Medizinische Universitätsklinik Münster i. Westf. (Direktor: Prof. Dr. W. H. HAUSS). Glockenförmiger Thorax bei Altersemphysem

Kyphoskoliosethorax, Pectus carinatum oder excavatum) (WENCKEBACH; STAEHELIN; HURTADO u. Mitarb.; CARLBORG; STORM VAN LEEUWEN, VAN NIEKERK u. WELTZ; ZDANSKY; COCCHI; LOTTENBACH; MOLL; NOELPP u. NOELPP-ESCHENHAGEN u.a.).

Da Breite und Verlauf der Rippen individuell schwanken und je nach Krümmung der Wirbelsäule auf dem Sagittalbild in recht verschiedener Projektion erfaßt werden, ist auf die *Weite der Interkostalräume* und *Querstellung der Rippen* als röntgenologische Emphysemzeichen ebensowenig Verlaß (KNOTT u. CHRISTIE; FRIK, HESSE u. ZEILHOFER) wie auf die äußere Thoraxform. Das gleiche gilt für die früher viel diskutierte *Verkalkung der Rippenknorpel*, deren Häufigkeit und Ausmaß beim Emphysemkranken nicht größer ist als beim gleichaltrigen Gesunden (KNOTT u. CHRISTIE).

Wesentlich aufschlußreicher ist das *Verhalten des Thorax in der Atembewegung*. Sie vollzieht sich beim Emphysem um eine inspiratorisch verschobene Mittellage. Die anhaltende Verkürzung der Inspirationsmuskulatur setzt einer weiteren Entfaltung enge Grenzen. Da die Exspiration ohnedies unter Einsatz der hypertrophischen Hilfsmuskulatur erfolgt und unvollständig bleibt, kann der Emphysematiker seine Atemtiefe thorakal nicht mehr wesentlich steigern. Die abdominelle Atmung überwiegt, wird jedoch im akuten Asthmaanfall und bei stärkeren Graden des chronischen Obstruktionsemphysems ebenfalls sehr beeinträchtigt. Der verzögerte Ablauf der exspiratorischen Atembewegung und die Verminderung der Atemexkursion kommen am Schirm und im kymographischen Kurvenbild deutlich zur Geltung (WELTZ).

4. Veränderungen von Lage, Form und Dynamik des Zwerchfells. Die Gestalt- und Funktionsänderung des Zwerchfells hat für die Röntgendiagnostik des Emphysems hervorragende Bedeutung. Die einzelnen Merkmale unterliegen allerdings dem variablen Einfluß der Konstitution und jeweiligen Pathogenese. Sie sind in ihrer Beweiskraft unterschiedlich zu bewerten (FRIK, HESSE u. ZEILHOFER; MANECKE, WICKE u. HAMM u.a.). Um ein vollständiges Urteil zu gewinnen, bedarf der statische Befund einer Lage- und Formabweichung des ergänzenden Nachweises gestörter Dynamik, die

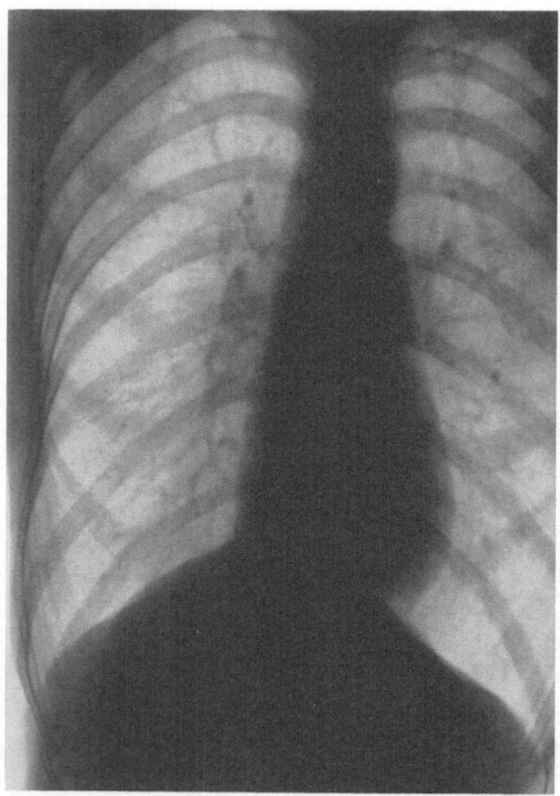
a

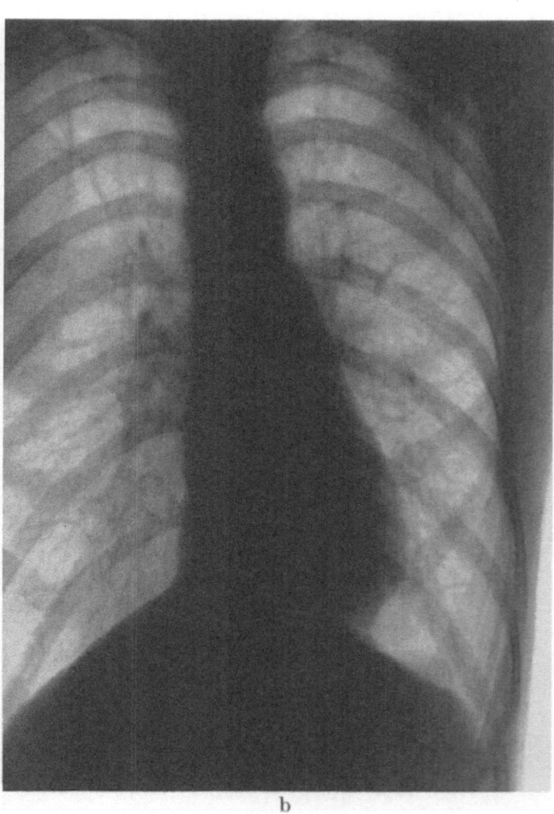
b

Abb. 68a u. b. F. Te., 56jähr. ♂. Arch.-Nr. 9679/59, Röntgenabteilung Medizinische Universitätsklinik Münster i. Westf. (Direktor: Prof. Dr. W. H. HAUSS). Mangelnde Lageverschieblichkeit der anliegenden Zwerchfellkuppel und der Mediastinalorgane in Seitenlage infolge chronisch obstruktiver Lungenblähung. a und b Thoraxübersichtsaufnahme in Rechts- bzw. Linksseitenlage (horizontaler Strahlengang p.-a.)

sich wie bei den pulmonalen Symptomen als empfindlichstes Kriterium erweist. Ein Fehlen jeglicher pathologischer Zwerchfellzeichen ist nur bei klinisch belanglosen, insbesondere bei den nicht-obstruktiven primär-diffusen Formen des Emphysems zu erwarten (KOUNTZ u. ALEXANDER).

Mittlerer Stand und Wölbung des Zwerchfells zeigen im Röntgenbild eine physiologische, durch Alter, Geschlecht, Körperbau und -lage bedingte Variationsbreite (HOLZKNECHT; ASSMANN; EPPINGER; DIETLEN; HASSELWANDER; HITZENBERGER; HAUBRICH). In aufrechter Haltung und mittlerer Atemlage findet man die Zwerchfellkuppeln beim gesunden Erwachsenen zumeist in Höhe des 9. Interkostalraumes (WENCKEBACH; HITZENBERGER; PODKAMINSKY; ZDANSKY; HAUBRICH). Die 10. Rippe überragt rechts nur paravertebral, links oft mit dem Oberrand der ganzen hinteren Zirkumferenz und wird bei tiefer Inspiration vollends freiprojiziert. Über dem flacheren Zwerchfellplateau des Asthenikers kann inspiratorisch auch die 11. Rippe erscheinen. Erst das Sichtbarwerden der 11. oder 12. Rippen während ruhiger Atmung ist sicher als Ausdruck abnormer Zwerchfellsenkung zu bewerten (ZDANSKY; BOYER u. RAMSAY).

Die *Erniedrigung des Zwerchfellstandes* tritt beim funktionellen Emphysem als reversibles Phänomen, beim chronischen Obstruktionsemphysem als bleibendes Merkmal auf.

In beiden Fällen ist sie Folge des verringerten elastischen Lungenzuges (Loesckcke; Hitzenberger). Beim fortschreitenden organischen Parenchymschwund wirkt überdies vielfach noch die Atrophie des Diaphragma mit (Hitzenberger). Der pathologische Zwerchfelltiefstand ändert sich *auch in Seitenlage* nur wenig oder gar nicht (Manecke,

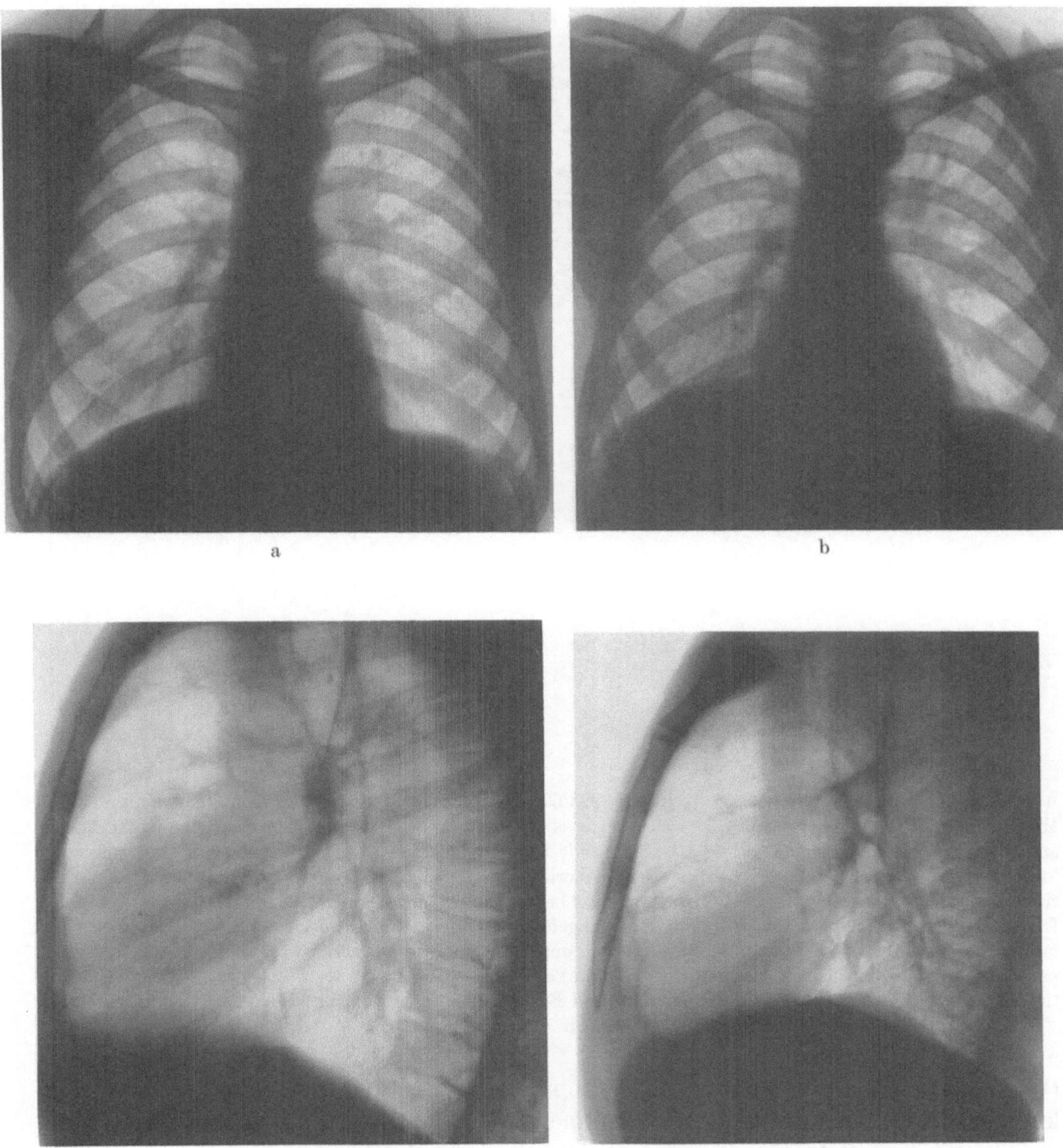

Abb. 69a—d. H. Ko., 26jähr. ♂. Arch.-Nr. 10542/59, Röntgenabteilung Medizinische Universitätsklinik Münster i. Westf. (Direktor: Prof. Dr. W. H. Hauss). Großblasiges Emphysem der Lingula mit Tiefstand des kaum verschieblichen abgeflachten linken Hemidiaphragma und Kranialverschiebung des linken Hilus. a und b Thoraxübersicht p.-a. in- und exspiratorisch. c und d Thoraxübersicht frontal in- und exspiratorisch

Wicke u. Hamm), wenn er von schwerer obstruktiver Blähung herrührt (Abb. 68). In Verbindung mit Abflachung und verringerter oder abnormer Beweglichkeit gibt das Symptom, zumal auch bei einseitiger Ausbildung (Wesetrmark; Rigler) einen wertvollen Hinweis. Sonst hat der Nachweis eines bilateralen Tiefstandes allein nur begrenzten Wert, wenn er lediglich auf einer inspiratorischen Übersichtsaufnahme konstatiert wird

(Boyer u. Ramsay). Auch sein Fehlen ist wegen der konstitutionellen Variabilität des Abdominaldruckes nicht objektiv verwertbar.

Bei Adipösen mit straffen Bauchdecken kann die Zwerchfellsenkung trotz Nachlassens der pulmonalen Retraktionskraft ausbleiben (Dietlen; Zdansky). Ein ausgesprochener Zwerchfellhochstand ist bei dickleibigen Emphysematikern allerdings selten, da der Verlust der Lungenelastizität häufig mit Erschlaffung der Bauchdecken verbunden ist (Rohrer; Staehelin; Parow; Linzbach; Lottenbach; Giese). Andererseits verhindert bei geringer Leibesfülle selbst die Rigidität der Bauchmuskulatur, die man bei leptosomen Emphysempatienten höheren Alters mit starrem Thorax beobachten kann

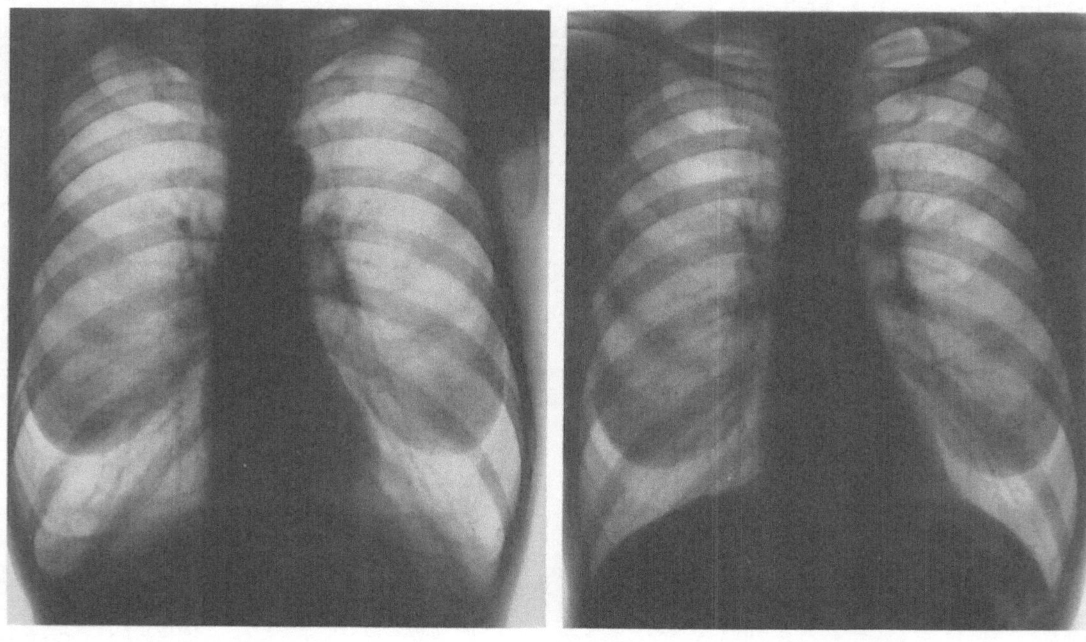

Abb. 70a Abb. 70b

Abb. 70a—h. Th. Sc., 57jähr. ♀. Arch.-Nr. 3936/60, Röntgenabteilung Medizinische Universitätsklinik Münster i. Westf. (Direktor: Prof. Dr. W. H. Hauss). Typischer Befund bei chronischem Obstruktionsemphysem nach langjährigem Bronchialasthma mit pulmonalem Hochdruck und kleinem Cor pulmonale (diskordanter Rechtstyp u.a. Zeichen der Rechtsüberlastung im EKG und Vektorkardiogramm). Respiratorische Volumenstarre und geringer Helligkeitswechsel beider Lungen mit anhaltender Überblähung der vorderen Lungenränder, Engstellung der peripheren Lungengefäße bei relativ weitkalibrigen Pulmonalstämmen, Verbreiterung der Phreniko-Kostalsinus und Faltenbildung der abgeflachten, kaum verschieblichen, randständig pseudoparadox beweglichen Zwerchfellbögen. Thoraxübersicht p.-a. maximale Inspiration (a) und Exspiration (b). c und d Frontalbilder in maximaler In- und Exspiration. e Herz-Zielaufnahme 2. Schrägdurchmesser. f Schichtbild a.-p. 9 cm. g und h Atemkymogramm p.-a. und frontal

(Wenckebach; Hasselwander; Haubrich), keineswegs das Absinken der Zwerchfellkuppeln. Unter den phrenischen Symptomen ist der statische Zwerchfellstand wohl das unsicherste Kriterium für den röntgenologischen Emphysemnachweis. Die röntgenologisch-spirometrische Vergleichsprüfung von Frik, Hesse und Zeilhofer ergab bei Gesunden und klinisch Emphysemkranken nur eine mittlere Differenz des Kuppelstandes im Stehen von einem Drittel eines Interkostalraumes.

Da das Diaphragma seine normale Wölbung ausschließlich den respiratorischen Sogkräften im Brustraum verdankt (Assmann), bleibt der Verlust der inneren Lungenspannung, erst recht ein exspiratorischer Pleuradruckanstieg auf positive Werte infolge obstruktiver Blähung im morphologischen Aspekt kaum verborgen. Unbeschadet des wechselnden Konstitutioneinsflusses auf die Standhöhe ist die *Abflachung der Zwerchfellkuppel* und *Abstumpfung der Zwechfellrippenwinkel* auch bei pyknischen Individuen nachzuweisen.

FRIK, HESSE und ZEILHOFER unternahmen es, diesen Befund an Hand sagittaler Thoraxaufnahmen zahlenmäßig zu objektivieren. Sie bestimmten die Zwerchfellhöhe (lotrechter Abstand des höchsten Punktes der rechten Kuppel von einer Horizontalen durch den Tiefpunkt des lateralen Pleurasinus) und die korrelative Größe des Phrenikokostalwinkels (Winkel zwischen einer im seitlichen Rippenwinkel errichteten Senkrechten und einer an das Zwerchfell gelegten Tangente). Bei Lungengesunden betrug die Zwerchfellhöhe im Mittel 5,25 cm, und das Winkelmaß lag stets unter 45°. Beim klinisch manifesten Emphysem (Residualvolumen über 30% der Totalkapazität, Tiffeneau-Test unter 66% der Vitalkapazität, Atemgrenzwert mehr als 20% unter Sollwert) ergab sich eine Verminderung der Zwerchfellhöhe unter 4,0 cm in 95%, eine Vergrößerung des Phrenikokostalwinkels über 45° in 100%. Aus anatomischen und perspektivischen Gründen treten beide Symptome im

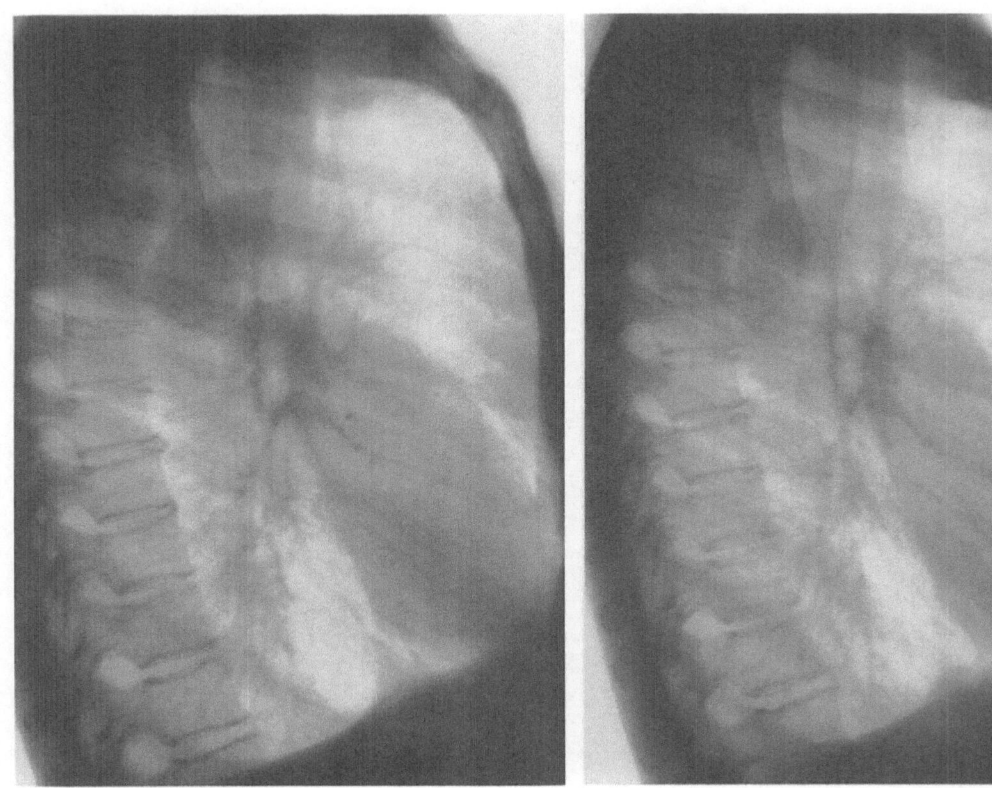

Abb. 70c Abb. 70d

seitlichen Strahlengang am sinnfälligsten hervor; denn der vordere Phrenikokostalsinus, der mit dem sternokostalen Zwerchfellansatz vom vermehrt vorspringenden Brustbein nach vorn hochgerafft wird, entfaltet sich besonders ausgiebig, und die Gewölbeabflachung erscheint noch ausgeprägter als von vorn betrachtet.

Das Diaphragma kann seine physiologische Krümmung völlig verlieren und die Form eines dachfirstartig nach hinten abfallenden Tafelplateaus annehmen. Bei extremen Blähungszuständen kommt es sogar zu seichter Ausstülpung der Kuppelpartie nach kaudal. Eine umschriebene Konkavität wird im Bereich zwerchfellnaher großer Emphysemblasen besonders der linken Lungenbasis beobachtet (Abb. 69).

Zum Gestaltwandel des Zwerchfells bei chronischem Asthma und Emphysem gehören ferner die *Veränderungen des Oberflächenreliefs*, die von ungleichmäßiger Kontraktion infolge partieller Atrophie herrühren. Die betroffenen Muskelbündel ziehen sich inspiratorisch weniger kräftig zusammen, werden bei stärkerem Tonusverlust vom Atemsog sogar aus dem übrigen Niveau angehoben und rufen die eigentümlichen Zwerchfellfalten hervor, die von WELTZ u.a. (JAMIN; FARHAD; STORM VAN LEEUWEN u. WELTZ; GOLONSKO; REALE) beschrieben wurden (Abb. 70). Durch ihre Zahl, thoraxkonvexe, glattrandig-wellige Form und unregelmäßige Anordnung unterscheiden sie sich von den physiologischen girlandenförmigen Zwerchfellbögen, von metapleuritischen Adhäsionszipfeln der Lungenbasen und von den gleichförmig thoraxkonkaven Insertionszacken. An der Leberkuppel prägen sich oft gleichgerichtete Furchen und Buckelstreifen ein (WELTZ u. GLAUNER).

Die *Abnahme der Zwerchfellexkursion* bildet im phrenischen Symptomenkomplex des Emphysems das aufschlußreichste Merkmal (DIETLEN; PODKAMINSKY; ANTHONY u. SCHWARZ; HERXHEIMER; WADE u. GILSON; SEGAL u. DULFANO; BOYER u. RAMSAY; LOTTENBACH; FRIK, HESSE u. ZEILHOFER; GOLDENTHAL, ARMSTRONG u. LOWMAN; LAURO u. DI GUGLIELMO; NAUMOW; EDLING u. SCHMIDT; MANECKE, WICKE u. HAMM u.a.).

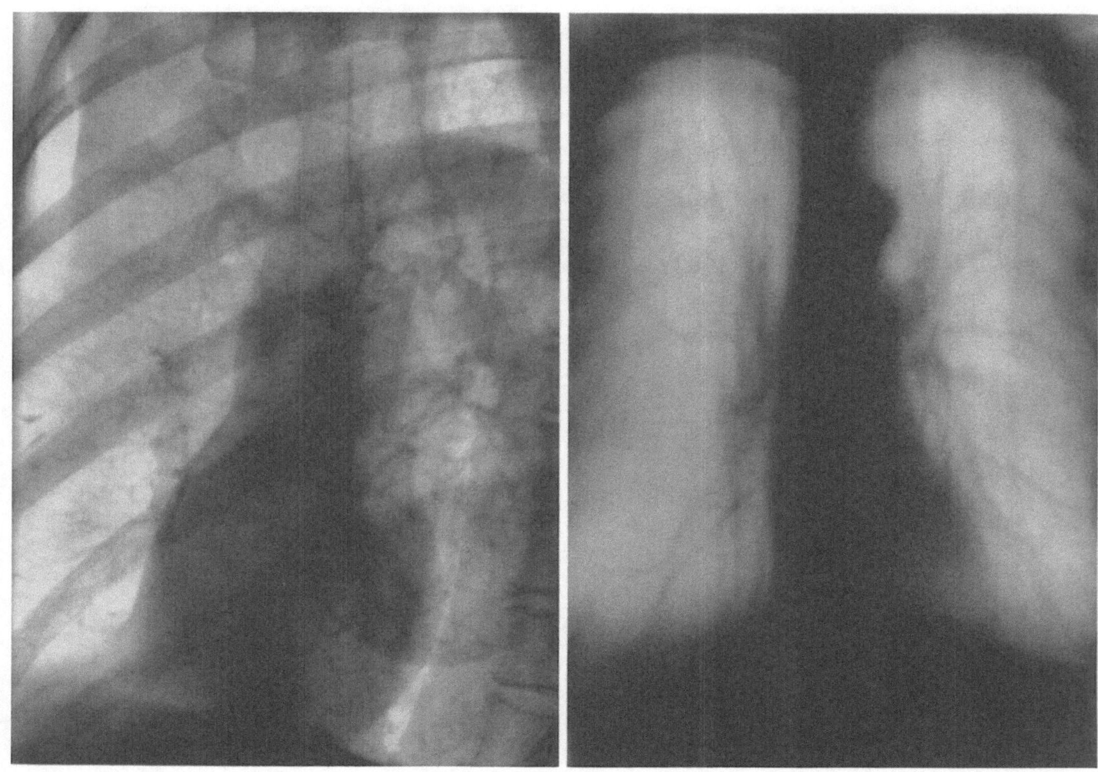

Abb. 70e Abb. 70f

Während die relative *Bewegungsstarre beim tetaniformen Atemtyp im Asthmaanfall* reversibel ist, sobald sich die funktionelle Lungenblähung im Intervall zurückbildet (WELTZ; STORM VAN LEEUWEN; HAUBRICH; WYSS; DECHAUME-MONTCHARMONT; FISCHER u.a.), bleibt die Einschränkung der Amplitude *beim chronischen Obstruktionsemphysem* bestehen. Mit zunehmender Erhöhung der Atemmittellage, die aus der progressiven Entlüftungsstörung und Retraktionsschwäche der Lunge resultiert, wird der Bewegungsspielraum weiter eingeengt. Das Zwerchfell leidet unter der erzwungenen Untätigkeit infolge anhaltender Verschiebung des atemmechanischen Kräftespiels und verfällt schließlich *fortschreitender Myatrophie* (HITZENBERGER; FROMME; HAUBRICH; GIESE; HARTUNG u. a.). Seine *Bewegungsausschläge* werden daher *immer mehr* „von dem Kräftegleichgewicht der thorakalen Atemmuskulatur und dem Druckverhältnis zwischen Thorax und Abdomen *passiv* bestimmt“ (HAUBRICH).

Zur objektiven Bewertung des Symptoms sind wiederum die physiologischen Unterschiede der Exkursionsbreite zu bedenken, die sich aus den von Alter, Geschlecht, Konstitution und Körperhaltung geprägten Bedingungen des Atemtyps und der statischen Mittellage des Diaphragma ergeben. Nach HAUBRICH schwankt die Amplitude der Kuppeln bei ruhiger Atmung im Stehen je nach Atemtyp zwischen 0,5—2,0 cm und erreicht bei tiefer Respiration die Höhe von 8,0 cm, nach HURTADO u. Mitarb. im Mittel 6,3 bis 6,4 cm rechts bzw. links. Ein relativ niedriger Zwerchfellhub kommt auch als normale Variante bei vorwiegend kostosternaler Atmung und tiefem Zwerchfellstand des Astheni-

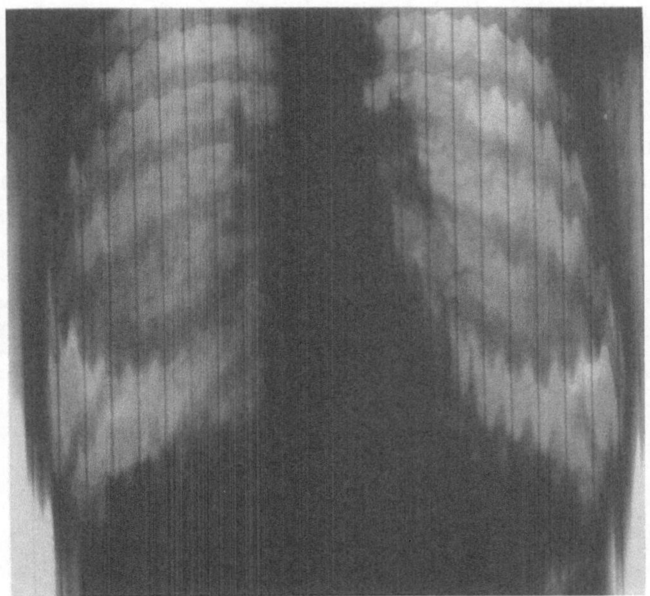

Abb. 70g

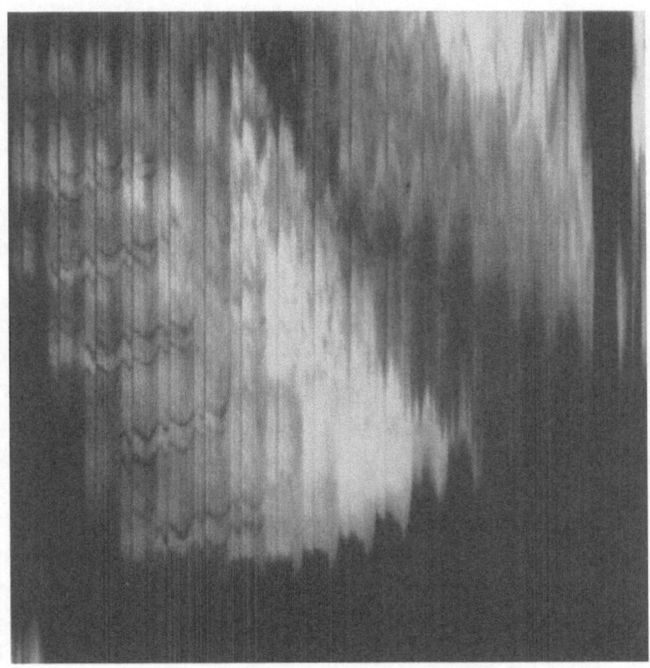

Abb. 70h

kers vor (KNOTT u. CHRISTIE; COCCHI u.a.), ist demnach allein noch kein schlüssiger Beweis für das Vorliegen einer Entlüftungsstörung. Im Zweifelsfall kann man die vorhandene Retraktionskraft der Lungen mit dem Summversuch prüfen, dessen negativer Ausfall (nur geringe oder fehlende Elevation des Zwerchfells) für emphysematöse Blähung spricht (HOFBAUER; COCCHI; HAUBRICH).

Abgesehen von der funktionell unbedeutenden genuinen Form ist beim klinisch manifesten Emphysem die Einschränkung der Zwerchfelldynamik kaum je zu vermissen.

Wenn das Symptom durch relativen Zwerchfellhochstand (Pykniker, Rückenlage) abgeschwächt wird (ZDANSKY), weil dabei die inspiratorische Bewegungsreserve zunimmt (HITZENBERGER; HAUBRICH), gibt die Belastung im *Husten- oder Summversuch* Aufschluß. Bei schwerem respiratorischem Funktionsausfall ist die Verminderung der Exkursionsfähigkeit trotz Adipositas gewöhnlich unverkennbar und so regelmäßig nachzuweisen, daß sie im Rahmen des gesamten Symptombildes die diagnostische Treffsicherheit beträchtlich erhöht und als orientierender Gradmesser für die Schwere des Emphysems gelten kann. In ihrer kritischen Studie kommen FRIK, HESSE u. ZEILHOFER zu der Schlußfolgerung, daß ein normales Verhalten des Zwerchfells spirometrische Abweichungen nicht ausschließt, daß aber ein „schweres Emphysem mit mehr als 50% Residualluft bei einer Zwerchfellbeweglichkeit von mehr als $^1/_2$ Interkostalraum praktisch nicht vorkommt".

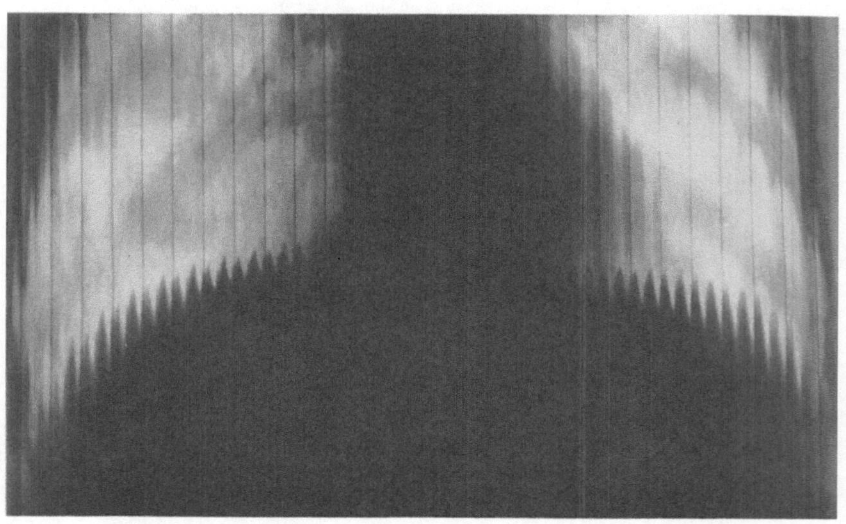

Abb. 71. W. Kn., 54jähr. ♂. Arch.-Nr. 8263/59, Röntgenabteilung Medizinische Universitätsklinik Münster i. Westf. (Direktor: Prof. Dr. W. H. HAUSS). Atemkymogramm p.-a. bei chronischem Obstruktionsemphysem mit verkleinerter Zwerchfellamplitude und verzögertem, biphasisch verlaufendem Exspirium

Eine jenseits der physiologischen Variationsbreite (WEBER) liegende Seitendifferenz der Exkursion (ABBOTT, HOPKINS, VAN FLEIT u. ROBINSON), gelegentlich sogar angedeutete *exspiratorische Abwärtsbewegung eines Hemidiaphragma* („Zawadowski-Zeichen") (LESZCZYNSKI) tritt bei einseitiger zentraler Ventilstenose (Fremdkörper, Neoplasmen etc.) (JACKSON; WESTERMARK; RIGLER; SCHULZE u.a.) oder organischer Parenchymreduktion in einem Lungenflügel (großblasiges Emphysem, lufthaltige Zysten etc.) in Erscheinung. Im Gegensatz zum *„Wagebalkenphänomen"* (KLEINBÖCK; DAHM; HEINE) bei Relaxatio diaphragmatica und inspiratorischer Passagebehinderung steht die Zwerchfellhälfte auf der Seite der Entlüftungsstörung tiefer als die andere, ihre Bewegungsparadoxie fehlt bei forcierter Einatmung (Schnupfversuch, Müller-Versuch), und das Mediastinum wandert bei unilateralem air trapping exspiratorisch zur gesunden, statt inspiratorisch zur affizierten Lunge hin.

Die *Verzögerung der exspiratorischen Aufwärtsbewegung* des Zwerchfells kennzeichnet die Stenoseatmung, die man bei allen bronchospastischen Zuständen, bei Trachealstenosen und am eindrucksvollsten beim tetaniformen Atemtyp im Asthmaanfall findet (WELTZ; WELTZ u. VAN NIEKERK). Die Verschiebung des Atemzeitquotienten betrifft vor allem die zweite Hälfte der Exspiration, deren kymographisches Kurvenbild mit dem zunächst rasch einsetzenden, dann langsamen und sakkardierenden Bewegungsablauf den phasenhaft zunehmenden Einsatz der Atemhilfsmuskulatur wiedergibt (COCCHI; GOLDENTHAL, ARMSTRONG u. LOWMAN u.a.) (Abb. 71).

Je ausgeprägter die Senkung und Exkursionsminderung des Zwerchfells ist, desto deutlicher werden *inspiratorisch pseudoparadoxe Bewegungen* (Abb. 70). Die rippenkonkordante Aufwärtsbewegung erfolgt gewöhnlich erst gegen Ende der Einatmung und vornehmlich an den kosto-sternalen Rändern. Die ruckartige passive Hebung ist beim Schnupfversuch am Schirm wahrnehmbar, im Kymogramm aber genauer zu analysieren. Als Ursache kommen Immobilisation durch hochgradige Lungenblähung, myatrophische Kontraktionsschwäche und Zugwirkung basaler Pleuraschwielen in Betracht (HAUBRICH).

Das Zusammenwirken von erhöhtem Druck im Brust- und Bauchraum, Erweiterung der unteren Thoraxapertur und Zwerchfelltiefstand mit Schwäche der lumbalen Zwerchfellpfeiler soll bei chronischem Bronchialasthma zu Ektasie des Hiatusschlitzes und gehäuftem Auftreten von Hiatus-Gleitbrüchen führen (nach CLÉMENCON u. ÖSTERMAN bei 24 von 88 Asthmapatienten nachweisbar) (CLÉMENÇON; CLÉMENÇON, IHRE u. PLENGIÉR; CLÉMENÇON u. ÖSTERMANN).

δ) *Spezielle Röntgendiagnostik und Differentialdiagnostik des Lungenemphysems*

Das Schattensubstrat läßt eine pathogenetische Deutung des Lungenemphysems nur im Ausnahmefall zu (partielles Obstruktionsemphysem bei sichtbarem Fremdkörper oder nachweislicher Bronchostenose, postinfektiöse Pneumatozele, vikariierendes Emphysem bei lobärer und halbseitiger Lungenschrumpfung, Dehnungsemphysem bei schwerer Thoraxdeformität oder herdförmig-disseminierter Gerüstschrumpfung, Asthmaanfall). Ebenso ist eine pathologisch-anatomische Klassifizierung nach dem Röntgenbild unmöglich, wenn man von den ausgesprochen grobblasigen Emphysemformen absieht. Die Darstellung der speziellen Röntgensymptomatologie der Entlüftungsstörungen kann daher nicht einem pathogenetischen oder anatomischen Einteilungsprinzip folgen, sondern hat die Skala der Zustandsbilder zu berücksichtigen, die nach Morphologie und Verlauf als besondere röntgenologische Erscheinungsformen imponieren und wegen ihrer praktischen und differentialdiagnostischen Bedeutung hervorzuheben sind.

1. Das universelle Lungenemphysem. Mit den vorstehenden Ausführungen ist das Bild des universellen Emphysems bereits in seinen wesentlichen Zügen umrissen. Die Möglichkeiten einer *Unterscheidung zwischen funktionellen und organischen* Veränderungen sind begrenzt.

Ein Wechsel des atemmechanischen Verhaltens, wie er am eindrucksvollsten bei der Kupierung des Asthmaanfalls demonstriert wird (WELTZ), spricht maßgeblich zugunsten funktioneller Momente. Der zeitliche Beginn irreversibler Parenchymläsion ist bei dem fließenden Übergang im Krankheitsverlauf chronisch asthmoider Bronchitis röntgenologisch nicht faßbar. Nur im fortgeschrittenen Stadium kann das substantielle Emphysem von vorübergehender *bronchospastischer Blähung* abgegrenzt werden, wenn man auf dem Summationsbild bullöse Prozesse findet oder die vaskuläre Lungenstruktur tomographisch (HORNYKIEWYTSCH u. STENDER; FRASER u. BATES; PORRO) bzw. pulmangiographisch (SCHOENMACKERS u. VIETEN) hochgradig vermindert erscheint.

Unter den generalisierten chronischen Formen macht sich das *genuine Emphysem* röntgenologisch und klinisch eher mit thorakalen (relativ bewegungsstarrer kyphotischer Thorax mit nur wenig verringerter Zwerchfellverschieblichkeit) als mit kardio-pulmonalen Symptomen bemerkbar (KOUNTZ u. ALEXANDER; BOYER u. RAMSAY). Beim *senilen Emphysem* ist die vermehrt transparente Lunge nur mäßig vergrößert. Auf dem Vorderbild erscheint ihre Ausdehnung sogar eher geringer (SARTORELLI, INGEGNIEROS u. MARTELLI), da sie sich der Gestalt des bilateral glockenförmig eingesunkenen, sagittal vertieften Thorax anpaßt. Ihre Zeichnung kann durch Altersfibrose, rezidivierende Bronchitis und Peribronchitis weitmaschig verstärkt sein (MELIS u. VALLEBONA; AZCUY, ANDERSON u. FORAKER).

Das herdförmig generalisierte *obstruktive Emphysem* bildet die Hauptkategorie der klinisch manifesten Formen, da es Atmung und Kreislauf über bloße Schmälerung der Funktionsreserven hinaus beeinträchtigt. Der graduelle Unterschied gegenüber dem unkomplizierten genuinen Emphysem kommt sowohl im Ausmaß statischer und dynamischer

Veränderungen an Lungen und Zwerchfell wie in der Häufigkeit des pulmonalen Hochdrucks zum Ausdruck. Der röntgenologische Nachweis von Symptomen der Hypertrophie und Dilatation des rechten Herzens, Ektasie der zentralen Pulmonalisstämme, hochgradiger Thoraxerweiterung, Volumenstarre der Lungen und Exkursionsminderung des Zwerchfells weist daher auf den obstruktiven Charakter des Emphysems hin.

Aus dieser Konstellation von Gestaltmerkmalen und atemdynamischen Anzeichen ergeben sich zugleich eindeutige *Differenzkriterien gegenüber* dem Bild einer diffusen Aufhellung und Strukturarmut beider Lungen mit schmalen Hili, das man als Ausdruck *allgemeiner Perfusionsdrosselung im pulmonalen Funktionskreislauf bei hochgradiger isolierter Pulmonalstenose und* in klassischen Fällen von *Fallotscher Tetralogie* — hier z.T. mit einseitiger Pulmonalhypoplasie bzw. -atresie kombiniert — findet (s. auch S. 160).

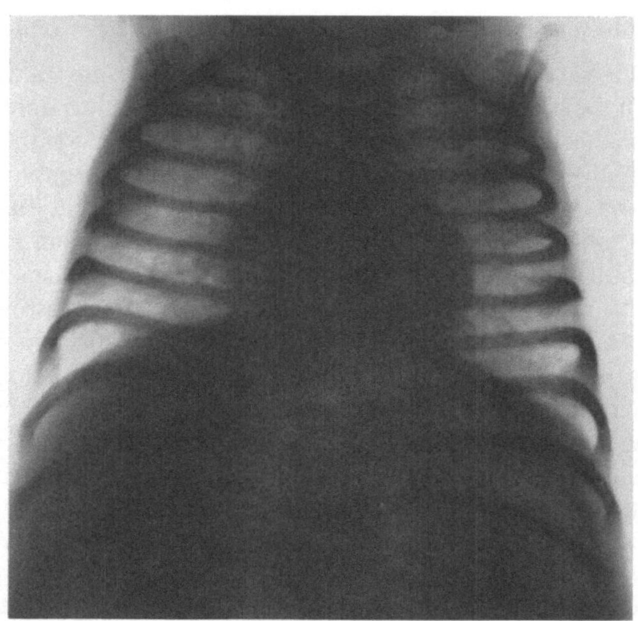

Abb. 72. P.We., 2 Monate alt. ♀. Arch.-Nr. 966/61 [Universitäts-Kinderklinik Münster i. Westf. (Direktor: Prof. H. MAI)]. Ausgeprägtes, vorwiegend basales Obstruktionsemphysem mit relativem Zwerchfelltiefstand und interkostaler Vorwölbung der geblähten Rindenbezirke bei interstitieller plasmazellulärer Pneumonie, wenige Tage ante finem

2. Das disseminierte klein-mittelblasige Lungenemphysem mit herdförmig verteilten Parenchymverdichtungen. Infolge Sekretobturation, Spasmen und entzündlicher Schleimhautschwellung größerer und kleinerer Bronchien können sich jederzeit atelektatisch-infiltrative Lungenprozesse auf das vorbestehende funktionelle oder irreversible Emphysem aufpfropfen. Entsprechende Partialverschattungen kommen im Verlauf der chronischen Emphysembronchitis, beim Asthma bronchiale (SAUPE; CLARK; TUCKER; RAKOWER u. Mitarb.; FELSON u. FELSON u.a.) und in der Greisenlunge häufig vor (MYERS; FRIEDMAN u. MOLONY).

Bei zahlreichen anderen bronchopulmonalen Erkrankungen bildet das mehr oder weniger ausgedehnte Herdemphysem erst die Folge- bzw. Begleiterscheinung röntgenologisch faßbarer fleckförmig verteilter Atelektasen, Infiltrate und vernarbender Granulome. Im Kindesalter handelt es sich meist um ein akutes und vorübergehendes Zusammentreffen, im späteren Leben oft um eine bleibende Verbindung von progressiver Tendenz.

Das Nebeneinander unbelüfteter und teils vikariierend, teils obstruktiv geblähter Läppchenbezirke gibt manchen primären und sekundären Entfaltungsstörungen der Nachgeburtsperiode das eigentümlich gesprenkelte Lungenbild. Eine feine retikulo-granuläre Maserung kommt bei *perinataler Unreife des Lungengewebes* vor (FARBER u. WILSON;

Caffey; Lantéjoul, Ribadeau-Dumas u. Héraux; Steiner). Sie gilt bei den sog. „*hyalinen Membranen*" als Kennzeichen des Frühstadiums (Clairveaux; Donald u. Steiner; Potter; Peterson u. Pendleton; Meschan, Marvin u. Gordon; Latham, Nesbitt u. Anderson; Feinberg u. Goldberg; Schultze; Fawcitt u.a.) (Lit. s. S. 175, 184). Die Konfluenz der Atelektasen bringt im Verlauf der innerhalb von 1—2 Tagen tödlich endenden Krankheit grobwolkige Verschattungen hervor, wie man sie beim postnatalen Aspirationssyndrom antrifft (Donald u. Steiner; Peterson u. Pendleton; Thomas).

Auch bei *akuter Bronchiolitis* (Altmann u. Engel; Koch; Paul u.a.) und bei plasmazellulärer *interstitieller Säuglingspneumonie* (Göttche; Schall; Snow u. Cassasa; Vanek u. Jírovek; Giese; Braestrup u. Nielsen; Garsche; Campbell, Gastineau u. Velios; Kosenow; Viallard u. Hélie; Thomas; Malossi, Golfieri u. Vianello; Lit. s. Uehlinger u. Schoch; Rossi) beherrscht das vesikuläre Emphysem mit Überblähung der Lungenbasen und Zwerchfelltiefstand zeitweilig das röntgenologische Erscheinungsbild (Abb. 72). Im Stadium emphysematosum, das Garsche dem Stadium oedematosum und atelectaticum gegenüberstellt, erscheinen die entzündlich-atelektatischen Prozesse infolge Überstrahlung spärlicher, als es dem anatomischen Befund entspricht. Bogojavlenskij, Malossi, Golfieri u. Vianello u.a. empfehlen daher die Schichtuntersuchung als Routinemethode, um die Strukturveränderung zuverlässiger beurteilen zu können. Die extrem emphysematösen Verlaufsformen gelten als prognostisch ernst (Malossi, Golfieri u. Vianello), und die *Komplikation durch interstitiell-mediastinales Emphysem und Pneumothorax* hat eine hohe Letalität („malignes Emphysem") (Macklin u. Macklin; Fisher u. Macklin; Colale; Mc Gillicuddy; Salmon, Forbes u. Davenport; Debré, Lamy u. Marie; Abramson, Rock u. Nau; Debré u. Blinder; Hurwitz u. Greenhood; Craig, Kirkpatrick u. Neuhauser; Bass, Diamond u. Schuman; Thomas; Keefe u. Jones; Schwinn u. Heinz u.a.).

Im Kindesalter ist bei Auftreten unregelmäßig verteilter Blähungszonen wechselnder Zahl, mitunter auch universeller Ausdehnung an die pulmonale Manifestation einer „*Mucoviszidose*" zu denken (Keats; Neuhauser; Thomas; Sharp u. Danino; Kent, Gilbert u. Meyer; Biressi u. Cassasa; Sosman, Dood, Jones u. Pillmore; Finkbiner, Decker u. Cooper; Thompson; Koch; Bohn; Rick u. Hartung). Das durch ventilartig wirkende zähe Bronchialsekretpfröpfe verursachte funktionelle Emphysem kann die erste Äußerung des Leidens sein und stellenweise auch in späteren Krankheitsstadien fortbestehen, in denen sich andernorts lobuläre, segmentale oder lobäre Atelektasen, Anschoppungsherde und Bronchiektasen gebildet haben (Fanconi u. Mitarb.; di Sant'Agnese; Ashwood u. Sargent; Zuelzer u. Newton; Caffey; Abbott, Mc Creary, Pocock u. Brown; Zuzin u. Romano; Kartagener; Bachmann; Schultze-Jena) (s. S. 64, 171).

Nach Krabbenhoft u. Evans kommt es bei *kindlichen Herzscheidewanddefekten* vielfach zu regionaler Emphysembildung (Abb. 73) und Teilatelektasen wechselnder Lokalisation (s. auch Barlow). Die Autoren sahen den Befund bei autoptischer Kontrolle so häufig bestätigt (bei isoliertem Vorhofseptumdefekt in 86%, bei kombiniertem Vorhof-Ventrikelseptumdefekt in 50%, bei isoliertem Ventrikelseptumdefekt in 22%), daß sie ihn für differentialdiagnostisch bedeutsam halten und angesichts eines Herzgeräusches beim Kleinkind als exquisites klinisches Verdachtsmoment werten.

In diesem Zusammenhang ist auf die *durch Gefäßverengung bedingte emphysemähnliche Transparenz und Strukturarmut der Lungenbasen bei schwerer Mitralstenose* hinzuweisen, die mit der Blutüberfüllung im Quellgebiet der stark erweiterten und geschlängelten Oberlappensammelvenen auffallend kontrastiert. Die Diskrepanz im Gefäßbild der Ober- und Unterlappen tritt auf Schichtaufnahmen am deutlichsten hervor (Abb. 74). Die Engstellung der basalen Gefäße ist aber ungeachtet etwaiger Gerüstverdichtung durch chronische Lymphstauung (Kerley-Linien), interstitielle Fibrose bzw. sekundäre Hämosiderose auch auf Übersichtsbildern sichtbar und als besonderes Kennzeichen der Mitralfehlerlunge beschrieben worden (Kerley; Stender, Schermuly, Schlitter, Stein u. Schölmerich; Carmichael u. Mitarb.; Simon; Lamers; Ormond u. Poznanski;

ANACKER u. STENDER; FLEISCHNER; SCHULZE u.a.). Die *regionale Oligämie* erstreckt sich auf die gesamte Unterlappenstrombahn, deren arterieller Schenkel auffallende Kalibersprünge vom Pulmonalisstamm zu den peripheren Ästen aufweist (FLEISCHNER u. SAGALL; GOODWIN, LOWE u. STEINER zit. nach McMICHAEL; STENDER u. Mitarb.).

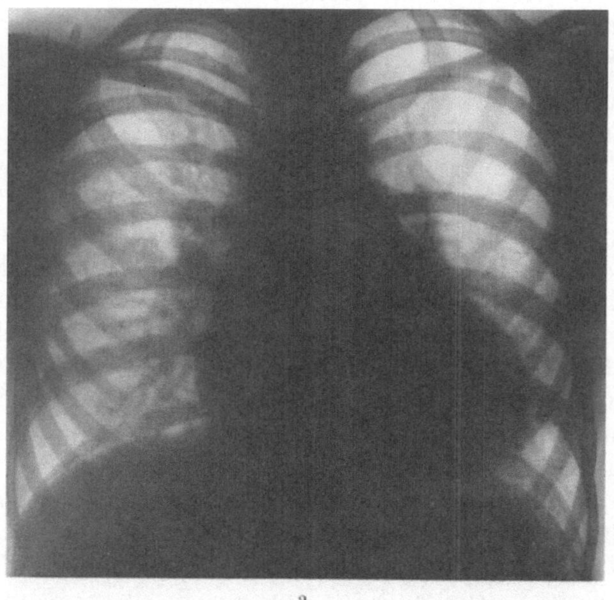

a

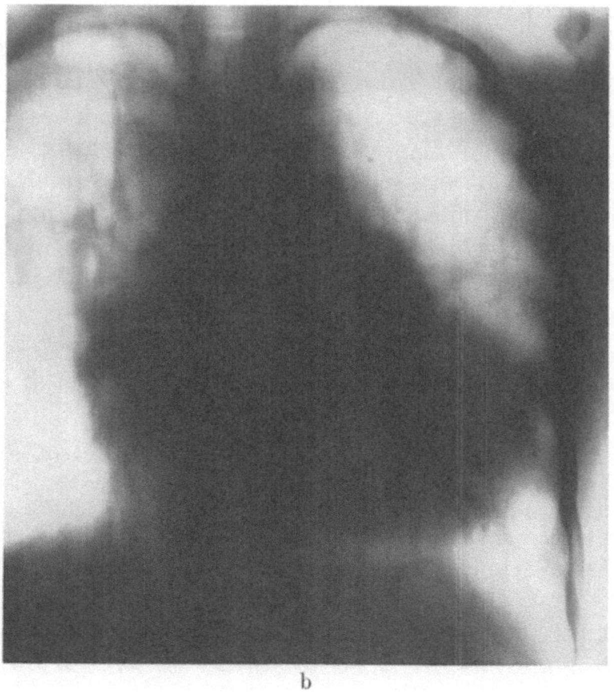

b

Abb. 73a u. b. F.-U. H., 14jähr. ♂. Arch.-Nr. 8862/60, Röntgenabteilung Medizinische Universitätsklinik Münster i. Westf. (Direktor: Prof. Dr. W. H. HAUSS). Bullöses Oberlappenemphysem links bei Vorhofseptumdefekt (durch Herzkatheterbefunde gesichert). a Übersichtsbild p.-a. b Schichtbild 8 cm a.-p.

Über die pathophysiologischen Zusammenhänge der *unterschiedlichen Lappenperfusion* besteht noch keine völlige Klarheit. KERLEY erklärt die Kaliberabnahme der Unterlappengefäße mit spastischer Kontraktion, McMICHAEL sowie STENDER u. Mitarb. halten sie nach Herzkatheterbefunden für das Ergebnis einer in den Arteriolen der Lungenbasen stärker ausgeprägten sekundären Pulmonalsklerose. Wegen der geringen Druckdifferenz von wenigen mm Hg zwischen den apikalen und basalen Arterien (McMichael) sind die graduellen Unterschiede der pulmonalen Gefäßsklerose innerhalb der Lappenprovinzen eines Lungenflügels (Harrison) weniger plausibel zu erklären als der unterschiedliche Entwicklungsgang der peripheren Arteriosklerose in den Arm- und Beingefäßen, der von ungleich stärkeren Abweichungen der hämodynamischen Wandbelastung herrührt (Bürger; Hevelke; Bürger u. Knobloch).

Wahrscheinlich ist die basale Oligämie *mittelbare Folge regional unterschiedlicher Diffusions- und Ventilationsbedingungen* bei chronischer Lungenkongestion. Da die interstitielle Lymphstauung nach hydrostatischen Gesetzen in den abhängigen Lungenteilen stärker zur Geltung kommt, wird der Gasaustausch hier in höherem Maße beeinträchtigt, und daher wohl auch das örtliche Blutangebot entsprechend verringert. Thorakale Szintillationsmessungen nach Inhalation von $^{15}O_2$ bzw.

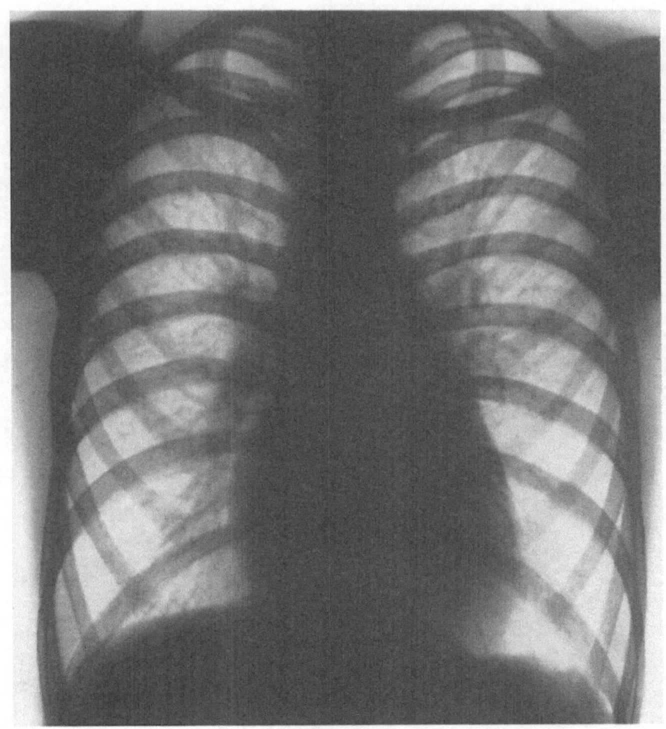

Abb. 74a

Abb. 74a—c. D. Bo., 19jähr. ♂. Arch.-Nr. 10297/60, Röntgenabteilung Medizinische Universitätsklinik Münster i. Westf. (Direktor: Prof. Dr. W. H. Hauss). Relative Oligämie beider Unterlappen bei Mitralstenose mit pulmonaler Stauungsinduration. a Thoraxübersicht p.-a. b und c Engstellung der Unterlappengefäße bei Überfüllung der Oberlappenstrombahnen im Schichtbild a.-p. 11 cm, frontal 12 cm

$C^{15}O_2$ haben jedenfalls gezeigt, daß die Gase bei Mitralstenosen — umgekehrt zum normalen Verhalten im Stehen — aus den minderdurchbluteten Lungenbasen langsamer per diffusionem verschwinden als aus den blutüberfüllten oberen Lungenabschnitten (McMichael). Es ist denkbar, daß in manchen Fällen auch ein funktionelles Emphysem zu der partiellen Oligämie beiträgt (Zdansky; Schulze). Bei Erörterung der atemmechanischen Veränderung chronischer Stauungslungen wurde schon erwähnt, daß die pulmonale Zirkulationsanomalie des Mitralvitiums mit einer komplexen Ventilationsstörung einhergeht (s. S. 52). Sie erhält durch die Gerüstsklerose und angiektatische Alveolarkompression (Giampalmo u. Schoenmackers; Giese) restriktiven Charakter, weist bei spastischer bzw. stauungsbedingter Abnahme des Bronchialquerschnitts aber zugleich obstruktive Züge auf. Vielleicht kann auch die *inkomplette Kompressionsstenose der Unterlappenbronchien durch den dilatierten linken Vorhof* mitunter als zusätzlicher Obstruktionsmechanismus wirken (Lauenstein; Hoffmann; Stoerk; Hart u. Mayer; v. Schrötter; Edens; Kahler; Müller; Zdansky; Löffler u.a.). Die elektive Aufhellung und Oligämie der Lungenbasen wäre so erklärlich, weil eine Störung sowohl der Diffusion wie des Entlüftungsvorgangs nach dem v. Eulerschen Prinzip die Drosselung der Blutzufuhr zu hypoventilierten Lungenprovinzen nach sich zieht. Da die verminderte Dehnbarkeit der gerüststarren Stauungslunge der Expansion obstruktiv geblähter Parenchymanteile entgegenwirkt,

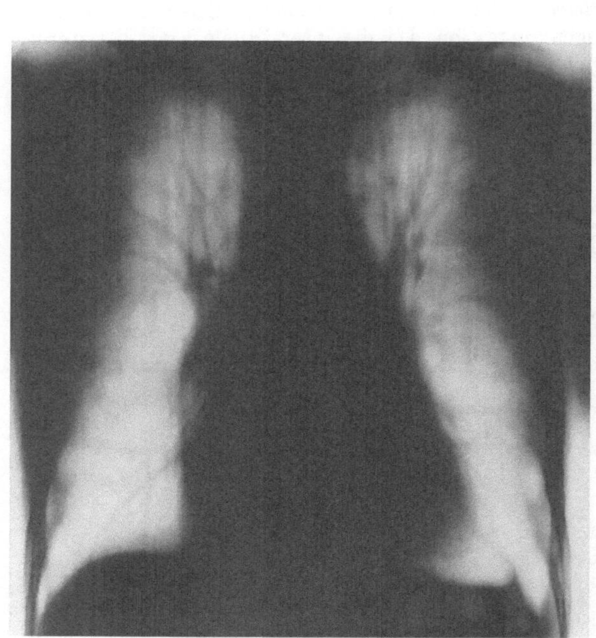

Abb. 74 b

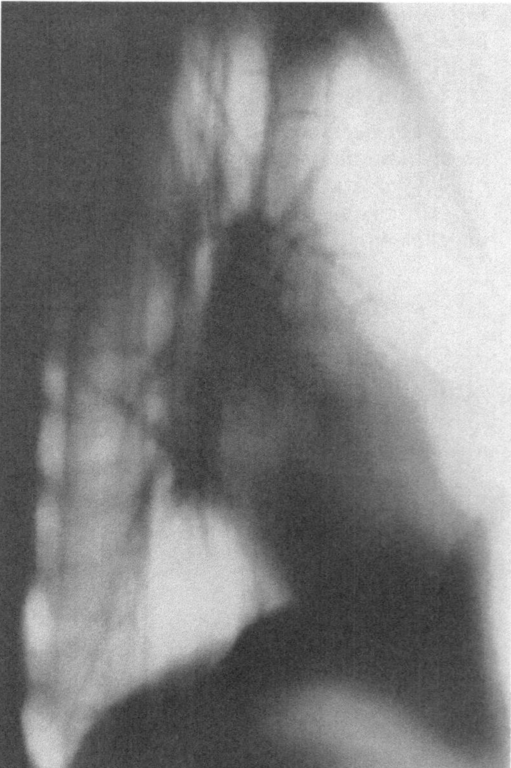

Abb. 74 c

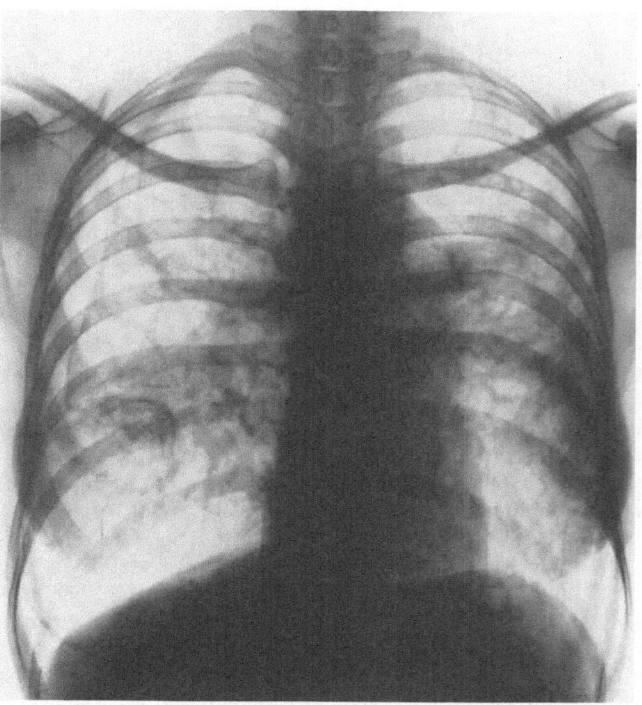

Abb. 75. G. Ro., 29jähr. ♀. Arch.-Nr. 549/57, Röntgenabteilung Medizinische Universitätsklinik Münster i. Westf. (Direktor: Prof. Dr. W. H. Hauss). Spontanpneumothorax bei schwerem chronischen Narben- und Obstruktionsemphysem auf der Basis einer Lungenfibrose (Morbus Boeck, Stadium III)

und das atemdynamische Verhalten als Differenzkriterium dadurch unverläßlich wird, ist der komplexe Zusammenhang primär zirkulatorischer und ventilationsbedingter Ursachen der partiellen Mangeldurchblutung im kleinen Kreislauf rein röntgenologisch kaum zu ergründen. Um die hier angeschnittene Frage letztlich zu klären, bedarf es wohl noch weiterer Untersuchungen, insbesondere auch bronchospirometrischer und anatomischer Studien.

Eine Sonderstellung unter den hier besprochenen Kombinationsformen nehmen die *narbig fixierten Herdemphyseme* ein, die sich in jahrelangem Verlauf *chronischer Bronchiolitis* (HUEBSCHMANN; STAEHELIN; MEESSEN; GIESE; BEHRENS u. FANCONI; UEHLINGER)

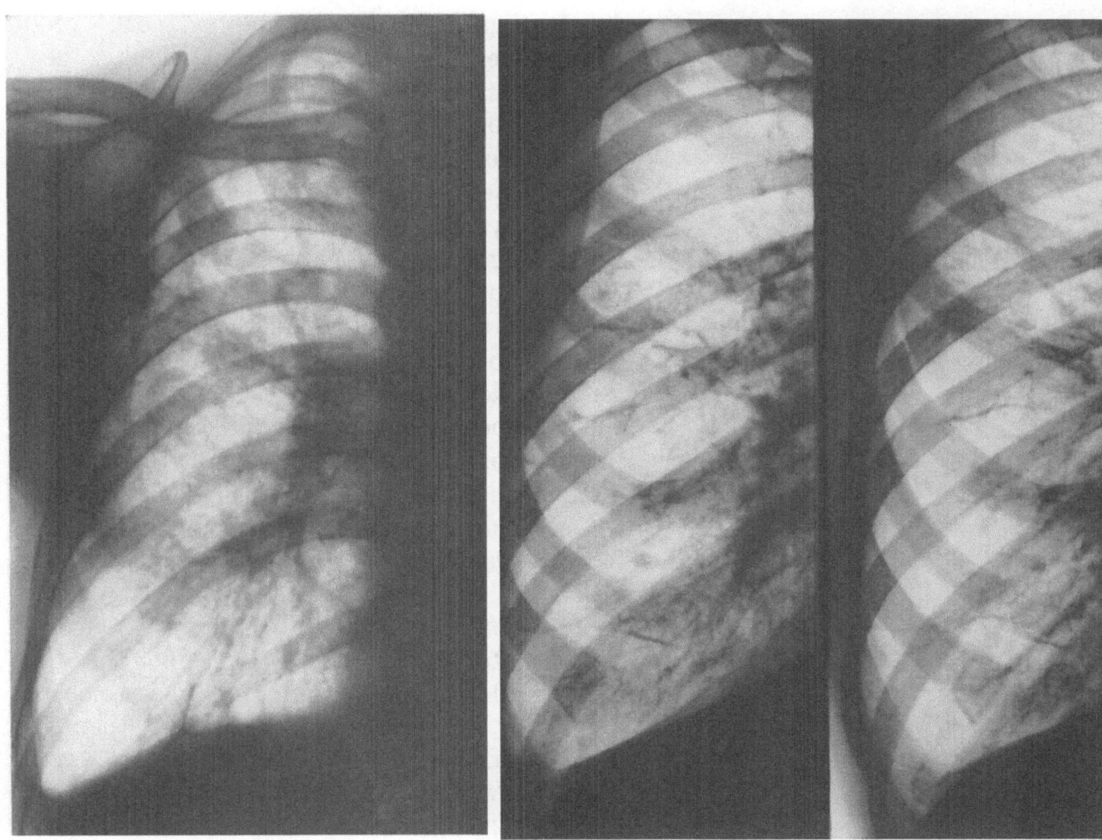

Abb. 76 Abb. 77

Abb. 76. A. Kr., 62jähr. ♂. Arch.-Nr. 9301/56, Röntgenabteilung Medizinische Universitätsklinik Münster i. Westf. (Direktor: Prof. Dr. W. H. HAUSS). Nativbild p.-a.: Kleinblasiges, perifocales und bronchiolostenotisches Emphysem bei Silikose II—III

Abb. 77. J. Pa., 70jähr. ♂. Arch.-Nr. 9544/60, Röntgenabteilung Medizinische Universitätsklinik Münster i. Westf. (Direktor: Prof. Dr. W. H. HAUSS). Großblasiges Unterlappenemphysem (bronchiolostenotische Wabenlunge) bei chronischem Obstruktionsemphysem. Tiefstand, Abflachung und minimale Exkursionen des Zwerchfells im tiefen Ex- und Inspirium (Zielaufnahmen p.-a.)

und *granulomatös-fibrosklerotischer Gerüstverdichtungen der Lungen* entwickeln (Abb. 75). Als auslösende Ursache sind zahlreiche ätiologisch z.T. noch undefinierte Erkrankungen zu bedenken (Lit. s. UEHLINGER; s. S. 65 ff.).

In erster Linie handelt es sich um kleinherdig disseminierte Formen der Tuberkulose, des Morbus Boeck und der Pneumokoniosen. Darüber hinaus kommen Veränderungen durch Reizgaseinwirkung, Virus- und Pilzinfekte, progressive interstitielle Lungenfibrosen vom Typ Hamman-Rich, gelegentlich auch Retikulosen (eosinophile xanthomatöse Granulomatose, die nach LETTERER-SIWE bzw. HAND-SCHÜLLER-CHRISTIAN benannten Krankheiten) und Kollagenkrankheiten (Sklerodermie, Erythematodes pulmonum disseminatus, Polyarteriitis, chronische rheumatische Pneumonien, Dermatomyositis) in Betracht (s. S. 68 ff.). Je nach Stadium und Ausdehnung des Grundleidens ergeben sich recht unterschiedliche Befunde, doch ist innerhalb der Skala röntgenologischer Erscheinungsformen eine gewisse „Familienähnlichkeit" (UEHLINGER) unverkennbar, welche die ätiologische Unterscheidung nach dem Schattensubstrat erschwert und oft unmöglich macht.

Das disseminierte *perinoduläre Emphysem*, dessen mikroskopische Strukturabweichung sich auf Ektasie weniger Alveolen in Umgebung eines peribronchiolitischen oder granulomatösen Narbenherdes beschränkt, bleibt als Einzelkomponente des Röntgenbildes verborgen und kann allenfalls in seiner Gesamtheit als Entlüftungsstörung wahrgenommen werden. Nur bei Konfluenz mehrerer Bläschen und genügender Herddichte vermag das Auge feinwabige Aufhellungen innerhalb des verstärkten Maschenwerkes und der Tüpfelschatten im Lungenmantel aufzulösen (Abb. 76). Immerhin bleiben die Strukturdetails infolge Summation und geometrischer Unschärfe auf konventionellen Übersichtsaufnahmen verschwommen (TORELLI). Besseren Einblick gewährt die Feinstfocus-Vergrößerungsaufnahme (ZORN; WORTH; BREMBACH; SEYSS; TAKAHASHI, SAKUMA u. SUGIE; u.a.) und bei geeigneter Technik die Tomographie (GIUNTOLI u. CHIAPPA; ZANETTI u. CARDANI u.a.).

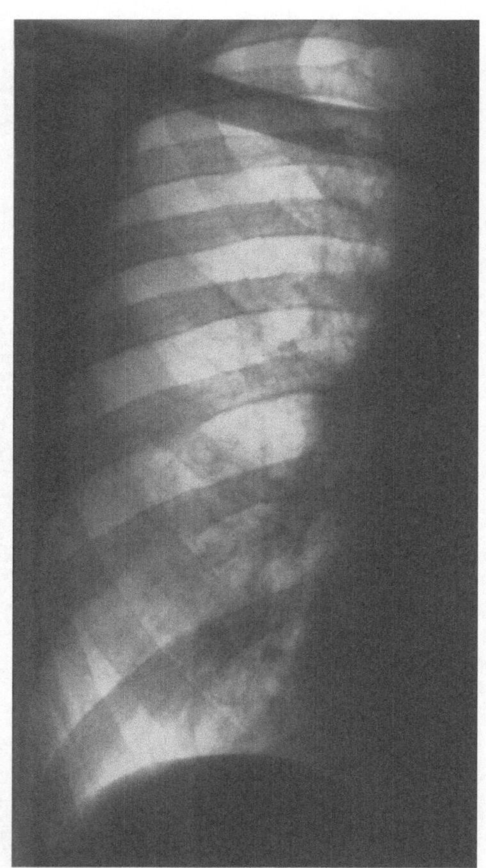

Abb. 78. P. Sch., 54jähr. ♂. Arch.-Nr. 6551/56, Röntgenabteilung Medizinische Universitätsklinik Münster i. Westf. (Direktor: Prof. Dr. W. H. HAUSS). Offene Wabenlunge (Nativbild p.-a.)

Der grobmorphologisch als Blasenbildung faßbare progressive Parenchymschwund der Lunge entspricht unter den genannten Bedingungen einem *bronchiolostenotischen Emphysem*. Seine örtlich oder einseitig begrenzten Erscheinungsformen bieten spezielle differentialdiagnostische Probleme und sollen gesondert behandelt werden (s. S. 139, 141). Als Endresultat chronischer Bronchiolitis und schrumpfender Gerüstsklerose ist hier die sekundäre Wabenlunge (Abb. 77) zu nennen (BEHRENS u. FANCONI; UEHLINGER).

Das Röntgenbild der *offenen Wabenlunge* ist in zahlreichen Publikationen beschrieben (KOONTZ; KARTAGENER; ELOESSER; LENK; RUCKENSTEINER u. HÖRTNAGEL; KUHLMANN; DAHM; PAPE; ZDANSKY; WEISS; WILLIS u. ALMEYDA; v. BRAUNBEHRENS u. PILCH; NOLTE; SCHENK; SELLORS; TESCHENDORF; WIESE; KIRKLIN; ADLER; NAUMANN; LIESE; SCHMIDT; MEYER u. ROLFS; SAĞLAM; SANTE; OTT; DÁNIEL u. JEZKOVICS; REISNER u. TCHERTKOFF; BAGLIANI; BRUCE; WEAVER u. VON HAAM; HERMS u. MUMME; UEHLINGER u. SCHOCH; MUSSHOFF u. WEINREICH; ANACKER u. STENDER u.a.). Bei den unkomplizierten Formen der angeborenen Anomalie, die mitunter klinisch stumm und als Überraschungsbefund zu konstatieren ist (LENK; ZDANSKY; KUHLMANN; NOLTE), erscheint die ungleichmäßig rarefizierte Lungenstruktur auf der Übersichtsaufnahme als relativ grobmaschiges, stellenweise auch engergestelltes Netzwerk (Abb. 78). Im Bereich der retikulär veränderten Zonen kann die normale Zeichnung völlig ausgelöscht sein (CANIGIANI; LENK u.a.), wodurch sich einzeln stehende größere Waben als zartwandige Ringschatten mit strichartig scharf gezogener Kontur deutlich abheben (Abb. 79). Die kleinzystischen Veränderungen bei *tuberöser Sklerose bzw. muskulärer Lungenzirrhose und Lymphangiectasia pulmonum* werden im allgemeinen nicht als Hohlräume, sondern als vage unregelmäßige Aufhellungen innerhalb der miliar-retikulär verstärkten Lungenzeichnung wahrgenommen (BERG u. VEIJLENS; BERG u. ZACHRISSON; DE FINE LICHT; SAMUELSEN; DAWSON; BRUWER, KIERLAND u. SCHMIDT; KARTAGENER; LÖFFLER u. JACCARD; BRANDT; BRAND u. RÖSSING; SANDERUD; WAGNER u. SCHAAF; SCHULZE u. a.) (s. S. 70, Abb. 39). Die Ausdehnung der polyzystischen Degeneration und kleinere Waben sind auf Schichtbildern besser erkennbar (v. BRAUNBEHRENS u. PILCH; TESCHENDORF; NAUMANN; DAWSON; GEBAUER; BERNARD) (Abb. 79 u. 80).

Durch entzündliche, auch klinisch hervortretende Komplikationen wird das Netzwerk verdichtet und mit gröberen, radiär oder regellos verteilten Fleck- und Streifenschatten durchsetzt. Am Boden der blasigen Aufhellung können sich stellenweise Flüssigkeitsspiegel ansammeln. Im weiteren Verlauf kommt es oft zur Bildung von Pleuraergüssen und zu regionaler Lungenschrumpfung mit beträchtlicher Distorsion des Bronchial- und Gefäßbaums. Mit zunehmender respiratorischer Insuffizienz treten die röntgenologischen Symptome der pulmonalen Hypertension hervor.

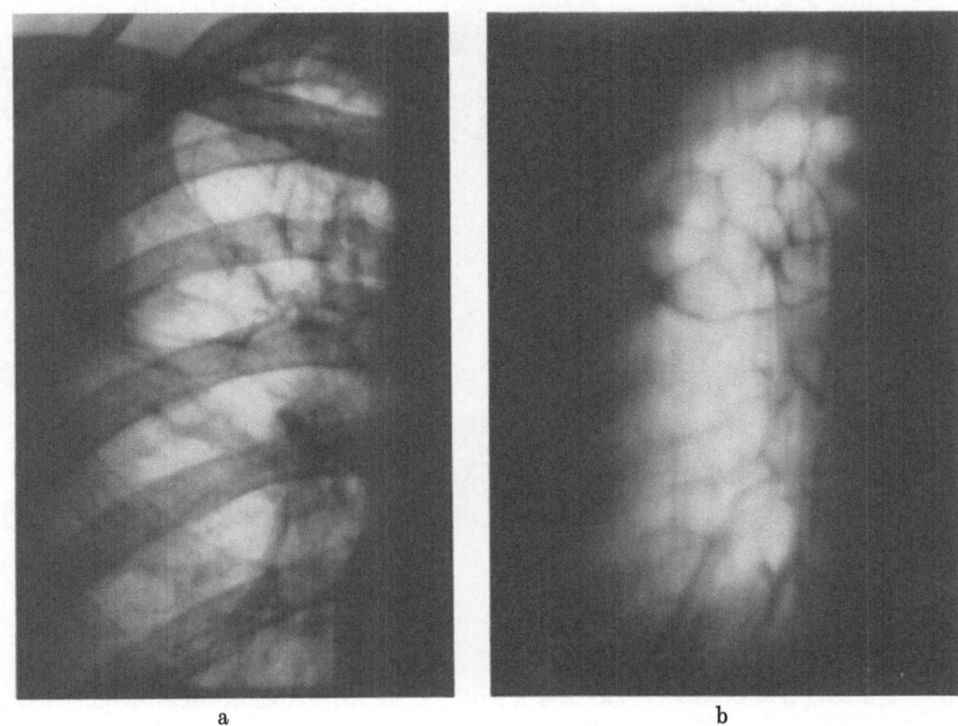

Abb. 79a u. b. A. Se., 37jähr. ♀. Arch.-Nr. 8607/60, Röntgenabteilung Medizinische Universitätsklinik Münster i. Westf. (Direktor: Prof. Dr. W. H. HAUSS). Partielle Wabenlunge rechts. (Oberlappen). a Summationsbild p.-a. b Schichtbild 7 cm a.-p.

Der skizzierte Befund deckt sich im wesentlichen mit dem Spätbild der sekundären *bronchiolostenotischen Wabenlunge* (OSWALD u. PARKINSON; PEIRCE; HEPPLETON; BEHRENS u. FANCONI; UEHLINGER u. SCHOCH u.a.). Bei langfristiger Verlaufsbeobachtung chronischer Bronchiolitis und interstitieller Gerüstfibrosen sieht man, wie das verdichtete Maschenwerk an vielen Stellen immer weiter auseinanderrückt und von blasig geformten oder unscharf abgesetzten strukturlosen Aufhellungszonen durchsetzt wird (Abb. 38). Gelegentlich kommt es durch Infektion und Sekretretention auch in Emphysemblasen zur Bildung von Flüssigkeitsspiegeln (BRANDNER; HEAD u. AVERY; ZADEK u. RIEGEL; ROTHSTEIN u. MOBERLY; BRAMANN, PLENGE u. ZADEK; HARTUNG; WEISEL u. SLOTNIK; WURENG; SANFORD u. GREEN; SCHLAGER; UNGER; DROUET, HERBUEVAL, FAIVRE u. REMY; ROSSI; BENDA u. FRANCHEL; BERSACK; DI RIENZO u. WEBER; SCHWARZHOFF u. REITTER; SNIDER u. RADNER).

Die Gleichförmigkeit der röntgenologischen Ausdrucksform im narbigen Endstadium steht einer ätiologischen Unterscheidung der fibro-zystischen Lungenkrankheiten und ihrer Abgrenzung von der angeborenen sekundärinfizierten Schwammlunge nach dem Nativbefund entgegen (KERLEY; UEHLINGER u. SCHOCH u.a.). Auch die Differenzierung nach bronchographischen Kriterien ist problematisch. Eindeutig ist dabei nur das Verhalten bronchiolostenotischer Emphysemblasen, die sich wegen Obliteration oder ventilartiger Düsenwirkung ihrer feinen Zufuhrwege selbst bei gezielter und forcierter Kontrastmittelinstillation nicht anfüllen lassen. Angeborene alveoläre Zysten werden gleichfalls hypoventiliert, wie kymographisch zu erweisen ist (v. Braunbehrens u. Pilch; Teschendorf; Stutz u. Vieten). Art und Weite ihrer Kommunikation mit dem Bronchialsystem sind aber variabel. Große Zysten können sehr enge Zufuhrkanäle, kleinere Blasen recht breite Verbindungen besitzen. Dementsprechend wird bei kongenitaler Wabenlunge sowohl

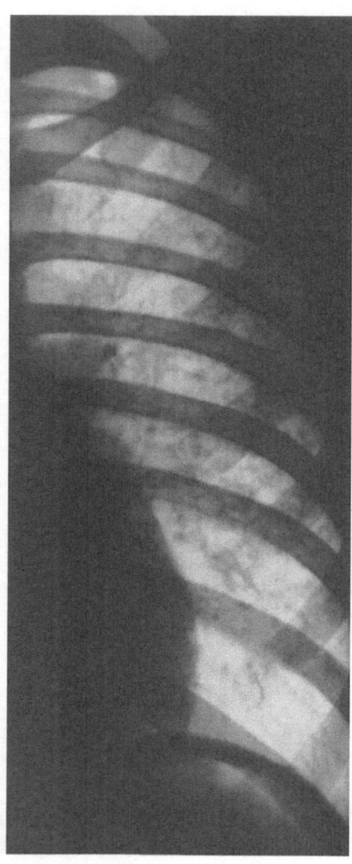

a

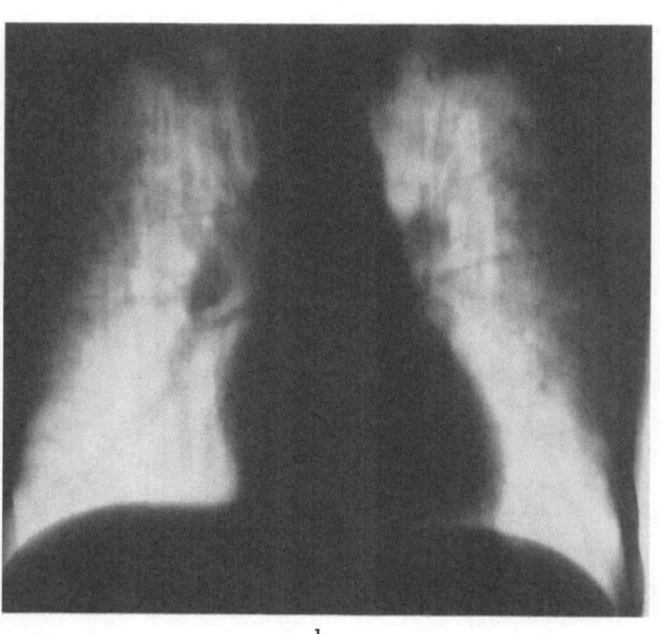

b

Abb. 80a u. b. W. Ni., 30jähr. ♂. Arch.-Nr. 4968/60, Röntgenabteilung Medizinische Universitätsklinik Münster i. Westf. (Direktor: Prof. Dr. W. H. Hauss). Fibrozystische Lungenveränderungen („Wabenlunge") bei eosinophilem Granulom (histologisch gesichert). a Summationsbild. p.-a. b Schichtbild 10 cm a.-p.

über ausbleibende (Liese; Torres, Marty, Clariana, Medir u. Gutierréz; Schmidt; Heine; Tagliacozzo; Dawson; Alvarez u.a.) wie über unbehinderte traubige Kontrastmittelfüllung des Wabensystems berichtet (Herms u. Mumme; Wiese; Braunbehrens u. Pilch; Stutz u. Vieten; di Rienzo u. Weber; Reisner u. Tchertkoff u.a.). Der Befund multipler ,,Schwalbennester" im Kontrastbild des Bronchialbaums (Tagliacozzo; di Rienzo u. Weber) gilt vielen Autoren als Kennzeichen der durch universelle zystische Bronchiektasie bedingten Wabenlunge, in der sich durch dynamischen exspiratorischen Bronchialkollaps ein schweres sekundäres Obstruktionsemphysem entwickeln kann (Abbildung 81).

3. Das vikariierende Emphysem. Jeder Parenchymausfall führt zu komplementärer Entfaltung der Restlunge. Sie ist bei passagerer Atelektase voll rückbildungsfähig, stellt nach Kollapsinduration oder Resektion blockierter Lungenteile jedoch einen Dauerzustand dar, dessen Sichtbarkeit von der Dimension des Gewebsdefekts bzw. dem Grad der Verkleinerung eines Schrumpfungsareals abhängt. Der Raumausgleich einer isolierten Segment- oder Mittellappenatelektase bzw. -fibrose beschränkt sich auf die Nachbarsegmente und bleibt verhältnismäßig diskret. Der Raumverlust eines geschrumpften Ober-

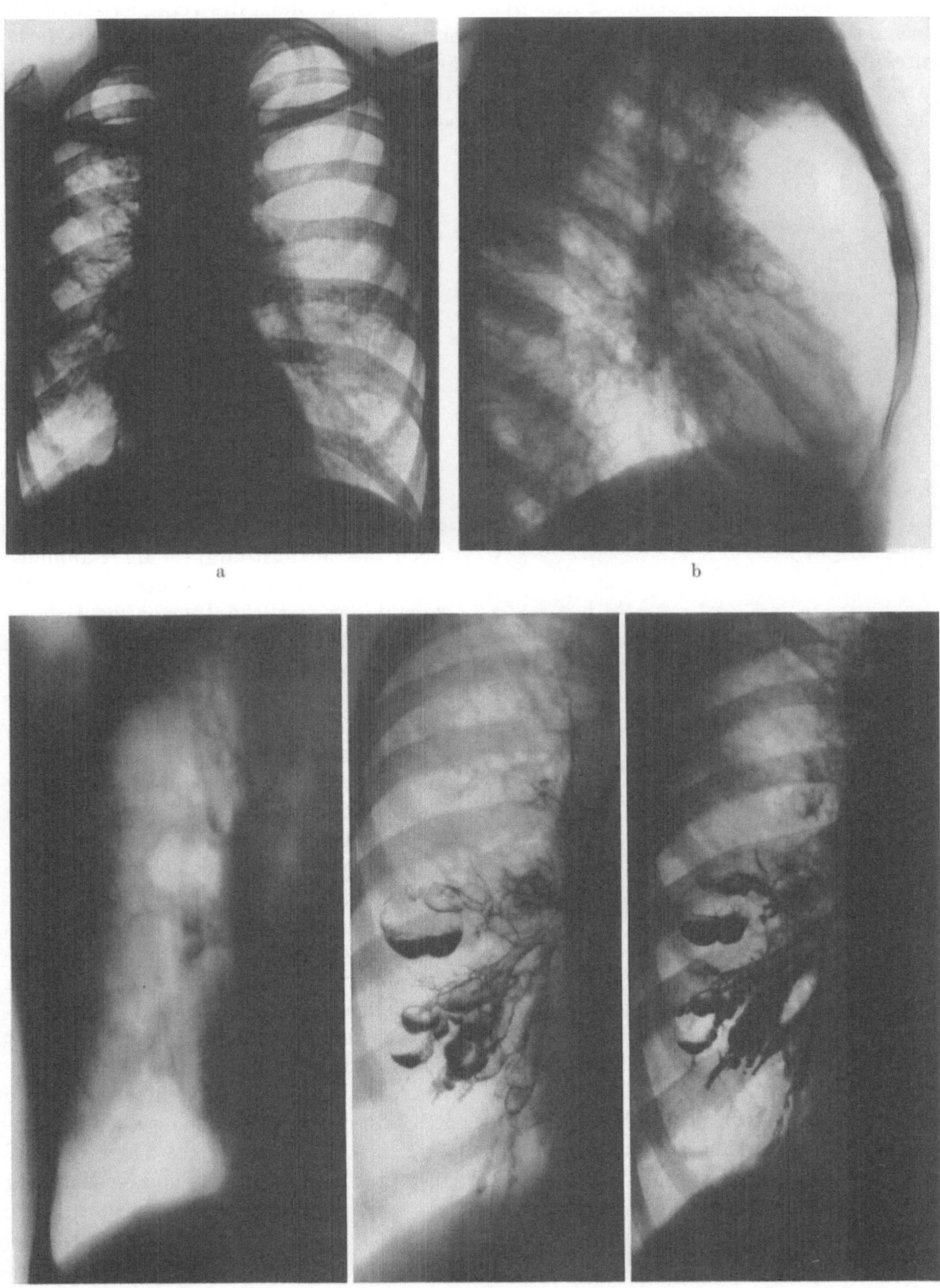

Abb. 81a—e. J. Vo., 21jähr. ♂. Arch.-Nr. 8625/60, Röntgenabteilung Medizinische Universitätsklinik Münster i. Westf. (Direktor: Prof. Dr. W. H. HAUSS). Bronchiektatische Wabenlunge mit schwerem chronischen Obstruktionsemphysem beider Lungen durch dynamischen Bronchialkollaps bei Exspiration. a und b Thoraxübersicht p.-a. und frontal. c Schichtbild 13 cm a.-p. d und e Bronchogramm p.-a. im In- und Exspirium: indirekter Nachweis des „air trapping" an Hand des hochgradigen Kollapses der destruierten Bronchialäste während Exspiration

und Unterlappens wird vom gesamten Restflügel, wenn nicht noch von der anderen Lunge her kompensiert. Die sekundäre Parenchymverschiebung ist dank des veränderten Gefäßverlaufs beim vikariierenden Emphysem kaum zu übersehen, ja, sie wird bei der Nativuntersuchung hochgradig schrumpfender Lobärprozesse oft eher wahrgenommen als der pathologische Verschattungsbezirk selbst (STRNAD; STRNAD u. KUTTING; KRAUS u. STRNAD; SCHULZE u.a.), der sich dem Kuppelraum oder Mittelschatten schalenförmig anlegt und auf den ersten Blick leicht zu übersehen ist (Abb. 82). Der kompensatorisch gedehnte Lungenteil hellt stärker auf und bleibt auch exspiratorisch strahlendurchlässiger, sein Gefäß- und Bronchialbaum spreizt sich fächerartig auseinander, und Hilus wie Lappenspalte werden vertikal in Richtung des randwärts retrahierten luftleeren Gebietes (HECKMANN) verzogen. Bei mediastino-basaler Retraktion des atelektatischen Unterlappens verschwindet das „Hiluskomma" der Lappenarterie im Schattenkeil. Das Hemidiaphragma tritt etwas höher, um nötigenfalls — wie auch das Mediastinum — am Raumausgleich teilzunehmen. Es sinkt wieder ab, sobald der restliche Lungenflügel durch anhaltende Distension einen irreversiblen Spannungsverlust erlitten hat.

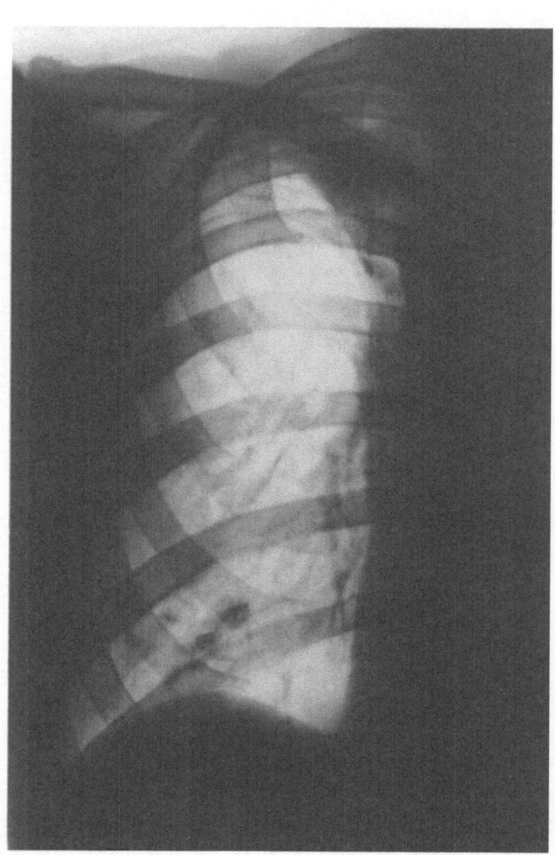

Abb. 82. A. Str., 56jähr. ♂. Arch.-Nr. 7375/56, Röntgenabteilung Medizinische Universitätsklinik und Poliklinik Münster i. Westf. (Direktor: Prof. Dr. W. H. HAUSS). Vikariierendes, z.T. blasiges Emphysem der Restlunge bei chronischer metatuberkulöser Schrumpfung des Oberlappens. (Nativbild p.-a.)

Bei halbseitiger Lungenschrumpfung dehnt sich der gesunde Flügel nach Maßgabe der Mediastinalverlagerung aus, überlappt mit dem Vorderrand die Mittellinie zur anderen Seite und ruft dadurch auf harten Sagittalaufnahmen eine Aufhellungszunge hervor, die flachbogig über den Herz-Gefäßschatten hinweg zum oberen Sternalrand zurückläuft und bei seitlichem Einblick einen länglich-ovalen Helligkeitsstreifen im Retrosternalraum bildet. Trotz vermehrten Blut- und Lymphgehaltes erscheint die überdehnte Lungenhälfte oft heller als gewöhnlich. Die Strukturanalyse des Nativbildes läßt das kompensatorische Emphysem nicht von echter Hyperplasie des Restflügels unterscheiden, wie sie bei einseitiger Lungenagenesie zustandekommt. Den einzigen Anhalt liefert die Tatsache, daß bei Aplasie eines Lungenflügels trotz extremer Dystopie der Mittelorgane und Ausdehnung der normal differenzierten Lunge die Symmetrie des Thoraxskelets gewahrt bleiben kann (THOMAS u. BOYDEN; ZADEK; WARNER, PALLADINO, SCHWARTZ u. SCHUSTER), was bei einseitiger broncho- oder pleurogener Lungenschrumpfung praktisch nicht vorkommt (s. S. 261).

Das röntgenologische Substrat gibt auch keine Auskunft, ob die kompensatorische Raumbesetzung noch funktioneller Natur (Volumen pulmonum auctum) oder bereits organisch fixiert ist (vikariierendes Emphysem sensu strictiori). Der Befund hochgradiger Strukturverminderung und Transparenzzunahme kann nicht mehr als Ausdruck lediglich komplementärer Entfaltung gelten, sondern weist auf *Mitwirkung obstruktiver Faktoren* hin. Zu *bullöser Überformung eines vikariierenden Emphysems* kommt es besonders häufig bei chronisch-deformierender Bronchitis und Bronchiektasie. Wegen der Bevorzugung des Mittel- und Unterlappens für entzündlich-atelektatische Komplikationen dieses Grundleidens betrifft die pathologische Aufhellung zumeist die Teile des Oberlappens, die dem

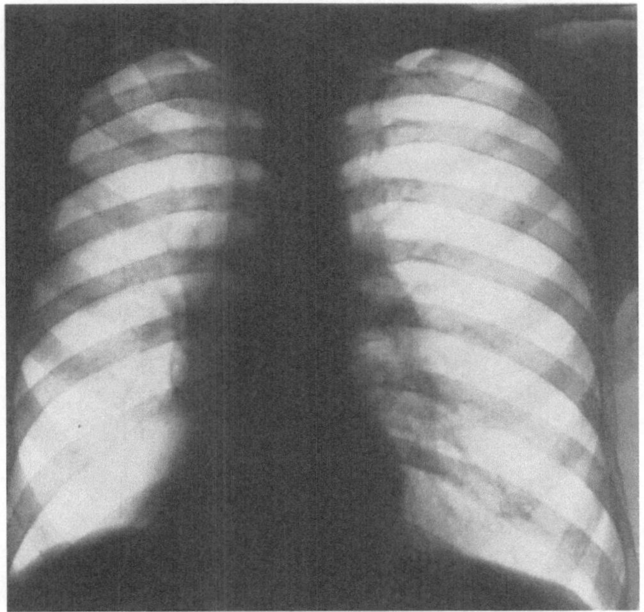

Abb. 83a

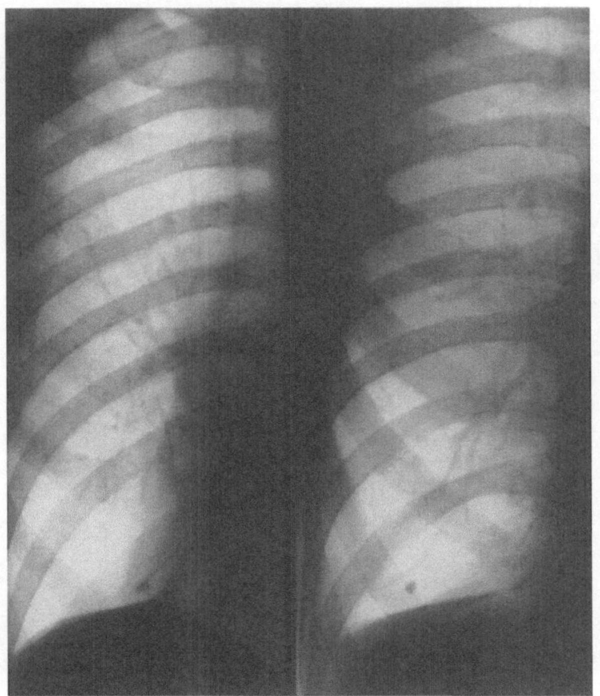

Abb. 83b

Abb. 83a—e. H. Wi., 46jähr. ♂. Arch.-Nr. 1462/60, Röntgenabteilung Medizinische Universitätsklinik Münster i. Westf. (Direktor: Prof. Dr. W. H. HAUSS). Hochgradige Überblähung des Oberlappens bei bronchiektatischer Unter- und Mittellappenschrumpfung. Die exzessive Transparenzzunahme des basalwärts verschobenen Oberlappenanteils ist nicht nur kompensatorischer Ausdehnung zuzuschreiben, sondern Ausdruck obstruktiver Blähung infolge entzündlicher Bronchialveränderungen (im Bronchogramm deutlich erkennbar). a Thoraxübersicht p.-a. b Zielaufnahmen p.-a. in tiefem In- und Exspirium. c Schichtbild 12 cm a.-p. d und e Bronchogramme p.-a. und frontal

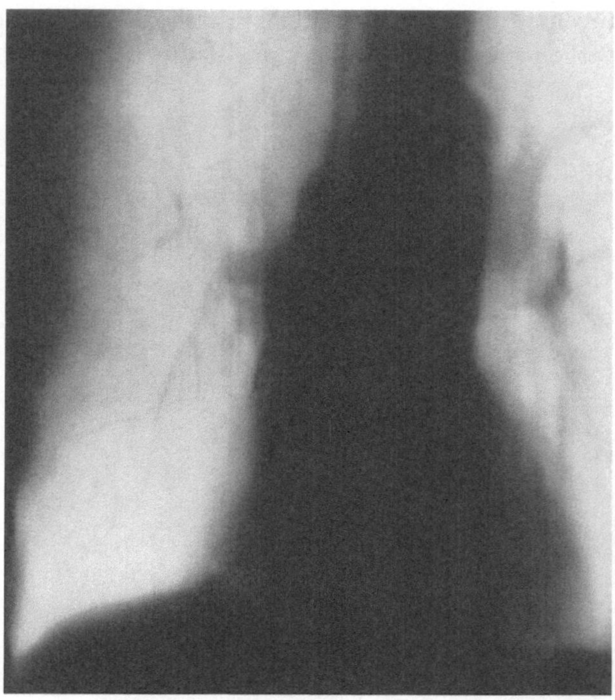

Abb. 83c

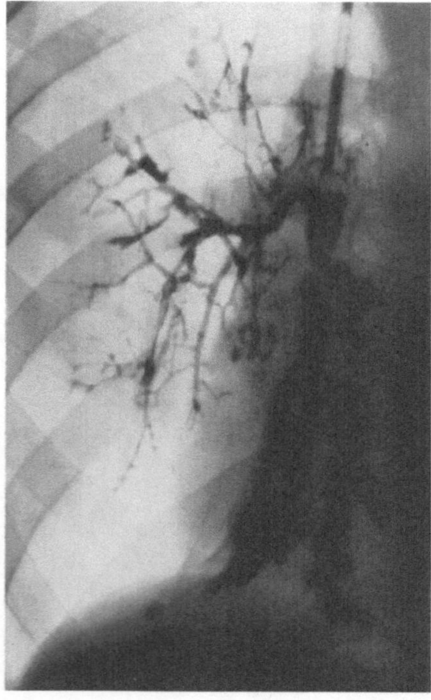

Abb. 83d

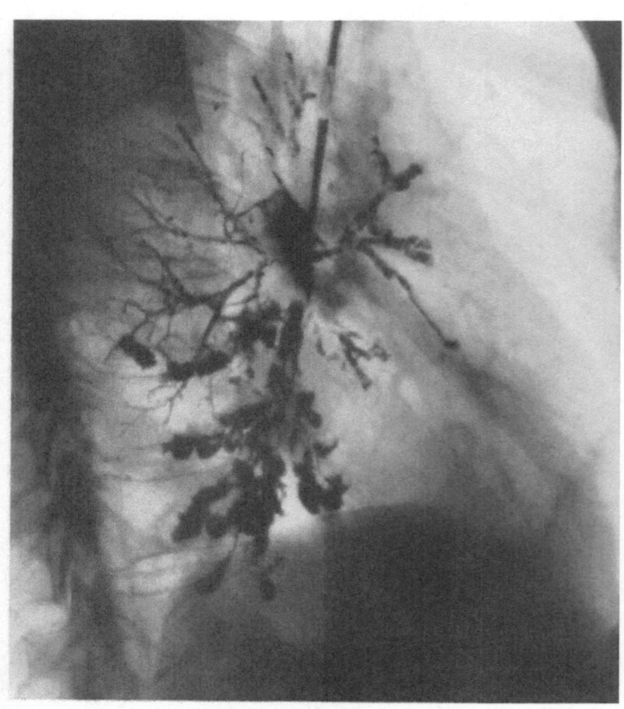

Abb. 83e

Rückzug des schrumpfenden Parenchyms am weitesten kaudalwärts folgen und die seitliche Lungenbasis neben dem paramediastinalen Keilschatten einnehmen (KOHLBACH; DE CHIARA u. DI SIENO u.a.) (Abb. 83). Auch beim Mittellappensyndrom findet man nicht selten übermäßige Blähung der benachbarten Unterlappensegmente mit besonders ausgeprägter Verkleinerung und Kranialrotation des atelektatischen Lappens als Anzeichen dafür, daß die obstruktive Ventilationsstörung mehrere Bronchialprovinzen umfaßt und in den einzelnen Segmenten nur graduell unterschiedliches Ausmaß erreicht (SCHULZE u. BECKER).

Eine analoge Entwicklung sieht man mitunter in den Dehnungszonen der Lunge, die sich als Raumausgleich schwerer kyphoskoliotischer Thoraxdeformität entwickeln.

Ihre Entlüftung leidet ohnehin unter dem Elastizitätsverlust des Parenchyms, Verzerrung der Zwerchfellansätze und zunehmender Erstarrung des Thoraxskelets. Gesellt sich eine bronchomechanische Passagehemmung infolge Bronchialabknickung, Sekretstase und rezidivierender entzündlicher Komplikationen in späteren Stadien hinzu, so bildet sich allmählich ein partielles bullöses Emphysem aus. Die Distorsionsstenose größerer Bronchien kann ebenso zu respiratorischem Mediastinalwandern führen wie die ungleiche Exkursionsfähigkeit der asymmetrischen Brustkorbhälften (ZDANSKY). Pulmangiographisch zeigt sich erhebliche Auslichtung des Gefäßbaums in den Emphysembezirken (DUBILLER, STEINBERG u. DOTTER).

4. Das partielle Emphysem. Das regionale Emphysem beruht stets auf bronchomechanischer Behinderung des Luftwechsels, die von einem angeborenen oder erworbenen Passagehindernis herrühren kann. Zumeist handelt es sich um ein alveoläres Emphysem funktionellen oder substantiell-bullösen Charakters. Eine interstitielle Hohlraumbildung kommt seltener und nur auf Grund traumatischer Alveolarruptur bzw. entzündlicher Destruktion vor. In beiden Fällen kann ein ursprünglich kleiner Gewebsbezirk durch örtliche Ventilmechanismen rasch und so hochgradig aufgebläht werden, daß bei Kindern schwere Atem- und Kreislaufstörungen auftreten. Das langsam entstehende regionale Emphysem ist auch bei größerer Ausdehnung oft völlig stumm und mit klinisch-physikalischen Methoden schwer faßbar. Sein röntgenologischer Nachweis hat vor allem im Hinblick auf die Frühdiagnose der Fremdkörperaspiration und der latenten Bronchuskarzinom-Stenose hervorragende Bedeutung.

Bei allen Formen des partiellen Lungenemphysems, deren Aufhellungszone nicht die eindeutigen Gestaltmerkmale eines blasigen Gebildes trägt, birgt die röntgenologische Differentialdiagnose eine prinzipielle Irrtumsmöglichkeit: die *Verwechslung von obstruktiver Entlüftungsstörung* eines Lungensektors *mit obstruktiver Zirkulationssperre* in einem Teil des Lungenkreislaufs.

Die Lungenembolie selbst größerer Pulmonaläste verläuft bei normalen venösen Abflußbedingungen und ausreichender Kollateralversorgung oft ohne nachfolgenden Infarkt oder mit territorial relativ geringfügiger hämorrhagischer Anschoppung (*„inkompletter Infarkt"*) (HAMPTON u. CASTLEMAN; KARSNER; BELT; VILLARET, JUSTIN-BESANÇON u. BARDIN; FONTAINE u. REDON; CHAPMAN u. WHEELER; HOSÖI; LENÈGRE, MATHIVAT, CAROUSO u. DE BRUX; LENÈGRE u. NÉEL; LENÈGRE u. GERBAUX; MACLEOD u. GRANT; KAY, COHEN, SANDLER u. TABATZNIK; RING u. BAKKE; LAUBRY u. LENÈGRE; SMITH; OWEN, THOMAS, CASTLEMAN u. BLAND; SPAIN u. MOSES; WELCH u. HALL; WOESNER, GARDINER u. STILSON u.a.). Auch bei subtotalem Verschluß kommt es reflektorisch zu *angiospastischer Ischämie* der betroffenen Gefäßprovinz, die sich röntgenologisch mit Strukturarmut und Transparenzzunahme des blockierten Versorgungsgebiets äußert und ein partielles Emphysem imitieren kann.

Das *akute oligämische Obstruktionssyndrom* des pulmonalen Funktionskreislaufs *nach Lungenembolien und im Initialstadium des Lungeninfarkts* wurde zuerst von WESTERMARK beschrieben. Zahlreiche Nachuntersucher konnten das Westermarksche Zeichen als wertvolles Hinweissymptom frischer embolischer Verschlüsse oder alter *massiver Pulmonalarterienthrombosen* bestätigen (SHAPIRO u. RIGLER; BARDEN; BARDEN u. COMROE; CARROLL; KEATING, BURKEY, HELLERSTEIN u. FEIL; WOESNER, GARDINER u. STILSON; HANELIN u. EYLER; BROFMAN, CHARMS, KOHN u. ELDER; SAVACOOL u. CHARR; TIRMAN, EISAMAN u. LLOYD; MAGIDSON u. JACOBSON; AITCHISON u. MCKAY; MACLEOD u. GRANT; KJELLBERG u. OLSSON; NEWMAN u. RIKIZA; TORRANCE; HOLLISTER u. CULL; FLEISCHNER; BALL, GOODWIN u. HARRISON; BARR u. KNOX; GROSS; AMOS; SCHMIDT; TORNER-SOLER, CARRASCO AZEMAR u. PERET RIERA; LEPSKAYA u. SHANINA; TASAKA, OHTA, MISHINA, SAHEKI u. MACHII; ZOLLINGER u. HENSLER; SCHMITZ u. THURN; LEINASSAR u. NILES; SÖVÉNYI, BALÁZS u. DAVID; LAUR u. DILLER; SCHULZE u.a.). Auch beim Tier wurde die regionale Minderdurchblutung im artefiziellen Embolieversuch (LOCHHEAD, DOUGLAS u.

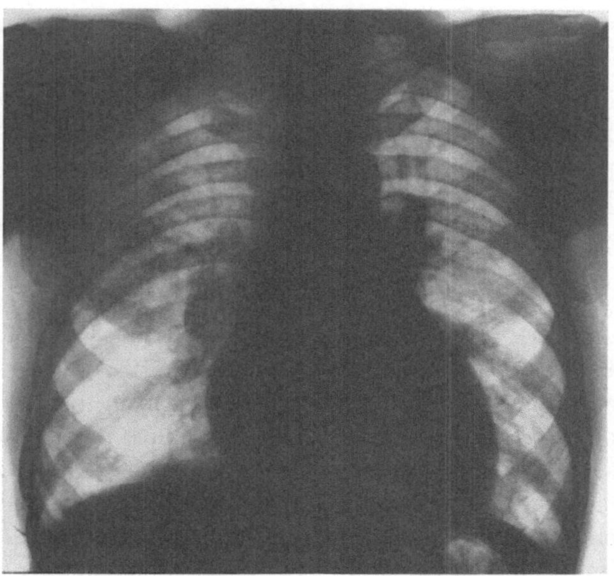

Abb. 84a

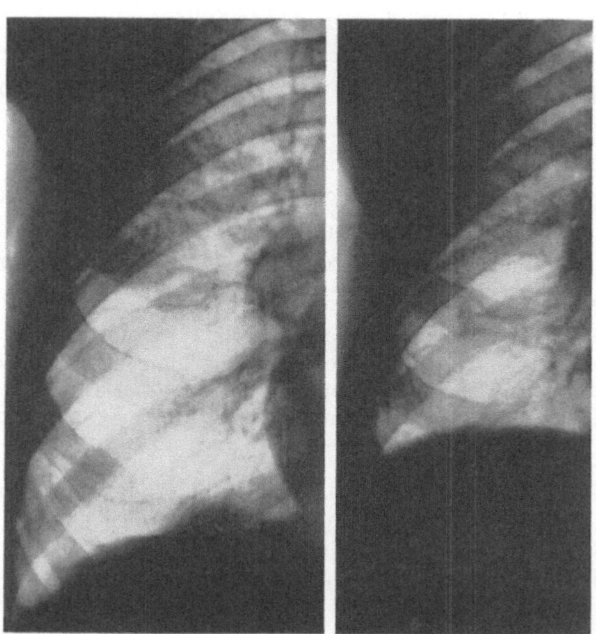

Abb. 84 b

Abb. 84a—g. A. Pe., 56jähr. ♂. Arch.-Nr. 8741/60, Röntgenabteilung Medizinische Universitätsklinik Münster i. Westf. (Direktor: Prof. Dr. W. H. HAUSS). Oligämisches Obstruktionssyndrom (Minderdurchblutung des rechten Unterlappens) bei alter Thrombose der rechten A. pulmonalis mit Cor pulmonale chronicum [s. W. SCHULZE, Radiologe 1, 37—42 (1961)]. a Thoraxübersicht p.-a.: Strukturarme Aufhellung der rechten Lungenbasis bei vermehrter Gefäßfüllung in beiden Oberlappen. Ektasie beider Pulmonalstämme bei dilatiertem Cor pulmonale. b Nativbilder p.-a. in- und exspiratorisch: Normale respiratorische Volumenschwankung des transparenten Unterlappens. c Flächenkymogramm p.-a.: Pulsationsstarre der thrombosierten rechten Pulmonalarterie bei vermehrter systolisch expansiver Randpulsation am verstärkt gefüllten linken Pulmonalisstamm. Am rechten Herzrand weit heraufreichende Ventrikelpulsation (*Deneke*sches Zeichen) als Anzeichen einer Dilatation des hypertrophischen rechten Ventrikels. d und e Schichtbild 12 cm a.-p. im In- und Exspirium; normale respiratorische Volumenschwankung des gefäßarmen rechten Unterlappens. Schollige Kalkeinschlüsse im Thrombusschatten des rechten Pulmonalisstammes. f Füllungsausfall des rechten Pulmonalisstammes bis auf schmale randständige Kontrastmittelstraße bei Pulmangiographie vom Stamm der Pulmonalarterie aus. g Sektionspräparat der rechten Lungenwurzel von medial: massive, partiell verkalkte Pulmonalarterienthrombose mit spaltförmigem Restlumen [Sekt.-Nr. 6094/60, Pathologisches Institut der Universität Münster i. Westf. (Direktor: Prof. Dr. W. GIESE)]

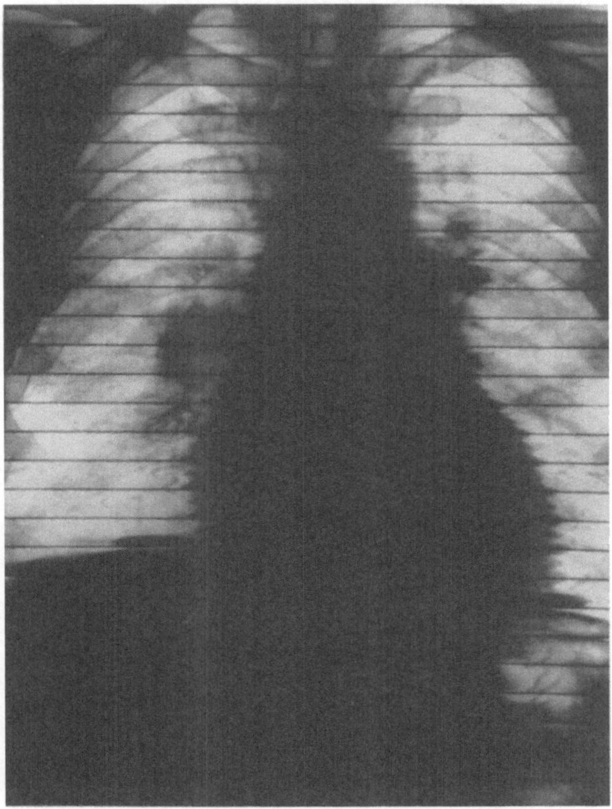

Abb. 84 c

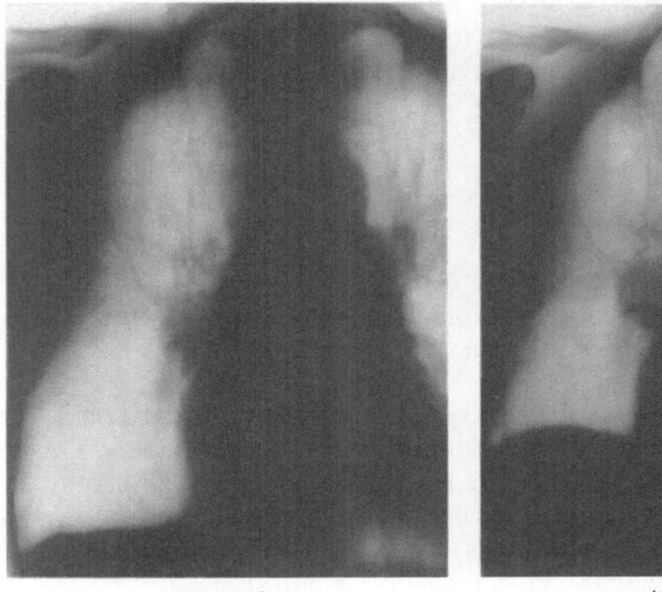

Abb. 84 d

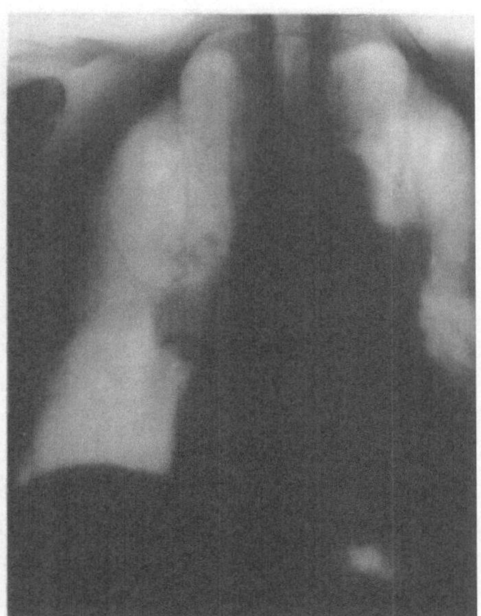

Abb. 84 e

Dotter; Kjellberg u. Olsson; Fouché u. D'Silva), nach Pulmonalisblockade mittels Ballonkatheter (Nordenström; Carlens, Hanson u. Nordenström) und Gefäßligatur (Viallet, Combe, Chevrot, Sendra u. Houël) pulmangiographisch nachgewiesen.

Die Verlegung des zentralen Strombettes durch embolisch-spastische Vorgänge oder chronisch fortschreitende Thrombosierung führt zum *pulmonalen Hochdruck*. Je nach dem zeitlichen Ablauf des intravasalen Geschehens und der Kreislaufumstellung benötigt die Umformung der Herz-Gefäßsilhouette dabei kürzere oder längere Fristen. Der akute Verschluß eines Hauptastes hat eine *prästenotische Pulmonalektasie* zur Folge. Die Umleitung des Blutstroms zur gesunden Lunge ist an *seitendifferenter Pulsation der verbreiterten Hili* erkennbar. Bei anhaltender Perfusionsdrosselung eines größeren Kreislaufabschnittes entwickelt sich — subakut oder chronisch — ein *Cor pulmonale* mit der Tendenz zur Rechtsinsuffizienz (WESTERMARK; LOCHHEAD, DOUGLAS u. DOTTER; KEATING, BURKEY, HELLERSTEIN u. FEIL; HANELIN u. EYLER; LENÈGRE u. GERBAUX; MEANS

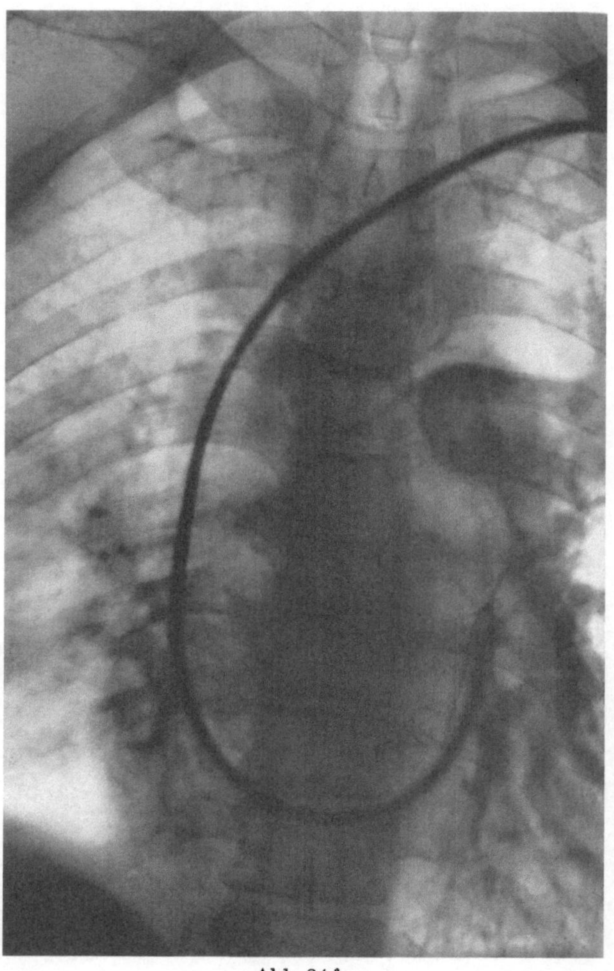

Abb. 84f

u. MALLORY; SCHNEIDER u. VAN ORDSTRAND; TOURNIAIRE, TARTULIER u. LYONNET; OWEN, THOMAS, CASTLEMAN u. BLAND; SCHMITZ u. THURN; CARROLL; TASAKA et al.; LENÈGRE, GERBAUX, SCEBAT u. LECONTE DE FLORIS; BARR u. KNOX; FORTIN u. BOUVRIN; TORRANCE; SÖVÉNYI, BALÁZS u. DAVID; STENDER; DEGOERGES; ZOLLINGER u. HENSLER; FROMENT, TOLLOT, PERRIN u. GALLAVARDIN; STEINHOFF; FLEISCHNER; MATTHES, ULMER u. WITTEKIND; BARNES u. YATER; POU u. CHARR; SCHULZE u.a.).

Die postembolische Zirkulationsstörung der Lunge hat — abgesehen von passagerem Hochstand und reflektorischer Exkursionshemmung des gleichseitigen Hemidiaphragma als fakultativen Initialsymptomen (ZWEIFEL; ROBERTS; KAYE, COHEN, SANDLER u. TABATZNIK; ARENDT u. ROSENBERG; MCGINN u. WHITE; NOBERG; STEIN, CHEN, CHATTERJEA, DAMASHEK u. FINKELSTEIN; WESSLER, COHEN u. FLEISCHNER; TORRANCE; WICK; KRAUS; STEIN, CHEN, GOLDSTEIN, ISRAEL u. FINKELSTEIN; FLEISCHNER) — keinen nachhaltigen Einfluß auf Atembewegung und Entlüftungsvorgang (NORDENSTRÖM;

SCHULZE) (Abb. 84). Der betroffene Parenchymabschnitt bleibt zwar nach Art eines regionalen Emphysems in beiden Atemphasen vermehrt strahlendurchlässig und strukturarm, aber nicht volumenstarr. Er zeigt vielmehr ausgiebige respiratorische Volumenschwankungen. Statt der Expansion geblähter Lungenanteile weist das helle Areal normale Ausdehnung, bei länger währender Einschränkung des örtlichen Gasaustauschs mitunter sogar ein Volumen diminutum auf (SCHULZE). Andererseits führt ein lediglich regionales Emphysem weder zum Cor pulmonale noch zu dynamischer Erweiterung der

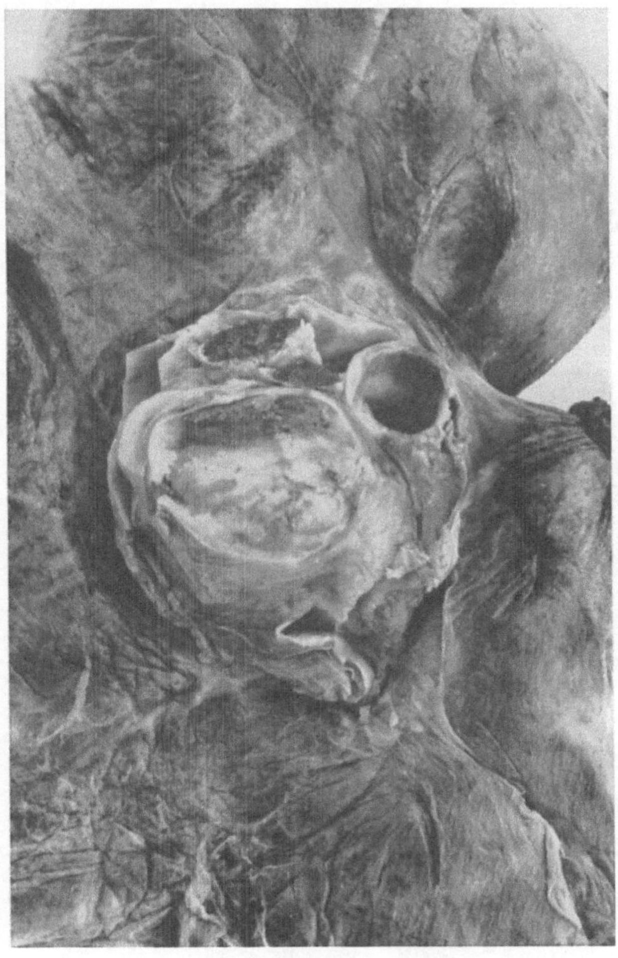

Abb. 84g

Pulmonalarterien, da es keinen Hochdruck im kleinen Kreislauf verursacht. Nach diesen Kriterien ist eine klare Unterscheidung zwischen obstruktiver Blähung und Mangeldurchblutung eines Lungenabschnittes aus primär hämodynamischer Ursache (organischer oder funktioneller Verschluß von Ästen der A. pulmonalis) möglich (vgl. Abb. 84 u. 85), mit Ausnahme des allerdings problematischen Sonderfalles einer Kombination von obstruktivem Lungenemphysem mit einseitiger Pulmonalarterien-Obliteration (STEVENSON u. REID; DERRICK u. HOWARD). Das hier angedeutete Problem wird noch im Zusammenhang mit der „progressiven Lungendystrophie“ und dem Syndrom der „einseitig hellen Lunge“ erörtert werden (s. S. 150, 153ff.).

a) Die postinfektiösen „Pneumatozelen“. Als besondere Abart regionaler Lungenblähung sind blasige Hohlraumbildungen zu erwähnen, die im Verlauf infektiöser Lungenprozesse vornehmlich bei Kleinkindern, seltener auch im Erwachsenenalter auftreten (POHL; EERLAND; KRAAN; PALIARD, GALY u. DUMAREST; GUICHARD, MONNET, COURJON u. FAVRE-GILLY; FRANK; MEYERS u. JACOBSON; MACCARINI u. REGGIANI; DE MARTIN, RAMOINO

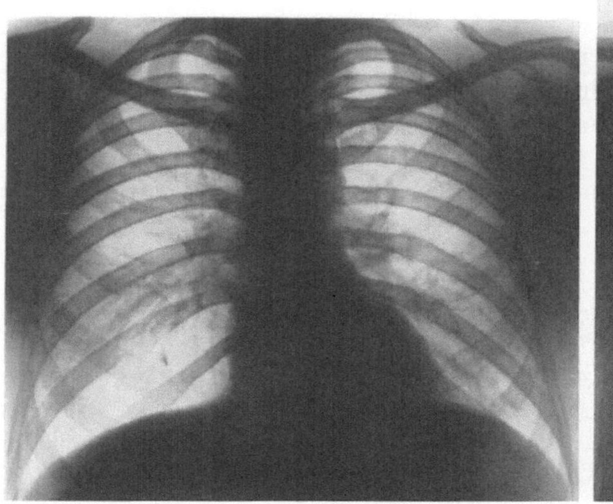

Abb. 85a

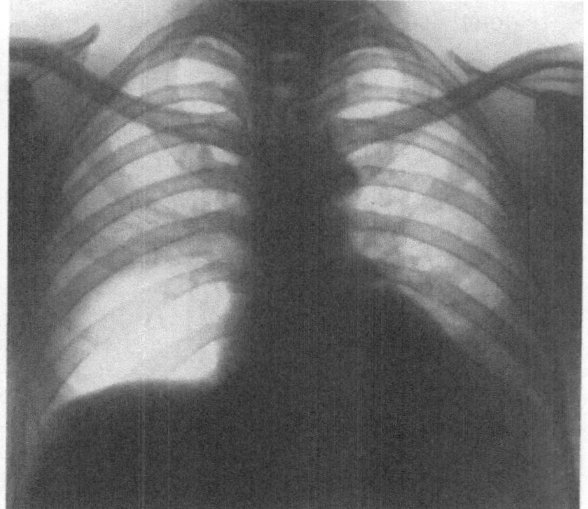

Abb. 85b

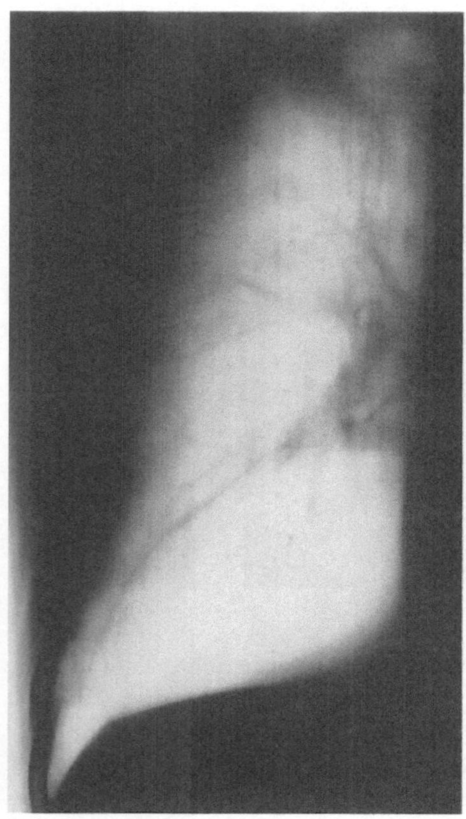

Abb. 85c

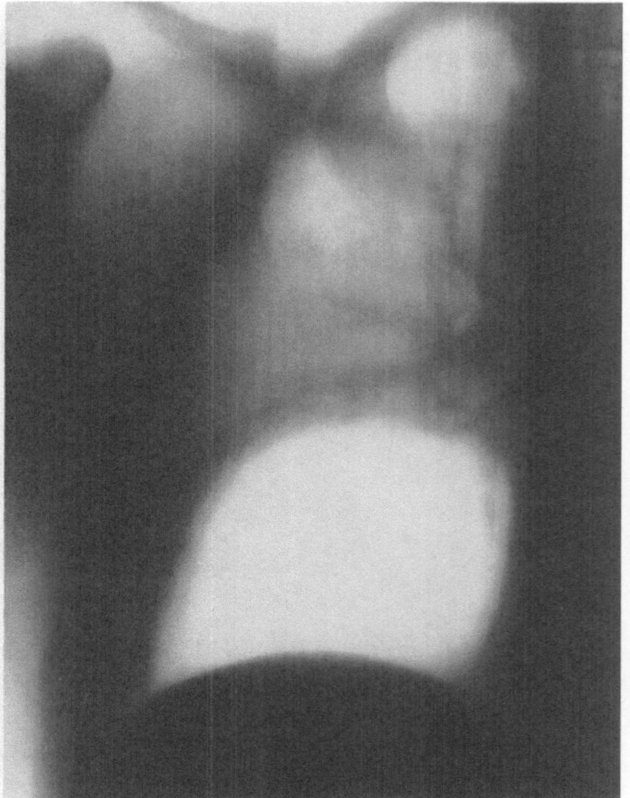

Abb. 85d

Abb. 85a—h. W.No., 35jähr. ♂. Arch.-Nr. 10925/60, Röntgenabteilung Medizinische Universitätsklinik Münster i. Westf. (Direktor: Prof. Dr. W. H. Hauss). Regionales Ventilemphysem im kardialen Unterlappensegment durch entzündliche, offenbar metatuberkulöse Bronchostenose (verkalkter Startkomplex im rechten Unterlappen). a und b Thoraxübersichtsaufnahmen in- und exspiratorisch: Verdrängungssymptome und verminderte Zwerchfellexkursion im Bereich des Emphysems. c und d Schichtbilder 12 cm a.-p. im In- und Exspirium: Nachweis der respiratorischen Volumenstarre und des Verdrängungseffekts der kugelig abgerundeten, fast strukturlosen Blähungszone im rechten Unterlappen. e und f Selektives Bronchogramm sagittal in- und exspiratorisch. g Frontalbronchogramm. h Stenosenachweis im bronchographischen Schichtbild 12 cm a.-p.

u. Sadowski; Wiita, Cartwright u. Davis; Raboni u. Merelli; Torrey u. Grosh; Snider u. Radner u.a.) (Abb. 86).

Diese sog. Pneumatozelen entspringen verschiedenen Krankheitsursachen. Man beobachtet sie bei der Lösung *pneumonischer Infiltrationen* (Duken; Maragliano; Ulrich; Doub; Vollmer; Vallebona; Kleinschmidt; Unshelm; Toniolo; Pohl; Jenny; Peirce u. Dirkse; Vajda; Schall; Wissler; Sommer; Boitinck; Benjamin u. Childe; Röhrl; Caffey; Matheja; Willis u. Almeyda; Lenk; Nasta u. Blechmann; Collen u. Hatschek; Nathanson u. Morgenstern; Leopold u. Kratzmann; Cheney u. Gar-

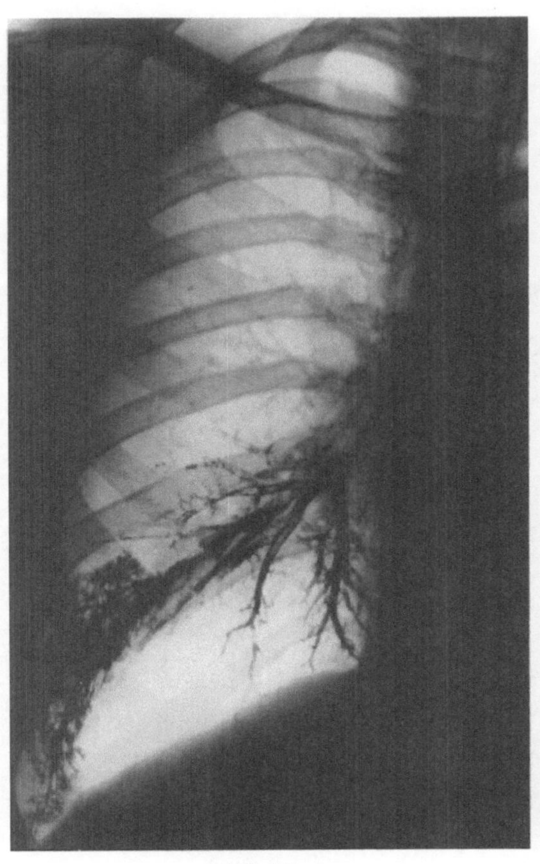

Abb. 85e

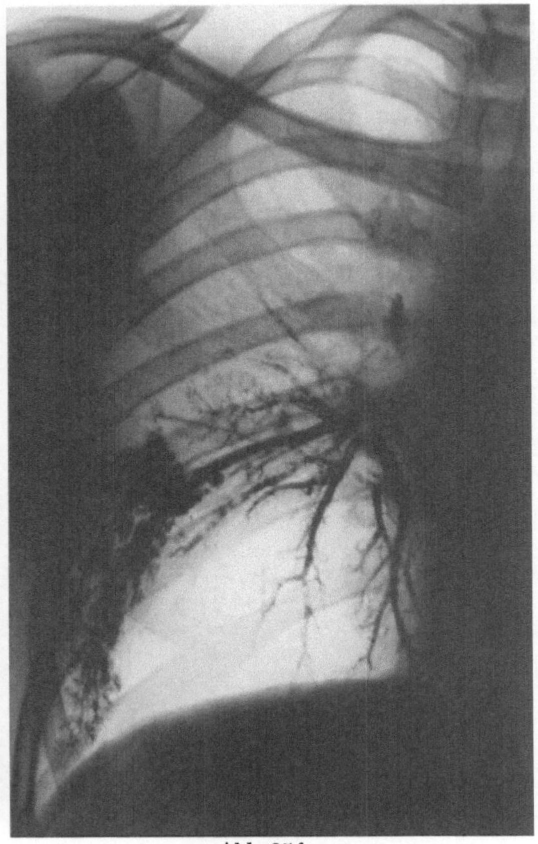

Abb. 85f

land; Almklov u. Hatoff; Campbell u. Silver; de Martini; Eerland; Debré; de Maestri; Marie u. See; Brügger; Pruvost; Zarfl; Nilles; Kosenow; Kartagener; Pierret, Breton, Vandendorp, Fontaine u. Du Bois; Bass; Diamond u. Schuman; Lombardi; Thomas; Mouriquand, Boulez, Dauvergne, Galy u. Meynardier; Flaherty, Keegan u. Sturtevant; Maccarini u. Reggiani; Schlager; Lister; Pelizza u. Venzano u.a.), insbesondere bei der durch Pneumocystis Carinii verursachten *interstitiellen plasmazellulären Pneumonie* (Giese; Vanek; Jírovec; Vanek u. Jírovec; Pliess; Hamperl; van der Meer u. Brug; Stopka; Rossi; Uehlinger u. Schoch; Dvorak u. Jírovec; Garsche; Gagne u. Hould; Bauch u. Ladstätter; Herzberg, Herzberg-Kremmer u. May u.a.), bei *Staphylokokken- und Virusinfekten* der Atemwege (Potts u. Riker; Debray; Sergent u. Kourilsky; Blumenthal u. Neuhof; Binder; Bosch; Snow u. Cassasa; Michael; Belcher u. Siddons; Paliard, Galy u. Dumarest; Meyers u. Jacobson; Thomas; Rowe; Trench; Watkins u. Hering; Vianello, Golfieri u. Tricomi; Nasta u. Blechmann; Finland, Peterson u. Strauss; Hausmann u. Karlish; Forbes u. Emerson; Hendren u. Haggerty; Garibaldi, Benevolo u. Elia; Schlager; Klami; Trocmé, Carré u. Chedal; Boulouys, Levere, Pélissier,

LEENHARDT u. BRUSCHET; COLOMBO, TAUBER u. MONATERI u.a.), während der Rückbildung *eosinophiler* (BEIGLBÖCK u. KAHLE; LÖFFLER; STURM; HAUSSER u. GRIMMINGER) oder *tuberkulöser Infiltrate* und Atelektasen (DOUB; EERLAND; CAMPBELL u. SILVER; FRANK; ROTHSTEIN u. MOBERLY; DUFOURT u. PAVIOT; DEPARIS, LEPRAT, WOLFF u. AUZÉPY; ALARCON u.a.), bei entzündlichen Komplikationen der *Mucoviszidose* (THOMAS) und anderen in Resorption befindlichen Infiltrationsprozessen.

Der von DUKEN ursprünglich für die *interstitielle Spannungsblase* geprägte Begriff „Pneumatozele" („Luftbruch") wurde später von PEIRCE u. DIRKSE sowie von WILLIS u. ALMEYDA u.a. auf das *broncho-alveoläre Ventilemphysem* übertragen. Da die röntgeno-

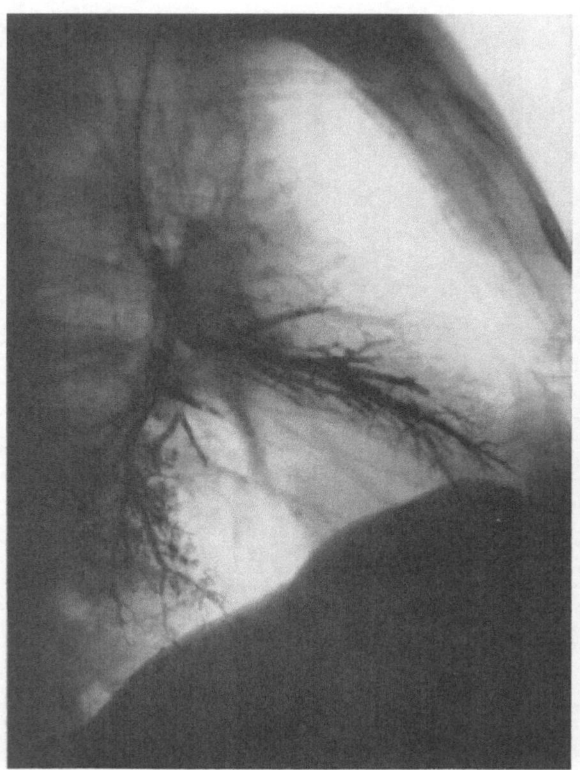

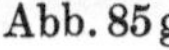

Abb. 85g

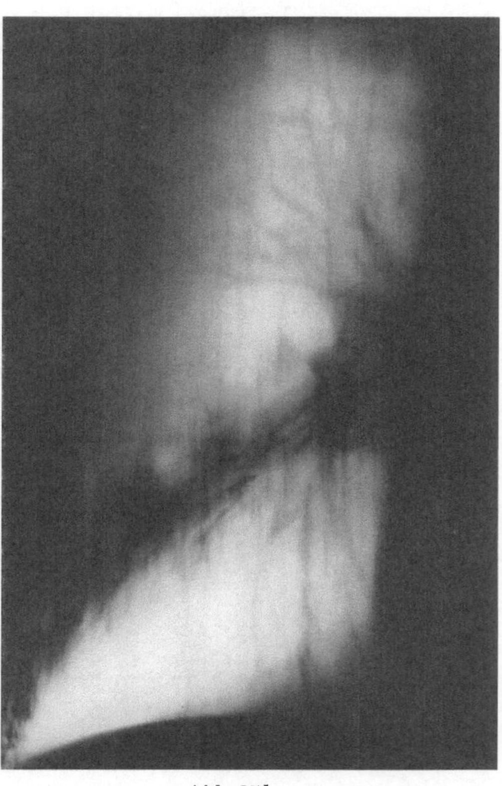

Abb. 85h

logische Substratdeutung eine sichere Klärung des jeweiligen Entstehungsmechanismus nicht erlaubt, kann man die Bezeichnung Pneumatozele im klinisch-röntgenologischen Sprachgebrauch als gemeinsames Symbol beider Abarten akuter obstruktiver Blasenbildung nach infektiösen Prozessen gelten lassen.

Auf eine Aufzählung der zahlreichen Synonyma (s. KARTAGENER; NILLES; KOSENOW; BRAMANN, PLENGE u. ZADEK; MACCARINI u. REGGIANI) wird verzichtet.

In der Mehrzahl entwickeln sich die Hohlräume nach Abklingen des febrilen Stadiums symptomlos schleichend und werden bei Kontrollen als Zufallsbefund entdeckt. Sie können sich nach kurzer Dauer spurlos zurückbilden oder über längere Zeiträume, sogar über Jahresfrist hinaus (GIRAUD, SALMON u. CAT u.a.) ohne Komplikation fortbestehen, um dann überraschend schnell spontan zu verschwinden (CAFFEY).

Es kann jedoch auch zu Störungen der Rekonvaleszenz und bei stärkerer Ausdehnung zu bedrohlichen Verdrängungserscheinungen kommen. Perforation in die Pleura mit Spontanpneumothorax, Empyem oder interstitiell-mediastinales Emphysem sind als Komplikation der interstitiellen Säuglingspneumonie und Staphylokokkenpneumonie nicht ungewöhnlich (WATKINS, TICHENOR, ROBB u. FORBES; PIERRET, BRETON, VANDENDORP, FONTAINE u. DU BOIS; TRENCH u.a.) und prognostisch ernst zu bewerten.

Röntgenologisch findet man ein- oder beiderseits solitäre oder mehrere „ausgestanzte" Aufhellungszonen von runder, ovaler oder gelappter Form im Zentrum fleckig-wolkiger

Verschattungen oder in unveränderter Umgebung mit nach innen scharfem Randsaum abgesetzt, dessen Breite mit der Ausdehnung des Blähungsbezirkes von Tag zu Tag sehr wechseln kann. Die Blasen erscheinen, wenn sie nicht von verdichtetem Gewebe überdeckt sind, strukturlos hell, können trocken sein oder basale Flüssigkeitsspiegel

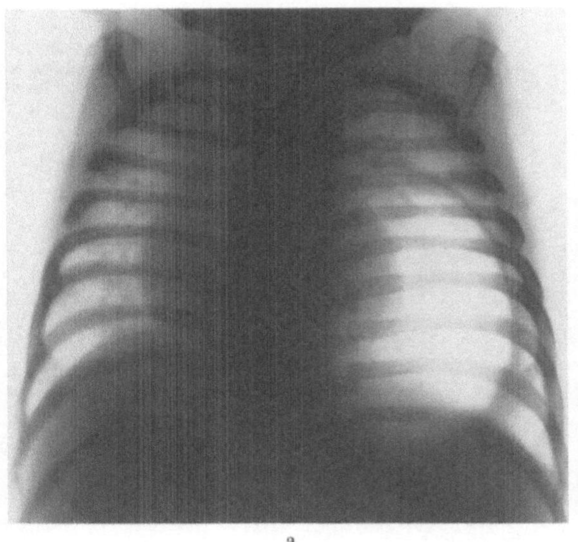

a

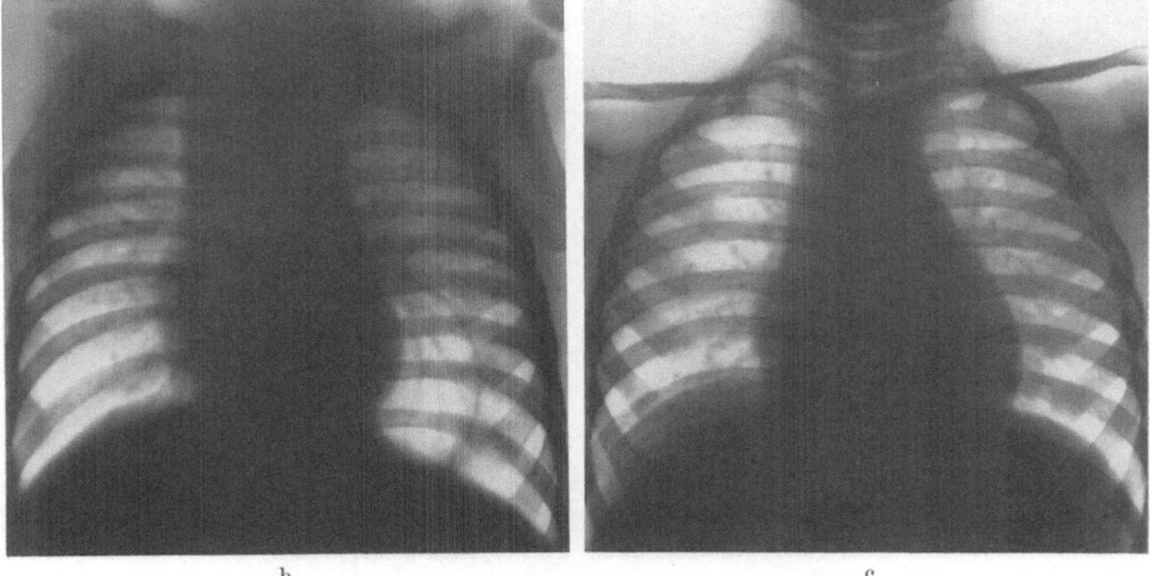

b c

Abb. 86a—c. K.-G. Da., 5 Monate alter ♂. Arch.-Nr. 1805/58 und 45/59 Universitäts-Kinderklinik Münster i. Westf. (Direktor: Prof. H. Mai). Metapneumonische Pneumatozele im linken Unterlappen, über Monate hin persistierend, bei Kontrolluntersuchung nach 1 Jahr verschwunden. Thoraxübersichtsaufnahmen p.-a. vom 28. 11. 58 (a), 14. 3. 59 (b) und 28. 11. 59 (c)

aufweisen. Unter starkem Überdruck vermag sich der Hohlraum mitunter so weit aufzublähen, daß er eine Thoraxhälfte nahezu ausfüllt und das Mediastinum verdrängt.

Kongenitale Ballonzysten alveolären oder bronchogenen Ursprungs können durch exspiratorische Ventilmechanismen gleichen Umfang erreichen (Abb. 87). Sie lassen sich auch bei geringer Dimension allenfalls durch Anamnese und Verlauf (postnatale Manifestation der Zyste, Auftreten ohne voraufgehende Infektionsperiode, allmähliche, zum

Lungenwachstum koordinierte Ausdehnung, Fehlen entzündlicher Umgebungsreaktion) abgrenzen (POTTS u. RIKER; CAMPBELL u. SILVER). Gegen einen metapneumonischen *Makroabszeß der Lunge* spricht das relative Wohlbefinden trotz Größenzunahme der Pneumatozele, deren Ausmaß das der ursprünglichen Infiltration oft weit überschreitet und durch einfache Demarkation nicht erklärbar ist (SCHLAGER), sowie die oftmals rasche

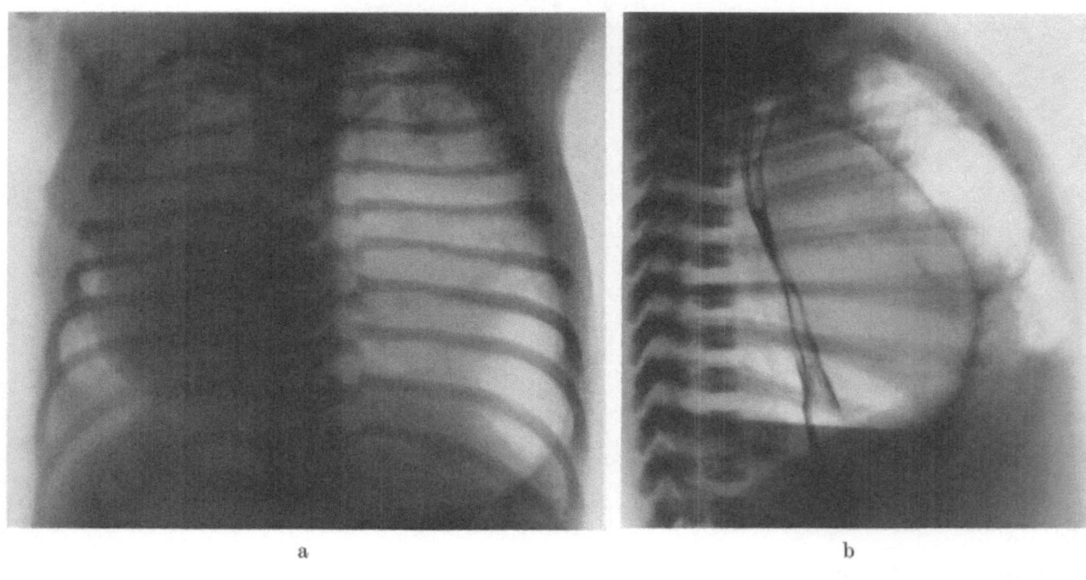

a b

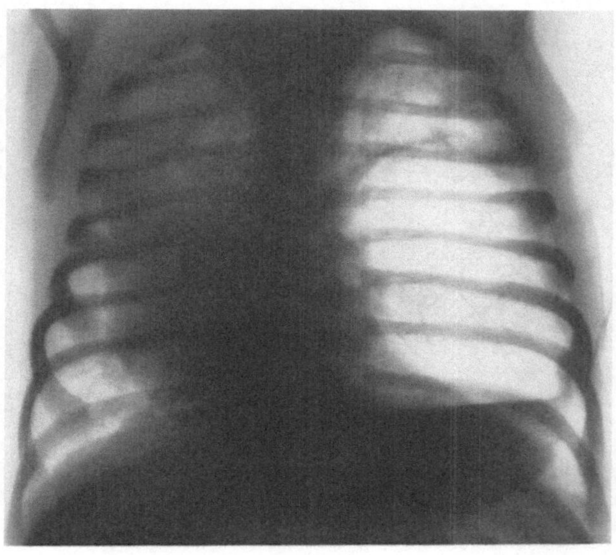

c

Abb. 87a—c. R. Kr., 20 Tage alter ♂. Arch.-Nr. 2954/61 Universitäts-Kinderklinik Münster i. Westf. (Direktor: Prof. H. MAI). Streptokokkeninfizierte kongenitale Ventilzyste der linken Lunge (angeborene Wabenlunge) mit schweren Verdrängungssymptomen. Autoptische Kontrolle. [Sekt.-Nr. 16/62 Pathologisches Institut Universität Münster i. Westf. (Direktor: Prof. W. GIESE)]. a Thoraxübersicht in Rückenlage p.-a. (3. Lebenstag). b Frontalübersicht am folgenden Tag. c Thoraxübersicht p.-a. (18. Lebenstag, 3 Tage ante finem)

spontane Rückbildung. Bei basaler Lage sind darmhaltige *Zwerchfellhernien* am Hiatus, in der Larreyschen Spalte und am Trigonum lumbocostale leicht durch enterale Luftinsufflation oder Kontrastfüllung differential-diagnostisch auszuschließen (BENDA u. FRANCHEL u.a.).

Bei der Rückbildung tuberkulöser Obstruktionsatelektasen auftretende „Soghöhlen" (HECKMANN) sind oft durch traubenförmige Konfiguration, Fehlen eines dichten Randwalles, spontane Rückbildungstendenz, sowie klinisch durch anhaltend negativen Bazillenbefund, Fieberlosigkeit und normale Senkung gekennzeichnet (FRANK). Sie sind in der Primärperiode bei weitem häufiger als *echte tuberkulöse Zerfallskavernen* (PIERRET u. Mitarb.).

b) Das interstitielle Lungenemphysem. Das Beispiel der Pneumatozele belegt als pars pro toto die Schwierigkeiten, denen die röntgenologische Identifizierung einer interstitiellen Lage des Emphysems begegnet. Für die Darstellungsmöglichkeiten gelten grundsätzlich die gleichen Voraussetzungen wie beim lokalisierten blasigen Vesikuläremphysem. Die in die subpleuralen Septen oder hilopetalen Gefäßscheiden eingedrungene Luftmenge muß eine bestimmte Größenordnung erreichen, um innerhalb der Lungenstruktur überhaupt wahrgenommen zu werden. Die Entdeckung der Gasansammlung gelingt am ehesten im Bereich verstärkter Gerüstzeichnung oder im Kontrast zu kleinfleckig disseminierten Verschattungen, schwerer in der normal hellen oder gar überblähten Lunge.

Eine *perlschnur- oder bandartige Anordnung* der Luftblasen (WESTERMARK) parallel zur Oberfläche bzw. in Richtung auf den Hilus kennzeichnet den makro-anatomischen Aspekt des interstitiellen Emphysems und ist am isolierten Organ auch röntgenologisch nachweisbar (LAURELL). Sie tritt sonst jedoch in situ kaum in Erscheinung, es sei denn auf dem kontrastreichen Hintergrund einer massiven Atelektase nach Eintritt eines Spontanpneumothorax (THOMAS) (Abb. 88).

Die erste anatomisch bestätigte Röntgendiagnose eines interstitiellen Lungenemphysems stellte ARNELL. Er hob die *subpleurale Lage* und außerordentlich zarte Ringschattenform als Charakteristika hervor, die auch MILLER und andere Untersucher beschrieben (LAURELL; DOUB; FREEDMAN; HERRNHEISER u. WHITEHEAD; CASTEX, MAZZEI u. VACCAREZZA; KOBAYASHI, SUZUKI, KAKASHITA u. MIYAMURA u.a.). Da jedoch „bullae" (bronchoalveoläre Emphysemblasen) die Rindenschicht der Lunge ebenso bevorzugen wie „blebs" (interstitielle Luftblasen) und gleichfalls zart umsäumte rundliche Aufhellungen hervorrufen, ist aus dem morphologischen Gehalt des Erscheinungsbildes keine Unterscheidung möglich.

Mit gewisser Reserve kann die *Wahrscheinlichkeitsdiagnose interstitielles Lungenemphysem* nur gestellt werden, wenn blasige intrapulmonale Gebilde unmittelbar nach einem Thoraxtrauma, Hustenstoß oder nach körperlicher Anstrengung (Geburt, sportliche Leistung etc.) (GORDON; PENDRED; FAUST; STANLEY) *in Verbindung mit* einem *Pneumothorax oder mediastinal-subkutanem Emphysem* auftreten (HAMMAN; MILLER; FAGIN u. SCHWAB; VANDERLAN u. MARESH; SCHWARTZ, MCILROY u. WARREN; SCHENDSTOCK; ADCOCK; NUSSBAUM; FÜRST u. LAWRENCE; EVANS u. SMALLDON; LENK u.a.). Abgesehen von den typischen klinischen Erscheinungen (GREENE; MEYTHALER u. HÄUSSLER u.a.) kündigt sich das *Mediastinalemphysem* mit einer Verbreiterung der Mediastinalloge an, die sich zugleich blätterteigartig-lamellär auflockert und bis zur oberen Apertur reichende vertikale Aufhellungsstreifen zeigt (Abb. 89). Vielfach hebt sich die mediastinale Pleuraduplikatur beiderseits als feine scharf gezogene Grenzlinie ab, und in den Hals- und Rumpfweichteilen werden myoseptale und *subkutane Luftansammlungen* sichtbar. Beim Ventilpneumothorax sind die Zeichen des Mediastinalemphysems weniger deutlich, da die Mittelorgane komprimiert und verlagert werden. Das Hemidiaphragma wird durch die bedrohliche Drucksteigerung im Brustraum extrem abwärts gedrängt, u.U. konkav eingedellt und führt kaum noch Atembewegungen aus. Die *massive Kompressionsatelektase* der Lungen verschlechtert die Prognose.

Bei Ausschluß spitzer Traumen und operativer Eingriffe an Kopf, Hals und Rumpf (STROTHERS) sowie penetrierender Prozesse an den oberen Atem- und Verdauungswegen kann das komplizierende oder scheinbar spontan entstehende Mediastinalemphysem pathogenetisch auf einen Alveolarriß bezogen werden (WASSERMANN; SCHÖNFELDT; STRANSKY; HAMMAN; DRAPER; FAGIN u. SCHNOOB; EVANS u. SMALLDON; KJAERGAARD u.a.).

Es darf daher als *indirektes Hinweiszeichen* für diesen Zustand gelten, auch wenn die Lungenstruktur röntgenologisch intakt erscheint, oder kleinblasig-interstitielle Aufhellungen vom Schatten infiltrativer Prozesse überdeckt werden.

c) Das regionale Obstruktionsemphysem bei Ventilstenose eines größeren Bronchus. Bei den nachstehend genannten Zuständen umfaßt das bronchostenotische Emphysem einen größeren Parenchymkeil (Segment, Lappen, Lungenflügel). Es handelt sich zumeist um eine funktionelle Blähung, die akut entstehen und nach Befreiung des Atemweges ebenso

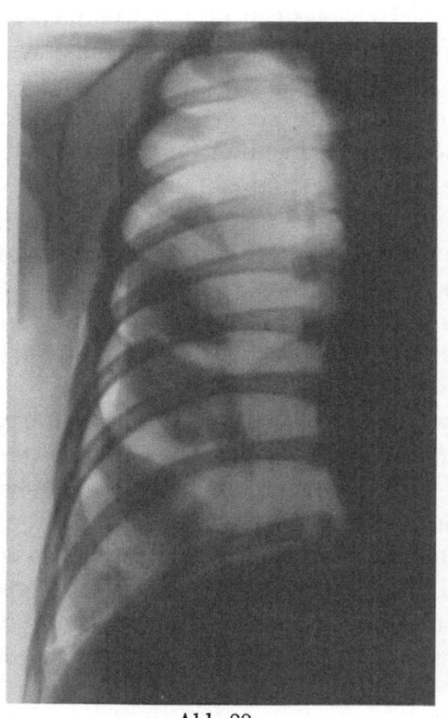

Abb. 88

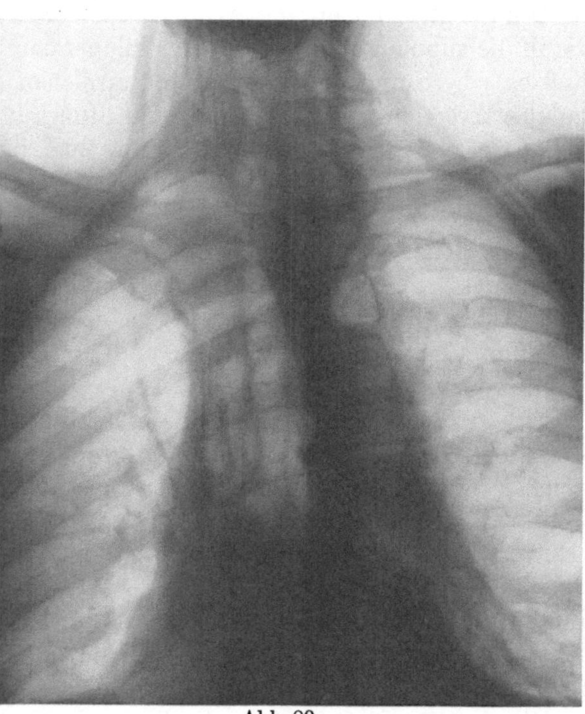

Abb. 89

Abb. 88. A. V., 2 Monate alter ♂. Rö.-Arch.-Nr. 4627/55, Krbl.-Nr. 2230/55 Universitäts-Kinderklinik Leipzig (emer. Direktor: Prof. A. PEIPER). Summationsbild p.-a.: Perlschnurartige interstitielle Emphysemblasen im kollabierten rechten Lungenflügel bei bilateralem Spontanpneumothorax infolge interstitieller plasmazellulärer Pneumonie (autoptisch bestätigt). [Sekt.-Nr. 1147/55, Pathologisches Institut Universität Leipzig (ehem. Direktor: Prof. H. BREDT)] (nach H. THOMAS, Habilitationsschrift S. 80, Universität Leipzig 1957)

Abb. 89. H. Wie., 79jähr. ♂. Arch.-Nr. 626/59, Röntgenabteilung Medizinische Universitätsklinik Münster i. Westf. (Direktor: Prof. Dr. W. H. HAUSS). Altersemphysem mit komplizierendem mediastinalen und subkutanen Emphysem, bis in die Halsweichteile hinaufreichend. (Nativbildp.-a.)

rasch verschwinden kann, unter anderen Bedingungen schleichend zustande kommt, länger fortbesteht oder den Vorläufer einer Atelektase bzw. Obstruktionspneumonie bildet.

Hierher gehört das partielle *konnatale Emphysem*, dessen Entstehungsursachen (umschriebene Chondrodysplasie oder geburtstraumatische Läsion der Bronchialwand, Persistenz hyperplastischer Bronchialschleimhautfalten, Strangulation eines Bronchus durch abnorm verlaufende arterielle und venöse Gefäßstämme) oben dargelegt wurden (s. S. 19, 60). Das lobäre oder halbseitige Ventilemphysem der ersten Lebensperiode (OVERSTREET; ROBERTSON u. JAMES; MACLEOD; DU BORD u. SIBILSKY; EVANS; VAN EPPS u. DAVIES; MARIE u. SEE; VENTURINI; COTTOM u. MYERS; HOLZEL, BENETT u. VAUGHAN; FISCHER, LUCIDO u. LYNXWILDER; HELMER, THALHAMMER, WOLF u. ZEITLHOFER; STOVIN; MARIE, SERINGE, HÉRBERT u. DEBRAY; HORÁNYI et al.; SOAVE; EIKEN u.a.) kann durch Mediastinalverdrängung schwere Suffokation auslösen und chirurgische Intervention notwendig machen (SLOAN u.a.).

Bei geringerem Umfang und längerem Bestehen kann die zunächst funktionelle Blähungszone den Eindruck einer Blase erwecken. Dabei ergeben sich klinisch und röntgenologisch gleichartige Bilder wie bei kongenitalen solitären Ballonzysten alveolären oder bronchogenen Ursprungs (KOONTZ; SELLORS; SCHENCK; MILLER; WILLIS u. ALMEYDA MOERSCH u. CLAGETT; EERLAND; CAMPBELL u. SILVER; COOKE u. BLADES; POTTS u. RIKER; SANTÉ; JENNY; HEUCK u. SEUSING; BELCHER u. SIDDONS; SCHLEPPER u. DZIUBA; KOSENOW; KARTAGENER; THOMAS u.a.), die nach Rekanalisation des ursprünglich flüssigkeitshaltigen Hohlraums durch Enge und schräge Einmündung des Zufuhrbronchus ventilartig aufgebläht werden.

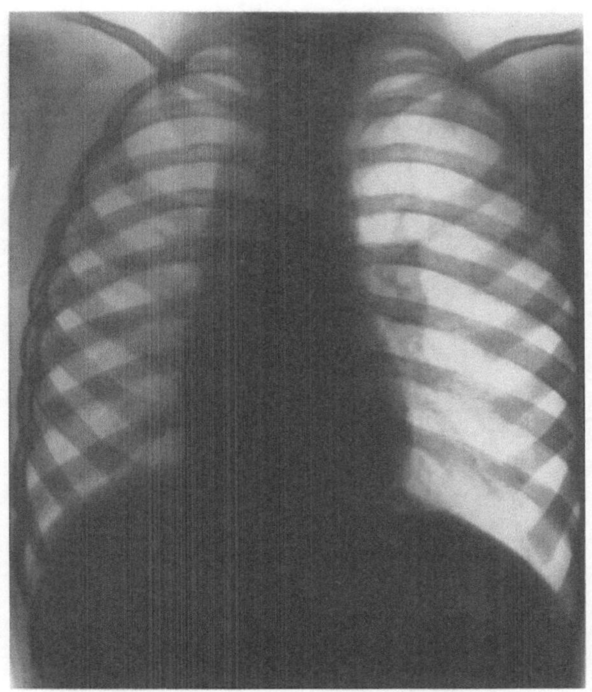

Abb. 90. M. Ju., $1^1/_2$jähr. ♂. Arch.-Nr. 2446/58, Universitäts-Kinderklinik Münster i. Westf. (Direktor: Prof. H. MAI). Ventilemphysem der linken Lunge nach Erdnußaspiration (Aufnahme im Beginn des Exspiriums).

Unter den Anlagevarietäten, die noch im späteren Leben zum umschriebenen Ventilemphysem führen können, ist der Trachealbronchus zu nennen (DEMOULLIN u. HOSTERT; PIGORINI; LONGIN) (s. S. 62, 301).

Wesentlich größere praktische Bedeutung als bei diesen seltenen Anomalien hat der Nachweis partieller Entlüftungsstörung als *Initialsymptom der Fremdkörperaspiration* (IGLAUER; JACKSON; JACKSON, SPENCER u. MANGES; KEIJSER; MANGES; HUIZINGA; PANCOAST u. PENDERGRASS; BOULT; DAWSON; ESCHER; LÖHR, HEBERER u. PEIPER; BOUYER u. BEAUDOINGT; HEBERER, PEIPER u. LÖHR; SCHULZE u.a.). Denn die richtige Deutung des Sachverhalts vermag die sonst lawinenartige Entwicklung pulmonaler Komplikationen noch im Stadium der functio laesa aufzuhalten.

So brüsk sich die akute Bronchialstenose nach Inhalation exogener Fremdkörper zunächst auch äußern kann, die Erfahrung zeigt doch, daß der Zwischenfall als typisches Ereignis des Kleinkindesalters immer wieder übersehen wird, wenn die initiale Reizphase abklingt. Auch beim Erwachsenen kann die Aspiration unbemerkt erfolgen, falls die Hustenreflexe des Patienten gestört sind, oder das Bewußtsein durch zerebrale Prozesse, im Rausch, nach Unfallschock oder unter der Narkose getrübt ist (STEURER; LAPINA; TOMÁNEK; SCHMITT; SCHULZE u.a.). Nur durch das keuchende Atemgeräusch („wheezing", „sifflement asthmatiforme") (JACKSON; SCHICK; BALLON; SAMSON; COKEN u. WESSLER; ASSMANN; MATTHES u. CURSCHMANN; BERGSMA; TANNER u.a.) wird man klinisch der Ventilstenose noch gewahr, ehe sich pneumonische Komplikationen entwickeln und den Zusammenhang verschleiern.

Sonst bilden die röntgenologisch sichtbare Veränderung des Luftgehaltes im poststenotischen Lungenbezirk und die dynamischen Zeichen der Bronchostenose oft die einzigen Leitsymptome, um einen Fremdkörper im Bronchialsystem aufzuspüren und zu lokalisieren. Denn die Mehrzahl der in Betracht kommenden Aspirationsobjekte, deren strahlenphysikalisches Verhalten HEBERER, PEIPER u. LÖHR in detaillierter Form angeben, ist strahlendurchlässig.

Charakter und Grad der Ventilationsstörung werden von der Größe, Lage, Art und Quellungsfähigkeit des Fremdmaterials, später auch von parietalen Reaktionen bestimmt. Nadeln und andere kleine Metallgegenstände, die den Luftwechsel nicht hemmen, werden

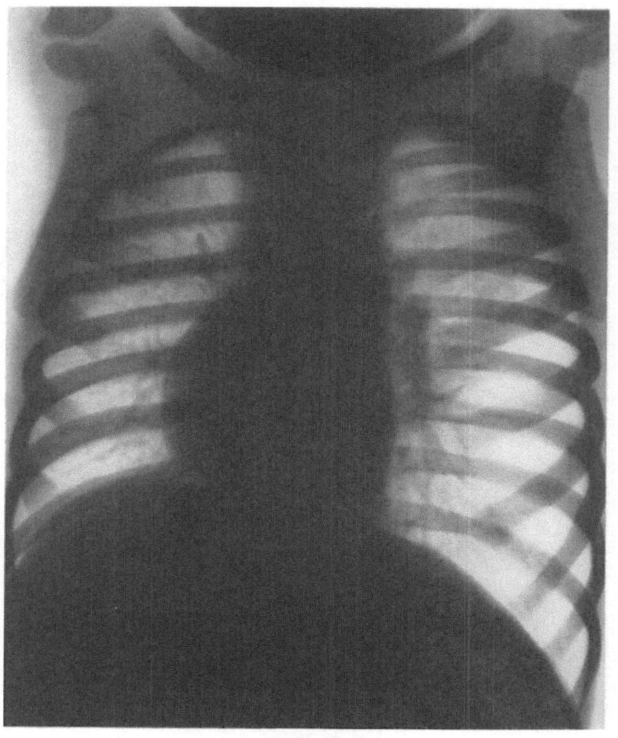

Abb. 91a

Abb. 91a u. b. H. Nu., $2^1/_2$jähr. ♂. Arch.-Nr. 131/60 Universitäts-Kinderklinik Münster i. Westf. (Direktor: Prof. H. MAI). Ventilemphysem des linken Unterlappens nach Erdnußaspiration. a und b Thoraxübersicht p.-a. im Zustand der obstruktiven Entlüftungssperre und Kontrolle 7 Tage später nach Extraktion des Fremdkörpers

lange komplikationslos in den tiefen Atemwegen toleriert. Pflanzliche Bestandteile führen dagegen durch Quellung und heftigen Schleimhautreiz auch bei geringer Dimension zur Passagebehinderung. In der Frühphase trifft man häufiger auf ein Emphysem als auf Atelektase (HUIZINGA).

Die Blähungszone tritt gewöhnlich einseitig auf, kann mit einem Lagewechsel des endobronchialen Gegenstandes rasch von einem zum anderen Lappen überspringen oder den ganzen Lungenflügel umfassen (Abb. 90 u. 91). Exspiratorisches Hellbleiben eines Lungenanteils und Mediastinalwandern zur Gegenseite sind beim Kleinkind dringend verdächtig auf eine Fremdkörperaspiration. Das *dynamische Ventilemphysem* ist deshalb *als Alarmsymptom zu beachten* und sollte zu unverzüglicher bronchologischer Fahndung veranlassen.

Gegenteilige Beteuerungen der Eltern und vergebliche röntgenologische Suche nach dem Corpus delicti auf Übersichtsaufnahmen in zwei Ebenen und Schichtbildern widerlegen eine Fremdkörperaspiration keineswegs und dürfen deshalb die bronchologische Klärung nicht hinauszögern, da nur der rechtzeitige Eingriff die Gefahr einer Dauerschädigung vom Patienten abwendet.

Ebenso verantwortungsvoll wie die Aufgabe des Nachweises und der *Lokalisation der Fremdkörperstenose,* bei der die Bronchographie die endoskopische Diagnostik oft entscheidend ergänzt (HUIZINGA; HEBERER, PEIPER u. LÖHR; STUTZ u. VIETEN; DI RIENZO WILLMANN; DI RIENZO u. WEBER; WELIN; STILLER; SCHULZE u.a.), ist die *Ausschlußdiagnose.* Sie ist ohne Durchleuchtung nicht zu stellen, da nicht nur die Dynamik einseitiger, sondern auch bilateraler Fremdkörperstenosen auf der inspiratorischen Standardaufnahme verborgen bleibt. Eine *Blähung beider Lungen durch einen bifurkationsnahe obturierenden Fremdkörper* verrät sich mitunter nur am Schirm mit der geringfügigen Exkursion der tiefstehenden Zwerchfellkuppeln (JACKSON). Wie in diesem Fall ist auch

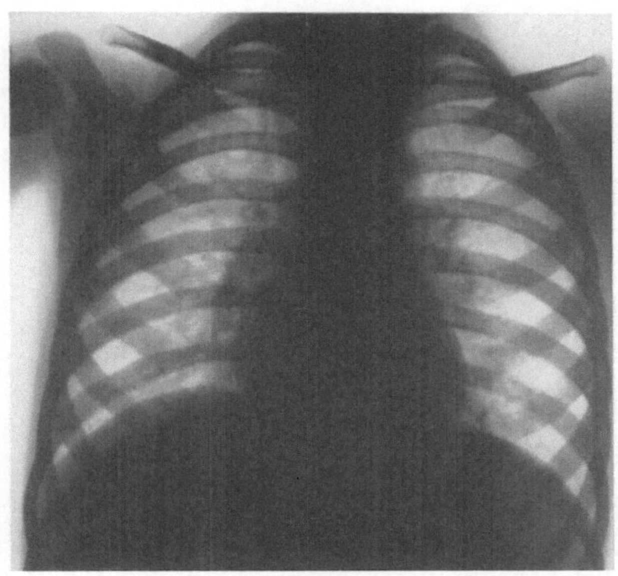

Abb. 91 b

sonst stets an die Möglichkeit *multipler Fremdkörper* im Bronchialsystem zu denken, und die Kontrolle auch nach erfolgreicher Extraktion eines Gegenstandes fortzusetzen (JACKSON; KUGELMANN u. MARSCHAK; HEBERER, PEIPER u. LÖHR u.a.).

Von gleicher Dignität wie bei Fremdkörperaspiration im Kleinkindesalter ist das *regionale Obstruktionsemphysem* des Erwachsenen, da es das *erste Hinweiszeichen eines versteckten Bronchuskarzinoms* zentraler Lage sein kann (LENK; WESTERMARK; JACKSON; COHEN; VALLÉRY-RADOT u. ISRAEL; RIGLER u. KELBY; ARNSPERGER; ZIEGELER; COHN; LENK; FARBER u. GRIMES; RIGLER; MORLOCK; VINSON; LINK u. STRNAD; OVERHOLT u. SCHMIDT; STUTZ u. VIETEN; VOLUTER; SANTY, BÉRARD, GALY u. DUMAREST; MAURER, ROLLAND, MATHEY u. DAUMET; CASTEX u. MAZZEI; BRAMANN, PLENGE u. ZADEK; BRILLE, HATZFELD u. HATTE; ZUPPINGER; FROMMHOLD u. SCHLUNGBAUM; OVERHOLT u. RUMMEL; BICKEL u. RENTSCHNICK; KRAUS u. STRNAD; MASSENTI u. VIGLIONE; JONES; DI RIENZO u. WEBER; LEVINA; SCHULZE u.a.). Wie jede funktionelle Blähung ist das „*air trapping*" hinter der neoplastischen Stenose zunächst *nur gegen Ende der Ausatmung zu erkennen,* da es mit der dann eintretenden Trübung des normal entlüfteten Parenchyms am ehesten kontrastiert. Noch klarer hebt sich die Aufhellungszone *beim Hustenstoß* oder *in Seitenlage* ab („gezieltes Emphysem" nach POLGÁR). Wenn man bei entsprechenden klinischen Verdachtssymptomen (Hämoptysen etc.) systematisch fahndet und jede Lungenetage unter scharfer Einblendung auf das Vergleichsfeld der Gegenseite aufmerksam betrachtet, während der Patient tief ausatmet oder hustet, wird die Helligkeitsdifferenz schon am Schirm wahrnehmbar, wenn nur ein einzelnes Segment gebläht bleibt. Die Aufhellung läßt sich durch Übersichtsaufnahmen in beiden Atemphasen, kymographisch oder densographisch (TONIOLO u. FRANCHI) objektivieren. Ihre Lage und Ausdehnung weist gezielter tomo- und bronchographischer Untersuchung des zugehörigen Segmentstiels, Lappen- und Hauptbronchus den Weg.

Mit zunehmender Größenordnung des stenosierten Bronchus wächst das Format der Blähungszone und damit auch die Deutlichkeit des *„air trapping"-Phänomens.* Zugleich treten die dynamischen Zeichen des Raumausgleiches am Mediastinum hervor, sofern nicht Einmauerung oder schwartige Fixierung die Bewegung zur gesunden Seite hin hemmen (s. S. 10ff.). Das *exspiratorische Mediastinalwandern* kann gleichfalls auf doppelten

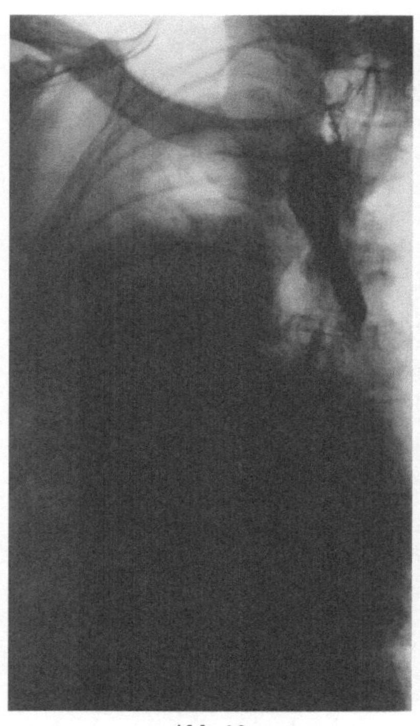

Abb. 92

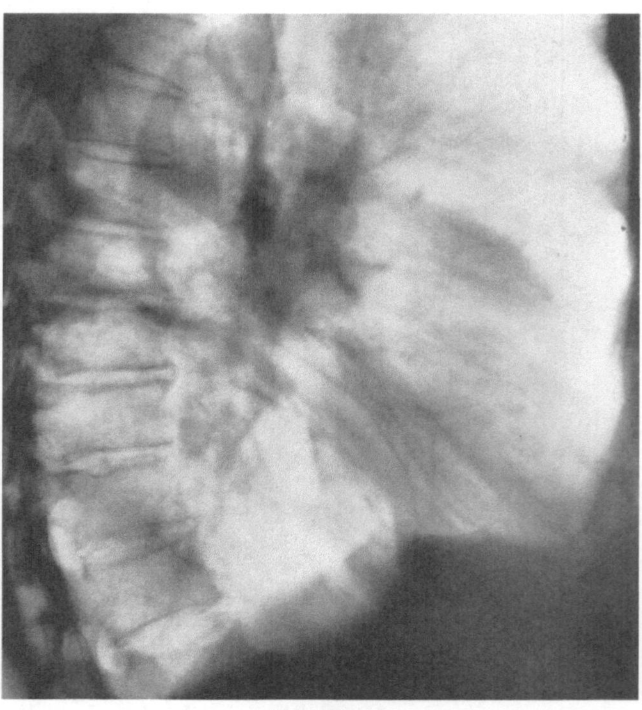

Abb. 93a

Abb. 92. K. Pi., 68jähr. ♂. Arch.-Nr. 8256/59, Röntgenabteilung Medizinische Universitätsklinik Münster i. Westf. (Direktor: Prof. Dr. W. H. HAUSS). Komplette Karzinomstenose des rechten Hauptbronchus mit restlichem Obstruktionsemphysem des rechten Oberlappens, als „schwimmende Luftblase" in einem Begleiterguß dargestellt

Abb. 93a u. b. Fr. La., 52jähr. ♂. Arch.-Nr. 176/55, Röntgeninstitut Medizinische Universitätsklinik Leipzig (ehem. Direktor: Prof. M. BÜRGER). a Frontale Übersichtsaufnahme. b Schichtbild 11 cm seitlich: Unterlappenventilemphysem bei stenosierendem Karzinom des rechten Zwischenbronchus. Atelektase des apikalen Unterlappensegments

Übersichtsbildern, atemkymographisch, mittels Veratmungsdiplographie nach Kontrastfüllung der Bronchien bzw. des Ösophagus oder auf Schichtbildern festgehalten werden (DAHM; LIEBSCHNER u. VIETEN; SCHOENHEINZ; BRÜCKNER; LÖRINE u. BAUMANN; BIRZLE).

Daß man das Bronchialkarzinom zumeist erst im Stadium atelektatisch-pneumonischer Komplikation antrifft (TONELLI u.a.), liegt wohl daran, daß die frühe Phase der poststenotischen Blähung gewöhnlich subjektiv stumm ist und nur einen relativ kurzen Übergang zur Obstruktionsatelektase bildet (DI RIENZO u. WEBER). Da mit der klinischen Manifestation die Heilungschancen allgemein schlechter werden, ist der Nachweis der initialen Blähung um so dringlicher (WESTERMARK).

Bei langsamerem Tumorwachstum kann das Obstruktionsemphysem zeitweilig unter dem Bild der *„partiell hellen Lunge"* (RIGLER u. KELBY; KRAUS u. STRNAD; THURN; SCHULZE), mitunter sogar noch nach Ergußbildung als *„schwimmende Luftblase"* (Abb. 92) persistieren und auch inspiratorisch markant hervortreten (CASTEX u. MAZZEI u.a.).

Einen entsprechenden Verlauf nahm eine über 8 Wochen anhaltende extreme Ventilblähung des rechten Unterlappens bei einem 52jährigen Patienten mit histologisch verifiziertem szirrhös-intramural wachsendem Karzinom des rechten Zwischenbronchus (Abb. 93). Die bei Inspiration angefertigten seitlichen Übersichts- und Schichtaufnahmen lassen eine fast blasig wirkende Aufhellung des strukturarmen Lappens und seine kugelige Abrundung zur bogig verdrängten Fissurlinie hin erkennen. Die genaue Analyse der Bronchial- und Gefäßverläufe und der Nachweis der zentralen Stenose bewahren vor einer Verwechslung mit einer großen, völlig strukturlosen Emphysemblase, die aus einer kleineren Parenchymeinheit hervorgeht.

Die *Differentialdiagnose zum chronischen bronchiolostenotischen großblasigen Emphysem* (Daumet u. Melletier) und den übrigen, dem *Syndrom der partiell hellen Lunge* zugrunde

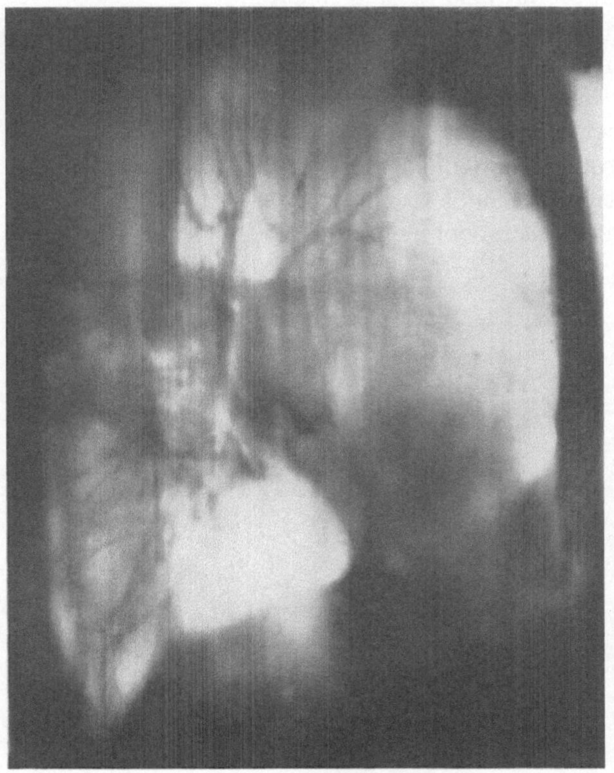

Abb. 93b

liegenden Anomalien (s. S. 155) ist angesichts derartiger Befunde sicher zu stellen. Als sonstige Ursache eines passageren Obstruktionsemphysems segmentaler bis halbseitiger Ausdehnung kommen in Betracht: *Bronchialadenome*, benigne Endophyten, endobronchiale *Hamartome* (Hasche), bronchiale Formen der *Lymphogranulomatose* (Fréoux, Gak u. Meynard), Ventilstenosen bei *Bronchitis deformans*, tuberkulöser *Endobronchitis* oder *metapneumonischen Bronchialveränderungen* (Grond u. Romeyn; Pohl) sowie inkomplette *Kompressionsstenosen durch Hiluslymphome* tuberkulöser, silikotischer und anderer Ätiologie (s. S. 62ff.), expansiv wachsende teratogene bzw. dysontogenetische *Zysten* (Vogt; Adams; Smid, Ellis, Logan u. Olsen; Prete u. Moragna; Gold; Rach) oder *Aortenaneurysmen* (Tillier, Portier u. Boulard).

d) Die „Spitzennarbenblasen“. Die in metatuberkulösen Indurationsfeldern der Lungenspitzen entstehenden kortikalen Emphysemblasen (Fischer-Wasels) gewinnen lediglich durch ihre Lokalisation eine gewisse differentialdiagnostische Bedeutung. Sie bilden wohl die häufigste örtliche Variante des bronchiolostenotischen bullösen Emphysems.

Die Blasen müssen einen Mindestumfang besitzen und aus dem Schatten überdeckender Skeletteile heraustreten, um röntgenologisch faßbar zu sein. Ihre Dimension erreicht gewöhnlich nur Kirsch- bis Walnußgröße (Abb. 94), da meist die schwielige Verhaftung der äußeren Blasenwand an der Pleurakuppel ein weiteres Wachstum verhindert (HARTUNG; HAUSSER u. GRIMMINGER). Die lokale Zug- und Scherwirkung der Adhäsion kann beim Hustenstoß und brüsker Atmung zum Einriß führen und *Anlaß eines Spontanpneumothorax* werden (FISCHER-WASELS; SATTLER; REICHE; CUMMER; KJAERGAARD; BROCK; HAYASHI; SCHNEIDER u. REISSMANN; ORNSTEIN u. LERCHER; LEGETT, MYERS u. LEVINE; BREWER, DOLLEY u. EVANS; LENK; HASNEY u. BAUM; COCCHI; NORRIS; SCHMIDT; BARIÉTY, HANAUT, CHEVALIER u. LEFÈBRE; JACCARDUA; DORENDORF u.a.) (Abb. 95). Nur selten gelingt es, die eröffnete Blase im Lungenstumpf röntgenologisch nachzuweisen (LENK; SYCAMORE; BRAMANN, PLENGE u. ZADEK).

Der Einblick in die freiprojizierte Lungenspitze zeigt sonst einen rundlichen, randständigen, meist völlig strukturlosen Aufhellungsbezirk, der sich in die Girlandenkontur der verdickten Pleurakuppel einfügt und mit feiner scharfgezogener Grenzlinie mediobasalwärts absetzt. Im Schichtbild erkennt man eine mehrbuchtige Wabenbildung mit zarter, z. T. verschwimmender Kontur oder mehrere Blasen

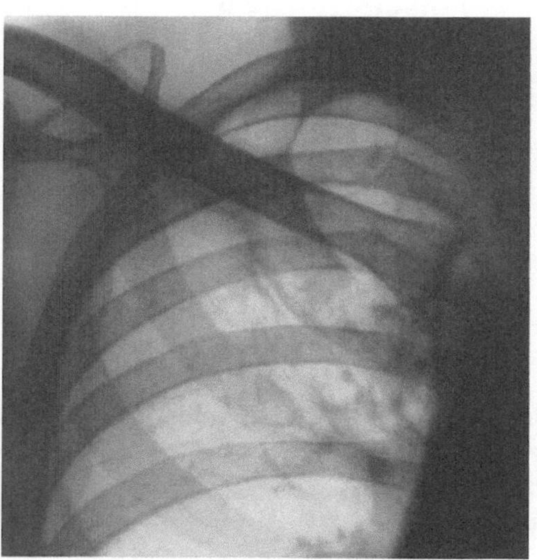

Abb. 94

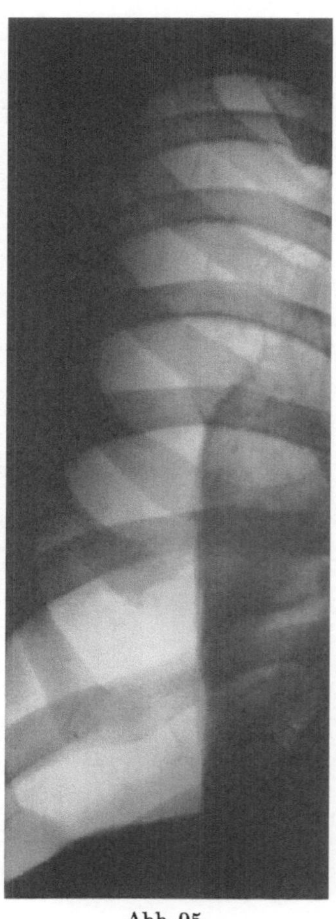

Abb. 95

Abb. 94. K. Pr., 57jähr. ♂. Arch.-Nr. 8854/55, Röntgenabteilung Medizinische Universitätsklinik Münster i. Westf. (Direktor: Prof. Dr. W. H. HAUSS). Rindenemphysemblasen der Lungenspitze in Umgebung eines Indurationsfeldes (Nativbild p.-a.)

Abb. 95. R. B., 60jähr. ♂. Arch.-Nr. 11516/62, Röntgenabteilung Medizinische Universitätsklinik Münster i. Westf. (Direktor: Prof. Dr. W. H. HAUSS). Spontanpneumothorax rechts bei bullösem Randemphysem im Oberlappen mit Entspannungsatelektase der Unterlappenrinde

wie „Blütenblätter um den Stempel" (CIGNOLINI) auf ein subpleurales Indurationsfeld ausgerichtet, das radiär-streifige Ausläufer zur mehrbogig eingezogenen Lungenrinde und zum oberen Hiluspol entsendet.

Die innere Halbkreislinie der Blasen ist stärker gekrümmt, oft diskontinuierlich (Abb. 96) und zarter als bei *restierendem Spitzen-Teilpneumothorax*. Drehkonstanz und Strukturlosigkeit der Aufhellung sprechen gegen einen *Pleuraring* (LAURELL; KUHLMANN; TESCHENDORF). Bei *bronchiektatischen Spitzenkavernikeln* (APRILE; TARSITANO; STEIDL u. HEISE; PREUVOST, TEYSSIER, BUNCOURT u. GOSSET) ist meist die Hochraffung des hiloapikalen Segmentstiels ausgeprägter, der Randsaum gröber, und tomographisch eine Bronchialkommunikation nachweisbar. *Geblähte Frühkavernen, gereinigte Tertiärkavernen* und *bullöse Relikte von Lungenabszessen* (Meyer, Coudraud u. Bibierre; Mannès u. Tixhon u.a.) weisen gewöhnlich einen allseitigen, etwas breiteren und weniger scharflinigen Ringschatten auf, sind größenvariabel, erscheinen kaum rosettenartig und liegen nur selten ausgesprochen randständig. Emphysemrindenblasen können neben tuberkulösen Kavernen bestehen und durch ihr Wachstum sogar gelegentlich zur mechanischen Kavernenvernichtung beitragen (Leder u. Zahn). Im Einzelfall bereitet die Unterscheidung der Rindenblasen von zartwandigen destruktiven Zerfallshöhlen und apikalen Bronchiektasen

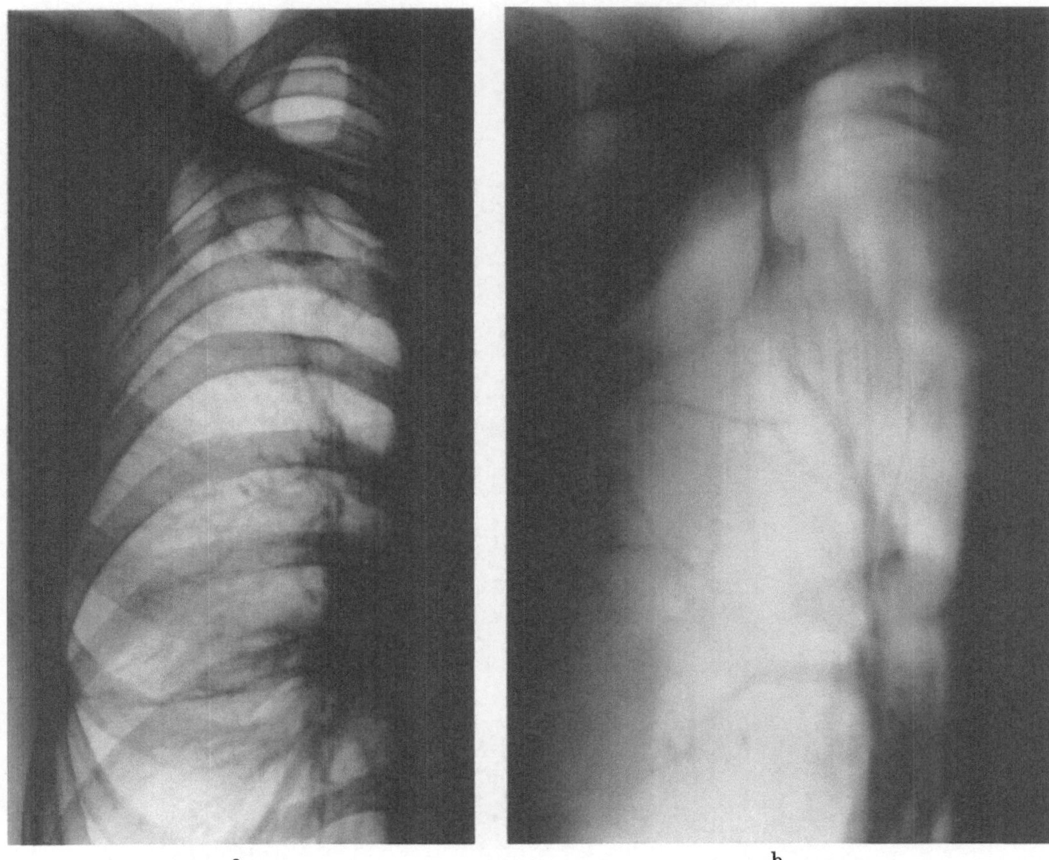

a b

Abb. 96a u. b. W. Str., 58jähr. ♂. Arch.-Nr. 7106/59, Röntgenabteilung Medizinische Universitätsklinik Münster i. Westf. (Direktor: Prof. Dr. W. H. Hauss). Großblasiges Rindenemphysem der Lungenspitze bei chronischer Emphysembronchitis und indurativen Spitzenherden. a Summationsbild, p.-a. b Schichtbild 11 cm a.-p.

selbst bei tomographischer Darstellung mitunter erhebliche Schwierigkeiten (Miller; Bullo; Scorpaty; Kremer u. Puschke-Retzlaff). Eine morphologische Abgrenzung gegenüber sekundär epithelisierten *metatuberkulösen Zysten* (Rappaport; Bramann, Plenge u. Zadek; Abric u. Giroulle; Roche; Gramazio; Crasti u. Kodheli; Yesner, Bernstein u. d'Esopo; Heine u.a.), die nach Chemotherapie als Defektheilung bestehen bleiben, ist praktisch unmöglich.

e) Das regionale chronisch-progressive großbullöse Emphysem. Das bullöse Spitzennarbenemphysem ist die Vorstufe zu langsam fortschreitender Entwicklung von Riesenblasen, die schließlich das Areal eines ganzen Lappens ausfüllen. Der Vorgang erstreckt sich über viele Jahre, betrifft fast nur Männer (Heine) jenseits des 3. Dezenniums (Uehlinger; Heine) und kann sich — an einer oder mehreren Stellen zugleich — im zirkumskripten Narbenfeld einer sonst emphysemfreien Lunge (Laurell; Hartung) oder auf der Basis eines chronischen universellen Emphysems abspielen. Er ist nicht an eine bestimmte Lokalisation gebunden, wenn auch die apikalen Segmente von Ober- und Unterlappen bevorzugt erscheinen (Hausser u. Grimminger; Heine).

Der umschriebene Parenchymdefekt macht bei sonst intakter Lunge keine subjektiven Beschwerden (VOLLMER; KRÖKER; HAUSSER u. GRIMMINGER; HEINE u.a.). In zunehmendem Maße hervortretende Atemnot und Kreislaufstörungen sind gewöhnlich allgemeiner

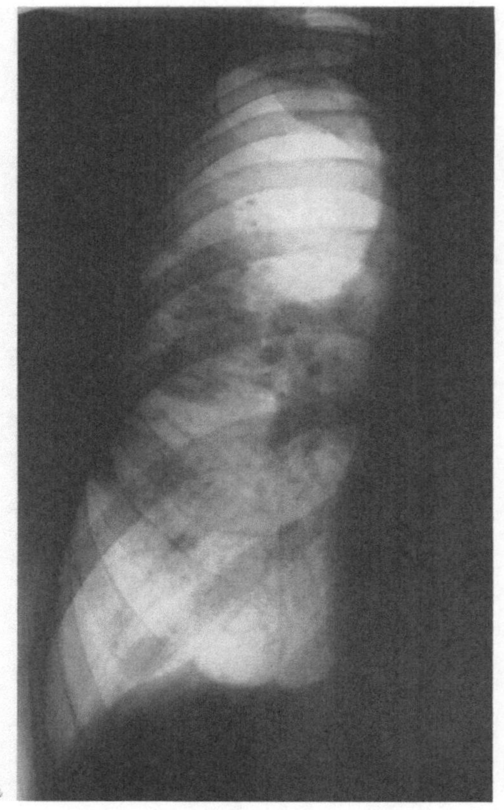

a

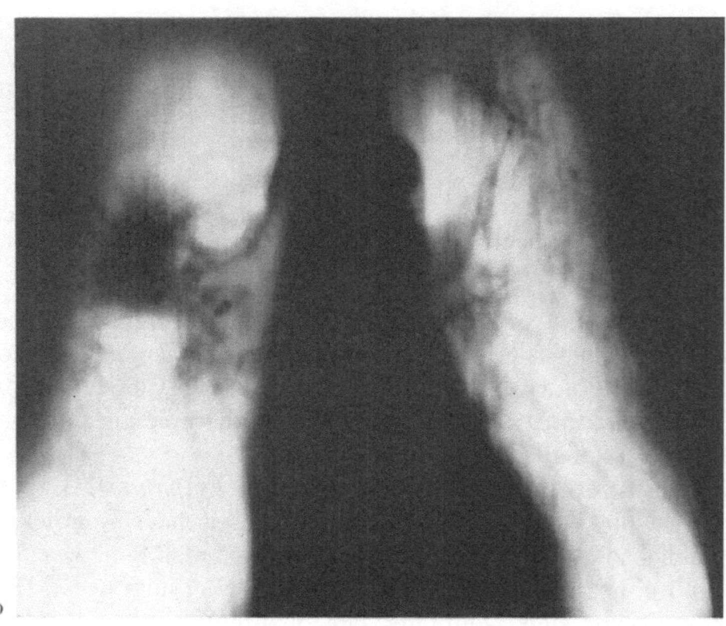

b

Abb. 97a u. b. Fr. We., 59jähr. ♂. Arch.-Nr. 9748/61, Röntgenabteilung Medizinische Universitätsklinik Münster i. Westf. (Direktor: Prof. Dr. W. H. HAUSS). Großbullöses Emphysem neben ausgeprägten schwieligen Schrumpfungsprozessen im rechten Oberlappen bei deformierender Bronchitis (Silikose II—III). Chronisches Obstruktionsemphysem der übrigen Lunge. a Summationsbild, p.-a. (3. 10. 57). b Schichtbild 11 cm a.-p. (20. 12. 61)

Emphysembronchitis und chronischer Bronchiolitis zuzuschreiben, die klinisch oft jahrelang vorher bestehen und die häufigste Ursache des progressiven bullösen Emphysems bilden (GIESE; HARTUNG; KRÖKER u.a.). Daneben kommen als Grundleiden indurative Formen der Tuberkulose (ELOESSER; GUGGENHEIM; DUFOURT, BRUN, VIALLIER, BUFFARD u. PRÉAULT; KOURILSKY, KOURILSKY, LAURENT, CHEVREAU, BRILLE u. HATZFELD; PIQUET; LEDER u. ZAHN; DOBRIC; KENÉZ, PAPP u. VINCZE; HAUSSER u. GRIMMINGER; SPIVEK; HARTUNG u.a.), des Morbus Boeck (BRUN u. VIALLIER; FREESEN; EERLAND u.a.),

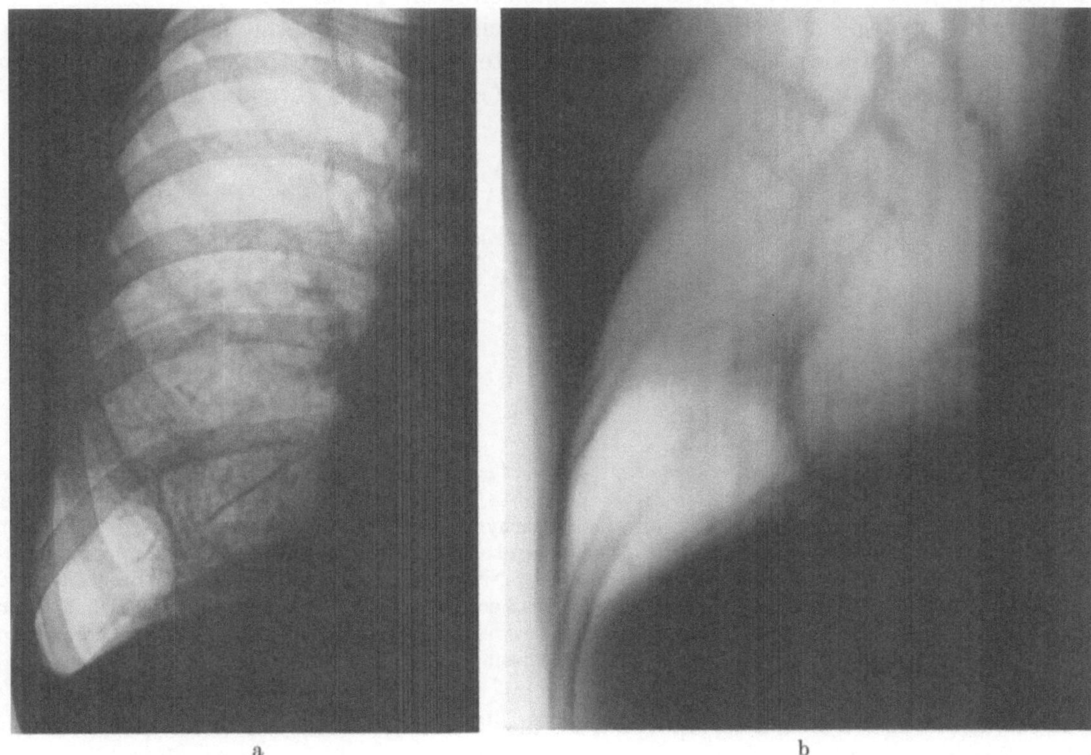

Abb. 98a u. b. Kl.-G., 51jähr. ♂. Arch.-Nr. 844/58, Röntgenabteilung Medizinische Universitätsklinik Münster i. Westf. (Direktor: Prof. Dr. W. H. HAUSS). Großblasiges Emphysem bei Asbestose. a Summationsbild p.-a. b Schichtbild 7 cm a.-p.

der Silikose (WIESE, HEIKEN u. CHARR; FLEMMING-MØLLER) sowie Residuen eines Keuchhustens (HAAHTI), einer Pneumonie (JACOBAEUS; DARKE, CRISPIN u. SNOWDEN), vielleicht auch frühere Fremdkörperaspirationen (MARGOLIN, ROSENBERG, FELSON u. BAUM) in Betracht. RAPPAPORT u.a. bringen die Häufung großbullöser Emphysemformen mit der Einführung der Antibiotica in Zusammenhang.

Das großblasige Emphysem wirkt röntgenologisch als exzessive Steigerung des atrophischen Gewebeschwundes: die *Struktur* eines faustgroßen rundlichen Lungenbezirks, ja einer ganzen Etage, ist bis auf vereinzelte spinnengewebsfeine Reste von Gefäßstümpfen und Interlobärsepten reduziert oder völlig ausgelöscht (Abb. 97). Der blasige Charakter des Obstruktionsemphysems ist bei scharfbogiger oder kreisförmiger *Abgrenzung* durch einen feinen Atelektasesaum evident (Abb. 98). Im linken Unterlappen mediastino-basal gelegene Blasen treten bei sagittalem Strahlengang als sichelförmige parakardiale Aufhellung hervor (KOROL; HOFFSCHULTE). Wird die Luftkammer durch kleine Nachbarblasen marginal überstrahlt, und fehlt der atelektatische Randsaum, so verstärkt der unscharfe Übergang von strukturloser Aufhellungszone zum normal gezeichneten Parenchym den Eindruck einer auf breiter Front ansetzenden, tiefgreifenden Lungenzerstörung.

Die Begriffe „vanishing lung“ (Burke; Allison u.a.) und „progressive Lungendystrophie“ (Heilmeyer u. Schmid; Uehlinger) scheinen den Vorgang nach dem äußeren Aspekt treffend zu kennzeichnen. Anatomisch-röntgenologische Feinstrukturanalysen lassen jedoch keinen Zweifel, daß das Aufhellungsgebiet ursprünglich einer winzigen Parenchymeinheit von der Größe eines Prälobulus oder Läppchens entspricht (Hartung; Hausser u. Grimminger; Giese u.a.). Der ursächliche exspiratorische Sperrmechanismus — Ventil- oder einfache Stenose — „sitzt in der Regel im Bronchiolus terminalis“ (Giese). Die groteske Ausdehnung des kleinen Lungenbezirks täuscht also einen wesentlich umfänglicheren Gewebsdefekt vor, als er anatomisch nachweisbar ist.

Die röntgenologische Verlaufsbeobachtung zeigt, daß die Blasenbildung *vom Lungenmantel ausgeht* und soweit zentripetal fortschreitet, als die Pleurabeschaffenheit und das Widerlager des strukturell festeren Lungenkerns es gestatten (Hausser u. Grimminger;

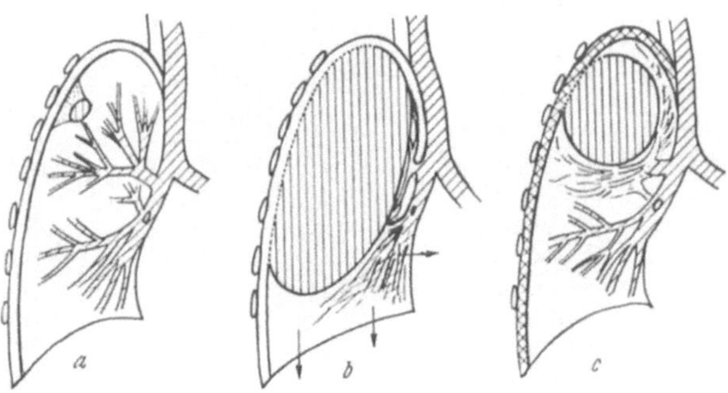

Abb. 99a—c. Entwicklungsgang des regionalen großblasigen Lungenemphysems [nach R. Hausser u. A Grimminger, Fortschr. Röntgenstr. 87, 283 (1957), Abb. 8]. a Die kleine Blähungszone im Lungenmantel ist bis zur viszeralen Pleura noch von lufthaltigem Parenchym umgeben. b Bei freiem Pleuraspalt dehnt sich die Emphysemblase allmählich bis zur Pleura hin aus, wird von einer saumförmigen Entspannungsatelektase eingefaßt und verdrängt das elastische Lungengewebe der Nachbarschaft samt dem zentralen Bronchial- und Gefäßstiel. Absinken des Hemidiaphragma infolge Nachlaß des pulmonalen Spannungszugs. c Die Obliteration des Pleuraspalts setzt der Expansion der Emphysemblase eine Grenze, da der Blasenrand der Thoraxwand verhaftet bleibt

Hartung) (Abb. 99). Für die Expansion ist die Wechselwirkung von bronchiolo-stenotischer Entlüftungsstörung und unmerklich zunehmendem Spannungsverlust der auch exspiratorisch ständig entfalteten Blähungszone maßgeblich. Die unmittelbare Nachbarschaft wird gleichfalls entspannt und hypoventiliert. Wie jedes unter Eigenspannung stehende, lokal defekte Maschenwerk, rückt das *restliche Parenchym* dank seiner Elastizität in sich zusammen und weicht der anwachsenden Blase bogig aus. Die *Hilusgefäße* werden fächerartig zusammengeschoben (Hornykiewytsch u. Stender) und können, eine Pulmonalishypoplasie imitierend, weitgehend im Mittelschatten verschwinden. Das Zwerchfell steht einseitig tief und ist geringer verschieblich. Im Gegensatz zur zentralen Ventilstenose sind die dynamischen *Zeichen des mediastinalen Raumausgleichs* wenig ausgeprägt und *können ganz fehlen.*

Bedrohliche Verdrängungssymptome, wie bei ventilgeblähten kongenitalen Zysten und postinfektiösen Pneumatozelen des Kindesalters (Whitesell u. White; Campbell u. Silver; Carter; Caffey; Walker, Taggert u. Staton u.a), gehören nicht zum Bild des chronischen großbullösen Emphysems, wenn man von der Komplikation durch einen spontanen Ventilpneumothorax absieht.

Der *Druck im Blaseninneren* ist inspiratorisch wohl höher als in der normal entlüfteten Umgebung, ohne während ruhiger Atmung nennenswert positive Werte zu erreichen (Hausser u. Grimminger; Löhr; Hoffschulte; Burke; Heine; Hartung; Kröker; Beatty u.a.). Die von Beatty intrabullös gemessenen Druckwerte lagen zu 75% in Höhe des Atmosphärendruckes, in 18% darunter und nur in 7% höher. Nach dem Laplaceschen Gesetz genügen bereits geringe Druckdifferenzen, um die Wand der einmal entstandenen Emphysemblase steter Dehnung auszusetzen und auf die Dauer ein Wachstum der Blase

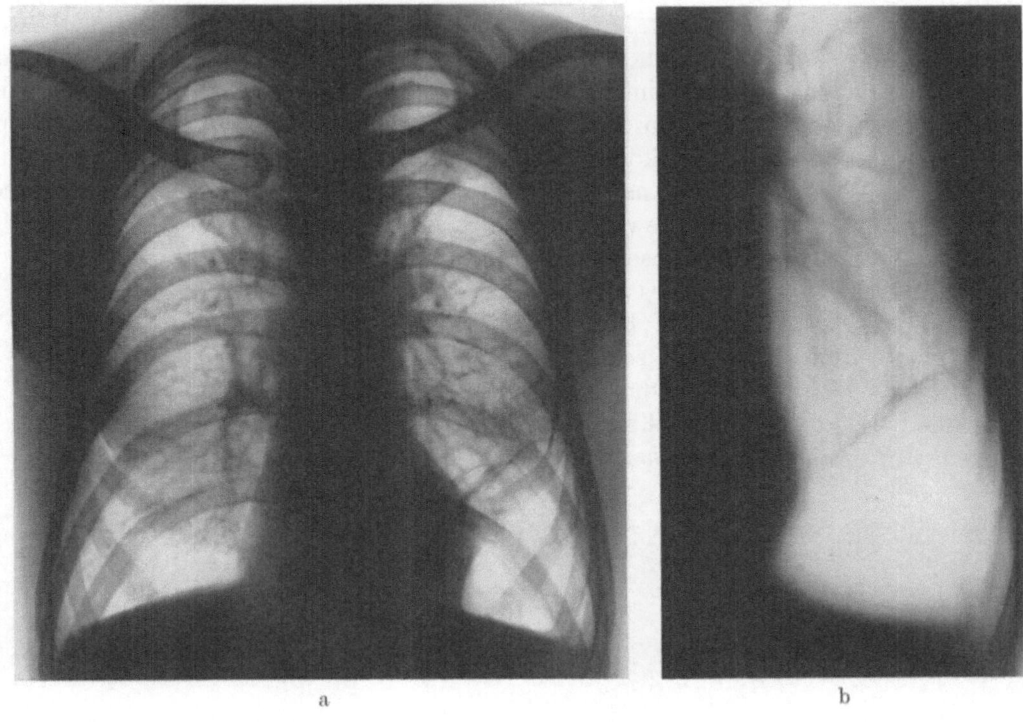

a b

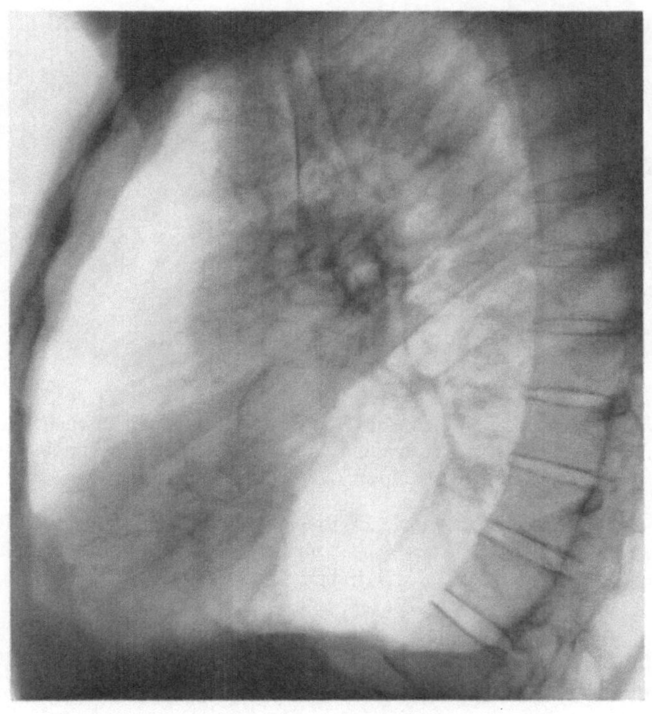

c

Abb. 100a—c. K. Mi., 54jähr. ♂. Arch.-Nr. 5442/59, Röntgenabteilung Medizinische Universitätsklinik Münster i. Westf. (Direktor: Prof. Dr. W. H. Hauss). Großblasiges Unterlappenemphysem mit Kranialverlagerung des Hilus bei chronischer Bronchitis. a Thoraxübersicht p.-a. b Schichtbild 14 cm a.-p. c Thoraxübersicht frontal

zu erzeugen (Gough; Green u. Shield; Lenggenhagger; Leopold u. Gough; Hartung). Selbst nach entzündlicher Obliteration der Zufuhrbronchioli kann die Blase durch *kollateralen Luftzustrom* aus benachbarten kleineren Blasen im gleichen Umfang erhalten bleiben, ja sogar allmählich weiter wachsen, da die kollaterale Entlüftung unvollständig und verzögert ist (van Allen u. Mitarb.; Baarsma, Dirken u. Huizinga; Haag u. Eisenreich; Hausser u. Grimminger; Giese; Hartung). Über den stetigen Dehnungseffekt der Entlüftungsstörung hinaus hat das *tussigene* „*air trapping*" formalgenetisch wohl besondere Bedeutung. Denn der Hustenstoß, der mit einem Preßakt nach tiefer Inspiration einsetzt, fördert die kollaterale Luftzufuhr durch Erhöhung des intrapulmonalen Druckes. Der kurzfristige Anstieg auch des intrabullösen Druckes (Simon; Simon u. Hoppe) hinkt etwas nach und bewirkt eine langsam fortschreitende Distension der Blasenwand (Abb. 100).

Beide Erscheinungsformen des chronischen großbullösen Emphysems (Jacobaeus; Brandner; Hausser u. Grimminger u. a.) — der scharf abgegrenzte, blasig wirkende Hohlraum und die allmählich „verdämmernde" strukturlose Aufhellungszone — haben eine eigene *differentialdiagnostische Problematik*.

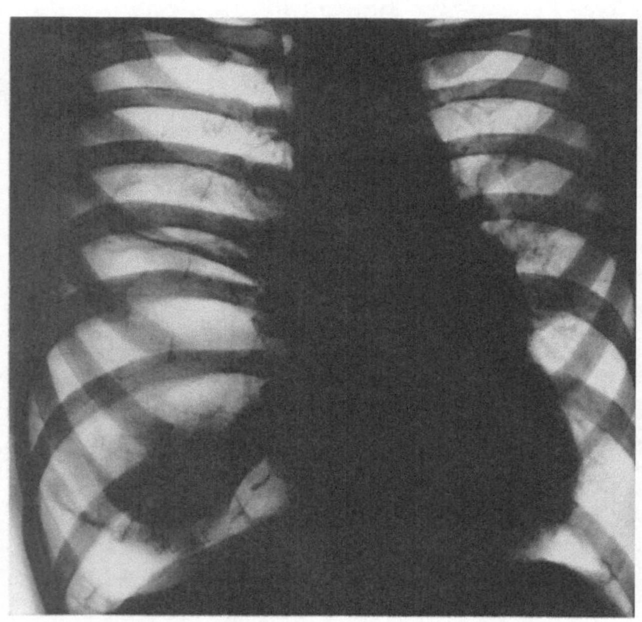

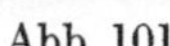

Abb. 101

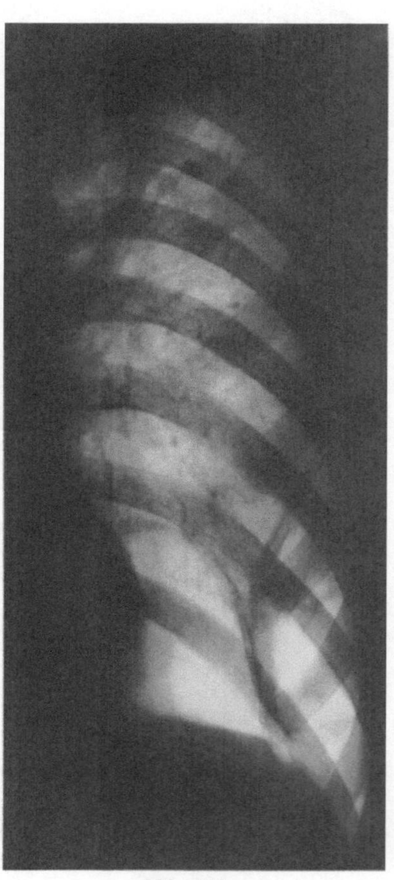

Abb. 102

Abb. 101. E. La., 37jähr. ♀. Arch.-Nr. 14820/51, Röntgeninstitut Medizinische Universitätsklinik Leipzig (ehem. Direktor: Prof. M. Bürger). Spontanpneumothorax mit vorderer Mediastinalhernie bei großbullösem Emphysem der rechten Lunge (Thoraxübersicht p.-a.)

Abb. 102. W. Lu., 34jähr. ♂. Arch.-Nr. 2544/57, Röntgenabteilung Medizinische Universitätsklinik Münster i. Westf. (Direktor: Prof. Dr. W. H. Hauss). Gekammerter Restpneumothorax über der Lungenbasis. (Nativbild p.-a.)

Sie liegt zunächst in der Schwierigkeit einer klaren Abtrennung gegenüber *angeborenen Lungenzysten* (Caffey; Brulé, Hillemand, Delarue u. Gaube; Jenny; Heuck u. Seusing; Teschendorf; Zadek; Uehlinger; Liebau; Hausser u. Grimminger u. a.) und einer *parietalen oder interlobären Pneukammer bzw. freiem Spontanpneumothorax* (Sabourin; Ludwig; Jacobaeus; Caffey; Steimberg; Haahti; Korol u. Ensign; Karan u. Haymaker; Boisserie-Lacroix u. Duhart; Hudson; Brandner; Fishberg; Ludwig; Pruvost, Meyer u. Henrion; Pohl; Teschendorf; Zadek; Uehlinger; Liebau; Heine; Radke; Richter u. Beyer; di Rienzo u. Weber; Bramann, Plenge u. Zadek u. a.). Kongenitale Lungenzysten sind kaum je mit einem Allgemeinemphysem verbunden und erscheinen meist weniger zart begrenzt als Emphysemblasen (de Bord u.

Sibilski; Potts u. Riker). Ferner können Alter, Geschlecht, Anamnese, klinischer Verlauf und die Feststellung bronchialer und anderer Mißbildungen einen Anhalt für die Differentialdiagnose geben. Die Unterscheidung von einem freien Spontanpneumothorax stützt sich darauf, daß bei Ablösung der Lunge von der Brustwand entweder der Schatten eines kollabierten Stumpfes am Hilus oder eine zarte viszerale Pleuragrenzlinie nachweisbar ist, die man auch im Bereich großer Emphysemblasen auf weichen Aufnahmen nicht vermißt (Abb. 101). Der freie Spontanpneumothorax weist nach längerer Dauer oft einen kleinen Winkelerguß auf (Heine), pflegt aber nicht unverändert fortzubestehen. Er kann

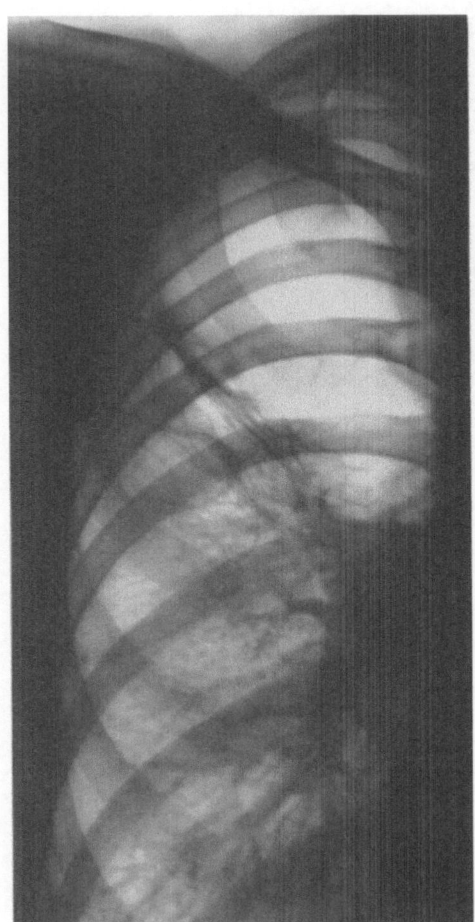

Abb. 103a

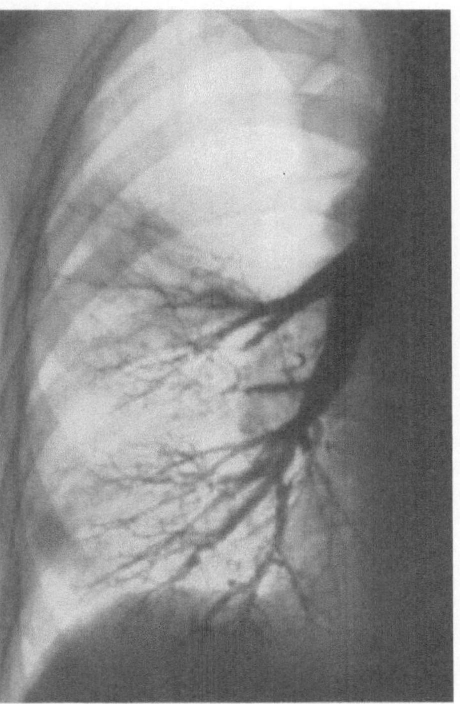

Abb. 103b

Abb. 103a—d. M. Li., 46jähr. ♂. Arch.-Nr. 1520/57, Röntgenabteilung Medizinische Universitätsklinik Münster i. Westf. (Direktor: Prof. Dr. W. H. Hauss). (Vgl. Abb. 109.) Großbullöses Emphysem im rechten Oberlappen, von einem hochgradig bronchiolostenotisch überblähten Läppchen (!) ausgehend, bei herdförmig disseminiertem Obstruktionsemphysem beider Lungen, kleinfleckiger Lungenfibrose, chronischer destruierender Bronchitis, Peribronchitis und Bronchiolitis obliterans. Ausbrecherkarzinom in der Rinde des apiko-dorsalen Oberlappensegments links. [S.-Nr. 400/57, Pathologisches Institut Universität Münster i. Westf. (Direktor: Prof. W. Giese).] [Klinische und autoptische Befunde s. F. Heine, Beitr. Klin. Tuberk. **119**, 305 (1958) und W. Hartung, Beitr. Klin. Tuberk. **119**, 343 (1958).] a Nativbild der rechten Lunge p.-a. b und c Bronchogramm und selektives Pulmangiogramm des rechten Oberlappens p.-a.: Verdrängung der zentralen Lappenstrombahn und der benachbarten Segmentarterien durch die extrem ausgedehnte, kollateral belüftete Parenchymblase. d Postmortales Arteriogramm des rechten Oberlappens p.-a. (nach W. Hartung). Bildausschnitt vom Grund der Riesenblase. Segmente durch römische, die entsprechenden Kanülen durch arabische Ziffern gekennzeichnet. Die Kanülen 2 und 3 sind bereits in Subsegmentarterien vorgeschoben. Die Subsegmentäste des 1. Segments sind besonders bezeichnet. Den Gefäßstiel der Blase bildet eine Prälobulararterie des apikalen Subsegments von I. Am linken Bildrand ein Gebiet kleinerer Blasen, deren Gefäße noch nicht aufgefüllt sind. (Weitere Details s. Hartung)

akute Atemnot und mediastinale Verdrängungssymptome auslösen, die eine Absaugung erforderlich machen. Der Versuch einer intrapleuralen Druckmessung oder diagnostischen Pneumothoraxanlage ist für die Differenzierung entbehrlich und wegen der Komplika-

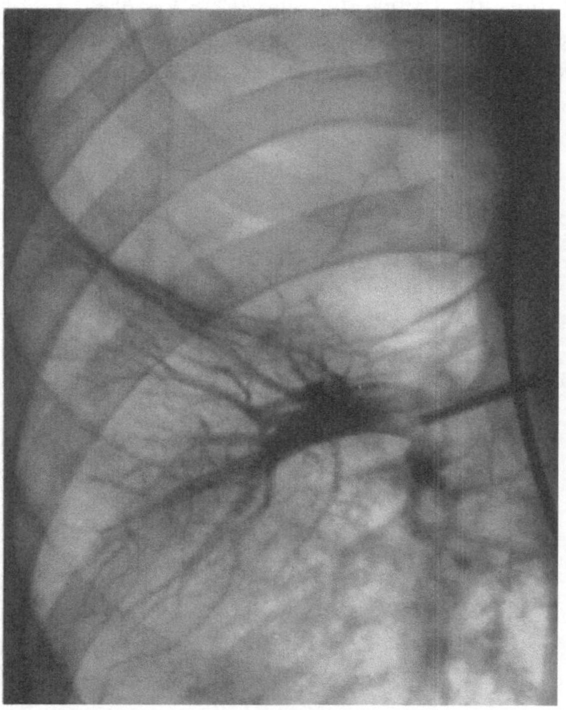

Abb. 103 c

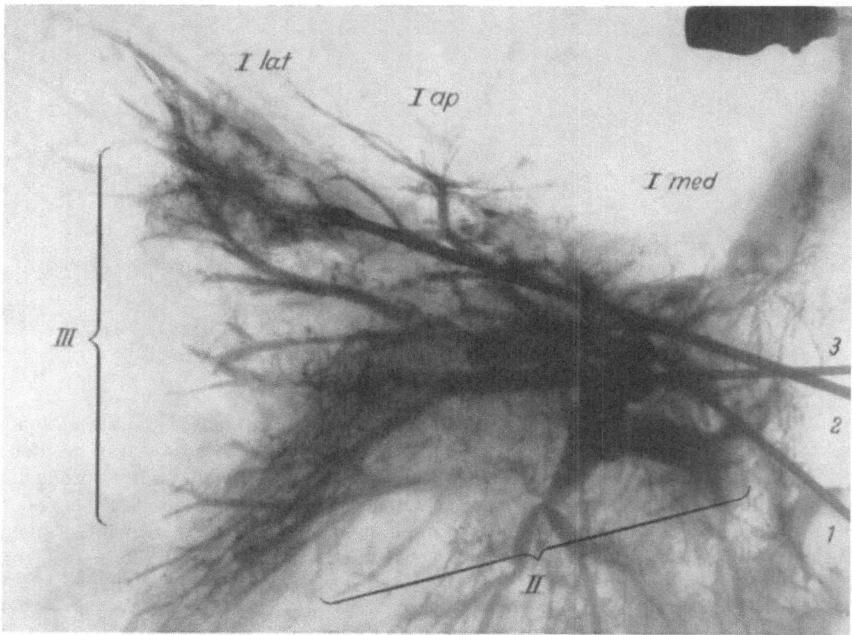

Abb. 103 d

tionsmöglichkeiten bei ausgedehntem großbullösem Emphysem nicht zu empfehlen (ZADEK; HAUSSER u. GRIMMINGER u.a.). SEILER schlägt im Zweifelsfall die Kontrastdarstellung der Pleura visceralis vor. Für das Vorliegen einer partiellen Pneukammer (Abb. 102) spricht der Befund kompakter, segelartiger Strangschatten, zunehmende Verdichtung der Pleuragrenzen, Ergußbildung und im Zweifelsfall der Nachweis abgedrängter, sonst aber bis zur peripheren Verzweigung hin unauffälliger Gefäß- und Bronchialstrukturen im Schichtbild, Broncho- und Pulmangiogramm (TESCHENDORF; RADKE; HAUSSER u. GRIMMINGER; HEINE; SCHULZE u.a.).

Dagegen läßt die *selektive Kontrastdarstellung* bei fortgeschrittenem großbullösem Emphysem in der Regel *funktionelle und organische Veränderungen am Bronchial- und Gefäßbaum* selbst erkennen (mitunter regional begrenzt unregelmäßige Konturzähnelung und Divertikel der Bronchialwand, spastische Verengung, Kaliberschwankungen und unvollständige periphere Füllung der zum Blasensektor gehörigen Zufuhrbronchien und Gefäßzweige) (JACOBAEUS; HAAHTI; OWREN; HARTUNG; RINK; HEINE; BOLT u. RINK;

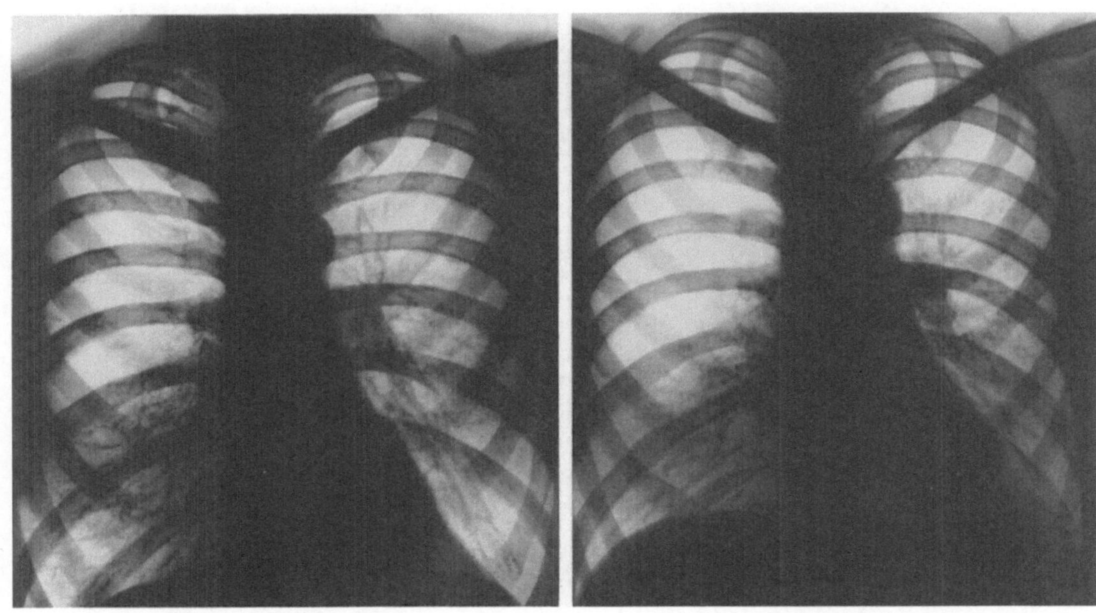

Abb. 104a Abb. 104b

Abb. 104a—f. J. Sie., 49jähr. ♂. Arch.-Nr. 2782/59, Röntgenabteilung Medizinische Universitätsklinik Münster i. Westf. (Direktor: Prof. Dr. W. H. HAUSS). Großblasiges Oberlappenemphysem infolge deformierender Bronchitis im dorsalen Oberlappensegment. a und b Thoraxübersichtsaufnahmen p.-a. inspiratorisch und exspiratorisch. c und d Schichtbild 12 cm a.-p. und frontal 11 cm: Gefäßrarefizierung im blasig veränderten Segmentabschnitt. Dislokation der benachbarten Gefäße und des Hilus nach caudal. e und f Bronchogramm sagittal und frontal: Spreizung der entzündlich veränderten, filiform gefüllten Äste des dorsalen Oberlappensegments mit Verlagerung nach axillar und kaudal, Verdrängung der strukturell intakten Nachbarsegmente

SCHULZE; JENSEN, MISCALL u. STEINBERG; MISCALL u. DUFEY; SEHMISCH, GESSNER, KÖLLING u. WITTIG; DI RIENZO u. WEBER; BRAMANN, PLENGE u. ZADEK; WEINREICH u. WOLFART u.a.) (Abb. 103 und 104). Die Strukturanalyse des Kontrastbildes kann klar erweisen, daß der Gewebsschwund selbst bei „lappenfüllenden" Riesenblasen nur einen geringen Teil des Lappenparenchyms einbezieht. Denn Gefäßamputation und Bronchialverschluß erfolgen in der Peripherie oder am Stiel eines einzelnen Segments, während die broncho-vaskulären Strukturen der Nachbarsegmente lediglich verdrängt erscheinen.

Infolge der formgestaltenden Atemkräfte weist letztlich jede chronische Entlüftungsstörung die Tendenz zu progressivem Strukturwandel auf (ABBOTT, HOPKINS, VAN FLIET u. ROBINSON; CARASSO, MAHEUX u. GRÉGOIRE; LOTTENBACH; GIESE; HARTUNG) (s. Abb. 38). Die vom primären Spannungsverlust des Lungengewebes veränderte Atemmechanik wirkt beim genuinen Emphysem im Sinne diffus fortschreitender Dehnungsatrophie des Organs. Das Auftreten funktioneller bzw. organischer Bronchostenosen und narbiger Zugkräfte bestimmt im Rahmen des Grundleidens Sitz und Ausmaß des herdbezogenen Sekundäremphysems. Es erhält seine örtlich stärkste Ausprägung in der großblasigen Metamorphose eines anatomisch relativ geringfügigen Parenchymdefektes (HARTUNG; GIESE; HEINE; HAUSSER u. GRIMMINGER), der das umliegende Parenchym wie ein „intrapulmonaler Pneumothorax" verdrängt und ohne nennenswerte Funktionseinbuße mit sparsamer Resektion „ausgeschält" werden kann (DUGAN u. SAMSON; CRENSHAW; HENRY; CRENSHAW u. ROWLES; BURNETT; WEISEL; WILLIAMS; HEAD, HEAD, HUDSON u. HEAD; CLAGETT; MISCALL u. DUFEY; HEINE; TRIMBLE u. CRENSHAW; HAUSSER u. GRIMMINGER; SIEBENS, GRANT, KENT, KLOPSTOCK u. CINCOTTI u.a.). Der allmähliche Raumzuwachs des Ausgangsherdes steht dabei in so krassem Mißverhältnis zu seiner ursprünglichen Größe, daß man den Grad der Lungenzerstörung nach dem Aspekt der Thoraxübersichtsaufnahme erheblich überschätzen kann (Abb. 103, 104).

Der Hinweis auf diese Täuschungsmöglichkeit ist durch die *Hypothese von der sog. „progressiven Lungendystrophie“* (HEILMEYER u. SCHMID) aktuell geworden. HEILMEYER u. SCHMID werten die röntgenologisch sichtbare Aufhellungszone des bullösen Emphysems als Ausdruck einer in gleichem Umfang erlittenen und fortschreitenden Gewebseinbuße.

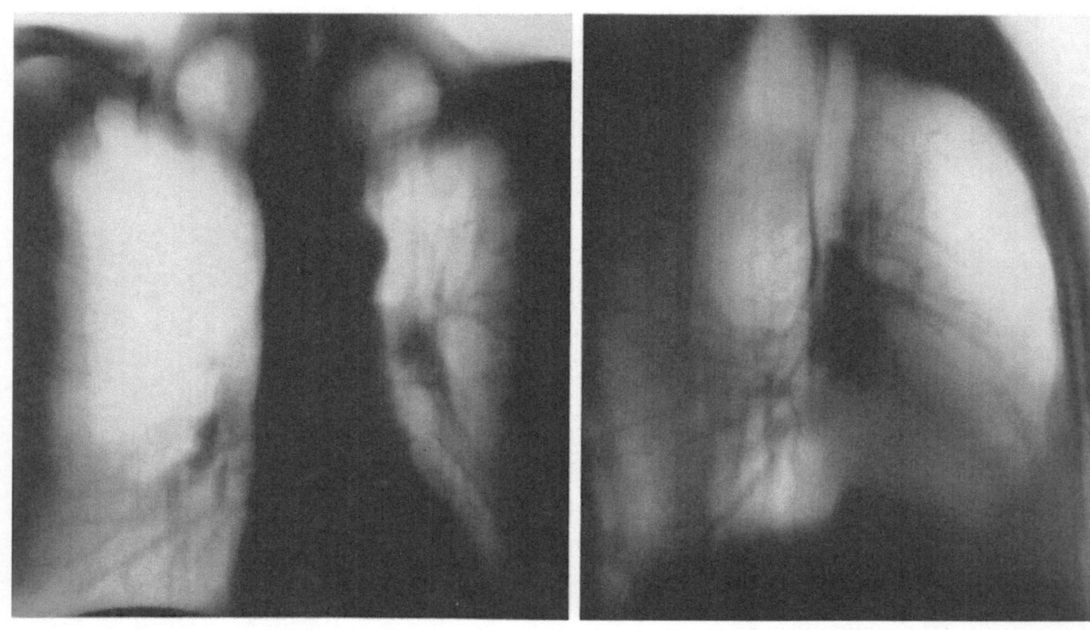

Abb. 104c Abb. 104d

Sie unterstellen zugleich die Priorität vasogen-atrophischer Vorgänge und schuldigen entzündlich-allergische endangitische Schübe im nutritiven und funktionellen Lungenkreislauf sowie durch Nikotinabusus ausgelöste Gefäßspasmen als ätiologische Faktoren an.

Dabei beziehen sich die Autoren auf den Befund *obliterierender Prozesse im Bronchial- und Pulmonalarteriensystem*, der von CUDKOWICZ u. ARMSTRONG, CRENSHAW u.a. (Lit. s. HEILMEYER u. SCHMID; HARTUNG; HEINE; KRÖKER) an Emphysemlungen bei chronischer Bronchitis und Bronchiektasie erhoben und als tiefere Ursache des Gewebsschwundes interpretiert wurde. CRENSHAW ordnet dem Oberbegriff der *„degenerativen Lungenkrankheit“* das *„diffuse hypertrophische und das bullöse Emphysem“*, die *„vanishing lung“* und die *„cotton-candy-lung“* (sekundäre Wabenlunge) als verschiedene Stadien des gleichen Grundvorganges unter.

Schon ISAAKSOHN hatte die vaskuläre Affektion in den Vordergrund der allgemeinen Emphysempathogenese gestellt. Bisher wurde jedoch weder im Tierversuch (KARSNER u. ASH — zit. nach BÜCHERL —; ELLIS, GRINDLAY u. EDWARDS u.a.) noch für die Humanpathologie bewiesen (GIESE; HARTUNG u.a.), daß der mit dem emphysematösen Parenchymschwund unlösbar gekoppelte Abbau des Gefäßbettes der Reduktion des respiratorischen Gewebes zeitlich vorauseilt, bzw. die Atrophie primär von einer Obliteration der Vasa privata ausgeht.

Der *broncho- bzw. bronchiolostenotische Entstehungsmechanismus des bullösen Emphysems* steht heute *außer Zweifel* (RIBBERT; DUFOURT u. Mitarb.; GOUGH; WIESE, HEIKEN u. CHARR; SPAIN u. KAUFMANN; BELL; GORDON; MAXWELL; SORS; ODERR; LIEBOW; MC LEAN; GIESE; HARTUNG; SEGAL u. DULFANO u.a.). HEILMEYER u. SCHMID stellen diesen formalgenetischen Zusammenhang selbst bei autoptisch kontrollierten Fällen großblasiger Parenchymdefekte (BURKE; ALLISON) in Abrede und wollen die von ihnen so genannte „progressive Lungendystrophie" ganz aus dem Formenkreis des Emphysems herausnehmen. Sie gehen damit über die Postulation CRENSHAWs hinaus, der Bronchospasmen und bronchioläre Obstruktion wenigstens als komplikative Hilfsmechanismen im Krankheitsgeschehen der „Lungendegeneration" gelten läßt.

UEHLINGER hat in seinem monographischen Beitrag die Bezeichnung „progressive Lungendystrophie" übernommen. Er betont allerdings das Fehlen einer ausreichenden anatomischen Basis und äußert Zweifel, daß die Drosselung der A. pulmonalis und bronchialis ausschließlich Ursache des Erscheinungsbildes sei.

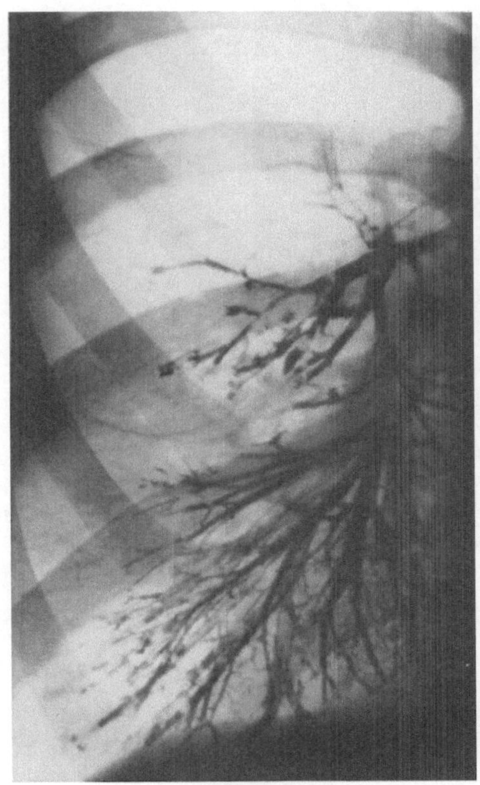

Abb. 104e

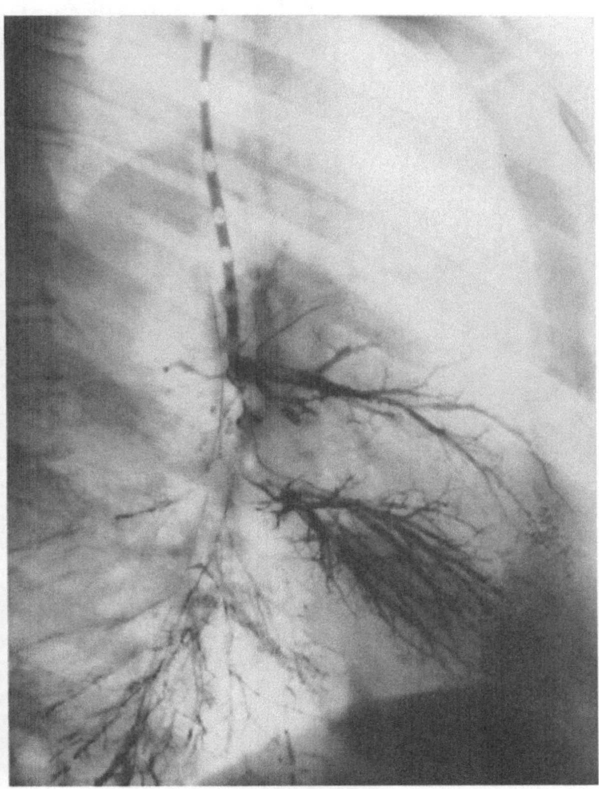

Abb. 104f

Der kürzlich von HIERONYMI mitgeteilte Fall einer „*generalisierten Periarteriitis nodosa unter dem Bild einer sog. progressiven chronischen Lungendystrophie*" liefert keinen Beweis für den Vorrang vaskulärer Prozesse bei der Entwicklung des großblasigen Lungenemphysems und entspricht auch anatomisch nicht der Konzeption von HEILMEYER und SCHMID. Es handelte sich dabei klinisch, röntgenologisch und histologisch um ein schweres obstruktives Emphysem mit weitgehender Auslöschung der Oberlappenstrukturen rechts > links, Kaudalverlagerung der Hili, chronischem Cor pulmonale und Pulmonalarteriensklerose. Im Versorgungsgebiet der Lungen war die obliterierende Polyarteriitis nur an mittelkalibrigen extrapulmonalen Ästen der Bronchialarterien nachweisbar, ohne intrapulmonale Blutgefäße einzubeziehen. Der pulmonale Hochdruck war demnach offensichtlich Folge chronischer respiratorischer Insuffizienz (Ergebnisse der Lungenfunktionsprüfung!). Langjährige Bronchitisanamnese und autoptischer Befund (chronische katarrhalische Bronchitis, diffuse Bronchiektasie) weisen auf den bronchogenen Ursprung der Lungenveränderungen hin. Ein ursächlicher Zusammenhang zwischen Emphysem und dem entzündlichen Gefäßleiden bleibt unbewiesen.

Die pulmonale Manifestation der Periarteriitis nodosa pflegt weder anatomisch noch röntgenologisch ein emphysemähnliches Bild hervorzubringen. Sie äußert sich vielmehr — auch ohne Hinzutreten eines komplizierenden Herzfehlers, kongestiven oder azotämischen Lungenödems — in einer Verdichtung des Lungengewebes. Je nach dem Substrat findet man bei ausgedehnten perivaskulären Infiltraten grobstreifig, miliar oder retikulär verstärkte Lungenzeichnung, bei Infarzierung auch wolkige Schatten wechselnder Form und Größe, gelegentlich sogar tumorartige Knoten mit Neigung zu zentralem Zerfall (v. CONTA; BECKER; HARRIS, LYNCH u. O'HARE; HERRMAN; POSTEL

u. LAAS; KOLPAK; AHLSTRÖM, LIEDHOLM u. TRUEDSON; ELKELES u. GLYNN; REPKE; SANDLER, MATTHEWS u. BORNSTEIN; STRICKLAND; SWEENEY u. BAGGENSTOSS; SVANBERG; SANTE u. WYATT; SYMMERS; ARNDT u. WITTEKIND; VARRÓ u. SÖVÉNYI; ROSE u. SPENCER; FALCK; DOUB, GOODRICH u. GISH; KLEIN; RENDICH, LEVY u. COVE; VOGEL u. FINK; ROGERS u. ROBERTO; HRADSKÝ u.a.).

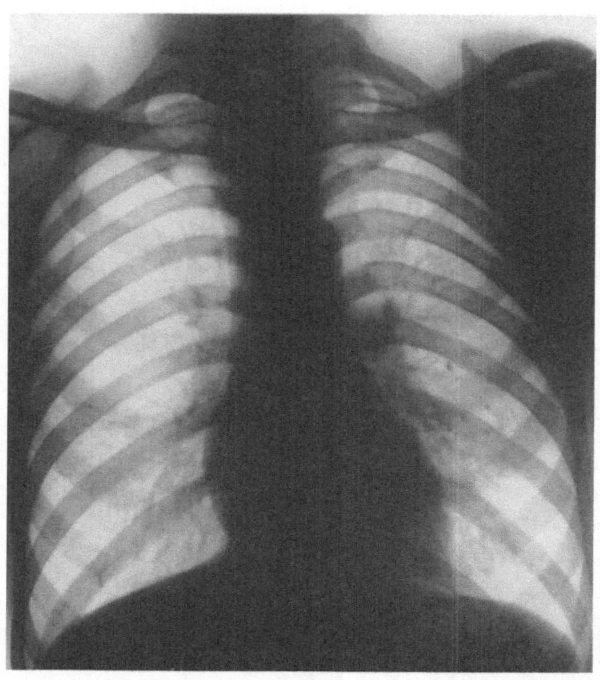

Abb. 105. E. Schw., 35jähr. ♂. Arch.-Nr. 6311/60, Röntgenabteilung Medizinische Universitätsklinik Münster i. Westf. (Direktor: Prof. Dr. W. H. HAUSS). Helligkeitsdifferenz beider Lungen bei Atrophie der Brustwand- und Schultergürtelmuskulatur nach rechtsseitiger Oberarmamputation (Thoraxübersicht p.-a.)

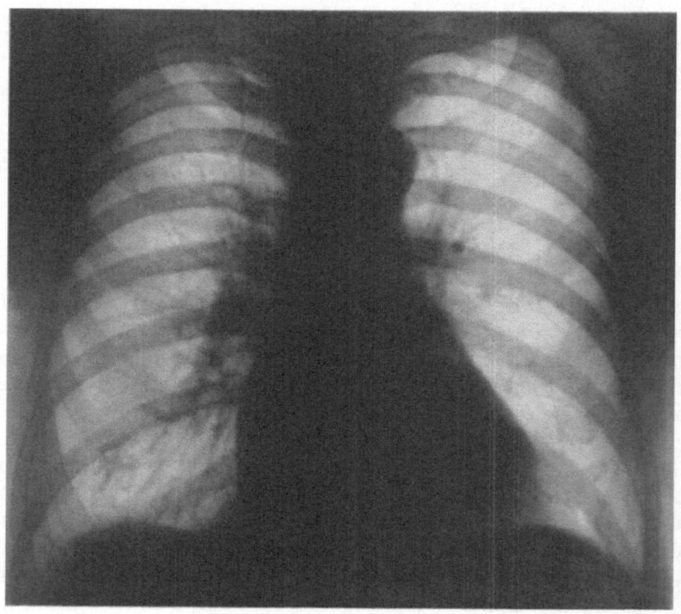

Abb. 106. Th. Fr., 57jähr. ♂. Arch.-Nr. 1333/59, Röntgenabteilung Medizinische Universitätsklinik Münster i. Westf. (Direktor: Prof. Dr. W. H. HAUSS). Helligkeitsdifferenz beider Lungen bei rechtsseitiger partiell verkalkter Pleuraschwarte (Thoraxübersicht p.-a.)

Inzwischen wurde die Hypothese der sog. progressiven Lungendystrophie von klinisch-röntgenologischer Seite (HAUSSER u. GRIMMINGER; HEINE; KRÖKER; LAUR; THURN; LONGIN; WEINREICH u. WOLFART; SCHULZE), vor allem aber anatomisch einer kritischen

Prüfung unterzogen (HARTUNG; GIESE; KÖNN; KNOLLE). Histologische (HARTUNG; GIESE; HAUSSER u. GRIMMINGER) sowie angio- und bronchographische Untersuchungen (HARTUNG) von Resektions- und autoptischem Material entsprechender Fälle ließen in beiden Gefäßsystemen der Lunge keine als primäre Ursache anzuschuldigenden Obliterationsprozesse, dagegen eine zumindest örtlich obliterierende Bronchiolitis erkennen.

Bezüglich der Nomenklatur des fortschreitenden Leidens besteht somit kein begründeter Anlaß, vom klassischen Grundbegriff des bullösen Emphysems zugunsten der umstrittenen terminologischen Prägung von HEILMEYER u. SCHMID oder anderer Bezeichnungen, wie „vanishing lung" (BURKE; ALLISON; KIBÉDY) bzw. „idiopathische Lungen-

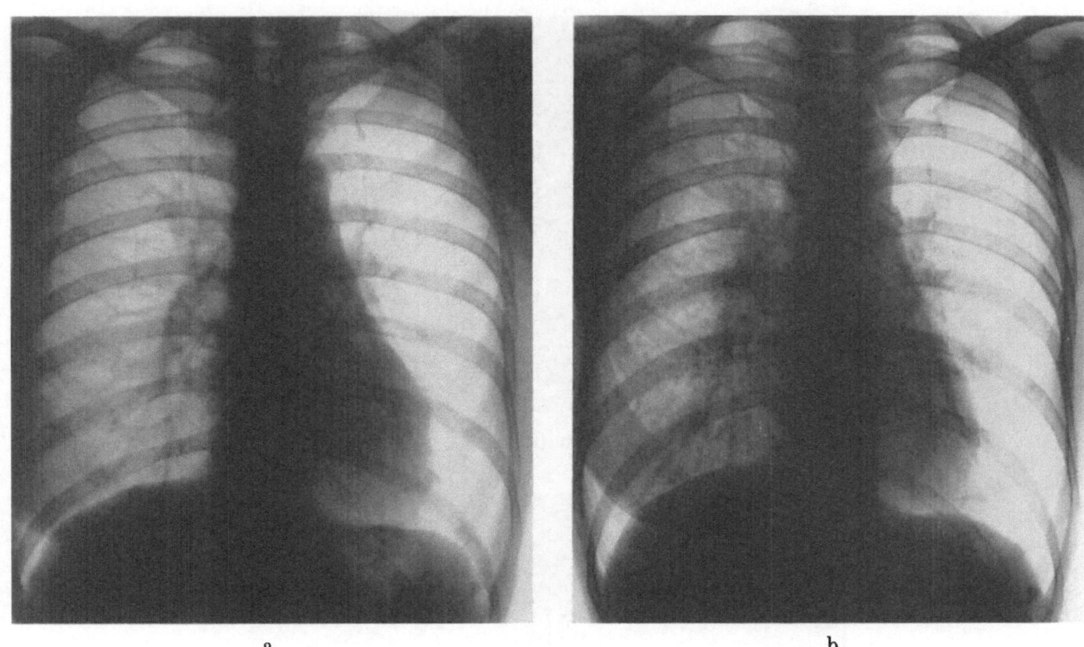

a b

Abb. 107a u. b. B. Ro., 36jähr. ♀. Arch.-Nr. 4223/60, Röntgenabteilung Medizinische Universitätsklinik Münster i. Westf. (Direktor: Prof. Dr. W. H. HAUSS). Helligkeitsdifferenz beider Thoraxhälften bei Zustand nach Ablatio mammae links (scirrhöses Carcinom) und Entwicklung einer Lymphangiosis carcinomatosa pulmonum. a Thoraxübersicht p.-a. (21. 7. 58), b Thoraxübersicht p.-a. (5. 5. 60)

atrophie" (DE MARTINI u. BALESTRA; MANFREDI) abzugehen. Denn sie drücken gegenüber der klaren Definition des bullösen Emphysems als einer mit Gewebsschwund einhergehenden progressiven Distensionsatrophie keine grundsätzlich neue Erkenntnis aus.

5. Das Syndrom der „partiell oder einseitig hellen Lunge". Eine besondere Problematik für die Differentialdiagnose des partiellen Emphysems, die bereits mit dem Hinweis auf die postembolische Lungenischämie (WESTERMARK) angedeutet wurde (s. S. 123ff.), liegt in der Auflösung des Syndroms der „einseitig oder partiell hellen Lunge" (KRÖKER; LAUR u. WEDLER; MACLEOD; ARTNER; DAHM u. SCHMITT; BROUET, CHEVALIER, VASSELIN u. DU PERRON; GOTTSEGEN; CSÁKANY u. ROMODA; MARGOLIN, ROSENBERG, FELSON u. BAUM; KATZ u. WAGNER; NOWICKI u. WITEK; DORNHORST, HEAF u. SEMPLE; THURN; GEFFERTH; DARKE, CRISPIN u. SNOWDEN; LONGIN; BROCARD, DRUTEL, GALLOUEDEC, SOLIGNAC, LE DU u. MILLET; LEAHY; FRANCIS; FOUCHÉ u. D'SILVA; LEVINA; QUACK u. SCHARPF; RAKOWER u. MORAN; HAMM u. GAENSLER; GERBEAUX u. COUVREUR; REID u. SIMON; SCHULZE). Seine Leitmerkmale bilden die strukturarme Aufhellung eines Lappenareals oder ganzen Lungenflügels, normale oder verstärkte Gefäßzeichnung der übrigen Lungenabschnitte und mehr oder weniger ausgeprägte, gewöhnlich asymmetrische Konfigurationsänderung der Hili.

Außer Betracht bleiben können *Seitendifferenzen der Strahlendurchlässigkeit*, bei denen die Hilus- und Lungenstruktur der helleren Seite unverändert erscheint (COHEN; KRÖKER; HAUSSER u. GRIMMINGER; LONGIN u.a.) (Abb. 105—107). Sie können *durch aufnahmetechnische Mängel* (leichte Drehung oder ungleichmäßiges Anpressen des Patienten an die

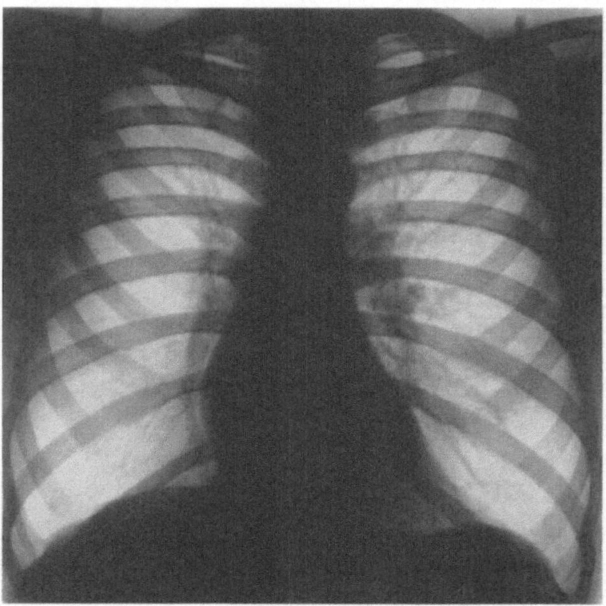

Abb. 108a

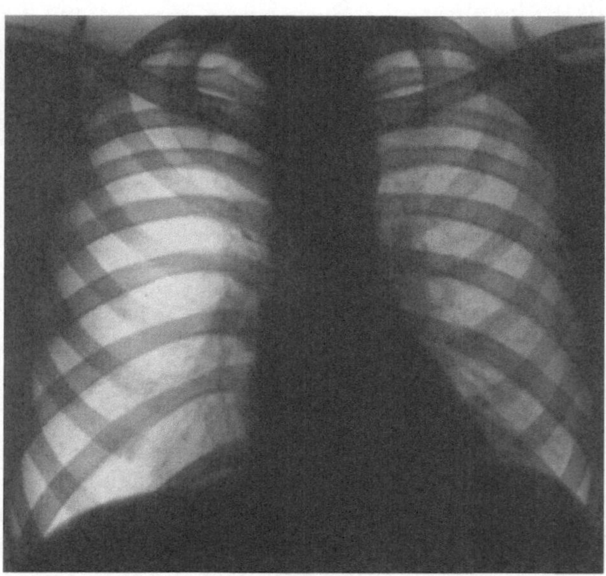

Abb. 108b

Abb. 108a—d. G. Se., 33jähr. ♂. Arch.-Nr. 7583/59, Röntgenabteilung Medizinische Universitätsklinik Münster i.Westf. (Direktor: Prof. Dr. W. H. HAUSS). Respiratorisches Mediastinalpendeln, Entlüftungsstörung und Mangeldurchblutung der rechten Lunge bei dynamischer Bronchialstenose infolge Chondromalazie (Zustand nach 33maliger (!) Elektroresektion von Papillomen der Trachea und Hauptbronchien). a und b Thoraxübersicht p.-a. inspiratorisch und exspiratorisch. c und d Bronchogramm sagittal inspiratorisch und exspiratorisch

Kassette) oder *unterschiedliche Weichteilbedeckung* bedingt sein [Zustand nach Ablatio mammae, Schulterblattresektion und Oberarmamputation, Aplasie des M. pectoralis (Lit. s. KRAUS; HERMANNSDORFER; GORZOWSKI; ALSTEAD; KATZ, FISCHER u. BERARDINELLI; WALTER u. BLASCHKE), erworbene Atrophie oder Hypertrophie eines Brustmuskels etc.].

Auch bei *Trübung der Gegenseite* durch diskrete Pleuraschwarten (Abb. 106), schmale Mantelergüsse und kontralaterale Lungenaffektionen (Strahlenfibrose und interstitielle Lues eines Lungenflügels) (COHEN), halbseitige Lungenstauung (HAUBRICH; LAUR u. WEDLER; SCHULZE), vorwiegend unilaterale Lymphangiosis carcinomatosa (eigene Beobachtung) und andere einseitig lokalisierte Gerüstverdichtungen erweist sich der *Eindruck halbseitiger Aufhellung* bei genauer Betrachtung der normalen helleren Seite als *trügerisch.*

Das eigentliche Problem bildet die Aufgabe, zwischen obstruktiver Entlüftungsstörung des Lungengewebes und primär obstruktiver Perfusionsdrosselung einer Provinz des

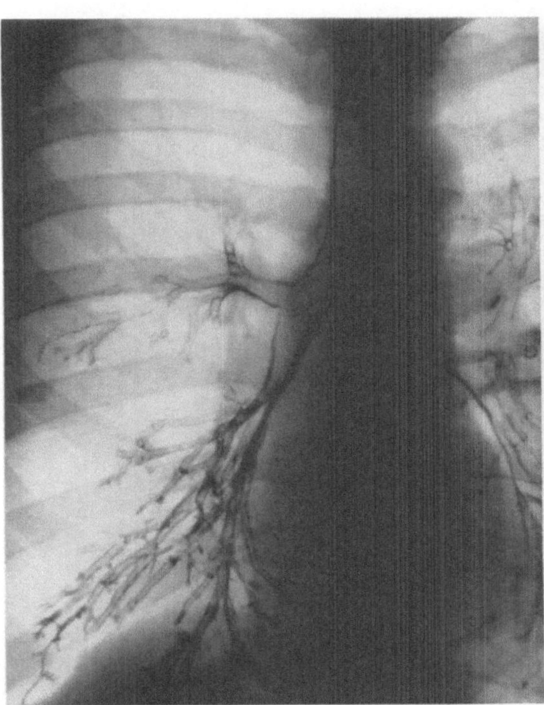

Abb. 108c

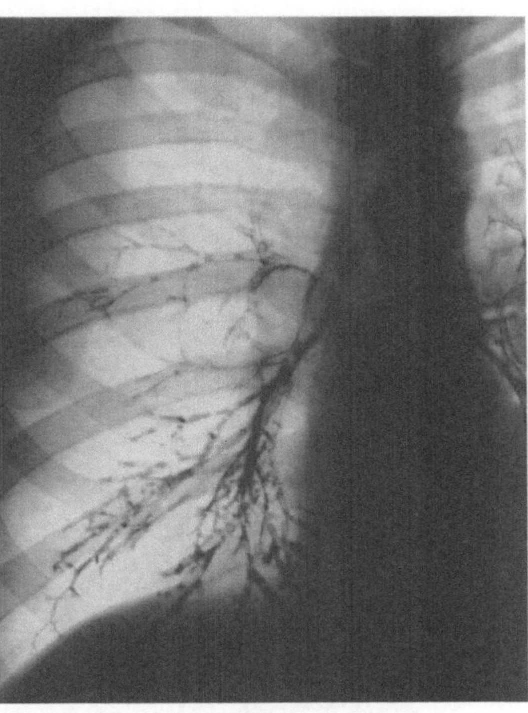

Abb. 108d

Lungenkreislaufs zu unterscheiden. Denn dem oben skizzierten röntgenologischen Symptomenkomplex können folgende pathogenetisch differente Bedingungen zugrunde liegen:

a) alle Spielarten eines *unilateralen Emphysems* (Ventilemphysem hinter einer angeborenen oder erworbenen zentralen Bronchostenose, kleinblasig-disseminiertes oder regionales großblasiges bronchiolostenotisches Emphysem in einem Lungenflügel) (Abbildung 108);

b) angeborene einseitige Sack- oder Wabenlunge;

c) erworbene Okklusion oder Kompression einer Pulmonalarterie bzw. eines größeren Astes (Embolie, autochthone Thrombose, äußere Strangulation);

d) angeborene isolierte Hypo- oder Aplasie einer Pulmonalarterie oder eines ihrer Lappenäste;

e) einseitige *Lungenhypoplasie* mit Unterentwicklung der Pulmonalarterie und Bronchialdysplasie verschiedenen Grades.

Die *verschiedenen Formen einseitiger Entlüftungsstörung* zeichnen sich durch *erhöhten Raumanspruch und respiratorische Volumenstarre* des geblähten Bezirks sowie durch *Bewegungseinschränkung der homolateralen Zwerchfellhälfte* aus, die mit Tiefstand des Hemidiaphragma und exspiratorischem Mediastinalwandern zur gesunden Seite verbunden sein kann. Strukturarmut und Transparenzzunahme sind dabei graduell unterschiedlich, die Herz- und *Hiluskonfiguration* recht *variabel.* Anzeichen einer Hypertrophie und Dilatation der rechten Kammer mit dynamischer Ausweitung des pulmonal-arteriellen Segments und beider Pulmonalstämme, die man in den Spätstadien des bilateralen substantiellen Obstruktionsemphysems oft findet, fehlen aus pathophysiologischen Gründen beim partiellen Emphysem. Der „*Hilusschwund*" auf dem Summationsbild des regionalen großblasigen Emphysems, riesiger postinfektiöser Pneumatozelen und kongenitaler Ballonzysten wird oft nur durch Verdrängung und Umgruppierung des zentralen Gefäßstiels vorgetäuscht (HORNYKIEWYTSCH u. STENDER; HEINE; LONGIN; SCHULZE) (Abb. 109). Der auf einen Lungenflügel oder Lappen beschränkte Parenchymschwund kann jedoch durch regulative Zuflußdrosselung eines Pulmonalstammes bzw. Lappenastes zu echter

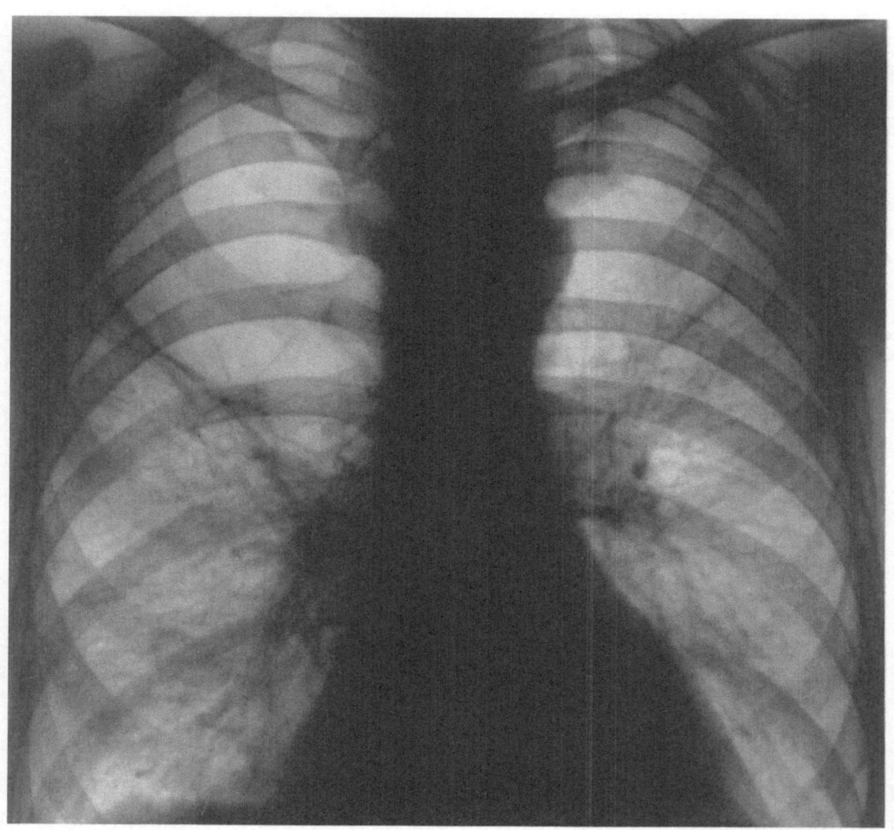

Abb. 109. M. Li., 46jähr. ♂. Arch.-Nr. 1520/57, Röntgenabteilung Medizinische Universitätsklinik Münster i. Westf. (Direktor: Prof. Dr. W. H. HAUSS). (Vgl. Abb. 103 und 104.) Großblasig angewachsenes Emphysem kleiner Parenchymbezirke in beiden Oberlappen mit Verdrängung der benachbarten Segmentgefäße und Kaudalverlagerung des Hilus rechts > links bei kleinfleckig herdförmiger Fibrose beider Lungen, chronischer destruierender Bronchitis, Peribronchitis und obliterierender Bronchiolitis. Thoraxübersichtsaufnahme p.-a. vom 31. 1. 55. [Bei ambulanter Kontrolle im Juli 1956 Nachweis eines Ausbrecherkrebses der linken Lungenspitze. Exitus infolge Tumorkachexie am 26. 8. 56. S.-Nr. 400/57, Pathologisches Institut Münster i. Westf. (Direktor: Prof. W. GIESE). [Klinische und anatomische Befunde s. F. HEINE, Beitr. Klin. Tuberk. **119**, 305 (1958) und W. HARTUNG, Beitr. Klin. Tuberk. **119**, 343 (1958)]

funktioneller Hilusverschmälerung führen, wie pulmangiographische Füllungsbilder bei einseitigem kleinblasig-disseminiertem (SWYER u. JAMES) bzw. lobärem Obstruktionsemphysem belegen (ABBOTT, HOPKINS, VAN FLEIT u. ROBINSON) (Abb. 110).

Die Mitteilung von SWYER u. JAMES, die sich mit Beobachtungen von MARGOLIN u. Mitarb. sowie BROCARD et al. deckt, erscheint in zweifacher Hinsicht bedeutsam. Sie zeigt einmal, daß sich die proximale arterielle Strombahn einer einseitig emphysematös veränderten Lunge trotz weitgehender Kapillarverödung nicht dynamisch erweitert, wie bei bilateralem Befall mit entsprechender Funktionseinbuße und Querschnittsabnahme zu erwarten, sondern unter dem Hypoxiereflex hochgradig verengt, um das Blut in die intakte Lunge umzuleiten. Die Tatsache, daß die A. pulmonalis der hellen Seite angiographisch ein sehr enges Kaliber aufwies, anatomisch aber kaum verschmälert war, ist jedenfalls nur mit einer *vasokonstriktiven Perfusionsdrosselung des ganzen Lungenflügels* zu erklären.

Diese Diskrepanz bekundet andererseits das Unvermögen, aus dem Schattensubstrat pulmonaler Oligämie zwischen organischer und funktioneller Ursache zu unterscheiden. Sie deutet zugleich auf eine Fehlerquelle der Interpretation einseitig heller Lungen hin, die bei der mitunter schwierigen Entscheidung über die Priorität ventilatorischer oder zirkulatorischer Störungen zu berücksichtigen ist (HERTZOG, ISRAEL, TOTY u. PERSONNE; BROCARD, DRUTEL, GALLOUEDEC, SOLIGNAC, LE DU u. MILLET; BROUET, CHEVALLIER, VASSELIN u. CASTILLON DU PERRON u.a.).

Beim *oligämischen Obstruktionssyndrom des Lungenkreislaufs* gibt die veränderte Hämodynamik dem röntgenologischen Korrelat ein kennzeichnendes Gepräge, gleich, ob es sich um eine akute Okklusion der zentralen Strombahn *durch embolisch-spastische Vorgänge oder* um eine *chronisch-fortschreitende, massive Thrombosierung* handelt (s. S. 123ff.). Zum emphysemähnlichen Bild einer hypovaskularisierten Transparenzzone des abgesperrten

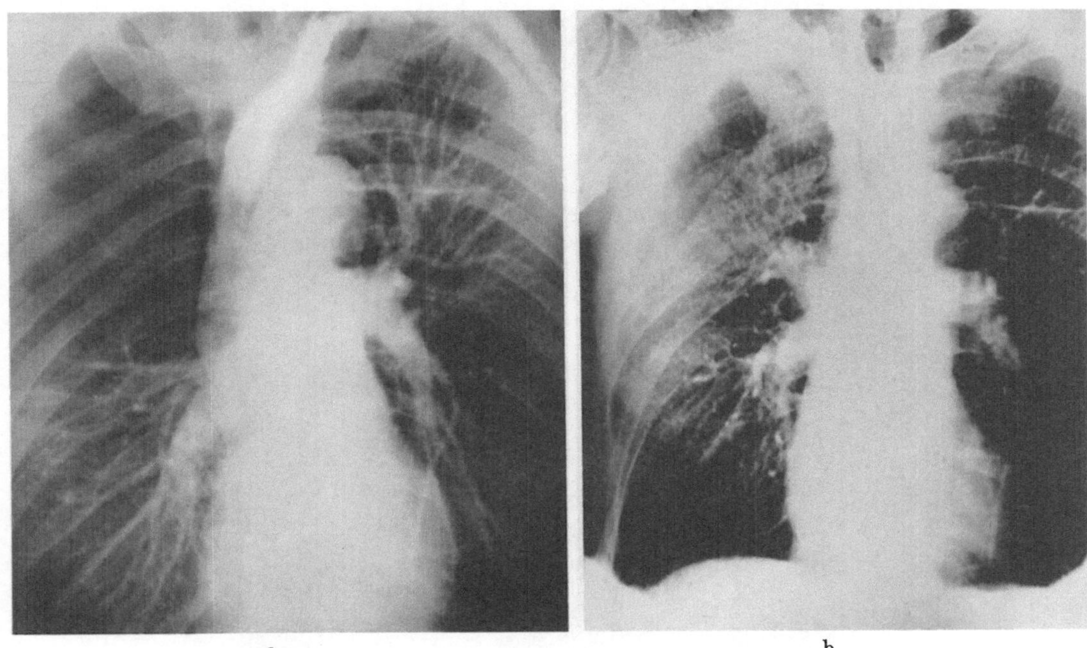

Abb. 110a u. b. Pulmangiogramm bei großbullösem Emphysem im rechten Oberlappen [nach O. A. ABBOTT, W. A. HOPKINS, W. R. VAN FLEIT u. J. S. ROBINSON, Thorax 8, 116 (1953)]. a Vor Resektion: hochgradige Verdrängung der Oberlappenarterie und ihrer Segmentäste sowie des Stamms der rechten A. pulmonalis nach kaudal durch die von einem kleineren Parenchymsektor gebildete Emphysemblase. b Nach Exstirpation der Emphysemblase: Wiederherstellung des normalen Situs der zentralen und peripheren Lungenarterienäste ohne gröbere Defekte am Gefäßbaum

Parenchyms tritt der Befund einer bilateralen Pulmonalektasie und — früher oder später — ein subakutes oder chronisches Cor pulmonale hinzu. Der gleichseitige Hilus ist dabei prästenotisch erweitert, oft tumorartig aufgetrieben und zugleich pulsatorisch stumm, während die andere, ebenfalls verbreiterte Lungenwurzel entsprechend der erhöhten Volumenbelastung verstärkte systolisch-expansive Randbewegung erkennen läßt (FLEISCHNER). Bei inveterierten Thrombosen der Pulmonalarterie sind außer der seitendifferenten Pulsation gelegentlich intravasale Kalkabscheidungen auf dem Schichtbild nachweisbar (SCHULZE) (Abb. 84).

Vor Verwechslung des ischämischen Aufhellungskeils mit einem partiellen Emphysem schützt die Beachtung des atemdynamischen Verhaltens (WESTERMARK; SHAPIRO u. RIGLER; LAUR u. WEDLER; LONGIN; SCHULZE). Denn bei den verschiedenen Formen rein vaskulär-zirkulatorisch bedingter Strukturarmut des Lungengewebes wird die Entlüftung nicht behindert. Der betroffene Parenchymabschnitt bleibt zwar nach Art eines regionalen Emphysems auch bei der Ausatmung abnorm strahlendurchlässig, zeigt aber

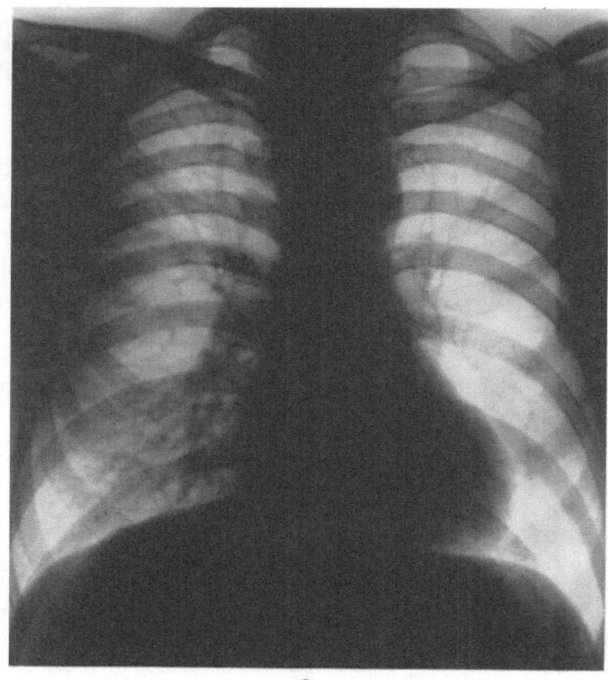

a

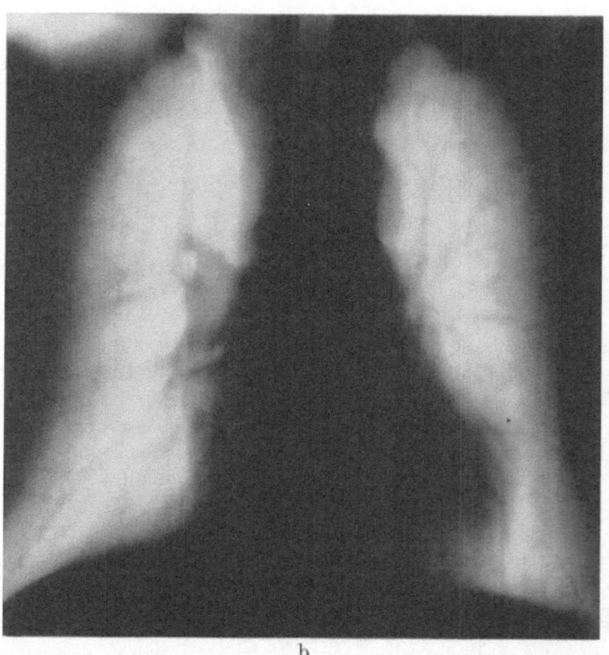

b

Abb. 111 a u. b. W. Po., 45jähr. ♂. Arch.-Nr. 11022/56, Röntgenabteilung Medizinische Universitätsklinik Münster i. Westf. (Direktor: Prof. Dr. W. H. Hauss). Einseitig helle Lunge mit kleinem Hilus und peripherer Minderdurchblutung (angeborene Hypoplasie der linken Pulmonalarterie? Strangulation durch perivaskulären Narbenzug?) a p.-a. Thoraxübersichtsaufnahme. b Schichtbild 12 cm a.-p.

unverminderte respiratorische Volumenschwankungen. Statt der Volumenzunahme geblähter Lungenanteile findet man normale räumliche Ausdehnung oder eher ein Volumen diminutum des hellen Areals.

Diese Kriterien bewähren sich auch gegenüber *erworbenen oder angeborenen Zirkulationsanomalien* im pulmonalen Funktionskreislauf, *die das Bild der einseitig hellen Lunge mit spärlich besetztem Hilus und vermehrter Blutfülle der anderen Seite hervorrufen* (Abb. 111).

Es wird gelegentlich *bei konstriktiver Abschnürung einer Pulmonalarterie* durch perivasale Narbenfelder alter tuberkulöser Lymphknotenprozesse angetroffen (LAUR u. WEDLER; TIRMAN, EISAMAN u. LLOYD; LÖHR u. Mitarb.; STECKEN; FASANO u. GASPARRI). Die neoplastische Ummauerung der Pulmonalarterie führt gleichfalls zur „Hilusamputation" und peripherer Durchblutungsdrosselung („le poumon exclu") (BARIÉTY, MONOD, CHOUBRAC u. JOLY), doch wird der angiographisch feststellbare Sachverhalt auf dem Nativbild gewöhnlich durch Tumor- und Atelektaseschatten verdeckt. Der Befund gehört daher nicht zur Kategorie „heller Lungen mit einseitiger Hilusverschmälerung".

Häufiger handelt es sich bei ausgeprägter Asymmetrie dieser Art um *angeborene Hypoplasie einer A. pulmonalis* oder eines ihrer Lappenäste (KRÖKER; LAUR u. WEDLER; EAST u. TERRENCE; DOTTER u. STEINBERG; MANHOFF u. HOWE; WYMAN; MAIER; HEIER;

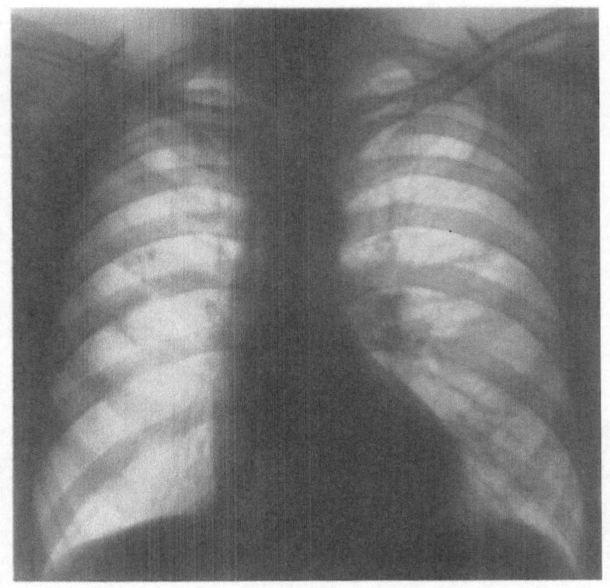

Abb. 112a

Abb. 112a—e. A. Sch., 46jähr. ♂. Arch.-Nr. 7861/59, Röntgenabteilung Medizinische Universitätsklinik Münster i.Westf. (Direktor: Prof. Dr. W. H. HAUSS). Mangeldurchblutete helle Lunge rechts mit kleinem Hilus bei Überfüllung der linken Pulmonalstrombahn. Inspiratorisches (!) Mediastinalpendeln zur hellen Seite und verminderte Exkursion des flachen Hemidiaphragma rechts (kombinierte Mißbildung des bronchoalveolären und Gefäß-Systems? Bronchographie und Spirometrie verweigert). a und b Thoraxübersicht inspiratorisch und exspiratorisch. c Atemkymogramm p.-a. d und e Schichtbild 11 cm a.-p. inspiratorisch und exspiratorisch

BELCHER u. PATTINSON; SCHMITZ u. THURN; VAUGHAN; ELDER, BROFMAN, KOHN u. CHARMS; BELCHER, CHAPEL, PATTINSON u. SMART; GROSSE-BROCKHOFF; THURNHER, GROBSCH u. KOTSCHER; ANACKER u. STENDER; JACH u. RAKOWSKI).

Der normale Hilusschatten kann — wie beim Truncus arteriosus communis persistens beiderseits (DANELIUS) — sogar gänzlich fehlen und wird durch bogig verlaufende, schmälere Systemarterien ersetzt (KRÖKER; MAIER; CAMPBELL u. GARDNER), wenn die Differenzierung der 6. Kiemenbogenarterie einseitig ausbleibt, und die betroffene Lunge über die Bronchialarterien durchströmt wird *(einseitige Pulmonalatresie)* (MÜLLER; BOPP; MAIER; WYMAN; DOTTER u. WIGLESWORTH; JOB, DE OLIVEIRA ILHA, SAINT PASTOUS u. DIAS CAMPOS; ALEXANDER, FIGIEL u. CLASS; MCKIM u. WIGLESWORTH; SMART u. PATTINSON; MOSS, AUSTIN u. O'LOUGHLIN; BARTHEL; EAST u. BARNARD; STEINBERG, DOTTER u. LUCAS; FLYNN, SIEBENS u. WILLIAMS; DOUMER, BELBENOIT u. MESMAQUE; ANDERSON, CHAR u. ADAMS; STEINBERG; MCKIM; SCHNEIDERMAN; VAUGHAN; HEINTZEN u. TESKE; CSERE, KIS-VÁRDAY u. PATAKI).

Die Hemmungsmißbildung tritt teils isoliert auf, teils in Kombination mit graduell unterschiedlicher Fehlentwicklung der Lunge (Lungenhypoplasie-Lappenaplasie-Lungenagenesie) (CARBAGNI u. FAZIO; VEST; WYMAN; MORTON, KLASSEN u. BAXTER; INGRAM, HUDSON u. DAVIES; NESBIT, PAUL u. MIDDLETON; THOMAS u. BOYDEN; STEINER; MAIER

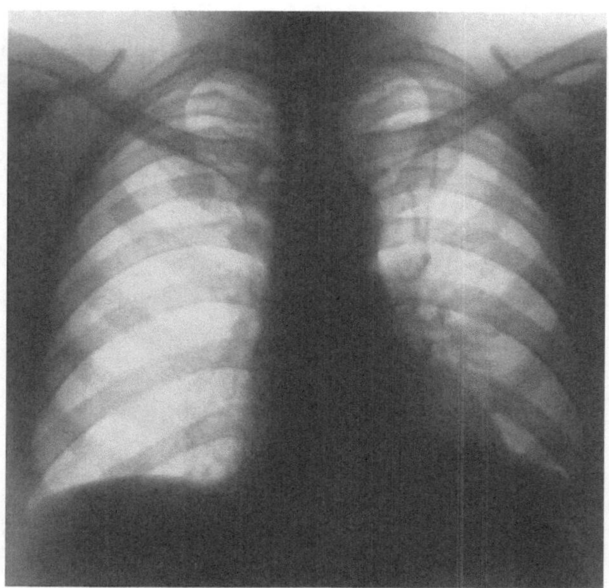

Abb. 112b

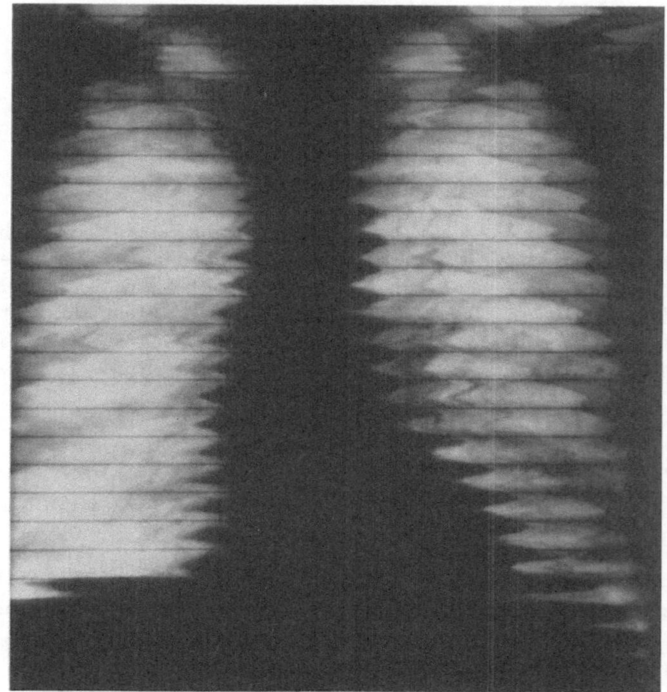

Abb. 112c

u. GOULD; ELWARD; BRAUN; STOREY u. MARRANGONI; BELCHER, CAPEL, PATTINSON u. SMART; GARBER; BOCK, MICHEL u. HERBST u.a.) und *mit angeborenen Angiokardiopathien* (Fallotsche Tetrade, Dextrokardie, Vorhofseptumdefekt, Eisenmenger-Komplex, aortopulmonales Fenster, Ductus Botalli persistens, Coarctatio) (ABBOTT; TAUSSIG; MAIER; WYMAN; STEINBERG; GROSSE-BROCKHOFF, JANKER u. SCHAEDE; NADAS, ROSENBAUM,

Wittenborg u. Rudolph; Reisch u. Themel; Emanuel u. Pattinson; Barthel u.a.). Derrick u. Howard beschrieben ein einseitiges Lungenemphysem mit Atresie der kontralateralen Pulmonalarterie.

Die rein vaskuläre Anomalie löscht die periphere Lungenzeichnung meist nicht so weitgehend aus wie das großblasig-substantielle Emphysem. Sie unterscheidet sich von

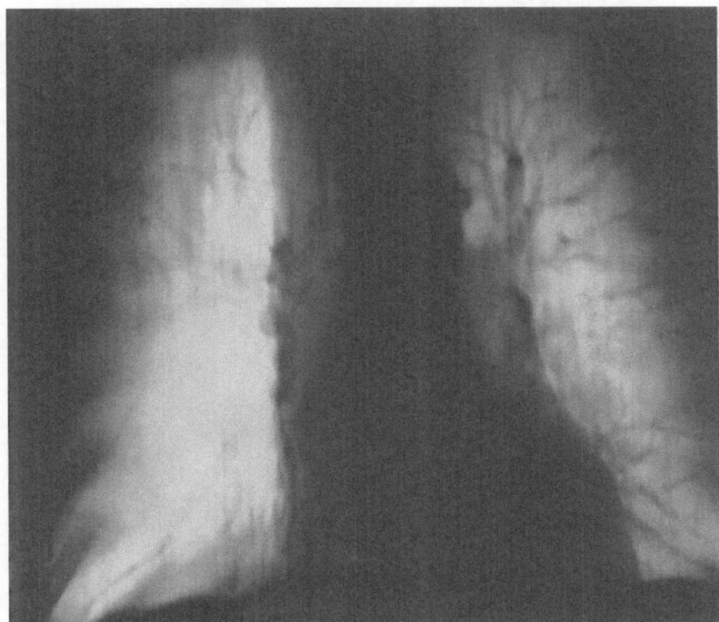

Abb. 112d

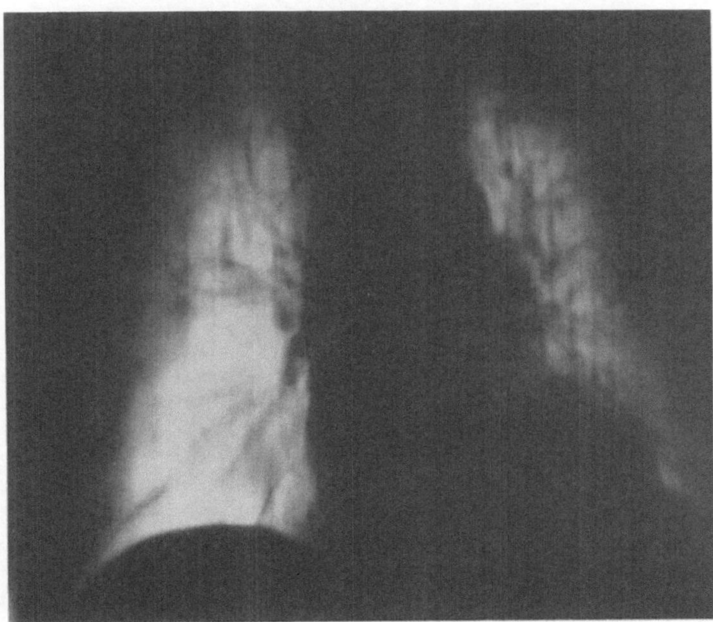

Abb. 112e

einseitiger funktioneller Blähung und fortschreitendem bullösen Gewebsschwund ferner durch den *stationären Verlauf*, *Fehlen einer Volumenzunahme* des betroffenen Lungengebietes und statisch wie dynamisch *normales respiratorisches Verhalten des Mediastinums und Zwerchfells*.

Bei einseitig hellen Lungen mit den Zeichen der Hypovaskularisation trifft man nicht selten auf ein *inspiratorisches Mediastinalwandern zur hellen Seite* (Abb. 112), verbunden *mit gleichseitigem relativem Zwerchfellhochstand und Engstellung der* ipsilateralen *Interkostalräume* (Dahm u. Schmidt; Macleod; Belcher u. Pattinson; Elder, Brofman, Kohn u. Charms; Margolin, Rosenberg, Felson u. Baum; Katz u. Wagner; Reisch u. Themel; Kröker; Longin; Schulze). Der scheinbar paradoxe Befund kann *Ausdruck*

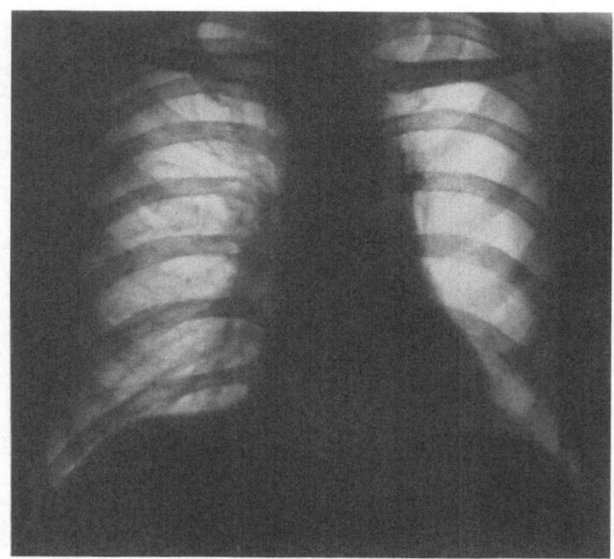

Abb. 113a

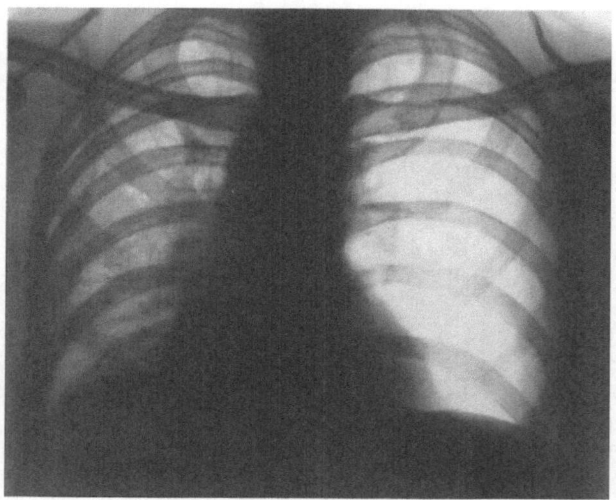

Abb. 113b

Abb. 113a—g. A. Os., 46jähr. ♂. Arch.-Nr. 7657/59, Röntgenabteilung Medizinische Universitätsklinik Münster i.Westf. (Direktor: Prof. Dr. W. H. Hauss). Oligämie der linken Lunge bei chronischer Ventilationsstörung durch stenosierende Bronchialwanddestruktion und exspiratorischen Bronchialkollaps bei ampullärer Bronchiektasie (angeborene, entzündlich überformte Bronchomalazie mit erworbener Mangeldurchblutung der linken Lunge und Konfigurationsatypie ihres Hilus als Folge der Entlüftungsstörung? Kombinierte Anlagemißbildung von Bronchial- und Gefäßsystem?) a und b Thoraxübersicht p.-a. in- und exspiratorisch. c Schichtbild 11 cm a.-p.: Seitendifferente Lungengefäßstruktur und Konfigurationsatypie des linken Hilus. d Exspiratorisches Mediastinalpendeln im Atemkymogramm p.-a. e Tiefstand und Exkursionshemmung des linken Hemidiaphragma im Atemkymogramm. f und g Bronchogramme p.-a. in- und exspiratorisch: ampulläre, perlschnurartige Bronchiektasie im Bereich der exspiratorisch kollabierenden Segment- und Subsegmentbronchien (vor allem im Oberlappen einschließlich Lingula) bei organischer Stenose des Unterlappenbronchus. Dislokation und abnorme exspiratorische Drehbewegung des gesamten Bronchialbaums links infolge der obstruktiven Entlüftungssperre des Unterlappenparenchyms *koordinierter Wachstumshemmung der Lungenanlage und ihres Gefäßsystems* sein, dessen Einbau der Aussprossung der fetalen Lungensäckchen zeitlich nachfolgt (MÜLLER; RUBIO u. PIOVANO). Er rührt wohl daher, daß der mißgestaltete Lungenabschnitt a priori weniger Raum beansprucht oder wegen seiner funktionellen Bedeutungslosigkeit für den Gasaustausch nur unvollständig entfaltet wird.

Es ist denkbar, daß solche „hellen Zwerglappen“ bzw. rudimentären Lungenflügel mit unterentwickeltem Gefäßbaum *durch Schädigung in der frühkindlichen Wachstumsperiode* (z.B. Primärtuberkulose, Pneumonien) zustande kommen, wobei die Gefäßhypoplasie lediglich Folge mangelhafter struktureller Ausreifung und Funktionstätigkeit des respiratorischen Parenchyms ist (MACLEOD; LONGIN; DARKE, CRISPIN u. SNOWDEN).

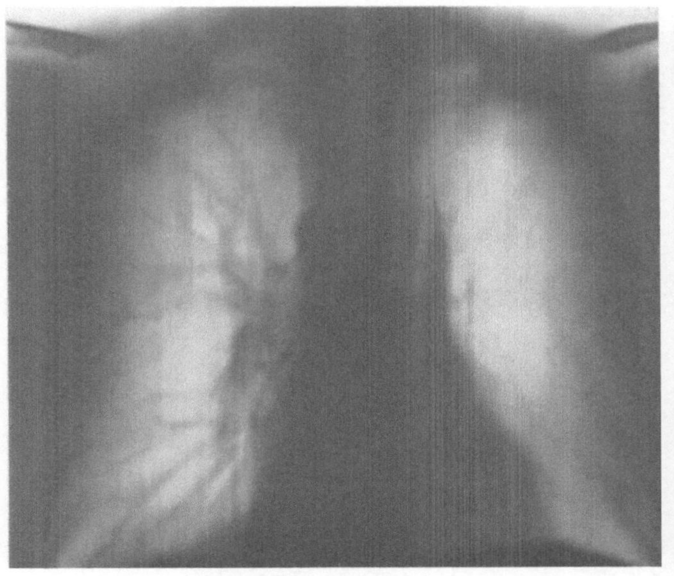

Abb. 113c

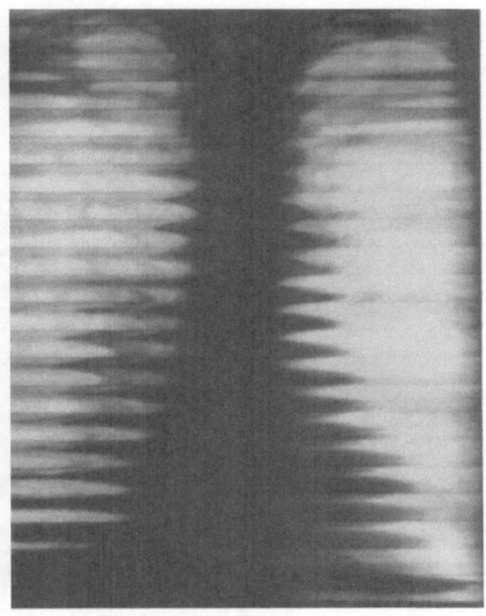

Abb. 113d

Andere Autoren nehmen nicht einen erworbenen Zustand, sondern eine komplexe Mißbildung im Sinne *kongenitaler Lungenhypoplasie* an (UEHLINGER; DUFOURT, BRUN, VIALLIER, BUFFARD u. PRÉAULT; GARBAGNI u. FAZIO; VESELINOV u. ZVOLENSKÝ; SCHNEIDER; IDEMA).

Die Atemtätigkeit der funktionsuntüchtigen hellen Lunge entspricht de facto einer *Luxusventilation*. Denn der örtliche Gasaustausch ist auf Minimalwerte reduziert oder völlig aufgehoben (LAUR u. WEDLER; MARGOLIN, ROSENBERG, FELSON u. BAUM; KATZ u. WAGNER; BROUET, CHEVALLIER, VASSELIN u. DU PERRON; BELCHER, CHAPEL, PATTINSON u. SMART; BROCARD, DRUTEL, GALLOUEDEC, SOLIGNAC, LE DU u. MILLET). Da das restliche Parenchym den Ausfall wettmacht, treten blutgasanalytisch keine meßbaren Abweichungen bei Luft- und reiner O_2-Atmung auf (DARKE, CRISPIN u. SNOWDEN; BROCARD et al.).

Spirometrie und Bronchospirometrie der hellen Lunge ergeben bezüglich der Volumenproportionen und dynamischen Atemwerte verschiedene Resultate: mitunter sind deutliche Zeichen einer obstruktiven Entlüftungsstörung nachweisbar (Steigerung des Residualvolumens auf Kosten der Vitalkapazität, Abnahme des Atemgrenzwertes, verzögerte Fremdgas-Mischzeit, pathologischer Tiffeneau-Test) (MARGOLIN, ROSENBERG, FELSON u. BAUM; UEHLINGER; BROCARD et al.; DORNHORST, HEAF u. SEMPLE; DARKE, CRISPIN u. SNOWDEN), in anderen Fällen fehlen sie.

Das abweichende Verhalten erklärt sich mit graduell unterschiedlicher *Beteiligung des Bronchialsystems*, deren Art und Ausmaß allenfalls bronchographisch abzuschätzen ist. In der Regel füllt sich die Bronchialperipherie der aufgehellten Lungenanteile spärlicher als sonst, in manchen Fällen gar nicht. Die mittleren und großen Bronchien bleiben bei isolierter Pulmonalhypoplasie unauffällig. Ob man Kaliber- und Konturveränderungen einzelner Lappenbronchien (JOB u. Mitarb.; KNOLLE) als mittelbare Folge der Gefäßanomalie zurechnen darf, ist sehr fraglich. Das eigentümliche *perlschnurartige Füllungsbild sonst normalkalibriger oder ampullär erweiterter, blind endigender Subsegmentbronchien*, das bei einseitig hellen Lungen wiederholt beschrieben wurde und auf Bildung multipler Bronchialwandhernien von Erbsen- bis Bohnengröße beruht (MARGOLIN, ROSENBERG, FELSON u. BAUM; BELCHER, CHAPEL, PATTINSON u. SMART; KATZ u. WAGNER; LONGIN; FRANCIS; WEINREICH u. WOLFART; SCHULZE), läßt sich nicht mehr mit der Vorstellung einer lediglich vaskulären Mißbildung in Einklang bringen.

Die Bronchialanomalie ist Bestandteil des *Syndroms der „idiopathic unilateral hyperlucent lung"*, das MARGOLIN, ROSENBERG, FELSON u. BAUM als röntgenmorphologische Entität dem klassischen Obstruktionsemphysem und der isolierten einseitigen Pulmonal-

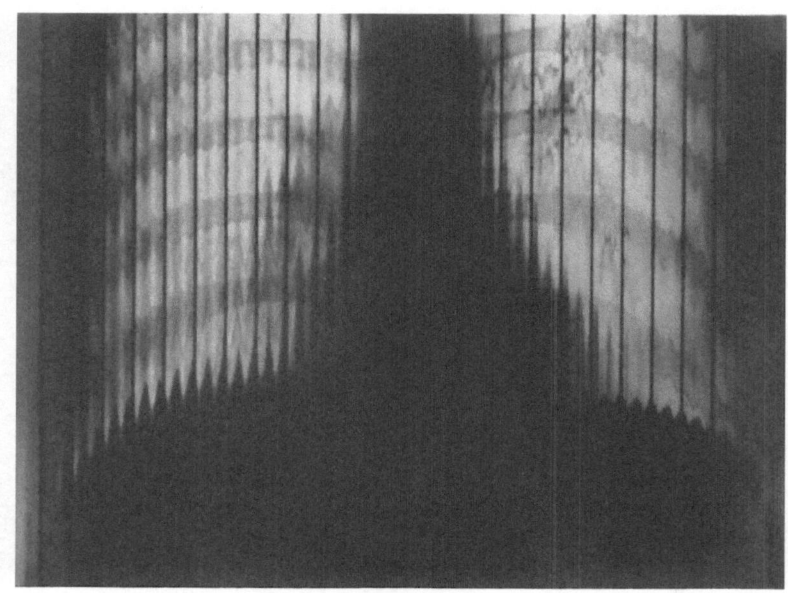

Abb. 113e

hypoplasie gegenüberstellen. Die Mißgestalt der mittleren Bronchien kann mit der Neigung zum exspiratorischen Lichtungskollaps verbunden sein und dann zu gleichzeitigem Mediastinalwandern nach der gesunden Seite führen. Der Befund ist für eine banale erworbene Bronchiektasie ungewöhnlich, obgleich er ebenfalls mit bronchiolären Veränderungen in Verbindung gebracht wird (Lit. s. LONGIN). Vieles spricht für eine *primäre Wandschwäche der betroffenen Bronchialabschnitte* (mangelhafte Ausbildung des fibro-kartilaginären Gerüsts und der muskulären Elemente), die auch isoliert auftreten (WILLIAMS; WILLIAMS u. CAMPBELL; MORLOCK u. SCOTT PINCHIN; MÜLLER u. MUSSHOFF) und infolge multilokulärer Ventilmechanismen zum kongenitalen Emphysem führen kann (SHAW; FERGUSON u. NEUHAUSER; MACLEOD), hier aber anscheinend *mit einer übergeordneten Fehlbildung der Lungenanlage und ihres Gefäßsystems vergesellschaftet* ist.

Die klare formalgenetische Zuordnung wird dadurch erschwert, daß man die Wechselwirkung ventilatorischer und zirkulatorischer Störungen und den Umfang sekundärer Einflüsse auf den Entwicklungsablauf kaum abschätzen kann (Abb. 113). Denn die Bronchialdysplasie begünstigt durch exspiratorischen air block und Behinderung der Sekretdrainage die Entstehung chronisch-rezidivierender Infekte. Diese verstärken ihrerseits in einem Circulus vitiosus die obstruktive Entlüftungshemmung. Sie können ex posteriori einen Abbau des pulmonalen Kapillarnetzes und zunehmende Drosselung der proximalen Strombahn bewirken und infolge entzündlicher Destruktion der Bronchialwand schließlich sowohl Stenosen wie hernienartige Ausstülpung ungestützt liegender Schleimhautbezirke herbeiführen bzw. in ihrem Ausmaß steigern.

So überschneiden sich im Bild der einseitig hellen Lunge die Gestaltkreise primärer Entlüftungsstörungen und partieller Mangeldurchblutung der Lunge auf Grund angeborener oder erworbener Anomalien in pathogenetisch vielfältiger Verflechtung. Selbst nach eingehender anamnestisch-klinischer und röntgenologischer Analyse des Symptomenkomplexes muß die Frage der Priorität ventilatorischer oder zirkulatorischer Störfaktoren in manchen Fällen offen bleiben.

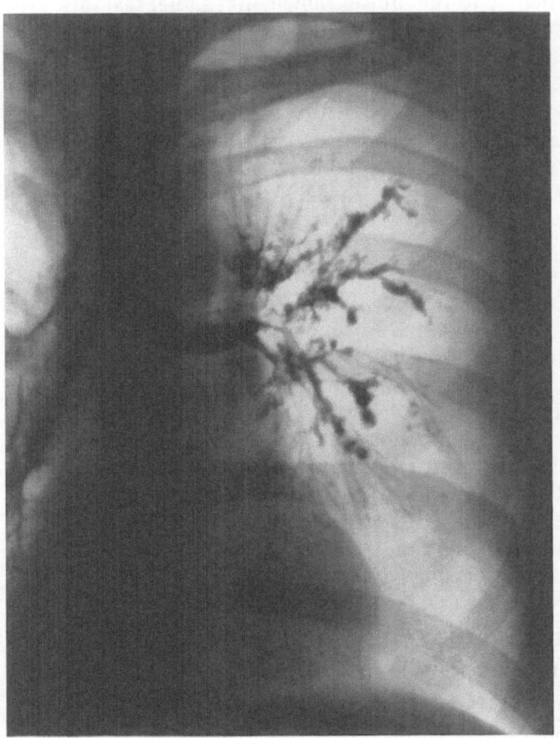

Abb. 113 f

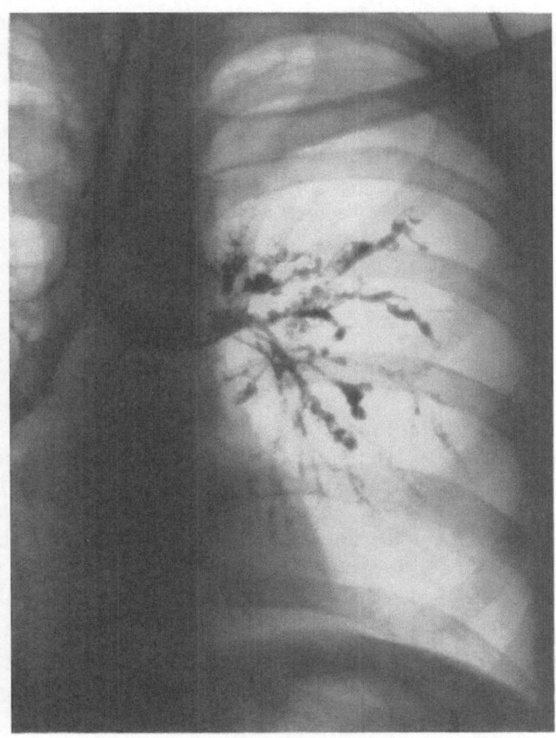

Abb. 113 g

3. Die Lungenatelektase

a) Begriffsbestimmung und klinische Bedeutung

Der Symplex *Atelektase* enthält die Wortstämme τέλος (= Ende, Reife, Vollzug) und ἔκτασις (= Ausdehnung). ἀ-τελὴς ἔκτασις heißt *noch nicht vollzogene* oder *noch unvollendete Entfaltung*.

Diese Bezeichnung trifft genau den Zustand primärer Luftlosigkeit, in dem sich die Lunge des Fetus bzw. Neugeborenen bis zum Einsetzen der äußeren Atmung natürlicherweise befindet oder krankhaft weiterverharrt (Jörg; Billard). Es war ein sprachlicher Mißgriff, den Ausdruck später auf die extrauterin wiedererworbene Luftleere schon beatmet gewesener Alveolargebiete zu übertragen (Legrendre u. Bailly; Mendelsohn; Traube). Der Vergleich hinkte auch sachlich, denn hinsichtlich Reifegrad und histologischem Aspekt des Lungengewebes, Art und Umfang seiner Perfusion und letztlich auch der Verfassung des Spatium intraalveolare bestehen *grundsätzliche Unterschiede zwischen der fetalen und der „erworbenen" Atelektase* des Erwachsenen. „Tatsächlich kehrt die Lunge wohl nie in die ursprüngliche, der angeborenen Atelektase entsprechende Ausgangslage zurück" (Loeschke).

Im klinisch-röntgenologischen Sprachgebrauch erhielt der Begriff Atelektase einen erweiterten Geltungsbereich. Er steht nicht mehr allein für den vorübergehenden Status des reinen vollständigen Alveolarkollapses *(„einfache Atelektase")*, sondern umschließt zugleich den Zustand späterer Ödemauffüllung und Zellimmigration der luftleer gewordenen Alveolen *(blande „Anschoppungsatelektase")* (Fleischner), das Stadium der reaktiven Gerüstverfestigung *(„atelektatische Induration")* (WURM), ja de facto sogar die chronische *„Obstruktionspneumonitis"* (McDONALD, HARRINGTON u. CLAGETT; SPAIN; SIMON; BRONKHORST; GALY u. DUPREZ) und das Erscheinungsbild der tuberkulös infizierten *„unreinen Atelektase"* (RÖSSLE).

Dem Bedürfnis nach korrekter Kennzeichnung entsprangen verschiedene Änderungsvorschläge zur Nomenklatur, wie *„Apneumatose"* (FUCHS; HEWITT; ZIEGLER — zit. nach WURM; CORYLLOS u. BIRNBAUM; CATEL u. HAHN; DI CARLO), *„akute Nichtbelüftung"* (SPAIN), *„Delektase"* (FLETCHER; CLEGG), *„Deflation"* (BRISCOE). Manche französischen Autoren umschrieben die Atelektase als *„réaction d'immobilisation"* (CARDIS) oder *„condensation rétractile"* (ANGAMMARE; LEMOINE; GARAIX; AMEULLE u. PERREAU; SERGENT; EVEN, LECOEUR u. VERMEIL; SERRE, PASSOUANT, MICHET u. VALLAT u. a.). Die terminologischen Neuschöpfungen waren sprachlich z. T. nicht glücklicher, zu indifferent, um das Wesen des komplexen Krankheitsgeschehens zu erfassen, oder nur auf Teilvorgänge des Ablaufs anwendbar. Auch die Unterteilung der postnatalen *„Apneumatosen"* (LANDING) in *„Anektasie"* (fehlende Expansion post partum), Atelektase (sekundärer „Kollaps") und *„Enchysis"* (ἔγχυσις = Eingießung, d. h. Ersatz der Luft durch einströmende Flüssigkeit mit Ausdehnung der Alveole) konnte sich nicht durchsetzen.

Am besten wird der Hergang der akuten „blanden Atelektase" mit dem dynamischen Bild des „Alveolarkollapses" (collabi = zusammensinken) gezeichnet (COHN; WUNDERLICH; FOERSTER — zit. nach Wurm; PASTEUR; JACKSON u. LEE; LOESCHCKE; POLICARD; JACOBAEUS; BOWEN; HUIZINGA; SIMON; WURM u. a.). Das Dilemma des Kollapsbegriffes liegt nur in seiner synonymen Verwendung für verschiedene Abstufungsgrade des *Volumen pulmonum diminutum*. Unter Lungenkollaps versteht man in der Klinik oft nur mäßige Abnahme von Luftgehalt und räumlicher Entfaltung wie beim therapeutischen Pneumothorax. Andererseits ist die bei Thoraxeröffnung zur elastischen Ruhelage kollabierte Lunge nach Entweichen der „Kollapsluft" zunächst noch nicht luftleer. Erst die Resorption auch der „Minimalluft" (normal ca. 700—800 ml) läßt den akuten „massiven" Kollaps in die eigentliche Atelektase übergehen. Beide Begriffe sind, streng genommen, nicht identisch (BIANCALANA u. COLOMBO). Die Zustände greifen aber fließend ineinander über, gleichen sich auch in ihrem Schattensubstrat und werden daher promiscue oder kombiniert gebraucht (*„massiver* oder *atelektatischer Kollaps"* im Gegensatz zum *einfachen Kollaps* der Pneumothoraxlunge) (Lit. s. CORYLLOS u. BIRNBAUM; SANTE; BOYER; JACOBAEUS; BOWEN; SIMON; LÖFFLER).

Die Bezeichnung *„Atelektase"* hat sich auch in übertragenem Sinne allen Einwänden gegenüber behauptet und erscheint trotz ihrer sprachlichen Inkorrektheit immer noch besser als ein Sprachgewirr. Sie *bedeutet* also sensu strictiori die *unvollständige oder ausbleibende Entfaltung des Alveolarraumes post partum*, häufiger noch die *sekundäre Luftleere* in Teilgebieten der Lunge, die *mit Raumverlust* und allmählich *zunehmender Drosselung des Saftflusses* verbunden ist. Der Begriff ist als *symbolische Formel für* das phasenhafte Geschehen zu verstehen, das als *funktionelle*, zunächst voll *rückbildungsfähige Belüftungsstörung* verschiedenen Ausmaßes beginnt, nach längerer Dauer aber meist in eine bleibende Organschädigung *(Kollapsinduration)* übergeht, deren Grenze zu entzündlichen Folgeentwicklungen *(Obstruktionspneumonie, Abszedierung)* fließend und mit klinisch-röntgenologischen Mitteln oft nicht klar zu ziehen ist.

Die *Lungenentfaltung* wird mit dem ersten Schrei *nach der Geburt* eingeleitet. Sie erfolgt stufenweise und nicht schlagartig. Dem Differenzierungsgrad und den intraalveolären Kohäsionskräften entsprechend (WILSON u. FARBER; HILDING u. HILDING; GRUENWALD) bleibt ein Teil der Alveolen zunächst im Zustand der *physiologischen Atelektase*. Die „normale Aufhellung" der Lungen vollzieht sich in der Sicht des Röntgenologen etwa innerhalb von 2—14 Tagen (PEISER; WEYMÜLLER, BELL u. KRAHULIK; SAUPE; MAYER; FARRELL; HILDING; WASSON; ELLIS u. NADELHAFT; STEINER; PETERSON; MARTIN u. FRIEDELL; CUNHAM u. D'AMICO; BOREADIS u. GERSHON-COHEN; VAN DER HAL). Bei unreifen Kindern wird sie länger (VOGT; SAUPE; KOEGEL), nach FARBER u. WILSON bis zu 6 Wochen hinausgezögert. Weiteres Wachstum und strukturelle Differenzierung der Lunge dauern bis zur Pubertät (ENGEL; POLICARD).

Auch für das spätere Leben wird die Existenz „physiologischer" Atelektasen angenommen, die röntgenologisch nicht hervortreten. Sie entsprechen den funktionellen Reserven der Lunge, deren Alveolarbläschen in Ruhe vermutlich nur alternierend belüftet und durchblutet werden (VERZÁR u. JEKER; ENGELHARDT; SEEMANN; STUTZ; v. HAYEK; WEARN et al.). Der „Schichtwechsel der Acini" soll unter dem regulierenden

Einfluß der alveolo-kapillären CO_2-Spannung (WICK) und koordinierter Tonusschwankung der bronchiolären und kapillären Wandmuskulatur (v. EULER u. LILJESTRAND) so vonstatten gehen, daß der lokale Kohlensäureanstieg nach passagerer bronchiolo-konstriktorischer Ausschaltung des Luftwechsels den Blutdurchfluß im örtlichen Kapillarnetz vorübergehend drosselt, zugleich aber die Lichtung des zugehörigen Bronchiolus erweitert und so eine neue „Ventilationsphase" einleitet, die mit dem Nachlaß des bronchodilatatorischen CO_2-Effekts wieder in eine „Ruhepause" übergeht (ENGELHARDT; STUTZ). Die Öffnung der winzigen „*Reserveatelektasen*" (GIESE) bei tiefer Inspiration erzeugt das dem Kliniker geläufige Entfaltungsknistern. Bei bettlägerigen adynamischen Patienten besteht ein fließender Übergang zu pathologischen lobulären Resorptionsatelektasen oder *Dystelektasen*, wenn man diese Bezeichnung für einen Zustand nur partiell verminderter Luftfüllung der Alveolen gelten lassen will (ENGEL).

Die *akute Atelektase* bildet *nur ein Übergangsstadium* zur Wiederbelüftung, organischer Gerüstschrumpfung oder sekundär-entzündlichen Komplikationen. Bei sonst gleicher Ausdehnung manifestiert sie sich eher mit Dyspnoe und anderen klinischen Anzeichen als die schleichend entstehende *chronische Atelektase*, die kompensatorischen Mechanismen Zeit zum unbemerkten Funktionsausgleich läßt.

Die *klinische Bedeutung der pathologischen Atelektase* ist nicht an ihrem räumlichen Umfang zu messen. Gewiß spielt die Größe des Funktionsausfalls insofern eine Rolle, als eine ausgedehnte Belüftungssperre das gesamte Erscheinungsbild beherrschen kann, während die geringe Minderung der Diffusionskapazität durch kleine, örtlich und zahlenmäßig beschränkte Atelektaseherde angesichts der großen Kapazitätsreserve irrelevant und klinisch gar nicht faßbar ist. Doch verdienen die Schattensymbole der Atelektase auch unabhängig von ihrer Dimension besondere Beachtung. Denn die Atelektase repräsentiert kein ursächlich autonomes Krankheitsgeschehen, sondern bildet nur ein *Symptom* und oft das einzige *röntgenologische Leitmerkmal* ernsthafter Grundleiden, die sich innerhalb oder außerhalb des Brustkorbs lokalisieren. Atelektasen entstehen in vielgestaltiger Form und Ausprägung als Begleit- und Folgeerscheinung aller bronchopulmonalen Erkrankungen, pleuraler, mediastinaler und kardio-vaskulärer Affektionen, als Anzeichen sympathischer Funktionsstörung bei abdominellen Prozessen oder Komplikation primär zerebrospinaler Läsionen sowie nach äußerer Gewalteinwirkung auf Kopf, Rumpf und Achsenskelett. Manche Formen der Atelektase sind Bestandteil bestimmter klinisch-röntgenologischer *Symptomenkomplexe*, wie die Plattenatelektase und der massive Kollaps nach Traumen und Operationen; andere prägen ein *Syndrom eigener differentialdiagnostischer Problematik*, wie die chronische Obstruktionsatelektase des Mittellappens und der Lingula (s. S. 343ff.).

b) Pathologisch-anatomische Morphologie

In Analogie zu den verschiedenen Bedingungen erhöhten pulmonalen Luftgehalts bietet sich das gewebliche Substrat verminderter Lungenentfaltung dem Betrachter in quantitativ wie qualitativ unterschiedlicher Form dar.

Im Zustand der reversiblen *Volumen pulmonum diminutum* erscheint das weniger lufthaltige Parenchym blutreich, mitunter leicht ödematös gequollen und relativ fest (GIESE), im Gegensatz zur starren fibrosklerotischen Gerüstschrumpfung jedoch strukturell intakt. Die Gestalt der verkleinerten Lungenbläschen bleibt nahezu bis zum vollständigen Alveolarkollaps im wesentlichen gewahrt (GIESE). Die Volumenabnahme kann graduell sehr wechseln, beide Lungen insgesamt oder nur ein Teilgebiet betreffen und aus ganz heterogenen, oft komplexen Ursachen entspringen.

Eine *anhaltende alveoläre Hypoventilation* ergibt sich *bei extrem Fettleibigen mit „kleiner Lunge"* (POHL u. SCHARFF) aus der Erschwernis der thorako-mechanischen Atemtätigkeit durch unverhältnismäßig hohen Arbeitsaufwand und aus der Verschiebung der pulmonalen Volumen/Oberflächenproportion infolge Hochstand und verminderter Exkursion des Zwerchfells. Die anhaltende Hyperkapnie und Hypoxämie stört das Säure-Basengleichgewicht und kann zur Plethora der minderbelüfteten

Lungen führen (Hochrein; Kisch; Giese; Matthes u.a.). Der pathophysiologische Zusammenhang von chronischer Hypoventilation mit Fettsucht bzw. bleibender Beeinträchtigung der thorako-diaphragmalen Beweglichkeit und seine funktionellen wie anatomischen Folgen (Azidose, Somnolenz bzw. narkoleptische Zustände, kompensatorische Polyglobulie, vasokonstriktorischer Hochdruck im Lungenkreislauf mit Cor pulmonale) kennzeichnen das Krankheitsbild des „*Pickwickian-Syndroms*" (Spitz; Cutting; Burwell, Robin, Whaley u. Bickelmann; Auchincloss, Cook u. Renzetti; Weil u. Prasad; Johnson, Lillehei u. Miller; Estes, Sieker, Mc Intosh u. Kelser; Sanen; Lillington, Anderson u. Brandenburg; Carroll; Weil; Kaufmann, Ferguson u. Cherniack; Hackney et al.; Hochrein u. Schleicher; Matthes u.a.). Ein Hypoventilationssyndrom mit ähnlichen Auswirkungen wurde auch bei *Dystrophia myotonica des Zwerchfells* beobachtet (Benaim u. Worster-Drought).

Eine Volumenrestriktion mit vermehrtem Blutgehalt der Lungen findet man auch bei passiver kardiogener Kongestion oder „*angiektatischer Alveolarkompression*" infolge kongenitaler Vitien mit intra- bzw. extrakardialem Links-Rechts-Shunt sowie arterio-venöser Fisteln im großen Kreislauf (Giampalmo u. Schoenmackers). Die bei zentral ausgelöster Hypoventilation (Bulbärparalyse verschiedener Ätiologie, intrakranielle Drucksteigerung durch Tumoren, Blutung oder Hirnödem, Enzephalitis etc.) auftretende Blutüberfüllung des Lungengewebes kann auch Ausdruck koordinierter Vasomotorenschwäche sein. Im Fall inspiratorischer Atemerschwernis durch Passagehindernisse im Tracheobronchialsystem handelt es sich vornehmlich um einen hämodynamischen Effekt des verstärkten Sogs im Brustkorb.

Der Zustand verminderter Luftfüllung kann mit dem ursächlichen Mechanismus allgemeiner oder regional begrenzter Hypoventilation wieder verschwinden, ohne daß es zu völliger Luftleere im betroffenen Alveolargebiet kommt. Andererseits ist das partielle Volumen diminutum nicht selten Vorläufer einer kontinuierlichen Entwicklung zum massiven Alveolarkollaps oder zeitweiliges Zwischenstadium im Lösungsverlauf umfänglicher Resorptionsatelektasen, das der vollständigen Wiederentfaltung vorausgeht. Für die *prä-atelektatische* (bzw. *post-atelektatische*) Übergangsphase, in der man bereits (noch) fleckförmige, stellenweise auch konfluierende Atelektasen innerhalb des hypoventilatorisch verkleinerten Lungenareals nachweisen kann, hat sich der Begriff „*Dystelektase*" (Engel) eingebürgert.

Der anatomische Befund dystelektatischer Parenchymveränderungen wird vielfach von Hypostase und *entzündlichen Begleit- bzw. Folgeprozessen* variiert („dystelektatische Pneumonie") (Loeschcke; Engel; Lauche; Giese u.a.) (s. S. 170, 188), die im Rahmen des jeweiligen Entstehungsmodus auch *Erscheinungsbild und Schicksal der Atelektase oft entscheidend prägen* (Heller; Schuchardt; Arnheim; Lotmar; Buchmann; Loeschcke; Jackson; Leopold; Kaunitz; Fleischner; Wurm; Giese; Bronkhorst; Löffler; McDonald, Harrington u. Clagett; Spain; Lüdeke u.a.).

α) Makroskopischer Befund

Im Zustand *fetaler Atelektase* sind die Lungen klein, dunkelblaurot gefärbt, oberflächlich glatt und von schlaffer Konsistenz. Die drüsenähnliche Anordnung der zusammengefalteten und mit einer geschlossenen Decke kubischen Epithels bekleideten Alveolen bildet sich als eigentümliche Felderung des Parenchyms auf der Schnittfläche ab. Unter fortschreitender Gewebsreifung und Kapillarisierung wird die Strukturzeichnung verwaschener (Loeschcke). Mit dem Blutreichtum nimmt der Saftgehalt des Organs infolge physiologischer Fruchtwasseraspiration gegen Ende des Fetaldaseins zu.

In dieser Verfassung trifft man das Lungengewebe bei Totgeburten und bei *primären Neugeborenenatelektasen* an, die allerdings meist nur Teile der Lungen umfassen (Peiser; Steiner u.a.). Die Unterscheidung von *kongenitaler alveolärer Dysplasie* (s. S. 175), *Sekundäratelektasen post partum* verschiedener Genese (s. S. 50, 184) und tödlicher Asphyxie durch *Bildung hyaliner Membranen* (s. S. 113, 184) ist nach histologischen Kriterien zu treffen. Bei den Atemstörungen des *postnatalen Aspirationssyndroms* (s. S. 50, 184) geht die Atelektase oft fließend in pneumonische Anschoppung über.

Die vom lufthaltigen Nachbarparenchym abgesprengten bzw. als funktionslose Überschußbildung eingeschlossenen *atelektatischen Gewebsbezirke extra- oder intrapulmonaler Nebenlungen* ("broncho-pulmonary sequestration") (s. S. 297ff.) unterliegen im Laufe des

Lebens gewöhnlich zunehmender Kompression durch solitäre oder multiple Retentionszysten. Als Bestandteil der weißlich glänzenden, mehr oder weniger derben Blasenwand sind sie von den übrigen Strukturen der Fehlanlage (Bronchien, lymphoides Gewebe etc.) nur histologisch abzugrenzen.

Für den äußeren Aspekt *erworbener Atelektasen* ist der Kausalnexus insoweit maßgeblich, als er Ausdehnung, zeitlichen Entwicklungsmodus und Dauer der Belüftungssperre bestimmt.

Ihr *Umfang* variiert zwischen der Größe von Lungenläppchen und der Dimension eines ganzen Lungenflügels. Die luftleeren Bezirke können fleckförmig auf ein begrenztes Areal oder über beide Lungen verteilt sein, einen breiter zusammenhängenden Parenchymsektor (Lappen, Segment, Subsegment) in toto umfassen, mitunter auch mehrere funktionell und räumlich getrennte Segmentkeile einnehmen.

Die *Volumeneinbuße* als allgemeines Gestaltmerkmal der Atelektase erscheint um so eklatanter, je umfänglicher der entlüftete Lungenabschnitt ist, und je ausgiebiger der Raumausgleich durch vikariierende Überdehnung des restlichen Parenchyms, nötigenfalls auch durch parietale Anpassung (Mediastinalverlagerung, Zwerchfellelevation, Brustkorbeinziehung), erfolgt. Wird das Kompensationsvermögen dieser Vorgänge von struktureller Unnachgiebigkeit eingeschränkt, so hält verstärkter Transsudateinstrom in das luftleere Gewebe den Raumverlust in mäßigen Grenzen. Den gleichen Effekt hat die Sekretanschoppung und sekundär-entzündliche Infiltration der Atelektase. Erst mit Einsetzen narbiger Indurationsprozesse kommt es zu fortschreitender Schrumpfung und bleibender, oft geradezu grotesker Verkleinerung des betroffenen Sektors. Im phasenhaften Ablauf von akuter zu chronischer Atelektase, der nicht allein vom auslösenden Krankheitsgeschehen, sondern auch von akzidentellen Faktoren beeinflußt wird und schließlich eigener Gesetzlichkeit folgt, wandeln sich Aussehen und Konsistenz atelektatischen Gewebes beträchtlich.

Die Charakteristika der *akuten Atelektase* sind am sinnfälligsten beim *massiven Lungenkollaps* nach plötzlicher Bronchusblockade, operativen Eingriffen und Traumen zu erkennen. Der unvermittelt ausgeschaltete Lungenabschnitt sinkt unter flacher Einziehung seiner Pleuragrenzen zusammen. Vermehrter Blutgehalt, Schlaffheit und zyanotische Färbung, die von passiver Hyperämie, Ödemdurchtränkung und Hypoxämie bei temporärem arterio-venösen Kurzschluß herrühren, geben dem Gewebe milzähnliche Beschaffenheit *(„Splenisation")* (Kaufmann; Hueck; Giese u.a.). Die Atelektase setzt sich scharf vom lufthaltigen hellrötlich-grau getönten Parenchym der Nachbarschaft ab, das unter kompensatorischer Blähung deutlich abblaßt und das Niveau der übrigen Lungenoberfläche leicht zu überragen pflegt. Der Relief- und Farbunterschied der miteinander verzahnten Randläppchen beider Zonen markiert bei *Segmentatelektasen* klar den vielzackig gewundenen Verlauf der intersegmentalen Grenzen.

Die unter verschiedenen ätiologisch-pathogenetischen Bedingungen akut entstehenden *Plattenatelektasen* (s. S. 317ff.) verraten sich schon am uneröffneten Organ mit streifenförmigen Pleuradellen oder tieferen horizontalen Einschnitten des Lungenkörpers. Die Furchen weisen hiluswärts in die Längsachse der luftleeren Parenchymscheiben und sind überwiegend an der dorso-basalen Unterlappenkonvexität lokalisiert. Territoriale Ausdehnung und bronchial-anatomische Beziehungen der Plattenatelektasen erweisen sich im Anschnitt als uneinheitlich (s. S. 321ff.). Meist reicht der Atelektasestreifen bis in den Lungenkern hinein und entspricht einem geschlossenen broncho-vaskulären Versorgungsgebiet (Subsegment, seltener Segment) (Weber; Heuck u.a.). In anderen Fällen erstreckt sich der plattenförmige Alveolarkollaps auf einen Gewebsverband unterschiedlicher broncho-segmentaler Zugehörigkeit und vornehmlich kortikaler Lage. Er erfolgt jeweils senkrecht zur pleuro-pulmonalen Zugrichtung auf den Hilus und ist mit ödematöshämorrhagischer Anschoppung verbunden (Feyrter; Fleischner). Die Eigentümlichkeiten von Gestalt und topographischer Anordnung der Plattenatelektasen werfen in pathogenetischer Hinsicht besondere Probleme auf (s. S. 317ff.).

Die akuten *lobulären Fleckenatelektasen* (s. Abb. 21) bilden dunkelrote hyperämische Verdichtungsherde im Lungengewebe. Man findet sie vornehmlich als Folge obstruktiver Belüftungsstörungen im frühen Kindesalter, bei adynamischen Erwachsenen und älteren Menschen. Entsprechend der meist entzündlichen Ätiologie der zugrunde liegenden Affektionen (s. S. 187, 332) bestehen fließende Übergänge zu bronchopneumonischer Anschoppung. Sekundäre infiltrative Überformung und Hypostase wirken einer Schrumpfung der Mikroatelektasen entgegen. Trotz der Vielzahl luftleerer Läppchenbezirke und ihrer Neigung zu Konfluenz sind die Lungen oft infolge komplementärer bzw. bronchiolostenotischer Blähung der perifokalen Lobuli eher erweitert als in ihrem Gesamtvolumen reduziert. Die Bevorzugung der dorsalen Ober- und Unterlappensegmente für streifenförmig zusammenfließende Anschoppungsatelektasen, aus denen sich die sog. „*paravertebrale dystelektatische Säuglingspneumonie*“ und *hypostatische Greisenpneumonien* entwickeln (STEFFEN; PEISER; CZERNY; BARTENSTEIN; ENGEL; LOESCHCKE; LAUCHE; GIESE; ROUSSY u. LEROUX; GONIN; PARADE; THOMAS; STRANG; FRIEDMAN; MYERS u.a.), erklärt LOESCHCKE mit dem vermehrten Eigengewicht des ödemdurchtränkten Parenchyms, das sich bei Bettlägerigen „der Schwerkraft folgend nach unten“ senkt und so die flache Ventilation der abhängigen Lungenabschnitte zusätzlich erschwert.

Die akute Atelektase kann sich mit ihren entzündlichen Begleitprozessen resorptiv zurückbilden, sobald der auslösende Ursachenkomplex beseitigt ist. Bei fortbestehender Ventilationssperre pflegt zunächst die anfängliche Blutfülle und Zyanose des luftleeren Gewebes zu schwinden. Im geschlossenen Brustkorb blaßt die „*rote Atelektase*“ des akuten Stadiums (GIESE) infolge regulativer Drosselung der zugehörigen Kapillarprovinzen allmählich ab. Unter Pneumothoraxbedingungen trägt die veränderte Spannungssituation nach Wegfall des Atemsogs — und erst recht ein etwaiger Überdruck — im Pleuraspalt dazu bei, den Blutzufluß zu stärker kollabierten Anteilen des Lungenstumpfes zu verringern. Der massive Kollaps der Pneumothoraxlunge bietet sich daher gewöhnlich in Form einer „*blassen Atelektase*“ dar (GIESE). Auch bei den langsamer entstehenden *Entspannungs- bzw. Kompressionsatelektasen* unter verdrängenden Pleuraergüssen, im Druckbereich raumfordernder endothorakaler Prozesse oder in der Enge des kyphoskoliotisch, rachitisch-osteomalazisch bzw. von thorakoplastischen Eingriffen deformierten Brustkorbs (Lit. s. S. 216) erscheint das unentfaltete Parenchym fahl blaugrau gefärbt, relativ blutarm und in seiner Konsistenz vermehrt. Die während Pneumothoraxbehandlung und exsudativer Pleuritis auftretenden kortikalen Atelektasezonen können nachträglich durch schwartige Fesselung der gestauchten Lungenrinde *(„Faltungsatelektasen“)* oder umgeknickter Lungenränder *(„Lappenkantenatelektasen“)* fixiert werden. Sie lassen sich selbst nach längerer Zeit wieder belüften, wenn man sie durch Lösung der schrumpfenden Pleuramembranen aus der beengenden Hülle befreit (Lit. s. S. 216, 388ff.).

Auch sonst bedeutet der sichtbare Wandel der Gewebsbeschaffenheit, der sich beim Übergang von akuter zu *chronischer Atelektase* als Blässe und Verfestigung äußert, nicht notwendigerweise bleibende Schädigung. Nach tierexperimenteller und klinisch-pathologischer Erfahrung können blande Atelektasen monate- bis jahrelang bestehen, ohne ihre volle Rückbildungsfähigkeit einzubüßen (LICHTHEIM; BIANCALANA u. COLOMBO; CHURCHILL; POLICARD; WURM; GIESE; LÖFFLER u.a.). Allerdings ist die Unversehrtheit und damit die Wiederentfaltbarkeit des Gefüges — zumal bei obstruktionsbedingten Atelektasen — nicht auf die Dauer gewährleistet. Der nach akutem Bronchusverschluß einsetzende Zustand der Bronchialsekretstauung, interstitiell-intraalveolären Ödembildung und histiozytären Anschoppung, der im amerikanischen Schrifttum als „*drowned lung*“ bezeichnet wird (JOHNSTON; JACKSON; MANGES; MCCRAE; LEOPOLD; KAUNITZ; BOWEN; MANGES u. FARRELL; CHURCHILL u.a.), kann zwar mittels resorptiver Vorgänge usque ad integrum rückgängig gemacht werden. Je ausgiebiger jedoch die Schleimretention, und je eiweißreicher die durch Liquordiapedese in den Alveolarraum gelangende Flüssigkeit ist, desto näher liegt die Gefahr, daß sich aus unvollständiger Lösung des humoralzelligen Verdichtungsprozesses eine *atelektatische Induration* anbahnt. Diese Entwicklung ist irreversibel. Sie kann den Abschluß eines blanden Atelektaseverlaufs bilden. Bei anhaltender Bronchusblockade führt der Weg infolge der fast unausbleiblichen Sekundärinfektion gewöhnlich über das langwierige Zwischenstadium der „*Obstruktionspneumonitis*" (McDonald, Harrington u. Clagett; Spain; Lüdecke; Chiari; Waddell, Sniffen u. Sweet; Adams; Nicholson; Kershner u. Adams; Sellors, Blair, Houghton, Thompson u. Pryce; Fienberg; Waddell, Sniffen u. Whytehead u.a.), das weitere Komplikationsmöglichkeiten birgt (polytope Abszedierung, Gangrän, bronchopleuraler Fisteldurchbruch, Arrosionsblutung etc.) (Lit. s. S. 177, 356).

Die verschiedenen Formen post-atelektatischer Induration sind nur histologisch zu unterscheiden (s. S. 177). Das Lungenparenchym ist schwielenartig fest, schiefergrau oder mißfarben graugrünlich getönt, der Pleurabezug meist nicht durchsichtig spiegelnd, sondern matt getrübt, oft mit dem parietalen Serosablatt oder der interlobären Pleura verwachsen. Die ausgeprägte Schrumpfungstendenz läßt kollapsindurierte Lappen soweit zusammensintern bzw. den Nachbarlappen als unscheinbar schmale Gewebsplatte adhäsiv anhaften, daß sie bei Eröffnung des Thorax völlig von der überlappenden Restlunge verdeckt werden können.

Die Schnittfläche chronisch obstruktionspneumonischer Lungenteile zeigt vielfach eine gelblich glänzende Sprenkelung, die einer örtlichen Lipoidphanerose innerhalb abgeschilferter Alveolarepithelien und speichernder Makrophagen entspricht. Sie bildet das makroskopische Kennzeichen der „*xanthösen Schaumzell-*", „*Cholesterin-*" bzw. „*endogenen Lipoid-Pneumonie*" (Chiari; Robbins u. Sniffen; Fienberg; Waddell, Sniffen u. Whytehead; Gross, Brown u. Hatt; Pansa u. Maggi u.a.). Die regressive Verfettung gilt als Folge der Lymphbahnverödung (Chiari; Beitzke), obliterierender Bronchiolitis (Fienberg; Robbins u. Sniffen) und lokaler Azidose bei endangiitisch bedingter Ischämie des mit Fremdmaterial (Bronchialschleim) angefüllten Gewebes (Waddell, Sniffen u. Whitehead). Während die xanthösen Einschlüsse im Laufe der narbigen Organisation verschwinden, wird der mit all seinen Transportbahnen irreversibel geschädigte Parenchymabschnitt allmählich kleiner und tumorartig verhärtet. Angesichts der Hyperplasie der regionalen Lymphknoten und häufig nachweislicher entzündlicher Veränderungen im zugehörigen Bronchialsystem (Stenosen wie Bronchiektasie) (Kartagener; Bachmann, Hewitt u. Beeckley; Fischedick u. Sieckel; Jahn; Habér, Benkö u. Barna; Minetto u. Concina u.a.) wird der Befund klinisch-röntgenologisch leicht mit einem Bronchuskarzinom verwechselt, auch wenn keine neoplastische Obstruktion zugrunde liegt. Selbst bei Probethorakotomie bietet die karnifizierende Obstruktionspneumonie erhebliche differentialdiagnostische Schwierigkeiten (Brewer, Jones u. Dolley; Ackermann, Elliott u. Alanis; Hinkel; Wachs; Brunner u. Tanner; Denk; Reitter; Swenson u. Leaming; Zdansky; Keil u. Schissel; Bauer; Morvay; Deist; Seusing; Dudik; Thomas u. Rienhoff; Friedlander u. Wolpaw; Brown u. Biskind; Kesztele; Volk, Losner, Lewitan u. Nathanson; Leb; Janes; Rubino; Šalek, Zžahourek u. Prášil u.a.).

Der *Bronchialbaum* atelektatischer Lungenpartien zeigt je nach Pathogenese und Dauer der Ventilationsstörung sehr unterschiedliche Verfassung. Die Häufigkeit pathologischer *Lichtungsverhältnisse* und abnormer Wandbeschaffenheit entspricht der dominierenden Stellung der Obstruktionsatelektase. Im akuten Stadium massiver postoperativer Atelektasen pflegen die innerhalb der luftleeren Zone gelegenen Bronchien mittleren und feinen Kalibers zu kollabieren (Kartagener). Während die größeren Versorgungsäste durchgängig erscheinen, können in der Peripherie bereits ausgedehnte Sekretverschlüsse und katarrhalische Wandveränderungen vorliegen (s. S. 190). Die distale *Schleimobstruktion* spielt eine obligate Rolle bei den entzündlich-atelektatischen Komplikationen des Bronchialasthma (s. S. 54, 187), atemparalytischer Zustände (s. S. 191), der Mucoviszidose (s. S. 64, 187) und der akuten bronchopulmonalen Affektionen des frühen Kindesalters, deren Erscheinungsbild von multifokalen Atelektasen und obstruktiver Blähung beherrscht wird (s. S. 52, 187). Unter bestimmten pathogenetischen Bedingungen sind ferner Fruchtwasser, Meconium und Ödemflüssigkeit (s. S. 50), verzweigte Fibringerinnsel (s. S. 187), Blutkoagula (s. S. 193), aspirierte Ingesta (s. S. 191, 192), käsige Lymphknotensequester (s. S. 192, 201, 346, 349, 350), Broncholithen (s. S. 201, 350) und andere feste endo- oder exogene Fremdkörper (s. S. 135, 193, 238) als *obturierendes Fremdmaterial in der Bronchuslichtung* anzutreffen. Die Sekretretention innerhalb von Bronchiektasen mit proximal durchgängigen Lumina ist Ausdruck der gestörten Selbstreinigungsfunktion und bleibt bei Obliteration der nachgeordneten Bronchioli auf die vorgeschalteten erweiterten Luftwege beschränkt. Die passive Schleimstauung jenseits zentraler Bronchusverschlüsse reicht dagegen weiter distalwärts, u. U. bis in den Alveolarraum hinein und nimmt stärkeres Ausmaß an (McDONALD, HARRINGTON u. CLAGETT; SPAIN; LÜDEKE u. a.).

Das Bronchialsystem kann im Verlauf der Atelektase intakt bleiben. Ungleich häufiger kommt es — primär oder sekundär — zu *organischer Alteration der Bronchialwand* und ihrer Umgebung. Sie kann im gleichen Grundleiden wurzeln wie die Atelektase und aerogen, lympho-hämatogen, lymphadenogen bzw. kontinuierlich von außen her aus unmittelbarer Nachbarschaft des Bronchus oder autochthon entstehen. Die krankhafte Veränderung vermag sich als Stenose, komplette Blockade und/oder Ektasie zu manifestieren. Ihre Form, Lage und Ausdehnung hängt vom jeweiligen Mechanismus (Obturation, Obstruktion, Kompression bzw. Strangulation) ab. Die Vielgestaltigkeit des makroskopischen Befundes entspricht dem breiten Spektrum ätiologischer Möglichkeiten (spezifische und unspezifische Infektionen, Allergie, physiko-chemische Noxen, Traumen, degenerative Prozesse, Mißbildung, Systemerkrankungen, Neoplasie etc.) und kann hier nicht im Detail geschildert werden.

Die funktionellen Anpassungsvorgänge im *Gefäßsystem* atelektatischer Lungenabschnitte sind summarisch aus der wechselnden Blutfülle und Farbtönung des Gewebes abzulesen. Die Änderung von Kaliber, Verlauf und architektonischer Raumanordnung der Blutstrombahnen ist in ihrer Gesamtheit am besten aus dem postmortalen Angiogramm ersichtlich (GIESE; JUNGHANNS; SCHOENMACKERS u. VIETEN u. a.). Injektions- und Korrosionspräparate bringen auch die nach längerer Dauer bzw. Sekundärinfektion — zumal nach Auftreten von Bronchiektasen — einsetzende Erweiterung der Bronchialarterienäste und die Zunahme ihrer Anastomosen zum Funktionskreislauf eindrucksvoll zur Darstellung (LIEBOW, HALES, HARRISON, BLOOMER u. LINDSKOG; LIEBOW, HALES u. LINDSKOG; CUDKOWICZ u. ARMSTRONG). Der innerhalb inveterierter Atelektasen und chronischer Obstruktionspneumonitis fortschreitende Obliterationsprozeß ist makroskopisch faßbar, soweit die Intimaproliferation größere Pulmonaläste erfaßt und ihr Lumen einengt bzw. verschließt. Die ausgedehnten endangiitischen Obliterationsvorgänge und perivaskulären Infiltrate in der Gefäßperipherie sind erst mikroskopischer Diagnostik zugänglich.

Die Reaktion des *Lymphsystems* verläuft gleichfalls phasenhaft. Der verstärkte Saftstrom von Ödemflüssigkeit und retinierten Schleimmassen füllt im akuten Atelektasestadium die oberflächlichen und tiefen Lymphspalten der Lunge und läßt sehr bald die Abflußlymphknoten resorptiv anschwellen (MATTHES, HOLMAN u. REICHERT). Er wird mit zunehmender Verfestigung des länger blockierten Parenchyms spärlicher. Die Entwicklung zur Obstruktionspneumonitis geht mit weitgehender Lymphbahnverödung (CHIARI; BEITZKE u. a.) sowie reaktiver Hyperplasie und Neubildung intrapulmonaler Lymphfollikel einher, die teils im Peribronchium eingestreut, vor allem aber nahe den intersegmentalen und interlobulären Septen zu finden sind (LÜDEKE; ROBBINS u. SNIFFEN u. a.). Die ständige Abfilterung resorbierter Entzündungsprodukte und Keime unterhält einen immer von neuem aufflackernden chronischen Sinuskatarrh. Die unspezifisch-spodogene Lymphadenitis endet in indurativer Umwandlung der regionalen Lymphknoten, die überdies von dem zur Atelektase führenden Grundleiden in mannigfaltiger Form in Mitleidenschaft gezogen werden können (spezifische Infektionen, vermehrte

Staubspeicherung, systematisierte oder blastomartige Granulombildung, Tumormetastasierung). Auch hier bleibt der nähere Einblick und die ätiologische Klärung der histologischen Untersuchung vorbehalten.

β) *Mikroskopischer Befund*

Das feingewebliche Bild wandelt sich mit dem strukturellen Reifegrad und dem Alter der Atelektase (Abb. 114). Der histologische Parenchymbefund erlaubt keinen Rückschluß auf die Pathogenese der Belüftungsstörung. Innerhalb der Atelektase eingelagerte Krank-

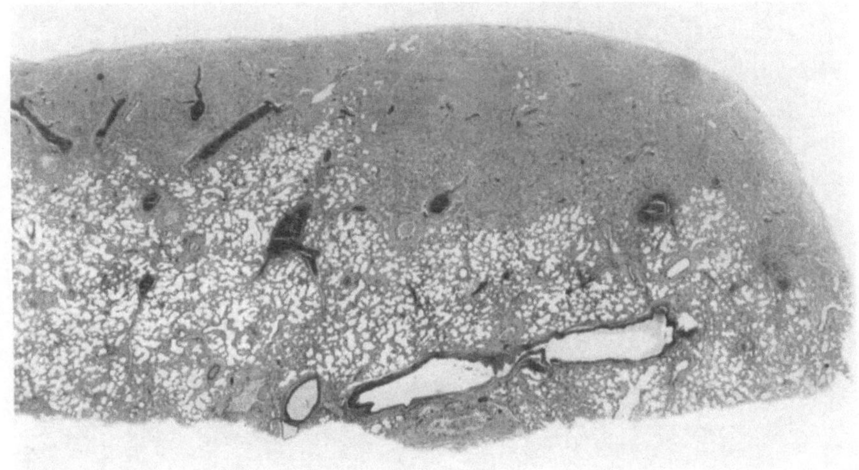

Abb. 114a

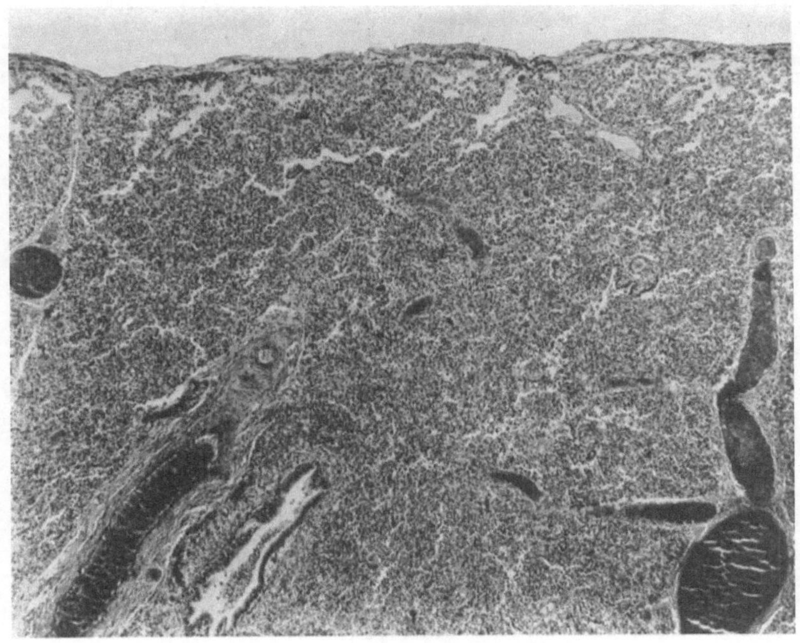

Abb. 114b

Abb. 114a—e. Der histologische Aspekt frischer und chronischer Atelektasen [Mikrophotogramme nach Gewebsschnitten aus dem Pathologischen Institut Universität Münster i. Westf. (Direktor: Prof. W. GIESE)]. a Ausgedehnte frische paravertebrale Randatelektase (4 Monate altes Kind, J.-Nr. 730/62, HE-Färbung, Lupenübersicht 5:1. b Frische subpleurale Atelektase ohne Induration (J.-Nr. 730/62, van Gieson-Elastica, 37:1). c Blande Kompressionsatelektase bei Pleuraempyem (J.- Nr. 18/63, van Gieson-Elastica, 39:1). d Chronische subsegmentale Atelektase mit Induration (J.-Nr. 481/63, van Gieson-Elastica, 17:1). e Atelektatische Induration, vorwiegend elastische Zirrhose (J.-Nr. 481/63, van Gieson-Elastica, 48:1)

heitsprozesse spezieller Prägung (aktive tuberkulöse Herde, pneumokoniotische und andere Granulome, neoplastische Infiltration etc.) weisen allenfalls den Weg zur ätiologischen Erkenntnis des Grundleidens.

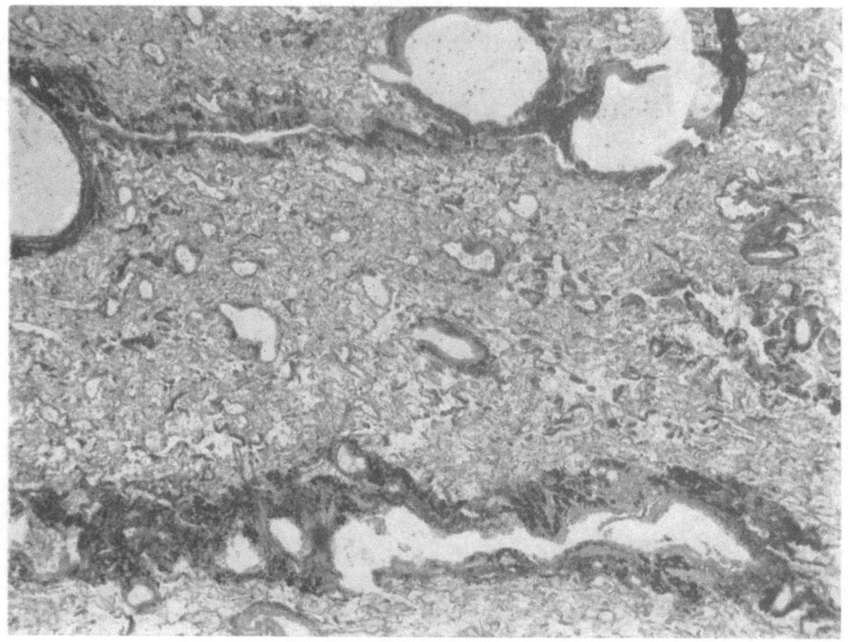

Abb. 114c

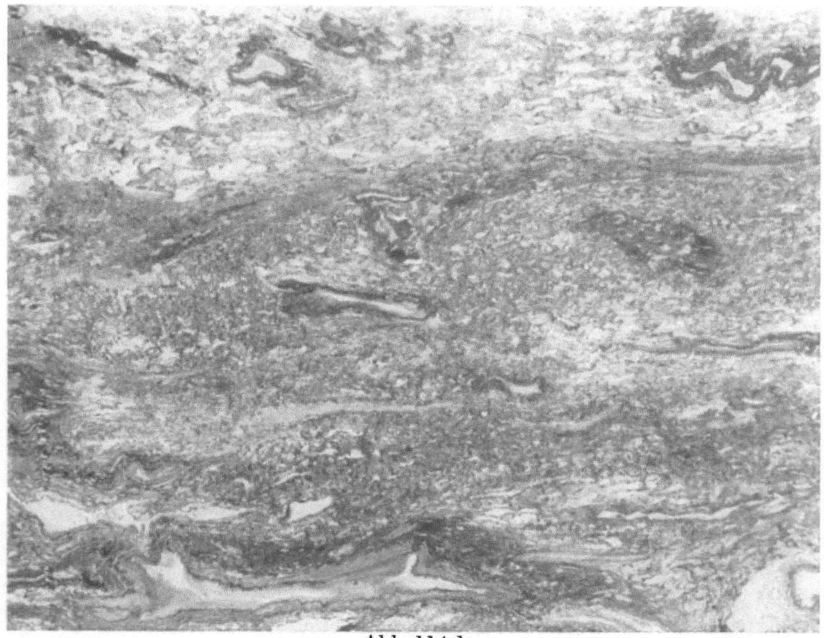

Abb. 114d

Die *fetale und nach der Geburt persistierende Atelektase* zeichnet sich durch Pigmentmangel, Fehlen elastischer Fasern in der Alveolarwand und konzentrische Anordnung der luftleer aneinander liegenden Alveolen aus (LOESCHCKE). Der Wegfall des formgestaltenden Anreizes mechanischer Inanspruchnahme läßt auch das Fasersystem der pigmentfreien, lamellär zusammengedrängten *Alveolaranlage zystischer Nebenlungen* nicht zur Ausbildung kommen. Bei beiden Formen trifft man auf kubisches Alveolarepithel, das die Septen in geschlossener einzeiliger Schicht bedeckt. Daraus ergibt sich kein sicheres Indiz für die kongenitale Entstehung der Atelektase, ja nicht einmal ein atelektasespezifisches Merkmal; denn Proliferationen kubischer Epizyten kommen sowohl in erworbenen inveterierten Atelektasen wie auch unter physiologischen Bedingungen innerhalb lufthaltiger randständiger Alveolen in Septennähe vor (LOESCHCKE, WURM u.a.).

Von den primären Atelektasen post partum sind die pulmonalen Entfaltungsstörungen *bei Frühgeburten* abzugrenzen, die auf *perinataler Unreife des respiratorischen Parenchyms* beruhen. Die Alveolen sind dabei mangelhaft differenziert, und an vielen Stellen findet man noch solide, nicht kanalisierte Endknospen (FARBER u. WILSON). Die *kongenitale*

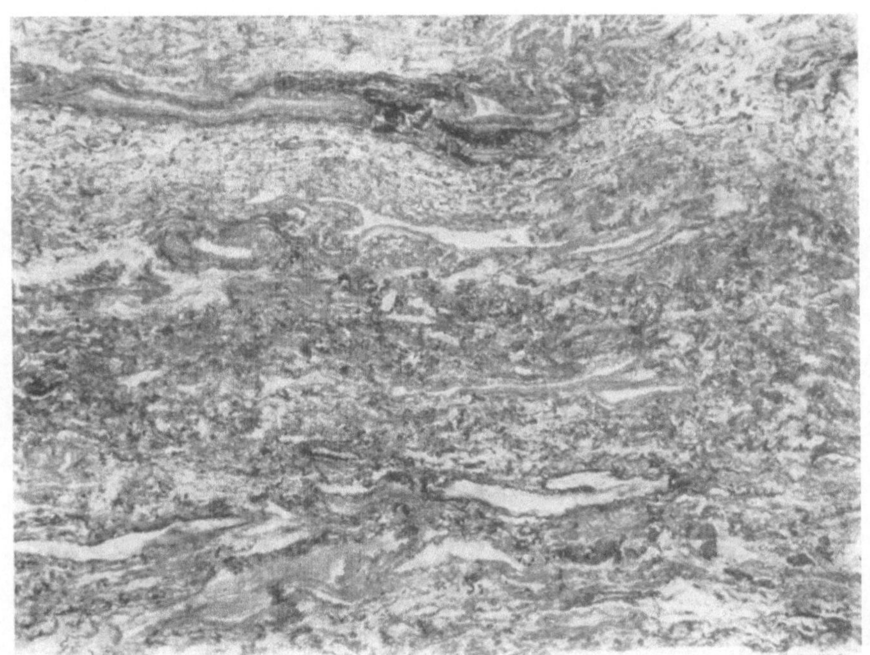

Abb. 114e

Alveolardysplasie manifestiert sich dagegen bei sonst normal ausgereiften Neugeborenen als Mißbildung, welche die Lungenentwicklung stark retardiert. Das Verhältnis Stroma/Luftraum gleicht etwa dem Stand einer Fetallunge im 3.—4. Monat (MAC MAHON). Alveolarwände und Interstitium sind plump verbreitert und enthalten ein Übermaß an weitgestellten Kapillaren und undifferenziertem Mesenchym. Die angelegten Alveolen sind der Zahl nach zu spärlich, wenig gegliedert, in ihrer Lumenweite ungleichmäßig. Die Epitheldecke ist nicht geschlossen, eine klare Basalmembran vielfach zu vermissen (MAC MAHON) (Lit. s. S. 50).

Die zu schwerer, meist tödlicher Asphyxie führende *Bildung hyaliner Membranen* erfolgt nach einem mehrstündigen Intervall post partum in der bereits belüfteten Lunge, ganz überwiegend bei vorzeitig oder durch Kaiserschnitt entbundenen Kindern (s. S. 184). Die Lunge erscheint dabei blutüberfüllt, schlecht entfaltet und an der respiratorischen Oberfläche mit einem amorphen eosinophilen Film bedeckt. Im histologischen Schnitt kleidet die zusammenhängende Masse die detritushaltigen Alveolen wie eine Tapete aus (Abb. 115). Ihre bandartigen Fortsätze reichen bis in das Gangsystem und in die Bronchioli hinein. Nach neuerer Erkenntnis handelt es sich um den Niederschlag einer eiweißreichen Ödemflüssigkeit, die aus den dilatierten Kapillaren austritt und flächenhaft auf der alveolären Basalmembran gerinnt (s. S. 184). Analoge Veränderungen treten im Verein mit fleckförmigen Atelektasen und Anschoppungsherden auch jenseits der Nachgeburtsperiode bei bronchopulmonalen Entzündungen infektiösen, allergischen, chemisch-toxischen und aktinischen Ursprungs auf (s. S. 185).

In der Humanpathologie *erworbener Atelektasen* ist das flüchtige Initialstadium des akuten *blanden Alveolarkollapses* nur selten Gegenstand histologischer Untersuchung. Die Berichte über akut tödliche massive Atelektasen nach Operationen und Inhalation rasch resorbierbarer Anästhesiegase (BERGAMINI u. SHEPHARD; SCOTT; BOWEN; PALLIN u. GOLDMAN; SPAIN) lassen erkennen, daß sich die sonst intakten Alveolen „wie Maschen eines zusammengedrückten Drahtgitters" aneinander legen (LOESCHCKE). Gleiche Anordnung zeigen die langsamer entstehenden Entspannungs- und Kompressionsatelektasen. Die schlitzförmig verengten Alveolarlumina kollabieren senkrecht zur jeweiligen Retraktions- bzw. Druckrichtung (WURM; GIESE), bei kortikalen und massiven Atelektasen

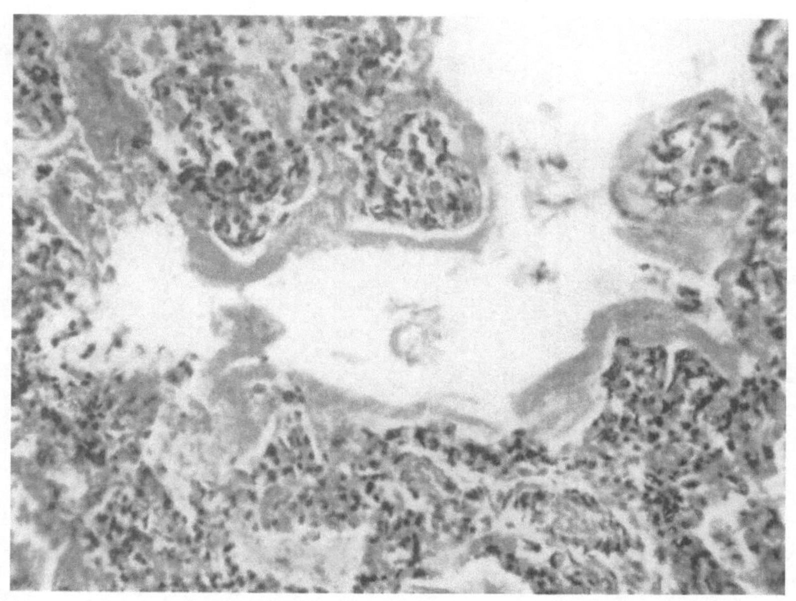

Abb. 115. Hyaline Membranen auf der Wand von Alveolen und Alveolargängen. Vergr. 300fach (nach W. GIESE, Die Atemorgane. In: KAUFMANN-STAEMMLER, Lehrbuch der speziellen pathologischen Anatomie, 11. und 12. Aufl., Bd. II, 5. Liefg, S. 1417, Abb. 75. Berlin: W. de Gruyter & Co. 1960)

parallel zur anliegenden Pleuraschicht, bei saumförmigen und perinodulären Schalenatelektasen der Berührungsfläche des Widerlagers (Spannungszyste, Tumorknoten, Aneurysma etc.) gleichgerichtet. Der „gerichtete" Kollaps der Plattenatelektase (FLEISCHNER) entspricht somit dem üblichen Verhalten (s. S. 317).

Nach tierexperimentellen Beobachtungen wird der mit *akuter Hyperämie* verbundene Kollapszustand sehr bald von einem *interstitiellen Ödem* und nachfolgender *Transsudation sowie Zellimmigration in den Alveolarraum* abgelöst (LICHTHEIM; ANGLADE; SPAIN; RAHN u.a.). Der weitere Reaktionsablauf hängt von der Art und Dauer des pathogenetischen Mechanismus, andererseits auch von akzidentellen Faktoren ab (Schleimretention, Sekundärinfektion), die erst nachträglich zur Geltung kommen, das Schicksal atelektatischer Lungenabschnitte aber entscheidend beeinflussen.

Wird die Belüftungssperre erst geraume Zeit jenseits der akuten Phase aufgehoben, so ist dennoch eine Wiederentfaltung nach Abtransport des aus Sero-, Erythro- und Leukodiapedese, Epitheldesquamation und histiozytärer Anschoppung stammenden Alveolarinhalts über Lymph- und Bronchialwege möglich, sofern die humoral-zellige Reaktion nicht bereits eine *atelektatische Induration* eingeleitet hat. Die anatomische Fixierung des Zustandes wird von vorbestehender oder stärkerer reaktiver Entzündung begünstigt. Man unterscheidet drei Formen von post-atelektatischer Lungenzirrhose (WURM; POLICARD; GALY u. DUPREZ; GIESE), deren Entwicklung getrennt, aber auch zugleich im selben Organ ablaufen kann.

Der Indurationstyp der *elastischen Zirrhose* pflegt aus länger bestehender serös-zelliger Infiltration hervorzugehen (Wurm; Giese). Der Endzustand entspricht einer hochgradigen Elasticahypertrophie mit sekundärer „Verfilzung und Verklumpung" des fibrillären Maschenwerks im Lungengerüst bei fibröser Verödung der zellarmen, von zarten Bindegewebslamellen durchwachsenen Alveolen.

Die post-atelektatische *Karnifikation* ist das Resultat einer histiozytär-fibroblastischen Organisation von fibrinreichem Alveolarexsudat, die nach Art einer schlecht lösenden croupösen Pneumonie den Alveolarraum mit zellreichem Bindegewebe anfüllt („alveoläre Fibrose") und die Grenzen zur verdickten Alveolarwand verwischt, ohne die Gerüststruktur des elastischen Fasernetzes völlig auszulöschen.

Die *interstitielle Fibrose* wandelt den atelektatischen Bezirk unter weitgehendem Schwund der Alveolarlichtungen und terminalen Blut-, Lymph- und Luftstrombahnen in ein zellarmes kollagenes Schwielengewebe von starker Schrumpfungstendenz um.

Dieser Zustand bildet den Abschluß einer Entwicklung, die sich bei anhaltender Bronchusobstruktion aus dem Fremdkörperreiz gestauter Bronchialsekretmassen und den Folgen ihrer Sekundärinfektion ergibt. Er führt stets über das Zwischenstadium der *chronischen interstitiellen Obstruktionspneumonitis* (McDonald, Harrington u. Clagett; Spain; Lüdeke u.a.). Die zelluläre Reaktion spielt sich im ödemdurchtränkten Lungengerüst als schwelende Endo-Peribronchiolitis und perivaskuläre Infiltration vornehmlich lympho-plasmazellulären Charakters unter starker Beteiligung von Alveolarsepten und Zwischengewebe ab. Sie führt zur Bildung riesenzellhaltiger Schleimgranulome sowie perivaskulärer und endangiitischer Proliferation in den Blut- und Lymphwegen, deren Lichtung langsam obliteriert (Chiari; Beitzke; Fienberg; Lüdeke; Giese u.a.). Die mesenchymale Reaktion bringt überschüssige Lymphfollikel im Lungengewebe hervor (Robbins u. Sniffen; Lüdeke u.a.) und geht mit Aufquellung, degenerativer Verfettung und Desquamation der vermehrten Alveolardeckzellen einher. Im Interstitium, noch mehr im Alveolarraum und Gangsystem sammeln sich reichlich großvakuoläre Makrophagen („Schaumzellen") an, die Bronchialschleim und lipoidhaltige Alveolarepithelien phagozytieren. Ihre Plasmaeinschlüsse sind sudanophil, doppelbrechend und geben eine positive Schultzsche Reaktion auf freies bzw. verestertes Cholesterin (Robbins u. Sniffen; Waddell, Sniffen u. Whytehead u.a.). Die interstitiellen und intraalveolären Infiltrate werden zu Beginn der Fibrosierung mit einem dichten Retikulum argyrophiler Gitterfasern umsponnen und allmählich von kollagenem Bindegewebe ersetzt.

Bei entsprechender Keimbesiedlung schlägt die relativ torpide Entzündung in eine chronisch-suppurative Pneumonie um (Adams; Kershen u. Adams; Robbins u. Sniffen; Logan u. Nicholson u.a.). Die Bronchien und Bronchiolen füllen sich mit eitrigem Sekret, ihr Wandgefüge wird stellenweise nekrotisch zerstört. Das Zusammenwirken von obliterierender Bronchiolitis, destruktiver Wandläsion, Sekretstau und Narbenzug aus der Umgebung hat in der Regel eine regionale Bronchiektasie zur Folge. Der unter polytoper Abszedierung immer erneut aufflackernde Entzündungsprozeß kann schließlich auch unter dem Bild der interstitiellen Fibrose zur Vernarbung kommen.

c) Pathologische Physiologie

Aus der Vielfalt spezieller pathophysiologischer Zusammenhänge sind zwei Grundbedingungen für das Zustandekommen resorptiver Atelektasen hervorzuheben: *das Sistieren der Ventilation bei aufrechterhaltener Durchblutung* (Lichtheim). Beiden Vorgängen kommt wohl allgemein die Bedeutung einer conditio sine qua non im atelektatischen Geschehen zu (Löffler). Auch wenn im Einzelfall Blutfülle, elastische Retraktion oder aktive Kontraktion des Lungengewebes und gegebenenfalls ein Anstieg des intrapleuralen Drucks an der Austreibung der Alveolarluft beschleunigend mitwirken, den Ausschlag für den Übergang vom „Lungenkollaps" zur kompletten Atelektase gibt letztlich die Resorption der Minimalluft. Nach Eintritt der „Windstille" (Löffler) im betroffenen Alveolargebiet vollzieht sich die Gasresorption innerhalb von Stundenfrist, wie experimentelle und röntgenologische Beobachtungen erweisen (LICHTHEIM; VAN ALLEN u. LINDSKOG; NISSEN; CORYLLOS u. BIRNBAUM; CHURCHILL; HUIZINGA; BJÖRK u. SALÉN; SPERLING; FREJDLIN; SPENGEL u.a.). Der kapilläre Blutstrom nimmt die Bestandteile des intraalveolären Gasgemischs je nach ihrem Partialdruck unterschiedlich rasch — in der Reihenfolge CO_2-O_2-N_2 — auf (LICHTHEIM; CORYLLOS u. BIRNBAUM; HILDING; HUIZINGA; LÖFFLER; SPERLING; GIESE u.a.). CORYLLOS u. BIRNBAUM bestimmten die Resorptionszeiten reiner Gase nach Instillation in blockierte Lungenabschnitte des Hundes für CO_2 mit 4 min, für O_2 mit 15 min und für N_2 mit 16 Std. Die Bildung massiver Resorptionsatelektasen, die nach experimentellem Bronchusverschluß vom Lungenkern zur Mantelzone fortschreitet (NISSEN), kann durch O_2-Beatmung oder Anreicherung der Atemluft mit rasch resorbierbaren Gasen (N_2O, Cyclopropan, Äther etc.) auf wenige Minuten verkürzt werden (CORYLLOS u. BIRNBAUM; COLOMBO, BEATRICE u. RULLA; LOESCHCKE; SPENCER, DRAPER, PARRY u. WHITEHEAD; ENGHOFF, HOLMDAHL u. RISHOLM; HOLMDAHL u. RISHOLM; SCOTT u. CUTLER; GRIGOR; JACOBSON, RUBINSTEIN u. ESCHER; JONES u. BURFORD; LÖFFLER).

Vor der experimentellen Begründung der Resorptionstheorie durch LICHTHEIM versuchte GAIRDNER die Atelektaseentstehung mit dem Kugelventileffekt intrabronchialer Schleimflocken zu erklären, der nur den Luftaustritt gestatte, den Einstrom aber blokkiere. COULTER konnte durch Einbringung eines dicht abschließenden, exspiratorisch durchgängigen Einweg-Sperrmechanismus in einen Lappenbronchus beim Versuchstier nachweisen, daß das von GAIRDNER angenommene Prinzip der ständigen Luftabzapfung tatsächlich geeignet ist, in kurzer Zeit lobäre Atelektasen zu erzeugen. Dennoch wurde die alte These GAIRDNERs in ihrer ursprünglichen Konzeption durch den Nachweis gegensinniger Kaliberschwankungen der großen und mittleren Bronchien hinfällig (BOWEN; HUIZINGA u. SMIT u.a.).

In Abwandlung der Gairdnerschen Gedanken mißt VISWANATHAN einem *inspiratorischen Ventilsperrmechanismus bronchiolärer Sekretpfröpfe* wesentliche Bedeutung für die Formalgenese der Atelektase, insbesondere für die oft bemerkenswert *rasche Entlüftung der Alveolen* bei. Diese Vorstellung steht nicht unbedingt im Widerspruch zum Befund atemsynchron inspiratorischer Lumenerweiterung im sichtbaren Teil des Bronchialbaumes. Denn die Lichtungsweite der Bronchioli wird — im Gegensatz zu den hauptsächlich passiv atembeweglichen knorpelgestützten Bronchien — aktiv muskulär gesteuert (s. S. 5, 227). Ihr Kaliberwechsel muß somit nicht streng mit den Atemschwankungen des intrathorakalen Drucks korreliert sein.

SPAIN betrachtet diesen Wirkungsmodus inkompletter distaler Sekretverschlüsse als plausible Erklärung für einen akuten bilateralen Lungenkollaps, der bei einer jungen Frau während der Entbindung unter Lachgasnarkose in wenigen Minuten zum Tode führte. Die kollabierten Lungen enthielten überall in den Bronchiolen unzusammenhängende Schleimmassen und waren wohl infolge des rapiden Atelektaseeintritts noch nicht ödemdurchtränkt.

HILDING variiert diese Vorstellungen über die Pathogenese der akuten Atelektase, indem er der *melkenden Pumpwirkung des ziliaren Flimmerstroms* und dem davon fortbewegten Sekretfilm eine bedeutsame Rolle bei der rasch zunehmenden Verminderung des alveolären Luftgehalts zuspricht.

Im letzten Jahrzehnt wurde mit dem sog. *Anti-Atelektase-Faktor* ein neues, für die Physiologie und Pathophysiologie der Lungenventilation bedeutsames Prinzip entdeckt (PATTLE). Es handelt sich um den *funktionell maßgeblichen Bestandteil des alveolären Flüssigkeitsfilms* („lung lining layer“) (v. NEERGARD u. WIRZ; MACKLIN; v. HAYEK; CHASE; HACKNEY et al.), der in Extrakten sowie in der Trockensubstanz von Lungengewebe nachgewiesen und als *lecithinhaltiges Lipoproteid* identifiziert wurde (PATTLE; PATTLE u. BURGESS; CLEMENTS; YOSHIDA; MENDENHALL; BUCKINGHAM; TOOLEY; KLAUS et al.; FINLEY; TIERNEY u. JOHNSON; GALDSTON u. ZINN u.a.). Der an der Kontaktfläche zwischen Lungenparenchym und Luft wirkende Faktor setzt die alveoläre Oberflächenspannung herab, und zwar in Abhängigkeit vom Alveolenradius (v. NEERGARD u. WIRZ; STOREY u. STAUB) bei Exspiration stärker als im Inspirium (RADFORD; YOSHIDA; KLUGE). Die dynamische Schwankung der Grenzflächenspannung wirkt additiv zur elastischen Retraktionskraft des Lungengefüges und *trägt wesentlich zur Stabilität und Gleichmäßigkeit der Lungenbelüftung bei* (KLUGE).

Der Effekt des Anti-Atelektase-Faktors ist im Druck-Volumen-Diagramm an Tier- und Leichenlungen unmittelbar zu prüfen (RADFORD; YOSHIDA; KLUGE). Nach Einwirkung lipoidlöslicher Substanzen (Netzmittel, Alkohol etc.) ist der Verlauf der Luftfüllungs- und -deflationskurven meßbar verändert: Das *Auswaschen des Lipoproteids* führt zu Druckänderungen und *verstärkt die Luftentleerung der kollabierenden Lunge unter die Höhe des sonstigen Minimalvolumens* (RADFORD; YOSHIDA; KLUGE).

Der funktionelle Zusammenhang zwischen Anti-Atelektase-Faktor und Atelektase-Entstehung fand in den vergangenen Jahren zunehmendes Interesse (COMROE; TOOLEY; GARDNER et al.; FINLEY et al.; BEER u. Mitarb.; KLUGE u.a.). Die vorgenannten angelsächsischen Autoren sahen bei frisch operierten Menschen und Versuchshunden, die längerdauernden Eingriffen unter extrakorporalen Kreislaufbedingungen unterzogen wurden, regelmäßig Atelektasen. Die im Extrakt der Tierlungen feststellbare Aktivitätsminderung des Anti-Atelektase-Faktors wird der Hemmwirkung von Anti-Schaumstoffzusätzen in der Herz-Lungenmaschine zugeschrieben. Darüber hinaus scheint auch die zeitweilige Minderdurchblutung des Lungengewebes bei regionaler Oligämie im Funktionskreislauf eine wesentliche Rolle zu spielen (BEER et al.; BEER u. LOESCHKE), wie die Aktivitätsabnahme nach experimenteller Pulmonalarterienligatur (COMROE u. Mitarb.) und im Verlauf künstlicher Lungenembolien erweist (HALMAGYI u. COLEBATCH). Die CO_2-Vergiftung führt im Tierversuch zum Wirkungsverlust des Anti-Atelektase-Faktors (SCHAEFER u. Mitarb.) und ruft auch gehäufte Atelektasen hervor (BÜCHERL u. KLOOS). Der experimentelle Einfluß anderer Gase wird dagegen uneinheitlich beurteilt (Ozon-Vergiftung: MENDENHALL u. STOCKINGER; O_2-Vergiftung: BONDURANT u. SMITH; COLLIER). Eine Beeinträchtigung des stabilisierenden Faktors durch Inhalation detergentienhaltiger Aerosole oder Flüssigkeiten (Zusatz von Tween[80] oder anderer Netzmittel zum Lokalanästhetikum vor Bronchographie!) ist in vivo nicht bekannt (KLUGE).

Im Vergleich zur Lunge gesunder Neugeborener (GRUENWALD; GRIBETZ et al.; KLUGE) ist die Substanz bei frühgeborenen Kindern mit hyalinen Membranen geringer wirksam oder gar nicht nachweisbar (AVERY u. MEAD). Auch für andere postnatale Atemstörungen wird ein Ausfall des Anti-Atelektase-Faktors in Betracht gezogen (PATTLE u. CLAIREUX). Seine Bedeutung für die Pathophysiologie der erworbenen Atelektasen kann derzeit noch nicht in allen Einzelheiten übersehen werden. Offenbar wird das wirksame Prinzip bei der obstruktiven und bei kompressionsbedingter Atelektase sekundär in Mitleidenschaft gezogen (SUTNICK u. SOLOFF; SAID et al.; KLUGE u.a.).

Bei geschlossenem Brustkorb führt der Raumverlust der Atelektase zu einem gleichseitigen *Abfall des intrapleuralen Druckes*, der bei ausgedehntem Lungenkollaps Werte bis zu -40 mm H_2O erreicht (HABLESTON; MÜLLER; v. NEERGARD; VAN ALLEN u. ADAMS; PRINZMETAL u. KOUNTZ; GRAHAM; ROSSIER; BÜHLMANN u. WIESINGER; ELKIN; NELSON u.a.). Die damit verbundene *Änderung der Atemmechanik* und die Vorgänge des *intrathorakalen Raumausgleichs* (Parenchymverschiebung und Volumenzunahme der Restlunge, Mediastinalverlagerung, homolateraler Zwerchfellhochstand und Verengerung der Interkostalräume) wurden oben (s. S. 9ff.) bereits näher erörtert, ebenso der dieser Entwicklung entgegengerichtete Einfluß der *Kollateralventilation* auf den Ablauf obstruktiver Belüftungsstörungen einzelner Segmente und kleinerer Parenchymeinheiten (s. S. 22ff.).

Die *Auswirkung* massiver Atelektasen auf *Atemfunktionen und Kreislauf* wurde tierexperimentell (BRUNS; ANDRUS; WEISS; NISSEN; CORYLLOS u. BIRNBAUM; MATTHES, HOLMAN u. REICHERT; VAN ALLEN u. Mitarb.; ADAMS, HRDINA u. DOSTAL; MOORE u. COCHRANE; BERGGREN; ANGLADE; DRASTICHE, ADAMS, HASTINGS u. COMROE;

MATSUSHIGE; KEELEY; DALE u. RAHN; BJÖRK u. SALÉN; ELLIS, GRINDLAY u. EDWARDS; WILSON, EBERT, BORDEN, PEARSON, JOHNSON, FALK u. DEMPSEY; PETERS u. ROOS; FINE u. DRINKER; DE TOEUF u. CONARD; STAUDACHER; BELLI u. AMBROSINI; DAMSTÉ SINNINGHE u. a.) und beim Menschen (BARCROFT; DAUTREBANDE; GILROY, WILSON u. MARCHAND; BJÖRK; ROOSENBURG u. DEENSTRA; ROSSIER; SPERLING; GYURECH-VÁGÓ u. SCHERRER; BOLT u. RINK; BOLT, FORSSMANN u. RINK; RINK; SCHOENMACKERS u. VIETEN; MEESSEN; TAGLIACOZZO; ZUCHETTO; LÖHR, SCHOLTZE u. KLINNER; BULGARELLI u. a.) mit verschiedenen Methoden (Bronchospirometrie, Blutgasanalyse, Pulmangiographie etc.) eingehend untersucht.

Die folgenden Ausführungen beziehen sich auf Atelektasen eines größeren zusammenhängenden Lungenabschnitts. Die Kombination multipler Fleckenatelektasen mit akuter obstruktiv-perifokaler Lungenblähung, wie sie im Verlauf des Bronchialasthma und kindlicher Atemwegsinfekte häufig hervortritt, bleibt außer Betracht. Denn hier ruft die generalisierte Bronchiolostenose eine zusätzliche Verteilungsstörung mit schwereren Funktionsausfällen hervor, als dem Verlust der Atemkapazität lediglich des atelektatischen Parenchymanteils entspricht.

Die völlige Belüftungssperre eines Lappens oder Lungenflügels hat eine entsprechende *Verkleinerung der Gasaustauschfläche* und der Atemreserven zur Folge.

Die O_2-Aufnahme der kranken Seite kann durch Einmauerung ihrer Gefäße beim zentralen stenosierenden Bronchuskarzinom bronchospirometrisch stärker reduziert sein, als die Abnahme der Vitalkapazität infolge lobärer Tumoratelektase erwarten ließe (GYURECH-VÁGÓ u. SCHERRER). *Bei akuten Atelektasen* besteht zunächst ein *passagerer Rechts-Links-Shunt.* Das Kapillarbett der nicht mehr ventilierten Provinz des Funktionskreislaufs wird noch einige Tage nach Atelektasebeginn uneingeschränkt bzw. sogar vermehrt durchströmt (ANDRUS; CORYLLOS u. BIRNBAUM; MATHES, HOLMAN u. REICHERT; ADAMS, HRDINA u. DOSTAL; PETERS u. ROOS; BJÖRK u. SALÉN; TAGLIACOZZO; STAUDACHER, BELLI u. AMBROSINI u. a.). Die rasch einsetzende *Hyperämie*, das interstitielle Ödem und der nachfolgende *Transsudateinstrom* in die luftleeren Alveolarbezirke wird mit dem *Vakuumsog* der Atelektase (FLEISCHNER; WESTERMARK; GIESE; RAHN u. a.) und *erhöhter Kapillarpermeabilität infolge örtlicher Hypoxie* erklärt (POLICARD; DRINKER; SPAIN; LÜDEKE u. a.), von neuralpathologischer Seite als „vasoparalytische Lungenkongestion“ nach anfänglichem Gefäßkrampf gedeutet (REINHARDT; STURM; KEHLER u. a.) (s. S. 222). Der Bronchialkreislauf weist zu diesem Zeitpunkt noch keine (ELLIS, GRINDLAY u. EDWARDS) oder nur mäßige Zunahme der Blutfüllung auf, während sich die pleuranahen und tiefen *Lymphgefäße der Lunge* bereits nach 24—48 Std deutlich erweitern, und die bronchopulmonalen Lymphknoten zu schwellen beginnen (MATTHES, HOLMAN u. REICHERT).

Bei sonst intakten kardio-respiratorischen Funktionen vermag der Organismus auch akute umfängliche Einbußen der Diffusionskapazität und die Folgen des funktionellen Kurzschlusses mit einer *Steigerung des Atem- und Herz-Zeitvolumens* rasch auszugleichen. Schon wenige Minuten nach Einsetzen experimenteller Obstruktionsatelektase eines Lungenflügels kann die O_2-Aufnahme der vikariierend hyperventilierten Restlunge die vor der Blockade ermittelten Werte überschreiten (DALE u. RAHN). Die Kompensation wird durch die veränderte Atemmechanik unter Mitwirkung vagal vermittelter Reflexe erzielt und unterliegt der blutchemischen Eigensteuerung der Atmung (DALE u. RAHN). Die Ausgleichsvorgänge erreichen innerhalb weniger Tage ihr Maximum (bei Halbseitenatelektasen: Vergrößerung des Atem-Zeitvolumens bis zu 40%, Frequenzzunahme der Atmung um etwa 20%, der Herzaktion bzw. des Herz-Minutenvolumens um ca. 14%, Perfusionszuwachs in der belüfteten Lunge von etwa 60%, Anstieg der Erythrozyten im strömenden Blut), um erst nach einigen Wochen wieder an Intensität abzunehmen, wenn sich Atmung und Kreislauf auf ein neues Funktionsgleichgewicht eingestellt haben (ANDRUS; MATTHES, HOLMAN u. REICHERT; ADAMS, HRDINA u. DOSTAL; PETERS u. ROOS; BJÖRK u. SALÉN; LÖFFLER u. a.).

Der phasenhafte Ablauf des Geschehens wird maßgeblich von der *Umstellung der Lungenzirkulation bei Fortbestand der Atelektase* bestimmt. Unter dem Einfluß der alveolären Gasspannungen erhöht sich der Gefäßtonus im entlüfteten Bezirk (v. EULER u. LILJESTRAND). Die Vasokonstriktion der Präarteriolen (v. HAYEK) und Arteriolen (v. EULER u. LILJESTRAND; REINHARD) läßt den *pulmonal-arteriellen Blutstrom* im zugehörigen Kapillarnetz *immer spärlicher und langsamer* fließen (BRUNS; ANDRUS; MOORE; BERGGREN; ADAMS, HRDINA u. DOSTAL; ROSSIER, BÜHLMANN u. WIESINGER; BJÖRK u. SALÉN; VIOLA, VACCAREZZA, UGO u. VISCARDI u.a.) und lenkt ihn zu den normal beatmeten Lungengebieten um. Die zunächst reversible Ausschaltung der Gefäßprovinz kann später durch fortschreitende Obliteration der Lichtungen organisch fixiert werden. Mit der Drosselung des funktionellen Shunts nimmt das arterielle O_2-Defizit ständig ab und verschwindet meist innerhalb von 2—3 Tagen, spätestens im Laufe eines Monats nach spontanem oder experimentell erzeugtem Eintritt einer Lobär- oder Halbseitenatelektase (BERGGREN; ANDRUS; WILSON, GILROY u. MARCHAND; BJÖRK u. SALÉN).

Während der Zufluß von der Pulmonalarterie her *in chronischen Atelektasen* praktisch erlischt, *erweitert sich der nutritive Kreislauf* im kollabierten Parenchym um so ausgiebiger, je mehr hier entzündliche Reaktionen und sekundäre Bronchiektasie hervortreten (VIOLA, VACCAREZZA, UGO u. VISCARDI u.a.). Die Blutversorgung wird von den Bronchialarterien, weiter distal abgehenden Aortenästen und Pleuragefäßen aufrecht erhalten, deren Nebenschluß mit dem System der A. pulmonalis von Sperrarterien reguliert wird (ZUCKERKANDL; BRAUS; GHOREIB u. KARSNER; DE BURGH DALY; BERRY; WATZKA; v. HAYEK; VERLOOP; LIEBOW, HALES, HARRISON, BLOOMER u. LINDSKOG; MARCHAND, GILROY u. WILSON; KONASCHKO; LAPP; STAUDACHER, BELLI u. AMBROSINI u.a.). Die Eröffnung der arterio-arteriellen Anastomosen verhütet — wie bei thrombotischem Verschluß oder Ligatur eines Pulmonalisstammes (SCHLAEPFER; BRUNER u. SCHMIDT; BLOOMER, HARRISON, LINDSKOG u. LIEBOW; LIEBOW, HALES, HARRISON u. LINDSKOG; COCKETT u. VASS; ELLIS, GRINDLAY u. EDWARDS u.a.) — eine Infarzierung nach Aussetzen des Funktionskreislaufs im Atelektasebereich. TÖNDURY u. WEIBEL bezweifeln neuerdings die Existenz von Sperrarterien unter normalen Verhältnissen, doch sprechen funktionelle Befunde eindeutig zugunsten solcher Kurzschlüsse bei Eintritt pathologischer Bedingungen. Denn Blutgasanalysen aus der Pulmonalstrombahn chronischer Atelektasen ergeben im arteriellen Schenkel eine höhere O_2-Sättigung als in den abführenden Lungenvenen (GILROY, WILSON u. MARCHAND; BJÖRK u. SALÉN; ROOSENBURG u. DEENSTRA u.a.). Demnach bewirkt das Druckgefälle des *vaskulären Links-Rechts-Shunts* eine *retrograde bronchialpulmonale Kollateralzirkulation* in der betroffenen Gefäßprovinz. Sie blockiert den Einstrom venösen Blutes vom Herzen zur Atelektase und gewährleistet die Erhaltung normaler Blutgaskonzentrationen im Gesamtkreislauf trotz partieller Nichtbelüftung der Lunge.

Die Restlunge vermag den Funktionsausfall atelektatischer Lungenbezirke mit vermehrter Entfaltung und erhöhter Ventilationsleistung lange zu kompensieren. Hinterläßt die anhaltende Schrumpfung jedoch ein stärkeres Mißverhältnis zwischen Lungen- und Thoraxvolumen, so wird der dynamische Anpassungsvorgang des atmenden Lungengewebes (Volumen pulmonum auctum) allmählich von organischen Veränderungen abgelöst. Durch die erzwungene inspiratorische Verschiebung der Atemmittellage wird das Lungengerüst ständig überdehnt, und der zunehmende Elastizitätsverlust führt auf die Dauer schließlich zum *irreversiblen Emphysem der Restlunge* (BEITZKE; GIESE; HARTUNG u.a.). Diese *mittelbare Spätfolge ausgedehnter chronischer Atelektasen* bleibt kaum aus, wenn der Schrumpfungsprozeß jenseits der Wachstumsperiode eintritt und über Jahre hin fortbesteht. Sie macht sich klinisch oft erst mit dem physiologischen Schwund der Atem- und Kreislaufreserven in höheren Altersstufen bemerkbar.

Unabhängig davon können sich im Verlauf chronisch obstruktiver Atelektasen jederzeit zusätzliche *Allgemeinstörungen infolge putrider Komplikationen und sekundärer*

Bronchiektasenbildung im abgesperrten Lungenareal einstellen, wie schwelende Obstruktionspneumonien, Lungenabszesse, Pleuraempyem, metastatische Hirnabszesse und andere langwierige febrile Krankheitszustände mit fortschreitendem körperlichen Verfall, Anämien, allgemeine Amyloidose etc.

d) Pathogenese

Im Geschehen der Atelektase wirken oft — mit- oder nacheinander — mehrere Entstehungskomponenten zusammen, die alle im gleichen Grundleiden wurzeln. Diese Verflechtung verwischt die pathogenetischen Grenzen zwischen den einzelnen Störmechanismen und erschwert es, ihre kausale Wertigkeit im Einzelfall richtig abzuschätzen. Dennoch ist im Gesamtaspekt zumeist der vorherrschende Einfluß eines bestimmten Kausalprinzips erkennbar.

Der Komplex ursächlicher Faktoren, denen die Auslösung der Atelektase nach tierexperimentellen, anatomischen und klinischen Erfahrungen zugeschrieben wird, gliedert sich theoretisch in folgende Grundvorgänge:

α) Belüftungssperre eines Parenchymsektors vom zuführenden Bronchialweg her (*„Obstruktionsatelektase“*),

β) Entfaltungshemmung des Lungengewebes durch Wegfall des inspiratorischen Brustwandsogs, Fesselung oder Druck von außen (*„Entspannungs-, Stillstands- bzw. Kompressionsatelektase“*) und

γ) Austreibung der Luft durch Kontraktion des Lungenkörpers (*„Kontraktionsatelektase“*).

Abgesehen vom letztgenannten hypothetischen Mechanismus der *„aktiven“ Atelektase* ist das Entweichen der Alveolargase bei Bildung *passiver Atelektasen* im Grunde nur an zwei Voraussetzungen geknüpft: *Drosselung bzw. gänzliches Aussetzen des inspiratorischen Lufteinstroms bei Fortbestand der Durchblutung* im betroffenen Lungenabschnitt (LICHTHEIM; UNGER; LOESCHCKE; LÖFFLER u.a.). Denn in der Mehrzahl der klinischen Atelektaseformen handelt es sich letztlich um *Resorptionsatelektasen.* Das gilt nicht nur für die Folgen des Bronchialverschlusses als *παράδειγμα κατ' ἐξοχήν*. Auch bei den durch Immobilisation oder intrathorakalen Druckausgleich bedingten Zuständen mangelhafter Parenchymentfaltung ist die Gasdiffusion ins strömende Blut letztlich ausschlaggebend, da in der Lunge selbst nach völliger elastischer Retraktion und Einbuße des Kollapsvolumens zunächst noch die Minimalluft enthalten ist.

Die einzelnen Komponenten der Alveolarluft werden unabhängig voneinander nach Maßgabe ihres Partialdruckes resorbiert (LICHTHEIM; CORYLLOS u. BIRNBAUM; HILDING; HUIZINGA; LOESCHCKE; GIESE). Die rasche CO_2- und O_2-Aufnahme läßt den Gasdruck des in der verkleinerten Alveole verbleibenden Stickstoffs über die Höhe der Blutgaskonzentration steigen und beschleunigt den weiteren Absorptionsvorgang (HILDING; HUIZINGA). Die sofort einsetzende Hyperämie trägt nach Art „angiektatischer Alveolarkompression“ (GIAMPALMO u. SCHOENMACKERS) zur Einengung des Alveolarraumes bei, und die bei akuter Sogwirkung innerhalb Minutenfrist nachfolgende Transsudation (RAHN) wirkt bei der Austreibung des gasförmigen Inhalts mit (HUIZINGA; LÖFFLER). Wird mit dem Sistieren der Ventilation zugleich die Blutzirkulation unterbrochen, die erst die vollständige Entlüftung des abgeschnittenen oder stillgelegten Alveolargebietes ermöglicht, so bleibt die Atelektase aus (LICHTHEIM; HENDERSON; CORYLLOS; COLOMBO, BEATRICE u. RULLA; EISENREICH; GIESE).

α) Die Obstruktionsatelektase

hat klinisch und strahlendiagnostisch die größte Bedeutung als Hinweissymptom organischer Bronchialerkrankungen, bei akutem Eintritt und entsprechender Ausdehnung auch als Anlaß schwerer Suffokation. Die bronchogene Ventilationsbehinderung spielt zudem ihrer Häufigkeit nach die beherrschende Rolle in der Formalgenese der Atelektase, sei es, daß sie a priori die Entstehungsursache bildet oder erst im weiteren Ablauf als akzidenteller Faktor zur Geltung kommt. Welche atemmechanische Störung den Vorgang auch einleitet, *jede Mangelbelüftung des Lungengewebes beeinträchtigt notwendigerweise die aerodynamische Selbstreinigung der einbezogenen Bronchialzweige*, weil sie die treibende Kraft des Exspirationsstoßes schmälert. Versiegt unter flacher Beatmung eines größeren Lungengebietes noch der kollaterale Luftnachstrom als letzte vis a tergo, so können *distale Schleimverschlüsse — klinisch und röntgenologisch nicht faßbar* — rasch den Entwicklungsgang von der Hypoventilationsdystelektase zur Atelektase vollenden, der zunächst aus nicht-obstruktiver Ursache begann.

Der Bronchialverschluß war klassischer Modellfall für das tierexperimentelle Studium der Atelektase und Ausgangspunkt morphologisch-funktioneller und klinischer Erkenntnis ihres Wesens (MENDELSOHN; TRAUBE; LICHTHEIM; GAIRDNER; ANDRAL; ANDRUS; VAN ALLEN u. Mitarb.; CORYLLOS; JACKSON; NISSEN; CHURCHILL; SPAIN; BIANCALANA u. Mitarb.; HAAG u. EISENREICH; LÖFFLER; GIESE). *Zur Erzeugung der Luftleere* im Parenchym *bedarf es keiner vollständigen Blockade*, da bereits die *Hypoventilation infolge inkompletter Stenosierung* eines Hauptbronchus die gleiche Wirkung erzielt, wenn das Lumen auf ein Drittel seiner ursprünglichen Weite reduziert wird (BIANCALANA u. COLOMBO; HAEFLIGER u. MARK; WURM u.a.). (Zur Aerodynamik der Bronchostenose s. S. 7ff., über den interferierenden Einfluß der Kollateralventilation s. S. 22ff.). Der Sitz des Hindernisses bestimmt die Ausdehnung und Topographie der Atelektase, die Dauer der Passagestörung ihr weiteres Schicksal. Sie kann das gesamte Areal eines Lungenflügels, Lappens oder Segments oder nur Teile der Lungenrinde umfassen. Im ersten Fall ist primär meist eine *monostenotische Obstruktion* maßgeblich, während den rein kortikalen Prozessen — neben anderen Mechanismen — gewöhnlich eine *polystenotische Belüftungssperre* zugrundeliegt.

Die ätiologische und pathogenetische Vielfalt der zur Atelektase führenden Bronchialstenosen (Tabelle 1) bedingt eine Variabilität im zeitlichen Ablauf der Ventilationsstörung, die sich je nach dem ursächlichen Krankheitsprozeß mit heterogenen geweblichen Veränderungen im Alveolarraum und Lungengerüst verbinden kann.

1. Die akute Obstruktionsatelektase. Der Funktionsausfall tritt klinisch am stärksten hervor, wenn die Atelektase rasch entsteht, einen großen, zusammenhängenden Parenchymsektor einbezieht oder — multifokal über beide Lungen ausgebreitet — mit komplementärer bzw. obstruktiver Überblähung einhergeht.

Diese Kombination liegt zumeist der schweren *Asphyxie* zugrunde, die man *in der Nachgeburtsperiode* bei gestörtem Übergang von innerer zu äußerer Atmung antrifft (Lit. s. „Emphysem" S. 50ff.). Dabei ist zwischen primärer Entfaltungshemmung aus geweblicher Unreife bzw. mangelnder Ausbildung der Lungenbläschen *(Alveolardysplasie)* (MAC MAHON; KAUFMANN u. SPIRO; WILSON u. FARBER; LANDING; BANYAI u. PEABODY; LANTEJOUL; STEINER; GIESE) und *primärer bzw. sekundärer Atelektasie* des ausreichend differenzierten Organs zu unterscheiden.

Die Persistenz der fetalen Luftleere kann davon herrühren, daß die Atmung infolge geburtstraumatischer Hirnläsion, Schwäche der Respirationsmuskeln oder abnormer Weichheit des Thoraxskelets dyskoordiniert bzw. zu flach ist, um die beträchtliche Oberflächenkohäsion der Alveolen zu überwinden (WILSON u. FARBER; HILDING; GRUENWALD; AHVENAINEN; MARTIN u. FRIEDELL; VAN EPPS u. DAVIES u.a.). Daneben kommen *angeborene Stenosen der Luftwege* (Schleimhautfalten, Chondrodysplasie und andere Mißbildungen des Bronchialwandgefüges, Strangulation durch abnormen Verlauf bzw. Ringschluß mediastinaler Gefäßstämme) (s. S. 18, 19) oder Kompression durch eventrierte Baucheingeweide bei Zwerchfelldefekten in Betracht (CUTLER u. COOPER; REED u. BORDEN; BISGARD; SAKULA; STEINER u. HOEY; HARRINGTON u. KIRKLIN; JENKINSON; DECKER u. FASH; GIESE).

Häufig kommt es zu bedrohlichen *Belüftungsstörungen infolge intrauteriner oder postnataler Flüssigkeitsaspiration*, welche die tiefen Atemwege blockiert bzw. in der bereits entfalteten Lunge Anschoppungsatelektasen mit Übergang in Herdpneumonien hervorruft. Intrauterine Asphyxie übertragener Kinder und längere Verzögerung des Geburtsablaufs können zur Aspiration von *Fruchtwasser* bzw. Meconium führen (Abb. 116). Als weitere Ursachen des Aspirationssyndroms in der Nachgeburtsperiode kommen die *Verstopfung mit Schleim* und Blut sowie Obturation durch flüssigen *Inhalt des oberen Verdauungstrakts* in Betracht, der bei einer *Ösophagusatresie* über den Larynx in die Bronchien gelangt oder bei *distaler Ösophago-Trachealfistel* rückläufig vom Magen her eindringt (Johnson u. Meyer; Lauche; Peiser; Engel; Potter; Caffey; Dekker-Jonker; Thomas u.a.).

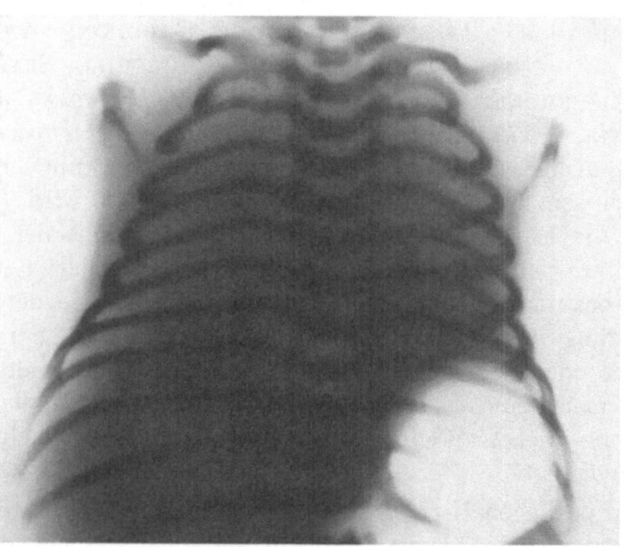

Abb. 116. K., 2 Std alter ♂. Arch.-Nr. 2574/59 Universitäts-Kinderklinik Münster i. Westf. (Direktor: Prof. H. Mai). Postnatale Entfaltungsstörung der Lungen infolge ausgedehnter Fruchtwasseraspiration (Autopsie)

Sekundäre herdförmig disseminierte Obstruktionsatelektasen gehören ferner zu den Begleiterscheinungen des eigentümlichen Lungenödems Neugeborener, das durch Ausschwitzung sog. „*hyaliner Membranen*“ (auch „Vernix-Membranen“ genannt) (Hochheim) aus den blutüberfüllten Lungenkapillaren gekennzeichnet ist (Johnson; Johnson u. Meyer; Lauche; Clairveaux; Caffey; Potter; Lantejoul, Ribadeau-Dumas u. Herraux; Blystad, Landing u. Smith; Landing; van Epps u. Davies; Smith; Donals u. Steiner; Meschan, Marvin u. Gordon; Lathan, Nesbitt u. Anderson; Ellis u. Nadelhaft; Steiner; Martin u. Friedell; Reutter; Giese; Cooper, Birdsong, McLemore u. Bradshaw; Lynch; Feinberg u. Goldberg; Lynch u. Mellor; Fawcitt; Lynch, Mellor u. Badgery; Duran-Jorda, Holzel u. Patterson; Peterson u. Pendleton; Schultze; Dick u. Pund; Miller u. Jennison; Ahvenainen; Tregillus; Elrey; Gregg; Wolstenholme u. O'Connor; Usher; Miller; Cook; Rosenbaum u.a.). Die Membranen entstehen durch Gerinnung von Ödemflüssigkeit, die sich als eosinophile Tapete an den Alveolenwänden niederschlägt, die Alveolargänge auskleidet und vielfach auch die terminalen Bronchioli tamponiert (v. Gavallér; Giese). Das Zusammentreffen von alveolo-kapillärem Block mit obstruktiver Passagestörung ruft eine schwere Asphyxie hervor und führt meist innerhalb von 2 Tagen zum Erstickungstod. Die röntgenologisch sichtbaren Lungenveränderungen (Abb. 117) sind gewöhnlich von einer Herzdilatation begleitet (Martin u. Friedell; Ellis u. Nadelhaft; Peterson u. Pendleton) (s. S. 251).

Besonders gefährdet sind unreife Kinder mit Geburtsgewichten von 1000—2000 g (Bruns u. Shields; Landing; Peterson u. Pendleton; Tregillus u.a.), durch Kaiserschnitt entbundene

Neugeborene und Kinder diabetischer Mütter (Beck; Meschan, Marvin, Gordon u. Regnier; Donner u. McAffee). Da die Membranbildung bei Totgeburten in der Regel vermißt wird (Ausnahme: Blystad), und Dyspnoe und Zyanose erst nach etwa einstündigem Intervall freier Lungenatmung einzusetzen pflegen, dürfte das Folgegeschehen der krankhaften Kapillarpermeabilität einen extrauterinen Vorgang darstellen (Fehlen des Anti-Atelektase-Faktors s. S. 179).

Zunächst wurde die Fruchtwasseraspiration als ätiologischer Faktor angeschuldigt (Hochheim; Johnson u. Meyer; Potter; Lauche; Ahvenainen; Hock u. Latz u.a.). Da das Ereignis ebenso häufig mit wie ohne eosinophile Membranbildung verläuft (Reutter), kommt dieser Kausalnexus nach neuerer Ansicht kaum in Betracht. Außer Aspiration von saurem Magensaft (Smith) wurden sowohl künstliche Sauerstoffbeatmung (Pichotka; Liebegott) wie Hypoxie und schädliche CO_2-Wirkung verantwortlich gemacht. Die CO_2-Anreicherung scheint nach experimentellen Beobachtungen für die pathologische Kapillardurchlässigkeit wesentliche Bedeutung zu haben (Kloos u. Wulf; Kloos, Malorny u. Wulf; Meessen; Giese), doch ist der pathophysiologische Ursachenkomplex der eigentümlichen Erkrankung bisher noch nicht völlig geklärt.

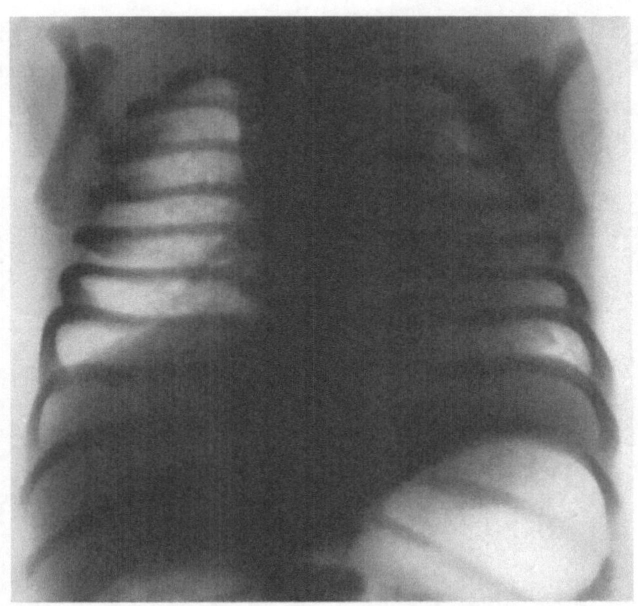

Abb. 117. E. Ri., 1 Tag altes ♀. Arch.-Nr. 232/60 Universitäts-Kinderklinik Münster i. Westf. (Direktor: Prof. H. Mai). Teils konfluierende, teils feinfleckige Lungenverschattungen bei hyaliner Membranbildung post partum mit vikariierendem Emphysem rechts und links basal. Exitus am Tag nach der Geburt (autoptische Kontrolle).

Hyaline Alveolartapeten und Bronchiolusverschlüsse findet man auch in späteren Lebensperioden unter verschiedenartigen Krankheitsbedingungen. Sie wurden bei Kleinkindern z.B. nach *Milchaspiration* (Bovet du Bols), im Verlauf interstitieller plasmazellulärer Pneumonien (Roulet; Lauche; Goodpasture, Auerbach, Swanson u. Cotter; Thomas; Giese; Uehlinger u. Schoch), bei Influenza- und anderen *Virus-Bronchopneumonien* (Goodpasture et al.; Farber u. Wilson; McGordock u. Muckenfuss; Robbins u. Sniffen) und nach Beatmung in der Eisernen Lunge beschrieben (Thomas). Beim Erwachsenen findet man hyaline Membranen mit Begleitatelektasen bei ätiologisch heterogenen Exsudationsvorgängen im Lungengewebe, wie z.B. *nach Einwirkung kapillartoxischer Reizgase* (Aschoff; Loeschcke; Lauche; Pichotka; Liebegott; Koch; Lopez-Botet; Linzbach; Giese), beim *azotämischen Lungenödem* infolge akuter Glomerulonephritis und chronisch entzündlicher Gefäßleiden, insbesondere bei *Antigen-Pneumonien* nach Transfusionszwischenfällen (Blutgruppen-Inkompatibilität) und medikamentöser Sensibilisierung, bei den verwandten Zuständen *rheumatischer Pneumonien, pulmonaler Periarteriitis nodosa* bzw. *Lungenkollagenosen* (Erythematodes disseminatus acutus, Sklerodermie etc.) (Sante u. Wyatt; Rakow u. Taylor; Garland u. Sisson; Doub, Goodrich u. Gish; Kornblum u. Fienberg; Giese; Strickland; Sövényi u. Bencze; Fricsay-v. Telbicz u.a.), ferner bei der *durch ionisierende Strahlung ausgelösten Pneumonitis* (Engelstad; Warren; Warren u. Spencer; Lüdin u. Werthemann; Warren

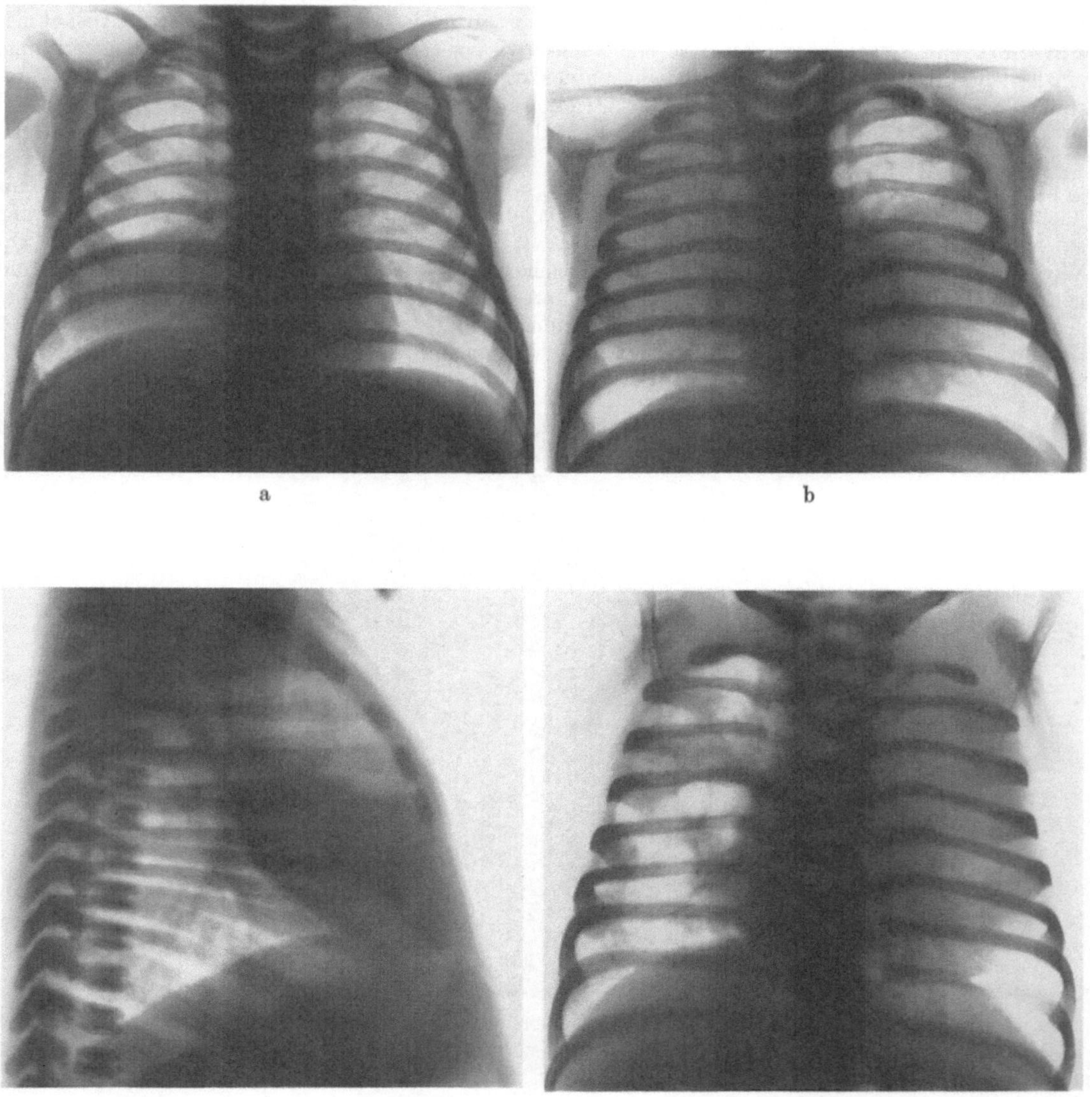

a b

c d

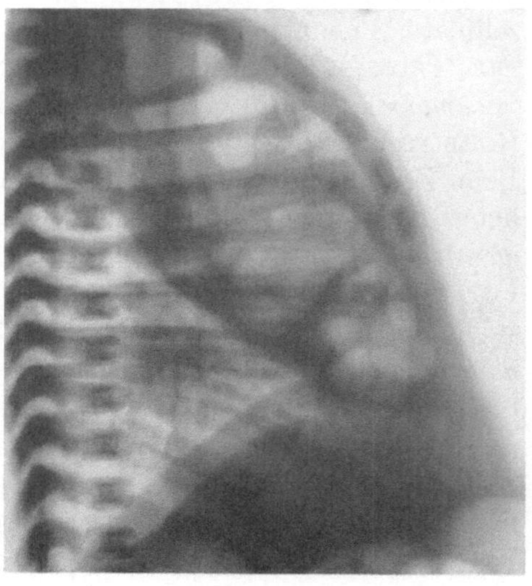

e

Abb. 118a—e. R. St., 2 Monate altes ♀. Arch.-Nr. 7188/35 und 25/54, Universitäts-Kinderklinik Leipzig (ehem. Direktor: Prof. A. PEIPER). Wandernde Lobäratelektasen beiderseits mit passagerer Ventilblähung der Mittellappenbronchien bei Mucoviszidose. a Thoraxübersicht p.-a. (9. 12. 53). b Thoraxübersicht p.-a. (16. 12. 53). c Frontalübersicht (16. 12. 53). d Thoraxübersicht p.-a. (3. 1. 54). e Frontalübersicht (3. 1. 54) (nach H. THOMAS, Frühkindliche Lungenerkrankungen. In: Lungenkrankheiten im Röntgenbild, Bd. I, S. 223, Abb. 27. Leipzig: VEB Thieme 1958)

u. GATES; SCHAIRER u. KROMBACH; BELT; STEINHARTER; BAUER; HUTCHINSON; WHITFIELD, LANNIGAN u. BOND; ZOLLINGER; HENZI; COTTIER; GIESE; ANDREWS; PATON u. FLICK; STONE, SCHWARTZ u. GREEN u.a.) sowie bei sonstigen interstitiellen Entzündungsprozessen und *Lungenfibrosen* (WURM; VANĚK; PEABODY, MOERSCH u. EDWARDS; KATZ u. AUERBACH; GIESE).

Die *häufigste Ursache akuter Obstruktionsatelektasen* bildet der *entzündliche Sekretverschluß* der Luftwege in Verbindung *mit Schleimhautschwellung und Konstriktion der Bronchien und Bronchiolen* (JACKSON; LEE, RAVDIN, TUCKER u. PENDERGRASS; MORLE u. ROBERTSON; JACKSON u. JACKSON; SHAW; BREWER; VISWANATHAN; GOUGH; HILDING; PALEY; BAKER, ROETTIG u. CURTIS; KARTAGENER; GIESE; MANNES u. SEVERIN u.a.). Die Lunge des Kleinkindes ist nach ihrem anatomischen Entwicklungsstand, wegen des engen Kalibers ihrer Luftwege und der erhöhten Infektionsgefährdung für entzündliche Obstruktion besonders anfällig, doch behält der pathogenetische Zusammenhang seine Bedeutung bis in die höchsten Altersstufen. Ebenso umfassend ist die Skala der ätiologisch in Betracht kommenden Krankheitszustände.

Die *multifokalen Atelektasen entzündlicher Genese*, die beim Kind im Verein mit einem disseminierten Obstruktionsemphysem (s. S. 52) *bei akuter Kapillärbronchitis im Gefolge von Virus- und Mischinfekten, nach Inhalation diverser chemischer Noxen*, bei *Asthma bronchiale* und verwandten Sekretionsanomalien, bei *spastischer Bronchitis* und der *Komplikationsbronchiolitis in der Alterslunge* entstehen, gehen meist fließend in herdförmige Pneumonien über (kindliche „*dystelektatische Pneumonie*") (LOESCHCKE; ENGEL; JERSILD u. RISKAER; WESTERMARK; GRIFFITH; WALLGREN; THOENEN; FELSON u. FELSON; FLEISCHNER; POHL; FRIEDMAN u. MOLONY; MYERS; JAKOB; BINDER; GIESE u.a.). Sie können sich nach Abklingen der entzündlichen Veränderungen lösen. Nicht selten legt der frühkindliche Infekt jedoch mit fortschwelender Bronchiolitis den Keim zu späterer Bronchiektasie (DUPREZ; GÖTTCHE u. ERÖS; FAWCITT u. PARRY; KARTAGENER; NICHOLSON; LEES; GIESE u.a.). Er kann durch bleibende Sekretabflußstörung letztlich Anlaß zu chronisch entzündlichen Obstruktionsatelektasen nach Art des Mittellappensyndroms geben (s. S. 343ff.).

Auch die primär nicht entzündlichen Atelektasen, die sich bei der *Hypostase* adynamischer Individuen im Säuglings- und Greisenalter — lagebedingt bzw. aus atemmechanischen Gründen bevorzugt paravertebral — entwickeln (PEISER; ENGEL; LOESCHCKE; LAUCHE; POHL; THOMAS; WURM; STRANG; PARADE; ROUSSY u. LEROUX; GONIN; FRIEDMAN; MYERS; GIESE u.a.), oder bei *kardialer Lungenstauung* neben den abhängigen Teilen der Lungenrinde vor allem den ödemdurchtränkten Lungenkern betreffen, beruhen vielfach auf Schleimobstruktion im Verein mit Hypoventilation bzw. hyperämiebedingter Bronchialenge. Sie leisten der pneumonischen Anschoppung Vorschub.

Die fortschreitende Stauung zähvisköser Sekrete, Bronchialwandödem und Spastik können beim *Bronchialasthma* akute Lobär- und Halbseitenatelektasen hervorrufen (CLARK; TUCKER; MAXWELL; SAUPE; FLEISCHNER; PESHKIN u. FINEMAN; SHAW; BASES u. CURTIN; SHAW, PAULSON u. KEE; TURIAF, MARLAND, ROSE u. DECHAUME-MONCHARMONT; TROISIER u. NICOD; DE HAAS; LUKE; PRIEST; PRICKMAN u. MOERSCH; COLE, NALLS u. BUIS; DI RIENZO; RAKOWER, WAYL u. HALBERSTADT; FELSON u. FELSON; ROYLE; KARTAGENER; CARMICHAEL u. WOODROW u.a.). Die gleichen Folgen hat die Verstopfung mit dem dünnflüssigen, aber übermäßig voluminösen Schleim des „Asthma humidum" *(Bronchitis pituitosa)* (KARTAGENER; GARAIX) oder die Absonderung pathologisch verdickten Sekrets bei der *Mucoviszidose* (SANT' AGNESE; THOMAS; ATTWOOD u. SARGENT; CAFFEY; KARTAGENER; ZUNIN u. ROMANO u. a.) (Abb. 118) (s. S. 64). Ebenso kann die Bildung zusammenhängender Pseudomembranen bei deszendierender Diphtherie (WELFORD; TOLLE; JACKSON; BOKAY) und anderen Formen *pseudomembranösnekrotisierender Bronchitis* (MALAMUD u. LISMAN; KARTAGENER; RAKOWER) oder der plastische Bronchialausguß bei *fibrinöser Bronchitis* als idiopathischer Erkrankung, infolge tuberkulöser Infekte, Pilzbesiedlung oder glandulärer Bronchuskompression zu massiven Obstruktionsatelektasen führen (BESCHORNER; BETTMAN; SHOYER; WEST; WALKER; LAURIE; ENGEL; ASH et al.; STAFF; BERGER; CHRISTIAN; GOVONY et al.; PAPPENHEIMER; MEYER; RODENBAUGH; FLEISCHNER; TESCHENDORF; ROTH; SEILER; RAKOWER; JOHNSTON; PERLSTEIN; WOLLEY; MERCIA; BREWER; LEGGAT; MULLIGAN u. SPENCER; CALLAHAN; JEANNERET u. SOMMER; ZADEK; SYLLA; GOMBERT; KARTAGENER; SANCHEZ; VALDIVIESO; SANDA; FINCKH; SCHULZE u.a.).

Wie bei der primär „dystelektatischen Pneumonien" des Säuglings bahnen sich auch bei croupöser Lungenentzündung des Erwachsenen obstruktive *metapneumonische Sekundärdystelektasen* an, wenn das fermentativ verflüssigte Alveolarexsudat über die Lymphbahnen resorbiert, die Wiederbelüftung des entleerten Alveolarraumes aber von intrabronchialen Fibrinpfröpfen und begleitenden entzündlichen Stenosen der ableitenden Bronchien (CORYLLOS; FISCHEDICK u. SIECKEL; HABÉR, BENKÖ u. BARNA; JAHN; BACHMANN, HEWITT u. BEECKLEY; MINETTO u. CONCINA; GIESE; SCHULZE u.a.) verhindert wird (ANDERSON; BÖHM; PEPPARD; JACOBAEUS; FINDLAY; CHING WU; CHTEINBERG; GWYN; BINGER u. BROW; FLEISCHNER; BAUER; PALACIO u. MAZZEI; FINELAND u. LOVERUD; COLE; CHURCHILL u. HOLMES; BOWEN; ESSER; TESCHENDORF; MAINZER; FANCONI; HANTON u. MORGAN; CLARK u. GRENVILLE-MATHERS; SCHULZE) (Abb. 173). Ihr Gegenstück ist das metapneumonische Ventilemphysem, das auch jenseits des Kindesalters beobachtet wird (GROND u. ROMEYN; POHL). Während BACHMANN, HEWITT u. BEEKLEY das Fehlen von Atelektasie bei Pneumokokkenpneumonien hervorheben, und MÜLLER den Anteil der Atelektase am Ablauf der croupösen Pneumonie für gering hält, sprechen CORYLLOS und BIRNBAUM von einem „Syndrom der pneumokokkenbedingten Bronchialobstruktion" und sehen die akute fibrinöse Pneumonie nur als einen Sonderfall der akuten Obstruktionsatelektase an. Von ähnlichen Vorstellungen gehen MORLE und ROBERTSON aus, wenn sie das atelektasenartige Erscheinungsbild, die isotope Rezidivneigung und die bronchialanatomisch geprägte Anordnung „primär atypischer" Pneumonien auf Aspiration infektiösen Bronchialschleims und das Unvermögen wirksamer Expektoration zurückführen. (Zur neuralpathologischen Deutung der Beziehungen Atelektase-Pneumonie s. STURM.)

Auch in der komplexen Pathogenese *postoperativer Atelektasen* wird der Sekretstase und Hypoventilation von der Mehrzahl der Autoren des umfänglichen anatomischen, experimentellen und klinisch-röntgenologischen Schrifttums die maßgebliche Rolle zugesprochen (ELLIOT u. DINGLEY; JACKSON; LEOPOLD; JACKSON u. LEE; MANGES; LEE, TUCKER u. CLERF; BOWEN; CORYLLOS u. BIRNBAUM; LEE, RAVDIN, TUCKER u. PENDERGRASS; OVERHOLT; HOLMES; MASTICS, SITTLER u. MCNAMEE; HEAD; HEARN u. CLERF; HARRINGTON; VAN ALLEN u. JUNG; POWERS; MULLER, OVERHOLT u. PENDERGRASS; CHURCHILL; SANTE; CHURCHILL u. MCNEIL; MIDDELDORPFF; BERGMANN; ZUKSCHWERT u. LEZIUS; NISSEN; HENSCHEN; CAPELLE u. FULDE; BRUNN u. BRILL; MULLER; RAVDIN u. KERN; THOREN; SISE, MASON u. BOGAN; FREIDLIN; NIEMEYER; KERGIN, BEAN u. PAUL; HASCHE; FRANKE; MOORMAN; BRUNN; CHURCHILL u. HOLMES; HOLINGER; ELIASSON u. MCLAUGHLIN; FEHR; MOLL; MOUNIER-KUHN u. MOUNIER-KUHN; SOULAS; HUIZINGA; WURM; GIESE; ESSER; ZUPPINGER; MATHES u. HOLMAN; THOMAS, MAXWELL, RINK, JOULES, WEST, FINDLAY, HUNTER u. TURNER; NELSON; BOYER; RAMOND; NIEMEYER; TAYLOR u. ZWEIFEL; MÜLLY; KUGEL; HEINE u.a.). Andere stellen neuroreflektorische und vasomotorische Störmechanismen in den Vordergrund (PASTEUR; STURM; LILIENTHAL; BRADFORD; SANTER; GWYN; SCOTT; FONTAINE; GRIGOR; SCOTTu. CUTLER; BERGAMINI u. SHEPARD; HANSLER; PALLIN u. GOLDMAN; NIEDNER; CATELu. HAHN; BAND u. HALLS; WIEMERS u. KERN; AGOSTINI; BLUMENSAAT; KNLOL; KLEIN u.a.) (s. S. 218ff.).

Formal handelt es sich überwiegend um ein- oder beiderseits auftretende *lobuläre Fleckenatelektasen* bzw. basale *Plattenatelektasen* (WATERS; SCRIMGER; PALLIN u. GOLDMAN u.a.), wesentlich seltener um einen *massiven Kollaps eines Lappens oder Lungenflügels.* Die Komplikation setzt zumeist in den beiden ersten Tagen post operationem ein, kann schon unter der Narkose beginnen und Erscheinungen hervorrufen, die einer Pneumonie, in dramatischen Fällen auch einer Lungenembolie ähneln (akute Dyspnoe und Zyanose, schmerzhafter Reizhusten mit blutig tingiertem Auswurf, Tachykardie, hohes Fieber). Sie wird *nach Eingriffen im Thorax* [auf der gleichen Seite nach Thorakoskopie, Pleurapunktion und Stranglösung (HANTSCHMANN; BARIÉTY, COURY u. RASSEKH; DUFOURT, DESPIERRES u. EMERY; EMERY; CACHERA; KOURILSKY, FOURESTIER, REGAUD u. COURTIN; SEIDEL; HAEFLIGER u. MARK; STURM; HEINE; BUTNARU, MANGIULEA u. BUJOR u.a.), bei Lungenresektionen kontralateral (GRAY; MATHEY; SAMPSON u. COLLIS; SEYBOLD; KLEIN; HEINE; KUGEL u.a.)], *nach Laparotomien* [im Gefolge von Cholezystektomien (SCOTT; RUDNIKOFF u. HEADLAND u.a.), Magen-Darmresektionen

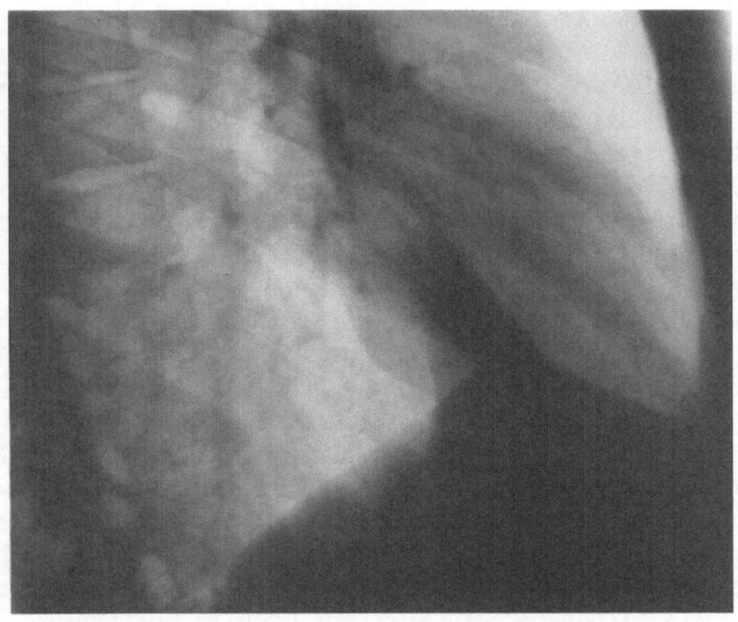

Abb. 119. D.We., 27jähr. ♂. Arch.-Nr. 1867/59, Röntgenabteilung Medizinische Universitätsklinik Münster i.Westf. (Direktor: Prof. Dr. W. H. HAUSS). Akute Atelektase des anterobasalen Unterlappensegments nach Tonsillektomie

(SCOTT; KING; NELSON; MANN), Appendektomien (BOWEN; SCOTT), Nephrektomien und Pyelotomien (BOWEN; SCOTT u. JOELSON; FAULCONER, GAINES u. GROVE; MANN), gynäkologischen Operationen (SCOTT; SCHEFFEY, JONES u. CLERF; MANN), inguinaler Herniorhaphie (BOWEN; SCOTT; KING)], nach *Tonsillektomie* (WALDAPFEL; GERLINP; IGLAUER; MAY, THOBURN u. ROSENBERGER; NEHLS; SANTEE; ELLIS; BAILIE u. SCOTT; OPPIKOFER; LEYDHECKER; DWYER; STURM), *Thyreoidektomie* (BALL) und anderen Operationen im Kopf-, Hals- und Rumpfgebiet beobachtet. Die unterschiedliche Art der Eingriffe, Anästhesieform und Lagerung, abweichende Zusammensetzung des Krankengutes und vor allem differentialdiagnostische Schwierigkeiten bei der Abgrenzung gegenüber sonstigen postoperativen Lungenaffektionen (hämorrhagischer Infarkt, Pneumonie, Fettembolie) (WATERS; SCRIMGER; DRIPPS u. DENNING; FEHR; JANES; PALLIN u. GOLDMAN) erklären wohl die beträchtliche Schwankungsbreite der Literaturangaben zur Häufigkeit atelektatischer Komplikationen in der Chirurgie (SCOTT; WATERS; SCRIMGER; ELIASSON u. MCLAUGHLIN; SCOTT u. CUTLER; KING; STRINGER; CUTLER u. HUNT; MANN; PALLIN u. GOLDMAN; TAYLOR, BENNETT u. WATERS; DRIPPS u. DENNING; MOUNIER-KUHN; RUDNIKOFF u. HEADLAND u.a.). Das Kleinkindesalter und die späten Lebensdekaden scheinen bevorzugt (MATHEY; RUDNIKOFF u. HEADLAND; dagegen: HANSSLER; GISLER). Das männliche Geschlecht soll wegen des vorwiegend diaphragmalen Atemtyps häufiger betroffen sein als das weibliche (HENSCHEN; ZUKSCHWERDT; THOMAS, MAXWELL, RINK, JOULES et al.; dagegen: PASTEUR).

Pathophysiologische Studien zur Entstehung postoperativer Atelektasen weisen auf das *Zusammenwirken zahlreicher Faktoren* hin, von denen die Mechanismen der sog. „Kontraktionsatelektase" später gesondert erörtert werden sollen (s. S. 218ff.).

Am Anfang des Geschehens steht die *Hypoventilation intra und post operationem* (VAN ALLEN u. JUNG; OVERHOLT; MULLER, OVERHOLT u. PENDERGRASS; HEAD; POWERS; PRINZMETAL, BRILL u. LEAKE; CHURCHILL u. MCNEIL; CAPELLE u. FULDE; KLOTZ u. STRAATEN). Sie ist *Folge sedativer Prämedikation und Nachbehandlung* (BENNETT, GRAY u. CULLER; GRAY), *reflektorischer Hemmung der Zwerchfell- und Rippenexkursion* (PASTEUR; BRISCOE; ELLIOT u. DINGLEY; ALLEN; HITZENBERGER; FRIMANN-DAHL; DAHM; HAUBRICH; MULLER, OVERHOLT u. PENDERGRASS; PATEY; HEAD; LÖHR, GNÜCHTEL u. WENZ; SCHMIDT; WEBER) oder mechanisch bedingt durch *Zwerchfellhochstand nach Eröffnung der Bauchhöhle* (OVERHOLT; PATEY) bzw. *atmungsbehindernde Körperlagerung* (SCOTT u. JOELSON; CORYLLOS u. BIRNBAUM; BEECHER; STEPHEN; DUTTON; SLOCUM, HOEFLICK u. ALLEN; GORDH; COMROE u. DRIPPS; SOKALCHUK, ELLIS, HICKCOX u. GREISHEIMER; LAMBERT, WILLAUER u. DASCH). Dazu kommt die *Minderung zentraler Atemimpulse* durch das Anästhetikum selbst (LAZAREW u. KREMNEWA; VIRTUE u.a.) oder durch zerebrale Hypoxie *bei Blutdruckabfall* (BUCHER; OBERHOLZER; GIGON). Die ungenügende CO_2-Abrauchung führt zu postnarkotischer *Azidose* (BEECHER u. MURPHY; BEECHER, QUINN, BUNKER u. D'ALESSANDRO; LEIGH; TAYLOR u. ROOS; HOOD, BEALL u. GERBODE; HAMILTON u. DEVINE; SEALY, YOUNG u. HICKHAM; MARTIN u. STEAD; BÜHLMANN; GIBBON, ALBRITTEN, STAGMAN u. JUDD; STEAD u. SOUCHERAY; STEHLE u. BOURNE; CULLEN, AUSTIN, KORNBLUM u. ROBINSON; MAIER, RICH u. EICHEN; TESTEIN u. MESSER). Die Abflachung der Atmung, entsprechende *Drosselung der Kollateralbelüftung* als wirksamer Schutzfunktion (VAN ALLEN u. JUNG; BAARSMA, DIRKEN u. HUIZINGA) (s. S. 24), *Anreicherung rasch resorbierbarer Anästhesiegase* im Alveolarraum (Äther, N_2O-O_2-Gemisch, Cyclopropan etc.) und *Beatmung mit reinem O_2* begünstigen insgesamt die Atelektasebildung (CORYLLOS; VAN MECHELEN; TESCHENDORF; JONES u. BURFORD; SPENCER, DRAPER, PARRY u. WHITEHEAD; HOLMDAHL u. RISHOLM; ENGHOFF, HOLMDAHL u. RISHOLM; HUIZINGA; COLOMBO, BEATRICE u. RULLA; GRIGOR; SCOTT u. CUTLER; SENNING; SPAIN; PALLIN u. GOLDMAN; JACOBSON, RUBINSTEIN u. ESCHER; LÖFFLER u.a.).

Hinzukommt die pharmakodynamische *Hemmung des ziliaren Flimmerstroms* im Bronchialsystem (PALLIN u. GOLDMAN; HERZOG u. PLETSCHER; ESCHER u.a.) (s.S. 21), die *Dämpfung des Hustenreflexes* durch Medikation von Hypnoticis (JACKSON; BOWEN; MOUNSEL; ZADEK u.a.), sowie die *vermehrte Absonderung zähen Bronchialsekrets* als Ergebnis lokaler Reizung (Ätheranästhesie, Intubation etc.), etwaiger Atropingaben (HOLINGER) oder zusätzlicher infektiöser Bronchitis (BOWEN; SANTE u.a.). Schließlich ist noch auf *bronchokonstriktorische Effekte* mancher Anästhesiegase (Cyclopropan) (ROVENSTINE u. MCKINNEY), Zustände *paralytischer Bronchoplegie* (SOULAS; ESCHER u. WYSS; MOUNIER-KUHN u. MOUNIER-KUHN; ESCHER; MOUNIER-KUHN, DE ROUGEMONT u. BRESSON; CASTELLA-ESEABROS), *Aspiration von Blut*, Schleim oder Gewebspartikeln bei Tonsillektomien (WALDAPFEL; MAY, THOBURN u. ROSENBERGER) (Abb. 119) und auf die Gefahr der *endobronchialen Sekretverschleppung in die aufliegende gesunde Lunge* während einer Resektion im anderen Lungenflügel hinzuweisen (GRAY; MÜLLY; BERGMANN; KUGEL; BARTH; HOLMDAHL; MOODY; LAMBERT, WILLAUER u. DASCH u.a.).

Da die postoperative Atelektase nur selten tödlich verläuft (Lit. s. SCOTT; BOWEN; PALLIN u. GOLDMAN; SPAIN; LÖFFLER), stützen sich die Argumente für und wider den Einfluß der Schleimobstruktion im wesentlichen auf klinische Eindrücke oder bronchoskopische Befunde. Dabei ist eine Sekretstagnation so häufig nachweisbar (JACKSON u. JACKSON; MANGES; BOWEN; HARRINGTON; HEARN u. CLERF; CORYLLOS; HOLINGER; SOULAS u.a.), daß MOUNIER-KUHN u. MOUNIER-KUHN geradezu von einer *„postoperativen Bronchopathie"* mit „inondation bronchique" sprechen. Im Gegensatz zum positiven Befund hat die negative bronchoskopische Feststellung (KNOLL; KLEIN u.a.) keine Beweiskraft, da bei der begrenzten Sichtweite der Methode distale Schleimverschlüsse nicht auszuschließen sind (Mülly u.a.). Die grundsätzliche Bedeutung der peripheren Sekretobturation wird durch gelegentliche Autopsieergebnisse (Spain) sowie durch Tierversuche unterstrichen (Lee, Ravdin, Tucker u. Pendergrass). Sie ergibt sich ex juvantibus auch aus der *günstigen Wirkung der Bronchialtoilette* (Jackson; Coryllos; Harrington; Hearn u. Clerf; Manges; Tucker; Peroni; Haight; Huizinga; Niemeyer; Henry; Mülly; Bergmann; Eisenreich; Görgényi-Göttche u. Kassay; Perrone; Haight u. Ransom; Samson u. Dugan; Löffler; Schulze u.a.). In gleichem Sinne spricht der Effekt einer Instillation sekretlösender proteolytischer Fermente (Kofman, Lepper, Jackson u. Dowling; Limber, Reiser, Roettig u. Curtis; Camarata, Jacobs u. Affeldt; Mannes u. Severin; Unger u. Unger; Klein; Löffler), die neben anderen Maßnahmen [Umlagerungsmanöver (Bowen; Dyke u. Sossman; Sante; Manges; Coryllos; Mülly; Löffler; Heine), Expektorationsförderung, opiatfreier Schmerzbekämpfung und baldigem Aufstehenlassen (Löffler; Heine; Kugel u.a.), Hyperventilation mit O_2-armen Gasmischungen (Scott u. Cutler; Huizinga; Coryllos; Henderson, Haggard u. Coburn; Findlay) oder Blasrohratmung zwecks Hyperventilation durch Vergrößerung des Totraums (Schwartz, Dale u. Rahn)] zur Prophylaxe und Therapie der postoperativen Atelektasen empfohlen werden.

Mutatis mutandis bildet die Schleimobstruktion im Verein mit verminderter Atemtiefe (schmerzhafte Ruhigstellung, Bettlägerigkeit etc.) — unbeschadet der Mitwirkung reflektorisch-vasomotorischer Störmomente — das wesentliche pathogenetische Prinzip auch beim *Syndrom des posttraumatischen Lungenkollapses* bzw. regionaler plattenförmiger Atelektasen, die *nach Brustkorbverletzungen* mit oder ohne Rippenbruch (Blair; Sealy; de Takats, Fenn u. Jenkinson; Shepard; Willbold; Daniel u. Cate; Sturm; Knoll u.a.), stumpfer oder perforierender *Gewalteinwirkung auf den Bauch* (Bradford; Blair; Hezel; Sturm), *Wirbel- und Beckenfrakturen* (Veach; Sturm), *Schädelkontusion* (Lit. s. Sturm) und anderen traumatischen Läsionen (Stotz) auftreten können.

Noch sinnfälliger wird dieser ursächliche Zusammenhang unter den Bedingungen *zentraler oder peripherer Atemlähmung* (Swank), die mit den respiratorischen Funktionen auch die Sekretdrainage zum Erliegen bringt (Abb. 120). Die bronchoplegische Sekretüberschwemmung („l'inondation bronchique") (Soulas) erklärt die oft schwerwiegenden *atelektatischen Komplikationen der Schlafmittel- und Morphinvergiftung* (Lang; Gray; Spain; Rigler; Escher; Löffler), der *Bulbärparalyse*, bulbärer und zervikospinaler Formen der *Poliomyelitis* (Pasteur; Regan; Copperstock; Huizinga; Gombert; Volbeding u. Repkewitz; Jacobson, Cohen u. Carter; Spain; Engström u. Svanborg; Galloway u. Seifert; Lassen et al.; Fanconi; Lohmann; Brandy u. Lenarsky; Aschenbrenner u. Dönhardt; Missgeld; Zadek; Camarata, Jacobs u. Affeldt; Pollitzer u. Pollitzer; Wilson; Seoane u. Damonte; Pesce; Schulze; Scarabicchi u.a.) und verwandter Zustände (Syringobulbie, *Landry-Syndrom* bei Polyradikulitis bzw. disseminierter Enzephalomyelitis infektiöser Genese) (Löffler) sowie *traumatischer Spinalparalyse* (Friedman; Löffler). Auch die *Trichinose* der Atemmuskulatur (Cohnheim) kommt in Betracht, ebenso die *Diphtherie*, bei der massive Atelektasen auftreten können und teils akuter Phrenicusparalyse (Pearson-Irvine; Pasteur; Pohl u. Zischinski), teils membranöser Bronchialobstruktion zugeschrieben werden (Bartels; Jackson u.a.). Die Beatmung in der Eisernen Lunge vermag weder die Atelektasebildung zu verhüten noch die Luftwege vom inspiratorischen Ventilverschluß gestauter Sekrete zu befreien, da der vorwiegend sogwirksame Respirator den Hustenakt nicht nachahmen läßt, sondern die Schleimpfröpfe eher noch tiefer ansaugt (Jacobson, Cohen u. Carter).

Neben endobronchialer Sekretverhaltung wird oft auch die *Aspiration endogener Fremdkörper* Ursache akuter Obstruktionsatelektasen und nachfolgender Herdpneumonien. Abgesehen von den frühkindlichen Aspirationssyndromen (Peiper u. Thomas; Urban) (Abb. 121) und Aspirationszwischenfällen nach Narkose und Operationen (Tonsillektomie!) (Hall; Morton u. Wylie; Berson u. Adrian u.a.) sind als interne Grundleiden die

Schlucklähmung bulbärer Poliomyelitis (ARDRAN, KEMP u. WEGELIUS), die Dyskoordinierung der Schlingbewegung bei *Myasthenia gravis* (DAHM; JAVČUNOVSKAJA u. PIPKO), *Muskeldystrophie* vom facio-scapulo-humeralen Typ (PERALE) oder *vallekulärer Dysphagie* als kongenitaler Anomalie (COHEN), Folge zerebralsklerotischer Degeneration der Formatio reticularis oder entzündlicher bzw. neoplastischer Veränderungen im Kehlkopf-Pharynxgebiet (DAHM u. SCHNORRE; TESCHENDORF; BELCHER; STRANG; GÖTTCHING; SCHULZE) zu nennen. Bei den letztgenannten Bedingungen entwickeln sich vielfach chronische Aspirationszustände mit Atelektasen und pneumonischer Anschoppung wechselnder Lokalisation. Ebenso können angeborene oder erworbene *Ösophago-Tracheal-*

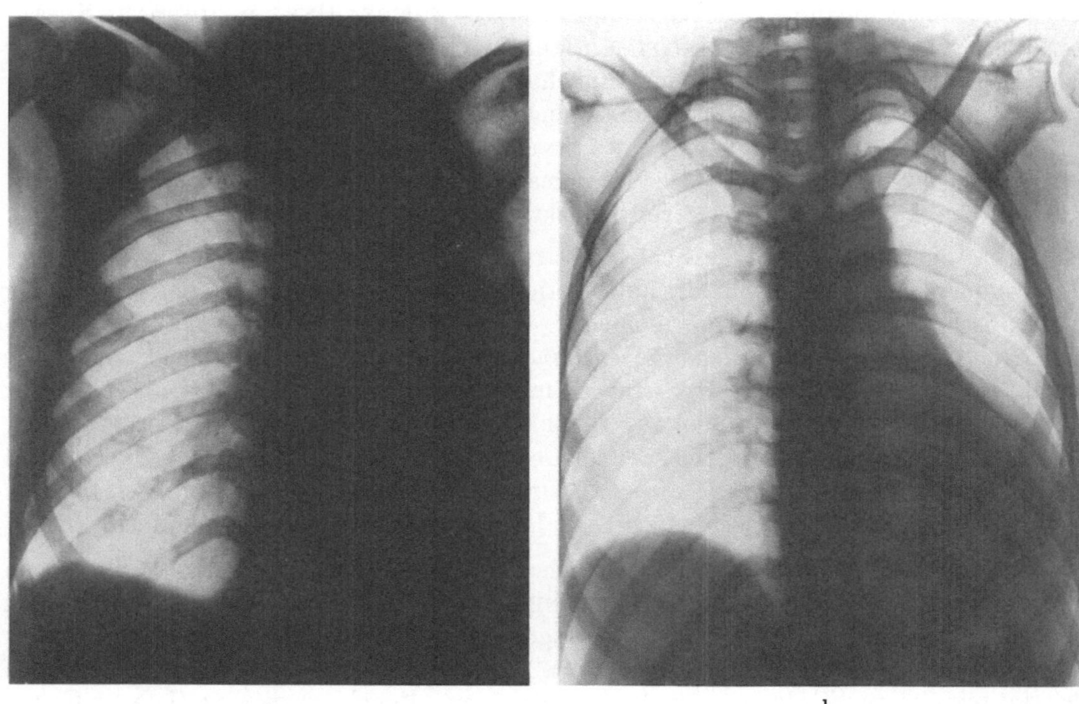

Abb. 120a u. b. E. Mü., 35jähr. ♀. Arch.-Nr. M 7103/51, Röntgeninstitut Medizinische Universitätsklinik Leipzig (ehem. Direktor: Prof. M. BÜRGER). Akute Halbseitenatelektase links bei Poliomyelitis ant. (schlaffe Tetraplegie mit peripherer Atemlähmung) infolge Sekretobturation. a Thoraxübersicht p.-a. kurz nach Eintritt der massiven Atelektase während Behandlung in der Eisernen Lunge. b Kontrolle am folgenden Tag: Wiederbelüftung des Oberlappens nach sorgfältiger Bronchialtoilette. Noch restliche Unterlappenatelektase

fisteln zu rezidivierenden obstruktiven Belüftungsstörungen führen (SHAW; LEVEN; HOLT, HAIGHT u. HODGES; HOLINGER, JOHNSTON u. POTTS; BYRON; DUPREZ, WITTEK u. DUMONT; FERGUSON u. SCHEMPERLEN; PAMPARI et al.; LANMAN; EBRL; CAMERON u. TOWNSLEY; SINGLETON u. KNIGHT; LYON u. JOHNSON; KRAUSEY; MORTON, OSBORNE u. KLASSEN; HUGHES u. FOX; CALDWELL; WARE u. HALL; VOGT; SWEET; EIGGER; MADDEN; SANTY u. DUMAREST; HARTWEG; LEIGH, ABBOTT u. HOPKINS; ERDÉLYI u. LÁBAS; THOMAS; DUFOURT u. DEPIERRE; FINKE u.a.). Auch bei *Kardiospasmus mit idiopathischer Ösophagusdilatation* kommt es durch Überlaufen gestauten Ösophagusinhalts in die Bronchialwege häufig — nach ANDERSON, HOLMAN u. OLSEN in ca. 10%, nach BREAKEY et al. sogar in 39% — zur Ausbildung entzündlicher Atelektasen (LAKE; BREAKEY, DOTTER u. STEINBERG; JACKSON u. JACKSON; DAVIES u. ROBERT; STRANG; SAMPSON; THOMAS u. JEWETT; SUTHERLAND u. WOOD; RAVAZZONI u. MELIO; BUECHNER u. STRUG; HAWES u. SOULE; HEATON; HURST; ROTHSTEIN u. PIRKLE u.a.).

Hierher gehören ferner die oft ausgedehnten Obstruktionsatelektasen nach *Fistelperforation erweichter tuberkulöser Lymphknoten* (Lit. s. RÖSSLE; SCHWARTZ; UEHLINGER; MÜLLER; ROGSTAD; BRÜGGER; KANONY; DUFOURT u. DEPIERRE; BEITZKE; WURM;

GÖRGÉNYI-GÖTTCHE u. KASSAY; GIESE; LÖFFLER u. a.) (s. S. 201, 349, 350) und der regionale oder *massive Lungenkollaps nach Hämoptoe* im Gefolge bronchopulmonaler Tuberkulose bzw. unspezifisch-entzündlicher Parenchymdestruktion und Bronchiektasie (JACOBAEUS u. WESTERMARK; FLEISCHNER; KLEIN; MINDLINE; LOPEZ; ROSENBLATT; PALACIO u. MAZZEI; HASTINGS u. JAMES; CORYLLOS; WILSON; CORDIER u. BOUGUIN; MIRCOLI; CARNOT, LAFITTE u. BONS; SCHMIDT u. UNHOLTZ; SIMON; ALEXANDER; STURM; TESCHENDORF; NICAUD, LEFITTE u. BARRÉ; GOMBERT; SAYE; SAMSON; COUROUX; MARINET; LORANDO u. CASAMOUNAS; FINKE; HUTAS, NYIREDY u. VARGHA; MOKRZYCKI u. RADZIMINSKI u.a.). Die Mehrzahl der Autoren hält die Bronchusverstopfung für den entscheidenden Faktor. JACOBAEUS, EHRENBURG u.a. weisen zudem auf die Mitwirkung

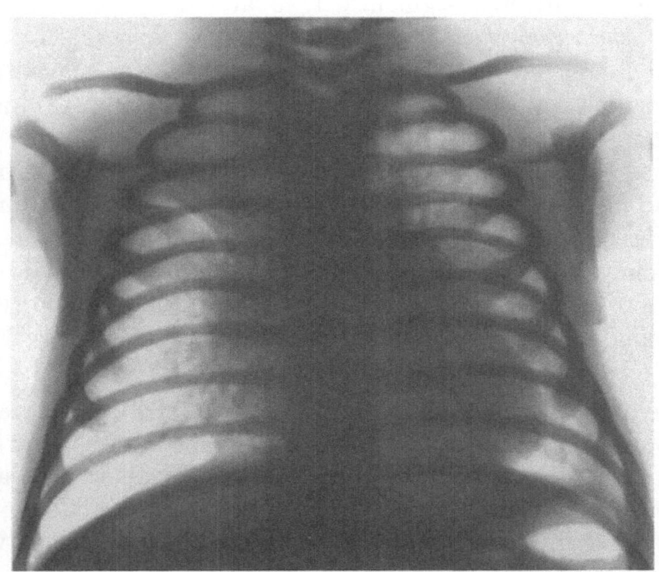

Abb. 121. W. Hö., 2 Wochen alter ♂. Rö.-Arch.-Nr. 148/54, Krbl.-Nr. 37/54, Universitäts-Kinderklinik Leipzig (ehem. Direktor: Prof. A. PEIPER). Thoraxübersicht p.-a.: Akute atelektatische Schrumpfung des rechten Oberlappens nach Aspiration flüssiger Nahrung (Klinisch schwere Asphyxie und Zyanose). (Beobachtung von H. THOMAS, Habilitationsschrift Univ. Leipzig 1957)

reflektorischer Bronchialspasmen hin; SIMON schuldigt zusätzlich die Unterdrückung des Hustenreflexes durch die übliche Opiatmedikation an. Bezüglich der abweichenden neural-pathologischen Deutung des Vorganges wird auf S. 218ff. und auf die Arbeiten von BENEDETTI; CORDIER u. BOUGUIN sowie STURM verwiesen. Während SIMON umfängliche Atelektasen für eine relativ seltene Komplikation tuberkulöser Lungenblutung ansieht, berichten VARGHA, HUTAS u. NYIREDI über eine Häufung schwerer asphyktischer Verlaufsformen mit Lobär- und Halbseitenatelektasen (1951: 2,8%; 1954: 10,2%) und empfehlen unverzügliche bronchoskopische Absaugung obturierender Blutkoagula, um den lebensbedrohlichen Zustand zu beheben. Auch Blutungen der oberen Luftwege führen mitunter zur Bronchialobturation, wie KARTAGENERs Beobachtung einer Atelektase nach Epistaxis zeigt.

Als Folge und indirektes Hinweissymptom der *Aspiration exogener Fremdkörper* wurde die akute Obstruktionsatelektase besonders von JACKSON, MANGES und HUIZINGA gewürdigt. Die Fremdkörperstenose ist der Prototyp des akuten umschriebenen Passagehindernisses. Ihre aerodynamischen Auswirkungen und der lawinenartige Verlauf der Parenchymveränderungen, die mit einem funktionellen Ventilemphysem zu beginnen und in schweren, irreversiblen Organschäden zu enden pflegen, wurden bereits erörtert (s. S. 135). Quellungsfähigkeit und starke lokale Reizwirkung des Aspirationsobjekts führen schon bei kleinen Fremdkörpern pflanzlicher Herkunft leicht zu völligem Bronchusverschluß. Auch sonst wird die zunächst inkomplette Fremdkörperstenose vielfach durch

Spasmen, nachfolgende Sekretverhaltung und entzündliche Parietalreaktion vervollständigt. Im Gesamtablauf hat der Zeitfaktor wesentliche Bedeutung, da mit der Dauer der Belüftungs- und Drainagestörung die Gefahr der Sekundärinfektion wächst, und eine Wiederherstellung des betroffenen Lungensektors immer unwahrscheinlicher wird.

In diesem Zusammenhang sei auf die *atelektatischen Komplikationen bei intraösophagealer Fremdkörperretention* hingewiesen (Valle u. Cloutier; Malenchini, Resano u. Gugliatella), die einer vom Mediastinum her peribronchial fortgeleiteten Entzündung und Lymphknotenschwellung zugeschrieben werden. (Neuere zusammenfassende Darstellungen der Problematik und Literatur der Fremdkörperaspiration s. bei Welin; Escher; Heberer, Peiper u. Löhr.)

Für das plötzliche Auftreten segmentaler, lobärer oder halbseitiger *Atelektasen während und nach bronchographischen Eingriffen* werden — abgesehen vom hypothetischen Mechanismus des „Lungenkrampfs" (K. Reinhardt) — vor allem tonische Bronchialspasmen verantwortlich gemacht (Jacobaeus; Jacobaeus, Selander u. Westermark; Huizinga; Stutz u. Vieten; Huzly; Pinchin, Scott u. Morlock; Heuck u. Flach; Hewlett, Puglish u. Bowers u.a.). Bei vorbestehender inkompletter organischer Bronchostenose können auch obturative Vorgänge (Verstopfung durch stark visköses Kontrastmittel, Verlagerung bzw. Stieldrehung intrabronchial flottierender Polypen etc.) zusätzlich mitwirken. Das gilt ebenso für atelektatische Zwischenfälle während und *nach Bronchoskopien* (Mac Rae, Hiltz u. Quinlan; Kourilsky u. Mariette u.a.), zumal wenn es zu Blutung oder ödematöser Schleimhautschwellung als Folge einer Probeexzision kommt.

Als Ursache mehr oder weniger akuter Obstruktionsatelektasen ist ferner die *Bronchialabknickung* („kinked bronchus") zu nennen, die sich bei rasch anwachsenden Pleuraergüssen infolge der Dislokation des Lungenkörpers einstellen (Björk; Svejcar) und von einer Pleuraschwarte fixiert werden kann (Teschendorf; Björk; Huzly u. Böhm). Die Knickstenose wird durch einen Stabilitätsverlust des Bronchialwandgefüges (vorbestehende entzündlich-narbige Destruktion) begünstigt.

Ein analoger Vorgang liegt in der Regel auch dem Phänomen des *massiven oder selektiven Lungenkollapses nach Pneumothoraxanlage bei kavernöser Lungentuberkulose* zugrunde (Wurm; Fleischner; van Allen; Kartagener; Dumarest, Mollart, Lefèvre u. Germain; Pinner; Dumarest, Le Tacon u. Varin; Holcomb u. Weber; Simon; Coryllos; Eloesser; Stivelmann; Aufses; Gerritz; Werner; Sanes u. Smith; Samson u. Culps; Kernan; Lloyd; Young; Higgins u. Wilson; Mac Rae, Hiltz u. Quinlan; Chadourne; Dufourt u. Touraine; Peirce u. Curtzwiler; Hurst u. Milner; Roberts u. Blair; Mark; Alexander; Zadek; Janitelli; Chadourne, Duchet-Suchaux, Joannou u. Pinelli; Sproul; Huzly u. Böhm; Löffler, Haefliger u. Mark; Laitinen, Kivikanervo, Wäre-Niskanen u. Pätiälä; Tanner; Blaha; Barlow u. Kramer; Rafferty u. Shields; Heine u.a.): Die kollapstherapeutische Maßnahme wird bei latenter entzündlicher Bronchomalazie zum „Realisierungsfaktor der Obstruktionsatelektase" (Tanner). Sie wirkt deshalb zumeist elektiv, weil die tuberkulöse Bronchialläsion gewöhnlich auf den verdichteten Lungenanteil (Segment, Lappen) beschränkt ist, und der seines halbstarren Gerüsts beraubte Bronchialabschnitt dem parenchymverschiebenden Kollapseffekt ungleich stärker unterliegt als die strukturell intakten Luftwege des restlichen Lungenstumpfs (Abb. 122). Der Bronchialbaum der Pneumothoraxlunge wird schon beim einfachen Kollaps sichtbar enger gestellt, verkürzt und disloziert (Stutz; Auerbach u. Green; Huizinga u. Smit; Haefliger u. Mark; Huzly; Heine u.a.). Die räumlich begrenzte Atelektase des kavernentragenden Sektors, die vielfach auf Knickstenose der kavernennahen Drainagebronchien beruht (Fleischner; Stivelmann; Simon; Westermark; Löffler u.a.), ja selbst die „Autolobektomie" (Löffler u. Haefliger) des en bloc erfolgenden Lobärkollapses bei orifiziellem oder polystenotischem Verschluß kann den Heilungsverlauf der

Tuberkulose günstig beeinflussen (ADAMS u. SINGER; SIMON; FLEISCHNER; ALEXANDER; CORYLLOS; WILLIS; HOLCOMB u. WEBER; LAITINEN, KIVIKANERVO, WÄRE-NISKANEN u. PÄTIÄLÄ; HAEFLIGER u. MARK; TAPIA, JORDA u. TAPIA; LÖFFLER u.a.) (Abb. 123

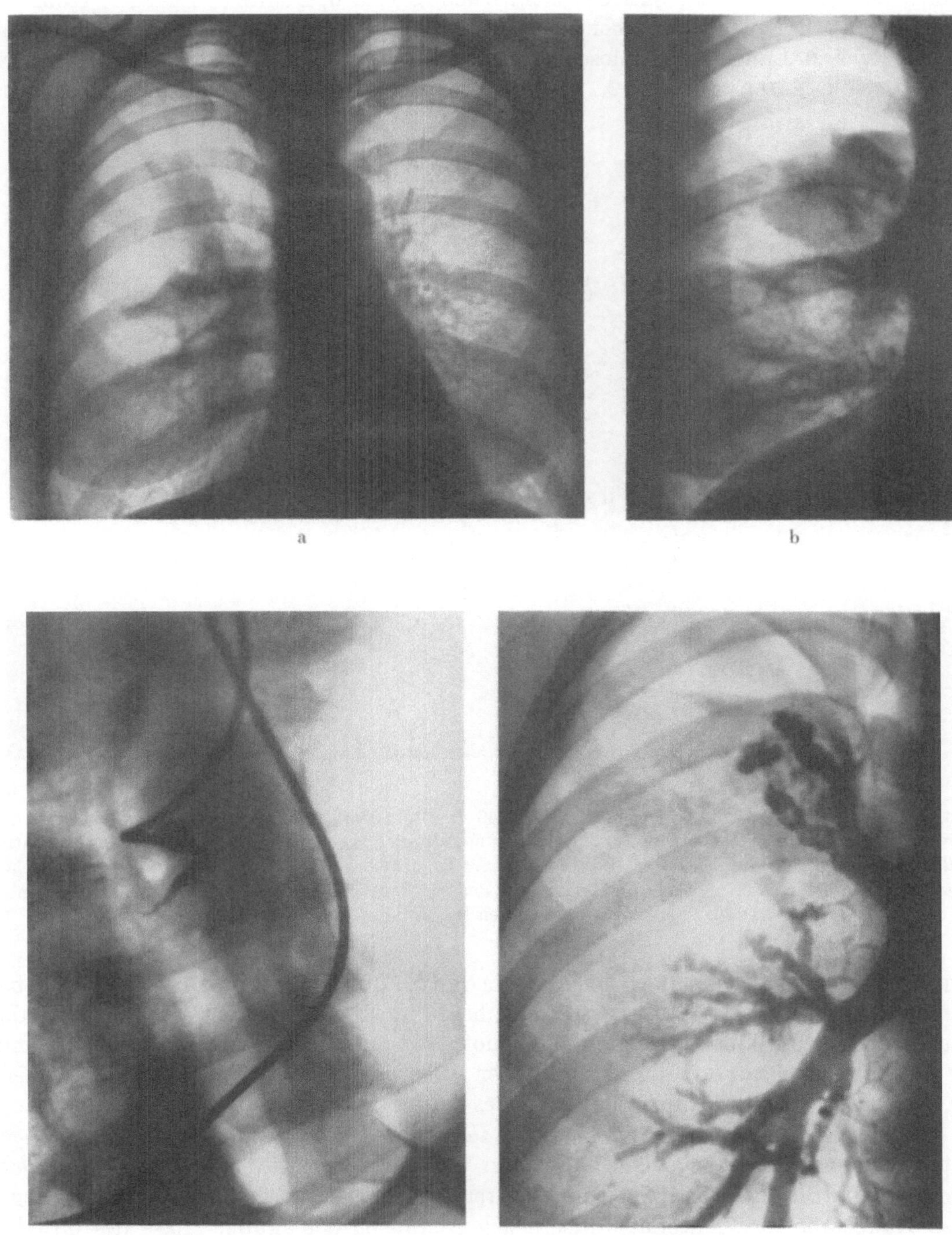

Abb. 122a—d. A. St., 50jähr. ♀. Selektivkollaps des rechten Oberlappens im Pneumothorax bei fortgeschrittener tuberkulöser Parenchymdestruktion mit entzündlich-narbigen Veränderungen am Bronchial- und Gefäßsystem des Lappens (nach F. HEINE, Habilitationsschrift Münster 1960). a Nativbild p.-a. vor Kaustik. b Kontrollbefund nach Strangdurchtrennung. c Bronchogramm des gleichen Falles: Eng zusammenliegende ektatische Segmentäste des kollabierten Lappens mit peripheren Verschlüssen. d Selektives Angiogramm im 2. Schrägdurchmesser: hochgradige Verengerung der rechten Oberlappenarterie mit weitgehender Obliteration der Segmentäste

und 124). Andererseits können sich aus dem pneumothorax-induzierten Lungenkollaps bei zentraler Bronchustuberkulose fatale Komplikationen und schwere unspezifische Dauerschäden („destroyed lung“ mit ausgedehnter Bronchiektasie, broncho-pleurale Fisteln, chronisches Pleuraempyem etc.) ergeben (Löffler; Alexander; Pinner; Judd; Mark; Dumarest; Böhm; Samson, Barnwell, Littig u. Bugner; Tanner; Huzly u. Böhm u.a.). Mit Recht wird daher die bronchologische Klärung vor der Kollapstherapie der kavernösen Lungentuberkulose gefordert (Dumarest; Böhm; Tanner; Pellnitz, Jackmann u. Maier; McIndoe, Steele, Samson, Anderson u. Leslie; Buckles,

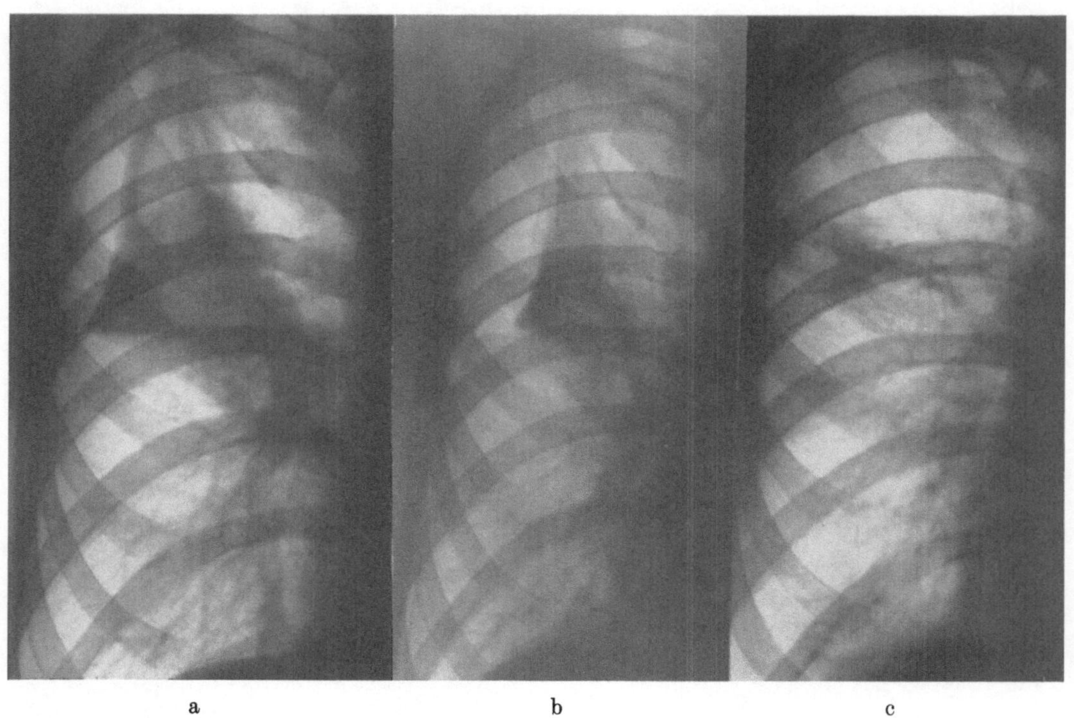

a b c

Abb. 123a—c. E. Fi., 26jähr. ♂. Arch.-Nr. A 2685/49 und M 853/51, Röntgeninstitut der Medizinischen Universitätsklinik Leipzig (ehem. Direktor: Prof. M. Bürger). Selektivkollaps im Pneumothorax bei exsudativgroßkavernöser Oberlappentuberkulose. Nativbilder p.-a. a Unmittelbar nach Pneumothoraxanlage. b 4 Wochen später vor Thorakokaustik. c Nach Auflassung des Pneumothorax 2 Jahre später. Rückbildung zu einem partiell verkalkten Indurationsfeld

Potts, Davidson u. Neptune; Hasche; Lloyd u. Budetti; Wurm u.a.). Ebenso berechtigt ist der Hinweis Wurms, es dürfe „heute nicht mehr erlaubt sein, sich mit der Annahme einer muskulär bedingten (Pneumothorax-)Atelektase infolge Tonussteigerung der glatten Muskulatur im erkrankten Lappen zu beruhigen, solange nicht mit hinreichender Sicherheit eine Bronchustuberkulose des Lappens ausgeschlossen werden konnte“.

Schließlich ist noch auf die *traumatische Genese* akuter Belüftungssperre hinzuweisen. Unter stumpfer Brustkorbquetschung kann es zu *Fraktur oder Abriß eines Bronchus* kommen. Die Blockade bzw. Kontinuitätstrennung des Luftweges betrifft in der Regel einen Hauptbronchus, hinterläßt daher nach Abklingen der akuten Phase des initialen Mediastinalemphysems mit Spannungs- und Hämato-Pneumothorax eine Halbseitenatelektase, sofern der schwere traumatische Schock überhaupt überlebt wird (Lit. s. S. 239).

Wesentlich seltener handelt es sich um eine *pulmonale Stieldrehung* infolge heftiger Thoraxkompression. Der akute Bronchialverschluß spielt dabei gegenüber der Unterbrechung der Zirkulation nur eine untergeordnete Rolle, denn der nicht mehr ernährte Lungenabschnitt pflegt nekrotisch zu werden (Stratemeier u. Barry; Daughtry; Parks). Auf welche Weise die Lungentorsion um den Hilus entsteht, ist noch unklar.

Analoge Drehungsvorgänge wurden auch ohne äußere Gewalteinwirkung bei einer Mittellappendystopie infolge Dünndarmeventration durch eine Zwerchfellhernie (RANDSDELL u. ELLIOT), bei Tumoratelektase des Oberlappens (groteske lageabhängige Verschieblichkeit) (MILLER, BRUWER u. CLAGETT) und als Spontanereignis bei einem akzessorischen Lappen beschrieben (EPPLEN u. JACOBSON).

2. Die chronische Obstruktionsatelektase kann sich kontinuierlich aus dem *Folgegeschehen des akuten Bronchusverschlusses* entwickeln, wenn das Passagehindernis bestehen bleibt. Das Beispiel der *übersehenen Fremdkörperaspiration* (Abb. 125) belegt am

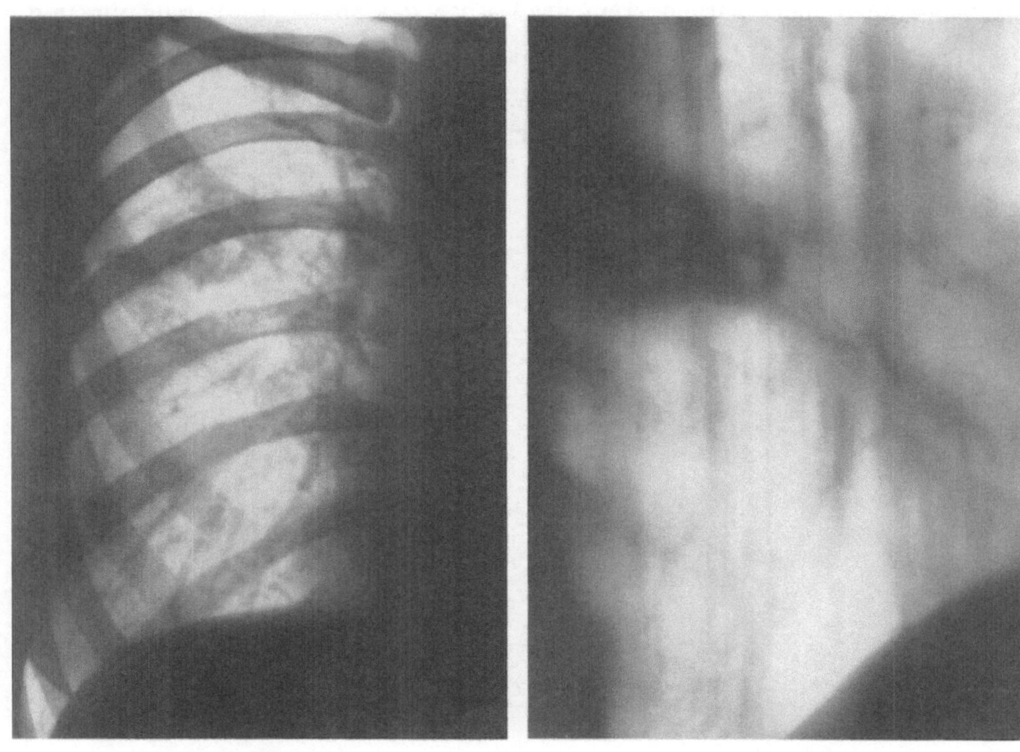

Abb. 124a Abb. 124b

Abb. 124a—d G. Me., 19jähr. ♀. Arch.-Nr. 1715/54, Röntgeninstitut der Medizinischen Universitätsklinik Leipzig (ehem. Direktor: Prof. M. BÜRGER). Exsudativ-kavernöse Tuberkulose der Unterlappenspitze mit äquisektoraler Segmentatelektase. Nach Pneumothoraxanlage, Thorakokaustik und Chemotherapie indurative Rückbildung innerhalb von 5 Monaten. a Nativbild p.-a. vom 24. 4. 54 zu Beginn der Chemotherapie (INH). Toxisches Allgemeinbild, intermittierendes Fieber, BSR 95/115 n.W., Sputum: Tbc. ++. b Schichtbild frontal 8 cm: Darstellung der Kavernen im Schatten der Segmentatelektase (13. 5. 54, unmittelbar vor Pneumothoraxanlage). c Schichtbild frontal 11 cm: Kavernenkollaps innerhalb des bandartig zusammengefallenen Segments, das dorsalwärts an einem Adhäsionsstrang hängt. Abbruch des Versorgungsbronchus vor der Segmentgabel (15. 5. 54, 2 Tage nach Pneumothoraxanlage, 4 Wochen vor Kaustik). d Schichtbild frontal 8 cm: Zustand nach Kaustik und Liquidation des Pneumothorax wegen interkurrenter Pleuritis exsudativa (22. 10. 54). Indurative Rückbildung des zuvor kavernösen Prozesses in der partiell wiederbelüfteten Unterlappenspitze, fieberfrei, normale BSR, Sputum Tbc. ⌀. Weiterhin günstiger Verlauf ohne Kavernenrezidiv

sinnfälligsten, welche Bedeutung die Dauer der Blockade für das Schicksal des abgesperrten Lungenbezirkes hat (JACKSON; DAELEN u. GREINEDER; MANGES; HUIZINGA; SOULAS; CHILDRESS, SAMSON u. DUGAN; CLERF; DE NICOLA; SCHINDLER; MEYBAUM; SCHMITT; DAHM; GYÖRGY; BERNARD u. SOULAS; STEURER; LEMIERRE u. CATTAN; LINNEWEH; DI RIENZO u. WEBER; DE HAAN; OECHSLI; KLIMKOVIC; LAPINA; WELIN; ESCHER; HEBERER, PEIPER u. LÖHR; TOMÁNEK; MOORE; PUTTALLYA u. JANARDHANA; SCHULZE u.a.). Häufiger handelt es sich um eine *mono- oder polystenotische Belüftungssperre*, die dem Zusammenwirken von *langsam fortschreitender Bronchialverengung und zusätzlicher Sekretabflußstörung* zuzuschreiben ist. Die Parenchymverdichtung weist daher meist auf eine umschriebene oder diffuse Vorschädigung des zugehörigen Bronchialabschnitts hin, die *durch endobronchogen, intramural oder peribronchial beginnende Krankheitsprozesse* verschiedener Ätiologie verursacht sein kann.

Die *entzündlich-narbige Bronchialwandläsion* spielt pathogenetisch die überragende Rolle. Ihr Ursprung reicht, wie im regionalen Sonderfall des Mittellappensyndroms, oft in die frühe Kindheit zurück. Die Ventilationsstörung kann sich bereits im floriden Stadium des Grundleidens manifestieren, wird bei länger dauernder Bronchusverlegung anatomisch fixiert und bildet sich selbst nach Behebung des ursprünglichen Passagehindernisses nicht mehr zurück, wenn inzwischen das abhängige Parenchym und seine

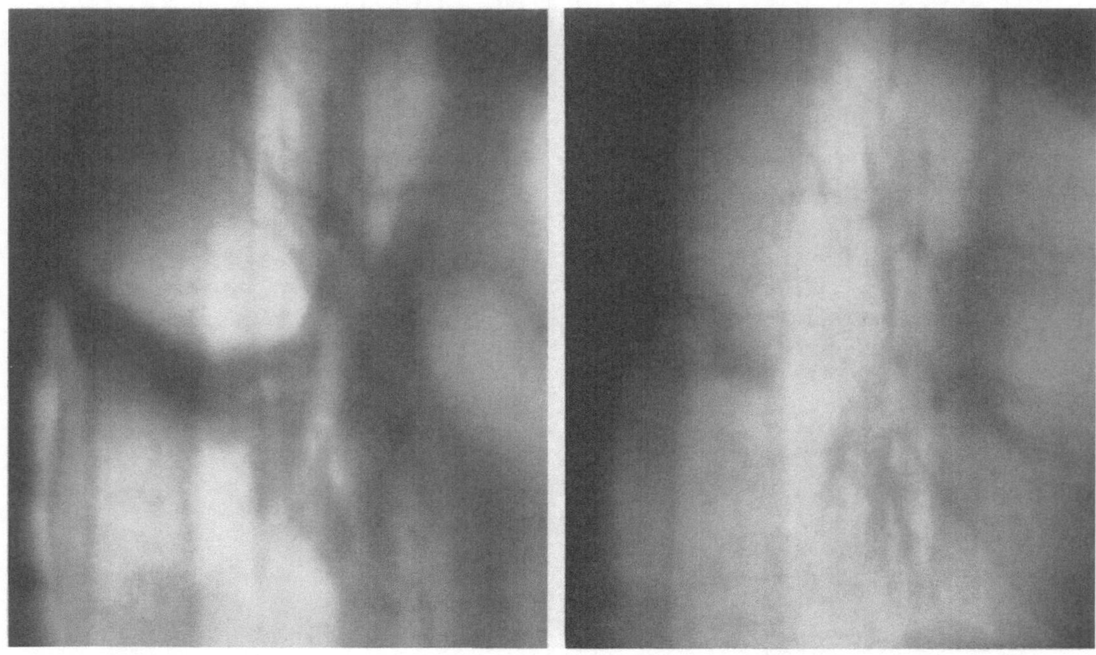

Abb. 124c Abb. 124d

terminalen Strombahnen (Bronchioli, Blut- und Lymphgefäße) irreversibel geschädigt wurden. In anderen Fällen klingt die Obstruktionsatelektase mit dem auslösenden Krankheitsprozeß zunächst ab, um erst nach längerem Intervall in späteren Lebensperioden erneut in Erscheinung zu treten. Narbige Relikte, mitunter auch Wiederaufbruch des fortschwelenden Grundprozesses leisten dem mehrphasigen Krankheitsgeschehen Vorschub, das im übrigen meist eigengesetzlich abläuft.

Entstehung und Fortbestand der Atelektase setzen auch dann keineswegs einen kompletten anhaltenden Verschluß des Zuführbronchus voraus (BIANCALANA u. COLOMBO). Maßgeblicher ist die „*bronchiale Stase*“ (PALEY; KARTAGENER) als bleibender Restzustand früherer bronchopulmonaler Affektionen und die daraus folgende Neigung zur *Sekundärinfektion*. Weist schon die blande Atelektase die Tendenz zu allmählich fortschreitender sklerosierender Gerüstschrumpfung auf, so wird die Wiederentfaltung des luftleeren Areals vollends vereitelt, wenn sich die Atelektase zur *Obstruktionspneumonie* weiterentwickelt hat. Die rückläufige Schwellung der regionalen Lymphknoten kann dabei die Ventilations- und Sekretabflußstörung verstärken und die schwelende Entzündung im Parenchym mit akuten Schüben nähren.

Das Schulbeispiel für diesen Circulus vitiosus liefert das Mittellappensyndrom, zugleich Paradigma der *ätiologisch-pathogenetischen Vielfalt obstruktiver Segment- und Lappensyndrome* anderer Lungenprovinzen (s. S. 343ff.).

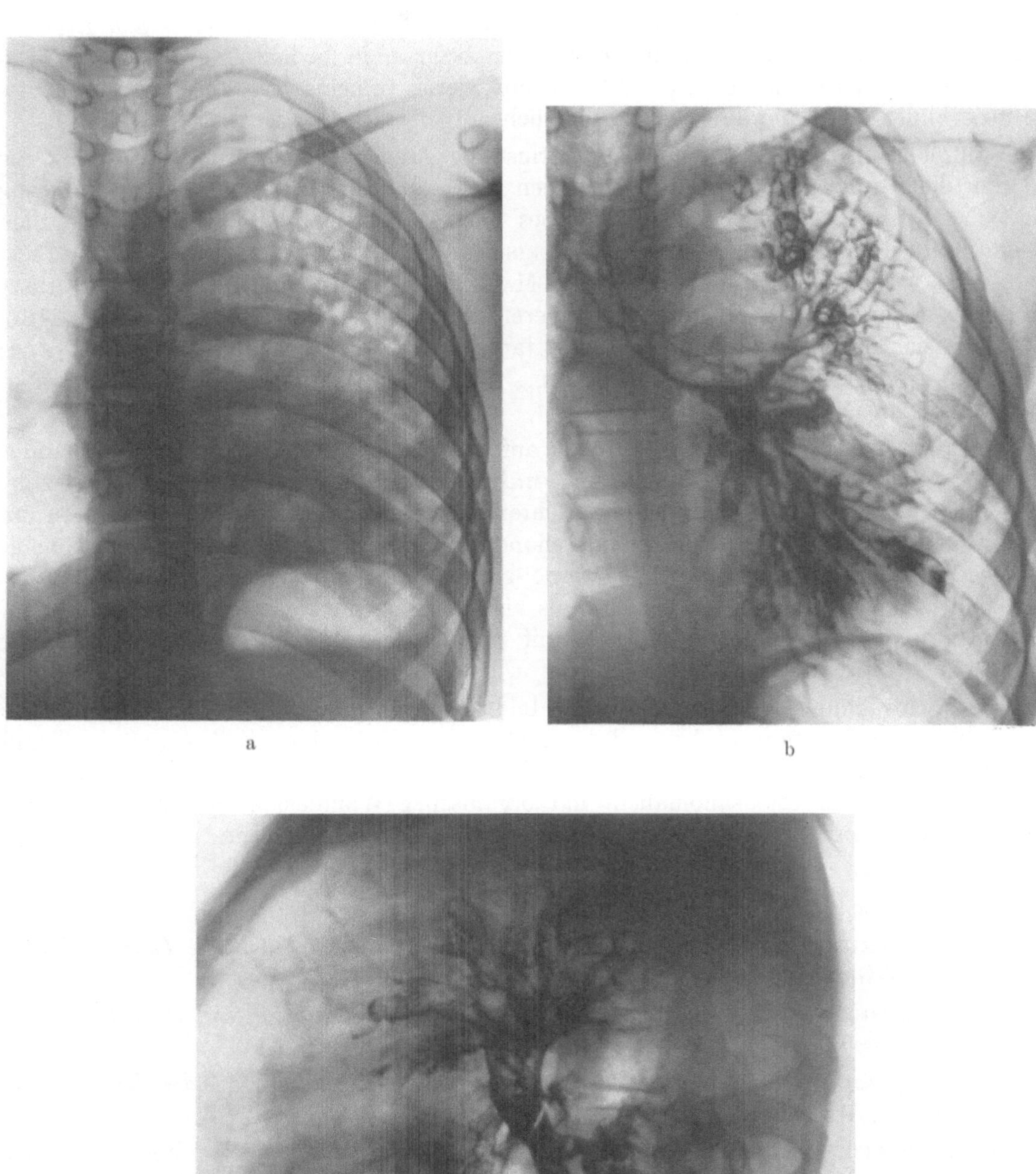

Abb. 125a—c. I. G.-B., 12jähr. ♀. Arch.-Nr. 4223/57, Röntgenabteilung Medizinische Universitätsklinik Münster i. Westf. (Direktor: Prof. Dr. W. H. HAUSS). Halbseitige Kollapsinduration und Bronchiektasie nach übersehener Fremdkörperaspiration. Der strahlendurchlässige aspirierte Gegenstand (Kunststoffkragenknöpfchen) war bronchoskopisch infolge Maskierung durch einen Sekretmantel nicht entdeckt und erst als Aussparung im Kontrastbild (c) nachgewiesen worden. a Summationsbild p.-a. b und c Bronchogramm p.-a. und frontal: Schwerste universelle Bronchiektasie und destruierende Bronchitis links mit Einbeziehung des Hauptbronchus. Das Kragenknöpfchen liegt mit dem Kopf im Segmentbronchus der Unterlappenspitze, die Platte ist als strichförmiger Füllungsdefekt im Unterlappenbronchus orthograd erfaßt

Das häufige, wenn auch nicht obligate Zusammentreffen von *Atelektase und Bronchiektasie* ist für die Persistenz dieser Krankheitszustände bedeutungsvoll. Die pathogenetische Wechselwirkung beider Phänomene, deren gemeinsame Wurzel die Bronchostenose bildet, wird allerdings unterschiedlich aufgefaßt.

Zahlreiche Autoren sehen im Raumverlust der Atelektase das primäre Ereignis. Sie halten die Bronchialerweiterung für einen Sekundärvorgang, der vom Vakuumsog oder Narbenzug des umgebenden Gewebes herbeigeführt, zumindest aber wesentlich beeinflußt wird (Andrus; Jacobaeus; Fleischner; Findlay; Huizinga; Ellis; Lander u. Davidson; Coryllos; Jennings; Mallory; Esser u.a.). Diese Ansicht stützt sich vor allem auf den Nachweis passagerer dynamischer Bronchiektasen (Abb. 118e, 172), die sich nach Wiederbelüftung atelektatischer Bezirke zurückbilden (Fleischner; Jennings; v. Criegern; Finke; Lander; Nelson u. Christoforidis; Pontius u. Jacobs; Spain u. Lester u.a.).

Kartagener verweist demgegenüber auf den Bronchialkollaps innerhalb blander Atelektasen (Jex-Blake; Tannenberg u. Pinner; Hayward u. McReid; Nissen; Amberson; Stutz u.a.) und das Fortschreiten metatuberkulöser Bronchiektasen im Selektionskollaps unter Pneumothoraxbehandlung. Der Zusammenhang von Bronchiektasie und Obstruktionsatelektase werde daher weniger von den abnormen atemphysikalischen Kräften im Pleuraraum, als vielmehr von der Sekretstagnation und dem Hinzutreten infektiöser Momente bestimmt (s. auch Tanneberg u. Pinner; Miller; Withwell; Temple; Bachmann, Hewitt u. Beeckley).

Die „Schwächung der Bronchialwand" bildet wohl in der Regel die formalgenetische Vorbedingung. Sie „kann in Art und Ausmaß hochgradig variieren" (Kartagener) und das Resultat ätiologisch heterogener Krankheitseinflüsse sein: dispositioneller Faktoren im Verein mit Sekretionsanomalien und organischer Wandläsion dysontogenetischer, entzündlich-narbiger, primär degenerativer oder neoplastischer Natur.

Nach Kartagener sind zu unterscheiden:

I. *Bronchiektasen distal von der Bronchostenose*

a) Bronchiektasie als Folge der Bronchostenose = *bronchostenotische (atelektatische) Bronchiektasie* im engeren Sinne

b) Bronchostenose als Folge der Bronchiektasie = *bronchiektatische Bronchusstenose (Atelektase)*

II. *Bronchiektasen proximal von der Bronchostenose* als Folge *obliterierender Bronchiolitis* bzw. *follikulärer Bronchitis*

Die Bronchiektasie kann demnach eine der Atelektase koordinierte Folge zentraler Bronchostenosen sein, als präexistenter, angeborener oder durch bronchioläre Obliteration erworbener Krankheitszustand (Reynaud; Rokitansky; Churchill; Coope; Duprez; Withwell; Giese; Kartagener u.a.) aber auch mittelbarer Stenoseanlaß und somit pathogenetisch übergeordnetes Prinzip chronischer Obstruktionsatelektasen werden.

Diese Entwicklung kann von *obliterierender Bronchiolitis und Bronchiektasie nach Virusinfekten* (insbesondere Masern, Keuchhusten und Grippe) (Lit. s. S. 52, 344, 351), *passagerer Fremdkörperobturation* (Rokitansky; Wegelin; Jackson; Huizinga; Escher; Giese; Kartagener u.a.), *Reizgaseinwirkung* (s. S. 52, 185), croupöser Pneumonie oder konstitutioneller Dyskrinie (Mucoviszidose) (s. S. 64, 187, 344) ausgehen.

Im Vergleich zur *primär vom Lumen her einsetzenden Wandzerstörung* durch infektiöse oder physiko-chemische Noxen haben *Druckwirkung, Fisteleinbruch und Narbenzug lymphadenitischer und perilymphadenitischer Prozesse* keine geringere Bedeutung für die Pathogenese chronischer Obstruktionsatelektasen. Dieser Zusammenhang wird im Kapitel „Mittellappensyndrom" eingehend erörtert (s. S. 343ff.) und sei hier nur summarisch behandelt.

Er tritt am häufigsten bei den pulmonalen Früh- und Spätkomplikationen der *Bronchiallymphknotentuberkulose* hervor (Rössle; Arnstein; Wallgren; Uehlinger; Schwartz; Beitzke; Wurm; Giese; v. Albertini; Müller; Brügger; Soulas u. Mounier-Kuhn; Dufourt u. Depierre; Lemoine u. Melillo; Rogstad; Huizinga; Brock, Cann u. Dickinson; Fleischner; Westermark; Brock; Görgenyi-Göttche u. Kassay; Jeune, Mounier-Kuhn, Béthenod u. Potton; Dufour u. Mounier-Kuhn; Jones, Peck, Woodruff u. Willis; Gerritz; Kent; Galy; Eloesser; Richards; Roberts u. Blair; Head u. Moen; Buckles; Adler u. Richards; Halle u. Blitz; Könn; Steiner; Lemoine u. Lucas; Huzly u. Böhm; Tanner; Kartagener; Kraan u. Muller; Haggenmüller; Carez u. Bruninx u.v.a.). *Kompression, Penetration oder fistulöse Perforation der Bronchialwand durch verkäste Lymphknoten des Primärkomplexes* spielen vornehmlich im Kindesalter eine wesentliche Rolle als Ursache des *frühtuberkulösen Obstruktionssyndroms*, das je nach Größenordnung des betroffenen Bronchus bzw. anatomischer Situation einen Segmentabschnitt, Lappen oder — selten — einen ganzen Lungenflügel umfassen und einer „reinen", d.h. allenfalls unspezifisch-entzündlich überformten, oder einer tuberkulös infizierten („unreinen") Atelektase entsprechen kann (Rössle) (s. S. 346, 348, 349). Nur ein Teil der früher als *„Epituberkulose"* (Eliasberg u. Neuland; Willis; Kleinschmidt u.a.) bzw. „Lungeninfiltrierung" (Redeker u. Simon; Klare; Priesel u.a.) bezeichneten Belüftungsstörungen bildet sich spontan wieder zurück und ist insofern „gutartig" (Brügger; Simrock u.a.). Der chronische Verlauf ist nicht mit einer phthisischen Entwicklung gleichzusetzen (s. S. 349), kann allerdings bei bronchogener Sequesteraspiration oder lympho-hämatogener Ausbreitung diesen Ausgang nehmen (Schwartz).

Stenosierende Narben überstandener Lymphknoteneinbrüche und zurückbleibende Bronchiektasen können durch Sekretverhaltung auch später Anlaß eines *„post-tuberkulösen" Obstruktionssyndroms* werden (Brock) (s. S. 350). Die chronische Parenchymschrumpfung dieser Genese ist beim Erwachsenen gewöhnlich unspezifisch-entzündlicher Natur. Jenseits des 60. Lebensjahrs kommt es relativ häufig zum Wiederaufbruch tuberkulöser Altprozesse der endothorakalen Lymphknoten, und die *Spätperforation* kann eine endogene Altersphthise einleiten (Arnstein; Anders; Giese; Beitzke; Schwartz; Suter u. Iselin; Brun, Viallier u. Moindrot; Uehlinger u.a.); die Gefahr der bronchogenen Aussaat ist aber geringer als bei den Frühfisteln des Primärinfekts (Uehlinger u.a.). Die Bronchialerosion wird von ständiger Umschichtung der zunehmenden Quarzstaubablagerungen im peribronchialen Lymphsystem begünstigt (Giese; Beitzke; Uehlinger) und kann zur Ausstoßung verkalkter Drüsensequester in das Bronchuslumen *(„Broncholithen")* führen (s. S. 350).

Schmorl u. Gey schrieben die lymphadenogene Bronchusdeformierung durch konstriktive Perilymphadenitis und entzündlich-schwieligen „Pigmenteinbruch" ursprünglich der Anthrako-Chalikose zu und bezeichneten den Vorgang als *„Bronchitis deformans"*. Der Begriff wurde seither sinngemäß beibehalten, obgleich sich erwies, daß der übergreifende koniotische Lymphknotenprozeß zumeist mit granulierender Tuberkulose verbunden ist, und biologische Wirksamkeit nur der silikotischen Komponente zukommt, während Kohlepigment- und sekundäre Kalkeinschlüsse formalgenetisch belanglos sind [Marchand (zit. nach Fleischner); Giese]. Die vorwiegend staubbedingte Bronchitis deformans steht jedenfalls mit der atelektatisch-indurativen Schrumpfung abhängiger Segmente oder Lappen *bei Staublungenerkrankungen* in engem Zusammenhang. Außer konstriktiver Bronchuseinmauerung durch entzündlich verbackene Lymphknotenpakete, muralen Narbenstenosen und gelegentlicher Obturation durch silikotische Bronchialsteine (Baader) wirken beim Zustandekommen der Belüftungssperre andere Mechanismen mit, wie Distorsion des Bronchialbaumes und Störung der endobronchialen Selbstreinigung infolge schrumpfender pulmonaler Gerüstsklerose, spastischer Bronchitis, obliterierender Bronchiolitis und Bronchiektasie (di Biasi; Wätjen; Giese; Uehlinger; Schmidtmann; Lemoine u. Bruninx; Worth u. Heinz; Giuntoli; Zanetti;

GUGLIELMO u. GAUDERI; PERNIS u. BATIGELLI; GUGLIEMO, CHIAPPA u. CITRONI; BRUN u. PERRIN; ZANETTI u. DE PONTI; FISCHEDICK u.a.).

Unter den entzündlichen Krankheitsprozessen, die lymphadeno-bronchogen chronische Atelektasen hervorrufen können, sind ferner die *Sarkoidose* (KIRKLIN u. MORTON; BERNSTEIN, MITCHELL, KONZLEMAN u. SIDLICK; RÉBOUL, FRÉOUR, DELORME, NICHOLAS u. AUCHE; CITRON u. SCADDING; BENEDICT u. CASTLEMAN; SCHIESSLE et al.; OLSEN; KALBIAN; TURIAF, MARLAND, ROSE u. SORS; WURM; FREESEN; ADLER, MANTZ u. WARE; DIJKSTRA; ARKLESS; HIRSCHFELD u. KRESS; GRIMMINGER; TALBOT, KATZ u. MATTHEWS; SILTZBACH u. SOM; GOLDENBERG u. GREENSPAN; ARKLESS u. CHODOFF; HARVIER, TURIAF et al.; ROUX-BERGER, LE BRIGAND et al.; SCHULZE u. BECKER), *Histoplasmose* (WOHL, ISRAEL u. FROBESE; BAUM u. SCHWARZ; FELSON; FRANZEN u. TILLING; ADLER, MANTZ u. WARE), *Blastomykose* (HOPKINS u. MURPHY; LOWRY, KRAEFT u. HUGHES; LEMOINE u. MANNES; WHITE u. OWEN; ACREE, DE CAMP u. OCHSNER; ABERNATHY; HERBEUVAL, HERBEUVAL, CUNY, DEBRY u. MANCIAUX; WEISEL u. LANDIS; SCHULZE u. BECKER), *Aspergillose* (HINSON, MOON u. PLUMMER), primär broncho-pulmonale *Aktinomykose* [JOHNSON u. KERMAN (zit. nach SCHAUB); KUGEL, HORLACHER u. HUECK; EICHBAUM; LINDEMANN; KAY; ZAMFIR u. CARSTEA; RUMRICH] und andere *Bronchomykosen* zu nennen (DOUB; BEUTEL u. STRNAD; DREWES; TESCHENDORF; BOTHÉN; ZAOLI; SCHAUB; EICHBAUM; WEGMANN). Die Lungenverschattungen der *Tularämie* entsprechen zwar meist pneumonischen Infiltrationen des Grundleidens (SANTÉ; STUART u. PULLEN; ARCHER, BLACKFORD u. WISSLER; BIHSS u. BERLAND; OVERHOLT u. TIGERTT; DENNIS u. BOUDREAU; MC IVIE; OBERITER u. REINER-BANOVAC; LINDEMANN u.a.), das Vorkommnis von Bronchialkompression und -einbrüchen nekrotischer Hiluslymphknoten [BIHSS u. BERLAND; MC IVIE; SCHULTEN (zit. nach IMHAUSER)] sowie fibrinöser aktinomykotischer Bronchitis (FINCKH) läßt jedoch wie bei Bronchialdrüsentuberkulose mit unspezifisch-obstruktiven Folgezuständen rechnen.

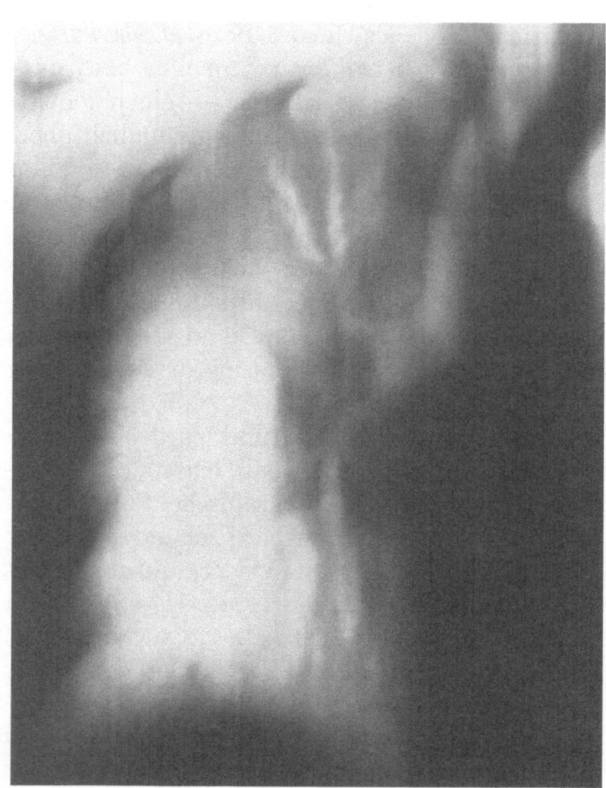

Abb. 126. A. Ha., 66jähr. ♀. Arch.-Nr. 4990/61, Röntgenabteilung Medizinische Universitätsklinik Münster i. Westf. (Direktor: Prof. Dr. W. H. HAUSS). Indurative Schrumpfung des rechten Oberlappens bei Bronchustuberkulose mit Stenose an der Segmentgabel des Lappenbronchus und poststenotischer Bronchiektasie (bronchoskopisch bestätigt). Schichtbild 11 cm a.-p.

Die Bronchialperforation durch Übergreifen abgelegener Entzündungsherde im Brust- und Bauchraum ist ungleich seltener als die lymphoglandulären Ursprungs. Nach *Einbruch tuberkulöser spondylitischer Abszesse* (HART u. MAYER; BARIÉTY, COURY, GUÉRIN, ABELANT u. MATHÉ; HUZLY u. BÖHM; FASTNER), eines *Pleuraempyems* (NIEHUIS) oder *von Leberabszessen bei Amöbiasis* (ISAAC; OCHSNER u. DE BAKEY; SCHORR u. SCHWARTZ; COIRAULT, COUDREAU u. GIRARD; ADAMS; ESSELLIER u. JEANNERET) und *Echinococcusbefall* (ROSETTI; JUVARA, MANESCO u. VASILESCO; TOOLE, PROPATORIDIS u. PANGALOS; ESSELLIER u. JEANNERET) wird das Folgegeschehen im Lungengewebe a priori von massiver Infektion beherrscht bzw. vom Grundleiden überdeckt werden, auch wenn narbige Bronchostenosen am Fistelmund zurückbleiben.

Für das häufige Auftreten chronischer Atelektasen im Tuberkuloseablauf sind neben den vorwiegend extramuralen Stenosen und broncho-mechanischen Komplikationen verkäsender oder indurativer Lymphknotenprozesse auch primäre murale und endobronchiale Obstruktionsvorgänge verantwortlich. Die *Bronchustuberkulose* kann hilofugal durch lymphangische Infektion oder Perforation von anliegenden Lymphknoten entstehen. In der Mehrzahl der Fälle handelt es sich aber um eine kanalikuläre Ableitungsbronchitis im Abflußgebiet zerfallender postprimärer Lungenherde. Von diesen sekundären Formen ist anatomisch die hämatogene Endobronchitis caseosa als autonome Bronchialerkrankung zu unterscheiden (UEHLINGER; ALEXANDER; WURM; GIESE; CLEGG; HUZLY u. BÖHM; TANNER u.a.).

Schon in floriden Entzündungsstadien kann es bei Verlegung des Bronchialbaumes durch infiltrative Schleimhautschwellung, käsige Nekrosen, Fibrinausguß oder wuchernde Granulationen zur Kollapsinduration des Versorgungsgebietes kommen, die dann vielfach aus einer „unreinen" Atelektase hervorgeht (WURM) (Abb. 126). Nicht selten stellt sich die bleibende Belüftungsstörung auch hierbei erst auf Grund narbiger Residuen — Bronchusstenosen, Bronchiektasie, Bronchialdeformierung — des hyperplastisch-sklerosierenden oder ulzerösen Wandprozesses ein (JONES, PECK, WOODRUFF u. WILLIS; HUZLY u. BÖHM; CLEGG; UEHLINGER; WURM; HAEFLIGER u. MARK; ELOESSER; STEINER; GATTERDAM; CHADOURNE; DUFOURT u. TOURAINE; EVENS u. SORS; PEIRCE u. CURTZWILER; TEMPLE; WITHWELL; BEISEL u. GILLESPIE; FAQUARSON; GERRITZ; LEMOINE u. CHAUVET; CORYLLOS; FLEISCHNER; WESTERMARK; DUPREZ; TANNER; KARTAGENER; LLOYD; BUCKLES, POTTS, DAVIDSON u. NEPTUNE; AUFSES; SANES u. SMITH; COHEN u. HIGGINS; GIESE; WISSLER; OECHSLI; LAITINEN, KIVIKANERVO, WÄRE-NISKANEN u. PÄTIÄLÄ; LINDIG u. NEEF; MICHELIS; SUTER u.a.).

Die bevorzugt an den Bronchialverzweigungen lokalisierten Stenosen (JONES u. ALLEY) können auf schlitzförmiger Verziehung oder konzentrischer Narbenschrumpfung der Ostien beruhen. Das unterschiedliche Ausmaß der Wandzerstörung bedingt eine beträchtliche Variabilität von Form, Ausdehnung und atemdynamischem Verhalten der Stenosen (HUZLY u. BÖHM; ESCHER; GIESE u.a.). Neben Strikturen mit starrer, fibrotischer Einscheidung des Lumens findet man elastische Stenosen im Bereich chondromalazischer Destruktion, die erst bei forcierter Atmung und beim Hustenstoß wirksam werden. Denn der Rigiditätsverlust der Bronchialwand leistet dem Lichtungskollaps Vorschub (WURM; KARTAGENER; ESCHER; GIESE; MARIANI, BONELLI u. CELLERINO u.a.), erschwert dadurch die Sekretentleerung und fördert so das Angehen entzündlicher Atelektasen.

Die Nachgiebigkeit der erweichten Wandstrecke begünstigt zudem die Entstehung einer Knickstenose (s. S. 194, 216), wenn ein interkurrenter Pleuraerguß den betreffenden Lungenabschnitt disloziert. Dabei kann es zu akuter Belüftungssperre des abhängigen Parenchyms kommen, die bei schwartiger Fixierung der Bronchialdistorsion bestehen bleibt. Ceteris paribus führt die Verschiebung des Lungenflügels nach Pneumothoraxlage, tiefreichender Pleurolyse, Thorakoplastik oder Phrenicusausschaltung zum gleichen Ergebnis (s. S. 216). Vom jeweiligen Funktionszustand und Sitz der Stenose hängt es letztlich ab, ob unter dem Pneumothorax eine Ventilblähung stenosedistaler Kavernen mit Ausbreitung des perikavernösen Atelektasesaumes, ein Selektivkollaps des gesamten kavernentragenden Segments (Abb. 127) bzw. Lappens oder ein massiver halbseitiger Kollaps resultiert.

Die unter der Kollapstherapie manifest werdende Passagestörung wirkt sich auf den Krankheitsverlauf verschieden aus. Die Abriegelung kavernennaher Ableitungsbronchien kann eine kanalikuläre Aussaat unterbinden und die Kavernenheilung einleiten. Der Verschluß zentraler Äste, insbesondere eines Haupt- oder Zwischenbronchus birgt dagegen die Gefahr schwerer Komplikationen infolge ausgiebiger Sekretverhaltung und Mischinfektion (diffuse Bronchiektasie und Obstruktionspneumonitis, fortschreitender tuberkulöser oder putrider Gewebszerfall, Durchbruch in den Pleuraraum) (Lit. s. S. 196).

Die von der klassischen Atelektaselehre abweichende neural-pathologische Lehrmeinung wird noch zusammenfassend erörtert (s. S. 218) und soll hier nur im Hinblick auf einige Atelektaseprobleme der primären und post-primären Tuberkulose zu Worte kommen.

Nach Alexander, Catel und Hahn u.a. spielt bei der oben als „frühtuberkulöses Obstruktionssyndrom" bezeichneten Belüftungsstörung nicht nur die mechanische Lumenverengerung durch hyperplastische bzw. penetrierende Lymphknoten, sondern ein von der irritierten Bronchialwand ausgelöster anhaltender Bronchospasmus eine maßgebliche Rolle *(„bronchogene Kontraktionsatelektase")*. Soweit der Bronchialabschnitt strukturell kontraktionsfähig bleibt, erscheint das Zusammenwirken organischer und funktioneller Faktoren dieser Art — in Analogie zur akuten Fremdkörperobturation — durchaus plausibel. Die darüber hinausgehende Vorstellung eines nerval vermittelten „Lungenkrampfs" *(„pulmonale Kontraktionsatelektase")*, die Sturm u.a. letztlich für jegliche Form tuberkulöser Begleitatelektasen vertreten, steht jedoch in bewußtem Gegensatz zu der auch hier dargelegten Ansicht, es handele sich im wesentlichen um Folgezustände bronchomechanischer Hypoventilation.

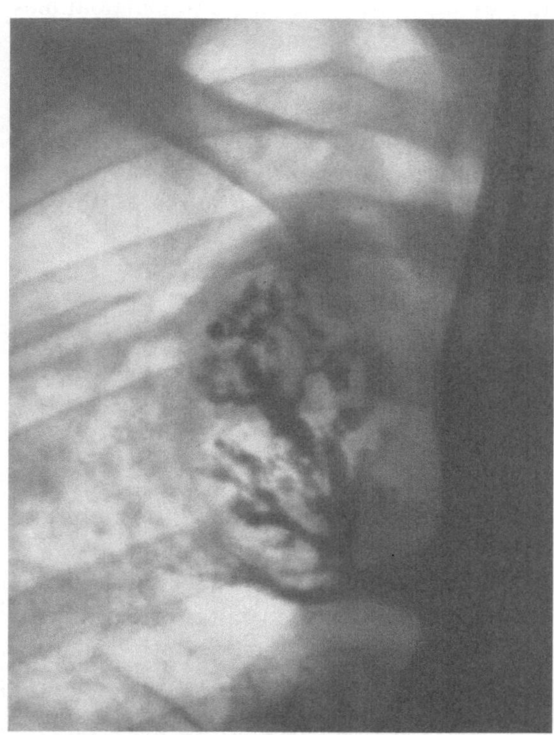

Abb. 127. W. Gr., 32jähr. ♂. Selektivkollaps der Oberlappenspitze im Pneumothorax bei exsudativ-kavernöser Tuberkulose. Bronchographisch ausgeprägte deformierende Bronchitis und Bronchiektasie mit peripheren Verschlüssen (nach F. Heine, Habilitationsschrift, Münster 1960)

Am Beispiel der *perikavernösen Atelektase* werden die Auffassungsunterschiede besonders deutlich. Der mehr oder weniger breite Saum luftleeren Gewebes bildet die äußere Randzone des von Nekrosen, Granulationen oder gereinigten Narben eingefaßten Hohlraumes. Die Größe der Kaverne übertrifft fast immer den Umfang des eigentlichen Gewebsdefektes (Alexander; Monaldi; Sturm; Argemí u. Müller u.a.). Es besteht Einigkeit darüber, daß der Raumzuwachs dynamischer Natur und eng mit der Bildung der perikavernösen Atelektase verbunden ist. Dieser Zusammenhang, insbesondere auch das bei röntgenologischer Verlaufsbeobachtung wechselnde Ausmaß des Hohlraums (Abb. 128) und seines Schattenringes werden jedoch ganz verschieden interpretiert.

Nach neuralpathologischer Ansicht handelt es sich um das Ergebnis örtlicher Tonusschwankungen der glatten Lungenmuskulatur (Reinhardt; Tapia; Sturm; Bronkhorst; Kalbfleisch; Witte; weitere Lit. s. Wurm; Heine). Sturm bezeichnet die Frühkaverne als „antagonistische, dilatative Lungengewebsreaktion auf eine Kontraktionsatelektase". Nach Abriegelung des Lungenherdes durch einen regionalen Lungenkrampf bilde sich — als präkavernöses Stadium — eine zentrale Gewebserschlaffung („nervale Emphysemblase"), die zunächst rückbildungsfähig sei, aber eine „Gewebszone negativer Anergie" darstelle und daher in die „lungenparetische Zerfallskaverne" überzugehen pflege. Sturm äußert, das elastische Retraktionsvermögen der Lunge bei der Kavernenbildung werde überschätzt (Morelli), und glaubt, das Auftreten positiver intrakavitärer Druckwerte (Monaldi; Coryllos; Alexander; Morelli; Simon; Tünnerhoff u. Lüchtrath u.a.) auch ohne Ventileffekt des Drainagebronchus deuten zu können. Da die alleinige Kontraktionsatelektase der Umgebung die Kaverne auseinanderziehen und den Innendruck senken würde, erklärt er den Druckanstieg „mit einer verstärkten dilatatorischen Erregung der neuro-muskulären Elemente der Emphysemblase, also mit einer wahren aktiven Blähung der Kaverne“.

Mit der funktionspathologischen Deutung haben sich in neuerer Zeit WURM; LUKAS; HEINE u.a. (Lit. s. HEINE) kritisch auseinandergesetzt. WURM hält die Mitwirkung reflektorisch-bronchomotorischer Einflüsse auf Kaverne und umgebende Atelektase für möglich, lehnt die Konzeption der perikavernösen „Kontraktionsatelektasen“ jedoch ab. Auch andere Autoren stellen passive mechanische Faktoren in den Vordergrund (MONALDI; CORYLLOS; MORELLI; ARGEMÍ u. MÜLLER; O. SIMON; K. SIMON; LUKAS; WEBER; TEMPLE;

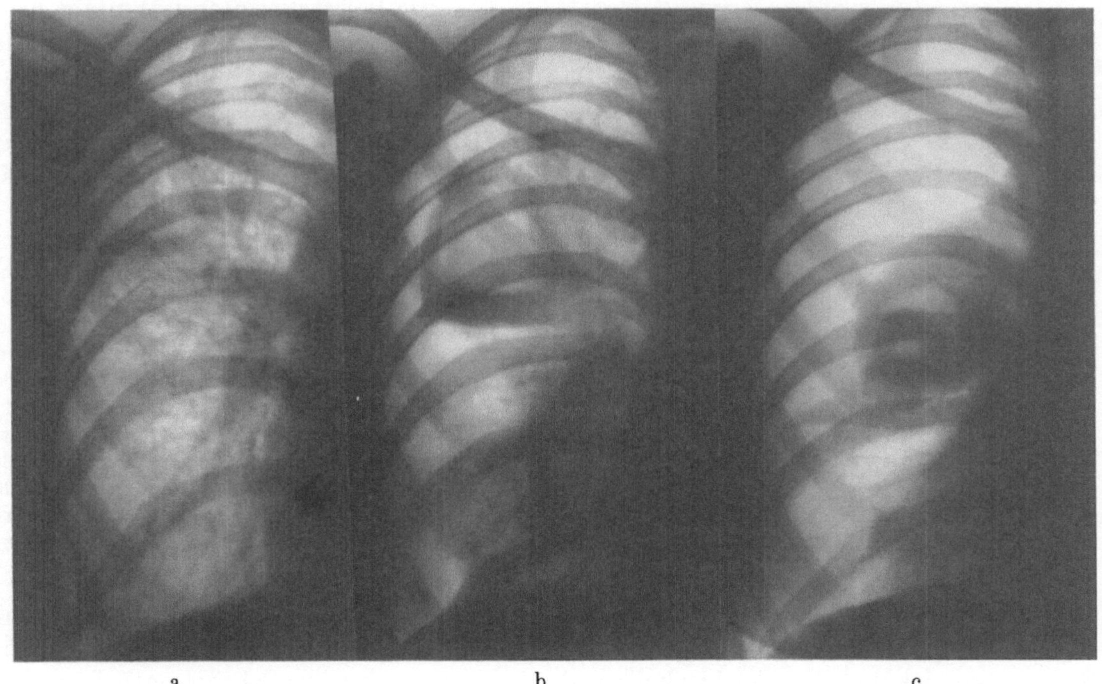

a b c

Abb. 128a—c. L. Ko., 28jähr. ♀. Verbreiterung einer perikavernösen Atelektase und Selektivkollaps des Oberlappens mit persistierender Blähkaverne nach Pneumothoraxanlage. a Nativbild p.-a. vor Pneumothorax (5. 9. 40). b und c Kontrollen 4 und 7 Wochen nach Pneumothoraxanlage (3. 10. bzw. 23. 10. 40) (nach F. HEINE, Habilitationsschrift, Münster 1960)

LÖFFLER, HAEFLIGER u. MARK; BERBLINGER; ERBER; TOUSSAINT; SHIPMAN; YOUNG; SALKIN, CADDEN u. MCINDOE; HERMEL u. GERSHON-COHEN; HOLCOMB u. WEBER; HEINE u.a.).

Nach MONALDI beruht die perikavernöse Atelektase im wesentlichen auf drei ursächlichen Komponenten:

I. *Retraktion des Parenchyms* nach Unterbrechung des elastischen Fasergefüges durch den Hohlraum („statisches Phänomen“).

II. *Hypoventilation* des kavernendistalen Gewebes, die bei freiem Ableitungsbronchus aus vermehrter inspiratorischer Dehnbarkeit der Kaverne im Verhältnis zum umgebenden Parenchym resultiert („inspiratorisches Phänomen“).

III. *Kompression* der Nachbarschaft durch exspiratorische Ventilblähung der Kaverne bei inkompletter Stenose des Drainagebronchus („exspiratorisches Phänomen“).

Die Minderbelüftung des abhängigen Alveolargebietes hat noch andere Gründe. LUKAS weist auf die aerodynamischen Folgen der unvermittelten Ausweitung des zuführenden Luftweges durch die Kaverne hin. Die Zwischenschaltung eines Hohlraumes würde selbst bei intaktem Bronchialsystem die Durchströmungsgeschwindigkeit stark drosseln und den Gaswechsel der Peripherie erschweren. Tatsächlich bleiben auch die kavernendistalen Bronchialzweige kaum unversehrt (SIMON; LÖFFLER, HAEFLIGER u. MARK). Kavernoskopisch erscheint meist ein Teil ihrer Mündungen obliteriert (LUKAS), und histologisch sind auch peripherwärts entzündlich-stenosierende Wandveränderungen nachweisbar (WURM). Die Umgebungsatelektase der Zerfallshöhle kann daher unbeschadet der Mitwirkung anderer pathogener Faktoren (Entspannung, Kompression) (s. S. 218) unter den obstruktiven Atelektaseformen aufgeführt werden.

Das Ausmaß der perikavernösen Atelektase hängt unter diesen Umständen wesentlich von der *Kollateralverbindung zu den Nachbarsegmenten* und deren eigener Belüftungssituation ab. Wird der Umgehungsweg durch entzündliche Prozesse verlegt, oder läßt der kollaterale Luftzustrom mit abflachender Belüftungsintensität unter Kollapstherapie nach, so breitet sich die Atelektase auf das ganze Versorgungsgebiet des organisch geschädigten Bronchialabschnitts, bei orifizieller Stenose u.U. über den gesamten Lappen aus.

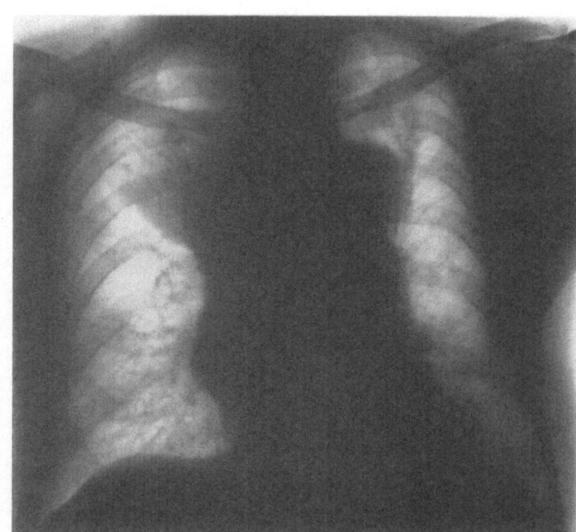

Abb. 129

Abb. 129. P. Kl., 65jähr. ♂. Arch.-Nr. A 6587/37, Röntgeninstitut der Medizinischen Universitätsklinik Leipzig (ehem. Direktor: Prof. M. BÜRGER). Schrumpfende Oberlappenatelektase rechts und dystelektatische Belüftungsstörung im apikalen Segment und in der Lingula des linken Oberlappens infolge Bronchialkompression durch ein z.T. dissezierendes Aneurysma der Aorta ascendens, des Arcus aortae und des Truncus brachiocephalicus dexter mit Aneurysmen des rechten Sinus Valsalvae bei Mesaortitis luica (Autopsie). Thoraxübersicht p.-a.

Das Sistieren der vis a tergo dürfte jedenfalls — neben elastischer Parenchymretraktion und Bronchialknickung — für die plötzliche Verbreiterung des perikavernösen Schattensaumes und den Selektivkollaps des kavernentragenden Sektors nach Pneumothoraxanlage mit verantwortlich sein.

Bronchogene Ventilationsstörungen auf Grund entzündlich-sklerosierender Wanddestruktion kommen auch bei anderen chronisch-infektiösen Granulomatosen vor. Hierzu gehören *Lues, Lepra und Rhinosklerom,* eine in Osteuropa, Asien und Südamerika heimische Klebsiellen-Erkrankung der Nasen-Rachenschleimhaut, die zu kontinuierlicher Ausbreitung auf die subglottischen Luftwege neigt (v. HEBRA; STREIT; ACUNA; FRISCH; RUNGE; HART u. MAYER; CHIARI; ZUFFINGER; MEYER; RUGE; KNAPP; SIVAK; DIXON; DILL; MENDIOLA; OLSON; ZADEK u.a.). Wie die Lepra (BABES u. MOSCUNA; BERGENGRUEN; ARNDT; HART u. MAYER), bleibt die tertiäre Syphilis gelegentlich auf die zentralen Bronchien beschränkt und zieht mit endobronchialen Gummaknoten, strikturierender muraler und peribronchialer Sklerose, Chondromalazie oder Bronchiektasie das abhängige Parenchym sekundär in Mitleidenschaft (FRÄNKEL; HOFER; KOPP; VIERLING; CONNER; SCHWYZER; RUMPF; BOUCHUT u. DUJOL; SERGENT; SERGENT u. DURANT; DÜNNER, LEESER u. BLUME; SERGENT u. BENDA; LETULLE; SCHILLING; VERSÉ; INGRAM; YOUMANS u. KAMPMEIER; BENDA; LENK; BEUTEL u. STRNAD; STOERK; REICHE; GAKKEL u. MINKOVSKY; MORGAN, LLOYD u. PRICE-THOMAS; LAMBLE; JUDD; ZADEK; GÜNSEL; DAHM u. VOLBEDING; DREWES; SWENSON u. LEAMING; GLEICH u. OWENS; BAYERMANN u. BROWN; TESCHENDORF; FREEDMAN u. HIGLEY; ROYER; DREWES; GIESE u.a.). Im Generalisationsstadium werden auch die Hiluslymphknoten befallen (STORCH; RUMPF; RAYMOND; KERL; SCHEIN, BALO u. KARACSONYI; FORGET; VERSÉ; LYON; WEBER;

HORNBERGER u. a.). Sie können benachbarte Bronchien usurieren (TISSOT; RUMPF; LETULLE; FORGET), doch spielt die lymphadenogene Bronchialdeformierung im Gegensatz zur Tuberkulose praktisch keine Rolle.

Mit *zunehmender Kompression eines Haupt- oder Lappenbronchus durch Aneurysmen der thorakalen Aorta, A. anonyma oder zentraler Pulmonalisäste* wird auch die vaskuläre Form der endothorakalen Tertiärlues mittelbar Anlaß ausgedehnter obstruktiver Belüftungssperre (KIENBÖCK; HART u. MAYER; JORES; CZEPA; BEUTEL u. STRNAD; SATTLER; TESCHENDORF; DAHM u. MEESE; ZDANSKY; GARAIX; FRIEDBERG; ZADEK; DAFEY; DICKENS; BORRIE u. GRIFFIN; WEINBERGER; BRAUN; WEINGÄRTNER u. KERRINNES; FRANZEN u. KRUPP; MANGES u. FARRELL; JUNGHAGEN; MINETTO u. CONCINA; STEINBERG u. DOTTER; KOCHANOWICZ; MASERA, CELLERINO u. MASSAIOLI; BORRIE u. GRIFFIN u.a.) (Abb. 129).

Im gleichen pathogenetischen Zusammenhang sind die Begleitatelektasen *angeborener und erworbener Herzfehler und großer Perikardergüsse* zu erwähnen (LAUENSTEIN; ZDANSKY; ZADEK; DÜNNER; TESCHENDORF; KRABBENHOFT u. EVANS; LÖFFLER; FRIEDBERG), soweit sie nicht nur von unmittelbarem Druck auf das anliegende Lungengewebe, sondern auch von Stenosierung mittlerer und großkalibriger Bronchien herrühren, insbesondere durch Dilatation des linken Vorhofs bei Mitralstenose (HOFFMANN; STOERK u. KOVACS; HART u. MAYER; v. SCHRÖTTER; KAHLER; EDENS; MÜLLER; ZDANSKY; LÖFFLER u.a.), seltener des linken Ventrikels (KAHLER; HART u. MAYER). Bei den kongenitalen Angiokardiopathien wird das relativ häufige Vorkommnis von Atelektasen und Bronchiektasie ebenfalls als erworbener Zustand aufgefaßt und — z.T. bronchomalazischen — Kompressionsstenosen durch erweiterte Herzabschnitte, Pulmonalektasie oder abnorm verlaufende Gefäße zugeschrieben (KRABBENHOFT u. EVANS; RIVKIN, READ, LILLEHEI u. VARCO; GAMALERO, BONO u. GRASSI; BRUWER, HODGSON u. CALLAHAN) (s. auch S. 111).

Ebenso bildet die Expansion anderer nicht neoplastischer Gebilde in der Tiefe des Brustkorbs den gemeinsamen Ursprung zugleich obstruktiver wie entspannungs- bzw. kompressionsbedingter Atelektasen, wenn der raumfordernde Prozeß das benachbarte Lungengewebe einschließlich seiner distalen Bronchialzweige zusammendrängt und zusätzlich größere Zufuhrbronchien abknickt oder zunehmendem Druck aussetzt. Komplexe Ventilationsstörungen dieser Art werden bei *dysontogenetischen Mediastinalzysten und Perikarddivertikeln* (VOGT; POHL; GOLD; RACH; LENK; HAUBER u. ASANG; LINDQUIST u. WULFF; STUTZ u. VIETEN; GRUNDMANN, FISCHER u. GRIESSER u.a.), großen *Zwerchfellbrüchen* (BONILLA-NAAR, CORREDOR u. SAVOGAL; SAKULA; CUTLER u. COOPER; REED u. BORDEN; BISGARD; GIESE u. a.), *Echinococcusblasen* (STAEHELIN; SCHWAIGER; SEBESTÉNYI u. ERDÉLYI; PRETE u. MAROGNA; HOUËL u. DUMAZER; DE BERNARDI; DI RIENZO u. WEBER; LAGOS; LIARAS, HOUËL u. PÉLISSIER; WADDLE; BALÁS u. BIKFALVI; BARRET u. DILLWYN; AGGARWAL; ESSELLIER u. JEANNERET u.a.), mediastinal abgesacktem *Pleuraempyem* (SATTLER; DI GUGLIELMO u. CATTANEO) und inveteriertem Hämothorax (JACCHIA) beobachtet, um nur einige Beispiele zu nennen. SVEJCAR berichtet über Bronchusobliteration und Atelektase infolge *Druck eines Pleuraexsudates.* Diese Konstellation erweckt, zumal bei tuberkulöser Ätiologie, stets Verdacht auf eine bereits vorausgegangene Bronchusläsion (HELLENBERG, FROSTE u. EK u.a.).

Als sehr seltene Ursache fortschreitender bronchostenotischer Belüftungs- und Drainagestörungen sind *umschriebene Amyloidtumoren in der Bronchialwand* zu nennen. Im Gegensatz zur systematisierten sekundären Amyloidose, die sich nach chronischer Osteomyelitis, bei kavernöser Lungentuberkulose, ausgedehnter chronischer Bronchiektasie, gelegentlich auch im Verlauf einer Lues, Lymphogranulomatose oder beim multiplen Myelom entwickeln kann (LUBARSCH; REIMANN, KOUCKY u. EKLUND; WEISSMANN, CLAGETT u. McDONALD u.a.) und sich in den parenchymatösen Bauchorganen (Leber, Milz, Nieren), in der Darmwand und allgemein im retikuloendothelialen System lokalisiert, tritt die atypische „primäre Amyloidose" isoliert und an sonst ungewöhnlichen Stellen (z.B. Myokard, Endokard, Haut, Lungen) auf (LUBARSCH;

REIMANN, KOUCKY u. EKLUND; HERXHEIMER u. REINHARDT; KING; HUMPHREY; v. BONSDORFF; WEBER, CADE, STANFORD, STOTT u. PULVERTAFT; WEISSMANN, CLAGETT u. MC DONALD). Innerhalb der Luftwege sind Larynx und subglottische Region bevorzugt (HART u. MAYER; NEW; NEW u. ERICH; FIGI). Interzelluläre Ablagerungen der pathologischen Substanz wurden aber auch in den tieferen Abschnitten des Bronchialbaums in teils flächig infiltrierender, teils mittel-grobknotiger Form beobachtet (Lit. s. HART u. MAYER; BALSER; GLOCKNER; SCHÖNHOF; LUBARSCH u. PLENGE; MEYER; LUKSCH; WEISSMANN, CLAGETT u. McDONALD; GLAUSER; PROWSE; BERGMANN u. LINDNER; LUNDIN, SIMONSSON u. WINBERG; HESSE; MOSETITSCH; GORDON; STARK u. McDONALD; STARK u. GORDON; HOWANIETZ; LUNZENAUER; GIESE; WHITWELL). Die solitären oder multiplen Amyloidtumoren liegen stets submukös, wachsen langsam, u.U. bis zu Walnußgröße (v. WERDT) und können durch zunehmende Passagebehinderung, rezidivierende Hämoptysen und obstruktionspneumonische Komplikationen Anlaß zur Lungenresektion geben (WEISSMANN, CLAGETT u. McDONALD).

Die Ursache der lokalisierten Amyloidspeicherung ist bisher nicht eindeutig geklärt, wenn auch in einigen Fällen örtliche Entzündungsprozesse („Perichondritis chron. hyperplastica") als auslösendes Moment wahrscheinlich gemacht wurden (ASCHOFF; HART u. MAYER). Eine Kombination von regionalem Amyloidtumor und benachbartem Karzinom wurde im Bereich des Larynx beschrieben (BECK u. SCHOLZ). Innerhalb der aufgetriebenen Wandpartie findet sich mitunter eine überschüssige Bildung von Knorpel- und Knocheninseln nach Art der „*Tracheopathia chondro-osteoplastica*" (WILKS; BLECHER; HART u. MAYER; ASCHOFF, LANDSBERG; SCHNITZLER; JACKSON u. JACKSON; HIEBAUM; CLERF; FLICK; GIESE; GLÄSER; DALGAARD; LELL; BIOCCA; NABARRO; CARR u. OLSEN; HOWLAND u. GOOD; POLK u. CUBILES; BLECHER; FRUHLING u. SPEHLER; HEMPEL u. GLÄSER; BATZENSCHLAGER u. SCHNITZLER; RAP; KERTES u. KULKA). Diese ätiologisch gleichfalls noch ungeklärte Fehlbildung, die SEIFERT u. STROBEL in pathogenetische Beziehung zur „chondrolytischen Perichondritis" („v. Meyenburg-Altherr-Uehlinger-Syndrom") (s. S. 49) setzen, kann außer den knorpeligen Anteilen der Trachea auch die Hauptbronchien befallen. Sie wandelt den betroffenen Abschnitt des Luftweges in ein völlig starres Rohr um und rauht mit ihren beetartigen Plaques bzw. korallenriff- oder stachelförmigen Vorsprüngen seine Innenfläche reibeisenähnlich auf. Die Erstarrung des Tracheobronchialbaums hat wegen der veränderten respiratorischen Strömungsmechanik zweifellos funktionelle Bedeutung, doch bilden bronchostenotische Belüftungsstörungen und Teilatelektasen, wie sie LELL bei Tracheopathia osteoplastica beobachtete, ebenso seltene Ausnahmen wie das Zusammentreffen mit einem Bronchialkarzinom (DALGAARD).

Im Verlauf *blastomartiger Lymphomatosen und echter Geschwulstkrankheiten der Hilus- und Mediastinallymphknoten* kommt es sehr häufig zu fortschreitender Tracheobronchialobstruktion. Eine Passagestörung ist um so eher zu erwarten, je stärker sich die örtliche Wachstums- und Aggressionstendenz äußert. Ihr Eintritt wird nicht so sehr vom zeitlichen Entwicklungsstadium als vom biologischen Charakter des Grundleidens bestimmt. Zu dieser Kategorie zählen Systemerkrankungen und autochthone Neoplasien, wie *Leukosen, Lympho- und Retothelsarkome, Lymphogranulomatose* und andere Retikuloseformen, sowie *Metastasen mediastinaler und extrathorakaler Tumoren.*

Die Skala der Obstruktionsmechanismen reicht dabei von extramuraler Bronchuskompression durch hyperplastische Lymphknoten über breite Wandeinbrüche bis zu völliger Einmauerung und Durchwachsung des Lumens mit wucherndem Geschwulstgewebe, das auch das Parenchym kontinuierlich oder lympho-hämatogen infiltrieren kann (STERNBERG; ALTMANN; VERSÉ; LENK; BEUTEL u. STRNAD; SATTLER; MOOLTON; CARMICHAEL et al.; WOLPAM; KIRKLIN u. HEFKE; FALCONER u. LEONHARD; SUGARBAKER u. CRAVER; JACKSON u. PARKER; VIETA u. CRAVER; WALTHARD; CHARR u. WACOLONIO; SHEINMEL, ROSWIT u. LAWRENCE; LOEPER u. BIOY; HELD; WACHNER; GHANIMA u. PRIGNOT; HIGLEY u. HAUSER; GALL u. MALLORY; CRAVER, BRAUND u. TYLER; TAPIE, LAPORTE, ESCANDE u. PINEL; COCCHI; ZUPPINGER; LEVY; HEATLY; HARTUNG;

Delarue; Smith u. Scheffs; Hardin; Paviot, Levrat u. Jarricol; Ennuyer, Cailleret u. Helary; Roubier; Betoullières, Jaumes u. Adra; Robbins; Hartweg; Seusing u. Röhrl; Burnett, Rosemond u. Bucher; Bašic u. van Reiner; Anacker; Yardumian u. Myers; Darcis; Lack u. Pohl; Olmer, Gascard u. Darcourt; Bollag u. Schwarz; Strietzel; Scheel u. Myhre; Brusoni; Sacca u. Vandelli u.a.).

Neben der überwiegend lymphadenogenen Bronchusdestruktion findet man *beim Morbus Hodgkin* manchmal schon im Frühstadium *isolierte endobronchiale Proliferationen* (Soulas; Hurd; Higginson u. Griesner; Fréoux; Reboul, Delorme u. Lugagne; Link; Maurer; Samuels, Howe, Dodd, Fuller, Shullenberger u. Leary; Fréoux, Gak u. Meynard; Scarinci; Roujeau; Foulon; Duperié, Reboul, Castaing u. Martin; Jackson; Atkins, Sullivan u. Jones; Bariéty, Lemoine u. le Blanc; Romdane; Lejard, Genevrier, Bourgine u. Moigneteau; Papillon u.a.). Der infiltrativ stenosierende Prozeß dürfte von lymphoidem Gewebe ausgehen, das man in der Bronchialschleimhaut wie im Peribronchium normalerweise findet (v. Hayek) und als Matrix auch der primär pulmonalen Form der Lymphogranulomatose wie des primären Lymphosarkoms der Lunge ansieht (Lit. s. Versé; Schulze).

Schließlich ist die entzündliche Anschoppungsatelektase regelmäßige Folgeerscheinung der Obstruktion durch benigne, semi-maligne und bösartige *Bronchialgeschwülste*. Sie gibt in praxi meist den ersten Hinweis auf die latente neoplastische Stenose. Ein zunächst exspiratorischer Ventilmechanismus liefert zwar noch frühere Indizien (s. S. 8, 137). Die der Luftleere vorausgehende Ventilblähung ist aber relativ flüchtig und klinisch diskret. Selbst auffälligere Stenosegeräusche finden oft nicht die gebührende Aufmerksamkeit oder werden als Asthma verkannt. Solange die Stenosedynamik bei erhaltener Atembeweglichkeit der Bronchialwand und wechselnden Drainagebedingungen veränderlich bleibt, können Atelektase und regionales Obstruktionsemphysem einander zeitweilig ablösen, bis eine Infektion hinzutritt.

Das *mehrfache Kommen und Gehen der Atelektase* gilt als suspektes Kennzeichen besonders der Bronchialadenome (Jackson; Ashbury; de Simone u. Lucarelli; Tonelli; Gombert; Escher; Zadek u.a.). Diese Geschwulstgruppe bildet nur selten stumme periphere Rundherde (Santy, Galy u. Duprez; Maier u. Fischer; McBurney, Clagett u. McDonald; Good u. Harrington; Weinberger, Katz u. Davies; Fletcher u. Lombard; Foster-Carter; Warren, Liebow u. Lindskog; Thornton, Adams u. Bloch; Meyer u.a.). Der bei allen Varianten überwiegend langsame, exzentrisch lumenwärts zielende Wuchstyp sowie die Lageverschieblichkeit polypöser Formen begünstigen zweifellos den wiederholten Übergang von Blockade zu Deblockierung. Ein rascher Wechsel der Belüftungssituation in beiden Richtungen ist aber auch beim stenosierenden Bronchuskarzinom nicht ungewöhnlich (Jackson; Westermark; Overholt u. Rumel; Zadek; Link u. Strnad; Ozlin, Bigger u. Vinson; Alfonso u. Melillo u.a.). Er wird als Spontanereignis (intratumorale Blutung, plötzlicher Schleimstau, Abbröckeln lichtungsnaher Nekrosen etc.), nach endobronchialen Eingriffen und mitunter schon nach bloßer Änderung der Körperlage (Henry u. Miscall) beobachtet.

Sitz, örtliches und biologisches Verhalten der Blastome geben den Ausschlag, ob und wann es zu definitiver Belüftungssperre kommt. Die Variabilität des Ursprungsortes, der Ausbreitungsrichtung, Wachstumsintensität und Metastasierungsbereitschaft macht es verständlich, daß die Obstruktionsatelektase nicht für alle bronchogenen Geschwulstformen das gleiche Gewicht eines Leitsymptoms besitzt.

Der ventilatorische Störeffekt expansiver Tumoren des Lungenmantels bleibt mehr oder weniger lange auf ihre Randzone beschränkt und klinisch latent. Falls der Geschwulstknoten nicht zur Brustwand hin ausbricht, frühzeitig Fernmetastasen setzt oder zufällig entdeckt wird, macht er sich erst allmählich durch hilopetale Ausdehnung mit proximalen Stenosen und umfänglicherer Atelektase bemerkbar (Lenk; Westermark; Link u. Strnad u.a.).

Die hilusnahe Lage des Neoplasma ermöglicht von vornherein die Absperrung eines größeren Parenchymsektors. Abgesehen vom jeweiligen Wachstumstempo des Primärtumors und regionaler Lymphknotenmetastasen beschleunigt die endophytäre Entwicklung den Ablauf der poststenotischen Vorgänge, da sie die Passage eher behindert als eine vornehmlich mural-peribronchiale Ausbreitung des Blastoms.

Häufigkeit und Schwere obstruktiver Parenchymkomplikationen gehen jedenfalls der Tendenz zu lokalem Fortschreiten der zentralen Bronchusgeschwülste und der Dauer des Verschlusses parallel. Dabei besteht keineswegs direkte Proportionalität, eher sogar ein reziprokes Verhältnis zum Malignitätsgrad. Denn die gutartigen Tumoren besitzen nur örtliche Entwicklungspotenz, und ihr langsam zunehmender Stenoseeffekt bringt im Verein mit der längeren Überlebensfrist den akzidentellen Einfluß der Infektion mehr

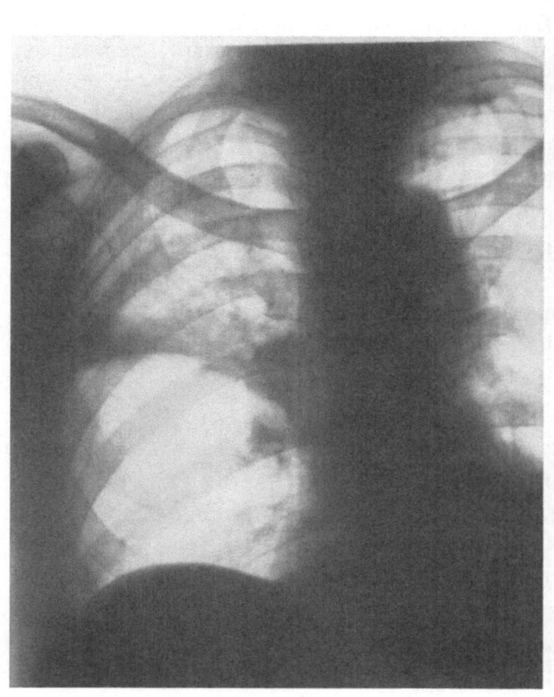

Abb. 130a

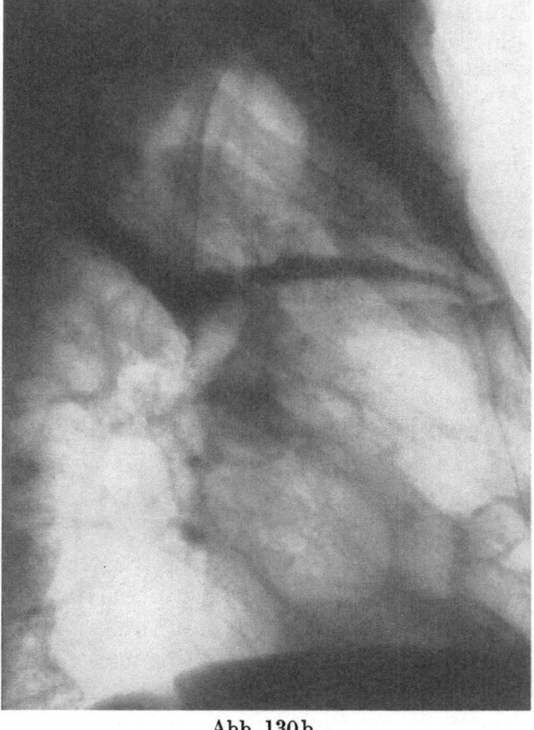

Abb. 130b

Abb. 130a—e. P. Sy., 62jähr. ♂. Arch.-Nr. 5775/61, Röntgenabteilung Medizinische Universitätsklinik Münster i. Westf. (Direktor: Prof. Dr. W. H. Hauss). Etappenartig fortschreitende Atelektase des rechten Oberlappens mit zunehmender apiko-mediastinaler Retraktion bei stenosierendem Bronchialkarzinom. a Nativbild p.-a. (31. 5. 61). b Frontalbild (10. 6. 61). c Schichtbild 13 cm a.-p. (13. 6. 61). d Nativbild p.-a. (19. 6. 61). e Nativbild p.-a. (23. 6. 61)

zur Geltung. Die Quote schwerer obstruktionspneumonischer Veränderungen ist daher bei der Gruppe der Bronchialadenome, die zu etwa 95% von großkalibrigen Bronchien ausgehen (Mülly) und in 75—90% endobronchial wachsen (Goldman; Lindskog u. Liebow; Mülly), mit 63% signifikant höher als beim Plattenepithelkrebs (50%) oder gar bei den undifferenzierten groß- und kleinzelligen Karzinomen (16 bzw. 27%) (Mc Donald, Harrington u. Clagett; McBurney, Clagett u. McDonald). Während der klinisch-röntgenologische Aspekt der Bronchialadenome selbst beim überwiegend extramuralen „Eisberg-Typ" im wesentlichen vom entzündlichen Folgegeschehen der Obstruktion beherrscht wird, können derartige Züge im ungleich bunteren Erscheinungsbild des Bronchuskarzinoms fehlen oder gegenüber metastatischen Nah- und Fernsymptomen zurücktreten. Die besondere Bösartigkeit der oat cell-Krebse drückt sich gerade darin aus, daß sie oft unter ausgiebiger Fernmetastasierung schon zum Tode führen, ehe der Ausgangsherd genügende Dimension erreicht hat, um das abhängige Parenchym zu blockieren.

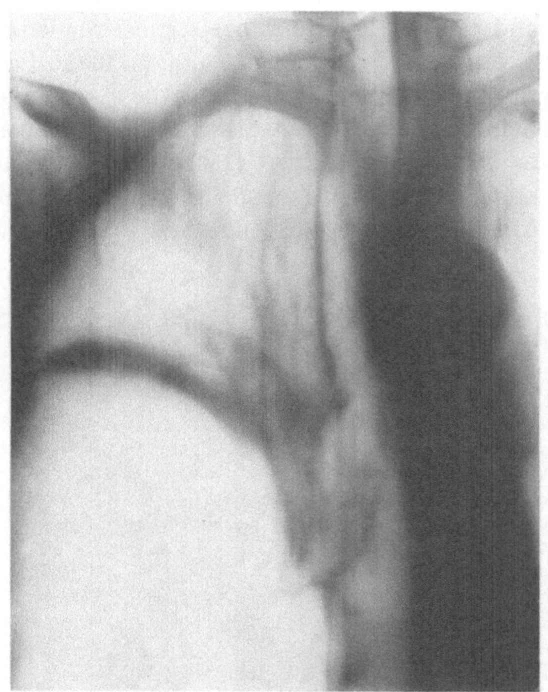

Abb. 130c

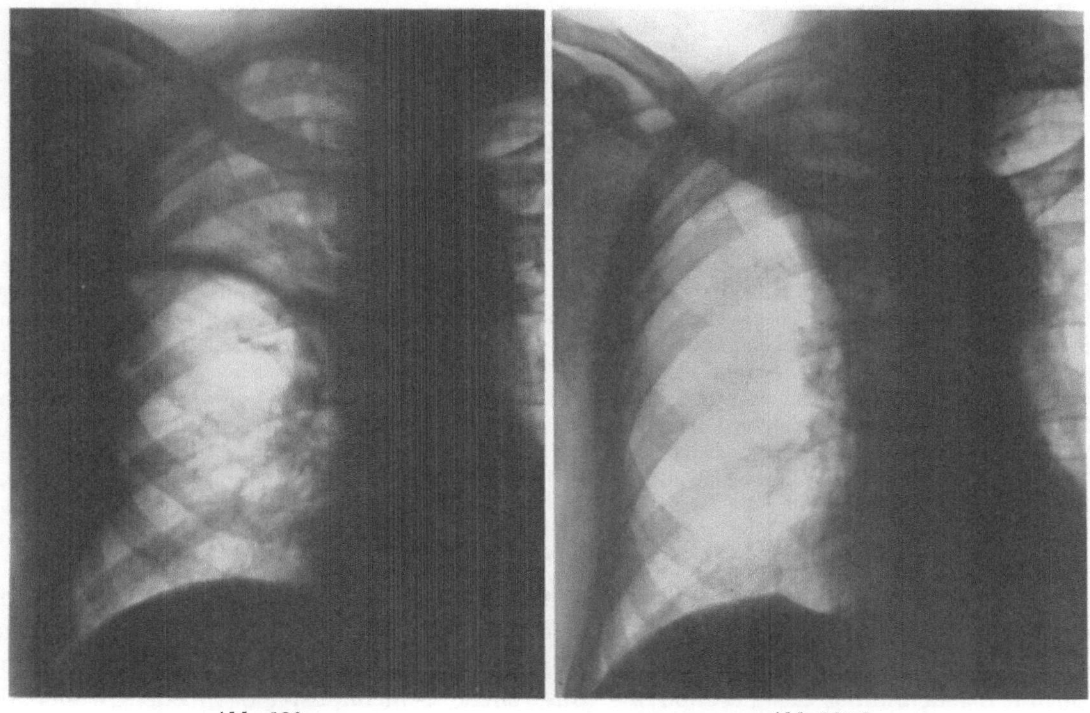

Abb. 130e Abb. 130d

Daß die epitumoröse Atelektase nicht immer die nach strategischer Lage und Größe des Tumors zu erwartende territoriale Ausdehnung aufweist, wurde bereits am Beispiel der zarten subsegmentalen Plattenatelektase eines obturierenden Karzinompolypen des Zwischenbronchus gezeigt (s. S. 27) und dem verzögernden Einfluß der Kollateralventilation zugeschrieben. Wie auch in diesem Fall zu vermuten, bedarf es wohl vorheriger Überdehnung der Alveolarporen durch ein chronisches Obstruktionsemphysem, um die Kollateralverbindung zur Nachbarschaft so wirksam werden zu lassen. Der Effekt ist zeitlich begrenzt, und das Vorkommnis bei stenosierenden Neoplasmen überhaupt eine Seltenheit, weil Sekretretention, Ödem und entzündliche Parenchymreaktionen den distalen Umgehungsweg unausbleiblich verlegen. Die Lungenverschattung hinter der Enge eines Lappenbronchuskarzinoms breitet sich oft in Etappen von Segment zu Segment aus. Der spontane Entwicklungsgang des neoplastischen Bronchostenosesyndroms endet aber schließlich stets in der retentionspneumonischen Anschoppungsatelektase des gesamten blockierten Areals und ihren anatomischen Folgezuständen (Abb. 130).

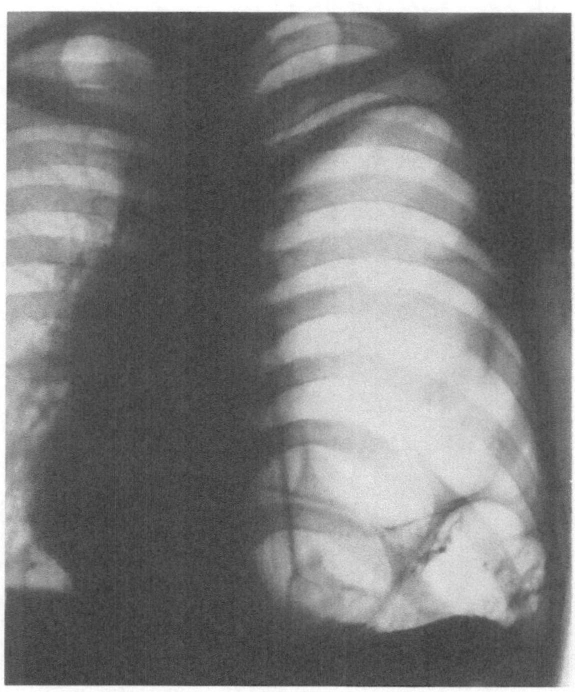

Abb. 131a

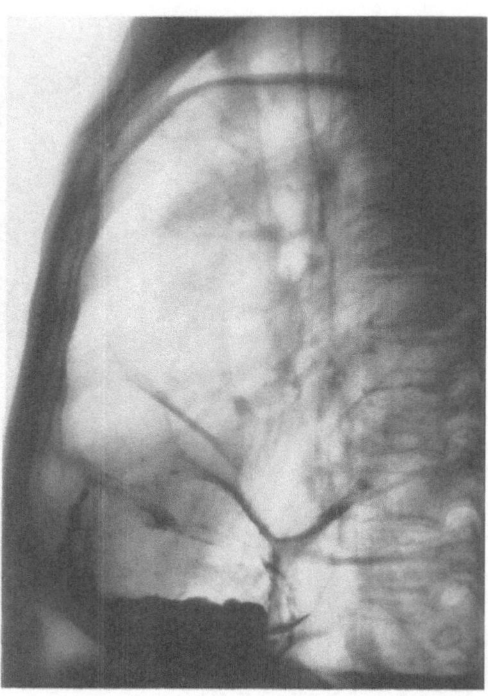

Abb. 131b

Abb. 131a—e. E. Zi., 39jähr. ♂. Arch.-Nr. 1241/62, Röntgenabteilung Medizinische Universitätsklinik Münster i. Westf. (Direktor: Prof. W. H. HAUSS). Posttraumatische Zwerchfellhernie links mit Eventration grotesk überblähter Colonschlingen, hochgradiger Verdrängung des Thoraxinhalts und breiter saumförmiger Kompressionsatelektase der anliegenden Parenchymanteile des zusammengedrängten linken Lungenflügels. (Verwundung 1944, zweimalige Operation wegen Ileus 1946 und 1956.) a Thoraxübersicht p.-a. b Frontalbild. c und d Darstellung der sichelförmigen Kompressionsatelektase in Umgebung der stark überblähten und der Kegelform des Thorax angepaßten Colonschlingen sowie der starken Einschnürung an der Bruchpforte in 2. Schrägprojektion. e Schichtbild 13 cm a.-p.: Darstellung des dislozierten Bronchialsystems und feiner Gefäßstrukturen im noch lufthaltigen Anteil der linken Lungenspitze

β) Die Entspannungs-(Kompressions-)Atelektase

Neben der Obstruktionsatelektase als häufigster und klinisch bedeutsamster Form der „Apneumatosen" gibt es Atelektasen der Lungenrinde, die sich bei freier Luftpassage der Zufuhrbronchien entwickeln (s. Abb. 174, 210). Die Luftleere beruht dabei auf primärer Entfaltungshemmung des Parenchyms. Zusätzliche Schleimobstruktion oder Bronchialknickung wirken allenfalls im weiteren Verlauf unterstützend mit.

Die Immobilisation des atmenden Gewebes kann auf *Entspannung*, *Kompression* oder *Fesselung* zurückgeführt werden.

Wird der negative Druck im Pleuraspalt, der die Lunge in elastischer Spannung hält und mit den Atemexkursionen des Brustkorbs kuppelt, durch Lufteinstrom oder mantelförmige Flüssigkeitsansammlung vermindert bzw. aufgehoben, so löst sich die Lunge aus dem Kraftfeld des inspiratorischen Brustwandsogs und retrahiert sich hiluswärts. Die

Freigabe der Retraktionskräfte legt die Ventilation der schwächer atembewegten Lungenabschnitte mehr oder weniger still. ROSENBACH und COHNHEIM wiesen als erste darauf hin, daß schon die Unterbelüftung des entspannten Parenchyms Resorptionsatelektasen hervorrufen kann. Zu gleichen Schlußfolgerungen kamen BIANCALANA und COLOMBO und andere Autoren. BEITZKE sprach in diesem Zusammenhang von „*Stillstandsatelektase*", ŠČUKAREV von „*Dystensionsatelektase*". WESTENHÖFER schlug den Begriff „*amyzische Atelektase*" vor (*ἀ-μύζειν* = nicht ansaugen), um den Wegfall der inspiratorischen Luftansaugung als eigentlichen Kausalnexus gegenüber dem früher überbewerteten Kompressionseffekt hervorzuheben. Der Übergang von Entspannungs- zu Kompressionsatelektasen ist allerdings fließend.

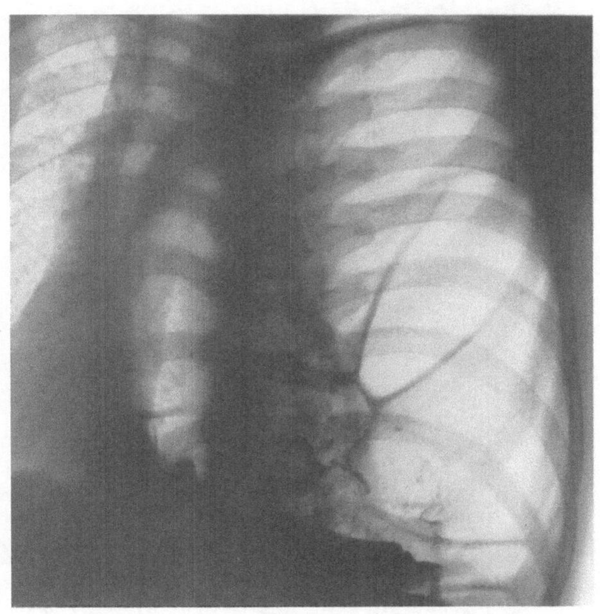

Abb. 131 c

Die Gewebsentspannung kann im Fall eines allseitigen und vollständigen *Druckausgleichs durch* einen entsprechend aufgefüllten *Pneumothorax* oder größeren *Pleuraerguß* zur „Windstille" in einem ganzen Lungenflügel und zu ausgedehnter Mantelatelektase führen. Bei umschriebenen *raumfordernden Prozessen im Thorax* (großen Emphysemblasen, Zysten, Tumorknoten des Parenchyms, Brustkorbs oder Mediastinums, gekammerten Pleuraergüssen, Herzdilatation, exsudativer Perikarditis, Aneurysmen, Zwerchfellbrüchen etc.) wirkt sich der Spannungsnachlaß nur auf das unmittelbar anliegende Lungengewebe aus: um die Expansionszone bildet sich ein schalenförmiger Atelektasesaum, der bei Verdrängung durch lufthaltige Gebilde am deutlichsten wahrnehmbar ist (Abb. 131).

Zonale Entspannungsatelektasen findet man ferner im Unterlappengebiet bei anhaltender Einengung des Entfaltungsraumes durch erheblichen *Zwerchfellhochstand* (Phrenicuslähmung, Aszites, Meteorismus, Hepato-Splenomegalie, große Abdominaltumoren) (HUIZINGA u. SYPKENS SMIT; MEYLER u. HUIZINGA; HEUCK; HEINE u.a.), sofern auch die Zwerchfellbeweglichkeit leidet (daher nicht bei Hochschwangeren!) (JACCARINO u. VENUTI), oder bei unveränderlicher Volumenrestriktion der Lungenanteile im toten Winkel *starrer Brustkorbdeformitäten* (Gibbus, schwere Kyphoskoliose) (BACHMANN; NEIDERT; RIEDER; MEYER; PUTSCHAR; ZADEK; UEHLINGER; MEIER; SNIDER, MILLER, MILLER u. ELISBERG; ESSER; GIESE; WURM u.a.). Auch als Folge *abnormer Skeletnachgiebigkeit* kann es — besonders im Bereich des „Rosenkranzes" — bei florider

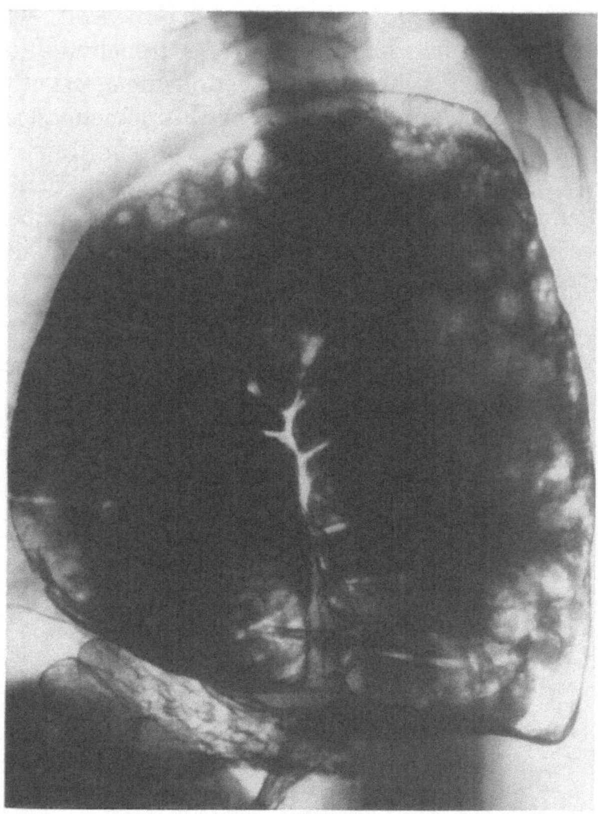

Abb. 131 d

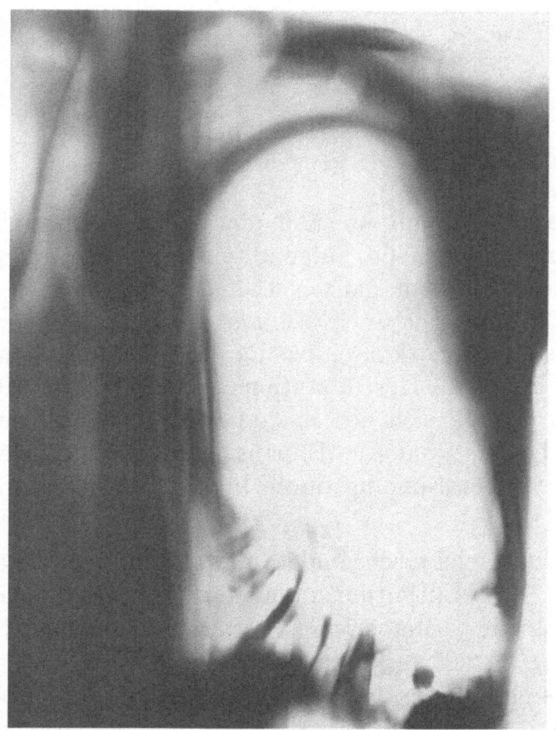

Abb. 131 e

kindlicher *Rachitis* (RACH; SAUPE; RIETSCHEL; LOESCHCKE) und *Osteomalazie* des Erwachsenen- und Greisenalters (LOESCHCKE) zu *thorakogenen Entspannungsatelektasen* unter den eingezogenen seitlichen Rippenpartien kommen.

Die Raumbeengung vermag über bloße Entspannung hinaus zu echter Druckwirkung zu führen, wie die begleitenden Verdrängungssymptome lobärer bzw. halbseitiger *Kompressionsatelektase unter ausgedehnten Pleuraergüssen, beim malignen interstitiell-mediastinalen Emphysem* des Kleinkindes (MACKLIN u. MACKLIN; THOMAS u.a.) *und im Ventilpneumothorax* erkennen lassen. Der hydrostatische Druck frei verschieblicher Pleuraexsudate ist an den abhängigen Stellen am höchsten (GERHARD) und erreicht an der Lungenbasis vielfach bereits positive Werte, wenn im Kuppelraum noch Unterdruck

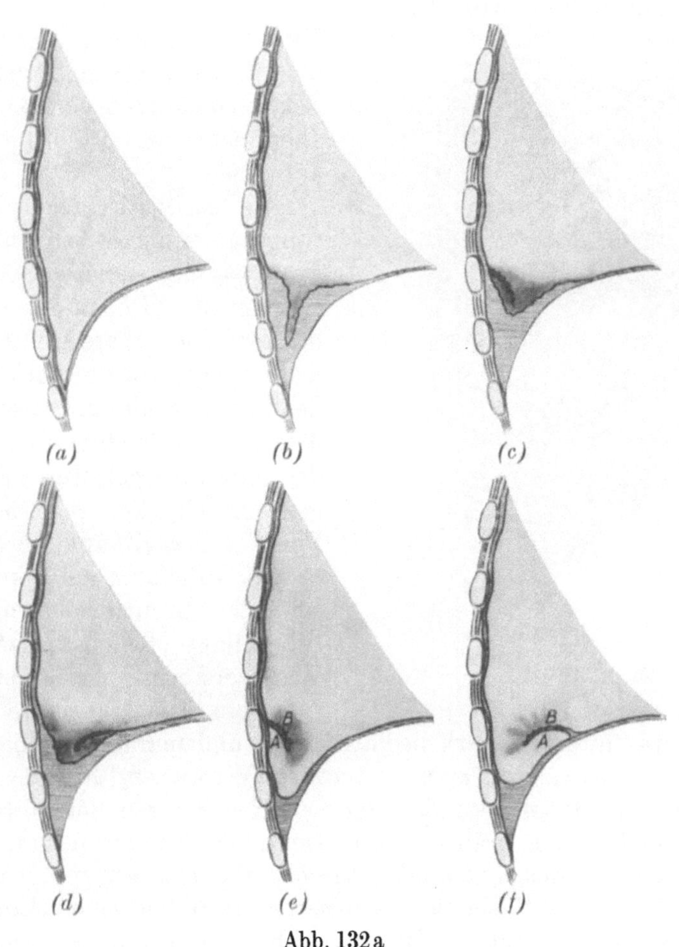

Abb. 132a

Abb. 132a—c. a Schema der Entstehung von Lungenrandumklappungen bei Pleuraergüssen [nach U. SCHÜMMELFEDER, Beitr. Path. Anat. **116**, 422 (1956)]; (*a*) normale Lunge, (*b*) Atelektase des Lungenrandes bei Pleuraerguß, (*c*) Umklappung nach lateral und (*d*) nach medial, (*e*) und (*f*) Entfaltung des fixierten Lungenrandes. b und c Makroskopischer Aspekt und histologisches Bild einer schwartig fixierten Unterlappenkantenatelektase [Resektionspräparat, J.-Nr. 11241/56, Pathologisches Institut, Universität Münster (Direktor: Prof. W. GIESE)] (nach F. HEINE, Habilitationsschrift Münster, 1960)

herrscht (GERHARD; ZADEK; GIESE). Das Unterlappenparenchym wird daher gewöhnlich zuerst in Mitleidenschaft gezogen und stärker zusammengedrängt als die obere Lungenhälfte, die infolge reflektorischer Erweiterung des Thorax zunächst sogar intensiver belüftet und weiter ausgedehnt sein kann (GIESE). Bei *örtlich expansiven Krankheitsprozessen* im Lungengewebe und seiner Umgebung (Zysten, Geschwülste, Cor bovinum, Aneurysmen etc.) wird die Grenze des Druckausgleichs wohl ebenfalls stellenweise überschritten, und das zunächst nur entspannte Lungenparenchym der Nachbarschaft zunehmender Kompression ausgesetzt sein. Werden zugleich die innerhalb der Druckzone gelegenen kleineren und mittleren Bronchien zusammengepreßt und geknickt, so resultiert eine Kombination von Immobilisations- und Obstruktionsatelektasen. Einen Zusammenhang mit bronchomechanischen Störfaktoren trifft man auch bei den indurativen Atelektasen im bewegungsstarren Einengungsgebiet der *Thorakoplastik* (STAEMMLER; DOMANIG; AUERBACH; TUTTLE, DAY u. PHILLIPS; SAMSON u. CULPS; HUZLY u. BÖHM; BERNOU, TRICOIRE u. COANT; FEIERMANN; DEUEL; ALEXANDER; ALEXANDER, SOMMER, TRENTON u. EHLER; HEINE; ZADEK; LÖFFLER u.a.), unter dem Boden großer *Pleurolysen* (BONELLI, MARIANI u. CELLERINO; LÖFFLER, HAEFLIGER u. MARK; BRANTIGAN, HOFFMANN u. PROCTOR), nach *Phrenikotomie* (CORD; ALEXANDER; FROEHLICH; SIMON; JAHN u. OLINGER; HEINE u.a.) sowie bei der Belüftungsstörung der auf der Konkavität des *Kyphoskoliosethorax* eingepferchten Lungenabschnitte (PUTSCHAR; BACHMANN; SCHULTHESS; LOESCHCKE; UEHLINGER; MEYER; SANQIRICO u. BOCACCIO; ZADEK; ESSER; GIESE u.a.), die nach Sektionsbefunden von BACHMANN in 70,2% aller schweren Deformitäten Atelektasen aufweisen.

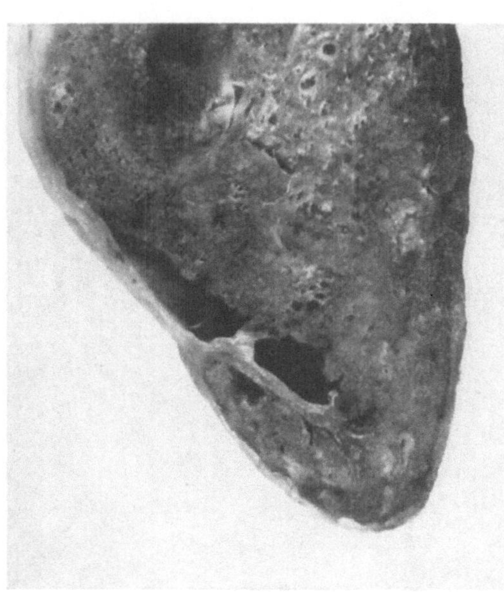

Abb. 132 b

Als häufige Ursache pulmonaler Entfaltungshemmung ist schließlich die *schwartige Fesselung des Lungengewebes* nach Pleuritis oder längerer Pneumothoraxbehandlung zu nennen. Die äußere Deformierung zeigt alle Abstufungen von umschriebener „Nabelung" der Lungenrinde am Ansatz strangförmiger Adhäsionsbriden bis zu starrer Einscheidung des ganzen Flügels durch eine allseitige Rahmenschwiele. Die *„unexpandable lung"* des Pneu-Trägers (FARBER; MULVIHILL u. KLOPSTOCK; JACKSON u.a.) kann das Resultat zentraler Bronchusobstruktion (Bronchustuberkulose, Knickstenose im Bereich der Wandzerstörung) wie pleurogener Arretierung sein. Die Alveolarventilation wird von umfassenden Pleuraschwarten stark beeinträchtigt und marginal völlig stillgelegt (NEUMANN; FLEISCHNER; CAVAROZZI; HERTZ, REGEL u. WEMMERS). Für die Ausbildung kortikaler Atelektasen sind dabei besonders die scharfen Kanten der Unterlappen und des Mittellappen-Lingulabereichs prädisponiert. Denn die Ränder neigen dazu, sich *durch Stauchung im Pneumothorax und großen basalen Ergüssen* zungenförmig umzuschlagen und sekundär mit der Außenfläche des Lappenkörpers zu verkleben (LOESCHCKE; SCHÜMMELFEDER; GIESE; weitere Lit. s. HEINE) (Abb. 132). Diese *Lappenkanten-Atelektasen* (Abb. 132 und 133) bleiben daher nach Ergußresorption bzw. Auflassung des Pneumothorax bestehen, sofern man die Verwachsung nicht stumpf löst und die abgeknickte Parenchymzunge durch künstliche Aufblähung wieder entfaltet (HEINE). *Pleurogene Faltungsatelektasen* sind im Verlauf der Kollapstherapie auch über der Konvexität des Lungenmantels zu beobachten (HEINE). Dabei bilden sich durch Stauchung und Raffung der verdickten Pleura pulmonalis rinnenförmige Einsenkungen der Lungenoberfläche, die schwielig fixiert werden und schmalen, nach Art der „Reichmannschen Regenstraßen" schräg oder vertikal verlaufenden, bei starker Riffelung auch aufgefächerten Atelektasestreifen kortikaler Bezirke entsprechen (LOESCHCKE; AMSCHLER; HEINE). Hängt die Lunge im Pneumothorax an strangförmigen Adhäsionszügeln, so können sich in den ausgezogenen Zipfeln des Lungenstumpfs infolge zugbedingter Hemmung der inspiratorischen Luftfüllung resorptive *Traktionsatelektasen* entwickeln (ZADEK; AMSCHLER; HEINE), die wegen ihrer Verharrungstendenz auch nach Pneumothoraxentlastung und Strangdurchtrennung nicht spontan zurückgehen. Da die genannten Umklapp- und Faltungsphänomene gewöhnlich mit Abknickung kleinerer Bronchien verbunden sind, weisen die *pleurogenen Pneumothoraxatelektasen* zugleich obstruktive Züge auf.

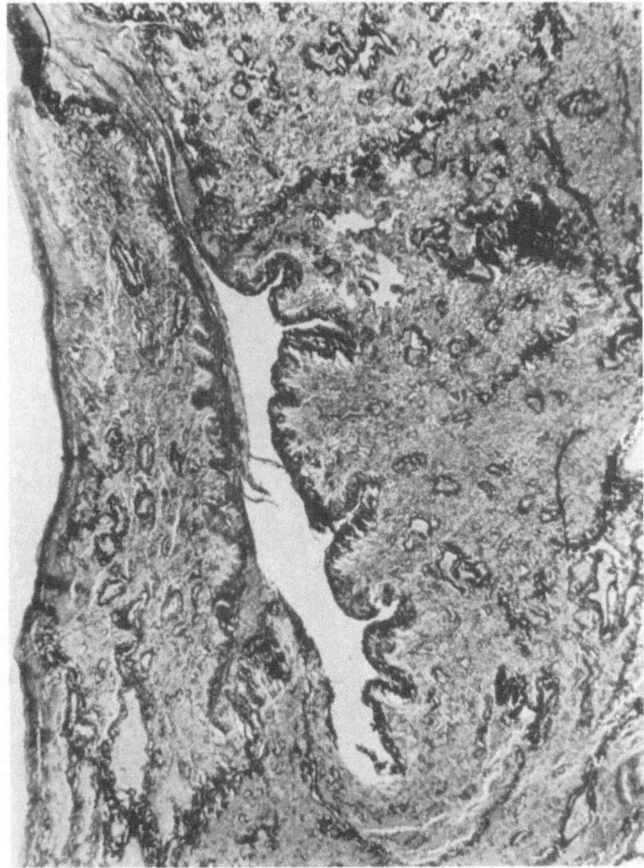

Abb. 132 c

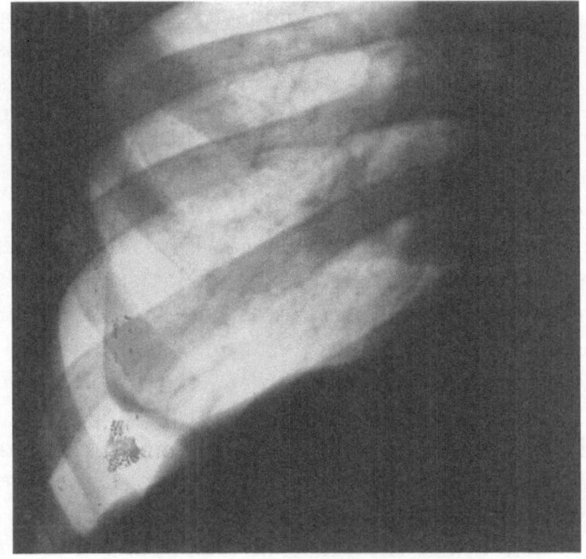

Abb. 133. B. Pfl., 25jähr. ♂. Arch.-Nr. 724/58, Röntgenabteilung Medizinische Universitätsklinik Münster i. Westf. (Direktor: Prof. Dr. W. H. HAUSS). Basale Unterlappenkantenatelektase nach $1^1/_2$jähriger Pneumothoraxbehandlung wegen kavernöser Oberlappentuberkulose. Zielaufnahme p.-a.: bandartiger Schatten im Pleuraniveau, Abrundung der normalerweise scharfen Kante des lufthaltigen Unterlappens

Das gilt auch für die *perikavernösen Atelektasen*, in deren Pathogenese sich bronchomechanische Faktoren mit örtlichen Entspannungs- und Kompressionseffekten in wechselhafter Form vereinen. Besonders den Zerfallsherden mit breitem exsudativ-käsigem Randsaum und stark indurierten Kavernen wird ein anhaltender unmittelbarer Druck auf das umgebende Parenchym zugeschrieben (TEMPLE u.a.). Er kommt nach Pneumothoraxanlage am stärksten zur Geltung, da der Hohlraum wegen seiner Rigidität dem Retraktionsbestreben des elastischen Nachbargewebes nicht folgen kann und innerhalb des kollapsverkleinerten Lungenstumpfs ein unverhältnismäßig großes Volumen beansprucht (Abb. 134). Dem statischen Kompressionsmechanismus starrwandiger Kavernen steht in funktioneller Hinsicht die dynamische Expansion ventilgeblähter Frühkavernen mit inkompletter Stenose des Drainagebronchus zur Seite (s. S. 204ff.).

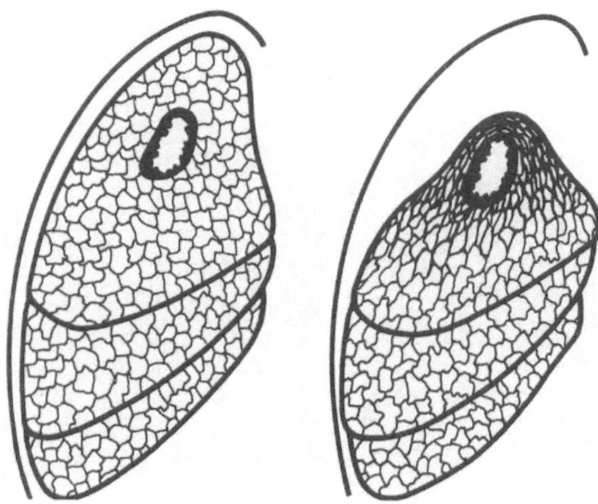

Abb. 134. Schematische Darstellung des Entspannungs- bzw. Kompressionseffekts einer starrwandigen zirrhotischen Kaverne auf das umgebende Parenchym nach Pneumothoraxanlage [nach L. J. TEMPLE, Thorax **10**, 220 (1955), Abb. 18]

γ) *Die Kontraktionsatelektase*

Die Arbeitshypothese von der „Reflex- bzw. Kontraktionsatelektase", die auf den von RICKER und SPERANSKI entwickelten neural-pathologischen Vorstellungen basiert, ist neueren Datums und entstammt vornehmlich dem europäischen Schrifttum (Lit. s. REINHARDT; STURM; VIOLA; PARODI; TAPIA; CARDIS u. PELLISSIER; XALABARDER; KOURILSKY u. ANGLADE; BARIÉTY, COURY u. RASSEKH; LUISADA; KALBFLEISCH; v. HAYEK; POLICARD; STUTZ; BRONKHORST u. DIJKSTRA; ALEXANDER; CATEL u. HAHN; NIEDNER; BECKER; KEHLER; TRAUTWEIN; FREERKSEN; WURM; LÖFFLER; GIESE; AGOSTINI; HEINE). Ihre Verfechter heben hervor, die Lunge sei kein passiv atembewegter, gummi-elastischer Hohlkörper, sondern ein *von neurovegetativen Reflexen beherrschtes myoelastisches Organ, spinal-metamer in autonome Segmente gegliedert* und durchaus befähigt, an der Atemexkursion aktiv teilzunehmen oder sich unter dem Einfluß krankhafter Reize auch unabhängig von den physikalischen Kräften der äußeren Atemkammer und entgegen dem atmosphärischen Druck zusammenzuziehen oder auszudehnen.

Der Grundgedanke eines „*aktiven, aus nervaler Erregung kommenden Lungenkrampfs*" (STURM) geht weit über die regulativen Tonusschwankungen in der Muskulatur der pulmonalen Luft- und Blutstrombahn hinaus, die man mit der Vorstellung eines „physiologischen Schichtwechsels der Alveolen" verbindet (VERZÁR u. JEKER; ENGELHARDT; STUTZ) und als nerval vermittelte Reaktion bei der chemischen Selbststeuerung der normalen Atmung wie unter den krankhaften Bedingungen inhomogener Ventilation auffassen muß (HOCHREIN u. Mitarb.; DE BURGH DALY u. Mitarb.; v. EULER u. LILJESTRAND; DALE u. RAHN u.a.). STURM vertritt diese Konzeption in bewußtem Gegensatz zum passiven „mechanischen (resorptiven) Lungenkollaps" der klassischen Atelektaselehre, deren Kausalprinzipien (Bronchialobstruktion, Entspannung bzw. Kompression des elastischen Parenchyms) im Grunde nur noch eine Hilfsrolle oder „Starterfunktion“ zugebilligt wird (STURM; KEHLER).

Der klinisch-röntgenologische Ursprung dieser These leitet sich ab von eigentümlichen Phänomenen der Pneumothoraxlunge (*„Selektivkollaps“*, *„unersättlicher Pneumothorax“*, *„Sekundenatelektase“*) (Lit. s. VIOLA; PARODI; STURM; BURNAND; LUCACER; LUISADA; BRONKHORST u. DIJKSTRA; BECKER; SEIDEL; SCHNEIDER; KEHLER; FREERKSEN; HEINE), vom Erscheinungsbild der das Lungengewebe etagenartig durchsetzenden, scheinbar nicht an den bronchial-anatomischen Strukturaufbau gebundenen *Plattenatelektase* (s. auch S. 323) und von der Beobachtung akuter Lungenkomplikationen (Streifen- oder Segmentatelektasen, *massiver Lungenkollaps*, kontralateraler Spontanpneumothorax) nach einseitigen Eingriffen am Grenzstrang (Stellatumblockade, Truncusresektion) (BARIÉTY, COURY u. RASSEKH; BLUMENSAAT; MANDEL; KÜHTZ u.a.), nach Schädelkontusion (Lit. s. STURM; HODES u. GROFF) und anderen stumpfen Traumen

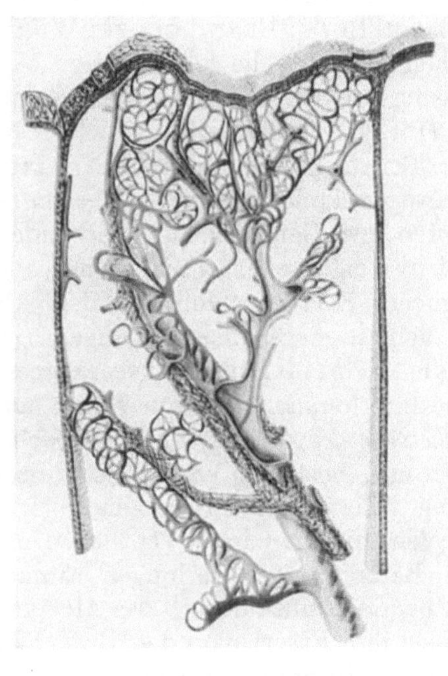

a

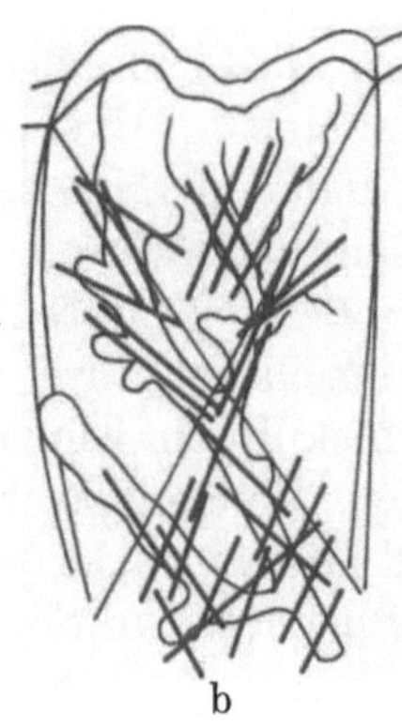

b

Abb. 135a u. b. a Halbschematische Darstellung des myoelastischen Systems in einem Acinus. Hellblau elastische Fasern, orangerot Muskelfasern, karmin Arterien, violett Venen. b Hauptspannungsrichtungen im Acinus (nach v. GEHLEN) (aus W. GIESE, Pathologie der äußeren Atmung. In: Handbuch der allgemeinen Pathologie, Bd. V/1, S. 402, Abb. 5. Berlin-Göttingen-Heidelberg: Springer 1961)

(Lit. s. STURM) oder mechanischer Pleurareizung (Punktion, Pneuanlage, Strangdurchtrennung etc.) (PARODI; EMERY; DUFOURT, DESPIERRES u. EMERY; LAZAROU; PFEIFER; KOURILSKY, FOURESTIER, REGAUD u. COURTIN; CACHERA; STURM; BUTNARU, MANIULEA u. BUJOR u.a.), die mit obstruktionsmechanischen und resorptiven Vorgängen allein nicht befriedigend erklärt schienen.

Aus der Fülle der zum Beweis angeführten Einzelbeobachtungen (Lit. s. STURM; KEHLER; FREERKSEN; HEINE) können hier nur die wegweisenden Befunde und deren funktionspathologische Interpretation berücksichtigt und kritisch betrachtet werden.

Die Annahme eines über die elastische Ruhelage hinausgehenden pulmonalen Kontraktionsvermögens wird anatomisch mit dem *Nachweis glatter Muskulatur in der menschlichen Lunge* auch außerhalb des Bronchial- und Gefäßbaumes und mit der *reichen vegetativen Lungeninnervation* über den Plexus pulmonalis anterior et posterior begründet, der afferente und efferente Bahnen sympathischen und parasympathischen Ursprungs vereinigt (Fasern aus dem Ggl. stellatum und den R. mediastinales des Grenzstrangs, aus dem N. phrenicus, den R. bronchiales des Vagus sowie aus Verbindungen mit dem Plexus cardiacus und Plexus solaris). Sein Terminalreticulum enthält Endkörperchen verschiedener Form, wie die von SUNDER-PLASSMANN in der Muscularis mucosae der

Bronchialwand gefundenen ganglionären Rezeptorenfelder und andere Endapparate (Lit. s. v. Hayek). Das Fasernetz umspinnt die glatte Bronchial- und Gefäßmuskulatur sowie die Bronchialdrüsen und reicht bis zu den Deckzellen der Alveolen, Bronchioli, Kapillaren und Pleura heran (Lit. s. v. Hayek; Dijkstra; Engström; Kalbfleisch; Bronkhorst u. Dijkstra; Wurm).

Unter den Anatomen besteht heute weitgehende Übereinstimmung, daß die vorwiegend ringförmig angeordneten Muskelbündel der größeren Bronchien ihren Verlauf im Bereich der Endzweige ändern und — distalwärts spärlicher werdend — in immer weiter auseinandergezogene Spiralwindungen von zunehmendem Steigungswinkel übergehen (Abb. 135), deren Ausläufer zusammen mit elastischen Faserzügen der terminalen Bronchioli scherengitterartig in die Alveolargänge einstrahlen und zum Teil tangential an den elastischen Fasereingangsringen der Alveolen ansetzen (Orsós; Macklin; v. Gehlen; Miller; Policard; v. Hayek; Bariéty, Paillas u. Levy; Benninghoff; Wurm; Giese). Die meisten Autoren halten es für wahrscheinlich, daß die konstruktive Verspannung myogener Elemente mit der fibrillären Lungentextur die Dehnungslage des elastischen Systems tonogen zu beeinflussen vermag (Lit. s. Stutz; Wurm; Giese).

Darüber hinaus wird jedoch — besonders unter Berufung auf die Studie Baltisbergers — ins Treffen geführt, auch abseits der Atemwege sei reichlich glatte *Muskulatur im Interstitium der Lunge*, in den interlobulären Septen und Gefäßscheiden vorhanden, die in Verbindung mit einem kräftigen subpleuralen Muskelgeflecht wesentlich ausgiebigere Kontraktionen des Lungenkörpers ermögliche. Sturm schloß aus den Abbildungen der von Baltisberger eingehend untersuchten menschlichen Lunge sogar auf die Existenz eines „Alveolarschließmuskels", die Baltisberger selbst expressis verbis abgelehnt hatte. v. Hayek konnte zwar keine interlobuläre und nur selten subpleurale Muskulatur nachweisen, fand auch die *Muskelzüge des Alveolarbaums* spärlicher besetzt als auf den vielzitierten Bildern Baltisbergers, bestätigt aber sonst dessen Feststellungen hinsichtlich ihrer Zahl und Verteilung vollauf und spricht im übrigen gleichfalls von muskulösen Eingangsringen der Alveolen, die man im wesentlichen nur an den kortikalen Lungenbläschen vermisse. Nach Befunden an Tierlungen räumen Bronkhorst und Dijkstra der sog. interstitiellen „Übergangsmuskulatur" des Alveolargebietes eine phylogenetische Sonderstellung ein. Da sie ihre Fasern von den Bronchioli terminales und Alveolargängen her stellenweise bis in die Interalveolarsepten entsende und einen rosettenartigen Kranz um die Alveolarmündungen bilde, müsse man auf ihre Fähigkeit schließen, die Alveolarzugänge mehr oder weniger einzuengen, die Lungenbläschen abzuflachen und vermittels der Formänderung auch ihre innere Oberflächenspannung zu regulieren.

Außer den muskulären Elementen sollen auch nerval ausgelöste *plasmatische Formwandlungen der Alveolarepithelien*, die v. Hayek tierexperimentell unter Hypoxiebedingungen und pharmakologischen Reizen nachwies, zur Entwicklung der erheblichen physikalischen Kräfte beitragen (Kehler), welche die Bildung massiver Kontraktionsatelektasen im Sinne Sturms bei geschlossenem Thorax notwendigerweise voraussetzt.

Der erstmals von Luisada, kurz danach auch von Scimone geführte Nachweis atemsynchroner Potentialschwankungen im broncho-pulmonalen System *(„Elektrobronchogramm")* galt als weitere beachtliche Stütze für die Annahme einer pulmonalen Eigenkontraktilität. Denn die bei Abgriff an der atmenden Katzenlunge und im Tracheobronchialbaum registrierten Stromkurven schienen — als organeigene Aktionsströme bewertet — einer rhythmischen respiratorischen Betätigung der Lungen- und Bronchialmuskulatur zu entsprechen (Sturm u.a.). Die Persistenz der elektrischen Phänomene über den Tod hinaus oder nach Entnahme des Organs wurde dem Fortwirken autonomer Kontraktionsimpulse zugeschrieben.

Auch die in vielfältig modifizierten *Perfusionsversuchen an isolierten Kaltblüterlungen und an der in situ befindlichen Säugerlunge* pharmakodynamisch herbeigeführten Reaktionen (kymographisch registrierte Kontraktionen der Froschlunge bzw. intrapleurale

Druckschwankungen nach Durchströmung mit Acetylcholin, Atropin, Adrenalin, Histamin, Physostigmin, Elektrolytlösungen etc.) werden als Beweis für aktive, *neurohumoral gesteuerte Tonusschwankungen der Lungenmuskulatur* angeführt (Lit. s. STURM; BRONKHORST u. DIJKSTRA; LUISADA; KEHLER; SIMON u. HOPPE).

Besonderen Nachhall hatten REINHARDTs Kaninchenversuche, vor allem seine „*Beobachtungen an der Lunge des lebenden Kaninchens*", die er als „Beitrag zur Kenntnis der Lunge als neurovaskuläres und neuromuskuläres Organ" bewertete. REINHARDT fand am Thoraxfenster der unterdruckbeatmeten Versuchstiere unmittelbar nach punkt- oder strichförmiger Reizung der Pleura pulmonalis mit einem biegsamen Kanülendraht flache Dellen und Furchen an der Lungenoberfläche, die — streng auf die Berührungsstelle beschränkt — zunächst abblaßten, sich bald blau-rot verfärbten und nur langsam verschwanden, bei vorheriger Cocainisierung jedoch ausblieben. Sie erwiesen sich im Schnitt als kegelförmig angeordnete Atelektasen der subpleuralen Acini mit Verschluß des terminalen Bronchiolus an der Kegelspitze und peristatischer Hyperämie bei kollateraler Überblähung der angrenzenden Lobuli. REINHARDT führte das Verhalten auf nerval ausgelöste alveolo-bronchioläre und kapilläre Spasmen am Reizungsort mit antagonistischer Tonusstörung in der geblähten ischämischen Randzone („Lungenparese") zurück.

In einer zweiten Tierversuchsreihe sah REINHARDT nach Durchtrennung der Rückenmarkswurzeln in Höhe von C_5-Th_2 streifige bzw. scheiben- oder kegelförmige Lungenverdichtungen, die sich horizontal anordneten und feingeweblich das gleiche Bild zeigten. REINHARDT schloß daraus auf die Existenz *pleuro-pulmonaler und spinal-viszeraler Reflexe mit Angriffspunkt an der glatten Muskulatur des pulmonalen Gefäßsystems und Parenchymgefüges*, deren akuter örtlicher Tonusschwankung er die histologisch nachgewiesenen Veränderungen zuschrieb.

Die weitere Folgerung einer — die Lappengrenzen etagenartig überschreitenden, nicht broncho-architektonisch geprägten — *Unterteilung des Lungenkörpers in autonome, den Spinalsegmenten metamer zugeordnete Segmentterritorien* („Pulmotome") beruhte auf entwicklungsgeschichtlichen Analogieschlüssen („Dermatome") und der Beobachtung, daß die experimentell erzeugten Atelektasen wie auch das Schattenbild mancher spontan entstandenen Segmentpneumonien des Menschen eine auffallende Horizontallage und scharfe sektorale Grenzen aufwiesen (CARNOT; REINHARDT; STURM). Das Vorhandensein derartiger „Funktionssegmente" und ihre Abhängigkeit von zentralnervösen Reizen schien vollends gesichert, als KALBFLEISCH und HERKLOTZ bei Reproduktion der REINHARDTschen Durchtrennungsexperimente und nach zusätzlicher jugularer Tuscheinjektion schon makroskopisch eine elektive Farbstoffspeicherung in breiten, bandförmig-horizontal durchgehenden Schwärzungszonen des Parenchyms feststellten, die den von REINHARDT beschriebenen Atelektasestreifen entsprachen.

Die in verschiedener Modifikation formal immer wieder bestätigten Grundversuche REINHARDTs (Lit. s. STURM; KEHLER; HEUCK u. FLACH; HEINE) bildeten einen Eckpfeiler im Lehrgebäude der funktionellen Lungenpathologie. STURM zitiert sie als Kronzeugnis für die zentrale Bedeutung reflektorischer Vorgänge in der Lunge, die letztlich alle Krankheitsäußerungen (Infiltration, Blutung, Embolie, Infarkt, Bronchiektasenbildung etc.) entscheidend beeinflussen und je nach der Richtung des Tonuswechsels paretische Blähungszustände wie akute Kontraktionsatelektasen erzeugen sollen. Beide Vorgänge können nach REINHARDT, STURM, NIEDNER u.a. ineinander übergehen, in benachbarten Parenchymzonen auch nebeneinander bestehen. Die biphasische Spannungsänderung im Lungengewebe werde von initialen ischämischen bzw. sekundär hyperämischen Füllungsschwankungen in der terminalen Strombahn begleitet, ohne daß eine bestimmte zeitliche Koppelung beider — der viszeralen und der vasalen — Reaktionsabläufe angenommen wird.

STURM betrachtet die — grundsätzlich an das Ausbreitungsgebiet der „autonomen Segmente" gebundenen — Kontraktionsvorgänge als Folge krisenhafter, vorwiegend sympathikotoner Erregung, die, in verschiedene Reaktionsstufen gestaffelt, alle

Übergänge von perifokalen über streifenförmig gerichtete bis zu massiven Kontraktionsatelektasen hervorrufen wie auch eine stärkere serös-zellige Diapedese neben der atelektatischen Komponente infektiös-allergischer Lungeninfiltrationen erklären könne. Bei den infektiösen Erkrankungen der Lunge und ihres Lymphknotensystems, insbesondere bei Pneumokokkenpneumonie, Virusinfekten und Tuberkulose, stelle die Kontraktionsatelektase „eine Art Abwehrreflex im Kampf gegen die Infektion als Ausdruck einer vollwertigen und daher günstigen Reaktionsbereitschaft, die von der vegetativen Zentrale im Zwischenhirn gesteuert wird, dar" (Sturm). Auch die von extrapulmonalen Krankheitsreizen im autonomen Innervationskreis des Brustkorbs, des Splanchnicusbereichs oder der dienzephal-medullären Zentren selbst ausgehenden Reflexatelektasen könnten durch den „Reizzuwachs" bakteriell-infektiöser Noxen in atelektatische Pneumonien übergehen.

Sturm unterscheidet zwischen *unmittelbaren segmentalen Viszeralreflexen* als Folge örtlicher Lungenaffektionen, direkter (mechanischer, traumatischer, infektiöser) Reizung des zugeordneten Spinalsegments bzw. — bei akuten Infekten hämatogen ausgelöster — zentrogen-dienzephaler Impulse und einer nervalen Erregung im Fasergeflecht des pulmonalen Funktionssegments, die von Reflexzonen benachbarter oder ferner gelegener Organe überspringt *(mittelbare segmentale Viszeralreflexe)*. Außer dem von Reinhardt und anderen Autoren vermuteten Pleuro-Pulmonalreflex postuliert Sturm zahlreiche weitere viszero-viszerale (interkosto-vertebrale, hiläre, bronchogene, kardiale, vasogene, abdominelle, rhino- und tonsillogene Lungenreflexe) und dermato-pulmonale Reflexbögen.

Als *Reizempfänger* werden *spezifische Endapparate des vegetativen Terminalreticulums*, wie die intramuralen Rezeptorenfelder Sunder-Plassmanns im Bronchialbaum, und das im Organismus weit verbreitete *System der „hellen Zellen"* (Feyrter; Büchner u. Fröhlich; Fröhlich) angesehen.

Das Primum movens der Atelektasebildung sieht Sturm im Einklang mit anderen Autoren (Fontaine; Gwyn; Scott; Santee; Bergamini u. Shepard; Rouillard; Lenormant u. Iselin; Niedner; Heuck u. Flach u.a.) in der vasomotorischen Störung. Sie wird entsprechend den Beobachtungen Reinhardts an der Kaninchenlunge nach mechanischen Pleurareizen und lokaler Adrenalinapplikation als biphasisches Reflexgeschehen interpretiert: der einleitenden Vasokonstriktion folge die „vasoparalytische Lungenkongestion". Die Änderung der Gefäßweite soll sich von der Kapillarwand direkt auf die unmittelbar anliegenden Alveolarepithelien übertragen und dadurch (reflektorisch?) sowohl die tonische Kontraktion der Lungenmuskulatur als auch den begleitenden Gestaltwandel der alveolären Deckzellen induzieren. Der Eintritt der — sekundären — peristatischen Hyperämie bedeute nicht notwendigerweise auch eine Lösung des Alveolarspasmus. Denn das System der Alveolen und Lungenkapillaren sei funktionell zwar aufs engste verbunden, die jeweilige Reaktionsweise aber nicht zwangsläufig im Sinne gleichzeitig parallelgerichteter Tonusänderung gekoppelt (Kehler).

Die untrennbare Verknüpfung von Ventilations- und Zirkulationsstörung und das obligate Auftreten örtlicher Hyperämie und Ödembildung bei akuten Atelektasen waren auch in der klassischen Lehre seit den Versuchen Lichtheims stets gewürdigt worden. Noch vor kurzem hob Rahn in seiner Strukturstudie hervor, daß die künstliche Bronchialobstruktion zu sofortiger Blutüberfüllung des blockierten Parenchyms führt, die nach wenigen Minuten von einem interstitiellen und bald darauf von einem intraalveolären Ödem abgelöst wird. Um diesen Effekt zu begreifen, bedarf es nicht der Konstruktion eines broncho-vasalen Reflexmechanismus.

Bei der „roten Atelektase" als der Frühform der akut einsetzenden Belüftungssperre (Giese) sind Kapillarerweiterung und nachfolgender Transsudateinstrom vielmehr zwanglos mit dem umschriebenen oder ausgedehnteren „Schröpfkopfeffekt" der atemphysikalischen Sogkräfte erklärbar, welche die vollständige Alveolarentlüftung stets und zwar nach Maßgabe der resorptiven Volumeneinbuße erzeugt (van Allen u. Adams; Huizinga; Westermark; Fleischner; Löffler; Giese; Rahn u.a.). Dabei wirkt zunehmende Kapillarpermeabilität jenseits der Stenose infolge stasebedingter Hypoxie mit (POLICARD; DRINKER; SPAIN; LÖFFLER). Zu diesen passiven Faktoren können sehr wohl nerval bedingte Tonusschwankungen der Bronchial-, Gefäß- und Lungenmuskulatur als weiteres pathogenetisches Moment hinzutreten. Daß eine Lungenkontraktion allein ausgedehnte Atelektasen verursacht, Obstruktion, elastische Retraktion und Gasresorption dagegen keine oder nur eine nebensächliche Rolle spielen, wie STURM annimmt, ist weder mit anatomischen, experimentellen oder klinischen Erfahrungen in Einklang zu bringen noch bisher schlüssig bewiesen.

In der einseitigen und zugleich verallgemeinernden Auslegung des Kausalnexus, die man den oft teleologisch gezielten Betrachtungen STURMs entnimmt, hat sich die These von der Kontraktionsatelektase nicht durchsetzen können. Ihre anatomische und pathophysiologische Basis erscheint in wesentlichen Teilen fragwürdig, und mancher Deutungsversuch der Grundphänomene ist nicht aufrecht zu erhalten.

Das gilt z.B. für die in den Mittelpunkt der Lehre gerückte Vorstellung, die Lunge sei unabhängig vom struktur-anatomischen Bauplan in horizontal durchlaufende nervale Segment-Etagen unterteilt (REINHARDT; STURM; KALBFLEISCH; LESCHKE). Die Ergebnisse röntgenologischer Analysen (CHATTON u. MALEKI; ESSER) und anatomischer Studien nach Farbstoff-Gelatine-Füllung der Segmentbronchien (WEBER) lassen keinen Zweifel, daß die Schwärzungszonen, die KALBFLEISCH und HERKLOTZ auf der Frontalschnittfläche der buchartig aufgeklappten Tierlungen sahen, mit den „bronchopulmonalen Segmenten", also broncho-vaskulären Versorgungseinheiten übereinstimmen. WEBER sowie KRAUS, STRNAD u. KÄRCHER konnten bei Nachprüfung der Versuche KALBFLEISCHs übrigens keine gesetzmäßigen topographischen Beziehungen zwischen radikulärer Läsion und Tuscheverteilung finden. Die bevorzugte Tuscheanfärbung der akut minderbelüfteten Lungensektoren beweist im übrigen keineswegs den reflektorischen Ursprung des Geschehens. Denn die Kreislaufumstellung (örtliche Hyperämie, verlangsamte Strömung) würde in jeder akuten — auch obstruktionsbedingten — Atelektase eine elektive Farbstoffablagerung begünstigen. In diesem Zusammenhang sind die Tierversuche von NISSEN und MIDDELDORPF aufschlußreich: künstlich eingebrachte Emboli pflegen nach vorheriger Bronchusblockade stets in diejenigen Gefäßprovinzen der Lunge zu gelangen, die dem Sogbereich der Obstruktionsatelektase zugehören.

Die Korrektur der ursprünglichen Ansicht schließt nicht aus, daß das bronchialanatomische Segment auch nerval als Funktionseinheit reagiert (WEBER). FREERKSEN und WURM weisen allerdings auf den „völlig hypothetischen Charakter" der Konstruktion zahlreicher segmentaler Reflexbögen hin, ohne die Existenz vorwiegend vasomotorisch wirksamer Reflexbeziehungen zwischen Integument und inneren Organen grundsätzlich zu leugnen. Wenn NIEDNER und STURM das Auftreten kortikaler Streifenatelektasen des Unterlappens unter der Eröffnungsstelle von Thorakotomieschnitten mit unmittelbar segmentgebundenen „dermato-pulmonalen" Axonreflexen begründen, so steht ihre Annahme im Widerspruch zum entwicklungsgeschichtlichen Sachverhalt: die Lunge sproßt aus einem Areal des vorderen Rumpfdarms hervor, das den oberen Zervikalsegmenten zugeordnet ist. Sie verschiebt sich dabei gegenüber ihren Headschen Hautzonen des Unterkiefer-, Hals- und oberen Thoraxgebietes immer weiter nach kaudal. Das mesenchymale „Viszeralsegment" liegt somit nicht unter dem „korrespondierenden Dermatom" (FREERKSEN). Die auffallende Lagekongruenz von operativer Schnittführung und streifenförmiger Einziehung der Lungenrinde findet wohl in instrumenteller Druckwirkung bei der Eröffnung des Brustkorbs eine einleuchtende Erklärung (EISENREICH; HEINE).

Als Effekt mechanischer Gewebsdeformierung faßt HEINE auch die von REINHARDT am Pleurafenster gesetzten Streifenatelektasen auf. Rascher Eintritt und Persistenz der strichförmigen Furchen, ihre Verfärbung und das histologische Bild erweisen im Prinzip weder das Vorliegen eines örtlichen Lungenkrampfes noch einer „aktiven" Kongestion. Wie jeder akute Alveolarkollaps vermag auch die von umschriebener Kompression oder Knickung herrührende Rindenatelektase eine sogbedingte Hyperämie hervorzubringen.

Die Verharrungstendenz der einmal entstandenen Atelektase gegenüber dem kompensatorisch überblähten Nachbargewebe ist im Rahmen der aerodynamischen Gesetze schon mit der Kohäsionskraft der kollabierten Lungenbläschen erklärlich. Die Wiederentfaltung luftleerer Alveolargebiete erfordert wesentlich höheren Druckaufwand als die Ausdehnung kollabierter, aber noch etwas lufthaltiger Abschnitte, wie EISENREICH und HEINE bei Aufblähung partiell atelektatischer Tierlungen und am Modell des zweiohrigen Gummiballons nachweisen konnten.

Die ausschließlich reflektorische Deutung der Reinhardtschen Befunde wird jedenfalls durch spätere Kontrollversuche in Frage gestellt. Denn mit oberflächlicher Sondenberührung konnten histologisch gleichartige Veränderungen a) an der bis auf eine künstliche Gefäßbrücke abgetrennten Hundelunge (EISENREICH), b) am resezierten menschlichen Organ (HEINE; HEUCK) und c) an der Lunge toter Versuchstiere (HEINE; HEUCK) hervorgerufen werden. Die Versuchsanordnung von EISENREICH bietet zwar keine Gewähr, daß mit dem Wegfall spinaler Reizübermittlung jegliche neuro-muskuläre Impulsgebung erlischt, da der autonome Ganglienapparat der noch über ein Glasrohr durchbluteten Lunge wirksam bleiben könnte. Die mehrere Stunden post mortem und am resezierten Organ erzeugten Atelektasen (Abb. 136) können aber kaum mehr Reflexmechanismen oder aktiven Kontraktionszuständen der vasalen bzw. viszeralen Muskulatur zugeschrieben werden. Die Modellversuche von HEINE und HEUCK sprechen im übrigen dafür, daß mechanische Stauchungseffekte im Lungenparenchym (Abb. 137) auch bei der Formalgenese der Plattenatelektasen im Gefolge funktioneller und organischer Zwerchfellaffektionen und großer basaler Pleuraergüsse eine Rolle spielen (s. S. 323).

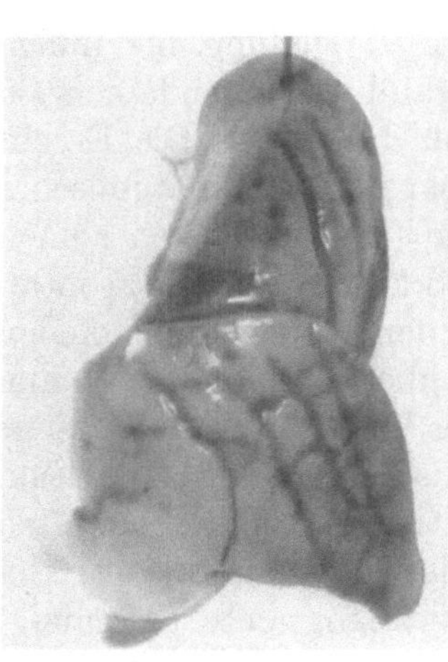

Abb. 136a

Abb. 136a u. b. Kortikale Streifenatelektasen an der Lunge eines *toten* Meerschweinchens nach Bestreichen der Oberfläche mit Knopfsonde. a Furchenartige Vertiefungen der Lungenoberfläche. b Mikrophotogramm des histologischen Schnittes quer zu einer Furche: Unmittelbar subpleural im Zentrum der Delle atelektatischer Verdichtungsbezirk (nach F. HEINE, Habilitationsschrift, Münster 1960)

Die Ansicht LUISADAs, die an der Katzenlunge nachweisbaren elektrischen Phänomene seien Ausdruck atemsynchroner Aktionen der Lungenmuskulatur, ist schon deshalb wenig überzeugend, weil die tonische Kontraktion glatter Muskelfasern zu träge abzulaufen pflegt, um an der relativ schnellen Folge der Atemzüge teilnehmen zu können. Noch unwahrscheinlicher aber ist die Annahme postvital oder lange nach Herauslösen des Organs fortwirkender regelmäßiger Kontraktionstätigkeit. Zudem hält die Theorie aus methodischen Gründen kritischer Prüfung nicht stand. Abgesehen von interferierenden Aktionsströmen der thorakalen Atemmuskeln (SCHEINFINKEL u. THORNTON, zit. nach BRONKHORST u. DIJKSTRA) kann es sich um artefizielle Potentialdifferenzen handeln, hervorgerufen durch Elektrodenverschiebung oder wechselnden Dehnungsgrad der Oberflächenmembran bei rhythmischer Aufblähung des isolierten Organs (SCHRIEVER; BRONKHORST u. DIJKSTRA; HEINE). HEINE konnte nicht nur von der Lunge toter Hunde, sondern sogar von einem mit physiologischer Kochsalzlösung getränkten Mullumhang einer künstlich ventilierten Gummiblase biphasische Stromkurven nach Art der „Elektrobronchogramme" LUISADAs abgreifen. Das „Elektropulmogramm" der unbelebten Gummilunge ist wohl das sinnfälligste Gegenargument gegen die spekulative Auslegung der LUISADAschen Befunde, die STURM zufolge „wahrscheinlich als Wirkung des überlebenden Lungenplexus ausgedeutet werden müssen".

Die elektrisch-onkographischen und pharmakodynamischen Prüfungen des Lungentonus bezogen sich fast ausschließlich auf Tiere (Lit. s. STURM; BRONKHORST u. DIJKSTRA; LUISADA; HOPPE u. SIMON). Wie vieldeutig ihr Gesamtresultat für die Humanpathologie

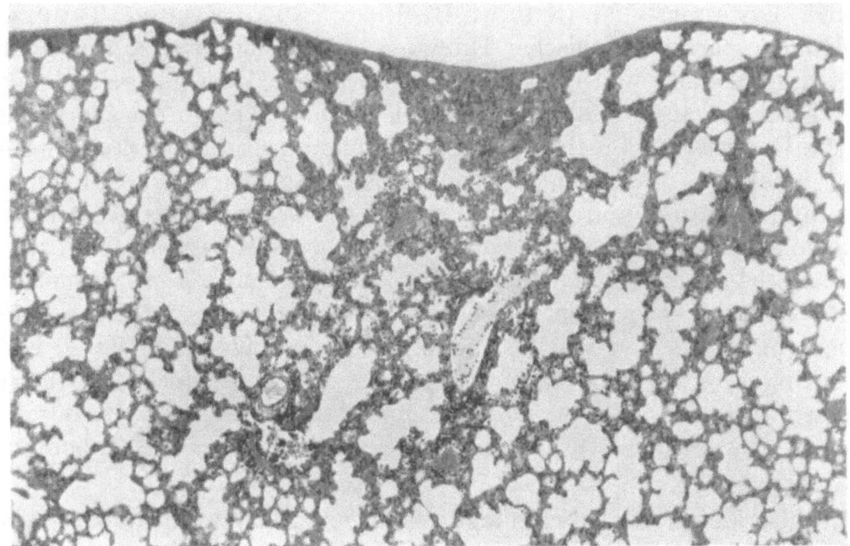

Abb. 136 b

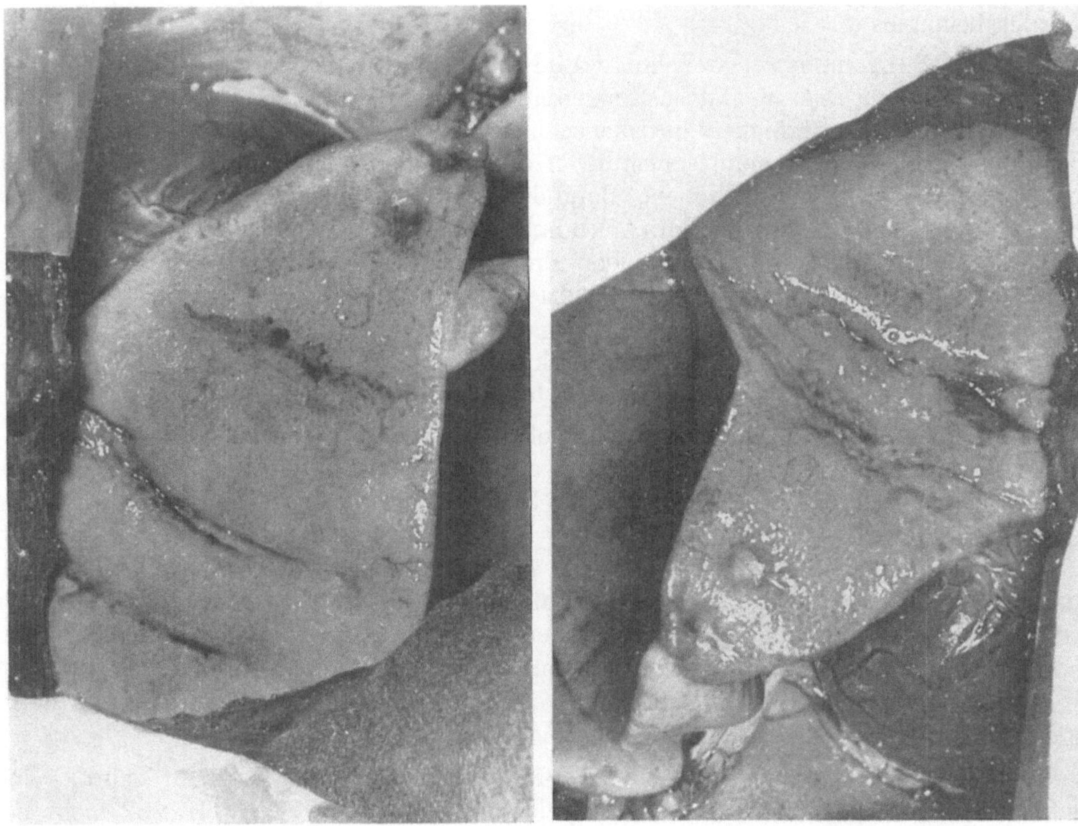

Abb. 137 a Abb. 137 b

Abb. 137 a u. b. Darstellung mechanisch erzeugter kortikaler Streifenatelektasen an der in situ passiv beatmeten Lunge des lebenden Hundes (nach F. HEINE, Habilitationsschrift, Münster 1960). a Ausbildung rindennaher, unter späterer Aufblähung reversibler Streifenatelektasen nach Bestreichen mit der Pinzette. (Daneben rundliche Vertiefungen im Spitzengebiet nach Verkochung mit der Diathermiesonde.) b Auftreten bandförmiger Rindenatelektasen nach 10minütiger Knickung des Lungenparenchyms unter mäßig starker passiver Beatmung. (Aufnahme nach „Wegatmen“ der zuvor durch Pinzettendruck gesetzten Atelektasestreifen.) (Erläuterung im Text s. S. 323) (nach F. HEINE, Habilitationsschrift, Münster 1960)

ist, erhellt schon aus der gegensätzlichen Auffassung entschiedener Vertreter der neuen Lehre bezüglich der Frage, ob der „reflektorische Lungenkrampf" vorwiegend „sympathikotonen Ursprungs" ist (Sturm; Becker; Viola; Parodi; Trueta u.a.) oder überschießender „parasympathischer Erregung" entspringt (französische Schule, Lit. s. Seidel; Kehler), oder, anders ausgedrückt, wie man eine generelle Reaktionsbereitschaft des Erfolgsorgans für abnorme Impulse beider Kategorien therapeutisch beeinflussen sollte. Der berechtigte Hinweis auf die amphomimetische Wirkungsweise vegetativneurotroper Pharmaka, den mehrphasigen Ablauf vegetativer Reaktionen und die Abhängigkeit ihrer Richtung und Intensität vom Wilderschen Gesetz der Ausgangslage, mit dem die uneinheitlichen Experimentalergebnisse begründet werden (Kehler), kann nicht von der Tatsache ablenken, daß auch diese Untersuchungen insgesamt kein Beweismaterial für Sturms Theorie der menschlichen Kontraktionsatelektase liefern können. Der Versuch von Simon und Hoppe, den an der Froschlunge induzierten Kontraktionen (Brecht u. Fraessle; Bronkhorst u. Dijkstra u.a.) entsprechende aktive Volumenschwankungen der menschlichen Pneumothoraxlunge pharmakodynamisch auszulösen (Mimetica bzw. Lytica des Sympathicus und Parasympathicus, Ganglienblocker), hatte ein negatives Ergebnis.

Lassen schon die an der Säugerlunge erhobenen Befunde nicht ohne weiteres funktionelle oder strukturelle Rückschlüsse auf die Lunge des Menschen zu, so ist eine Bezugnahme auf die Froschlunge, deren netzartig verzweigte Muskelbalken die Tätigkeit des fehlenden Zwerchfells ersetzen müssen, für die Humanphysiologie und -pathologie gänzlich belanglos.

Das von Baltisberger gezeichnete Bild eines quantitativ und architektonisch beträchtlichen Reichtums an glatter Lungenmuskulatur, das die Vorstellung einer hochgradigen Kontraktionsfähigkeit der menschlichen Lunge genährt hatte, erwies sich als irreführend. Späteren Nachuntersuchungen zufolge dürfte der von Baltisberger an einer einzelnen (!) Lunge erhobene Befund einer pathologischen Muskelhypertrophie entsprochen haben (Engel; v. Möllendorf; Engel u. News; Kaufmann; Lénárt; Behrens; Wurm u.a.), wie man sie beim Emphysem und anderen chronischen Lungenkrankheiten antrifft (Rindfleisch; Wurm; Liebow, Loring u. Felton). v. Hayek hält das von Baltisberger untersuchte Organ für „abnorm muskelreich" und weist auf tangentiale Flachschnitte bronchiolärer Muskulatur als weitere Fehlerquelle bei der Auswertung des „nie mehr beobachteten Befundes" subpleuraler Muskelanhäufung hin.

Die Existenz eines geschlossenen „Alveolarsphinkters" ist für den Menschen unbewiesen. Das im feingeweblichen Substrat angedeutete Konstruktionsbild der kontraktilen Strukturelemente des Acinus läßt für die Deutung ihrer eigentlichen Funktionsweise mehrere Möglichkeiten offen (Freerksen), wie die Auffassungsunterschiede über den Verkürzungseffekt der Spiralmuskulatur im Alveolarbaum zeigen. Während v. Gehlen, Engel und Stutz dem Tonus der an den alveolären Faserkörben ansetzenden Muskelfasern eine spannungsregulierende, das Lumen offenhaltende Wirkung zuschreiben, glauben v. Hayek und Giese, die isolierte Kontraktion der aus verschiedenen Richtungen tangential einstrahlenden Bündel verkleinere die betreffenden Luftkammern und überdehne zugleich durch elastischen Zug die umgebenden Lungenbläschen.

Daß die Konstriktion der Alveolargang-Muskulatur bei geschlossenem Thorax eine vollständige Kompression weiter Alveolargebiete erlaube, wird von v. Hayek nicht behauptet, und von anderen Untersuchern mit dem Hinweis auf Anordnung und Spärlichkeit dieser Muskelbündel a limine abgelehnt (v. Möllendorf; Engel; Wurm; Miller; Behrens; Policard; Giese). Da auch die glatte Muskulatur des pulmonalen Interstitiums beim gesunden Menschen nur schwach entwickelt und ungleichmäßig verteilt ist, fehlen die histomechanischen Voraussetzungen, um den Alveolarraum großer Lungenabschnitte gegen den atmosphärischen Druck völlig leerzupressen, wie Sturm u.a. im Falle massiver Kontraktionsatelektasen bei nicht eröffnetem Brustkorb annehmen.

Die bisher nicht entkräfteten Einwände richten sich gegen die Tendenz, die mechanischen Entstehungstheorien der Atelektase als experimentell hinlänglich fundiertes Erfahrungsgut über Bord zu werfen und die Bedeutung nerval-reflektorischer Vorgänge sowie die pulmonalen Kontraktionskräfte zu überschätzen. Die Annahme einer Kontraktilität der glatten Lungenmuskulatur und der vegetativen Steuerung ihres Tonus wird von den Kritikern prinzipiell nicht in Frage gestellt (Lit. s. Löffler; Stutz; Wurm; Policard; Freerksen; Giese; Heine). Die Mitwirkung reflektorischer Mechanismen bei akuten Atelektasen ist demnach ebensowenig von der Hand zu weisen wie die Teilnahme der zuvor erörterten pathogenetischen Momente. Ihr Zusammenspiel ist allerdings zu unübersichtlich, und das komplexe Geschehen zu vielschichtig, um es bei jedem Erkrankungsfall in seine verschiedenen Phasen zerlegen und die Bedeutung der einzelnen Störfaktoren gegeneinander zuverlässig abschätzen zu können. Auch mancher tierexperimentelle Befund, wie der von Fontaine und Hermann beobachtete tödliche Lungenkollaps bei freien Luftwegen, harrt noch der befriedigenden Klärung. Solange wesentliche Details des dynamischen Vorgangs, wie z.B. das Verhalten der Bronchiolen, dem unmittelbaren Einblick entzogen sind, wird es kaum gelingen, die verwickelte pathogenetische Problematik der akuten Atelektase restlos aufzulösen, und über das Ausmaß aktiver Anteilnahme der kontraktilen Elemente sicheren Aufschluß zu gewinnen.

Nach dem statischen Aspekt des feingeweblichen Konstruktionsprinzips, das bei der Muskulatur des Lungengerüsts, abgesehen von ihrer Spärlichkeit, nur einen geringen Kontraktionseffekt auf den Luftgehalt des Organs erwarten läßt (Policard; Wurm u.a.), liegt die Annahme von Stutz, Wurm u.a. näher, daß eine *Konstriktion der Bronchioli terminales* die nach Art von „Reflexatelektasen" rasch einsetzende Belüftungssperre einleiten und aufrecht erhalten könnte. Denn an diesem Engpaß der Luftwege, dessen strategische Lage und strömungsmechanische Bedeutung mit derjenigen der Arteriolen des Blutkreislaufs vergleichbar sind (Stutz), findet man die Wandmuskulatur im Verhältnis zur Lichtungsweite am kräftigsten entwickelt. Stutz weist darauf hin, daß schon eine geringfügige konstriktive Kaliberabnahme der Bronchiolen, verstärkt durch Längsfaltung der Schleimhaut, die Ventilation der abhängigen Alveolen beträchtlich drossele, da der Strömungswiderstand eines Rohrquerschnitts nach dem Hagen-Poiseuilleschen Gesetz reziprok zur Radiusverkleinerung in der 4. Potenz anwachse. Wird die Luftzufuhr geringer als die fortlaufende Gasabsorption in den Alveolen, so kommt es zur Atelektase.

Die tierexperimentellen Befunde von Albot und Gerbeaux, die mit vorsichtig dosierter Instillation von Carbaminoyl-cholinchlorid (Doryl) in das Bronchialsystem Atelektasen erzeugen konnten, unterstreichen diese Auffassung. Die Konstriktion kleinerer und größerer Bronchien wird auch von anderen Autoren (Churchill; Dixon u. Brodie; Fontaine; Sante; Lenormant u. Iselin; Takats, Fenn u. Jenkinson; Pallin u. Goldman u.a.) als ein wesentlicher Entstehungsfaktor der akuten Atelektase angesehen und — neben der Obturation — für die atelektatischen Komplikationen massiver Hämoptoe und bronchographischer Eingriffe verantwortlich gemacht (Jacobaeus; Stutz; Huzly; Alexander; Hewlett, Puglisi u. Bowers; Jacobaeus, Selander u. Westermark; Kylin; Rosenblatt; Mindline; Wilson; Simon).

Die einleuchtend begründeten Gedankengänge von Stutz schlagen eine Brücke zwischen der überlieferten Lehre der resorptiven Verschlußatelektase und der neuen Theorie von der Reflexatelektase. Sie stehen im Einklang mit dem anatomischen Strukturbild und experimentellen Ergebnissen, lassen Raum für die Vorstellung nerval ausgelöster Tonusänderungen der Bronchial- und Gefäßmuskulatur wie auch aerodynamischer und bronchomechanischer Einflüsse (Luftresorption infolge obstruktiver Hypoventilation bei entsprechendem Nachlaß der kollateralen Luftzufuhr, Beeinträchtigung der distalen Sekretdrainage etc.). Sie scheinen damit der Wirklichkeit des komplexen Geschehens am ehesten zu entsprechen.

e) Röntgendiagnostik der Lungenatelektase

Überlegene Treffsicherheit und Anschaulichkeit der Darstellung haben der klinischen Röntgenologie seit langem die führende Rolle bei der Entdeckung und Differentialdiagnose der Lungenatelektase gesichert. Die ursächliche Aufklärung der Belüftungsstörung, das eigentliche diagnostische Anliegen, bleibt gemeinsame und — angesichts der oft ernsthaften Natur des Grundleidens — sehr verantwortungsvolle Aufgabe aller beteiligten Disziplinen. Ihre Erfüllung setzt auf Seiten des Röntgenologen genaue Kenntnis des bronchopulmonalen Bauplans, der normalen Lungensegmenttopographie und der entstellenden Situsänderungen im Gefolge atelektatischer Schrumpfungsvorgänge voraus. Sie erfordert klare räumliche Orientierung, sorgfältige Strukturanalyse und Beachtung atemdynamischer Phänomene des Raumausgleichs, zielstrebigen Einsatz aller zur Klärung geeigneten Methoden sowie kritische Einsicht in die Grenzen strahlendiagnostischer Erkenntnismöglichkeit.

α) Röntgenologische Untersuchungsmethodik

Der Schatten atelektatisch geschrumpfter Parenchymkeile wird am besten, mitunter sogar ausschließlich, in tangentialer Projektion ihrer Grenzfläche zum umgebenden Lungengewebe wahrgenommen (ROBBINS u. HALE; LUBERT u. KRAUSE; ESSER; SCHMID u.a.). Schon geringe Änderungen des Strahlenganges lassen die Verdichtung undeutlicher werden. Sie kann unter Umständen gänzlich in der Kardio-Mediastinalsilhouette verschwinden oder bei direkter Aufsicht innerhalb der Helligkeitszone des überlappenden, kompensatorisch geblähten Nachbarparenchyms untergehen. Der optimale Durchmesser ist je nach Lage und Anordnung des atelektatischen Bezirks sehr variabel und entspricht meist nicht der Sagittalprojektion der Standardaufnahme. Die *Durchleuchtung* gibt daher die sicherste Chance, das Verschattungsareal unter *fließender Drehung des Patienten um seine Längsachse, in Kreuzhohl-, Kyphose- und beliebiger axialer Schrägneigung* in der günstigsten Ansicht zu erfassen und auf Zielaufnahmen darzustellen. Sie bietet die Möglichkeit, luftleere Bezirke der Lungenbasis in *Kopftieflage* von überdeckenden verschieblichen Pleuraergüssen freizuprojizieren und mittels *forcierter Atmung, Schnupf- und Hustenversuch,* gegebenenfalls auch in *Seitenlage* (ZUPPINGER; LAMBERT, WILLAUER u. DASCH) die dynamischen Symptome des mediastinalen Raumausgleichs und abnorme Zwerchfellbewegungen sichtbar zu machen.

Die am Schirm gewonnenen räumlichen Aufschlüsse über das Schattensubstrat bilden die Grundlage für die Anwendung der verschiedenen radiographischen Verfahren. Mit *Übersichtsaufnahmen* in sagittaler, frontaler und ergänzenden Projektionen erhält man ein summarisches Bild von der Form, Dichte und Struktur des Schattens und seiner Lagebeziehung zu den Gebilden der Nachbarschaft. Zur Auflösung massiver Atelektasen und zur Darstellung von Stenosen ihrer Zufuhrbronchien bedarf es der *Hartstrahltechnik* (ESCHBACH; LENK; ZACHER; WACHSMANN, BREUER u. BUCHHEIM; BÜCKER; GAJEWSKI; FRIK, BUCHHEIM u. HESSE; SCHOBER; FRIK, GAJEWSKI, WACHSMANN u. BUCHHEIM; TROUT, GRAVES u. SLAUSON; TUDDENHAM, GIBBONS, HALE u. PENDERGRASS; BRÜCKNER u. PINOS; NEMET, COX u. HILLS; KRETZSCHMER u. KIRCHNER; ENGEL u. WIDMAIER u.a.) oder *gezielter Schichtung* (CHAOUL u. GREINEDER; GREINEDER; HIERL; SCHUBERTH; BEUTIN u. WEISSWANGE; CHATTON u. JEAN; BONTE u. MARCQ; MOUNIER-KUHN; GRAVANO u. MALENCHINI; FRIMAN-DAHL; HARTLEY; CHATTON, MALÉKI u. JOHANSSEN; BERGSMA; ADLER; LUZZATTI u. PEROTTI; MARK; WACKER; BLAHA; HESSE; STANGL; STEINER; RETMEJER; GEBAUER; MELAMAD u. PANTONE u.a.).

Die vertikale Schichtuntersuchung läßt in ihrer projektorischen Vielfalt die Zweige des restlichen Bronchial- und Gefäßbaumes übersichtlich erfassen und Einengungen oder Verschlüsse größerer und mittlerer Bronchien sowie Bronchiektasen im luftleeren Parenchym selbst klar erkennen, wenn man den Strahleneinfall durch entsprechende Lagerung des Patienten so variiert, daß der Schnitt jeweils die Längsachse des Bronchialstiels im verdichteten Parenchymkegel trifft (ESSER; JEANNERET, ROVÁTS u. NICOD; KOVÁTS u. ZSEBÖK; GEBAUER; SCHULZE u.a.). Durch *simultane Mehrschichtuntersuchung* (D'ABREU; LOISANCE; WATSON; LIESE; GAJEWSKI u. LIESE; SENNOT u. WORREL; MARQUARDT; BECKER; BACKLUND; PASSERI u. GHISLENZONI; WATSON; PÉLISSIER, GODLEWSKI, BARJON, RADIER, HELLER u. VIALLA; BARJON et al.; LASSER; BETOULIÈRES; LIQUIER u. LERIQUE; BARONE u. COGLIOLO) ist die Strahlenbelastung wesentlich herabzusetzen. Der räumliche Eindruck von der Anordnung der Atelektase im Brustkorb und der kompensatorischen Situsänderung wird durch

Transversalschichtung vervollständigt (KIEFFER; VIETEN; VALLEBONA; D'ABREU; GEBAUER; SICHEL, SPEHLER, WITZ, HOFFMANN u. VOEGTLIN; TESCHENDORF; BALESTRA, PASSERI u. MACARINI; SANQUIRICO, CIGNOLINI u. PERASI; VIGNOLINI; PARENT u. ROCHE; PORRO; STEVENSON; GERNEZ-RIEUX u. BONTE; ROCHE, PARENT u. RENIÉ; COCCHI; FORSTER, SICHEL u. ROEGEL; LODIN; ROSWIT u. UNGER u.a.).

Wenn das Schichtbild zur Erkennung zentraler Bronchostenosen im allgemeinen auch genügt, so ist die *gezielte Bronchographie* doch unentbehrlich, um feinere Kaliber- und Konturdetails, Ausdehnung und Belüftungsdynamik der Enge unmittelbar zu beurteilen, die poststenotischen Bronchialzweige zu übersehen und weiter distal gelegene Stenosen zu erfassen. Die Kontrastfüllung bietet zudem mitunter die einzige Möglichkeit, strahlendurchlässige Fremdkörper, die auf Summations- und Schichtaufnahmen dem Nachweis entgehen und endoskopisch verfehlt werden, als Füllungsdefekt im schattengebenden Medium aufzudecken (HUIZINGA; WILLMANN; SCHULZE), das Ausmaß entzündlicher und bronchiektatischer Veränderungen richtig abzuschätzen und das atemdynamische Verhalten des übrigen Bronchialsystems zu prüfen.

Eine zusätzliche kombinierte *Schicht-Bronchographie* (PASSERI u. OTTOBONI; CHADOURNE, DUCHET-SUCHAUX, IOANNOU u. PINELLI; ZSEBÖCK; SANTAGATI, CALVI u. RIVOLTA; GANDEVIA u. KEEBLE; KEERS u. ADAMS; BARONE u. COGLIOLO; VIDAL u. SABOT; KOTAS u. KONEČNÝ; CIAMBELLOTTI u. SOSSO; KRAMER u. SEYSS; BERNOU u. TRICOIRE) erübrigt sich gewöhnlich.

Die bei Durchleuchtung wahrgenommenen krankhaften Bewegungsvorgänge der Mediastinalorgane lassen sich mit den Methoden der *Veratmungsbronchographie* (LIEBSCHNER u. VIETEN), *Veratmungs-Ösophagographie* (SCHOENHEINZ; LÖRINE u. BAUMANN; BRÜCKNER) oder *Veratmungs-Schichtuntersuchung* der Bifurkation (BIRZLE) dokumentarisch festhalten. Die pulsatorische Bewegungsstarre der Speiseröhre bei *Ösophagus-Kymographie* führt auf die Spur einer etwaigen Mediastinalbeteiligung bei neoplastischen Bronchostenosen (STRNAD; KRAUS u. STRNAD; KRAUS, STRNAD u. EHBRECHT; KRAUS; RUCKENSTEINER; MOLDENHAUER u. DIHLMANN).

Abnorme Atembewegungen des Mediastinums, Zwerchfells und des Lungengewebes selbst sind mittels *Flächenkymographie* zu registrieren (DAHM; DAHM u. SCHMITT; SCOTT u. MOORE; GALARZA; EPSTEIN; HIRSCH u. SCHWARZSCHILD; SOARES u. SOARES; HERTZ, DEREN u. WEMMERS; STEWART u. GHISELIN; HEINE), pathologische Pulsationsphänomene der großen Gefäßstämme und der peripheren Lungengefäße als Begleiterscheinung raumfordernder Prozesse am Hilus sind mit Hilfe der *Elektrokymographie* („Cinédensigraphie") näherer Analyse zugänglich (MARCHAL; KOURILSKY u. MARCHAL; BARCELO-ROUSSEAU; MARCHAL u. MARCHAL; KOURILSKY, MARCHAL u. DECOISY; DECOISY; LISSNER; ROSSI, RUSTICELLI u. FERRI; KARPATI u. EBERLE u.a.).

Die *selektive Pulmangiographie* unterrichtet schließlich über die Änderung der Durchblutungsgröße, Zirkulationsgeschwindigkeit und Angioarchitektonik im Bereich atelektatischer Lungenbezirke (BOLT, STANISCHEFF u. ZORN; RINK; BOLT u. RINK; BOLT, FORSMANN u. RINK; ZUCHETTO; LÖHR, SCHOLTZE u. KLINNER; JACOBSON, RUBINSTEIN u. ESCHER; SCHOENMACKERS u. VIETEN; GIESE; JUNGHANSS; DE TOEUF u. COUARD; SEMISCH, GESSNER, KÖLLING u. WITTIG; MARMORSTEJN u.a.). Aus dem Füllungsbild der betroffenen Gefäßprovinzen ergeben sich wertvolle Rückschlüsse auf ein zur Atelektase führendes neoplastisches Grundleiden (DOTTER u. STEINBERG; KEIL u. SCHISSEL; WEISS, SCHMIDT, WITZ, HOLLENDER u. KOEBELE; NEUHOF, SUSSMANN u. NABATOFF; FASANO u. GASPARRI; ISRAEL, HERTZOG u. PERSONNE; BARIÉTY, MONOD u. PAILLAS; VIETEN; VIETEN u. WILLMANN; LIESE; SPATH u. CAITHAML; ANDERSEN, ANDERSEN, ELTORM, POULSEN, GLISTRUP u. PETERSEN u.a.), insbesondere Hinweise zur Frage der Operabilität bronchogener Geschwülste (DOTTER, STEINBERG u. HOLMAN; WEISS u. WITZ; GIBBONS, CLERF, HERBUT u. DE TUERCK; DE CLERCQ, DE COSTER, MELOT, BOLLAERT, DUMONT u. DUPREZ; ANDERSEN, ANDERSEN, ELTORM, POULSEN, GLISTRUP u. PETERSEN; MELOT, BOLLAERT, DE CLERCQ, DE COSTER, DUMONT u. DUPREZ; AMUNDSEN u. SÖRENSEN; KEIL, VOELKER u. SCHISSEL; BELLI, PIETRI u. PISANI; SEMISCH, KÖLLING u. WITTIG; SEMENOVSKY u. KOSTASH u.a.) sowie gewisse Kriterien für die Unterscheidung rückbildungsfähiger Kollapszustände von irreversiblen Stadien atelektatischer Induration (LÖHR, SCHOLTZE u. KLINNER; LÖHR u. SCHOLTZE; GRILL u. LÖHR; DURIEU, DE CLERCQ, BOLLAERT, DE COSTER u. GOLARD).

Zur ursächlichen Klärung massiver Obstruktionsatelektasen bei raumfordernden Prozessen im Mediastinum vermag die *mediastinale Phlebographie der Zuflußbahnen der V. cava sup.* (ABBOTT, HOPKINS u. LEIGH; SALIN; BARIÉTY u. CHOUBRAC; GVOZDANOVIĆ u. OBERHOFER; ANDERSEN, ANDERSEN, ELTORM, POULSEN, GLISTRUP u. PETERSEN; ROBERTS, DOTTER u. STEINBERG; SALÉN; LINDBLOM; FISCHER; DÉMOULIN; ROSENBLOOM; KRALL, HOFFHEINZ u. WILHELM; MC INTIRE u. SYKES; CICERO u. KUTHY; ROSWIT, KAPLAN u. JACOBSOHN; GOLDSTEIN u. DUMONT; VIETEN; LEBON, PINET u. GALLEY) und *des Azygos-Systems* (FISCHGOLD, CLEMENT, TALAIRACH u. ECOIFFIER; FISCHGOLD, ADAM, ECOIFFIER u. PIÉQUET; TORI; STILLER; DIMTZA; PROPERZI u. FICARA; SÜSSE u. AURIG; GOLDSTEIN u. DUMONT; BACHMANN, ACKERMANN u. MACKEN; GILFILLAN, SIRIS u. CUTHBERTSON; SCHOBINGER, LUCARELLI, CARNEVALI u. VINCRE; SÜSSE u. JULITZ; SCHOBINGER; SCHOBINGER, COOPER, ROUSSELOT u. STEIN; TORI u. GARUSI; SOKÓL u. KOWALSKI) ebenso wesentliche Beiträge zu liefern wie die *Angiokardiographie* bzw. thorakale *Aortographie* zur Differenzierung zwischen Aneurysma und Mediastinaltumor als Ursache atelektatischer Belüftungsstörung (SUSSMAN; STEINBERG u. DOTTER; THOMPSON; CELIS, PACHECO u. DEL CASTILLO u.a.).

β) *Morphologische und funktionelle Allgemeinsymptome*

Der röntgenologische Symptomenkomplex der Atelektase ist sehr vielseitig. Er umfaßt unmittelbare und mittelbare Merkmale der Belüftungsstörung des Lungenparenchyms. Die indirekten Zeichen sind fakultativ und Ausdruck des statischen bzw. dynamischen Raumausgleichs, der vom abnormen Sog der Atelektase herbeigeführt wird. Die Ausprägung der Atelektase-Symptome hängt von der Größenordnung des luftleer gewordenen Gebiets, vom Grad seiner Schrumpfung bzw. raumfüllenden Sekundärinfiltration und von der Verfassung seiner Nachbarschaft (Restlunge, Pleura, Mediastinum, Zwerchfell, Brustkorb) ab. Man kann die Atelektase in „reiner" Form antreffen oder von raumfordernden Prozessen im Thorax (ausgedehnte Pleuraergüsse und -schwarten, große Geschwülste, Aneurysmen) überdeckt finden.

1. Unmittelbare Anzeichen der atelektatischen Belüftungsstörung. *a) Verschattung des Lungenparenchyms.* Der völlige Schwund der Alveolarluft hebt im Verein mit der begleitenden Zirkulationsstörung die natürlichen Dichteunterschiede im Lungengewebe auf. Das luftleere Gebiet verliert seine normale Strahlendurchlässigkeit und regelmäßige Strukturzeichnung. Während im Zustand der Dystelektase noch lufthaltige Parenchymareale und Bronchien als fleckige Aufhellungsinseln bzw. transparente Straßen hervortreten können, die auch das Schattenbild der croupösen Pneumonie auszeichnen (FLEISCHNER; ESSER; ZADEK; SCHULZE), erscheinen größere zusammenhängende Atelektasebezirke *homogen getrübt* („ground glass — shadow" nach VAN ALLEN, LA FIELD u. ROSS). Innerhalb der Verdichtungszone lassen sich im allgemeinen weder Gefäßäste noch die kollabierten bzw. sekretgefüllten Bronchien abgrenzen (FLEISCHNER; SIMON; ROBBINS u. HALE; TESCHENDORF; KARTAGENER; ZUPPINGER; COCCHI u.a.).

Die *Intensität des Schattens* variiert mit der Dicke der durchstrahlten luftleeren Gewebsschicht, wird also von der räumlichen Ausdehnung der Atelektase wie von ihrer jeweiligen Lagebeziehung zum Strahlengang bestimmt. In der Aufsicht getroffene Teilatelektasen, die in Deckung mit überblähtem Parenchym der Nachbarsegmente liegen, zeigen nur eine schleierartige, unscharf begrenzte Trübung, welche die vaskulären Strukturen der überlappenden intakten Lungenabschnitte durchschimmern läßt (s. Abb. 167). Der zarte Milchglasschatten des gleichen Substrats wird wesentlich kompakter und gewinnt zugleich eine glatte, meist konkav eingezogene Kontur gegenüber dem lufthaltigen Gewebe, wenn man die interlobäre Grenzfläche einer Lappen- oder Segmentatelektase hochkant erfaßt, d.h. planparallel zum Verlauf des Zentralstrahls darstellt (FLEISCHNER; KOPSTEIN; ESSER; ROBBINS u. HALE; TESCHENDORF; SCHMIDT; LUBERT u. KRAUSE; FELSON; LINK u. STRNAD; BESSLER u. TORRANCE u.a.).

Das Schattensubstrat der massiven Atelektase gleicht im Absorptionsgrad und homogenen Charakter einem Pleuraerguß oder auf das Lungenfeld projizierten Weichteilorganen (z.B. der seitlich überlappenden kindlichen Thymusdrüse). Der milchglasartige Aspekt der Verdichtung allein beweist demnach keineswegs das Vorliegen einer Atelektase. Die Inhomogenität einer Verschattung spricht andererseits durchaus nicht gegen die Annahme einer Atelektase. Der akut kollabierte oder indurativ geschrumpfte Lungenabschnitt kann luftführende Bronchiektasen enthalten, die schon vor Eintritt des Kollapses bestanden oder sich im Verlauf seiner infektiösen Anschoppung entwickelten. Außer länglich-kolbigen bzw. wabigen Aufhellungsfiguren erweiterter Bronchien kann der Schattenkomplex der Atelektase auch andere lufthaltige Hohlräume, wie tuberkulöse oder neoplastische Zerfallskavernen einschließen.

Über die *Geschwindigkeit des Eintritts atelektatischer Lungenverschattungen* beim Menschen geben röntgenologische Zufallsbeobachtungen Aufschluß: Unter Narkose und künstlicher Beatmung, nach Operationen und Traumen sowie im Verlauf endobronchialer Eingriffe und schwerer Hämoptoe können sich massive Kollapszustände im Zeitraum weniger Minuten bis zu halbstündiger Frist ausbilden (JACOBAEUS; JACOBAEUS, SELANDER u. WESTERMARK; FLEISCHNER; HUIZINGA u. SMIT; FREJDLIN; SPENGEL; REINHARDT;

HUZLY; JACOBSON, RUBINSTEIN u. ESCHER; JONES u. BURFORD; SCOTT u. CUTTLER; ENGHOFF, HOLMDAHL u. RISHOLM; LÖFFLER; MARINET; VARGHA, HUTAS u. NYIREDI; HASTINGS u. JAMES; MINDLINE; MINCOLI; PALACIO u. MAZZEI u.a.). Ebenso rasch

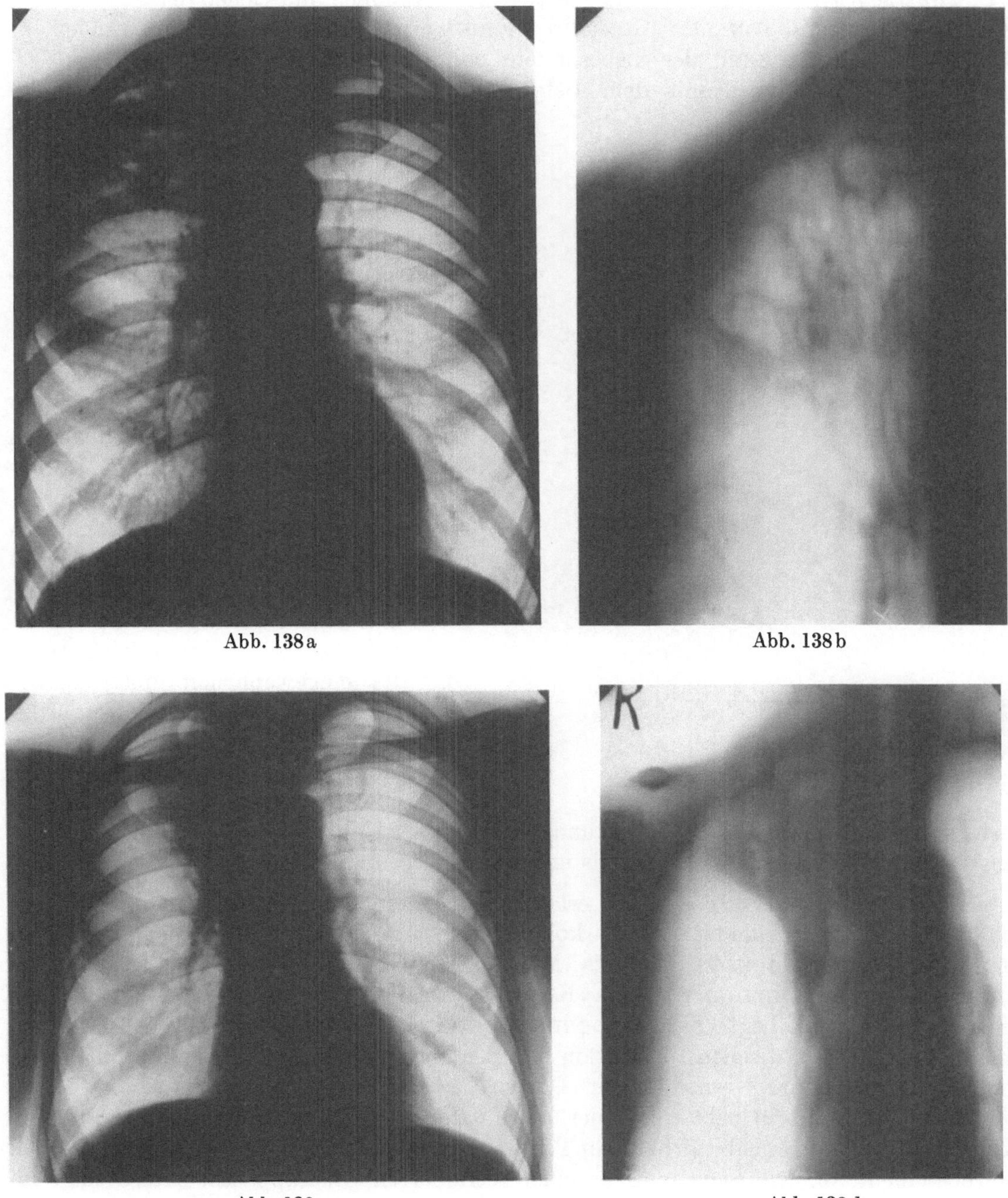

Abb. 138a Abb. 138b

Abb. 138c Abb. 138d

Abb. 138a—e. K. Na., 66jähr. ♂. Arch.-Nr. A 5673/54, Röntgeninstitut der Medizinischen Universitätsklinik Leipzig (ehem. Direktor: Prof. M. BÜRGER). Lobäratelektase bei exsudativ-kavernöser Oberlappentuberkulose rechts mit Abseuchungstuberkulose der Abflußbronchien (bronchoskopisch bestätigt). Wandel von Ausdehnung, Dichte und Struktur des luftleeren Lappens unter dem Einfluß zunehmender Anschoppung. a und b Nativaufnahme p.-a. (30. 7. 53) und Schichtbild 8 cm a.-p. (28. 8. 53): Zustand vor Eintritt der Atelektase. Verstärkte Doppelkontur und Ektasie der Drainagebronchien des apikalen Zerfallsgebiets als Anzeichen entzündlicher Wanddestruktion. c und d Thoraxübersicht p.-a. und Schichtbild 12 cm a.-p. (8.2.54): Starke apiko-mediastinale Schrumpfung des atelektatischen Oberlappens mit Einschluß lufthaltiger Bronchiektasien im Schattenkeil. Im Schichtbild multilokuläre Segmentbronchusverschlüsse. e Thoraxübersicht p.-a. (29. 3. 54): Wiederausdehnung des jetzt milchglasartig homogen verdichteten Lappens

vermag die akut entstandene blande Atelektase nach Behebung ihrer Ursache gelegentlich zu verschwinden. Eine so ausgesprochene *Flüchtigkeit* des Geschehens gehört allerdings nicht zu den obligaten Merkmalen (Benda u. Mollord; Simon). Manche Obstruktionsmechanismen (endobronchiale Geschwülste, Fremdkörper) gestatten zwar einen schnellen, u.U. *wiederholten Wechsel* der Belüftungssituation („Kommen und Gehen der Atelektase") (Zadek; Ashbury; Tonelli; Gombert; Escher u.a.) („atélectasie à bascule" — Douady u. Lardanchet), der insbesondere bei flottierenden Fremdkörpern und gestielten Bronchialpolypen mit dem Befund der *„wandernden Atelektase"* verbunden sein kann (Heckmann). In vielen Fällen muß jedoch mit allmählicher, etappenartig fortschreitender Entwicklung, *längerer Dauer des Bestehens* und langsamerer Rückbildung atelektatischer Erscheinungen gerechnet werden, soweit Pathogenese und anatomischer Zustand überhaupt eine Wiederbelüftung zulassen.

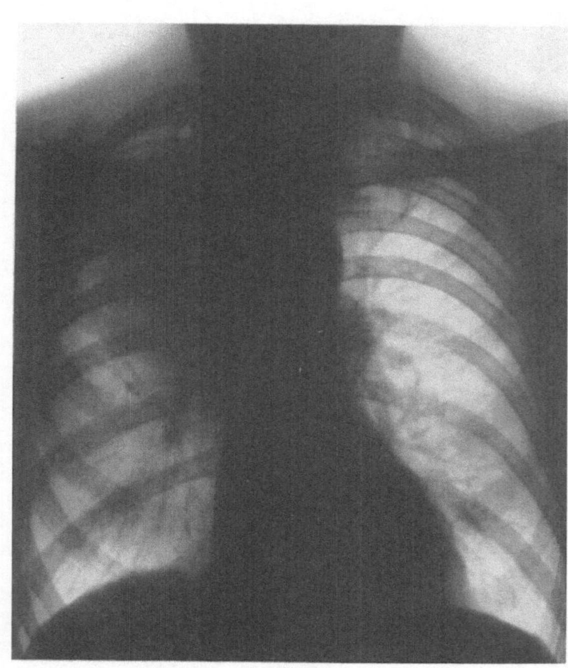

Abb. 138e

Im Verlauf ödematöser bzw. zelliger *Anschoppung der Atelektase* kann man eine *Zunahme der Schattentiefe* beobachten (Westermark; Simon; Zadek; Marinet u.a.). Sie beruht auf dem mit der Durchtränkung verbundenen *Volumenzuwachs* des blockierten Areals (Abb. 138) (Wang u. van Allen; Manges u. Farrell), nicht auf einem Wandel seiner spezifischen Absorptionsdichte infolge Änderung des feingeweblichen Substrats. Die alveoläre Transsudat- und Sekretauffüllung bleibt die ultima ratio zur Deckung des Raumdefizits einer Lappen- oder Halbseitenatelektase, wenn die Restlunge gerüststarr bzw. schwartig fixiert ist, und ein parietaler Raumausgleich an der Unbeweglichkeit des Mediastinums, Zwerchfells und Brustkorbs scheitert.

Die Dichte des Schattens allein erlaubt keinen eindeutig differenzierenden Rückschluß, ob ihm ein blander Alveolarkollaps, eine Anschoppungsatelektase („drowned lung") (Johnston; Jackson; Manges; McCrae; Leopold; Kaunitz; Bowen; Manges u. Farrell; Churchill u.a.), eine Kollapsinduration oder xanthöse Obstruktionspneumonie zugrunde liegt (Teschendorf; Zadek u.a.). Ebensowenig läßt sich zwischen einer diffusen neoplastischen Infiltration und der umgebenden Atelektase im abhängigen Parenchym eine klare Grenze ziehen. Der sog. „zentrale Tumorkernschatten" (Lenk) (vgl. Abb. 148 und 166) hebt sich innerhalb lobärer Atelektasen allenfalls als zusätzlich absorbierende, in den noch lufthaltigen Teil des Lungenkerns knollig vorspringende solide Gewebsschicht ab. Die Schattenfigur einer retrahierten Oberlappenatelektase zeigt im übrigen auch ohne neoplastische Intumeszenz an der Lappenwurzel eine hiluswärts zunehmende Kernschattenzone, wenn man in Vorderansicht den zentralen Stiel des zur Lungenrinde divergierenden Parenchymkegels orthograd erfaßt (vgl. Abb. 165).

Die Unterscheidung reversibler Kollapszustände von entzündlich-narbiger Induration, die eine Wiederentfaltung des unbelüfteten Lungensektors unmöglich macht, kann für die Indikation chirurgischer Maßnahmen (Resektion, Dekortikation) praktische Bedeutung haben. *Zur Differenzierung des anatomischen Substrats* der Verschattung wird die *selektive Pulmangiographie* empfohlen (Löhr u. Scholtze; Löhr, Scholtze, Klinner u. Zenker; Durien, de Clercq, Bollaert, de Coster u. Golard; Rink u.a.).

Das Sistieren der Ventilation verursacht generell eine Abnahme des Gefäßkalibers und der Blutströmungsgeschwindigkeit im betroffenen Lungenabschnitt, sobald die Phase initialer Hyperämie bei akuter Belüftungssperre abgeklungen ist, in der man auch angiographisch eine verstärkte Vaskularisation antrifft (JACOBSOHN, RUBINSTEIN u. ESCHER). Die Retraktion des kollabierten Parenchyms drängt den zugehörigen Gefäßbaum enger zusammen und verkleinert die Teilungswinkel seiner Äste. Die üblicherweise rechtwinkelig abgehenden Arterien der Läppchen und ihre terminalen Zweige nähern sich dabei dem Stammgefäß des Segmentstiels (JUNGHANSS; GIESE). Die feineren Gefäßäste bleiben bis in den Lungenmantel hinein darstellbar, solange der Kollaps nicht von entzündlichen Veränderungen oder bindegewebiger Induration abgelöst ist (LÖHR u. SCHOLTZE). Die irreversible Parenchymschädigung ist stets mit organischer Läsion des Gefäßbetts verknüpft (GRILL u. LÖHR). Sie äußert sich im Angiogramm mit abnormen Kalibersprüngen, Konturunregelmäßigkeiten und zunehmender „Wipfeldürre" (LÖHR u. SCHOLTZE; RINK; GRILL). Die Obliterationsvorgänge in der terminalen Strombahn des arteriellen und venösen Schenkels führen zu blindsackartigen Verschlüssen der Läppchenarterien und zu völligem Untergang des alveolären Kapillarnetzes (BOLT u. RINK; LÖHR u. SCHOLTZE).

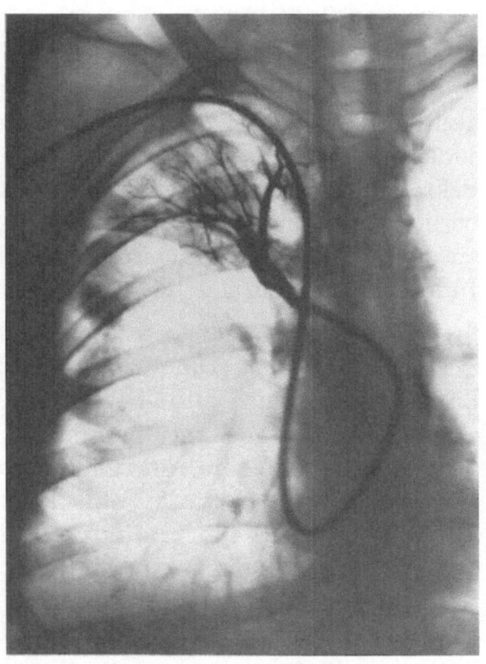

Abb. 139. Fächerförmige Konvergenz, Engstellung und Streckung der Segmentgefäße bei Atelektase und sekundärer Parenchymdestruktion [Segmentangiogramm nach H. RINK, Z. Tuberk. **115**, 315 (1961), Abb. 14]

Zu dem *architektonischen Wandel des lobulären Angiogramms* treten Verlaufs- und Formänderungen der vorgeschalteten Gefäßstrecken, die im wesentlichen von der Pathogenese der Belüftungsstörung abhängen. Bei Resorptionsatelektasen eines frei verschieblichen Lungenabschnitts (selektiver Lobärkollaps im Pneumothorax) werden die zugehörigen Lappen- und Segmentgefäße auf ihren Ursprung hin verkürzt und geschlängelt (STEINBERG, MCCOY u. DOTTER). Unterliegt der atelektatische Bezirk einer gerichteten Zugwirkung (Pleuraadhäsionen), so zeigt das Angiogramm entsprechende Streckung oder bogige Verziehung der vaskulären Strukturen (Abb. 139). Innerhalb einer Kompressionsatelektase erscheinen die Gefäße je nach Art, Umfang und Angriffsfläche des expansiven Prozesses (massive oder gekammerte Pleuraergüsse, pleurogene, mediastinale oder von der Brustwand ausgehende Tumoren, große Zysten, Aneurysmen, Herzdilatation, Perikardergüsse, Zwerchfellhernien und -geschwülste etc.) in bestimmter Richtung verschoben, bald korkenzieherartig zusammengestaucht, bald auseinandergedrängt (SCHOENMACKERS u. VIETEN). Die terminalen Gefäßverästelungen markieren den sonst unsichtbaren Grenzverlauf umfänglicher Kompressionsatelektasen unter überlagernden Erguß- und Schwartenschatten.

Beim zentralen Bronchuskarzinom kann der Gefäßstiel obstruktionsatelektatischer Lungenabschnitte (Lappenarterie oder Hauptast der A. pulmonalis) durch fortschreitende Tumorinfiltration abgedrosselt werden, bis sich schließlich das angiographische Bild der „*Hilusamputation*" („poumon exclu") ergibt (BARIÉTY, MONOD, CHOUBRAC u. JOLY; FROMENT, BAILLY, PERRIN u. BRUN; DOTTER u. STEINBERG; WEIL, VOELKER u. SCHISSEL; SEMISCH, KÖLLING u. WITTIG; BELLI, PIETRI u. PISANI u.a.). Mitunter wird das Lumen der proximalen Strombahn dabei durch zusätzliche Thrombosierung verlegt (BARIÉTY, POULET, PAILLAT u. LEGRENDRE).

b) Veränderungen der Form, Lage und Ausdehnung nicht entfalteter Lungenabschnitte. Mit der Verschiebung des atemphysikalischen Kräftegleichgewichts durch partielle

Ventilationssperre wandelt der unbelüftete Bezirk seine ursprüngliche Gestalt und räumliche Ausdehnung im Brustkorb. Der gesetzmäßige Form- und Lagewechsel der Atelektase gehört — neben Homogenität des Schattens und den Zeichen des Raumausgleichs — zu den klassischen Unterscheidungsmerkmalen gegenüber primär-infiltrativer Lungenverdichtung. Er zeigt in seinen Hauptzügen (Schrumpfung, Kontureinziehung und Dislokation zum Rand oder Hilus) allerdings sehr unterschiedliche Ausprägung. Die Entstellung des Situs kann beim Lobärkollaps groteskes Ausmaß annehmen, ist bei Segmentatelektasen weniger deutlich und bei lobulären Atelektasen kaum unmittelbar wahrzunehmen.

Die *Volumeneinbuße* nach Entweichen der Residualluft ist um so ausgiebiger, je weniger der entleerte Alveolarraum — und sein Interstitium — mit nachquellender Flüssigkeit volläuft. Die intensive Schrumpfung des blanden Alveolarkollapses wird bei akutem Atelektasebeginn schon von vermehrter Blutfülle der Gefäße, alveolärem Transsudateinstrom ex vacuo und zunehmender Schleimretention abgeschwächt. Obstruktive Sekretstauung kann ein stärkeres Zusammensintern von vornherein unterbinden. Ebenso wirkt eine entzündliche Anschoppung, zumal nach Sekundärinfektion, auf die Wiederausdehnung zuvor retrahierter Atelektasezonen hin. Erst im Stadium der zirrhotischen Induration kommt eine bleibende Verkleinerung des atelektatischen Areals zustande.

Raumverlust und Transparenzabnahme minderbelüfteter Lungenteile verlaufen übrigens *nicht streng symbath* (DORNHORST u. PIERCE; SADA u. CIRLA). Im Pneumothorax kann ein Lappen beträchtlich kleiner werden, ohne dabei nennenswert an Strahlendurchlässigkeit einzubüßen. Der noch im Stadium der Dystelektase befindliche *inzipiente Lobärkollaps* ist im geschlossenen Thorax oft zunächst nur *indirekt an der Verlagerung des benachbarten Interlobärspalts* (WESTERMARK; FLEISCHNER; RIGLER; ESSER; RITTER u. EYBAUD; TESCHENDORF; SIMON; SADA u. CIRLA; SCHULZE) und entsprechender *Umgruppierung der gleichseitigen Lungengefäße kenntlich.* Diese Erscheinung tritt nicht selten zu Beginn und bei Auflösung obstruktiver Atelektasen, gelegentlich auch nach croupöser oder virusbedingter Pneumonie hervor (HECKMANN; SADA u. CIRLA; SCHULZE). Der *präatelektatisch verkleinerte Lungenabschnitt* weist im Fall obstruktiver Genese meist fleckige und streifige Verdichtungen — neben kleinen umschriebenen Blähungszonen — auf, deren Erscheinungsbild dem exsudativer Prozesse tuberkulösen Ursprungs ähnelt. Diese teils durch Sekretstau, teils durch retentionsbedingte Entzündungsreaktion verursachte Strukturänderung hat für die Frühdiagnose zentraler Bronchuskarzinome wesentliche Bedeutung (SADA u. CIRLA). Die im blockierten Areal eingeschlossenen Blähungsbezirke können durch kollaterale Luftzufuhr entfaltet sein, deren Erlöschen einen weiteren Volumenrückgang mit — oft scheinbar ganz unproportionierter — Steigerung der Schattendichte bewirkt. Die Opaleszenz nimmt zu, wenn der vollständige Parenchymkollaps von stärkeren Transsudationsvorgängen begleitet ist.

Die *Deformierung atelektatischer Lungenanteile* folgt dem Prinzip des intrapulmonalen Druckausgleichs. Setzt in einem Lappen oder Segment die Belüftung aus, so entsteht ein Unterdruck zum atmenden Nachbargewebe. Der bei Entfaltung pyramidenförmige Parenchymsektor fällt infolge der Druckdifferenz zu einem flachen, kegelartigen Gebilde zusammen, dessen Spitze im Hilus und dessen Basis an der Brusthöhlenwand liegt. Seine pulmonalen Grenzflächen sinken unter dem Eigensog der Atelektase konkav ein, der angrenzende lufthaltige Abschnitt rückt mit bogig ausgebuchteter Kontur nach. Der wesentlich höhere Unterdruck einer Halbseitenatelektase engt die ganze Brustkorbhälfte ein, läßt das Zwerchfell hochtreten und saugt über das Mediastinum den restlichen Thoraxinhalt an, sofern nicht Tumorinfiltration oder Schwielenzug entgegenwirken. Die gesunde Lunge überlappt ventral die Mittellinie, drängt die zur kranken Seite herübergezogenen Mittelorgane zugleich dorsalwärts in den atelektatischen Lungenflügel hinein und kehlt ihn mehr oder weniger tief aus, so daß er ebenfalls seine regelmäßig gewölbte Kegelgestalt verliert.

Die gleichen atemmechanischen Kräfte, welche die nicht mehr belüftete Alveolarprovinz umformen, führen zur *Verlagerung des atelektatischen Bezirks.*

Der natürliche Hang des Lungengewebes, in die elastische Ruhelage und damit zur Lungenwurzel zurückzusinken, kann sich erst durchsetzen, wenn ein allseitiger Druckausgleich im Pleuraspalt (freier Pneumothorax, große Ergüsse und andere raumfordernde Prozesse) so vollständige Entspannung gestattet. Auch der pathologische massive Parenchymkollaps findet dann lediglich in der halbstarren Achsenstruktur des bronchovaskulären Stiels seine Schranken, soweit nicht innere Gerüstverfestigung oder äußere Adhärenz Einhalt gebieten. Zur „*rétraction en bloc*" (Abb. 140) (Löffler, Haefliger u. Mark) ist — außer dem Lungenkörper als Ganzem — nur der Lappen befähigt, die einzige pulmonale Funktionseinheit, die dank ihrer pleuralen Gleitflächen eine gewisse respiratorische Eigenbeweglichkeit besitzt und sich als geschlossener Gewebsverband ungehindert auf den Hilus zurückziehen kann. Bei isolierten Segment-, Subsegment- oder gar bei Läppchenatelektasen läßt die Verhaftung im Lappengefüge eine so weitgehende Dislokation nicht zu.

Im geschlossenen Thorax wirkt die Kapillarattraktion der Pleurablätter, oft auch äußerer Schwielenzug der hilopetalen Kollapsneigung entgegen und lenkt krankhafte Schrumpfungsvorgänge ganzer Lappen oder Segmente in eine andere Richtung ab. Zwischen Hilus und Brustwand ausgespannt, kann die Atelektase in ihrem Bestreben, sich gleichmäßig zu verkleinern, nur zur Peripherie ihres Entfaltungsraumes ausweichen. Die *Retraktion zum Rand* resultiert aus dem Gesetz des geringsten Widerstandes: Die Atelektase übt allseitig den gleichen Sog aus, doch gibt die elastische Restlunge leichter und weitergehend nach als die Weichteil- und Skeletumkleidung der Brusthöhle, der das

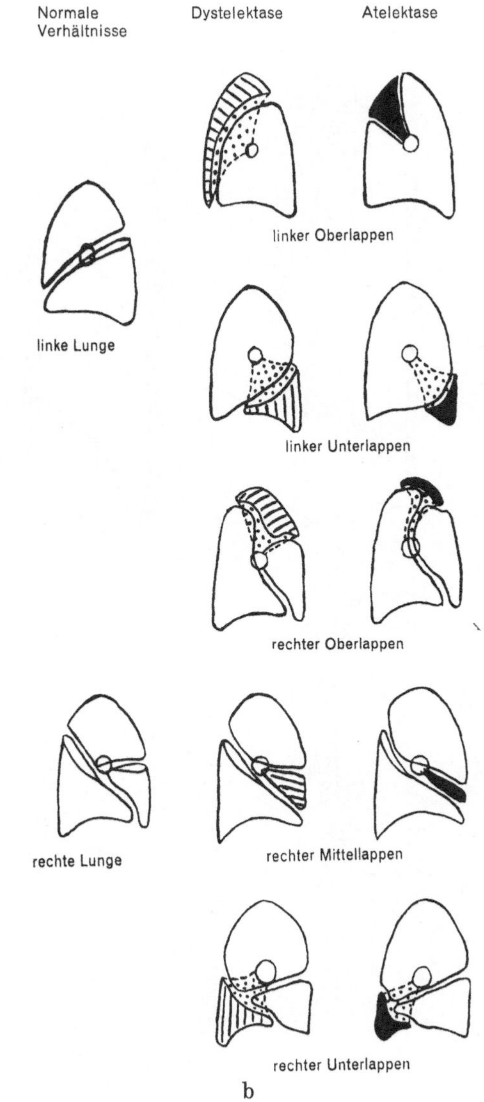

a

Abb. 140a u. b. Schema des Formwandels und der Dislokation atelektatisch schrumpfender Lappen. a Sagittalaspekt: Rétraction en bloc (links) beim Selektivkollaps im Pneumothorax, Fächerschlußphänomen (rechts) bei der Retraktion zum Rand im geschlossenen Brustkorb (nach Löffler). b Seitlicher Anblick: Gleitende Retraktion der luftleeren Lappen unter Drehung um den Hilusstiel und mehr oder weniger ausgiebiger Verkleinerung der Kontaktfläche mit der seitlichen Brustwand. Raumausgleich durch die nachrückenden Restlappen [nach Lubert u. Krause, modifiziertes Schema von W. Bessler u. D. Torrance, Schweiz. med. Wschr. **90**, 1372 (1960), Abb. 9]

luftleere Gebiet dank pleuraler Adhäsionskraft oder schwartiger Fesselung anhaftet. Eine *Lobäratelektase* kann durch Nachrücken oder Interposition des geblähten Nachbarlappens zwar von verklebungsfreien Teilen der kosto-pleuralen, apikalen, diaphragmalen bzw. mediastinalen Berührungsfläche gelöst und — an der Thoraxwand entlanggleitend — abgedrängt werden, der Kontakt zur Brustwand geht bei ihrer *fächerschlußartigen Drehung um den Hilus* (Abb. 140) (FLEISCHNER; ESSER; LÖFFLER, HAEFLIGER u. MARK) jedoch nie ganz verloren, sofern ein größerer Pleuraerguß ausbleibt (SIMON; ESSER; ROBBINS

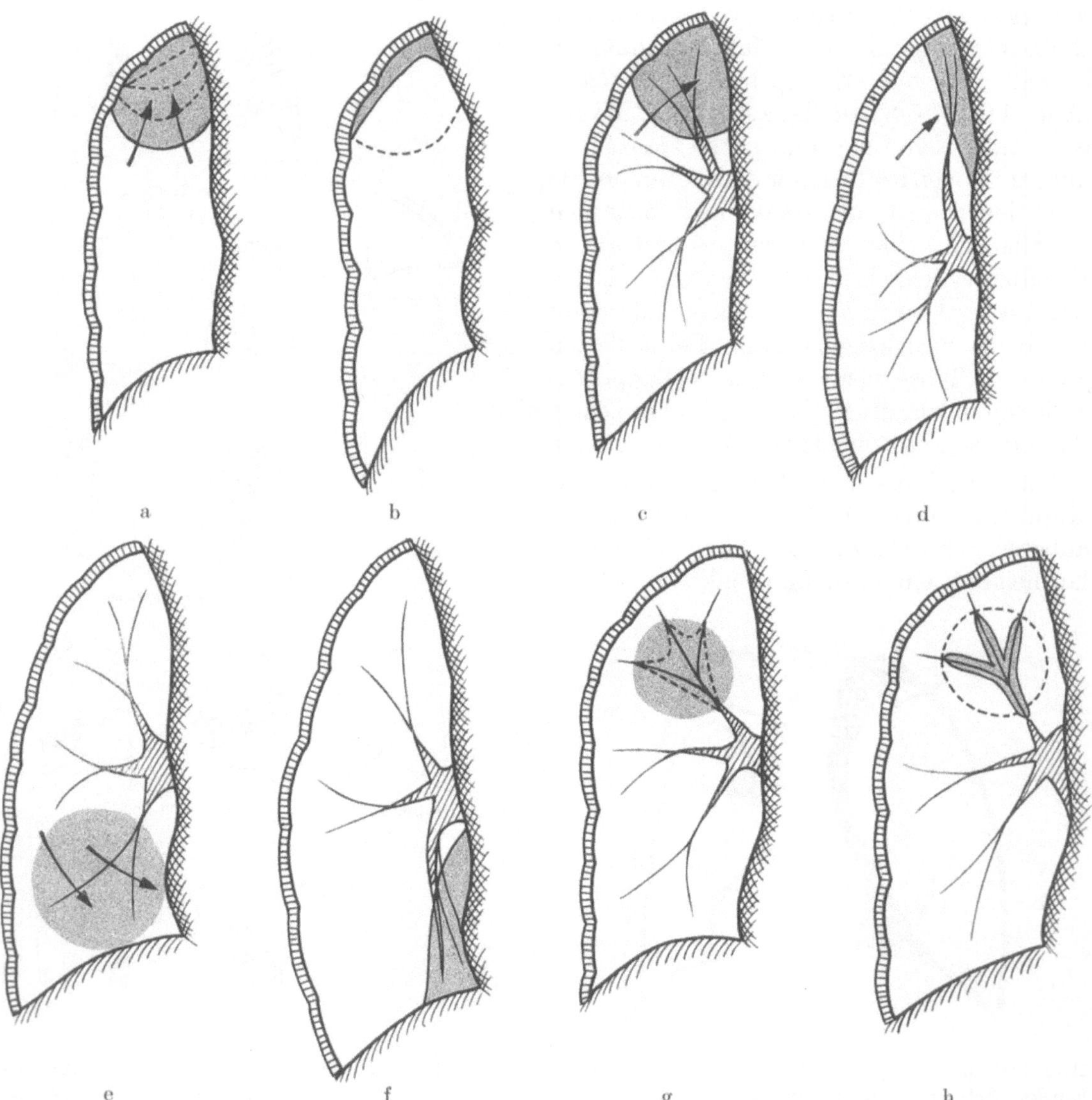

Abb. 141a—h. Randverschmelzung und „Sedimentierungs"-Phänomene bei der Retraktion von Lungenherden [nach K. HECKMANN, Fortschr. Röntgenstr. 71, 552 (1949), Abb. 6, 7, 10, 11, 13, 14, 18, 19 und 28]. a und b Apikale Retraktion. c und d Obere mediastinale Retraktion. e und f Untere mediastinale Retraktion. g und h Perikanalikuläre Retraktion auf broncho-vaskuläre Strukturen hin

u. HALE u.a.). Das gilt auch für die Parenchymverschiebung von *Segmentatelektasen*, die infolge des geringen Schrumpfungsvolumens und ihrer festen Verankerung im Lappenkörper nicht so weitgreifende Schwenkungsmanöver ausführen.

Das dynamische Verhalten *fleckförmiger Atelektasen des Lungenmantels* ist wegen ihrer geringen Dimension, unbestimmter topographischer Ausgangslage und Flüchtigkeit röntgenologisch schwer zu ergründen. Bei längerem Bestehen folgen sie dem Grundprinzip der „*Sedimentierung zum Rand*", das HECKMANN für das Schicksal kortikaler Schrumpfungsherde anschaulich beschrieb: Sie „verschmelzen" mit der angrenzenden Brustwandfläche oder schlagen sich an benachbarten Grobstrukturen des Lungengerüsts (Bronchien, Gefäße, Narbenstränge) wie „Rauhreif am Baum" nieder. Denn ihre konzentrische Schröpfkopfwirkung findet in Richtung auf diese Widerlager nicht die gleiche Bereitschaft, sich „anzapfen" zu lassen, wie im atmenden Lungengewebe, das den Sogherd von der randfernen Seite her umgibt und seinem Retraktionsbestreben soviel Raum überläßt, bis ein perifokales Dehnungsemphysem den örtlichen Spannungsausgleich erzielt. Die Mannigfaltigkeit solcher „Ränder" begründet die Vielzahl der von HECKMANN aufgeführten lokalen Retraktionsformen (Abb. 141).

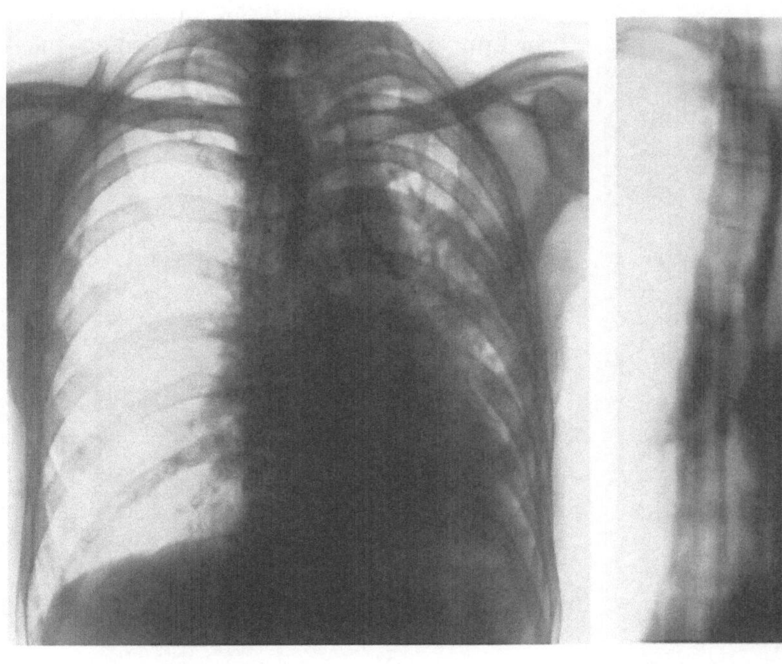

a

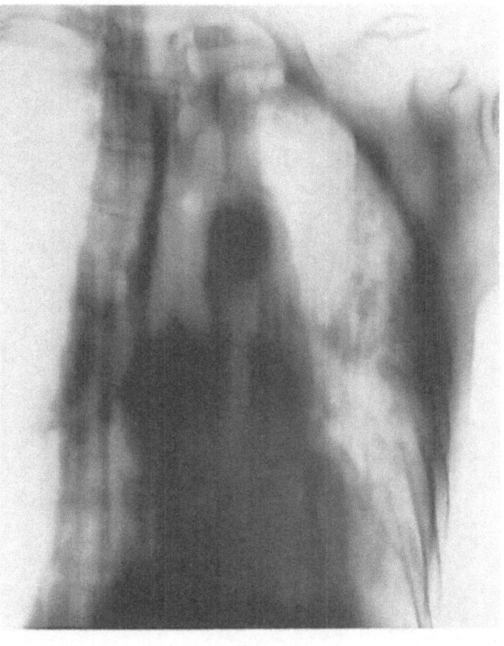

b

Abb. 142a u. b. A. F., 63jähr. ♂. Arch.-Nr. 6789/59, Röntgenabteilung Medizinische Universitätsklinik Münster i. Westf. (Direktor: Prof. Dr. W. H. HAUSS). Stenosenachweis eines blockierenden Hauptbronchuskarzinoms mit fortschreitender Anschoppungsdystelektase links im Summationsbild (a) und Schichtbild 9 cm a.-p. (b)

c) Unmittelbarer Nachweis einer Obstruktion der zuführenden Luftwege. Die Feststellung des Symptoms „Atelektase" fordert rasche, eingehende Ergründung seiner Ursache. Richtige Substratdeutung und Lagebestimmung des Lungenschattens bilden nur den Ausgangspunkt zur ätiologisch-pathogenetischen Klärung der Belüftungssperre. Erstreckt sich die Luftleere auf das Aufteilungsgebiet eines größeren oder mittleren Bronchus, so legt der Befund die Annahme eines obstruktiven Geschehens nahe. Er bietet zugleich einen lokalisatorischen Hinweis für die zielstrebige Suche nach einem Passagehindernis in dieser Bronchialprovinz.

Bei obstruktiver Halbseiten- und Lobäratelektase ist ein Verschluß des Versorgungsbronchus oft schon auf hart exponierten Ziel- und Übersichtsaufnahmen unmittelbar zu erkennen (LENK; ESCHBACH; ZADEK; BÜCKER u.a.) (Abb. 142). *Hochsitzende Stenosen der Stammbronchien und trachealen Bifurkation* werden am deutlichsten in sagittaler und schräger Projektion sichtbar, doch gelingt ihr Nachweis bei sorgfältiger Grobstrukturanalyse auch auf dem Seitenbild. Ihr aerodynamisches Verhalten ist am Schirm bei ruhiger und forcierter Atmung, im Schnupf- und Hustenversuch zu prüfen. Über *Stenosen der Lappen- und Segmentbronchien* geben gezielte Schichtaufnahmen genaueren Aufschluß.

Sie orientieren über Lage, Form, Kaliber und Wandstärke der Enge sowie über Strukturabweichungen (Lymphome, Kalkherde etc.) in ihrer Umgebung. Nicht selten findet man beim Anschnitt eine bereits fortgeschrittene Geschwulst im Wurzelstück eines Lappenbronchus, wenn das Übersichtsbild erst ein Segment des Lappens atelektatisch verdichtet zeigt. Die poststenotischen Zweige heben sich auf Schichtaufnahmen nur ab, soweit sie lufthaltig und nicht kollabiert oder mit Schleim verstopft sind. Sonst bleibt es gezielter Bronchographie vorbehalten, die kleineren Bronchien darzustellen, Bronchiektasen und *polystenotische Bronchusverschlüsse im Lungenmantel* im Gefolge einer Tuberkulose, Silikose oder Gewebsdeformierung anderer Genese nachzuweisen, und durch Aufspürung orifizieller Bronchusdestruktion bei kavernöser Lungentuberkulose etwaige Risiken einer geplanten Kollapstherapie abzuschätzen (MOUNIER-KUHN; THURN; LÖFFLER; ANAK-KER; GORDON, ZINN u. PRATT). *Bronchioläre Stenosen* und obliterierende Prozesse im terminalen Bronchialabschnitt entziehen sich auch dem bronchographischen Einblick. Bei einem Kontrastmittelstop im Gebiet der Endzweige ist der organische Lichtungsverschluß nicht von bloßer Sekretobturation unterscheidbar.

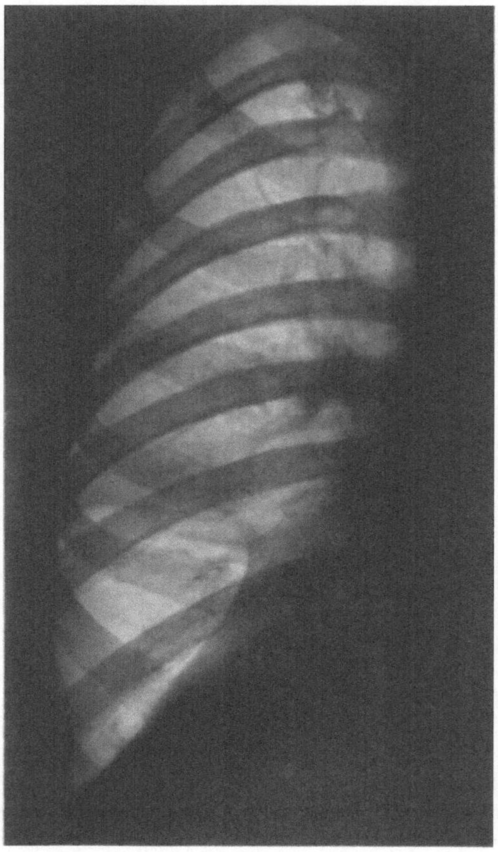

Abb. 143a

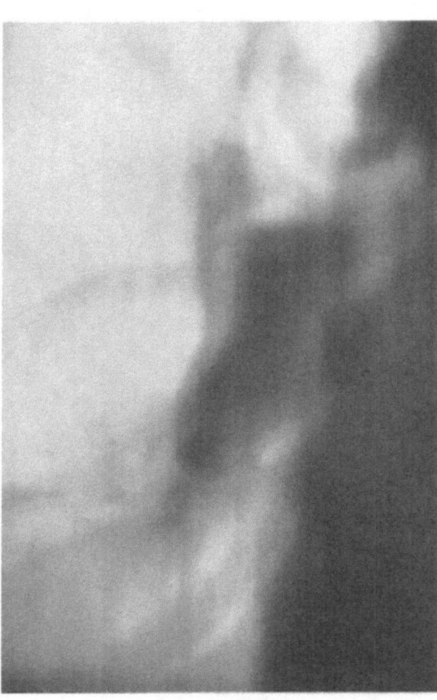

Abb. 143b

Abb. 143a—d. B. Fe., 56jähr. ♂. Arch.-Nr. 8971/59, Röntgenabteilung Medizinische Universitätsklinik Münster i. Westf. (Direktor: Prof. Dr. W. H. HAUSS). Obstruktionsatelektase des rechten Unterlappens infolge Aspiration eines abgesplitterten Knochenstücks des Unterkiefers nach Autounfall vor $2^1/_2$ Jahren. Aspiration im Unfallschock übersehen. Trotz interkurrenter Obstruktionspneumonitis und Begleitpleuritis Wiederbelüftung nach Extraktion des Fremdkörpers. a Summationsbild p.-a. (21. 5. 59). b Schichtbild 9,5 cm a.-p. (gleicher Tag): fingernagelgroßer Fremdkörperschatten im Zwischenbronchus, in Granulationsgewebe eingebettet. Entzündliche Hyperplasie der regionalen Lymphknoten. c Summationsbild (30. 7. 59): Wiederbelüftung, aber unvollständige Entfaltung des Unterlappens 8 Wochen nach Entfernung des Knochenstücks (anhaltende Kaudalverlagerung des interlobären Nebenspalts und der anterioren Gefäße des Oberlappens und Mittellappens). d Schichtbild a.-p. 10 cm (22. 10. 59): Ringförmige Striktur am vormaligen Fremdkörperbett

Die Art des vorliegenden Obstruktionsmechanismus ergibt sich angesichts *schattendichter Fremdkörper im Bronchialbaum* bereits aus dem Nativbefund. Auch nach Aspiration wenig absorbierender Gegenstände ist der pathogenetische Zusammenhang und die

Lage des Aspirationsobjekts gelegentlich indirekt aus dem Abbruch der bronchialen Luftfüllung auf hart exponierten Zielaufnahmen ersichtlich (WELIN; McMANIS u. WINDSOR; HEBERER, PEIPER u. LÖHR; LÖHR, HEBERER u. PEIPER). Beim älteren Fremdkörper, der sich in einen Mantel von Sekret und Granulationsgewebe eingebettet hat und deshalb dem endoskopischen Nachweis selbst bei zentralem Sitz leicht entgeht, lassen Hartstrahlaufnahmen den von entzündlicher Parietalreaktion gebildeten Bronchialverschluß näher lokalisieren. Gewöhnlich bringt jedoch erst das Schichtbild (DAELEN u. GREINEDER; SCHOEN; MORRISON, ALSTON u. WALSON; SCHNEIDER u. RATING; CHILD-

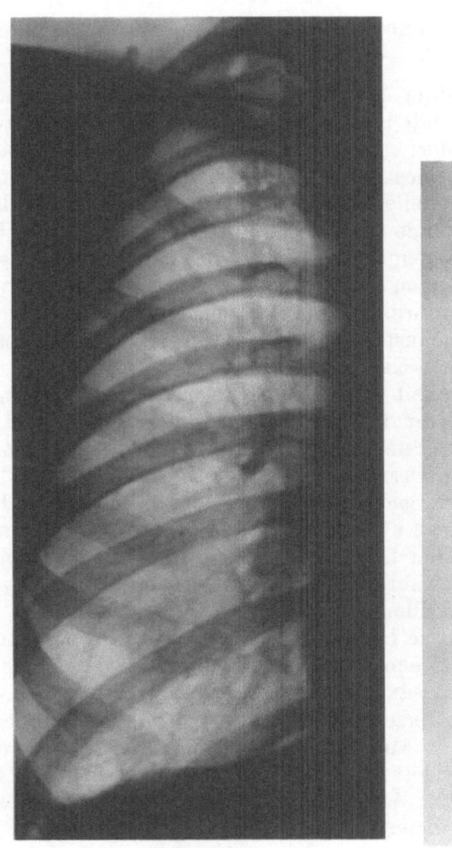

Abb. 143c

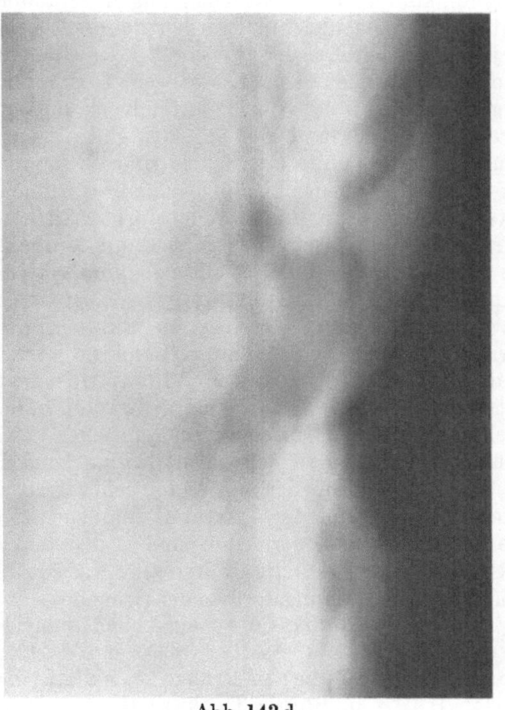

Abb. 143d

RESS, SAMSON u. DUGAN; DE HAAN; TOMÁNEK; LÖHR, HEBERER u. PEIPER; GEBAUER; SCHULZE u.a.) oder eine Aussparung im Bronchogramm (HUIZINGA; DI RIENZO; HUIZINGA u. SMELT; STILLER; WILLMANN; STUTZ u. VIETEN; LÖHR, HEBERER u. PEIPER; DI RIENZO u. WEBER; SCHULZE u.a.) überraschend die richtige Erkenntnis, wenn das Aspirationsereignis unbemerkt blieb und von entzündlichen Folgeerscheinungen überdeckt wurde (Abb. 143).

Auch bei *traumatischer Bronchusläsion* nach stumpfer, flächenhafter Gewalteinwirkung auf den Brustkorb vermag der Röntgenbefund in Verbindung mit der Anamnese die Sachlage zu klären.

Übersteht der Patient den schweren, zumeist tödlichen Unfallschock, so wird das anfängliche Bild des Mediastinalemphysems mit Ventil- bzw. Hämato-Pneumothorax von massiver Atelektase des blockierten Lungenabschnitts abgelöst (BARFORD; KING; KRINITZKI; SHEILD; TIEGEL; VIERHEILIG; KOCH; BLUME; SAUERBRUCH; LÜDIN u. WERTHEMANN; GREINEDER; CLERF; LÖFFLER u. NAGER; BONNIOT; KINSELLA u. JOHNSRUD; HODES, JOHNSON u. ATKINS; SANTY u. BÉRARD; DELOYERS, DUMONT, DUPREZ, DURIEU, DE CLERCQ u. RHEINHOLD; BOLLINELLI; KIRKPATRICK; STOTZ; STUTZ u. VIETEN; GEBAUER; SCANNEL; WEISEL u. JAKE; HASCHE; MOREL, POGGIOLI u. VOLL; SCHRÖDER; DARK u. JEWSBURY; NORLIN; SHEEKY u. HOPEMAN; MAHAFFEY, CREECH, BOREN u. DE BAKEY; MEADE u. GRAHAM; FOWLER; LECKIE; STREETE u. STULL; NICOD u. URECH; TYSON u.

Lyle; Jones u. Vinson; Holinger, Zoss u. Johnston; Patrick; Barford; Sanger; Major; di Rienzo u. Weber; Gernez-Rieux et al.; Garaix; Döpper u.a.). Fast immer handelt es sich um Totalatelektasen eines Lungenflügels nach Abriß oder Fraktur des Hauptbronchus. Spontane Rekanalisation kommt zwar gelegentlich vor; in der Regel bleibt der Luftweg jedoch völlig unterbrochen oder von hochgradiger Striktur eingeengt (Morel, Poggioli u. Voll). Angesichts der Möglichkeit plastischer Rekonstruktion (Weisel u. Jake; Mahaffey, Creech, Boren u. de Bakey; Paulson u.a.) hat die Bronchographie nach Abklingen der akuten Phase besondere Bedeutung. Denn Art und Umfang des erlittenen Bronchialschadens sind mittels gezielter Kontrastdarstellung zuverlässiger zu beurteilen als nach Schichtaufnahmen.

Im übrigen wird der *differentialdiagnostische Wert des Bronchostenosebildes*, das sich aus Summations-, Schicht- und bronchographischen Aufnahmen ergibt, von der Vielfalt anatomischer Entwicklungsmöglichkeiten des zur Atelektase führende Grundleidens sehr begrenzt.

Eine organische Bronchusläsion kann je nach ihrer Ausbreitungsweise (endobronchial, intramural und/oder peribronchial) recht variable Röntgenbefunde liefern, die wiederum durch Beteiligung regionaler Lymphknoten in wesentlichen Zügen verändert und von nosologisch ganz andersartigen Prozessen täuschend nachgeahmt werden können. Keines der Gestaltmerkmale des Schattensubstrats besitzt jedenfalls schlüssige Beweiskraft für die generelle Unterscheidung zwischen entzündlich-narbigen und neoplastischen Bronchostenosen. Glattrandige exzentrische Einwölbungen in die Bronchuslichtung können sowohl vom Pelottendruck anliegender solitärer Lymphome wie von gutartigen exophytären Tumoren und kleinen, eben einbrechenden Karzinomen herrühren, die noch vorwiegend intramural-extrabronchial entwickelt sind. Röhrenförmige konzentrische Stenosen mit gezähnelter Kontur findet man ebenso als Folge ulzeröser Bronchustuberkulose wie karzinomatöser Einscheidung („makkaroniartige" submuköse Wuchsform mancher Krebse).

Nur gewisse Stenoseformen lassen mit Vorbehalt eine ätio-pathogenetische Deutung zu: die narbige Knickung des Lumens infolge konstriktiver Perilymphadenitis und indurativer Lungenschrumpfung (Giuntoli; Guglielmo u. Gauderi; Pernis u. Battigelli; Fischedick; Zanetti u. de Ponti; Worth; Zorn; Guglielmo, Chiappa u. Citroni; Concina; Brun u. Perrin; Leicher; Zanetti), die umschriebene Trichter-, Sanduhr- oder Lochblendenstenose der vernarbenden Bronchustuberkulose (Touraine; Huzly u. Böhm; Toussaint u. Galy; Tanner; Lemoine u. Pilheu u.a.), der glattrandig konkave multilokuläre Verschluß aller Lappen- bzw. Segmentbronchien einer Lunge bei durchgängigem Hauptbronchus als Anzeichen extrabronchialer Kompressionswirkung (Lymphome, hilusnahe Zysten, massive Schwielen, Ergüsse und Pleuratumoren) (Sattler; Beutel u. Strnad; Braun-Wottke) und der zirkuläre, konisch verjüngte lanzettförmige bzw. höckerig konturierte Abbruch oder die in einen Zerfallskrater mündende Stenose, die in hohem Maße verdächtig auf eine maligne neoplastische Destruktion sind (Link u. Strnad; Vieten; Anacker; Stutz u. Vieten; di Rienzo u. Weber; Hasche; Voluter u.a.). Die verschiedenen im Schichtbild und Bronchogramm anzutreffenden Erscheinungsformen der Bronchostenose und ihre differentialdiagnostische Problematik sind in zahlreichen Publikationen eingehend analysiert (Beutel u. Pór; Fleischner; Farinacci; Greineder; Huizinga u. Smelt; Stutz u. Vieten; Anacker; Strnad; Vieten; Zdansky; Rogstad; di Rienzo; Fischer; di Rienzo u. Weber; Hoppe u. Maassen; Brock; Görgényi-Göttche u. Kassay; Huzly u. Böhm; Tanner; Blaha; Dufourt u. Depierre; Behrend; Huzly; Auer; Cohen; Kerényi u. Kerényi; Alemán, Rouco u. Rivero; Doesel; Ehrner; Beck; Haggenmüller; Lábas; Vojtek; Fischedick; Gebauer; Hasche u.a.).

d) Unmittelbarer Nachweis einer Entfaltungshemmung des Lungengewebes. Die ventilatorische Stillegung des Lungenparenchyms als Folge örtlich begrenzter Entspannungs- oder Druckwirkung ist strahlendiagnostisch weniger sinnfällig als die Bronchialobstruktion und besonders schwer faßbar, wenn es sich um eine Expansion schattendichter Gebilde innerhalb der Lunge oder an ihren Grenzflächen handelt (intrapulmonale Primärtumorknoten und Metastasen, Geschwülste der Brustwand und des Mediastinums, abgekapselte Pleuraergüsse, appositionell wachsende Tuberkulome, flüssigkeitsgefüllte Zysten dysontogenetischen oder parasitären Ursprungs, Cor bovinum, massive Perikardergüsse, Aneurysmen etc.). Denn die *perifokale Schalenatelektase* legt sich wie ein Mantel um den raumfordernden Prozeß und tritt allenfalls auf Schichtaufnahmen als wellige lamelläre Verdichtungskalotte an der Grenze des pathologischen Schattenkomplexes hervor. Besser hebt sich die *saumförmige Entspannungsatelektase* am Rand großer Emphysemblasen und anderer obstruktiv geblähter Lungenhohlräume ab, deren relative Volumenstarre bei der Atmung einen exspiratorischen Ventileffekt und die Relaxation des umgebenden Lungengewebes anzeigt. Beim abscès soufflé und tuberkulösen Blähkavernen läßt sich die *perikavernöse Atelektase* röntgenmorphologisch allerdings nicht von der inneren Zone der

Randinfiltration trennen (Benda u. Mollard), und in der Regel sind obstruktive Veränderungen kavernendistaler Bronchien an der Atelektasebildung beteiligt (Lukas; Monaldi; Argemí u. Müller; Coryllos; Eloesser; Simon; Zadek; Schmid; Steiner; Huizinga; Behrens; Arabello; Gräff; Schmincke; Wurm u.a.). Auch bei den marginalen Atelektasen in der Nachbarschaft geschlossen wachsender peripherer Bronchialkrebsknoten und Tuberkulome ist stets eine Destruktion der Bronchialzweige in der betreffenden Mantelzone mit im Spiel. Ebenso muß bei der Umgebungsatelektase ausgedehnter Aneurysmen, zystischer und solider Mediastinaltumoren eine Kompression mittlerer und größerer Bronchialäste in Betracht gezogen werden. Bronchialabknickung und Sekretverhaltung wirken auch bei den atelektatischen Komplikationen starrer kyphoskoliotischer Thoraxdeformitäten mit Parenchymentspannung und ungenügender Belüftungsintensität infolge mechanischer Behinderung der Atemexkursion zusammen.

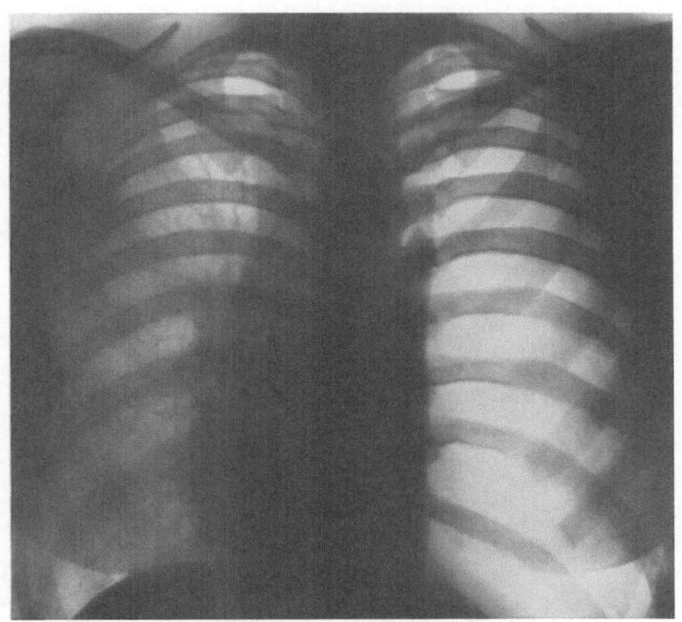

Abb. 144. G. Th., 32jähr. ♀. Arch.-Nr. 2495/41, Röntgenabteilung Medizinische Universitätsklinik Münster i. Westf. (ehem. Direktor: Prof. Schellong). Spontaner Ventilpneumothorax mit segelförmiger Adhäsion an der Spitze des total kollabierten Lungenflügels und schweren Verdrängungssymptomen. (Thoraxübersicht p.-a.)

Die gleiche Verbindung von Immobilisation und Obstruktion findet man bei partiellen Belüftungsstörungen durch große Zwerchfellhernien (Isaac, Wilkens u. Weinberg u. a.) (s. Abb. 131) und expansive Prozesse im Bauchraum, die das Zwerchfell hochdrängen und stillegen.

Nicht zu übersehen ist der Zusammenhang mit einem *allseitigen Kompressionseffekt* beim massivem Totalkollaps einer Lunge *im Spannungspneumothorax* (Abb. 144), dem Extrem des akut überschießenden intrapleuralen Druckausgleichs, der sich mit zunehmender Verdrängung der Mediastinalorgane, thoraxkonkaver Einstülpung des Zwerchfellgewölbes und exzessiver Erweiterung der Zwischenrippenräume des Hemithorax verrät.

Im *therapeutischen Pneumothorax* nimmt die expansive Atembewegung des Lungenstumpfs mit dem Nachlaß des inspiratorischen Brustwandsogs sichtbar ab. Der Grad des Lungenkollapses unterliegt allerdings noch anhaltender Atemschwankung, da sich die Thoraxkapazität unter dem Zwerchfellhub ständig wandelt, das Füllungsvolumen des geschlossenen Pneumothorax innerhalb der Atemperioden aber konstant bleibt. Mit zunehmender Exspiration wird der Pneuspalt stets breiter, das Mediastinum wandert etwas zur Gegenseite (Rist; Dahm; Alexander; de Caravalho, de Sousa u. Vidal;

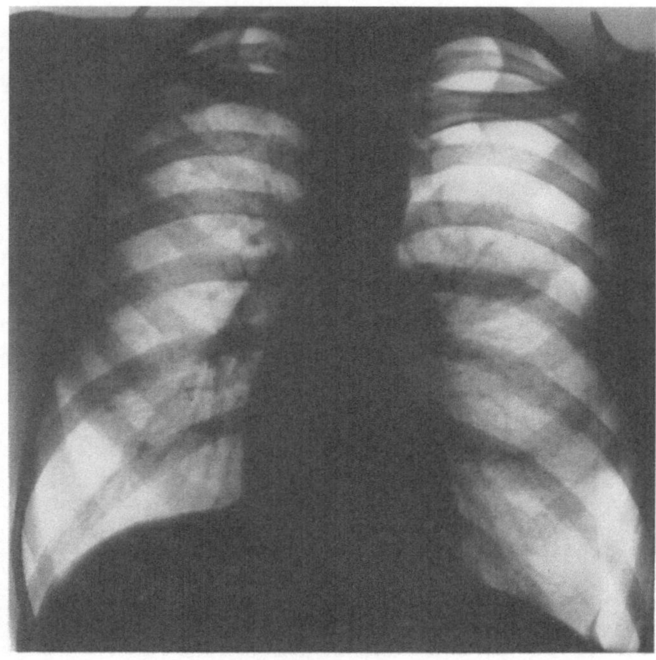

a

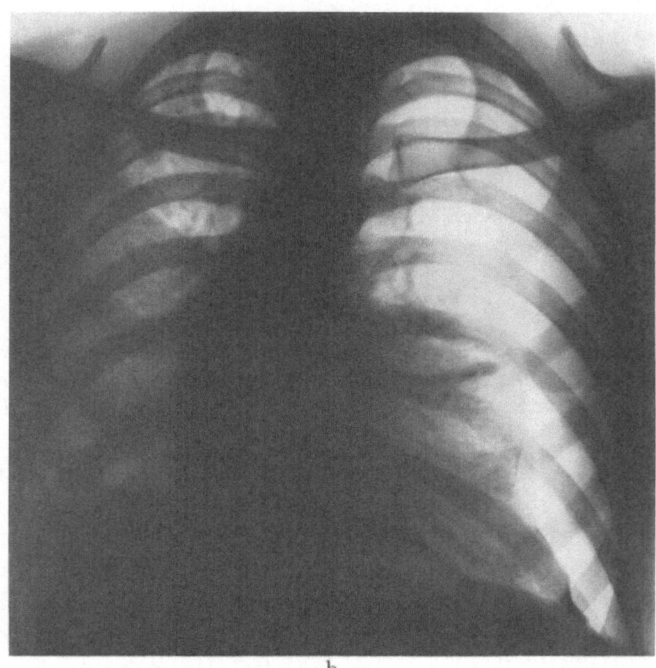

b

Abb. 145a u. b. H. Br., 30jähr. ♂. Helligkeits- und Volumenschwankungen der Pneumothoraxlunge im In- und Exspirium (Phänomen der sog. „Sekundenatelektase") (nach F. HEINE, Habilitationsschrift, Münster 1960). a Nativbild p.-a. inspiratorisch: der normalen Pneumothoraxfüllung entsprechende Entfaltung des linken Lungenflügels. Lappenkantenatelektase basal. b Nativbild p.-a. exspiratorisch: stärkerer Kollapsgrad mit Eintrübung des linken Lungenflügels. Mediastinalverlagerung nach rechts und mangelnde Elevation des linken Hemidiaphragma als Anzeichen des Druckanstiegs im linken Pleuraraum

DE SOUSA; BARIÉTY u. COURY), und der Luftgehalt des Lungenstumpfes geht gegenüber Inspiration noch weiter zurück.

Das Phänomen der sog. „*Sekundenatelektase*" (SCHNEIDER), d.h. die am Ende forcierter Ausatmung vorübergehend wahrzunehmende Eintrübung und Volumenabnahme der Pneumothoraxlunge

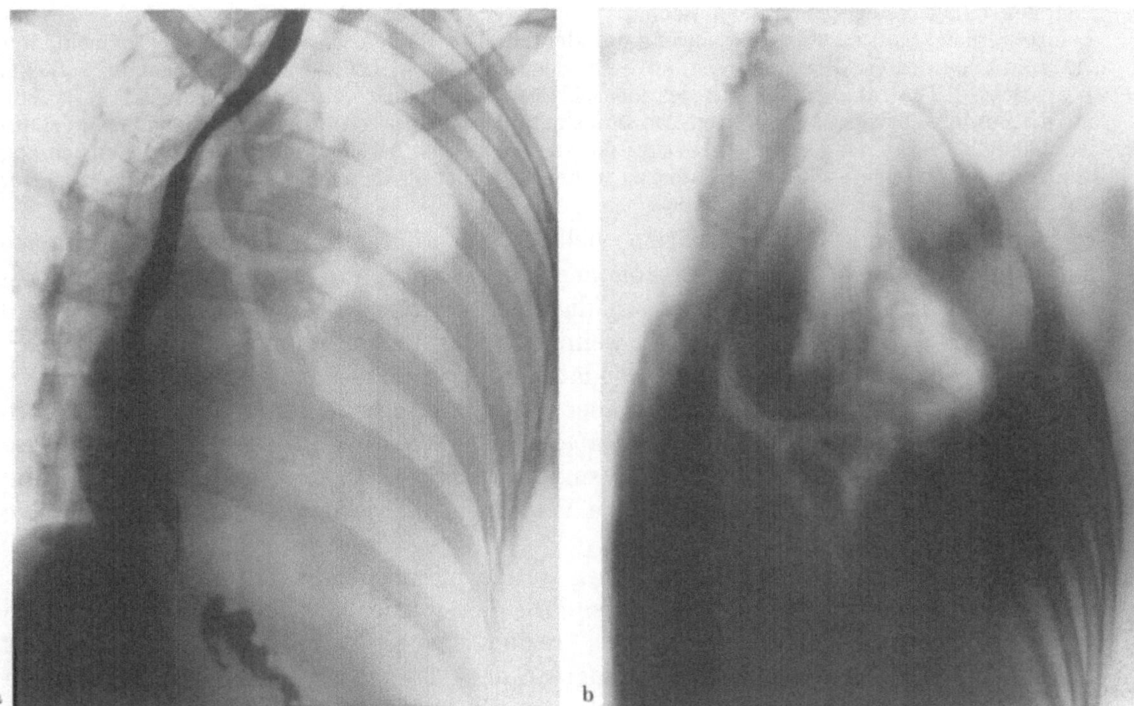

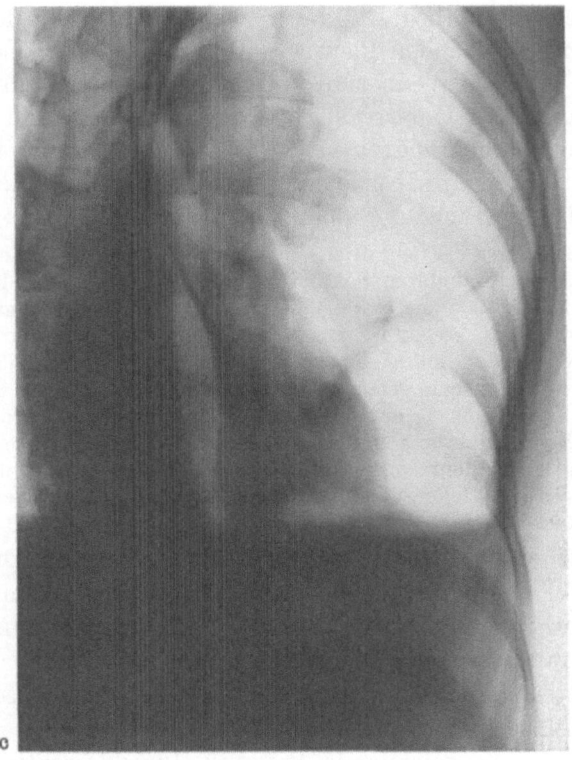

Abb. 146a—c. M. Ne., 28jähr. ♀. Arch.-Nr. 5641/58, Röntgenabteilung Medizinische Universitätsklinik Münster i. Westf. (Direktor: Prof. Dr. W. H. HAUSS). Kompressionsatelektase des linken Unterlappens und der Lingula bei Pleuritis exsudativa und Bronchiallymphknotentuberkulose. a und b Hervortreten lufthaltiger Bronchialwege im Atelektaseschatten auf hart exponierter Zielaufnahme p.-a. (a) und Schichtbild 7 cm a.-p. (b). Der noch lufthaltige Oberlappenanteil schwimmt im Erguß. Lymphome in der Trifurkation des linken Hauptbronchus. c Unmittelbare Darstellung der luftleer komprimierten Lungenabschnitte im Fluidopneumothorax nach ausgiebiger Ergußpunktion (Zielbild a.-p.)

(Abb. 145), kann angesichts des kontralateralen Mediastinalpendelns und des gleichzeitigen intrapleuralen Druckanstiegs nur mit phasenhaft verstärkter passiver Relaxation des elastischen Organs erklärt werden (HEINE). Für die Deutung des Befundes im Sinne atemsynchroner neuromuskulärer Aktivität (SCHNEIDER; BECKER; KEHLER) steht der Beweis aus (HEINE). Abgesehen davon, daß eine so ausgiebige Kontraktionsfähigkeit der menschlichen Lunge anatomisch fragwürdig ist (s. S. 226), und die Zusammenziehung der glatten Tonusmuskulatur des Körpers zu träge erfolgt, um das „Sekundenphänomen" erklären zu können (STUTZ; GIESE; HEINE), ist bei der Flüchtigkeit der Erscheinung kaum mit einer Atelektase sensu strictiori zu rechnen, vielmehr lediglich ein exspiratorisch vermehrter Kollapszustand der Alveolen anzunehmen.

Durch anhaltende Hypoventilation, vielleicht auch durch Störung der Sekretdrainage der distalen Luftwege begünstigt, kommen jedoch resorptive, mitunter multiple Atelektasen auch in nicht tuberkulös geschädigten Provinzen der Lungenrinde vor (ROCHE u. ROUSSELIN; HEINE u.a.), zumal, wenn sich die Pleura pulmonalis nach längerer Kollapstherapie und interkurrenter Exsudatbildung verdickt und stellenweise zusammenschrumpft. Die auf Stauchung, pleurogener Faltung oder strangförmiger Ausziehung des Parenchyms beruhenden *kortikalen Pneumothorax-Atelektasen* (LOESCHCKE; SCHÜMMELFEDER; MAGNIN; GIESE; HEINE u.a.) sind beständig, pflegen jedenfalls ebensowenig mit jedem Atemzug zu kommen und zu verschwinden wie der selektive oder massive Totalkollaps der Pneumothoraxlunge.

Auch bei *verdrängenden Pleuraergüssen* ist die pulmonale Entfaltungshemmung unmittelbar aus dem Schattenbild abzulesen. Die Verlaufsbeobachtung zeigt klar, wie die Größe des „schwimmenden Lungenflügels" reziprok zur jeweiligen Ergußmenge wechselt (ESSER). Da sich die Flüssigkeit bevorzugt an der Thoraxbasis ansammelt, betrifft die Raumbeengung vornehmlich den Unterlappen (ZADEK; GIESE). Sein Areal wird mit zunehmender Exsudation immer kleiner und mediastinalwärts verschoben, sofern keine pleuro-kostale Verwachsung vorliegt. Bei harter Exposition bleibt das abgerundete lobäre Aufhellungsgebiet vom umgebenden Pleuraerguß solange abgrenzbar, bis eine komplette Resorptionsatelektase eintritt. Wenn man unter diesen Umständen das Bronchialsystem des kollabierten Lappens auf Hartstrahl- und Schichtaufnahmen lufthaltig findet und bis in die Segmentzweige hinein verfolgen kann (Abb. 146), ist die restliche Ausdehnung des luftleeren Lappens noch annähernd zu schätzen, und der Kompressionseffekt des Ergusses als maßgebliche Ursache der Belüftungsstörung evident.

Der Nativbefund läßt zwar die Frage offen, ob auch die dem Einblick entzogene Bronchialperipherie durchgängig, d.h. von sekundären Sekretverschlüssen freigeblieben ist. Doch kann man ein zentrales Passagehindernis, insbesondere ein blockierendes Bronchialkarzinom ausschließen, das sonst beim Zusammentreffen von Lobäratelektase mit anhaltendem ausgedehntem Pleuraexsudat in erster Linie in Erwägung gezogen werden muß (LAMY; LÖFFLER u.a.), wie auch die schwimmende Luftblase des poststenotischen Obstruktionsemphysems stets als tumorverdächtiges Symptom zu werten ist (LAUX). Der sekundär — ex vacuo — entstehende Begleiterguß eines Lobärkollapses zeichnet sich durch seine ungewöhnliche, medialwärts ansteigende Kontur und Raumanordnung aus, die sich aus dem Einfluß des pathologischen Pleurasogs ergibt (WESTERMARK; ZADEK; ZUPPINGER). Daher ist der „abnorm lokalisierte, seröse Brustfellerguß immer suspekt, die Folge, seltener die Ursache einer ausgedehnten Lungenatelektase zu sein" (ZADEK).

2. Mittelbare Anzeichen der atelektatischen Belüftungsstörung. Die Erscheinungen des Raumausgleichs sind Folgen der meßbaren Zunahme des Atemsogs im Pleuraspalt (v. NEERGAARD u. WIRZ; VAN ALLEN u. ADAMS; GRAHAM; AMEUILLE; NELSON; ELKIN u.a.) und an den intrapulmonalen Grenzflächen des nicht mehr ventilierten Lungenabschnitts. Als Schattensymbole des veränderten atemphysikalischen Kräftegleichgewichts geben die mittelbaren Röntgenzeichen der Atelektase dem Bild der Belüftungsstörung vielfach erst die kennzeichnende Prägung. Ihr differentialdiagnostischer Wert erhellt am besten aus den Schwierigkeiten, zwischen atelektatischen und infiltrativen Verschattungen des Lungenfeldes zu unterscheiden, wenn das Differenzierungsmerkmal des Raumausgleichs nicht zur Verfügung steht (Beispiel: lobuläre Fleckenatelektasen — bronchopneumonische Herde).

Die Ausprägung der indirekten Symptome geht dem Ausmaß des erlittenen Raumverlustes und des Sogeffekts der Atelektase parallel, hängt also zunächst vom Ausgangsvolumen, andererseits vom Grad des Kollapses bzw. der Ödemauffüllung und etwaigen Sekundärinfiltrierung der luftleeren Lungenprovinz ab. Da die Deckung des Raumdefizits dem Gesetz des geringsten Widerstands folgt, bilden Transsudateinstrom und Schleimretention u.U. die ultima ratio, falls die Restlunge gerüststarr bzw. schwielig fixiert ist, und eine vikariierende Kapazitätsabnahme des Hemithorax an der Unbeweglichkeit des Mediastinums, Zwerchfells und Brustkorbs scheitert. Der räumliche Kompensationsvorgang pflegt bei entzündlicher Anschoppung der Atelektase geringer zu werden und dem Auge gänzlich verborgen zu bleiben, wenn es sich um eine Ventilationssperre kleinerer Parenchymeinheiten handelt. Beim ausgedehnten Kollaps kommt er sonst mit *statischen und dynamischen Phänomenen des pulmonalen und parietalen Raumausgleichs* zur Geltung. Zur ersten Kategorie gehören folgende Anzeichen.

a) Das kompensatorische Emphysem der Restlunge (s. S. 118). Daß die vikariierende Blähung der Restlunge nicht nur bei Atelektasen geringen, sondern auch größeren Umfangs unterschwellig bleiben und dem Nachweis entgehen kann, ist eine bekannte Tatsache (TESCHENDORF; ESSER u.a.). Sie rührt wohl vor allem daher, daß die Restlappen bei Kindern und Jugendlichen kompensatorisch hypertrophieren können und auch sonst entsprechend ihrer erhöhten Funktionsleistung vermehrten Blut- und Saftzustrom erhalten, so daß die Transparenzzunahme hinter dem Volumenzuwachs der Dehnungszone zurückbleibt (Abb. 147). Auch Pleuraschwarten und disseminierte Sklerose des Lungengerüsts wirken — atemmechanisch wie strahlenphysikalisch — dem Sichtbarwerden kompensatorischer Aufhellung entgegen. Andererseits ist die vikariierende Dehnung bei hochgradiger Schrumpfung atelektatischer bzw. kollapsindurierter Lappen in vielen Fällen gar nicht zu übersehen. Sie wird um so augenscheinlicher, je mehr Thoraxstarre und schwartige Fixierung des Zwerchfells und Mediastinums dem parietalen Raumausgleich entgegenstehen. Nicht selten macht sich das indirekte Symptom sogar eher bemerkbar als die Atelektase selbst (STRNAD; ZADEK; KRAUS u. STRNAD; SCHULZE) und lenkt erst den Blick auf die schmale randständige Schattenkulisse des zusammengesinterten und dislozierten Parenchymsektors, der sonst leicht als bloße Pleuraschwiele verkannt wird.

Der Grad der kompensatorischen Entfaltung der Restlunge und die Richtung, in der sie dem kleiner werdenden Atelektasegebiet nachrückt, unterliegen dem variablen Einfluß pleuraler Zugkräfte. Dabei verbindet sich mit der Situsänderung und Ausdehnung oft eine beträchtliche Umformung und Torsion ihres Parenchyms. So schiebt sich die Unterlappenspitze oft wie eine Zunge zwischen Mediastinum und Sulcus aorticus des linken Oberlappens (Abb. 148), wenn dieser luftleer wird und sich — bei freier pleuromediastinaler Grenzfläche — nach dem ventro-lateralen Kuppelraum zurückzieht (DAHM; ESSER).

Eine exzessive Aufhellung und Strukturarmut in der Nachbarschaft stark verkleinerter atelektatischer Lappen, die man besonders häufig an der diaphragmalwärts verschobenen Oberlappenbasis im Gefolge bronchiektatischer Unter-Mittellappenretraktion findet (KOHLBACH; DE CHIARA u. DI SIENO), ist gewöhnlich nicht mehr bloßer komplementärer Entfaltung zuzuschreiben, sondern Ausdruck obstruktiver Blähung und zugleich Hinweis auf eine generalisierte entzündlich-spastische Bronchialaffektion (SCHULZE u. BECKER) (Abb. 83).

b) Die Spreizung des Gefäßbaumes der Restlunge stellt ein Begleitzeichen der veränderten Raumbesetzung und augenscheinliches Leitmerkmal umfänglicher Parenchymreduktion des betreffenden Lungenflügels dar, das eine Resektion oder atelektatische Schrumpfung eines Lappens anzeigen kann. Auch wenn die Strahlendurchlässigkeit des überblähten Areals nicht oder kaum merklich zunimmt, ist die Divergenz seiner vaskulären Strukturen bei aufmerksamer Bildanalyse doch unverkennbar (Abb. 149). Während bei der Oberlappenatelektase die Segmentgefäße des Mittel- und Unterlappens zum Kuppelraum hin auseinandergezogen werden, und die Äste der Unterlappenspitze einen vertikalen, steil aufwärts gerichteten Verlauf nehmen, fiedert sich das sichtbare Gefäß-

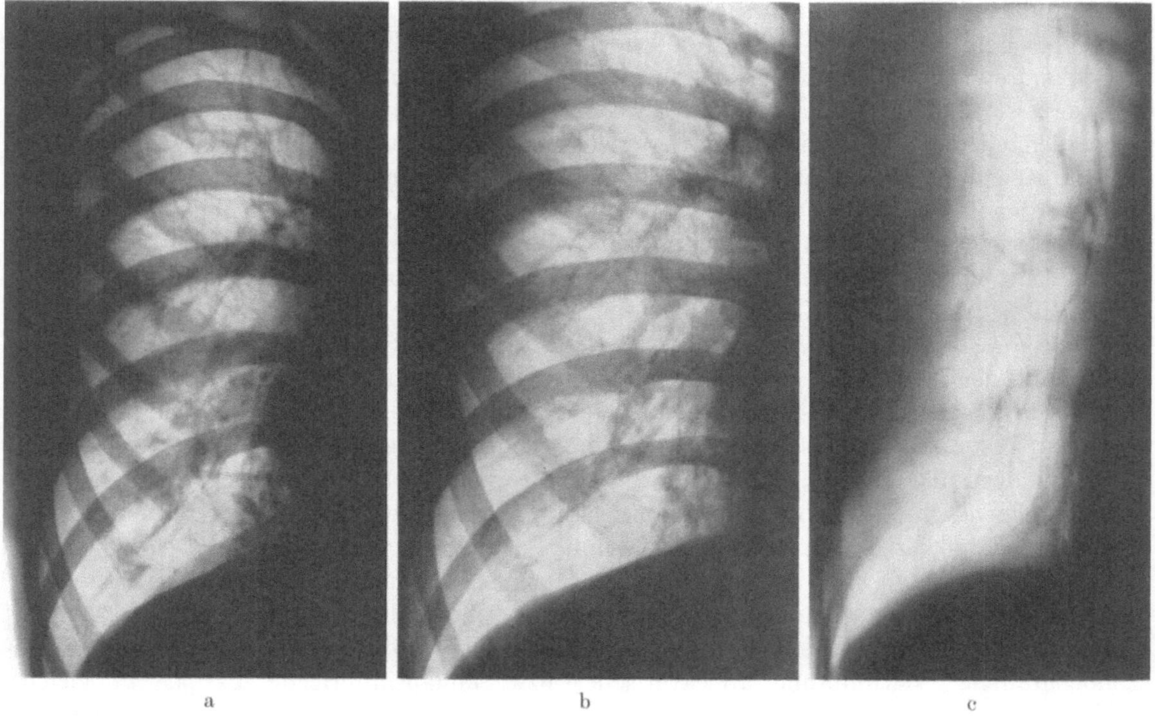

a b c

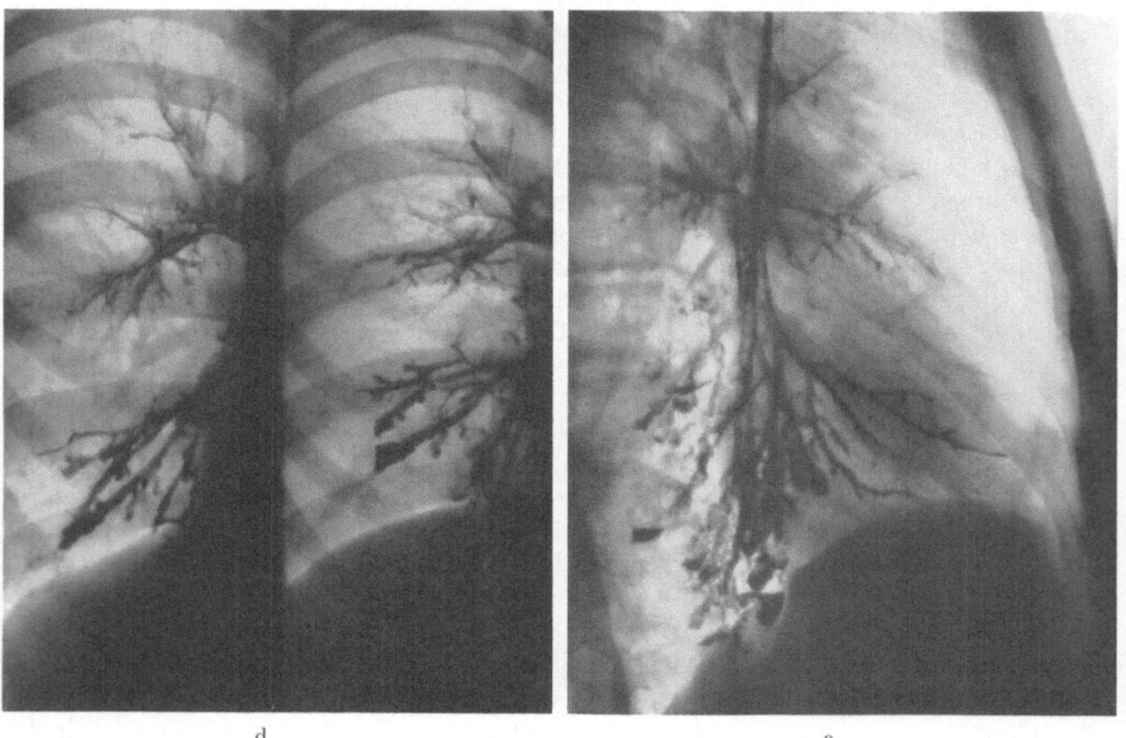

d e

Abb. 147a—e. J. La., 19jähr. ♂. Arch.-Nr. 10299/59, Röntgenabteilung, Medizinische Universitätsklinik Münster i. Westf. (Direktor: Prof. Dr. W. H. HAUSS). Kompensatorische Überdehnung der Restlunge mit entsprechender Spreizung des Gefäßbaumes und Verlagerung der Lappenspalten nach kaudal und medial bei bronchiektatischer Unterlappenschrumpfung. a und b Übersicht p.-a. vor und nach Abhusten. c Schichtbild 9 cm a.-p. d und e Bronchogramm p.-a. in- und exspiratorisch sowie frontal

system des Oberlappens fächerartig nach kaudal auf, wenn ein atelektatischer Kollaps des Unterlappens oder gar des Unter- und Mittellappens eintritt. Bei isolierter Mittellappenatelektase ändert sich im wesentlichen nur der Verlauf der benachbarten Segmentgefäße, die auf das Schrumpfungsgebiet hin zusammenrücken. Das indirekte Symptom erweist sich als besonders wertvoll für die Aufspürung hochgradiger Medialretraktion des linken Unterlappens, dessen Dreieckschatten auf normal exponierten p.-a.-Aufnahmen hinter der Herzsilhouette versteckt bleibt und bei Frontaleinblick vom überdeckenden Oberlappen und der kontralateralen Lunge überstrahlt wird (Abb. 149).

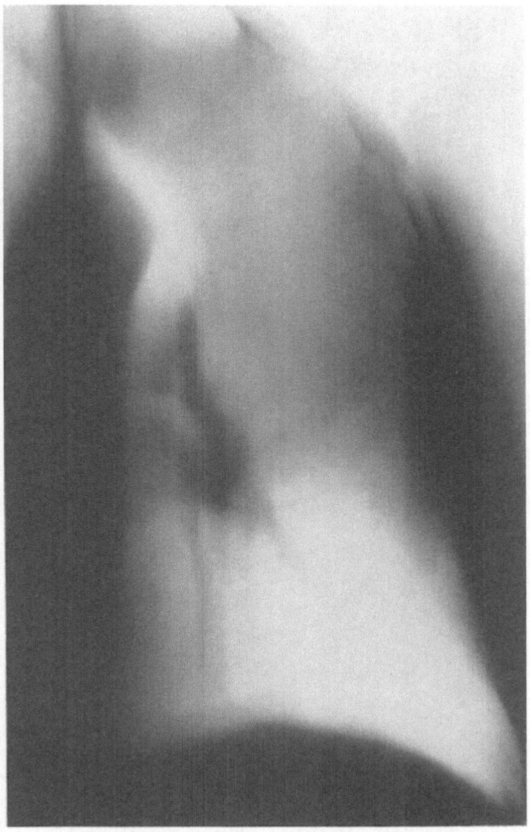

c) Verziehung bzw. Schwund des Hilusschatten bilden neben der Divergenz der zur Restlunge gehörigen Gefäßäste ein wesentliches Strukturdetail der Ober- bzw. Unterlappenatelektasen. Die Auslöschung der lappeneigenen Gefäßschatten durch Verdichtung ihres Versorgungsgebiets hat für die Unterscheidung parenchymatöser und pleurogener Schattenkomplexe grundsätzliche Bedeutung. Der Schwund des „Hiluskommas" der Unterlappenarterie (Abb. 150), die in den lobären Schrumpfungsprozeß einmündet und so dem strahlenphysikalischen Nachweis entzogen ist, ist ebenso kennzeichnend wie die Umgruppierung der Oberlappengefäße (Abb. 151). Die Vernachlässigung dieses Merkmals war einer der Gründe für die früher häufige Verkennung der atelektatisch-bronchiektatischen Unterlappenschrumpfung als „Pleuritis mediastinalis posterior" (s. S. 291), die in Analogie zur herkömmlichen Fehlinterpretation schrumpfender Mittellappenprozesse stand (s. S. 373).

Abb. 148. A. La., 56jähr. ♂. Arch.-Nr. 5801/61, Röntgenabteilung Medizinische Universitätsklinik Münster i. Westf. (Direktor: Prof. Dr. W. H. HAUSS). (Vgl. Abb. 166.) Mediastinale Interposition der lufthaltigen Unterlappenspitze bei kosto-pleuraler Randretraktion des atelektatischen Oberlappens (Karzinom des Oberlappenbronchus), im Schichtbild 12 cm a.-p. als zungenförmige Aufhellung zwischen Aortenbogen und Sulcus aorticus des atelektatischen Oberlappens dargestellt

d) Die Dislokation der Lappenspalten ist eine weitere obligate Begleiterscheinung gröberer Parenchymverschiebungen in einer Lungenhälfte (WESTERMARK; FLEISCHNER; LENK; ESSER; ROBBINS u. HALE; TESCHENDORF; ZADEK; FELSON; LUBERT u. KRAUSE; RITTER u. EYBAUD; SCHULZE u.a.). Sie hat als Frühsymptom unterschiedlicher Belüftungsintensität der Lappen besonderes Gewicht für die Erkennung latenter Bronchostenoseu. Denn die Verlagerung der interlobären Fissurlinien wird nicht erst mit der Manifestation segmentaler oder lobärer Atelektasen sichtbar. Sie eilt der atelektatischen Gewebsverdichtung vielmehr voraus und kann eine Lappenbronchusblockade schon anzeigen, wenn das Versorgungsgebiet dank kollateraler Ventilation über Parenchymbrücken der Nachbarsegmente noch lufthaltig ist.

e) Dauerdeviation des Mediastinums und Überlappen der gesunden Lunge stellen sich als gesetzmäßige Folge exzessiver Sogwirkung der Halbseitenatelektase ein, soweit nicht Tumorinfiltration, Schwartenzug oder sonstige Gewebeversteifung (ausgedehnte Lymphknotenhyperplasie, diffuse sklerotische Aortektasie, Aneurysmen etc.) die Mediastinalverschieblichkeit mindern bzw. aufheben. Unter diesen Bedingungen ist manchmal eine *dissoziierte Verlagerung der Mediastinalorgane* zu sehen, wobei Herz und anhängende Gefäßstämme zur Seite der Atelektase herübertreten, während Trachea und Ösophagus fixiert bleiben (LENK; SIMON; ZADEK).

Ein mediastinaler Raumausgleich macht sich — zumindest inspiratorisch — oft schon bei der Blockade eines Ober- bzw. Unterlappenbronchus bemerkbar, wenn das örtliche Kompensationsvermögen des betroffenen Lungenflügels krankhaft eingeschränkt

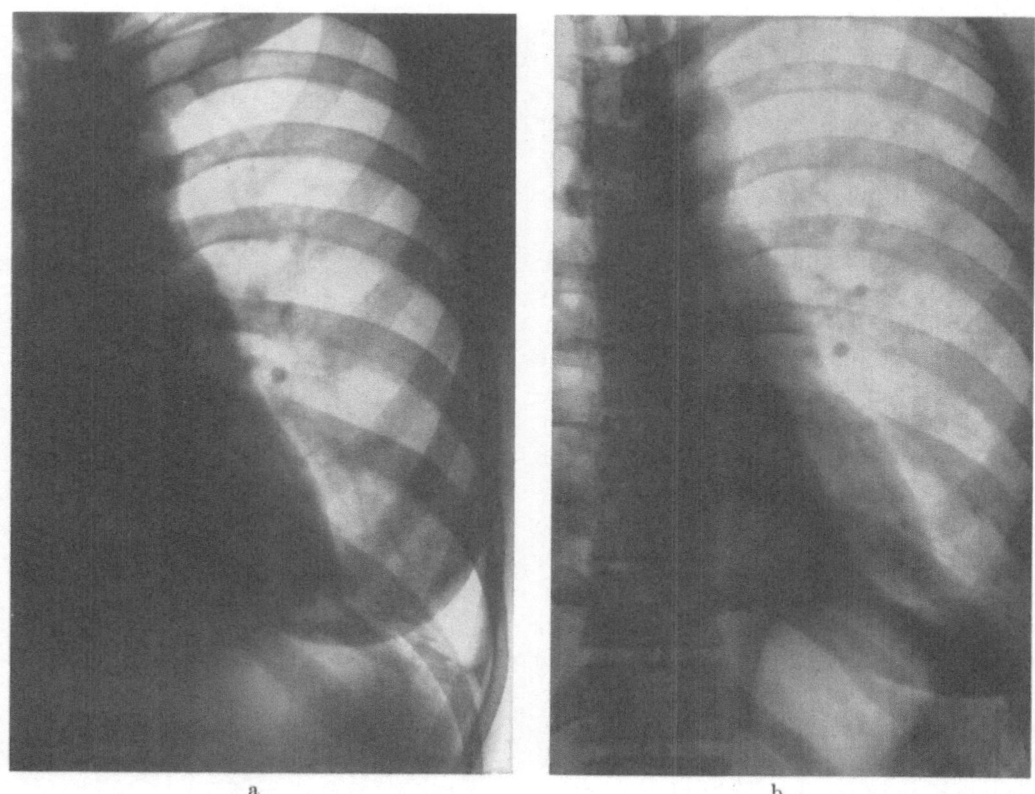

a b

Abb. 149a u. b. L. Rö., 24jähr. ♀. Arch.-Nr. 7203/60, Röntgenabteilung Medizinische Universitätsklinik Münster i. Westf. (Direktor: Prof. Dr. W. H. HAUSS). Retrokardial geschrumpfte Unterlappenatelektase links bei Bronchiektasen mit vikariierendem, stellenweise bullösem Oberlappenemphysem. a Nativbild p.-a. Typische Kaudalrotation der gespreizten Oberlappengefäße mit blasiger Aufhellung der zwerchfellnahen Abschnitte bei diskreten Atelektaseschatten. b Hart exponierte Zielaufnahme p.-a. Nachweis des hochgradig mediastinalwärts geschrumpften lobären Keilschattens innerhalb der Herzsilhouette. Angedeutete Darstellung lufthaltiger Bronchiektasen im Schrumpfungskeil

ist oder substantiell nicht ausreicht, um die ausgiebige Volumenreduktion des Lobärkollapses wettzumachen. Eine Verschiebung der mediastinalen Viszera kann vorübergehend auch im Verlauf akuter Lobärpneumonien beim Kind (THOENES; WALLGREN; GRIFFITH; BOWEN; TALLERMAN u. JUPE; WYATT; ULLRICH; HART), seltener beim Erwachsenen auftreten (CORYLLOS u. BIRNBAUM; CHING WU; GRAESER, CHING WU u. ROBERTSON; BÖHM; FINELAND u. LOVERUD; PEPPARD; SCHULZE u.a.). Die Einziehung der interlobären Spaltgrenze läßt dabei an primär dystelektatische Komponenten der Lappenverdichtung oder an sekundäre Störung der Wiederentfaltung während der resorptiven Lösung des alveolären Exsudats denken (s. S. 187, 188, 282). Bei beiderseitiger bronchopulmonaler Affektion im Kindesalter muß eine obstruktive Blähung im Bereich der nicht verdichteten Lunge als Ursache der Verlagerung ausgeschlossen werden (WALLGREN; GRIFFITH).

Daueransaugung und hochgradiges Überlappen des kontralateralen Lungenflügels werden erst bei kompletter Belüftungssperre einer ganzen Lunge beobachtet (FLEISCHNER;

Lenk; Robinsohn; Lubert u. Krause; Robbins u. Hale; Zadek u.a.). Da nur die ventrale Mediastinalloge elastisch genug ist, um der kompensatorisch geblähten Lunge Durchlaß und Entfaltungsraum zu gewähren, schiebt sich der gesunde Flügel keilartig zwischen Sternum und Vorderfläche von Herz und Gefäßwurzel, greift über die Mittellinie herüber und drängt die Mediastinalorgane dorsalwärts ab. Trotz massiver Atelektase bleibt die statische Mediastinalverlagerung bei einer gleichseitigen Phrenicusparalyse aus.

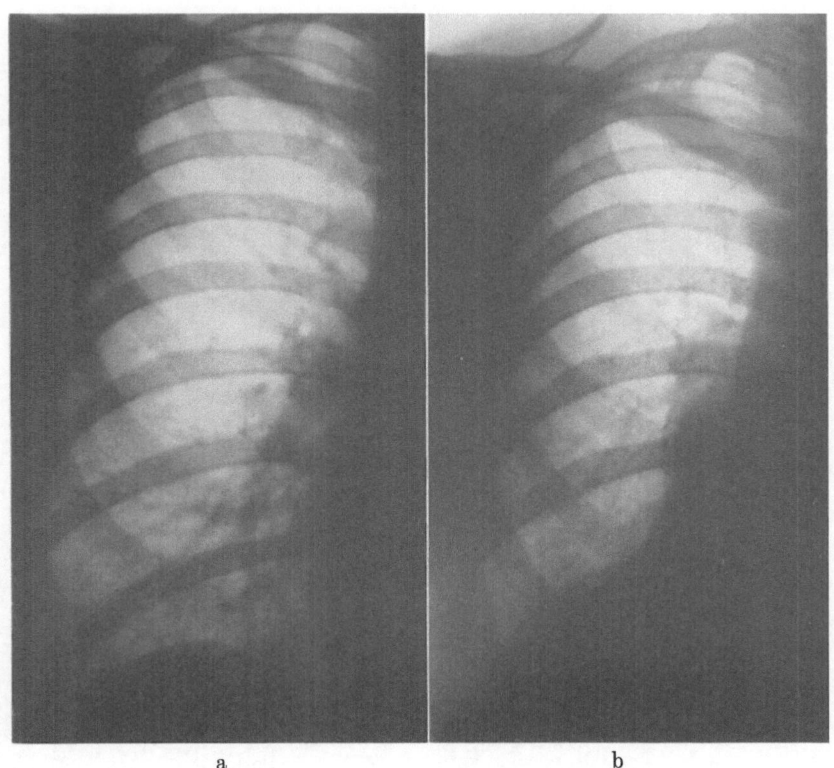

a b

Abb. 150a u. b. Ä. Re., 35jähr. ♂ Arch.-Nr. 6634/59, Röntgenabteilung Medizinische Universitätsklinik Münster i. Westf. (Direktor: Prof. Dr. W. H. Hauss). Konfigurationsänderung des Hilus und der Oberlappengefäße nach atelektatischer Unterlappenschrumpfung rechts (Morbus Hodgkin). Verschwinden der Unterlappenarterie und ihrer Äste im Atelektase-Keil. a Nativbild p.-a. (6. 6. 57). b Nativbild p.-a. (30. 7. 59)

Denn der Tonusverlust schmälert die pathologische Sogwirkung und engt mit extremem Zwerchfellhochstand die Kapazität des Hemithorax so weit ein, daß die Druckdifferenz zwischen beiden Brustkorbhälften abnimmt, und ein kontralateraler Raumausgleich überflüssig wird (Zadek; Teschendorf).

f) Zwerchfellhochstand und Brustkorbeinengung vervollständigen die statischen Symptome des parietalen Raumausgleichs umfänglicher Atelektasen. Sie sind bei universellen Entfaltungs- und Beatmungsstörungen post partum und dichtstehenden kleinherdigen Atelektasen im Säuglingsalter besonders ausgeprägt. Denn der stark erhöhte intrapleurale Sog findet im weichen Brustkorbskelet und relativ schwachen Zwerchfell noch keine nennenswerten Gegenkräfte. Zudem entfällt die mediastinale Ausweichmöglichkeit bei mangelndem Luftgehalt beider Lungen. Der Thorax behält infolgedessen seine fetale Glockengestalt oder nimmt die ursprüngliche Form unter ausgiebiger Rippen- und Sternaleinziehung erst nachträglich wieder an, wenn die belüfteten Parenchyminseln keinen räumlichen Ersatz leisten, und nicht obstruktive Blähung das Übergewicht im gesamten Geschehen der postnatalen bzw. frühkindlichen Atemstörung erhält. Mit Behebung der Luftleere gewinnt der Brustkorb regelrechte Wölbung, und das Zwerchfell stellt sich in seine alters- und konstitutionsentsprechende Atemmittellage ein (Engel; Caffey; Steiner; Thomas u.a.).

Beim Erwachsenen sind es ganz überwiegend einseitige atelektatische Schrumpfungsprozesse, die parietaler Anpassung bedürfen. Dabei leisten Muskelkraft des gesunden Zwerchfells und relative Starre des knöchernen Thorax dem Atelektasesog ungleich größeren Widerstand, so daß zunächst das nachgiebigere Mittelfell zur Druckentlastung herangezogen wird, sofern es nicht krankhaft arretiert ist. Die thorako-diaphragmalen Ausgleichsvorgänge treten unterstützend hinzu, wenn Parenchym- und Mediastinalverschiebung den Raumverlust nicht abzudecken vermögen. Das ist gewöhnlich erst bei

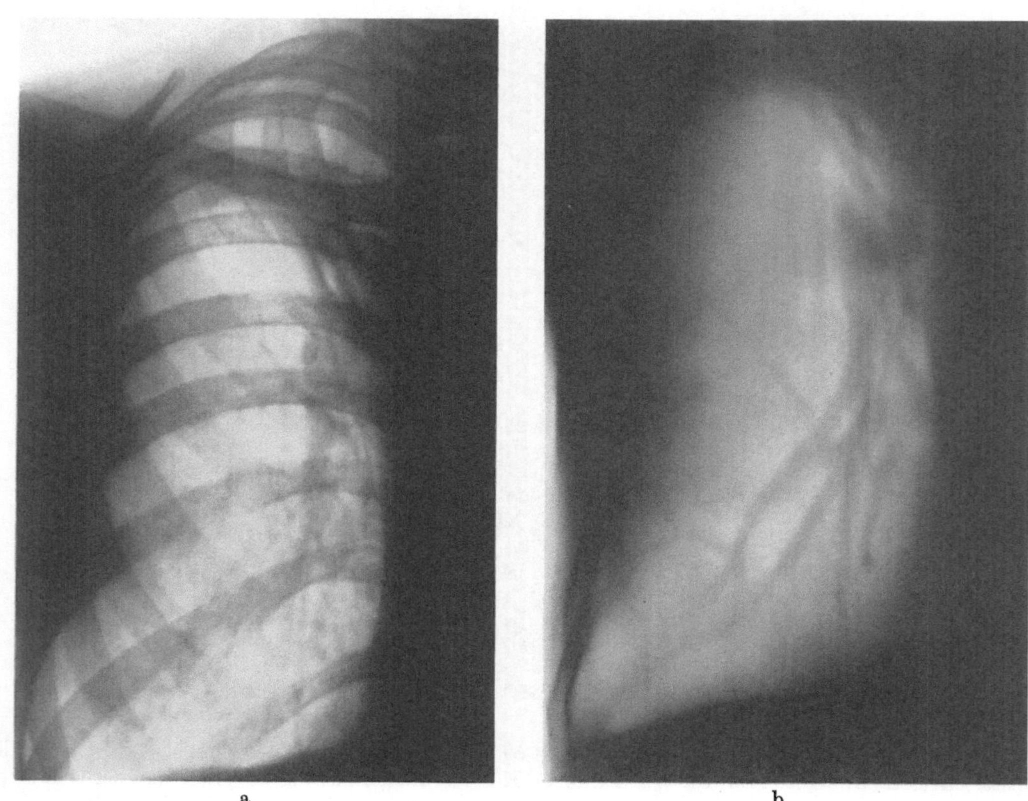

a b

Abb. 151a u. b. W. Sch., 54jähr. ♂. Arch.-Nr. 10093/56, Röntgenabteilung Medizinische Universitätsklinik Münster i. Westf. (Direktor: Prof. Dr. W. H. HAUSS). Vikariierendes Emphysem des rechten Unter- und Mittellappens bei hochgradiger apiko-mediastinaler Oberlappenschrumpfung nach Bronchustuberkulose. a Summationsbild p.-a. b Schichtbild 11 cm a.-p.

Belüftungssperre eines Ober- oder Unterlappens der Fall. Die Volumeneinbuße einer Mittellappen- oder Segmentatelektase ist zu gering, um die zur Erzeugung eines parietalen Raumausgleichs erforderliche Saugkraft zu entwickeln (ZADEK; EPSTEIN; SCHULZE u. BECKER). Im Gegensatz zu den Zwerchfellsymptomen wird die Einengung der Interkostalräume bei der Oberlappenatelektase meist deutlicher sichtbar als bei Schrumpfung des Unterlappens. Der anfängliche Hochstand des Hemidiaphragma kann im Verlauf der lobären Kollapsinduration wieder verschwinden, wenn die Elastizität der Restlunge unter der ständigen Überdehnung allmählich so weit nachläßt, daß ein substantielles Emphysem entsteht. Andererseits wird er gelegentlich auch nur von einem infrapulmonal abgesackten Begleiterguß einer Lobäratelektase vorgetäuscht, und es bedarf der Untersuchung in Rücken- oder Kopfhängelage, um das Trugbild zu demaskieren. Der kollapsbedingte Pleuraerguß bildet im übrigen bereits eine druck- und raumausgleichende Folgeerscheinung, die den Einfluß der Belüftungsstörung auf Zwerchfellstand und Thoraxweite abschwächt.

g) Die Verbreiterung der Herzsilhouette ist ein konstantes Symptom ausgedehnter Entfaltungsstörungen der Lunge in der Nachgeburtsperiode (MARTIN u. FRIEDELL).

Schon bei der physiologischen Atelektase post partum macht sich der erhöhte Sog im Brustraum mit vermehrter diastolischer Blutfüllung und unverhältnismäßig großer Breite des Herzschattens bemerkbar. Mit zunehmendem Luftgehalt der Lungen nimmt die Herzgröße in den folgenden Tagen ständig ab und erreicht nach völliger Alveolarentfaltung etwa am Ende der 1. Lebenswoche ein im Mittel annähernd gleichbleibendes Verhältnis zum Thorax-Querdurchmesser. MARTIN und FRIEDELL werten dieses Verhalten geradezu als Index normaler Gewebsreife und Entfaltbarkeit der Lungen.

Bei frühgeborenen Kindern und postnataler zyanotischer Belüftungsstörung ist der Vorgang retardiert. Für die Persistenz der Herzdilatation dürfte dabei neben dem kreislaufmechanischen Effekt des anhaltend erniedrigten intrathorakalen Drucks auch die allgemeine Hypoxie maßgeblich sein. Die Ausweitung des Herzens kommt wie bei akuter obstruktiver Laryngo-Tracheitis inspiratorisch besonders deutlich zur Geltung (MUNK u. LEDERER; TESCHENDORF).

Das indirekte Atelektasesymptom wird praktisch nur im frühen Kindesalter beobachtet. In späteren Lebensperioden ist der Einfluß abnormer Atemdruckschwankungen auf Füllung und Größe des Herzens eher als exspiratorischer Preßeffekt bei generalisierten Bronchialspasmen mit obstruktiver Lungenblähung (Bronchialasthma und verwandte Zustände) nachweisbar (s. S. 96), während die konzentrische Sogwirkung universeller disseminierter Atelektase beider Lungen nach Art der postnatalen und frühkindlichen Ventilationsstörungen beim Erwachsenen praktisch keine Rolle mehr spielt.

h) Die inspiratorische Lateralbewegung des Mediastinums zum hypoventilierten Lungenabschnitt hin steht unter den dynamischen Symptomen des Raumausgleichs an erster Stelle (HOLZKNECHT; JACOBSON; HASLINGER u. HITZENBERGER; LENK; ROBINSOHN; FLEISCHNER; DAKEN; WESTERMARK; ELOESSER; BARIÉTY u. COURY; TESCHENDORF; FISCHER; ZUPPINGER; ZADEK; ESCHER; LÖFFLER; STEWART u. GHISELIN; LEVRAT, GALY u. MARTIN-NOEL; CONDORELLI, FRANCAVIGLIA u. TURCHETTI; PAPILLON; CULOTTA u. SUNSERI u.a.). Denn die Ansaugung der Mittelorgane kündigt die inspiratorisch wirksame Stenose großkalibriger Bronchien bereits an, ehe eine Atelektase des Versorgungsgebietes eingetreten ist. In diesem Stadium des Volumen diminutum erscheint das weniger lufthaltige und durch Hyperämie vermehrt succulente Lungengewebe zunächst nur leicht fleckig getrübt. Unter zunehmender Stenosierung kann die Dystelektase vorübergehend mit obstruktiver Blähung wechseln, wird aber schließlich von völliger Luftleere abgelöst (WESTERMARK). Der verstärkte Sog zieht die Mittelorgane zu Beginn der Einatmung noch weiter zur Atelektase herüber. Die zügige Gleitbewegung kommt auf der Höhe des Inspiriums zum Stillstand und wird dann rückläufig. Sofern noch kein kompletter Verschluß vorliegt, stellt sich während des exspiratorischen Druckausgleichs wieder der normale Situs ein. Wird die Mittellage in der Exspirationsphase überschritten, so weist das bilaterale Mediastinalwandern auf Erschwernis des Luftein- und -abstroms durch eine gemischte Stenose hin (s. S. 11).

Die Seitendiagnose der Bronchialenge ist unschwer zu stellen, wenn man den gesamten Bewegungsablauf des Mediastinums und Zwerchfells in beiden Atemphasen am Schirm verfolgt oder kymographisch analysiert. (Auf die weiteren Darstellungsmethoden der Veratmungs-Röntgenographie wurde auf S. 229 verwiesen.) Der Verzicht auf die Durchleuchtung birgt einmal die Gefahr, den Nachweis der Belüftungsstörung und ihrer causa peccans überhaupt zu verfehlen. Denn solange nur eine Stenose und keine atelektatische Bronchusblockade entstanden ist, wandert das Mediastinum in der Phase des passageren Druckausgleichs immer wieder in die Mittellage zurück. Ein zu diesem Zeitpunkt exponierter Thoraxübersichtsfilm täuscht dann im Initialstadium versteckter Stenosen einen Normalbefund vor. Ferner trügt der statische Bildeindruck auch leicht bezüglich der Seitenlokalisation des stenosierenden Prozesses. Ohne funktionsdiagnostische Aufschlüsse kann z.B. die Exspirationsaufnahme eines unilateralen Ventilemphysems nach Fremdkörperaspiration beim Kleinkind den Betrachter verleiten, die Mediastinaldystopie zur Gegenseite und deren verstärkte Entlüftung auf ein inspiratorisches Passagehindernis mit Dystelektase des gesunden Lungenflügels zu beziehen, und die pathologische Blähung für kompensatorisch zu halten (s. Abb. 9b u. Abb. 90).

Die seitliche Mediastinalbewegung ist allerdings auch am Schirm nur wahrzunehmen, wenn die Mittelfellstrukturen nachgiebig genug sind, und die intrapleurale Druckdifferenz beider Seiten ausreicht, um die Mediastinalorgane zu verlagern. Bei pathologisch fixiertem und altersstarrem Mediastinum muß der Raumverlust selbst umfänglicher Atelekteasen von anderen Mechanismen kompensiert werden. Gerade das Fehlen einer dem Umfang epitumoröser Atelektasen entsprechenden Mediastinaldystopie erweckt beim Bronchuskarzinom berechtigten Verdacht auf Inoperabilität wegen kontinuierlichen oder lymphogenen Einbruchs in den Mittelfellraum, der auch ösophago-kymographisch, angiographisch oder auf hart exponierten Schichtaufnahmen meist zu bestätigen ist, wenn sich der vorherige Durchleuchtungsbefund einer Bewegungsstarre auf sachgemäße Prüfung der Verschieblichkeit gründet. Oft bleibt das *Mediastinalwandern* nur bei ruhiger Atmung aus, die ihrer Luftstromstärke gemäß nur geringe Turbulenz an der Enge hervorruft und dem Druckausgleich genügend Zeit beläßt, während forcierte Inspiration den Bewegungsvorgang deutlich sichtbar macht. Vor allem der *Hitzenberger-*

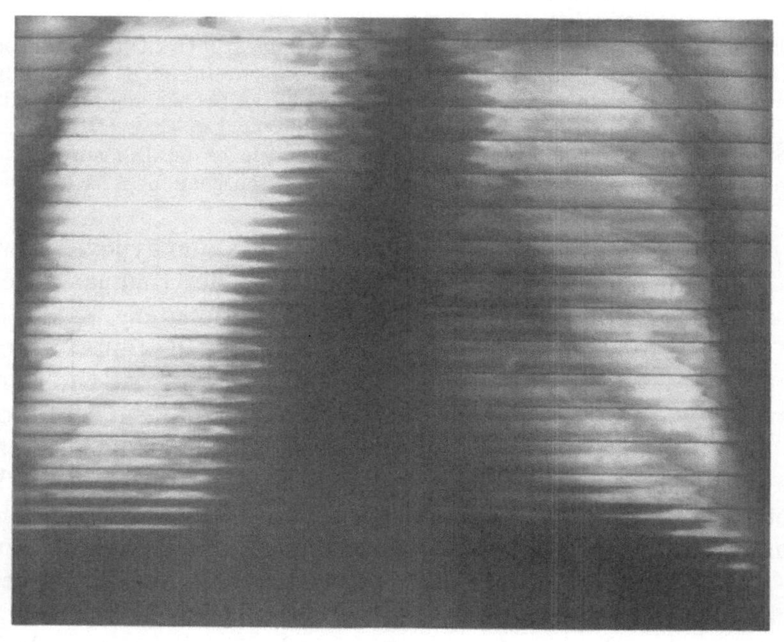

a

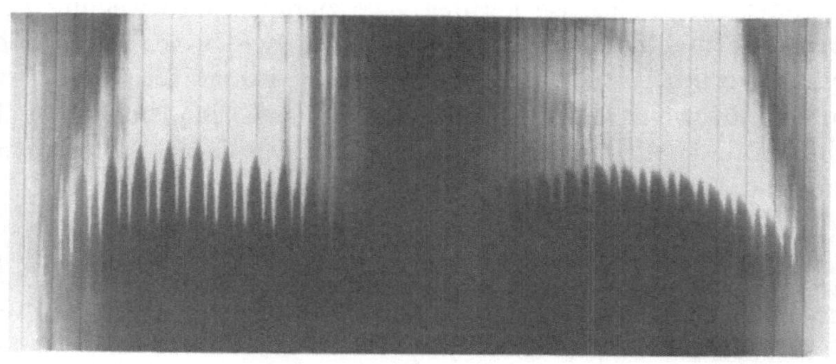

b

Abb. 152a u. b. A. La., 56jähr. ♂. Arch.-Nr. 5801/61, Röntgenabteilung Medizinische Universitätsklinik Münster i. Westf. (Direktor: Prof. Dr. W. H. HAUSS) (vgl. Abb. 148 und 166). Dynamik des parietalen Raumausgleichs durch Mediastinum und Zwerchfell im Atemkymogramm (forcierte Atmung) bei karzinombedingter Obstruktionsatelektase des linken Oberlappens. a Inspiratorisches Mediastinalpendeln zur Seite der Stenose. b Relativer Hochstand des linken Hemidiaphragma im Inspirium, aber keine paradoxe Exkursion: Abnahme der Amplitude infolge Hemmung der inspiratorischen Abwärtsbewegung durch erhöhten Sog der Atelektase

sche Schnupfversuch erzeugt mit dem unvermittelten Anstieg der Strömungswiderstände im Stenosebereich ein so plötzliches und steiles Druckgefälle zur frei belüfteten Lunge, daß statt eines zügigen Pendelns ein ruckartiges *Mediastinalschnellen* mit maximaler Amplitude auftritt.

Dabei darf ein geringes Schleudern von Ösophagus und Gefäßstamm nach rechts auch bei symmetrischem Thoraxskelet noch als physiologisch gelten. Stärkere Ausschläge mit gleichsinniger Herzverschiebung und alle nach links gerichteten Atembewegungen der Mediastinalorgane (Abb. 152) sind dagegen stets krankhafter Natur (DAHM). Das seitliche Auswandern kann prämonitorisches Anzeichen oder Begleitsymptom bereits manifester Atelektasen sein. Es wird sowohl bei umschriebener zentraler Bronchostenose wie bei polystenotischer Obstruktion eines größeren Parenchymsektors, z.B. bei Bronchitis fibrinosa, Asthma etc. angetroffen (DAHM; TURIAF, ROSE u. MARLAND).

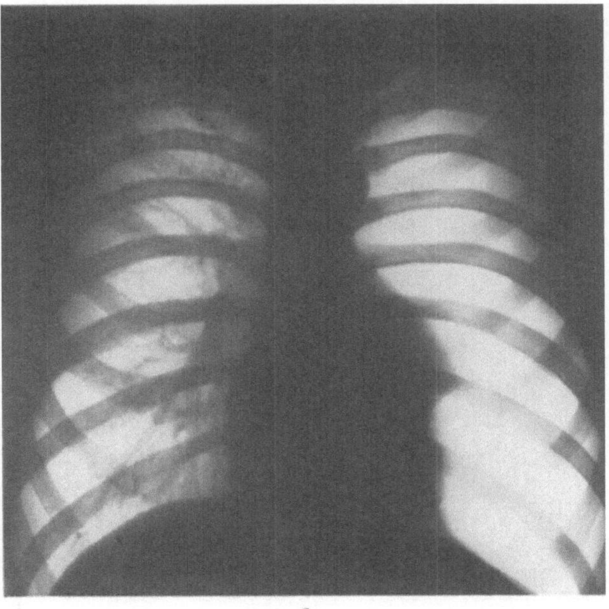

a

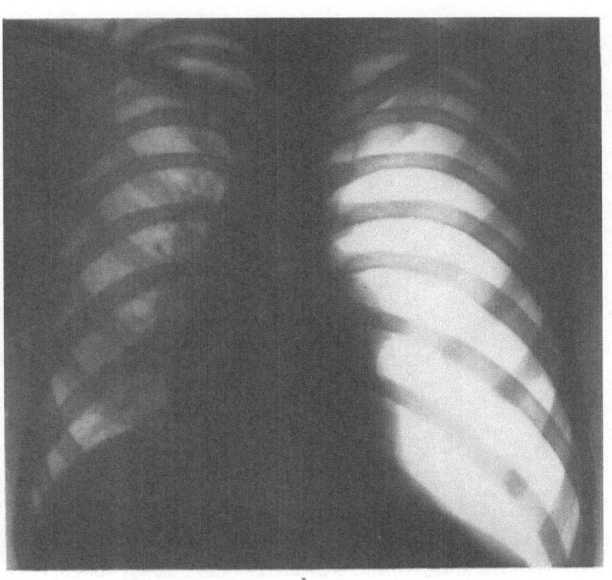

b

Abb. 153a u. b. E. Fi., 26jähr. ♂. Arch.-Nr. 5395/61, Röntgenabteilung, Medizinische Universitätsklinik Münster i. Westf. (Direktor: Prof. Dr. W. H. HAUSS). Respiratorisches Mediastinalwandern bei Totalkollaps nach Spontanpneumothorax. a und b In- und exspiratorische Thoraxübersichtsaufnahmen p.-a.

Als konkurrierende Ursache abnormer inspiratorischer Lateralbewegung ist zunächst eine ungleiche Dehnbarkeit beider Brustkorbhälften infolge *pleuro-pulmonaler Schrumpfungsvorgänge* (BÉCLÈRE; LENK; ROBINSOHN; DAHM; VAN DER WETH; BARIÉTY u. COURY u. a.), thorakoplastischer Eingriffe (VAN DER WETH; DEUEL) und *kyphoskoliotischer Thoraxdeformität* (NISSEN; SAUERBRUCH; ZDANSKY; VOSZSCHULTE u. STILLER) auszuschließen. Der Narbenzug parietaler *Pleuraschwarten*, der ein einseitiges Mediastinalschleudern hervorzubringen vermag, verrät sich gewöhnlich auch mit statischer Verziehung des Mittelfells bei Apnoe (DAHM).

Anders ist die Situation beim *intra- und extrapleuralen Pneumothorax* (DE CARVALHO, DE SOUSA u. VIDAL; DE SOUSA u.a.), da hier das exspiratorische Mediastinalwandern zur Gegenseite den Ausschlag gibt, und beim inspiratorischen Rückgleiten die Mittellage nicht zur teilkollabierten Lunge hin überschritten wird (Abb. 153). Bei isolierter *Hemirelaxatio diaphragmatica* des Lungengesunden folgt das Mittelfell dem stärkeren Inspirationssog der atemmechanisch intakten Thoraxhälfte, wobei das Pendeln innerhalb der Atemperiodik leicht nachhinkt und mit der paradoxen Mehrtaktbewegung des gelähmten Zwerchfellgewölbes zeitlich wie graduell übereinstimmt (DAHM; COCCHI; HAUBRICH). Die Koppelung von mediastinalen und diaphragmalen Bewegungsabläufen beim paralytischen „Waagebalkenphänomen" (KIENBÖCK) ist mit atemkymographischer Phasenanalyse exakt zu erfassen (DAHM; HEINE).

i) Die Störung der Zwerchfell- und Thoraxdynamik wird unverkennbar, sobald sich das atemphysikalische Kräftegleichgewicht durch massive Atelektasen wesentlich verschiebt. Der anhaltend verstärkte Unterdruck im Pleuraspalt zieht die gleichseitige

Zwerchfellhälfte in Atemmittellage höher, verschmälert die zugehörigen Interkostalräume und engt mit zunehmender Ausbreitung der Belüftungssperre die kosto-diaphragmale Exkursionsfähigkeit immer mehr ein (Abb. 152). Die unilaterale Funktionseinbuße wird durch erhöhte Atemfrequenz oder vergrößerten Zwerchfell- und Rippenhub der gesunden Seite wettgemacht. Bei forcierter Rippenhebung kann man am Ende des Inspiriums gelegentlich pseudoparadoxe Zuckungen der sterno-kostalen Zwerchfellansätze im Bereich einer Lappen- oder Halbseitenatelektase nachweisen. Eine echte Paradoxie der Zwerchfellbewegung ist nicht mehr als bloßer Sogeffekt der Atelektase aufzufassen,

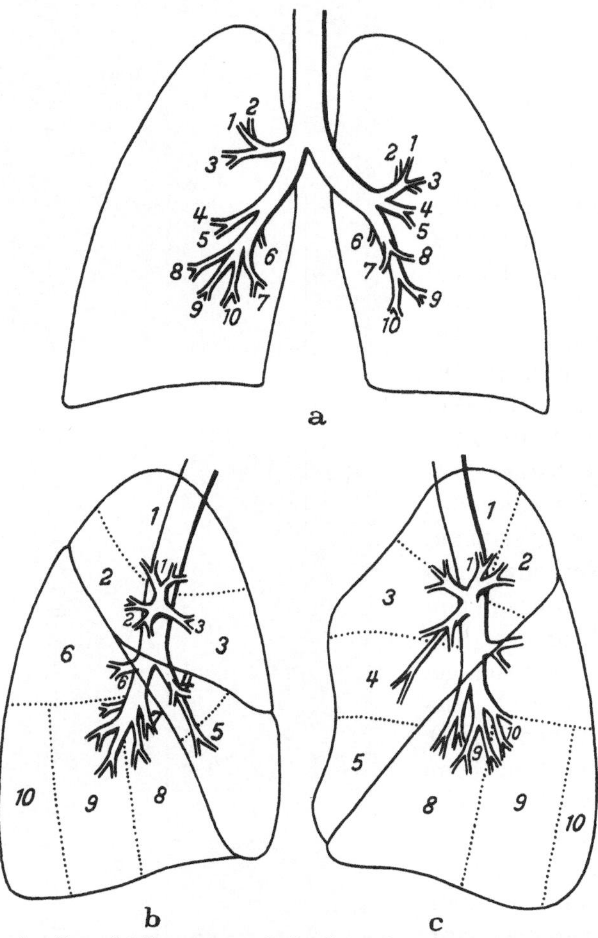

Abb. 154a—c. Schema des Bronchialbaumes und der bronchopulmonalen Segmente mit Numerierung nach der internationalen Nomenklatur (London, 1949) (nach v. HAYEK). a Anblick von vorn. b und c Seitenansicht der rechten bzw. linken Lunge von lateral

sondern stets zusätzlicher Phrenicusläsion im intrathorakalen Verlauf (Bronchus- und Mediastinalgeschwülste, Lymphome, entzündliche Vorgänge im Mittelfell und Perikard etc.) oder im Wurzelgebiet der Nervenbahn (zervikale Spondylochondrose, entzündliche oder neoplastische Halswirbeldestruktion) zuzuschreiben (DAHM; TESCHENDORF; HAUBRICH; ZADEK; STEWART u. GHISELIN; EPSTEIN; HIRSCH u. SCHWARZSCHILD u.a.).

γ) Spezielle röntgenologische Erscheinungsformen der Lungenatelektase und ihre Differentialdiagnose

Das röntgenologische Substrat der Atelektase bietet sich dem Betrachter je nach Art und Angriffspunkt des auslösenden Mechanismus, anatomischem Entwicklungsstadium und Projektionsrichtung in sehr unterschiedlicher Weise dar. Selbst bei gleicher Ursache und Lokalisation des Geschehens variieren Lage, Gestalt und Schrumpfungsgrad des nicht beatmeten Lungenabschnitts individuell ganz beträchtlich. Bei aller Vielfalt der

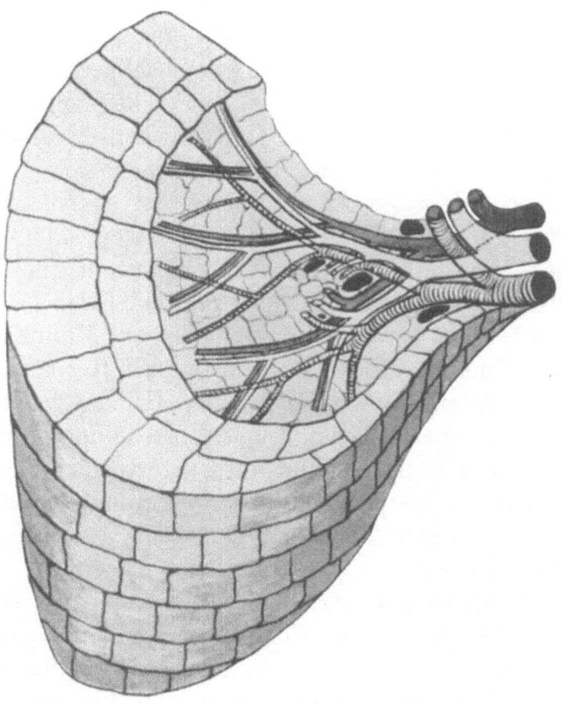

Abb. 155. Schema der Gliederung des Lungenlappens. Darstellung des Lappenhilus, Kern- und Mantelabschnitts eines Lappensegments. (Arterien dunkel, Bronchien hell. Venen gestreift, Lymphknoten schwarz) [nach FELIX, aus: G. HERRNHEISER, Fortschr. Röntgenstr. **74**, 623 (1951), Abb. 18]

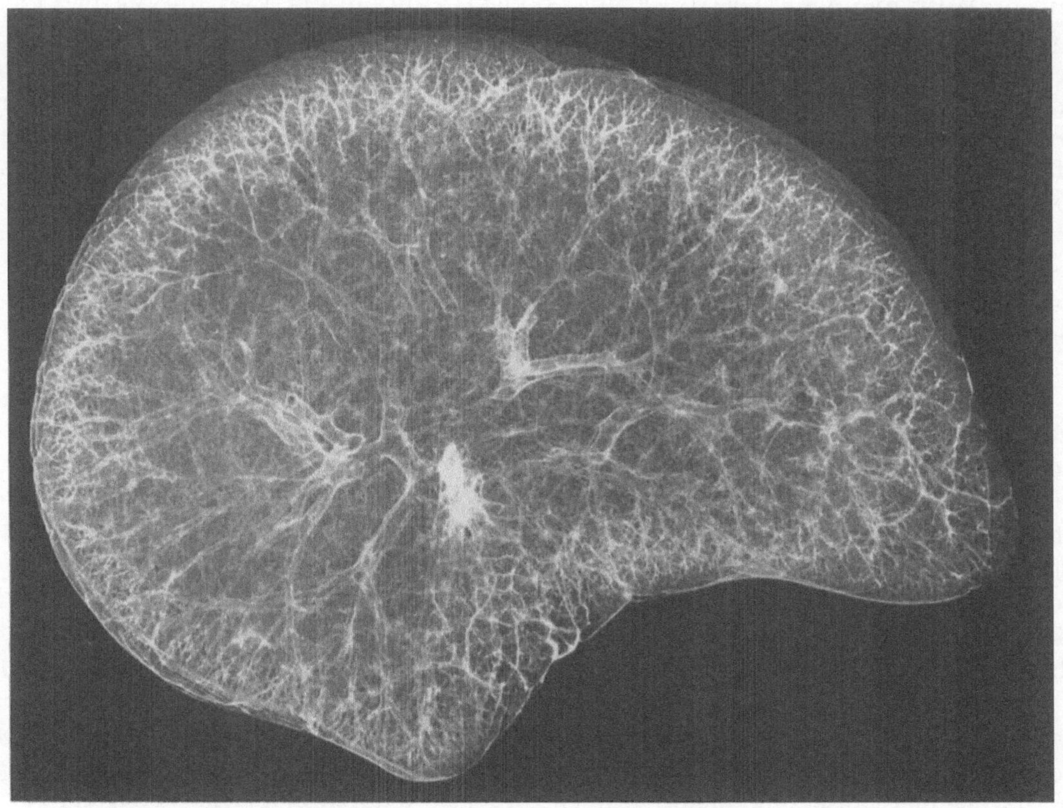

Abb. 156. Normale Strukturarchitektonik im Mantel und Kern der Lunge eines 65jähr. Mannes. Verdichtung des kortikalen Funktionsareals durch Aufzweigung der terminalen Blutstrombahn. [Mikroradiogramm eines Horizontalschnitts durch den in geblähtem Zustand getrockneten Oberlappen. Schichtdicke 4 mm. [Nach C. P. ODERR, P. PIZZOLATO u. J. ZISKIND, Amer. Rev. resp. Dis. **80**, 104 (1959), Abb. 69]

Erscheinungsformen sind die Schattensymbole und dynamischen Kriterien der atelektatischen Schrumpfung allgemein kennzeichnend genug, um sie bei Kenntnis der gesetzmäßigen Lage- und Verlagerungsbedingungen, sachgerechter Nativuntersuchung und Bildanalyse schon am Schirm sowie auf Ziel- und Übersichtsaufnahmen erfassen zu können. Die differentialdiagnostischen Schwierigkeiten wachsen allerdings mit abnehmendem Umfang der Atelektase. Ebenso besteht eine prinzipielle Erschwernis für die richtige Deutung, wenn blande bzw. infektiöse Anschoppung den Alveolarkollaps zu sehr überformt, um funktionelle Sogeffekte sichtbar werden zu lassen, oder, wenn die Atelektase durch andere schattengebende Veränderungen im Brustraum überdeckt wird, die vom Grundleiden selbst oder seinen Komplikationen herrühren. Dann ist ein klarer Aufschluß erst mit weiteren klinischen und strahlendiagnostischen Maßnahmen (Schichtuntersuchung, Bronchographie, Pneumoradiographie, eventuell Kontrastdarstellung der Gefäße) zu gewinnen. Auch sonst sind die radiologischen Hilfsmethoden oft unentbehrlich, um die Verdachtsdiagnose zu sichern, Ausmaß und Ursache der Belüftungsstörung näher zu ergründen und nach dem Summationsbild ähnlich erscheinende endothorakale Verdichtungen (z.B. diffus das Lungenparenchym infiltrierende Geschwülste, interlobäre und paramediastinale Pleuraergüsse, Thymushyperplasie, Agenesie eines Lappens oder Lungenflügels) abgrenzen zu können.

In der Lokalisation der speziellen Atelektaseformen spiegeln sich die beiden Konstruktionsprinzipien wider, die man in der Anlage des Lungenbauplans erkennt:

I. Die *dem radiären Verzweigungsrhythmus der broncho-arteriellen Strombahnen folgende Aufgliederung* in Lappen, Segmente, Subsegmente und kleinere Parenchymeinheiten (Abb. 154 und 156) (KRAMER u. GLASS; LUCIEN; GLASS; HERRNHEISER u. KUBAT; NEIL, GILMOUR, GWYNNE u. FAIRCLOUGH; CHURCHILL u. BELSEY; PEIRCE u. STOCKING; HUIZINGA u. BEHR; FOSTER-CARTER; JACKSON u. HUBER; BOYDEN; BROCK; APPLETON; SOULAS; WAREMBOURG u. GRAUX; ESSER; WEBER; HOHN u. VIETEN; HORNYKIEWYTSCH u. STENDER; SCHMIDT u.a.), und

II. die *konzentrische Anordnung des atmenden Parenchyms als Lungenmantel um den Lungenkern,* der nur in geringerer Zahl Lungenläppchen enthält und stärker mit divergierenden Ästen der am Hilus mündenden Leitungsbahnen (Bronchien, Blut- und Lymphgefäße, Lymphknoten) durchsetzt ist (Abb. 155 und 156) (FELIX; HERRNHEISER; ENGEL; LINK u. STRNAD u.a.).

Eine Abhängigkeit von der Strukturgliederung des Bronchialbaumes ist nur bei den Atelektasen ersichtlich, die sowohl Kern- wie Mantelzone einbeziehen, während bei den ausschließlich der äußeren Lungenschale angehörenden Atelektasen neben bronchiolären Verschlußmechanismen auch pathogene Einflüsse von seiten des Pleuraraumes und der Brustkorbwand wirksam werden können.

1. Atelektasen bronchial-anatomisch bestimmter Ausdehnung. *a) Totalatelektase eines Lungenflügels.* Klinisch ist das dramatische Syndrom des *akuten massiven Lungenkollapses* vom relativ symptomarmen Bild der *protrahiert entstehenden Halbseitenatelektase* zu unterscheiden (s. LÖFFLER, Handbuch der inneren Medizin, Bd. IV/2, S. 1026ff.). Auf die komplexe Ätiologie des massiven Kollapses (Operationen, Traumen, Narkose, Schlafmittelvergiftung, Bronchialasthma, bulbäre und spinale Atemlähmung bei Poliomyelitis und verwandten Zuständen, deszendierende Diphtherie, Fremdkörperaspiration, massive Hämoptoe, Bronchographie, Kollapstherapie bei Lungenphthise mit orifizieller Bronchustuberkulose, Bronchialgeschwülste zentraler Lage) wurde bereits eingegangen (s. S. 187ff.).

Quot morbi, tot modi: Die Totalatelektase, die infolge unvermittelt einsetzender Hypoventilation, multifokaler Schleimobturation und Spasmen kleiner und mittlerer Bronchien aus konfluierenden Lobuläratelektasen hervorgeht, bildet sich mit Behebung der Ursache meist rasch und ohne Residuen zurück. Die durch plötzliche Verlegung bzw. Abknickung des zentralen Bronchialstiels en bloc zustandekommende Atelektase ist nur reversibel, wenn der Luftweg rechtzeitig wieder freigemacht wird. Bei zunehmender organischer Drosselung eines Hauptbronchus oder extrabronchial wachsender Kom-

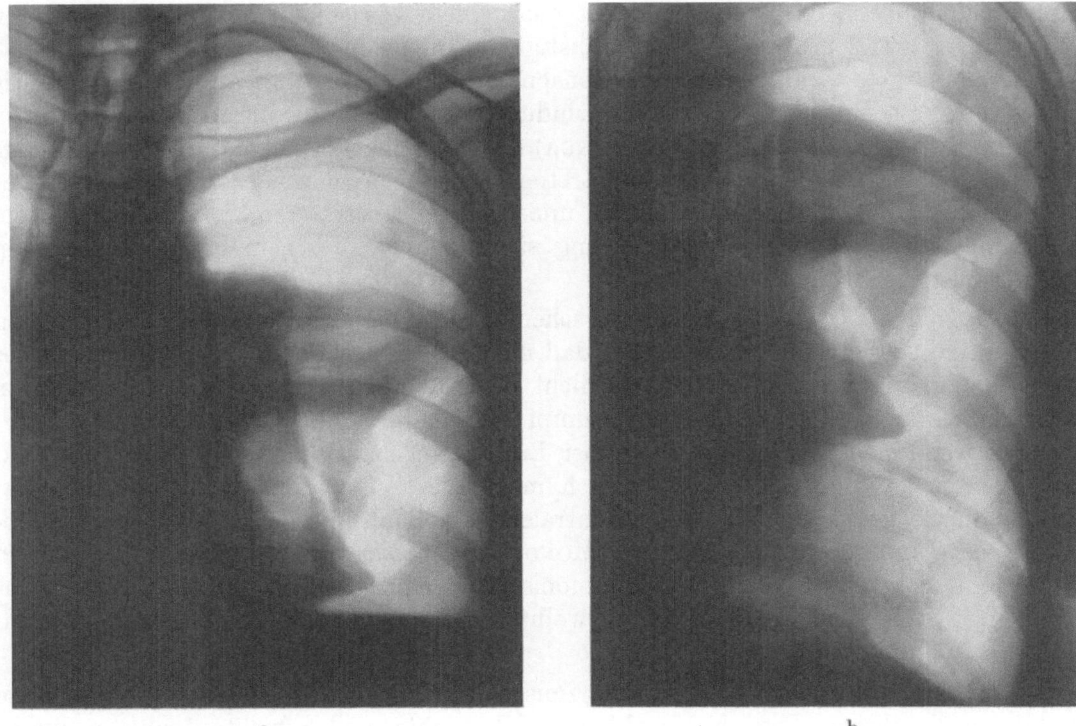

Abb. 157a u. b. H.U., 55jähr. ♀. Arch.-Nr. 1185/60, Röntgenabteilung Medizinische Universitätsklinik Münster i.Westf. (Direktor: Prof. Dr. W. H. Hauss). Totalkollaps linke Lunge nach spontanem Fluidopneumothorax links. Weitgehender Kollaps der peripheren Bronchialäste im atelektatischen Parenchym. a und b Übersicht p.-a. im Stehen und in Trendelenburg-Lage

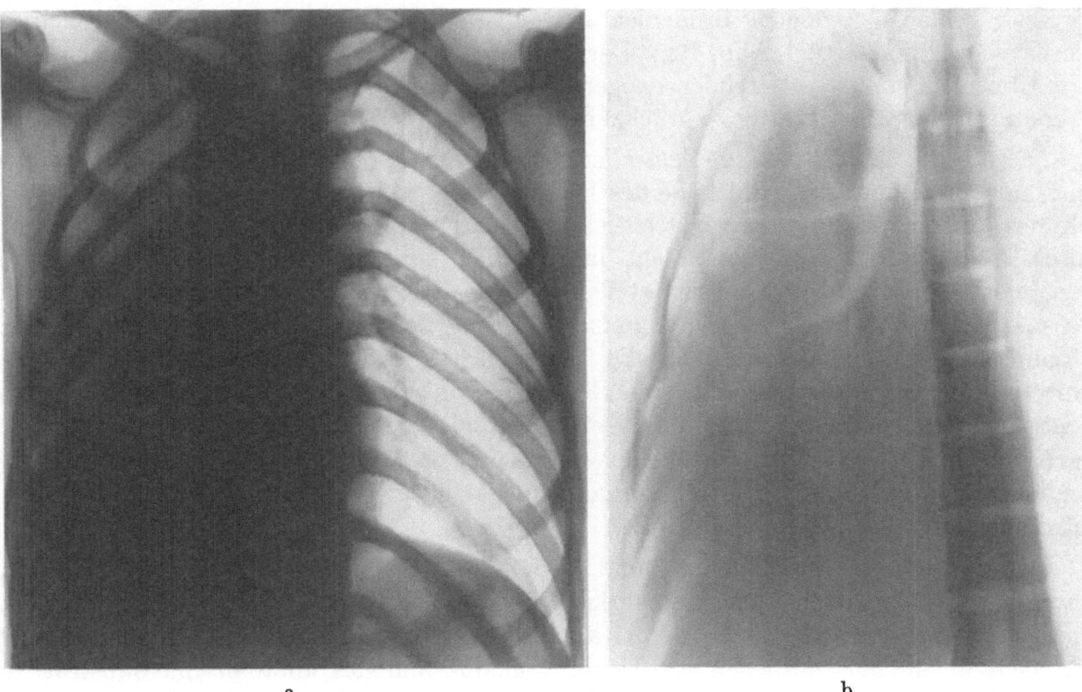

Abb. 158a u. b. F. T., 26jähr. ♂. Arch.-Nr. 871/54, Röntgeninstitut der Medizinischen Universitätsklinik Leipzig (ehem. Direktor: Prof. M. Bürger). Halbseitenatelektase durch multilokuläre distale Sekretverschlüsse bei poliomyelitischer Atemlähmung. a Thoraxübersicht p.-a. b Schichtbild a.-p. 9 cm: Nachweis der Durchgängigkeit der Luftwege bis zu den Bronchien 3. Ordnung

pression aller Lappenäste breitet sich die Belüftungssperre gewöhnlich etappenartig von Lappen zu Lappen aus und umfaßt erst nach einem gewissen Zeitraum den gesamten Lungenflügel. Der torpidere Ablauf begünstigt die Infektion retinierten Bronchialsekrets und bahnt oft von vornherein obstruktionspneumonische Vorgänge an, die mit einseitig ausgedehnter Bronchiektasie und Kollapsinduration enden (McDonald, Harrington u. Clagett; Spain; Bronkhorst; Swierenga). Dem gleichen Schicksal verfällt die Lunge auch bei Fortbestand eines akut aufgetretenen Passagehindernisses. Es besteht somit ein fließender Übergang zwischen akuten und protrahiert verlaufenden Totalatelektasen, deren unterschiedlicher Entwicklungsgang sich nur bis zu einem gewissen Grad im Schattensubstrat ausprägt.

Der *akut kollabierte Lungenflügel* erscheint auf dem Sagittalbild im allgemeinen homogen und so weitgehend verdichtet, daß man die anliegenden Weichteilkonturen der Mediastinalorgane und des Zwerchfells nicht mehr abgrenzen kann. Im Pneumothorax ist der hiluswärts retrahierte Lungenstumpf von den Nachbarorganen nur zu unterscheiden, wenn sich ein mediastino-basaler Luftmantel dazwischen legt (Abb. 157), und kein Überdruck vorliegt, der das Parenchym an die kontralateral verschobene Mediastinalsilhouette heranpreßt. Tritt bei zentralen Bronchialtumoren ein Spontanpneumothorax auf (Lenk; Bariéty, Poulet, Monod u. Paillas; di Rienzo u. Weber), so kollabiert der bereits obstruktionspneumonisch oder blastomatös infiltrierte Lungensektor nur wenig und zeigt stärker gewölbte, nicht selten höckerige Außenkonturen (vgl. Abb. 169 und 176).

Die von atemparalytischen bzw. adynamischen Zuständen ausgelöste Totalatelektase läßt die großkalibrigen Bronchien auf harten Übersichts- und Schichtaufnahmen durchscheinen. Selbst Segmentäste können innerhalb des pulmonalen Schattenareals eine Zeitlang sichtbar bleiben, solange sie lufthaltig sind (Abb. 158). Erst mit zunehmender Schleimstauung aus der Peripherie oder jenseits proximaler Verschlüsse (z.B. Fremdkörper) gehen die bronchialen Aufhellungsstraßen in der Lungenverdichtung unter. Andererseits beobachtet man im Bereich eines luftleeren Lungenflügels gelegentlich sogar grotesk geblähte regionale Bronchiektasen, die mit Wiederbelüftung des Parenchyms rasch verschwinden (vgl. Abb. 172). Der scheinbar paradoxe Befund ist auf wechselnden Ventilmechanismus flottierender exogener Passagehindernisse oder Schleimpfröpfe im Verein mit dem Atelektasesog zurückzuführen.

Die *chronische Halbseitenatelektase* ist zumeist entzündlich überformt. Ihr Schattenbild kann bei kompletter Blockade des Hauptbronchus ebenso homogen sein wie das des akuten Lungenkollapses. Es wirkt eher noch dichter, weil sich der obstruktionspneumonisch infiltrierte Lungenflügel nicht im gleichen Umfang verkleinert. Treten hinter zentralen neoplastischen Stenosen stellenweise noch lufthaltige Bronchiektasen hervor, so sind sie in der Regel nicht dynamischer Natur, sondern bereits anatomisch fixiert. Organischer Natur ist stets auch die generalisierte Bronchiektasie, die vielfach dem Nativbild der „destroyed lung“ im Gefolge chronischer Fremdkörperobturation und zentraler Bronchustuberkulose das Gepräge gibt. Die kollapsindurierte Lunge kann zerfallsbedingte Hohlräume verschiedener Genese und anatomischer Beschaffenheit einschließen, die sich auf Hartstrahlaufnahmen als solitäre oder mehrbuchtig zusammenhängende Aufhellungsbezirke abheben.

Da akute seröse Durchtränkung und chronische entzündliche Infiltrierung der Parenchymschrumpfung ebenso entgegenwirken wie blander Kollaps und bleibende Gerüstinduration sie verstärken, läßt der Grad des parietalen Raumausgleichs allein keinen Rückschluß auf den zeitlichen Entwicklungsmodus und das anatomische Substrat der halbseitigen Belüftungssperre zu. Hochgradige Mediastinalansaugung, Einengung des Hemithorax und Zwerchfellhochstand — links indirekt aus der Lage der Fornixluftblase ersichtlich — kommen sowohl beim akuten Kollaps wie bei chronischer Halbseitenatelektase vor.

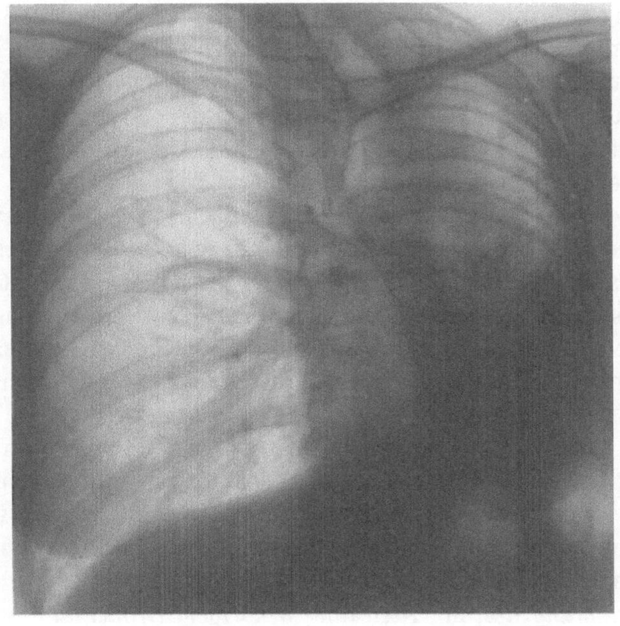

a

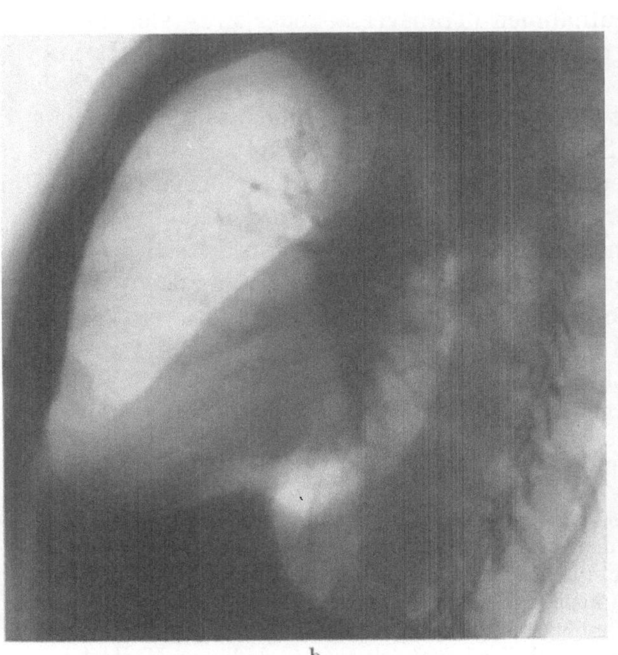

b

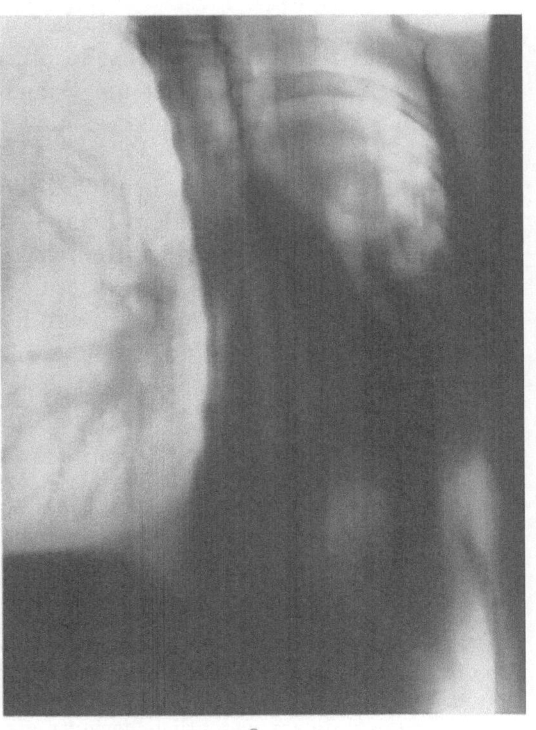

c

Abb. 159a—c. W. Am., 48jähr. ♀. Arch.-Nr. 2819/60, Röntgenabteilung Medizinische Universitätsklinik Münster i. Westf. (Direktor: Prof. Dr. W. H. HAUSS). Pulmonaler und parietaler Raumausgleich bei bronchiektatischer Kollapsinduration, Schrumpfung und Schwartenfesselung des linken Lungenflügels. a und b Thoraxübersichtsaufnahmen p.-a. und dextrosinistral. c Schichtbild 9 cm a.-p.

Bei beträchtlicher Druckdifferenz sinkt die luftleere Lunge immer mehr in die hintere Etage ihrer Brustkorbhälfte, deren mittleren Anteil die verlagerten Mediastinalviscera einnehmen, während die vordere Loge von der über die Mittellinie herübergezogenen gesunden Lunge besetzt wird (Abb. 159). Die am weitesten vorspringende Kontur des überblähten Flügels markiert sich auf hart exponierten p.a.-Aufnahmen als konvexbogige Grenzlinie einer zungenförmigen Aufhellungszone, welche die entblößte Brustwirbelsäule („naked spine column“) (Bruin u. Gerlings; Zadek; Dünner; Esser; Lubert u. Krause; Robbins u. Hales; Görgényi-Göttche u. Kassay u.a.) durchscheinen läßt, in Höhe des Jugulums zurückweicht und in sagittaler Kreuzhohlstellung (Gordon u. Zinn) wie bei Frontaleinblick als breite fusiforme Transparenz zwischen Sternum und Vorderfläche von Herz- und Gefäßwurzel imponiert.

Das Mittelfell beschreibt dabei um die lotrechte Achse seines straffen vertebralen Ansatzes eine Schwenkung, die bei linksseitiger Atelektase besonders ausgiebig ist und den Situs der ventralen Mediastinaleingeweide am meisten verändert. Durch den Rotationsvorgang stellt sich die sonst sagittal verlaufende vordere mediastinale Grenzfläche der kollabierten Lunge im Brustraum schräg oder quer. Sie wird daher in entsprechender Tangentialprojektion (Schräg- bzw. Frontaldurchmesser) gegenüber dem lufthaltigen Lungengewebe scharfrandig konkav abgebildet („Silhouettenzeichen“ nach Lubert u. Krause). Je mehr sich das atelektatische Parenchym nach hinten retrahieren kann, desto weiter lappt der andere Flügel über und schiebt die in der ventralen Mediastinalloge gelegenen Viscera dorso-lateralwärts ab. Im Extremfall nähert sich die bogige Berührungsfläche beider Lungenflügel auf dem seitlichen Bild der physiologischen Verlaufsrichtung des unteren Interlobärhauptspaltes.

Die *Zusammendrängung des zur Atelektase gehörigen Bronchial- und Gefäßbaums* und seine ausgeprägte Torsion nach hinten wird bei räumlicher Betrachtung von Broncho- und Pulmangiogrammen offenbar. Das Gefäß- und Bronchialsystem der überdehnten Lunge spreizt sich dagegen stärker auseinander, und seine ventralen Äste biegen in frontaler Richtung zur Gegenseite um. Das *Herüberkreuzen der broncho-vaskulären Strukturen über die Mittellinie* ist auf Schichtaufnahmen (Transversal- oder Frontalebene des vorderen Thoraxraumes) ebenso klar zu erfassen wie mit Kontrastdarstellung (Lodin; Düx u. Thurn).

Ist der lufthaltige Lungenflügel selbst schwielig fixiert, oder findet sein Vordringen in der antero-mediastinalen Loge eine Schranke (flächige Accretio pericardii, breite Pleuromediastinalschwarte, Lymphknotenpakete, eingebrochene Tumormassen, Aneurysmen), so fallen die Objektdetails der Überlappung weg. Sie werden auch vermißt, wenn die atelektatische Lunge durch einen Schwielenmantel der vorderen Brustwand verhaftet bleibt oder von einem größeren Pleuraerguß umgeben ist. In beiden Fällen wirkt der pleuropulmonale Schatten im Strahlenrelief des Frontalbildes wie ein gleichmäßiges Filter vor dem hellen Lungenfeld der Gegenseite.

Während eine zusätzliche Schwarte den Zugeffekt der Totalatelektase auf die Brusthöhlenwände noch verstärkt, gleicht der konsekutive Pleuraerguß den Raumverlust der Atelektase aus. Als primum movens einer unilateralen Kompressionsatelektase führt der Druck eines *massiven Pleuraexsudats* darüber hinaus zu gegenseitiger Mediastinalverdrängung, zu Tiefstand des Hemidiaphragma und Erweiterung der Zwischenrippenräume.

Das Auftreten einer *Skoliose der Brustwirbelsäule* mit konkaver Krümmung zur verschatteten Seite hin legt besonders im Wachstumsalter den Verdacht auf länger anhaltende bindegewebige Schrumpfungsvorgänge im Lungengerüst oder Pleuraraum („Fibrothorax“) nahe. Eine einseitig schrumpfende *isolierte Rahmenschwarte* um eine noch lufthaltige Lunge ruft zwar Thoraxdeformität und beträchtliche Rippeneinziehung, aber nur mäßige statische Mediastinalverziehung hervor. Die Trübung ist zudem wesentlich geringer als bei der Halbseitenatelektase, so daß man Mediastinalsilhouette und Grenzen des gefesselten Lungenflügels auf Hartstrahlaufnahmen unschwer umreißen kann.

Die *Kombination von Totalatelektase mit breitem Schwartenmantel* nach chronischem Pleuraempyem ist vielfach an der Periostsklerose der Rippen kenntlich. Sonst gibt eine selektive Kontrastfüllung die Möglichkeit, aus der begrenzten Reichweite der peripheren Bronchial- und Gefäßverästelungen indirekt die Breite der umgebenden Schwiele zu ermessen. Mit Hilfe der Pulmangio- oder Bronchographie ist auch das Areal einer massiven Kompressionsatelektase im Schattenkomplex eines großen Pleuraergusses abzugrenzen.

Pneumonektomie und *Thorakoplastik* sind als Ursache halbseitiger Verschattung mit Skoliose, Brustkorbeinengung und Mediastinaldystopie nach Anamnese, Nativ- und Schichtuntersuchung ohne Schwierigkeit auszuschließen (LINDER; BRUNNER; DI RIENZO; GOMBERT, LAUX u. WINGUTH; SKOKAN; WEXELS; NEHRKORN).

Im Verlauf *ganzseitiger croupöser Pneumonien* bleibt das Volumen der betroffenen Thoraxhälfte im allgemeinen relativ konstant, wenn auch im Initialstadium und bei verzögerter Lösung Mediastinalverschiebung und Zwerchfellelevation vorkommen. Die Hepatisation der Lunge ist im übrigen meist nicht so vollständig, um eine ganz homogene Verdichtung erzeugen zu können. Ihr Schatten zeigt wenigstens stellenweise fleckig-körnelige Struktur und läßt etwas enggestellte luftführende Bronchien bis zur Peripherie hin durchschimmern.

Die *halbseitig schrumpfende Lungentuberkulose* erreicht die Schattenintensität der Totalatelektase nur, wenn mono- oder polystenotische Bronchialobstruktion ihren Entwicklungsgang maßgeblich bestimmt. Inwieweit die gewöhnlich von Bronchiektasen durchsetzte Parenchymverdichtung aus einer Kollapsinduration unspezifischer Atelektasen oder Vernarbung spezifischer Infiltrationsprozesse hervorging, ist in den Endstadien der „destroyed lung" aus dem Schattensubstrat nicht mehr abzulesen. Das gilt auch für unilaterale Schrumpfungsvorgänge luetischer Genese (WOENKHAUS) oder im Gefolge anderer entzündlicher bronchopulmonaler Affektionen (SCHELENZ; TENDELOO; PERŠINA; SCHMIDT; SIMON; ZADEK u.a.).

Das kongenitale *Fehlen eines Lungenflügels* ist an Hand des röntgenologischen Nativbefundes nicht von einer Halbseitenatelektase nach Blockade bzw. traumatischem Abriß eines Hauptbronchus zu unterscheiden (BEUTEL u. STRNAD; ELWARD; FORMIJNE; HURWITZ u. STEPHANS; FLEISCHNER; VALLE u. GRAHAM; CASTELLANOS u. PEREIRAS; FERGUSON u. NEUHAUSER; FIELD; NESBIT, PAUL u. MIDDLETON; BURGER; BOWDEN; INGRAM, HUDSON u. DAVIS; VAN LOON u. DIAMOND; GARBER; WIDERMAN u. PETERS; DE WEESE u. HOWARD; PRIEST; WEXELS; MAIER u. GOULD; THOMAS u. BOYDEN; RUBIO u. PIOVANO; HOLINGER, JOHNSTON, PARCHET u. ZIMMERMANN; LÜDIN u. WERTHEMANN; TERHEEGE, HOEKSTRA u. HOUWEN; MORTON, KLASSEN u. BAXTER; OYMADA, GASUL u. HOLINGER; WARNER, PALLADINO, SCHWARTZ u. SCHUSTER; TESCHENDORF; ZADEK; BRAUN; KARTE; STEINER; VAN EPP u. DAVIES; MESCHAN u. CALHOUN; DE GROOT u. KWAKKELSTEIN; BARIÉTY, CHOUBRAC u. VAUDOUR; DI GAETA; HÜLSHOFF; SAXL; BÖNNIGER; DE TONI; LACHAPÈLE u. CLARAC; JAMUNI u. ELLIS; STUTZ u. VIETEN; DI RIENZO u. WEBER; SCHULTZE-JENA u. KOSENOW; BOCK, MICHEL u. HERBST; BROCK u. WEINGÄRTNER; BAUMGARTL; VESELINOV u. ZVOLENSKY; NASSO; WILSON; BORSANY; STANĚK u. LUKL u.a.).

Die Hemmungsmißbildung tritt in verschiedenen Schweregraden auf. Nach der Klassifizierung von SCHNEIDER, die sich gegenüber den Einteilungen von FOSTER-CARTER und PURIEL u. EPIFANIO (s. RUBIO u. PIOVANO) allgemein durchgesetzt hat, sind anatomisch folgende Zustände zu unterscheiden (Abb. 160):

I. völlige Agenesie einer Lunge mit fehlender Bronchusaussprossung,

II. Aplasie einer Lunge mit halbkugelig blind endigendem Bronchusrudiment und

III. schwerste Hypoplasie einer Lunge in Form einer kaum differenzierten, platten oder kugeligen fleischähnlichen Gewebsknospe im Mediastinum oder intrapleuralen Brustraum mit blind endigender, z.T. bereits verzweigter Stammbronchusanlage.

WEXELS stellte 1951 87 einschlägige Fälle der Weltliteratur zusammen. Nach OYMADA, GASUL u. HOLINGER lagen bis 1953 115 zuverlässige Beobachtungen angeborenen Lungenmangels vor (davon 73 Fälle zu Gruppe 1 und 2, 38 Fälle zur 3. Form des Schemas nach SCHNEIDER gehörig, ferner 4 Mitteilungen doppelseitiger Aplasie — 21 weitere Berichte waren unvollständig). Von den 100 Fällen, die HOCHBERG u. NACHLERIO 1955 sichteten, war nur ein Fünftel in vivo richtig gedeutet (ähnlich WEXELS: 28 von 87 Fällen). Bezüglich Seitenlokalisation und Geschlechtsverteilung scheint keine wesentliche Prävalenz zu bestehen (SCHAFFER u. RIDER).

Eine bilaterale Lungenagenesie bzw. -hypoplasie ist sehr selten (OYMADA, GASUL u. HOLINGER; THUYNMAN u. GARDNER; HANSON; BAUMGARTL). Die Prognose des einseitigen Lungenmangels schwankt individuell außerordentlich. Die rechtsseitige Agenesie gilt als ungünstiger, weil dabei die stärkere Herzrotation hämodynamisch ins Gewicht fällt (SCHAFFER u. RIDER). Die Lebenserwartung hängt vor allem davon ab, ob der Defekt allein auftritt oder mit anderen schweren Fehlbildungen verbunden ist. Eine kombinierte Hamartie wird in fast 50% beobachtet (WEXELS). Es kann sich dabei um Mißbildungen sehr unterschiedlicher klinischer Dignität handeln (Atresie des Larynx, Ösophagus, Anus und Urogenitalsystems, Ösophagotrachealfisteln, Darmverkürzung, Lappungsanomalien der ausgebildeten Lunge, kardiale Septumdefekte, Pulmonal- und Aortenisthmusstenose, Pulmonalvenentransposition, Mediastinum commune, Aplasie des Zwerchfells, der Nieren und Gallenblase, Zystennieren, Porenzephalie, Spina bifida, Lidptose, Gesichtsskoliose und -hemiatrophie, Ohrmuscheldeformierung, Mandibularhypoplasie, Kiefer- und Rachenspalten, diverse Rippen-, Schulter- und Wirbel-Skeletanomalien, Mikro- und Amelie etc.) (Lit. s. WEXELS; INGRAM, HUDSON u. DAVIS; TRAPANI, SAGGESE u. VERGA; BALÁS; SCHULTZE-JENA u. KOSENOW; BAUMGARTL).

Bei isolierter Lungenagenesie kann der Anomalieträger das Erwachsenenalter erreichen. Nach SCHAFFER u. RIDER überleben bei linksseitiger (bzw. rechtsseitiger) Lungenaplasie jeweils am Ende des 1. Lebensjahres 63% (44%), nach 10 Jahren 58% (29%), 20 Jahren 50% (29%) und 40 Jahren

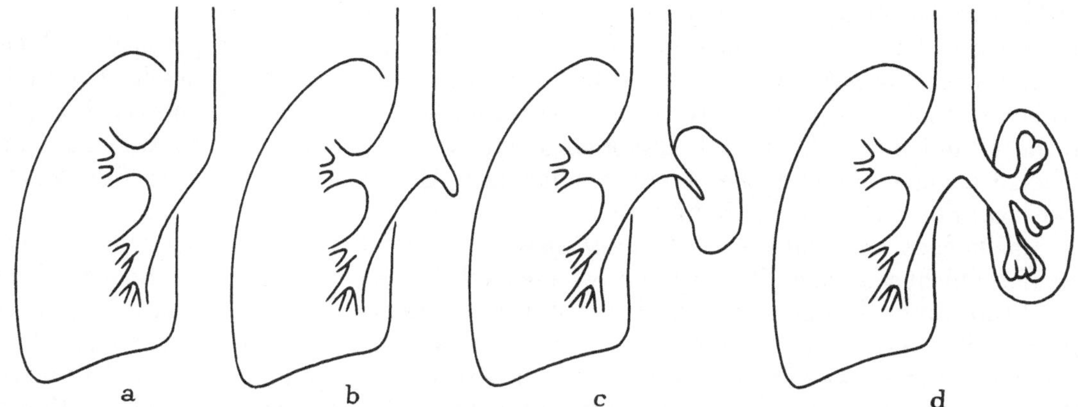

Abb. 160a—d. Schema halbseitiger broncho-pulmonaler Hemmungsmißbildungen (ergänzt nach F. BAUMGARTL, Handbuch der Thoraxchirurgie, Bd. III/2, S. 6. Berlin-Göttingen-Heidelberg: Springer 1958). a *Agenesie* (völliges Fehlen von Lunge und Bronchus). b *Aplasie* der Lunge mit Bronchusrudiment (in der angedeuteten Bronchialausstülpung sind Knorpelinseln nachweisbar). c Schwerste *Hypoplasie* der Lunge mit ausgebildetem Stammbronchus (innerhalb eines fleischigen Gebildes, das Lungengewebsinseln aufweist) und d mit ausgebildeten, blind endigenden und kolbig erweiterten Lappenbronchien

noch 34% (10%). Unter den 41 von VALLE und GRAHAM zusammengefaßten Fällen befanden sich 3 Patienten im Alter von 58, 65 und 72 Jahren. Die kritische Periode liegt im 1. Lebensjahr. Die Diagnose post partum wird erschwert, wenn das Bild der Lungenaplasie durch Eventration von Baucheingeweiden (Zwerchfelldefekte, Hernien) überdeckt ist (BESON, ROE u. STEPHENS), oder, wenn der Nachweis einer begleitenden Ösophagusatresie die irrige Annahme einer aspirationsbedingten Totalatelektase nahelegt (SCHULTZE-JENA u. KOSENOW). Die anderen, schon äußerlich oder röntgenologisch sichtbaren Zusatzdefekte können eher auf die richtige Spur lenken.

Für die Verdachtsdiagnose einer Lungenaplasie, die den Symptomenkomplex der Halbseitenatelektase erzeugt (massive homogene Verschattung einer Brustkorbhälfte mit Dextro- bzw. Lävokardie, Tracheal- und Ösophagusverziehung, Überlappen der lufthaltigen Lunge, entsprechender Mediastinalhernie, Entblößung der Brustwirbelsäule und Zwerchfellhochstand) sind folgende Gesichtspunkte maßgeblich:

I. Anamnestische Hinweise einer überstandenen schweren pleuropulmonalen Infektion, Fremdkörperaspiration oder eines Thoraxtraumas (Bronchusabriß!) *fehlen;*

II. Klinische Krankheitssymptome (Dyspnoe, Zyanose, Husten, Auswurf) *werden* dank der erhöhten Funktionskapazität der kompensatorisch hypertrophierten Lunge in der Regel *vermißt;*

III. Röntgenologisch fällt oft eine *Diskrepanz zwischen* massiver anhaltender *Halbseitenverschattung und relativ geringfügiger Thoraxasymmetrie* und — nicht selten ganz fehlender — Skoliose der Brustwirbelsäule auf.

Der von ZADEK empfohlene Versuch einer Pneumothoraxanlage ist zu widerraten, da der Anstich einer brustwandnahen Herzhöhle die Gefahr einer Luftembolie birgt.

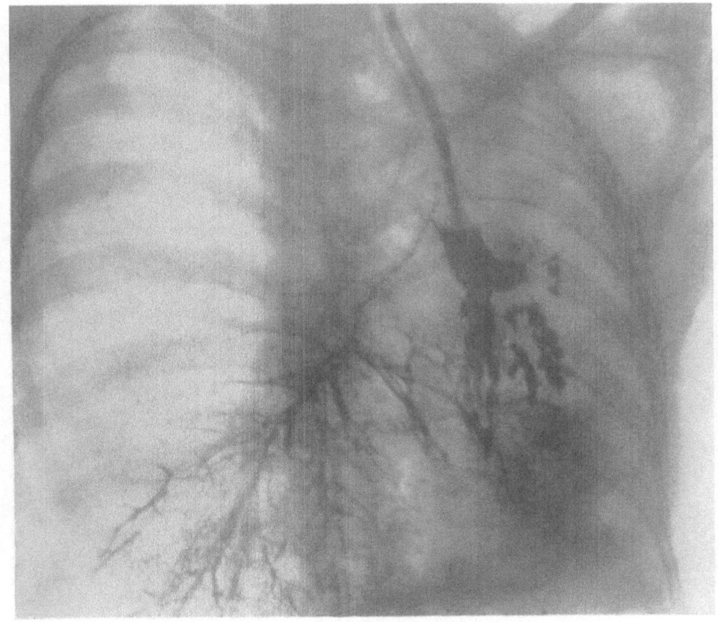

a

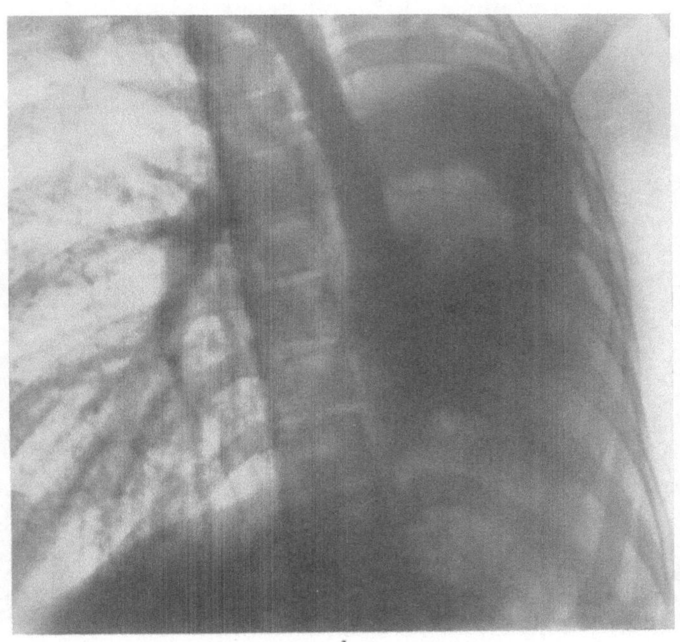

b

Abb. 161a u. b. K. J., 47jähr. ♀. Hypoplasie der linken Lunge mit Mediastinum commune und Raumausgleich durch die rechte Lunge [nach A. BALÁS, Thoraxchirurgie 4, 254 (1956), Abb. 7 und 8]. a Bronchogramm p.-a.: verkümmerte und mißgestaltete Bronchialanlage links mit verkürztem Hauptbronchus und blind endenden, z.T. ektatischen Lappen- und Segmentästen. Starke Spreizung der über die Mittellinie herüberragenden Unterlappenzweige der kompensatorisch erweiterten rechten Lunge. b Angiokardiogramm (Dextrogramm) p.-a.: Verlagerung der oberen Hohlvene und des Herzens in den linken Hemithorax. Weitstellung und Verlängerung der rechten A. pulmonalis. Links keine Darstellung von Lungenarterienästen

Die *bronchographische Darstellung* eines glatt begrenzten Hauptbronchusstumpfes, der von der trachealen Bifurkation nach latero-dorsal abgeht und konisch oder knospenartig blind endigt, kann die Diagnose der schwersten Formgrade von Lungenaplasie bzw. -hypoplasie per exclusionem (Ausschluß eines vorausgegangenen Traumas) ermöglichen

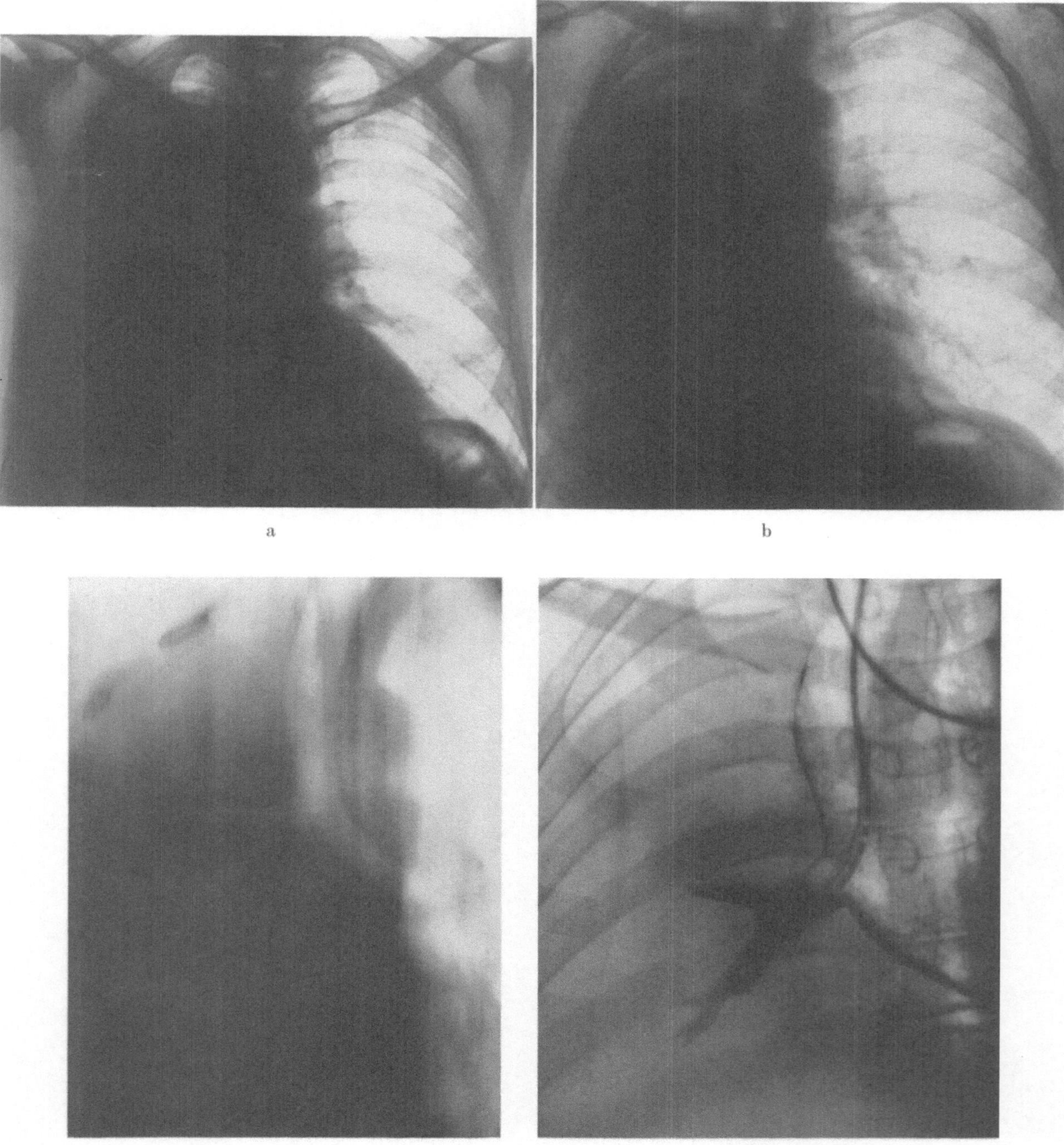

Abb. 162a—d. L. Ho., 58jähr. ♂. Arch.-Nr. 6542/58, Röntgenabteilung Medizinische Universitätsklinik Münster i. Westf. (Direktor: Prof. Dr. W. H. HAUSS). Vortäuschung einer Halbseitenatelektase durch diffus intraalveolär wachsendes Zylinderzell-Karzinom (Lungenadenomatose ?). Postmortale Exzision. [J.-Nr. 12380/58, Pathologisches Institut der Universität Münster i. Westf. (Direktor: Prof. W. GIESE)]. a Thoraxübersicht p.-a. (5. 7. 58.) b Thoraxübersicht p.-a. (8. 9. 58), fortschreitende Eintrübung des volumenreduzierten rechten Lungenflügels mit Verlagerung der Mediastinalorgane zur kranken Seite. c und d Nachweis frei durchgängiger zentraler Bronchialwege im Schichtbild 10 cm a.-p. und Bronchogramm. Verschluß sämtlicher Segmentbronchien

(BEUTEL u. STRNAD; DE GROOT u. KWAKKELSTEIN; STUTZ u. VIETEN u.a.). Schwerer ist die Abgrenzung von entzündlich-destruktiven Folgeschäden (FLEISCHNER; SCHMIDT), wenn sich der rudimentäre Hauptbronchus in plump deformierte, blind endende Lappenäste aufzweigt, die sich innerhalb einer hypoplastischen Lungenanlage füllen (Abb. 161)

(DI GAETA; BALÁS; BOCK u. WEINGÄRTNER; DI RIENZO u. WEBER; HÜLSHOFF u.a.). Dann bringt mitunter erst die *Angiokardiographie* eine sichere Entscheidung, da die Pulmonalgefäße auf Seiten des Lungendefektes unterentwickelt sind oder völlig fehlen (INGRAM, HUDSON u. DAVIES; DI GAETA; BALÁS; WEXELS; MONALDI; BOCK u. WEINGÄRTNER; BOCK, MICHEL u. HERBST; BAUMGARTL u.a.).

Zum Bild der Halbseitenatelektase infolge intra- oder extrabronchialer raumfordernder Prozesse (Bronchial- und Mediastinaltumoren, Aneurysmen, große Lymphknotenpakete etc.) gehört üblicherweise der Befund einer zentralen Bronchusblockade. Der auf hart exponierten Ziel- und Schichtaufnahmen bzw. bronchographisch erkennbare Füllungsabbruch liegt dabei überwiegend im Bereich des Hauptbronchus (LENK; BEUTEL u. STRNAD; FARINAS; ESCHBACH; SATTLER; WESTERMARK; ELOESSER; FLEISCHNER; STUTZ u. VIETEN; ANACKER; SALZER, WENZL, JENNY u. STAENGL; FISCHER; LINK u. STRNAD; DI RIENZO u. WEBER u.a.), doch kann äußere Kompression auch zu gleichzeitigem Verschluß aller Lappenäste bei noch durchgängigem Stammbronchus führen (SATTLER; BEUTEL u. STRNAD; BRAUN-WOTTKE). Die Erkennung *einseitig diffus in das Parenchym einwachsender Bronchus- und Lungengeschwülste* (besonders: Adeno-Karzinome, Lungenadenomatose, selten primär pulmonale Lympho- und andere Sarkome) (Lit. s. ECK; SCHULZE) bereitet dagegen erhebliche differentialdiagnostische Schwierigkeiten, wenn die Neoplasie einen ganzen Lungenflügel ausfüllt (STOREY, KNUDTSON u. LAWRENCE) und mit homogener Verschattung und Volumenabnahme die Schattensymbole der Atelektase imitiert, ohne sich mit einer zentralen Stenose zu verraten.

Das Beispiel der Abb. 162 zeigt einen solchen irreführenden Befund. Der 58jährige Patient war 3 Wochen zuvor akut mit Schüttelfrost, hohem Fieber und Stechen in der Brust erkrankt. Alle klinischen Anzeichen sprachen für eine ausgedehnte Pneumonie mit Begleitpleuritis. Unter Antibioticis rasche Entfieberung, jedoch anhaltend erhöhte Blutsenkung und toxisches Blutbild. Der anfänglich im Kuppelraum noch etwas lufthaltige rechte Lungenflügel war bei Kontrolle massiv und gleichmäßig verschattet, das Mediastinum deutlich nach rechts verzogen, und die Brustkorbhälfte eingeengt. Die Leitmerkmale wiesen auf eine massive Atelektase hin.

Bei normalkalibrigem und glatt begrenztem zentralen Luftweg war ein Tumor üblicher Art auszuschließen (Abb. 162c u. d). Der filiforme Abbruch sämtlicher Segmentbronchien dicht hinter ihrem Abgang aus den Lappenästen schien kaum durch ein Karzinom erklärlich, denn für eine Geschwulst dieser Ausdehnung im Lungenkern fehlten jegliche Symptome einer örtlichen Verdrängung des Bronchialbaumes. Gezielte Fahndung nach Tumorzellen im Bronchialsekret verlief negativ.

Die Ursache der multilokulären Bronchialverschlüsse wurde in metapneumonischen Veränderungen (entzündliche Schleimhautschwellung, Fibrinverstopfung mit polystenotischer „Sekundäratelektase") vermutet. Der Versuch, die vermeintlich entzündlich obturierten Luftwege mittels gezielter Absaugung und Instillation proteolytischer Fermente wieder freizumachen, schlug fehl. Post mortem ergab sich ein intraalveolär wachsendes Adenokarzinom, das nach Art einer Lungenadenomatose die verkleinerten Alveolen mit zylindrischen Tumorzellen auskleidete.

b) Lappenatelektasen. Wie bei halbseitigen Atelektasen wird das klinische und röntgenologische Erscheinungsbild der Lobäratelektasen vom auslösenden Krankheitszustand, der Entstehungsgeschwindigkeit der Belüftungssperre und dem Entwicklungsgang des anatomischen Folgegeschehens geprägt. Stärkere Lokal- und Allgemeinsymptome (stechender Brustwandschmerz, Fieber, Dyspnoe, Zyanose etc.) sind beim akuten massiven Lobärkollaps die Regel, während die allmählich fortschreitende Drosselung der Luftzufuhr bis zur entzündlichen Anschoppung der Atelektase unbemerkt bleiben kann.

Ödem, Retentionspneumonie und neoplastische Infiltrierung wirken der Schrumpfung des luftleeren Gewebes entgegen. Sein natürliches Bestreben, auf die Lappenwurzel zurückzugleiten, wird im geschlossenen Brustkorb vom Vakuumsog oder adhäsivem Kontakt der Pleurablätter zur Peripherie des Entfaltungsraumes abgelenkt (SIMON; ESSER; ROBBINS u. HALE; LUBERT u. KRAUSE u.a.), im Pneumothorax lediglich von flächiger bzw. strangförmiger Verklebung an der äußeren Konvexität behindert.

Nur bei freier Gleitfähigkeit kann sich der atelektatische Lappen auf kleinstmöglichen Raum zusammenziehen, sei es in Form einer *marginal- und mediastinalwärts gerichteten fächerschlußartigen Drehbewegung um den Hilus* oder im Sinne einer *hilopetalen „rétraction en bloc"* (LÖFFLER, HAEFLIGER u. MARK), wenn Flüssigkeitsansammlung bzw. Gas-

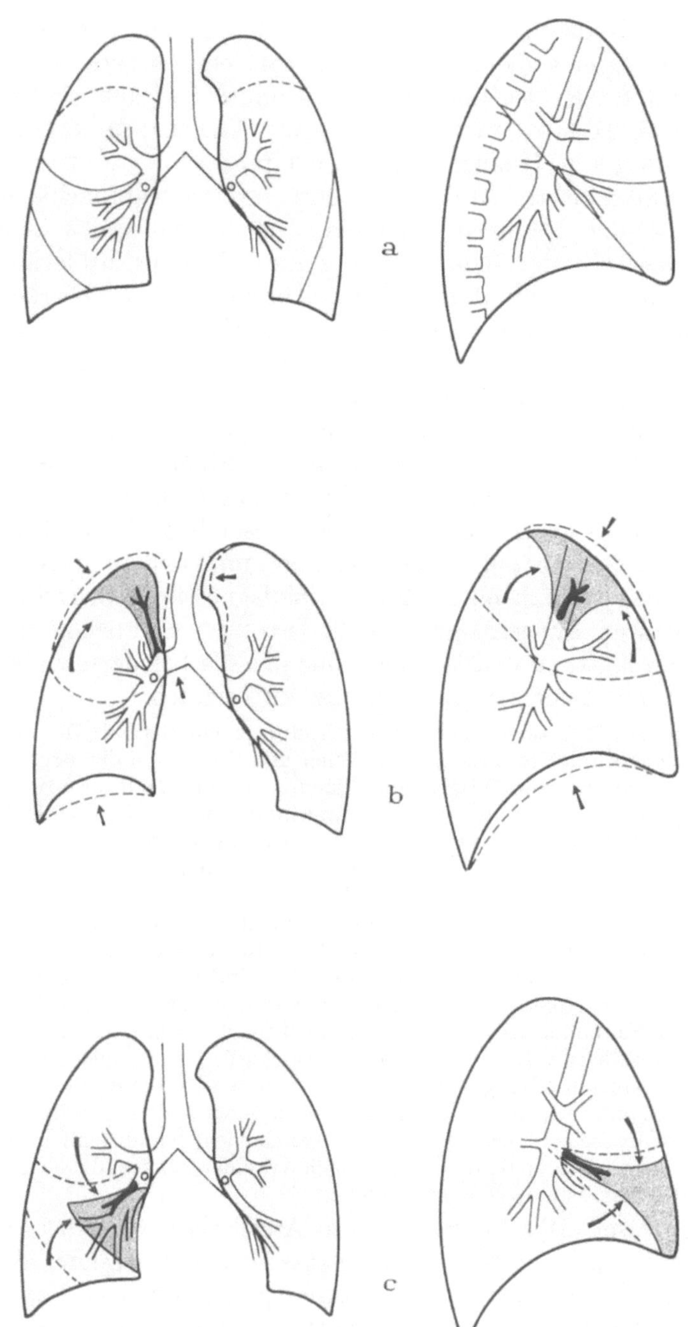

Abb. 163a—g. Schematische Darstellung der Retraktionsvorgänge und des pulmonalen und parietalen Raumausgleichs bei Lobär- und Halbseitenatelektasen. (Aspekt des Sagittal- und Frontalbildes.) a Normaler Situs. b Atelektatische Schrumpfung des rechten Oberlappens nach apikal, ventral und mediastinal. c Mittellappenatelektase. d Atelektase des rechten Unterlappens. e Atelektase des linken Oberlappens. f Atelektase des linken Unterlappens. g Halbseitenatelektase rechts

füllung den Lappen allseitig von der ansaugenden Brustwand abgelöst und einen Nachlaß des intrapleuralen Unterdrucks herbeigeführt haben.

Die Variabilität der lobären Retraktionsformen ist zu groß, um in einem Schema eingefangen zu werden. Die Skizzen der Abb. 163, welche den Wandel der topographischen Verhältnisse bei Schrumpfung der einzelnen Lappen erläutern sollen, können jeweils nur das Prinzip des Vorgangs andeuten, nicht seine morphologische Spielbreite wiedergeben. Bei aller Verschiedenartigkeit des Grades sind Deformierung und Dislokation der luft-

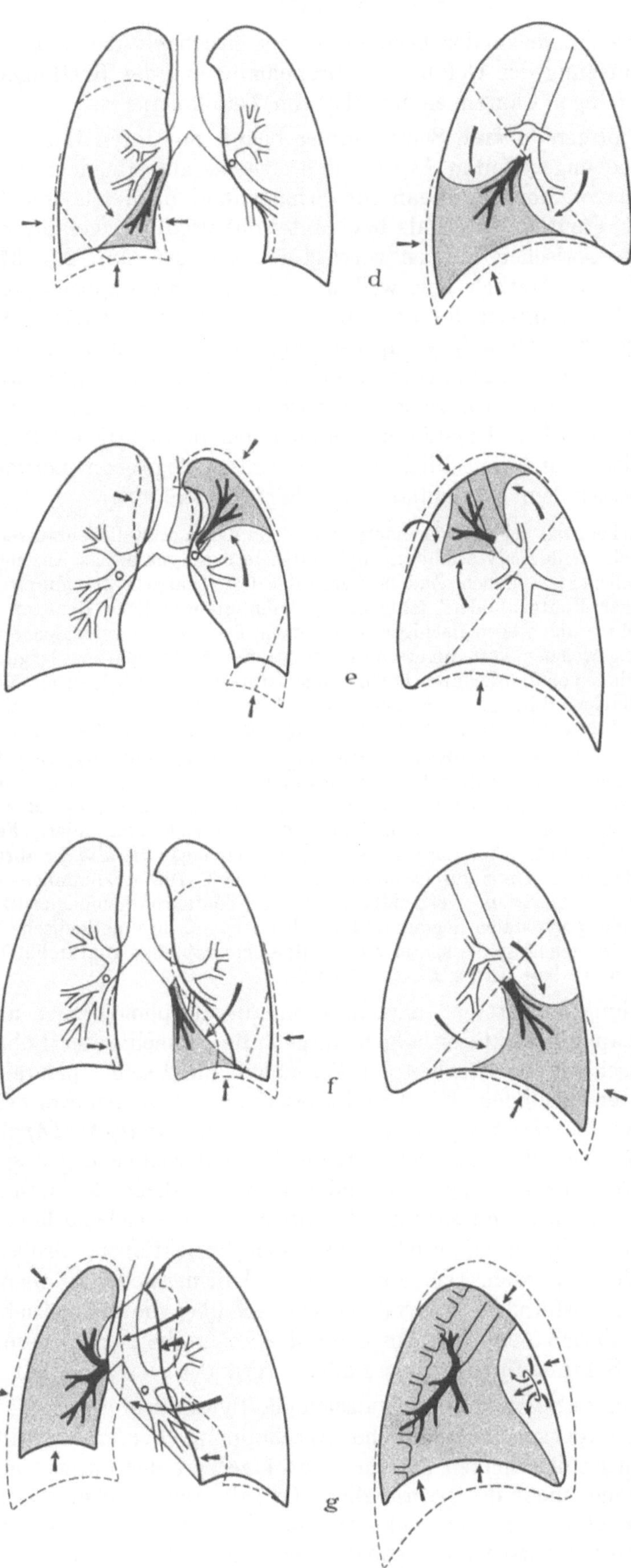

Abb. 163 d—g

leeren Lappenareale wegen der besseren Übersichtlichkeit der Lobärgrenzen und der auffallenden Spreizung des Gefäß- und Bronchialbaums der Restlunge röntgenologisch im Grunde sinnfälliger wahrzunehmen als beim Totalkollaps.

Die Extremformen lobärer Schrumpfung bieten mit ihren flachen Parenchymkeilschatten einen so ungewohnten Aspekt, daß sich die zutreffende Substratdeutung erst langsam durchsetzen konnte. Wenn ihr Schattenbild nach früherer Lehrmeinung als verschwartender Pleuromediastinal- bzw. Interlobärerguß aufgefaßt, mit pneumonisch verdichteten akzessorischen Lappen verwechselt (s. S. 280, 281, 291, 373) oder gänzlich übersehen wurde, so letztlich nur, weil man die normale Lappentopographie im Auge hatte und von der Fähigkeit des Lungengewebes, sich hier exzessiv zusammenzuziehen und dort im gleichen Umfang kompensatorisch zu überdehnen, noch keine plastische Vorstellung besaß. Die landläufige Sektionstechnik war kaum geeignet, die Volumendysproportion begreiflich zu machen. Denn sie änderte die Eingeweidelage zu sehr, um die strahlengeometrischen Darstellungsbedingungen beträchtlicher Parenchymverschiebung rekonstruieren und den Blick für die röntgenologischen Leitmerkmale der oft grotesken atelektatischen Situsentstellung schärfen zu können.

Die richtige Erkenntnis scheiterte zunächst vor allem daran, daß die Voraussetzungen zu feinerer struktur-anatomischer Bildanalyse fehlten, und statische wie dynamische Anzeichen des Raumausgleichs vielfach unbeachtet blieben. Zudem wurde das Urteil längere Zeit durch Überlieferung vermeintlich „typischer Röntgenbilder" fehlgeleitet, deren ursprüngliche Deutung der anatomischen Bestätigung entbehrte und wegen flächiger Betrachtung des dreidimensionalen Substrats, z.T. wohl auch unzweckmäßig weicher Aufnahmetechnik am wahren Sachverhalt vorbeiging. Einige Autoren erkannten zwar schon vor Jahrzehnten hochgradige Lappenschrumpfungen als Korrelat paramediastinaler Dreieckschatten (BÁRSONY u. KOPPENSTEIN; KOPSTEIN; RIST, JACOB u. SOULAS; KORNBLUM u. ELLISON; RIST, JACOB u. TROCMÉ; SINGER u. GRAHAM; GÖTTCHE u. ERÖS u.a.).

Trotzdem behauptete sich weiterhin hartnäckig der Trugschluß, medianer Sitz, unmittelbare Lagebeziehung zu den Lappenspalten bzw. Mediastinalsinus und — in bestimmter Projektion sichtbare — glatte Begrenzung der fraglichen Schattenfiguren seien hinlängliche Beweise für ihren Exsudat- bzw. Schwartencharakter. Die Langlebigkeit dieser Ansicht und anderer Fehlurteile über das Schattenäquivalent geschrumpfter Lappen bestätigt einmal mehr die alte Erfahrung, daß man nur sieht, was man erkennt, und nur durchschaut, was man weiß. Die herkömmlichen Irrtümer wurden erst grundsätzlich korrigiert und vermeidbar, seit die Thoraxröntgendiagnostik auf eingehender Kenntnis des broncho-pulmonalen Segmentaufbaus basiert, und ihre methodische Vervollkommnung (Schichtverfahren, Bronchographie, später auch Pulmangiographie) strukturelle Objektdetails schon in vivo richtig einordnen läßt (Lit. s. ESSER; SCHMID).

Die Entwicklung der letzten Jahrzehnte hat die morphologischen und dynamischen Prinzipien der Lappenatelektasen allgemein geläufig gemacht. Der Lobärkollaps erfolgt je nach anatomischer Beschaffenheit des Parenchyms und seiner pleuralen Grenzflächen zwar in sehr unterschiedlicher Form und Abstufung. All seinen Erscheinungstypen gemeinsam ist aber die *Gesetzmäßigkeit, mit der sich atelektatische Lappen an bestimmte Prädilektionsstellen zurückziehen.* Der Vorgang ist kennzeichnend genug, um bereits bei sachgemäßer Nativuntersuchung und Bildauswertung (fließende Drehung am Schirm, Prüfung des Mediastinalverhaltens im Schnupfversuch, ausreichend hart exponierte Ziel- bzw. Übersichtsaufnahmen in jeweils günstigsten Projektionen, Grobstrukturanalyse!) zuverlässig erfaßt zu werden. Die radiologischen Hilfsmethoden können im Zweifelsfall eindeutige Indizien liefern. Sie informieren genauer über die Lagebeziehung zum Hilus, Bronchialsystem sowie zu den Lappenspalten und lassen die Pathogenese, mitunter sogar die Ätiologie des Schrumpfungsprozesses näher ergründen.

aa) Oberlappenatelektasen. Die breit ausladende Pyramidenform der Oberlappen bleibt nur bei stärkerer retentionspneumonischer Anschoppung oder Tumorinfiltration des luftleeren Parenchyms einigermaßen gewahrt. Sonst verliert der Lappen mit zunehmender Raumeinbuße immer mehr die ursprüngliche Gestalt. Das Erscheinungsbild des lobären Schattenareals wechselt mit der anatomischen und projektorischen Situation. Seine Form und Lage werden entscheidend von den jeweiligen intrapleuralen Druckverhältnissen bestimmt.

Im Pneumothorax, der dem verklebungsfreien Lungengewebe eine *selektive konzentrische Retraktion auf die Lappenwurzel* ermöglicht, sitzt der maximal kollabierte Oberlappen dem lufthaltigen Reststumpf als kleiner, pilzartig abgerundeter Schattenbürzel, bei Verlötung der Interlobärspalte wie ein „Napoleonshut“ mit waagerecht scharf begrenzter Basis und flach eingezogener Außenfläche auf (Abb. 164). Seine Verdichtung kann vollkommen homogen sein, bronchiektatische Aufhellungen oder lufthaltige Hohlräume wechselnder Größe einschließen. Die *hilopetale Verdrängung des kompressionsatelektatischen Oberlappens unter einem massiven Pleuraerguß* oder von der Brustwand

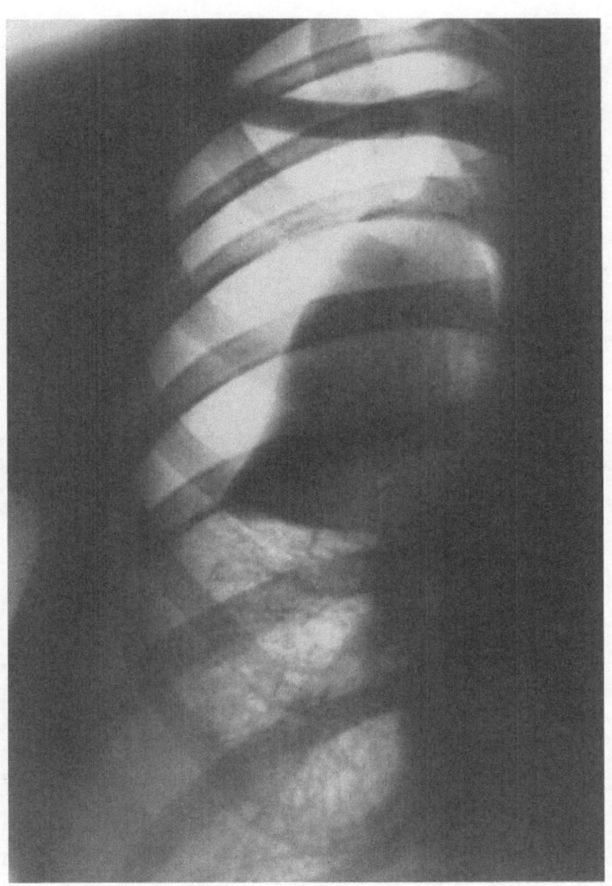

Abb. 164. H. N. Arch.-Nr. 301 H/46. Selektivkollaps des rechten Oberlappens bei kavernöser Oberlappentuberkulose (nach F. HEINE, Habilitationsschrift, Münster 1960)

ausgehenden Tumor ist im Nativbild allenfalls nach Ergußpunktion oder mittelbar broncho- bzw. pulmangiographisch zu erfassen. Die Kompressionswirkung des allseitigen Ergusses beschränkt sich im übrigen nicht auf den Oberlappen, sondern betrifft stets und zunächst auch den Unterlappen.

Innerhalb des geschlossenen Thorax unterliegt der atelektatische Oberlappen sonst einer sichtbaren Metamorphose, die fließende Übergänge zwischen dem Befund eines *abgeplatteten, mit der Spitze im Hilus verankerten Kegels mit eingezogenen Seitenflächen* und einem zweidimensionaler Anordnung genäherten Schattendreieck zeigt. Seine Dislokation erfolgt nach Maßgabe der radiären Zugkräfte im Pleuraraum.

In der Mehrzahl der Fälle *retrahiert sich der Oberlappen nach ventro-kranial* unter entsprechender Parallelverschiebung und gleichzeitiger Drehung der angrenzenden Lappenspalten um den Hilus (SIMON; ROBBINS u. HALE; LUBERT u. KRAUSE; TESCHENDORF; ESSER u.a.) (Abb. 165). Der zur vorderen Thoraxwand gerückte Massenmittelpunkt des luftleeren Parenchyms gleitet stärker mediastinalwärts, wenn sich der Lappen von seiner

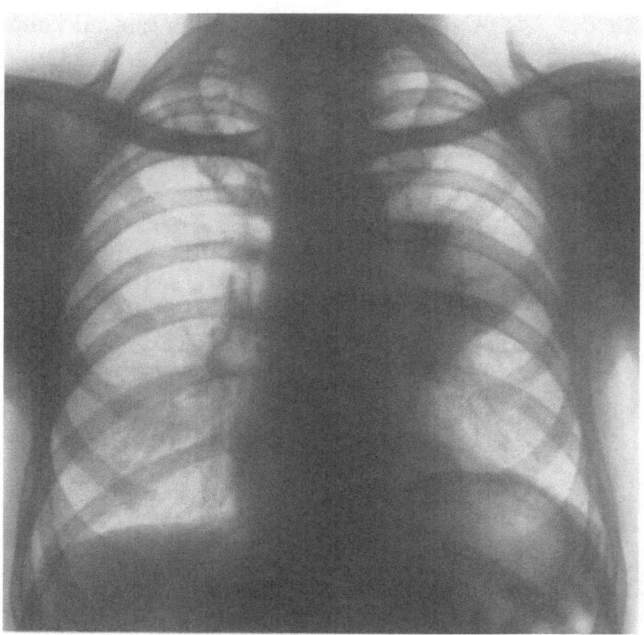

Abb. 165a

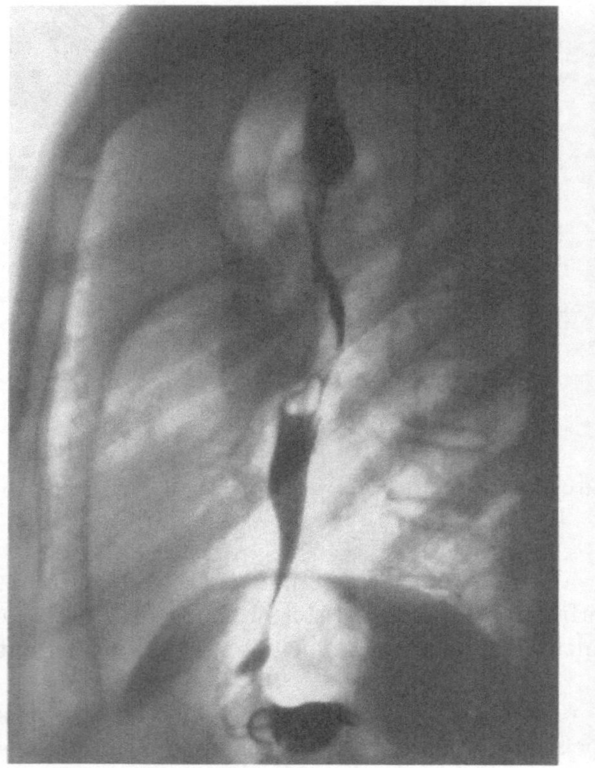

Abb. 165b

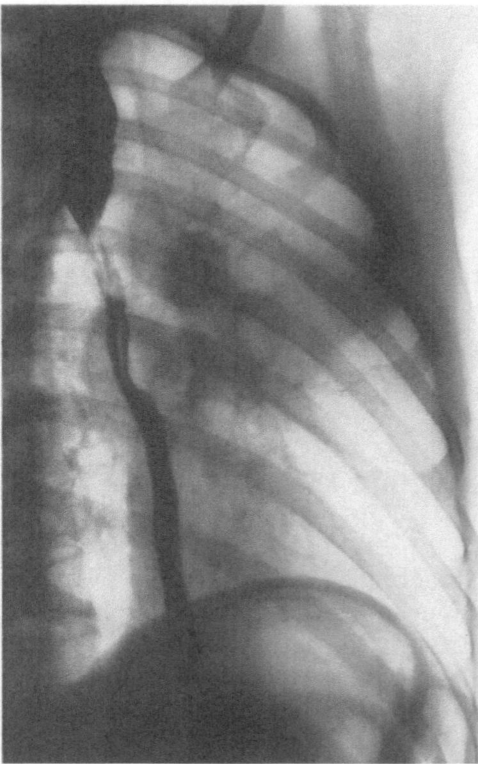

Abb. 165c

Abb. 165a—e. F. Fi., 52jähr. ♂. Arch.-Nr. 10105/60, Röntgenabteilung Medizinische Universitätsklinik Münster i. Westf. (Direktor: Prof. Dr. W. H. HAUSS). Hochgradige Schrumpfung des atelektatischen linken Oberlappens nach ventro-kranial mit kompensatorischer Unterlappenüberblähung bei stenosierendem Bronchialkarzinom mit Phrenicuslähmung links. a Thoraxübersicht p.-a. b Frontalübersicht. c Zielaufnahme 1. Schrägdurchmesser. d Schichtbild 12 cm a.-p. e Schichtbild 10 cm frontal

axillaren Kontaktfläche lösen kann. Ist seine kosto-pleurale Konvexität verklebt, spannt er sich als schalenartige Gewebskulisse über der ganzen Vorderwand des Kuppelraumes aus, zieht Trachea und Mediastinum herüber und engt die benachbarten Interkostalräume ein.

Auf dem *Sagittalbild* erscheint der hilusnahe Kern des atelektatischen Oberlappenkegels schon aus strahlenphysikalisch-projektorischen Gründen — auch ohne neoplastischen Kernschatten — dichter als die lateral dünner werdenden Gewebsschichten oder der apikale Anteil, der von der kuppelwärts aufgerückten Unterlappenspitze oft weitgehend überstrahlt wird (Abb. 165). Bei seitlicher Adhäsion der Atelektase schiebt sich das apikale Unterlappensegment oft mit einer Zunge zwischen medialer Oberlappen-

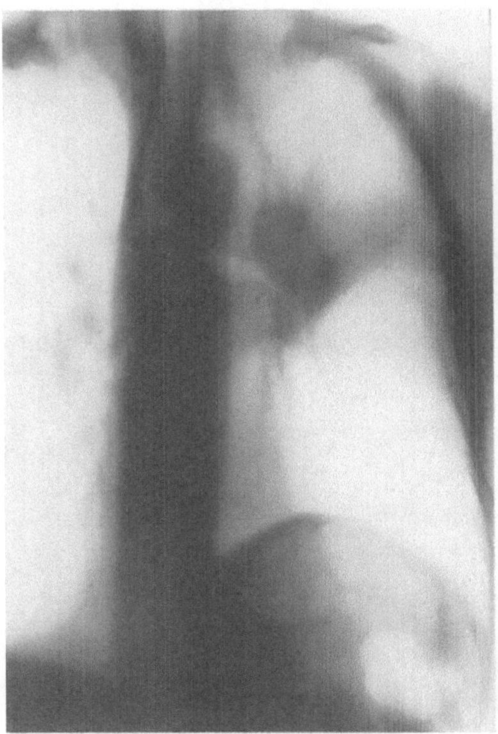

Abb. 165d

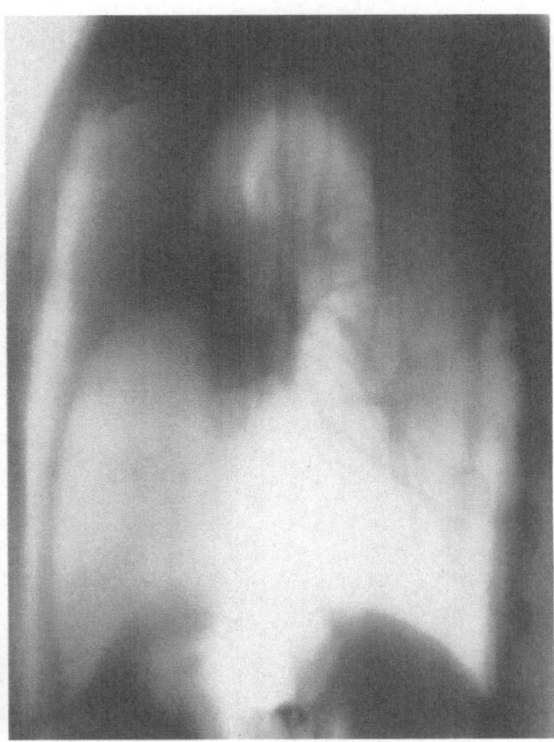

Abb. 165e

fläche und Mediastinum ein. Sie bildet links in Höhe des Sulcus aorticus (Abb. 166, vgl. Abb. 148), seltener rechts im Bereich des oberen Tracheobronchialwinkels eine schmale nierenförmige Aufhellung innerhalb des Schattenkomplexes (Dahm; Esser; Bürgel u. Oleck).

Je mehr der Oberlappen unter Freigabe seines Entfaltungsraumes ventro-mediastinalwärts kollabiert, desto weiter divergierend spreizt sich der Gefäß- und Bronchialbaum der Restlunge auseinander, und desto steiler richten sich die Strukturen der Unterlappenspitze zum dorsalen Kuppelfeld empor. Auf dem p.a.-Bronchogramm imitiert das aufgefächerte Bronchialsystem des Segments die Gruppierung der Oberlappenäste (Abb. 168). Die Gefahr einer solchen Verwechslung und der Ablenkung von der Diagnose hochgradiger Lobärschrumpfung infolge kompletter Lappenbronchusblockade liegt nahe, wenn sich der Untersucher darauf beschränkt, den kontrastmittelgefüllten Bronchialbaum im sagittalen Strahlengang darzustellen, ohne Verlauf und Vollständigkeit seiner Zweige auch in anderen Projektionen zu prüfen.

In *Frontalansicht* bildet sich die Oberlappenatelektase je nach Schrumpfungsgrad und Retraktionsrichtung wie ein hochkant betrachtetes, schräggestelltes Kugelsegment mit ventral abfallender Basis (Abb. 166), als kalottenartiges oder dreieckiges Schattengebilde (Abb. 167) ab, dessen dorsale und kaudale Grenzlinien mehr oder weniger eingedellt sind. Es nimmt den vorderen Kuppelraum ein, schneidet mit dem Unterrand den

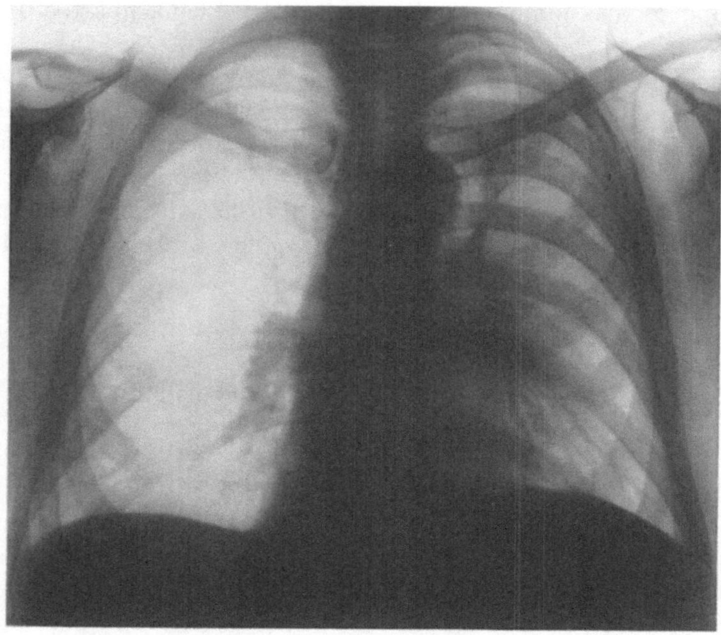

a

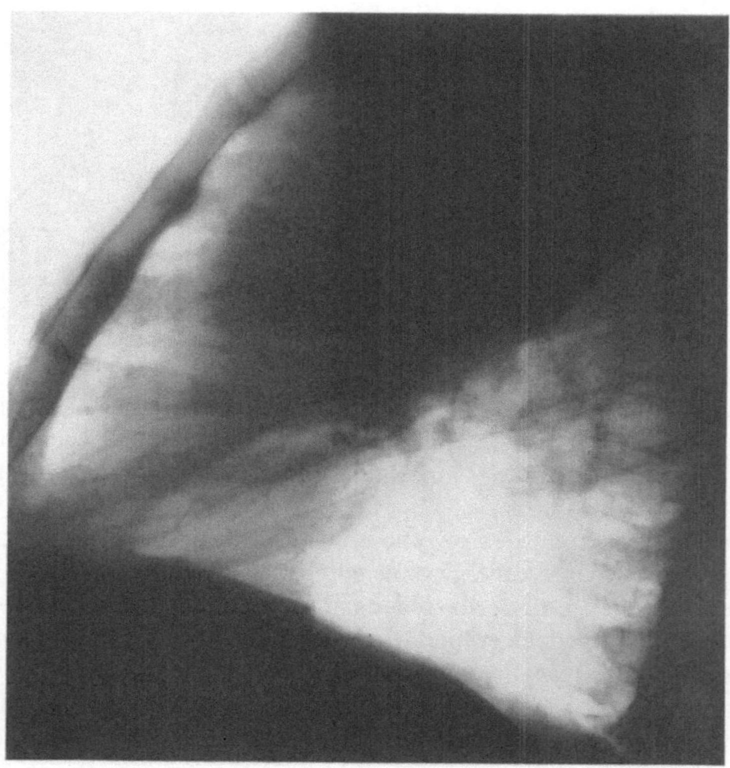

b

Abb. 166a u. b. A. La., 56jähr. ♂. Arch.-Nr. 5801/61, Röntgenabteilung Medizinische Universitätsklinik Münster i. Westf. (Direktor: Prof. Dr. W. H. HAUSS) (vgl. Abb. 148 und 152). Obstruktionsatelektase des linken Oberlappens bei Bronchialkarzinom. Einengung des linken Hemithorax mit inspiratorischer Ansaugung des linken Zwerchfellgewölbes. Keine statische Mediastinalverziehung, aber passageres inspiratorisches Pendeln nach links (vgl. Abb. 152). Paramediastinale Interposition der linken Unterlappenspitze (vgl. Schichtbild Abb. 148), mäßige Verlagerung der linken Hauptfissur, leichtes Überlappen des Vorderrandes der rechten Lunge. a Hart exponiertes Nativbild p.-a. b Frontalübersicht

oberen Hiluspol diagonal oder erreicht ihn mit einer konisch verjüngten Parenchymbrücke, deren bogig zur Tiefe des Brustkorbs gekrümmtes Schattenband, vom lufthaltigen Nachbargewebe überlappt, oft nur schemenhaft hervortritt.

Die Kegelgestalt des maximal retrahierten Lappenareals und seine flächige Anlagerung an die ventro-mediale Brustwand werden meist in der jeweiligen *Schrägprojektion* am deutlichsten, welche die Stielachse in geringster Verkürzung zeigt und zugleich die dorsokaudalen Kanten tangential erfaßt.

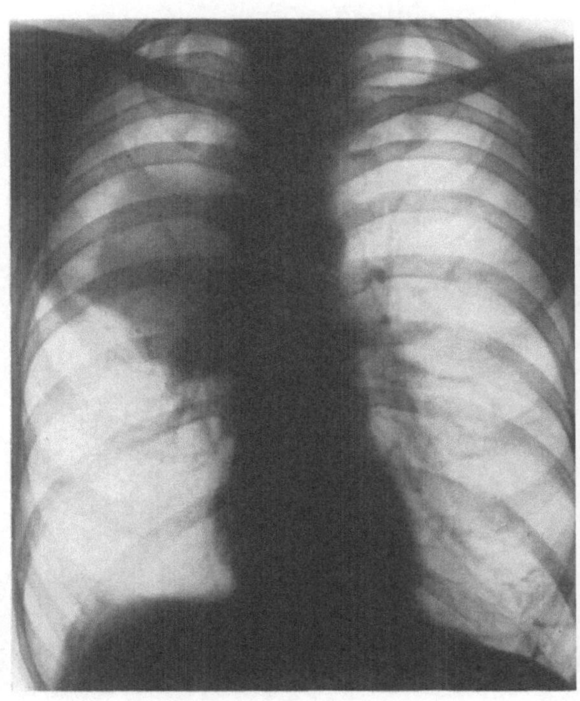

a

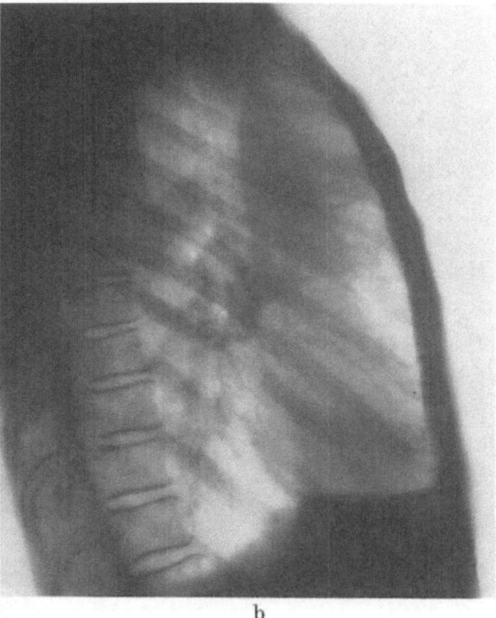

b

Abb. 167a u. b. R. Ma., 52jähr. ♂. Arch.-Nr. 6202/52, Röntgeninstitut der Medizinischen Universitätsklinik Leipzig (ehem. Direktor: Prof. M. BÜRGER). Retraktion des atelektatischen Oberlappens nach medio-ventral unter Freigabe des Kuppelraums und Ablösung von der seitlichen Brustwand. Kompensatorische Überblähung der Unterlappenspitze und der Lungenbasis (Bronchialkarzinom mit komplettem Verschluß des rechten Oberlappenbronchus). Hindurchscheinen der kranialwärts rotierten Gefäße der Unterlappenspitze durch den Milchglasschatten der Lobäratelektase auf dem p.-a. Nativbild (a). Typischer vertikalgestellter Kegelschatten des luftleeren Oberlappens bei Frontaleinblick (b). Nachrücken der Unterlappenspitze zur dorsalen Thoraxkuppel, Überlappen des Vorderrandes der linken Lunge retrosternal

Die klare *Abgrenzung der Schattenfigur* gelingt mit dem Schichtverfahren bei beliebiger Einstellung zum Fissurenverlauf, am Schirm nur bei geeigneter Projektionswahl. Erst die Betrachtung in mehreren Durchmessern gibt verläßlichen Aufschluß über Umfang und räumliche Anordnung der Lobäratelektase. Die eingezogene kaudale Lappenfläche bildet sich im sagittalen Strahlengang an aufrecht stehenden Patienten rechts oft annähernd orthograd ab. Links ist unter diesen Bedingungen eine scharfe basale Kontur lediglich bei einer Schrumpfung des Rumpflappens zu sehen, welche die lufthaltige Lingula nach Art des Mittellappens emporzieht. Sonst kann die steilere interlobäre Grenzfläche zum linken Unterlappen gewöhnlich erst in Kreuzhohlstellung oder bei Frontaleinblick glattrandig abgebildet werden. Im seitlichen bis schrägen Durchmesser trifft man den eingekehlten Hauptspalt als dorsale Grenzlinie beider Oberlappen hochkant, wenn die Atelektase nicht vorwiegend mediastinalwärts disloziert ist. Nach ventral liegt die Verschattung der Brustwand breit an oder wird von ihr durch eine schmale sichelförmige Aufhellung getrennt, die dem leicht überlappenden Vorderrand der anderen Lunge entspricht. Die kranialen und lateralen Konturen der Verdichtung bleiben auf der p.a.-Aufnahme im allgemeinen verschwommen.

Eine Ausnahme bilden allerdings *extreme Kollaps- und Verlagerungsformen.* Der kollapsindurierte Oberlappen kann seinen Kontakt mit der Thoraxkuppel und den Rippen soweit verlieren, daß er zu einem kaum wiederzuerkennenden Gewebsstumpf vor der Lungenwurzel *nach ventro-medial* zusammenfällt und an der äußeren Konvexität

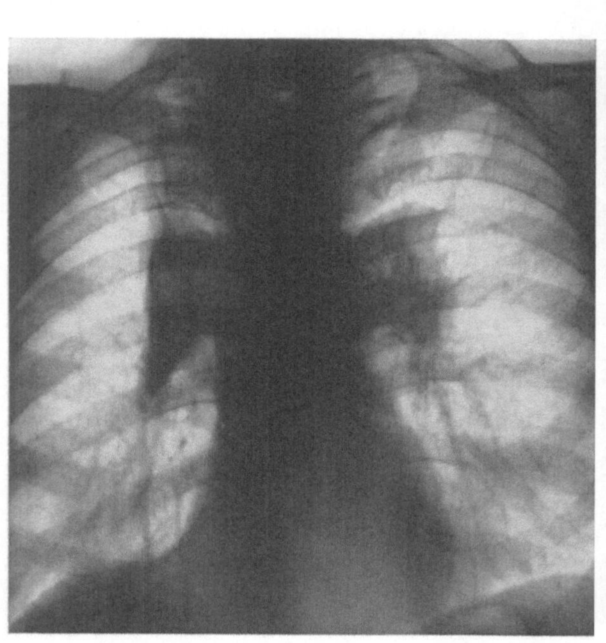

a

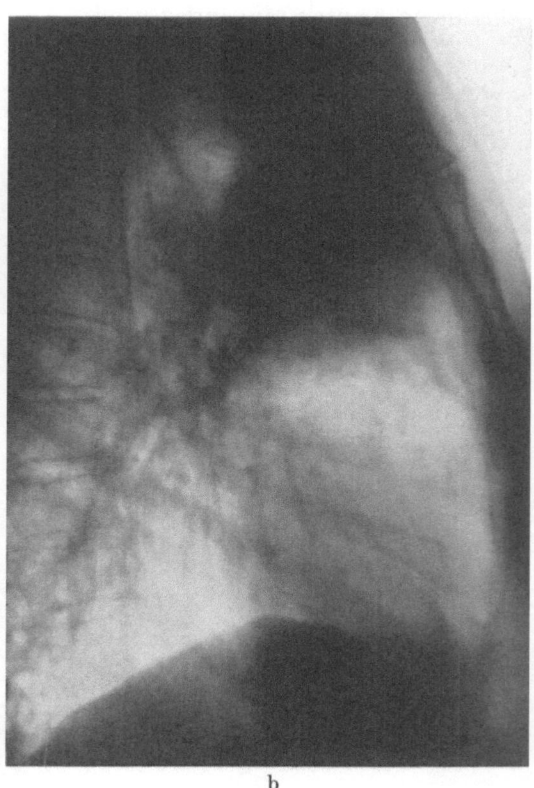

b

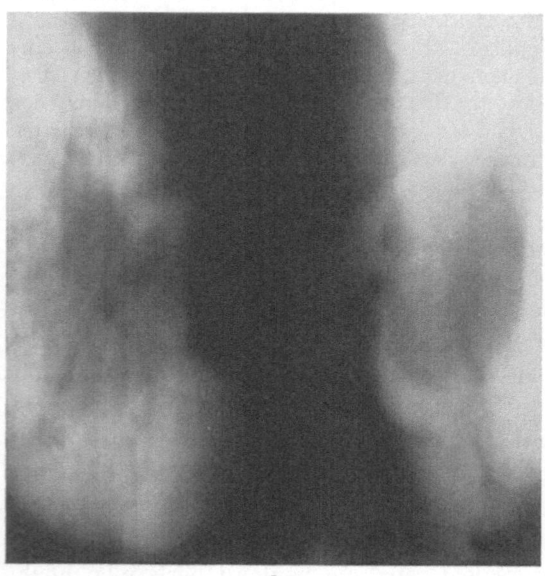

c

Abb. 168a—f. A. Ge., 57jähr. ♂. Arch.-Nr. 10983/56, Röntgenabteilung Medizinische Universitätsklinik Münster i. Westf. (Direktor: Prof. Dr. W. H. HAUSS). Extreme Schrumpfung und Retraktion beider Oberlappen nach medioventral bei Siliko-Tuberkulose mit narbigem Verschluß der Oberlappensegmentbronchien (autoptisch bestätigt). [Sekt.-Nr. 571/59, Pathologisches Institut der Universität Münster i. Westf. (Direktor: Prof. W. GIESE)]. a Thoraxübersicht p.-a. Die von der Lungenkuppel und seitlichen Brustwand völlig gelösten Oberlappen beiderseits als schmetterlingsförmige Schatten auf die Hili projiziert. b Frontalbild: Lobäre Keilschatten beiderseits, nach ventral zusammengesunken, Kuppelraum von der Unterlappenspitze gefüllt, keine massiven Lymphome im Hilus. Schweres Begleitemphysem. c Schichtbild a.-p. 12 cm: Abbruch beider Oberlappenbronchien am Stiel der Flügelschatten. d und e Bronchogramm p.-a.: Beiderseits kompletter Verschluß der Oberlappensegmentäste an der Segmentteilung des konisch verschmälerten Oberlappenbronchus. Apikalrotation der Unterlappenspitzenäste, erhebliche deformierende Bronchitis. f Auf Papier gezogener Großschnitt der linken Lunge (druckfreie Auffüllung mit dem Volum-Komplementverfahren bei Dehnung in Größe von ca. $^2/_3$ der Vitalkapazität — natürliche Farbe). Hochgradige Oberlappenschrumpfung einschließlich der Lingula. Vorwiegend komplementäres, stellenweise kleinblasiges Emphysem des Unterlappens mit starker Spreizung der Lappenbronchien und Besetzung der Lungenspitze durch das hochgerückte 6. Segment [nach W. HARTUNG, Ergebn. inn. Med. Kinderheilk. **15**, 273 (1960)] ringsum vom überblähten Parenchym der Restlunge überlappt wird. Er erscheint dann *auf dem Sagittalbild* als *allseitig scharf begrenzte ovaläre Schattenfigur in Deckung mit dem Hilus* und wirkt *ebenso klein wie bei kompletter rétraction en bloc im Pneumothorax*. Erst Schräg- bzw. Frontalaufnahmen verraten seine Dreiecksform und Ausdehnung bis zum vorderen Mediastinalsinus. Spielt sich der Vorgang beiderseits ab, so entfallen mediastinale Ausgleichsphänomene. Der Verzicht auf räumliche Orientierung am Schirm führt im Verein mit unzureichender Strukturanalyse leicht zur Fehldeutung der „parahilären" Schmetterlingsschatten als kompakte Hiluslymphome.

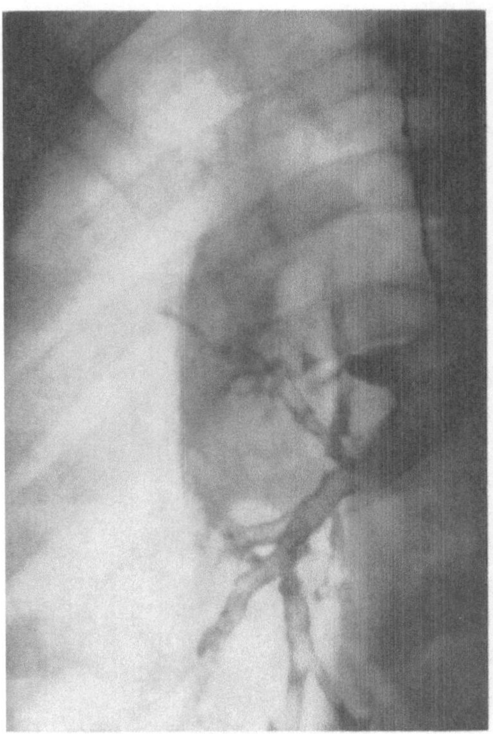

Abb. 168d

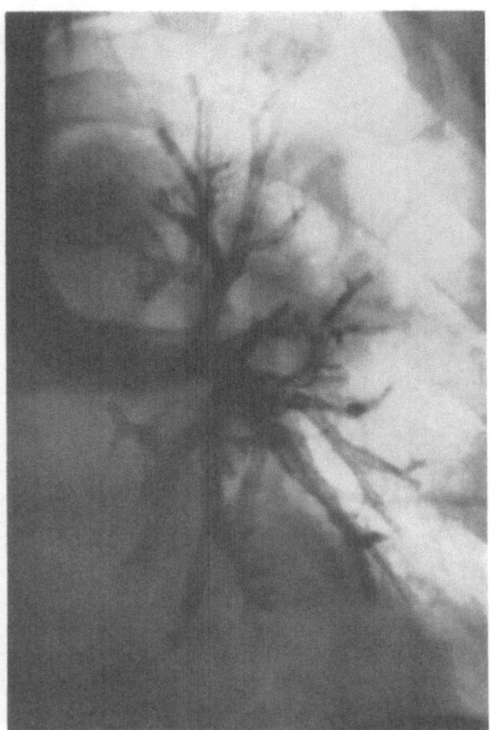

Abb. 168e

In diesem Sinne wurde die groteske bilaterale Oberlappenschrumpfung der Abb. 168 in der Einweisungsdiagnose als „Morbus Boeck" gedeutet, da der Patient eine geringe Tuberkulinempfindlichkeit aufwies, und man die zufällig entdeckten Schattengebilde für Lymphknotenpakete hielt. Dieser Annahme widersprachen schon nach dem Sagittalbild Form und Konturverlauf der Verdichtungen. Frontal-, Schicht- und bronchographische Aufnahmen ergaben denn auch, daß es sich um das Endstadium einer ungewöhnlich ausgeprägten polystenotischen Obstruktionsatelektase (Verschluß sämtlicher Segmentbronchien) beider Oberlappen infolge deformierender Bronchitis (Siliko-Tuberkulose) nach mehrjähriger beruflicher Staubexposition handelte. Das kleinblasige Emphysem der Restlungen, welche die starr erweiterte Brusthöhle unter beträchtlicher Zunahme des funktionellen Totraumes ausfüllten, führte schließlich zu tödlicher kardio-pulmonaler Insuffizienz. Die organisch fixierte Parenchymverschiebung und der zugrundeliegende Strukturwandel sind auf dem Frontalschnitt durch die linke Lunge eindrucksvoll wiedergegeben (Abb. 168f).

Die anatomischen *Form- und Volumenunterschiede beider Oberlappen* bedingen wohl gewisse, oben bereits angedeutete Abweichungen in den Gestaltmerkmalen ihres Kollapsbildes. Die Differenzen bleiben jedoch im Endeffekt oft erstaunlich gering, wie ein Seitenvergleich der Abb. 168a u. c zeigt. Sie treten gegenüber der Variation durch sonstige form- und lagebestimmende Faktoren (parietale Adhärenz, Infiltrationsgrad etc.) in den Hintergrund. Durch den Gewichtszuwachs der Anschoppung erhält ein atelektatischer Oberlappen mit tief einschneidender Inzisur und verklebungsfreier Oberfläche mitunter selbst im geschlossenen Brustkorb eine lageabhängige Verschieblichkeit, die fast dem Verhalten im Pneumothorax oder dem eines gestielten Polypen vergleichbar ist (MILLER, BRUWER u. CLAGETT).

Ein prinzipiell seitendifferentes Verhalten besteht vielleicht insofern, als nur der rechte Oberlappen zu einem kompletten Fächerschlußphänomen befähigt scheint (ESSER). Bei dieser *3. Form der Parenchymretraktion* klappt sich der Lappen *nach medio-kranial*

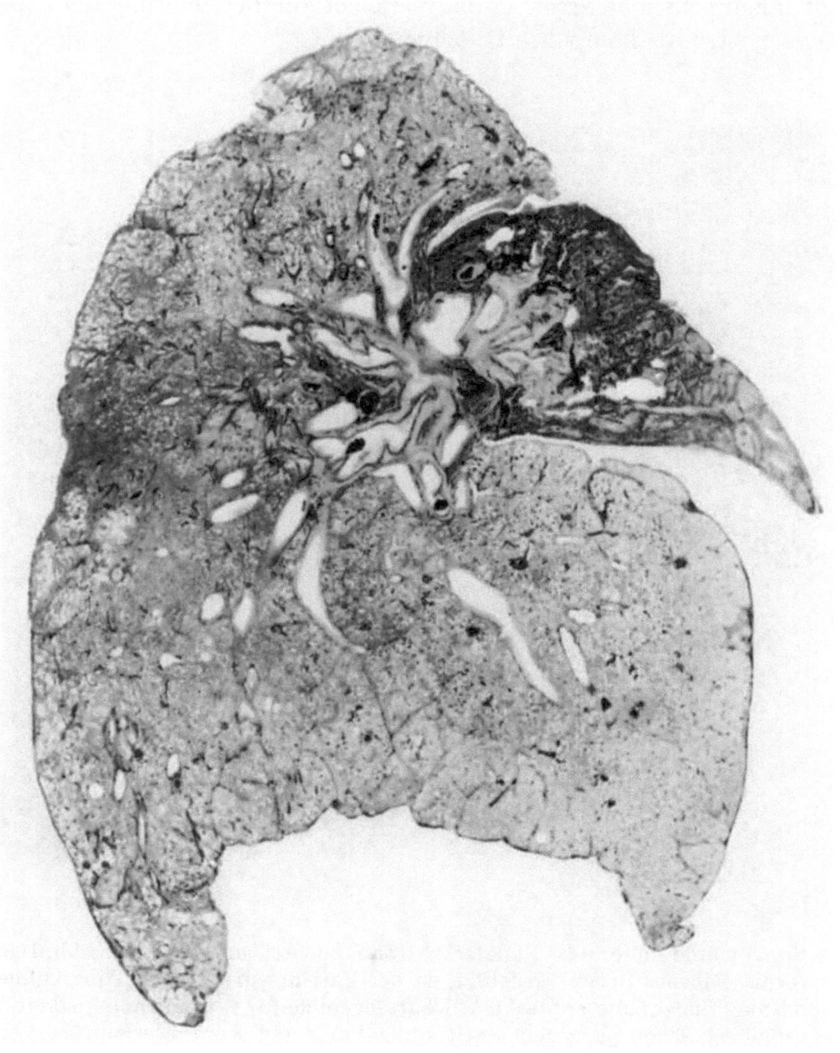

Abb. 168f

hoch und legt sich mehr dem Mediastinum als der vorderen Brustwand flächig an (vgl. Abb. 130, 138c und d und 169) (ALEXANDER; ISAGER; KORNBLUM u. ELLISON; ROBBINS u. HALE; TESCHENDORF; LUBERT u. KRAUSE; ESSER; CRESPO ALVAREZ u. MUT GIL; LÖFFLER, HAEFLIGER u. MARK u.a.). SCHMID hält diesen Typ der Oberlappenretraktion im Kindesalter für vorherrschend. Beim Erwachsenen ist die exzessive „Spitzenwanderung" relativ selten und wohl meist auf apiko-mediastinalen Schwielenzug zurückzuführen. Der schwartig arretierte Lappen ragt in Sagittalprojektion nur noch als schmal ausgezogene Schattensichel in den medialen Kuppelraum hinein (Abb. 169) oder verschwindet unter Umständen gänzlich aus dem hellen Lungenfeld (CRESPO ALVAREZ u. MUT GIL; LÖFFLER; HAEFLIGER u. MARK) (vgl. Abb. 82).

Die *Verwechselung mit einer breiten Pleurakuppelschwiele* liegt nahe, wenn man die indirekten Atelektasesymptome, vor allem die Spreizung des restlichen Gefäßbaums,

Verziehung des Hilus und Mediastinaldystopie beim Schnupfversuch übersieht. Die parenchymatöse Natur des Schattens kann bei Einschluß lufthaltiger Bronchiektasen schon mit Hartstrahlaufnahmen geklärt werden. Andernfalls geben Schichtbilder oder gezielte Bronchographie sicheren differential-diagnostischen Aufschluß, da stets eine erhebliche Distorsion, oft auch ein kompletter Verschluß des Lappenbronchus vorliegt.

Besonders schwierige Probleme bietet die *Differentialdiagnose der scharf begrenzten, lateral sanftbogig oder S-förmig eingezogenen Dreieckschatten am vorderen oberen Mediastinalrand beim Säugling*, deren Basis auf p.-a. und Schrägaufnahmen wie ein „Segel am Großbaum" glattrandig horizontal abschneidet und seitwärts mit wimpelartigem Zipfel in die interlobäre Haarlinie des Nebenspalts ausläuft (Abb. 170) (Sluka; Eisler; Fleischner; Flemming-Møller; Engel; Saupe; Schall; Schönfeld; Fanconi; Wechsler; Danelius; Pigorini; Pincherle; Reiher; Harvey; Kemp, Morley u. Emrys-Robert; Harvey u. Bromer; Esser; Schmid; Gefferth; Cathala u. Loewe-Lyon; Astier; Didier; Schmid u. Junker; Bétoulières u. Paleirac; Esser u. Hilgert; Dünner; Schmid; Kirchhoff; Habermann; Field; Franzen; Zugan; Vladikina u.a.).

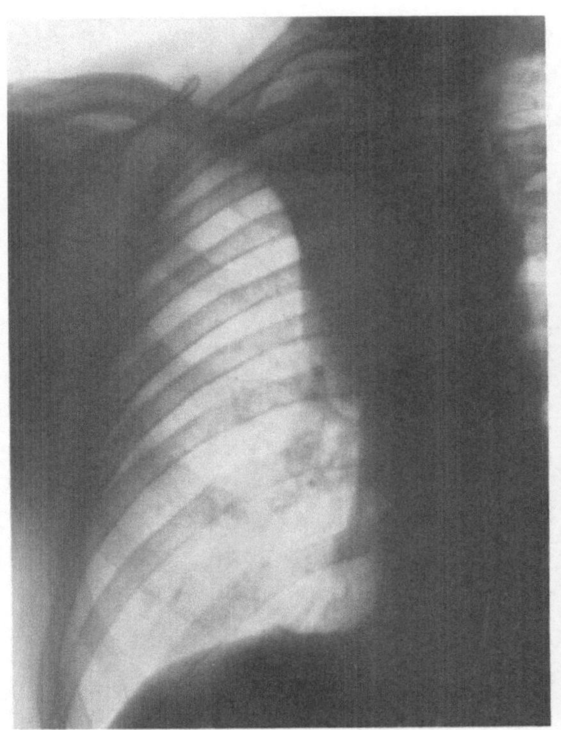

Abb. 169a

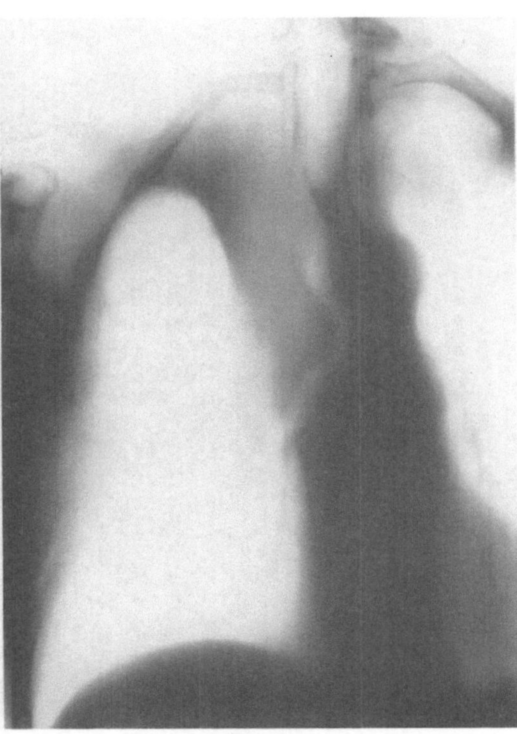

Abb. 169b

Abb. 169a—c. H. He., 65jähr. ♂. Arch.-Nr. 4637/61, Röntgenabteilung Medizinische Universitätsklinik Münster i. Westf. (Direktor: Prof. Dr. W. H. Hauss). Apiko-mediastinalwärts retrahierte Oberlappenatelektase mit vikariierender Blähung der Restlunge bei kompletter Lappenbronchusblockade durch Karzinom, auf den Stammbronchus übergreifend. a Nativbild p.-a. b Schichtbild 13 cm a.-p. c Bronchogramm im 2. Schrägdurchmesser: Hochgradige Kranialrotation der Mittellappenbronchien bis zur Lungenkuppel mit Verdrängungssymptomen in Nachbarschaft des Tumorknotens. Füllungsausfall der Oberlappenäste bei steilem Verlauf der aufgespreizten Zweige der Unterlappenspitze. Orifizieller Verschluß des Oberlappenbronchus [Chirurgische Universitätsklinik Münster i. Westf. (Direktor: Prof. Sunder-Plassmann)]

Die Erschwernis rührt einmal von den alterseigentümlichen Untersuchungsbedingungen her, vor allem der unbeeinflußbar fortdauernden Atemtätigkeit, die — zumal während des Preßaktes beim Schreien — zu eklatanten Form- und Breiteschwankungen der kindlichen Mediastinalsilhouette, ständigem Projektionswandel und entsprechender Unschärfe vaskulärer Strukturdetails besonders auf Schichtbildern führt. Sie ergibt sich ferner aus der Tatsache, daß die mediastinale Randverschmelzung raumverkleinernder Oberlappenprozesse formal gewisse Ähnlichkeit mit dem raumfordernden Schattensubstrat der Thymusdrüse haben kann. Der oft mehrlappige Drüsenkörper kann bei der Geburt mit seinen äußeren Lappen die vordere Pleuraumschlagfalte seitwärts bis zur Mammillarlinie überragen (GRÄPER; WASSON; BÉTOULIÈRES u. PALEIRAC; ESSER) und bis zur physiologischen Involution des Organs einen Teil des Oberlappenareals überdecken. Hinzukommt, daß die Drüsenkontur am benachbarten Nebenspalt gern zipflige Form annimmt, ähnlich der tränenförmigen Ausziehung am hinteren oberen Pol parakardialer Enterozölom- und Perikardzysten, die in die basale Einmündung des unteren Hauptspaltes hineinragen. Schließlich fällt erschwerend ins Gewicht, daß man eine kompensatorische Transparenzzunahme und Strukturarmut in der Umgebung schrumpfender Lobär- und Segmentatelektasen als wesentliches Differenzierungsmerkmal gerade beim Kleinkind oft nur undeutlich wahrnimmt oder gänzlich vermißt (ESSER).

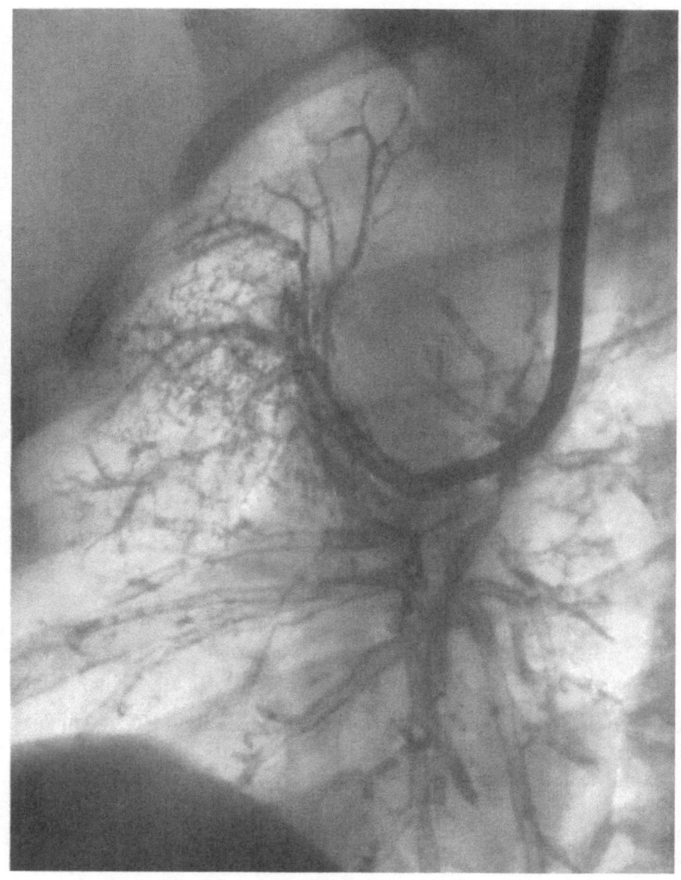

Abb. 169c

Die *Differentialdiagnose Thymushyperplasie-Atelektase des Oberlappens* (bzw. seines anterioren Segments) bleibt somit von anderen Gestaltkriterien abhängig, deren Art und Beweiskraft ESSER und HILGERT überzeugend begründeten. Die Feststellung einer querverlaufenden Interlobärlinie an der Basis des fraglichen Dreieckschattens (Abb. 170) ist mit der Annahme einer kompletten Oberlappenatelektase unvereinbar. Denn die Spaltfläche zwischen Ober- und Mittellappen behält bei — dem Schattenumfang gemäß — extremer Mediastinalretraktion des Oberlappens keinesfalls die ursprüngliche Querlage bei. Zudem entfallen im Gefolge vollständiger Lobärverdichtung die strahlenphysikalischen Voraussetzungen, um den Nebenspalt noch als lateral isoliert fortlaufendes Haarsegel abbilden zu können.

Das entscheidende Objektdetail der vorspringenden Schattennase und ihre Fortsetzung in eine Interlobärlinie fehlt auch in dem bronchographisch erhärteten Beispiel einer lymphadenogenen Obstruktionsatelektase des mediastinal retrahierten Oberlappens, mit dem sich SCHMID 1956 erneut gegen die überlieferte Substratdeutung der Schattenfiguren als „Mediastinalpleuritis“ wandte. Unbeschadet der Richtigkeit seiner Einwände bleibt zu konstatieren, daß auch das Korrelat parenchymatöser Schrumpfungsprozesse nicht mit den hier erörterten ungleichseitigen Schattendreiecken identisch ist. Denn diese zeichnen sich allgemein durch relativ drehkonstant glattrandige Außenkonturen aus, die weder bei komplettem Lobärkollaps nach ventro-medial, noch bei Atelektasen des anterioren Oberlappensegments zu erwarten sind, da hier in geeigneter Projektion nur die basale, aber keinesfalls auch die seitliche intersegmentale Grenzfläche scharf darzustellen ist.

Das gleichmäßige Verhalten des Schattenumrisses bei Abtastung mit dem tangierenden Zentralstrahl weist unmißverständlich auf eine zum Lungenkern konvexe Oberflächenwölbung des aus der Mediastinalsilhouette hervorragenden Gebildes hin. Dieses Formmerkmal charakterisiert im Kindesalter die Herz und Gefäßstämme pelerinenartig um-

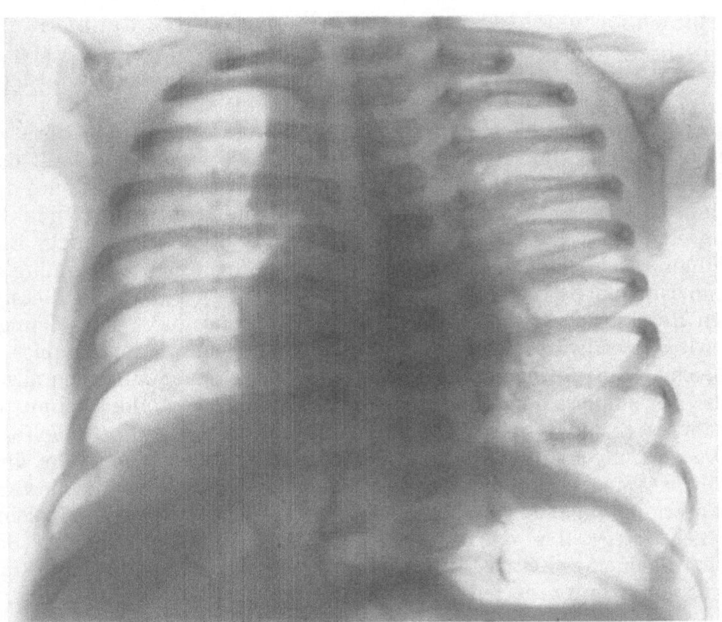

Abb. 170. S. F., 2 Monate altes ♀. Rö.-Arch.-Nr. 948/51, Krbl.-Nr. 285/51, Universitäts-Kinderklinik Leipzig (ehem. Direktor: Prof. A. Peiper). Thoraxübersicht p.-a., leicht in den 2. Schrägdurchmesser gedreht: typischer paramediastinaler Keilschatten rechts mit zipfligem Ausläufer in das latero-basalwärts ziehende Haarsegel des Interlobärnebenspaltes, autoptisch als *normale Thymus* bestätigt. Daneben vorwiegend emphysematöses Bild einer interstitiellen plasmazellulären Pneumonie [Sekt.-Nr. 370/51, Pathologisches Institut der Universität Leipzig (ehem. Direktor: Prof. H. Bredt) (nach H. Thomas, Habilitationsschrift, S. 56, Abb. 18c, Universität Leipzig 1957)]

gebende Thymusdrüse, die von der vorderen Brustwand durch einen schmalen Parenchymkeil im Bereich des Recessus costo-thymicus getrennt wird (Esser). Diese Interpretation der — rechts häufiger als links, in manchen Fällen auch beiderseits nachweisbaren — paramediastinalen Dreieckschatten ist röntgen-anatomisch gut fundiert (Esser u. Hilgert; Bétoulières u. Paleirac; Kemp, Harvey u. Bromer; Astier; Cathala u. Loewe-Lyon; Didier; Dünner; Vladikina u.a.) und autoptisch wiederholt bestätigt worden (Kemp, Morley u. Emrys-Roberts; Gefferth; Thomas). Die Stichhaltigkeit der Deutung kann man in vivo gegebenenfalls pneumoradiographisch (Degoy u. di Rienzo; Gionnardi) oder mit der Rückbildung des Schattens nach probatorischer Prednisolongabe erhärten, die ex juvantibus auch für die Differentialdiagnose thymogener Geschwülste noch in späteren Altersstufen Bedeutung besitzt (Marx u. Kosenow; Schulze).

Die von Field geäußerte Vermutung, es könne sich bei den dreieckförmigen Schattensegeln am oberen Mediastinalrand um abgesprengte Parenchymanteile des Oberlappens innerhalb der Mediastinalloge *(partielle Lappenhypoplasie ohne Bronchialkommunikation)* handeln, ist anatomisch nicht belegt und erscheint angesichts der vollständigen Darstellung der Segmentzweige des Oberlappens in seinen bronchographisch untersuchten Fällen unbegründet.

Die früher vorherrschende Ansicht, den hier erörterten Schattenfiguren liege eine „*Pleuritis mediastinalis superior anterior*“ zu Grunde, wird noch im neueren pädiatrischen

Schrifttum vertreten (CAFFEY; SCHMID u. JUNKER; KIRCHHOFF; HABERMANN; MALLUCHE; SCHMID u. WEBER u.a.). Sie geht letztlich auf die scheinbar triftigen Argumente zurück, mit denen namhafte Autoren vor Jahrzehnten die pleurogene Ursprungstheorie paramediastinaler Keilschatten jeglicher Höhenlage begründeten (EISLER; FLEISCHNER; DIETLEN; ENGEL; SCHALL; SCHÖNFELD; SAUPE; FLEMMING-MØLLER u.a.). Sie bezogen sich auf die offensichtliche Lagebeziehung der Verschattungen zu den Pleuromediastinalsinus und Interlobärspalten sowie auf vermeintlich substratspezifische strahlenoptische Kriterien (Konturschärfe, Formwandel bei verändertem Strahlengang) (s. S. 373). Da die Interpretation die oft auffällige Diskrepanz zwischen röntgenologischen und klinischen Erscheinungen plausibel machte, wurde sie allgemein übernommen und stieß erst in neuerer Zeit auf berechtigte Skepsis (ESSER; SCHMID; ESSER u. HILGERT; DÜNNER; FRANZEN u.a.).

Es ist prinzipiell nicht einzusehen, warum sich die vermutete Ergußlokalisation in dieser Form — noch dazu klinisch stumm und gelegentlich beiderseits — ausgerechnet auf das Lebensalter des Kleinkindes beschränken soll, das zu besonders brüsker Fieberreaktion neigt, und dessen Mediastinum gerade in der Thymusdrüse eine zusätzlich schattengebende und formbestimmende Gewebskomponente beherbergt. Zudem ergeben sich Einwände gegen die formale Substratdeutung. ENGEL, SCHALL u.a. hatten das geradlinige Abschneiden des Schattensegels und die zipflige Ausziehung seiner Basis an der Ober-Mittellappeninzisur als Beweis dafür betrachtet, daß es sich um eine Flüssigkeitsansammlung im vorderen oberen Recessus costo-mediastinalis handele, die nur durch Verklebung der Pleurablätter daran gehindert wird, basalwärts — bzw. in Rückenlage zum Kuppelraum — abzufließen und weiter in den Nebenspalt einzudringen. Die Vorstellung lief demnach auf einen allseitig gekammerten Pleuraerguß hinaus, der zumeist dem Übergreifen entzündlicher Lymphknotenprozesse zugeschrieben wurde. Ein abgesacktes Exsudat pflegt jedoch dank seiner Schwere die benachbarte Viszeralpleura stets konvexbogig zum Lungenkern hin vorzuwölben, gleichgültig, ob es an der äußeren Brustwand, im Interlobium oder paramediastinal hängen bleibt. Es würde im Fall einer isolierten „Pleuritis mediastinalis superior anterior“ auch den einbezogenen Teil des Nebenspaltes mit seinem Gewicht auseinanderdrängen, keineswegs aber das typische Bild eines spitz auslaufenden Schattenzipfels mit geradlinigen oder gar flach eingedellten Konturen hervorrufen. Dieses Gestaltmerkmal ist ebensowenig mit der Auswirkung eines organisierten Pleuromediastinalexsudats in Einklang zu bringen, das zu schwartiger Raffung des interlobären Vorsprungs führen würde.

Die triangulären Schattensegel am Oberrand des kindlichen Mediastinums werden z.T. noch heute — selbst in monographischen Abhandlungen — allein nach dem flächigen Aspekt des Sagittalbildes als „Pleuritis mediastinalis superior“ deklariert. Das Urteil war mangels grundsätzlicher anatomischer Bestätigung seit jeher deduktiv und blieb es bislang. Es erscheint in seiner Konzeption um so fragwürdiger, als sich auch die analogen Prämissen als trügerisch erwiesen, die der ursprünglich verallgemeinernden Deutung parakardialer bzw. paramediastinaler Keilschatten unterhalb des Hilus als „Pleuritis mediastinalis inferior posterior“ zugrunde gelegen hatten. Wie diese Fiktion in der neueren lungendiagnostischen und thoraxchirurgischen Ära der Realität schrumpfender Parenchymprozesse des Mittellappens, der Lingula bzw. des Unterlappens nicht standhielt, so dürfte die Diagnose „Pleuritis mediastinalis superior“ in der Regel kaum dem anatomischen Sachverhalt der hier besprochenen Erscheinungsbilder entsprechen. Nach autoptischen Befunden und kritischen röntgenanalytischen Untersuchungen ist ihr Substrat vielmehr gewöhnlich in der seitlich überlappenden Thymusdrüse zu suchen.

Breite *apiko-mediastinale Kuppelschwielen* und rein mediastinale „Traktionsstreifen“ (ASSMANN; DIETLEN; DAHM; HERRNHEISER; FANCONI; WECHSLER; DANELIUS; ARENDT u.a.), die man auch beim Erwachsenen nach überstandenen akuten pleuro-pulmonalen Infekten und entzündlichen Mediastinalerkrankungen, in Begleitung phthisischer Spitzenprozesse oder als Residuen eines Oleo- bzw. inveterierten Pneumothorax findet, geben bei näherer Betrachtung ein anderes Bild. Sie fügen sich in Sagittalprojektion ohne keilförmige Konturvorsprünge in die herübergezogene Mediastinalsilhouette ein und zeigen in seitlicher Ansicht keinen glattrandigen Absatz am Nebenspalt. Hilus und Oberlappengefäße können dabei durch zirrhotischen Schwielenzug emporgerafft sein, bleiben aber im Gegensatz zur kompletten Oberlappenatelektase zumindest auf Schichtbildern darstellbar.

Anhand der gleichseitigen Gefäß- und Bronchialstrukturen sind auch *Verdichtungen eines Lobus venae azygos* sicher auszuschließen, die sich im übrigen bereits durch zusätzliche Merkmale (auffallend scharfliniger, lateral konvexbogiger Konturverlauf mit typischer basaler Tränenfigur des orthograd getroffenen Bogenteils der V. azygos) und die Eigentümlichkeit auszeichnen, daß sie nicht bis zur Hilushöhe herabreichen, wie der kollabierte Oberlappen (Teschendorf; Vollmar; Esser u.a.).

Abgesehen von der charakteristischen Dislokation des restlichen Lungengefäßbaumes unterscheidet sich die hochgradig apiko-mediastinalwärts retrahierte Oberlappenatelektase mit ihrer konkav eingezogenen Seitenfläche ohne weiteres vom Bild mono- oder polyzyclisch begrenzter solider *Geschwülste, Zysten bzw. Lymphknotentumoren in der vorderen und mittleren Loge der oberen Mediastinalhälfte.* Äußere Konturvorwölbungen des Atelektaseschattens und gleichzeitige Eindellung der vom Schrumpfungsbezirk angesaugten Trachea sieht man nur, wenn der luftleere Lappen einen großen, zentral blockierenden Tumorknoten umschließt oder von darunter liegenden hilären und paratrachealen Lymphknotenschwellungen in seinem Oberflächenrelief umgeformt wird (Abb. 169).

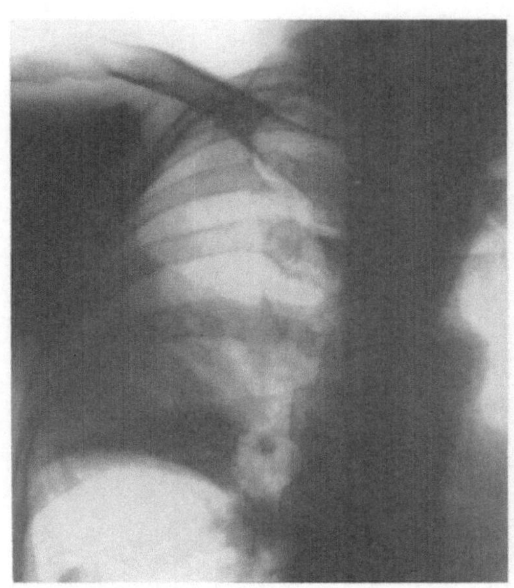

a

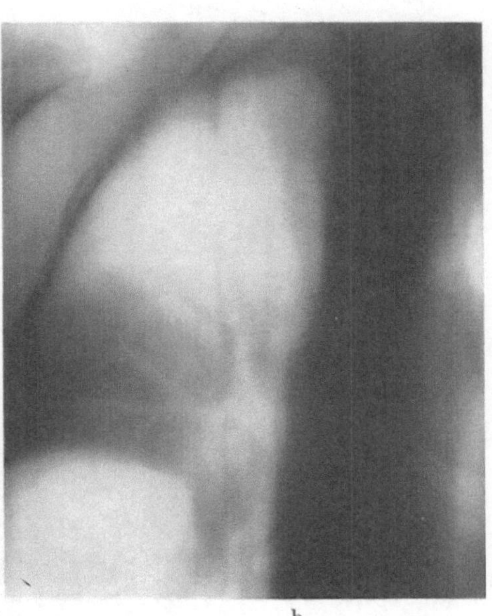

b

Abb. 171a u. b. A. He., 38jähr. ♀. Arch.-Nr. 117531/52, Röntgeninstitut Medizinische Universitätsklinik Leipzig (ehem. Direktor: Prof. M. Bürger). Darstellung der lufthaltigen Bronchialäste im pneumonisch verdichteten dorsalen Oberlappensegment (Lösungsstadium einer croupösen Pneumonie, 10. Tag) auf dem Nativbild (a) und im Schichtbild 9 cm p.-a. (b) (nach W. Schulze, Kongr.-Ber. 1. Tagg Med. Wiss. Ges. f. Röntgenol. DDR 1955. Leipzig: J. A. Barth 1957)

Die *croupöse Pneumonie* füllt das Lappenareal im Gegensatz zum massiven Lobärkollaps meist nicht vollständig aus. Sie kann im akuten Beginn mit schleierartiger Parenchymtrübung und reflektorischer Einengung der erkrankten Seite (Zwerchfellhochstand, Engstellung der Rippen, angedeutete Mediastinalverziehung) dem röntgenologischen Symptomenkomplex dys- bzw. atelektatischer Belüftungsstörung passager täuschend ähneln. Im Verlauf der Hepatisation wird die Lungenverschattung dichter, bleibt aber meist inhomogen und läßt auf Hartstrahl- und Schichtaufnahmen den lufthaltigen Bronchialbaum des Lappens durchscheinen (Abb. 171) (Fleischner; Zadek; Schulze). Zugleich dehnt die zunehmende Exsudation das Lappengebiet aus und schiebt seine Grenzen flachbogig zu den nicht infiltrierten Nachbarlappen hin vor. Erst während der Lösung erfährt der Lappen durch Abstrom des verflüssigten Exsudats via Lymphbahnen und Bronchien eine merkliche Raumverkleinerung, die an kontinuierlicher Einziehung der Interlobärfissuren kenntlich wird. Bezüglich der Dislokation der Lobärgrenzen besteht also ein „zeitlicher Antagonismus“ (Zadek) zwischen Lappenatelektase und croupöser Pneumonie.

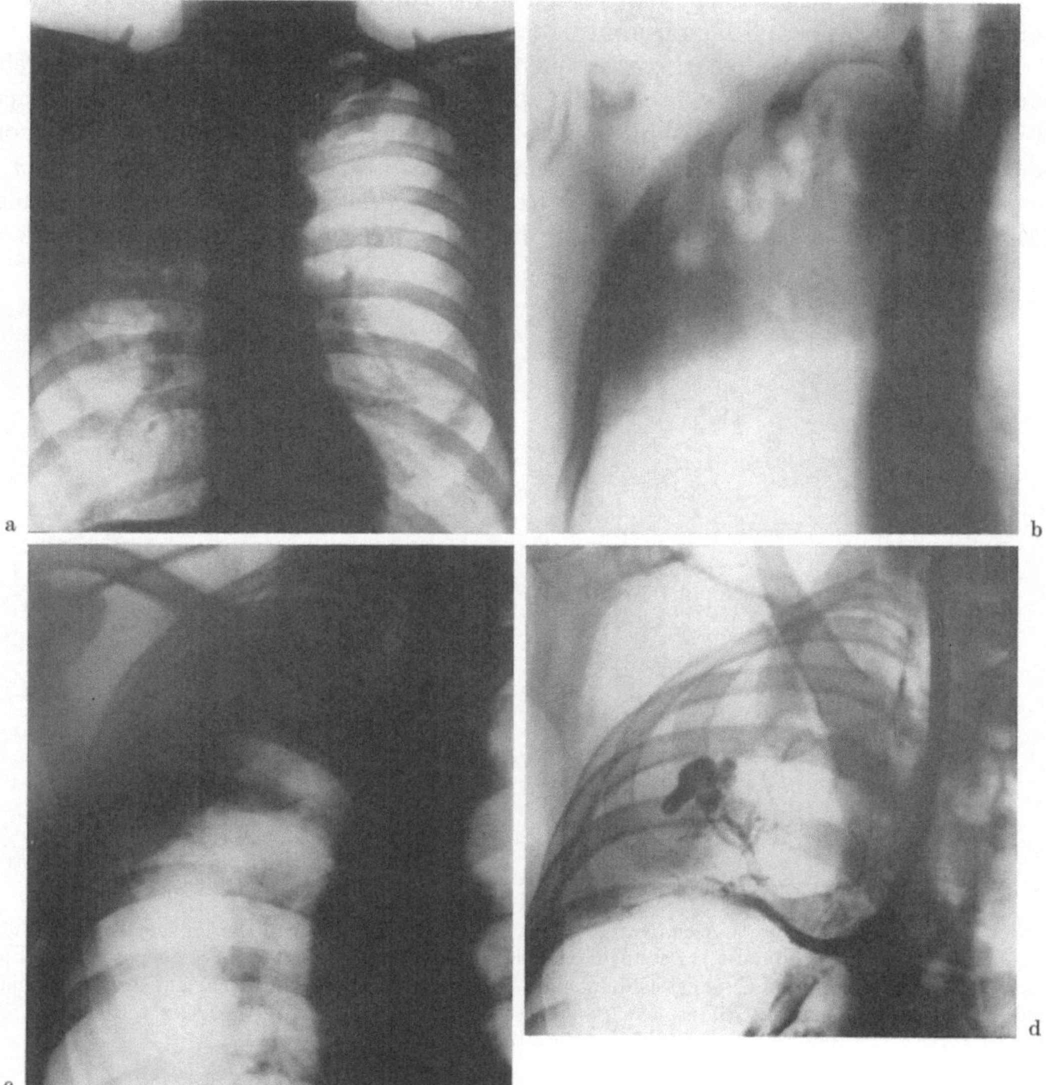

Abb. 172a—d. W. He., 53jähr. ♀. Arch.-Nr. 6818/55, Röntgeninstitut der Medizinischen Universitätsklinik Leipzig (ehem. Direktor: Prof. M. BÜRGER). Entwicklung einer Sekundäratelektase nach croupöser Oberlappenpneumonie rechts (verzögerte Lösung infolge entzündlicher Stenosen der Abflußbronchien). a Thoraxübersicht p.-a. am 10. Krankheitstag: ausgedehnte Lobärverschattung bei hochfieberhaftem Zustand mit typischem klinischen Befund. b Schichtbild 11 cm a.-p. (27. Krankheitstag, noch nicht entfiebert): Auftreten kolbiger Bronchiektasen durch passagere Ventilwirkung vorgeschalteter Stenosen in den Segmentbronchien, beginnende Schrumpfung des milchglasartig verschatteten Gebiets. c Summationsbild p.-a. (54. Krankheitstag, fieberfrei bei anhaltender Senkungsbeschleunigung von 14/31 mm n.W.): zunehmende apikale Retraktion des luftleeren Parenchyms mit Hochraffung des Hilus und komplementärem Emphysem der Restlunge. d Bronchogramm p.-a. (2 Tage später): Nachweis multilokulärer Stenosen und restlicher bronchiektatischer Soghöhlen im Schrumpfungsbezirk. (Wiederentfaltung 14 Tage danach)

Die Volumenabnahme kann sich nach Ausmaß und Dauer so steigern, daß man sie einer *metapneumonischen Sekundäratelektase* zuschreiben muß, die sich aus dem gestörten Lösungsablauf ergibt. Während der verdichtete Lappen normalerweise eine allmähliche Aufhellung mit Übergang von wolkiger zu fleckig-körneliger, später radiär-streifiger Struktur zeigt, die durch Summation wiederbelüfteter und noch exsudathaltiger Lobuli bzw. überfüllter Lymph- und Blutgefäße bedingt ist, wird der Schatten des gesamten Infiltrationsbezirks oder eines Segments im pathologischen Fall noch dichter und homogen, verliert zugleich an Ausdehnung und retrahiert sich nach Art einer Atelektase unter

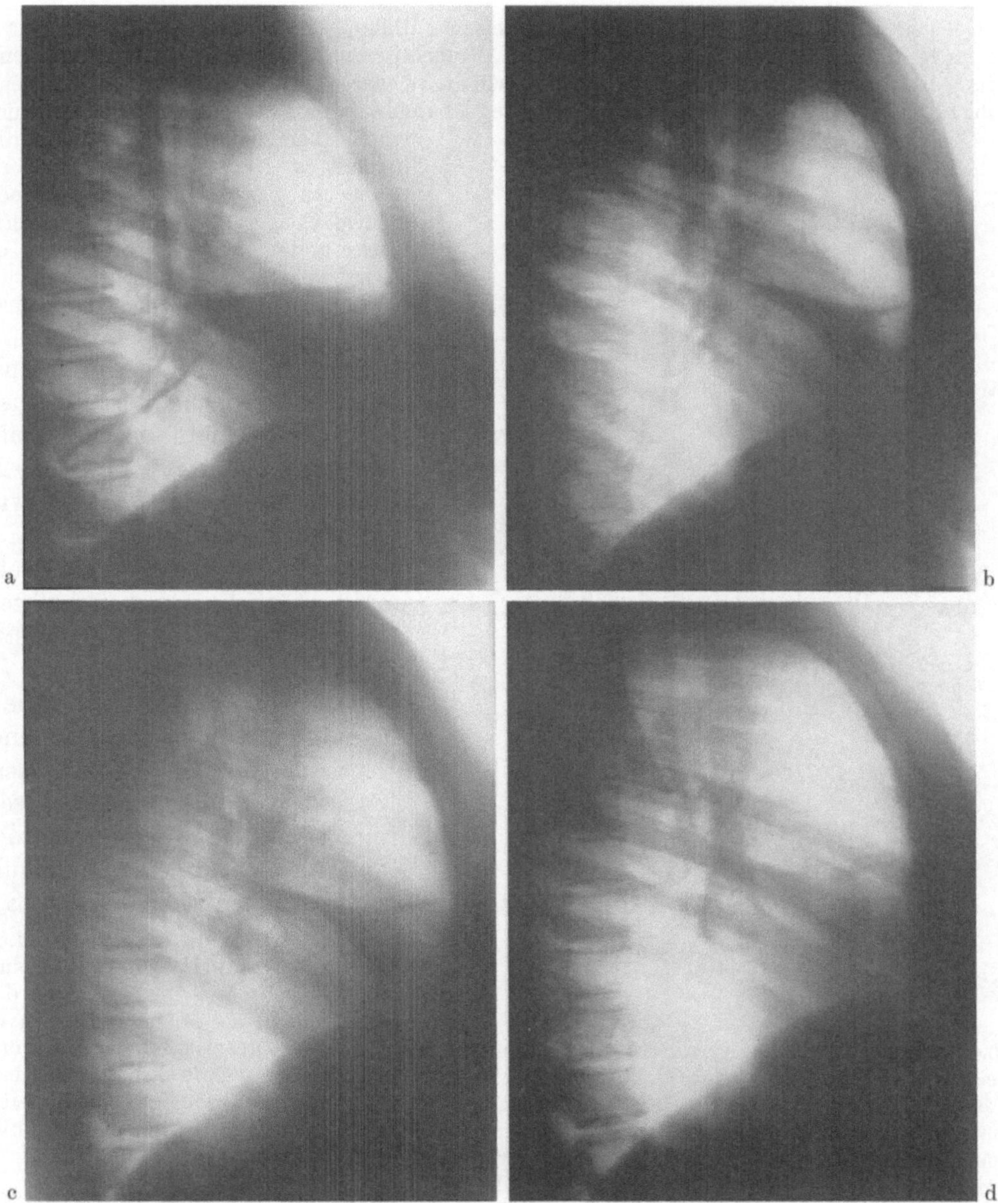

Abb. 173a—d. E. Ha., 45jähr. ♀. Röntgeninstitut der Medizinischen Universitätsklinik Leipzig (ehem. Direktor: Prof. M. BÜRGER). Entwicklung einer Sekundäratelektase des Mittellappens nach croupöser Lobärpneumonie (Frontalübersichtsbilder). a 6. Krankheitstag (Entfieberung unter Penicillin am Vortag). b 21. Tag nach akutem Krankheitsbeginn: bikonkave Kontureinziehung und Verkleinerung des Lappenareals. c Weitere Schrumpfung des Lappengebiets am 30. Tag. d 41. Tag: unvermittelte Wiederbelüftung, aber noch unvollständige Entfaltung des Lappens

konkaver Einziehung der benachbarten Fissur zum Rand hin. Die dystelektatischen Vorgänge können bei linksseitiger Oberlappenpneumonie im Bereich des Sulcus aorticus das gleiche Interpositionsphänomen der lufthaltigen Unterlappenspitze hervorrufen, das DAHM bei Oberlappenatelektasen beschrieb (SCHULZE) (s. S. 245).

Schon während des normalen Lösungsverlaufs erscheinen die im pneumonischen Sektor gelegenen Bronchien infolge Saftdurchtränkung des Peribronchiums, Schleimhautschwellung und intrabronchialer Sekretstraßen tomographisch auffallend engkalibrig. Bei verzögerter Lösung sieht man — auch bronchographisch — oft multilokuläre Bronchialverschlüsse und Konturunregelmäßigkeiten, die von Fibrinobturation bzw. entzündlicher Wandveränderung herrühren (Lit. s. S. 187, 188).

Gelegentlich kommen sogar groteske dynamische Blähungszustände kleinerer Bronchialzweige jenseits ventilartig wirkender Stenosen zustande („Bronchusemphysem" nach HOFFMANN), deren Rückbildung fast ebenso lange auf sich warten läßt wie die Wiederentfaltung des abhängigen Parenchyms (Abb. 172). Daß es sich dabei um ein reversibles sekundär-atelektatisches Geschehen und nicht um einen Übergang in bleibende Karnifikation handelt, ist letztlich erst aus der Verlaufsbeobachtung zu schließen. Sie zeigt noch nach mehrmonatiger Dauer eine oft unvermittelt rasche und vollständige Aufhellung des zunächst pneumonisch infiltrierten, später immer kleiner gewordenen Lappenareals (s. Abb. 173).

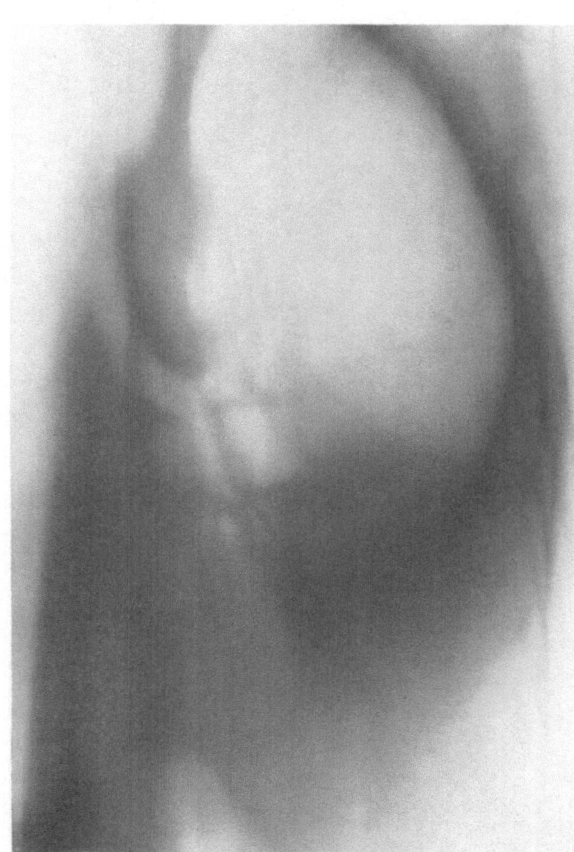

Abb. 174. R. Me., 41jähr. ♂. Arch.-Nr. 10429/60, Röntgenabteilung Medizinische Universitätsklinik Münster i. Westf. (Direktor: Prof. Dr. W. H. HAUSS). Entspannungs- bzw. Kompressionsatelektase des linken Unterlappens bei größerem Pleuraerguß. Nachweis lufthaltiger Segmentbronchien innerhalb des luftleeren Parenchymareals, dessen Absorptionsdichte sich nicht vom infrapulmonalen Ergußschatten unterscheidet. (Schichtbild 11 cm a.-p. bei Rückenlage in 60° Schrägneigung)

Die Unterscheidung kollapsindurierter und bronchiektasendurchsetzter Oberlappenatelektasen unspezifischer Genese von massiver *zirrhotischer Lobärschrumpfung tuberkulösen Ursprungs* (vgl. Abb. 82 und 151) ist nach strahlendiagnostischen Kriterien allein ebensowenig möglich wie bei halbseitigen Schrumpfungsvorgängen (LEMOINE, ROLLIN u. DEHGAN u. a.).

ββ) Mittellappenatelektasen. Die spezielle Röntgensymptomatologie und Differentialdiagnose der Atelektasen des Mittellappens (und seines linksseitigen Homologon, der Lingula) werden im Kapitel „Mittellappen- und Lingulasyndrom" eingehend behandelt (s. S. 357).

Hier soll nur das Prinzip der Lobärretraktion schematisch (Abb. 163) und mit einer Bildserie erläutert werden, die den Gestaltwandel des Mittellappens im Verlauf einer Sekundäratelektase nach akuter Pneumokokkenpneumonie bis zur Wiederbelüftung nach sechswöchiger Krankheitsdauer im Frontalaspekt deutlich macht (Abb. 173).

γγ) Unterlappenatelektasen. Das Wechselspiel innerer und äußerer Zug- bzw. Druckkräfte beherrscht auch Morphologie und Dynamik der Unterlappenatelektasen.

Daß man *selektive Pneumothoraxatelektasen* des gesamten Unterlappenareals — nicht lediglich der laterobasalen Kanten (s. S. 216, 338) — im Verlauf kollapstherapeutischer Maßnahmen seltener sieht als einen massiven Oberlappen- bzw. Halbseitenkollaps, liegt in der Lokalisations- und Ausbreitungsweise des tuberkulösen Grundleidens begründet. Tritt ein isolierter massiver Unterlappenkollaps im Pneumothorax auf, so folgt er dem bereits erwähnten Prinzip der *hilopetalen Retraktion*, sofern der Lappenstumpf nicht durch parietale Adhäsionen arretiert ist.

Verhältnismäßig häufig werden dagegen *isolierte Unterlappenatelektasen unter verdrängenden Pleuraergüssen* beobachtet. Denn die entspannende bzw. komprimierende Gewichtslast des verschieblichen Exsudats wirkt sich zunächst auf die hintere Lungenbasis aus. Der Unterlappen kann bereits völlig entlüftet sein, wenn der Oberlappen als verkleinerte, aber noch lufthaltige rundliche Aufhellung in der Flüssigkeit schwimmt. Ob die Belüftungsstörung einer bloßen Kompressionsatelektase entspricht oder von gleichzeitiger — bzw. vorausgehender — zentraler Obstruktion bedingt wird, die den Unterlappen blockiert, den Oberlappen jedoch überbläht und so das Phänomen der „schwimmenden Luftblase" erzeugt (LAUX), ist nur aus dem Verhalten des Bronchialbaumes, mit Vorbehalt auch aus der räumlichen Anordnung des Exsudats (WESTERMARK; ZADEK; ZUPPINGER) zu schließen (s. S. 244). Vielfach geben gezielte Hartstrahl- und Schichtaufnahmen schon zuverlässige Auskunft über den Entstehungsmechanismus. Der Nachweis lufthaltiger Bronchien innerhalb des Schattenkomplexes läßt zudem den räumlichen Umfang des kollabierten Unterlappens abschätzen, der sich in seiner Dichte vom umgebenden Flüssigkeitsmantel nicht unterscheidet und sonst erst nach Punktion un-

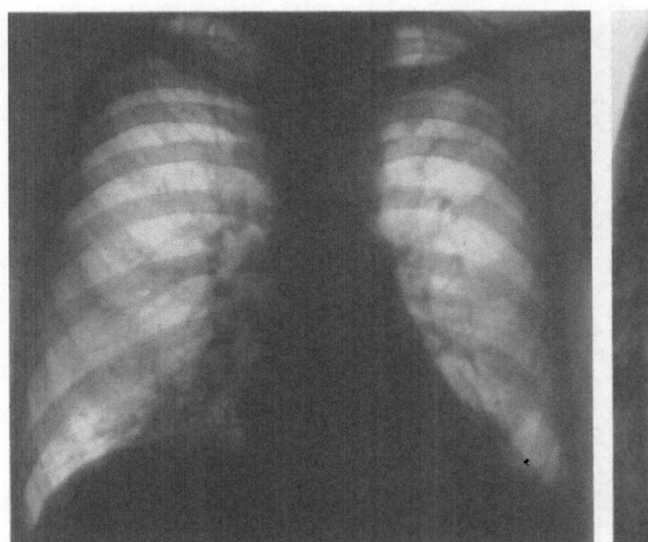

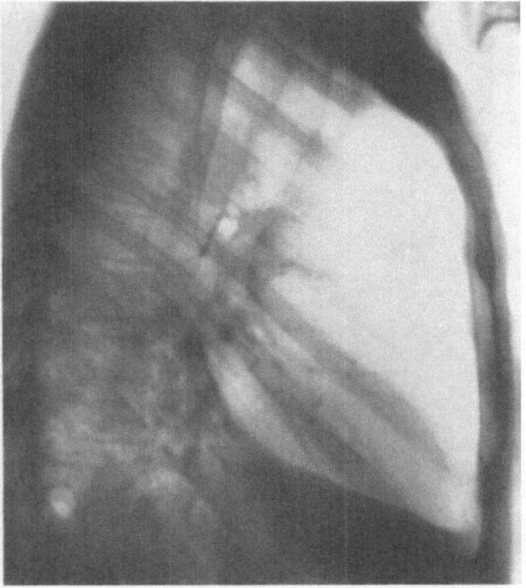

Abb. 175a u. b. H. Ge., 56jähr. ♂. Arch.-Nr. 558/58, Röntgenabteilung Medizinische Universitätsklinik Münster i. Westf. (Direktor: Prof. Dr. W. H. HAUSS) Bronchiektatisch-atelektatische Schrumpfung beider Unterlappen nach dorso-basal mit kompensatorischem Emphysem der Restlunge bei schwerer deformierender Bronchitis. a Thoraxübersicht p.-a. b Frontalübersicht

mittelbar darzustellen ist. Da der kompressionsatelektatische Unterlappen auch nach Druckentlastung noch einige Zeit im Kollapszustand verharrt, läßt er sich im Punktionspneumothorax, je nach Körperlage mit der Basis in den Restexsudatspiegel eintauchend oder vom überdeckenden Flüssigkeitsschleier durch Beckenhochlagerung freiprojiziert, als weichteildichtes Anhängsel des lufthaltigen Oberlappenstumpfs klar abgrenzen (Abb. 146c).

In der exsudatfreien geschlossenen Brusthöhle erfolgen Formwandel und Verlagerung des luftleeren Lappenkörpers nach Maßgabe des Infiltrationsgrades in unterschiedlicher Abstufung, aber nach einheitlichem, von den normal-anatomischen Verhältnissen vorbestimmtem Grundprinzip. Die Verankerung im Hilus und am Ligamentum pulmonale läßt dem Unterlappen nur die Möglichkeit, sich aus dem physiologischen Entfaltungsraum in der dorso-kaudalen Hälfte des Hemithorax nach hinten, medial und basal zurückziehen.

Die *Hauptrichtung der Retraktion* hängt entscheidend von der jeweiligen Beschaffenheit der kosto-pleuralen und diaphragmalen Grenzflächen ab. *Bei Adhärenz der äußeren Konvexität* bleibt die Lobäratelektase der hinteren Brustwand breitflächig verhaftet und vermag sich lediglich *nach dorso-kaudal* zu verkleinern. Die Vorderfläche der luftleeren Gewebskalotte wird demgemäß annähernd parallel zum sonstigen Verlauf der Hauptinzisur verschoben, nur tiefer eingezogen (Abb. 175). Der Auftreffpunkt der basalen Spaltmündung rückt dabei auf oder hinter die Höhe der Zwerchfellkuppel. Kann der Lappen seinen Kontakt mit der lateralen und hinteren Brusthöhle lösen, während er *durch Verklebung an der diaphragmalen Auflage* festgehalten wird, so sinkt er unter entsprechender Torsion der großen Fissur *nach medio-basal* zu einem breit aufsitzenden niedrigen Schattenzelt mit seitlich schräg abfallendem Dach zusammen (Abb. 176). Seine maximale Volumenabnahme und Dislokation erfährt der Lappenkörper *bei freier Gleitfähigkeit im Pleuraspalt*, die allein von der Kapillarattraktion der Serosablätter eingeschränkt wird. Er kollabiert dann *vorwiegend mediastinalwärts* und bleibt nur noch mit dem paravertebralen Anteil der Rippenzirkumferenz und des Zwerchfellplateaus in Berührung. Die Masse seines Parenchyms fällt zu einem *flachen, vertikal gestellten Kegel mit* konkav eingezogener Seitenfläche am hinteren unteren Mediastinum zusammen, der mit der Spitze den Hilus erreicht, den benachbarten Recessus costo-mediastinalis bzw. phrenico-mediastinalis posterior kulissenartig ausfüllt und vom lufthaltigen Mantel des

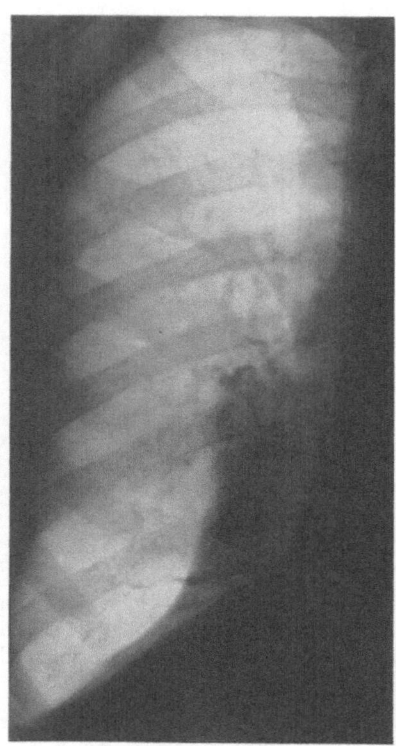

Abb. 176a

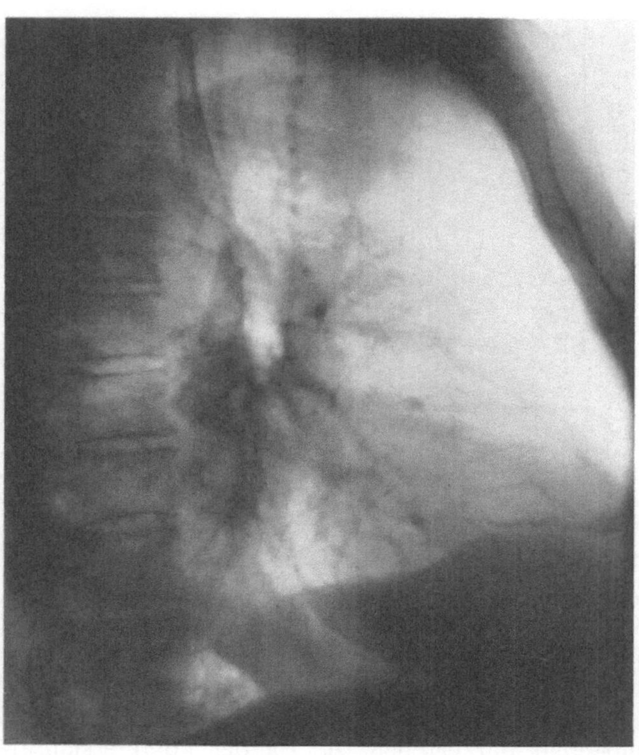

Abb. 176b

Abb. 176a—d. A. Bü., 62jähr. ♂. Arch.-Nr. 350/62, Röntgenabteilung Medizinische Universitätsklinik Münster i. Westf. (Direktor: Prof. Dr. W. H. HAUSS). Schattenbild des mediastinalwärts retrahierten atelektatischen Unterlappens bei Verschluß des Lappenbronchus durch Karzinom im Zwischenbronchus dorsal. a Zielbild p.-a. Die Schattenkulisse des kollabierten Lappens mit konkav eingezogener Randkontur auf den Herzzwerchfellwinkel projiziert. Knollige Auftreibung des Lappenkerns durch Tumor, Verbreiterung des oberen Mediastinalschattens durch Lymphome. Rechter Hilusschatten fehlt. Raumausgleich durch Ober- und Mittellappen. b Frontalübersicht. Bei Aufblick keine scharfe Kontur des Atelektase-Areals. Einengung des tracheobronchialen Aufhellungsbandes durch den massiven Tumorknoten. c Schichtbild 11 cm a.-p. Kaudalrotation des Oberlappenbronchus und seiner Begleitgefäße um den Tumorkernschatten. d Bronchogramm frontal. Kompletter Verschluß des Unterlappenbronchus durch das Karzinom, das bereits auf den Mittellappenbronchus übergreift (höckerige Konturen)

nachrückenden Oberlappens bis herab zur latero-dorsalen Thoraxbasis überdeckt wird (Abb. 176). Im Verlauf dieses Vorgangs dreht sich der interlobäre Hauptspalt immer mehr aus der Frontal- in die Sagittalebene des Brustkorbs und richtet sich zugleich so steil auf, daß er etwa planparallel zum seitlichen Herzrand läuft (Abb. 147c).

Erscheinungsbild und *optimale Grenzflächenprojektion* wechseln demnach, wie bei Lobär- und Segmentatelektasen überhaupt, mit Ausmaß und Richtung des Parenchymkollapses individuell ganz beträchtlich (vgl. Abb. 175 und 176). Die über die ganze Breite der dorsalen Thoraxwölbung ausgespannte Unterlappenatelektase bietet auf der sagittalen Standardaufnahme einen mehr oder weniger homogenen, kranial wie seitlich meist verschwommenen, vom Hilus zur Basis dichter werdenden Schatten. In diesem Durchmesser kann allenfalls der Oberrand glatt abschneiden, wenn der hintere Hauptspalt infolge Basalverschiebung des apikalen Segments in annähernd waagerechte, seitlich leicht abfallende Stellung gerät. Sonst gewinnt die Verdichtung erst bei Frontaleinblick eine scharfe Kontur nach ventral oben. Je vollständiger die zum hinteren Mediastinum gerichtete Rotation des luftleeren Parenchymkeils um die Hilusachse abläuft, desto mehr muß sich der Zentralstrahl aus der anliegenden Frontalprojektion über den umgekehrten Schrägdurchmesser (rechts II., links I.) in Richtung zum sagittalen (antero-posterioren!) Strahlengang mitdrehen, um die konkav eingezogene Interlobärfläche der Atelektase

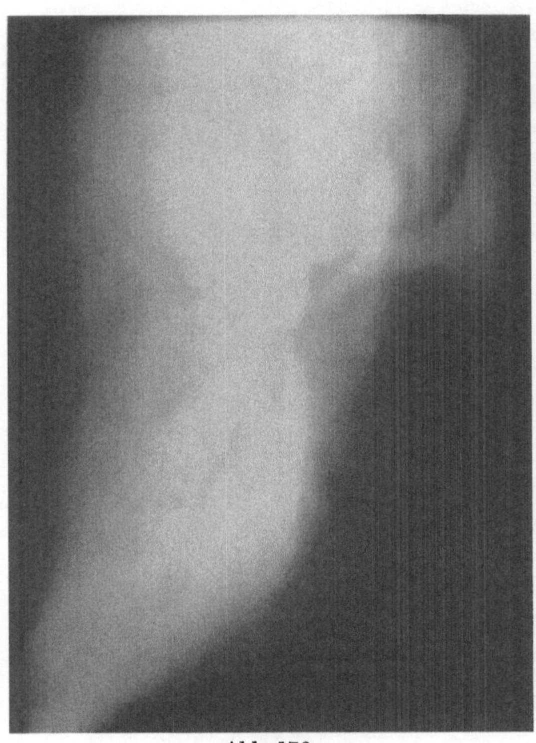

Abb. 176c

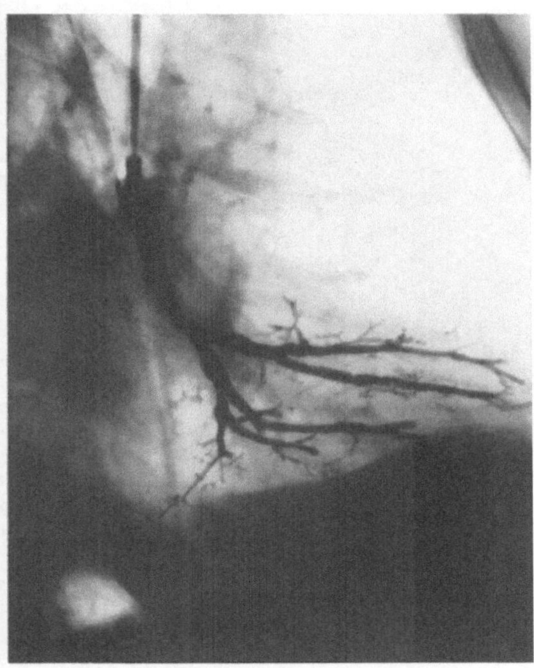

Abb. 176d

möglichst scharflinig, d.h. hochkant und schirm- bzw. filmnahe zu erfassen. Im gleichen Maß, in dem der kollabierende Unterlappen in Sagittalprojektion zunehmend deutlicher als vertikal gestelltes paramediastinales Schattendreieck in Erscheinung tritt, schwindet die Möglichkeit, ihn in frontaler Aufsicht am Schirm bzw. auf seitlichen Summationsaufnahmen näher abzugrenzen. Gibt er bei mäßiger mediastino-basaler Retraktion noch ein verschwommenes „Filter" vor dem gesunden Lungenflügel ab, so wird seine Trübung bei exzessiver Schrumpfung gar nicht mehr wahrgenommen, da sie von der seitlich breit vorgelagerten Helligkeitszone der bis zur Basis nachgerückten Restlunge zu sehr überstrahlt wird (Abb. 180).

In Tangentialprojektion erweist sich der massive Unterlappenkollaps als sehr schattendicht und *mitunter völlig homogen*. Die Luftleere der paravertebralen Rindenzone läßt den sonst auf Hartstrahl- und Schichtaufnahmen sichtbaren vertikalen Begleitschatten der linken Brustwirbelkonturen völlig verschwinden (Dalton u. Schwartz). Da der pathogenetische Zusammenhang Bronchiektasie-Atelektase für die Ventilationsstörungen der Lungenbasen ungleich größere Bedeutung besitzt als im Gebiet der Oberlappen, findet man das verdichtete Unterlappenareal *sehr häufig von bronchiektatischen Aufhellungsfiguren durchsetzt*. Ihre Anordnung ändert sich auf dem Nativbild infolge des wechselnden Sekretgehaltes oft merklich von einem Tag zum anderen (Abb. 147a, b). Vielfach liegen dabei dystelektatische, atelektatische, entzündliche, infiltrierte und ver-

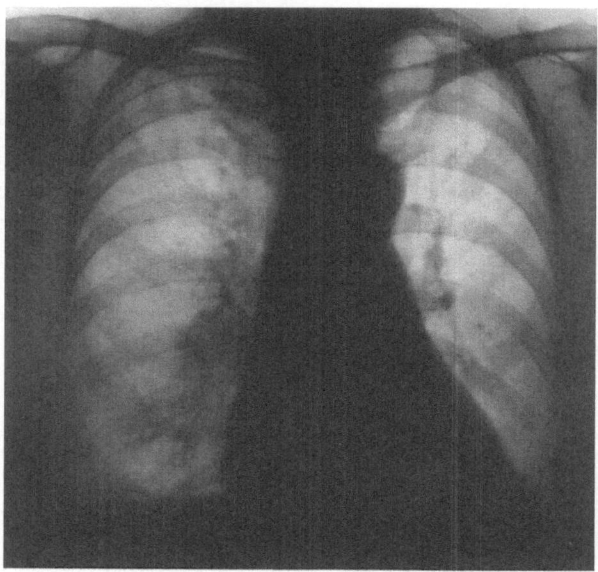

a

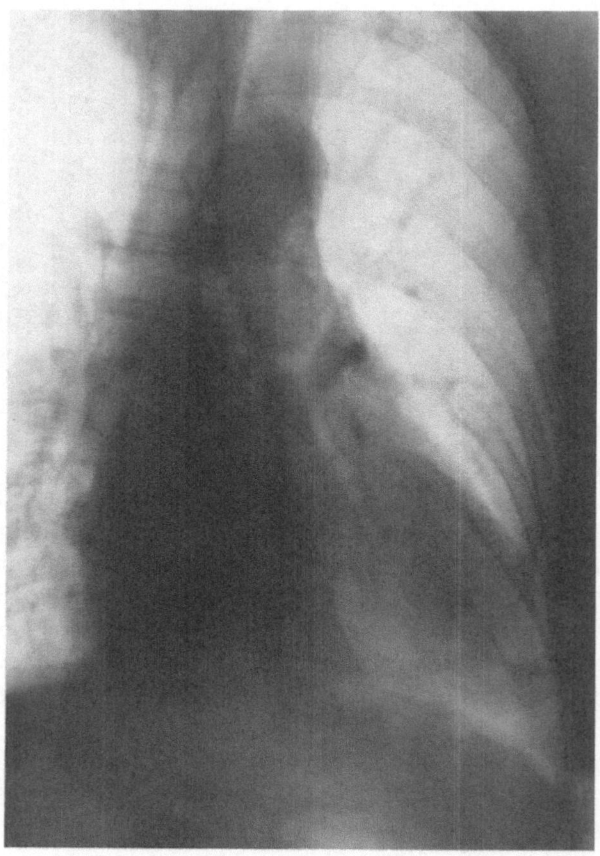

b

Abb. 177a u. b. A. Pl., 59jähr. ♀. Arch.-Nr. 1707/59, Röntgenabteilung Medizinische Universitätsklinik Münster i. Westf. (Direktor: Prof. Dr. W. H. HAUSS). Hochgradige Medialretraktion einer retrokardial verborgenen Unterlappenatelektase links mit kompensatorischem Oberlappenemphysem. a Thoraxübersicht p.-a. b Hart exponiertes Zielbild p.-a. Darstellung des paramediastinalen Keilschattens der Unterlappenatelektase und der Kaudalrotation von Lingula und anteriorem Oberlappensegmentbronchus. Hervortreten lufthaltiger Bronchiektasen im lobären Schattenkeil

narbte Lappenbezirke nebeneinander und geben der Lobärverdichtung ein *inhomogen fleckiges Aussehen.*

Der primäre Gestaltunterschied beider Unterlappen ist für die Schattensymbolik ihres Kollapsbildes letztlich unerheblich. Schwerer fällt die *asymmetrische Lage des Herzens* als seitendifferenter Störfaktor ins Gewicht. Denn sie *erschwert* durch Summation *im Sagittalbild bei wenig durchdringender Strahlung den Nachweis des* vorwiegend mediastinalwärts erfolgten *Lobärkollapses links* mehr als rechts. Während der am unteren Mediastinum flach anliegende Keilschatten der rechtsseitigen Unterlappenatelektase selbst bei maximaler Raumeinbuße im kardio-phrenischen Winkel sichtbar bleibt, ist ceteris paribus der *kollabierte linke Unterlappen hinter dem ausladenden Herzschatten völlig verborgen.*

Es bedarf daher der *Untersuchung mit adäquat harter Strahlenqualität*, um den retrokardialen Unterlappenkeil links *nicht zu übersehen* (Abb. 177). Hierdurch gelingt es auch, gleichsinnige Schrumpfungsvorgänge geringeren Grades zu demaskieren, die den seitlichen Rand des lobären Schattendreiecks im Sagittaldurchmesser mit dem linken Herzbogen zur Deckung bringen. Dieser Zustand verrät sich bereits mit einer *suspekten Begradigung der linken Kontur der Herz-Gefäßsilhouette* (TRIBOULET, HUMMEL, MERLIER u. LE BRIGAND; LONGIN). Überragt der paramediastinale Parenchymschatten seitlich den linken Randbogen des Herzens mit einem schmalen streifenförmigen Saum, so gibt die Randschärfe der Herzfigur auf dem p.a.-Bild gewisse Hinweise auf Lage und Ausdehnung der pulmonalen Verdichtung.

Das *„Silhouettenzeichen“* ist *bei isoliertem Unterlappenkollaps* ohne begleitende Pleuroperikardschwiele *negativ*, d.h. das *Herz bleibt* an der Verschattungsseite *glatt begrenzt, da* es — *von der Atelektase räumlich getrennt* — dem tangierenden Zentralstrahl eine freie, von lufthaltigem Parenchym eingefaßte Randfläche bietet. Die Einbeziehung des unteren Lingulasegments und die Beteiligung der antero-mediastinalen Pleura an entzündlich-atelektatischen Schrumpfungsprozessen der Lungenbasis (Bronchiektasen, spezifische Hiluslymphknotenerkrankungen, zentrale Bronchialgeschwülste, Fremdkörperobturation etc.) führen dagegen aus strahlenphysikalischen Gründen zur Unschärfe bzw. völligem Konturverlust der unmittelbar anliegenden Herzfläche. In gleicher Weise erleichtert das Silhouettenphänomen die räumlich differenzierende Lokalisation auch höher bzw. rechtsseitig gelegener Lobär- und Segmentatelektasen, wenn eine Durchleuchtung aus bestimmtem Grunde unmöglich ist, und nur eine sagittale Übersichtsaufnahme zur Verfügung steht (FELSON u. FELSON; ROBBINS u. HALE; ECK; SCHOCK; PETTINATI; BARNHARD u. KNIKER).

Das sagittale Nativbild liefert sonst mit den *Zeichen der veränderten Raumbesetzung* genügend indirekte Verdachtsmomente, um auf einen retrokardial verborgenen Unterlappenkollaps aufmerksam zu machen. Die *Aufhellung des vikariierend überdehnten Restflügels*, vor allem des zur seitlichen Zwerchfellkuppel herabgerückten Oberlappens ist in manchen Fällen so augenscheinlich (DE CHIARA u. DI SIENO; TRIBOULET, HUMMEL, MERLIER u. LE BRIGAND; LONGIN), daß sie links im Verein mit der *Verschmälerung, Formatypie bzw. Versenkung des Hilus* hinter den Herzrand zunächst an eine „einseitig helle Lunge“ mit hypoplastischer Pulmonalarterie denken läßt (LAUR u. WEDLER). Bei jugendlichen Individuen und voll wirksamem parietalen Raumausgleich ist die Transparenzzunahme gering oder gar nicht wahrzunehmen. Nähere Betrachtung zeigt jedoch die *Spreizung des unvollständigen Gefäßbaums.* Kaudalrotation und teils arkadenartiger Verlauf der Oberlappensegmentäste sind rechts übersichtlicher nachweisbar als links, weil die steilgestellten Zweige der Lingula, oft auch des pektoralen Segments, durch Absinken ihres Ursprungs meist im Herzschatten verschwinden. Die übrigen Segmentarterien und die Sammelvene des linken Oberlappens ragen dann „einsam“ aus der Mediastinalsilhouette heraus und bilden mit deren gestreckter linker Kontur einen seitlich offenen Winkel (*„V-Form“ des „kleinen Hilus“* bei linksseitiger Unterlappenatelektase) (LONGIN) (Abb. 178).

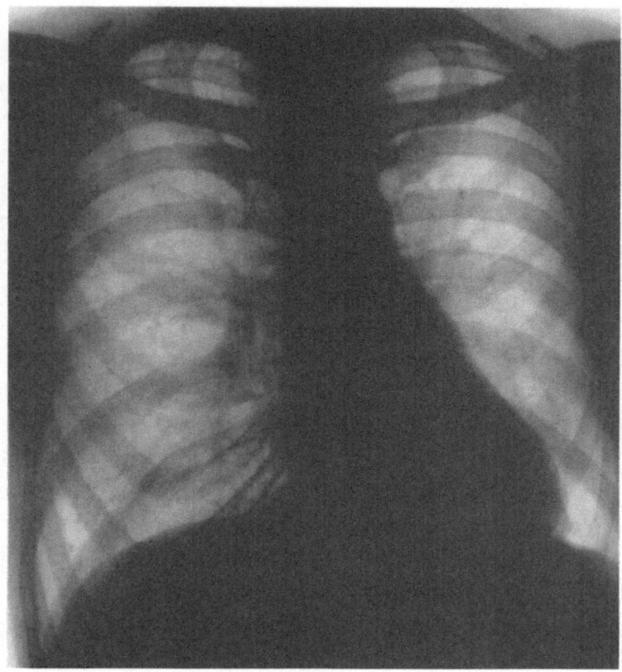

a

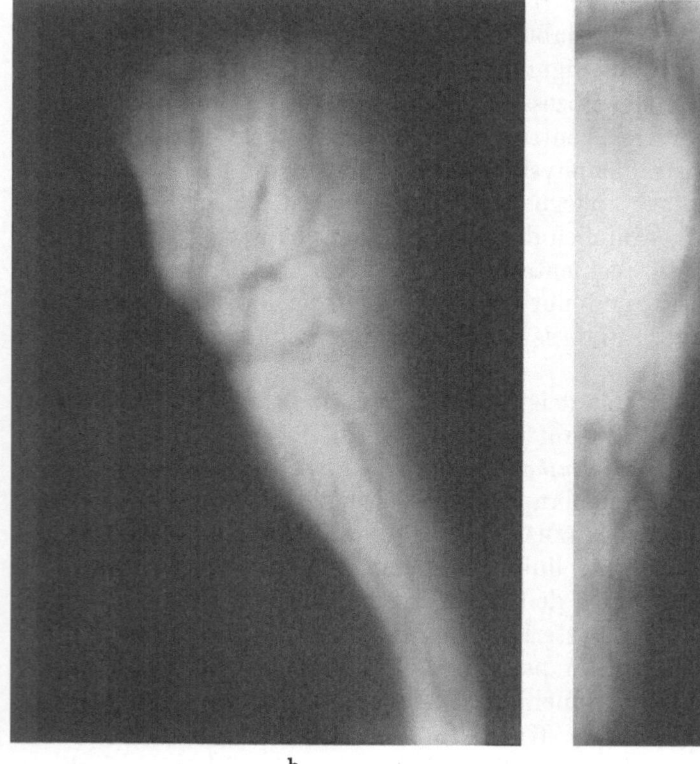

b

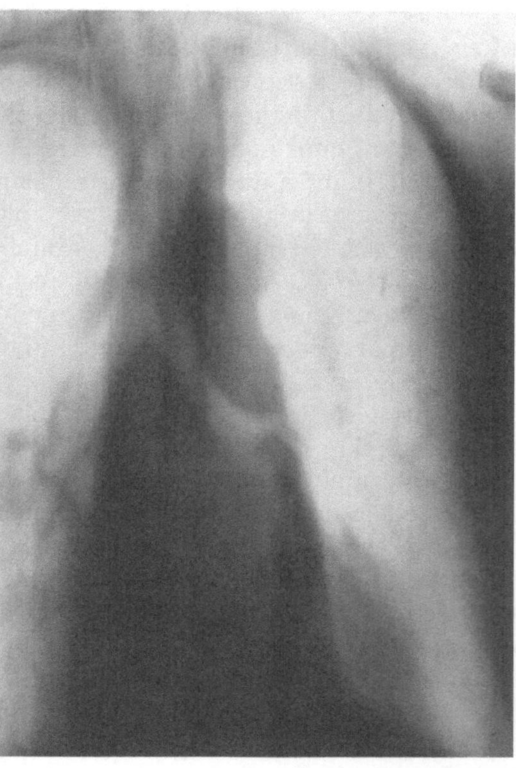

c

Abb. 178a—c. B. Sch., 39jähr. ♂. Arch.-Nr. 5674/59, Röntgenabteilung Medizinische Universitätsklinik Münster i. Westf. (Direktor: Prof. Dr. W. H. Hauss). Typischer Aspekt einer retrokardial verborgenen Unterlappenschrumpfung mit kompensatorischem Oberlappenemphysem unter dem Bild der „einseitig hellen Lunge". Deutliche Kaudalverlagerung der Oberlappenarterie und ihrer Äste. Suspekte Begradigung der linken Herzkontur. a Thoraxübersicht p.-a. b Schichtbild 12 cm a.-p. Darstellung des abnormen Verlaufs der Oberlappensegmentgefäße nach kaudal (bronchiektatische Unterlappen-Schrumpfung). c Schichtbild 8 cm a.-p. Nachweis lufthaltiger, eng zusammenliegender Bronchiektasen im Schrumpfungsgebiet

Die der Parenchymverschiebung entsprechende *Divergenz des restlichen Bronchialsystems* wird meist erst auf Schichtaufnahmen oder Bronchogrammen sichtbar, die auch zur pathogenetischen Klärung der Atelektase unentbehrlich sind. Bei hochgradiger Unterlappenschrumpfung gleichen sich Lingula- bzw. Mittellappenbronchien dem sonstigen Verlauf der stillgelegten basalen Segmentäste so weitgehend an (Abb. 177), daß mitunter erst genaue Analyse des kontrastgefüllten Bronchialbaums seine „Amputation" durch einen glattrandigen orifiziellen Tumorverschluß des Unterlappenbronchus offenbart.

Von den sonstigen indirekten Anzeichen des Unterlappenkollapses hat das bronchostenotische *Mediastinalpendeln* im Inspirium für die differentialdiagnostische Unterscheidung von Lobärpneumonien und bloßen Pleuromediastinalschwarten größeren Wert als die *statische Verziehung des Herzens* und Hochraffung des Hemidiaphragma. Die respiratorische Verlagerung der Mittelorgane bleibt allerdings aus, wenn es — wie bei Bronchiektasen sehr häufig — zu bilateraler Unterlappenschrumpfung kommt.

Analog der herkömmlichen Fehlinterpretation des verkleinerten Mittellappens und Lingulasegments als „Pleuritis mediastino-interlobaris" (s. S. 373) wurde das 1902 von CHAUFFARD beschriebene „*paravertebrale Schattendreieck*" des atelektatisch geschrumpften bzw. kollapsindurierten Unterlappens ursprünglich als „*Pleuritis mediastinalis basalis posterior*" angesehen (SAVY; DEVIC u. SAVY; ASSMANN; REHBERG; BRIEGER; DIETLEN; BRIEGER u. SCHRÖTER; ENGEL; FODOR u. WEISS; SCHALL; SCHÖNFELD; LÜTHOLD; FLEMMING-MØLLER; USPENSKY; KNÜSLI; UDVARDY; PINCHERLE; REYHER; SAGEL u. RIGLER u.a.). An der Annahme eines massiven pleuromediastinalen Schwartenschattens wurde auch zunächst festgehalten, als man ein gehäuftes Zusammentreffen mit dem klinischen Syndrom der Bronchiektasie beobachtet hatte (GENDRON u. LÉVESQUE; RIST, JACOB u. SOULAS; TAPIE u. SOREL; RIST, JACOB u. TROCMÉ). ARMAND-DELILLE, LEVY u. MANN identifizierten den Befund wohl zuerst als komplette Lobärschrumpfung. Dieser Sachverhalt bestätigte sich in der Folge regelmäßig, nachdem die systematische Anwendung der Bronchographie, später auch des Schichtverfahrens und die Entwicklung der Thoraxchirurgie eine zuverlässige Kontrolle der nativen Substratdeutung ermöglichten (SINGER u. GRAHAM; SERGENT u. BORDET; WARNER u. GRAHAM; SERGENT u. KOURILSKY; WALLGREN; GÖTTCHE u. ERÖS; APERT; BEZANÇON, AZOULAY, WEISMANN-NETTER, OUMANSKY u. BRODIEZ; BERNOU; WAMSTEKER; HALLANDER; PINCHIN u. MORLOCK; DE BRUIN; HUIZINGA; ANSPACH; FINDLAY; ANGAMMARE; BLOCH, SANDOCK u. MITCHELL; OVERHOLT; SIMON; ROBBINS u. HALE; LUBERT u. KRAUSE; ESSER; SCHMID; LEVITIN u. BRUNN; BOYER; HODSON; KARTAGENER; TRIBOULET, HUMMEL, MERLIER u. LE BRIGAND; LONGIN u.a.).

Die entzündlichen Schübe im bronchiektatisch geschrumpften Unterlappen pflegen zwar häufig die mediastinale Pleura in Mitleidenschaft zu ziehen. Der Beitrag der pleurogenen Verdichtung zum gesamten Schattenkomplex tritt aber hinter dem des parenchymatösen Anteils weit zurück. *Isolierte Pleuromediastinalschwarten* unterscheiden sich allein schon durch das *Sichtbarbleiben des „Hiluskomas" der Unterlappenarterie und ihrer basalen Segmentäste* eindeutig vom Nativbild des totalen Lobärkollapses, der die zugehörigen Gefäßstrukturen strahlenphysikalisch auslöscht. Das rein pleurale Schattenareal kann zudem nie lufthaltige Bronchien einschließen, während man auf Hartstrahl- oder Schichtaufnahmen eines geschrumpften Unterlappens stets das Aufhellungsband des Lappenbronchus in den Parenchymkeil einmünden und oft in erweiterte Segmentbronchien auslaufen sieht. Abgesehen davon sind ventrobasale Pleuromediastinalschwielen, welche den kardio-phrenischen Winkel konkavbogig überbrücken und das Herz herüberraffen, nach ihrer Lage im vorderen Brustraum unschwer abzugrenzen. Die auf den hinteren unteren Recessus costo-mediastinalis beschränkten Schwarten ergeben praktisch weder eine keilförmige Schattenfigur noch verändern sie das konturgebende Relief der medialen Zwerchfellkuppel. Gekammerte Exsudate dieser Lage, die oberhalb des verklebten Sinus phrenico-mediastinalis posterior hängen bleiben, zeigen im Gegensatz zur

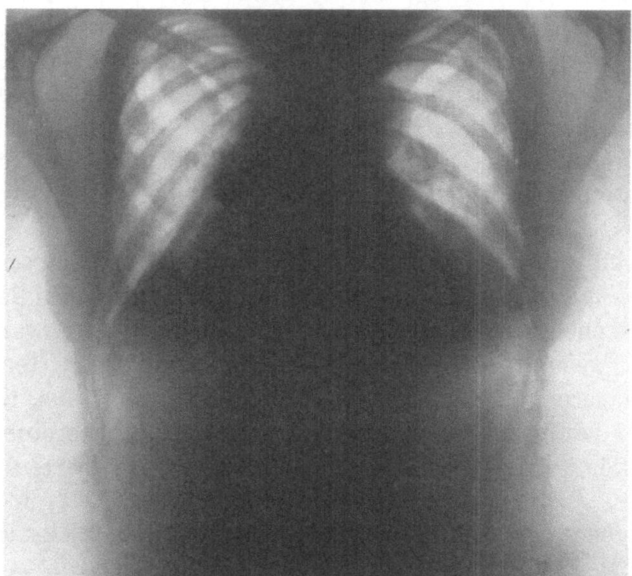

Abb. 179a

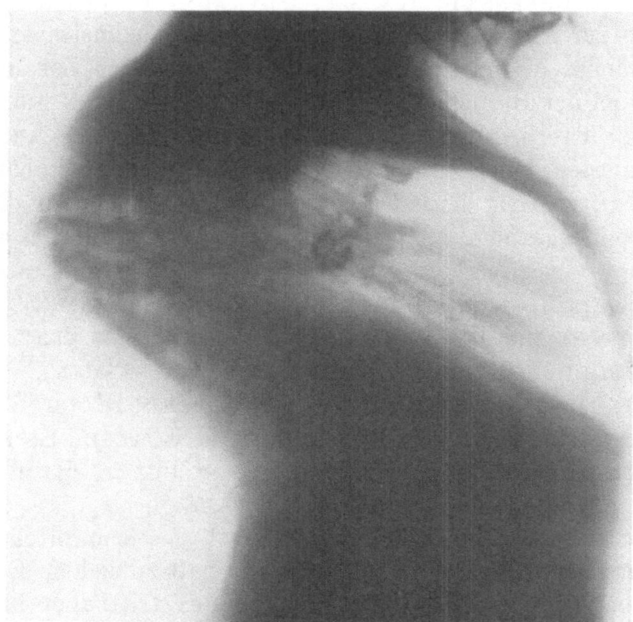

Abb. 179b

Abb. 179a—c. M. Vo., 28jähr. ♀. Arch.-Nr. M 9725/52, Röntgeninstitut der Medizinischen Universitätsklinik Leipzig (ehem. Direktor: Prof. M. BÜRGER). Unterlappenatelektase links infolge Bronchialdistorsion bei spitzwinkeligem Gibbus der mittleren Brustwirbelsäule nach Spondylitis tbc. Vortäuschung einer Atelektase auch des rechten Unterlappens durch abnorme Sagittalprojektion der hochgerafften lumbalen Zwerchfellportion. a Thoraxübersicht p.-a.: Bilateral symmetrische Verschattung zwischen Hili und Phrenikokostalwinkeln, seitlich glattbogig begrenzt und die Herzsilhouette überragend. Grobschollige Verkalkung der Hiluslymphknoten rechts. b Frontalbild: Darstellung des infolge der Skeletdeformität dorsalwärts ansteigenden und abgeflachten Zwerchfellplateaus. c Schichtbild 16 cm a.-p.: rechtes Hemidiaphragma im Schräganschnitt als bogig ausladender Schatten dargestellt, linker Zwerchfellbogen z.T. vom Schatten der Unterlappenatelektase verdeckt. Kaudalrotation der anterioren Oberlappen- und Lingulagefäße als Ausdruck des pulmonalen Raumausgleichs

Unterlappenatelektase keine konkav eingezogene Grenzfläche, sondern wölben sich — wie umschriebene Pleuraendotheliomknoten — gegen die anliegende Lungenrinde vor.

Für die Unterscheidung atelektatischer von *akut pneumonischer Lobärverdichtung* gelten die oben genannten Kriterien (s. S. 230, 282). Auch hier verschwimmen die morphologischen Grenzen zwischen beiden Zuständen, wenn die Lösung der croupösen Unterlappenpneumonie obstruktiv verzögert und von dystelektatischen Vorgängen gefolgt ist.

Die Differentialdiagnose gegenüber *isolierter Lappenaplasie*, die gleichfalls zur Herzverlagerung führt (VEST), ist nur mit Hilfe der Broncho- und Pulmangiographie zu stellen (s. S. 263, 264). Sie wird bei Kombination mit angeborener Stammbronchusstenose durch das Phänomen des respiratorischen Mediastinalpendelns beträchtlich erschwert (STOREY u. MARRANGONI) und stößt auf unüberwindliche

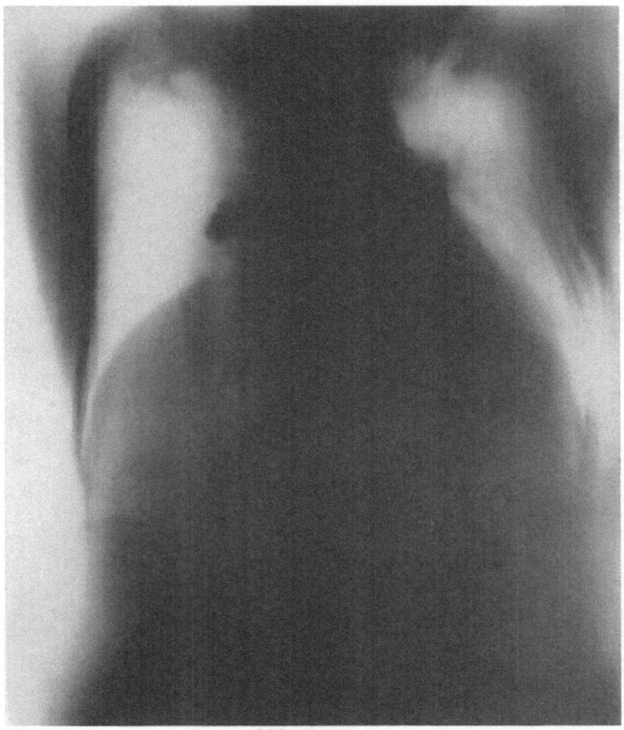

Abb. 179c

Schwierigkeiten, wenn proximal des aplastischen Bronchialabschnitts ein endobronchiales Karzinoid den Stammbronchus verlegt, wie in dem von GOMBERT publizierten Fall.

Die Abgrenzung der Unterlappenatelektase von einem pathologisch *verdichteten Lobus accessorius inferior* gelingt an Hand näherer Lagebestimmung und Strukturanalyse ohne weiteres (s. S. 297).

Das gilt auch für die nur in Sagittalprojektion sichtbare *parakardiale Trübungszone bei tief eingezogener Trichterbrust* (EDLING; ZADEK), die den tangential erfaßten Pektoralweichteilen am Trichterrand entspricht, im Gegensatz zur Atelektase eher medialswärts scharfkantig abschneidet, Hilus- und Unterlappengefäße durchscheinen läßt und bei leichter Drehung sofort als konkave Einziehung der vorderen Brustwand zu erkennen ist.

Bei spitzwinkliger Kyphose der Brustwirbelsäule gerät das abgeflachte Zwerchfellplateau durch groteske Brustkorbknickung und Drehung seiner Ansätze in eine ungewohnte Schräglage nach ventrokaudal. Unter den veränderten Projektionsbedingungen der Sagittalaufnahme *bildet die hochgeraffte Lumbalportion beider Diaphragmahälften eine medial zum Hilus ansteigende glattrandige Schattenfigur beiderseits der Herzsilhouette* (TESCHENDORF), die eine bilaterale Unterlappenatelektase vortäuscht (Abb. 179). Der Verdacht auf obstruktive Belüftungssperre ist schon wegen der meist erheblichen Abknickung der Unterlappenbronchien durchaus nicht abwegig. Er wird im Fall eines tuberkulösen Gibbus mitunter durch ausgiebige Kalkimprägnierung der Hiluslymphknoten noch bestärkt. Es bedarf dann hart exponierter Summationsaufnahmen auch im Frontaldurchmesser und gegebenenfalls gezielter Schichtung der hilo-basalen Ausflußbahnen, um zu klären, ob lediglich ein projektorisches Trugbild, ein Lobärkollaps oder — wie die Schichtdarstellung der nur linksseitigen Unterlappenatelektase in Abb. 179c zeigt — eine Kombination beider Zustände vorliegt.

δδ) Bilobäre Atelektasen. Wie bei der etappenartig fortschreitenden Kompressionatelektase eines Lungenflügels unter einem massiven Pleuraerguß ist die gemeinsame — gleichzeitig oder nacheinander ablaufende — Retraktion benachbarter Lappen im Gefolge chronischer Bronchiektasen oder zentraler Bronchusobstruktion (Fremdkörper, Neoplasmen, lymphoglanduläre Kompression bzw. Perforation) keine Seltenheit.

Am häufigsten ist die *kombinierte Unter-Mittellappenschrumpfung*. Sie erzeugt einen geschlossenen Schattenkomplex von variabler Gestalt und Raumanordnung an der medialen Thoraxbasis.

Bei der Retraktion der konfluierenden Lappenareale überwiegt meist die Richtungskomponente des Unterlappens, da er wegen eines größeren Ausgangsvolumens wesentlich höhere Saugkraft entwickelt. Nur kosto-pleurale Verwachsungen hindern den Mittellappen daran, dem Fremdsog und

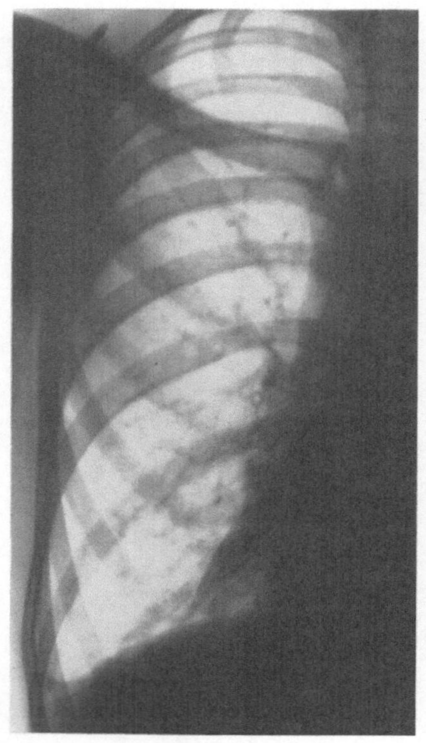

Abb. 180a

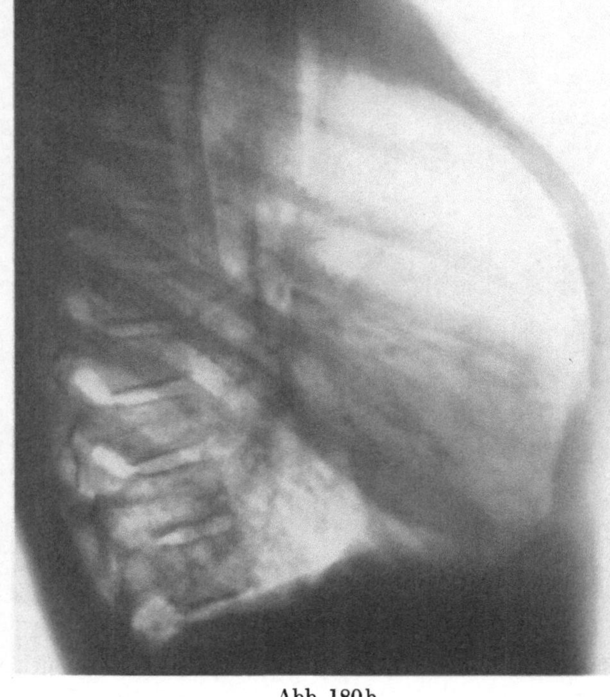

Abb. 180b

Abb. 180a—c. H. Lü., 17jähr. ♂. Arch.-Nr. 7250/57, Röntgenabteilung Medizinische Universitätsklinik Münster i. Westf. (Direktor: Prof. Dr. W. H. HAUSS). Hochgradige kombinierte Unter-Mittellappenschrumpfung infolge Bronchiektasie. a Nativbild p.-a.: diskreter paramediastinaler Schatten der bilobären Atelektase. Fehlen des Hilus und Spreizung des Gefäßbaums im vikariierend überblähten Oberlappen. b Frontalbild: Oberlappenemphysem und helle Gegenlunge überstrahlen den Atelektaseschatten. Hervortreten lediglich wabiger Bronchiektasenstruktur. c Bronchogramm p.-a., leicht in den 2. Schrägdurchmesser gedreht: Bronchiektasennachweis innerhalb des in tangentialer Grenzflächenprojektion scharf konturierten bilobären Keilschattens. Kaudalrotation der Oberlappenbronchien

eigenen Retraktionsbestreben folgend, sich ganz in die Tiefe des Brustkorbs zurückzuziehen und dem Herzen bzw. von vorn her dem Unterlappen als schmaler Parenchymkeil anzulegen. Nach Ablösung von der seitlichen Brustwand projiziert sich der maximal verkleinerte Mittellappen auf dem Sagittalbild in das Schattendreieck des kollabierten Unterlappens (Abb. 180a und c). Der Unterschied zur isolierten Unterlappenatelektase kommt vor allem in der veränderten Grenzflächenprojektion im Frontal- und beiden Schrägdurchmessern zum Ausdruck. Denn die dorso-mediastinalwärts verschobene untere Hauptfissur wird nunmehr beiderseits von luftleerem Parenchym flankiert, und der Nebenspalt rückt unter Schrägrotation um den Hilus im Uhrzeigersinne nach. Zudem macht sich die stärkere Überdehnung des Oberlappens, der den freigewordenen Anteil der Lungenbasis besetzt und in manchen Fällen nahezu den ganzen Hemithorax ausfüllt, stets mit erheblich gesteigerter Transparenz bemerkbar (DE CHIARA u. DI SIENO). Dadurch wird der Schatten der vorwiegend mediastinalwärts retrahierten Zweilappenatelektase bei frontalem Aufblick zumeist überstrahlt (Abb. 180b). Schichtbilder und

Bronchogramme zeigen dann die hochgradige Divergenz der Oberlappenstrukturen, vor allem den fast vertikal abwärts gerichteten Verlauf der anterioren und axillaren Zweige des Lappenbronchus, andererseits auch die beträchtliche Zusammendrängung des Bronchialsystems der geschrumpften Lappen, das im Sagittaldurchmesser auf einen schmalen Sektor der unteren Brustwirbelsäule projiziert werden kann (BOYER; HUIZINGA u. SMELT; ESSER u.a.).

Das Zusammentreffen rechtsseitiger *Ober- und Mittellappenatelektasen* ist seltener. Ihr Schattensubstrat gleicht dem Spiegelbild der kompletten Schrumpfung des linken Oberlappens, die ja volumetrisch eigentlich den Raumverlust zweier Lappen repräsentiert. Die Verbindung von *Ober- und Unterlappenatelektase* der gleichen Seite ohne Beteiligung von Mittellappen bzw. Lingula dürfte aus anatomischen Gründen eine Rarität darstellen.

Sie ist praktisch nur bei bilokulärer Obturation (Fremdkörper) denkbar. Eine multizentrische extrabronchiale Kompression der Stammbronchus-Trifurkation (Lymphknotenhyperplasie etc.) vermag zwar die Lappenbronchien gesondert voneinander zu verschließen, ohne den Hauptbronchus zu verlegen (SATTLER; BRAUN-WOTTKE u.a.), dürfte aber kaum den besonders vulnerablen Mittellappenbronchus aussparen (Abb. 8e).

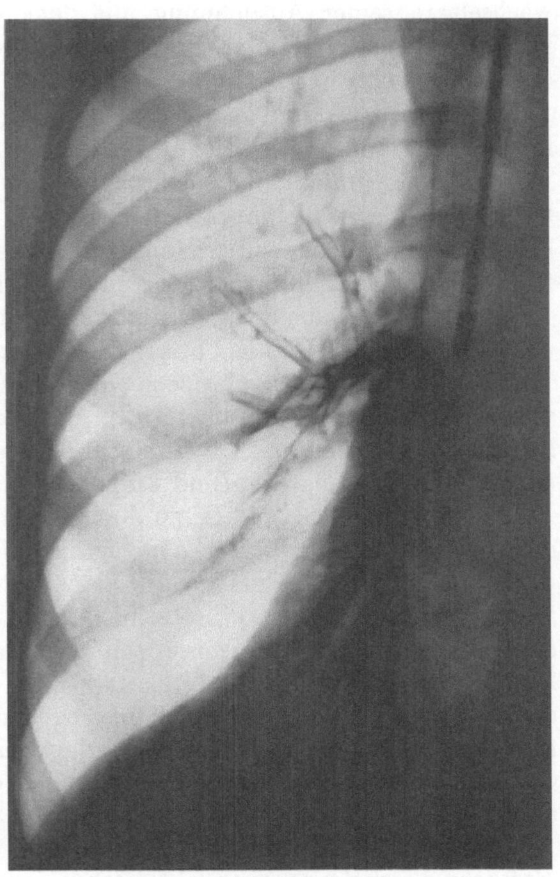

Abb. 180c

Wesentlich häufiger wird das Schattenbild lobärer Atelektasen durch *Einbeziehung der angrenzenden Segmente des Nachbarlappens* modifiziert. Wie am Beispiel des Mittellappensyndroms dargelegt wird (s. S. 365), äußert sich das Übergreifen der zunächst lobär beschränkten Belüftungssperre auf die Nachbarschaft in einem Zuwachs der Schattenbreite, entsprechend veränderter räumlicher Anordnung des Parenchymkeils im Brustkorb und vor allem mit einer *Konturunschärfe der randbildend gewordenen intersegmentalen Grenzfläche* selbst in Tangentialprojektion. Das *von* LENK *beschriebene Zeichen* galt lange als charakteristisch für im Parenchym fortkriechende und die Lappengrenze überschreitende Bronchialkarzinome. Es wird jedoch auch bei chronischer Obstruktionsatelektase bzw. -pneumonitis auf Grund entzündlicher polystenotischer Bronchialaffektionen beobachtet, wie die segmentalen Kombinationsformen des nicht-neoplastischen Mittellappensyndroms und bronchiektatische Unterlappen-Lingulaschrumpfungen erweisen (s. S. 365, 378).

c) Atelektasen „akzessorischer Lappen“ und „Nebenlungen“. Die akzessorischen Lappen stellen eine Furchungsvarietät des sonst regelrecht angelegten Lungenflügels dar, die als Relikt der fetalen Mehrlappung gilt (NARATH) bzw. beim Azygoslappen einer Verlaufsanomalie des Bogens der V. azygos zuzuschreiben ist (BLUNTSCHLI; GENADIEW; FISCHER; GRUBER; v. HAYEK u.a.). Nach BLUNTSCHLI, BOYDEN u.a. entsteht der zusätzliche Pleuraeinschnitt dadurch, daß der vom kranialen Anteil der rechten unteren Kardinalvene und der V. supracardinalis dextra gebildete Gefäßbogen während der Aussprossung der Lungenspitze seine frühembryonale Lateralposition zunächst beibehält und beim späteren Descensus beide Pleurablätter als Faltenduplikatur („Mesoazygos“) in die Tiefe des Brustkorbs mitnimmt.

Nach Parenchymumfang und Ordnungszahl des Versorgungsbronchus entsprechen die akzessorischen „Lappen“ eigentlich einem Segment, das durch mehr oder weniger tiefgreifende fissurale Absonderung aus dem Gewebsverband seines Lappenkörpers gelöst wird, ohne den Zusammenhang mit dem Bronchial- und Gefäßsystem seines Flügels zu verlieren. Der Verzweigungstyp des Bronchialbaums bleibt davon unberührt, es sei denn, es handele sich um ein überzähliges Segment mit eigenem, u.U. abnorm entspringenden Bronchialstiel, wie beim „*akzessorischen Tracheal-Lappen*“ (s. S. 62).

Häufigkeit, Größe und Bronchialversorgung der verschiedenen Typen akzessorischer Lappen werden sehr uneinheitlich gefunden. Für den *Lobus accessorius inferior (sive cardiacus)* (REKTORŽIK; DÉVÉ; SCHAFFNER; VELDE; OTTONELLO; POHL; BEJLIN; RUGE; GRANDGÉRARD u. WEBER; BROCK u. BOYDEN; ESSER u.a.), der rechts von einem eigenen Segmentbronchus, links aus dem R. medialis des antero-basalen Unterlappensegmentastes versorgt wird, schwanken die Zahlenangaben zwischen 0—40% (ESSER). Der *Lobus posterior* (FOWLERI) (DÉVÉ) entspricht der fissural abgetrennten Unterlappenspitze und wechselt in seiner Ausdehnung mit dem Verzweigungsmodus des apikalen Segmentbronchus. Sein horizontal gestellter akzessorischer Spalt ist in 10—22% anzutreffen (DÉVÉ; SCHALL u. HOFFMANN; PIERRET; BAARSMA u. HUIZINGA; BOYDEN; BROCK; ESSER). Das z.T. familiär gehäufte Vorkommen des *Lobus V. azygos* (WRISBERGI) wird mit 0—16% angegeben (Lit. s. GENADIEW; BÁRSONY u. KOPPENSTEIN; v. HAYEK). Der Azygoslappen umfaßt in manchen Fällen nur einen kleinen paramediastinalen Spitzenbezirk, in anderen die ganze Lungenkuppel. Er kann vom apikalen Oberlappensegmentbronchus bzw. einem seiner Subsegmentäste, vom apikalen und zugleich vom dorsalen Segmentzweig des Lappens oder einem zusätzlichen „prä-eparteriellen“ Bronchus versorgt werden, der aus dem Stammbronchus oder der unteren Trachea entspringt (GENADIEW; v. HAYEK; BROCK; FOSTER-CARTER; DE MINJER; BOYDEN). Über linksseitiges Vorkommen des „Azygoslappens“ liegen nur einzelne Berichte vor (WRISBERG; KŘIVINKA; SCHMITZ u. CLIEVER; MEX). Die spezielle Röntgenpathologie des *akzessorischen linken Mittellappens* (nach BOYDEN in 8% vom Oberlappen vollständig abgetrennt) wird im Kapitel „Mittellappen- und Lingulasyndrom“ dargestellt (s. S. 357ff.).

BAARSMA, DIRKEN u. HUIZINGA nehmen generell eine *erhöhte Atelektaseanfälligkeit akzessorischer Lappen infolge Unterbindung der Kollateralventilation* an. Die Gefahr einer Stieldrehung, wie sie EPPLEN u. JACOBSON beobachteten, dürfte selbst bei vollständiger fissuraler Isolierung so gering sein, daß sie für die überzähligen Lappen praktisch bedeutungslos ist. Beim Azygoslappen spielt jedoch eine gefäßbedingte Strangulation des Zufuhrbronchus (MÜLLER; VOLLMAR u.a.) zweifellos eine zur Minderbelüftung prädisponierende Rolle. MOUNIER-KUHN u. TERNAMIAN sprechen von „atypischer Ventilation“ des apikalen und dorsalen Oberlappensegments bei der venösen Verlaufsanomalie. Ob die akzessorischen Lappen im Rahmen der gesamten Segmentpathologie besonders häufig erkranken, ist indessen bislang nicht sicher statistisch erwiesen (ESSER).

Immerhin liegen zahlreiche anatomische und röntgenologische Berichte über *isolierte Parenchymverdichtungen* atelektatischer, pneumonischer und tuberkulöser Natur *beim Lobus cardiacus* (DÉVÉ; OTTONELLO; POHL; FLEISCHNER; JALET; ETTIG; ASSMANN; TESCHENDORF; JACCHIA; VELDE; GRANDGÉRARD u. WEBER; BEJLIN; SCHAFFNER; GRÅBERGER; ENGEL; AMIGUES; BOSSHARD; BAARSMA, DIRKEN u. HUIZINGA; MATHER u. COOPE; RIGLER u. ERICKSEN; REGENBOGEN; KAHLSTORF; RICHARDS; CASTIGLIONE; ESSER; GROSSMAN u. FISHBACK; TJADEN u.a.) und beim *Lobus V. azygos* vor (VELDE; BENDICK u. WESSLER; LEESER; VOLLMAR; MÜLLER; TESCHENDORF; ZAWADOWSKI; ROTHSTEIN; AMIGUES; CASCELLI; CRESPELLANI; STOLOFF u. GORDON; LOVISATTI u.a.). Letzterer kann auch durch umschriebene Pleuraergußansammlung im Sulcus mesoazygos eingetrübt werden (BENDICK u. WESSLER; HJELM u. HULTÉN; VOLLMAR; TORELLI; MUZII). Die Kasuistik des pathologisch veränderten *Lobus posterior* blieb dagegen relativ spärlich (DÉVÉ; ASSMANN; POHL; ESSER), nicht zuletzt wohl deshalb, weil seine charakteristische dreieckige Schattenfigur im Areal der Unterlappenspitze ohne weiteres richtig zu deuten ist (s. Abb. 182g).

Für die *Differentialdiagnose* des verschatteten Lobus cardiacus und Azygoslappens ergeben sich aus topographisch-projektorischen Gründen eher gewisse Probleme. Denn ihr luftleeres Segment erhält durch den zusätzlichen Pleuraeinschnitt an der sonst unscharf abgesetzten intersegmentalen Grenzfläche zum Stammlappen hin in tangentialem Strahlengang eine ungewohnt glattrandige Kontur. Bei nur mäßiger Volumenabnahme kann der segmentale Schattenkeil irrtümlich für einen massiven Lobärkollaps gehalten werden, und umgekehrt.

So imitiert der angeschoppte *Lobus accessorius inferior* auf der sagittalen Übersichtsaufnahme mit seinem lateral glatt begrenzten Keilschatten am Herz-Zwerchfellwinkel das Erscheinungsbild des exzessiv verkleinerten, zum hinteren Mediastinum geschrumpften Unterlappens. Die scheinbare — nur auf äußeren Umriß und Lage in dieser Projektion beschränkte — Ähnlichkeit gab früher vielfach Anlaß, den de facto häufigeren Totalkollaps des Unterlappens mit isolierter Verdichtung des abgetrennten kardialen Segments zu verwechseln (Lit. s. BEJLIN; GRÅBERGER; ETTIG; GRANDGÉRARD u. WEBER; ESSER).

Nach dem Sagittalbild ist die Annahme einer auf den Lobus cardiacus beschränkten Affektion überhaupt nur gerechtfertigt, wenn die Schattenfigur den normal konfigurierten Hilus und die regelrecht verlaufenden basalen Segmentgefäße des Unterlappens ausspart.

Der akzessorische Lappen liegt in der Tiefe der mittleren unteren Thoraxetage, rechts mit seinem ventro-medialen Anteil in Nachbarschaft des Atrium dextrum (RUGE), links an korrespondierender Stelle und fast immer (Ausnahmen: s. GRANDGÉRARD u. WEBER; BROCK; BOYDEN) vor dem Ligamentum pulmonale (SCHAFFNER).

Er kann daher in seitlicher Aufsicht allenfalls als vertikale keilförmig abgesetzte Trübungszone am hinteren Herzrand und vorderen Retrokardialraum an der Einmündung der unteren Hohlvene über der Zwerchfellkuppel, aber nie in Deckung mit der unteren Brustwirbelsäule wahrgenommen werden, wie die komplette Unterlappenatelektase. Die räumliche Lagedifferenz beider Parenchymsektoren kann sich auf dem Sagittalbild insofern bemerkbar machen, als man das Silhouettenzeichen (Konturunschärfe des anliegenden Herzrandes) beim weiter nach vorn reichenden Lobus cardiacus mitunter positiv, im anderen Falle negativ findet.

Das seitliche Projektionsfeld des akzessorischen Lappens schließt an das des medialen (bzw. „mediastinalen") (NEUMAIER) Mittellappensegments dorsal an. In Frontalprojektion liegt der verdichtete Herzlappen unmittelbar hinter dem unteren Interlobärhauptspalt, in Vorderansicht erscheint er anders geformt und begrenzt als eine partielle Mittellappenatelektase, so daß sie kaum miteinander zu verwechseln sind. Er tritt bei seitlichem Einblick in Deckung mit dem antero-basalen Unterlappensegment, dessen Areal infolge der lateral abfallenden Zwerchfellwölbung allerdings weiter kaudalwärts reicht und im Fall einer Atelektase ein abweichendes Schattenbild bietet, abgesehen von der ganz unterschiedlichen räumlichen Anordnung beider Parenchymkeile auf der Sagittalaufnahme. Die Diagnose einer selektiven Schrumpfung des Lobus cardiacus bedarf jedoch gegenüber einer breiten Pleuro-Perikardschwiele gleicher Anordnung bronchographischer Sicherung (ESSER).

Die kennzeichnenden Merkmale des verdichteten *Lobus v. azygos* wurden auf S. 280 genannt. Nach näherer Bildanalyse dürften kaum differentialdiagnostische Schwierigkeiten gegenüber einer exzessiv spitzenwärts retrahierten Oberlappenatelektase, Tauchstrumen, einseitigen lymphonodulären Mediastinaltumoren oder breiten apiko-mediastinalen Pleuraschwarten bestehen. Beim linksseitigen Azygoslappen (WRISBERG; KŘIVINKA; MEX; SCHMITZ-CLIEVER) ist im Fall einer isolierten Atelektase bzw. Anschoppung die Verwechslungsmöglichkeit mit einem lobären Schrumpfungsprozeß wegen des größeren Oberlappenvolumens noch geringer.

Im Unterschied zur bloßen Furchungsvariante der primär funktionstüchtigen, normalerweise lufthaltigen „akzessorischen Lappen" stellt die echte „*Nebenlunge*" einen *ektopischen organähnlichen Blindsack* dar, der aus einer *Sprossungsanomalie des primitiven Vorderdarms* hervorgeht, und dessen *Alveolaranlage* mehr oder weniger *verkümmert, atelektatisch und minderdurchblutet* ist (ROKITANSKY; HUMPHREY; QUENSEL; EPPINGER u. SCHAUENSTEIN; BENEKE; VOGEL; HAMMAR; BERT u. FISCHER; KAPLAN; OTTENSOOSER; MÜLLER; SCHNEIDER; SCHEIDEGGER; BOLCK; KARTAGENER; DUBLER; KAUP; DUERCK; LEWISOHN; SACHS-KASTLAN; MUUS; SPRINGER; SIMPSON; FISCHER; HOSSLI u.a.).

Unabhängig von der definitiven Lokalisation bleibt das broncho-alveoläre System der respiratorischen Fehlanlage in der Regel *vom normal ventilierten Parenchym abgeschlossen*, selbst wenn sie sich primär innerhalb der Hauptlunge bildet oder ihr in späteren Stadien der Fetalentwicklung sekundär wieder einverleibt wird (BOLCK; SCHULZE). Ebenso besteht *völlige Trennung vom arteriellen Funktionskreislauf der Hauptlunge*, wie Korrosionspräparate und angiographische Befunde am Resektionsmaterial erweisen (LEMMON, KIRKLIN u. DOCKERTY; BIKFALVY u. BALÁS u.a.). Statt dessen erfolgt die *arterielle Gefäßversorgung aus Ästen der absteigenden Brust- oder oberen Bauchaorta* (Aa. intercostales, Zwerchfell-Gefäßäste, Zweige der A. suprarenalis, Äste des Tripus Halleri), die über den *meist am Zwerchfell oder unteren Mediastinum angehefteten Hilus der Nebenlunge* eintreten. Die Abflußvenen schließen sich dem System der V. hemiazygos oder an Pulmonalvenen, gelegentlich auch der Pfortader an.

Die Teratogenese der Anomalie ist strittig. Sie wird von manchen Autoren als echte Überschußbildung („dritte unpaarige Lungenanlage"), von anderen als eine zu einem frühen Terminationspunkt (Stadium der „Lungenrinne") erfolgte Abspaltung vom Rumpfdarm gedeutet (Lit. s. SCHNEIDER; MÜLLER; BOLCK) oder einer Abschnürung durch den aberrierenden Gefäßstiel (PRYCE) bzw. pleuroperitoneale Septen zugeschrieben (Lit. s. COLE, ALLEY u. JONES; BRUWER, CLAGETT u. MC DONALD; LALLI, CARLSON u. ADAMS). Entsprechende Astdefekte am Bronchialbaum, partielle Hypo- bzw. Aplasie und abnorme Furchung an der Basis der Hauptlunge (Lit. s. BOLCK), auf die sich die Fraktionstheorie stützt (VOGEL; HAMMAR u.a.), kommen vor. Die komplementäre Mißgestaltung ist aber keineswegs obligat, und die wiederholt beobachtete Kombination mit anderen Fehlbildungen (Zwerchfelldefekte, pulmonale a.-v. Fisteln, Pulmonalatresie, Aortenbogenanomalien etc.) spricht für die komplexe Natur der Hamartie (BENEKE; KAUP; GRUBER; FONTAINE u. WALTER; COCKAYNE u. GLADSTONE; IWANOFF; BRUWER, CLAGETT u. MC DONALD; JOURDAN; BOLCK; BAUMGARTL u.a.).

Charakteristisch ist die Neigung der Nebenlungen, sich in unmittelbarer Nachbarschaft der Scheidewände des Zöloms zu entwickeln. Sie bleiben meist in *enger Lagebeziehung zum Zwerchfell* und finden sich *am häufigsten an der linken Thoraxbasis paravertebral oder parakardial*, seltener rechts (BOLCK) am Herz-Zwerchfellwinkel (SCHULZE; WELLAUER; VOGEL u.a.), gelegentlich im Perikard (JOEL; MATTHIAS; MELTZER), im mittleren bis oberen Mediastinum (HERRMANN; MORELLI; JELINEK) oder im Diaphragma bzw. unterhalb desselben (sog. „Bauchlungen") (BENEKE; VOGEL; SELTSAM; VALLE u. WHITE; ROBSMANN; DUBLER; BOLCK).

Von den intrathorakalen Nebenlungen liegt die Mehrzahl *im basalen Pleuraraum extrapulmonal* (Lit. s. BOLCK; SCHULZE) *oder im lufthaltigen Unterlappenparenchym eingeschlossen*. Für letzteren Typ hat sich nach dem Vorschlag von PRYCE die wenig glückliche Bezeichnung „*broncho-pulmonale* bzw. *intralobäre Sequestration*" eingebürgert (MC DOWELL, ROBB, HINDS u. NICKS; WYMAN u. EYLER; REBORA, GEREZ MEZA, GOMEZ, MURIEL u. PENA; BOYD; HERTZOG, TOTY, PERSONNE u. GILBERT; RAZEMON; BIKFALVI u. BALÁS; BRUWER, CLAGETT u. MCDONALD; LEMMON, KIRKLIN u. DOCKERTY; BOYDEN; SMITH; VACCAREZZA; JOURDAN; JAUBERT DE BEAUJEU, MARMET, TOUZARD u. BOUCHER; LE BRIGAND, HOURTOULE, MERLIER, RENAULT u. COUDRAUD; LALLI, CARLSON u. ADAMS; LATARJET; SELLORS u. BLAIR; BRUWER; LESOBRE, DAUMET, OURY u. ABELANET; PIER u. MANTZ; SANTY, BÉRARD, GALY u. HUN NGUYEN; TAGLIACOZZO; ABBEY-SMITH; PARISOLI; PEZZUOLI, BELLI u. DE MARZO; WEISEL, DOCKSEY u. GLICKLICH; KENNEY u. EYLER; HASCHE u. PORSTMANN; KUENAST; BAUMGARTL; EERLAND u. ORIE; WELLAUER; JOHNSON; BONTE, RIBET u. CARON; STÖCKER; PINNEY u. SALYER; HASCHE u.a.). Anatomischer Aufbau und Gestalt werden von dieser Lagedifferenz nicht grundsätzlich beeinflußt. Bei beiden Formen handelt es sich gewöhnlich um *mit Flimmerepithel ausgekleidete Retentionszysten*, die durch Sekret- und Detritusfüllung allmählich wachsen und den größten Raumanteil der atypischen Bildung beanspruchen. Die *in der Wand* enthaltenen *Formbestandteile normalen Lungengewebes* werden dadurch immer mehr komprimiert. Der unterschiedliche Differenzierungsgrad der feingeweblichen Komponenten, ihr variables Mischungsverhältnis und der frustrane Charakter der Anlage bringen die Nebenlungen in gewisse *Analogie zu den sog. „Lungenhamartomen"* (SCHULZE). Unabhängig von Art und

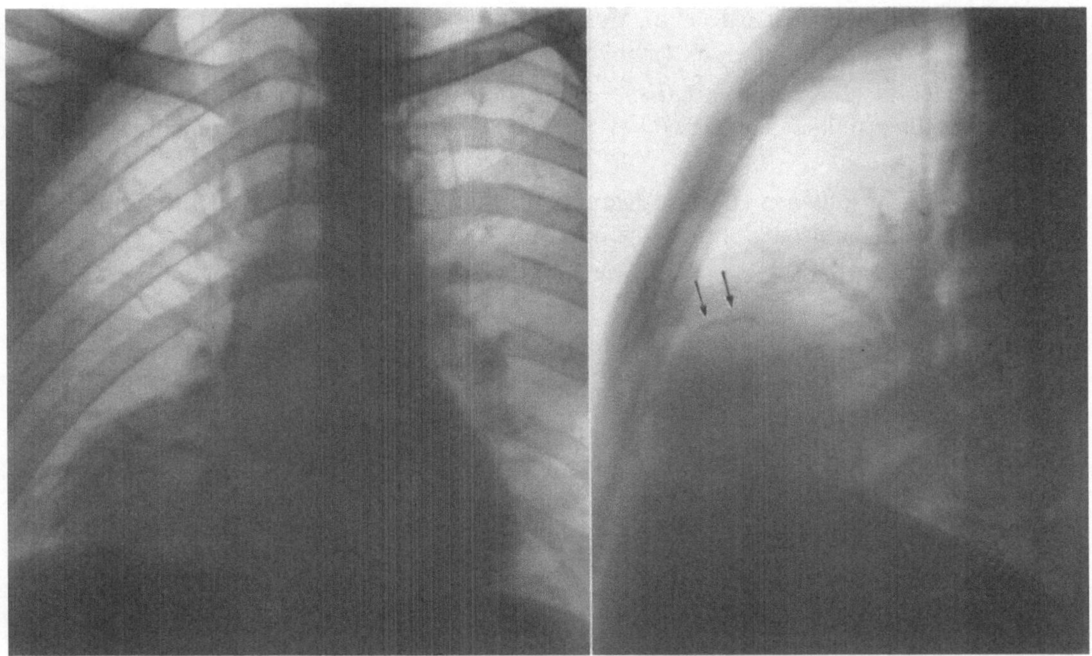

Abb. 181 a Abb. 181 b

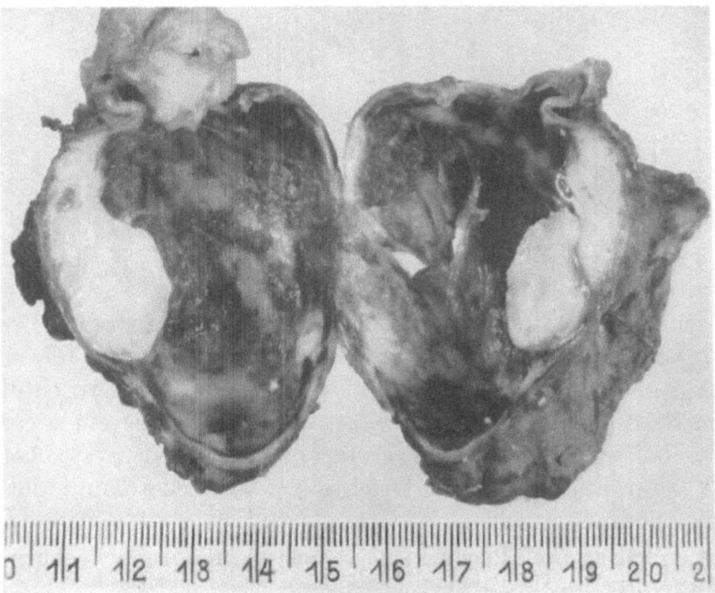

Abb. 181 c

Abb. 181 a—d. E. Pi., 30jähr. ♂. Arch.-Nr. A 1126/52, Röntgeninstitut der Medizinischen Universitätsklinik Leipzig (ehem. Direktor: Prof. M. Bürger). Extrapulmonale Nebenlunge an der rechten vorderen Thoraxbasis in Form einer detritusgefüllten, durch einen gefäßhaltigen Stiel am Zwerchfell fixierten Zyste mit exzentrisch verdrängter solider Fehlanlage (wandständiger Gewebsknoten) [nach W. Schulze, Über Nebenlungen und Lungenhamartome, Radiol. clin. (Basel) **23**, 137 (1954)]. a und b Nativbilder des faustgroßen parakardialen Zystenschattens in zwei Ebenen. Zarte bogige Verkalkung am oberen Pol der derben Zystenwand. c Operationspräparat der zystischen Nebenlunge nach Entleerung des flüssigen Inhalts. d Schnitt durch den knotigen Anteil der Nebenlunge. Vergr. 8,3fach

Menge des Blaseninhalts bleiben die *Alveolen* der rudimentären Fehlbildung *stets luftleer und pigmentfrei*, meist lamellär zusammengedrängt (Abb. 181 d).

Der atelektatische Anteil der thorako-basalen Nebenlungen geht im Schattenkomplex der Mucozele(n) unter. Der Umfang der Gebilde schwankt zwischen Bohnen- und Faustgröße, ihre Gestalt kann rundlich, oval oder pyramidenförmig sein. Nach BIKFALVI und BALÁS u.a. (BRUWER, CLAGETT u. MCDONALD; LALLI, CARLSON u. ADAMS; KUENAST; WELLAUER u.v.a.) sind drei *röntgenologische Erscheinungsformen* zu unterscheiden:

I. Pseudotumoröse, meist rundliche Schatten am hinteren, seltener vorderen Recessus phrenico-mediastinalis (Abb. 181) bei völligem Blindverschluß des eigenen Bronchialsystems,

II. Pseudo-Abszeßform (Pseudo-Empyemform) mit Lufthaube und Flüssigkeitsspiegel in einer breit umsäumten Solitärblase und

III. bronchiektatische Form bei multilokulärer, z.T. offener Zystenbildung.

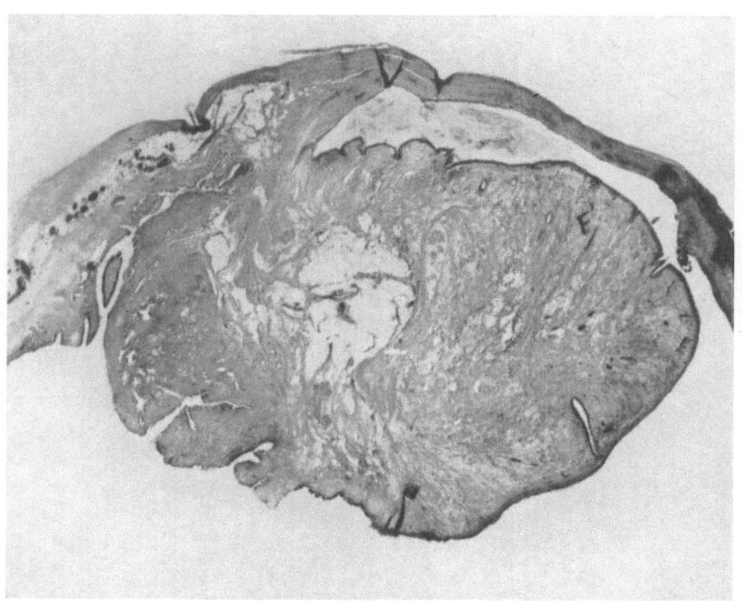

Abb. 181 d

Der Lufteintritt in das Hohlraumsystem kann von angeborener Bronchialkommunikation mit dem Ösophagus oder Magen (BOLCK; STOLTZE; HOSSLI; GANS; KARTAGENER), fetal angelegten Anastomosen oder sekundär entzündlichem Anschluß an das übrige Bronchialsystem herrühren (LÜDEKE u. PÖSCHL). Die Chance einer gezielten Kontrastmittelfüllung ist bei solitären Zysten geringer als bei polyzystischer Hamartie. Die Bronchographie kann hypoplastische Defekte am Bronchialbaum der Hauptlunge als Kennzeichen der Anomalie ergeben.

Die Schichtuntersuchung nach Pneumoradiographie (diagnostischer Pneumothorax bzw. Bauchpneu) ermöglicht die exakte Lagebestimmung geschlossener, flüssigkeitsgefüllter Einzelblasen. Je nach ihrem Sitz wird so die *Differentialdiagnose* gegenüber *intrapulmonalen Rundherden* verschiedener Art, *extrapulmonalen soliden und zystischen Gebilden im Herzzwerchfellwinkel* (Lipome, Fibrome, Lymphangiome, Thymome, Phrenicusneurinome, Tumoren des Perikards, Zwerchfells, der Pleura und Brustwand, Teratome, Dermoid-, Perikard- und Enterozölom-Zysten, intrapleurale Fibrinkugeln, pilzförmiger Prolaps der Leberkuppel bei Morgagni-Hernie oder partieller Relaxatio hemidiaphragmatica, Netzbruch im Larreyschen Spalt) und *im paravertebralen Anteil der Thoraxbasis* (neurogene Tumoren, lumbo-kostale Hernien, Milz- oder Nierenektopie etc.) eingeengt (ROGERS u. LEIGH; STEWART; GALE u. EDWARDS; LILLIE, MC DONALD u. CLAGETT; LAM; ZADEK u. RIEGEL; COHEN; STEIN, GOLMORE u. GREEN; CRUICKSHANK u. CRUICKSHANK; ROCHE; LE ROUX; SHOSHKES u. LOBELOCK; DROUET, FAIVRE, DE REN u. SADOUL; CHILD, HARMON, DOTTER u. STEINBERG; BARRÉ, DANRIGAL, MARUELLE u. ROLLAND; RICHMAN u. BARRY; HEINE u. HILLEBRAND; GREMMEL u. VIETEN; KRAUS u. STRNAD; FIETZ; HOLT; BROCARD et al.; BALMES u. THEVENET; MORIN, HERNANDEZ u. PICARD; BERNOU, GOYER, OGER u. TRICOIRE; CAZELLAS, RUZIE, JAVEL u. SCHMIDT; THOMERET u. ROLLIN; DAUMET; BUDGEN; GRIESSER; KLEINSORGE; BARONE u. PESSAGNO; GRUNDMANN, FISCHER u. GRIESSER; FUNCH u. WENGER; DRASH u. HYER; KRAUTWALD, RENGER u. KUNZ; LOEHR; NÖLLEN; KÜMMERLE; ROUX ROBIN u. LE BIHAN; GOYER, BERNOU u. TRICOIRE; SCHULZE u.a.).

Der *Nachweis einer Stielverbindung zum Mediastinum oder Zwerchfell auf dem Schichtbild* (ROUAN, BARROUX u. CAMAIN; WELLAUER) gibt noch keine Gewißheit, daß es sich um eine Nebenlunge handelt (SCHULZE). Beweisend ist nur die *angiographische Darstellung der abnormen Gefäßversorgung aus der Aorta* (KENNEY u. EYLER; BONTE, RIBET u. CARON; WELLAUER). Die Klärung des Befundes hat wegen der Komplikationsmöglichkeiten der Nebenlungen (spezifische oder unspezifische Entzündungen, örtliche Zirkulationsstörungen, massive, u.U. tödliche Rhexisblutung aus den anscheinend besonders sklerosedisponierten Nebenlungengefäßen (Lit. s. HUGUENIN u. SOREL; BOLCK; HORN) eine gewisse Bedeutung.

Die als „*tracheale Nebenlunge*" beschriebenen Befunde sind teratogenetisch, anatomisch und funktionell uneinheitlich (MÜLLER; SCHNEIDER; HULSE u. CURTIS; WILLIS u. ARMSTUTZ). Die Bezeichnung trifft sensu strictiori nur zu, wenn das von der Trachea abgehende organoide Gebilde eine von der Stammlunge unabhängige Blutversorgung, z.B. aus der A. subclavia, erhält (HERXHEIMER; BERT u. FISCHER; MÜLLER).

Der Typ der echten trachealen Nebenlungen ist *wesentlich seltener als die bronchopulmonale Teilungsvarietät des „Trachealbronchus"*. Nach SCHWALBE ist diese Variante ein Analogon zu der bei Wiederkäuern üblichen Verlagerung eines Spitzenbronchus auf die Luftröhre. Beim Menschen kann der Vorgang rudimentär bleiben *(„Trachealdivertikel")* (CHIARI; MÜLLER; DAHM; BERDAL; BROCK; MEYER u. ROLFS; KAHLER; PIGORINI u.a.). Der Trachealbronchus kann einen zusätzlichen Spitzenast darstellen, der je nach Kaliber und Verzweigungsmodus eine größere oder kleinere Parenchymprovinz versorgt. Er kann dem trachealwärts verlagerten apikalen Segmentbronchus oder dem transponierten Oberlappenbronchus selbst entsprechen (FOSTER-CARTER; HUIZINGA u. SMELT; BOYDEN; PIGORINI; BÉRAUD u.a.). Das überzählige bzw. abgesprengte Spitzensegment wird durch eine eigene Pleurainzisur mehr oder weniger tiefgreifend vom Verband des Lappenkörpers isoliert, bleibt jedoch dem Pulmonalkreislauf angeschlossen.

Da das Ostium des Trachealbronchus beim Ursprung aus der pars membranacea abnormer respiratorischer Verformung unterliegt und sich beim Hustenstoß schlitzartig verengen kann, neigt das abhängige Parenchym zu rezidivierenden Belüftungs- und Sekretabflußstörungen (HÜLSE u. CURTIS; HUIZINGA u. SMELT; HOLINGER, JOHNSTON, PARCHET u. ZIMMERMANN; BOYDEN; DYBICKI, BOCHINSKI u. DWORAK; PASINI, PIATTI u. ROMAGNOLI; PIGORINI; FERGUSON u. NEUHAUSER; SCHNEIDER; HARRIS; DAVIDSON; LONGIN; SCHULTE-BRINKMANN u.a.). Sie imponieren als Obstruktionsemphysem, Atelektase oder bronchiektatisch-zystische Degeneration (s. S. 62).

Die anatomisch einwandfrei identifizierten trachealen Nebenlungen der älteren Literatur waren so klein (MÜLLER), daß es fraglich ist, ob sie auf dem *röntgenologischen Nativbild* überhaupt als Verdichtung hervorgetreten wären.

Die Ausdehnung eines atelektatischen „*akzessorischen Tracheal-Lappens*" schwankt aus den oben genannten Gründen zwischen dem Umfang einer Segment- und einer Lobäratelektase. Das abgesprengte Spitzensegment kann sich dem oberen Mediastinalrand als flacher Schattenstreifen anlegen, der bis zum Wurzelpunkt des Zufuhrbronchus, aber nicht zur Höhe des eigentlichen Hilus herabreicht. Umfaßt das Versorgungsgebiet das gesamte Lappenareal, so ist der anatomische Unterschied zum sonstigen Bild der Oberlappenatelektase weniger aus dem nativen Schattensubstrat als aus dem bronchographischen Befund abzulesen (COTTON, SPAULDING u. PENIDO).

d) Segment- und Subsegmentatelektasen. Die systematischen Studien des Lungenbauplans (KRAMER u. GLASS; LUCIEN; HERRNHEISER u. KUBAT; NEIL, GILMOUR, GWYNN u. FAIRCLOUGH; PEIRCE u. STOCKING; HUIZINGA u. BEHR; FOSTER-CARTER; BROCK; BOYDEN; JACKSON u. HUBER; APPLETON; WAREMBOURG u. GRAUX; LUCIEN, GRANDGÉRARD u. WEBER; SOULAS u. MOUNIER-KUHN; ESSER; GERNEZ-RIEUX, BRETON, MERCEAU u. BONTE; TEMPLE u. EVANS; SCHMID; HOHN u. VIETEN; TÖNDURY; LEMOINE u. GAGNON; WEBER; KOURILSKY, D'HOUR, GARRAUD, LECOEUR u. LEMOINE u.a.) führten zu der in praxi bedeutsamen Erkenntnis, daß bronchopulmonale Affektionen vielfach in den Grenzen eines einzelnen Lungensegments ablaufen, das restliche Lappenparenchym ganz aussparen oder erst in späteren Stadien einbeziehen. Die therapeutische Konsequenz dieser Einsicht betrifft vor allem chronische Krankheitsvorgänge, die sich in der „chirurgischen Funktionseinheit" des Lungensegments (CHURCHILL u. BELSEY) abspielen und überwiegend bronchogenen Ursprungs sind. Da segmentale Belüftungsstörungen dem lokalen klinischen Nachweis leicht entgehen, ist ihre Aufspürung in der thoraxchirurgischen Ära zu einem vordringlichen Anliegen der Röntgendiagnostik geworden (ROBBINS u. HALE; ESSER; SCHMID; KRAUSE u. LUBERT; STRNAD; HUZLY; TANNER; HODSON; HUZLY u. BÖHM; HAEFLIGER u. MARK; BEISEL u. GILLESPIE; RICHTER u.a.).

Oberlappen

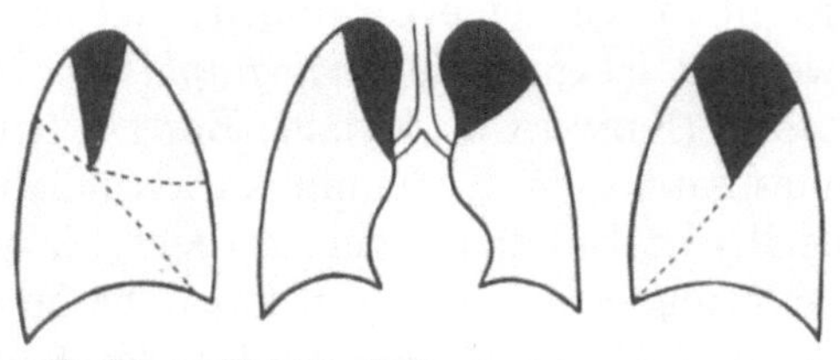

a) Rechts: apikal (1). Links: apiko-posterior (1 + 2)

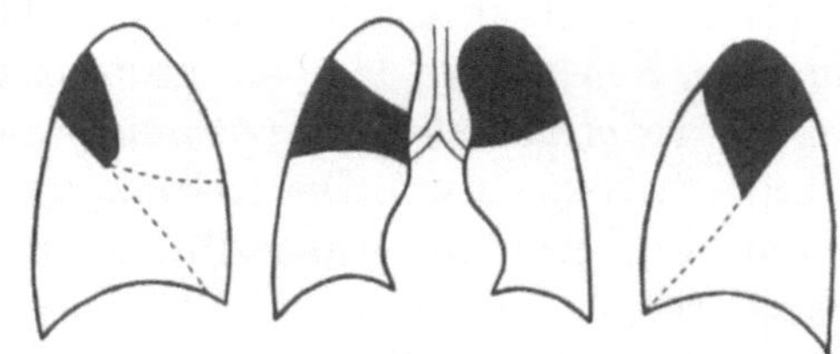

b) Rechts: posterior (2). Links: apiko-posterior (1 + 2)

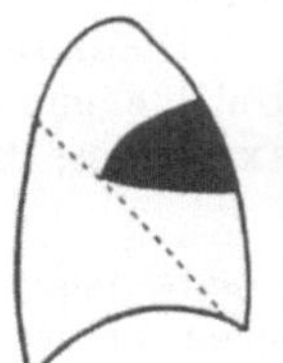

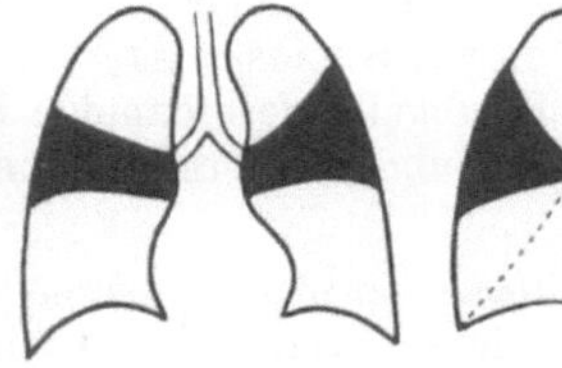

c) Rechts und links: anterior (3)

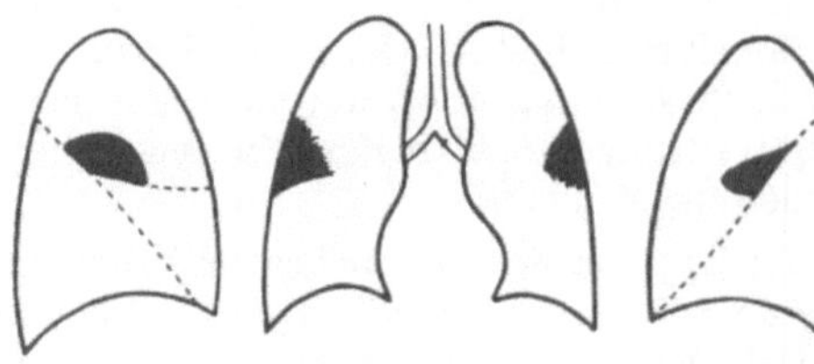

d) Rechts und links: axillär

Rechter Mittellappen und Lingula des linken Oberlappens

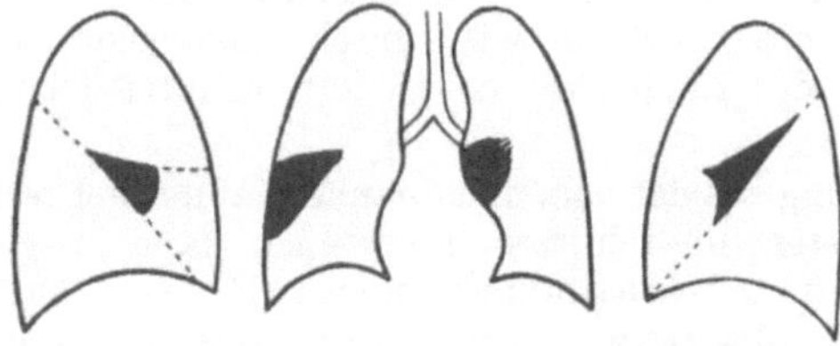

e) Rechts: lateral (4). Links: superior lingular (4)

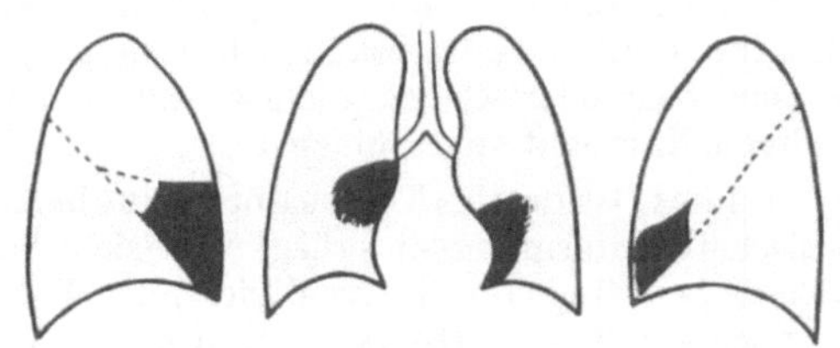

f) Rechts: medial (5). Links: inferior lingular (5)

Unterlappen

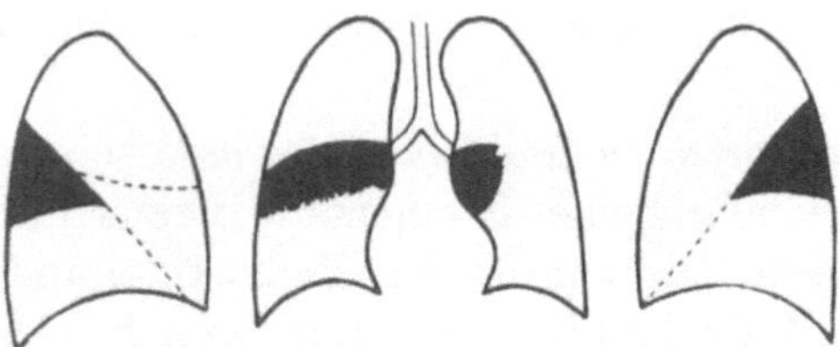

g) Rechts und links: apikal (6)

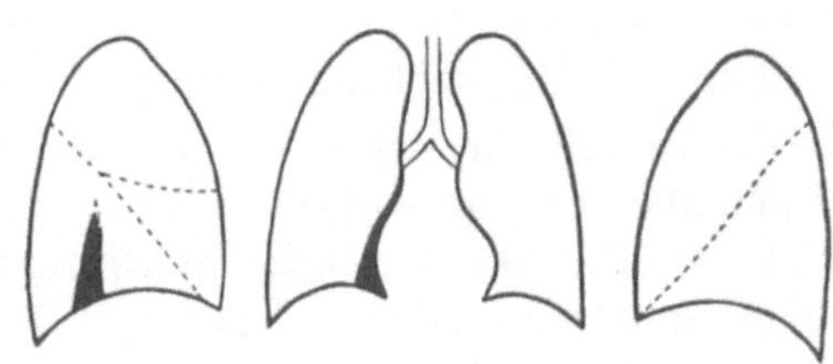

h) Nur rechts: kardial (7)

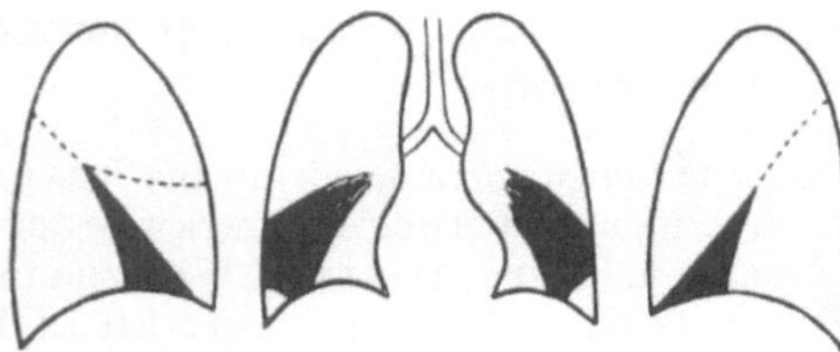

i) Rechts und links: antero-basal (8)

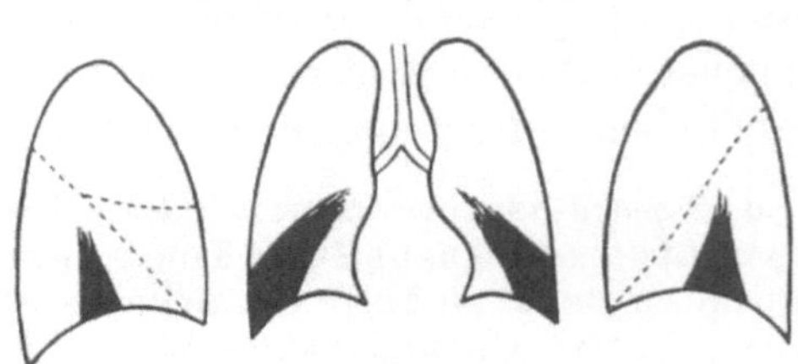

k) Rechts und links: latero-basal (9)

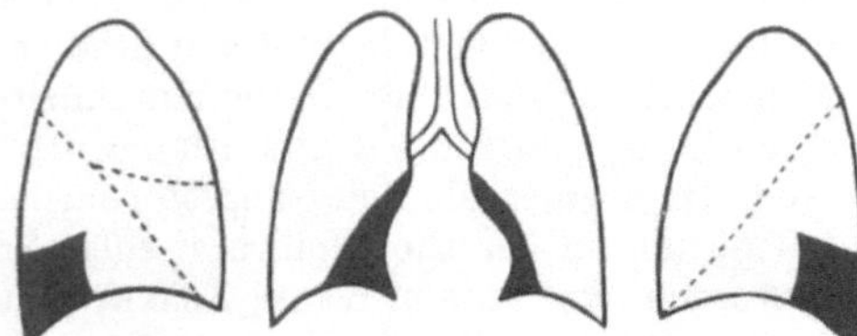

l) Rechts und links: postero-basal (10)

Abb. 182. Schema der Lungensegment-Schatten [nach U. COCCHI, Fortschr. Röntgenstr. **75**, Sonderheft „Schinz", S. 61 (1951)]

Die *Segmentatelektase* bildet nächst dem regionalen Obstruktionsemphysem das wertvollste *indirekte Leitsymptom entzündlicher und neoplastischer Bronchostenosen.* Ihre Topik weist zugleich den Weg für die gezielte Fahndung nach Sitz und Ursache des Passagehindernisses.

Bei sinnvoll der räumlichen Lage angepaßter Schnittführung durch die Höhe des verdichteten Parenchymkegels bis zu seiner Wurzel im Hilus gibt das *Schichtverfahren* zuverlässig Aufschluß über die Stenoselokalisation und etwaige Strukturveränderungen ihrer unmittelbaren Nachbarschaft (Verkalkung bzw. Hyperplasie peribronchialer Lymphknoten, Tumorknoten etc.). Die *Bronchographie* bleibt als letztes Beweismittel zur Klärung der Kontur- und Kaliberverhältnisse im Bereich der Enge und der ihr nachgeordneten Bronchien sowie zur Erfassung strahlendurchlässiger Fremdkörper im Ausgußbild des Bronchiallumens. Zudem kann die *selektive Segment- bzw. Subsegmentangiographie* (Bolt u. Rink; Rink; Löhr, Scholtze u. Klinner u.a) als präoperative Maßnahme zur Differenzierung zwischen blanden Kollapszuständen, indurativer Schrumpfung und entzündlich- destruktiven Prozessen im abhängigen Parenchym beitragen, da der Gefäßbaum des Segments bei irreversibler Läsion ausgelichtet und nach Art einer dürren Trauerweide oder fächerförmig verzogen ist (Rink).

Das *Nativbild isolierter Segmentverdichtungen* richtet sich nach der anatomischen Beschaffenheit des Parenchymsektors, seinem dadurch bestimmten räumlichen Umfang und der jeweiligen *topographischen Projektion.* Das bekannte Schema von Cocchi (Abb. 182) kann als annähernde Richtlinie für die räumliche Orientierung dienen und bedarf keiner detaillierten Erläuterung der skizzierten Schattenfiguren. Ihr Umriß entspricht den ungeschmälerten Ausgangsvolumina der Segmentareale, wie man sie bei akuter pneumonischer Infiltration und stärker angeschoppten Atelektasen zu sehen bekommt. Die entstellenden Form- und Lageabweichungen im Gefolge ausgiebiger Schrumpfungsvorgänge sind daraus nicht abzulesen.

Analog den Extremformen des Lobärkollapses können die Segmente — in toto oder partiell — zu ganz flachen festen Gewebsplatten zusammenfallen und in dieser kaum wiederzuerkennenden Gestalt indurativ erstarren. Je nachdem, ob man sie bei der Nativuntersuchung in flächiger Aufsicht oder tangential betrachtet, erscheinen sie als zarte verschwommene Trübungsschleier oder als schmale, dichte Schattenbänder bzw. spitze Keilfiguren. Eine konkave glattrandige Kontur ist nur an benachbarten interlobären Fissurgrenzen darzustellen. Ihre jeweilige Verlaufsrichtung unterliegt dem variablen Einfluß akzidenteller Faktoren (Pleuraadhäsionen, Belüftungssituation der Nachbarsegmente) (s. S. 235).

Ungeachtet der individuellen Schwankungsbreite von Volumen, Absorptionsdichte und perspektivischer Verkürzung ergeben sich für die verschiedenen Segmentlokalisationen insgesamt recht kennzeichnende Schattenbefunde, wenn man die Lagebeziehung zu Herz und Gefäßstamm, Zwerchfell, äußerer Brustwand und Lappenspalten analysiert (Robbins u. Hale; Esser; Krause u. Lubert; Schmid; Hodson; Felson u. Felson u.a.). Das „Silhouettenzeichen" läßt vielfach schon nach dem dorso-ventralen Thoraxbild zwischen verdichteten Parenchymkeilen gleicher Höhenlage (z.B. Unterlappenspitze, Mittellappen) unterscheiden und die Identität des betroffenen Segments vermuten (Kane; Hodson u.a.). Sachgemäße Durchleuchtung und Zielaufnahmen in wenigstens zwei Durchmessern sind jedoch unentbehrlich, um eine sichere räumliche Vorstellung zu gewinnen und segmentale bzw. subsegmentale Verdichtungsprozesse aufzuspüren, die wegen ihrer paramediastinalen Lage bei Sagittalprojektion ganz im Mittelschatten verborgen bleiben.

Für die *Differentialdiagnose gegenüber bloßen pleuro-mediastinalen bzw. pleuro-perikardialen Schwarten oder interlobär-pleuritischen Residuen* kann der *Nachweis lufthaltiger Bronchiallumina bzw. Bronchiektasen innerhalb des* hochgradig atelektatisch-indurativ *geschrumpften Parenchymsektors* den Ausschlag geben. Dieses Objektdetail ist allerdings auf dem Summationsbild inkonstant, bei den zur seitlichen Brustwand hin ausgerichteten, den Lappenspalten benachbarten Segmentprozessen meist leichter zu erkennen als beim Kollaps der a priori dem Mediastinum und Herzen flächig anliegenden Segmente. Der fließende Übergang zwischen dem Schattensubstrat segmentaler bzw. subsegmentaler Lungenanteile und der durch Begleitentzündung verdickten Pleurablätter macht es erklärlich, daß man sich bei der Differentialdiagnose pleurogener und parenchymatöser

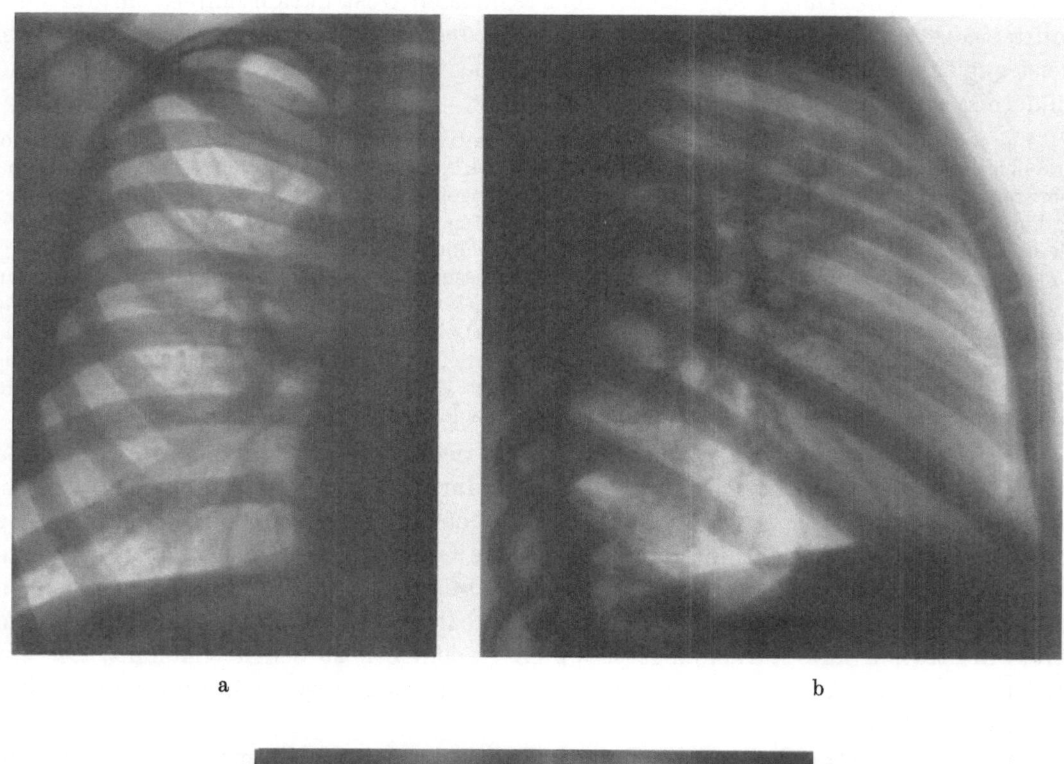

a b

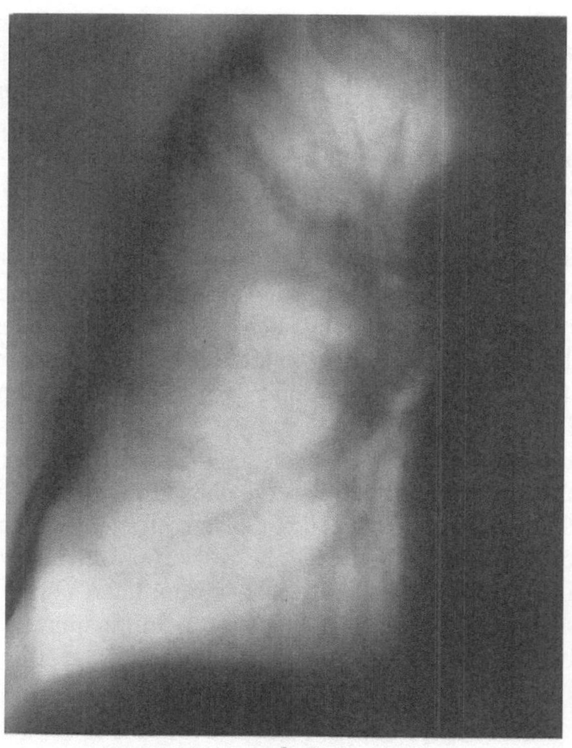

c

Abb. 183a—c. G. G., 9jähr. ♂. Arch.-Nr. 6500/57, Röntgenabteilung Medizinische Universitätsklinik Münster i. Westf. (Direktor: Prof. Dr. W. H. HAUSS). Regionale Belüftungsstörung im anterioren Oberlappensegment nach frischer Lymphknotenperforation (bronchoskopische Kontrolle) bei florider Bronchial- und Paratracheal-Drüsen-Tuberkulose (SLUKAsches Dreieck). a und b Summationsaufnahmen p.-a. und frontal. c Schichtbild 8 cm a.-p.

Verdichtungen marginaler Lage (FLEISCHNER) früher noch größeren Schwierigkeiten gegenübersah als bei der Abgrenzung exzessiver Lobärschrumpfung (PRIESEL; SCHÖN-

FELD u.a.). Auch auf dem Gebiet der Segmentalatelektasen haben *broncho- und tomographische Verlaufskontrollen der örtlichen Bronchial- und Gefäßstrukturen* manche strittigen Probleme der Substratdeutung *entscheidend* gelöst und altüberlieferte Irrtümer korrigiert.

Als charakteristisches Beispiel hierfür ist das sog. „*Slukasche Dreieck*" zu nennen, ein besonders in der Pädiatrie geläufiger Keilschatten, der auf dem Sagittalbild vom oberen rechten Hiluspol mit der Spitze schräg lateral aufwärts weist und am Nebenspalt glattrandig konkav abschneidet (Abb. 183 und 184). Entgegen SLUKAs Interpretation wurde der Befund jahrzehntelang vorwiegend im Sinne von EISLER als interlobäre Pleura-

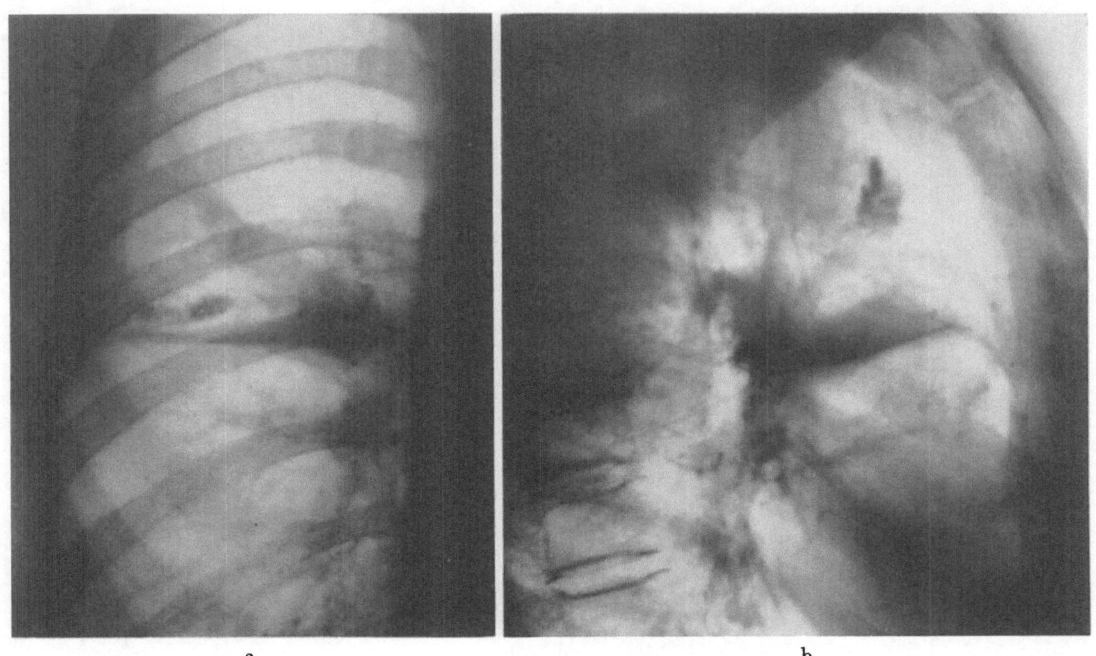

a b

Abb. 184a u. b. K. Di., 56jähr. ♀. Arch.-Nr. 4894/59, Röntgenabteilung Medizinische Universitätsklinik Münster i. Westf. (Direktor: Prof. Dr. W. H. HAUSS). Posttuberkulöses Obstruktionssyndrom der Basis des anterioren Oberlappensegments bei Pigmenteinbruch verkreideter Lymphknoten im rechten Oberlappenbronchus (Endoskopie). Nativbefund p.-a. (a) und frontal (b): Schmaler Schattenkeil an der ventralen Oberlappenbasis („Sluka-Dreieck") bei verkreidetem Primärherd mit ausgedehnter Verkalkung der bronchopulmonalen und paratrachealen Lymphknoten. Verknöcherung des tracheobronchialen Knorpelgerüsts. Beginnendes Lungenemphysem

affektion aufgefaßt (Lit. s. SCHÖNFELD; PRIESEL). Zweifellos handelt es sich jedoch im wesentlichen um eine komplette oder partielle Verdichtung des anterioren Oberlappensegments, das von den lymphadenogenen Bronchialkomplikationen des tuberkulösen Primärkomplexes noch häufiger in Mitleidenschaft gezogen wird als der Mittellappen (GÖRGÉNYI-GÖTTCHE u. KASSAY) (Abb. 188). Das *früh- bzw. post-tuberkulöse Segmentsyndrom* (Abb. 184 und 185) zeigt in dieser und jeglicher anderen Lokalisationsform grundsätzlich die gleiche Skala der Entwicklungsmöglichkeiten (völlige Rückbildung nach baldiger Freigabe der Passage, Persistenz oder Wiederkehr auf Grund meta-tuberkulöser Bronchiektasie bzw. eines Spätaufbruchs bereits indurierter Lymphknotenprozesse, entzündlich-narbige Parenchymdestruktion nach rezidivierenden Krankheitsschüben), die beim Prototyp des Mittellappen- und Lingulasyndroms eingehend geschildert wird (s. S. 343ff.).

Die unterschiedliche Anfälligkeit bzw. *Prädilektion gewisser Segmentzonen für obstruktive Ventilationsstörungen* hat verschiedene Ursachen. Die Bevorzugung der dorsalen Oberlappensegmente für Atelektasen nach frühkindlicher Aspiration (Abb. 186) wird als lagerungsbedingt angesehen (GERGELY, KASSAY u. PÁNICS; GÖRGÉNYI-GÖTTCHE u.

KASSAY). Die Prädisposition der Mittellappen-, Lingula- und basalen Unterlappensegmente für entzündlich-atelektatische Komplikationen bei Keuchhusten, Masern und post-infektiöser Bronchiektasie (Abb. 187) ergibt sich aus den besonderen Drainage- und Belüftungsverhältnissen dieser Lungenabschnitte (ZDANSKY; NICHOLSON; LEES; GRIFFITH; HAUSMANN u. SEISS; AUGUSTIN u. BINDER; GÖRGENYI-GÖTTCHE u. KASSAY; BARNHARD u. KNIKER u.a.). Die überwiegende Manifestation früh- und metatuberkulöser Segmentsyndrome (Abb. 188) im Bereich des pektoralen Oberlappensektors rechts, des

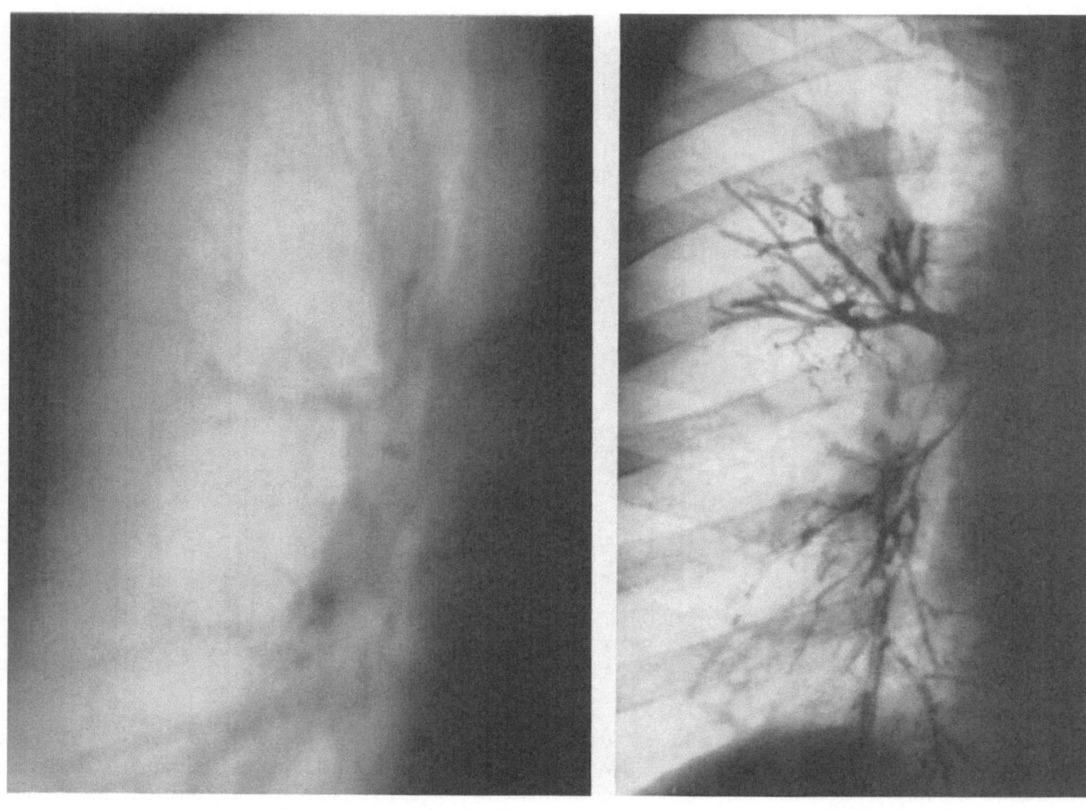

a b

Abb. 185a u. b. W. He., 60jähr. ♂. Arch.-Nr. 921/58, Röntgenabteilung, Medizinische Universitätsklinik Münster i. Westf. (Direktor: Prof. Dr. W. H. HAUSS). Chronische Schrumpfung im apikalen Oberlappensegment bei (vikariierender?) Überblähung des paramediastinalen Versorgungsgebiets des R. apicalis des Spitzensegmentbronchus. Angesichts ausgedehnter Verkalkung der broncho-pulmonalen Lymphknoten am ehesten metatuberkulöses Segmentsyndrom ohne proximale Stenose. a Schichtbild a.-p. 10 cm. b Bronchogramm

Mittellappens, der Lingula- und anterioren wie apiko-dorsalen Oberlappensegmente links steht zudem in engem Zusammenhang mit der Anordnung des peribronchialen Lymphknotenapparates (ZDANSKY; BROCK; RICHARDS; MÜLLER; ROGSTAD; HUZLY; GÖRGÉNYI-GÖTTCHE u. KASSAY u.a.) (s. S. 345, 348).

Die Grenzen zwischen infizierten Segmentatelektasen und dystelektatischen *Segmentpneumonien* sind fließend. Wie Pathogenese (CORYLLOS u. BIRNBAUM; GÖRGÉNYI-GÖTTCHE u. KASSAY; MORLE u. ROBERTSON) und feingewebliches Bild (LOESCHCKE) sind die Schattensymbole beider Zustände selbst bei subtiler Untersuchung kaum voneinander zu trennen. Ebensowenig prägen sich die ätiologischen Unterschiede zwischen *unspezifischer stenosierender Segmentbronchitis* (RIST, AMEUILLE u. LEMOINE; LAMY, JAMMET, LEMOINE u. PALEY; DEBRÉ, THIEFFRY u. BRISSAUD; RIST u. LEMOINE; LEMOINE u. LEOBARDY; LEEGAARD; HANSEN u. SMITH; SERRE, PASSOUANT u. VALLAT; EVEN, LECOEUR u. VERMEIL; PALEY; SORS; HERBEUVAL u. FAIVRE; LIFSCHITZ; TOBE u. KYRIACOPOULOS; COHEN; MONTOIS; CALVET; GARAIX, ARNAUD u. CALVET; REGLI;

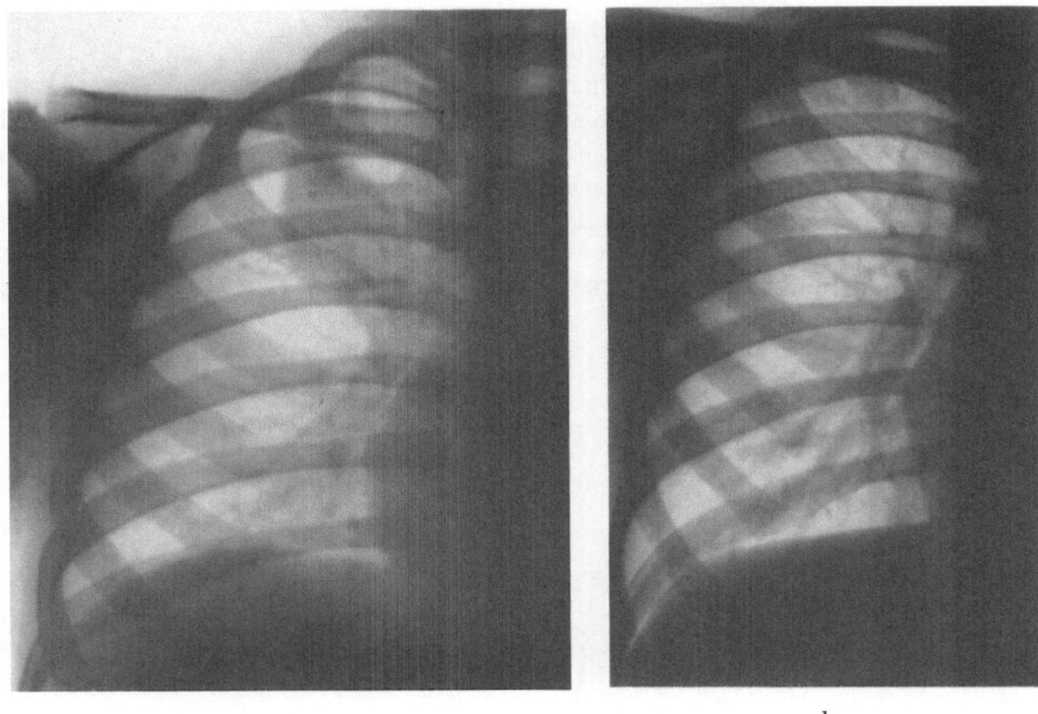

Abb. 186a u. b. S. Ka., 3jähr. ♀. Arch.-Nr. 897/59, Universitäts-Kinderklinik Münster i. Westf. (Direktor: Prof. H. MAI). Akute Atelektase im dorsalen Oberlappensegment nach Aspiration bei Tonsillektomie. a und b Nativbilder p.-a. vom Tag nach der Operation und 14 Tage später.

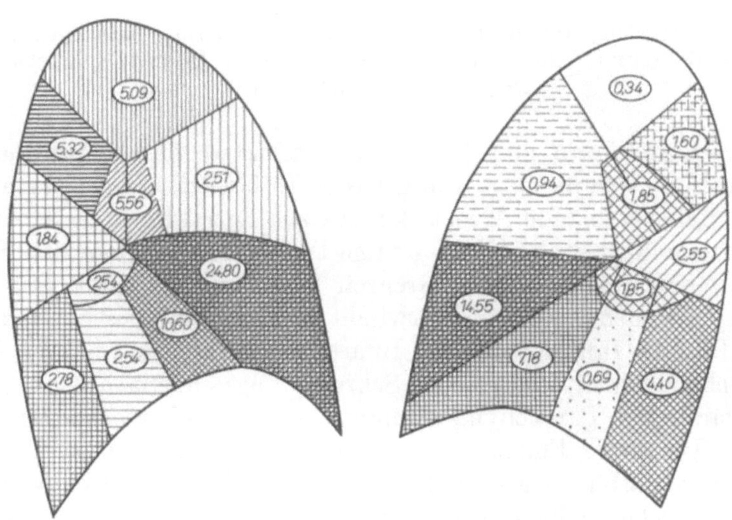

Abb. 187. Die Segmentlokalisation der Keuchhustenatelektasen nach Befunden von AUGUSTIN u. BINDER [V. AUGUSTIN u. L. BINDER, Mschr. Kinderheilk. **103**, 409 (1955)]

HUZLY; FINKE; AUER u.a.), *tuberkulöser Endobronchitis* kanaliculären, hämatogenen oder lymphoglandulären Ursprungs *und anderen segmental beschränkten Bronchialwandschäden* (Staubnoxen; Residuen alter Virusinfekte etc.) dem röntgenmorphologischen Substrat so zwingend auf, daß sie daraus ohne weiteres abzulesen sind. Der Nachweis von Kalkeinschlüssen benachbarter peribronchialer Lymphknoten, florider kavernöser Einschmelzungen in der Peripherie des jeweiligen Segments oder disseminierter pneumokoniotischer Granulome kann zwar den Verdacht auf einen bestimmten Kausalnexus mehr oder weniger wahrscheinlich machen, ohne bakteriologischen bzw. histologischen Befund aber nicht zweifelsfrei sichern.

Gleichen Schwierigkeiten begegnet die Differentialdiagnose segmentaler Atelektasen und *Lungeninfarkte*, wenn das Embolieereignis, wie häufig, unterschwellig verlief, oder die Verschattung als postoperative Komplikation auftritt, deren Verlauf man nicht klar übersieht. Da sich die Versorgungsgebiete korrespondierender Segmentarterien und -bronchien decken, gleicht der Kegelschatten des segmentalen Infarktkeils (Assmann; Kohlmann; Farr u. Spiegel; Kirklin; Kerley; Smith; Levy; Leriche; Levine u. White; Jellen; Wharton u. Pierson; Krause; Short; Roberts; Krause u. Chester; Dittlen; Laubry u. Lenègre; Wick; Stein, Chen, Goldstein, Israel u. Finkel-

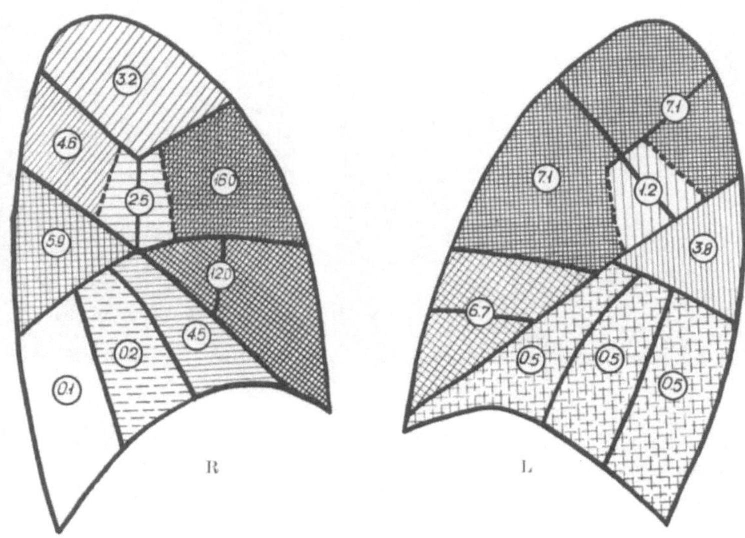

Abb. 188. Segmentale Verteilung frühtuberkulöser Segment- und Lappenverdichtungen („Epituberkulose"-fälle) nach Görgényi-Göttche u. Kassay [O. Görgényi-Göttche u. D. Kassay, Ergebn. ges. Tuberk.- u. Lung.-Forsch. 14, 452 (1958)]

stein u.a.) nach Lage, Form und Dichte der Atelektase des beigeordneten bronchopulmonalen Segments (Weber u.a.). Ein gewisses Differenzierungsmerkmal ist allenfalls darin zu suchen, daß der blande Alveolarkollaps zur Retraktion und Kontureinziehung der Verdichtungszone führt, während die blutige Durchtränkung den betroffenen Lungensektor eher etwas auftreibt und seine Grenzen flachbogig vorwölbt. Mit zunehmender Anschoppung der Segmentatelektase verwischt sich jedoch dieser Gestaltunterschied zum klassischen Bild des Infarkts bzw. der Infarktpneumonie. Im weiteren Verlauf beider Zustände tritt schließlich oft die gleiche Schrumpfungstendenz hervor, die den kollabierten bzw. infarzierten Parenchymkeil immer mehr zusammensintern läßt (Smith; Jellen; Short; Dittlen; Fleischner, Hampton u. Castleman; Torrance u.a.). Wie der Ausgang in narbige Karnifikation mit persistierendem Spitzkeil- oder Bandschatten und umschriebener Pleuraeinziehung (Farr u. Spiegel; Jellen; Giese u.a.) weist das rasche Rückbildungsvermögen blander Lungeninfarkte (Kerley; Wharton u. Pierson; Jellen u.a.) röntgenmorphologisch weitgehende Analogie zur Ventilationsblockade eines Segmentareals auf (Abb. 189).

Die indirekten Leitsymptome postembolischer Zustände, wie initiale reflektorische Elevation und Exkursionshemmung des Hemidiaphragma (Zweifel; Jellen; Wick; Stein et al.; Laur u.a.), Verbreiterung des gleichseitigen Hilus (Camp; Jellen; Jeker u. de Takats; Laur u.a.), baldiges Auftreten eines Pleuraergusses im Zwerchfell-Rippenwinkel (Wharton u. Pierson; Jellen; Moberg; Wick; Laur u.a.), Nachweis einer — schon vorbestehenden — kardialen Lungenstauung, Vitiumkonfiguration oder Rechtsüberlastung des Herzens (Lit. s. S. 126) erleichtern die Abgrenzung, können aber fehlen oder schwer zu objektivieren sein (LAUR; SCHULZE). Die Unterscheidung zwischen Infarkt und Atelektase segmentaler Ausdehnung ist somit nach dem nativen Röntgenbefund allein vielfach nicht möglich, sondern aus anamnestisch-klinischer Sicht zu treffen. Läßt die klinische Symptomatologie im Stich, so könnte letztlich nur die unmittelbare Darstellung des Gefäßabbruchs im selektiven Pulmangiogramm ein kausalgenetisch eindeutiges Indiz liefern, wenn die Bronchialwege des verdichteten Lungenkeils durchgängig erscheinen (NORDENSTRÖM).

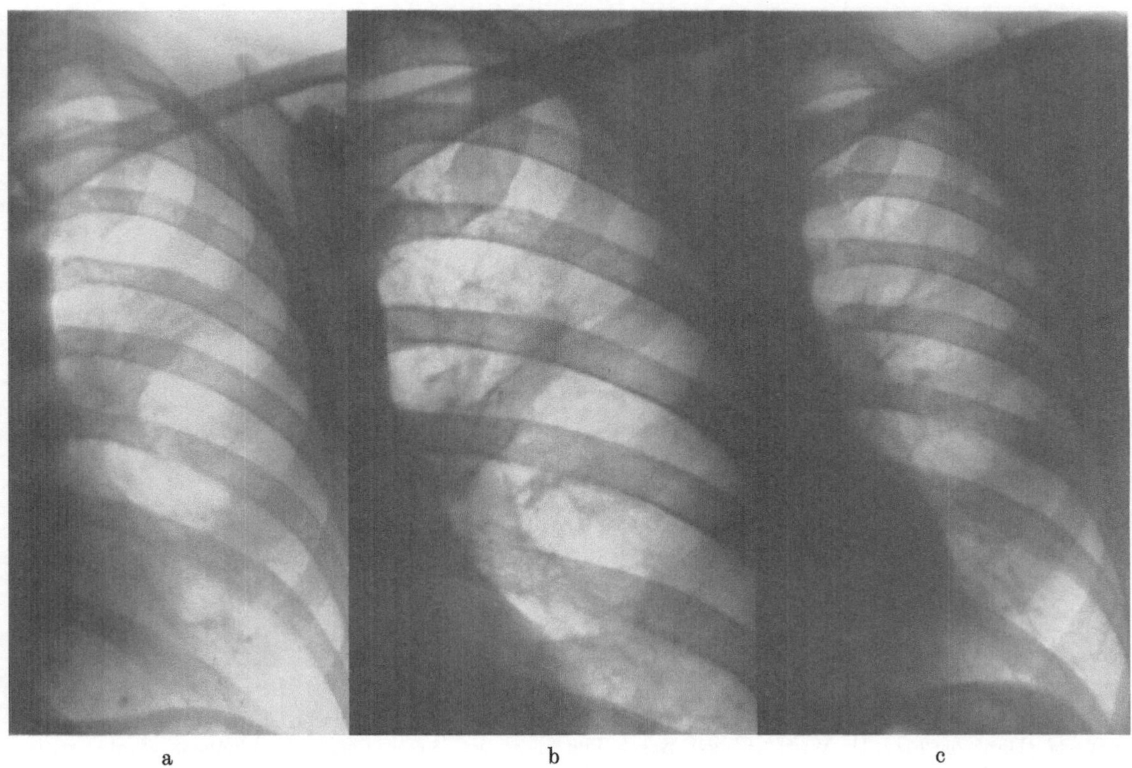

a b c

Abb. 189a—c. G. Nö., 51jähr. ♂. Arch.-Nr. 1029/61, Röntgenabteilung Medizinische Universitätsklinik Münster i. Westf. (Direktor: Prof. Dr. W. H. HAUSS). Verlaufsserie eines Lungeninfarkts in der linken Unterlappenspitze. Formwandel von atelektaseähnlichem Keilschatten zu persistierenden streifigen Residuen auf Zielbildern p.-a. vom 15. 12. 60 (a) (2 Tage nach Infarkt), 26. 1. 61 (b) und 8. 6. 61 (c)

In diesem Zusammenhang ist auf die tierexperimentelle Beobachtung *akuter Bronchokonstriktion und reflektorisch vermehrter Bronchialsekretion nach künstlicher Lungenembolie* (JEKER u. DE TAKATS; BINET u. BURSTEIN; BARER u. NUSSER), auf gelegentliche sekundär-entzündliche Bronchostenosen in einem Infarktkeil (LUTON u. MORY), andererseits auf angiographisch nachweisbare Gefäßverschlüsse im Gefolge chronisch-entzündlicher bronchogener Belüftungsstörungen, wie z.B. beim Mittellappensyndrom (NORDENSTRÖM), hinzuweisen. Das Zusammentreffen okklusiver Zirkulations- und Ventilationssperre erschwert die strahlendiagnostische Ergründung des Krankheitsherganges, da es in pathogenetischer Hinsicht die Grenzen zwischen Lungeninfarkt und Obstruktionsatelektase verschwimmen läßt.

In der Differentialdiagnose ist schließlich zu bedenken, daß gelegentlich auch ein *segmentäres Tumorwachstum* die röntgenologischen Erscheinungen der Atelektase täuschend nachahmen kann (TORELLI).

e) Die Plattenatelektasen. Die morphologisch eigentümlichste Form des partiellen Lungenkollapses sind die „gerichteten“, streifen- bzw. plattenförmigen Atelektasen (FLEISCHNER). Sie treten in der Ein- und Mehrzahl auf, liegen ganz überwiegend (> 90%) in den dorso-lateralen Unterlappenbasen, rechts häufiger als links, in etwa 10—20%

beiderseits, finden sich gelegentlich auch im medio-ventralen Unterlappengebiet oder im Ober- bzw. Mittellappenareal und kommen vor allem in höheren Altersstufen (5. bis 7. Dezennium), beim männlichen Geschlecht offenbar bevorzugt, vor (Kubicz; Richter; Heuck).

Die Plattenatelektasen imponieren röntgenologisch als *unterschiedlich lange, unregelmäßig geformte Schattenstreifen von Stricknadel- bis Fingerdicke*, die, *untereinander und gewöhnlich zum Zwerchfellplateau annähernd parallel gerichtet*, von der diaphragmalen

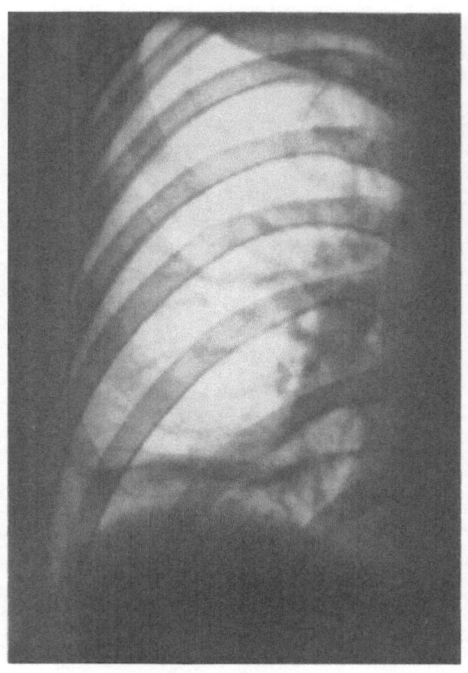

Abb. 190a

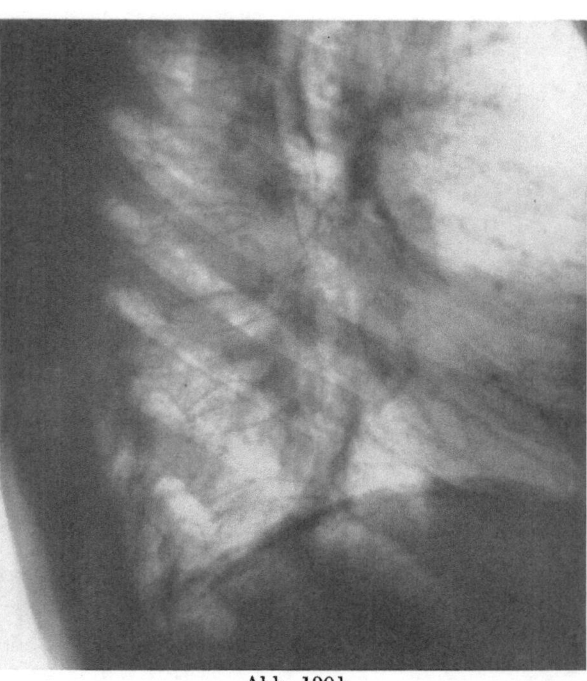

Abb. 190b

Abb. 190a—e. J. Gö., 34jähr. ♀. Arch.-Nr. 1168/60, Röntgenabteilung Medizinische Universitätsklinik Münster i. Westf. (Direktor: Prof. Dr. W. H. Hauss). Basale Plattenatelektase rechts nach abgeklungener Cholezystitis. Darstellung ihrer topographischen Beziehung zum Bronchialsystem und ihres atemkinetischen Verhaltens. a Nativbild p.-a. Horizontaler Schattenstreifen an der rechten Basis, scheinbar ohne Beziehung zum Hilus. b Frontalzielaufnahme: Bogiger Verlauf der Plattenatelektase in Richtung der hilobasalen Bronchialstrukturen. c und d Darstellung lufthaltiger Bronchialäste in der Achse des geschrumpften Subsegments. e Atemkymogramm p.-a.: Zwerchfellsynchrone Verschiebung der persistierenden Plattenatelektase nach Wiederherstellung normaler Zwerchfelldynamik

Kontur durch eine mehr oder weniger breite Transparenzzone lufthaltigen Parenchyms getrennt sind, auch wenn sie der Kuppelhöhe fast wie eine Tangente anliegen. Sie erscheinen in Vorderansicht vorwiegend horizontalgestellt, selten über die ganze Strecke hin ausgesprochen schräg geneigt (Lentini; Broustet, Bricaud, Lefort, Martin, Cahanieu, Mullon, Chignon u. Fontan) oder gar vertikal abfallend (Esser).

Wegen ihrer Form- und Lageeigentümlichkeit sind die Plattenatelektasen lediglich perspektivisch verkürzt und verzerrt darzustellen. Die wahre *Gestalt und räumliche Anordnung* der verdichteten Gewebsplatte, deren Fläche vielfach zum Hilus hin abgekrümmt ist, sind daher nur indirekt und allenfalls nach fließender Drehung am Schirm, auf Zielaufnahmen oder noch besser auf Schichtbildern in zwei Ebenen zu beurteilen. Der Nativbefund in einem Strahlengang bietet keinesfalls eine ausreichende Orientierungsbasis. Denn er gibt jeweils nur die orthograd erfaßten Anteile des Parenchymschattens wieder, während die aus der Richtung des Zentralstrahls abbiegenden Gewebsschichten verschwimmen bzw. überstrahlt werden. Der Eindruck einer geradlinig plan angeordneten Verdichtungsscheibe, den das Sagittalbild zu vermitteln pflegt, kann irreführen (Abb. 190), weil man den bogig geschwungenen Verlauf ohne seitlichen Einblick oder Anschnitt

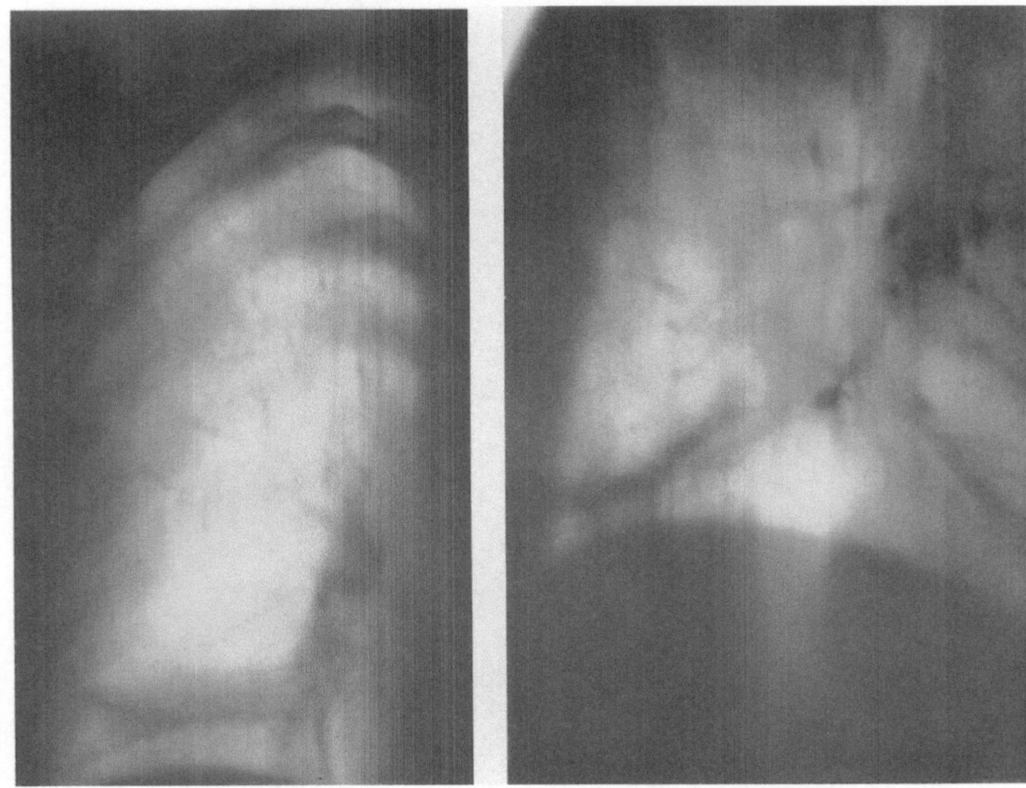

Abb. 190c Abb. 190d

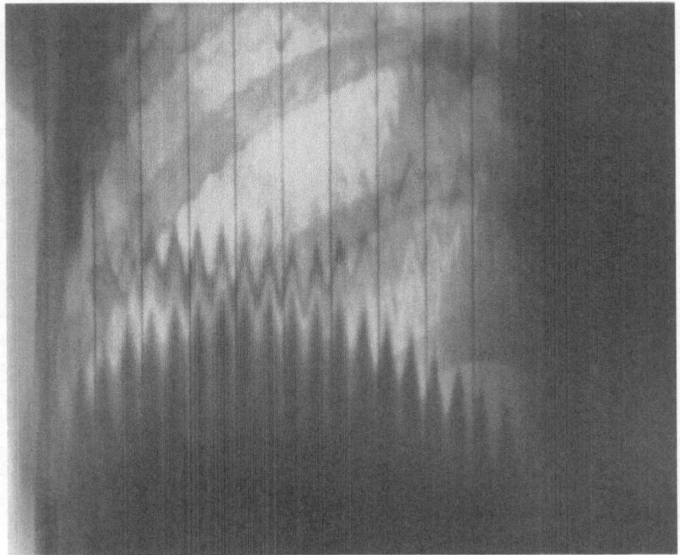

Abb. 190e

nicht zu sehen bekommt (Boucher, Delmas u. Mieral; Heine u.a.). Ebenso erweisen sich Verzweigungs- und Kreuzungsphänomene multipler Streifenatelektasen bei räumlicher Überprüfung des Befundes nicht selten als summationsbedingte Trugbilder.

Verschiedene Autoren berichten über kurzfristiges *Verschwinden plattenförmiger Atelektasen nach forcierten Atemzügen* (Lutz; Born; Teschendorf; Pohlen; Augustin; Szelei u. Benedict; Heuck). Auch in dieser Hinsicht kann man sich ohne Durchleuchtungskontrolle täuschen. Denn die *Sichtbarkeit der Plattenatelektasen wechselt* mit

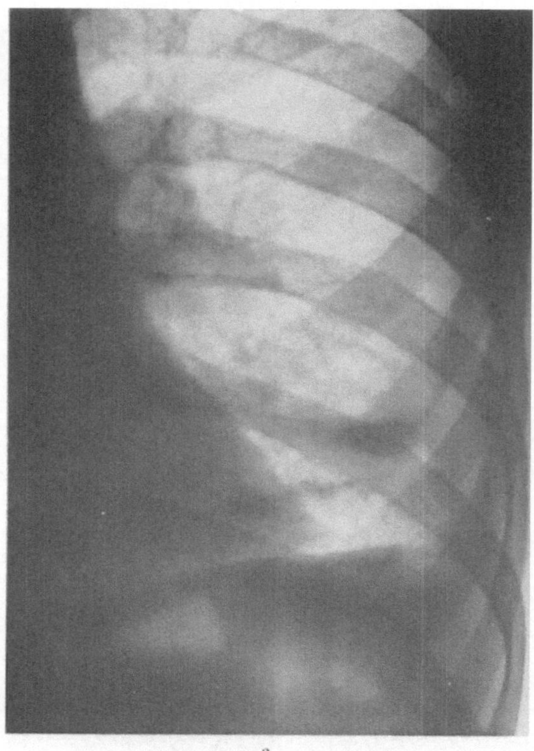

a

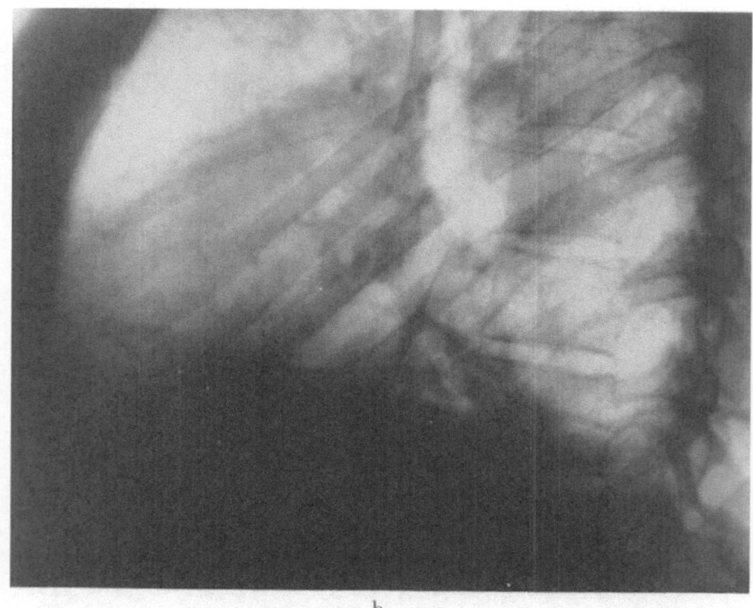

b

Abb. 191 a u. b. E. Do., 37jähr. ♂. Arch.-Nr. 1376/57, Röntgenabteilung Medizinische Universitätsklinik Münster i. Westf. (Direktor: Prof. Dr. W. H. Hauss). Gerichtete Plattenatelektase mit Einziehung der äußeren Lappenkonvexität und des unteren Interlobärhauptspaltes bei Pleuritis exsudativa (klinisch: Polyserositis rheumatica). a Summationsbild p.-a. b Frontalzielbild der Thoraxbasis

der Projektion und *innerhalb der Atemperiodik* ganz beträchtlich. Die Schattenbänder gewinnen oft erst in einer bestimmten Atemphase unter Tangentialansicht am Schirm oder auf entsprechend gezielten Aufnahmen größere Dichte und deutliche, wenn auch kaum glatte Konturen, während sie in einer anderen Atemstellung zu verschwinden scheinen. Auf dem Standard-Übersichtsbild entgehen sie aus projektorischen Gründen (Schrägstellung zum Zentralstrahl) oder wegen ihrer Lage hinter der Zwerchfellkuppel bzw. Herzsilhouette leicht der Wahrnehmung.

Die Schattenstreifen durchziehen jeweils meist nur einen Teil des Lappenareals, bei räumlicher Betrachtung praktisch nie eine ganze Lungenetage, selbst wenn gelegentlich der benachbarte Lappenspalt streckenweise überschritten wird. Die Plattenatelektase reicht an mindestens einer Seite bis zur Lungenrinde. Sie trifft senkrecht oder stumpfwinklig auf die Pleura und ruft hier eine scharfe V-förmige Einkerbung, oder wenigstens

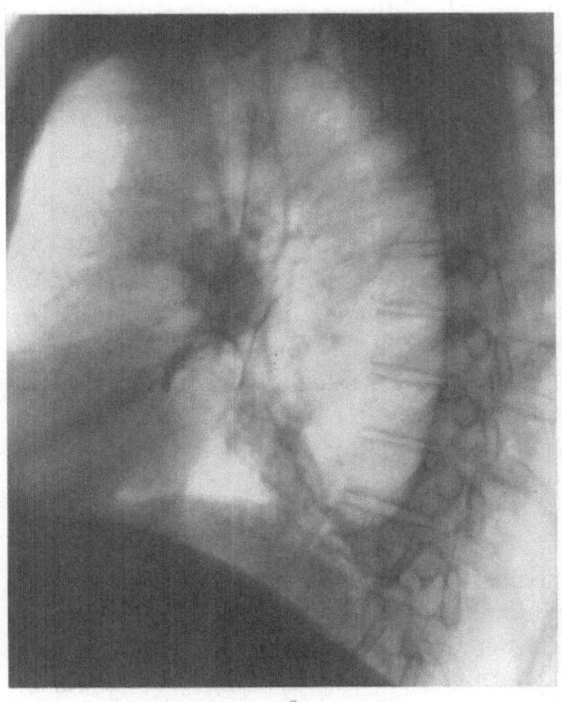
a

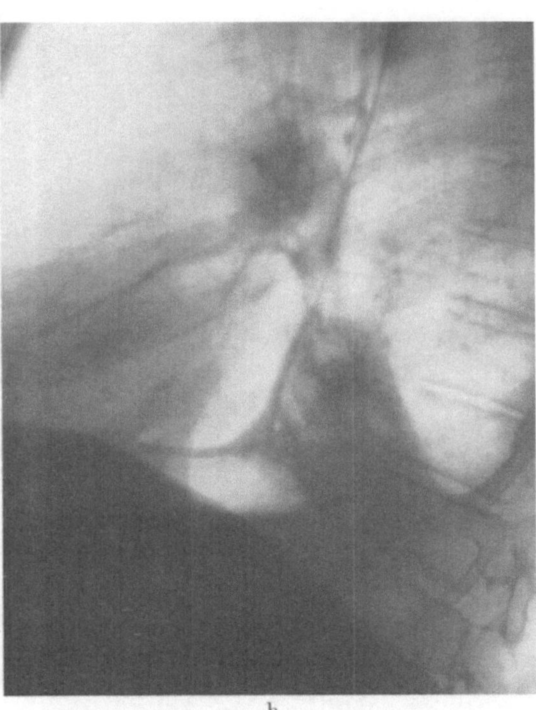
b

Abb. 192a u. b. L. B., 64jähr. ♂. Arch.-Nr. 9442/60, Röntgenabteilung Medizinische Universitätsklinik Münster i. Westf. (Direktor: Prof. Dr. W. H. Hauss). Übergang von „gerichteter" Segmentatelektase zu subtotaler Lobäratelektase des linken Unterlappens bei stenosierendem Karzinom. Einziehung der dorsalen Kontur des atelektatischen Abschnittes. a und b Frontalbilder vom 21. 9 und 6. 11. 59

eine Eindellung der Oberflächenkontur hervor, die in geeigneter Projektion sowohl an der Konvexität als auch am Interlobärspalt sichtbar wird (Abb. 191 und 195).

Die Plattenatelektase kann gewissermaßen als forme fruste einem *massiven Kollaps vorausgehen oder nachfolgen* (Churchill; Löffler; Heuck; Willbold; Petranyi; Siemsen u.a.) (Abb. 192). Sie bleibt mitunter als *zeitweiliges Relikt einer pneumonischen Verdichtung* des gleichen Areals zurück (Esser; Heuck) oder begleitet Lobärpneumonien und andere Infiltrationsprozesse benachbarter Lappen (Abb. 173). In ihrer Umgebung trifft man in manchen Fällen auf wabig-bronchiektatische Aufhellungsfiguren oder vorübergehende herdförmige Fleckschatten bronchopneumonischer Herkunft. Eine stärkere pneumonische Überformung der Atelektase führt zu zunehmender Verbreiterung und Konturunschärfe des Bandschattens. Andererseits erscheint die bei völliger Symptomfreiheit narbig persistierende Atelektase strichförmig verschmälert und eher deutlich begrenzt (Strnad; Heuck). Die anliegende Pleura kann umschrieben oder flächig verdickt, der gleichseitige Phreniko-Kostalwinkel verlötet bzw. von einem Erguß ausgefüllt sein.

Der gerichtete Alveolarkollaps teilt das *Schicksal* aller Atelektasen: Vielfach nur ein *passageres Phänomen* von kurzer Dauer (Fleischner; Strnad; Marks u. Nathan;

HEUCK), kann er unter Umständen wiederholt an gleicher Stelle rezidivieren, schließlich bleibender *Kollapsinduration* verfallen und in Form einer schmalen, scharf abgesetzten Narbe (Abb. 193) sowohl das *eigentliche Grundleiden wie die Konstellation seiner ursächlichen Entstehungsmechanismen überdauern.*

Hierzu gehört nach vorherrschender Ansicht eine ätiologisch heterogene *Störung der Zwerchfelldynamik mit oder ohne Zwerchfellhochstand*, die gleichfalls vorübergehen oder bestehen bleiben kann (FLEISCHNER; STRNAD; HAUBRICH; SOUSA; POHLEN; HEUCK; HEINE u.a.). Der Funktionsausfall ist nach Grad und Ausdehnung variabel. Er kann beide Zwerchfellgewölbe betreffen, ist aber meist auf ein Hemidiaphragma, mitunter nur auf die myatrophische Zone eines antero-medialen Zwerchfellbuckels beschränkt, dessen verminderte Verschieblichkeit erst im Schnupfkymogramm offenbar wird. Eine Elevation des benachbarten Zwerchfellplateaus ist bei Plattenatelektasen in etwa 40% nachweisbar (HAUBRICH), also *keine obligat persistierende Begleiterscheinung*, zumal man gerichtete Atelektasen auch bei tiefstehendem bzw. schwartig fixiertem Zwerchfell eines substantiellen Emphysems finden kann. Das Fehlen einer diaphragmalen Funktionsstörung schließt nicht aus, daß eine narbig indurierte Plattenatelektase im Initialstadium mit einer — inzwischen abgeklungenen — Bewegungseinschränkung des Zwerchfells verbunden war.

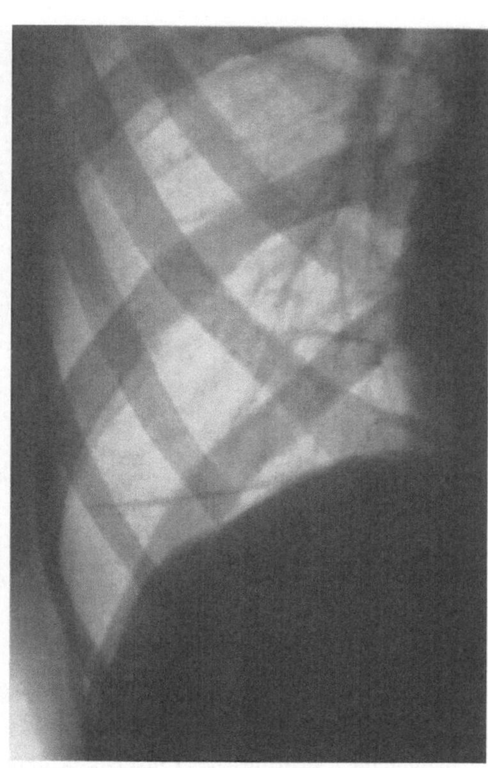

Abb. 193. H. Ad., 51jähr. ♂. Arch.-Nr. 3567/59, Röntgenabteilung Medizinische Universitätsklinik Münster i. Westf. (Direktor: Prof. Dr. W. H. HAUSS). Summationsbild p.-a.: Strichschatten einer indurierten basalen Plattenatelektase (seit 6 Jahren bestehend)

Selbst klinisch stumm und ohne eigene Krankheitsbedeutung, sind die Streifenatelektasen dennoch von nicht zu unterschätzendem Erkenntniswert für die Klinik. Denn als *röntgenologisches Begleitsymptom und* — nicht selten einzig sichtbares — *indirektes Hinweiszeichen* können sie auf die sonst verborgene Spur *zahlreicher, ätiologisch wie lokalisatorisch ganz verschiedenartiger Grundleiden* lenken.

Nach zusammenfassenden Erfahrungsberichten (FLEISCHNER; STRNAD; STURM; MARKS u. NATHAN; RICHTER; HAUBRICH; KUBICZ; LÖFFLER; HEUCK) kommen entzündliche, infektiöse, allergische, traumatische, degenerative und neoplastische Prozesse in Betracht. Aus der breiten Skala *intraabdomineller Erkrankungen* sind postoperative bzw. posttraumatische Zustände, entzündliche Affektionen von Pankreas, Gallenblase (Abb. 190), Appendix und Nierenbecken, intrahepatische, subphrenische und perirenale Abszesse nach Perforation eines Hohlorgans bzw. eitriger Nephritis, Hepato-Splenomegalien, Aszites und Peritonitis verschiedener Genese sowie Geschwulstkrankheiten der Abdominal- und Retroperitonealorgane hervorzuheben. Noch häufiger handelt es sich um *intrathorakale Krankheitsprozesse* (Abb. 191—194) (Myokardinfarkte, dekompensierte Vitien und Hochdruckherzen, konstriktive und exsudative Perikarditis, Lungeninfarkte, pneumonische, tuberkulöse, eosinophile und andere Lungeninfiltrationen, Emphysembronchitis und Bronchiektasie, Pleuritiden oder Pleuraschwarten, Granulomatosen der Mediastinallymphknoten, Aneurysmen, primäre und metastatische Tumoren), um Atemstörungen im Gefolge thorakaler *Operationen und Traumen* (Rippen- und Wirbelfrakturen), *spondylitischer und skoliotischer Thoraxdeformität, zerebrospinaler Atemlähmung* (Poliomyelitis) und organischer wie funktioneller *Zwerchfell-*

anomalien (Hernien, Relaxatio nach radikulärer bzw. peripherer Phrenicusläsion, Tumoren).

Der Zusammenhang mit Erkrankungen der Oberbauchorgane wurde eher aufgedeckt als das *anatomische Substrat* der Streifenschatten. Man hielt sie wegen ihrer zwerchfellnahen Lage zunächst

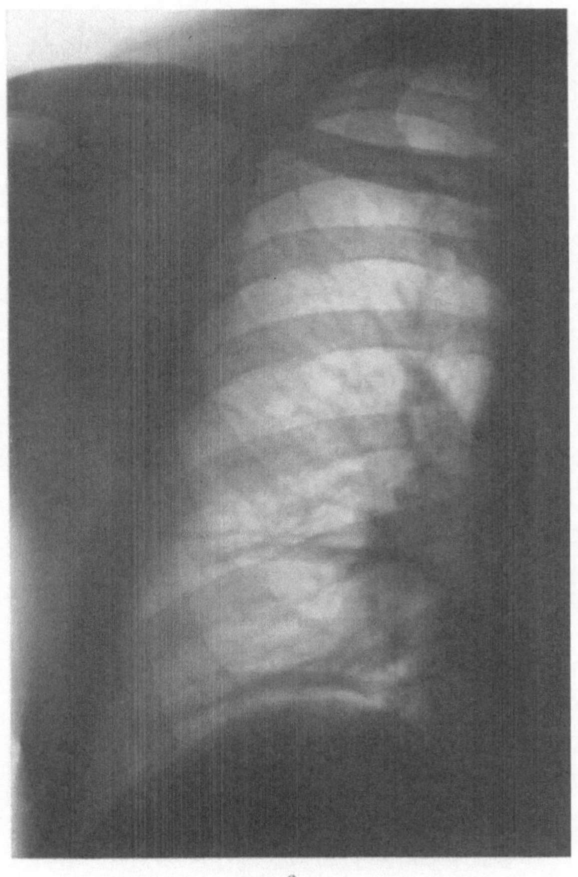

a

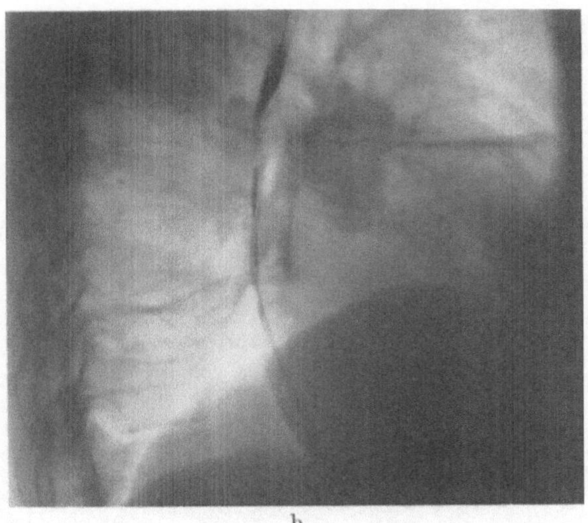

b

Abb. 194a u. b. L. Ri., 51jähr. ♀. Arch.-Nr. 4862/61, Röntgenabteilung Medizinische Universitätsklinik Münster i. Westf. (Direktor: Prof. W. H. Hauss). Horizontale Plattenatelektasen im rechten Unterlappen und an der vorderen Oberlappenbasis rechts bei kombiniertem Mitralvitium mit Stauungsleber. a Summationsbild p.-a. b Frontalzielaufnahme

für eine sympathische Pleurakomplikation (LAURELL u. HULTEN: Erguß in einem akzessorischen Lappenspalt, HAUDEK: streifig-fibrinöse Pleuraauflagerung, UDVARDY: basale Durchwanderungspleuritis) bzw. für ein pneumonisches Folgegeschehen (HEDENIUS; KLIMA u. PAPE). Andere Autoren

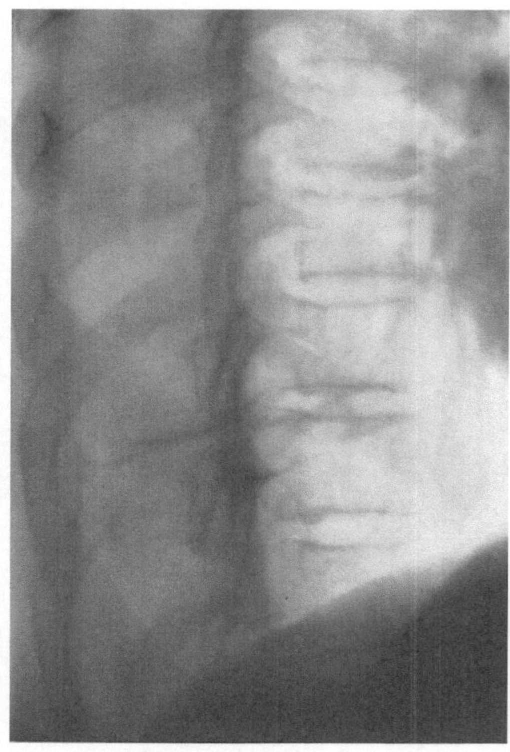

Abb. 195. L. Hu., 38jähr. ♀. Arch.-Nr. 5138/61, Röntgenabteilung Medizinische Universitätsklinik Münster i. Westf. (Direktor: Prof. Dr. W. H. HAUSS). Zielaufnahme der rechten Lungenbasis frontal — 1. Schrägdurchmesser: Einziehung der äußeren Lungenkontur in Höhe einer älteren gerichteten Unterlappenatelektase

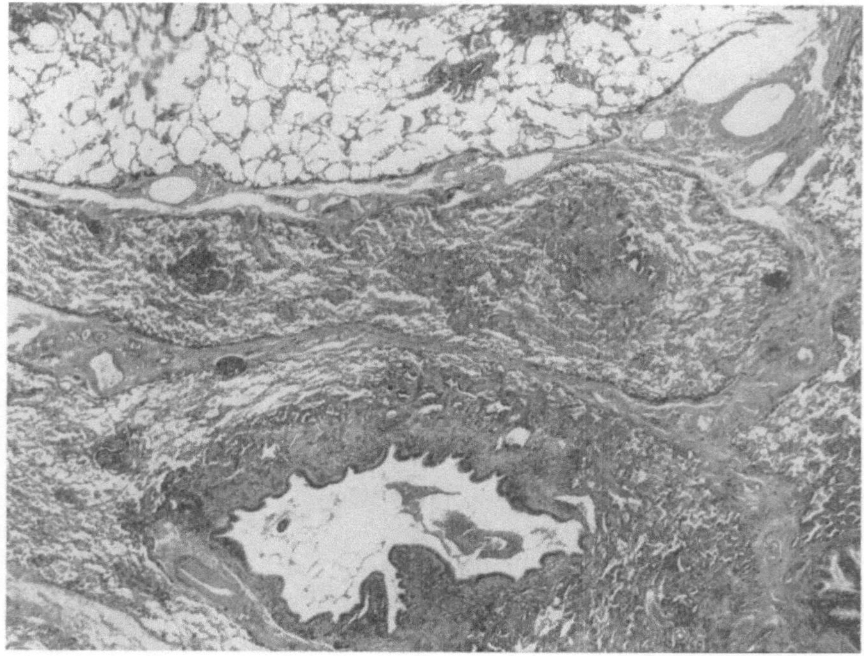

Abb. 196. Streifenatelektase bei chronischer Bronchitis und Bronchiektasen. Überblähung des benachbarten Lungengewebes. [E.-Nr. 1238/57, Pathologisches Institut der Universität Münster i. Westf. (Direktor: Prof. Dr. W. GIESE)] (nach W. GIESE, Pathologie der äußeren Atmung. In: Handbuch der allgemeinen Pathologie, Bd. V/1, S. 402, Abb. 44. Berlin-Göttingen-Heidelberg: Springer 1961)

beschrieben den Befund, ohne ihn näher zu identifizieren (MATTHES; CHURCHILL). Erst FLEISCHNER erbrachte nach makroanatomischen und histologischen Kontrollen durch FEYRTER den schlüssigen Beweis, daß es sich um einen *„gerichteten“ Alveolarkollaps* handelt, der innerhalb einer meist waagerecht zwischen Hilus und äußerer Brustwand angeordneten Spannungszone senkrecht zur Richtung der elastischen Zugkräfte erfolgt. Der Atelektasebezirk ist mehr oder weniger stark angeschoppt, unter *faltiger Einziehung der angrenzenden Pleura pulmonalis* (Abb. 195) von der konvexen Oberfläche der Lungenrinde in die Tiefe eingesunken und von einem *komplementären Emphysem der benachbarten Läppchen umgeben* (Abb. 196).

Gemessen am klinisch-diagnostischen Wert der Plattenatelektase als indirektem Leitsymptom hat die Frage ihrer *Pathogenese* im Grunde untergeordnete Bedeutung. Sie fand jedoch wegen der eigentümlichen Morphologie Interesse und bildet seit der Publikation FLEISCHNERs einen Brennpunkt lebhafter Diskussionen, in dem alle Gegensätze *spezieller Entstehungstheorien* und allgemeiner Reflexionen über das Wesen der pulmonalen Atelektase aufeinandertreffen.

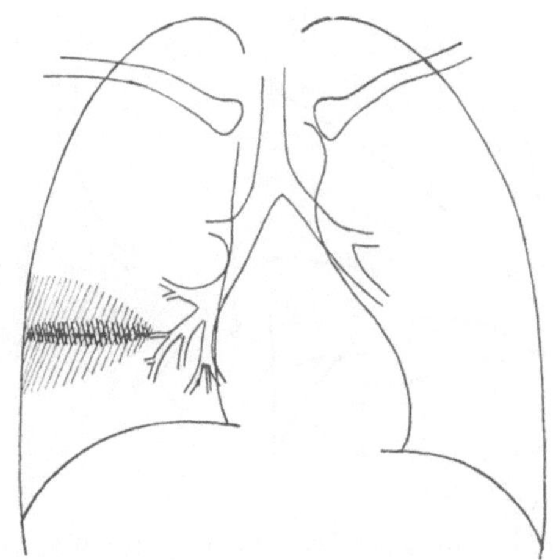

Abb. 197. Formalgenese der Plattenatelektasen nach F. FLEISCHNER [Fortschr. Röntgenstr. 53, 607 (1936), Abb. 6]: Schematische Darstellung, wie ein durch Bronchusverstopfung der Atelektase verfallener Bezirk (einfache Schraffur) infolge des *gerichteten* Kollapses zu einer plattenförmigen Verdichtung zusammenfällt

FLEISCHNER deutete die plattenförmige Gewebsverdichtung als *obstruktive Resorptionsatelektase*. Er schrieb sie dem Zusammenwirken von (schmerzbedingter) Hypoventilation infolge Einschränkung der Zwerchfelldynamik, Erschwernis der Expektoration und Hemmung des Hustenreflexes mit bronchitischer Sekretobturation und Schleimhautschwellung kleiner Bronchialäste zu. Zwischen den Haftpunkten des Bronchialstiels und der kostopleuralen Kontaktfläche ausgespannt, könnte sich der ursprünglich kegelförmige Parenchymsektor nur fächerartig auf die Ebene seiner fixierten Längsachse hin retrahieren (Abb. 197). Die *bronchomechanische Erklärung* wurde von zahlreichen Autoren übernommen und in mancher Hinsicht ergänzt (KEIJSER; OPPENHEIMER; STRNAD; POHL; SOUSA; MARK u. NATHAN; GONDOS; JAHN u. OLINGER; HAUBRICH; BAARSMA, DIRKEN u. HUIZINGA; FOSSATI; BAGNOLI; BOUCHER, DELMAS u. MIERAL; CONSTANTIN, PELISSIER u. DELHON; POHLEN; HEUCK u. FLACH; DÖLITZSCHER; BOCCARDI; JACCARINO u. VENUTI; SZELEI u. BENEDICT; LÖFFLER; HEUCK; HEINE; NORDENSTRÖM u. NOVEK u.a.).

Neben der Minderbelüftung spielen auch *Zirkulationsstörungen im pulmonalen Blutkreislauf* (Lit. s. HEUCK) und *Lymphgefäßstrom* (BENEDICT u. SZELEI; RUSZNYÁK, FÖLDI u. SZABÓ) eine Rolle, sei es, daß sie bei vorbestehender allgemeiner Stauung des Saftflusses zum angiektatischen Alveolarkollaps prädisponieren oder durch begleitende peristatische Hyperämie bzw. örtliches interstitielles Ödem die Spannung des hypoventilierten Lungengewebes ändern und seine resorptive Entlüftung beschleunigen.

HAUBRICH stellte an Hand kymographischer Studien fest, daß sich die Plattenatelektasen *bevorzugt in der Umschlagzone zwischen diaphragmaler und sterno-kostaler Belüftung* ausbilden. Bei krankhaft verringerter Zwerchfelltätigkeit verschiebt sich diese Übergangsschicht dank kompensatorisch vertiefter Rippenatmung vom Interlobium immer mehr basalwärts (Abb. 198). Nach HAUBRICH fallen vornehmlich die dorsalen Anteile der Lungenbasen den Folgen einer Sekretstagnation anheim, da sie der aerodynamischen Reinigungskraft des sterno-kostalen Lüftungsmechanismus räumlich am ehesten entzogen sind, sobald das kostale Respirationsvermögen seine Grenze erreicht und in ein relatives Mißverhältnis zur Größe des Ventilationsraumes gerät. Im Einklang mit FLEISCHNER, STRNAD, ALEXANDER, SOUSA u.a. hält HAUBRICH die *diaphragmale Bewegungshemmung*, deren Amplitudenabnahme sich auf die basalen Lungenschichten überträgt, im Hinblick auf die Plattenatelektase für *pathogenetisch bedeutsamer als* den *Zwerchfellhochstand allein*, der kein „disponierender“ Faktor an sich, sondern nur eine fakultative Begleiterscheinung der funktionellen Läsion sei.

Dementsprechend erzeugt die Hochdrängung des Zwerchfellgewölbes in den letzten Schwangerschaftsmonaten selbst bei lungentuberkulösen Frauen keine Plattenatelektasen (Jaccarino u. Venuti): die Zwerchfellverschieblichkeit bleibt während der ganzen Dauer der Gravidität voll erhalten und wird eher sogar auf Kosten der thorakalen Atmung noch erhöht (Möbius u. Sommer).

Die von Haubrich vertretene Ansicht steht nicht unbedingt im Widerspruch zu den kymographischen Beobachtungen Heucks und anderer Autoren, daß man Streifenatelektasen nicht selten im Bereich uneingeschränkt zwerchfellsynchron bewegter Lungenabschnitte antrifft (Abb. 190e). Denn die narbigen Residuen der Belüftungssperre können bestehen bleiben, wenn die ursprüngliche Konstellation funktioneller Störungen längst abgeklungen ist, und der Lungenkörper wieder normal ventiliert wird.

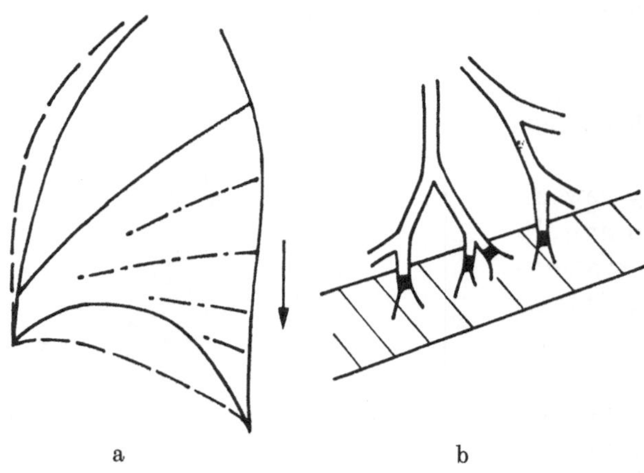

Abb. 198a u. b. Schematische Darstellung des lokalisatorischen Verhaltens und der Pathogenese von Plattenatelektasen nach R. Haubrich [Fortschr. Röntgenstr. **79**, 32 (1953), Abb. 2 und 3]. a Kaudalverlagerung der Prädilektionsschicht der Plattenatelektasen bei zunehmender Einschränkung der Zwerchfellverschieblichkeit. b Schema der Verlegung kleiner Bronchien (unterschiedlicher Segmentzugehörigkeit) in der „Schicht der Minderbelüftung“

Manche Autoren akzeptieren die pathogene Bedeutung von Hypoventilation und diaphragmaler Funktionsstörung, stellen aber eine zusätzliche *reflektorische Konstriktion kleiner Bronchien* in den Vordergrund der Betrachtung (Stutz; Kubicz; Pohlen; Petránýi u.a.). Diese Ansicht vermittelt zwischen der klassischen Lehre der bronchomechanischen Resorptionsatelektase und der Vorstellung einer reflexbedingten Kontraktionsatelektase, deren Anhänger die Mitwirkung von motorischer Zwerchfellstörung, atemmechanisch mangelhafter Belüftung, Bronchialknickung und Sekretstagnation teilweise gelten lassen (Alexander; Zadek; Hellriegel; Lentini; Richter u.a.).

Sturm verneint selbst die akzidentelle Bedeutung dieser Faktoren und hält den Entstehungsmechanismus der Plattenatelektasen mit seiner These der *viszeral-reflektorisch ausgelösten Kontraktion der glatten Lungenmuskulatur* für eindeutig geklärt. Ihm gilt das Bild der Streifenatelektase nach dem — immer wieder nur in Sagittalprojektion dargestellten! — Aspekt ihrer horizontalen, z.T. annähernd bilateral-symmetrischen Anordnung und angesichts der polyätiologischen Verknüpfung mit nahe wie fern gelegenen Krankheitsherden, Allgemeininfekten, Traumen, neurologischen Läsionen etc. geradezu als exemplarischer Beweis für die Existenz der von Reinhard u. Kalbfleisch postulierten autonom-nervalen Segmentterritorien und der in diesem Rahmen vermuteten funktionspathologischen Zusammenhänge. Diese Ansicht teilen auch andere Autoren (Alexander; Catel u. Hahn; Polese u. Caffarelli; Knoll; Lentini; Richter; Broustet, Bricaud, Lefort, Martin, Cahanieu, Mullon, Chignon u. Fontan; Rabuchina; Siemsen; Pétranyi; Falck u.a.).

Abgesehen von grundsätzlichen Einwänden gegen die Hypothese (s. S. 223ff.) wird die ausschließlich auf aktive Tonusveränderungen der muskulären Lungenelemente bezogene Interpretation der Plattenatelektasen schon dadurch in Frage gestellt, daß sich Atelektasestreifen der Lungenrinde, die dem äußeren Resultat der als Kronzeugnis zitierten Kaninchenversuche Reinhards gleichen, auch postvital erzeugen lassen (Heine; Heuck) (Abb. 136a u. b).

Sturm wird in seiner Kritik der Fleischnerschen Konzeption nicht gerecht, wenn er die Faktoren des broncho-mechanischen Ursachenkomplexes gedanklich voneinander trennt und einzeln zu bagatellisieren versucht, statt sie als zusammenhängendes Geschehen in ihrer pathogenetischen Wechselwirkung zu würdigen. Sein deduktiver Vorbehalt gegen die essentielle Mitwirkung von Zwerchfelldysfunktion bzw. schmerzhafter Atemhemmung beim Zustandekommen akuter Plattenatelektasen widerspricht den Ergebnissen systematischer Studien und kymographischer Analysen zahlreicher Autoren. Das Beharrungsvermögen der Streifenatelektase auf Grund erhöhter kohäsiver Oberflächenspannung in den kollabierten Alveolen oder narbiger Kollapsinduration macht ihn vollends gegenstandslos.

Schwerer ist der von STURM u.a. geäußerte Zweifel an der Dignität der akzidentellen Bronchitis zu zerstreuen. Denn sie tritt im Nativbild nicht zutage, und die Zahl positiver autoptischer Befunde (FLEISCHNER; HEUCK) ist zu gering, um generelle Schlußfolgerungen

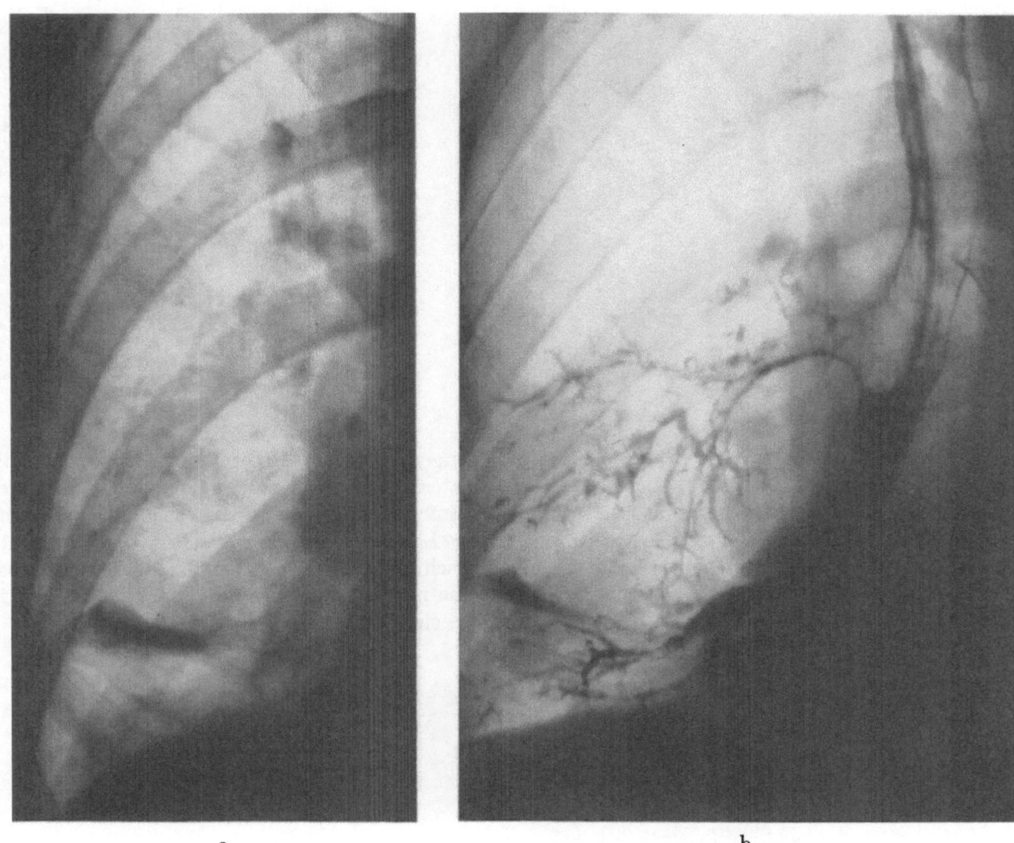

a b

Abb. 199a u. b. T. Ro., 50jähr. ♂. Arch.-Nr. 2143/59, Röntgenabteilung Medizinische Universitätsklinik Münster i. Westf. (Direktor: Prof. Dr. W. H. HAUSS). Plattenatelektase im kaudalwärts rotierten Mittellappen bei Unterlappenatelektase infolge karzinomatöser Stenose. a Nativbild p.-a.: Einziehung des caudal verlagerten Interlobärnebenspaltes durch die gerichtete Atelektase im lateralen Mittellappensegment. b Bronchogramm p.-a. (leicht in den 2. Schrägdurchmesser gedreht): Darstellung der topographischen Lagebeziehung zwischen subsegmentaler Plattenatelektase und gleichlaufenden, stark entzündlich veränderten, enggestellten und bogig dislozierten Mittellappenbronchien

zu erlauben. Andererseits ist die gegenteilige Argumentation mit negativen bronchoskopischen Kontrollergebnissen ebensowenig stichhaltig (s. S. 190, 191). Bronchiolitische Prozesse und stagnierendes Sekret, das durch den Atelektasesog in die feineren Bronchialzweige hineingezogen wird, sind der endoskopischen Sicht entzogen (LEE, CLERF u. TUCKER; MÜLLY u.a.). Mangelhafte bronchographische Kontrastfüllung der Bronchialperipherie gibt angesichts des unphysiologischen Sekretionsreizes durch endobronchiale Anästhesie und Sondierung auch kein sicheres Indiz ab (PETRÁNYI). Immerhin wurden wiederholt Abbildungen gezielter Bronchogramme publiziert, die neben spastischen Kaliberschwankungen deformierende, z.T. auch ektasierende Wandveränderungen der zur Plattenatelektase führenden Bronchialzweige erkennen lassen (POHLEN; HEUCK; PETRÁNYI; FRASER; SCHULZE u.a.) (Abb. 199, 200, 201) und die seit FLEISCHNER und STRNAD vielfach bestätigte Koinzidenz von Streifenatelektasen und klinischen Anzeichen

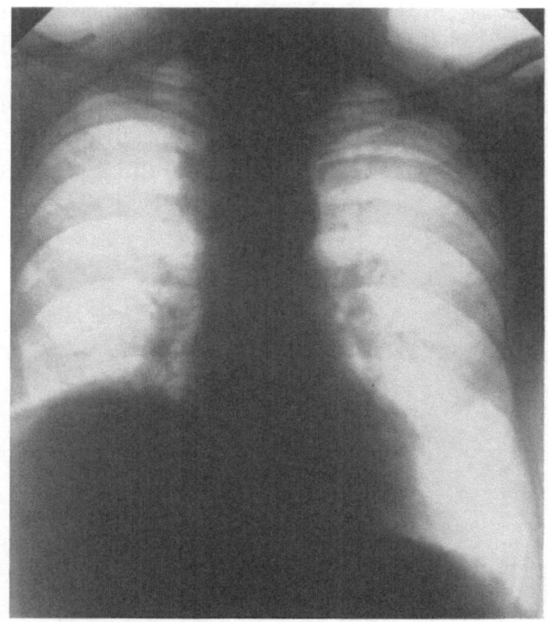

a

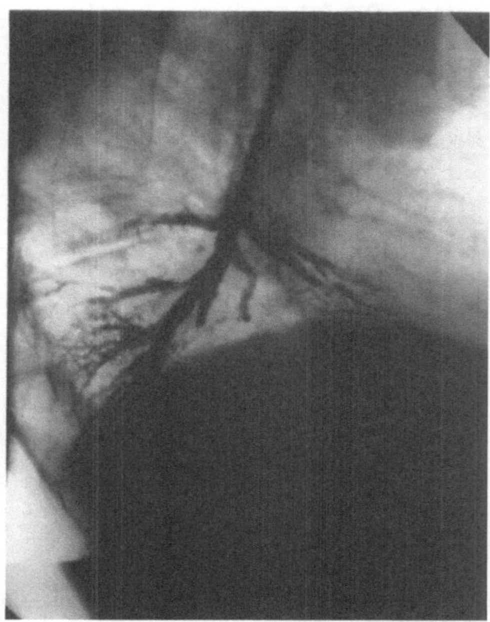

b

Abb. 200a u. b. M. Th., 65jähr. ♂. Arch.-Nr. A 14783/55, Röntgeninstitut der Medizinischen Universitätsklinik Leipzig (ehem. Direktor: Prof. M. Bürger). Basale Plattenatelektase rechts bei Immobilisation und Hochstand des rechten Hemidiaphragma (Autopsie: Phrenicusparalyse durch benachbarte mediastinale Lymphknotenmetastasen eines kleinzelligen Miniaturcarcinoms der Lingula). a Thoraxübersicht p.-a. b Bronchogramm rechts frontal: Konturunregelmäßigkeit und Kaliberschwankung der Bronchialzweige in den basalen Unterlappensegmenten (chronische spastische Bronchitis), die infolge stauchungsbedingter Abknickung z.T. orthograd projiziert sind

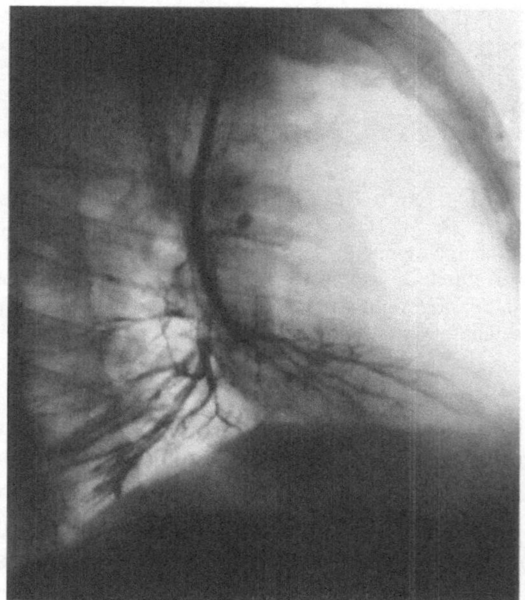

Abb. 201. A.Fi., 61jähr. ♀. Arch.-Nr. 7049/54, Röntgeninstitut der Medizinischen Universitätsklinik Leipzig (ehem. Direktor: Prof. M. Bürger). Bronchogramm frontal: Kontrastdarstellung bei Plattenatelektase im rechten Unterlappen als Relikt einer verzögert gelösten croupösen Unterlappenpneumonie. Der parallel zum dorsalen Zwerchfellplateau gerichtete Atelektasestreifen entspricht einem geschrumpften Subsegment des laterobasalen Unterlappensegments. Der Versorgungsbronchus läuft in der Längsachse des Schrumpfungsbezirks, ist entzündlich verändert, enggestellt und — wie die übrigen Bronchialzweige der Unterlappenbasis — durch reflektorischen Zwerchfellhochstand rechts gestaucht

der Bronchitis objektivieren. In diesem Zusammenhang ist auch der Hinweis von STRNAD u. KUBICZ auf klimatische bzw. jahreszeitliche Einflüsse bemerkenswert (Häufung von Plattenatelektasen während der Erkältungsperioden!).

Besonderer Aufmerksamkeit bedarf der Einwand STURMs, die Richtung der Plattenatelektasen „widerspreche häufig den bronchialen Versorgungsgebieten peripherer Lungenabschnitte“. Denn er berührt eine prinzipielle Frage der Phänomenologie gerichteter Atelektasen, in der eine unzulässige Vereinfachung der lokalisatorischen Bemühungen im Verein mit mangelhafter Strukturanalyse nur Verwirrung stiften kann: *das Problem des territorialen Raumumfangs der Plattenatelektasen und ihrer Beziehungen zum Verlauf der broncho-arteriellen Segmentstrukturen.*

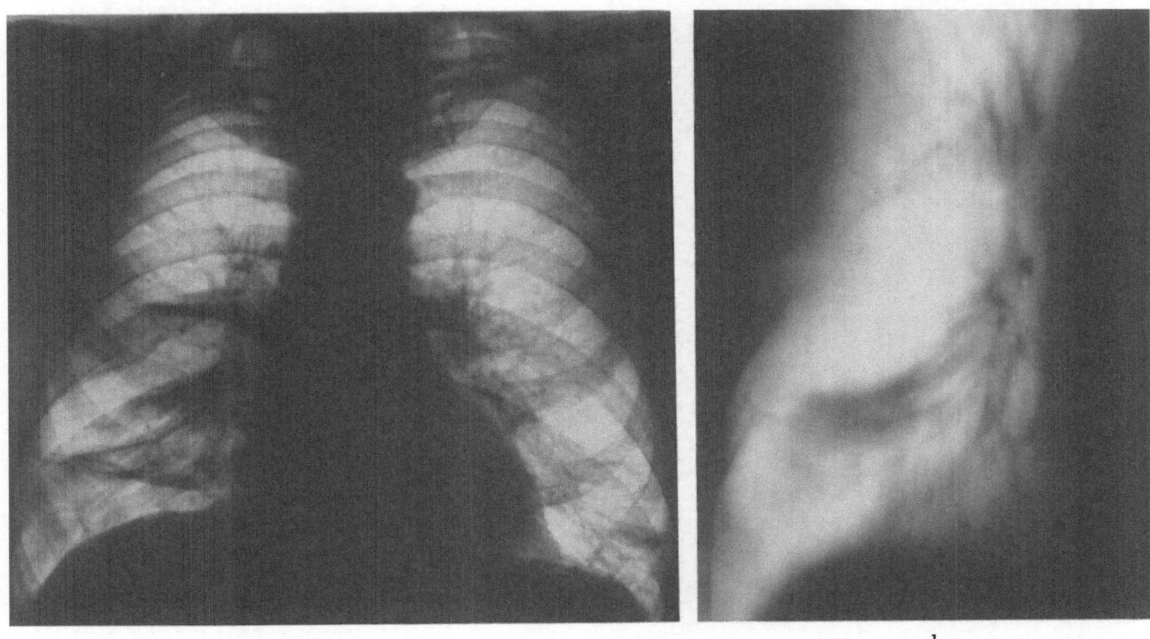

a b

Abb. 202a u. b. F. Ol., 54jähr. Bergmann. Arch.-Nr. 2299/58, Röntgenabteilung Medizinische Universitätsklinik Münster i.Westf. (Direktor: Prof. Dr. W. H. HAUSS). Multiple subsegmentale Schrumpfungsprozesse vom Aspekt gerichteter Atelektasen in beiden Lungen bei vorwiegend netzförmiger Fibrose (Silikose) und obstruktivem Lungenemphysem. a Thoraxübersicht p.-a. b Schichtbild 12 cm a.-p.: Einmündung bogig verlaufender deformierter Bronchien in den streifigen Schrumpfungsbezirk der rechten Lungenbasis

Solange man sich — wie vielfach geschehen — damit begnügte, die Lage der Plattenatelektasen an Hand des Thoraxübersichtsbildes in sagittaler Standardprojektion zu bestimmen, war jede Beurteilung des scheinbar regellosen Verlaufs mangels räumlicher Orientierung irrelevant. Die aus flächiger Betrachtung des dreidimensionalen Substrats abgeleiteten Hypothesen entbehren a priori einer verläßlichen röntgen-anatomischen Grundlage.

Aber auch bei räumlicher Nativdarstellung kann das Urteil fehlgeleitet werden, wenn man nur die normale Segmenttopographie vor Augen hat, die Möglichkeit einer pathologischen Verziehung bzw. Verschiebung der Segmentstrukturen gegenüber ihrem Haftpunkt im Hilus und zur Brustwand jedoch außer Betracht läßt. Schicht- und bronchographische Befunde haben zur Genüge erwiesen, welch erhebliche Distorsion der periphere Bronchialbaum bei pleurogener Raffung der Lungenrinde erleiden kann, und daß der Stauchungseffekt eines Zwerchfellhochstands die sonst schräg abwärts zielenden basalen Bronchialzweige in horizontaler Richtung umbiegt (Abb. 199, 200, 202, 203). Dieser Gestaltwandel ist im Detail auf der Summationsaufnahme schwer faßbar. Er verbirgt sich vielfach auch im Bild der Plattenatelektasen, die im kortikalen Anteil solcher Zug- bzw. Stauchungszonen entstehen, dem gleichen Einfluß deformierender Kräfte unterliegen und daher — im Hinblick auf die gewohnte Segmentanordnung — so atypisch gerichtet erscheinen, daß man über den strukturellen Zusammenhang des dislozierten Gewebsverbandes leicht getäuscht wird.

Nur die subtile Strukturanalyse von Schichtaufnahmen der Bandschatten im Längsschnitt ihrer Zufuhrbronchien oder gezielter Bronchogramme ermöglicht ein verläßliches

Urteil. Unter dieser Voraussetzung sind waagerechte wie schräggestellte *Plattenatelektasen zumeist als dystop geschrumpfte Subsegmente zu identifizieren* und in die gleichfalls gestörte Raumanordnung der Nachbarsegmente einzugliedern (Abb. 199—203) (ESSER; HEUCK). *Seltener* handelt es sich um *ein ganzes, stark kollabiertes Lungensegment* des Unter- bzw. Oberlappens. Die bronchial-anatomische Abhängigkeit läßt sich gelegentlich schon auf Zielaufnahmen mit dem Nachweis eines im Streifenschatten longitudinal verlaufenden lufthaltigen Bronchiallumens belegen (HEUCK; ESSER; HEINE u.a.). WEBER

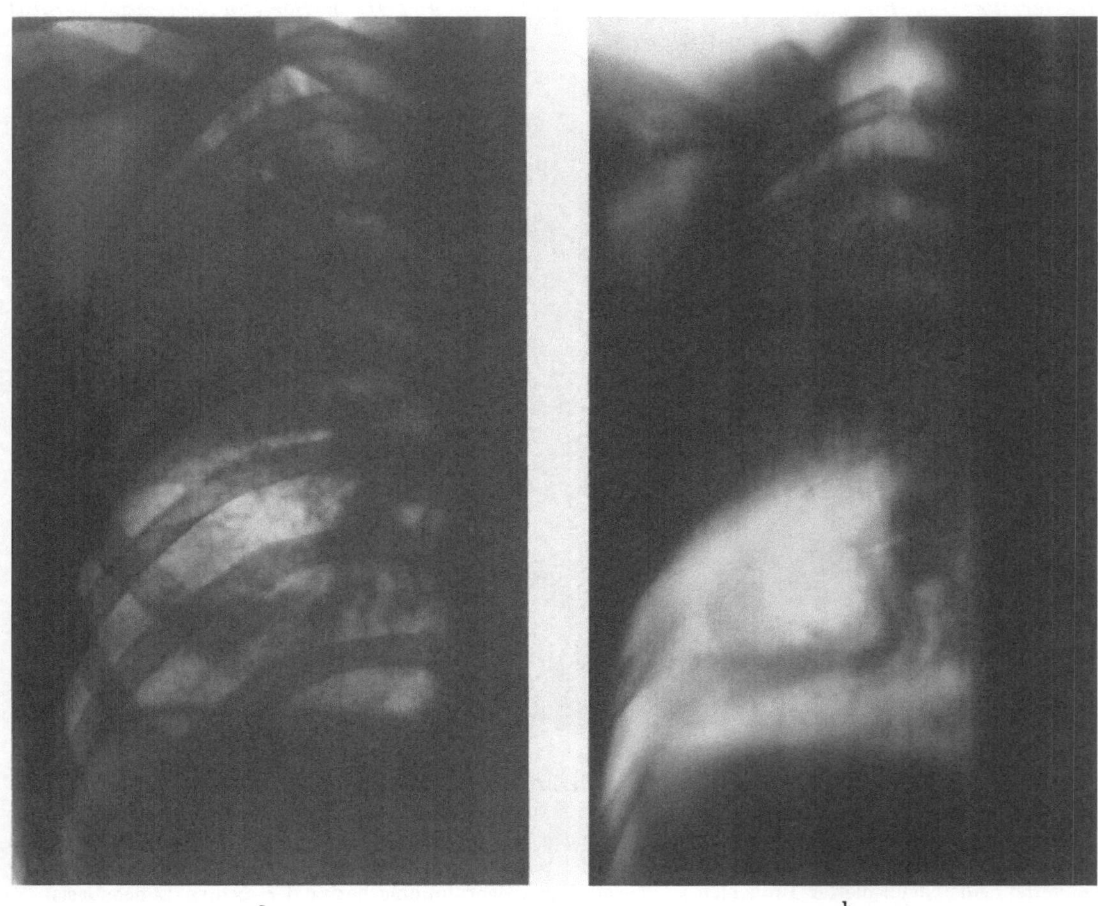

Abb. 203a u. b. F. Schl., 56jähr. ♂. Arch.-Nr. 1426/60, Röntgenabteilung Medizinische Universitätsklinik Münster i. Westf. (Direktor: Prof. Dr. W. H. HAUSS). Kontusionspneumonie des rechten Oberlappens, basale Plattenatelektase und Spontanpneumothorax rechts nach Rippenfraktur (stumpfes Brustkorbtrauma durch angreifenden Bullen). a Nativbefund p.-a.: Massive inhomogene Oberlappenverschattung und bandförmige horizontale Verdichtung in der von einem schmalen Pneumothorax umgebenen Unterlappenbasis. Bei Durchleuchtung reflektorische Hemmung der Zwerchfelldynamik. b Schichtbild 7 cm a.-p.: Darstellung der bogigen Dislokation der Zufuhrbronchien in Richtung der bandförmigen Stauchungsatelektase bei relativem Zwerchfellhochstand

bestätigte diesen Befund mit histologischen Serienschnitten quer zur Längsachse plattenförmiger Atelektasen, innerhalb deren er stets den gleichen Bronchus antraf. Die Verdichtungszone entsprach dabei anatomisch dem Verzweigungsgebiet eines Segment- oder Subsegmentbronchus.

Diese Ansicht brachte bereits FLEISCHNER klar zum Ausdruck. Die Skizze in seiner grundlegenden Arbeit (Abb. 197) zeigte, daß er die Streifenatelektase als *Belüftungsstörung eines funktionell einheitlichen Parenchymkeils* betrachtet, *der sich mit dem Ausbreitungsgebiet eines* (Subsegment-)*Bronchus deckt und axial zu dessen Verlauf angeordnet ist.* Die gleiche Auffassung vertraten OPPENHEIMER, STRNAD, MARKS u. NATHAN, ESSER,

LÖFFLER u.a. Nach LÖFFLER schließen sich die Plattenatelektasen „eng an die Segmentatelektasen an“ und „entsprechen ebenfalls bronchogenen Atelektasen relativ kleiner Lungenabschnitte, also der Nichtbelüftung eines Subsegmentbronchus und auch solcher höherer Ordnung“.

Diese Meinung steht in diametralem Gegensatz zu der — freilich unbelegten — Behauptung STURMs. Zweifellos kommen jedoch *Plattenatelektasen* vor, *die „nur schwer in das Schema der Lungensegmente eingeordnet werden können“* (HEUCK), weil ihr Schatten offensichtlich „die vertikal und schräg abwärtsverlaufenden Unterlappenbronchien durchkreuzt“ (STUTZ).

Nach PETRÁNYI sollen sie sich vorwiegend entlang der Segmentgrenzen ausbreiten. Diese Anordnung trifft kaum für diejenigen Atelektasestreifen zu, *die sich kontinuierlich über den Interlobärspalt hinweg fortsetzen.* WEBER vermutet eine biphasische Entwicklung derartiger Verdichtungen: Zunächst handele es sich um eine segmentgebundene Plattenatelektase, deren Sog sich dem jenseits der obliterierten Lappenfissur anliegenden lufthaltigen Parenchym mitteile und sekundär — in Richtung des ständigen Zuges — eine streifige Immobilisationsatelektase des Nachbarlappens erzeuge. Dieser Erklärungsversuch scheint recht fragwürdig, wenn man bedenkt, wie weit die Streifenatelektasen mitunter auf zwei Lappenareale übergreifen können. Auch bei den lobär begrenzten Plattenatelektasen stimmt die Topographie nicht stets mit dem Verzweigungsgebiet eines Zufuhrbronchus überein. ESSER beschreibt plattenförmige Lungenverdichtungen, die nach Schicht- und bronchographischen Befunden von mehreren unterschiedlich gerichteten Bronchialästen gleicher Ursprungshöhe am Lappenbronchus drainiert werden und gewissermaßen „paarig zusammengesetzte Gewebsplatten“ darstellen.

HAUBRICH sieht die *quer zur Längsachse der Bronchien gerichteten Plattenatelektasen* als *Folge polybronchialer Obstruktion* in der „Schicht der Minderbelüftung“ an (s. S. 317). Nach seinem Schema (Abb. 198) ist der Schattenbezirk *aus konfluierenden, nebeneinander aufgereihten Läppchenatelektasen gleicher Höhenlage, aber unterschiedlicher broncho-segmentaler Herkunft zusammengesetzt.*

Nach funktionspathologischer Ansicht ist die Ausdehnung der plattenförmigen Atelektasen grundsätzlich nicht bronchial-anatomisch geprägt. Das gegen die broncho-mechanische Ursprungstheorie vorgebrachte Argument, sub specie der Schleimobturation müsse sich die Plattenatelektase an den (radiären) Verlauf der Luftwege halten, statt sie zu kreuzen (KNOLL), kann nur die von HAUBRICH skizzierte Situation treffen, den anatomisch belegten axialen Retraktionsmodus nach FLEISCHNER aber gar nicht berühren. Tatsächlich ist eine segment-unabhängige Formalgenese der Plattenatelektasen im Sinne HAUBRICHs allenfalls unter dem Aspekt der Kollateralventilation denkbar, die ja gleichfalls die Segmentgrenzen durchbricht. Ihr Einfluß könnte bewirken, daß die Plattenatelektase bei multilokulärem Sekretverschluß nicht weiter kortikalwärts fortschreitet, sondern etagenartig begrenzt bleibt, marginal in ein umschriebenes Emphysem übergeht und sich — vor Eintritt einer Kollapsinduration — rasch zurückbildet, sobald die vis a tergo des diaphragmalen Durchlüftungsmechanismus wieder an aerodynamischer Reinigungskraft gewinnt.

Die kollaterale Belüftung könnte auch im Zusammenhang mit dem von HEUCK am Schwamm-Modell und von HEINE an der in situ beatmeten Hundelunge einleuchtend begründeten *Stauchungsmechanismus als Ursache „regellos“ quer laufender Plattenatelektasen des Lungenmantels* formale Bedeutung haben (s. S. 30, 225). HEUCK findet diesen Typ wesentlich seltener als die bronchial-abhängige Form, und zwar vorwiegend bei Zwerchfellhochstand bzw. kardialen Stauungszuständen, die mit vermehrter Saftdurchtränkung und Gerüstsklerose die Lungenelastizität herabsetzen. HEUCK bringt diesen Sachverhalt in Analogie zu seinen Modellversuchen, bei denen sich streifenförmig persistierende Kompressionszonen an der Knickstelle des zusammengedrückten Schwamms nur in gewissem Abstand von der basalen Auflagefläche und lediglich am angefeuchteten Schwammgewebe erzeugen ließen. HEINE reproduzierte diese Versuchsergebnisse bei thoraxchirurgischen Eingriffen an menschlichen und tierischen Lungen: Nach mehrminütiger vorsichtiger vertikaler Stauchung eines Lungenflügels in situ bildeten sich am Knick des makroskopisch unversehrten und normal lufthaltigen Unterlappens rillenförmige Vertiefungen und Streifenatelektasen der Lungenrinde, die sich „bei weiterer nicht allzu forcierter passiver Beatmung keineswegs wieder ausglichen“ (s. Abb. 137). HEINE weist ferner auf eine bemerkenswerte Häufigkeitsrelation basaler Plattenatelektasen zum Ausmaß des Zwerchfellhochstands nach Phrenicusausschaltung hin. Er fand in seinem klinischen Krankengut bei einer Zwerchfellelevation von 2 cm und weniger streifenförmige Atelektasen nur in 1,5 %, bei einem Hochtritt um 7 cm und mehr dagegen in 25,8 %.

Die experimentell fundierten Vorstellungen von HEUCK und HEINE machen die sonst schwer verständliche Pathogenese der nicht bronchial-gebundenen Plattenatelektasen am ehesten plausibel. Die führende Rolle spielen offenbar stauchungsmechanische Vorgänge, die unter verschiedenen Bedingungen (Hochstand des immobilisierten Zwerchfells, infra-

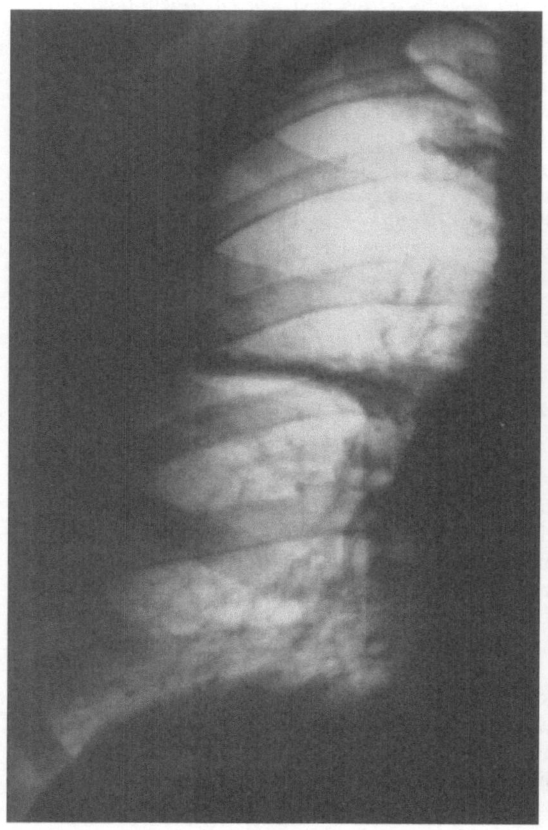

Abb. 204 a

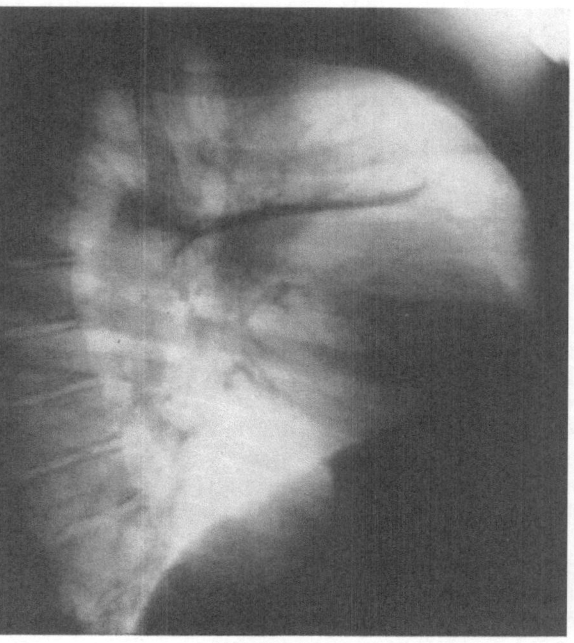

Abb. 204 b

Abb. 204a—c. E. M., 41jähr. ♀. Arch.-Nr. 7169/59, Röntgenabteilung Medizinische Universitätsklinik Münster i. Westf. (Direktor: Prof. Dr. W. H. HAUSS). Partielle, lappenrandnahe gelegene Subsegmentschrumpfung im anterioren Oberlappensegment bei deformierender Bronchitis mit dem Aspekt einer gerichteten Atelektase. a und b Summationsbild p.-a. und frontal. c Schichtbild a.-p. 11,5 cm

pulmonale Pleuraergüsse und andere raumfordernde Prozesse an der Thoraxbasis bzw. unterhalb des Zwerchfellgewölbes, Aufstoßen der Pneumothoraxlunge auf das diaphragmale Widerlager etc.) zur Geltung kommen und annähernd waagerechte Entspannungszonen im Lungenmantel hervorrufen, in denen die Belüftungsintensität nachläßt, und zusätzliche Sekretverhaltungen begünstigt werden.

Die *Differentialdiagnose* der Plattenatelektasen umfaßt intra- und extrapulmonale Veränderungen, die in Form streifiger Verschattungen auf das Lungenfeld projiziert werden. In erster Linie zu berücksichtigen sind radiäre *Retraktionsstränge als Residuen entzündlicher bronchopulmonaler Affektionen* (Abb. 204) insbesondere spezifischer Herkunft (HERRNHEISER; HECKMANN; ESSER; HEUCK u. a.). Unter den *meta-tuberkulösen Segment- und Subsegmentprozessen* kommen wegen ihrer Häufigkeit und aus topographisch-projektorischen Gründen vor allem narbige Schrumpfungszustände an der Basis der anterioren Oberlappensegmente in Betracht. Dieser Abschnitt wird von den lymphadeno-bronchogenen Folgeschäden des Primärinfekts bevorzugt betroffen (GÖRGÉNYI-GÖTTCHE u.

KASSAY) und unterliegt nach Abklingen der floriden Anschoppungsatelektase („SLUKAsches Dreieck") (s. S. 306) oft partieller Kollapsinduration. Analoge Spitzkeil- oder Bandschatten sind auch in anderen Segmentarealen (Mittellappen, Unterlappenspitze, Lingula) als Relikt hilofugaler Parenchymschrumpfung nach Bronchialdurchbruch verkäster Lymphknoten oder stenosierender Bronchitis im Abflußgebiet narbig ausgeheilter Kavernen (ESSER) zu beobachten. Für diese Deutung spricht der Nachweis kalkdichter Herde an der Wurzel oder im peripheren Anteil des Verdichtungsstreifens, in dessen Längsachse sich auf gezielten Schicht- und Hartstrahlaufnahmen meist lufthaltige Bronchien bzw. Bronchiektasen nachweisen lassen (ESSER), wie man sie auch innerhalb plattenförmiger Atelektasen antrifft. Sonst ist eine ätiologische Abgrenzung angesichts der nahen pathogenetischen und histologischen Verwandtschaft beider Zustandsbilder (FLEISCHNER, HAMPTON u. CASTLEMAN) mit röntgenologischen Mitteln unmöglich.

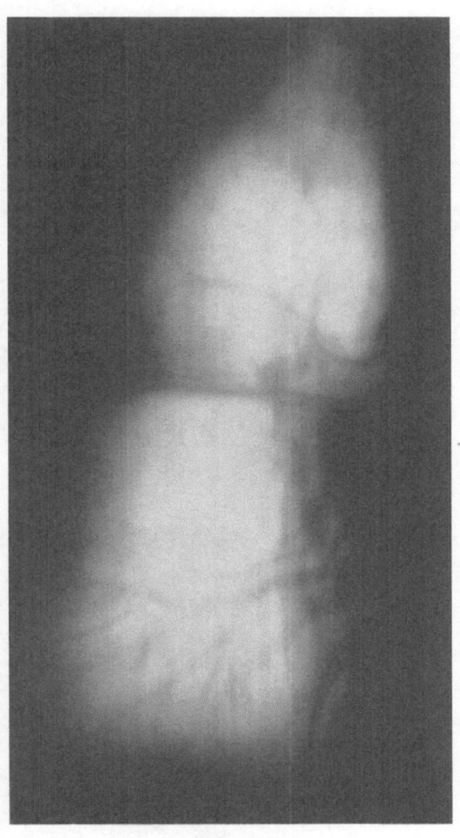

Abb. 204c

Isolierte *Pleuraschwarten des Interlobärnebenspaltes und akzessorischer Lappenfissuren* (z.B. des Lobus accessorius posterior) können auf Summationsaufnahmen bindegewebig indurierte Plattenatelektasen vortäuschen (Abb. 205).

Im frontalen, leicht zum ersten Schrägdurchmesser gedrehten Strahlengang bildet sich der verdickte Ober-Mittellappenspalt als bogiger Strichschatten ab, der in dieser Projektion scheinbar den Hilus dorsalwärts überkreuzt und in das Gebiet der Unterlappenspitze hineinreicht (Abb. 205b). Der irrige Eindruck eines „querfeldein" die Lappengrenzen überschreitenden Atelektasestreifens ist nach Zielaufnahmen in streng frontaler Einstellung, noch sicherer bei Schichtung in gleicher Projektion an Hand der Lagebeziehung zur Lappenspaltkommissur und den Gefäßstrukturen der benachbarten Segmente leicht zu korrigieren (Abb. 205c und d). Der Befund bronchialer Aufhellungsstraßen im Bereich strich- oder bandförmiger Verdichtungsstreifen läßt im übrigen ein lediglich pleurogenes Schattensubstrat eindeutig ausschließen. Gekammerte Interlobärergüsse unterscheiden sich in orthograder Ansicht bereits durch ihre bikonvexe Form und glatten Konturen hinlänglich vom Erscheinungsbild der Streifenatelektasen.

Die Differentialdiagnose zwischen Plattenatelektasen und streifigen *Lungeninfarktnarben* (Abb. 206) (JELLEN; SMITH; SHORT; DITTLEN; TORRANCE; HEUCK u.a.) kann dagegen erhebliche Schwierigkeiten bereiten. Die von FLEISCHNER, HAMPTON u. CASTLEMAN angegebenen Unterscheidungsmerkmale bieten insgesamt und im Zusammenhang mit Anamnese und Klinik wertvolle Anhaltspunkte: Narbige Infarktresiduen sind gewöhnlich kürzer, selten multipel oder gar parallel gerichtet, enden gelegentlich mit einer knotigen Verdickung, zeigen zumeist einen radiären Verlauf zum Hilus hin, treten oft auch in den oberen Lungenabschnitten ohne begleitende Störung der Zwerchfelldynamik auf und bleiben durchschnittlich länger bestehen. Die Kriterien beziehen sich allerdings vornehmlich auf graduelle, nicht pathognomonische Differenzen und sind daher nicht stichhaltig genug, um allein nach dem Schattenbild in jedem Fall eine sichere Abgrenzung zu ermöglichen, zumal auch die Infarktnarbe eine tiefe Pleurafalte einziehen kann (HAMPTON u. CASTLEMAN; GIESE).

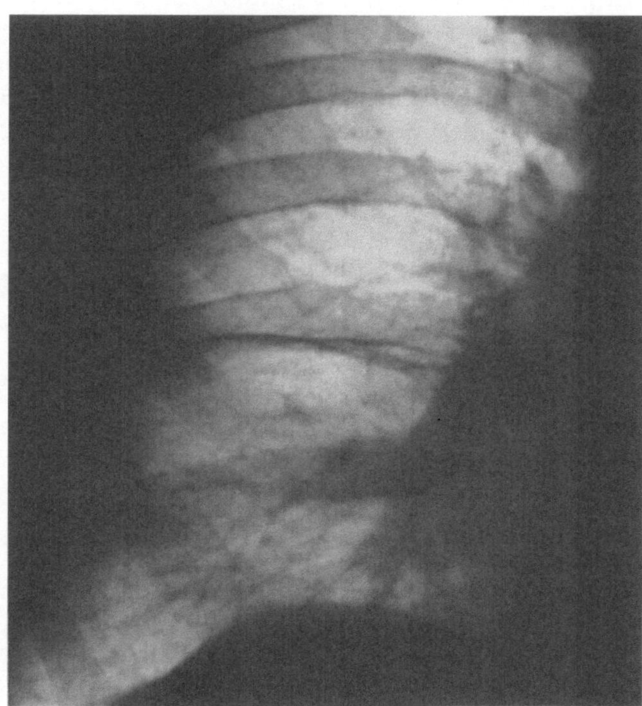

Abb. 205 a

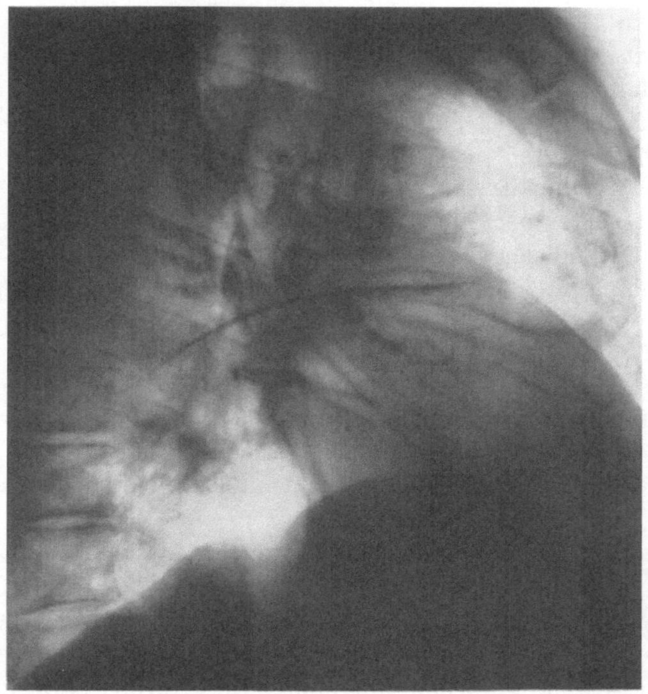

Abb. 205 b

Abb. 205 a—d. A. St., 70jähr. ♂. Arch.-Nr. 6563/61, Röntgenabteilung Medizinische Universitätsklinik Münster i. Westf. (Direktor: Prof. Dr. W. H. HAUSS). Projektionsbedingte Vortäuschung einer „nicht segmentgebundenen Plattenatelektase im Mittel- und Unterlappen rechts“ durch Schwiele im Interlobär-Nebenspalt. Der horizontale Strichschatten des p.-a. Nativbildes (a) scheint auf nicht genau frontal eingestellter Zielaufnahme (b) (leicht schräg projiziert!) über den Hilus hinaus dorsalwärts zu ziehen und kreuzt das verdickte Haarsegel des (kontralateralen!) Hauptspalts. Rechter unterer Hauptspalt nur zart angedeutet. Schmale Plattenatelektase links (Lingula!). c Demaskierung des Trugbildes in streng frontaler Projektion. d Darstellung der zarten strichförmigen Pleuraschwielen im Neben- und unteren Hauptspalt auf Frontalschichtbild 8 cm

Bei chronischer Lungenstauung kommen Plattenatelektasen nicht selten in Kombination mit *kosto-diaphragmalen Septumlinien* vor, von denen sie sich schon nach ihrer Dimension klar unterscheiden.

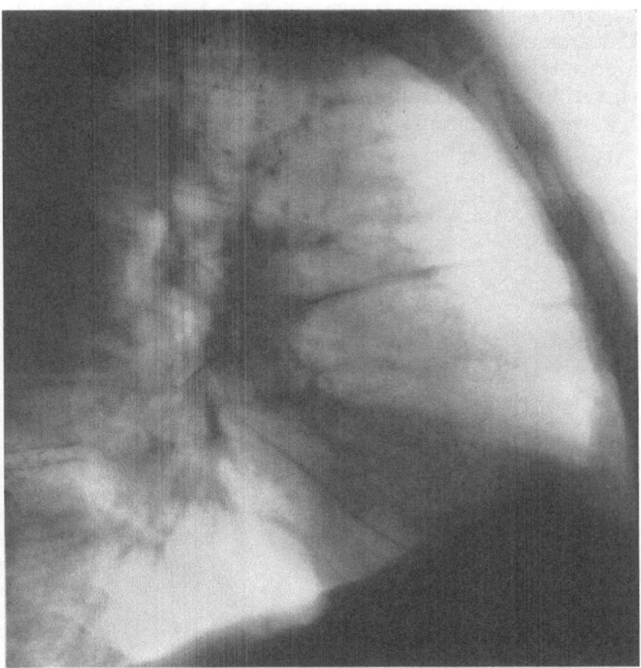

Abb. 205c

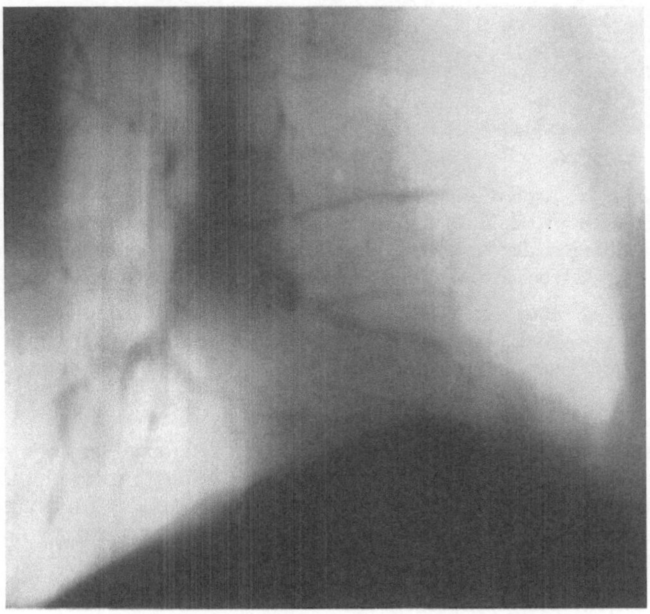

Abb. 205d

Die von KERLEY sog. „*B-Linien*" imponieren als multiple, horizontal und parallel zueinander gerichtete zarte Schattenstreifen von ca. 1—2 mm Breite und 1—3 cm Länge, die an den seitlichen Lungenbasen oberhalb der Zwerchfell-Rippenwinkel — senkrecht zur Pleuraoberfläche — gelegen, scharf begrenzt und vielfach in ein feinfleckig-retikuläres Maschenwerk eingelagert sind (Abb. 207) (KERLEY; FLEISCHNER u. REINER; BRUWER, ELLIS u. KIRKLIN; DAVIES, GOODWIN, STEINER u. VAN LEUVEN; CARMICHAEL, JULIAN, JONES u. WREN; LEVIN; STEINER u. GOODWIN; GOUGH; VAN DER HAUWAERT, DE WITTE u. JOONSSENS; WHITTAKER u. LODGE; ESCHER u. THURN; SHORT; GRAINGER u.

HEARN; MOLDENHAUER u. DIHLMANN; KUBICZ; BRUWER, HODGSON u. CALLAHAN u.a.). Die sog. „*A-Linien*" nach KERLEY sind länger, zielen radiär auf den Hilus zu, sind schlechter abzugrenzen und können nach dem Nativbefund den Eindruck eines verdickten interlobären Nebenspaltes erwecken (KERLEY; CARMICHAEL et al.; MOLDENHAUER u. DIHLMANN; ANACKER u. STENDER u.a.).

Beide Formen werden vornehmlich bei Mitralfehlern und Pneumokoniosen beobachtet und zeigen indirekt eine anhaltende Druckerhöhung im venösen Schenkel des Lungenkreislaufs (> 25—30 mm Hg) an (BRUWER et al.; CARMICHAEL et al.; LEVIN; VAN DER HAUWAERT et al.; ESCHER u. THURN). Die B-Linien entsprechen erweiterten interlobulären Lymphspalten, die das subpleurale Lymphnetz mit tieferen Lymphbahnen verbinden (MILLER) und sich unter dem venösen Hypertonus mit Ödemflüssigkeit füllen. Der A-Typ wird als Lymphstauung in den subfissuralen, peribronchialen bzw. in die

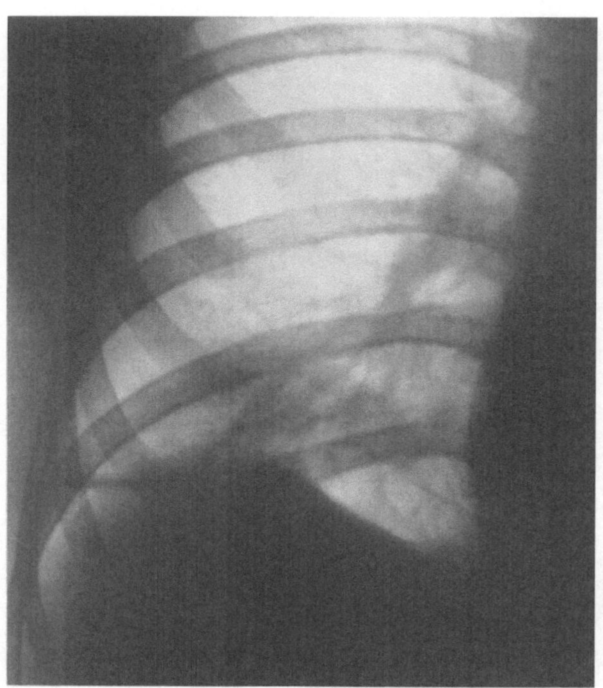

Abb. 206

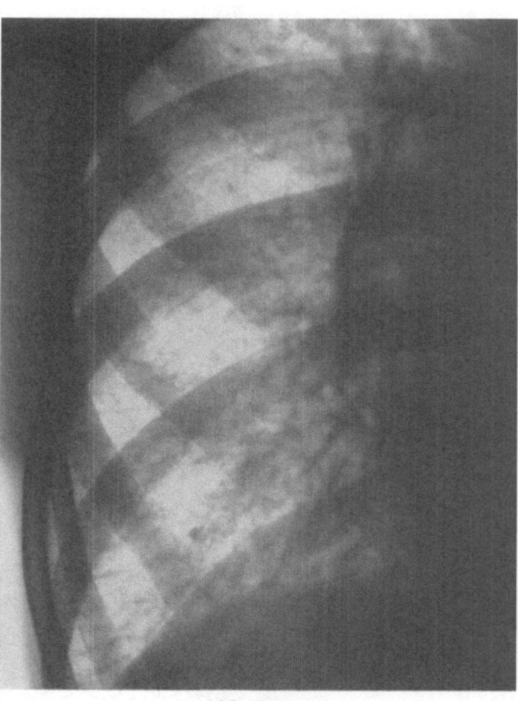

Abb. 207

Abb. 206. W.Ko., 24jähr. ♂. Arch.-Nr. 1737/59, Röntgenabteilung Medizinische Universitätsklinik Münster i.Westf. (Direktor: Prof. Dr. W. H. HAUSS). Gerichtete Plattenatelektase an der rechten Unterlappenbasis mit zungenförmiger Adhärenz der vorderen Zwerchfellkuppel als Relikt eines Lungeninfarkts (Zustand 3 Wochen nach Appendektomie). Summationsbild p.-a.

Abb. 207. R. Ju., 23jähr. ♂. Arch.-Nr. 7558/61, Röntgenabteilung Medizinische Universitätsklinik Münster i.Westf. (Direktor: Prof. Dr. W. H. HAUSS). Kosto-pleurale Septumlinien (B-Linien nach KERLEY) infolge chronischer Lymph- und Blutstauung der Lunge bei Mitralstenose. Summationsbild p.-a.

Gefäßscheiden eingebetteten Lymphwegen aufgefaßt. Die netzförmig-miliare verstärkte Gerüstzeichnung ihrer Umgebung kann von sekundärer Hämosiderose infolge kardio-pulmonaler Kongestion oder interstitiellen silikotischen Prozessen herrühren (KERLEY; LAUBRY, LENNÈGRE u. ABBAS; HURST, BASSIN u. LEVINE; LENDRUM, SCOTT u. PARK; SCOTT, SCOTT-PARK u. LENDRUM; POINSO, CHARPIN u. JULIEN; CARLIER; ESCHER u. THURN u.a.).

Disseminierte *Infiltrationsprozesse des Lungengerüsts* (Boecksches Sarkoid, Leukosen, Kollagenosen, benigne Retikulosen etc.), *Virusinfekte* und akute *bakterielle Pneumonien* hinterlassen gelegentlich stellenweise streifige Lungenverdichtungen, die dem Bild gerichteter Plattenatelektasen ähneln. BRAIBANTI u. PREVEDI berichten über analoge *Streifenschatten nach Strahlenpneumonie*, die sie auf Grund von Schichtbefunden als fibröse Gewebsstränge deuten. Nach Vorgeschichte, Verlauf und röntgenologischem Gesamtaspekt bietet die Unterscheidung derartiger Zustände von Plattenatelektasen keine wesentlichen Probleme. Das gilt auch für die Abgrenzung gegenüber der *Lymphangiosis carcinomatosa* der Lungen. Der von OPPENHEIMER beschriebene Fall einer subpleuralen interlobulären Lymphangiektasie bei metastasierendem Hypernephrom, bei dem sich ein auf die rechte Lungenbasis beschränkter horizontaler Verdichtungsstreifen infolge Stauung der von Krebszellen obturierten Lymphwege fand, ist — mit Ausnahme eines von RÖSSLE erhobenen Befundes — in der Literatur bisher ohne Gegenstück geblieben.

Die sog. „*Pleuraleisten*" („Pleurabriden"), die sich nach exsudativer Pleuritis oder längerer Pneumothoraxführung über der Lungenkonvexität — bevorzugt an der dorsalen Unterlappenfläche und axillaren Oberlappenbasis — bilden, zeigen sehr unterschiedliche

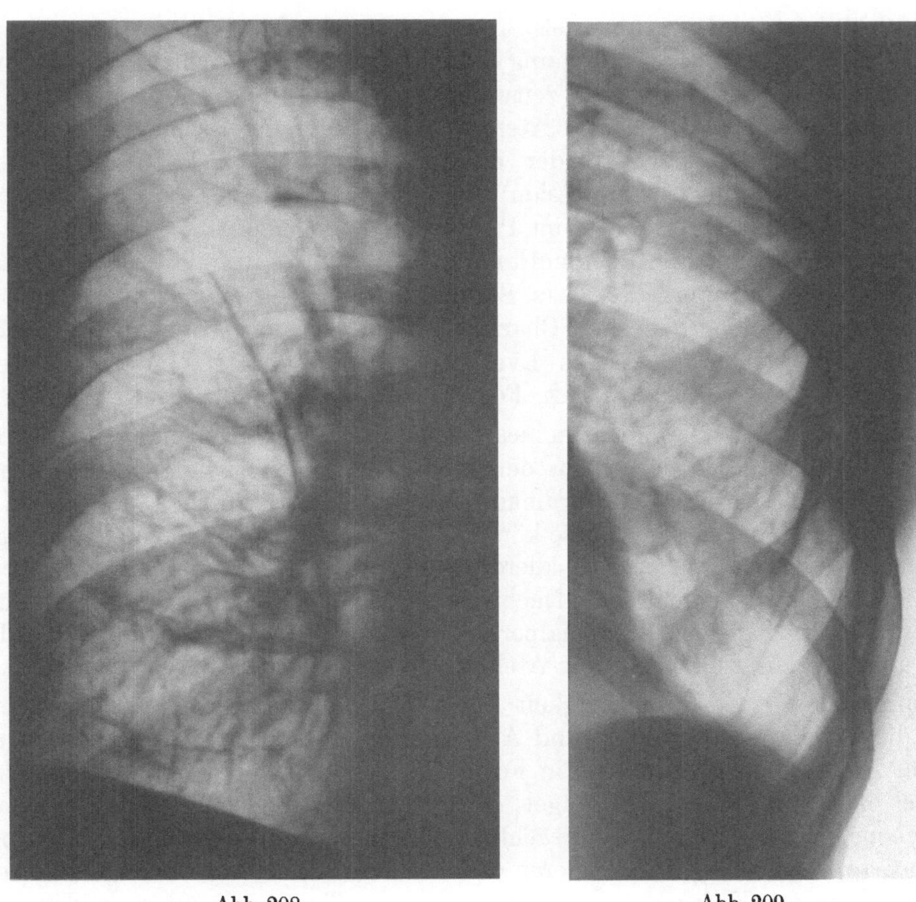

Abb. 208 Abb. 209

Abb. 208. F. Ze., 59jähr. ♂. Arch.-Nr. 827/61, Röntgenabteilung Medizinische Universitätsklinik Münster i. Westf. (Direktor: Prof. Dr. W. H. HAUSS). Strichförmige kortikale Faltungsatelektase über der dorsalen Konvexität des Unterlappens nach verschwartender Pleuritis („Pleurabride") (Summationsbild p.-a.)

Abb. 209. H. Hö., 54jähr. ♂. Arch.-Nr. 9107/60, Röntgenabteilung Medizinische Universitätsklinik Münster i. Westf. (Direktor: Prof. Dr. W. H. HAUSS). Fächerförmige Faltungsatelektasen über der Konvexität des Unterlappens und der Lingula nach Pleuritis exsudativa mit restlicher Mantelschwiele. Lungenemphysem

Länge und Verlaufsrichtung. Sie erscheinen als stricknadeldicke, z.T. fächerartig gebündelte scharf begrenzte Strichschatten, oft vertikal gestellt oder schräg ventro-medialwärts abfallend (Abb. 208 und 209). Nach Art der Plattenatelektasen sind sie nur in bestimmter Projektion sichtbar, um bei geringster Änderung des Strahlenganges zu verschwinden. Ihr Auftreten bei Pneumothoraxlungen (HEINE) weist darauf hin, daß sie der viszeralen Pleura angehören. Im gleichen Sinn spricht die mitunter nachweisliche respiratorische Verschieblichkeit gegenüber den benachbarten Rippen, die allerdings durch Obliteration des Pleuraspaltes meist aufgehoben wird. Das Verhalten bei fließender

Drehung am Schirm erweist die extrem randständige Lage der Gebilde und ist kennzeichnend genug, um sie von Plattenatelektasen abzugrenzen. Denn die gerichteten Atelektasen reichen ungeachtet ihrer kortikalen Lage tiefer zum Lungenkern hin, bleiben daher bei tangentialer Erfassung ihrer Fläche in verschiedenen Projektionen darstellbar, ziehen die angrenzende Pleura ein und verlagern sich bei der Atmung gleichsinnig mit den Lungenstrukturen der Umgebung bzw. meist diskordant zu den Rippen. Der Schattenkomplex der „Pleurabriden" dürfte im übrigen nach den thorakoskopischen und histologischen Befunden von Heine nicht einer bloßen Serosaverdickung entsprechen, sondern in der Regel schmale *subpleurale Faltungsatelektasen* einbeziehen (s. S. 216).

2. Atelektasen des Lungenmantels. Die Atelektasen der Lungenrinde zeigen keine unmittelbare topographische Beziehung zum Verlauf der bronchialen Grobstrukturen. Für ihre Entstehung genügt eine zeitweilige „Windstille" im Alveolarraum, hervorgerufen von anhaltend abgeflachter Atemtätigkeit (Adynamie, schmerzbedingte Ruhigstellung, paralytische Zustände) oder mechanischer Immobilisation des Parenchyms (Entspannung, Fesselung, Kompression) durch intrapleuralen Druckausgleich, Pleuraschwarten oder expansive Prozesse im Pleuraspalt, Lungengewebe, Mediastinum, in der Brustwand oder Bauchhöhle (Pneumothorax, Pleuraergüsse, luft- oder flüssigkeitshaltige Blasen, Tumoren, Aneurysmen etc.) (s. S. 212ff.). Die Nichtbeatmung geht mit örtlichen Kreislaufstörungen einher, die den Charakter einer Hypostase annehmen können, und beeinträchtigt den intrapulmonalen Lymphstrom als Funktion der Atembewegungen (Tendeloo; Fleischner; Rusznyák, Földi u. Szabó; Szelei u. Benedict u.a.).

Obgleich ihr Zustandekommen keines primären Passagehindernisses bedarf, und die zuführenden Luftwege bis herab zu den Subsegmentästen gewöhnlich frei erscheinen (Abb. 210), leidet doch die Sekretdrainage unter der oberflächlichen Ventilation. Stasebedingte polytope Schleimverschlüsse können die atelektatische Belüftungsstörung unterhalten und verstärken, spielen sich allerdings in den feinsten Bronchialzweigen ab und sind daher dem röntgenologischen Nachweis entzogen. Das gilt auch für entzündliche Wandveränderungen in der Bronchialperipherie, die bei manchen Grundleiden die Entstehung und Lokalisation kortikaler Atelektasen von vornherein bestimmen.

Entsprechend der Mannigfaltigkeit ihres ätiologisch-pathogenetischen Ursprungs variiert die räumliche Anordnung und Ausdehnung der Atelektasen des Lungenmantels erheblich. Am häufigsten treten sie in Form disseminierter lobulärer Fleckenatelektasen im Gebiet eines Lappens, Lungenflügels oder beiderseits ungleichmäßig verteilt auf. Bei umschriebenem Angriffspunkt des ursächlichen Mechanismus können sie durch Konfluenz luftleerer Läppchen auch einen größeren regional zusammenhängenden Parenchymbezirk umfassen. In dieser Kategorie sind formal mehrere Typen zu unterscheiden: schalen- oder saumförmige Atelektasen, bronchial-unabhängige Plattenatelektasen (s. S. 323) sowie basale Lappenkanten-, subpleurale Faltungs- und Traktionsatelektasen als Resultat pleurogener Fesselung der Lungenrinde nach Pleuraergüssen oder längerer Pneumothoraxbehandlung. Die rein kortikale Atelektase bietet in all ihren Spielarten besonders schwierige röntgendiagnostische Probleme.

Bei den

a) disseminierten Fleckenatelektasen hat die Erschwernis mehrere Gründe. Zunächst fehlt ein verläßlicher Maßstab, um die Volumeneinbuße, Deformierung und Dislokation der kleinen atelektatischen Parenchymbezirke wahrnehmen zu können. Damit entfallen die direkten Kardinalsymptome der Atelektase, auf die sich ihre röntgenologische Diagnose in erster Linie gründet. Wie der Raumverlust des luftleeren Läppchens, das als unscharf abgesetzter, angedeutet polyedrischer Fleckschatten von wenigen Millimetern Durchmesser imponiert (Abb. 212), ist der lokale Kompensationsvorgang im angrenzenden Lungengewebe für das Auge unterschwellig. Die vikariierende Blähung kommt nur im Gesamtaspekt zur Geltung und kann dabei die lobulären Herdschatten weitgehend überdecken, bei Kindern sogar strahlenphysikalisch völlig auslöschen (Abb. 213) (Caffey;

SNOW u. CASSASA; GARSCHE; JACOB; THOMAS u. a.) (s. S. 111). Die perifokalen Läppchenatelektasen, die man histologisch in unmittelbarer Nachbarschaft, kleinknotiger Lungenmetastasen antrifft, sind als Objektdetails nicht abzutrennen, da sie mit dem Schattenkomplex der nodulären Gerüstverdichtungen verschmelzen.

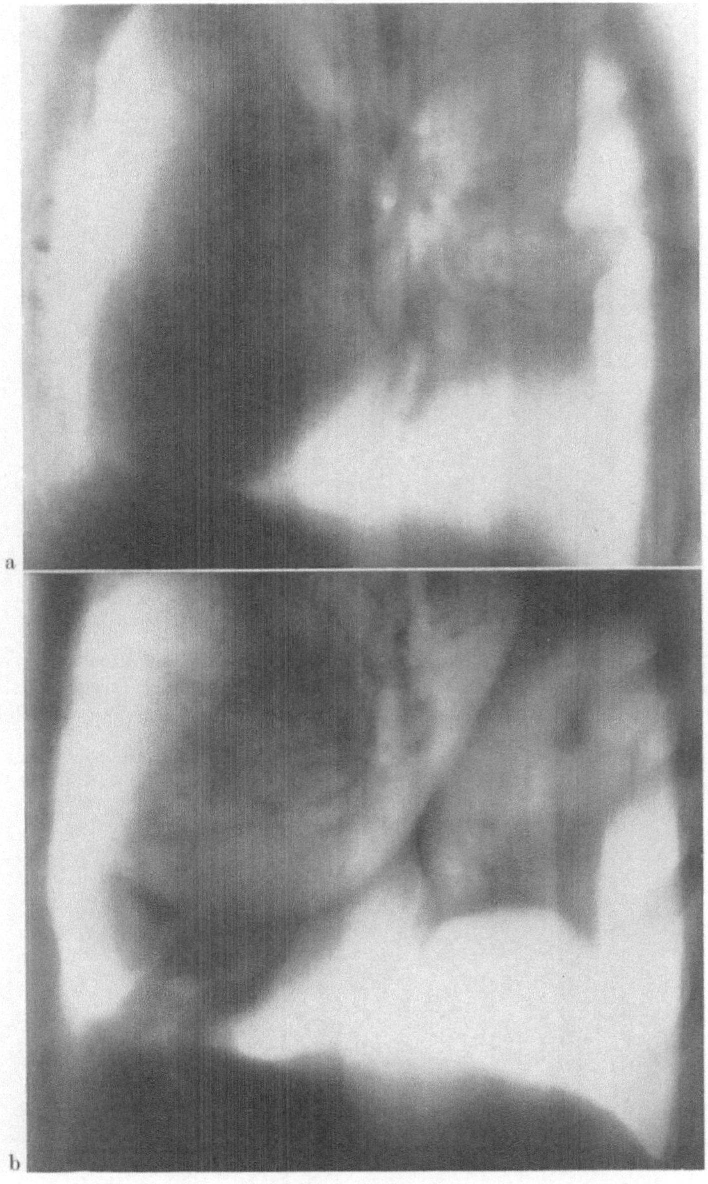

Abb. 210a u. b. A. Wi., 53jähr. ♂. Arch.-Nr. 9132/59, Röntgenabteilung Medizinische Universitätsklinik Münster i. Westf. (Direktor: Prof. Dr. W. H. HAUSS). Frei durchgängige Luftwege innerhalb einer schalenförmigen Entspannungsatelektase des Unterlappenmantels (durch Probeexzision anläßlich Thorakotomie histologisch bestätigt) bei chronischem tuberkulotoxischem Pleuraerguß. (Diagnostischer Pneumothorax nach Ergußentleerung zur Darstellung korallenstockartiger parakardialer Lipome an der vorderen Thoraxbasis.) Ausbleiben des Parenchymkollapses in der subapikal zwischengeschalteten Dehnungszone strangförmiger Adhäsionen über der dorsalen Konvexität! Schichtbilder frontal 10 cm (a) und 8 cm (b) in Linksseiten- und Kopftieflage

Abgesehen von den Grenzen der Wahrnehmbarkeit bleibt auch die *Substratdeutung* der multiplen feinfleckigen Atelektaseherdchen *im allgemeinen ungewiß*. Denn diese — wohl häufigste — Atelektaseform verläuft oft fieberhaft und pflegt zumindest stellenweise bronchopneumonische Anschoppungen einzuleiten (Loeschcke; Beitzke; Giese u.a.). Der *fließende Übergang* beider Zustände macht es praktisch unmöglich, aus der röntgenologischen Morphe des einzelnen Fleckchens oder seinem weiteren Schicksal *zwischen blandem Läppchenkollaps und pneumonischen Herdchen* zu unterscheiden (Teschendorf; Zadek; Löffler; Kartagener; Jersild u. Riskaer; Waters u.a.).

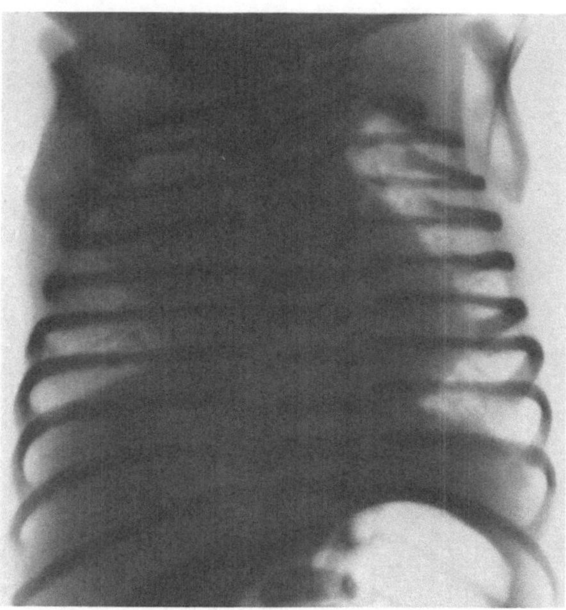

Abb. 211. F. St., 1 Tag alt. ♂. Arch.-Nr. 2326/59, Universitäts-Kinderklinik Münster i. Westf. (Direktor: Prof. H. Mai). Lobäratelektase und feinfleckig-disseminierte Verschattung beider Lungen mit vikariierendem Emphysem links bei hyaliner Membranbildung post partum (Aufnahme am Tag der Geburt, autoptische Kontrolle)

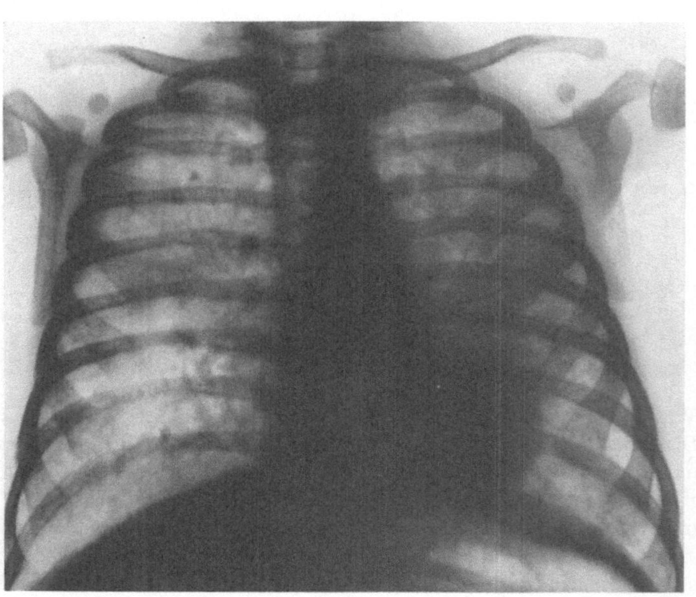

Abb. 212. M. Bö., 4 Monate altes ♀. Rö.-Arch.-Nr. 3850/53, Krbl.-Nr. 1256/53, Universitäts-Kinderklinik Leipzig (ehem. Direktor: Prof. A. Peiper). „Stadium atelectaticum" einer interstitiellen plasmazellulären Pneumonie, Thoraxübersicht p.-a. (3 Tage ante finem): ausgedehnte konfluierende dystelektatisch-infiltrative Lobulärverdichtungen beider Lungen neben einem kleinfleckig disseminierten Obstruktionsemphysem mit Zwerchfelltiefstand [Sekt.-Nr. 1275/53, Pathologisches Institut der Universität Leipzig (ehem. Direktor: Prof. H. Bredt)] (nach H. Thomas, Habilitationsschrift, Abb. 9b, Universität Leipzig 1957)

Das gilt auch für die Differenzierung *postnataler Belüftungsstörungen mit feinfleckig gesprenkelten Lungenfeldern*, die man sowohl *zu Beginn hyaliner Membranbildung* (Abb. 211) (PETERSON u. PENDLETON; DONALD u. STEINER; LANDING; ELLIS u. NADELHAFT u.a.) (s. S. 175, 184) und *interstitieller Neugeborenenpneumonien* (CAFFEY; ENGEL; THOMAS; GARSCHE; JACOB u.a.) als auch bei den — allerdings selten lobulär angeordneten (STEINER; SCHULTZE) — *primären Atelektasen* der Nachgeburtsperiode finden kann.

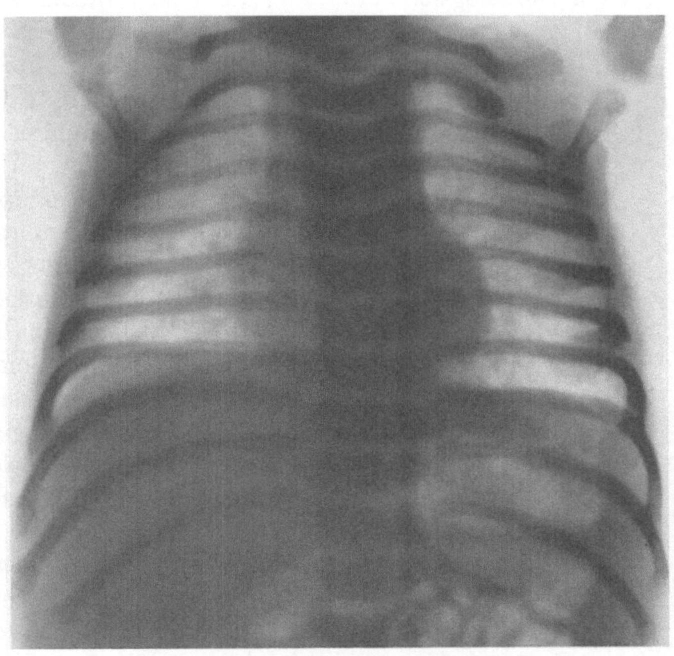

Abb. 213. P. We., 2 Monate altes ♀. Arch.-Nr. 966/61, Universitäts-Kinderklinik Münster i. Westf. (Direktor: Prof. H. MAI). Überstrahlung disseminierter Lobulärverdichtungen durch obstruktive Lungenblähung („Stadium emphysematosum" einer interstitiellen plasmazellulären Pneumonie). Thoraxübersicht p.-a.

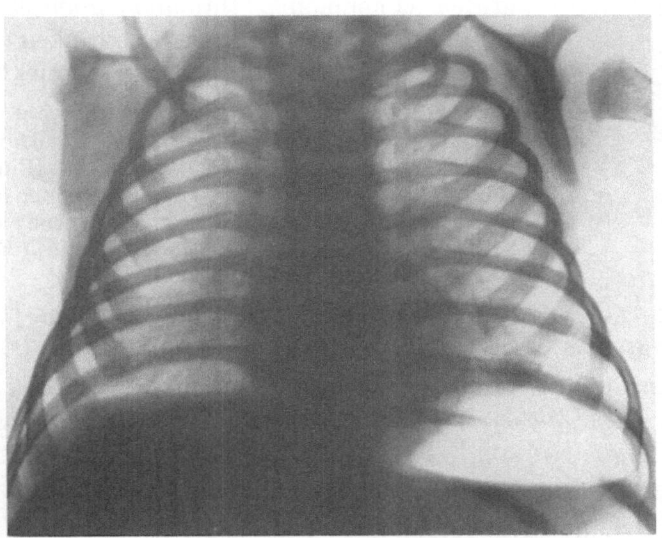

Abb. 214. G. L., 6 Wochen altes ♀. Rö.-Arch.-Nr. 3166/51, Krbl.-Nr. 2085/51, Universitäts-Kinderklinik Leipzig (ehem. Direktor: Prof. A. PEIPER). Thoraxübersicht p.-a.: Paravertebrale Dystelektase im Beginn einer interstitiellen plasmazellulären Pneumonie (nach H. THOMAS, Habilitationsschrift, S. 108, Abb. 44b, Universität Leipzig 1957)

Den sog. *„paravertebralen Säuglingsatelektasen"* (Abb. 214) (PEISER; ENGEL; LOESCHCKE; POHL; TESCHENDORF; RIETSCHEL; GRIFFITH; BETKE u. RICHARZ; GÖRGÉNYI-GÖTTCHE u. KASSAY; THOMAS; KELLER u.a.) und *hypostatischen, adynamie-*

bedingten Fleckenatelektasen in den abhängigen Lungenabschnitten schwerkranker, bettlägeriger und altersschwacher Patienten (MYERS; FRIEDMAN; STRANG; TESCHENDORF; GIESE u.a.) liegt ebenfalls ein röntgenologisch untrennbares Nebeneinander luftleerer und pneumonisch angeschoppter Läppchenbezirke zugrunde.

Die Beteiligung lobulärer Mikroatelektasen am anatomischen Substrat *eosinophiler Lungenfiltrate,* die deren Flüchtigkeit begreiflich macht, wurde erst unter experimentellen Bedingungen histologisch erkannt (LÖFFLER; ESSELIER u. KOSZEWSKI; v. MEYENBURG; STURM; ZUPPINGER). Aus dem Schattenbild ist dieser Sachverhalt nicht abzulesen, und die feingewebliche Grenze zwischen Infiltration und Atelektase nicht zu ziehen. Ebenso mißlingt die röntgenologische Abgrenzung lobulärer Atelektasen von begleitenden entzündlich-infarziellen Verdichtungsherden bei *Polyarteriitis nodosa, Erythematodes disseminatus pulmonum* und anderen Formen akuter anaphylaktischer Veränderungen (SANTE u. WYATT; STRICKLAND u.a.) (s. S. 68, 151, 185) chronischen *Kollagenosen,* grobfleckiger Aspirationsaussaat im Anschluß an *Hämoptoe bei kavernöser Lungentuberkulose* (s. S. 192), bronchopneumonisch-ödematösen Parenchymveränderungen nach *Reizgaseinwirkung* (LÓPEZ-BOTET u.a.) (s. S. 52, 185) und *flüchtigen pulmonalen Disseminationsherden unmittelbar nach Insulin- und Elektro-Schocktherapie* (GROSS u. SCHAEFER; KINSEY; ALTSCHULE u. TILLOTSON).

Auf gleiche Schwierigkeiten stößt die Differentialdiagnose gegenüber *multiplen Mikroinfarkten* der Lunge. Damit erklärt es sich, daß das *fleckige Bild postoperativer Lungenverdichtungen* in der Literatur unterschiedlich interpretiert wird, und die Angaben über die Häufigkeitsrelation atelektatischer und anderer Komplikationen nach operativen Eingriffen (Pneumonie, thrombo-embolische Infarkte, Fettembolien) so beträchtlich schwanken (Lit. s. WATERS; MASTICS, SITTLER u. MCNAMEE; SCOTT u. CUTLER; SCRIMGER; DRIPPS u. DENNING; JANE; FEHR; JACOBSON, SEYMOUR, COHEN u. CARTER; PALLIN u. GOLDMAN; RUDNIKOFF u. HEADLAND; MANN; TESCHENDORF u.a.) (s.S. 189).

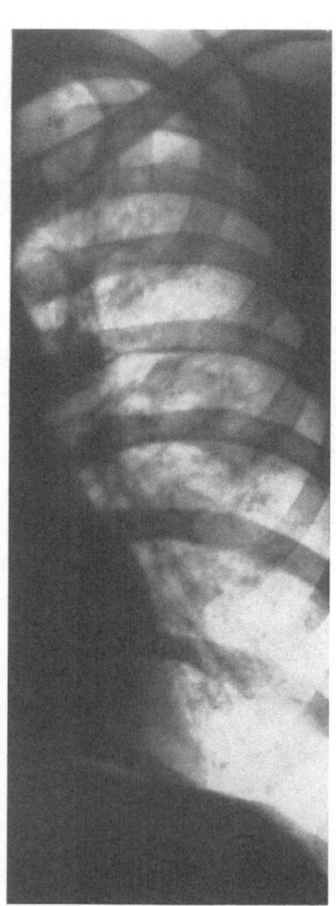

Abb. 215

Abb. 215. G.We., 21jähr. ♂. Arch.-Nr. 8663/61, Röntgenabteilung Medizinische Universitätsklinik Münster i. Westf. (Direktor: Prof. Dr. W. H. HAUSS). Akut disseminierte wolkige Fleckschatten in der geblähten Lunge bei Asthma bronchiale als flüchtiger Befund ohne Fieber und Leukozytose. Mäßige Bluteosinophilie. (Lobuläre Atelektasen? Eosinophile Infiltrate?)

Analoge Auffassungsdifferenzen bestehen hinsichtlich der Deutung *fleckförmiger Verschattungen beim Bronchialasthma* (Abb. 215) (MANGES; SAUPE; ZDANSKY; SÉDILLOT; BECKER; DEBRÉ, LAMY, MIGNON u. NICK u.a.), die MILLER, PINESS, FEINGOLD u. FRIEDMAN sowie FELSON u. FELSON als Pneumonie, andere Autoren als Atelektase bezeichnen.

Man könnte den Standpunkt einnehmen, die Bemühung um eine differentialdiagnostische Abgrenzung beider Zustände sei müßig, wenn man *fieberhafte Fleckenatelektasen* prinzipiell als infiziert betrachtet und entsprechend antibiotisch behandelt. Tatsächlich birgt die richtige Erkenntnis eines ursprünglich obstruktions-atelektatischen Zustandes aber oft wesentliche therapeutische Konsequenzen, wie z.B. beim febrilen Krankheitsbild des beginnenden Lungenkollapses *atemgelähmter Poliomyelitispatienten* in der Eisernen Lunge. Denn man wird sich in diesem Fall nicht mit der Diagnose „Pneumonie" und dem Griff zum Antibioticum begnügen, sondern als einzig rationelle Therapie zunächst eine sorgfältige Bronchialtoilette vornehmen. Ähnlich ist die Situation beim frühkindlichen Aspirationssyndrom, bei dem die Sekretabsaugung bessere Resultate verspricht als bei *infizierten Fleckenatelektasen im Gefolge von Keuchhusten, Masern und anderen Virusinfekten* des Kindesalters (GERGELY, KASSAY u. PÁNICS; JERSILD u. ROSKAER; BETKE u. RICHARZ; GÖRGÉNYI-GÖTTCHE u. KASSAY u.a.).

Auch wenn man die großen Zufuhrbronchien kortikaler Atelektasen zumeist durchgängig findet, und eine Lageabhängigkeit der luftleeren Parenchyminseln vom Bronchialverlauf nicht ohne weiteres ersichtlich ist, erweisen sich die lobulären Verdichtungen bei näherer Betrachtung doch oft als segmentgebunden bzw. aus atemmechanischen und bronchialanatomischen Gründen *bevorzugt in bestimmten Segmentabschnitten lokalisiert* (s. S. 305). Diese Beziehung ist bei primären und sekundären Fleckenatelektasen post partum (STEINER; GERGELY, KASSAY u. PÁNICS; GÖRGÉNYI-GÖTTCHE u. KASSAY), hypostatischen paravertebralen Atelektasen des Säuglings- und Greisenalters (KELLER; PEISER; LOESCHCKE; THOMAS u.a.), Läppchenatelektasen bei broncho-pulmonalen Virusinfekten (GÖRGENYI-GÖTTCHE u. KASSAY; NICHOLSON; LEES; GRIFFITH; AUGUSTIN u. BINDER; HAUSMANN u. SEISS; BARNHARD u. KNIKER u.a.) und anderer Genese (Bronchialasthma, Mucoviszidose, Atemlähmungen, Adynamie) festzustellen. Der pathogenetische Zusammenhang mit einer Schleimobstruktion der Luftwege wird beim *Übergang der herdförmigen Belüftungsstörung in einen segmentalen, lobären oder halbseitigen Kollaps* evident. Dieses Vorkommnis ist bei Verschlechterung der Sekretdrainage unter den genannten Bedingungen *jederzeit möglich* und keineswegs selten.

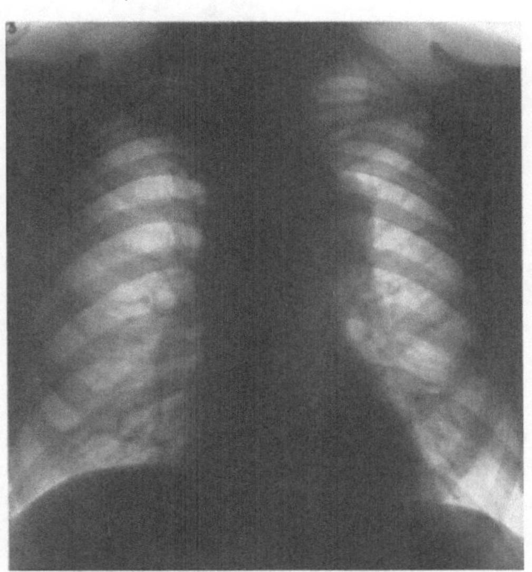

Abb. 216. O. Ha., 51jähr. ♀. Röntgeninstitut der Medizinischen Universitätsklinik Leipzig (ehem. Direktor: Prof. M. BÜRGER), Thoraxübersicht p.-a.: Schalenatelektase im linken Oberlappen in Umgebung eines spindeligen Aneurysma des Arcus aortae bei Mesaortitis luetica

b) Schalen- und saumförmige Atelektasen können aus einem Zusammenfluß zunächst disseminierter oder auf die abhängigen Partien beschränkter Läppchenatelektasen resultieren und somit demselben Komplex vielfältiger Krankheitsursachen entspringen wie die feinfleckigen Belüftungsstörungen der Lungenrinde. Darüber hinaus bilden sich oft isolierte Schalen-, Saum- oder Mantelatelektasen *in der umschriebenen Entspannungs-(Kompressions-)Zone um raumfordernde Prozesse,* die *im Lungengewebe oder an seinen Grenzflächen* liegen (Pleuraergüsse, ventilgeblähte Emphysemblasen und andere pulmonale Hohlräume, Zysten oder expansive Tumoren der Lunge, Mediastinalloge, Brustwand und Zwerchfellwölbung, Aneurysmen, Herzdilatation, Thoraxdeformitäten etc.) und das angrenzende Parenchym ventilatorisch stillegen (Abb. 211, 212, 216, 217) (s. S. 213ff.). Geht die Verdrängung von schattengebenden Gebilden aus, so *verschmilzt die schalenartig anliegende Atelektase mit* dem lungenwärts gerichteten Rand *der pathologischen Schattenfigur* und ist lediglich mittelbar an deren Unschärfe, unregelmäßig welligem Konturverlauf und der konvexbogigen Verlagerung der benachbarten Lungenstrukturen zu diagnostizieren. Die *unter einem Pleuraexsudatschatten verborgene Mantelatelektase* der Lungenbasis wird erst nach Ergußentleerung im Punktionspneumothorax sichtbar. Sie ist am besten auf Schichtbildern in Kopftieflage darzustellen (Abb. 210). Der Nachweis bis zur Peripherie lufthaltiger Versorgungsbronchien bietet zugleich per exclusionem ein schlüssiges Indiz dafür, daß die Atelektase von einer Immobilisation durch den lastenden Exsudatdruck und nicht von obstruktiven Vorgängen herrührt.

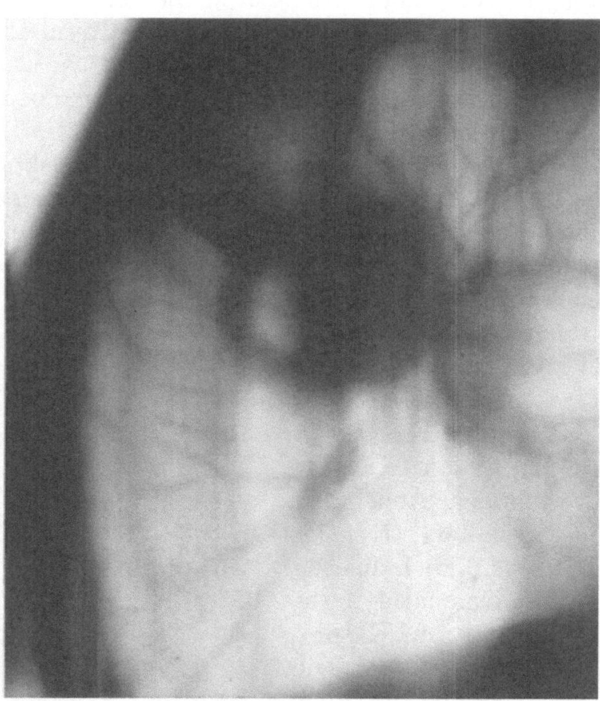

Abb. 217. W. Le., 57jähr. ♂. Arch.-Nr. 1940/60, Röntgenabteilung, Medizinische Universitätsklinik Münster i. Westf. (Direktor: Prof. Dr. W. H. HAUSS). Schichtbild frontal 11 cm: zerfallendes Plattenepithelkarzinom mit Atelektasekeil im Lungenmantel distal des Tumorknotens (dorsales Oberlappensegment)

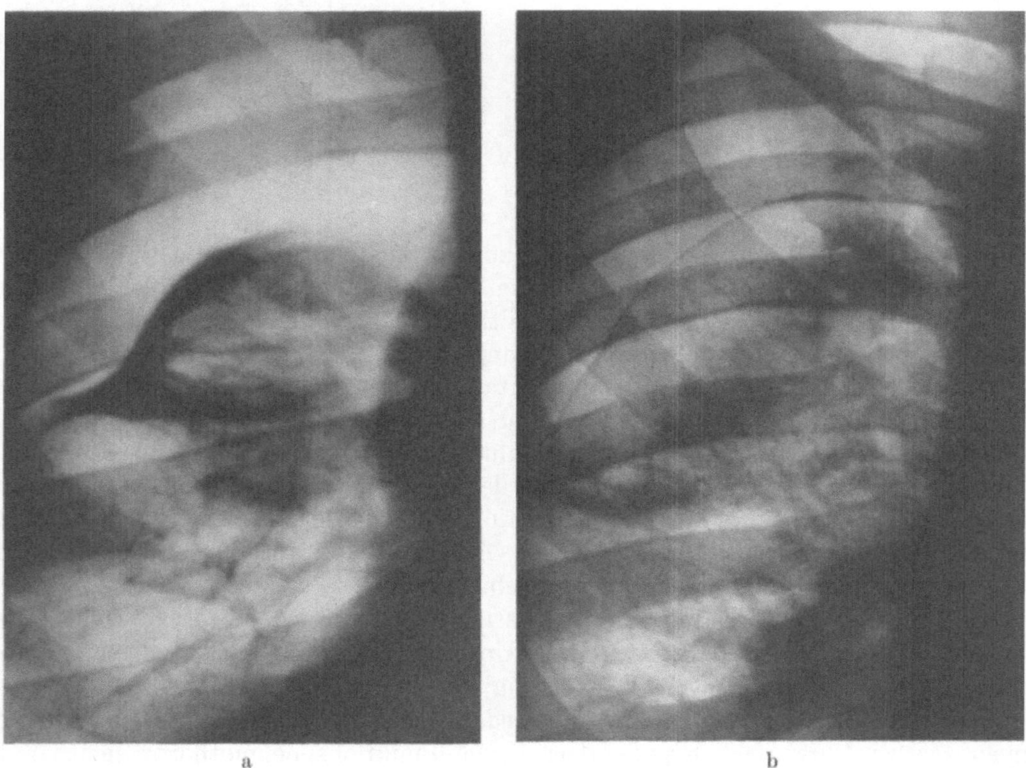

a b

Abb. 218 a u. b. Schalenförmige Oberlappen-Mantelatelektase im Pneumothorax. a Stärkerer Kollapsgrad nach Ventilpneumothorax im Anschluß an Pneumothoraxnachfüllung. b Wiederentfaltung der Rindenzone 3 Wochen später bei geringerer Pneumothoraxfüllung (nach F. HEINE, Habilitationsschrift, Abb. 45 c und b), Münster 1960

Die *Mantelatelektasen der Pneumothoraxlunge* (ALEXANDER u. HASSELBACH; ROCHE u. ROUSSELIN; HEINE u.a.) sind von den perikavernösen Atelektasen und vom keilförmigen Bild des Selektivkollapses abzutrennen. Sie kommen auch außerhalb des Bereichs tuberkulöser Herdbildungen und Einschmelzungen zustande und bilden zusammenhängende Verdichtungskalotten der Lungenrinde, welche die tieferen lufthaltigen Parenchymschichten kappenartig umgeben. Die Abhängigkeit ihrer Entstehung und Ausdehnung vom Füllungszustand des Pneumothorax ist offensichtlich (HEINE) (Abb. 218).

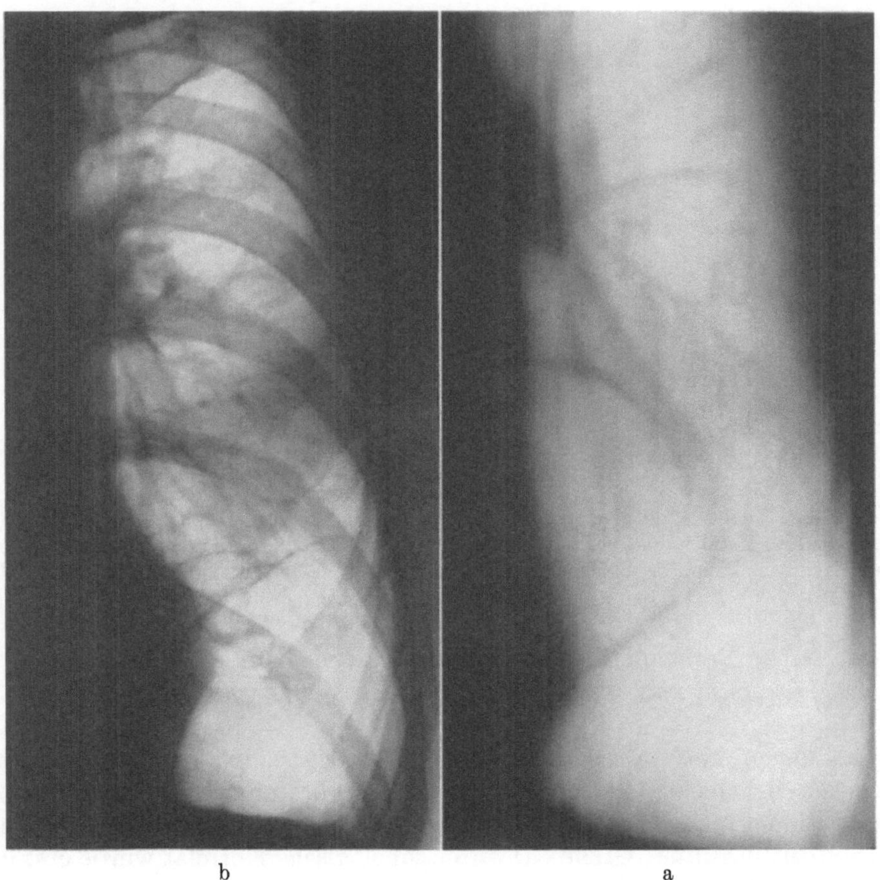

b a

Abb. 219a u. b. K. Mi., 54jähr. ♂. Arch.-Nr. 5442/59, Röntgenabteilung Medizinische Universitätsklinik Münster i.Westf. (Direktor: Prof. Dr. W. H. HAUSS). Saumförmige Atelektasen in Umgebung eines großblasigen Unterlappenemphysems. a Nativbild p.-a. b Schichtbild a.-p. 12 cm

Sie weist darauf hin, daß es sich um Resorptionsatelektasen komplexer Genese handelt. Neben der Minderbelüftung infolge Entspannung, z.T. wohl auch pleurogener Arretierung und distaler Bronchialknickung dürften örtliche Störungen der Sekretdrainage maßgeblich sein. Ein analoger Entstehungsmechanismus wird für die „*thorakogenen Entspannungsatelektasen*“ angenommen, die in der Randzone rachitischer bzw. osteomalazischer Brustkorbeinziehungen beschrieben (RACH; SAUPE; CAFFEY; RIETSCHEL; LOESCHCKE) und von pädiatrischer Seite als „Pseudopleuritis rachitica“ bezeichnet wurden (RUPILIUS). HANSEN u. HEUCK halten die thorakalen Marginalschatten bei schwerer Rachitis nicht für Randatelektasen. Nach eingehender Bildanalyse solcher Befunde sowie Modell- und Schichtstudien dürfte es sich vielmehr um ein summationsbedingtes Trugbild handeln, das durch Schrägprojektion von Weichteilen im Bereich Harrisonscher Furchen bzw. von aufgetriebenen Knorpelproliferationszonen an den ventralen Rippenenden im Sinne des rachitischen „Rosenkranzes“ zustande kommt.

Die *Atelektasesäume lufthaltiger pulmonaler Spannungsblasen* (großblasiges Obstruktionsemphysem, kongenitale Ballonzysten, Pneumatozelen, Blähkavernen und -abszesse) treten dagegen als mehr oder weniger scharf abgesetzte Ringschatten sehr unterschiedlicher Breite deutlich hervor (Abb. 219). Wie bei den perikavernösen Atelektasen ändert sich der Umfang der luftleeren Mantelzone um infiltrative Zerfallshöhlen im Verlauf des Einzelfalles mit der Dehnungslage des Hohlraumes ganz beträchtlich, wobei es sich im wesentlichen um eine Folge wechselnder Stenoseverhältnisse im Bereich der abführenden Bronchien handelt. Eine röntgenmorphologische Differenzierung vom lumenwärts angrenzenden Infiltrationsrand tuberkulöser und unspezifisch-entzündlicher Hohlraumbildungen ist auch bei der perikavitären Atelektaseform unmöglich.

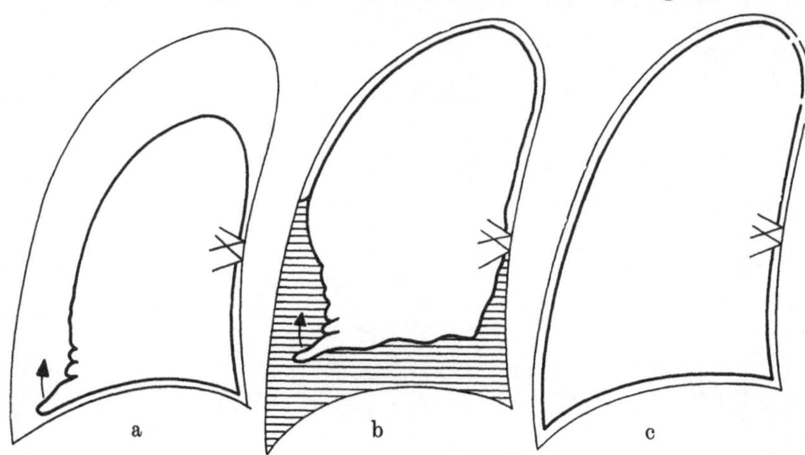

Abb. 220a—c. Schema der Pathogenese stauchungsbedingter Umklapp- und Faltungsatelektasen der Lungenrinde (nach F. HEINE, Habilitationsschrift, Münster 1960). a und b Basale Stauchung des im Pneumothorax frei hängenden bzw. im Pleuraerguß schwimmenden Lungenflügels als Vorstadium kortikaler Faltungs- und Lappenkantenatelektasen. c Normale Lunge

Pathogenetische Problematik, Erscheinungsbild und Differentialdiagnose

c) Bronchialsegment-unabhängiger Plattenatelektasen wurde oben bereits dargelegt (s. S. 323ff.).

d) Lappenkanten- und sonstige pleurogene Faltungsatelektasen der Lungenrinde sind als Sonderform der Schalenatelektasen hervorzuheben. Ihre anatomischen Aspekte und die Formalgenese findet man schon bei LOESCHCKE beschrieben und von anderen Pathologen bestätigt (SCHÜMMELFEDER; GIESE). Das röntgenologische Korrelat wurde erst in neuerer Zeit entdeckt und differentialdiagnostisch geklärt (ROCHE, PARENT u. DAUMET; MAGNIN; ANDRÉ; LE BRIGAND; LAVAL, WARNERY, PAYAN, VOISIN, FARGEPALLET u. FARGEPALLET; BERNARD u. BOUVRAIN; GALY; SOUFI; AMSCHLER; HEINE; s. a. Abb. 132 u. 133, S. 215—217).

Die Lappenkantenatelektase entwickelt sich bei größeren basalen Pleuraergüssen oder im freien Pneumothorax durch Stauchung des scharfen basalen Lungenrandes, der sich rüsselartig umkippt, sekundär mit der Konvexität des Lappenkörpers verklebt und oft noch marginal von flächenhaften Pleuramembranen überzogen wird (SCHÜMMELFEDER; HEINE) (Abb. 220). Die umgeschlagene Lobärkante bleibt schwielig arretiert und verfällt von der Knickstelle an einer Resorptionsatelektase, da sie sich respiratorisch nicht mehr entfalten kann (Abb. 221). Der Vorgang wird von übermäßiger Pneumothoraxfüllung begünstigt und spielt sich im Bereich zuvor meist intakter, von tuberkulösen Prozessen verschonter Gewebsabschnitte, bevorzugt an der ventro-lateralen Kante der Unterlappenbasis, selten am ventro-basalen Oberlappenrand ab. Größe und Fixierungshöhe des umgeklappten Parenchymsektors können wechseln. Sie bestimmen im Verein mit Ausmaß und Zugrichtung der überdeckenden Schwielensegel an der viszeralen Pleura das röntgenologische Erscheinungsbild der randständigen Schattenfiguren, die man bei inveteriertem Pneumothorax nicht selten, mitunter auch schon kurzfristig nach Beginn der Kollapstherapie feststellen kann (HEINE).

Bei typischer Lokalisation am unteren Lungenstumpf erscheint dessen Kontur in diesem Bereich auffällig abgerundet statt eckig zugespitzt, wie es normalerweise der Fall ist. Die konvexbogige Deformierung des latero-kaudalen Unterlappenpols ist bereits ein

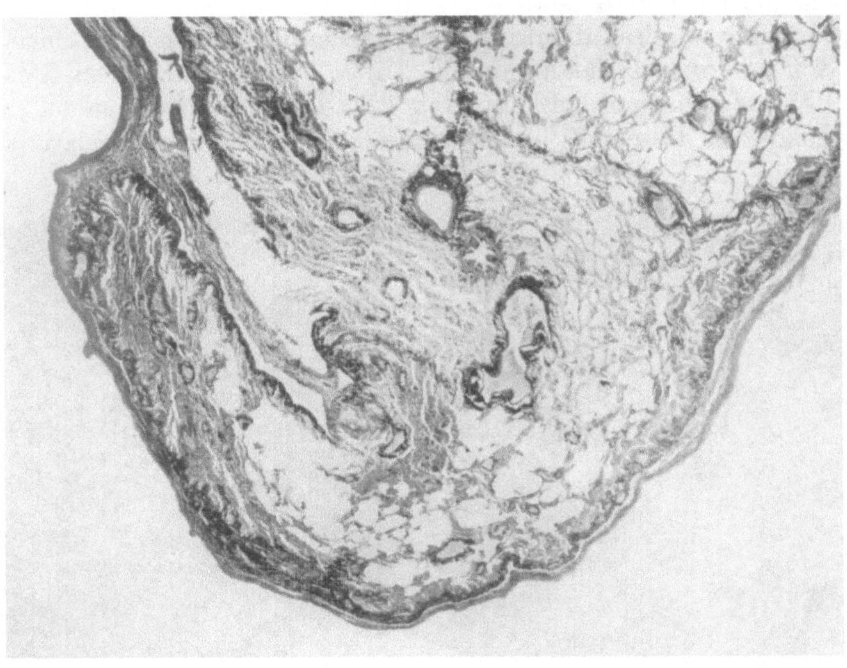

Abb. 221. Mikrophotogramm einer basalen Lappenkantenatelektase (Keilresektion eines Unterlappens) [J.-Nr. 10040/56, Pathologisches Institut der Universität Münster i. Westf. (Direktor: Prof. W. GIESE)]. Fixierung der umgeklappten Atelektasezunge durch lamelläre kosto-pleurale Schwielensegel. Emphysem der benachbarten Lungenläppchen (nach F. HEINE, Habilitationsschrift, Münster 1960)

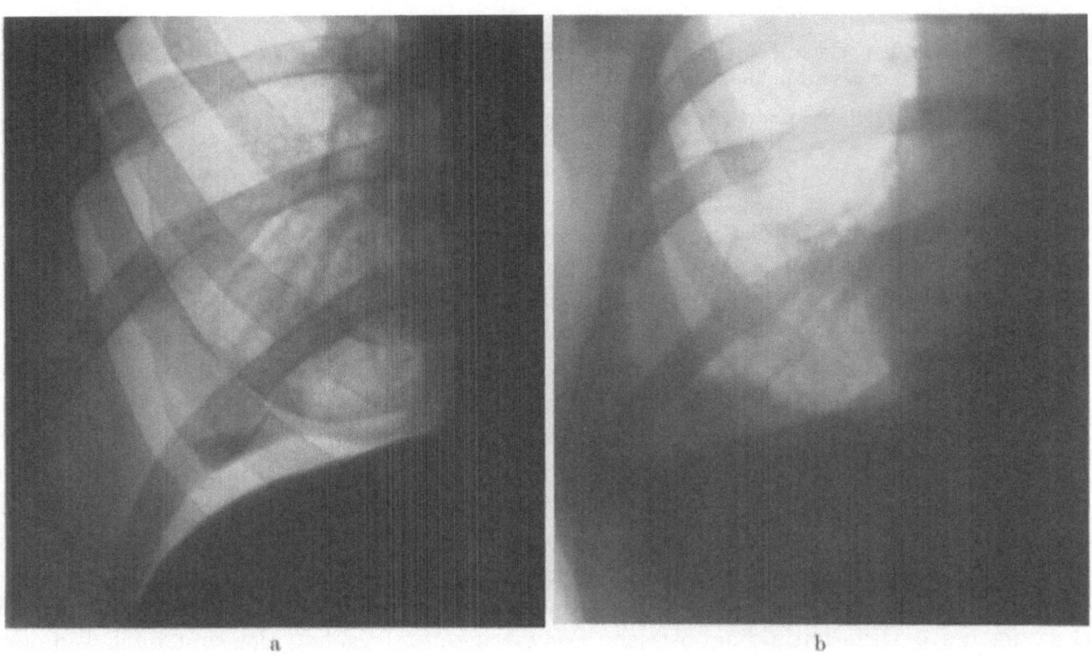

Abb. 222a u. b. Basale Unterlappenkantenatelektase nach $1^1/_2$jähriger Pneumothoraxbehandlung. a Bandförmige, im Pleuraniveau liegende Schattenfigur am abgerundeten basalen Lungenstumpf im Pneumothorax. b Gleicher Fall nach Auflassung des Pneumothorax. Zwerchfellnahe Schattenkulisse (nach F. HEINE, Habilitationsschrift, Abb. 31a und b, Münster 1960)

indirektes Hinweissymptom der pleurogenen Parenchymraffung. Bei Abknickung der Oberlappenkante bleibt dieses Zeichen und der atelektatische Verdichtungsbezirk meist verborgen, da er gewöhnlich in den Mediastinalschatten projiziert wird (HEINE).

Die nicht mehr belüftete Gewebszunge des Unterlappens fügt sich stets stufenlos in das Oberflächenniveau des lufthaltigen Lappenstumpfs ein. Sie kann einen bandartigen Schatten von unterschiedlicher Breite und Länge bilden, der in einen Randstreifen der verdickten Pleura pulmonalis ausläuft (Abb. 222). Häufiger trifft man auf rundlich-ovale Schattengebilde von Haselnuß- bis Daumenendgliedgröße, die mit relativ scharfbogiger

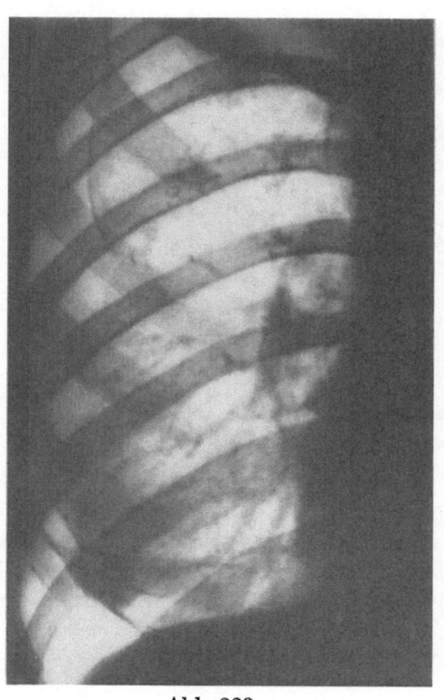

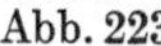

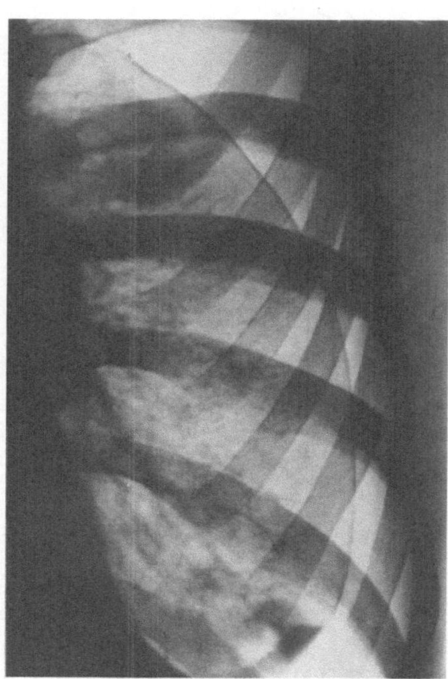

Abb. 223 Abb. 224

Abb. 223. Basale Lappenkantenatelektase rechts mit Konturabrundung des Lungenstumpfs und mäßiger Verdickung der Pleura pulmonalis (nach F. HEINE, Habilitationsschrift, Abb. 28c, Münster 1960)

Abb. 224. Kuppenartig abgerundete Lappenkantenatelektase an der linken Unterlappenbasis nach einjähriger Pneumothoraxbehandlung. Verdickung der Pleura pulmonalis (nach F. HEINE, Habilitationsschrift, Abb. 28a, Münster 1960)

Kontur in die transparente Lungenrinde vorspringen (Abb. 223) und — bei perspektivischer Verkürzung eines längeren, z.T. halborthograd getroffenen Faltungsbezirks — mitunter hantelförmig unterteilt scheinen (Abb. 224).

Diese Kriterien erlauben eine klare Abgrenzung von den sog. „*Pneumothoraxmäusen*" (kugelige Fibrinauflagerungen auf dem Lungenstumpf, freie Fibrinkörper oder Blutkoagula im Pleuraspalt) (POMELZOFF; FLEISCHNER; DÜLL; STÖFFEL; SACHS; FETZER; POINDECKER; KLINKOWSTEIN u. BELAJEWA; EUPHRAT u. BECK; LYONS; BALLON; OATWAY; REST; ROBINS u. JORES; SNOW; ZAVOD; TAYLOR u. BOBROWITZ; HAGER u. LANGEBECKMANN; MENDE; KERRINNES; MEINARDUS; weitere Lit. s. HEINE), die rundlich geformten Lappenkantenatelektasen nach Gestalt und randständigem Sitz ähneln. Sie wölben sich aber über die viszero-pleurale Haftstelle kugelig in die Gasbrust vor oder sind als freie Fibrinkörper bei Lagewechsel im Pneumothorax beliebig verschieblich (FETZER u.a.). Differentialdiagnostische Schwierigkeiten ergeben sich erst nach Liquidation des Pneumothorax und bei metapleuritischen Kantenatelektasen. Denn der Verdichtungsbezirk legt sich zugleich mit der Lungenrinde als Schattenkulisse der Brusthöhlenwand an (Abb. 222) oder füllt den Zwerchfellrippenwinkel aus und ist dann kaum von einer umschriebenen Pleuraschwarte zu unterscheiden.

Die Kenntnis des Befundes ist für den Phthisiologen praktisch bedeutsam. Die Entdeckung des in einer zuvor strukturell intakten Lungenpartie auftretenden „Rundherds" könnte zu dem Trugschluß verleiten, es handele sich um eine unter Kollapstherapie entstandene tuberkulöse Neuherdbildung. Die mit den Lappenkantenatelektasen verknüpfte Fesselung des Unterlappens durch beengende Pleuramembranen ist übrigens funktionell nicht belanglos, weil sie die Expansionsfähigkeit des volumenreduzierten Lappens beeinträchtigen kann. Nach stumpfer Ablösung läßt sich der abgeknickte Bezirk wieder entfalten, und der seiner strangulierenden Hülle entledigte Lappen gewinnt wieder scharfkantige Pyramidenform und freie Ausdehnung (HEINE).

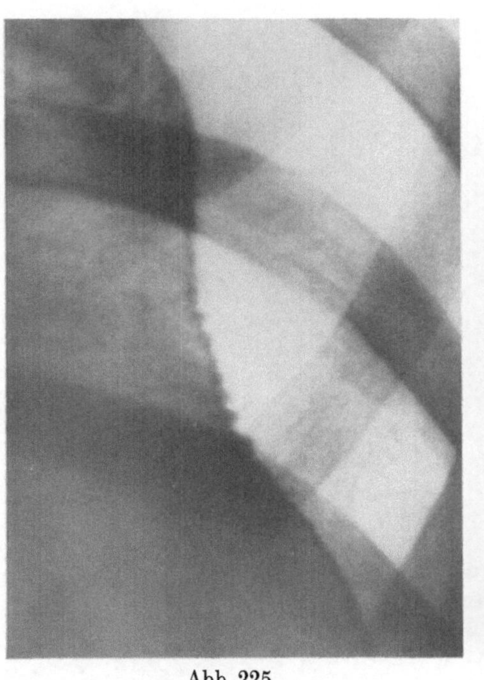

Abb. 225

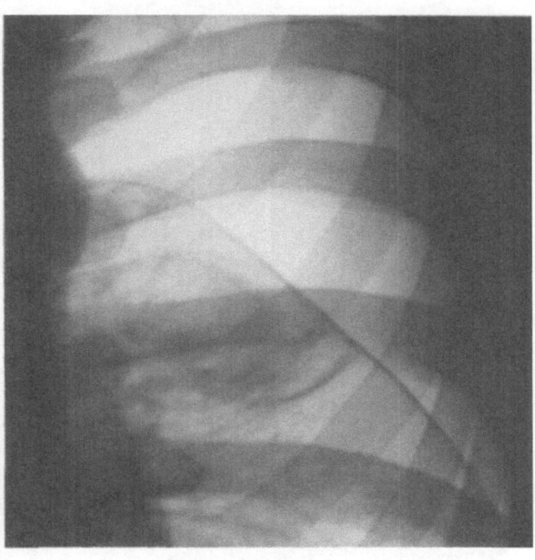

Abb. 226

Abb. 225. H. R. Riffelung der Lungenoberfläche infolge basaler Stauchung des Lungenstumpfes bei 2 Jahre altem Pneumothorax. Verdickung der Pleura visceralis (nach F. HEINE, Habilitationsschrift, Münster 1960)

Abb. 226. H. Kr., 34jähr. ♂. Nativbild p.-a. einer kortikalen Faltungsatelektase im linken Oberlappenstumpf bei Verdickung der Pleura visceralis (nach 2 Jahre dauernder Pneumothoraxbehandlung wegen kavernöser Oberlappentuberkulose) (nach F. HEINE, Habilitationsschrift, Münster 1960)

Die Stauchung der Pneumothoraxlunge auf der Zwerchfellunterlage ist röntgenologisch unmittelbar zu erfassen, bei zusätzlichem Erguß mitunter auch indirekt an einer markanten Riffelung der seitlichen Außenkontur ersichtlich (Abb. 225). Im Bereich solcher Kerben kann es zur *atelektatischen Lungengewebsfaltung über der Konvexität* des Lungenstumpfs kommen, wenn die Ränder einer rinnenförmigen Knickstelle miteinander verkleben und von der pachypleuritisch veränderten Serosadecke überbrückt werden (AMSCHLER; HEINE). Die im arretierten Rindenstreifen eintretende Resorptionsatelektase bleibt nach Auflassung des Pneumothorax bestehen. Sie ruft stricknadel- bis gänsekielbreite, lotrecht oder schräg abwärts, gestreckt oder bogig verlaufende Strichschatten (Abb. 226 und 227) hervor, die in ihrer Länge sehr variieren und nur in bestimmter Strahlenrichtung scharf begrenzt sichtbar werden, bei minimaler Projektionsänderung aber verschwinden. Die leistenartig wirkenden pleuro-pulmonalen Stränge sind nicht selten multipel, parallel oder fächerförmig divergierend angeordnet. Sie gleichen dem röntgenologischen Aspekt der Reichmannschen „Regenstraßen" und den von WINKLER so genannten „Nabelungen" der Lunge bei Silikose und schrumpfender Lungentuberkulose. Offenbar können sich kortikale Faltungsphänomene dieser Art auch infolge narbiger Raffung der viszeralen Pleura nach exsudativer Pleuritis, und zwar bevorzugt an der dorsalen Unterlappenfläche bzw. axillaren Oberlappenbasis entwickeln (Abb. 228). Sie sind differentialdiagnostisch von schrägen oder vertikal gestellten Plattenatelektasen abzutrennen (s. S. 310). Die Beteiligung des Rindenparenchyms am Schattensubstrat streifiger „Pleurabriden" ist mit dem bronchographischen Nachweis der Einbeziehung kleiner Bronchien zu belegen (WORTH; STUTZ u. VIETEN).

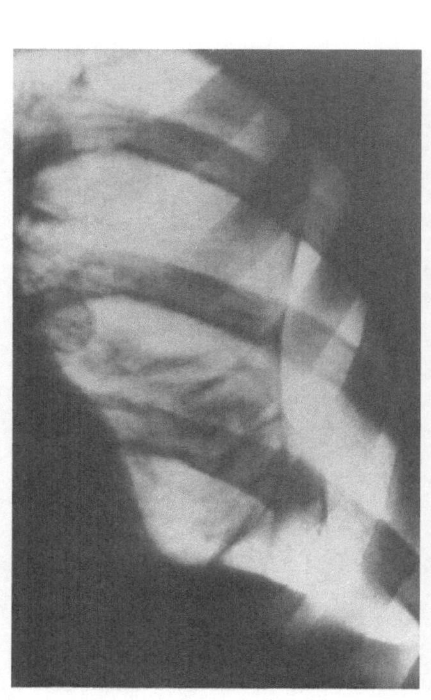

Abb. 227

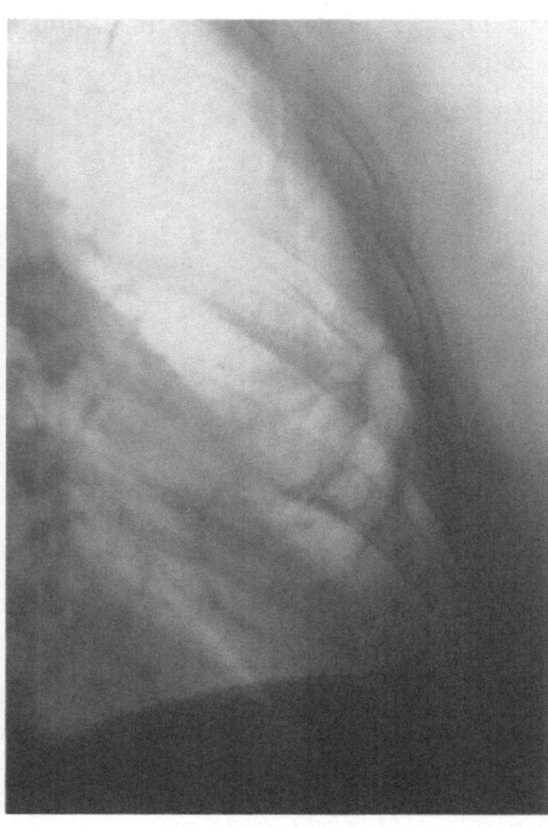

Abb. 228

Abb. 227. Fächerartige Faltungsatelektasen in der Rinde des Lungenstumpfes nach 2jähriger Pneumothoraxbehandlung (nach F. HEINE, Habilitationsschrift, Abb. 33, Münster 1960)

Abb. 228. F. He., 51jähr. ♂. Arch.-Nr. 4360/60, Röntgenabteilung Medizinische Universitätsklinik Münster i. Westf. (Direktor: Prof. Dr. W. H. HAUSS). Kortikale Faltungsatelektasen nach Pleuritis exsudativa mit restlicher Konvexitätsschwiele

e) Pleurogene Traktionsatelektasen sind eine spezielle Form der Pneumothoraxatelektasen (HEINE). Sie bilden sich am Fuß strangförmiger Adhäsionszügel „offensichtlich rein örtlich mechanisch, durch den Zug am Lungengewebe" (AMSCHLER). Das Parenchym am Ansatz der Verwachsungen kann vor der Pneumothoraxanlage normal belüftet und strukturell ungeschädigt sein. Es verliert erst unter der starren zipfligen Ausziehung seine inspiratorische Entfaltbarkeit und kann allein schon infolge anhaltender Hypoventilation allmählich seinen Luftgehalt einbüßen (HEINE). Wie die eben geschilderten Umklapp- und Faltungsvorgänge kann die zugbedingte Immobilisation mit einer Knikkung distaler Bronchien einhergehen, die den Eintritt der Resorptionsatelektase beschleunigt (ZADEK; AMSCHLER).

Die atelektatische Basis der Adhäsionsstränge ist kegelförmig und erscheint bei orthograder Betrachtung ihrer Grundfläche als mehr oder weniger breit ausladendes Schattendreieck in der Lungenrinde (Abb. 229 und 230), dessen freie Ränder konkav eingezogen und scharf begrenzt sind, während die Verdichtung sich nach den tieferen

Lungenschichten hin schleierartig auflöst. Ihr Umfang kann im weiteren Verlauf eher zu- als abnehmen. Denn die Belüftungsstörung breitet sich bei stärkerer Pneumothoraxfüllung weiter aus, weil eine immer größere Parenchymzone unter den Einfluß des abnormen Zugeffekts gerät, und die Parenchymdislokation zusätzliche Knickstenosen in der Bronchialperipherie begünstigt. Dank seiner Verharrungstendenz bleibt der einmal entstandene Kollapszustand auch bei geringerem Füllungsgrad des Pneumothorax oder thorakokaustischer Entzügelung des Lungenstumpfes oft noch längere Zeit bestehen (Heine).

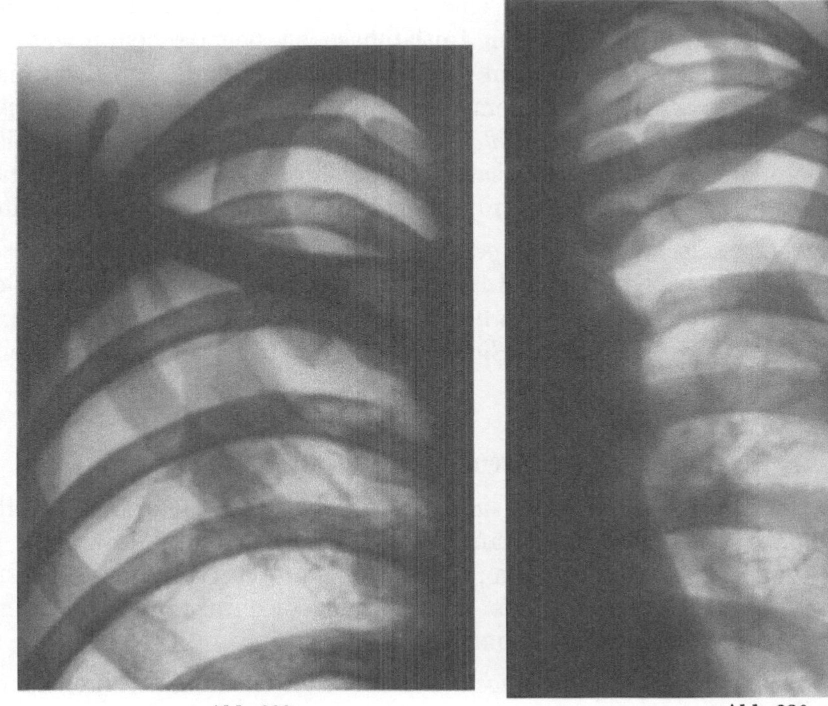

Abb. 229 Abb. 230

Abb. 229. Zielaufnahmen einer keilförmigen, an mehreren Adhäsionssträngen fixierten kortikalen Traktionsatelektase im Pneumothorax (nach F. Heine, Habilitationsschrift, Abb. 42, Münster 1960)

Abb. 230. G.Th., 38jähr. ♀. Arch.-Nr. 938/42, Röntgenabteilung Medizinische Universitätsklinik Münster i.Westf. (Direktor: Prof. Dr. W. H. Hauss). Keilförmige Traktionsatelektase der linken Lungenspitze bei strangförmiger Adhäsion der linken Lungenspitze im Pneumothorax. Nativbild p.-a.

4. Das Mittellappen- und Lingulasyndrom

a) Begriffsbestimmung und klinische Bedeutung

Als „Mittellappensyndrom" („Lingulasyndrom") bezeichnet man seit 1948 (Graham, Burford u. Mayer) die *Folgezustände einer obstruktiven Belüftungs- und Sekretdrainagestörung* dieser Lungenabschnitte oder eines ihrer Segmente. Der ätiologisch und pathogenetisch uneinheitliche Krankheitsprozeß reicht mit seinen Anfängen vielfach bis in die frühe Kindheit zurück und wird *von einer stenosierenden Bronchusläsion endobronchogenen oder lymphadenogenen Ursprungs eingeleitet.* Das anatomische Substrat des klinisch-röntgenologischen Symptomenkomplexes umfaßt alle Übergänge von blander zu infizierter Obstruktionsatelektase, chronischer Retentionspneumonie und indurativer Parenchymschrumpfung mit regionaler Bronchiektasie, einschließlich etwaiger Komplikationen.

Gleich, ob akut oder schleichend entstanden, erhält das wechselhafte Geschehen sein besonderes Gepräge durch die *Tendenz zu chronisch-intermittierendem Verlauf,* die *nicht an den Fortbestand einer Bronchostenose* oder gar -blockade *gebunden* ist.

Selbst nach Freigabe der Passage kann der seinem Wesen nach unspezifisch-entzündliche Lungenprozeß unaufhörlich fortdauern. In anderen Fällen bildet er sich mit Behebung des ursprünglichen Passagehindernisses zunächst zurück, um erst nach langjährigem Intervall unter neu aufflackernden Entzündungsschüben wieder hervorzutreten und dann nach eigenem Gesetz fortschreitend in eine irreversible Parenchymdestruktion auszugehen. Die eigentümlich diskontinuierliche Verlaufsweise rührt von der einmal entstandenen Störung der Selbstreinigungsfunktion und der engen pathogenetischen Wechselwirkung zwischen Entzündungsvorgängen im Lungenparenchym, Zufuhrbronchien und anliegenden Lymphknoten her.

Beim Kind bildet die Ventilationsstörung eine *Frühkomplikation* des noch floriden Grundleidens, das nur die Erscheinungen der Initialphase zu beherrschen pflegt. In höheren Altersklassen handelt es sich meist um eine *Spätfolge* frühkindlicher Bronchialschäden, deren erstauslösender Prozeß im allgemeinen längst indurativ umgewandelt ist. Er hat dann lediglich die Bedeutung eines „πάθος", das mit narbigen oder schwelenden Residuen dem eigengesetzlichen Entwicklungsablauf Vorschub leistet, nicht die eines „νόσος", da seine Ätiologie für den weiteren Krankheitsgang vielfach unerheblich bleibt.

Das Syndrom bildet *kausalgenetisch keine geschlossene Entität* und kann auch nosologisch keine Eigenständigkeit beanspruchen. Im Rahmen der Lungensegmentpathologie („Segmentsyndrome") pars pro toto, nimmt es nur wegen seiner *relativen Häufigkeit* und der *lagebedingten Problematik der Differentialdiagnose* eine gewisse Sonderstellung ein, die seine Heraushebung rechtfertigt.

b) Pathogenese

Der Mittellappen ist infolge *funktioneller und anatomischer Eigentümlichkeiten* für obstruktive Belüftungsstörungen besonders anfällig (ZDANSKY; SANTY, BÉRARD u. FRAISSE; BROCK; PELTZER; JENNY; KERBRAT; EVEN, LECOEUR u. KERBRAT; ESSER; BIANCALANA; BEITZKE; WILLMANN; SCHULZE u. BECKER; TESCHENDORF; LÖFFLER; SCHWAIGER; PEIPER; CONCINA u. ORLANDI; PORRO u. PIEROTTI u.a.).

Sein leicht kaudalwärts geneigter *Versorgungsbronchus* besitzt eine steil hochreichende Carina und ein im Verhältnis zur Länge nur *geringes Kaliber* (beim Erwachsenen durchschnittlich etwa 0,7 cm), das ihn in eine Mittelstellung zwischen Lappen- und Segmentbronchien bringt. Das Lappenareal unterliegt dem *sterno-kostalen Lüftungsmechanismus*, dessen Exspirationskraft mit zunehmender Altersstarre des Brustkorbs nachläßt. Es ist gewöhnlich *durch tiefe Pleuraeinschnitte isoliert*, d.h. von wirksamer Kollateralventilation aus der Nachbarschaft abgeschnitten. Dadurch wird von vornherein die aerodynamische Selbstreinigung im Falle distaler Schleimansammlungen erschwert, das Angehen von Infekten und die Drosselung der Luftpassage dagegen begünstigt.

Das Zusammenwirken dieser Faktoren genügt bereits, um mehr oder weniger *flüchtige Mittellappenatelektasen durch Bronchusverschlüsse infolge entzündlicher Schleimhautschwellung und Sekretverhaltung* zu erzeugen.

Sie kommen bei banalen Bronchialkatarrhen (SHAW; ROSENMAN; FAWCITT u. PARRY; RIST u. LEMOINE; EVEN, LECOEUR u. VERMEIL; LEROUX, LECOEUR u. LIBERT; POLLET, GAULTIER, FOURESTIER u. DAVID; BROCARD, THOYER u. BERTHELOT; PÉRONET u. DUPREZ; DEBRÉ, THIEFFRY u. GERBEAUX; BROCARD; ALLOUCHE; SIMONIN, GIRARD, GRILLIAT u. PETERS; SCARINCI; ESCHER; PALAMIDESSI; PANNIER), fibrinöser Bronchitis (WOOLLEY; JEANNERET u. SOMMER; ZDANSKY; FLEISCHNER; TESCHENDORF; SCHULZE u. BECKER), beim Bronchialasthma (SAUPE; ABRAM u. FRANKEL; FLEISCHNER; LEMOINE u. MELILLO), bei Mucoviszidose (SWIERENGA; THOMAS) (vgl. Abb. 118, S. 186) und im Verlauf akuter Virus- und Mischinfekte vor (KOHN u. Mitarb.; ZDANSKY; CAFFEY; NICHOLSON; LEES; HAUSMANN u. SEYSS; GRIFFITH; JAMES, BRIMBLECOMBE u. WELLS; SEYSS; AUGUSTIN u. BINDER; GÖRGÉNYI-GÖTTCHE u. KASSAY). Vor allem Masern und

Keuchhusten pflegen mit ihren segmentalen Lungenmanifestationen das Mittellappen- und Lingulagebiet in unverhältnismäßig hohem Prozentsatz einzubeziehen oder isoliert zu befallen (Abb. 231) (AUGUSTIN u. BINDER; FAWCITT u. PARRY; JAMES, BRIMBLECOMBE u. WELLS; HAUSMANN u. SEYSS) (vgl. Abb. 187).

Die Neigung zu rezidivierender bzw. stetig anhaltender Parenchymverdichtung, die das eigentliche Mittellappensyndrom vom einmaligen Ereignis passagerer Lappenatelektasie bzw. Lobärpneumonie unterscheidet, kann von fortschwelender Bronchiolitis und Bronchiektasie als Relikten dieser Infekte begründet werden (GÖRGÉNYI-GÖTTCHE u. KASSAY u.a.) und auch bei konstitutionsgebundenen Sekretionsanomalien bestehen bleiben. Doch spielen primär vom Lumen her angreifende Wandschäden und bloße Sekretobturation in der Pathogenese des chronischen Syndroms nur eine untergeordnete Rolle.

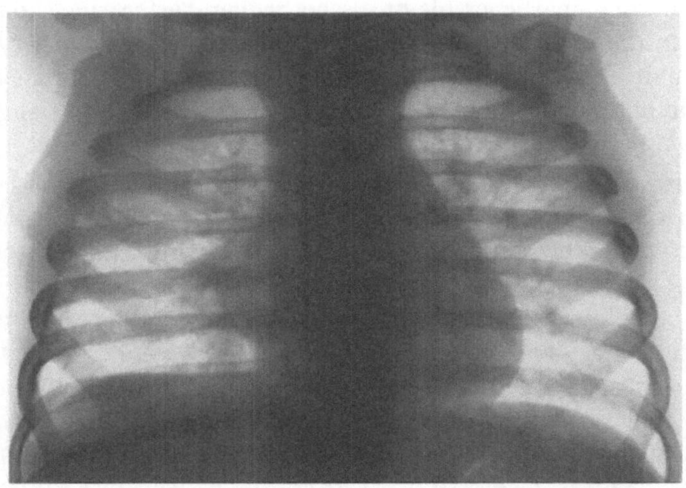

Abb. 231. E. Ne., 15 Monate alter ♂. Arch.-Nr. 2743/61, Universitäts-Kinderklinik Münster i. Westf. (Direktor: Prof. H. MAI). Thoraxübersicht p.-a.: typischer Befund einer Keuchhustenlunge mit Anschoppungsatelektase des Mittellappens

Die überragende Bedeutung kommt vielmehr der *lymphadenogenen Bronchusläsion* zu, die wiederum von der anatomischen Situation begünstigt wird.

Der *Mittellappenbronchus* wird vom Abgangswinkel bis zu seiner Segmentgabel hin *von einem Kranz zahlreicher Lymphknoten umschlossen*, die den Saftstrom des Mittel- und Unterlappenparenchyms auffangen (SUKIENNIKOW; PETOT; ZDANSKY; BROCK; FOSTER-CARTER; ENGEL; v. HAYEK; COHEN; BEITZKE; WURM; TÖNDURY u.a.). Sie nehmen an jeglichem Entzündungsprozeß beider Lappen teil, können von verschiedenen Systemerkrankungen oder von Tumormetastasen befallen werden und unterliegen als Staubspeicher ihres großen Quellgebiets ohnedies allmählich fortschreitender schieferiger Induration (GIESE; UEHLINGER; WÄTJEN). Jede Anschwellung der flankierenden Lymphknoten setzt den Mittellappenbronchus unter unmittelbaren Druck, dem er sich — zumal bei der engen Lagebeziehung zum unnachgiebigen Widerlager der rechten Pulmonalarterie — ebensowenig zu entziehen vermag wie dem kontinuierlichen Übergreifen lymphonodulärer Krankheitsprozesse auf die Bronchialwand.

Für Beschaffenheit, Grad und Dauer *lymphadenogener Bronchostenosen* ist neben dem Grundleiden das Lebensalter maßgeblich. Die Häufung infektiöser Einflüsse, die Bereitschaft zu besonders ausgiebiger lymphonodulärer Schwellungsreaktion, Enge der Bronchien sowie unvollkommene Ausbildung und Nachgiebigkeit ihres zarten Knorpelgerüsts prädisponieren das Kleinkind zum Totalverschluß des Mittellappenbronchus. Anhaltender *Kompressionsdruck hyperplastischer Lymphknoten* vermag eine Chondromalazie zu erzeugen. Vielfach überschreitet die Entzündung die Lymphknotenkapsel und bezieht das Peribronchium ein. Die Perilymphadenitis kann sich in ödematöser Infiltration erschöpfen, aber auch zur Nekrose bronchialer Knorpelspangen führen und einer *Fistelperforation nekrotischer erweichter Lymphknoten* den Weg bahnen (GHON; GÖRGÉNYI-GÖTTCHE; SCHWARTZ; BEITZKE; UEHLINGER; WURM; GIESE; DUFOURT, BRUN u. OLLAGNIER; GALY u. PÉROL; MOUNIER-KUHN u. DESPEIGNES; ROGSTAD; WISSLER; DUFOURT u. DEPIERRE u.a.). Sie verlegt das Lumen zusätzlich mit Sequestermassen und vorspringenden Granulationspilzen und bewirkt meist eine komplette Belüftungssperre. Die Abheilung der Fistel hinterläßt vielgestaltige *Narben in der Bronchialwand* (SCHWARTZ; BEITZKE; UEHLINGER; GIESE; DUFOURT u. DEPIERRE; VOEGTLI; HUZLY u. BÖHM u.a.), welche die Bronchuslichtung verziehen, knicken oder ringförmig einschnüren können.

Jenseits der Kindheit treten lymphonoduläre Bronchialdurchbrüche und -erosionen erst in höheren Altersklassen wieder häufiger auf, wenn das schlummernde Grundleiden unter ständiger Staubmobilisation erneut aufbricht (s. S. 201). Durch die *Spätfisteln*, deren Sekretabsonderung spärlicher bleibt als bei früher Perforation, können verkreidete Sequesterteilchen in die Lichtung ausgestoßen werden *(„Broncholithen“)* (s. S. 201, 350). Mitunter findet man den Bronchus allseits von miteinander verbackenen schieferig indurierten Lymphknoten eingemauert. Häufiger verursacht die schwielige Deformierung umschriebene inkomplette Bronchostenosen.

Der *pathogenetische Zusammenhang zwischen peribronchialen Lymphknotenaffektionen, „Bronchitis deformans“ und chronischer Parenchymschrumpfung* gerade des Mittellappens ist den Pathologen seit Jahrzehnten bekannt: SCHMORL und GEY hatten ihn 1925 klar formuliert, und POULALION hatte bereits 1891 in seiner Dissertation über „Lungensteine“ auf die „pseudotuberculose calculaire“ hingewiesen. Der Sachverhalt wurde jedoch erst gebührend gewürdigt, nachdem systematische Studien des segmentalen Lungenbauplans die strahlendiagnostische Analyse des Schattensubstrats verfeinert und die Kenntnis von der Struktur- und Funktionseinheit des broncho-pulmonalen Systems im klinischen Denken vertieft hatten (KRAMER u. GLASS; LUCIEN; GLASS; HERRNHEISER u. KUBAT; NEIL, GILMOUR, GWYNNE u. FAIRCLOUGH; CHURCHILL u. BELSEY; PEIRCE u. STOCKING; HUIZINGA u. BEHR; FOSTER-CARTER; JACKSON u. HUBER; BROCK; APLLETON; BOYDEN; WAREMBOURG u. GRAUX; SOULAS; ESSER; WEBER; HOHN u. VIETEN; SCHMID u.a.).

Die Stenose liegt bevorzugt an der Segmentteilung des Mittellappenbronchus, etwa 1,0—1,5 cm distal seines Orifiziums. Die Hypoventilation kann daher den Lappen insgesamt oder nur eines der Segmente in Mitleidenschaft ziehen. Bei exspiratorischem Ventileffekt der noch inkompletten Stenose kann zunächst ein regionales *Obstruktionsemphysem* entstehen, das bald von einer *Obstruktionsatelektase* abgelöst wird bzw. bei starker Schleimretention in eine *chronisch-unspezifische Obstruktionspneumonitis* übergeht (MCDONALD, HARRINGTON u. CLAGETT; SPAIN; BRONKHORST). Nach Aspiration käsiger Lymphknotensequester pfropfen sich gelegentlich tuberkulöse Herdbildungen auf (*„unreine“ Atelektase* bzw. „gelatinöse Pneumonie“) (RANKE; RÖSSLE; SIMON; SCHWARTZ; GÖRGÉNYI-GÖTTCHE; MÜLLER; BEITZKE; WURM; UEHLINGER; ROGSTAD u.a.), doch wird die intrakanalikuläre Aussaat durch den Wegfall des Atemsogs bei vorbestehender Kompressionsstenose und Resorptionsatelektase in der Regel verhütet.

Der blande Anschoppungszustand ist längere Zeit reversibel (CHURCHILL; POLICARD; BIANCALANA u. COLOMBO; WURM) und löst sich in manchen Fällen nach Abklingen der initialen Belüftungssperre spontan. Vielfach bleiben aber Narbenfelder mit Epithelmetaplasie in der Bronchialschleimhaut, *obliterierende Bronchiolitis und Bronchiektasen* zurück (DUFOURT u. MOUNIER-KUHN; JONES, PECK, WOODRUFF u. WILLIS; GÖRGÉNYI-GÖTTCHE; ELOESSER; LECOEUR u. PRÉAULT; BROCK, CANN u. DICKINSON; RICHARDS; JEUNE, BÉRAUD, MOUNIER-KUHN u. NORMAND; SANTY, BÉRARD, GALY u. OLLAGNIER; HUTCHINSON; WITHWELL; KENT; ROGSTAD; ROBERTS u. BLAIR; GALY u. PÉROL; DUPREZ; HEAD u. MOEN; HUIZINGA; ADLER u. RICHARDS; SCHWARTZ; KARTAGENER; BEITZKE; HUGHES u. SIMPSON; WURM; WISSLER; VALLEDOR; TOURY u. VICAIRE; GALY; GIESE u.a.). Durch örtliche Unterbrechung des ziliaren Sekretabstroms bzw. „bronchiale

Stase“ (Paley; Kartagener) hinterläßt der einmal entstandene Bronchialwandschaden eine fortwirkende Anfälligkeit des abhängigen Parenchyms und gibt so Anlaß zu späterer Wiederkehr einer bleibenden Lappenverdichtung.

Die Entwicklung *irreparabler Folgeschäden auch ohne anhaltende Bronchostenose* wird *durch Sekundärinfektion* geprägt und resultiert aus dem verhängnisvollen circulus vitiosus (Tabelle 5) intermittierender Schleimstagnation, Parenchymanschoppung und rückläufiger Lymphknotenschwellung. Er unterhält den schwelenden Verdichtungsprozeß mit ständig

Tabelle 5. *Der Ursachenkomplex obstruktiver Mittellappen- und Lingulaverdichtung*

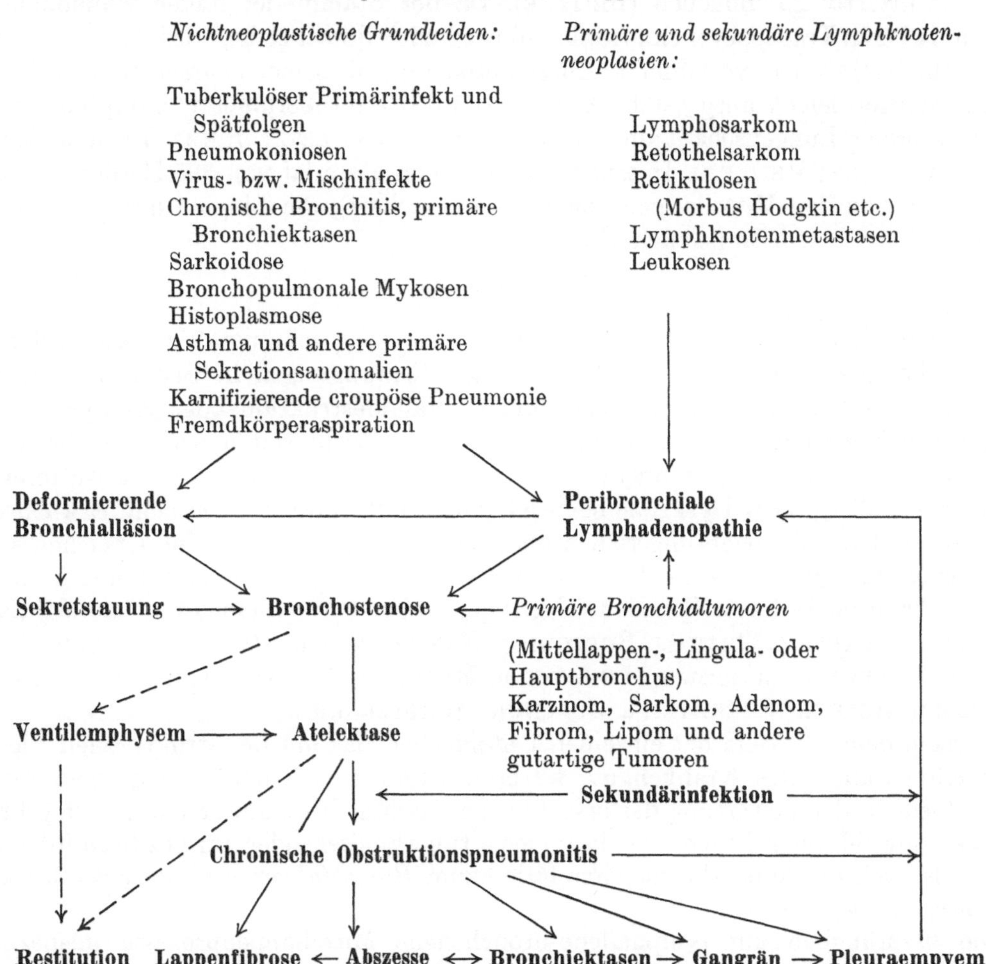

neu aufflackernden Entzündungsschüben, führt stellenweise zur *Abszedierung* und fixiert mit äußerem Narbenzug die Bronchiektasie. Der *Verlust der Selbstreinigungsfunktion* infolge tiefgreifender Wandzerstörung distaler Bronchien, die *entzündliche Verödung von Blut- und Lymphbahnen* sowie Fesselung des Lungengewebes durch interstitielle und Pleuraschwielen machen eine Wiederentfaltung des Lappens bzw. Segments selbst bei durchgängigem Luftweg unmöglich. Günstigstenfalls vernarbt der Lungenprozeß unter bleibender Schrumpfung und *fibrös-zystischer Degeneration* (Paulson u. Shaw; Brock; Jenny; Ødegaard; Brocard, Thoyer u. Berthelot; Schulze u. Becker; Thomas; Peiper u.a.). Eine putride Keimbesiedlung kann jederzeit fatale Komplikationen auslösen (gangränösen Zerfall, Pleuraempyem, eitrige Perikarditis, tödliche Arrosionsblutung).

Wie alle anderen Lungensegmente kann auch die *Lingula* in gleicher Weise erkranken (Paulson u. Shaw; Esser; Hopkins u. Leigh; Leigh u. Hopkins; Dufourt u. Depierre Franchini u. Canepari; Schulze u. Becker; Peiper; Ferraris; de Haan u.a.). Sie ist jedoch, wohl infolge andersartiger bronchial-anatomischer Situation, *weniger prädisponiert* als der Mittellappen.

Ihr Zufuhrbronchus entspringt aus dem kurzen breiten Wurzelstück des linken Oberlappenbronchus (Boyden; Esser), nur ausnahmsweise aus dem Bronchialstamm des Unterlappens (Peirce u. Stocking; Chiari u.a.). Sein Versorgungsgebiet erstreckt sich daher oft weiter kranialwärts als der Mittellappen. Ein akzessorischer Lappenspalt, der die beiden Lingulasegmente vom Parenchymrumpf des eigentlichen Oberlappens trennt, ist nur in 8% ausgebildet (Boyden), sonst allenfalls rudimentär angelegt und einer Kollateralventilation nicht hinderlich. Peribronchiale Lymphknoten liegen vielfach nur lateral der Wurzel des Unterlappenbronchus in der Nische zum Lingulaabgang, ohne diesen kranzartig zu umgeben (Beitzke). Da der Stamm der linken Pulmonalarterie über den oberen Tracheobronchialwinkel hinweg nach dorsal zieht, wird der ventrokaudal und leicht lateralwärts verlaufende Lingulabronchus mit seiner Segmentteilung äußerem Druck weniger leicht ausgesetzt. Auch Perforationen tuberkulöser Lymphknoten mit „äquisektoraler Lungenschädigung" sind seltener (Schwartz; Jones, Peck u. Willis; Rogstad; Esser; Beitzke). In einem autoptischen Material von 395 Herden dieser Art fand Schwartz den Mittellappen 42mal (31mal isoliert), die Lingula nur 28mal (davon 14mal selektiv) betroffen (s. auch Abb. 188, S. 308.

c) Ätiologie

Die Ursachen des Mittellappensyndroms sind sehr mannigfaltig. Als auslösendes Moment kommen alle akuten und chronischen Erkrankungen in Betracht, welche die Ventilation des Lappens durch Verstopfung, Wanddestruktion oder Kompression des Zufuhrbronchus wenigstens zeitweilig unterbrechen. Nicht selten wirken mehrere Faktoren gleichsinnig oder überschneiden sich erst im späteren Verlauf, wie etwa infektiöse Prozesse mit allergischer Dyskrinie beim Kind oder mit Staubschäden beim Erwachsenen.

Nach größeren Beobachtungsreihen überwiegen primär entzündliche Ursachen adenobronchialer Läsionen (*„para- bzw. post-infektiöses" Lappensyndrom*, koniotische und andere inhalationsbedingte Schadensfolgen) gegenüber autochthonen und metastatischen Neoplasien (Zdansky; Graham, Burford u. Mayer; Brock; Paulson u. Shaw; Esser; Harper, Condon u. Wierman; Lemoine u. Melillo; Görgényi-Göttche u. Kassay; Schulze u. Becker; Shekhter u. Zubchuk; Schulze u.a.).

Je nach dem Blickfeld der einzelnen Untersucher, das mit der strukturellen Eigenart jeder Klinik und ihres Krankenguts wechselt, ergeben sich natürlich gewisse Akzentunterschiede in der Bewertung der ursächlichen Dignität bestimmter Krankheitsgruppen. Das gilt sowohl hinsichtlich der Prävalenz tuberkulöser oder unspezifisch-infektiöser Noxen als auch für deren Häufigkeitsrelation zum *Bronchialkarzinom unter der Maske des Mittellappensyndroms*.

Die ursprünglich auf lymphadeno-bronchogene Mittellappenprozesse unspezifisch-entzündlicher Genese beschränkte Konzeption von Graham, Burford u. Mayer war angesichts der breiten Skala ätiologischer Möglichkeiten zu eng gefaßt. Da gewöhnlich die typischen Folgen obstruktiver Belüftungsstörung im Vordergrund des Krankheitsgeschehens stehen, ohne notwendigerweise vom auslösenden ätiologischen Faktor eine spezielle Prägung zu erhalten, kann das Substrat der Lobärverdichtung und die klinische Semiotik bei verschiedenen Ursachen völlig identisch sein, und die Frage der Ätiologie und Restaktivität glandulärer Herde meist erst histologisch geklärt werden.

Nach vorherrschender Ansicht ist die *Tuberkulose* als absolut *häufigstes Grundleiden* zu betrachten (Brock; Cohen; Macpherson u. Lutwyche; Rubin u. Rubin; Kross u. Rosenblatt; Rogstad; Esser; Harper, Condon u. Wierman; Fretheim; Jenny; Lemoine u. Melillo; Sebestényi u. Erdélyi; Görgényi-Göttche u. Kassay; Mounier-Kuhn u. Despeignes; Schulze u. Becker; Löffler; Peiper; Giese u.a.).

Das *frühtuberkulöse Lappensyndrom der Primärinfektperiode*, das im Kindesalter das Gros chronischer Mittellappenverdichtungen bildet (Brock; Lemoine u. Melillo; Görgényi-Göttche u. Kassay), *gehört zum Formenkreis der früher sog. „Epituberkulose"* (Eliasberg u. Neuland; Willis; Kleinschmidt; Fernbach; Goldberg u. Casul;

Morloch u. Pinchin; Terplan u. Hyde; Jones, Rafferty u. Willis; Müller; Grimminger u. Schlepckow; Wissler u. Bosch; Schmid, Schmidt-Rohr, Spohn u. Pfeilstücker; Snijder u.a.) bzw. „Lungeninfiltrierung" (Redeker u. Simon; Klare; Priesel u.a.).

Es galt lange als allergisch-entzündliches Ödem, das sich infolge Diffusion von Tuberkulotoxinen ins Lungengewebe konzentrisch um verkäste Lymphknoten entwickele. Rössle und Wallgren deckten mit dem Zusammenhang zwischen Lymphknotenschwellung und Bronchusobstruktion den wahren Charakter der Ventilationsstörung auf. Nach ihren später vielfach bestätigten Befunden handelt es sich um kompressionsbedingte „reine" Anschoppungsatelektasen, seltener um „unreine" Atelektasen, denen sich nach Perforation kolliquationsnekrotischer Lymphknoten eine Aspirationstuberkulose aufgepfropft hat.

Nach Obduktionsbefunden sind *endobronchiale Durchbrüche* im Verlauf *kindlicher Primoinfektion* in 6—47%, bei *Späterstinfekten jugendlicher Erwachsener* in 11—18% festzustellen (Tanner, Tabelle 2, S. 17). Die autoptischen Angaben über die Häufigkeit ihrer narbigen Residuen schwanken zwischen 4,2 bzw. 4,5% (Arnstein; Könn; Fischer) und 25% (Schwartz; Wyss). Obgleich nur etwa 30—50% der Einbruchsstellen dem endoskopischen Nachweis zugänglich sind (Dufourt u. Depierre; Görgényi-Göttche u. Kassay), werden im klinischen Schrifttum relativ hohe Prozentzahlen für die Lymphknotenperforation bei primoinfizierten Individuen genannt [Kinder: Soulas u. Mounier-Kuhn: 20%; Carez u. Bruninx: 23%; Lemoine u. Fayance: 21%; Jeune, Mounier-Kuhn u. Potton: 31%; Rogstad: 14%; jugendliche Erwachsene: Boucher: 23,2% (17 frische und 12 ältere Fisteln bei 125 primärinfizierten Soldaten)]. Lemoine und Melillo fanden bei 90 kindlichen Mittellappensyndromen 61 Primärinfekte, davon 24 (= 39,3%) mit bronchoskopischen Anzeichen des Drüsendurchbruchs (Fistel bzw. Granulationen). Unter 123 Mittellappenverdichtungen Erwachsener konnten sie nur vier verspätete Erstinfektionen (= 3,2%), dagegen 35mal anliegende Lymphknotenverkalkungen mit Bronchitis anthracotica deformans nachweisen, die in neun Fällen (= 25,7%) endobronchiale Vegetationen hervorgerufen hatten.

Der Mittellappen wird dabei wesentlich häufiger das Projektionsfeld lymphoglandulärer Komplikationen des Primärkomplexes (nach Görgenyi-Göttche u. Kassay in 19,1%, nach Vojtek sogar in 48% aller Segmentlokalisationen) als anatomischer Sitz des pulmonalen Primärherdes selbst (Ghon u. Kudlich 7,8%; Uehlinger u. Blangey 6%; Medlar 6,7%; Frostad 2,5%; Görgényi-Göttche 14%). Das abweichende Verhalten der Lingula, in deren Bereich die Häufigkeit von Primärherden der atelektatischen Beteiligung gleichkommt (Görgényi-Göttche u. Kassay: 6,5 bzw. 6,7%), unterstreicht die geringere Vulnerabilität ihres Zufuhrbronchus durch bloßen Druck von außen.

Mit spontaner Rückbildung der Belüftungssperre ist nach pädiatrischen Beobachtungsserien nur in etwa 50% zu rechnen: Görgényi-Göttche u. Kassay fanden unter 120 totalen Mittellappenatelektasen der Primärperiode 54mal (= 45%) eine bleibende Verschattung des Lappenareals, 38mal (= 31,7%) fragliche und nur 28mal (= 23,3%) sichere Ausheilung. Ähnlich hoch ist der Prozentsatz segmentaler und lobärer Restschäden im großen Material von Richards (= 34,4% anhaltende Atelektasen, 15,6% konsekutive Bronchiektasie, 50% Wiederausdehnung atelektatischer Bezirke). Über analoge Erfahrungen berichten Jeune, Béraud, Mounier-Kuhn u. Normand; Gaus; Adler u. Richards; Bentley, Grzybowski u. Benjamin sowie Müller u. Erdmenger.

Die Persistenz des frühtuberkulösen Lappensyndroms ist keineswegs einer phthisischen Entwicklung gleichzusetzen. Diese Komplikation lymphoglandulärer Frühperforation ergibt sich nur in der Minderzahl der Fälle (Uehlinger; Tanner u.a.), wie überhaupt dem Drüseneinbruch der Primär- und Postprimärphase von zahlreichen Pathologen (Uehlinger; v. Albertini; v. Meyenburg; Hübschmann; Koch; Könn; Romain; Wurm; Beitzke) nicht die überragende Bedeutung für die Phthisiogenese eingeräumt wird, die ihm Schwartz beimißt. Auch klinische Erfahrungen sprechen dafür, daß das broncho-pulmonale Folgegeschehen der käsigen Lymphknotentuberkulose häufiger einer Atelektase oder allenfalls abortiver Streuung als einer fortschreitenden Aspirationsaussaat entspricht (Görgényi-Göttche u. Kassay; Müller; Löffler; Press; Gerritz; Catel u. Hahn; Tanner u.a.).

Ebenso wie die Evolution des Lymphknotendurchbruchs spielt die *Bronchustuberkulose* in Form der hämatogen angelegten Endobronchitis caseosa der Primärperiode oder als kanalikuläre Ableitungsbronchitis tertiär-kavernöser Lungenprozesse im Krankheitsgeschehen des Mittellappensyndroms nur eine untergeordnete Rolle (Brock; Lemoine u. Melillo; Scarinci; Schulze u. Becker u.a.).

Lange nach Abklingen der akuten hiloglandulären Schwellungsphase kann sich als *Spätfolge adeno-bronchialer Schädigung* beim Erwachsenen ein „*ganglio-pulmonaler Sekundärkomplex*" spezifischer Genese (Herrscher u. Bourgeois) unter dem Bild anhaltender Mittellappenschrumpfung entwickeln. Besonders in höherem Alter besteht die Neigung zum Wiederaufbruch bereits indurierter oder verkalkter Lymphknoten (Liouville; Ghon; Arnstein; Anders; Riebold; Sternberg; Giese; Fleischner; Staemmler u. Otto; Beitzke; Uehlinger; Steiner; Le Melletier u. Chaulet; Blumenberg; Dufourt u. Depierre u.a.), die gelegentlich als „*Broncholithen*" in das Lumen ausgestoßen werden (Boerhaave; Poulalion; Bickel u. Grunmach; Ordstrand; Moore u. Harris; Scherer; Pagel u. Henke; Frese; Blauenstein; Fleischner; Anderson u. McKay; Tinney u. Moersch; Pohl; Schmidt, Clagett u. McDonald; Lell; Zdansky; Kourilsky, Lemoine, Fourestier u. Le Boucher; Justin Besançon, Lamy, Lemoine u. Paley; Brock; Head u. Moen; Paulson u. Shaw; Esser; Schmidt, Clagett u. McDonald; Liavaag; Tonelli; Freedman u. Billings u.a.). Wenn daraus auch eine offene Tuberkulose resultieren kann (Arnstein; Anders; Giese; Fleischner; Schwartz; Uehlinger; Beitzke; Suter u. Iselin; Brun, Viallier u. Moindrot; Fonlupt; Uehlinger u. Schoch), so ist die Gefahr einer spezifischen Aspirationsaussaat aus Spätfisteln verkreideter Lymphome doch geringer als beim Frühdurchbruch der Primärperiode (Justin Besançon, Lamy, Lemoine u. Paley; Uehlinger; Beitzke), denn ihr Fistelsekret enthält nur spärlich oder keine Tuberkelbazillen. Das gleiche gilt für die Verkalkungen selbst, die als endobronchiale Fremdkörper starke Reizwirkungen ausüben können (Head u. Moen; Uehlinger; Dufourt u. Depierre). Das *post-tuberkulöse Lappensyndrom* Brocks stellt somit in der Regel ein unspezifisch-entzündliches Folgegeschehen dar, das durch den oben erwähnten Circulus vitiosus zum Dauerzustand wird (Abb. 232), und dessen eigentlicher Ursprung ohne feingeweblichen Befund meist larviert bleibt (Cohen; Rubin u. Rubin; Kross u. Rosenblatt; Esser; Harper, Condon u. Wierman; Fretheim; Lemoine u. Melillo; Galy u. Pérol; Sebestényi u. Erdélyi; Schulze u. Becker; Löffler; Hecking; Peiper u.a.).

Bei der Bronchialperforation des höheren Alters findet man die granulierende Lymphknotentuberkulose in der Regel mit koniotischen Veränderungen vergesellschaftet (Giese). Die ständige Mobilisation der Quarzstaubdepots bezieht das Peribronchium ein und bahnt dem tuberkulösen Altprozeß allmählich den Einbruchsweg in die Bronchialwand (Giese; Wätjen; Uehlinger; Beitzke u.a.). Die Anthrakose, deren schwärzliches Pigment die lymphoglanduläre Einbruchstelle zu markieren pflegt, ist dabei nur als „sekundäre, für den Verlauf des Prozesses unerhebliche Begleiterscheinung" aufzufassen (Giese). *Silikose und Mischstaubpneumokoniosen* bilden dagegen im Zusammenwirken staubbedingter Lymphadenitis, konstriktiver Perilymphadenitis, chronischer Bronchitis und Lungengerüstsklerose nicht selten alleinige Ursache isolierter Mittellappenschrumpfungen (Giuntoli; Fischedick; Guglielmo u. Gaudieri; Pernis u. Battigelli; Schulze u. Becker u.a.). Die koniotische Bronchitis deformans ist oft gleichfalls mit Drüseneinbrüchen (Schmorl; Gey; Arnstein; Giese; Uehlinger; di Blasi; Lemoine u. Bruninx; Zanetti; Leicher; Zanetti u. de Ponti; Guglielmo, Chiappa u. Citroni; Brun u. Perrin; Voegtli u.a.), gelegentlich auch mit Abscheidung silikotischer Bronchialsteine (Baader) verbunden.

Ein Teil der chronischen Mittellappensyndrome geht auf *unspezifisch-entzündliche Lymphknotenschwellungen und Bronchiektasie* als Restzustände früherer Virusinfekte zurück. Dieser Zusammenhang wurde von GRAHAM, BURFORD u. MAYER in den Vordergrund gestellt und von anderen Autoren zum Teil bestätigt (LEERGAARD; ZDANSKY; PAULSON u. SHAW; JENNY; HEAD u. MOEN; LEROUX, LECOEUR u. LIBERT; PELTZER; FABRITIUS u. ØDEGAARD; WITHWELL; BIANCALANA; ESSER; RICHTNÉR; HUZLY; WURM; WILLMANN; FRETHEIM; STEIGER; TANNER; DUPREZ; SEBESTÉNYI u. ERDÉLYI; EFFLER u. ERVIN; TITCHE; KARTAGENER; SCHULZE u. BECKER u.a.). Vielfach handelt es sich dabei um eine *polystenotische Obstruktionsatelektase* (LEROUX, LECOUR u. LIBERT; KARTAGENER). Als Ausgangspunkt der Entwicklung ist besonders auf die chronisch weiterschwelende *Bronchiolitis obliterans nach Pertussis und Masern* hinzuweisen (NICHOLSON; GIESE; LINDSKOG u. HUBBELL; ESSER; FAWCITT u. PARRY; KLARE u. REUSSE; GRIFFITHS; DUPREZ; MOUNIER-KUHN, JEUNE, GALY u. PRÉAULT u.a.), zumal die im akuten Stadium dieser Virusinfekte beobachteten Lungensegmentverschattungen in hohem Prozentsatz Mittellappen und Lingula einbeziehen oder isoliert betreffen (nach AUGUSTIN u. BINDER: unter 321 Pertussisfällen mit segmentaler Affektion in 29,4 bzw. 17%). DUPREZ fand bei 110 Patienten mit „primitiver Bronchiektasie“ und regionaler Parenchymverdichtung den Mittellappen in 39%, die Lingula in 36% befallen (s. auch Abb. 187, S. 307)

Entzündlich-granulomatöse Lymphknotenhyperplasie, z.T. auch submuköse endobronchiale Infiltrate (OLSEN; CITRON u. SCADDING; KALBIAN; REBOUL, FRÉOUR, DELORME, NICHOLAS u. AUCH; TURIAF, MARLAND u. SORS; WURM; GRIMMINGER; GOLDENBERG u. GREENSPAN; FREESEN) vermögen bei *Sarkoidose* (ADLER, MANTZ u. WARE; SCHULZE u. BECKER; ARKLESS), im Sekundär- und Tertiärstadium der *Lues* (FREEDMAN u. HIGLEY; HORNBERGER), bei *Blastomykose* (WEISEL u. LANDIS; WHITE u. OWEN; ACREE, DE CAMP u. OCHSNER; SCHULZE u. BECKER), *Aktinomykose* (RUMRICH; SCHAUB; JOHNSON u. KERMAN [zit. nach SCHAUB]), *Nokardiose* (CONNAR, FERGUSON, SEALY u. CONANT), *Aspergillose* (HINSON, MOON u. PLUMMER) und anderen bronchopulmonalen Mykosen eine bleibende Mittellappenschrumpfung hervorzurufen. Über analoge Befunde wird bei *Histoplasmose* der Mediastinallymphknoten berichtet (WOHL, ISRAEL u. FROBESE; ADLER, MANTZ u. WARE), in deren Verlauf auch Bronchuseinbrüche von Plasmoseherden mit Broncholithenbildung vorkommen (FELSON; BAUM u. SCHWARZ).

Gelegentlich erweist sich das Lappensyndrom als Folge *verschleppter Fremdkörperaspiration* (PAULSON u. SHAW; DORNER; DE HAAN; SWIERENGA; LEMOINE u. MELILLO; RICHTNÉR; SEBESTÉNYI u. ERDÉLYI; UEHLINGER u. SCHOCH; LAUSTELA; HAYS, HUBERTY u. O'LOUGHLIN; PEIPER). Auch die *Aspiration von Blut und Gewebspartikeln nach Tonsillektomie* kann zu isolierten Anschoppungsatelektasen des Mittellappens führen (WALDAPFEL).

Das Auftreten einer Mittellappenatelektase nach Verschlucken einer im Ösophagus steckengebliebenen Zahnprothese — von VALLE und CLOUTIER als Kuriosum mitgeteilt — war kollateral-entzündlicher Lymphknotenschwellung zuzuschreiben. Das mehrfach beschriebene Zusammentreffen von Mittellappensyndrom und ösophagealen Traktionsdivertikeln (KATZ; SOULAS u.a.) ist ebenfalls nicht zufällig, da Bronchien und Speiseröhre vielfach zugleich von mediastinaler Perilymphadenitis und Lymphknotenperforation geschädigt werden (SCHMORL; BEITZKE; DUFOURT u. DEPIERRE; DAVIS, KATZ u. PEABODY u.a.).

Mittellappen wie Lingula sind — neben den Unterlappen — bevorzugter Sitz auch der *Lungensteatose* (FAQUET u. LANGEARD; VOLK, LOSNER, LEWITHAN u. NATHANSON; BUECHNER u. STRUG; HODGSON u. MCDONALD; ROBBINS u. SNIFFEN; HAMPTON, BICKHAM u. WINSHIP), einer chronischen Lipoidpneumonie mit starker fibroplastischer Fremdkörperreaktion, die sich durch wiederholte unmerkliche Aspiration nicht verseifbarer mineralischer bzw. tierischer Öle (Daueranwendung von Mentholöl etc. im Nasen-Kehlkopfbereich bzw. von flüssigem Paraffin als Laxans) (LAUGHLEN; PINKERTON; FISCHER-WASELS; IKEDA; THOMAS u. RIENHOFF; BASSERMANN; SCHNEIDER; SANTE; EVEN,

Lecoeur u. Sors; Rossier u. Bühlmann; Berg u. Burford) oder im Rahmen einer Kerosen-Vergiftung (Gershon-Cohen, Bringhurst u. Byrne; McNally u.a.) entwickelt.

Daß dem Erscheinungsbild des Mittellappensyndroms mitunter *karnifizierte croupöse Pneumonien* (vgl. Abb. 173) zugrundeliegen, deren Lösung durch Fibrinausguß und entzündliche polystenotische Obstruktion der Bronchien gestört wurde (Schulze), ist nach klinisch-röntgenologischen Verlaufsbeobachtungen zu vermuten (Peltzer; Esser; Schulze u. Becker; Chrysler; Shekhter u. Zubchuk) und anatomisch zu verifizieren (Wurm; Uehlinger u. Schoch).

Bei Mitralfehlern kann der Druck des exzessiv erweiterten linken Vorhofs auf den Lappenbronchus eine „*kardiogene Mittellappenschrumpfung*" erzeugen (Edens; Müller; Löffler; Bruwer, Hodgson u. Callahan; eigene autoptisch bestätigte Beobachtungen). Als Raritäten sind chronische Obstruktionsatelektasen des Mittellappens infolge *Kompression des Versorgungsbronchus durch Echinococcuszysten* (Schwaiger; Sebestényi u. Erdelyi) oder *Bronchialabknickung bei starker Kyphose* (Loeschcke) zu nennen.

Ebenso selten ist das Vorkommnis selektiver *posttraumatischer Mittellappenatelektasen.* Peiper führt eine einschlägige Beobachtung nach Thoraxprellung auf Sekretretention bei schmerzbedingter Atemhemmung zurück. Sturm deutet eine 6 Jahre (!) nach schwerem Schädelbruch festgestellte chronische Mittellappenatelektase als Folge dienzephal ausgelöster Kontraktionsvorgänge. Die im Krankheitsbericht erwähnten Details (vorausgehende massive rezidivierende Lungenblutungen, Kalkimprägnierung des rechten Hilus mit peripherem Kalkherd im rechten „Mittelfeld", Nachweis chronisch proliferativer Bronchitis und Bronchiektasie im Resektionspräparat) legen epikritisch jedoch einen Zusammenhang mit örtlichen broncho-mechanischen Faktoren (Bronchialobturation durch Cruor bzw. posttuberkulöses Lappensyndrom) nahe. Noch ungewöhnlicher ist der von Ransdell u. Elliot mitgeteilte Befund einer kombinierten akuten Belüftungs- und Zirkulationssperre des Mittellappens, der infolge Dünndarmvorfalls in den Brustraum bei rechtsseitigem Zwerchfellbruch eine *Stieldrehung* erlitt und en bloc infarzierte.

Der blastomatöse Ursprung des Mittellappen- und Lingulasyndroms spielt im Kindesalter — mit vereinzelten Ausnahmen (Lemoine u. Melillo) — praktisch keine Rolle. *Autochthone und metastatische Geschwulstkrankheiten der Hiluslymphknoten* (Lymphosarkom, Morbus Hodgkin u.a. Retikulosen, Leukosen, Absiedlungen von Karzinomen der Mamma, des Verdauungstraktes (Abb. 233) und sonstiger Primärtumoren) treten auch in höherem Alter gegenüber den nicht-neoplastischen Grundleiden zahlenmäßig in den Hintergrund (Lemoine u. Melillo: 4,9%; Schulze u. Becker: 10%).

Die *Bedeutung bronchogener Tumoren* für die Kausalgenese isolierter Mittellappen- und Lingulaatelektasen wird dagegen eher unterschätzt.

Brock wies nachdrücklich auf die weitgehende Übereinstimmung von Anamnese, Klinik, Schattensubstrat und Manifestationsalter des post-tuberkulösen Lappensyndroms mit dem Bronchialkarzinom gleicher Lokalisation hin. Zugleich betonte er jedoch, bei der Seltenheit und dem überwiegend peripheren Sitz von Krebsen des Mittellappens habe die karzinomatöse Genese anhaltender Obstruktionsatelektasen dieses Areals im Verhältnis zu den entzündlichen Ursachen auch beim Erwachsenen nur geringes Gewicht. Diese für die Differentialdiagnose belangvolle Auffassung wurde von manchen anderen Autoren geteilt und vielfach als Kronzeugnis zitiert (Paulson u. Shaw; Touroff; Jenny; Peltzer; Esser; Krause u. Lubert; Salzer, Wenzl, Jenny u. Stangl; Uehlinger u. Schoch; Tonelli u.a.).

Bei Überprüfung des Sachverhaltes an Hand einer Sammelstatistik von insgesamt 15529 Bronchialkarzinomen (Tabelle 6) erweist sich allerdings, daß Brock in seinem Krankengut (1200 Fälle) unter allen Beobachtern den bei weitem niedrigsten Prozentsatz (0,7%) von Mittellappenkarzinomen fand. Der Anteil wird in anderen Einzelstatistiken um ein Vielfaches übertroffen und liegt auch im Gesamtdurchschnitt (3,6%) nicht unwesentlich höher. Zudem scheint die Bevorzugung der Peripherie gegenüber dem zentralen Bronchialstiel des Lappens nach detaillierten Angaben verschiedener Autoren keineswegs erwiesen (Liavaag; Schvarcz; Überschär u. Hasche; Jenny; Schulze u. Becker; Kraus u. Strnad; Dölitzscher).

Tabelle 6. *Relative Häufigkeit primärer Bronchialkarzinome des Mittellappens und der Lingula*

Autor	Gesamtzahl der Bronchuskrebse	Anteil von Mittellappen (Lingula)	
		absolut	%
Fischer (1931)	784	15	2,0
Schulze (1937)	251	4	1,6
Simons (1937)	649	7	1,08
Björk (1947)	234	4	1,6
Walter (1948)	286	6	2,1
Gagnon (1948)	224	20	8,8
Brock (1948)	1200	8	0,7
Kulvin (1948)	316	17	5,5
Liavaag (1949)	80	4	5,0
Koch (1950)	185	8	4,67
Brunner (1951)	178	4	2,2
Theiss (1951)	193	8	4,2
Wiklund (1951)	259	9	3,5
Jenny (1952)	1040	13	1,3
Richter (1952)	137	4	2,9
Ochsner, de Camp u. de Bakey (1952)	331	20	6,0
Baldry (1952)	180	9	5,0
Fretheim (1952)	125	11	8,8
Salzer, Wenzl, Jenny u. Stangl (1952)	1200	36	3,0
Adler u. Fuller (1953)	100	3 (7)	3,0 (7)
Lüdeke (1953)	125	4	3,2
Grosse (1953)	4198	120	3,0
Locke (1953)	400	20	5,0
Schweizer (1953)	80	6	7,5
Ehler, Stranahan u. Olson (1954)	517	23	4,5
(Überschär u. Hasche) (1954)	(?)		(3,0)
Ochsner, Ray u. Acree (1954)	1457	113	7,8
Geissendörfer (1955)	500	50	10,0
Kraus u. Strnad (1956)	300	15 (6)	5,0 (2)
Insgesamt	15529	561	3,6%

Es besteht demnach kein statistisch begründeter Anlaß, das Bronchialkarzinom dieser Lage als ungewöhnlich selten zu bezeichnen und etwa bei der ätiologischen Differenzierung des Mittellappensyndroms generell zu vernachlässigen. Eine Sorglosigkeit ist um so weniger am Platz, als auch das *vom Zwischenbronchus ausgehende Karzinom* zunächst eine selektive Belüftungssperre des Mittellappens bzw. der Lingula verursachen kann, ehe der Unterlappen atelektatisch wird.

Im letzten Jahrzehnt häufen sich Mitteilungen über *Karzinome des Mittellappenbronchus* (Meyer, Nicholas u. Soulas; Curtilliet u. Portier; Bérard, Ode u. Pugniet; Baldry; Portier, Viallet, Chevrot u. Ferrand; Ezio; Bérard u. Ode; Minetto; Locke; Lemoine u. Finet; Schvarcz) und Erfahrungsberichte, in denen die Bedeutung versteckter Krebse für die Differentialdiagnose des Mittellappensyndroms hervorgehoben wird (Ødegaard; Überschär u. Hasche; Willmann; Schulze u. Becker; Kraus u. Strnad; Fretheim; Schwaiger; Dölitzscher; Peiper; Szécsény, Karády u. Dániel; Frey u. Lüdeke u.a.). Die ätiologische Aufgliederung von 564 jenseits des Pubertätsalters beobachteten chronischen Obstruktionssyndromen (Tabelle 7) unterstreicht diesen Sachverhalt: Im Gesamtergebnis war fast *jede 5. Mittellappen- bzw. Lingulaverdichtung der Erwachsenen durch einen Bronchialtumor bedingt*, und nahezu *hinter jedem 7. Erkrankungsfall steckte ein Karzinom des Lappen- bzw. Segmentbronchus*. Das von MOREL, POGGLIOLI u. ESPITALIE beschriebene Vorkommnis einer *endobronchialen Implantationsmetastase* eines spinozellulären Tonsillenkarzinoms im Mittellappenbronchus stellt dagegen eine ausgesprochene Rarität dar.

Tabelle 7. *Relative Häufigkeit bronchogener Geschwülste unter der Maske des Mittellappen-(bzw. Lingula-)Syndroms*

	Gesamtzahl chronischer ML- bzw. Lingula-Verdichtungen	davon: Bronchialcarcinome		Bronchial-adenome (und -sarkome)
		a) insgesamt	b) ML (Lingula)	
PAULSON u. SHAW (1949) . . .	32	1	1	
ØDEGAARD	20	1	1	1
HOPKINS u. LEIGH (1952) . . .	32	4	— (4)	
WILLMANN (1952)	25	2	2	
LEMOINE u. MELILLO (1952) . .	123	19	12	5
ÜBERSCHÄR u. HASCHE (1954) .	20	10	10	
SCHWAIGER (1954)	12	6	6	
SEBESTÉNYI u. ERDÉLYI (1954).	18	1	1	
KRAUS u. STRNAD (1956) . . .	27	21	11 (3)	1
RICHTNÉR (1957)	20	1	1	
PEIPER (1959)	27	4	4	2
GANGUIN u. MEISTER (1961) . .	39	7	7	
Eigenes Material (1951—1962) .	169	31	13 (7)	2 (1)
	564	108 = 19,1%	69 (14) = 14,7%	12 = 2,1%

Gegenüber dem Karzinom treten *Adenome* bzw. myo-epitheliale „Epistome" (SANTY, BÉRARD, GALY, TOURAINE u. UGUAT), *Sarkome* (STOREY) und *benigne Geschwülste des Mittellappenbronchus*, wie Hämangio-Endotheliome (BROCK), Lipome (OCHSNER, LE JEUNE u. OCHSNER), Myoblastome (HORÁNYI, HORLAY u. KERÉNYI) etc. zahlenmäßig weit zurück. Auch das Vorkommnis *endobronchialer Hamartome* als Ursache chronischer Mittellappenschrumpfung ist im Vergleich zum Bronchialkrebs relativ selten (HALL; PRICE-THOMAS; HASCHE u. HAENSELT; BATESON u. ABBOTT; YOUNG, JONES, HUGHES, FOLEY u. FOX).

Ein ursächlicher *Zusammenhang zwischen Karzinogenese und chronisch-entzündlicher Epithelmetaplasie* bzw. proliferativer Hyperkeratose der Bronchialschleimhaut, wie man sie im Bereich inveterierter broncho-pulmonaler Entzündungen (LINDBERG; FISCHER; KAHLAU), in Bronchiektasen (PAGEL; NISKANEN; WITTEKIND u. STRÜDER; VAJL') und Narbenfeldern von Pigmenteinbrüchen koniotischer wie tuberkulöser Lymphknoten antrifft (SCHMORL; GEY; ARNSTEIN; SCHWARTZ u.a.), ist noch umstritten und beim postinfektiösen Lappensyndrom bisher mit keinem sicheren Präzedenzfall belegt.

Eine *hyperplaseogene Krebsentstehung* auf dem Boden anhaltender und überschießend regeneratorischer Fehldifferenzierung des Bronchialepithels (ORTH; FISCHER-WASELS; FLECKSEDER; KALBFLEISCH; WEGELIN; FRIED; PAGEL; NISKANEN; LINDBERG; WELLER u.a.) dürfte für die in subpleuralem Schwielengewebe und peripheren Bronchiektasen entstehenden *Narbenkrebse* histologisch gesichert sein (RÖSSLE; FRIEDRICH; SCHWYTER; KOCH; ATTINGER; SCHINZ; PRIOR u. JONES; THEMEL u. LÜDERS; KAHLAU; KARTAGENER; LÜDERS u. THEMEL u.a.). Trotz mancher Einwände (TUTTLE u. WOMACK; GRAHAM, SINGER u. BALLON; MACKLIN u. MACKLIN) gilt der von chronischen Entzündungsreizen ausgelöste Proliferationsvorgang auch als Vorstadium der — z.T. multipel vorkommenden — *Miniaturkarzinome in erworbenen Bronchiektasen* (GRAY u. CORDONNIER:

SIEGMUND; KARSNER u. SAPHIR; STEWART u. ALLISON; PETERSEN, HUNTER u. SNEEDEN: ECK; RAEBURN; PRIOR u. JONES; WERNER; HEINE; RAEBURN u. SPENCER; CURETON u. HILL; BLACK u. ACKERMAN; WITTEKIND u.a.), *in entzündlich vorgeschädigten Bronchien* (CHIRAY, ALBOT u. JAME; KALBFLEISCH; SPAIN u. PARSONNET; PAPANICOLAOU u. KROPOWKA; AUFSES u. NEUHOF; KAHLAU; HEINE; KRÜCKENMEYER; VOLUTER u. KAPANCI u.a.) und *zystischen Lungenmißbildungen* (SCHÄFER; GOZUTTI; WOMACK u. GRAHAM; MOERSCH u. CLAGETT; BASS u. SINGER; GSELL; AYAS; KOROL; LARKIN u. PHILLIPS; PEABODY, KATZ u. DAVIES; SCHWYTER; WEST u. VAN SCHOONHOVEN; TALA u. LAUSTELA; BRÜNNER; EERLAND u.a.).

Manche Autoren halten es auf Grund einschlägiger Befunde für wahrscheinlich, daß auch die — vorwiegend zentral gelegenen — *Durchbruchsnarben alter indurierter Lymphknotenprozesse* in manchen Fällen den *Ausgangspunkt maligner Neubildung* in der Bronchialwand darstellen (SCHMORL; FLECKSEDER; SCHWARTZ; WOODRUFF u. NAHAS; WOODRUFF, SEN-GUPTA, WALLACE, CHAPMAN u. MARTINEAU). Diese Ansicht blieb nicht unwidersprochen (BEITZKE; VOEGTLI u.a.), wobei vor allem der Unterschied von Häufigkeit und Sexualproportion beider Bedingungen ins Treffen geführt wurde (VOEGTLI). KAHLAU fand fünf Bronchuskrebse in unmittelbarer Nachbarschaft anthrako-silikotischer Bronchialwandschwielen, hebt jedoch hervor, die Epithelmetaplasie sei eine regeneratorische Eigentümlichkeit der Bronchialschleimhaut und bilde nicht notwendigerweise das Vorstadium von Epithelkrebsen. Die Beurteilung der Kausalitätsfrage erfordert zweifellos größte Zurückhaltung. Immerhin gibt die Ähnlichkeit der prozentualen Verteilung verkalkter Primärkomplexe (UEHLINGER u. BLANGEY) und bronchogener Krebse (Sammelstatistik von MÜLLY) auf die einzelnen Lungenlappen zu denken.

Die Möglichkeit einer neoplastischen Entgleisung von länger schwelenden Entzündungsprozessen eines Mittellappen- bzw. Lingulasyndroms kann demnach nicht grundsätzlich verneint werden. Die Gefahr dieser fatalen Spätkomplikation ist zumindest beim Erwachsenen in der therapeutischen Entscheidung einzukalkulieren, zumal eine solche Entwicklungstendenz klinisch und röntgenologisch weder abzuschätzen noch in ihrem Beginn zu erfassen ist.

d) Klinik

Die *Altersverteilung* des Mittellappensyndroms erstreckt sich über alle Lebensabschnitte. Den ätiologisch-pathogenetischen Manifestationsbedingungen entsprechend sind jedoch Kleinkinder und ältere Menschen des 6.—7. Dezenniums bei weitem am häufigsten betroffen.

Das *Geschlechtsverhältnis* ist ziemlich ausgeglichen, obgleich bei lymphadenogener Bronchialperforation das weibliche Geschlecht überwiegen soll (BEITZKE; VOEGTLI). Aus einer Sammelstatistik von 484 nichtneoplastischen Beobachtungsfällen verschiedener Autoren (BROCK; PAULSON u. SHAW; ØDEGAARD; JENNY; LEMOINE u. MELILLO; SCHWAIGER; SCHULZE u. BECKER; FRANCHINI u. CANEPARI; BORSELLA; SHEKHTER u. ZUBCHUK) ergibt sich eine Relation ♂ : ♀ von 261 (= 53,9%) : 223 (= 46,1%).

Das *klinische Bild* deckt sich mit den Allgemeinsymptomen bronchopulmonaler Affektionen und ist insofern wenig aufschlußreich. Die Semiotik variiert im Einzelfall je nach dem Entwicklungsstadium des Grundleidens bzw. des nachfolgenden Obstruktionsprozesses. Sie kann in ihrer Ausprägung von dramatischen Erscheinungen über anhaltende Symptome geringer Intensität bis zu Phasen subjektiver Beschwerdefreiheit wechseln.

Die Erkrankung kann akut einsetzen oder schleichend beginnen. Das Ereignis eines frischen Lymphknotendurchbruchs gibt im allgemeinen keine scharfe Zäsur und bleibt häufig sogar ganz verborgen (DUFOURT u. DEPIERRE u.a.). Plötzliche Asphyxie und andere bedrohliche Anzeichen sind selten und beschränken sich fast ausnahmslos auf die floride Primoinfektion des Kleinkindes (SCOBIE; KRAAN u. MULLER; DUFOURT u. DEPIERRE u.a.).

Als vorherrschendes Symptom tritt hartnäckiger *Reizhusten* in über 80% der Fälle auf (SCHULZE u. BECKER). Er nimmt bei massiver Lymphknotenkompression im Kindesalter bitonal-stridorösen Klang an, steigert sich unter dem Fremdkörperreiz von Broncholithen zu quälenden Asthmaanfällen (BOERHAAVE; PENDERGRASS u. DE LORIMIER; HEAD u. MOON; TANNER; LÖFFLER) und ist oft von stechenden *Schmerzen in der vorderen Brustwand* begleitet. *Auswurf* kann — zumal bei völligem Bronchialverschluß — fehlen, wird aber meist in Form glasigen, mitunter von schwärzlichen Kalkbröckeln durchsetzten oder schleimig-eitrigen Sputums entleert. *Rezidivierende Hämoptysen* sind ziemlich häufig (GRAHAM, BURFORD u. MAYER; BROCK; PAULSON u. SHAW; MCHALE; MÉTRAS; LEMOINE u. MELILLO; SCHULZE u. BECKER; PEIPER u.a.). Gelegentlich kommt es zu *massiver Blutung* (ZDANSKY; CRAFOORD; UEHLINGER u. SCHOCH; SEBESTÉNYI u. ERDÉLYI; SHEKHTER u. ZUBCHUK), die aus Bronchiektasen (SANTY, BÉRARD, GALY u. OLLAGNIER), von hämorrhagischer Bronchitis (MOUNIER-KUHN u. VILLARD) oder bilateralem Fisteldurchbruch in Bronchien und Äste der Pulmonalarterie herrühren (SCHMORL; ARNSTEIN; ANDERSON u. MCKAY; MATHEY u. MANNES) und zum akuten Verblutungstod führen kann (ZDANSKY; UEHLINGER u. SCHOCH).

Bei frischen Entzündungsschüben trifft man oft schwere Krankheitszustände mit septischem Fieberverlauf an. Auch nach Abklingen der akuten Phase verursacht der fortschwelende Entzündungsprozeß meist subfebrile *Temperaturen, Mattigkeit* und allgemeines Krankheitsgefühl. Sein fokal-toxischer Charakter drückt sich gelegentlich in rheumatoider Arthralgie aus. Etwa ein Drittel der erwachsenen Patienten zeigt stärkere *Gewichtsabnahme*, manche erscheinen ausgesprochen kachektisch. Blutsenkung und Blutbild weisen die bei chronischer Pneumonie üblichen Veränderungen auf. Der *physikalische Befund* ist dagegen meist geringfügig oder gar völlig stumm, wenn sich der verdichtete Lappen von der seitlichen Brustwand hiluswärts retrahiert hat.

Der *Krankheitsverlauf* pflegt sich unter immer erneuten pneumonisch-pleuritischen Schüben über viele Jahre hinzuziehen, ohne daß es zu völliger Lösung des Lobärprozesses kommt. Ein Teil der Kranken ist im Intervall afebril und beschwerdefrei. Mitunter wird eine hochgradige Lappenschrumpfung erst als röntgenologischer Zufallsbefund im Stadium der Fibrose bei älteren Menschen entdeckt, die sich keiner ernstlichen bronchopulmonalen Erkrankung erinnern können. Andererseits treten zum lobären Obstruktionssyndrom nicht selten schwere *eitrige Komplikationen im Brustraum* (Lungenabzceß, Gangrän, Pleuraempyem, Perikarditis) (BROCK; PAULSON u. SHAW; WILLMANN; UEHLINGER u. SCHOCH; SCHULZE u. BECKER; PEIPER u.a.) oder *Fernschäden* in Form metastatischer Hirnabszesse (BROCK), allgemeiner Amyloidose bzw. Amyloidnephrose (SCHULZE u. BECKER) hinzu.

Die *Letalität* des Lappensyndroms ist schwer abzuschätzen. Die hohe Sterblichkeitsquote im Beobachtungsgut von SCHULZE u. BECKER (7 Todesfälle auf 63 nicht-neoplastische Mittellappen- und Lingulasyndrome) geht zu Lasten putrider Spätkomplikationen. Demgegenüber erscheint das Risiko des chirurgischen Eingriffs gering: Nach der Operations-Sammelstatistik PEIPERs ergab sich bei 150 Resektionen und 1 Thorakotomie nur 1 Spättodesfall durch Lungenembolie (JENNY).

Die Indifferenz der Symptome und Spärlichkeit des Auskultationsbefundes machen die *richtige Krankheitsdeutung mit klinischen Methoden allein unmöglich* (BÜRGER; LÖFFLER; SCHULZE u. BECKER u.a.).

Die Unsicherheit spiegelt sich in den klinischen Überweisungsdiagnosen wider, die bei älteren Patienten begreiflicherweise oft den — irrigen — Verdacht auf ein Bronchuskarzinom aussprechen (BROCK; PAULSON u. SHAW; JENNY; SCHULZE u. BECKER; PEIPER u.a.) und den Kern der Sache kaum je treffen. Erst auf Grund des Röntgenbefundes kann der Kliniker zur Klärung der Ätiologie beitragen, sofern anamnestische Daten (berufliche Staubexposition, Fremdkörperaspiration etc.), Fahndung nach Tuberkelbazillen, Pilzen und Tumorzellen im Auswurf bzw. gezielt entnommenes Bronchialsekret oder endoskopischer Befund Hinweise geben. Bakteriologische Treffer sind — zumindest beim Erwachsenen — verhältnismäßig selten (SCHULZE u. BECKER) und noch kein unbedingt schlüssiges Indiz für den spezifischen Ursprung der Affektion (GOOD, CARR u. WEED; STEINBERG, HOLZBERGER u. SCHWARTZ). Denn jenseits vorbestehender Bronchostenosen kommt sowohl eine Sekundärhaftung von Tuberkelbazillen (v. MÜLLER: SCHMORL; LEMIERRE u. CATTAN; BÜRGER; KARTAGENER; SCHULZE u. BECKER) als auch saprophytäre Besiedlung von Bronchiektasen mit säurefesten Stäbchen vor, die nicht dem Kochschen Bazillus entsprechen (FRAENKEL; PAPPENHEIM; RABINOWITSCH; TERBRÜGGEN; LITZNER; BALDWIN; LÜCHTRATH; PINNER; CORY; NITTI u. RICKLER u.a.).

e) Röntgenologischer Befund

Die Röntgenuntersuchung ist für die Aufspürung, topische Diagnose und weitere Differenzierung des Mittellappen- und Lingulasyndroms entscheidend. Zur richtigen topographischen Einordnung und Substratdeutung des Parenchymschattens bedarf es klarer

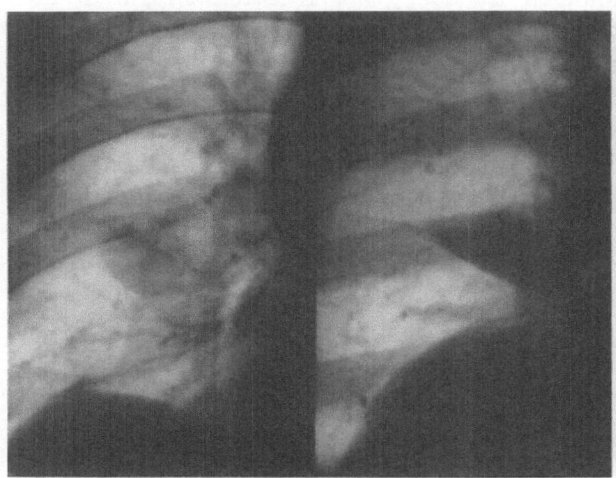

Abb. 232a

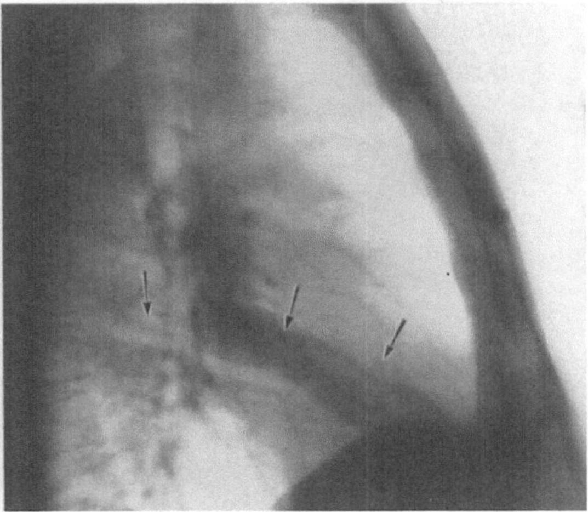

Abb. 232b

Abb. 232a—e. P. L., 46jähr. ♂. Arch.-Nr. 550/53, Röntgeninstitut der Medizinischen Universitätsklinik Leipzig (ehem. Direktor: Prof. M. BÜRGER). Posttuberkulöses Mittellappensyndrom mit hochgradiger Parenchymschrumpfung bei verkalktem Primärherd an der rechten Unterlappenbasis. (Resektion: indurierte Lappenatelektase infolge narbiger Bronchokonstriktion nach Einbruch eines verkreideten tuberkulösen Lymphknotens.) (Op. Prof. F. MÖRL, Chirurgische Klinik Stadtkrankenhaus St. Georg, Leipzig). a Nativbefund p.-a. in aufrechter und lordotischer Haltung. b Frontalbild: der zarte Spindelschatten der Atelektase wird vom orthograd erfaßten Haarsegel des ventro-basalwärts vorgeschobenen Ober-Unterlappenspalts (↓↓↓) in Hilusnähe überkreuzt. c und d Schichtbild 11 cm a.-p. und 10 cm frontal: kalkimprägnierte Lymphknoten (↓) an typischer Stelle, die verengte Segmentgabel des Mittellappenbronchus innerhalb der Schattenfigur, Nachrücken der benachbarten Segmentgefäße [s. auch (b)]. e Bronchogramm frontal: exzentrische glattrandige Stenose an der Penetrationsstelle, Konvergenz der poststenotischen Bronchien

räumlicher Orientierung, genauer Kenntnis des segmentalen Lungenbauplans und sorgfältiger Strukturanalyse des Bildmaterials, um die Situsentstellung durch Parenchymverschiebung und die Dislokation der pulmonalen Gefäßäste als indirekte Leitsymptome der Belüftungsstörung zu erkennen. Die ursächliche Klärung des Grundleidens erfordert zusätzliche Maßnahmen und bleibt gemeinsame Aufgabe mehrerer Disziplinen.

α) *Nativbefund*

Das native Schattenbild des pathologisch veränderten Mittellappens und Lingulasegments ist der Variationsbreite des anatomischen Substrats entsprechend vielgestaltig (ESSER; DROUET, FAIVRE, LAMY u. LARCAN; SCHULZE u. BECKER; SCHWAIGER; PEIPER; RADAJEWSKI u.a.). Es ist um so sinnfälliger, je mehr die infiltrative Komponente zur Geltung kommt, und wirkt um so diskreter, je stärker die Schrumpfungstendenz des

Parenchyms ist. Die Wahrnehmung des Schattens hängt dann letztlich von der Aufmerksamkeit am Schirm und sachgemäßer Durchleuchtungstechnik ab. Beschränkt sich der Untersucher darauf, den Thorax des aufrecht stehenden Patienten in Vorderansicht und horizontalem Strahlengang zu betrachten, so läuft er Gefahr, den eigentlichen Sachverhalt der Lobärschrumpfung fehlzudeuten oder ganz zu übersehen.

Denn in *Sagittalprojektion* wird der schräg zum Betrachter geneigte Schatten des luftleeren Mittellappens (Lingulasegments) vom geblähten Nachbargewebe überstrahlt und ruft oft nur eine *verwaschene fleckig-streifige Trübung neben dem Herzrand* hervor, die nicht ohne weiteres das Vorliegen einer kompletten Lobär-(Segment-)Atelektase verrät (Abb. 232, 235, 245). Sie reicht vom Hilus zum kardio-phrenischen Winkel, löst sich seitwärts allmählich auf und geht fließend in die Herzsilhouette über. Für den Kundigen ist das „*Silhouettenzeichen*", d. h. die *Konturunschärfe der Herzfigur* in Höhe des anliegenden Parenchymschleiers (FELSON u. FELSON; ROBBINS u. HALE; KANE; ECK; PETTINATI; BARNHARD u. KNIKER; SCHOCH), bereits ein wesentliches Verdachtsmoment, manchmal sogar das einzige Objektdetail des p.a.-Thoraxbildes, das auf eine extreme Mittellappen- oder Lingulaschrumpfung hinweist. Die massive Infiltration verursacht eine markantere Verdichtung (Abb. 234), und bei aus geprägter Kranialrotation um den Hilus gibt sich selbst der stark verkleinerte Mittellappen infolge tangentialer Projektion seiner Spaltflächen sogleich als *scharf abgesetzter parakardialer Keilschatten* mit lateral gerichteter Spitze zu erkennen (Abb. 236).

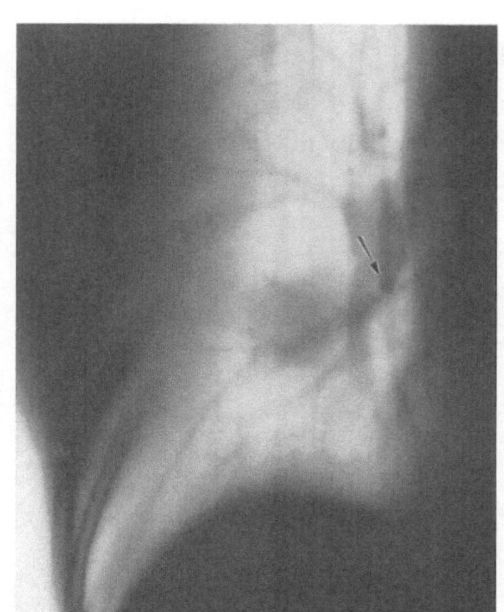
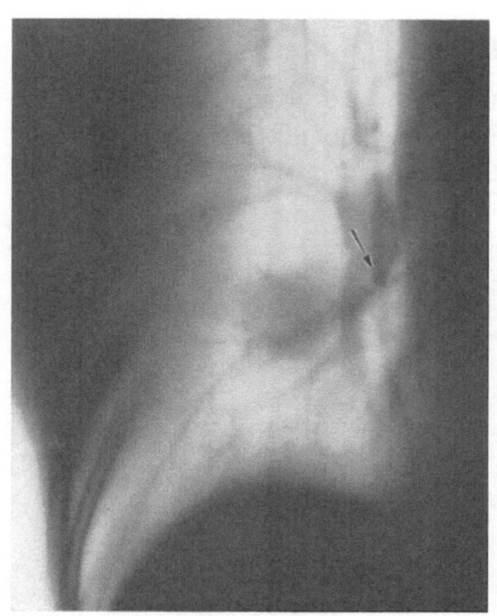

Abb. 232 c

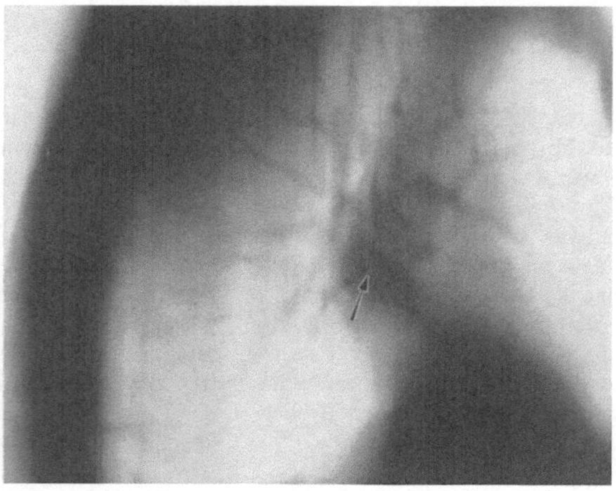

Abb. 232 d

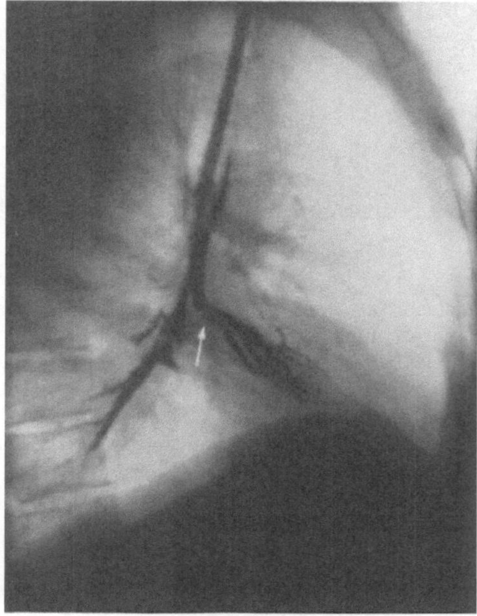

Abbb. 232 e

Sonst gewinnt man den kennzeichnenden Aspekt erst, wenn man die Interlobärgrenzen des Mittellappens durch *Kreuzhohlstellung* des Patienten oder entsprechende Röhrenneigung in den Verlauf des Zentralstrahls bringt (Abb. 232—235) (HOLZKNECHT; BÉCLÈRE; FLEISCHNER; KOPSTEIN; KREUZFUCHS; DIETLEN u. LOSSEN; ELOESSER; ZINTHEO; LINDBLOM; ESSER; ROBBINS u. HALE; RIGLER; LAVNER u. COPLEMAN; SANTE;

RITVO; COHEN u. GEFFEN; RABIN; SCHULZE u. BECKER; JULITZ; STEIGER; IRIE u. MATSUURA u.a.). In der veränderten Grenzflächenprojektion fließt der zuvor verschwommene Trübungsbezirk zu einem schmalen, dichteren Schattenkeil zusammen, der

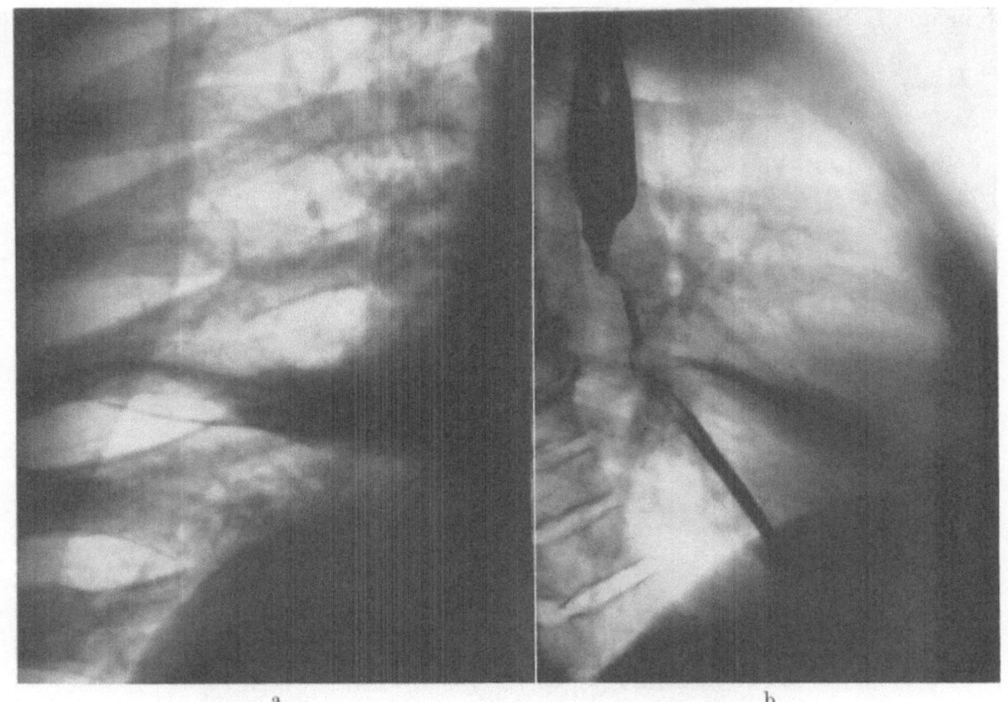

a b

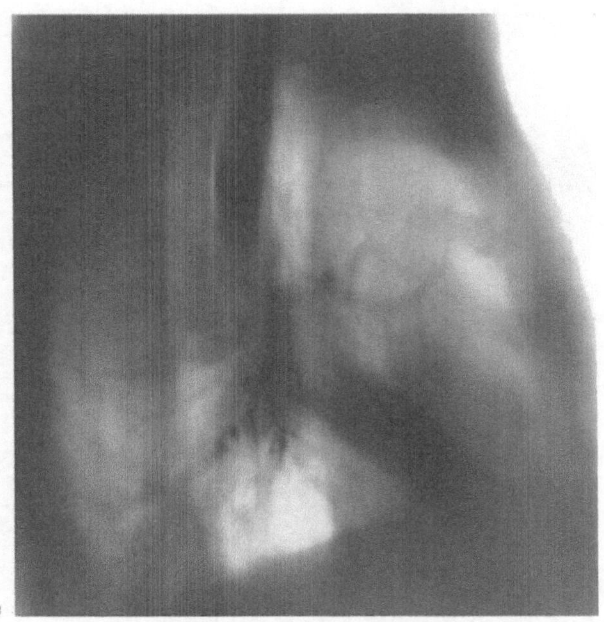

c

Abb. 233a—c. A.Hö., 67jähr. ♂. Arch.-Nr. 9239/60, Röntgenabteilung Medizinische Universitätsklinik Münster i.Westf. (Direktor: Prof. Dr. W. H. HAUSS). Hochgradiger atelektatischer Kollaps des Mittellappens infolge Kompressionsstenose des Mittellappenbronchus bei Ösophaguskarzinom (Autopsie). a und b Nativaufnahmen p.-a. in Kreuzhohlstellung (*a*) und frontal (*b*): schmale lobäre Schattenspindel mit orthograd projiziertem Ober-Unterlappenspalt in der Nachbarschaft, inmitten mäßig überblähten Lungengewebes gelegen. Einwölbung des Tumorschattens in die untere Trachea und Füllungsdefekt im mittleren Ösophagus bei Frontaleinblick. c Schichtbild frontal 10 cm: Nachweis dicht zusammengedrängter, noch etwas lufthaltiger Segmentbronchien in der hilusnahen Spitze des atelektatisch geschrumpften Mittellappens. Kontrastmittelübertritt in den Bronchialbaum infolge Ösophago-Bronchialfistel

sich auf den Herz-Zwerchfellwinkel projiziert und unter der lordotischen Neigung zunehmend scharfe, meist konkav eingezogene Randkonturen erhält. Da die Lingula von der ausladenden Herzspitze überdeckt wird, empfiehlt es sich, zur orthograden Einstellung ihrer unteren Spaltgrenze den Patienten mit rückwärts gelehntem Oberkörper leicht in den 2. Schrägdurchmesser zu drehen (Abb. 235) (ESSER; SCHULZE u. BECKER).

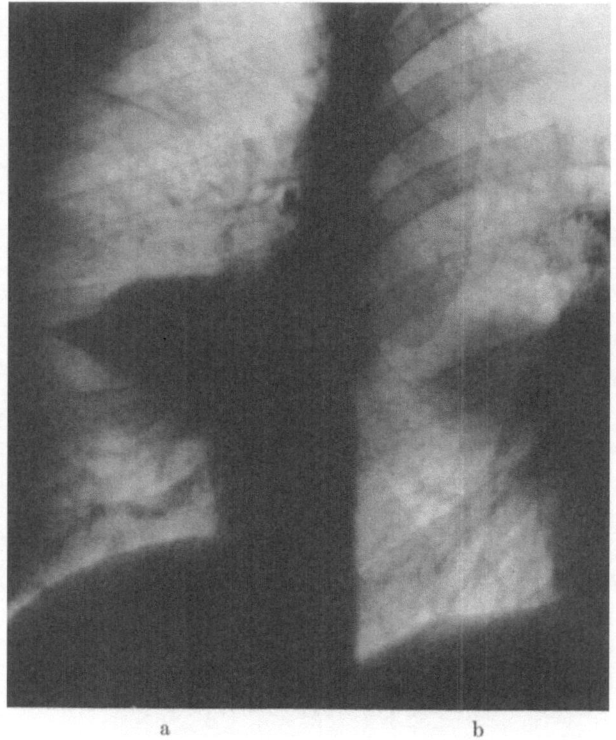

a b

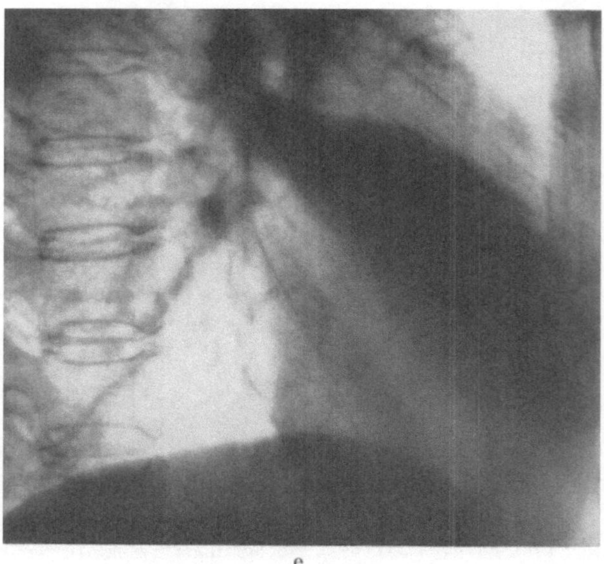

c

Abb. 234a—c. F. Tä., 66jähr. ♀. Arch.-Nr. 5569/57, Röntgenabteilung Medizinische Universitätsklinik Münster i. Westf. (Direktor: Prof. Dr. W. H. HAUSS). Obstruktionspneumonitis des Mittellappens mit poststenotischem Abszeß bei narbiger Striktur des Mittellappenbronchus infolge Pigmenteinbruch anthrako-chaliko-tuberkulöser Lymphknoten. a und b Form-, Dichte- und Konturänderung des lobären Spindelschattens beim Übergang von lordotischer zu aufrechter Haltung in sagittalem Strahlengang. c Frontalübersicht: bauchig aufgetriebener Spindelschatten des infiltrierten Lappens. Orthograd projizierte linke Spaltlinie

Das *seitliche Profilbild* ist aufschlußreicher. Es zeigt den Lobär- bzw. Segmentprozeß ohne wesentliche perspektivische Verkürzung, beweist seine unmittelbare Verbindung mit dem Hilus und klärt die räumliche Ausdehnung zur vorderen Thoraxbasis hin. Die Skala der Schattensymbole reicht von dreieckigen, das normale Lappenvolumen füllenden Verdichtungen über breit-ovaläre Gebilde bis zu schmalen *Spitzkeil-*, *Spindel-*, *Sichel-*

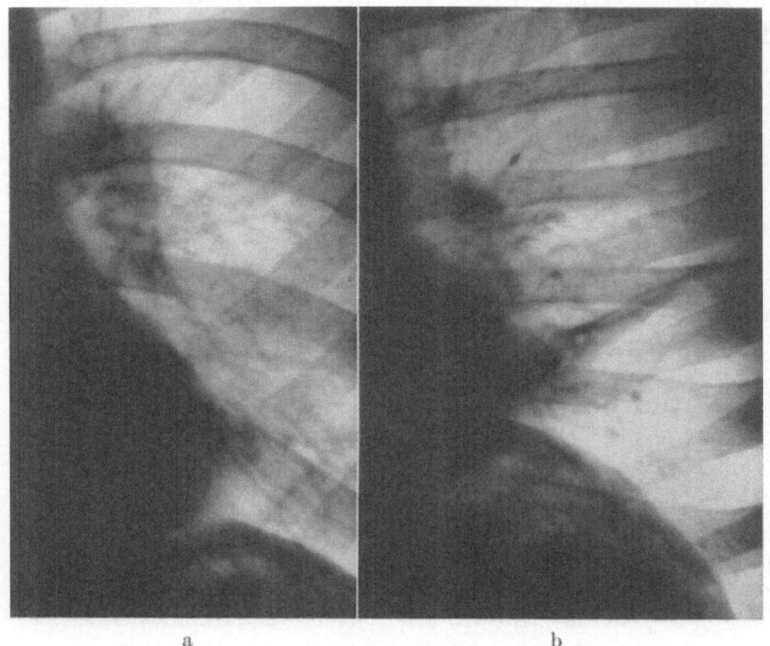

a b

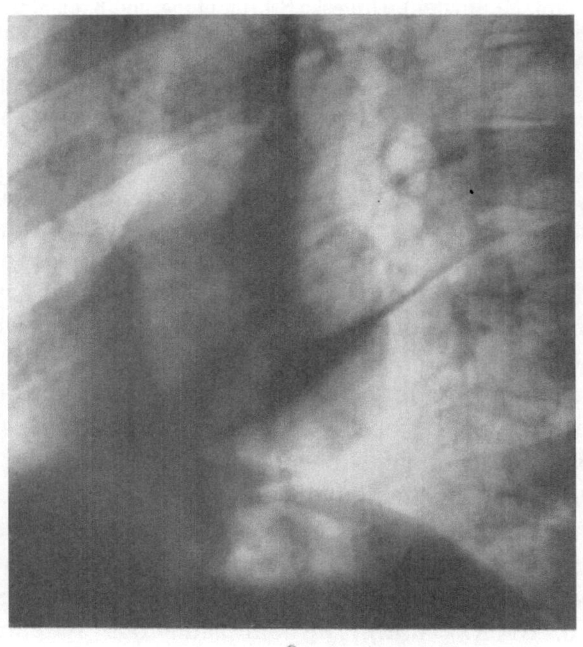

c

Abb. 235a—c. W. He., 65jähr. Bergmann. Arch.-Nr. 7212/57, Röntgenabteilung Medizinische Universitätsklinik Münster i. Westf. (Direktor: Prof. Dr. W. H. HAUSS). Ausgeprägte Schrumpfung des unteren Lingulasegments mit Einschluß von Bronchiektasen. a und b Zielaufnahmen p.-a. in aufrechter und lordotischer Haltung: Wechsel von Konturunschärfe des linken Herzrandes zu Spitzkeilform des bronchiektatischen Schrumpfungsbezirks unter veränderter Grenzflächenprojektion. c Zielaufnahme im 2. Schrägdurchmesser. Schmale Schattenspindel im Verlauf der unteren Hälfte des Interlobiums

und Bandformen. Die Konturschärfe hängt von der jeweiligen Projektion und anatomischen Beschaffenheit der pleuralen Grenzflächen ab. Der Oberrand ist meist scharf abgesetzt, gestreckt oder kranial-konvex gebogen, die untere Grenze wegen der propellerartigen Drehung des Hauptspalts eher verwaschen dargestellt. Ebenso variabel wie die Gestalt sind *Höhenlage und Neigungsgrad der Schattenfigur* zur Horizontalen. Denn der schrumpfende Lappen kann kranial- wie kaudalwärts um den Hilusstiel rotieren und sich mit seiner Längsachse mehr dem Verlauf des Nebenspalts (Abb. 236) oder dem der unteren Hauptfissur (Abb. 232, 239) nähern.

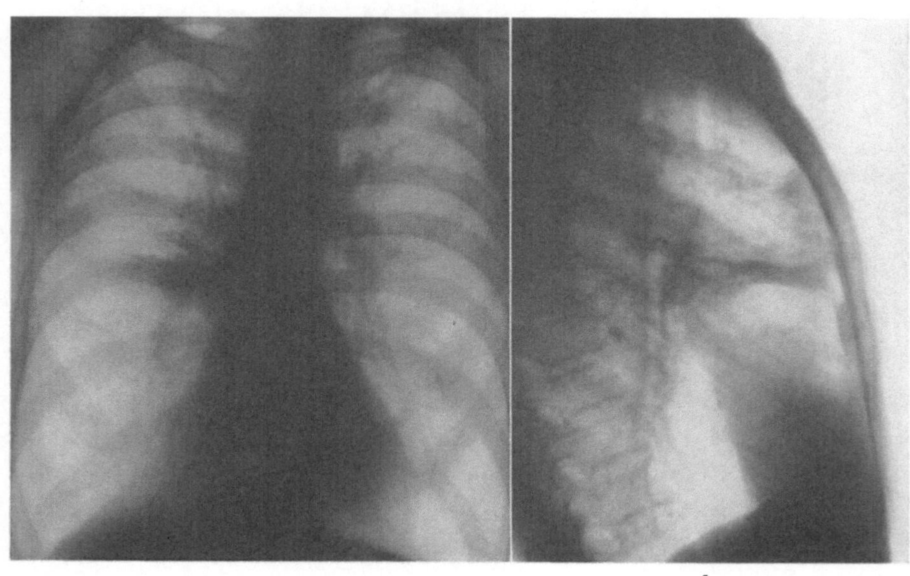

Abb. 236a u. b. R. We., 68jähr. ♂. Arch.-Nr. M 87/53, Röntgeninstitut der Medizinischen Universitätsklinik Leipzig (ehem. Direktor: Prof. M. Bürger). Groteske Schrumpfung und Kranialdrehung des Mittellappens bei hochgradiger Überblähung der benachbarten Unterlappensegmente im Rahmen eines disseminierten Obstruktionsemphysems. (Autopsie: Mittellappenfibrose bei deformierender Bronchitis und Bronchiektasie). a Nativbild p.-a.: Schnabelförmiger Schatten in Hilushöhe, rechter Herzrand frei. b Frontalbild: Dystopie des bronchiektasendurchsetzten Mittellappen-Streifens in Richtung des Nebenspalts infolge Ventilblähung der vorderen Unterlappenbasis

Sein Erscheinungsbild wird von kosto-pleuralen und interlobären *Pleuraschwielen* mitbestimmt. Im unversehrten Pleuraspalt kommt die Verkleinerungstendenz der Lobäratelektase besonders zur Geltung. Von der seitlichen Brustwand weitgehend abgelöst und hiluswärts zu einem vogelschnabelartigen Gebilde zusammengesintert, ist der grotesk entstellte Lappen vom Aspekt seiner ursprünglichen Gestalt und Größe oft kaum wiederzuerkennen (Abb. 236).

Neben radiärem Zug äußerer bzw. fissuraler Adhäsionen und eigener Sogkraft (bzw. Expansionsbestreben) des nicht mehr ventilierten Mittellappens hat die *Belüftungssituation in den Nachbarlappen* maßgeblichen Einfluß auf Form und Lage des Parenchymkeils. Sein Situs hängt nicht zuletzt davon ab, ob der pulmonale Raumausgleich unter gleichmäßig vermehrter Entfaltung der Restlunge oder zugunsten eines der rivalisierenden Lappen erfolgt. Die kompensatorische Blähung der Nachbarsegmente ruft eine *erhöhte Transparenz in Umgebung des Keilschattens* hervor (Strnad; Strnad u. Kutting: Simrock; Schulze u. Becker u.a.). Die komplementäre Parenchymverschiebung der Restlunge ist zudem an der fächerartigen Spreizung ihres Gefäßbaums und am *Zusammenrücken der angrenzenden Segmentgefäße auf den verdichteten Mittellappensektor hin* kenntlich.

Mittellappen und Lingula nehmen etwa ein Fünftel der Kapazität ihrer Thoraxhälfte ein. Wegen des a priori geringen Raumanspruchs beider Lungenabschnitte fällt die Volumeneinbuße infolge atelektatischer Schrumpfung nur wenig ins Gewicht. Sie bedingt keine wesentliche Zunahme des intrapleuralen Sogs und wird gewöhnlich schon durch vikariierende Ausdehnung der Restlunge wettgemacht. *Einseitiger Zwerchfellhochstand und inspiratorisches Mediastinalwandern* zur kranken Seite sind daher selbst beim Schnupfversuch *meist zu vermissen* (ZADEK; EPSTEIN; SCHULZE u. BECKER).

Die in den vom Mittellappen freigegebenen Raum nachrückenden Lappen geraten an sonst ungewöhnlichen Grenzflächen in Kontakt. Der an Stelle des medialwärts gleitenden Ober-Mittellappeneinschnitts tretende *ventro-basale Ober-Unterlappenspalt* wird oft zu-

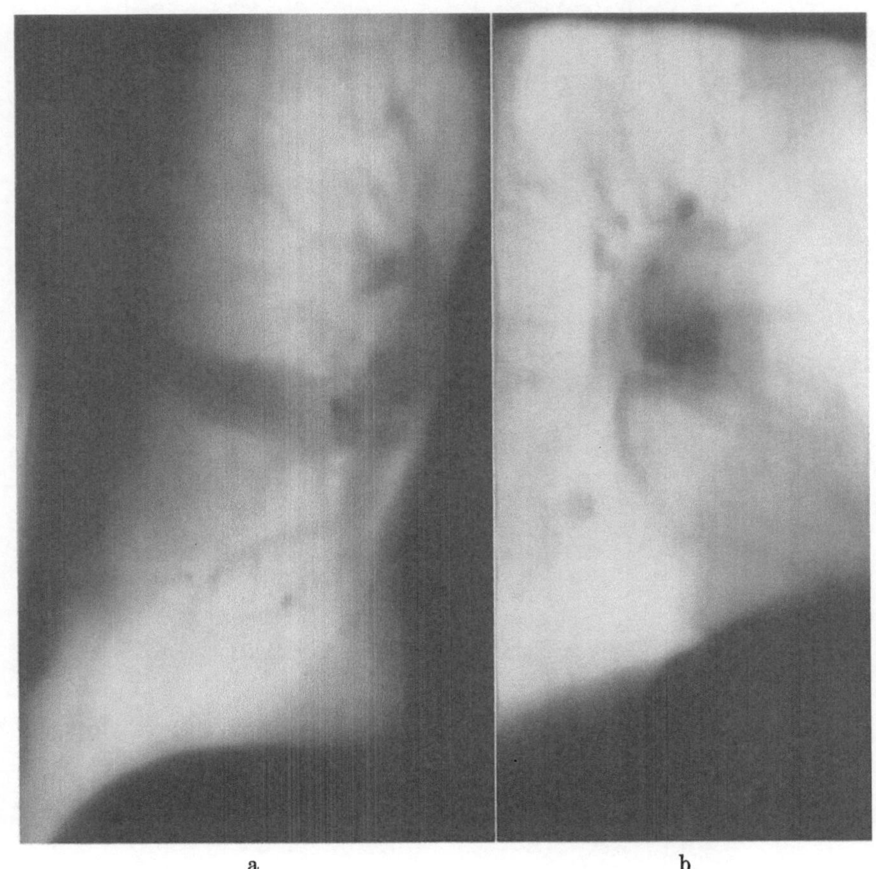

a b

Abb. 237a u. b. F. Ei., 56jähr. ♂. Arch.-Nr. 3189/58, Röntgenabteilung Medizinische Universitätsklinik Münster i. Westf. (Direktor: Prof. Dr. W. H. HAUSS). Partielles Mittellappensyndrom nach lymphadenogener Obstruktion des lateralen Segmentbronchus durch den glandulären Rest eines verkalkten tuberkulösen Startkomplexes im rechten Unterlappen. Schichtbilder 11 cm a.-p. (a) und 8 cm frontal (b)

fällig orthograd als zartes Haarsegel oder schwielig verdickter Strichschatten erfaßt (Abb. 231—235, 239). In sagittaler Kreuzhohlansicht verbindet er die Spitze des luftleeren Mittellappenkeils mit der seitlichen Brustwand. Bei seitlichem Einblick bildet er eine etwa parallel zu den Rippen laufende Bogenlinie, die in Verlängerung des hinteren Hauptspalts von der Hilushöhe zum vorderen Phreniko-Kostalwinkel zieht und teils in Deckung mit der Lobärverdichtung erscheint, teils ober- oder unterhalb derselben in das helle Lungenfeld projiziert wird.

Diese Fissurlinie wurde früher irrtümlich für den Nebenspalt gehalten. Ihr Nachweis zwischen lufthaltigen Lungenanteilen und außerhalb des fraglichen Keilschattens galt daher als Indiz für dessen Exsudatcharakter bzw. für die Unversehrtheit des Mittellappens (s. S. 373).

Die parenchymatöse Natur des Prozesses ist aber häufig schon nach dem Nativbild mit dem Befund *lufthaltiger Bronchien innerhalb der Schattenfigur* eindeutig zu erweisen.

Ihre Lumina können je nach der gewählten Projektion als wurmförmig-wabige oder straßenartige Aufhellungen, mitunter auch als groteske kolbige Blähungszonen hervortreten (Abb. 118e, 241).

Das *partielle Mittellappensyndrom* weicht in mancher Hinsicht vom Erscheinungsbild der kompletten Lobärverdichtung ab. Der isolierte Befall des häufiger betroffenen *lateralen Segments* (Abb. 237) (BROCK; PEIPER) hat eine Eintrübung der Keilspitze des Lappens

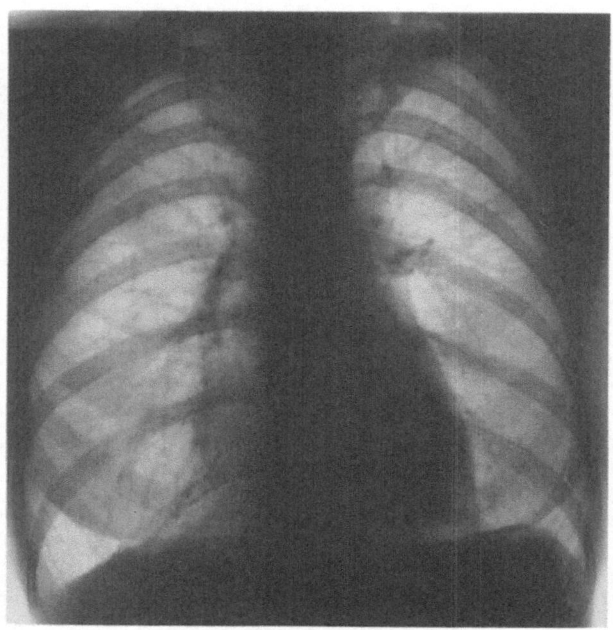

Abb. 238a

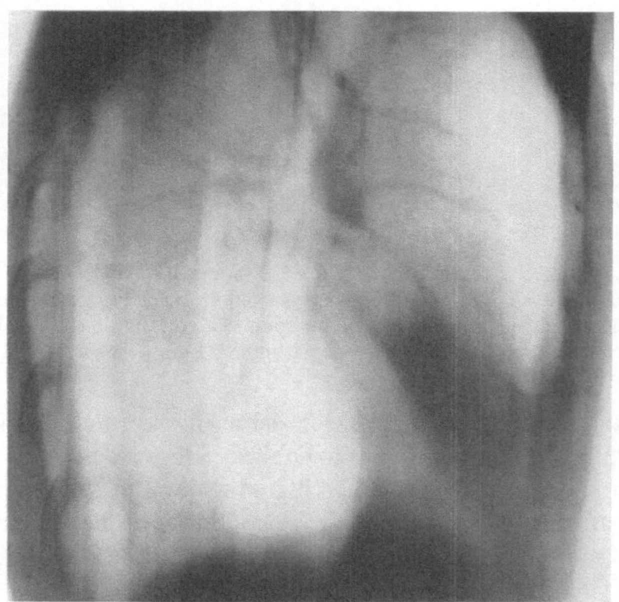

Abb. 238b

Abb. 238a—d. A. Br., 62jähr. ♀. Arch.-Nr. 5346/60, Röntgenabteilung Medizinische Universitätsklinik Münster i. Westf. (Direktor: Prof. Dr. W. H. HAUSS). Partielles Mittellappensyndrom bei isolierten Bronchiektasen im medialen Segment. a Thoraxübersicht p.-a. Schwielenartige Verdichtung im rechten Herzzwerchfellwinkel. Konturunschärfe des rechten Herzrandes. b Schichtbild 9 cm frontal. Klare Abgrenzung des segmentalen Parenchymschattens am unteren Hauptspalt, Einschluß lufthaltiger Bronchien. c und d Bronchogramme im 2. Schräg- und Frontaldurchmesser: Bronchiektasie im medialen Mittellappensegment mit peripherem Füllungsabbruch (Sekret); entzündliche Konturzähnelung im Wurzelstück des Mittellappenbronchus zur Folge, die im sagittalen Strahlengang den seitlichen Anteil der mittleren Lungenetage einnimmt und den Herzrand freiläßt. Sie wird bei Frontaleinblick von der Kommissur der Lappenspalten umschlossen und erscheint nur in dieser Projektion scharf begrenzt, es sei denn, daß man die interlobären Grenzflächen des Verschattungsgebiets in Lordosehaltung von vorn hochkant erfaßt. Die selektive Atelektase des *medialen Segments* imponiert als keil- oder trapezförmiger Schatten im Herz-Zwerchfellwinkel (Abb. 238), der kontinuierlich in die Herzsilhouette übergeht und leicht als bloße pleuromediastinale Schwiele verkannt wird. Gleiche Schwierigkeiten bietet die Substratdeutung des Nativbefundes bei partieller Schrumpfung des unteren Lingulasegments, dessen

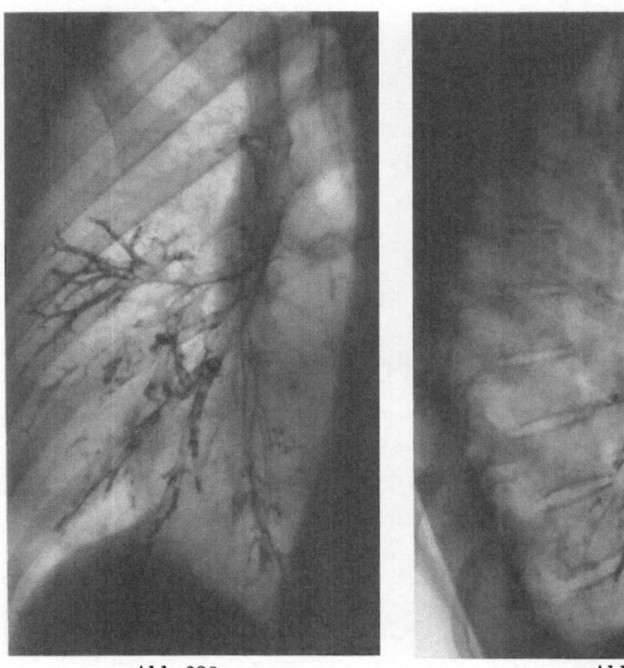

Abb. 238c Abb. 238d

schmaler, der linken Herzkontur anliegender Randschleier einer Pleuro-Perikardadhäsion ähnelt. In beiden Fällen gibt oft erst das Schichtbild oder Bronchogramm klaren Aufschluß.

Auch bei *Einbeziehung der angrenzenden Segmente des Ober- bzw. Unterlappens* weicht der Schattenkomplex je nach dem Ausmaß der zusätzlichen Belüftungssperre vom skizzierten Bild ab (Abb. 239, 241). Er ist unregelmäßiger geformt, meist breiter und räumlich anders angeordnet als sonst und selbst bei günstiger Projektionswahl nur an der freien interlobären Grenzfläche, aber nicht allseits glatt konturiert, wie der isoliert geschrumpfte Mittellappen. Die Beteiligung der Nachbarsegmente ist relativ häufig (Zdansky; Brock; Paulson u. Shaw; Overholt u. Neptune; Willmann; Schulze u. Becker; Kraus u. Strnad u.a.) und in der Regel dem gleichen pathogenetischen Prinzip zuzuschreiben wie der selektive Lobärprozeß, der auch von einer *Infiltration abgelegener Lungenabschnitte* begleitet oder eingeleitet werden kann. Neben kavernöser Oberlappentuberkulose findet man gelegentlich die Kombination mit einer croupösen Pneumonie des rechten Unterlappens, die durch spodogene Lymphknotenschwellung eine langfristige Belüftungsstörung des Mittellappens auszulösen vermag (Abb. 240).

Das Grundleiden prägt sich vornehmlich in der *Konfigurations- und Strukturänderung des Hilus* aus. Die kompakte polyzyklische Auftreibung der bronchopulmonalen und paratrachealen Lymphknoten ist beim frühtuberkulösen Mittellappensyndrom des Kindes fast obligat, in abgeschwächter Form auch bei akuter para-infektiöser Obstruktion im

Verlauf von Masern, Pertussis und anderer Virusinfekte zu finden. Jenseits des Wachstumsalters gehören *massive Hiluslymphome* nicht mehr zum typischen Bild des postinfektiösen Lobär- bzw. Segmentsyndroms. Der Befund weist auf eine entzündliche Hyperplasie (Boecksches Sarkoid, bronchopulmonale Mykosen etc.) oder neoplastische Affektion der Lymphknoten (malignes Granulom u.a. Retikulosen, Leukosen, Tumormetastasen) bzw. des Bronchialsystems hin. *Kalkdichte Einschlüsse an der Lungenwurzel* sind — gewöhnlich erst beim Erwachsenen — in mehr als zwei Drittel der meta-tuberkulösen und koniosebedingten Obstruktionssyndrome nachzuweisen (Schulze u. Becker),

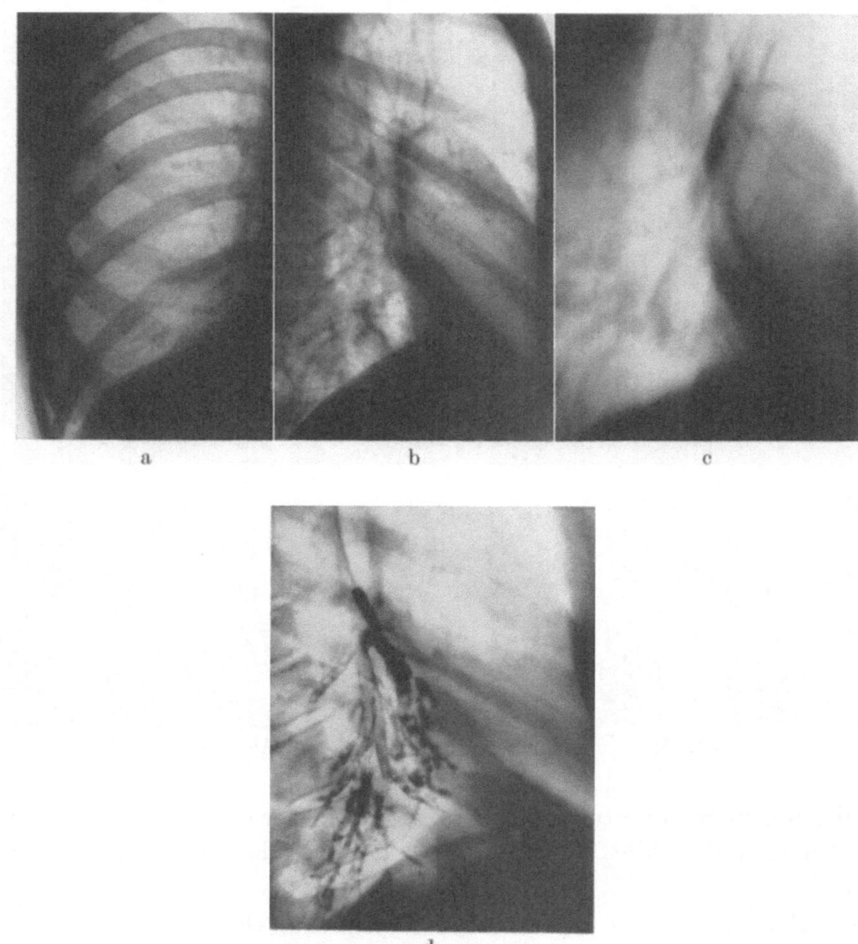

Abb. 239a—d. Ä. We., 38jähr. ♀. Arch.-Nr. 10062/61, Röntgenabteilung Medizinische Universitätsklinik Münster i. Westf. (Direktor: Prof. Dr. W. H. Hauss). Bronchiektatische Mittel- und Unterlappenschrumpfung mit Retraktion nach medio-dorsal unter Raumausgleich durch den Oberlappen. a Nativbild p.-a.: Relativ diskrete Schattenkulisse des bilobären Schrumpfungsgebiets im Herz-Zwerchfellwinkel, Fehlen des Hilus und Kaudalrotation der Oberlappengefäße zeigen die Parenchymschrumpfung an. b Frontalbild: Auffallende Steilstellung des luftleeren Mittellappenkeils bei fleckigen Verdichtungen und wabiger Struktur im dystelektatischen Unterlappen, besonders im kardialen Segment. c Schichtbild 10 cm frontal: Konturunschärfe des Mittellappenschattens gegenüber der benachbarten Trübungszone des kardialen Unterlappensegments. Lufthaltige Bronchiektasen in beiden Arealen, Kaudalverziehung des Mittellappenbronchus, Konvergenz der Unterlappengefäße bei Spreizung der vaskulären Strukturen des Oberlappens zur vorderen Thoraxbasis hin. d Bronchogramm frontal: Eng beieinander liegende Bronchiektasen im Mittellappen und angrenzenden kardialen Segment, Zusammendrängung auch der übrigen Unterlappenbronchien

vor allem an der Teilungsstelle des Mittellappen- bzw. Lingulabronchus, vielfach auch zugleich im oberen Tracheobronchial- und im Birfurkationswinkel oder an den Segmentabgängen anderer Lappenbronchien. Die Lage der verkreideten peribronchialen Lymphknoten bzw. Broncholithen läßt sich auf Schichtaufnahmen exakt bestimmen.

β) Schichtuntersuchung

Das Schichtverfahren ist zur Sicherung der Diagnose an Hand feinerer Strukturanalyse von unschätzbarem Wert. Bei *gezielter Anwendung* der Methode erhält man klare Auskunft über die topographischen Beziehungen des fraglichen Schattenkomplexes zu den Lappenspalten wie zum Bronchial- und Gefäßbaum.

Durch entsprechende Lagerung des Patienten ist die Schichtebene dem physiologischen Verlauf bzw. schrumpfungsbedingter Achsendrehung des Versorgungsbronchus individuell

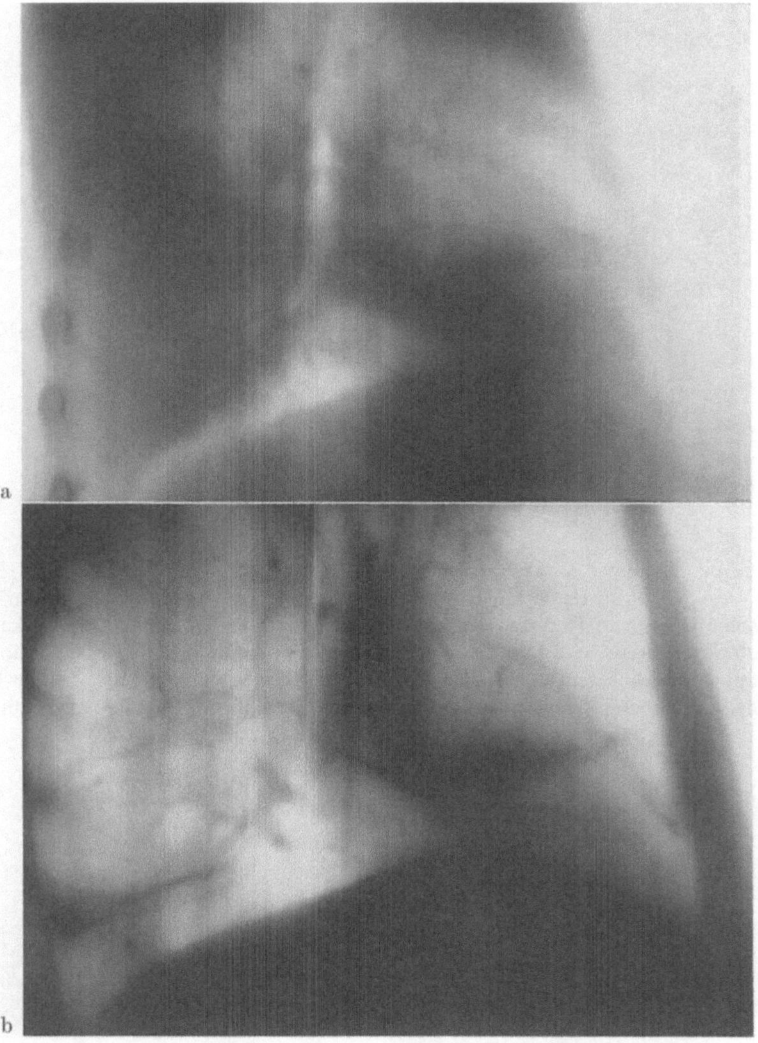

Abb. 240a u. b. W. Lo., 52jähr. ♂. Arch.-Nr. 9551/60, Röntgenabteilung Medizinische Universitätsklinik Münster i. Westf. (Direktor: Prof. Dr. W. H. Hauss). Croupöse Pneumonie im rechten Unterlappen mit Begleitatelektase des Mittellappens. Persistenz der atelektatischen Belüftungsstörung nach Lösung der Pneumonie bis auf eine restliche Plattenatelektase. Schichtbilder 11 cm frontal. a Im Stadium der pneumonischen Hepatisation (29. 9. 60). b Nach Resorption des infiltrativen Prozesses (2. 11. 60)

anzupassen, um sein Lumen möglichst longitudinal in der Höhe des luftleeren Parenchymkegels anzutreffen. Für die Projektionswahl ist beim Mittellappenprozeß der Sektor zwischen dem frontalen (sinistro-dextralen) und dem umgekehrten zweiten schrägen Strahlengang zu empfehlen, zum Anschnitt des Lingulabronchus die spiegelbildliche Einstellung, wobei sich etwas stärkere Drehung zum Schrägdurchmesser oft als vorteilhaft erweist.

Der keil- oder spindelförmige Schrumpfungsbezirk erscheint auf der Schichtserie allseits glatt begrenzt, homogen verschattet oder von eng beieinander liegenden lufthaltigen Bronchiektasen durchsetzt. Bei ausgeprägter fibrös-zystischer Degeneration

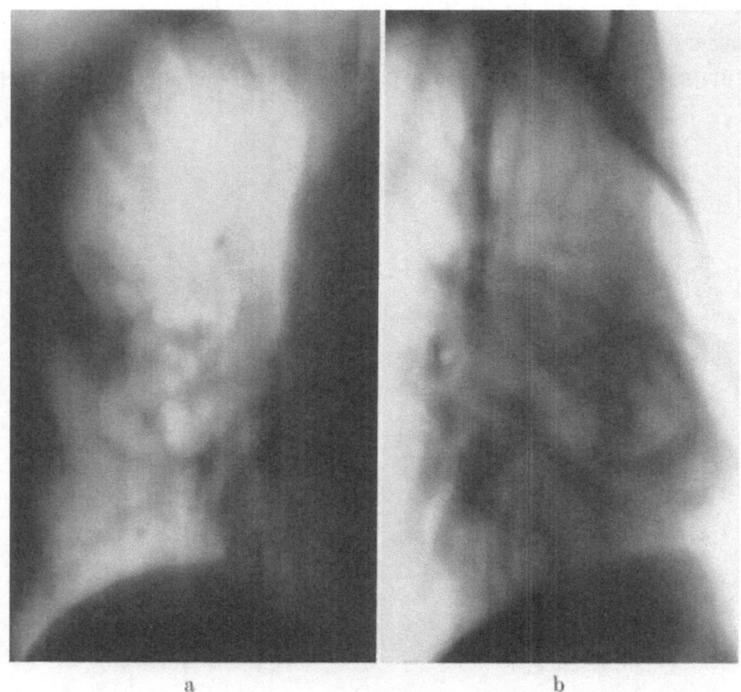

a b

Abb. 241a u. b. G. Li., 20jähr. ♀. Arch.-Nr. 9168/59, Röntgenabteilung Medizinische Universitätsklinik Münster i. Westf. (Direktor: Prof. Dr. W. H. HAUSS). Posttuberkulöses Obstruktionssyndrom des Mittellappens und der benachbarten Ober- und Unterlappensegmente mit grotesker Bronchiektasie. Verkalkter Primärherd an der rechten Unterlappenbasis, multiple Kalkeinschlüsse in den peribronchialen Lymphknoten der Segmentgabel des Mittellappenbronchus und am Stiel des anterioren Oberlappensegments. In der Kindheit klinisch manifeste Bronchiallymphknoten-Tuberkulose. Schichtbilder 12 cm a.-p. (a) und 9 cm frontal — umgekehrter 2. Schrägdurchmesser (b)

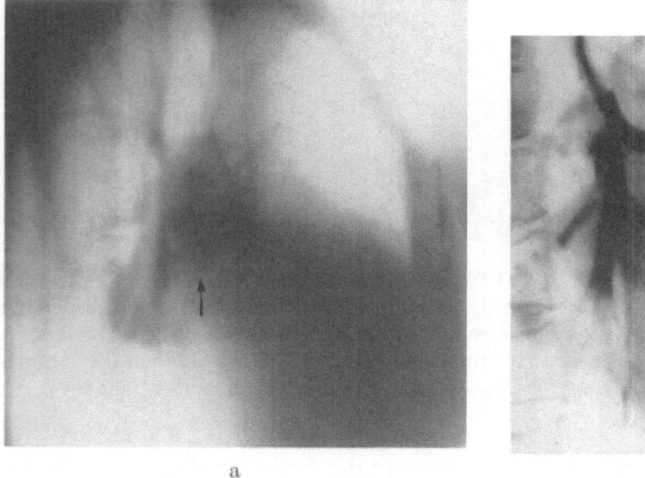

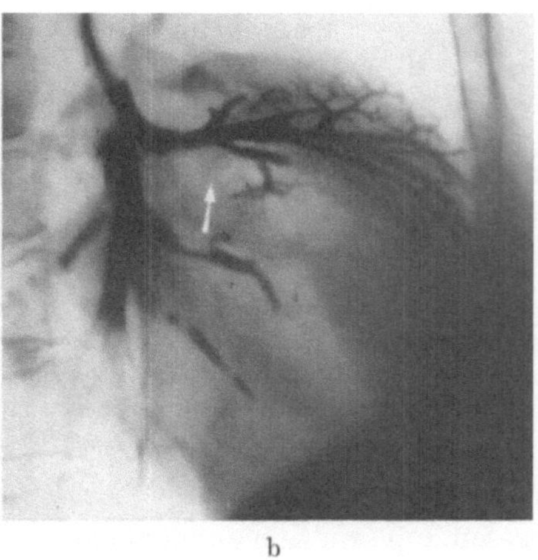

a b

Abb. 242a u. b. M. Fr., 24jähr. ♀. Arch.-Nr. A 13802/55, Röntgeninstitut der Medizinischen Universitätsklinik Leipzig (ehem. Direktor: Prof. M. BÜRGER). Mittellappensyndrom bei granulierender Lymphknotentuberkulose. a Schichtbild 8 cm frontal: Kompressionsstenose des Mittellappenbronchus durch haselnußgroßes Lymphom an der Segmentteilung (Resektion). b Bronchogramm frontal: Glattrandige Einwölbung an der komprimierten Trifurkation des Mittellappenbronchus

kann er bis unter den Rand von breit umsäumten kolbigen und großblasigen Aufhellungen ausgefüllt sein (Abb. 241). Die Parenchymverdichtung löscht die lappen- bzw. segmenteigenen Gefäßstrukturen als Objektdetail aus.

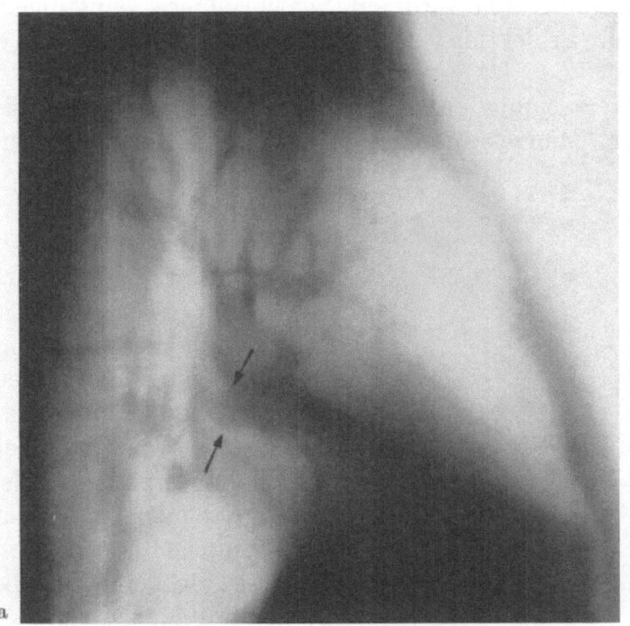

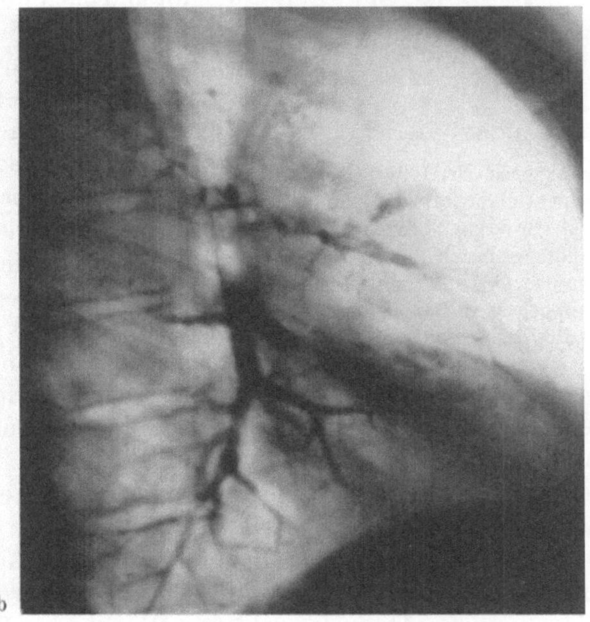

Abb. 243a u. b. D. Si., 34jähr. ♂. Arch.-Nr. M 6401/53, Röntgeninstitut der Medizinischen Universitätsklinik Leipzig (ehem. Direktor: Prof. M. Bürger). Chronische Obstruktionspneumonitis des Mittellappens bei kleinbohnengroßem, vorwiegend extramuralem Bronchuskarzinoid an der Segmentteilung des Mittellappenbronchus (Resektion: Prof. F. Mörl, ehem. Chefarzt d. Chir. Klinik Stadtkrhs. St. Georg, Leipzig). a Schichtbild 10 cm frontal. Abbruch des Mittellappenbronchus vor der Segmentgabel in Höhe des kaudal angrenzenden Tumorschattens. b Bronchogramm frontal, umschriebene glattrandige Einwölbung am Tumorsitz, stenosedistale Bronchiektasie (Histolog. Befund: Dr. H. Eck, Prosektor des Patholog. Inst. Stadtkrankenhaus St. Georg, Leipzig)

Nur beim inkompletten Obstruktionssyndrom bleiben die zum belüfteten Lappenrest ziehenden Gefäße strahlenphysikalisch nachweisbar. Die übrigen Äste gehen in der Trübung des luftleeren Segments unter. Der Segmentschatten kontrastiert oft stark mit der durch Atelektasesog oder Ventilblähung erhöhten Transparenz in den Grenzlobuli des lufthaltigen Schwestersegments. Er schneidet nicht nur am anliegenden Interlobärspalt, sondern auch an den intersegmentalen Läppchengrenzen auffallend scharf ab.

Auch die *vermehrte Strahlendurchlässigkeit in den Nachbarsegmenten* der komplementär entfalteten Restlunge und die *Konvergenz ihrer arteriellen Gefäß- und Bronchialzweige* zum Schrumpfungsgebiet hin wird auf Schichtbildern sinnfälliger als auf Übersichtsaufnahmen gleicher Projektion, da die störende Überlagerung durch kontralaterale Strukturen wegfällt.

Die Schichtuntersuchung ermöglicht vor allem den Nachweis sonst verborgener *Bronchostenosen* am Wurzelstück des Mittellappen-(Lingula-)Bronchus oder proximal davon sowie nähere Analyse der umgebenden Strukturen. Meist handelt es sich um inkomplette Stenosen an der Lappenbifurkation, die von lymphonodulärer Kompression oder Einbrüchen verkalkter Lymphknoten herrühren.

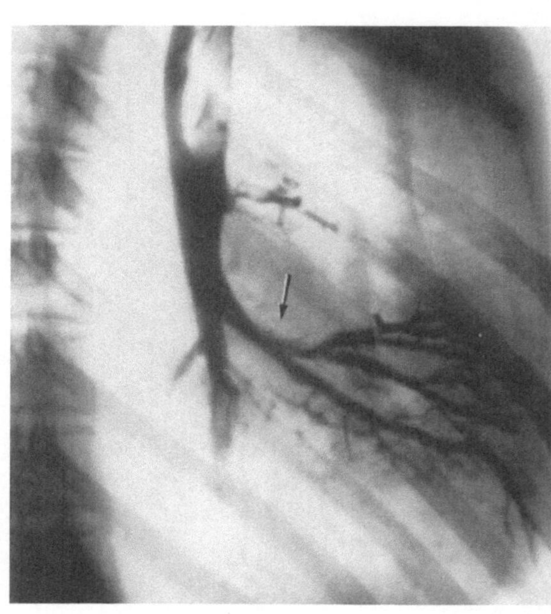

Abb. 244. E. Th., 31jähr. ♀. Arch.-Nr. 1409/53, Röntgeninstitut der Medizinischen Universitätsklinik Leipzig (ehem. Direktor: Prof. M. BÜRGER). Bronchogramm frontal: breiter Lymphknoteneinbruch in den Mittellappenbronchus mit chronischer Obstruktionsatelektase des Mittellappens bei Lymphogranulomatose (bronchoskopisch und autoptisch gesichert)

Beim Kind findet man die Lichtung des Lappenbronchus allerdings vielfach durch konzentrischen Druck multipler Hiluslymphome vollständig verschlossen. Sie bieten in seitlicher Projektion das typische Bild einer polyzyklischen Rosette, die sich um die Bronchialaufzweigung anordnet, die Spitze des Parenchymkeils umgibt und nach Form und Lage unschwer vom kranial angrenzenden Schattenoval der axial getroffenen rechten Pulmonalarterie zu unterscheiden ist. Solitäre Lymphome verursachen gewöhnlich keinen Totalverschluß. Die Bronchialwand wird im Bereich kalkimprägnierter Narbenfelder meist nur exzentrisch verzogen oder bei florider Hyperplasie einzelner Lymphknoten an umschriebener Stelle glattrandig eingedellt. Vor der Verwechselung des nicht kreidig indurierten glandulären Rundschattens mit orthograd verlaufenden peribronchialen Venenstämmen im Abgangswinkel schützt im Zweifelsfall die Zusatzschichtung in der Frontalebene. Wesentlich problematischer ist die Abgrenzung weichteildichter Solitärlymphome von extramural wachsenden Bronchialadenomen (vgl. Abb. 242 und 243!) oder inzipienten Bronchuskrebsen.

Der Befund einer *hochsitzenden kompletten Bronchusblockade* (orifizieller Verschluß oder lanzettförmiger bzw. konkaver Abbruch des bronchialen Aufhellungsbandes) mit massiver Verschattung der Lungenwurzel ist *beim Erwachsenen stets dringend suspekt auf eine karzinomatöse Ummauerung* (Abb. 245 und 249). Da sich das Karzinom in unmittelbarer Nähe peribronchialer Kreideherde entwickeln kann (WOODRUFF u. NAHAS; KAHLAU; WOODRUFF, SEN-GUPTA, WALLACE, CHAPMAN u. MARTINEAU; SCHMIDT, CLAGETT u. MCDONALD; SCHULZE u. BECKER u.a.), vermag der Nachweis solcher Kalkablagerungen weder den Krebsverdacht stichhaltig zu entkräften noch darf er von weiterer eingehender Fahndung abhalten.

γ) *Bronchographische Aspekte*

Die Bronchographie leistet für die Lösung der topisch-diagnostischen Aufgabe nicht mehr als das — sinnvoll angewandte — Schichtverfahren, liefert aber zusätzliche Aufschlüsse über die Morphologie der Stenose und den Zustand der poststenotischen Luftwege. Sie bildet im Zweifelsfall das letzte Beweismittel zur Auflösung des nativen Schattensubstrats, wenn die Möglichkeit zur Schichtuntersuchung fehlt. Die Sondierung bietet zudem Gelegenheit zur *Sekretentnahme unter Sicht* aus suspekten Abschnitten und kann so zur Klärung der Kausalgenese beitragen.

Nur die *gezielte Bronchographie* läßt eine Füllung der peripheren Lappenäste erwarten. Denn es bedarf dosierten Instillationsdrucks, um den Wegfall des Atemsogs im Schrumpfungsgebiet auszugleichen und eine vorgeschaltete Bronchostenose zu überwinden.

Wie im Schichtbild erscheint das *Wurzelstück des Lappenbronchus meist normalkalibrig* und glatt konturiert. Der Luftweg kann bis zu den feineren Bronchien frei durchgängig sein, wenn das Grundleiden ohne bleibende proximale Stenose abgeklungen, der Parenchymprozeß aber narbig fixiert ist oder sich noch von örtlich fortschwelenden Entzündungsvorgängen nährt. Vielfach findet man jedoch Residuen des ursprünglichen Passagehindernisses in Form *umschriebener Einengung oder Verziehung des Lumens, vornehmlich an der Segmentgabel* als Prädilektionsstelle lymphadenogener Wandschäden.

Die nachgeordneten Bronchialäste rücken entsprechend der Volumeneinbuße ihres Versorgungsgebiets näher zusammen. Nach längerer Krankheitsdauer sind *Bronchiektasie und Konturzähnelung* als Folge fortschreitender Wandzerstörung poststenotischer Zweige kaum zu vermissen. Sekretverschlüsse und Obliteration können die distale Füllung vereiteln. Andererseits macht der destruktive Schwund der Gewebsschranke zum Lungenparenchym grobfleckige Kontrastmittelextravasate in der Peripherie selbst bei sorgsamer Füllungstechnik und Verwendung hoch-visköser Medien oft unvermeidbar.

Die Aussparung eines kontrastmittelfreien Randstreifens in der Schattenfigur, die sonst vom Konvolut dicht zusammengedrängter Bronchien weitgehend ausgefüllt wird, läßt am besten die *Beteiligung der Interlobärpleura* wahrnehmen und den Anteil zusätzlicher Schwielen oder Ergußbildung am gesamten Schattenkomplex abschätzen (ARMAND-DELILLE; SCHULZE u. BECKER).

Für die *ätiologische Interpretation* ist auch das Bronchogramm nur mit Vorbehalt verwertbar.

In manchen Fällen kann man den ursächlichen Zusammenhang mit ziemlicher Gewißheit beurteilen. Die Kalkdurchsetzung eingebrochener Lymphknoten bzw. Broncholithen zeigt den glandulär-entzündlichen Ursprung umschriebener narbiger Wanddeformitäten (Knickstenose, Lochblendenstriktur etc.) an der Perforationsstelle an (Abb. 232). Die maligne Stenose ausgedehnter Karzinome ist auch in gewisser Weise kennzeichnend. Sie verrät sich durch zirkuläre, konisch zugespitzte Verengerung bzw. orifiziellen Verschluß des von Tumorgewebe erdrosselten Lappenbronchus (Abb. 245, 249) oder unregelmäßig höckerige Füllungsdefekte, die — vielfach über die Carina hinausreichend — den Zwischenbronchus einbeziehen oder von diesem ausgehen (Abb. 247). Sonst läßt das bronchographische Stenosebild keine sichere Unterscheidung muraler und peribronchialer Läsionen nach frischem Lymphknoteneinbruch von initialen Neoplasmen zu. Der äußere Pelotteneffekt mit der Bronchialwand verbackener Solitärlymphome, das Übergreifen lymphogranulomatöser Prozesse (Abb. 244) und wandständig endobronchiale Granulationen im Bereich einer Fistelöffnung können identische Aussparungen am Bronchialausgußbild erzeugen wie kleine, nach Art eines Eisbergs zunächst extramural entwickelte Bronchialadenome oder eben ins Lumen einbrechende Karzinome (vgl. Abb. 242, 243 u. 248).

f) Differentialdiagnose

Die Differentialdiagnose des Mittellappen- und Lingulasyndroms birgt zwei Grundprobleme:

1. die Abgrenzung des schrumpfenden Parenchymprozesses von rein pleurogenen Verschattungen in den angrenzenden Fissuren, und

2. die Klärung seiner Kausalgenese.

zu *1.* Die *Unterscheidung lobärer von interlobären Verdichtungen* wurde früher hauptsächlich nach den normal-topographischen Projektionsbedingungen der Lappenspalten und vermeintlich substratspezifischen strahlenoptischen Kriterien getroffen. Das Urteil blieb unsicher, solange es ohne nähere Analyse broncho-vaskulärer Strukturen abgegeben wurde und die — bei hochgradiger Schrumpfung größerer Lungensektoren unvermeid-

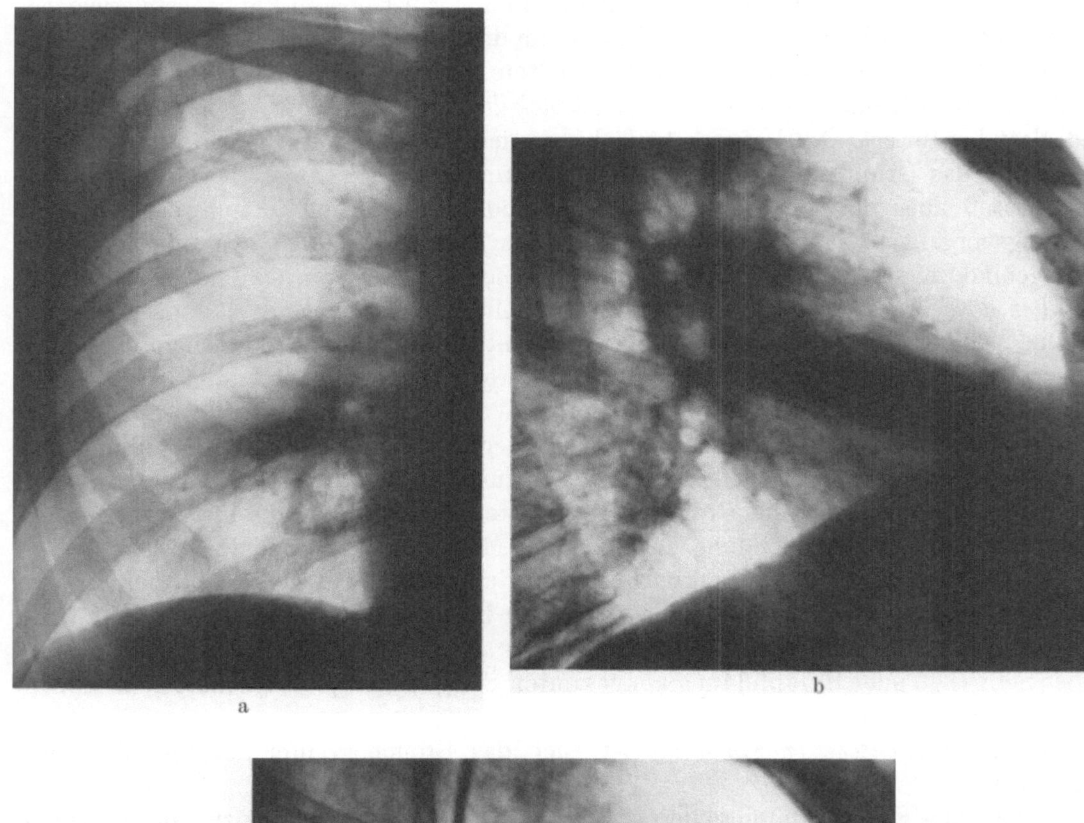

a b

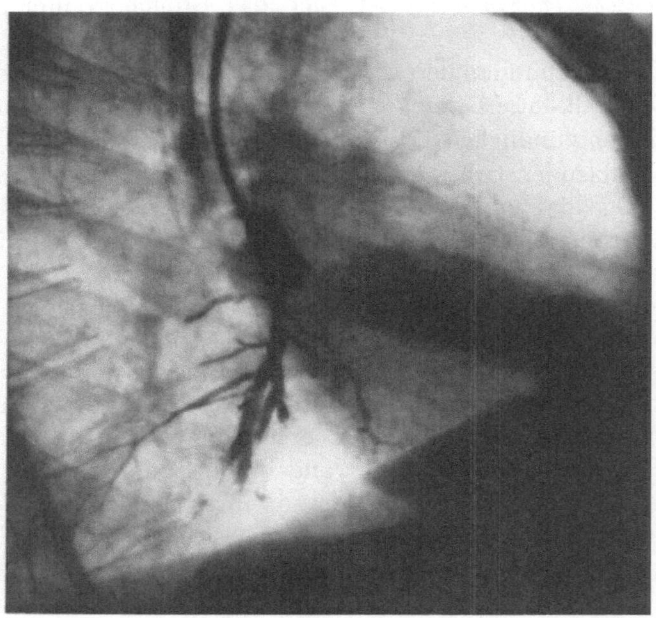

c

Abb. 245a—c. H. Ho., 59jähr. ♂. Arch.-Nr. 887/58, Röntgenabteilung Medizinische Universitätsklinik Münster i. Westf. (Direktor: Prof. Dr. W. H. HAUSS). Atelektatische Schrumpfung des Mittellappens bei orifiziellem lanzettförmigem Verschluß des Lappenbronchus durch ein Bronchialkarzinom. Spastische Emphysembronchitis. a Nativbild p.-a. Diskreter parakardialer Schatten des von überblähtem Lungengewebe überstrahlten atelektatischen Mittellappens. Osteolytische Destruktion der 6. Rippe rechts hinten. b Frontalübersicht. Schmaler Keilschatten mit deutlich spitzwinkeligem Verschluß des zuführenden Lappenbronchus unmittelbar am Ostium. (Abbruch des bronchialen Aufhellungsbandes an der Spitze des Schattenkeils. c Bronchogramm frontal. Darstellung der lanzettförmigen neoplastischen Stenose mit Einwölbung in das Lumen des Unterlappenbronchus. Spastische Engstellung der Unterlappensegmentäste. Emphysem

bare — Situsverschiebung des Parenchyms und seiner lobären Spaltgrenzen unberücksichtigt ließ. Nach lange vorherrschender Lehrmeinung galten parakardiale Dreieckschatten von der Lage und Gestalt des verkleinerten luftleeren Mittellappens (bzw. Lingulasegments) als Korrelat verschwartender interlobärer bzw. mediastino-interlobärer Ergüsse (EISLER; DIETLEN; SEUFFERHELD; SACCONAGHI; RACH; WEIHE; HELM; CLAIRMONT; EISELT; HOTZ; LOREY; FLEISCHNER; FLEMMING-MØLLER; REINBERG; USPENSKY; SCHÖNFELD; SCHALL; STOLOFF; ENGEL; PRIESEL; REDEKER; UDVARDY; TRIVELLATO; FREEDMAN; MILLER; GADEKAR u. SARIN; WATERS; SONNAUER; SEGALL; MALLUCHE; WEINGÄRTNER u.a.).

Diese Ansicht rührte nicht zuletzt daher, daß man die — im Zuge des Raumausgleichs nach ventro-lateral vorgeschobene — Spaltlinie zwischen Ober- und Unterlappen auf dem Sagittalbild in Kreuzhohlstellung für die ,,Ober-Mittellappengrenze" hielt. Daraus ergab sich der Trugschluß, der fragliche Keilschatten müsse seiner paramediastinalen Lage nach einer in den Nebenspalt reichenden mediastino-basalen Pleuritis entsprechen, da man das von seiner Spitze ausgehende Haarsegel inmitten lufthaltigen Lungengewebes verlaufen sah. Die Auffassung gründete sich ferner auf den Nachweis des *Eisler*schen ,,*Windfahnen-Phänomens*": der während Rückwärtsneigung des Oberkörpers im horizontal-sagittalen Strahlengang beobachtete Gestaltwechsel von verwaschener Trübung zu scharf umrissener Wimpelfigur und deren erneute schleierartige Auflösung bei gegenläufiger Haltungsänderung schienen kennzeichnend für das Verhalten einer glattbegrenzten Flüssigkeitsschicht oder Schwartenfläche im Interlobium unter fließender Änderung der Grenzflächenprojektion. In gleichem Sinne wurde schließlich die oft beachtliche Diskrepanz zwischen spärlichem oder völlig stummem physikalischen Befund und erheblichen klinischen Krankheitssymptomen (Reizhusten, Schmerzen, Fieber etc.) ausgelegt.

An der Auffassung wurde vielfach noch festgehalten, nachdem der röntgenologische Aspekt schrumpfender Mittellappenprozesse — lange vor der Konzeption des ,,Lappensyndroms" — in zahlreichen Publikationen bekannt geworden war (BÁRSONY u. KOPPENSTEIN; FLEISCHNER; KOPSTEIN; DE GASTRO; HAMPTON u. KING; SAUPE; JACOBAEUS; KORNBLUM u. ELLIS; TESCHENDORF; SERGENT u. KOURILSKY; COURT; DELL' AQUA u. BELLI; COLOGNESI; FERMIN MAS u. PIAGGO BLANCO; D'HOUR; D'HOUR u. CREPIN; ROBBINS u. HALE; ZDANSKY; DOIG; PUNCH; DEBRÉ, THIEFFRY u. GERBEAUX; LECOEUR u. PRÉAULT). Anscheinend hielt man das Vorkommnis kompletter Lobärschrumpfung für zu selten oder den Exsudatcharakter der Dreieckschatten für zu einleuchtend begründet, um die anatomischen Grundlagen derartiger Röntgenbefunde in jedem Fall kritisch und zielstrebig überprüfen zu müssen. Nur so ist es erklärlich, daß sich die seit BÉCLÈRE und GERHARDT überlieferte Interpretation in kasuistischen und Lehrbuchdarstellungen bis in neuere Zeit hartnäckig behauptete, ohne daß man es für notwendig erachtete, die Richtigkeit der Auslegung jeweils stichhaltig zu beweisen. Dabei hatte die Diskussion zwischen EISLER und SLUKA über die pleurale oder pulmonale Natur vom Hilus ausgehender Keilschatten die Fragwürdigkeit der Substratdeutung schon vor Jahrzehnten ins rechte Licht gerückt.

Die herkömmliche These ließ außer Betracht, daß der nicht mehr belüftete Mittellappen von der seitlichen Brustwand weit zur Lungenwurzel hin zurückgleiten kann und ebenso glatte Außenflächen aufweist wie ein von den anliegenden Pleurablättern umschlossenes Trans- bzw. Exsudat. Da die bildliche Konturschärfe oder -unschärfe in beiden Fällen nur davon abhängt, wie man die Grenzfläche zum Zentralstrahl einstellt, kann das *Eisler*sche Fahnenzeichen nach anatomischen und strahlengeometrischen Voraussetzungen gar nicht als schlüssiges Indiz zur Differenzierung herangezogen werden.

Die *Orientierung nach den Fissurlinien* auf dem Frontalbild hat differentialdiagnostisch nur begrenzten Wert.

Die Unversehrtheit des Mittellappens ist erwiesen, wenn das lufthaltige Lappendreieck inmitten seiner strichförmigen Spaltmarken hervortritt, an einer Inzisur durch ein Haarsegel, an der anderen von einem fusiformen Ergußschatten umrahmt oder an beiden Fissuren zugleich von schattengebendem Medium umflossen wird. Ebenso kennzeichnend ist der Nachweis der *Lageverschieblichkeit interlobärer Flüssigkeitsansammlungen* (Abb. 246) (LENK; SCHULZE u. BECKER; FEHRE). Diesen Befund trifft man am ehesten bei Stauungstranssudaten im Gefolge kardialer Dekompensation (STEWART; KISER; STEELE; AUSTRIAN; STEIN u. SCHWEDEL; VESELL; ROESLER; FOSSATI; BOHARAS u. CRIEP; LAUFER; KATZ u. REED; DI MAIO; SCHWEDEL; MCPEAK u. LEVINE; GEFTER, BOUCOT u. MARSHALL; DUFOURT u. BRUN; WEISS, BOUCOT u. GEFTER; CREYX, REBOUL, MARTIN, DELORME u. PÈNE; FELDMANN; REBOUL u. MARTIN; LE MELLETIER, VESLOT u. BRACK; FREEDMAN; WEISMAN u. JACOBSON; MÉRIEL, CALINIER u. DESANDRE; AUBERTIN, MARTIN u. CASTAING; SCHULZE u. BECKER), gelegentlich auch beim Chylothorax an,

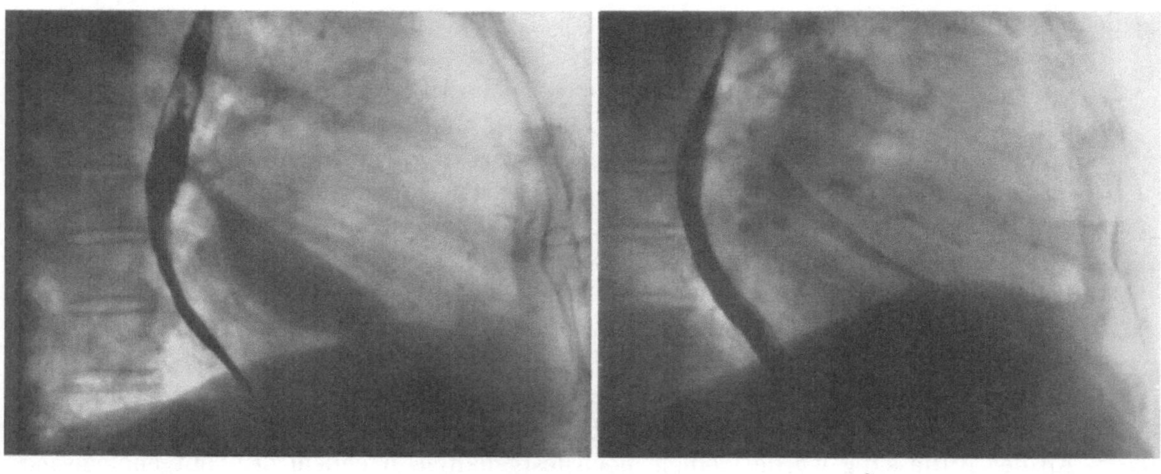

a b

Abb. 246a u. b. C. Bo., 71jähr. ♂. Arch.-Nr. 7141/59, Röntgenabteilung Medizinische Universitätsklinik Münster i. Westf. (Direktor: Prof. Dr. W. H. HAUSS). Lageverschiebliches Stauungstranssudat im unteren Interlobär-Hauptspalt bei dekompensierter Mitralinsuffizienz. Frontalzielaufnahmen, unmittelbar nacheinander im Stehen (a) und in Rechtsseitenlage (b) aufgenommen

während entzündliche Exsudate wegen ihrer Verklebungstendenz weniger dazu neigen, bei Lagewechsel vom Interlobium zur Konvexität abzufließen. Ähnliche Bedeutung wie der lageabhängige Gestaltwechsel hat der *respiratorische Formwandel* interlobärer Ergüsse (RIST u. HAUTEFEUILLE). Der mehr oder weniger abgerundete Spindelschatten des *hängenden Interlobärergusses* ist auch ohne Nachweis einer weiteren Spaltlinie unschwer richtig zu deuten, wenn die Flüssigkeitskammer den Kommissurenwinkel kranialwärts überschreitet oder — auf Neben- bzw. unteren Hauptspalt beschränkt — in p.a.-Projektion Hilus und Herzrand ausspart.

Bei fehlender Abbildung der Spaltlinien läßt das Orientierungsmerkmal für die topische Diagnostik parakardialer Schattenfiguren im Stich, da der Sachverhalt als solcher mehrdeutig ist. Er kann auf kompletter Mittellappenverdichtung beruhen, die eine isolierte lineare Darstellung der lobären Grenzflächen strahlenphysikalisch vereitelt, aber auch beim gekammerten Interlobärerguß infolge ungünstiger Zufallsprojektion (ESSER; BOLLINI u.a.) oder rudimentärer Anlage des anderen Lappeneinschnitts vorkommen. Die Unterscheidung der Lappeninfiltration von einer Pleuritis interlobaris inferior dextra schien in diesem Falle unmöglich (SCHÖNFELD u.a.), solange nur die genannten Kriterien zu Rate gezogen wurden.

Die *Differentialdiagnose zwischen Mittellappen(Lingula)-Verschattung und Interlobär- bzw. Mediastino-Interlobärpleuritis* ist heute im Zweifelsfall mit gezielter Schichtuntersuchung und Bronchographie sicher zu stellen. Doch bietet der native Röntgenbefund weitere verläßliche *Leitmerkmale zur Abgrenzung:*

a) Komplette Mittellappen- und Lingulaverdichtungen weisen eine *obligate Verbindung zum Hilus* auf, die rein pleurogenen Affektionen fehlt. Gekammerte Lappenspaltergüsse projizieren sich frontal wohl oft auf die Lungenwurzel, erreichen aber auf Sagittalbildern den Hilus — infolge Verklebung oder Unvollständigkeit des Einschnitts — meist nicht oder nur mit schmaler Spitze.

Auch Ergüsse und Schwarten im ventro-basalen Mediastinalsinus zeigen radiographisch eher Beziehung zur vorderen Brustwand und Zwerchfellkuppel als zum Hilus. Ihre Schichtbreite ist zu gering, um bei seitlicher Aufsicht die Herzsilhouette in ganzer Ausdehnung zu übertönen und einen bis an den Hilus herantretenden Schatten zu werfen, obgleich sich der Prozeß in der dorsalwärts tief einschneidenden Pleuraduplikatur anatomisch durchaus bis zum Lig. pulmonale erstrecken kann.

b) Der *Einschluß lufthaltiger Bronchien* beweist den Parenchymcharakter parakardialer Keilschatten.

c) Das *Fehlen der lappen- bzw. segmenteigenen Gefäße* auf dem Röntgenbild kennzeichnet das Schattensubstrat als pulmonal, da ein isolierter Ergußschatten die vaskulären Strukturen im lufthaltigen Lungengewebe der Nachbarschaft nicht auslöscht.

d) Das *Syndrom des pulmonalen Raumausgleichs* (Transparenz- und Volumenzunahme der Nachbarsegmente mit Konvergenz ihrer Gefäßzweige in Richtung der fraglichen Verschattung) zeigt einen parenchymatösen Schrumpfungsvorgang an, da ein Interlobärerguß die angrenzenden Strukturen eher auseinanderdrängt.

e) Eine *fleckige Auflösung der Schattenfigur* kommt — passager oder kontinuierlich — nur bei Rückbildung atelektatischer bzw. infiltrativer Lungenprozesse, nicht aber bei Resorption oder Verschwartung eines Pleuraergusses vor.

f) Im Interlobium oder Pleuromediastinalspalt *abgekapselte Ergüsse können auf Grund ihres Eigengewichts weder spitzkeilförmige Gestalt annehmen noch konkave Konturen aufweisen*, erscheinen vielmehr je nach Projektion und Ergußmenge spindelförmig oder ovalär gerundet.

Bei kritischer Prüfung erweist sich die herkömmliche Substratdeutung der — mitunter beiderseits zugleich parakardial nachweisbaren (FLEISCHNER; SEGALL; WEBB u.a.) — *Fleischner*schen Dreieckschatten an den vorderen Lungenbasen als revisionsbedürftig: Nach systematischen bronchographischen Studien und anatomischen Befunden handelt es sich fast ausnahmslos um schrumpfende Mittellappen- bzw. Lingulaprozesse (ESSER; SCHMID; SCHULZE u. BECKER u.a.). Die angrenzende Serosa ist dabei zwar häufig mitbeteiligt (VIBERT, ROSE u. LE TACON u.a.), doch hat die pleurogene Verdichtung — abgesehen vom interkurrenten Empyem — im Rahmen des Schattenkomplexes allgemein nur akzidentelle Bedeutung.

Für die Differentialdiagnose wenig belangvoll ist das *projektorische Trugbild eines ventro-basalen Spindelschattens* auf dem Profilbild im sinistro-dextralen Strahlengang, auf das französische Autoren aufmerksam machten (GERNEZ-RIEUX, BRETON, BONTE u. MEREAU; DRAMEZ, HANOUNE u. GADRAS; ROCHE u. RENIE). Es entsteht *durch Überdeckung des Lebergewölbes mit den hinteren Anteilen der Herzsilhouette*, wenn die rechte Zwerchfellkuppel hochsteht, oder der Zentralstrahl etwas von kranial her einfällt. Das Summationsphänomen kann nur dem flüchtigen Betrachter eine Mittellappenverdichtung vortäuschen. Seine Scheinrealität ist am Schirm und auf Frontalaufnahmen unschwer zu entlarven, da die Schattenfigur ihre Form bei der Atmung ständig wandelt, stets unterhalb des Hilus bleibt, das Mittellappenareal und seine Gefäße also gar nicht überlagert und sich stufenlos in die einander überschneidenden Konturen von Herz und Zwerchfellplateau einfügt.

zu *2.* Wesentlich problematischer als die röntgenanatomische Auflösung des Schattensubstrats ist die *kausalgenetische Klärung des Mittellappen- und Lingulasyndroms.*

Im Kindesalter gelingt es am ehesten, das Grundleiden akuter parainfektiöser Verdichtungen beider Lungenabschnitte nach seinen klinischen Symptomen und röntgenologischen Kriterien (Bipolarität und ausgiebige Lymphknotenschwellung des floriden tuberkulösen Primärkomplexes, charakteristische Verteilung atelektatisch-bronchopneumonischer Herde bei Masern und Keuchhusten) zu ermitteln oder eine unbemerkte Fremdkörperaspiration als Ursache der Ventilationssperre aufzudecken.

Beim chronischen post-infektiösen Lappensyndrom des Erwachsenen stößt die Erkenntnis der Ätiologie auf größere Schwierigkeiten.

Da es sich vielfach um Spätfolgen in der Kindheit abgelaufener Krankheiten handelt, deren Relikte (Bronchiektasen, Pigmenteinbrüche oder Spätfisteln verkreideter peribronchialer Lymphknoten) kein eindeutig ätio-pathognomonisches Gepräge besitzen, gelangt man ohne bakteriologische und histologische Hilfsmittel nicht über eine Ver-

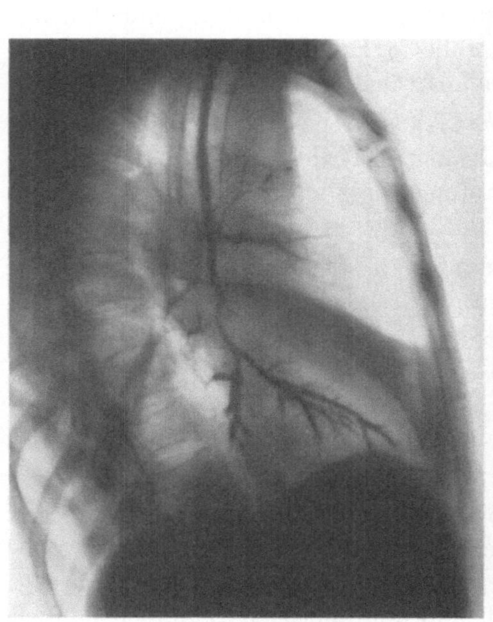

Abb. 247

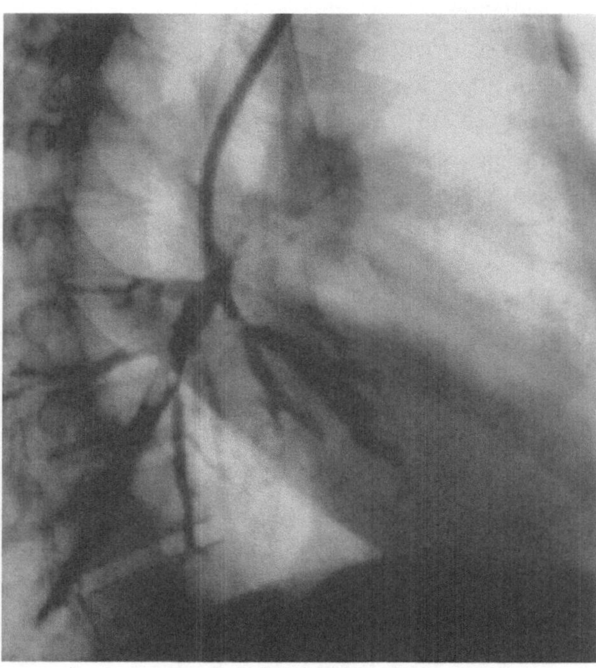

Abb. 248

Abb. 247. H. Ku. 40jähr. ♂. Arch.-Nr. M 1884/53, Röntgeninstitut der Medizinischen Universitätsklinik Leipzig (ehem. Direktor: Prof. M. Bürger). Isolierte Mittellappenatelektase bei stenosierendem Karzinom des rechten Zwischenbronchus (Autopsie). Bronchogramm frontal

Abb. 248. A. Rü., 52jähr. ♂. Arch.-Nr. 3201/53, Röntgeninstitut der Medizinischen Universitätsklinik Leipzig (ehem. Direktor: Prof. M. Bürger). Inzipientes Karzinom des Mittellappenbronchus unter der Maske des entzündlichen Mittellappensyndroms (histologisch: undifferenzierter Krebs). Bronchogramm im 1. Schrägdurchmesser: erbsgroßer Füllungsdefekt vor der Segmentgabel des Mittellappenbronchus, poststenotische Bronchiektasie im lobären Keilschatten

dachtsdiagnose hinaus. Auch der Röntgenbefund isolierter Hiluslymphome ist differentialdiagnostisch erst auf Grund des klinischen Gesamtbildes oder bioptischer Fahndungsergebnisse zu interpretieren.

Das Bestreben, den Ursprung des Krankheitsgeschehens in jedem Fall mit allen verfügbaren Mitteln zu ergründen, erhält einen dringlichen Akzent durch den immanenten Verdacht, hinter dem „Mittellappensyndrom“ könne ein noch kurables bösartiges Geschwulstleiden verborgen sein.

Der Argwohn gilt weniger dem im hellen Lappenmantel wachsenden peripheren Bronchialkarzinom oder einem vom Interlobium ausgehenden Pleuraendotheliom, deren oft höckerig gekerbter Tumorknoten kaum mit dem Spindel- oder Keilschatten des luftleeren bzw. infiltrierten Lappens zu verwechseln ist. Die Fahndung zielt vielmehr auf den an der Wurzel des Mittellappens bzw. Lingulasegments lokalisierten Bronchuskrebs, der den abhängigen Lungensektor en bloc oder partiell blockiert.

Die richtige Erkenntnis kommt für den kurativen Eingriff meist zu spät, wenn man beim *Karzinom des Zwischen- bzw. Stammbronchus* eine Mittellappen (Lingula)-Verdichtung mit knollig aufgetriebenem Hilus und den Abgang des Zufuhrbronchus bereits von Tumormassen und Lymphknotenmetastasen eingemauert findet (Abb. 247). Wegen der Tendenz zentraler Krebse, rasch in das Mediastinum einzubrechen, ist der Befund häufig mit sichtbaren Anzeichen der Inoperabilität (bifurkationsnahe Füllungsdefekte, mangelnde Atemverschieblichkeit der trachealen Bifurkation, sattelförmige Verbreiterung des trachealen Carinasporns, kymographisch nachweisbare Bewegungsstarre des mittleren Oesophagusabschnitts bzw. Eindellung seiner Konturen etc.) verknüpft.

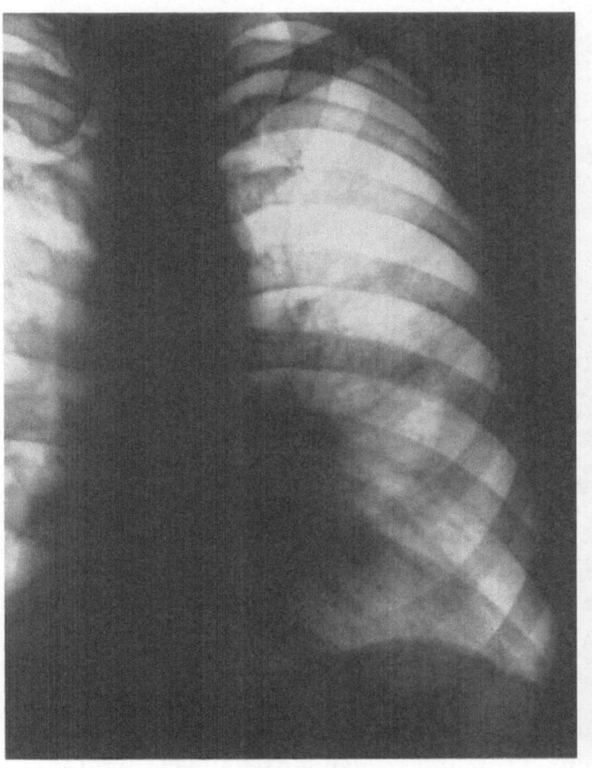

Abb, 249 a

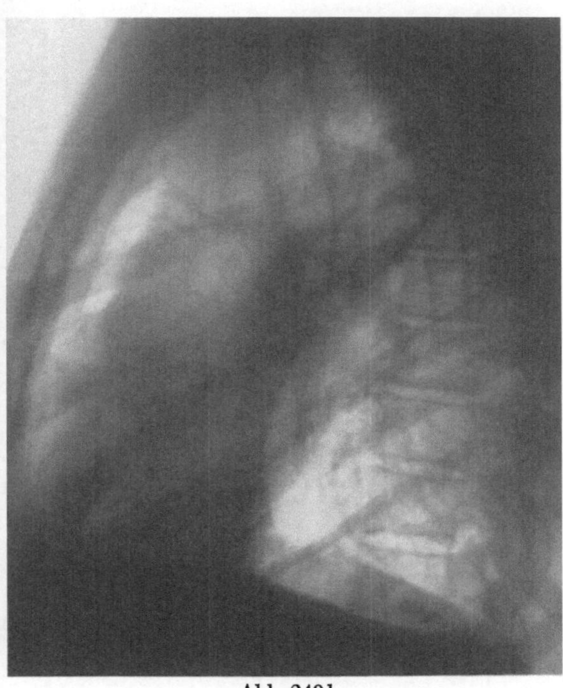

Abb. 249 b

Abb. 249a—c. J. El., 58jähr. ♂. Arch.-Nr. 8720/57, Röntgenabteilung Medizinische Universitätsklinik Münster i. Westf. (Direktor: Prof. Dr. W. H. Hauss). Atelektatische Schrumpfung der Lingula bei karcinomatösem Verschluß des Lingulabronchus (Probethorakotomie). a Nativbild p.-a. b Frontalübersicht. c Bronchogramm im 1. Schrägdurchmesser

Die hilusnahe entstehenden *Geschwülste des Mittellappen- und Lingulabronchus* verraten sich dank des engeren Bronchialkalibers schon bald mit Symptomen der Parenchymobstruktion. Das Verhalten erleichtert die Aufspürung endophytär wachsender Adenome, ortsständig gebundener benigner Tumoren und relativ kleiner Karzinome (Abb. 248). Die Frühdiagnose differenzierter, nicht so rasch fernmetastasierender Krebse dieser Lokalisation ist therapeutisch gleich vordringlich wie bei weiter proximal gelegenen Karzinomen, da sie ebenso zu kontinuierlichem Übergriff auf benachbarte Venenstämme, Herzbeutel und übrige Mediastinalstrukturen neigen. Im initialen Geschwulststadium ist die Abgrenzung vom post-infektiösen Mittellappen (Lingula)-Syndrom allerdings schwierig (vgl. Abb. 242, 243 und 248): Beide Obstruktionsprozesse stimmen hinsichtlich Manifestationsalter, Anamnese und Klinik überein, und ihr Schattenbild zeigt angesichts der Identität des anatomischen Folgegeschehens im Parenchym auch keine verwertbaren Gestaltunterschiede.

Das gelegentlich als Kennzeichen des neoplastischen Ursprungs angegebene Differenzkriterium einer starken ovalären Auftreibung der Schattenfigur (JENNY u.a.) ist ganz unverläßlich. Das rasch stenosierende Karzinom des Mittellappenbronchus ruft — nicht anders als Lappenbronchuskrebse sonstiger Lokalisation — zunächst einen keilförmigen Lobärkollaps mit konkav eingezogenen Konturen hervor (Abb. 245, 247 und 249). Eine spätere Wiederausdehnung des tumorblockierten Lungensektors ist weniger durch kontinuierliche Geschwulstausbreitung im Parenchym bedingt, sondern in erster Linie der Sekretstauung, retentionspneumonischer Anschoppung bzw. poststenotischer Abszedierung zuzuschreiben (BALDRY). Als unspezifische Folgeerscheinung jeglicher Obstruktion ist der Vorgang auch bei abszedierendem Verlauf eines nichtneoplastischen Lappensyndroms durchaus geläufig (Abb. 234).

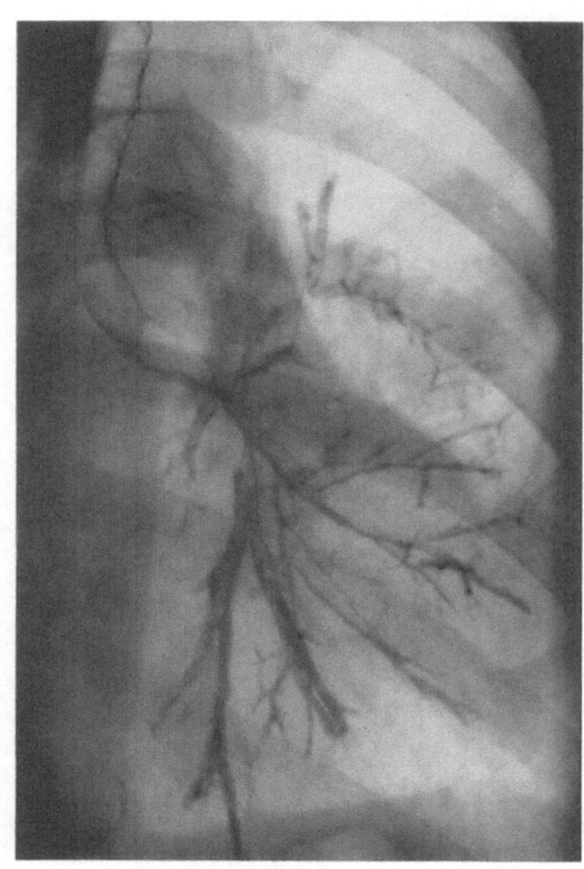

Abb. 249c

Ebenso bildet das Übergreifen des Lobärprozesses auf angrenzende Segmente der Nachbarlappen, das zur Konturunschärfe der intersegmentalen Grenzflächen führt und das Vorliegen eines Malignoms anzeigen soll (*Lenk*sches Zeichen), kein stichhaltiges Indiz. Beim zentralen Bronchuskrebs rührt die etappenartig fortschreitende Ausdehnung des pulmonalen Schattengebiets seltener von breitflächiger, die lobären Fissurgrenzen überschreitender Krebsinfiltration der Lungenperipherie als vielmehr vom Tumorwachstum an der Lungenwurzel her, das immer weitere Parenchymsektoren in die orifizielle Belüftungssperre einbezieht. Die gleiche Entwicklung findet man beim post-infektiösen Mittellappen- und Lingulasyndrom, wenn die Nachbarsegmente durch ständigen Abfluß infizierten Sekrets bzw. rückläufige Lymphknotenschwellung in Mitleidenschaft gezogen werden, oder wenn das Grundleiden von vornherein — endobronchogen oder lymphadenogen — plurisegmentale Bronchialschäden verursacht hat. In diesem Sinne spricht der Nachweis peribronchialer Kreideherde am Stiel der zusätzlich betroffenen Segmente. Der Befund schließt eine akzidentelle Neoplasie im Narbenfeld alter Lymphknoteneinbrüche nicht aus, entbindet daher keineswegs von der Verpflichtung, im Zweifelsfall systematisch weiterzufahnden.

Da selbst technisch einwandfreie Schichtaufnahmen und Bronchogramme keine sicheren Merkmale zur Unterscheidung entzündlicher Läsionen von beginnenden Bronchialtumoren liefern (vgl. Abb. 242, 243 und 248), muß die Ursache einer aufgespürten Stenose unverzüglich mit anderen Mitteln ergründet werden. Der Schichtbefund ermöglicht die gezielte Bronchialsekretentnahme vor Beginn der Bronchographie. Führt die *zytologische und bakteriologische Untersuchung* des frischen Materials nicht weiter, so kann die anschließende *Bronchoskopie und Probeexzision* aus verdächtigen Schleimhautbezirken näheren Aufschluß geben. Die positiven und negativen Irrtumsmöglichkeiten der exfoliativ-zytologischen Analyse und die begrenzte Sichtweite des endoskopischen Verfahrens sind nicht zu verkennen. In der Hand geschulter und kritischer Untersucher bringen beide Methoden jedoch in hohem Prozentsatz treffsichere Ergebnisse.

Definitive Gewißheit über die Ätiologie des Mittellappen- bzw. Lingulasyndroms bietet vielfach erst der *feingewebliche Befund des Resektionspräparates.*

Die chirurgische Intervention ist angezeigt, wenn das frühtuberkulöse Lappensyndrom nach sorgfältiger endoskopischer Bronchialtoilette (Absaugung von eingedicktem Sekret und Lymphknotensequestern, Abtragung von Granulationspilzen etc.) keine Rückbildungstendenz zeigt (JERSILD u. RISKAER; GRIFFITH; GAUS; GÖRGÉNYI-GÖTTCHE u. KASSAY; MATL, HORAČEK, TALACKO u. VAVROUŠEK; PINHEIRO u. CARDOSO; MAIER; KARLSON u. TIMMES; PERDUE u. GUILFOIL; SAMSON; HEAD u. MOEN; MANNET et al.), oder wenn der chronische Obstruktionsprozeß des Erwachsenen — wie gewöhnlich — jeglicher konservativen Maßnahme (antibakterielle Medikation, Absaugung, Aerosoltherapie oder intrabronchiale Instillation von Antibioticis und proteolytischen Fermenten etc.) trotzt (GRAHAM, BURFORD u. MAYER; BROCK; PAULSON u. SHAW; HEAD u. MOEN; BUCKLESS; VOSZSCHULTE; CRAFOORD, BJÖRK u. HILTY; WILLMANN; KERÉNYI u. KERÉNYI; SCHWAIGER; SCHULZE u. BECKER; LÖFFLER; PEIPER; SEBESTÉNYI u. ERDÉLYI; TITCHE; MAIER u.a.). An der Gefahr tödlicher Spätkomplikationen durch putride Infektion oder Arrosionsblutung gemessen, ist das Risiko des chirurgischen Eingriffs zu gering (s. S. 356), um eine exspektative Einstellung grundsätzlich zu rechtfertigen. Die Entfernung des ohnehin irreversibel geschädigten, von Bronchiektasen durchsetzten Lungenbezirks bewahrt vor ständigem Siechtum und der Möglichkeit örtlicher neoplastischer Entgleisung in der anhaltend irritierten Bronchialprovinz. Die Resektion bildet nach Fehlschlagen konservativer Behandlungsversuche die Therapie der Wahl, sofern nicht schlechter Allgemeinzustand, Altershinfälligkeit bzw. Einschränkung der kardiopulmonalen Reserven eine Gegenanzeige darstellen, oder der chronische Entzündungsprozeß mit einer erscheinungsfreien Lappenfibrose als narbigem Endstadium spontan zum Stillstand gekommen ist.

Literatur

1. Das Lungenemphysem

ABALLI, A. J., and R. PEREIRAS: Tracheo-esophageal compression by double aortic arch. Arch. Med. infant. **21**, 169—186 (1953).

ABBOTT, M. E.: Statistics of congenital heart disease (1000 cases analysed). In: P. D. WHITE, Heart disease, 3. ed. New York: Macmillan & Co. 1944.

ABBOTT, O. A., W. A. HOPKINS, and P. H. GUILFOIL: Therapeutic status of pulmonary autonomic nerve surgery. J. thorac. Surg. **20**, 571—583 (1950).

— W. A. HOPKINS, and W. E. VAN FLEIT: Experiences with a new concept of the etiology of pulmonary emphysema: part I. Introduction: Etiology and general considerations. Trans. nat. Ass. Tuberc. (Lond.) **1952**, 359.

— — W. R. VAN FLEIT, and J. S. ROBINSON: New approach to pulmonary emphysema. Thorax **8**, 116—132 (1953).

ABBOTT, V., J. F. MCCREARY, R. POCOCK, and A. BROWN: Fibrocystic disease of the pancreas. Canad. med. Ass. J. **64**, 419—423 (1951).

ABELLO, J.: Visualisación radiográfica de los bronquiolos por los medios de contraste. Rev. esp. Tuberc. **29**, 303—317 (1960).

ABRAMS, H. L.: Left ascending aorta with right arch and right descending aorta. Radiology **57**, 58—62 (1951).

ABRAMSON, H., G. T. ROOK, and C. H. NAU: Acute pulmonary interstitial and mediastinal emphysema (airblock) and pneumothorax in infancy and early childhood. J. Pediat. **36**, 774—783 (1950).

ABRIC, J., et H. GIROULLE: Aspects bulleux au cours de la tuberculose traitée par l'I.N.H. J. Radiol. Électrol. **36**, 378—383 (1955).

ACKERMANN, A. J.: Pulmonary and osseous manifestations of tuberous sclerosis with some remarks on their pathogenesis. Amer. J. Roentgenol. **51**, 316 (1944).

ADAM, J.: Les cavités gazeuses pulmonaires apparemment congénitales du nourisson. Thèse de Paris 1954.

ADAMS, F. H.: Unusual case of bronchogenic lung cyst simulating dextrocardia. J. thorac. Surg. **39**, 483—485 (1951).

—, and J. LIND: Physiologic studies on the cardiovascular status of normal newborn infants (with special reference to the ductus arteriosus). Pediatrics **19**, 431—437 (1957).

ADAMS, H.: Fatality from rupture of emphysematous bleb after subtotal-thyreoidectomy. Lahey Clin. Bull. **2**, 214—219 (1942).

ADAMS, R., and E. D. CHURCHILL: Situs inversus, sinusitis, bronchiectasis. A report of 5 cases including frequency statistic. J. thorac. Surg. **7**, 206 (1937).

ADAMS, R. A., and W. B. PORTER: Marfans syndrome. Report of a case. Sth. med. J. (Bgham. Ala.) **42**, 844 (1949). Zit. nach VERSÉ.

ADAMS, W. E.: Differential pressures and reduced lung function in the intrathoracic operations. J. thorac. Surg. **9**, 254—261 (1940).

— Differential diagnosis and treatment of congenital cystic malformation of the lung. Dis. Chest **15**, 60—71 (1949).

—, and H. M. LIVINGSTONE: Lobectomy and pneumectomy in dogs. Arch. Surg. **25**, 898 (1932).

—, and W. W. SWANSON: Congenital cystic disease of the lung. Review of the literature and report of 3 cases. Int. Clin. **4**, 205—220 (1935).

ADAMSON, J. D.: Congenital lung cysts. Canad. med. Ass. J. **35**, 1 (1936).

— Chronic lung failure. Postgrad. Med. **4**, 217—223 (1948).

ADCOCK, J. D.: Spontaneous interstitial emphysema of the lungs with mediastinal, retroperitoneal, and subcutaneous emphysema. Arch. intern. Med. **71**, 650—657 (1943).

ADLER, D., and D. FULLER: Foreign bodies in the trachea and bronchi. A review of 100 cases in children. S. Afr. med. J. **1953**, 1155.

ADLER, K. J.: Die Wabenlunge als Folgekrankheit. Fortschr. Röntgenstr. **69**, 10 (1944).

AGUILAR, O., A. NIJENSOHN u. A. GUALIGLIANONE: Offene Wabenlunge und völliger Situs inversus. An. Centro Invest. tisiol. **1936**, 267.

AHLBERG, N., u. K. DAHLBERG: Über passagere Lungenaffektionen bei Vergiftung mit nitrosen Gasen (klinische und röntgenologische Beobachtungen). Acta med. scand. **109**, 471—493 (1942).

AHVENAINEN, E. K.: Experimental production of pulmonary hyaline membranes. Ann. Med. exp. Fenn. **31**, 320 (1953).

AISNER, M., and J. E. FRANCO: Mediastinal emphysema. New Engl. J. Med. **241**, 818—825 (1949).

AITCHISON, J. D., and J. M. MCKAY: Pulmonary artery occlusion demonstrated by angiography. Brit. J. Radiol. **29**, 398—399 (1956).

ALARCON, D. G.: Regressive giant bullous emphysema in tuberculosis of adults. Dis. Chest. **27**, 31—43 (1955).

ALBERT, H. M., and W. J. POTTS: Congenital lung cysts in infants. Pediatrics **12**, 283 (1953).

ALBERTIS, P. DE, e E. GANDOLFO: La stratigrafia nello studio delle tracheobroncomalacie. Radiol. med. (Torino) **46**, 922—940 (1960).

ALBRECHT, H., H. VALENTIN u. H. VENRATH: Über die Atmung und das Herzminutenvolumen bei Arbeit und Sport, sowie die Herzleistung. Z. ges. exp. Med. **122**, 356—368 (1953).

ALEXANDER, H.: Der künstliche Pneumothorax. Berlin: Springer 1931.

— Atelektatische Vorgänge an der Kollapslunge während der Pneumothoraxbehandlung. Wien. med. Wschr. **1941**, 315.

— Die Differentialdiagnose der Höhlenbildungen in der Lunge. Kongr.-Ber. III. wiss. Tagg Norddeutsch. Tbk.-Ges. 1954, S. 47—63.

ALEXANDER, H. L.: Autonomic control of the heart, lungs and bronchi. Ann. intern. Med. **6**, 1033 (1933).

— Early diagnosis and treatment of emphysema. Med. Clin. N. Amer. **20**, 439—448 (1936).

—, and W. B. KOUNTZ: The mechanism of non-obstructive emphysema. Trans. Ass. Amer. Phycns **47**, 255 (1932).

— — The mechanism of non-obstructive emphysema. J. Amer. med. Ass. **100**, 551 (1933).

— D. LUTEN, and W. B. KOUNTZ: Effects on the heart of long-standing bronchial asthma. J. Amer. med. Ass. **88**, 882 (1927).

ALEXANDER, S. C., J. S. FIEGIEL, and R. N. CLASS: Congenital abscence of the left pulmonary artery. Amer. Heart J. **50**, 465—470 (1955).

ALFORD, J. E.: Congenital bronchogenic cyst of the mediastinum. J. Pediat. **11**, 550 (1937).

ALLBRITTEN jr., F. F., and Y. TEMPLETON: Treatment of giant cysts of the lung. J. thorac. Surg. **20**, 749—760 (1950).

ALLEN, C. M. VAN: Kollaterale Ventilation. 1. Vorhandensein kollateraler Verbindungen zwischen den Lungenläppchen. Z. Anat. Entwickl.-Gesch. **98**, 453 (1932).

— Kollaterale Respiration. 2. Vorkommen kollateraler Respiration zwischen den Lungenläppchen. Z. Anat. Entwickl.-Gesch. **98**, 466 (1932).

— Obstructive pulmonary emphysema and collateral respiration. Surg. Gynec. Obstet. **55**, 303—307 (1932).

—, T. S. JUNG: Postoperative atelectasis and collateral respiration. J. thorac. Surg. **1**, 3—14 (1931).

—, and G. E. LINDSKOG: Collateral respiration in the lung. Its rôle in bronchial obstruction to prevent atelectasis and to restore patency. Surg. Gynec. Obstet. **53**, 16 (1931).

— —, and H. RICHTER: Gaseous interchanges between adjacent lung lobules. Yale J. Biol. Med. **11**, 397 (1930).

— — — Collateral respiration. Transfer of air collaterally between pulmonary lobules. J. clin. Invest. **10**, 559—590 (1931).

—, and Y. C. SOO: Increased penetrability of x-rays through normal lung and other air-infiltrated substances. Proc. Soc. exp. Biol. (N.Y.) **29**, 240—242 (1931).

— — Collateral respiration; spontaneous reinflation of atelectatic pulmonary lobule by collateral respiration. J. clin. Invest. **12**, 171 (1933).

ALLEN, K. D. A., H. D. WALTZ, and D. D. HANNER: A simple method for determining the degree of inspiration from the chest film. Radiology **24**, 225—232 (1935).

ALLERÖDER, H., u. H. C. LANDEN: Das Verhalten der Komplementärluft, der Reserveluft und der Sauerstoffaufnahme im Arbeitsversuch. Z. ges. exp. Med. **108**, 406—41 (1940).

ALLISON, ST. I.: The vanishing lung; report of a case of advanced bullous emphysema. Ann. intern. Med. **17**, 139—148 (1942).

ALMEYDA, J.: Solitary cystic disease of the lung. Brit. J. Tuberc. **43**, 74—84 (1949).

ALMKLOR, J. R., and A. HATOFF: Pneumatocele during the course of pneumonia in children. Amer. J. Dis. Child. **72**, 521—528 (1946).

ALSTEAD: Kongenitaler Pectorialisdefekt. Lancet **1933**, 1179.

ALTHERR, F.: Über einen Fall von systematisierter Chondromalacie. Virchows Arch. path. Anat. **297**, 445 (1936).

ALTMANN, A., u. ST. ENGEL: Erkrankungen des Bronchialbaums. In: ENGEL-SCHALL, Handbuch der Röntgendiagnose und -therapie im Kindesalter, S. 169—179. Leipzig: Georg Thieme 1933.

ALTMANN, K.: Experimentell-morphologische Untersuchungen über die Beziehungen zwischen der Lungenkapillarweite und dem Lungendehnungsgrad. Z. ges. exp. Med. **122**, 516—548 (1954).

— Experimente und Überlegungen zur Frage des Pleuradruckes. Z. ges. exp. Med. **125**, 196—224 (1955).

ALTSHULER, S. S., F. S. PREUSS, E. G. DRESCHELL, and I. D. O'HARE: Pulmonary emphysema and fibrosis. Dis. Chest **23**, 412—417 (1953).

ALVAREZ, C.: Los quistos aereos del pulmon. Rev. Med. legal (Rosario) **28**, 1149 (1938).

AMANN, A., J. BOLZE u. H. SCHÄFER: Kreislauf und Atmung beim Detonationstod. Schriften Dtsch. Akad. Luftforsch. 1944.

AMBERSON, J. B.: The nature and differentiation of pleural annular shadows. Amer. J. Roentgenol. **12**, 438—443 (1924).

—, and BURNS jr.: The nature and differentiation of pleural annular shadows. Amer. J. Roentgenol. **12**, 438—443 (1924).

—, and D. M. SPAIN: A mechanism explaining chronic progressive pulmonary bullous emphysema. Trans. Ass. Amer. Phycns **60**, 92—101 (1947).

AMELUNG, W.: Die Veränderungen des Röntgenbildes der Brustorgane bei Kyphoskoliosen und Skoliosen. Fortschr. Röntgenstr. **28**, 230 (1921)

AMEUILLE, P.: Recherches sur l'anatomie de l'emphysème pulmonaire. Paris 1908.

— J. FAUVET u. A. MONSAINGEON: Embolies pulmonaires réelles et supposées. Mém. Acad. Chir. **64**, 1301—1305 (1938).

AMISANO, P.: Le pneumopatie cistiche. Radiol. med. (Torino) **26**, 569 (1939).

AMMANN, K.: Das Lungenemphysem des Pferdes und Rindes. Arch. Tierheilk. **74**, 348 (1939).

AMOS, J. A. S.: Thrombosis of the major pulmonary arteries. Brit. med. J. **1958 I**, 659.

AMOSOV, J. S.: Roentgenological examination of the respiratory function of the lungs. (Roentgenopneumopolygraphy and tomopneumopolygraphy.) Vestn. Rentgenol. Radiol. **36**, 31—36 (1961).

ANACKER, H.: Untersuchung zur Spirometrie der Lungenlappen. Thoraxchirurgie **1**, 254 (1953).

—, u. H. S. STENDER: Krankheiten der Lunge. In: R. HAUBRICH, Klinische Röntgendiagnostik innerer Krankheiten, Bd. I, S. 238—525. Berlin-Göttingen-Heidelberg: Springer 1963.

ANDERSEN, D. M.: Cystic fibrosis of the pancreas and its relation to celiac disease. A clinical and pathological study. Amer. J. Dis. Child. **56**, 344 (1938).

ANDERSEN, E.: Über Anomalien der Wirbelsäule und der Rippen. Fortschr. Röntgenstr. **34**, 491 (1926).

ANDERSEN, P. TH., J. ANDERSEN, H. ELTROM, TH. POULSEN, E. GLISTRUP, and H. PETERSEN: Angiopulmography. Acta radiol. (Stockh.) **36**, 257 (1951).

ANDERSON, R. C., F. CHAR, and P. ADAMS: Proximal interruption of a pulmonary arch (absence of one pulmonary artery); case report and a new embryology interpretation. Dis. Chest **34**, 73 (1958).

ANDERSON, W. W.: Congenital lung cysts: air expansible types. Sth. med. J. (Bgham, Ala.) **31**, 628—632 (1938).

ANDREWS, A.: Observations on bronchial movements and elasticity by means of a recording bronchial caliper. Ann. Otol. (St. Louis) **61**, 1181—1195 (1952).

ANDRUS, P. M.: Chronic nonspecific pulmonary disease. I. The radiographic diagnosis of bronchiectasis. Amer. Rev. Tuberc. **41**, 87—98 (1940).

— Chronic nonspecific pulmonary disease. II. The pathogenesis of bronchiectasis. Amer. Rev. Tuberc. **41**, 99—103 (1940).

— Chronic nonspecific pulmonary disease. III. Classification. Amer. Rev. Tuberc. **41**, 104—113 (1940).

ANSEMANT, A.: Bulle géante d'emphysème chez l'adulte. J. Radiol. Électrol. **35**, 735—736 (1954).

ANSPACH, W. E., and S. J. WOLMAN: Large pulmonary air cysts in infancy. Surg. Gynec. Obstet. **56**, 635—645 (1933).

ANTHONY, A. J.: Untersuchungen über Lungenvolumina und Lungenventilation. Habil.-Schr. Leipzig 1930.

— Untersuchungen über Lungenvolumina und Lungenventilation. Dtsch. Arch. klin. Med. **167**, 129—176 (1930).

— Zur Diagnostik der Lungenerweiterung. Verh. Dtsch. Ges. inn. Med. **48**, 243—246 (1936).

— Funktionsprüfung der Atmung. Leipzig: Johann Ambrosius Barth 1937.

— Herz und Kreislauf beim Bronchialasthma. Verh. Dtsch. Ges. Kreisl.-Forsch. **1937**, 201.

— Lungenvolumen und Thoraxgröße. Beitr. klin. Tuberk. **91**, 222—226 (1938).

—, u. M. BROGLIE: Grundsätzliches über die Begrenzung der Zwerchfellbewegung. Klin. Wschr. **1939**, 1126.

—, u. X. HEINE: Spirographische Untersuchungen bei Lungenkollaps. Beitr. Klin. Tuberk. **71**, 362—369 (1929).

—, u. W. LENT: Untersuchungen über die Wirkung erhöhter Atemwiderstände. Z. ges. exp. Med. **109**, 624 (1941).

ANTHONY, A. J., u. W. SCHWARZ: Beitrag zur röntgenologischen Erkennung des Lungenemphysems. Röntgenpraxis **7**, 461—466 (1935).

ANTONIAZZI, E.: Osservazioni sulla morfologia e la patogenesi dell'enfisema polmonare degli apici. Lotta c. Tuberc. **5**, 257—262 (1934).

APRILE, S.: Su di una particolare sindrome clinica "Le bronchiettasie apicali". Riv. Tisiol. **15**, 39—51 (1942).

ARANY, L. S., and M. BAUMWELL: Primary pulmonary histiocytosis X. Amer. Rev. resp. Dis. **82**, 873—875 (1960).

ARBORELIUS, M., u. G. LILJESTRAND: Muskelarbeit und Blutreaktion. Skand. Arch. Physiol. **44**, 215—236 (1923).

ARBUCKLE, M. F.: The diagnosis of non-opaque foreign bodies in the tracheobronchial tree with a description of the physical and X-ray-findings. J. Pediat. **11**, 356 (1937).

ARDRAN, G. M.: The pulmonary effects of toxic gases and smokes. An experimental radiographic investigation. Brit. J. Radiol. **23**, 107—115 (1950).

ARENDT, J., and M. ROSENBERG: Thromboembolism of the lungs. Amer. J. Roentgenol. **81**, 245—254 (1959).

ARKIN, A.: Double aortic arch with total persistence of right and isthmus stenosis of left arch; new clinical and x-ray picture; report of 6 cases in adults. Amer. Heart J. **11**, 444—474 (1936).

ARMAND-DELILLE, P., CH. LESTOCQUOY et R. HUGUENIN: Etude clinique et anatomique de différents cas de kystes congénitaux du poumon (pseudo-bronchiectasies congénitales) chez l'enfant. Bull. Soc. méd. Hôp. Paris III, **53**, 466 (1937).

ARMSTRONG, J. B., u. L. CUDKOWITZ: Die pathologische Anatomie der Bronchialarterien. Ergebn. ges. Tuberk.- u. Lung.-Forsch. **14**, 191—205 (1958).

ARNELL, S.: Annular shadows in the lungs caused by subpleural emphysema. Acta radiol. (Stockh.) **8**, 252—256 (1927).

ARON, F.: Über einen Versuch den intrapleuralen Druck zu messen. Virchows Arch. path. Anat. **126**, 517 (1891); ibid. **160**, 226 (1920).

ARRILLAGA, F. C.: Sclérose de l'artère pulmonaire secondaire à certains états pulmonaires chroniques. Arch. Mal. Cœur **6**, 518 (1913).

ARTNER, J.: Ein Fall von multipler, wahrscheinlich angeborener Bronchusstenose. Röntgenpraxis **10**, 269—271 (1938).

ASCHOFF, L.: Über gewisse Gesetzmäßigkeiten der Pleuraverwachsungen. Jena: Gustav Fischer 1923.

— Zur Physiologie des Lungengewebes. Z. ges. exp. Med. **50**, 52 (1926).

ASHERSON, N.: Non-opaque foreign bodies impacted in glottis, trachea and bronchi. Brit. J. Tuberc. **47**, 209—215 (1953).

ASMUSSEN, E., E. H. CHRISTENSEN u. T. SJÖSTRAND: Über die Abhängigkeit der Lungenvolumina von der Blutverteilung. Skand. Arch. Physiol. **82**, 193—200 (1939).

ASSMANN, H.: Erfahrungen über die Röntgenuntersuchungen unter besonderer Berücksichtigung anatomischer Kontrollen. Jena: Gustav Fischer 1913.

— Die Bronchiektasen im Röntgenbild. Fortschr. Röntgenstr. **26**, 311 (1918/19).

— Untersuchungen zur Frage der Lungenzeichnung. Münch. med. Wschr. **1920**, 134.

— Die Bedeutung der Röntgenuntersuchung von Lungen und Mediastinum für die innere Medizin. Fortschr. Röntgenstr. **36**, 543—562 (1927).

— Die klinische Röntgendiagnostik der inneren Erkrankungen, 4. Aufl. Berlin: F.C.W. Vogel 1928.

— Die klinische Röntgendiagnostik der inneren Erkrankungen, 5. Aufl., Bd. II, S. 649ff. Berlin: Vogel 1934.

— Lungeninduration bei langdauernder Röntgenbestrahlung der Brust wegen Mammacarcinoms. Klin. Wschr. **1935**, 308.

— Krankheiten der Atmungsorgane. In: Lehrbuch der inneren Medizin, 5. Aufl., Bd. I, S. 475—665. Berlin: Springer 1942.

— Die klinische Röntgendiagnostik der inneren Erkrankungen, 6. Aufl. Berlin-Göttingen Heidelberg: Springer 1950.

ATTWOOD, C. J., and W. H. SARGENT: Cystic fibrosis of the pancreas with observation on the roentgen appearance of the associated pulmonary lesions. Radiology **39**, 417—425 (1942).

AUDY, K., and Z. SOUSTEK: Obliterating bronchiolitis and multifocal pulmonary carnification. Plzeňsky lék. Sborn. **9**, 13—22 (1959).

AUERBACH, S. H., O. M. MIMS, and E. W. GOODPASTURE: Pulmonary fibrosis secondary to pneumonia. Amer. J. Path. **28**, 69 (1952).

AUSTRIAN, R., J. H. MCCLEMENT, A. D. RENZETTI jr., K. W. DONALD, R. L. RILEY, and A. COURNAND: Clinical and physiological features of some types of pulmonary diseases with impairment of alveolar capillary diffusion. The syndrome of "alveolar capillary block". Amer. J. Med. **11**, 667 (1951).

AUTIO, V.: Bronchospirometric studies relating to a radiographic method for determining differential vital capacity. Acta med. scand. **158**, Suppl. **329**, 11—104 (1957).

AZCUY, A., A. E. ANDERON, and A. G. FORAKER: The morphological spectrum of aging and emphysematous lung. Ann. intern. Med. **57**, 1—17 (1962).

BAADER, E. W.: Berufskrankheiten, 5. Aufl. München u. Berlin: Urban & Schwarzenberg 1960.

BAARSMA, P. R.: Collaterale ventilatie. Acad. Thesis Groningen 1943.

—, and M. N. J. DIRKEN: Collateral ventilation. J. thorac. Surg. **17**, 238 (1948).

— — and E. HUIZINGA: Collateral ventilation in man. J. thorac. Surg. **17**, 252—263 (1948).

BACH, H.: Über das Vorkommen des spontanen Pneumothorax beim Emphysem. Beitr. klin. Tuberk. **18**, 1 (1911).

BACHMANN, A. L., W. R. HEWITT, and H. C. BEEKLEY: Bronchiectasis. A bronchographic study of 60 cases of pneumonia. Arch. intern. Med. **91**, 78—96 (1953).

BACHMANN, K. D.: Die sogenannte coptische Pankreasfibrose („Mucoviscidosis"). Ergebn. inn. Med. Kinderheilk., N. F. **8**, 316—366 (1957).

BACHMANN, M.: Die Veränderungen der inneren Organe bei hochgradigen Skoliosen und Kyphoskoliosen. Bibl. med. (Stuttg.) H. 4 (Abt. 1), 1—172 (1899).

BACKMANN, R.: Blutgehaltsbestimmungen an Leichenlungen. Beitr. path. Anat. (im Druck) 1961.

BADER, M. E., and R. A. BADER: The work of breathing (Editorial). Amer. J. Med. **18**, 851—(1955).

BADGER, L. TH.: Preoperative pulmonary evaluation, as viewed by the internist. Calif. Med. **86**, 207—216 (1957).

BADGER, T. L., L. GOTTLIEB, and E. A. GAENSLER: Pulmonary alveolar microlithiasis or calcinosis of the lungs. New Engl. J. Med. **253**, 709—715 (1955).

BAFFES, TH., and W. POTTS: Pulmonary resection in infants and children. Pediat. Clin. N. Amer. **1954**, 709.

BAGLIANI, M.: Il polmone policistico. Radiol. med. (Torino) **22**, 1055—1077 (1935).

BAHNSON, H. T.: Effect of a brief period of voluntarily increased pulmonary pressure upon vital capacity. J. appl. Physiol. **5**, 273—276 (1952).

BALDWIN, E. F. DE, A. COURNAND, and D. W. RICHARDS jr.: Pulmonary insufficiency. I. Physiological classification, clinical methods of analysis, standard values in normal subjects. Medicine (Baltimore) **27**, 243 (1948).

— — — Pulmonary insufficiency III. A study of 122 cases of chronic pulmonary emphysema. Medicine (Baltimore) **28**, 201 (1949).

— A. HARDEN, D. G. GREENE, A. COURNAND, and D. W. RICHARDS jr.: Pulmonary insufficiency. IV. A study of 16 cases of large pulmonary air cysts or bullae. Medicine (Baltimore) **29**, 169—194 (1949).

BALDWIN, H. S.: Cardio-respiratory function in relation to asthma and emphysema. J. Allergy **22**, 349 (1951).

BALESTRA, E.: Su alcuni casi d'interessamento interstiziale del polmone ad eziologia sconosciuta. Minerva med. **50**, 3609 (1959).

— Sulle pneumopatie interstiziali da eziologia ignota. Sindrome di Hamman-Rich e pneumopatia interstiziale cronica infiammatoria con transformazione micropolicistica de polmone. Radiol. med. (Torino) **45**, 443—465 (1959).

— Pneumopathien bei Systemerkrankungen des kollagenen Bindegewebes (Kollagenosen). Radiol. austriaca **10**, 249—257 (1960).

BALL, K. P., J. F. GOODWIN, and C. V. HARRISON: Massive thrombotic occlusion of the large pulmonary arteries. Circulation **5**, 766 (1956).

BALLON, D. H.: Bronchoscopy in the diagnosis of asthma complicating pulmonary tuberculosis. J. thorac. Surg. **5**, 103—109 (1935/36).

BALLON, H. C., and B. F. FRANCIS: Consequence of variations in mediastinal pressure: mediastinal and subcutaneous emphysema. Arch. Surg. **19**, 1627—1659 (1929).

BALSER, W.: Tracheo- und Bronchostenose mit Amyloid in der Wandung der Luftwege. Virchows Arch. path. Anat. **91**, 67—76 (1883).

BALTISBERGER, W.: Über die glatte Muskulatur der menschlichen Lunge. Z. Anat. Entwickl.-Gesch. **61**, 249 (1921).

BANFI, M.: Su di un caso di polmone policistico congenito nell adulto. Rilievi clinici. Boll. special med. chir. Pavia **4**, 347 (1930).

BANGE, W.: Spontanpneumothorax und Alveolarspasmus, ein vegetatives Problem. Ärztl. Wschr. **1952**, 224.

BANISTER, J., G. FEGLER, and C. HEBB: Initial respiratory responses to the intratracheal inhalation of phosgen or ammonia. Quart. J. exp. Physiol. **35**, 233—250 (1950).

BANYAI, A. L.: Radiological measurements of the respiratory motion of the pneumothorax lung. Amer. Rev. Tuberc. **36**, 740 (1937).

— The roentgenologic chest volume for estimating vital capacity. Amer. J. Roentgenol. **37**, 494—497 (1937).

— Hypertrophic emphysema: its pathogenesis, pathomechanics and modern treatment. Med. Rec. (Houston) **46**, 351 (1952).

— So-called hypertrophic emphysema. Dis. Chest **25**, 25 (1954).

— Rationale of pneumoperitoneum in the treatment of emphysema. Amer. J. Surg. **89**, 383—386 (1955).

—, and M. JOANNIDES jr.: Cough hazard. Dis. Chest **29**, 52—61 (1956).

—, and J. W. PEABODY: Fibrocystic disease of the pancreas with associated pulmonary changes. In: A. L. BANYAI, Non-tuberculous diseases of the chest. Springfield (Ill.): Ch. C. Thomas 1954.

— — Pulmonary features of tuberous sclerosis. In: A. L. BANYAI, Non-tuberculous diseases of the chest. Springfield (Ill.): Ch. C. Thomas 1954.

BARACH, A. L.: Physiological methods in the diagnosis and treatment of asthma and emphysema. Ann. intern. Med. **12**, 454—481 (1938).

— The application of pressure, including exsufflation, in pulmonary emphysema. Amer. J. Surg. **89**, 372—382 (1955).

— Pulmonary emphysema. Baltimore: William & Wilkins Co. 1956.

—, and G. J. BECK: Exsufflation with negative pressure; physiologic and clinical studies in poliomyelitis, bronchial asthma, pulmonary emphysema and bronchiectasis. Arch. intern. Med. **93**, 825 (1954).

— — The ventilatory effects of the head-down position in pulmonary emphysema. Amer. J. Med. **16**, 55 (1954).

BARACH, A. L., M. ECKMAN, E. GINSBURG, C. C. RUMSEY, I. KNORR, J. ECKMAN, and G. BESSON: Studies on positive pressure breathing. J. Aviat. Med. **17**, 296 (1946).
— and P. SWENSON: Effect of breathing gases under positive pressure on lumens of small and medium-sized bronchi. Arch. intern. Med. **63**, 946—948 (1939).
BARACH, A. R.: Breathing exercises and allied aids to breathing in the treatment of pulmonary emphysema. Med. Rec. (Houston) **46**, 323—331 (1952).
BARCLAY, A. E., J. K. FRANKLIN, and R. G. MACBETH: Radiographic studies of the excretion of dusts from the lungs. Brit. J. Radiol. **9**, 405—413 (1938); Amer. J. Roentgenol. **39**, 673 (1938).
—, and K. J. FRANKLIN: The rate of excretion of indian ink, injected into the lung. J. Physiol. (Lond.) **90**, 483 (1937).
BARD, L.: Pathogénie, évolution et traitement de la forme idiopathique des dilatations bronchiques. J. Méd. Lyon **1922**, 193—201.
— De la pathogénie de l'emphysème pulmonaire diathésique. Ann. Méd. **17**, 201—208 (1925).
— La pathogénie et les formes cliniques de l'emphysème pulmonaire chronique. Arch. méd.-chir. Appar. resp. **3**, 108—124 (1928).
BARDEN, R. P.: The interpretation of some radiologic signs of abnormal pulmonary function. Radiology **59**, 481—486 (1952).
— Clinical radiology and studies of pulmonary function. Amer. J. Roentgenol. **77**, 1085—1087 (1957).
—, and J. H. COMROE jr.: Roentgenologic evaluation of pulmonary function: Correlation with physiologic studies of ventilation. Amer. J. Roentgenol. **75**, 668—681 (1956).
—, and D. A. COOPER: Roentgen appearance of the chest in disease affecting the peripheral vascular system of the lung. I. Conditions associated with increased vascular permeability. Radiology **51**, 44—56 (1948).
BARGER, J. D., R. W. CREASMAN, and J. E. EDWARDS: Bilateral ductus arteriosus associated with interruption of aortic arch. Amer. J. clin. Path. **24**, 441—444 (1954).
BARGMANN, W.: Die Lungenalveole. In: MÖLLENDORF, Handbuch der mikroskopischen Anatomie des Menschen, Bd. V/3. Berlin: Springer 1936.
— Histologie und mikroskopische Anatomie des Menschen. Stuttgart: Georg Thieme 1956.
BARGON, G.: Zur Pathogenese der Wabenlunge. Beitr. path. Anat. **115**, 452—469 (1955).
BARIÉTY, M., u. CH. COURY: Die Physiologie des Mediastinums und ihre Störungen. Poumon **7**, 589—625 (1954).
— — Le médiastin et sa pathologie. Paris: Masson & Cie. 1958.
— — J. POULET, J. ACAR et R. ABELANET: Considérations diverses à propos d'une staphylococcie pulmonaire mortelle. Emphysème sous-cutané et médiastinal par perforation dans l'espace extra-pleural. Bull. Soc. méd. Hôp. Paris 1954.
BARIÉTY, M., et A. HADENGUE: Silicose et bulles géantes d'emphysème. Bull. Soc. Méd. Hôp. Paris **1947**, 713—716.
— A. HANAUT, CHEVALIER et LEFÈBVRE: Pneumothorax spontanés de sujets agés. Rev. Tuberc. (Paris), Ser. V, **6**, 207—214 (1941).
— O. MONOD, P. CHOUBRAC et P. JOLY: Le poumon exclu (syndrome d'amputation de l'artère pulmonaire à l'angiopulmographie) Presse méd. **1951**, 59.
— — et R. LESOBRE: Exérése d'un volumineux kyste aérien rompu assurant la guérison d'un pneumothorax spontané chronique. Conservation intégrale du parenchyme pulmonaire. Bull. Soc. méd. Hôp. Paris **1947**, 716—726.
— J. PAILLAS et M. LEVY: La trachée et les bronches cartilagineuses. Paris: Masson & Cie. 1951.
BARKLEY, A., K. FRANKLIN, and R. MACBETH: Roentgenological studies of the excretion of dust. Amer. J. Roentgenol. **39**, 673 (1938).
BARLOW, T.: The atelectasis of lungs with emphysematous cyst, congenital heart disease. Trans. path. Soc. Lond. **31**, 48 (1880).
— Congenital atelectasis, emphysema and a cyst of the lung. Brit. med. J. **1880 I**, 14.
BARNES, A., and W. YATER: Failure of the right ventricle due to ancient thrombus in the pulmonary artery. Med. clin. N. Amer. **12**, 1610 (1929).
BARNHARD, H. J., and W. T. KNIKER: Roentgenologic findings in pertussis. With particular emphasis on the "shaggy heart" sign. Amer. J. Roentgenol. **84**, 445—450 (1960).
— J. A. PIERCE, J. W. JOYCE, and J. H. BATES: Roentgenographic determination of total lung capacity. A new method evaluated in health, emphysema and congestive heart failure. Amer. J. Med. **28**, 51—60 (1960).
BARR, J. R., and F. H. KNOX: Embolic obstruction of major pulmonary arteries producing chronic cor pulmonale. Dis. Chest **29**, 225—229 (1956).
BARRIN, J. DE.: Hémopneumothorax spontané dans une métastase pulmonaire de sarcome osseux. Bull. Soc. radiol. méd. France **25**, 73—76 (1937).
BÁRSONY, TH., u. B. WALD: Das Röntgenbild der oberen-hinteren schwachen Stelle des Mediastinums. Der prävertebrale retroösophageale Lungenanteil. Röntgenpraxis **8**, 88—95 (1936).
BARTELS, H.: Neuere Anschauungen über den Vorgang des Gasaustausches in der Lunge. Verh. dtsch. Ges. inn. Med. **62**, 25—33 (1956).
BARTHEL, H.: Der Spontanpneumothorax als operative und postoperative Komplikation. Thoraxchirurgie **1**, 516—530 (1954).
— Aplasie einer Lungenarterie. Thoraxchirurgie **4**, 287—299 (1956/57).
BASS, H. E., N. DIAMOND, and M. SCHUMAN: Triad of pneumonia, pneumatocele and spontaneous pneumothorax in infants. J. Amer. med. Ass. **154**, 143 (1954).

BASS, H. E., and E. SINGER: Co-existing lobar adenocarcinoma and cystic disease of the lung. Ann. intern. Med. **34**, 498—507 (1951).

BATES, D. V.: Unusual forms of emphysema. Amer. Rev. resp. Dis. **80**, 357 (1959).

BAUCH, R., u. L. LADSTÄTTER: Pneumocystis Carinii und interstitielle plasmazelluläre Pneumonie der Frühgeburten. Klin. Wschr. **1953**, 900.

BAUER, R.: Zur Kenntnis der Strahlenschädigung der menschlichen Lunge. Strahlentherapie **54**, 249 (1939).

BAUEREISEN, E.: Atmungseinflüsse auf den arteriellen Blutdruck des Menschen. Verh. dtsch. Ges. Kreisl.-Forsch. **14**, 306—352 (1948).

BAUMGARTL, F.: Kongenitale Entwicklungsstörungen der Lunge. In: Handbuch der Thoraxchirurgie, Bd. III/2, S. 1—13. Berlin-Göttingen-Heidelberg: Springer 1958.

BAYER, G.: Regulation der Atmung. In: BETHE-BERGMANN, Handbuch der normalen und pathologischen Physiologie, Bd. II, S. 231. Berlin: Springer 1925.

BAYER, O.: Zur Theorie der Entwicklung des vesiculären Emphysems. Arch. Heilk. **11**, 360—372 (1870).

BAYLIN, G. J.: Pulmonary changes in chronic cystic pancreatic disease. Amer. J. Roentgenol. **52**, 303—306 (1944).

BAYLISS, L. E., and G. W. ROBERTSON: The visco-elastic properties of the lungs. Quart. J. exp. Physiol. **29**, 27—47 (1939).

BEALE, E. C.: One case of a hernia of the lung through the diaphragm. Lancet **1882I**, 139.

BEAN, W. B., C. C. DREVETS, and J. S. CHAPMAN: Chronic atrophic polychondritis. Medicine (Baltimore) **37**, 353 (1958).

BEATTY, O. A.: Air space studies with special reference to emphysematous air spaces. Dis. Chest **39**, 111—116 (1961).

BECKENKAMP: Konstitutionsunterschiede bei verschiedenen Berufsgruppen. Beitrag zum Thema des berufsbedingten Emphysems. 4. Internat. Staublungentagg Münster i. Westf., 3.—5. 4. 1962.

BECKER, E.: Führt die funktionelle Beanspruchung der Lungen beim Spielen von Blasinstrumenten zum Emphysem? Beitr. Klin. Tuberk. **19**, 337 (1911).

BECKER, H., M. HOCHREIN u. K. MATTHES: Über den Einfluß der Vago-Sympathikusreizung auf den Gasaustausch in den Lungen. Naunyn-Schmiedebergs Arch. exp. Path. Pharmak. **173**, 466 (1933).

BECKER, R.: Die Spätform der Hand-Schüller-Christianschen Erkrankung. Dtsch. Z. Verd.- u. Stoffwechselkr. **14**, 275—282 (1954).

BECKMANN, H.: Die Begutachtung der Silikose mit besonderer Berücksichtigung von Emphysem und Bronchitis. Tuberk.-Arzt **13**, 636—643 (1959).

BÉCLÈRÈ, A.: Le déplacement pathologique du médiastin pendant l'inspiration étudié à l'aide des rayons de Roentgen. Soc. méd. Hôp. Paris 12. 7. 1906.

BÉCLÈRÈ, A.: A propos des kystes du poumon. Bull. Soc. méd. Hôp. Paris III, **52**, 1148 (1936).

BEDFORD, D. E., and J. PARKINSON: Right-sided aortic arch (situs inversus arcus aortae). Brit. J. Radiol. **9**, 776—798 (1936).

BÉGOUIN, P.: Patologia chirurgica, vol. III. Milano: Vallardi 1948.

BEHREND, H.: Zwerchfell und Atmung. In: ENGEL-SCHALL, Handbuch der Röntgendiagnostik und -therapie des Kindesalters, S. 155—165. Leipzig: Georg Thieme 1933.

BEHRENS sen., W., u. A. FANCONI: Bronchiolitis obliterans chronica. Beitr. klin. Tuberk. **117**, 539—556 (1957/58).

BEITZKE, H.: Atmungsorgane. In: L. ASCHOFF, Lehrbuch der Pathologischen Anatomie, 6. Aufl., Bd. II. Jena: Gustav Fischer 1923.

— Zur Mechanik des Gaswechsels beim Lungenemphysem. Dtsch. Arch. klin. Med. **146**, 91 (1925).

BELAYEW, H.: Gesichtspunkte über die Deutung der pneumokoniotischen Lungenveränderungen mittels der Tomographie. 2. Tagg d. Rheinisch-Westf. Röntgenges. Fortschr. Röntgenstrahlen **72**, 633—634 (1950).

BELCHER, J. R., L. CAPEL, J. N. PATTINSON, and J. SMART: Hypoplasia of the pulmonary artery. Brit. J. Dis. Chest **1959**, 1—12.

—, and J. N. PATTINSON: Hypoplasia of the lobar pulmonary arteries. A report of 3 cases. J. thorac. Surg. **34**, 357—364 (1957).

—, and A. H. M. SIDDONS: Air-containing cysts of the lung. Thorax **9**, 38—45 (1954).

BELL, J. W.: Experimental pulmonary emphysema. Production of emphysematous bullae in the rabbit by infection with tuberculosis. Amer. Rev. Tuberc. **78**, 848 (1958).

— P. PIETRI e M. REICH: Il valore della angiopneumografia nella diagnostica funzionale delle malattie polmonari. Chir. torac. (Milano) **10**, 236—266 (1957).

BELLINI, E.: La pressione intrapleurica nell' enfisema polmonare cronico (senile e sostanziale). G. Geront. **3**, 16—21 (1955).

BELLINI, F., M. FINULLI e C. POLVANI: Aspetti radiologici delle lesioni polmonari croniche conseguenti alla esposizione a gas irritanti. Med. d. Lavoro **52**, 444—454 (1961).

BELT, T. H.: Über tödliche Lungenfibrose bei gewerblicher Radiumschädigung. Frankfurt. Z. Path. **42**, 170 (1931).

— Thrombosis and pulmonary embolism. Amer. J. Path. **10**, 129—144 (1934).

— Late sequelae of pulmonary embolism. Lancet **1939II**, 730.

— Autopsy incidence of pulmonary embolism. Lancet **1939**, 1259—1260.

BENASSI, G.: Lezioni di medicina legale. Bologna: Patron 1943.

BENDA: La bronchite syphilitique. Paris: G. Doin & Co. 1927.

BENDA, R., et F. FRANCHEL: Sur deux cas d'emphysème bulleux infecté. Bull. Soc. méd. Hôp. Paris **67**, 1058—1064 (1951).

BENDA, R., et P. FRANCHEL: Anomalie de position de l'intestine simulant un processus pathologique de la base du poumon droit. Bull. Soc. med. Hôp. Paris, 6. 6. 1947. Ref. J. franç. Méd. Chir. thor. **2**, 199—200 (1948).

BENDER, F., u. F. HEINE: Methodische Untersuchungen zur Bestimmung des intrapleuralen Druckes. Beitr. klin. Tuberk. **113**, 190—195 (1955).

BENHAMOU, P., J. LEVY-VALENSI et C. MINOUMI: Les images pulmonaires labiles de l'adulte au cours de pneumopathies aigues et des septicémies. Rep. 26. Congr. franç. méd. Paris: Masson & Cie. 1947.

BENJAMIN, B., and A. E. CHILDE: Localized bullous emphysema associated with pneumonia in children. J. Pediat. **15**, 621—639 (1939).

BENNINGHOFF, A.: Über die funktionelle Struktur der Lungengefäße. Verh. dtsch. Ges. Kreisl.-Forsch. **8**, 73—82 (1935).

— Lehrbuch der Anatomie des Menschen. Lehm. Med. Atlanten 1948, Bd. 2.

BENWARD, J. H.: Staphylococcus pneumonia and empyema. Lancet **1947 I**, 434—436.

BERG, G., and A. NORDENSKJÖLD: Pulmonary alterations in tuberous sclerosis. Acta med. scand. **125**, 428—450 (1946).

—, et G. VEJLENS: Maladie kystique du poumon et sclérose tubéreuse du cerveau. Acta paediat. (Uppsala) **26**, 16—30 (1939).

—, and C. G. ZACHRISSON: Cystic lungs of rare origin-tuberous sclerosis. Acta radiol. (Stockh.) **22**, 425—436 (1941).

BERGAN, F.: The relative function of the lungs in supine, left and right lateral position. J. Oslo City Hosp. **2**, 10 (1952).

BERGER, W., W. HAGEDORN u. F. WYSS: Die quantitative Beurteilung asthmatischer und verwandter Zustände. Int. Arch. Allergy **2**, 214 (1951).

—, u. K. HANSEN: Die Allergie. Leipzig: Georg Thieme 1940.

BERGLUND, G., and P. KARLBERG: Determination of the functional residual capacity in newborn infants; preliminary report. Acta paediat. (Uppsala) **45**, 541 (1956).

BERGMANN, M., and E. A. GRAHAM: Pneumonectomy for severe irradiation damage of the lung. J. thorac. Surg. **22**, 549 (1951).

BERGSMA, D.: Tracheobronchitis chronica. Diss. Groningen 1947.

BERNARD, E.: Tomographie de la maladie kystique du poumon (kystes aériens). Bull. Soc. méd. Hôp. Paris **1937**, 461—465.

—, et J. CARRAUD: Variétés d'aspect et de conditions d'apparition d'images bulleuses au cours d'un traitement de la tuberculose pulmonaire par les antibiotiques. Rev. Tuberc. (Paris) **17**, 1021 (1953).

—, et B. KREIS: L'emphysème. In: Traité de médecine, vol. V, p. 599—633. Paris: Masson & Cie. 1948.

BERNOU, A., L. GOYER, L. MARECAUX, J. TRICOIRE et J. BUZET: La guérison des cavernes tuberculeuses du poumon avec persistance de la cavité. Poumon **10**, 574 (1954).

BERNOULLI, F.: Zur Mechanik der Atembewegungen. Naunyn-Schmiedebergs Arch. exp. Path. Pharmak. **66**, 313 (1911).

BERNSMEIER u. WILD: Verletzungen und Entzündungen der Lunge durch stumpfe Gewalt. Mschr. Unfallheilk. **8**, 225 (1950).

BERRY, J. L., and I. DE BURGH DALY: The relation between the pulmonary and bronchial vascular system. Proc. roy. Soc. B **109**, 214—228, 319 (1931/32).

BERSACK, S. R.: Fluid collection in emphysematous bullae. Amer. J. Roentgenol. **83**, 283—292 (1960).

BERTIN, E. J.: Pneumothorax in the newborn. Radiology **27**, 584 (1936).

BERTSCH, A.: Über Lungenveränderungen bei hochgradiger Kyphoskoliose. Arb. path.-anat. Inst. Tübingen **7**, 340 (1911).

BEUTEL, A., u. F. STRNAD: Die Analyse und Differentialdiagnose der raumbeschränkten Prozesse im Bronchogramm. Fortschr. Röntgenstr. **55**, 118 (1937).

BEYER, A., K. RICHTER u. O. ERIBO: Zwei Verlaufsbeobachtungen eines Hamman-Rich-Syndroms mit rezidivierendem Spontanpneumothorax. Fortschr. Röntgenstr. **94**, 568—579 (1961).

BEZANÇON, AZOULAY et MARTIN: La forme cavitaire de la dilatation des bronches. Presse méd. **1935**, 1537—1570.

BEZANÇON, F., et J. DELARUE: Les scléroses pulmonaires tuberculeuses. Presse méd. **1941**, 1.

— — Structure, remaniements et mode de formation des "bulles" d'emphysème pulmonaire. J. franç. Méd. Chir. thor. **1**, 209—235 (1947).

BIANCO, S., e L. TOMATIS: Proteinosi alveolare polmonare. Descrizione di un caso. Pathologica **52**, 85—96 (1960).

BIASI, W. DI: Schwere Silikose. A. Pathologisch-anatomischer Teil. In: KÖNIG u. MAGNUS, Handbuch der gesamten Unfallheilk., Bd. II. 1933.

— Über den Standpunkt der pathologischen Anatomen bei der Begutachtung von Staublungenerkrankungen. Die Staublungenerkrankung. Wiss. Forsch.-Berichte, Naturwiss. Reihe, Bd. 60. Darmstadt: Dr. Dietrich Steinkopff 1950.

BICK, W., u. F. DISSMANN: Ventilzysten der Lunge unter dem Bild des Spannungspneumothorax. Tuberk.-Arzt Nr 3, 128 (1953).

BICKEL, G., et P. RENTSCHNICK: Le diagnostic précoce du cancer primitif du poumon. Rev. méd. Suisse rom. **72**, 27—44 (1952).

BICKERMAN, H. A.: Exsufflation with negative pressure; elimination of radiopaque and foreign bodies from bronchi of anesthetized dogs. Arch. intern. Med. **93**, 698 (1954).

— Senile emphysema. In: A. L. BARACH and H. A. BICKERMAN, Pulmonary emphysema. Baltimore: Williams & Wilkins Co. 1956.

BICKERMAN, H. A., and G. J. BECK: Physiologic factors in the treatment of chronic hypertrophic pulmonary emphysema. Ann. intern. Med. **36**, 607—624 (1952).

— — C. GORDON, A. L. BARACH, and S. ITKIN: Physical methods simulating mechanismus of the human cough: elimination of radiopaque material from the bronchi of dogs. J. appl. Physiol. **5**, 92—98 (1952).

BICKERS, J. N., H. A. BUECHNER, and P. J. EKMAN: Pulmonary eosinophilic granuloma. Amer. Rev. resp. Dis. **85**, 211—219 (1962).

BIEBRICHER u. REIF: Der Einfluß von staubhaltiger Luft auf die Atemmechanik. Untersuchungen an Katzen. 4. Internat. Staublungentagg Münster i. Westf. 3.—5. 4. 1962.

BIEDERMANN, F.: Der rechtsseitige Aortenbogen im Röntgenbild. Fortschr. Röntgenstr. **43**, 168—187 (1931).

BIERING, A.: Et telfaelde of lobaert obstruktionsemfysem los et spaedbarn. Nord. Med. **10**, 1375—1376 (1941).

BIERMER, A.: Krankheiten der Bronchien. In: Virchows Handbuch der speziellen Pathologie und Therapie, Bd. V/1. Erlangen 1865—1867.

— Über Bronchialasthma. Volkmanns Samml. Klin. Vorträge 1870, Nr. 12.

BIGLER, L. C., and P. H. HALLOCK: Chronic cor pulmonale. Amer. J. Roentgenol. **50**, 453 (1943).

BILLINGS, F. T.: Primary thrombosis of the pulmonary artery. Penn. med. J. **25**, 152 (1921).

BINDER, L.: Über die Röntgensymptome der primären Staphylokokkenpneumonie im Säuglings- und Kleinkindesalter. Fortschr. Röntgenstr. **82**, 585—590 (1955) und Magy. Radiol. **7**, 16—22 (1955).

— Beiträge zur Differentialdiagnostik des spontanen Pneumoperikards. Fortschr. Röntgenstr. **86**, 40—44 (1957).

—, u. L. BRANDSTEIN: Über die interstitielle plasmacelluläre Pneumonie. Magy. Radiol. **5**, 158—161 u. dtsch. Zus.fass. 192 (1953).

BING, R.: Über angeborene Muskeldefekte. Virchows Arch. path. Anat. **170**, 175—229 (1902).

BINGER, C. A. L., D. BOYD, and R. L. MOORE: The effect of multiple emboli of the capillaries and arterioles of the lung. J. exp. Med. **45**, 643—653 (1927).

BINHOLD, H.: Über das Herzvolumen bei Emphysem, Asthma und Tuberkulose der Lunge. Z. Kreisl.-Forsch. **27** (1935).

BIRATH, G.: Lung volume and ventilation efficiency. Changes in collapse — treated and noncollapse — treated pulmonary tuberculosis and in pulmectomy and lobectomy. Acta med. scand., Suppl. **154**, 1 (1944).

— C. CRAFOORD, and P. RUDSTRÖM: Pulmonary function after pneumonectomy and lobectomy. J. thorac. Surg. **16**, 492—511 (1947).

BIRAUD, G., et A. BALMES: Quelques aspects cliniques des kystes aériens du poumon. Congr. franç. méd. 1947, p. 81—84.

BIRZLE, H.: Das „Bifurkations-Veratmungstomogramm“. Fortschr. Röntgenstr. **91**, 483—487 (1959).

BISHOP, L. G., and J. NIELSON: The heart in bronchial asthma. Med. Rev. **32**, 337 (1926).

BITTORF, A.: Paradoxe Zwerchfellbewegungen. Münch. med. Wschr. **1910**, 1218.

—, u. J. FORSCHBACH: Spirometrische Untersuchungen an Gesunden und Kranken. Verh. dtsch. Ges. inn. Med. **27**, 780—786 (1910).

— — Untersuchungen über die Lungenfüllung bei Krankheiten. Z. klin. Med. **70**, 474 (1910).

BJÖRK, V. O.: The kinked bronchus simulating a bronchial stenosis. J. thorac. Surg. **35**, 368—371 (1958).

—, and A. NORHAGEN: Thrombosis of the pulmonary artery complicating a case of pulmonary tuberculosis. J. thorac. Surg. **30**, 108—110 (1955).

BJÖRKMAN, S.: Bronchospirometrie. Acta med. scand., Suppl. **66**, 199 D (1934).

BLADES, V., E. J. BEATTIE jr., and W. S. ELIAS: The surgical treatment of intractable asthma. J. thorac. Surg. **20**, 584—597 (1950).

BLAIR, L. G.: Disseminated lung lesions. J. Fac. Radiol. (Lond.) **6**, 1—11 (1954).

— D. M. PRYCE, and T. H. SELLORS: Bronchopulmonary dissociation due to abnormal artery visualized by bronchography. Brit. J. Radiol. **19**, 118—119 (1946).

BLALOCK, A., T. P. HARRISON, and C. P. WATSON: Partial tracheal obstruction. Arch. Surg. **13**, 81 (1926).

BLANC, E. LE: Respiratorischer Gasaustausch und Lungendurchblutung unter normalen und krankhaften Zuständen der Atmungsorgane. Beitr. Klin. Tuberk. **50**, 21—95 (1922).

—, u. C. DE LIND VAN WIJNGAARDEN: Untersuchungen über die Innervation der Lungengefäße und Bronchien. Pflügers Arch. ges. Physiol. **204**, 601—612 (1924).

BLATT, M. L., and H. M. JACOBS: Solitary congenital air cyst of the lung. Arch. Pediat. **52**, 250—258 (1935).

BLECHSCHMIDT, E.: Über den Konstruktionsplan der Neugeborenenlunge. Z. Anat. Entwickl.-Gesch. **105**, (1935).

— Über das Formbildungsvermögen des menschlichen Körpers. Göttingen: Vanderhoeck & Ruprecht 1947.

BLOIS, T. DE: A case of congenital web of the vocal cords. N. Y. med. J. **39**, 660 (1884).

BLUMBERGER, K., G. KEMMERER u. H. LINKE: Untersuchungen über das Herz beim Lungenemphysem. Verh. dtsch. Ges. Kreisl.-Forsch. **21**, 328—336 (1955).

BLUMENTHAL, S., and H. NEUHOF: Staphylococcic (suppurative) pneumonia in infancy and in childhood and its surgical aspects. Amer. J. Dis. Child. **72**, 690—719 (1946).

BLUMGART, H. L., and S. WEISS: Clinical observations on the velocity of blood flow in auricular fibrillation and in emphysema. Trans. Ass. Amer. Phycns **41**, 294 (1926).

BLUMGART. H. L., and S. WEISS: Studies on the velocity of blood flow. VII. The pulmonary circulation time in normally respiring individuals. VIII. The velocity of blood flow and its relation to other aspects of the circulation in patients with pulmonary emphysema. J. clin. invest. **4**, 399 (1927).

BLYSTAD, W., B. H. LANDING, and C. A. SMITH: Pulmonary hyaline membranes in newborn infants; statistical, morphological and experimental study of their nature, occurrence and significance. Pediatrics **8**, 5—21 (1951).

BOBER, S., u. W. CZARNIECKI: Polychondritis chronica atrophicans. Bericht über einen weiteren Fall. Schweiz. med. Wschr. **85**, 448—449 (1955).

BOCK, A.: Die Thoraxbewegungen bei einseitigem Pneumothorax. Beitr. Klin. Tuberk. **87**, 416—422 (1936).

BOCK, G.: Beitrag zur Bronchiektasenkrankheit: Ein Fall von Emphysema pulmonum bronchiolectaticum. Med. Klin. **1933II**, 1675—1677.

BOCK, H. E.: Über die Zirkulationszeit des Blutes in den Lungen. Verh. dtsch. Ges. Kreisl.-Forsch. **17**, 222—226 (1951).

BOCK, K., D. MICHEL u. M. HERBST: Lungenagenesie mit Laevokardie. Kinderärztl. Prax. **26**, 451—459 (1958).

BOCKENMÜHL, H.: Die Vitalkapazität bei verschiedener Körperlage mit Bezug auf die Lagerung Dyspnoischer. Beitr. Klin. Tuberk. **65**, 723—724 (1926/27).

BODIAN, M.: Fibrocystic disease of the pancreas. A congenital disorder of mucus production -Mucosis. London: W. Heinemann 1952.

BÖHM, F.: Zur klinischen Pathologie der Tuberkulose des Tracheobronchialbaumes. Beitr. Klin. Tuberk. **105**, 11—30 (1951).

— Totaler Bronchusfüllungsausfall (absent bronchus) ohne Verschattung des versorgten Parenchymgebietes bei Lungen- und Bronchustuberkulose. Tuberk.-Arzt **7**, 258—267 (1953).

BÖHMIG, R.: Über die kataplastischen Veränderungen im menschlichen Rippenknorpel. Beitr. path. Anat. **81**, 72 (1928).

BOEMKE, F.: Staublunge und Emphysem aus der Sicht des Pathologen. Herbsttagg. Rhein.-Westf. Tuberk.-Ver.igg. Düsseldorf 25. 10. 1958.

— Silikose und Emphysem. Med. Klin. **1959**, 1859.

BÖNING, H.: Kontrolle und Behandlung der broncho-spastischen Reaktionsform unter den Herzkranken. Münch. med. Wschr. **1954**, 1113—1115.

BÖNNIGER, M.: Zur Physiologie und Pathologie der Atmung. Verh. dtsch. Ges. inn. Med. **25**, 514 (1908).

— Zur Ätiologie des Lungenemphysems. Verh. dtsch. Ges. inn. Med. **26**, 400 (1909).

— Zur Physiologie und Pathologie der Atmung. Z. exp. Path. Ther. **5**, 409 (1909).

— Ein Fall von angeborener Cystenlunge. Beitr. Klin. Tuberk. **80**, 132—135 (1932).

BOGAERT, A. VAN, J. VAN DAEL, A. VAN GENABEEK et M. VAN DER HENST: Rapports dans la sténose mitrale du volume de l'air résiduel et de la pression capillaire pulmonaire. Arch. Mal Cœur **47**, 807—815 (1954).

BOGOJAVLENSKIJ, J. F.: Erfahrungen in der schichtweisen Röntgenuntersuchung bei akuten interstitiellen Pneumonien. Vestn. Rentgenol. Radiol. **1954**, 14.

BOHLIG, H.: Zur Symmetrie des Röntgenbildes der Silikosen. Fortschr. Röntgenstr. **86**, 10—17 (1956).

— Zur Distorsion des Bronchialbaumes bei Silikose. Fortschr. Röntgenstr. **88**, 526—**533** (1958).

BOHN, W.: Über Alternsveränderungen am Lungenhilus. Virchows Arch. path. Anat. **318**, 289 (1950).

BOHR, C.: Über die Lungenatmung. Skand. Arch. Physiol. **2**, 236 (1891).

BOHR, CHR.: Die funktionellen Änderungen in der normalen Mittellage und Vitalkapazität der Lungen. Normales und pathologisches Emphysem. Dtsch. Arch. klin. Med. **88**, 385 (1907).

BOIS, A. B. DU, and B. B. ROSS: A new method for studying mechanics of breathing using a cathode ray oscillograph. Proc. Soc. exp. Biol. (N. Y.) **78**, 546—549 (1951).

BOISSERIE-LACROIX et DUHART: Pneumothorax spontané, simulant un kyste aérien pulmonaire. J. Méd. Bordeaux **117**, 476 (1940).

BOKRÉTAS, A.: Ursachen der Entstehung von Pneumothorax. Angeborene Höhlen in der Lunge. Tüberk. e Küzd. **2**, 290—294 (1938) [Ungarisch].

BOLANDE, R. B., A. F. SCHNEIDER, and J. D. BOGGS: Infantile lobar emphysema. Etiologic concept. Arch. Path. **61**, 289 (1956).

BOLONIK, S.: Lobar emphysema. Amer. J. Dis. Child. **88**, 364 (1954).

BOLT, W.: Funktionsgrößen des Lungenkreislaufs bei chronischen Lungenerkrankungen, speziell bei Lungentuberkulose. Verh. dtsch. Ges. Kreisl.-Forsch. **17**, 118—123 (1951).

— Zum Lungenkreislauf unter Berücksichtigung der Lungenfunktionsprüfung. Beitr. Klin. Tuberk. **110**, 39 (1953).

— Emphysem (Hämodynamik). Beitr. Klin. Tuberk. **111**, 266 (1954).

— Pathologische Physiologie des Cor pulmonale. Verh. dtsch. Ges. Kreisl.-Forsch. **21**, 196—217 (1955).

— Pathophysiologie der Ventilationsstörungen. Verh. dtsch. path. Ges. **44** (1960).

— Lungenangiographie. Köln u. Opladen: Westdeutscher Verlag 1961.

— W. FORSSMANN u. H. RINK: Selektive Lungenangiographie. Stuttgart: Georg Thieme 1957.

—, u. H. W. KNIPPING: Zur Klinik des Lungenkreislaufs. Verh. dtsch. Ges. Kreisl.-Forsch. **17**, 87 (1951).

— — u. W. H. RINK: Funktionsfragen bei der operativen Behandlung der Lungentuberkulose. Thoraxchirurgie **1**, 167 (1953).

BOLT, W., H. W. KNIPPING, H. VALENTIN u. H. VENRATH: Respiratorische Ruhe- und Arbeitsinsuffizienz. Beitr. Klin. Tuberk. **108**, 394 (1953).
—, u. H. RINK: Die terminale Lungenstrombahn im normalen und pathologischen Angiogramm. Fortschr. Röntgenstr. **93**, 21—37 (1960).
— A. STANISCHEFF u. O. ZORN: Die selektive Angiographie der Lungengefäße. Münch. med. Wschr. **93**, 306—310 (1951).
— H. VALENTIN u. H. VENRATH: Beitrag zur Stenosebeurteilung in der Lungenklinik. Beitr. Klin. Tuberk. **104**, 450 (1951).
BONARRIGO, N.: Action de quelques substances pharmacodynamiques sur la musculature bronchique. Bronches **2**, 248—255 (1952).
BONELLI, L.: Patologia della dinamica tracheale. Le asimmetrie dinamiche tracheali nei sogetti portatori di lesioni polmonari non collassate. Minerva med. **1**, 1572—1579 (1955).
— A. CELLERINO et R. MARIANI: Etude de la dynamique pathologique des voies aériennes et ses retentissements cliniques. J. franç. Méd. Chir. thor. **12**, 100—107 (1958).
BONINEAU, M.: Pneumopathie bulleuse extensive subaigue du nourisson avec suppuration intrabulleuse. Sem. Hôp. Paris **29**, 814 (1953).
BONSIGNORE, G.: Problemi tecnici sui mezzi attuali di indagine per lo studio della fisiologia e della fisio-patologia dei bronchi: la roentgenbronco-cinematografia. Riv. sicil. Tuberc. **15**, No 4 (1961).
— F. PICONE e F. BELLOMONTE: La cinetica bronchiale durante l'accesso asmatico. Osservazioni roentgen-cinematografiche in corso di esame broncografico. Riv. sicil. Tuberc. **14**, 53—71 (1960).
— — — Contributo della roentgen-bronco-cinematografia allo studio della motilità bronchiale. — Nota 1. La motilità passiva dei bronchi in condizioni normali. Riv. sicil. Tuberc. **15**, No 5 (1961).
— — — Contributo della roentgen-broncho-cinematografia allo studio della motilità bronchiale. — Nota 2. La motilità attiva dei bronchi in condizioni normali. Riv. sicil. Tuberc. **15**, No 6 (1961).
BOPP, F.: Anormale arterielle Versorgung der rechten Lunge. Zbl. allg. Path. path. Anat. **85**, 155 (1949).
BORD, R. A. DE, and C. E. SIBILSKI: Congenital obstructive emphysema treated by lobectomy. Amer. J. Dis. Child. **88**, 775—778 (1954).
BORDEN, C. W., R. H. WILSON, R. V. EBERT, and H. S. WELLS: Pulmonary hypertension in chronic pulmonary emphysema. Amer. J. Med. **8**, 701—709 (1950).
BORI, V. D., e B. DE MARCO: Correlazioni tra sintomatologia clinica nella polmonite interstiziale plasmacellulare del lattante. Lattante **26**, 250 (1955).
BOROS, J. v.: Klinische Bewertung der röntgenologischen Untersuchungsbefunde des Herzens. Fortschr. Röntgenstr. **71**, 536—548 (1949).
—, u. W. NEUMANN: Das pulmonale Hochdruckherz. Röntgenologischer Index zur Erfassung der isolierten Hypertrophie des rechten Ventrikels. Dtsch. Arch. klin. Med. **193**, 372 (1948).
BORSANY, ST.: Agenesis of the lung. Report of a case. Laryngoscope **70**, 187—193 (1960).
BOSCH, H. R.: Pseudocysten der Lunge. Ergebn. Chir. **41**, 307—349 (1958).
BOSE, H. M. DU, R. S. MEADOR, and B. E. MCCAIN: Pulmonary fibrosis due to chronic granulomatous pneumonitis of unknown etiology. Amer. J. Med. **17**, 151—159 (1954).
BOSMA, J. F., J. FAWCITT, J. LIND, Y. TAGAKI, and C. WEGELIUS: Roentgenologic studies of respiration in infants. Acta paediat. (Upsala) **49**, Suppl. 123, 5—69 (1960).
BOSSI, L.: Pseudocisti aerea del polmone di aspetto ascessuale. G. Clin. med. **30**, 568—578 (1949).
BOSWELL, C. H., and H. D. PALMER: Progressive thrombosis of pulmonary artery. Arch. intern. Med. **47**, 799—805 (1931).
BOUCHER, H., R. PETITJEAN et J. PETITJEAN-LEMAIRE: Perspectives sur la dyskinésie trachéo-bronchique et la trachéo-malacie. Sem. Hôp. Paris **35**, 2783—2790 (1959).
— — J. ROUMAGNOUX et R. SOUQUET: Donnéss actuelles sur les dyskinésies trachéobronchiques hypotoniques. Presse méd. **69**, 656—659 (1961).
— — — — Epreuves fonctionnelles respiratoires et dyskinésies trachéo-bronchiques hypotoniques. Bronches **11**, 88—93 (1961).
BOULOUYS, J., F. LEVÈRE, M. PÉLISSIER, P. LEENHARDT et J. BRUSCHET: Quelques aspects des staphylococcies pulmonaires. J. Radiol. **34**, 385—387 (1953).
BOULT, G. F.: The radiological diagnosis of obstructive emphysema due to non-opaque foreign bodies. J. Canad. Ass. Radiol. **4**, 80—83 (1953).
BOURNEVILLE: Contribution à l'étude de l'idiotie. Sclérose tubereuse des circonvolutions cérébrales; idiotie et épilepsie hémiplégique. Arch. Neurol. (Paris) **1880**, 81.
— Sclérose cérébrale, hypertrophie ou tubéreuse compliquée de méningite. Progr. méd. (Paris) **1896**, 129.
— Idiotie symptomatique de sclérose tubéreuse ou hypertrophique. Progr. méd. (Paris) **1899**, No 41; — Arch. Neurol. (Paris) Teil 2, 29 (1900); — Recherches etc. **19**, 183 (1899), **20**, 182 (1900).
BOUTOURLINE-YOUNG, H. J., and C. A. SMITH: Respiration of full term and of premature infants. Amer. J. Dis. Child. **80**, 753—766 (1953).
BOUYER et BEAUDOINGT: Corps étranger végétal et emphysème obstructif chez un nourisson de 15 mois. Ann. oto-laryng. (Paris) **72**, 186—188 (1955).
BOX, CH. R.: Bronchiectasis in childhood. Lancet **1906** I, 94.
— Bronchiectasis in childhood, with some observations on the conditions known as honeycomb-lung. Lancet **1907** I, 16—19.

BOYDEN, E. A.: The intrahilar and related segmental anatomy of the lung. Surgery **18**, 706 (1945).
— The distribution of bronchi in gross anomalies of the right upper lobe, particularly lobes subdivided by the azygos vein and those containing preeparterial bronchi. Radiology **58**, 797—807 (1952).
—, and G. J. SCANELL: An analysis of variations in the bronchovascular pattern. Amer. J. Anat. **82**, 27 (1948).
BOYER, N. H., and J. J. CARRY: Bronchospasm associated with pulmonary embolism. Respiratory failure. Arch. intern. Med. **73**, 403—409 (1944).
BOYER, R. C., and T. R. RAMSAY: Radiologic aspects of emphysema of the chest. Sth. med. J. (Bgham, Ala.) **47**, 10—17 (1954).
BOYTHINCK, CL.: A propos des infiltrations fugaces non tuberculeuses. Les images annulaires de résorption. Thèse de Lyon 1940.
BRACKENRIDGE, R. D. C., and A. THELWELL JONES: Pulmonary emphysema treated by pneumoperitoneum. Brit. med. J. **1953**, 1135—1147.
BRADFORD, J.: Progressive bronchospastic disease: primary obstructive emphysema. Amer. Practit. **3**, 349—352 (1952).
BRADLEY, C. A.: Diffuse interstitial fibrosis of the lungs in children. J. Pediatr. **48**, 442—450 (1956).
BRAESTRUP, P. W., u. C. CHR. NIELSEN: Akute fulminante obturierende Laryngotracheobronchitis bei Kindern. Nord. Med. **46**, 1098—1101 (1951).
BRÄUCKER, W.: Die experimentelle Erzeugung des Bronchialasthmas und seine operative Beseitigung. Langenbecks Arch. klin. Chir. **139**, 1 (1926).
— Der Brustteil des vegetativen Nervensystems und seine klinisch-chirurgische Bedeutung. Beitr. Klin. Tuberk. **66**, 1 (1927).
BRAEUNING, H.: Angeborene Lungenzyste, ein einschmelzendes Infiltrat vortäuschend. Z. Tuberk. **73**, 106—108 (1935).
BRAGGION, P., e G. POLVAR: Le cisti broncogene all'indagine radiologica. Nuovi sussidi diagnostici, con mezzi di contrasto gassosi e liquidi. Chir. torac. **7**, 118—132 (1954).
BRAMANN, C. v., K. PLENGE u. J. ZADEK: Intrathorakale Zysten. Dtsch. med. J. **1957**, 149.
BRANDNER, R.: Über das bullöse Emphysem. Fortschr. Röntgenstr. **61**, 144 (1940).
BRANDT, M.: Über Angiomyomatose der Lungen mit Wabenstruktur. Virchows Arch. path. Anat. **321**, 585—598 (1952).
— u. P. ROESSING: Über Wabenlunge und diffuse Myomatose der Lunge unter dem klinischen Bild eines rezidivierenden Chylothorax. Ärztl. Wschr. **1951**, 902.
BRAUER, L.: Die Pathologie und Therapie der Bronchiektasen. Verh. dtsch. Ges. inn. Med. **37**, 95 (1925).
— Die respiratorische Insuffizienz. Verh. dtsch. Ges. inn. Med. **44**, 120—150 (1932).
BRAUER, L., u. A. LOREY: Die röntgenologische Darstellung der Bronchien mittels Kontrastfüllung. Ergebn. med. Strahlenforsch. **3**, 115 (1928).
BRAUNBEHRENS, H. v., u. D. PILCH: Röntgenologische Beobachtungen bei einer Wabenlunge. Röntgenpraxis **9**, 297—304 (1937).
BRAUNE, W., u. H. STAHEL: Über das Verhältnis der Lungen als zu ventilierender Lufträume zu den Bronchien als luftzuleitender Röhren. Arch. Anat. Entwickl.-Gesch. **5**, 113 (1886).
BRAUS, H.: Anatomie des Menschen, 2. Aufl., II, S. 203. Berlin: Springer 1934.
BRAY, G. W.: Recent advances in allergy. Philadelphia: P. Blakiston Son & Co. 1934.
BREAN, H. P., and E. B. D. NEUHAUSER: Syndrome of aberrant right subclavian artery with patent ductus arteriosus. Amer. J. Roentgenol. **58**, 708—716 (1947).
BRECHLING, S.: Case of congenital cystic lungs in a child. Acta paediat. (Uppsala) **35**, 172 (1948).
BRECKLER, I. A.: Congenital segmental emphysema of the lung. J. thorac. Surg. **34**, 177—183 (1957).
BRECKLINGHAUSEN, A.: Häufigkeit und Bedeutung von Einbrüchen tuberkulöser Lymphknoten in das Bronchialsystem. Beitr. Klin. Tuberk. **114**, 357—381 (1955).
BREDNOW, W.: Röntgenatlas der Lungenerkrankungen, 7. Aufl. München u. Berlin: Urban & Schwarzenberg 1959.
BREDT, H.: Die primären Erkrankungen der Lungenschlagader in ihren verschiedenen Formen. Virchows Arch. path. Anat. **284**, 126 (1932).
— Entzündung und Sklerose der Lungenschlagader. Virchows Arch. path. Anat. **308**, 60 (1942).
— Lymphangiectasia pulmonum congenita. Virchows Arch. path. Anat. **321**, 517—530 (1952).
—, u. L. STADLER: Das Gewebsbild des kleinen Kreislaufs bei entzündlichen Herzfehlern und seine Bedeutung für das klinische Krankheitsbild. Arch. Kreisl.-Forsch. **7**, 54—83 (1940).
BREMBACH, H. K.: Die Silikose und Siliko-Tuberkulose im Hartstrahlbild. Beitr. Klin. Tbk. **111**, 221—228 (1954).
BREMER, J. L.: Accessory bronchi in embryos, their occurrence and probable fate. Anat. Rec. **54**, 361—374 (1932).
— The fate of the remaining lung tissue after lobectomy and pneumonectomy. J. thorac. Surg. **6**, 336 (1936/37).
BRENER, D. M.: On the comparative value of roentgenological symptoms of pulmonary emphysema. Klin. Med. (Mosk.) **39**, 74—77 (1961).
BRENNER, O.: Sclerosis of pulmonary artery with thrombosis. Lancet **1931 I**, 911—914.
— Pathology of the vessels of the pulmonary circulation. Arch. intern. Med. **56**, 211, 457, 724, 976, 1189 (1935).
BREWER, L. A., F. S. DOLLEY, and B. H.-EVANS: The surgical management of chronic "spon-

taneous" pneumothorax. J. thorax. Surg. **19**, 167—198 (1949).

Brigand, H. le, J. Volbert et A. Gaquiere: Deux cas d'emphysème géant pseudokystique. J. franç. Méd. Chir. thor. **10**, 549—562 (1956).

Brill, I. C., and T. D. Robertson: Subacute cor pulmonale. Arch. intern. Med. **60**, 1043—1057 (1937).

Brill, S., M. Prinzmetal, and H. Brunn: Factors altering intrapleural pressure and their clinical significance. J. thorac. Surg. **1**, 243 (1932).

Brille, D.: Les troubles de la fonction pulmonaire dans l'emphysème pulmonaire. Sem. Hôp. Paris **37**, 472—478 (1961).

— Le traitement des troubles respiratoires de l'emphysème pulmonaire. Sem. Hôp. Paris **37**, 492—495 (1961).

—, et C. Hatzfeld: L'exploration de la ventilation par l'examen radioscopique dynamique. Poumon **9**, 866—891 (1955).

— — et J. Hatte: Remarques sur le syndrome radioscopique et spirographique »d'emphysème localisé« par sténose partielle d'une grosse bronche. Bronches **11**, 94—101 (1961).

— — et M.-R. Laurent: Emphysème pulmonaire après inhalation de vapeurs irritantes. (Ammoniaque en particulier.) Arch. Mal. prof. **18**, 320—336 (1957).

— J. C. Hinglais, C. Hatzfeld et R. Kourilsky: Bronchorrhées et trouble de la ventilation. J. franç. Méd. Chir. thor. **15** (1961).

Brinchmann, A. H.: Über die Bedeutung der Ringschatten im Lungenröntgenbild. Norsk Mag. Lægevidensk. **96**, 765 (1935).

Bristol, L. J.: Radiological diagnosis of obstructive emphysema (symposium on pulmonary emphysema and occupational dust diseases). Arch. industr. Hlth **13**, 144—146 (1956).

Brocard, H., P. Drutel, C. Galloúédec, P. Solignac, M. le Du et J. P. Millet: Rapport ventilation alvéolaire–circulation pulmonaire. Les deux cas extrèmes objectivés chez deux sujets porteurs d'une hyperclarté pulmonaire unilatérale. Poumon **16**, 1105—1119 (1960).

—, et Ch. Galloúédec: Les réticuloses pulmonaires, formes pulmonaires des réticuloses X. Rev. Prat. (Paris) **11**, 273—283 (1961).

— — Les formes anatomo-radiologiques et étiologiques des bronchocèles isolés. Bull. Soc. med. Hôp. Paris **113**, 1074—1092 (1962).

Broch, O. J., T. Moe, and M. Wehn: Pulmonary fibrosis. Acta med. scand. **118**, 111 (1954).

Brock, C. R.: Recurrent and chronic spontaneous pneumothorax. Thorax **3**, 88—111 (1948).

—, and E. A. Blair: The importance of the respiratory movements in the formation and absorption of pleural fluids. J. thorac. Surg. **1**, 50—73 (1931/32).

Brock, R. C. (im Auftrag der Thoracic Society): The nomenclature of bronchopulmonary anatomy. Thorax **5**, 222 (1950).

Brofman, B. L., B. L. Charms, P. M. Kohn, J. Elder, R. N. Newman, and M. Rizika: Unilateral pulmonary artery occlusion in men. J. thorac. Surg. **34**, 206 (1957).

Bronckhorst, W., u. C. Dijkstra: Das neuromuskuläre System der Lunge. Beitr. Klin. Tuberk. **94**, 455 (1950).

Brouet, G., J. Chevailler, M. Vasselin et M. C. du Perron: Problèmes posés par les hyperclartés pulmonaires unilatérales avec hypovascularisation. J. franç. Méd. Chir. thor. **13**, 481—509 (1959).

Brown, A. L., and W. Brock: A method of treatment of large pulmonary air cysts by an endocutaneous flap. J. thorac. Surg. **11**, 617—636 (1942).

Brown, J. G.: On the innervation of the bronchi. Edinb. med. J. **31**, 255—258 (1890).

Brown, Ph. K.: Annular shadows. Are they cavities or spontaneous pneumothoraces? Amer. J. Roentgenol. **10**, 445 (1923).

Brown, S., J. E. McCarthy, and A. Fine: The pulmonary artery. A roentgenographic and roentgen kymographic study. Radiology **32**, 175—189 (1939).

Brown-Séquard, M.: Indication d'un mode nouveau de production de l'emphysème pulmonaire. C. R. Soc. Biol. (Paris) **37**, 354—356 (1887).

Bruce, T.: Über das klinische Bild verschiedener Typen von kongenitalen Cystenlungen bei Erwachsenen. Acta med. scand. **102**, 295—323 (1939).

—, and G. Jönsson: Bronchographic studies in advanced silicosis. Acta radiol. (Stockh.) **24**, 206 (1943).

Brucke, K.: Eine seltene Rippenanomalie. Röntgenpraxis **1932**, 254.

Brückner, H.: Die Auswirkungen des Bronchialkarzinoms auf die Atembeweglichkeit des Tracheobronchialbaumes, des Zwerchfells und des Brustkorbs. Fortschr. Röntgenstr. **80**, 439—453 (1954).

Brügger, H.: Nichttuberkulöse Höhlenbildungen im Thoraxraum bei Kindern. Mschr. Kinderheilk. **77**, 372—391 (1939).

— Über die Heilung einer kongenitalen Riesenzyste der Lunge. Z. Tuberk. **85**, 14—18 (1940).

— Über Bronchostenosen und Atelektasen im Verlauf der kindlichen Tuberkulose. Beitr. Klin. Tuberk. **102**, 563—567 (1949/50).

— Über die Ventilbronchusstenosen und ihre Beziehungen zur Atelektase. Beitr. Klin. Tuberk. **102**, 563 (1950).

Brünings, W.: Endoskopische und radiologische Untersuchungen zur Topographie der Luftröhre und des Bronchialbaumes sowie deren klinische Verwertung. Verh. des Vereins Dtsch. Larnygol. Würzburg 1909, S. 221.

— Die direkte Laryngoskopie, Bronchoskopie und Oesophagoskopie. Wiesbaden: J. F. Bergmann 1910.

—, u. W. Albrecht: Direkte Endoskopie der Luft- und Speiseröhre. Stuttgart: Ferdinand Enke 1915.

Brünner, S., P. A. Gammelgård, O. Petersen, and O. Storm: Arterial malformation in the superior mediastinum. Acta radiol. (Stockh.) **53**, 105—112 (1960).

—, and O.C. Pock-Steen: The localized emphysema. Acta radiol. (Stockh.) **53**, 184—190 (1960).

— P. T. Poulson, and J. Vesterdahl: Cysts of the lung in infants and children. Acta paediat. (Uppsala) **49**, 39—48 (1960).

Bruin, M. de, u. P. G. Gerlings: Über Ventilstenose bei Kindern. Ned. T. Geneesk. **1939**, 3310—3317.

Brulé, M., P. Hillemand, J. Delarue et R. Gaube: Emphysème pulmonaire à grosses bulles, simulant des kystes congénitaux du poumon. Bull. Soc. méd. Hôp. Paris **1937**, 478—486.

Brun, J., P. Buffard et P. Combey: Formes radiologiques de l'emphysème bulleux localisé ou disséminé, révélé par des processus infectieux ou tuberculeux. J. Radiol. Électrol. **38**, 962—967 (1957).

— A. Dufourt et J. Viallier: Tuberculoses emphysémateuses. Emphysème bulleux pseudo-cavitaire et emphysème bronchiectasique. Rev. lyon. Méd. **3**, 209 (1954).

— F. Magnin et J. Feroldi: Les dystrophies bulleuses du poumon tuberculeux: Documentation anatomique et radio-clinique. Rev. Tuberc. (Paris) **25**, 191—212 (1961).

—, et L. F. Perrin: Silicose et perforations ganglionnaires. J. franç. Méd. Chir. thor. **8**, 198 (1954).

—, et J. Viallier: Maladie de Besnier-Boeck-Schaumann à forme pulmonaire avec images kystiques. Documentation anatomoclinique. J. franç. Méd. Chir. thor. **4**, 53—62 (1950).

— — et L. Perrin: Maladie de Besnier-Boeck-Schaumann. Formes infiltratives et emphysémateuses. J. franç. Méd. Chir. thor. **6**, 278—283 (1952).

Brunner, A.: Chirurgie der Lungen und der Pleura (mit Ausschluß der Tuberkulose). Helv. med. Acta **3**, 766—797 (1936).

— Die Verlagerungen des Mediastinums in ihrer praktischen Bedeutung. Schweiz. med. Wschr. **8**, 145 (1946).

— Röntgenkontrolle nach Thoraxoperationen. In: Schinz-Baensch-Friedl-Uehlinger, Lehrbuch der Röntgendiagnostik, 5. Aufl. Stuttgart: Georg Thieme 1952.

— Indikationen zur chirurgischen Behandlung der Lungenkrankheiten In: Handbuch der inneren Medizin, 4. Aufl., Bd. IV/1, S. 607—668. Berlin-Göttingen-Heidelberg: Springer 1956.

Bruns, E. H., and J. du Barnwell: The interpretation of annular shadows appearing in radiograms of the lungs. Amer. Rev. Tuberc. **14**, 58 (1926).

Bruns, O.: Zur Frage der Entstehung des Lungenemphysems. Berl. klin. Wschr. **1910**, 6.

— Die Blutzirkulation in der atelektatischen Lunge. Dtsch. Arch. klin. Med. **108**, 469 (1912).

Bruns, O.: Veränderungen der äußeren und inneren Atmung bei Verengerung der oberen Luftwege. Verh. dtsch. Ges. inn. Med. **41**, 243—246 (1929).

Bruns, P. v.: Über kongenitales Diaphragma des Kehlkopfs. Bruns' Beitr. klin. Chir. **10**, 509 (1893).

Bruns, P. D., and L. V. Shields: Pathogenesis and relationship of hyaline-like pulmonary membrane to premature neonatal mortality. Amer. J. Obstet. Gynec. **61**, 953—965 (1951).

Bruwer, A. J., O. T. Clagett, and J. R. MacDonald: Anomalous arteries to the lung associated with congenital pulmonary abnormalities. J. thorac. Surg. **19**, 957—972 (1950).

— — — Intralobar bronchopulmonary sequestration. Amer. J. Roentgenol. **71**, 751—761 (1954).

— R. R. Kierland, and H. W. Schmidt: Pulmonary tuberous sclerosis. Report of a case. Amer. J. Roentgenol. **75**, 748—750 (1956).

Bucher, H., u. R. Gloor: Bronchospirometrische Untersuchungen nach abgeschlossener Pneumothoraxbehandlung und nach Decortication. Schweiz. Z. Tuberk. **10**, 265 (1953).

Bucher, K.: Reflektorische Beeinflußbarkeit der Lungenatmung. Wien: Springer 1952.

—, u. C. Jacot: Zum Mechanismus des Hustens. Helv. physiol. pharmacol. Acta **9**, 454—462 (1951).

Budenz, G. C.: Tuberous sclerosis, a neurocutaneous syndrome. Radiology **59**, 522—525 (1952).

Bücheler, E., u. P. Thurn: Zur Kombination von arteriellen Gefäßhypoplasien und cystischen Lungenveränderungen. Radiologe **2**, 347—353 (1962).

Bücherl, E.: Über die Bronchialgefäße. Klin. Wschr. **1952**, 961—967.

Büchner, F., u. F. Fröhlich: Das System der hellen Zellen. In: Naturforschung und Medizin in Deutschland 1939—1946 (Fiat Reviews).

Bühler, K.: Bullöses Emphysem nach rezidivierender Infarktpneumonie als Unfallsfolge. Münch. med. Wschr. **85**, 1636 (1938).

— Kongenitales bullöses Emphysem und Spontanpneumothorax. Z. Tuberk. **79**, 300—304 (1938).

Bühlmann, A.: Experimentelle Untersuchungen über Stenoseatmung. Schweiz. Z. Tuberk. **6**, 89—115 (1949).

— Das chronische Cor pulmonale. In: Handbuch der inneren Medizin, Bd. 4, S. 400. Berlin-Göttingen-Heidelberg: Springer 1956.

—, u. H. Behn: Klinische Ergebnisse atemmechanischer Untersuchungen. Schweiz. med. Wschr. **87**, 1500—1508 (1957).

— — u. M. Schuppli: Die Lungenfunktion bei chronischer Lungenstauung unter besonderer Berücksichtigung der Atemmechanik. Schweiz med. Wschr. **89**, 37—44 (1959).

—, u. W. Gierhake: Die Lungenfunktion bei der jugendlichen Kyphoskoliose. Schweiz. med. Wschr. **1960**, 1153.

BÜHLMANN, A., C. MAIER, M. HEGGLIN u. R. KÄLIN: Zur Pathogenese der arteriellen pulmonalen Hypertonie mit besonderer Berücksichtigung des Cor pulmonale beim Emphysem. Cardiologia (Basel) **24**, 96 (1954).

— — — — u. F. SCHAUB: Beziehungen zwischen Lungenfunktion und Lungenkreislauf. Hypertonie im kleinen Kreislauf. Schweiz. med. Wschr. **1953**, 1199.

— u. T. WEGMANN: Bronchialspasmen und Adrenalinversuch. Beitr. Klin. Tuberk. **105**, 189—199 (1951).

BÜRGER, M.: Der Wert des Valsalvaschen Versuchs als Kreislaufbelastungsprobe. Verh. dtsch. Ges. inn. Med. **37**, 282—291 (1925).

— Über die Bedeutung des intrapulmonalen Drucks für den Kreislauf und den Mechanismus des Kollapses bei akuten Anstrengungen. Klin. Wschr. **1926**, 777—780, 825—829.

— Diskussionsvortrag. Verh. dtsch. Ges. inn. Med. **50**, 103—109 (1938).

— Röntgenologische Herzfunktionsprüfung. Fortschr. Röntgenstr. **60**, 78 (1939).

— Klinische Fehldiagnosen, 2. Aufl., Stuttgart: Georg Thieme 1954.

— Altern und Krankheit, 2. Aufl. Leipzig: VEB Georg Thieme 1954.

— Geschlecht und Krankheit. München: J. F. Lehmann 1958.

—, u. H. KNOBLOCH: Die Biomorphose (Alternswandlungen) der elastischen Elemente verschiedener Gewebe (Haut, Lunge und Gefäße). Z. Alternsforsch. **14**, 94 (1960).

—, u. D. MICHEL: Funktionelle Engpässe des Kreislaufs. Physiologie und Pathologie des Preßdrucks. München: J. F. Lehmann 1957.

—, u. P. F. PETERSEN: Die Preßdruckprobe als Herzleistungsprüfung. Arbeitsphysiologie **1**, 614 (1929).

BÜSCHER: Gelb- und Grünkreuz. Spezielle Pathologie und Therapie der Körperschädigungen durch die chemischen Kampfstoffe. Hamburg 1932.

BUHL, L.: Lungenentzündung, Tuberkulose und Schwindsucht. Zwölf Briefe an einen Freund, 2. Aufl. München: R. Oldenbourg 1873.

BULLARA, L.: Enfisema polmonare da occlusione nasale e sua patogenesi. Rif. med. **3**, 387—390, 401—404 (1900).

BULLEN sen., S. S.: Correlation of clinical and autopsy findings in 176 cases of asthma. J. Allergy **23**, 193 (1952).

BULLO, E.: Sull'enfisema polmonare bolloso pseudocavitario. Quad. Radiol. **6**, 229—246 (1941).

BULLOWA, J. G. M., and C. GOTTLIEB: Roentgen ray studies of bronchial movements. Amer. J. med. Sci. **2**, 72 (1931).

BURCKHARDT, J. L.: Über das Röntgenbild bei kindlichem Asthma. Radiol. Rdsch. **7**, 164—168 (1938).

BURGER, G. C. E.: The perceptibility of details in roentgen examination of the lung. Acta radiol. (Stockh.) **31**, 193—221 (1948).

BURGH DALY, I. DE: The physiology of the bronchial vascular system. Harvey Lect. **31**, 235 (1936).

BURI, P.: Das symmetrisch stenosierende Karzinom der bifurcatio tracheae mit dem klinischen Bild des Asthma bronchiale. Schweiz. med. Wschr. **87**, 645—649 (1952).

BURKE, R.: Vanishing lungs. A case report of bullous emphysema. Radiology **28**, 367—371 (1937).

BURNETT, W. E.: Surgical clinics: cystic emphysema of lungs. Arch. Surg. **58**, 328 (1949).

—, and H. T. CASWELL: Lobectomy for pulmonary cysts in a 15 days old infant with recovery. Surgery **23**, 84 (1948).

BUTLER, E. C. B., and K. M. A. PERRY: Spontaneous pneumothorax complicating staphylococcal septicaemia. Lancet **1940 II**, 619—620.

BUTLER, J., and W. MELVILLE ARNOTT: The work of pulmonary ventilation at different respiratory levels. Clin. Sci. **14**, 703 (1955).

BUYTENDIJK, H. J.: Oesophagusdruk en Longelasticiteit. Diss. Groningen 1949. Groningen: I. Oppenheim N. V. 1949.

BYRUM, R. J.: Congenital cystic disease of lung. (Clinical conference.) J. Pediat. **38**, 511—515 (1951).

CABOT, R. C., and F. D. ADAMS: Physical diagnosis, 12th edit. London 1938.

CACCIARI u. MARZOCCHI: Ernia de polmone. Ann. Radiol. diagn. (Bologna) **18**, 263 (1946).

CAEIRO, A.: Angiopneumographische Aspekte bei den Bildern des Hamman-Rich-Syndroms. Gaz. méd. port. **13**, 370—387 (1960).

CAFFEY, J.: Regional obstructive pulmonary emphysema in infants and children. Emphysematous cavities and their similarity to necrotic cavities, congenital pulmonary cysts and loculated pneumothorax. Amer. J. Dis. Child. **60**, 586—605 (1947).

— On the natural regression of pulmonary cysts during early infancy. Pediatrics **11**, 48—65 (1953).

CAIN, H.: Haematogene Geschwulstzellenausbreitung in der Lunge unter besonderer Berücksichtigung sog. regelwidriger Fälle. Z. Krebsforsch. **62**, 323 (1958).

CALLAHAN, W. P., J. C. SUTHERLAND, J. K. FULTON, and J. R. KLINE: Acute diffuse interstitial fibrosis of the lungs. Arch. intern. Med. **90**, 468—482 (1952).

CAMPANACCI, D.: Das chronische Lungenemphysem durch bronchitisch-asthmatische Obstruktion. Sci. med. ital. (dtsch. Ausg.) **8**, 319—356 (1960).

CAMPBELL, D., A. J. BAUER, and TH. H. HEWLETT: Congenital localized emphysema. J. thorac. cardiovasc. Surg. **41**, 575—586 (1961).

CAMPBELL, E. J. M.: The respiratory muscles and the mechanics of breathing. London: Lloyd-Luke Ltd. 1958.

— H. B. MARTIN, and R. L. RILEY: Mechanisms of airway obstruction. Bull. Johns Hopk. Hosp. **101**, 329—343 (1957).

Campbell, J. A., D. C. Gastineau, and F. Velios: Roentgen studies in suppurative pneumonia of infants and children. J. Amer. med. Ass. **154**, 468—472 (1954).

—, and R. A. Silver: Roentgen differentiation of pulmonary tension disorders in infants and children. Radiology **61**, 163—173 (1953).

Campbell, M., and F. Gardner: Radiological features of enlarged bronchial arteries. Brit. Heart J. **12**, 183 (1950).

Canada, W. J., F. Goodale jr., and J. H. Curreus: Defect of interatrial septum with thrombosis of the pulmonary artery; report of 3 cases. New Engl. J. Med. **248**, 309—316 (1953).

Canigiani, T.: Zur Kasuistik angeborener und erworbener Bronchiektasen. Röntgenpraxis **3**, 1116—1120 (1931).

Capelli, F.: Di alcune malattie da lavoro dell'apparato respiratorio. G. ital. Tuberc. **6**, 320—324 (1952).

Capelli, L.: Studio radiologico delle modificazioni della dinamica respiratoria dopo interventi di exeresi polmonare. G. ital. Tuberc. **15**, 29—39 (1961).

Caplan, H.: Honeycomb lungs and malignant pulmonary adenomatosis in sclerodermia. Thorax **14**, 89—96 (1959).

Cappello, G., e M. Petruzzi: Thromboembolia polmonare. Ann. Vill. sanat. Sondalo **2**, 225 (1954).

Caputo, V.: Indagini radiologiche sulla sfasicità funzionale tra parete toracica e polmone nella respirazione. Fisiol. e Med. **19**, 149—164 (1955).

Cara, M.: Diagnostic fonctionnel de l'emphysème pulmonaire. J. franç. Méd. Chir. thor. **8**, 35—43 (1954).

Caravalho, L. de, de Sousa et C. Vidal: Le mouvement pendulaire du médiastin dans le pneumothorax. J. franç. Méd. Chir. thor. **2**, 245—251 (1948).

Cardell, B. S.: Pathologic findings in deaths from asthma. Int. Arch. Allergy **8**, 234 (1956).

—, and R. S. Bruce Pearson: Death in asthmatics. Thorax **14**, 341—352 (1959).

Cardis, F.: A propos des images pulmonaires bulleuses. J. méd. Leysin **10**, 109—136 (1955).

Carlborg, U.: Über die Form des Brustkorbs beim Bronchialasthma. Untersuchungen von Frontalröntgenbildern. Nord. Med. **1939**, 2963—2968.

Carlens, E., H. E. Hanson, and B. Nordenström: Temporary unilateral occlusion of the pulmonary artery. A new method of determining separate lung function and of radiologic examinations. J. thorac. Surg. **22**, 527 (1951).

Carleton: "Cystic" disease of the lung. Amer. J. Roentgenol. **44**, 848 (1940).

Carlo jr., J. de, and H. H. Startzmann jr.: The roentgen study of the chest in measles. Radiology **63**, 849—852 (1954).

Carlson, R. F., B. C. Charbon, H. G. A. Charbon, and E. W. Adams: The effect of decreasing the amount of lung tissue on the right ventricular pressures in animals. J. thorac. Surg. **21**, 621 (1951).

Carmichael, A. H., D. D. Blake, and J. H. Felts: Intrathoracic manifestations of malignant lymphomatous disease. Dis. Chest. **38**, 630—637 (1960).

Carmichael, J. H., G. Julian, G. P. Jones, and E. M. Wren: Radiological signs in pulmonary hypertension. The significance of lines B of Kerley. Brit. J. Radiol. **27**, 393—397 (1954).

Carr, D., W. E. Denman, and E. F. Skinner: Noxious gases and bronchiectasis. Dis. Chest **13**, 596—601 (1947).

Carroll, D.: Chronic obstruction of major pulmonary arteries. Amer. J. Med. **9**, 175—185 (1950).

— J. E. John, and R. L. Riley: Pulmonary function in mitral valvular disease: distribution and diffusion characteristics in resting patients. J. clin. Invest. **32**, 510—525 (1953).

— J. McClement, A. Himmelstein, and A. Cournand: Pulmonary function following decortication of the lung. Amer. Rev. Tuberc. **63**, 231—251 (1951).

—, and R. L. Riley: Pulmonary vascular function in mitral stenosis. J. clin. Invest. **31**, 620 (1952).

Carson, J.: On the elasticity of the lungs. Phil. Trans. B **110**, 29—44 (1820).

Carstens, M.: Die „Emphysembronchitis" der Bergleute. Eine klinische Studie. Med. wiss. Beitr. Ruhrknappschaft Bochum **6**, 17 (1955).

— Zur Frage der Kausalität von Emphysem und Bronchitis der Bergleute. Arch. Gewerbepath. Gewerbehyg. **15**, 285 (1957).

Carter, B. N., J. J. Longacre, and M. Quill: Study of changes in cardiorespiratory physiology following total pneumectomy in young developing animals. J. thorac. Surg. **7**, 326—336 (1938).

Carter, M., G. Gaensler, and A. Kyllonen: Pneumoperitoneum in the treatment of pulmonary emphysema. New Engl. J. Med. **243**, 549—558 (1950).

Carter, R. A.: Pulmonary over-expansion in infancy and early childhood. Radiology **35**, 391—401 (1940).

Carvalho, L. de, and E. Moniz: The visibility of the pulmonary vessels (angiopneumography). Acta radiol. (Stockh.) **14**, 433—451 (1933).

— — et A. Soldanha: La visibilité des vaisseaux pulmonaires (angiopneumographie). J. Radiol. Électrol. **16**, 469 (1932).

— de Sousa et C. Vidal: Le mouvement pendulaire du médiastin dans le pneumothorax. J. franç. Méd. Chir. thor. **2** (3), 245—251 (1948).

Cascelli, G.: Über die Tuberkulose des Lungenlappens der Azygosvene. Beitr. Klin. Tuberk. **92**, 529—537 (1939).

Cassels, D. E., J. M. Fritz, and W. E. Adams: Congenital cystic disease of the lung. J. Pediat. **35**, 585—600 (1949).

CASTAING, R., H. BRICAUD, P. BROUSTET et J. MARTY: La mesure de l'air résiduel chez les mitraux. Arch. Mal Cœur **45**, 724—730 (1952).

CASTALDI, L.: L'indagine seriografica nell'esplorazione radiologica dell'apparato respiratorio. Radiol. med. (Torino) **34**, 65—74 (1948).

CASTELLANI, A. A., and C. CASTELLANI-BISI: Decrease of hexosamin content of epiphysical plates in experimental lathyrism. Proc. Soc. exp. Biol. (N.Y.) **98**, 318 (1958).

CASTELLANOS, A., and R. PEREIRAS: Pulmonary agenesis. Report of 3 cases and general review. Bol. Soc. cubana de pediatria **14**, 268—330 (1942).

CASTEX, M. R., E. L. CAPDEHOURAT u. E. S. MAZZEI: El factor bronquial en los cardiacos negros de Ayerza. Bol. Acad. Med. (B. Aires) **1935**, 967.

— — — Le rôle du facteur bronchique chez les «cardiaques noirs» de Ayerza (les bronchopulmonaires cyanotiques). Presse méd. **45**, 1735 (1937).

—, y E. S. MAZZEI: Neumotórax espontáneo benigno. Pren. méd. argent. (1935).

— — Le pneumothorax spontané bénin par rupture des bulles sous-pleurales. Arch. méd.-chir. Appar. resp. **12**, 23 (1937).

— — Pneumothorax spontané dans l'asthme. Presse méd. **46**, 529 (1938).

— — Las broncopneumopatías congénitas verdadéras y los cuadros radiológicos simulados por el enfisema ampolloso. Pren. méd. argent. **28**, 777 (1941).

— — Aspects cliniques de l'emphysème pulmonaire. J. franç. Méd. Chir. thor. **2**, 19 (1948).

— — The emphysematous-bullous form of bronchial cancer. Brit. med. J. **1951 I**, 391—392.

— — La forme enfisemato-ampollosa del cancer broncopulmonar. Pren. méd. argent. **1951**, 2367.

— — u. O. A. VACCAREZZA: Anatomie, radiologie et pleuroscopie des bulles sous-pleurales. Arch. méd. chir. Appar. resp. **12**, 345 (1937).

CASTILLON DU PERRON, M., F. LIOT, M. VASSELOT et P. BETCHEL: Etude de la fonction ventilatoire au cours des diminutions de calibre trachéal d'origine non tumorale. Bronches **11**, 33—54 (1961).

CASTLEMAN, B., and E. F. BLAND: Organized emboli of tertiary pulmonary arteries. Arch. Path. **42**, 581—589 (1946).

CATHALA, J., et BRINCOURT: Kystes aériens suppurés. Bull. Soc. méd. Hôp. Paris III, **53**, 490 (1937).

CAVAZZINI, P., A. MAESTRI e A. PIETRANTONIO: Sulle cisti aeree del polmone. Medicina (Parma) **5**, 85—116 (1955).

CEELEN, W.: Die Kreislaufstörungen der Lunge. In: HENKE-LUBARSCH, Handbuch der speziellen pathologischen Anatomie und Histologie, Bd. III/3, S. 1—163. Berlin: Springer 1931.

CHAOUL, H., u. E. STIERLIN: Klinische Röntgendiagnostik der Brustorgane mit Ausschluß des Herzens auf pathologisch-anatomischer Grundlage. In: F. SAUERBRUCH, Die Chirurgie der Brustorgane, Bd. I, S. 334ff. Berlin: Springer 1920.

CHAPMAN, D. W., L. J. GUGLE, and P. W. WHEELER: Experimental pulmonary infarction. Abnormal pulmonary circulation as a prerequisite for pulmonary infarction following an embolus. Arch. intern. Med. **83**, 158—163 (1949).

—, and P. A. WHEELER: Experimental pulmonary embolism. J. Lab. clin. Med. **32**, 1417 (1947).

CHAPMAN, R. M., B. DILL, and A. GRAYBIEL: The decrease in functional capacity of the lungs and heart resulting from deformities of the chest: Pulmocardial failure. Medicine (Baltimore) **18**, 167 (1939).

CHAUSSÉ, P., et H. MAGNE: Contribution à l'étude de la toux et de quelques actes analogues. Arch. Méd. exp. **27**, 213 (1916).

CHAVES, A. D., and H. ABELES: Disseminated nodular pulmonary infiltration of an indeterminated nature in apparently healthy persons. Amer. Rev. Tuberc. **65**, 129 (1952).

CHENEBAULT, J.: Etude anatomo-radiologique des cavernes pulmonaires tuberculeuses détergées et distendues de type bulleux. Rev. Tuberc. (Paris) **18**, 189 (1954).

CHENEY, G., and L. H. GARLAND: Pulmonary pneumocysts. Report of an enormous solitary cyst in a haelthy adult female. Amer. J. med. Sci. **196**, 699—703 (1938).

CHERNIACK, R. M.: The physical properties of the lung in chronic obstructive pulmonary emphysema. J. clin. Invest. **35**, 394 (1956).

CHERRY, H. H.: Bronchiolectatic emphysema of adults. Amer. J. Roentgenol. **33**, 774—776 (1935).

CHIARA, C. DE, e A. DI SIENO: Su un aspetto particolare dell'enfisema polmonare basale nell'atelettasia. Radiol. clin. (Basel) **26**, 135—139 (1957).

CHIARI, H.: Über das Vorkommen eines doppelten eparteriellen Seitenbronchus am rechten Stammbronchus des Menschen. Prag. med. Wschr. **14**, 560 (1889).

— Über eine neue Form von „Dreitheilung der Trachea" bei einem 16 Tage alten Knaben mit sonstigen Bildungsanomalien, darunter auch Mangel der Milz und Verlagerung des Lig. hepato-duodenale. Prag. med. Wschr. **16**, 89—92 (1891).

— Vikariierende Lungenhyperplasie. Verh. dtsch. Ges. Path. **17**, 325 (1914).

CHIARIOTTI, F., e C. PICCHIO: Anomalie congenite dei grandi vasi del mediastino. Studio radiologico di sette casi personali. Radiol. med. (Torino) **42**, 321—344 (1955).

CHICKERING, H. T., and J. H. PARK: Staphylococcus aureus pneumonia. J. Amer. med. Ass. **72**, 617 (1919).

CHILDRESS, M. E., P. C. SAMSON, and D. J. DUGAN: Overlooked foreign bodies in the tracheobronchial tree. Calif. Med. **68**, 25 (1948).

Chodera, L., and E. Lukomwski: Pleural rings in the radiogram. Pol. Tyg. lek. **1957**, 546—549.

Chodowska, S.: Kasuistische Beiträge zur Kenntnis der Wabenlunge. Virchows Arch. path. Anat. **301**, 746—751 (1938).

Christeller, E.: Funktionelles und Anatomisches bei der angeborenen Verengerung und dem angeborenen Verschluß der Lungenarterie. Virchows Arch. path. Anat. **223**, 40 (1916).

Christiaens, L., et P. Bonte: Emphysème-obstructif hémithoracique au cours d'une primo-infection chez un nourisson. Presse méd. **62**, 1293 (1951).

— A. Marchand-Alphant et A. Fovet: Emphysème congénital et cutis-laxa. Presse méd. **62**, 1799 (1954).

Christian, P., P. Mohr, M. Schrenk u. W. Ulmer: Zur Phänomenologie der abnormen Atmung bei sog. „Nervösen Atmungssyndrom". Nervenarzt **26**, 191—197 (1955).

— — u. W. Ulmer: Das nervöse Atmungssyndrom bei Vegetativ-Labilen (Formen, Pathophysiologie und Pathogenese). Dtsch. Arch. klin. Med. **201**, 702—719 (1955).

Christie, R. V.: The elastic properties of the emphysematous lung and their clinical significance. J. clin. Invest. **13**, 295—321 (1934).

— Some types of respiration in the neurosis. Quart. J. Med. **4**, 427—432 (1935).

— Chronic hypertrophic emphysema. Its aetiology and the cause of some of its signs and symptoms. Edinb. med. J. **46**, 463 (1939).

— Emphysema of the lungs. Brit. med. J. **1944 I**, 105.

— Dyspnea in relation to the visco-elastic properties of the lung. Proc. roy. Soc. Med. **46**, 381—386 (1953).

— R. Marshall, and W. R. Stone: The relationship of dyspnoe to respiratory effort in normal subjects, mitral stenosis and emphysema. Clin. Sci. **13**, 625 (1954).

—, and C. A. McIntosh: The measurement of the intrapleural pressure in man and its significance. J. clin. Invest. **13**, 279—321 (1934).

— — The lung volume and respiratory exchange after pneumothorax. Quart. J. Med. **5**, 445—454 (1936).

—, and C. J. Meakins: The intrapulmonary pressure in congestive heart failure and its clinical significance. J. clin. Invest. **13**, 323—345 (1934).

Christmann, F. E., F. Schaposnik y J. H. Deschamps: Neumotórax espontáneo en el curso de metástasis pulmonares de un endotelioma del calcaneo. Día méd. **22**, 2426—2428 (1950).

Christophe, L.: Pseudo-emphysème pulmonaire d'origine kystique chez l'enfant. (Symposium de chirurgie thoracique.) Acta chir. belg., Suppl. **11**, 136—146 (1955).

Church, R. E., and A. R. P. Ellis: Cystic pulmonary fibrosis in generalized scleroderma. Lancet **1950 I**, 392.

Churchill, E. D.: Pulmonary atelectasis with special reference to massive collapse of the lung. Arch. Surg. **11**, 489 (1925).

— The strain on the collateral lung in collapse therapy. Arch. Surg. **18**, 553—560 (1929).

— The segmental and lobular physiology and pathology of the lung. J. thorac. Surg. **18**, 279—293 (1949).

— The architectural basis of pulmonary ventilation. Ann. Surg. **137**, No 11 (1953).

—, and R. Belsey: Segmental pneumonectomy in bronchiectasis. The lingula segment of the left upper lobe. Ann. Surg. **109**, 481 (1939).

—, and D. McNeil: The reduction of vital capacity following operation. Surg. Gynec. Obstet. **44**, 483 (1927).

Chwialkowska, C., u. St. Multanski: Lungencysten. Postępy Ftyzjat. Pneumonol. **1**, 192—197 (1956).

Ciba-Foundation. Terminology, definitions and classification of chronic pulmonary emphysema and related conditions. A report of conclusions of a Ciba guest-symposium. Thorax **14**, 286—299 (1959).

Cid, J. M., and J. L. Bouilla: Giant cell tumor of the trachea. J. thorac. Surg. **11**, 210—215 (1941).

Cignolini, P.: Il segno stratigrafico della 'corolla" per riconoscere l'enfisema polmonare. Accad. med. **67**, 359—362 (1952).

Cioni, A.: Sur un cas de bronche trachéale. J. franç. Méd. Chir. thor. **4**, 550—551 (1950).

Citron, K. M., and J. G. Scadding: Stenosing non-caseating tuberculosis (sarcoidosis) of the bronchi. Thorax **12**, 10 (1957).

Citroni, G. A., E. de Amicis e L. di Guglielmo: Le polmoniti. Reperti bronchoscopici e broncografici nelle forme acute e croniche. Minerva otorinolaring. **6**, 297—306 (1956).

Clagett, O. T.: Surgical treatment of emphysematous blebs and bullae. Dis. Chest **15**, 669—683 (1949).

Clairveaux, A. F.: Hyaline membrane in neonatal lung. Lancet **1953 I**, 749—753.

Clairmont: Die geschlossene intrapulmonale Bronchuszyste. Dtsch. Z. Chir. **200**, 157—169 (1927).

Clara, M.: Vergleichende Histobiologie des Nierenglomerulus und der Lungenalveole. Z. mikro.-anat. Forsch. **40**, 147 (1936).

Clémençon, G. H.: Hiatal hernia and cardiac incompetence in bronchial asthma. An endoscopic study on 50 patients suffering from bronchial asthma. Gastroenterologia (Basel) **94**, 351—365 (1960).

— B. J. E. Ihre, and L. H. Plengiér: Hiatal hernia in bronchial asthma. Gastroenterologia (Basel) **93**, 337—356 (1960).

—, and P.-O. Österman: Hiatal hernia in bronchial asthma. The importance of concomitant pulmonary emphysema. Gastroenterologia (Basel) **95**, 110—120 (1961).

Clemens, G.: Über perikavernöse Atelektase und Konstitution. Beitr. Klin. Tuberk. **103**, 471—478 (1950).

Clemens, H. J.: Untersuchungen über das maximale Lungenluft-Volumen. Ein Beitrag zum Problem des postnatalen Lungenwachstums. Gegenbaurs morph. Jb. **95**, 447—517 (1955).

— Training und Lungenwachstum. Gegenbaurs morph. Jb. **96**, 417 (1956).

Clement, R.: Le démembrement de l'emphysème. Presse méd. **36**, 1647 (1928).

Clercq, F. de, A. de Coster, A. Bollaert, H. Denolin et M. Englert: Aspects angiopneumographiques de l'emphysème pulmonaire diffuse. Acta tuberc. belg. **47**, 194—208 (1956).

Clerf, L. H.: Foreign bodies in air and food passages. Observations on and results in series of 950 cases. Surg. Gynec. Obstet. **70**, 328—339 (1940).

Clifford, S. H.: Postmaturity — with placental dysfunction. J. Pediat. **44**, 1—13 (1954).

— Discussion of the symposium on neonatal respiratory distress syndromes. Amer. J. Roentgenol. **74**, 813—815 (1955).

Clösges, J.: Beziehung zwischen Gewicht und Volumen der Lunge. Med. Inaug.-Diss. Düsseldorf 1949.

Cloetta, M.: Untersuchungen über die Elastizität der Lungen und deren Bedeutung für die Zirkulation. Pflügers Arch. ges. Physiol. **152**, 339 (1903); — Naunyn-Schmiedebergs Arch. exp. Path. Pharmak. **70**, 407 (1912).

—, u. Anders: Besitzen die Lungen Vasomotoren? Naunyn-Schmiedebergs Arch. exp. Path. Pharmak. **77**, 125, 251 (1914).

Clough, P. W.: Diffuse interstitial pulmonary fibrosis. Ann. intern. Med. **40**, 641 (1954).

Cluti, P. C., G. Cohen, B. Castleman, J. G. Scannel, A. L. Friedlich, and G. S. Myers: Respiratory and circulatory studies of patients with mitral stenosis. Circulation **8**, 893—904 (1953).

Cobb, S., D. J. Blodgett, K. B. Olson, and A. Stranahan: Determination of total lung capacity in disease from routine chest roentgenograms. Amer. J. Med. **16**, 39—54 (1954).

Cocchi, U.: Lungenerkrankungen. In: Schinz, Baensch-Friedl-Uehlinger, Lehrbuch der Röntgendiagnostik, 5. Aufl., Bd. III, S. 2085—2464. Stuttgart: Georg Thieme 1952.

— Idiopathischer Spontanpneumothorax. In: Schinz-Baensch-Friedl-Uehlinger, Lehrbuch der Röntgendiagnostik, 5. Aufl., Bd. III, S. 2946. Stuttgart: Georg Thieme 1952.

— Röntgenologie der Pneumokoniosen. In: Handbuch der inneren Medizin, 4. Aufl., Bd. IV/3, S. 810ff. Berlin-Göttingen-Heidelberg: Springer 1956.

Cockett, F. B.: Collateral circulation to the lungs. Visceral circulation. (Ciba Symposion.) London: Churchill 1952.

—, and C. C. N. Vass: The collateral circulation to the lungs. Brit. J. Surg. **38**, 97—103 (1950).

— — A comparison of the role of the bronchial arteries in bronchiectasis and in experimental ligation of the pulmonary artery. Thorax **6**, 268—275 (1951).

Coggin, C. B., D. E. Griggs, and W. L. Stilson: The heart in pneumoconiosis. Amer. Heart J. **16**, 411 (1938).

Cohen, A. G.: Obstructive emphysema and atelectasis in the same lung resulting from bronchogenic carcinoma. J. thorac. Surg. **12**, 714—718 (1943).

—, and H. Wessler: Clinical recognition of tuberculosis of the major bronchi. Arch. intern. Med. **63**, 1132—1157 (1939).

Cohen, G.: The radiological differential diagnosis of unilateral total pulmonary veiling. S. Afr. med. J. **1957**, 1186—1189.

Cohn, J. E., D. G. Carrol, and R. L. Riley: Respiratory acidosis in patients with emphysema. Amer. J. Med. **17**, 447 (1954).

Cohnheim, J., u. M. Litten: Über die Folgen der Embolie der Lungenarterien. Virchows Arch. path. Anat. **65**, 99—115 (1875).

Cokkalis, P.: Über die angeborenen bronchogenen Lungencysten. Rass. ital. Ottal. **12**, 216—258 (1938).

Colale, G.: Il pneumotorace spontaneo nell'-infanzia. Ann. Radiol. diagn. (Bologna) **16**, 308—313 (1942).

Cole, D. B., and W. L. Nalls: Congenital cystic lung disease. J. Lab. clin. Med. **23**, 1111 (1938).

Cole, W. H.: Laryngeal spasm and so-called tracheal collapse. Arch. Surg. **39**, 10—27 (1939).

Colldahl, H., and G. Lundin: Ventilatory studies of the lungs in asthma. Acta allerg. (Kbh.) **5**, 37 (1952).

Collen and Hatschek: Acute benign cavitation in pneumonia permanent found. Med. Bull. **1**, 30 (1943).

Collins, D. H.: Congenital cystic disease of the lungs associated with a giant hyperplasia of the lymph-glands. J. Path. Bact. **37**, 123 (1933).

Colognesi, S.: Sulla lobite polmonare media nell'infanzia (contributo clinico e radiologico). Med. ital. (Milano) **22**, 313—335 (1941).

Colombo, G., E. Tauber e P. C. Monateri: Aspetti radiologici della polmonite interstiziale cosidetta "plasmacellulare". Diagnosi precoce, forme silenti, complicazione. Minerva pediat. **1956**, 699.

Colton, W. A., and W. Ziskin: The heart in bronchial asthma. J. Allergy **8**, 347 (1937).

Combe, P., et P. Viallet: Les troubles vento-circulatoires en clinique. 1. Préambule. Semaine Hôp. Paris **1954**, 1107—1108.

— — et Chevrot: De l'intérêt de la tomographie dans l'étude de l'arbre bronchique chez l'enfant. J. Radiol. Électrol. **31**, 745 (1950).

— — et L. Sendra: Premiers résultats d'angiopneumographie dans les troubles de la ventilation pulmonaire chez l'enfant. Pédiatrie **6**, 239—249 (1951).

— — — L. Chevrot et J. Houel: Les troubles vento-circulatoires en clinique. 2. Les troubles vento-circulatoires labiles. 3. Les troubles ventro-circulatoires fixes. Sem. Hôp. Paris **1954**, 1108—1118.

Comroe jr., H. J.: The hyperpnea of muscular exercise. Physiol. Rev. **24**, 319 (1944).

Comroe, J. H., et al.: Standardization of definitions and symbols in respiratory physiology. Fed. Proc. **9**, 602—605 (1950).

— R. E. Forster, A. B. Dubois, W. A. Briscoe, and E. Carlsen: The lung. Clinical physiology and pulmonary function tests. Chicago: Year Book Publ. 1955.

—, and W. S. Fowler: Lung function studies. Amer. J. Med. **10**, 4 (1951).

Condorelli, L.: Il pneumo-mediastino artificiale. Ricerche anatomiche preliminari — Tecnica delle inilzione nelle loggie mediastiniche anteriore e posteriore. Minerva med. **27**, 81 (1936).

— A. Francaviglia e A. Turchetti: Fisiopatologia clinica del Mediastino. Rom: L. Pozzi 1947.

Conta, G. v.: Periarteriitis nodosa der Lungengefäße im Lungenröntgenbild. Fortschr. Röntgenstr. **47**, 506 (1933).

Contamin, F., et A. Herrault: Note sur un mécanisme et un traitement possible des bulles staphylococciques du poumon. Sem. Hôp. Paris **28**, 484 (1952).

Conte, E., and A. Costa: Angiopneumography. Radiology **21**, 461—465 (1933).

Conway, D. J.: Origin of lung cysts in childhood. Arch. Dis. Childh. **26**, 505—529 (1951).

Cook, C. D., R. B. Cherry, D. O'Brien, P. Karlberg, and C. A. Smith: Studies of respiratory physiology in the newborn infant. I. Observations on normal premature and full-term infants. J. clin. Invest. **34**, 975 (1955).

Cooke, F. N., and B. Blades: Cystic disease of the lungs. J. thorac. Surg. **23**, 546—569 (1952).

Coonse, G. K., and O. F. Aufrank: The relation of the intrapleural pressure to the mechanics of the circulation. Amer. Heart J. **9**, 437 (1934).

Copleman, B.: Anomalous right subclavian artery. Amer. J. Roentgenol. **54**, 270—275 (1945).

Corbetta, V.: L'enfisema del tessuto cellulare nella pratica tisiatrica. Arch. Med. e Chir. **2**, No 5, 61—78 (1933).

Cordier, D., et C. Heymans: Le centre respiratoire. Paris: Hermann 1935.

Coryllos, P. N.: Action of the diaphragm in cough. Amer. J. med. Sci. **194**, 523 (1937).

— Mechanical resuscitation in advanced forms of asphyxia. Surg. Gynec. Obstet. **66**, 698—722 (1938).

—, and G. L. Birnbaum: Syndrome of pneumococcal bronchial obstruction. Arch. intern. Med. **51**, 290 (1933).

Cosby, R. S., E. C. Szowell jr., W. R. Hartwig, and M. Mayo: Abnormal ventilatory patterns in mitral stenosis. Dis. Chest **29**, 633—640 (1956).

Costa, E. J. De: Spontaneous pneumothorax in the newborn infant. Amer. J. Obstet. Gynec. **39**, 578—591 (1940).

Coste, F., et M. Bolgert: Image radiologique arrondie. Infarctus pulmonaire(?). Bull. Soc. méd. Hôp. Paris, Ser. III, **49**, 1362—1368 (1933).

Costero, I., R. Barroso-Moguel, A. Chévenez, G. Monroy y R. Contreras: Principales variedades histogeneticas de esclerosis pulmonar. Arch. Inst. Cardiol. Méx. **28**, 565—590 (1958).

Cot, C.: Les asphyxies accidentelles. Paris: N. Maloine 1931.

Cottier, H.: Über die unterschiedliche Schädigung des Lungengewebes durch therapeutische Röntgenbestrahlung. Strahlentherapie **100**, 385 (1956).

Cottom, D. G., and N. A. Myers: Congenital lobar emphysema. Brit. med. J. **1957**, 1394—1396.

Cotton, B. C., K. Spaulding, and J. R. F. Penido: An accessory lung. J. thorac. Surg. **23**, 508—512 (1952).

Couniot, J., J. Belval et A. Legroux: Ventilation collatérale et bronchiectasies. Maroc. méd. **341**, 1047 (1953).

Cournand, A.: Some aspects of the pulmonary circulation in normal man and in chronic cardiopulmonary diseases. Circulation **2**, 641 (1950).

—, and F. B. Berry: The effect of pneumonectomy upon cardiopulmonary function in adult patients. Ann. Surg. **116**, 532 (1942).

—, and D. W. Richards: Pulmonary insufficiency. I. Discussion of a physiological classification and presentation of clinical tests. Amer. Rev. Tuberc. **44**, 123 (1944).

— — and R. C. Darling: Graphic tracing of respiration in study of pulmonary disease. Amer. Rev. Tuberc. **40**, 487—516 (1939).

— R. L. Riley, A. Himmelstein, and A. R. Austrian: Pulmonary circulation and alveolar ventilation perfusion relationship after pneumonectomy. J. thorac. Surg. **19** (1), 80 (1950).

Cousteau, J.: Emphysème pulmonaire par insuffisance nasale expérimentale. Internat. Congr. of Medicine, Paris 1900.

Couvelaire, A.: Dégénérescence kystique du poumon. Histogenèse des dégénérescences kystiques congénitales des organes glandulaires, rein, foie, pancréas, poumon. Ann. Gynéc. Obstét. **60**, 336—352 (1903).

Cox, T. R., and J. M. Kohl: Diffuse interstitial pneumonitis. (Interstitial fibrosis of the lungs.) Amer. J. clin. Path. **22**, 770 (1952).

Craig, J. M., J. Kirkpatrick, and E. B. D. Neuhauser: Congenital cystic adenomatoid malformation of the lung in infants. Amer. J. Roentgenol. **76**, 516—526 (1956).

Craige, B.: Fatal asthma. Arch. intern. Med. **67**, 399 (1941).

Crecelius, W.: Unsere Erfahrungen über Pseudokavernen im Röntgenbild. Med. Klin. **1927 II**, 1728.

CRENSHAW, G. L.: Etiology, treatment and surgical indications of non-tuberculous, nontraumatic spontaneous pneumothorax. Dis. Chest **17**, 369—385 (1950).
— Degenerative lung disease. Dis. Chest **25**, 427—445 (1954).
— Surgical management of degenerative lung disease. J. Amer. med. Ass. **156**, 1561 (1954).
— Degenerative lung disease. Calcutta med. J. **56**, 181—189 (1959).
—, and D. F. ROWLEY: Surgical management of pulmonary emphysema. J. thorac. Surg. **24**, 398—408 (1952).
CREUYX: Quelques faites nouveau relatifs à l'immobilité thoracique dans l'emphysème pulmonaire généralisé. J. Méd. Bordeaux **91**, 227 (1920).
CRIEP, L. H.: The effect of bronchial asthma on the heart. J. Allergy **2**, 386 (1931).
— The effect of bronchial asthma on the circulation. Arch. intern. Med. **49**, 241 (1932).
CRIMM, P. D.: Spontaneous collapse. J. thorac. Surg. **17**, 662—680 (1948).
CRISLER, E. C., J. R. DURANT, and TH. M. PARKER: Pulmonary histocytosis X. A case report. Amer. J. Roentgenol. **85**, 271—276 (1961).
CRISTENSEN, E. H.: Beiträge zur Physiologie schwerer körperlicher Arbeit. VI. Mitt.: Der Stoffwechsel und die respiratorischen Funktionen bei schwerer körperlicher Arbeit. Arbeitsphysiologie **5**, 463—478 (1932).
CROIZIER, L., L. ROCHE et L. ODE: Lésions artérielles des blocs silicotiques. Presse méd. **1945**, 638.
CROSS, W. K.: Respiratory patterns in premature and newborn infants. 2nd Conf. on Research in Congenital Malformations, New York 1954. Zit. nach C. A. SMITH.
CROSSETT, E. S., and R. R. SHAW: Pulmonary resection in the first year of life. Surg. Gynec. Obstet. **97**, 417 (1953).
CROWDEN, S. P., and H. A. HARRIS: The effect of obstructed respiration on heart and lungs. Brit. med. J. **1929 I**, 439.
CSERE, M., G. KIS-VÁRDAY u. L. PATAKI: Kongenitaler Mangel der Arteria pulmonalis dextra. Gyermekgyógyászat **12**, 104—108 (1961).
CUDKOWICZ, L., and J. B. ARMSTRONG: Observation of the normal anatomy of the bronchial arteries. Thorax **6**, 343 (1951).
— — The bronchial arteries in pulmonary emphysema. Thorax **8**, 46—58 (1953).
CUGELL, D. W., N. R. FRANK, E. A. GAENSLER, and T. L. BADGER: Pulmonary function in pregnancy: I. Serial observations in normal woman. Amer. Rev. Tuberc. **67**, 568 (1953).
CULINER, M. M., and O. F. GRIMES: Localized emphysema in association with bronchial cysts or mucoceles. J. thorac. cardiovasc. Surg. **41**, 306—313 (1961).
—, and S. B. REICH: Collateral ventilation and localized emphysema. Amer. J. Roentgenol. **85**, 246—252 (1961).
CULOTTA, A.: Recherches et considérations sur le tonus et le balancement du médiastin. Rev. Tuberc. (Paris) **16**, 222—232 (1956).
—, e SUNSERI: La fluttuazione del mediastino. Riv. sicil. Tuberc. **1**, 43 (1947).
CUMMER, C. L.: Recurrent pneumothorax, report of a case, with review of the literature. Amer. J. med. Sci. **150**, 222—227 (1915).
CUNNINGHAM, G. J., and T. PARKINSON: Diffuse cystic lungs of granulomatous origin. Histological study of 6 cases. Thorax **5**, 43—58 (1950).
CURNOW, J.: Double aortic arch enclosing trachea and esophagus. Lancet **1874**, 731.
CURSCHMANN, H.: Emphysem und Herz. Med. Klin. **24**, 921 (1928).
CURSCHMANN, W.: Was liegt den Ringschatten im Lungenröntgenbild zugrunde? Beitr. Klin. Tuberk. **60**, 507 (1927).
CURTI, C. P., e L. DONNO: Rilievi sulla funzionalità respiratoria in seguito a broncografia con mezzi di contrasto acquosi ed oleosi. Radiol. med. (Torino) **38**, 364—369 (1952).
DABROWSKI, K.: Physiologie und Physiopathologie des Luftröhren-Bronchen-Astes. Gruźlica **18**, 40—57 (1950).
DADDI, G.: Das Cor pulmonale bei der Tuberkulose. Verh. dtsch. Ges. Kreisl.-Forsch. **21**, 280—299 (1956).
DAELEN, M., u. K. GREINEDER: Überraschender Nachweis eines im Bronchus gelegenen Fremdkörpers durch die Tomographie. Dtsch. med. Wschr. **1**, 750—751 (1938).
D'AGOSTINO, F.: Reperto radiologico di enfisema bolloso in sogetto con cortole cervicali (Studio clinico con controllo radiologico nel cossa di pneumotorace). Arch. Radiol. (Napoli) **12**, 185—189 (1937).
DAHM, M.: Über Zwerchfell- und Mittelfellbewegung bei Lungenkrebs. Klin. Wschr. **1934**, 17—20.
— Atmungshemmungen bei pathologischen Zuständen. In: P. STUMPF-WEBER-WELTZ, Röntgenkymographische Bewegungslehre innerer Organe. Leipzig: Georg Thieme 1936.
— Rechtsseitige Wabenlunge mit gleichzeitiger Hernienbildung. Röntgenpraxis **11**, 632—633 (1939).
— Die Lungengrenzen im Bereich des Sulcus aorticus bei Atelektasen des linken Oberlappens. Fortschr. Röntgenstr. **66**, 220—232 (1942).
— Aufgaben, Ergebnisse und Fragen der Röntgenuntersuchung des Mediastinums (unter Berücksichtigung der kymographischen Methode). Fortschr. Röntgenstr. **72**, 521—530 (1950).
—, u. H. SCHMIDT: Über Verlagerungen, Verziehungen und Bewegungen des Mittelfells, die durch einseitige seltenere Veränderungen des Lungengewebes bedingt sind. Fortschr. Röntgenstr. **57**, 454—466 (1938).
—, u. K. H. VOLBEDING: Zur Beteiligung der Hauptbronchien bei luetischen Prozessen im Mittelfellraum. Röntgenpraxis **11**, 146—156 (1939).

Dale, A. S., and B. Narayana: Observations on the perfused lungs of the guinea-pig. Quart. J. exp. Physiol. **25**, 85—97 (1935).

Dale, T.: Der Wert der Röntgenuntersuchung in der Lungendiagnostik. Ein röntgenologisch-anatomischer Vergleich. Acta radiol. (Stockh.), Suppl. **16**, 1—111 (1932).

Dale, W. A., and H. Rahn: Rate of gas absorption during atelectasis. Amer. J. Physiol. **170**, 3 (1952).

D'Alfonso, G., G. Melillo e E. Catena: Gli aspetti radiologici e broncologici delle bronco-pneumopatie malformative de difetto anatomico. Arch. Tisiol. **13**, 405—415 (1958).

D'Angelo, F.: Studio roentgenchimografico in soggetti normale sulle modoficazioni della statica e della dinamica toraco-polmonare in rapporto alle varie posizioni di decubito. Ann. Ist. Forlanini **3**, 30—48 (1939).

— L'impiego dell'anti-diffusore in roentgenchimografia por lo studio della meccanica respiratoria (Nota di technica). Ann. Ist. Forlanini **3**, 356—362 (1939).

Danelius, G.: Absence of the hilar shadow. A diagnosis sign in rare congenital malformation, (Truncus arteriosus solitarius with heterotopic pulmonary blood supply.) Amer. J. Roentgenol. **47**, 870 (1942).

D'Angio, G. J., and G. Jannaccone: Spontaneous pneumothorax as a complication of pulmonary metastases in malignant tumors of childhood. Amer. J. Roentgenol. **86**, 1092—1102 (1961).

Dániel, G., u. K. Jezsovics: Bronchiectasia universalis cystica. Beitr. Klin. Tuberk. **80**, 666—674 (1932).

Daprá, L.: Contributo alla conoscenza delle stenosi bronchiali. Minerva med. (Torino) **1956**, 1, 1164—1187.

D'Arcangelo, D.: Altérations bronchiques et parenchymateuses dans 4 cas de pneumopathie kystique circonscrite congénitale traités par exérése. (Contribution anatomo-clinique et thérapeutique). Bronches **6**, 449—488 (1956).

Darke, C. S., and A. J. N. Warrack: Bronchiolitis from nitrous fumes. Thorax **13**, 327—333 (1958).

Darke, Chr. S., A. R. Chrispin, and B. S. Snowden: Unilateral lung transradiancy. A physiological study. Thorax **15**, 74—81 (1960).

D'Arsonval, A.: Recherches théorétiques et expérimentales sur le role de l'élasticité du poumon dans les phénomènes de la circulation. Paris 1877.

Dasler, N.: Isolation of toxic crystals from sweet peas (Lathyrus odoratus). Science **120**, 307—308 (1954).

— Production of experimental lathyrism in the rat by two different β-substituted ethylamines. Proc. Soc. exp. Biol. (N.Y.) **88**, 196 (1955).

Daumet, et le Melletier: Emphysème lobaire simulant une bulle d'emphyseme geante. J. franç. Méd. Chir. thor. **5**, 340 (1951).

Davidsohn, S. W.: Über muskuläre Zirrhose. Berl. klin. Wschr. **1907**, 44—45.

— Some anomalies of the respiratory system. J. Fac. Radiol. (Lond.) **8**, 1—18 (1956).

Davis, C. H., and G. W. Stevens: Value of routine radiographic examinations of the newborn. Amer. J. Obstet. Gynec. **20**, 73 (1930).

Davison, C.: Traumatic asphyxia, rupture of lung, dislocation of clavicle. Int. Clin. **2**, 10—16 (1922).

Dawson, J.: Valvular bronchial obstruction. A report of 3 cases. Brit. J. Radiol. **25**, 557—558 (1952).

— Pulmonary tuberous sclerosis and its relationship to other forms of the disease. Quart. J. Med. **23**, 113—145 (1954).

Daymann, H.: Mechanics of airflow in health and in emphysema. J. clin. Invest. **30**, 1175—1190 (1951).

Dean, R. B., and M. B. Visscher: The kinetics of lung ventilation. An evalution of the viscous and elastic resistance to lung ventilation with particular reference to the effects of turbulance and the therapeutic use of helium. Amer. J. Physiol. **134**, 450 (1941).

Debray, P.: Les staphylococcies pulmonaires du nourisson. Nourisson **40**, 222 (1952).

Debré, R., et H. Blinder: Volumineux kyste bronchopulmonaire chez un enfant de quinze ans. Bull. Soc. méd. Hôp. Paris **48**, 818 (1932).

—, et E. Gilbrin: Kyste gazeux de poumon. Bull. Soc. Pediat. Paris **31**, 332 (1933).

— M. Lamy et J. Marie: Kystes gazeux congenitaux du poumon et emphysème par obstruction bronchique chez l'enfant. Presse méd. **1940**, 913.

— — M. Mignon et J. Nick: Notes radiologiques sur l'asthme infantile. Bull. Soc. méd. Hôp. Paris **55**, 35—40 (1939).

— — — et J. J. Welti: Le «poumon coquelucheux» et son image radiologique. Presse méd. **46**, 1011—1014 (1938).

— P. Pruvost, R. Grumbach, F. M. Levy et G. Duhamel: Emphyséme bulleux congenital avec double pneumothorax. Arch. franç. Pédiat. **4**, 476 (1947).

— St. Tkieffry et H. Brissaud: La bronchite localisée, obstructive, subaiguë de l'enfant. Ann. Méd. **47**, 406—417 (1946).

Dechaume-Moncharmont, J.: Étude radiologique de l'asthme. Paris: Arnette 1939.

Deenstra, H.: Über ungleichmäßige Ventilation und Ventilationsdurchströmungsverhältnisse bei Patienten mit Silicosis. In: Die Staublungenerkrankungen, Bd. 3. Darmstadt: Dr. Dietrich Steinkopff 1958.

—, and J. G. Rosenburg: Alveolar-capillary block syndrome of unknown origin with report of 7 cases. Ned. T. Geneesk. **98**, 1150 (1954).

DEGEORGES, M.: Cœur pulmonaire chronique par thrombose arterielle pulmonaire. Sem. Hôp. Paris **60**, 2092 (1956).

DEHIO, K.: Ein Pseudopneumothorax. Dtsch. med. Wschr. **2**, 817 (1925).

DEHLINGER, K. R.: Discussion of the symposium on neonatal respiratory distress syndromes. Amer. J. Roentgenol. **74**, 815—816 (1955).

DEHN, O.: Über röntgenologische Lungenbefunde im Vergleich mit Ergebnissen der Sektion. Med. Klin. **6**, 863—864 (1910).

DEISSLER, K.: Traumatic emphysema and pneumothorax after artificial respiration by mechanical means. Amer. J. Dis. Child. **45**, 906 (1933).

DEKKER, E.: Quelques notions sur le calibre trachéo-bronchique et son influence sur la ventilation. Bronches **11**, 26—32 (1961).

—, and R. C. LIEDEBORN: Compression of the tracheo-bronchial tree by the action of the voluntary respiratory musculature in normal individuals and in patients with asthma and emphysema. Amer. J. Roentgenol. **85**, 217—228 (1961).

DELARUE, J.: Remarques sur la signification, la pathogénie et la pathophysiologie de la dilatation des bronches. Ann. Méd. **47**, 434 (1946).

— R. DEPIERRE et J. ROUJEAU: Lymphangiectasie pulmonaire et pneumonie chyleuse. Sem. Hôp. Paris **26**, 4906—4917 (1950).

— CH. SORS et J. MIGNOT: Les modifications vasculaires au cours des bronchiectasies. J. franç. Méd. Chir. thor. **7**, 225 (1953).

— — et J. PAILLAS: Lésions bronchopulmonaires et modifications circulatoires. Presse méd. **63**, 173—177 (1955).

DELIUS, L.: Klinische Beobachtungen zu den Fragwürdigkeiten des Cor pulmonale. Verh. dtsch. Ges. Kreisl.-Forsch. **21**, 337—342 (1955).

DE MARTINI, A. R., e L. F. SADOWSKI: Aspetti clinici e radiologici delle stafilococcie pulmonari nell'adulto. Arch. E. Maragliano Pat. Clin. **17**, 499—532 (1961).

DEMBO, A. G.: Zum Problem der Prüfung der Atmungsfunktionen in der Sportmedizin. Klin. Med. (Mosk.) **28**, 59—63 (1950).

DEMING, J., and J. P. HANNER: Respiration in infancy. II. A study of rate, volume and character of respiration in healthy infants during neonatal period. Amer. J. Dis. Child. **51**, 823 (1936).

DEMOULLIN, M., u. A. HOSTERT: Trifurkation der Trachea. Fortschr. Röntgenstr. **83**, 119 (1955).

DENCER, D.: Massive spontaneous mediastinal emphysema. Dis. Chest **30**, 633—641 (1956).

DENOLIN, H.: Le cœur pulmonaire chronique en médecine interne. Verh. dtsch. Ges. Kreisl.-Forsch. **21**, 217—279 (1956).

— A. DE COSTER, A. DUMONT et S. CANTINIEAUX-DUWAERTS: Modifications cardio-vasculaires consécutives à l'exérèse pulmonaire. Acta cardiol. (Brux.) **7**, 251—300 (1952).

— — et N. SALONIKIDES: Aspects physiopathologiques de la circulation pulmonaire: le problème de l'hypertension pulmonaire chronique. Acta clin. belg. **8**, 647—706 (1953).

DEPARIS, M., J. LEPRAT, C. WOLFF et PH. AUZÉPY: Pneumopathie aiguë massive à forme bulleuse chez un sujet récemment traité pour tuberculose pulmonaire. Sem. Hôp. Paris **1958**, 1461—1464.

DEPIERRE, R., R. ABELANET, P. GANTER, G. CHOMETTE et J. DELARUE: Protéinose alvéolaire pulmonaire (observation clinique. Constations histologiques et histochimiques). J. franç. Méd. Chir. thor. **16**, 447—470 (1962).

— J. POINTILLART et VERLEY: Pneumothorax spontané secondaire à un carcinom pulmonaire métastatique. J. franç. Méd. Chir. thor. **11**, 173—175 (1957).

DERBES, V. J., and H. T. ENGELHARDT: Unusual complications in bronchial asthma: air in extra-pulmonary spaces. Ann. Allergy **3**, 21 (1945).

— N. K. WEAVER, and A. L. COTTON: Complications of bronchial asthma. Amer. J. med. Sci., N. S. **222**, 88 (1951).

DERRA, E.: Das Operationstrauma in seiner Einwirkung auf Lungenatmung, capillären Gasaustausch und zirkulierende Blutmenge. I. Mitt. Blutgase und Narkose. Dtsch. Z. Chir. **246**, 565 (1936).

— Das Operationstrauma in seiner Einwirkung auf Lungenatmung, capillären Gasaustausch und zirkulierende Blutmenge. II. Mitt. Verhalten der Blutgase bei abdominellen Eingriffen und Schäden. Dtsch. Z. Chir. **246**, 697 (1936).

DERRICK, J. R., and J. H. HOWARD: Emphysema of one lung associated with atresia of the contralateral pulmonary artery. Amer. J. Surg. **94**, 784 (1957).

DESAGA, H.: Die Luftstoßverletzung durch Sprengstoffdetonation. Klin. Wschr. **1944**, 297.

DESCLIN, L.: Über chronische Thrombose des Hauptstammes und der Hauptäste der Arteria pulmonalis. Frankfurt. Z. Path. **40**, 520—537 (1930).

—, et M. RÉGNIER: La thrombose chronique du tronc et des branches principales de l'artère polmonaire. Arch. Mal. Cœur **24**, 726 (1931).

DESJARDINS, A. U.: The reaction of the pleura and lungs to roentgen rays. Amer. J. Roentgenol. **16**, 444 (1926).

— Action of roentgen rays and radium of the heart and lungs. Amer. J. Roentgenol. **28**, 701—720 (1932).

DES MESNARDS: Rétrécissements congénitaux de la trachée. Thèse de Bordeaux 1907.

DETERMANN, A.: Über das Verhalten des Gefäßbandes, insbesondere der Aorta bei der Atmung. Fortschr. Röntgenstr. **56** (1937).

DETHMERS, A.: Zur Kasuistik kongenitaler Zystenbildung in der Lunge. Acta radiol. (Stockh.) **12**, 135—139 (1931).

DEUCHLER, F.: Der idiopathische Spontanpneumothorax. Langenbecks Arch. klin. Chir. **265**, 181 (1950).

Deuel, H.: Atemkymographische Untersuchungen bei Thorakoplastik. Radiol. Clin. (Basel) **13**, 315—328 (1944/45).

Dezsö, K.: Von den Symptomen der Bronchostenose. Mschr. Ohrenheilk. **81**, 225 (1947).

Diamond, S., and W. R. Durkam: Cystic lungs. Amer. Rev. Tuberc. **41**, 719 (1940).

Dick, W., u. E. Dissmann: Ventilzysten der Lunge unter dem Bild des Spannungspneumothorax. Tuberk.-Arzt **7**, 129 (1953).

Dickerson, W. W.: Characteristic roentgen changes associated with tuberous slerosis. Arch. Neurol. Psychiat. (Chic.) **53**, 199—204 (1945).

Dickey, L. B.: Pulmonary disease, associated with cystic fibrosis of the pancreas. Dis. Chest **17**, 151—166 (1950).

Dickie, H. A.: Spontaneous mediastinal emphysema and spontaneous pneumothorax. A report of 20 cases. Ann. intern. Med. **28**, 618—629 (1948).

Dickson, J. A., O. T. Clagett, and J. R. Mc Donald: Cystic disease of the lungs and its relationship to bronchiectatic cavities. J. thorac. Surg. **15**, 196—204 (1946).

Diehe, K.: Der idiopathische gutartige Spontanpneumothorax. In: Handbuch der Erbbiologie des Menschen, S. 111. Berlin: Springer 1940.

Dietlen, H.: Orthodiagraphische Untersuchungen über pathologische Herzformen und das Verhalten des Herzens bei Emphysem und Asthma. Münch. med. Wschr. **1908**, 34.

— Die Röntgendiagnose der Lungenerkrankungen mit Ausschluß der Tuberkulose. In: M. Groedel, Grundriß und Atlas der Röntgendiagnostik in der inneren Medizin, 3. Aufl., S. 258—284. München: J. F. Lehmann 1921.

— Herz und Gefäße im Röntgenbild. Leipzig: Georg Thieme 1923.

—, u. v. Brochowski: In Groedel-Lossen, Röntgendiagnostik in der inneren Medizin und ihren Grenzgebieten. München: J. F. Lehmann 1936.

Dietzel, K.: Endoskopische Studien zur Statik und Mechanik der Bronchien. Habil.-Schr. Leipzig 1955.

Dijkstra, C.: Über die Innervation der Lungen. Beitr. Klin. Tuberk. **92**, 445—471 (1939).

— Bronchiological examination as a diagnostic aid in Besnier-Boeck-disease. Ned. T. Geneesk. **1958**, 1732—1740.

Dillon, J. G., u. J. B. Gurewitsch: Röntgenbild der Lungen bei Bronchialasthma. Fortschr. Röntgenstr. **53**, 66—73 (1936).

Dirken, M. N. J., and H. Heemstra: The adaptation of the lung circulation to the ventilation. Quart. J. exp. Physiol. **34**, 213—226 (1948).

Dittert, R.: Traumatische Lungenhernie. Röntgenpraxis **13**, 317—319 (1941).

Dittrich: Die Atmung bei Brustkorb- und Wirbelsäulendeformitäten. Verh. Dtsch. Orthop. Ges., Kongr. 27; Beil. der Z. orthop. Chir. **58**, 126 (1933).

Dittrich, R.: Die Atembewegungen der Norm und der Fehlform. Stuttgart: Ferdinand Enke 1937.

Diveley, W. L., N. S. Panagiotis, H. Scott jr., and A. D. Rollin: Compression of the trachea and esophagus by congenital vascular anomalies. Sth. med. J. (Bgham, Ala.) **56**, 1—10 (1963).

Dixon, W. E., and T. G. Brodie: Contributions to the physiology of the lungs; part. I. The bronchial muscles, their innervation and the action of drugs upon them. J. Physiol. (Lond.) **29**, 97 (1903).

—, and F. Ranson: Bronchodilator nerves. J. Physiol. (Lond.) **45**, 413 (1912).

Dobric, L. L.: Emfisema gigante en procesos de curación. Rev. Tuberc. Urug. **7**, 98—102 (1938).

Doennecke, F., u. C. Belt: Über tödliche Lungenfibrose bei gewerblicher Radiumschädigung. Frankfurt. Z. Path. **42**, 161 (1931).

Döring, G. K., u. H. H. Loeschke: Atmung und Säure-Basengleichgewicht in der Schwangerschaft. Pflügers Arch. ges. Physiol. **249**, 437 (1947).

Doerr, W.: Experimenteller Lathyrismus. Verh. dtsch. Ges. Path. **44**, 145 (1960).

— A. J. Rossner u. W. Schreil: Experimentelle Mesenchymschäden durch Lathyrus odoratus. Langenbecks Arch. klin. Chir. **294**, 426 (1960).

Dolton, E. G., and H. E. Jones: Congenital anomalies of the aortic arch. Lancet **1952 I**, 537—539.

Dolzenko, S. V.: Zum Problem der Entfernung von Fremdkörpern aus Trachea und Bronchien. Vestn. Oto-rino-laring. **17**, H. 4, 41—42 (1955).

Donald, J.: Radiology in neonatal respiratory disorders. Brit. J. Radiol. **27**, 500—503 (1954).

—, and R. E. Steiner: Radiography in diagnosis of hyaline membrane. Lancet **1953 II**, 846—849.

Donald, J. G., and J. W. Donald: Congenital cysts of the lung. Ann. Surg. **141**, 944—951 (1955).

Donders, F. C.: Bijdrage to het mechanisme van ademkaling en bloedsomloop. Ned. Lancet, Ser. II, **5** (1849/50).

— Beiträge zum Mechanismus der Respiration und Zirkulation im gesunden und kranken Zustand. Z. rat. Med., N. F. **3**, 287 (1853).

Doniach, J., B. Morrison, and R. E. Steiner: Lung changes during hexamethonium therapy for hypertension. Brit. Heart J. **16**, 101 (1954).

Donno, L., G. Mellilo et R. Palatresi: Etude sur les dyskinésies trachéobronchiques hypotoniques au cours de la tuberculose pulmonaire. Bronches **4**, 445 (1954).

—, e G. Scalfi: Il destino del parenchima residuo ad exeresi polmonare. Sondrio: Tipogr. Bettini & Ramponi 1953.

Dorendorf, H.: Der Spontanpneumothorax. Klin. Wschr. **5**, 230—233, 274—276 (1926).

DORNHORST, A. C., P. J. HEAF, and S. SEMPLE: Unilateral emphysema. Lancet **1957 I**, 873—875.

DOSTROVSKY, A.: Progressive scleroderma of the skin and cystic sclerodermal changes of the lungs. Arch. Derm. Syph. (Chic.) **55**, 1 (1947).

DOTTER, C. T.: Discussion of the symposium on neonatal respiratory distress syndromes. Amer. J. Roentgenol. **74**, 815 (1955).

— Angiocardiography and "cor pulmonale". Trans. Amer. Coll. Cardiol. **7**, 186—190 (1957).

—, and J. STEINBERG: Angiocardiography of the pulmonary artery. J. Amer. med. Ass. **139**, 566 (1949).

— — Angiocardiography. Circulation **4**, 123—138 (1951).

— — Angiocardiography, 2. ed. New York: P. B. Hoebner 1952.

DOUB, H. P.: Subpleural emphysema as a causative factor in the formation of annular shadows. Amer. J. Roentgenol. **20**, 6—12 (1928).

— Pulmonary changes from inhalation of noxious gases. Radiology **21**, 105—113 (1933).

— B. E. GOODRICH, and J. R. GISH: Pulmonary aspects of polyarteritis (periarteritis) nodosa. Amer. J. Roentgenol. **71**, 785—792 (1954).

DOUGLAS, C. G., and J. S. HALDANE: The capacity of the air passages under varying physiological conditions. J. Physiol. (Lond.) **6**, 235—238 (1912).

DOUMER, F., C. BELBENOIT et R. MESMAQUE: Absence congénitale de la branche gauche de l'artère pulmonaire. Arch. Mal. Cœur **51**, 597 (1958).

DOWNS, E. E.: Lung changes subsequent to irradiation of cancer of the breast. Amer. J. Roentgenol. **36**, 61—64 (1936).

DRAPER, A. J.: Spontaneous mediastinal emphysema and pneumothorax. Amer. J. Med. **5**, 59—68 (1948).

DRESER, H.: Die Bewegung der Atemluft in den Alveolargängen der Lungen. Z. ges. exp. Med. **26**, 223 (1922).

DREWES, J.: Die Lungenlues. In: DERRA, Handbuch der Thoraxchirurgie, Bd. III/2, S. 518—528. Berlin-Göttingen-Heidelberg: Springer 1958.

DRINKER, C. K.: The clinical physiology of the lungs. Springfield (Ill.): Ch. C. Thomas 1954.

— F. W. PEABODY, and H. L. BLUMGART: The effect of pulmonary congestion on the ventilation of the lungs. J. exp. Med. **35**, 77—95 (1922).

DRIPS, R. D.: Lung function. Amer. J. Roentgenol. **61**, 23—25 (1949).

DROUET, P. L., R. HERBEUVAL et G. FAIVRE: Le rôle du facteur bronchique dans l'emphysème bulleux. Ann. Méd. **47**, 341 (1946).

— — — Le lipoidol bronchique dans l'emphysème pulmonaire. J. franç. Méd. Chir. thor. **3**, 201—210 (1949).

— — — et REMY: Emphysème bulleux généralisé avec infection. J. franç. Méd. Chir. thor. **1**, 428—431 (1947).

DRÜNER, L.: Über die Lagebestimmung von Fremdkörpern und über stereoskopische Messung im Röntgenogramm. Verh. dtsch. Röntgenges. **1**, 217 (1905).

DUBILIER jr., W., I. STEINBERG, and CH. T. DOTTER: Kyphoscoliosis: angiocardiographic findings. Radiology **61**, 56—59 (1953).

DUBROW, J. L., and W. R. WYNNE: Cystic disease of the lungs. Amer. Rev. Tuberc. **38**, 262 (1938).

DUE, J. S., LA: Bronchiolitis fibrosa obliterans. Arch. intern. Med. **68**, 663—673 (1941).

DÜNNER, L.: Dyspnoe, Krampfhusten, Stridor, Emphysem, Asthma, Keuchhusten. In: Klinisch-röntgenologische Differential-Diagnostik der Lungenkrankheiten, S. 13—21. Stuttgart: Ferdinand Enke 1954.

— Pneumokoniosen durch Staub von Getreide und Saaten. In: Die Staublungenerkrankungen, Bd. 3, S. 541. Darmstadt: Dr. Dietrich Steinkopff 1958.

DUFOURT, A., J. BRUN, J. VIALLIER, P. BUFFARD et M. PRÉAULT: Emphysème bulleux et emphysème bronchiectasique au cours de l'infection tuberculeuse. Rev. Tuberc. (Paris), Sér. LI, **16**, 635—664 (1952).

— P. GALY et PERRIN: Bulles d'emphysème apparus au cours d'une tuberculose miliaire traitée par la streptomycine. J. franç. Méd. Chir. thor. **4**, 157—161 (1950).

—, et PAVIOT: Bulle à type de pneumatocèle infecté au cours d'une primo-infection. J. franç. Méd. Chir. thor. **4**, 50—53 (1950).

DUGAN, D. J., and K. L. HARDY: Pulmonary air cysts. Amer. J. Surg. **89**, 1023—1031 (1955).

—, and P. C. SAMSON: The surgical treatment of giant emphysematous blebs and pulmonary tension cysts. J. thorac. Surg. **20**, 729—748 (1950).

DUGUID, J. B., E. V. HULSE, M. W. RICHARDSON, and A. E. YOUNG: Method of calculating respiratory surface area of lung. J. Physiol. (Lond.) **121**, 8 (1953).

DUINKER, N. W., and E. HUIZINGA: The "flowers" in bronchography. Thorax **17**, 175—178 (1962).

DUKE, H. N.: Pulmonary vasomotor responses of isolated perfused lungs to anoxia and hypercapnia. Quart. J. exp. Physiol. **36**, 75—88 (1951).

DUKEN, J.: Zur Röntgenologie des Emphysems. Münch. med. Wschr. **1919**, 1069.

— Die Besonderheiten der Thoraxdiagnostik im Kindesalter. Jena: Gustav Fischer 1924.

— Mediastinale Pneumatocele nach Pneumonie bei einem Säugling. Z. Kinderheilk. **43**, 339—346 (1927).

— Eine Hals-Lungen-Pneumatocele auf der Grundlage eines Abszesses bei einem Säugling. Z. Kinderheilk. **43**, 346 (1927).

— Die röntgenologische Thoraxuntersuchung bei der Tuberkulose des Kindes. Fortschr. Röntgenstr. **38**, 1039 (1928).

— Zur Frage der Lungenmißbildungen. Arch. Kinderheilk. **84**, 2 (1928).

DUNHAM, E. C., and M. D. AMICO: Roentgenographic study of thoraces of new-born infants. Yale J. Biol. Med. **6**, 385—401 (1934).

DUNHAM, K.: Pulmonary emphysema, important sequela of chronic lung lesions. Sth. med. J. (Bgham, Ala.) **28**, 32—35 (1935).

DUPREZ, A., and R. MAMPUYS: Cystic enlargement of the mucous glands of the bronchus associated with chronic bronchitis. Thorax **8**, 141—147 (1953).

DUPUYTREN, G.: De l'emphysème traumatique. Leçons orales de clinique chirurgicales faites à l'Hôtel de Dieu de Paris **2**, 206—222 (1839).

DURAN-JORDA, F., A. HOLZEL, and W. H. PATTERSON: A histochemical study of pulmonary hyaline membrane. Arch. Dis. Childh. **31**, 113—118 (1956).

DURIEU, H., F. DE CLERCQ, P. GOLARD et M. KUNSTLER: Emphysème pulmonaire et pneumoperitoine. Acta tuberc. belg. **48**, 269—285 (1957).

DURIG, A.: Über die Größe der Residualluft. Zbl. Physiol. **17**, 258 (1903).

DUROUX, A., P. JARNIOU, G. CHAMBATTE, A. DUTTERS et P. DURIEZ: Infiltrats labiles, du poumon simulants un tuberculeuse excavée. J. franç. Méd. Chir. thor. **6**, 381 (1952).

— J. MARTY, TABUSSE et ABLARD: Images bulleuses du poumon et tuberculose. Rev. Tuberc. (Paris) **13**, 471 (1949).

DUSCHWITZ, L.: Über das umschriebene Emphysem mit besonderer Berücksichtigung des Randemphysems. Beitr. path. Anat. **72**, 505 (1924).

DUVOIR, M., G. POUMEAU-DELILLE, V. DEPREZ et LINDEUX: Bulle d'emphysème transitoire après un abcès du poumon. Bull. Soc. méd. Hôp. Paris, Ser. III., **58**, 385—387 (1942).

DVORÁK, J., u. O. JÍROVEK: Diagnostik und Therapie der durch Pneumocystis Carinii verursachten parasitären atypischen Pneumonien bei Säuglingen. Acta paediat. (Stockh.) **42**, 232 (1953).

DYBICKI, J., K. BOCHINSKI u. W. DWORAK: Über einen Fall von zusätzlichem Trachealbronchus. Schweiz. Z. Tuberk. **15**, 70—75 (1958).

DYSON, J. M.: Pulmonary heart disease in pneumoconiosis. Amer. Heart J. **9**, 764 (1934).

EARLE, B. V.: Fatal bronchial asthma: A series of 15 cases with a review of the literature. Thorax **8**, 195—206 (1953).

EAST, T., and W. G. BARNARD: Pulmonary atresia and hypertrophy of the bronchial arteries. Lancet **1938 I**, 834.

EBBENHORST TENGBERGEN, J. VAN: Pneumothorax bei Neugeborenen. Fortschr. Röntgenstr. **53**, 240—245 (1936).

EBNER, V. v.: Von den Lungen. In: KÖLLIKERS Handbuch der Gewebelehre, 6. Aufl., Bd. 3. Leipzig: Wilhelm Engelmann 1902.

ECKSTEIN: Über Cavernen in den ersten Lebensjahren. Z. Tuberk. **48**, 97 (1927).

EDELMANN, A.: Lungenerweiterung, ein häufiger Luesbefund. Wien. klin. Wschr. **1919**, 1182.

Editorial: Staphylococcic pneumonia in infancy and childhood. Amer. J. Roentgenol. **58**, 235—237 (1947).

Editorial: Die Ätiologie der chronischen Bronchitis. Brit. med. J. **1956 I**, 906.

EDLING, N. P. G., and S. SCHMIDT: Respiratory kymography in silicosis. Acta radiol. (Stockh.) **56**, 241—250 (1961).

EDMONDSON, W. R., and J. B. GERE: Pulmonary alveolar proteinosis. Ann. intern. Med. **52**, 1310—1318 (1960).

EDWARDS, J. E.: Anomalies of derivatives of aortic arch system. Med. Clin. N. Amer. **32**, 925—949 (1948).

— Retro-esophageal segment of left aortic arch, right ligamentum arteriosum and right descending aorta causing congenital vascular ring about trachea and esophagus. Proc. Mayo Clin. **23**, 108—116 (1948).

— Malformations of aortic arch system manifested as "vascular ring". Lab. Invest. **2**, 56—75 (1953).

— and B. D. NEUHAUSER: Tracheoesophageal constriction produced by right aortic arch and left ligamentum arteriosum. Amer. J. Röntgenol. **62**, 493—499 (1949).

EDWIN, G. S.: Extreme bulla formation. Brit. J. Tuberc. **31**, 293—295 (1937).

EERLAND, L. D.: Diagnosis and treatment of pulmonary cysts. Arch. chir. neerl. **3**, 203—237 (1951).

—, u. N. G. M. ORIE: Bronchiectasis. In: Handbuch der Thoraxchirurgie, Bd. III/2, S. 233—310. Berlin-Göttingen-Heidelberg: Springer 1958.

EGER, W.: Über Bronchiolitis obliterans, hervorgerufen durch eine Cellulosebeize. Mit Bemerkungen zu einer Relationspathologie. Frankfurt. Z. Path. **62**, 551 (1951).

EHRENHAFT, J. L., and R. E. TABER: Progressive infantile emphysema. Surgery **39**, 412 (1922).

EHRSTRÖM, M. CH.: Development of putrid pulmonary abscess in emphysema bladders in three primary atypical pneumonias. Acta med. scand. **129**, 573 (1948).

EICHHORN, M.: Über angeborene Zystenlunge. Geneesk. T. Ned.-Ind. **71**, 1260 (1931).

EICHLER, O., u. H. MUGGE: Zur Methodik der Messung der Bronchialweite am lebenden Tier. Naunyn-Schmiedebergs Arch. exp. Path. Pharmak. **159**, 613—632 (1931).

EIKEN, M.: Congenital obstructive emphysema in infants. Acta paediat. (Upsala) **50**, 17 (1961).

EINTHOVEN, W.: Über die Wirkung der Bronchialmuskeln, nach einer neuen Methode untersucht, und über Asthma nervosum. Pflügers Arch. ges. Physiol. **51**, 367 (1892).

EISEMAN, B., T. PETTY, and W. SILEN: Experimental emphysema. Amer. Rev. resp. Dis. **80**, 147 (1959).

EISEN, D.: Surgical emphysema, pneumothorax and pneumoperitoneum, a roentgenographic study of a case. Radiology **31**, 623—625 (1938).

EISENREICH, F. X.: Experimentelle Untersuchungen über die Kollateralventilation der Lunge. Bull. Soc. int. Chir. **15**, 255 (1956).

— Experimentelle Untersuchungen zur Klärung des peri- und postatelektatischen Emphysems. Verh. dtsch. Ges. inn. Med. **62**, 591—593 (1956).

—, u. W. HAAG: Das isolierte Emphysem einzelner Lungensegmente. Dtsch. med. Wschr. **87**, 741—743 (1962).

EISLER, P.: Wich und Sog als wirksame Faktoren im Organismus. Z. Anat. Entwickl.-Gesch. **76**, 200 (1925).

ELDER, J. C., B. L. BROFMAN, P. M. KOHN, and B. L. CHARMS: Unilateral pulmonary artery absence or hypoplasia. Radiographic and cardiopulmonary studies in five patients. Circulation **17**, 557—565 (1958).

ELIASBERG, H.: Kompressionsemphysem bei Bronchialdrüsentuberkulose. Jb. Kinderheilk. **139**, 12 (1933).

ELKELES, A., and L. E. GLYNN: Serial roentgenograms of chest in periarteriitis nodosa as aid to diagnosis, with notes on pathology of pulmonary lesions. Brit. J. Radiol. **17**, 368—373 (1944).

ELLIOT, T. R., and L. A. DINGLEY: Massive collapse of the lungs following abdominal operations. Lancet **1914**, 1305.

ELLIS jr., F. H., J. H. GRINDLAY, and J. E. EDWARDS: The bronchial arteries: I. Experimental occlusion. Surgery **30**, 810 (1951).

— — — The bronchial arteries. II. Their role in pulmonary embolism and infarction. Surgery **31**, 167—179 (1952).

— — — The bronchial arteries. IV. Experimental arterial occlusion and bronchial obstruction. J. thorac. Surg. **25**, 358—365 (1953).

ELLIS, K., and J. NADELHAFT: Roentgenographic findings in hyaline membrane disease in infants weighing 2.000 grams and over. Amer. J. Roentgenol. **78**, 444—450 (1957).

ELLIS, M. P.: The mechanism of the rhythmic changes in the calibre of the bronchi during respiration. J. Physiol. (Lond.) **87**, 298—309 (1936).

— The function of the bronchial tubes. Lancet **1938 I**, 819—825.

—, and A. E. LIVINGSTON: A method of directly recording changes in the calibre of the bronchi. J. Physiol. (Lond.) **84**, 223—231 (1935).

ELMER, C., E. A. LODMELL, and S. C. CAPPS: Spontaneous pneumothorax associated with metastatic sarcoma. Radiology **52**, 88—93 (1949).

ELOESSER, L.: Congenital cystic disease of the lung. Surg. Clin. N. Amer. **8**, 1361 (1928); — Surg. Gynec. Obstet. **52**, 747—758 (1931); — Radiology **17**, 912 (1931).

— Bronchial stenosis. J. thorac. Surg. **1**, 194—213, 270—295, 373—396, 485—501 (1931/32).

— and A. FREEMAN: A model to illustrate the mechanics of respiration and movements of the mediastinum with and without various kinds and degrees of bronchial stenosis. Surgery **3**, 774—778 (1938).

ELWARD, J. F.: Roentgen aspects of congenital aplasia of lung. Radiology **27**, 667 (1936).

EMANUEL, R. W., and J. N. PATTINSON: Absence of the left pulmonary artery in Fallots tetralogy. Brit. Heart J. **18**, 289 (1956).

EMERSON, C. P.: Pneumothorax; a historical, clinical and experimental study. Johns Hopk. Hosp. Rep. **11**, 1 (1892).

EMERSON, E. B., and W. L. BRADFORD: Accidental inhalation of an aureomycin capsule. Amer. J. Dis. Child. **84**, 344—346 (1952).

ENGEL, ST.: Erkrankungen der Respirationsorgane. In: PFAUNDLER-SCHLOSSMANN, Handbuch der Kinderheilkunde, 4. Aufl., Bd. III, S. 606—821. Berlin: F. C. W. Vogel 1931.

— Die Pleuritis mediastinalis superior. Z. Kinderheilk. **53**, 455—465 (1932).

— The structure of the bronchiolar wall relative to its function. Ann. paediat. (Basel) **153**, 263—274 (1939).

— Die Lunge des Kindes. Stuttgart: Georg Thieme 1950.

— The structure of the respiratory tissue of the newlyborn. Acta anat. (Basel) **19**, 353 (1953).

— Der Bronchialbaum. Ergebn. ges. Tuberk.- u. Lung.-Forsch. **12**, 1—16 (1954).

—, u. T. DOXIADES: Die cyclische croupöse Pneumonie im Kindesalter. Z. Kinderheilk. **53**, 213 (1932).

—, u. K. SAMSON: Die Lungenerkrankungen (mit Ausnahme der Tuberkulose). In: ENGEL-SCHALL, Handbuch der Röntgendiagnose und -therapie im Kindesalter, S. 180—218. Leipzig: Georg Thieme 1933.

— — Pneumothorax. In: ENGEL-SCHALL, Handbuch der Röntgendiagnose und -therapie im Kindesalter, S. 271—275. Leipzig: Georg Thieme 1933.

—, u. L. SCHALL: Handbuch der Röntgendiagnostik und -therapie im Kindesalter. Leipzig: Georg Thieme 1933.

ENGELHARD, A.: Über Atmungsmechanik bei Lungenblähung. Dtsch. Arch. klin. Med. **144**, 271—285 (1924).

— Über die Atmungsmechanik bei Lungenemphysem und beim Kyphosenthorax. Dtsch. Arch. klin. Med. **145**, 59—82 (1924).

— Zur Entstehung des Lungenemphysems. Verh. dtsch. Ges. inn. Med. **41**, 246—249 (1929).

— Lungenemphysem aus bronchialer Lungenfüllung. Dtsch. Arch. klin. Med. **175**, 38 (1933).

— Die lokale bronchomotorische Reaktion. Pflügers Arch. ges. Physiol. **244**, 536—568 (1941).

— Neue Gedanken zur Physiologie der Atmung und ihre Bewährung. S.-B. physik.-med. Soc. Erlangen **72**, 189 (1942).

— Über den Antagonismus von Zwerchfellkontraktion und Rippenhebung. Z. Biol. **105**, 170 (1952).

ENGELHARDT, H. T., and V. J. DERBES: Spontaneous pneumothorax and bronchial asthma. Ann. intern. Med. **21**, 711 (1944).

ENGELSTAD, R. B.: Über die Wirkungen der Röntgenstrahlen auf die Lungen. Acta radiol. (Stockh.), Suppl. **19**, 1 (1934).

ENGELSTAD, R. B.: Über die Reaktion der Lungen auf Röntgenbestrahlung. Strahlentherapie **52**, 299 (1935).
— Pulmonary lesions after roentgen and radium irradiation. Amer. J. Roentgenol. **43**, 676—681 (1940).
ENGLE, R. B.: Spontaneous pneumothorax complicating pulmonary metastasis of sarcoma. Calif. Med. **89**, 287 (1958).
ENGLERT, E., and A. W. PHILIPPS: Acute diffuse pulmonary granulomatosis in bridge workers. Amer. J. Med. **5**, 733—740 (1953).
ENGLISH, D. A.: Tuberous sclerosis. Report of a case. Arch. Pediat. **66**, 24—29 (1949).
ENGLMANN: Das pneumotachographische Bild des Asthma bronchiale. Dtsch. Arch. klin. Med. **157**, 280—298 (1927).
ENTZ u. OROSZ: Über die intrathorakalen Zystenbildungen. Frankfurt. Z. Path. **40**, 229—246 (1930).
EPPINGER, H.: Das Emphysem der Lunge. Prag. Z. prakt. Heilk. **1876**, 132.
— Das Emphysem der Lungen. Wien. Vjschr. prakt. Heilk. **4**, 1—80 (1876).
— Allgemeine Pathologie und pathologische Anatomie der Lungen und Bronchien. Ergebn. allg. Path. path. Anat. **3**, 137 (1895).
— Allgemeine und spezielle Pathologie des Zwerchfells. Nothnagels spec. Path. u. Ther., Suppl. **1**, (1911).
— Allgemeine und spezielle Zwerchfellpathologie. In: Handbuch der inneren Medizin, 2. Aufl., Bd. II/1, S. 673—744. Berlin: Springer 1928.
—, u. W. SCHAUENSTEIN: Krankheiten der Lungen (Emphysem der Lungen). Ergebn. allg. Path. path. Anat. **8**, 267—365 (1902).
EPPS, E. F. VAN: The roentgen manifestations of pulmonary hypertension. Amer. J. Roentgenol. **79**, 241—250 (1958).
—, and D. H. DAVIES: Lobar emphysema. Amer. J. Roentgenol. **73**, 375—386 (1955).
EPSTEIN, B. S.: Roentgen kymography of diaphragm.Amer.J. Roentgenol. **74**, 70—85(1955.)
— J. SHERMAN, and E. E. WALTZER: Bronchography in asthmatic patients with aid of adrenalin. Radiology **50**, 96—97 (1948).
ERBSEN, H.: Kavernen und kavernenähnliche Ringschatten im Röntgenbild. Beitr. Klin. Tuberk. **65**, 513 (1927).
ERNST, A. M.: Einfluß einiger Narkotika auf den Effekt der Bewegungen des Flimmerepithels in Trachea und Bronchi. Arch. int. Pharmacodyn. **58**, 208 (1938).
ERSEK, S.: Absorptionskollaps der Lungen. Experimentelle Arbeit an Hunden. Beitr. klin. Tuberk. **104**, 371—379 (1950/51).
ESCHER, F.: Die akute Laryngo-Tracheo-Bronchitis, die lebensbedrohlichste grippöse Erkrankung des Kleinkindes. Praxis **1944**, 361—365.
— Die perakute Laryngo-Tracheo-Bronchitis des Kleinkindes. Praxis **1949**, 1087—1090.
— Die perakute Laryngo-Tracheo-Bronchitis maligna des Kleinkindes. Schweiz. med. Wschr. **1954**, 67—69.
ESCHER, F.: Allgemeine Untersuchungsmethoden. C. Bronchoskopie. In: Handbuch der inneren Medizin, 4. Aufl., Bd. IV/1, S. 564—587. Berlin-Göttingen-Heidelberg: Springer 1956.
— Die Tracheal- und Bronchostenosen. In: Handbuch der inneren Medizin, 4. Aufl., Bd. IV/2, S. 283—319. Berlin-Göttingen-Heidelberg: Springer 1956.
—, u. H. LÖFFLER: Der Nachweis von Influenzavirus bei der perakuten Laryngo-Tracheo-Bronchitis maligna des Kleinkindes. Schweiz. med. Wschr. **1954**, 920—922.
—, u. F. WYSS: Funktionelle Probleme der Bronchialstenosen. Praxis **44**, 1—16 (1955).
ESSER, C.: Anwendung und Deutung des Schichtbildes bei Lungenprozessen. (Kritische Überlegungen und praktische Vorschläge.) Fortschr. Röntgenstr. **78**, 116—141 (1953).
— Größenänderung von Lungenlappen beim Pleuraerguß. Fortschr. Röntgenstr. **78**, 304 (1953).
ETTINGER, A., C. BERNSTEIN, and F. M. WOODS: Bronchial rearrangement and bronchiectasis following pulmonary resection. Radiology **59**, 668—682 (1952).
EULER, U. S. v.: Physiologie des Lungenkreislaufs. Verh. dtsch. Ges. Kreisl.-Forsch. **17**, 8 (1951).
—, and G. LILJESTRAND: The regulation of respiration during muscular work. Acta physiol. scand. **12**, 268 (1946).
— — Observations on the pulmonary arterial blood pressure in the cat. Acta physiol. scand. **12**, 301 (1946).
EVANS, E. E.: An X-ray study of the effects of industrial gases upon the human lung. Radiology **34**, 411—424 (1940).
—, and T. R. SMALLDON: Mediastinal emphysema. Amer. J. Roentgenol. **64**, 375—390 (1950).
EVANS, W. A.: Significance of annular shadows. Amer. J. Roentgenol. **6**, 510—512 (1919).
— Congenital obstructions of the respiratory tract. I. Tracheal malformations. II. Bronchial malformations. Amer. J. Roentgenol. **62**, 167—176, 177—184 (1949).
— Congenital cystic disease of the lung. Amer. J. Roentgenol. **62**, 567—568 (1949).
—, and T. LEUCUTIA: Intrathoracic changes induced by heavy radiation. Amer. J. Roentgenol. **13**, 203—220 (1925).
EVEN, R.: Sur une opacité arrondie intrapulmonaire post-opératoire. Rev. Tuberc. (Paris), Ser. V **6**, 87—89 (1941).
EVEN, R., et J. LECOEUR: Deux cas d'emphysème pulmonaire obstructif. Ref. Presse méd. **51**, 328 (1943).
EVERSBUSCH, G., u. G. A. WELTZ: Über Zwerchfelladhäsionen und Zwerchfellfalten. Fortschr. Röntgenstr. **46**, 282—286 (1932).
EWALD: Über Trachealkompression durch Struma und ihre Folgen. Vjschr. gerichtl. Med. 3. F., **8**, Suppl. 2, 33 (1894).
EWALD, W.: Arcus aortae dexter. Frankfurt. Z. Path. **34**, 87 (1926).

Faber, H. K., J. W. Hope, and F. Robinson: Chronic stridor in early life due to persistant right aortic arch. J. Pediat. **26**, 128 (1955).

Fabre, J., et H. Bouisson: Dyskinésie trachéale avec absence de fibres élastiques dans l'arbre aérien. Arch. Anat. path. **7**, 278—281 (1959).

Fagin, J. D., and E. H. Schwab: Spontaneous mediastinal emphysema. Ann. intern. Med. **24**, 1052—1072 (1946).

Faivre, G.: L'emphysème bulleux pulmonaire de l'adulte. Paris: Doin 1946.

Falck, I.: Die Beteiligung des Lungeninterstitiums und der Pleura bei den Kollagenkrankheiten. Dtsch. Arch. klin. Med. **205**, 326—341 (1958).

Falk, A. et al.: A bronchospirometric study of pulmonary function after decortication in pulmonary tuberculosis. Amer. Rev. Tuberc. **66**, 509 (1952).

Falkenhausen, M. Frh. v.: Das Röntgenbild der akuten und chronischen Bronchitis. Fortschr. Röntgenstr. **29**, 586—589 (1922).

Fanconi, G., u. A. Botsztejn: Die familiäre Pankreasfibrose mit Bronchiektasen. Schweiz. med. Wschr. **1944**, 85.

—, u. M. Metaxas-Buehler: Spontanpneumothorax bei Pankreasfibrose mit Bronchiektasien. Helv. paediat. Acta **2**, 289—295 (1947).

— E. Uehlinger u. C. Knauer: Coeliakie-Syndrom bei angeborener cystischer Pankreasfibromatose und Bronchiektasien. Wien. med. Wschr. **1936**, 753.

Fano, C. da: Beitrag zur Frage der kompensatorischen Lungenhypertrophie. Virchows Arch. path. Anat. **207**, 160 (1912).

Faravelli, A.: Reperti radiologici di bolle d'enfisema extrapleurico in corso di pneumotorace. Radiol. med. (Torino) **21**, 1031—1043 (1934).

Farber, S.: Pancreatic insufficiency and the celiac syndrome. New Engl. J. Med. **229**, 653—657 (1943).

— Pancreatic function and disease in early life. V. Pathologic changes associated with pancreatic insufficiency in early life. Arch. Path. **37**, 238 (1944).

Farber, S. M., and O. F. Grimes: Lung cancer: an appraisal of its changing status. Med. Rec. (Houston) **46**, 313—322 (1952).

Farhad, A.: Über die Röntgenologie des Zwerchfells. Röntgenpraxis **1**, 580 (1929).

Fariñas, P. L., E. D. Orero, R. Perieras u. F. S. Panisello: Über angeborene Lungenzysten. Arch. Med. infant. Hosp. univ. **7**, 271—316 (1938).

Farrell jr., J. T.: Roentgen appearance of chest in new-born infants. Amer. J. Roentgenol. **24**, 140—146 (1930).

Fasano, E.: L'angiopneumografia nella Tbc. pleuro-polmonare. Nota I. Riv. Pat. Clin. Tuberc. **23**, 135—146 (1950).

—, e O. Gasparri: L'angiopneumografia nella Tbc. pleuro-polmonare Nota II. Riv. Pat. Clin. Tuberc. **23**, 199—215 (1950).

Fasano, E, e O. Gasparri: L'angiopneumografia nelle adenopatie della tuberculosis postprimaria. Lotta c. Tuberc. No 5—6, 1—9 (1951).

Faschingbauer: Doppelseitiger mantelförmiger Spontanpneumothorax bei bullösem Lungenemphysem. Wien. klin. Wschr. **1919**, 118.

Faulkner, W. B., and R. J. Wagner: Fatal spontaneous pneumothorax and subcutaneous emphysema in an asthmatic. J. Allergy **8**, 267 (1937).

Faulkner jr., W. B.: Influence on size of bronchial lumen, bronchoscopic study and report of one case. Northw. Med. (Seattle) **40**, 367 (1941).

Faust, O. A.: Primary tuberculous obstructive pulmonary emphysema and asthma with recovery. Amer. J. Dis. Child. **51**, 118 (1930).

Faust, R. C.: Subcutaneous emphysema during labor. Northw. Med. (Seattle) **39**, 24—26 (1940).

Fawcitt, J., and H. E. Parry: Lung changes in pertussis and measles in childhood. A review of 1894 cases with a follow-up study of the pulmonary complications. Brit. J. Radiol. **30**, 76—82 (1957).

Feer, E.: Krankheiten des Respirationssystems. In: Pfaundler u. Schlossmanns Handbuch der Kinderheilkunde, Bd. III. Leipzig 1910.

Felix, W.: Die Anatomie des Brustkorbes. Berlin: Springer 1920.

— Die Anatomie der Lungen und Brustfelle. In: Sauerbruch, Chirurgie der Brustorgane, Bd. I, S. 55ff. Berlin: Springer 1920.

— Anatomie der Atmungsorgane. In: Handbuch der normalen und pathologischen Physiologie, Bd. II/1, S. 37—69. Berlin: Springer 1925.

— Topographische Anatomie des Brustkorbs, der Lunge und der Lungenfelle. In: Sauerbruch, Die Chirurgie der Brustorgane, 3. Aufl., Bd. I/1. Berlin: Springer 1928.

Felson, B.: Acute miliary diseases of the lung. Radiology **59**, 32—48 (1952).

— Fluoroscopy of the chest. Dis. Chest **27**, 322—329 (1955).

— Uncommon roentgen patterns of pulmonary sarcoidosis. Dis. Chest **34**, 357—367 (1958).

—, and H. Felson: Acute diffuse pneumonia of asthmatics. Amer. J. Roentgenol. **74**, 235—241 (1955).

Fenn, W. O.: Mechanics of respiration. Amer. J. Med. **10**, 77 (1951).

— A. B. Otis, H. Rahn, L. E. Chadwick, and A. H. Hegnauer: Displacement of blood from the lungs by pressure breathing. Amer. J. Physiol. **151**, 258 (1947).

Ferguson, F. C., R. E. Kobilak, and J. E. Deitrick: Varices of bronchial veins as source of hemoptysis in mitral stenosis. Amer. Heart J. **28**, 445 (1944).

—, and E. B. D. Neuhauser: Congenital absence of the lung (agenesis) and other anomalies of the tracheobronchial tree. Amer. J. Roentgenol. **52**, 459—471 (1944).

Ferrari, R. C.: Die cystische Erkrankung der Lungen. Univ. Buenos Aires **14**, 44—67 (1938).

Ferraris, A.: Tre casi di bronco tracheale. G. ital. Tuberc. **10**, 110—116 (1956).

Ferraris, A.: Tre casi di bronco tracheale. G. ital. Tuberc. **10**, 110—116 (1956).

—, et E. D'Amore: Contribution à l'étude de la trachéo-broncho-malacie diffuse essentielle. Bronches **8**, 536—553 (1958).

Ferri, L.: Le alterazioni cistiche del polmone e la loro distribuzione segmentaria. Radiol. med. (Torino) **37**, 177 (1951).

—, e S. Rossi: La cinedensigrafia nella pratica pneumologica. Ann. Ist. Forlanini **19**, 363—401 (1959).

Feyrter, F.: Zur Pathologie des argyrophilen Helle-Zellen-Organs im Bronchialbaum des Menschen. Virchows Arch. path. Anat. **325**, 723 (1954).

Field, W. H., and L. Rosenberg: Cystic disease of the lung. Cure of a solitary cyst by chemical cauterization. J. thorac. Surg. **7**, 218—222 (1938).

Fietz, H.: Kasuistischer Beitrag zur Diagnostik von Verschattungen im rechten Herzzwerchfellwinkel. Radiologe **2**, 81—85 (1962).

Fike, R. H.: The occurrence of roentgen pleuropneumonitis in treatment of breast cancer. Amer. J. Roentgenol. **27**, 509—512 (1932).

Findlay, L., and S. Graham: Bronchiectasis in childhood (its symptomatology, course and cause). Arch. Dis. Childh. **2**, 71—96 (1927).

Fine Licht, E. de: Über Lungencysten, Bronchiektasen und Lungenfibrosen, insbesondere tuberöse Sklerose. Acta radiol. (Stockh.) **23**, 151—164 (1942).

Finke, H.: Welcher Wert ist der Hartstrahltechnik für die Röntgendiagnostik bei Thorax. erkrankungen beizumessen? Beitr. Klin-Tuberk. **112**, 117—121 (1954).

Finland, M., O. L. Peterson, and E. Strauss: Staphylococcic pneumonia occurring during an epidemic of influenza. Arch. intern. Med. **70**, 183—205 (1942).

Finlay, H. V. L.: Familial congenital stridor. Arch. Dis. Childh. **24**, 219—223 (1949).

Fischedick, O.: Bronchographische Befunde bei schweren Silikosen. Tagg Rhein-Westfäl. Röntgengesellschaft, Düsseldorf 8. 11. 1952.

Fischer: Ist Lungenemphysem eine Folge des Spielens von Blasinstrumenten? Münch. med. Wschr. **1902**, 702.

Fischer, B.: Der gutartige Spontanpneumothorax durch Ruptur von Spitzennarbenblasen ein typisches Krankheitsbild. Z. klin. Med. **95**, 1—50 (1922).

—, u. E. Goldschmidt: Über Veränderungen der Luftwege bei Kampfgasvergiftung und Verbrennung. Frankfurt. Z. Path. **23**, 11 (1920).

Fischer, E. J.: Diagnostik und Bedeutung von Lymphknoteneinbrüchen in das Bronchialsystem. Schweiz. med. Wschr. **1953**, 999—1003.

Fischer, F. K.: Beitrag zur Kenntnis der Veränderungen im Bronchogramm bei chronischer Bronchitis. Fortschr. Röntgenstr. **72**, 653—659 (1950).

Fischer, F. K.: Konstruktiver Lungenbau. In: Schinz, Baensch, Friedl, Uehlinger, Lehrbuch der Röntgendiagnostik. Stuttgart: Georg Thieme 1951.

— Bronchialbaum, Technik der Bronchographie, Bronchialerkrankungen. In: Schinz, Baensch, Friedl, Uehlinger, Lehrbuch der Röntgendiagnostik, 5. Aufl. Stuttgart: Georg Thieme 1952.

— Bronchialerkrankungen. In: Schinz-Baensch-Friedl-Uehlinger, Lehrbuch der Röntgendiagnostik, 5. Aufl., Bd. III, Teil I, S. 2019—2085. Stuttgart: Georg Thieme 1952.

Fischer, H. W., L. L. Lucido, and C. P. Lynxwilder: Lobar emphysema. J. Amer. med. Ass. **166**, 340—345 (1958).

— W. J. Potts, and P. H. Holinger: Lobar emphysema in infants and children. J. Pediat. **41**, 403—410 (1952).

Fischer, P. A.: Zur Morphologie, Häufigkeit und pathogenetischen Bedeutung tuberkulöser lymphadenogener Bronchialwandschädigungen. Beitr. Klin. Tuberk. **113**, 1—21 (1955).

Fischer, W.: Über die feineren Veränderungen bei der Bronchitis und Bronchiektasie. Beitr. path. Anat. **5**, 455 (1889).

Fischer-Wasels, B.: Die Pathogenese des nichttuberkulösen Spontanpneumothorax. Münch. med. Wschr. **74**, 1877 (1927).

Fishberg, M.: Localized interlobar pneumothorax complicating pulmonary tuberculosis. Arch. intern. Med. **20**, 739 (1917).

Fisher, J. H., and C. C. Macklin: Pulmonic interstitial and mediastinal emphysema. Amer. J. Dis. Child. **60**, 102 (1940).

Fishman, A. P., P. Samet, and A. Cournand: Ventilatory drive in chronic pulmonary emphysema. Amer. J. Med. **19**, 533—548 (1955).

Flaherty, R. A., J. M. Keegan, and H. N. Sturtevant: Post-pneumonic pulmonary pneumatoceles. Radiology **74**, 50—53 (1960).

Fleckseder, R.: Kavernenatmen bei bullösem Lungenemphysem. Wien. Arch. inn. Med. **16**, 325 (1929).

Fleisch, A.: Propriozeptive Atmungsreflexe. Pflügers Arch. ges. Physiol. **219**, 706 (1928).

— Beeinflussung der proprioceptiven Atmungsreflexe durch Adrenalin und Atropin. Pflügers Arch. ges. Physiol. **224**, 390 (1930).

— Neuere Ergebnisse über Mechanik und proprioceptive Steuerung der Atmungsbewegung. Ergebn. Physiol. **36**, 249 (1934).

—, u. F. Lehner: Die respiratorische Mittellage. Helv. physiol. pharmacol. Acta **7**, 410—426 (1949).

Fleischner, F.: Pulmonary embolism. Canad. med. Ass. J. **78**, 653 (1958).

Fleischner, F. G.: Der spontane mediastinale Pneumothorax. Beitr. Klin. Tuberk. **55**, 51 (1923).

— Überlappung der gesunden Halblunge bei Schrumpfung der anderen. Wien. Ges. für Röntgenkunde, Sitzg v. 7. 6. 1927. Ref. Fortschr. Röntgenstr. **36**, 724 (1927).

FLEISCHNER, F. G.: Rippenanomalien als Quelle diagnostischer Irrtümer und falscher therapeutischer Indikationsstellung. Med. Klin. **2**, 1366 (1930).
— Die Grenzen des Normalen und Pathologischen im Lungenröntgenbilde. Röntgenpraxis **3**, 913 (1931).
— Zur Kritik der röntgenologischen Diagnose angeborener Fehlbildungen am Bronchialbaum. Fortschr. Röntgenstr. **57**, 417 (1938).
— Reversible bronchiectasis. Amer. J. Roentgenol. **46**, 166—172 (1941).
— Bronchial peristalsis. Amer. J. Roentgenol. **62**, 65 (1949).
— The pathogenesis of chronic substantial (hypertrophic) emphysema. Amer. Rev. Tuberc. **62**, 45—57 (1950).
— Discussion of the symposium on neonatal respiratory distress syndromes. Amer. J. Roentgenol. **74**, 815 (1955).
— Roentgenology of cor pulmonale and pulmonary hypertension. Trans. Amer. Coll. Cardiol. **7**, 110—119 (1957).
— Unilateral pulmonary embolism with increased compensatory circulation through the unoccluded lung. Radiology **73**, 591—597 (1959).
— Roentgenology in heart failure. Pulmonary congestion in an emphysematous lung. In: Cardiology. An encyclopedia of the cardiovascular system, ed. by A. A. LUISADA, vol. IV/18, p. 44—48. New York-Toronto-London: McGraw-Hill Book Co. Inc. 1959.
— Unilateral pulmonary embolism with increased compensatory circulation through the unoccluded lung. Roentgen observations. Trans. IX. Internat. Congr. Radiol., München 1959, S. 476—478. Stuttgart: Georg Thieme u. München u. Berlin: Urban & Schwarzenberg 1960.
— Pulmonary embolism. Clin. Radiol. (Edinb.) **13**, 169—182 (1962).
—, and E. L. SAGALL: Pulmonary arterial oligemia in mitral stenosis as revealed on the plain roentgenogram. Radiology **61**, 857—867 (1955).
FLEMMING-MØLLER, P.: Studien über embolische und autochthone Thromben in der Arteria pulmonalis. Beitr. path. Anat. **71**, 27 (1923).
— Congenital thoracic cysts and lung deformities in the Roentgen picture. Acta radiol. (Stockh.) **9**, 460 (1928).
— Some words on the silicosis problem. Acta radiol. (Stockh.) **21**, 571—575 (1940).
—, u. G. E. PERMIA: Ringförmige Schatten im Röntgenbild als Anzeichen eines lokalisierten Pneumothorax. Acta radiol. (Stockh.) **3**, 297 (1924).
FLETCHER, C. M.: Chronic disabling respiratory disease: Ends and means of study. Calif. Med. **88**, 1 (1958).
FLINT, J. M.: The development of the lungs. Amer. J. Anat. **6**, 1—138 (1906).
FLORANGE, W.: Anatomie und Pathologie der Arteria bronchialis. Ergebn. allg. Path. path. Anat. **39**, 152 (1960).
FLORANGE, W., P. W. HÖER u. G. SCHOENGEN: Über das Lungenemphysem bei der experimentellen Rattensilikose. Ann. Univ. sarav. Med. **6**, 12 (1958).
FLYNN, J. E., A. A. SIEBENS, and S. F. WILLIAMS: Congenital absence of a main branch of the pulmonary artery. Amer. J. med. Sci. **228**, 673 (1954).
FOCHEM, K.: Solitäre Lungenzysten und ihre Differentialdiagnose. Z. Tuberk. **101**, 193—197 (1952).
FOLKOW, B., and J. R. PAPPENHEIMER: Components of the respiratory dead space and their variation with pressure breathing and with bronchoactive drugs. J. appl. Physiol. **8**, 102 (1955).
FOLLIS, R. H., and A. J. TOUSIMIS: Experimental lathyrismus in the rat. Nature of defect in epiphyseal cartilage. Proc. Soc. exp. Biol. (N.Y.) **98**, 843 (1958).
FONTAINE, R., et H. REDON (unter Mitarb. v. A. GREIMER-OSWALD): Identification et traitement des embolies pulmonaires. 49. Congr. franç. de Chir. 1946 (Presses Univ. France).
FONTAN, A., P. VERGEV, M. VÉRIN et E. LAGARDE: Emphysème lobaire du nouveau-né. Soc. Péd. Bordeaux, oct. 1953. In: Arch. franç. Pédiat. **11**, 445 (1954).
FORBES, G. B., and G. L. EMERSON: Staphylococcal pneumonia and empyema. Pediat. Clin. N. Amer. **1957**, 215—229.
FORD, F. A.: Congenital cystic disease of the lung in newborn infant. Radiology **30**, 248 (1938).
FORFAR, J. O., K. R. KEAY, and J. THOMSON: Acute obstructive laryngotracheitis and laryngotracheobronchitis. Lancet **1951 I**, 181—186.
FORSEE, J. H., and H. A. BLAKE: Pulmonary cystic changes in xanthomatosis. Ann. Surg. **139**, 76—83 (1954).
FORTIN, P., et Y. BOUVRIN: Le cœur pulmonaire chronique par thrombose artérielle pulmonaire. Zit. nach TORNER-SOLER et al.
FOSSEL, N. O.: Über Pfropfbildungen in Lungenarterien. Frankfurt. Z. Path. **54**, 588 (1940).
FOSTER-CARTER, A. F.: The bronchial tree and the bronchopulmonary segments. Dis. Chest **11**, 511 (1945).
— Bronchopulmonary abnormalities. Brit. J. Tuberc. **40**, 111—124 (1926).
FOUCHÉ, R. F., and J. L. D'SILVA: Hypertransradiency of one lung field and its experimental production by unilateral miliary embolisation of pulmonary artery in cats. Clin. Radiol. **11**, 100—105 (1960).
FOURESTIER, M., J. L. CHAMOUARD, A. FOURNIER, A. GLADU et J. MARSAULT: Divers aspects radiologiques et endoscopiques de l'obstruction bronchique chez l'asthmatique; une observation filmée. J. franç. Méd. Chir. thor. **12**, 233—236 (1958).
FOWLER, J. F., and A. E. YOUNG: The average density of healthy lung. Amer. J. Roentgenol. **81**, 312—315 (1959).

Fowler, W.: Obliterating thrombosis of pulmonary arteries. Ann. intern. Med. **7**, 1101 (1934).
Fowler, W. S.: Lung function studies. IV. Postural changes in respiratory dead space and functional residual capacity. J. clin. Invest. **29**, 1437—1438 (1950).
— Lung function studies. V. Respiratory dead space in old age and in pulmonary emphysema. J. clin. Invest. **29**, 1439—1444 (1950).
—, and W. S. Blakemore: Lung function studies. VII: The effect of pneumonectomy on respiratory dead space. J. thorac. Surg. **21**, 433 (1951).
—, H. F. Helmholtz jr., and R. D. Miller: Treatment of pulmonary emphysema with aerosolized bronchodilator drugs and intermittent positive-pressure breathing. Proc. Mayo Clin. **28**, 743—751 (1953).
Fraenkel, A.: Zur Pathologie des Bronchialasthma. Dtsch. med. Wschr. **24**, 69 (1900).
— Spezielle Pathologie und Therapie der Lungenkrankheiten. Berlin: Springer 1904.
— Ein weiterer Beitrag zur Lehre von der Bronchiolitis obliterans fibrosa acuta. Berl. klin. Wschr. **1909**, 6.
— Anatomisch-röntgenologische Untersuchungen über die Luftröhre. Fortschr. Röntgenstr. **21**, 267 (1913).
Fraenkel, P.: Zur Kenntnis des angeborenen Kehlkopf-Diaphragma. Dtsch. med. Wschr. **1902**, 909.
France, N. E., J. Gordon, and F. M. Humphries: Pneumothorax and pulmonary interstitial emphysema in the newborn. Arch. Dis. Childh. **27**, 572—579 (1952).
Franchini, C., e L. Vallegiani: L'enfisema nella tuberculosi polmonare (diagnosi differenziale). Arch. Tisiol. **5**, 565—575 (1950).
Francis, H.: Idiopathic unilateral hyperlucent lung. Report of a case complicated by pneumonia. Amer. J. Roentgenol. **85**, 253—255 (1961).
Frank, J., and P. G. Piper: Congenital pulmonary cystic lymphangiectasis. J. Amer. med. Ass. **171**, 1094—1098 (1959).
Frank, K.: Über Retraktionszysten im Ausheilungsstadium der Primärtuberkulose. Beitr. Klin. Tuberk. **111**, 293—304 (1954).
—, u. D. Kollar: Beiderseitiger Spontanpneumothorax bei einem Säugling nach Fremdkörperaspiration und Tracheotomie. Arch. Kinderheilk. **143**, 195—198 (1951).
Frank, N. R., D. W. Cugell, and E. A. Gaensler: Ventilatory function in mitral stenosis. J. clin. Invest. **31**, 628 (1952).
— — — and L. B. Ellis: Ventilatory studies in mitral stenosis. A comparison with findings in primary pulmonary diseases. Amer. J. Med. **15**, 60—76 (1952).
Franke, H.: Das Cor pulmonale in der Thoraxchirurgie. Verh. dtsch. Ges. Kreisl.-Forsch. **21**, 300—317 (1955).
Frankes, H.: Über Entwicklungs- und Lageanomalien der Aorta. Fortschr. Röntgenstr. **73**, 267—280 (1950).
Franklin, K. J., and R. Janker: Coughing studied by means of X-ray cinematography. J. Physiol. (Lond.) **92**, 467 (1938).
Fraser, R., and W. Sargant: Hyperventilation attacks. Brit. med. J. **1938 I**, 378—380.
Fraser, R. G., and D. V. Bates: Body section roentgenography in the evaluation and differentiation of chronic hypertrophic emphysema and asthma. Amer. J. Roentgenol. **82** (1), 39 (1959).
Fray, W.: A roentgenological study of pulmonary ventilation. A method for the prediction of normal pulmonary capacities based upon roentgen measurements. Amer. J. Roentgenol. **33**, 179—190 (1935).
Fray, W. W.: Roentgenologic diagnosis of chronic pulmonary emphysema. Amer. J. Roentgenol. **32**, 11—22 (1934).
Freedman, E.: Congenital cysts of the lungs. Amer. J. Roentgenol. **35**, 44 (1936).
— Emphysematous blebs and bullae. Amer. J. Roentgenol. **35**, 324—333 (1936).
—, and M. A. Simon: Simple cyst of the pleura. Report of a case. Amer. J. Roentgenol. **35**, 53—56 (1936).
Freeman, L. C., and R. B. Scott: Gastric suction in infants delivered by cesarean section: role in prevention of respiratory complications. Amer. J. Dis. Child. **87**, 570—574 (1954).
Freerksen, E.: Vegetatives Nervensystem und Lunge. I. Beitr. Klin. Tuberk. **103**, 384—396 (1950).
Freesen, O.: Die gestaltliche Betrachtung des Morbus Boeck. Ergebn. ges. Tuberk.- u. Lung.-Forsch. **14**, 603—650 (1958).
Freichels, L.: Mißbildung des Trachealskeletts mit Stenosierung des Lumens bei Neugeborenen. Zbl. allg. Path. path. Anat. **88**, 300 (1952).
Freimanis, A. K., and W. Molnar: Chronic bronchitis and emphysema at bronchography. Survey of diagnostic features obtained by reviewing 2000 bronchograms. Radiology **74**, 194—205 (1960).
Fréoux, P., S. Gak et J. M. Meynard: Manifestations bronchiques et emphysémateuses de la maladie de Hodgkin. J. Méd. Bordeaux **131**, 859—863 (1954).
Freund, W. A.: Der Zusammenhang gewisser Lungenkrankheiten mit primären Rippenknorpelanomalien. Erlangen: Ferdinand Enke 1859.
— Über primäre Thoraxanomalien, speziell über die starre Dilatation des Thorax als eines Lungenemphysems. Berlin 1906.
— Zur operativen Behandlung gewisser Lungenkrankheiten, insbesondere des auf starrer Thoraxdilatation beruhenden alveolären Emphysems. Z. exp. Path. Ther. **3**, 479 (1906).
— Über Wechselbeziehungen zwischen Lunge und Thorax beim Emphysem. Bemerkungen zur Arbeit des Herrn H. Loeschcke. Dtsch. med. Wschr. **1911**, 1254.

FREUND, W. A.: Der heutige Stand der Frage von dem Zusammenhang primärer Thoraxanomalien mit gewissen Lungenkrankheiten. Berl. klin.Wschr. **1912**.
— Über das Emphysem. Dtsch. med. Wschr. **1913**, 603.
FRICSAY-V. TELBISZ, M.: Die pulmonale Form des Lupus erythematodes disseminatus acutus. Schweiz. med. Wschr. **1956**, 269.
FRIED, M. B.: Bronchogenic carcinoma and adenoma, p. 113. Baltimore: Williams & Wilkins Co. 1948.
FRIEDBERG, C. K.: Diseases of the heart, p. 890—907 and 1081. Philadelphia: W. B. Saunders Co. 1950.
FRIEDRICH, P. L.: Über den Raumausgleich in der Brusthöhle nach einseitiger Lungenamputation, nebst Bemerkungen über das operative Mediastinalemphysem. Langenbecks Arch. klin. Chir. **87**, 647 (1908).
FRIK, W., u. R. HESSE: Spontan-Pneumomediastinum als Zeichen eines Tumordurchbruchs. Fortschr. Röntgenstr. **84**, 754—756 (1956).
— — u. R. ZEILHOFER: Die Röntgendiagnostik des Lungenemphysems. Vergleiche mit spirometrischen und blutgasanalytischen Untersuchungen. Fortschr. Röntgenstr. **88**, 125—133 (1958).
FRIMANN-DAHL, J.: Angeborene Zystenlunge. Norsk. Mag. Lægevidensk. **99**, 181 (1938).
FRÖHLICH, F.: Die „helle Zelle" der Bronchialschleimhaut und ihre Beziehungen zum Problem der Chemoreceptoren. Beitr. path. Anat. **60**, 517 (1949).
FROMENT, R., P. GALY, F. TOLLOT, P. CAHEN, J. GARDÈRE et F. A. UGNAT: Hypertension ou dilatation artérielle pulmonaire "primitive" et communication entre artères bronchiques et pulmonaires. Rev. lyon. Méd. **3**, 255—269 (1954).
— F. TOLLOT, A. PERRIN et L. GALLAVARDIN: Deux cas anatomocliniques d'insuffisance ventriculaire droite progressive par oblitération embolique des deux artères pulmonaires. Rev. lyon. Méd. **3**, 281 (1954).
FROMME, H.: Systematische Untersuchungen über die Gewichtsverhältnisse des Zwerchfells. Virchows Arch. path. Anat. **221**, 117 (1916).
FROMMHOLD, W., u. W. SCHLUNGBAUM: Zur Diagnostik maskierter Bronchialkarzinome. Dtsch. med. Wschr. **78**, 1329 (1953).
FRÜHLING, u. W. FLORANGE: Vergleichende morphologische Untersuchungen zur Ätiologie und Pathogenese des Lungenemphysems der Bergleute. 4. Internat. Staublungentagg, Münster i. W. 3.—5. April 1962.
FRÜHWALD,: Hernia pulmonalis aus blasiger Lungenmißbildung. Jb. Kinderheilk. **23**, 418—422 (1885).
FRUHMANN, G., u. H.-J. LÖBLICH: Die Bedeutung von Pleuraveränderungen für die Entstehung des Lungenemphysems. Münch. med. Wschr. **103**, 1868—1873 (1961).
FRY, L. L., R. V. EBERT, W. W. STEAD, and C. C. BROWN: The mechanism of pulmonary ventilation in normal subjects and in patients with pulmonary emphysema. Amer. J. Med. **16**, 80 (1954).
— W. W. STEAD, R. V. EBERT, R. I. LUBIN, and H. S. WEELS: The behaviour of intraoesophageal pressure and its relationship to intrathoracic pressure. J. Lab. clin. Med. **40**, 664 (1952).
FRY, W., W. L. ROGERS, G. L. CRENSHAW, and H. C. BARTON: The surgical treatment of spontaneous idiopathic hemopneumothorax. A review of the published experience with a report of 13 additional cases. Amer. Rev. Tuberc. **71**, 30—55 (1955).
FUCHS, C. F.: Abhandlung über das Emphysem der Lunge. Leipzig: O. Wigand 1845.
FUEST, u. H. H. HAAS: Alveolengröße und Kapillarisierungsgrad in menschlichen Lungen verschiedener Altersstufen. Zbl. allg. Path. path. Anat. **99**, 199 (1959).
FUMAGALLI, G., A. PASSERI e D. VALLEBONA: Stratigrafia assiale trasversa e spirometrio nella valutazione delle alterazione ventilatorie. Contributo del singolo polmone. Minerva med. **52**, 2731—2739 (1961).
FURMAN, R. H., T. M. BLAKER, and M. T. STAHLMANN: Circulatory consequences of pneumoperitoneum in pulmonary emphysema. Amer. Med. (Philad.) **14**, 505 (1953).
FURST, N. J., and L. R. LAWRENCE: A case of bilateral pneumothorax associated with pneumomediastinum, atelectasis, pulmonary edema and subcutaneous emphysema, occurring during labor: mediastinal air block. Amer. J. Roentgenol. **62**, 798—806 (1949).
GABRIEL, E., u. F. FEYRTER: Angeborene Trachealstenose bei einem $4^1/_2$jährigen Kinde. Jb. Kinderheilk. **121**, 29—40 (1928).
GÄBERT, E.: Der hintere Herzrand im Röntgenbild in normalen und kranken Fällen und Veränderungen des Tracheobronchialbaumes durch Erweiterung des linken Vorhofs. Fortschr. Röntgenstr. **32**, 385—409 (1924).
GAENSLER, E. A.: Anatomy and physics of respiration. Science (Lancaster) **114**, 2965 (1951).
—, and J. LINDGREEN: Chronic bronchitis as an etiologic factor in obstructive emphysema. Amer. Rev. resp. Dis. **80**, 185 (1959).
—, and J. W. STRIEDER: Progressive changes in pulmonary function after pneumonectomy. J. thorac. Surg. **22**, 1—34 (1951).
GAETA, S. DI: Le agenesie polmonari. Ann. Radiol. diagn. (Bologna) **30**, 427—446 (1956).
— Rilievi angiopneumatografici nelle agenesie polmonari. Casi rari e di difficile interpretazione dell'apparato respiratorio. Minerva med. **1958**, 1—21.
GAGNE, F., and F. HOULD: Interstitial plasmacellular (parasitic) pneumonia in infancy. Canad. med. Ass. J. **1956**, 620.
GAIRDNER, W. T.: On the pathologic states of the lungs connected with bronchitis and bronchial obstruction. Edinb. Monthly J. Med. **13**, 2—19 (1851).

Galarza, E.: Roentgenkymography of diaphragm. Dis. Chest **23**, 313—319 (1953).

Gale, W. J., J. L. Keeley, and H. M. Coon: Total pneumoectomy for congenital cystic disease of the lung. Amer. J. thorac. Surg. **6**, 626 (1937).

Gall, F.: Der doppelte Aortenbogen und vaskuläre Ringbildungen. Thoraxchirurgie **10**, 466—478 (1963).

Galle, P.: Über eine den Unterlappen durchsetzende Oberlappenvene und andere atypische Lungenvenen. Thorax **1**, 431 (1953/54).

Galler, A.: Das Lungenbild bei Ertrinkenden. Radiol. clin. (Basel) **8**, 224—239 (1939).

Galli, G., e G. Bartolini: Ernia polmonare intercostale da sforza. Minerva chir. **10**, 1—12 (1955).

Galy, P.: Kystes aériens de poumon. In: Traité de médecine, vol. V, p. 684—698. Paris: Masson & Cie. 1948.

— Étude anatomique et pathogénique des bronchiectasies. Ann. Oto-laryng. (Paris) **70**, 587—603 (1953).

— M. Béthenod et E. Bailly: Kystes, bulles et emphysème géants et dyspnéisants chez l'enfant. Pédiatrie **11**, (1956).

—, et J. Delarue: Étude anatomique, classification, origine et histogénèse des "kystes aériens" du poumon. J. franç. Méd. Chir. thor. **5**, 518—546 (1951).

Gamalero, P. C.: Ricerche sulla funzionalità respiratoria nei cardiopatici congeniti prima e dopo intervento. Minerva pediat. **9**, 18 (1957).

— G. Bono e E. Grassi: Rilievi broncografici sulla alterazioni dell'albero tracheo-bronchiale nelle angiocardiopatie congenite. Minerva pediat. **11**, 7 (1959).

— — — Observations bronchographiques des altérations de l'arbre trachéo-bronchique dans les angio-cardiopathies congénitales. J. belge Radiol. **42**, 551—560 (1959).

—, e E. Segagni: La capacità vitale e la capacità di ventilazione massima nei bambini affetti da cardiopatia congenita. Minerva med. **48**, 725 (1957).

Gandini, D., G. Juliani e E. Petterino: Esiste una peristalsi bronchiale? Studio broncografico nell'uomo curarizzato. Radiol. med. (Torino) **47**, 97—113 (1961).

— — et E. Testa: Etude radiologique des mouvements respiratoires bronchiques; recherches expérimentales sur les facteurs neuromusculaires. Bronches **7**, 500—538 (1957).

Ganter, G.: Über die Behandlung des Emphysems mit partiellem Pneumothorax. Münch. med. Wschr. **73**, 230 (1926).

Garaix, J. P.: Les diskinésies trachéobronchiques à type hypotonique sans ectasies associées. Bronches **2**, 241—247 (1952).

Garbagni, R., e M. Fazio: Ipoplasia polmonare congenita. Considerazioni cliniche, radiologiche e funzionali su di un caso. Minerva med. **1956 II**, 918—924.

Garber, R. L.: Congenital aplasia of the lung. Amer. J. Roentgenol. **53**, 129 (1945).

Garcia Otero, J. C., y N. Caubarrere: Quistes gaseos y vesiculas gigantes de enfisema. Buenos Aires 1937.

— N. Caubarrere u. P. F. Berutti: Gaszysten und große Blasen beim Emphysem. An. Dep. ci Sal. publ. **2**, 829—925 (1937).

Gardam, J. D.: Vital capacity in adults with heart disease in relation to age degree of cardiac enlargement and type of valvula lesion. Amer. J. med. Sci. **219**, 76—81 (1950).

Garibaldi, G., A. Benevolo e L. Elia: Considerazioni clinico-radiologiche sulle pneumopatie bollose nell'infanzia. Minerva pediat. **10**, 497—514 (1958).

Garland, L. H., u. M. A. Sisson: Roentgen findings in the "collagen" diseases. Amer. J. Roentgenol. **71**, 581—589 (1954).

Garré, C.: Das Lungenemphysem. Die Operation des starr dilatierten Thorax. Ergebn. Chir. Orthop. **4**, 265 (1912).

Garsche, R.: Zur klinischen Bedeutung der Röntgendiagnostik bei der interstitiellen Pneumonie frühgeborener Kinder. Fortschr. Röntgenstr. **75**, 125—138 (1951).

Gass, R. S., L. D. Zeidberg, and R. H. Hutcheson: Chronic pulmonary histoplasmosis complicated by pregnancy and spontaneous pneumothorax. Amer. Rev. Tuberc. **75**, 111—121 (1957).

Gasser, G.: Wassermann-positive Bronchopneumonien im Kindesalter und ihre verschiedenen Manifestationen. (Fanconi-Hegglinsches Syndrom.) Beitrag zur Frage der miliaren Bronchopneumonie und Viruspneumonie. Helv. paediat. Acta **2**, 185 (1947).

Gatellier, J.: L'emphysème médiastinal aigu d'origine traumatique. Thésis No 34. Paris: Librairie Littéraire et Médicale 1919.

Gaudier, E.: Poche kystique contenant un fragment pulmonaire inclusé dans la paroi thoracique. Bull. Soc. nat. Chir. **59**, 504 (1933).

Gavaller, B. v.: Die hyalinen Membranen in der Lunge Frühgeborener. Verh. dtsch. Ges. Path. **1956**, 191.

Gavazzeni, M., u. L. Cotti: Über das Verhalten des Atemäquivalents bei schwerer Arbeit. Beitr. Klin. Tuberk. **84**, 429 (1933).

Gebauer, A.: Thoraxorgane. In: Gebauer-Muntean - Stutz - Vieten, Das Röntgenschichtbild. Stuttgart: Georg Thieme 1956.

—, u. R. Heinecker: Iatrogene und gewerbliche Radium- und Thoriumschäden. Strahlentherapie **98**, 558 (1955).

—, A. Schauen u. F. Wachsmann: Das transversale Schichtverfahren. Stuttgart: Georg Thieme 1955.

Geever, E. F.: Pulmonary vascular lesions in silicosis and related pathologic changes. Amer. J. med. Sci. **214**, 292—304 (1947).

— K. T. Neuburger, and E. K. Rutledge: Atypical pulmonary inflammatory reactions. Dis. Chest **19**, 325 (1951).

Gefferth, K.: Über halbseitiges, transitorisches Lungenemphysem im Säuglings- und Kindesalter. Fortschr. Röntgenstr. **84**, 550—555 (1956).

GEEFERTH, K.: Über die Röntgendiagnostik der beiderseitigen, durch strahlendurchlässige Hindernisse verursachten Ventilationsstörungen der Lunge. 57. Tagg Dtsch. Ges. Kinderheilk., Graz 15.—17. 9. 58. Ref. Zbl. ges. R adiol. **62**, 302 (1959).
— Zur Röntgendiagnostik der doppelseitigen Störungen der Lungenventilation. Orv. Hetil. **101**, 45—47 (1960).
GEHLEN, H. v.: Neuere Auffassungen über die Retraktionskraft der Lunge und ihre anatomischen Grundlagen. Anat. Anz. **87**, Erg.-H. 394 (1939).
— Der Acinus der menschlichen Lunge als elastisch - muskulöses System. Gegenbaurs morph. Jb. **85**, 186—215 (1940).
GEIGEL, P.: Untersuchungen über die Mechanik der Expektoration. Virchows Arch. path. Anat. **161**, 173 (1900).
GEIGER, B. J., H. STEENBOCK, and H. T. PARSONS: Lathyrism in the rat. J. Nutr. **6**, 427 (1933).
GEISER, P.: Tod im Asthmaanfall bei einem zehnjährigen Knaben. Schweiz. Z. Path. **2**, 373 (1939).
GEIZEL, R.: Respiration und Circulation beim Emphysem. Klin. Wschr. **1925**, 1897.
GELLIS, S. S., P. WHITE, and W. PFEFFER: Gastric suction; proposed additional technic for prevention of asphyxia in infants delivered by cesarean section. New Engl. J. Med. **240**, 533—537 (1949).
GEORG, J.: Pulmonary changes in systemic diseases. Nord. Med. **65**, 396—403 (1961).
GERBEAUX, J., et J. COUVREUR: Hyperclarté pulmonaire unilatérale avec hypovascularisation. J. franç. Méd. Chir. thor. **16**, 315—327 (1962).
GERHARDT, D.: Über gegenseitige Beeinflussung von Atmungs- und Kreislaufstörungen. Verh. naturforsch. Ges. Basel **21**, 313 (1910).
GERHARDT: Lehrbuch der Auscultation und Perkussion. Tübingen 1890.
GERLACH, U., u. A. STEIN: Leitsymptom „Adenoma sebaceum" in der Diagnostik von Nierenerkrankungen (Morbus Bourneville-Pringle). Med. Klin. **54**, 1503—1506 (1959).
GERNEZ-RIEUX, C., E. BALGAIRIES, P. FOURNIER et E. SAVINEL: Les bronches dans la silicose. Atti dell. Giorn. Med. Triest 1954, p. 147—164.
— E. BALGAIRIES, C. VOISIN, G. MUCHÉRY-PIAT, E. SAVINEL, L. LENOIR et L. CORSIN: Dyskinésie trachéo-bronchique hypotonique chez les pneumoconiotiques. J. franç. Méd. Chir. thor. **16**, 55—63 (1962).
— C. VOISIN, V. MACQUET et E. SPY: Les images pulmonaires labiles post-traumatiques. Ann. Radiol. **5**, 457—466 (1962).
GERSHON-COHEN, J., L. S. BRINGHURST, and R. N. BYRNE: Roentgenography of kerosene poisoning (chemical pneumonitis) Amer. J. Roentgenol. **69**, 557—562 (1953).
GERSON, C. E., and E. ROTHSTEIN: Anomalous tracheal bronchus to right upper lobe. Amer. Rev. Tuberc. **64**, 686—690 (1951).
GESELL, R.: The chemical regulation of respiration. Physiol. Rev. **5**, 551—595 (1925).
— Further observations on respiratory control. Amer. J. Physiol. **85**, 373—374 (1928).
— Regulation of pulmonary ventilation by acidity of blood, tissue fluids and tissue. J. Amer. med. Ass. **91**, 1256—1259 (1928).
—, and C. MOYER: A comparison of the effects of anoxemia and carbondioxide saturation on costal and abdominal breathing. Quart. J. exp. Physiol. **24**, 331 (1935).
GETZOWA, S.: Cystic and compact pulmonary scleroderma in progressive scleroderma. Arch. Path. **40**, 99—106 (1945).
GHOREYEB, A. A., and H. T. KARSNER: A study of the relation of pulmonary and bronchial circulation. J. exp. Med. **18**, 500 (1913).
GIAMMALVO, J. T.: Congenital lymphangiomatosis of lung: form of cystic disease. Report of case with autopsy findings. Lab. Invest. **4**, 450—456 (1955).
GIANTURCO, C.: Intrathoracic pressure and position of the patient in the roentgen examination of the mediastinum. Amer. J. Roentgenol. **71**, 870—872 (1954).
GIBBON jr., J. H., and E. D. CHURCHILL: The physiology of massive pulmonary embolism. An experimental study of the changes produced by obstruction to the flow of blood through the pulmonary artery and its lobar branches. Ann. Surg. **104**, 811 (1936).
GIBSON, D. N.: Congenital cystic lung. Case report. Amer. J. Roentgenol. **22**, 155—157 (1929).
GIELCZYNSKI, V.: Über einen Fall von Emphysema pleurale, mediastinale und subcutaneum im Verlauf einer Bronchopneumonie beim Säugling. Wien. klin. Wschr. **25**, 959—960 (1912).
GIESE, W.: Die Ätiologie der interstitiellen plasmacellulären Säuglingspneumonie. Mschr. Kinderheilk. **101**, 147 (1952).
— Pathogenese und Ätiologie der interstitiellen plasmacellulären Säuglingspneumonie. Verh. dtsch. path. Ges. **36**, 284 (1953).
— Bronchiolitis, Bronchiektasen und Pneumonie. Dtsch. med. J. **1954**, 279.
— Die morphologischen Grundlagen der Ventilationsstörungen bei Emphysem und Bronchitis und ihre Rückwirkungen auf den Kreislauf. Verh. dtsch. Ges. inn. Med. **62**, 12—24 (1956).
— Über die Endstrombahn der Lunge. In: Lungen und kleiner Kreislauf. Bad Oeynhausener Gespräche **1**, 45 (1956). Berlin-Göttingen-Heidelberg: Springer 1957.
— Azinus und Lobulus der Lunge. Zbl. allg. Path. path. Anat. **97**, 233 (1957).
— Der Konstitutionsfaktor beim Emphysem. III. Internat. Staublungentagg Münster 1957. In: Die Staublungenerkrankungen, Bd. 3. Darmstadt: Dr. Dietrich Steinkopff 1958.
— Pathologische Anatomie und Pathogenese der Pleuritis exsudativa. Wien. med. Wschr. **107**, 999—1004 (1957).

GIESE, W.: Alterslunge und Altersemphysem. Medizinische 1959, 2447.
— Über Emphysem. Tagg Med.-Nat. Ges. Münster i. W. 2. 12. 1959.
— Einteilung und Abgrenzung der Emphyseme. Verh. dtsch. Ges. Path. 43, 269—271 (1959).
— Pathomorphologie der Ventilationsstörungen. Verh. dtsch. path. Ges. 44, (1960).
— Atemorgane. In: KAUFMANN-STAEMMLER, Lehrbuch der speziellen pathologischen Anatomie, 11. u. 12. Aufl., Bd. II, S. 1552—1585. Berlin: W. de Gruyter & Co. 1960.
— Pulmonal bedingte Ventilationsstörungen. Verh. dtsch. Ges. Path. 44, 35 (1960).
— Die allgemeine Pathologie der äußeren Atmung. In: Handbuch der allgemeinen Pathologie, Bd. V/1, S. 402—638. Berlin-Göttingen-Heidelberg: Springer 1961.
— Morphologische Grundlagen der gestörten Lungenfunktion bei Pneumokoniosen. 4. Internat. Staublungentagg Münster i. Westf. 3.—5. 4. 1962.
GILBERT, J. W., R. T. MYERS, and H. H. BRADSHAW: Pulmonary cysts. Report of 21 cases. J. Amer. med. Ass. 151, 1075—1078 (1953).
GILCHRIST, H. L., and P. B. MATZ: The residual effects of warfere gases; use of chlorine gas, with report of cases. Med. Bull. Veterans' Adm. (Wash.) 9, 229—270 (1933).
GILFILLAN, R. R.: Clinical studies on bronchospasm. J. thorac. Surg. 36, 63—69 (1958).
GILLET: Eine Modifikation des stereoskopischen Verfahrens zur Bestimmung der Lage von Fremdkörpern. Fortschr. Röntgenstr. 9, 376 (1905/06).
GILROY, J. C., and P. HUGH JONES: The measurement of the total lung volume and breathing capacity. Clin. Sci. 7, 185—216 (1949).
— P. MARCHAND, and V. H. WILSON: The role of the bronchial veins in mitral stenosis. Lancet 1956 I, 957—959.
GILSE, P. H. G. v.: Zur Diagnostik der Fremdkörperstenose im Bronchialbaum. Acta otolaryng. (Stockh.) 4, 76—81 (1922).
GILSON, J.: Bronchitis and emphysema in coalworkers pneumoconiosis. In: Staublungenerkrankungen, Bd. III. Darmstadt: Dr. Dietrich Steinkopff 1958.
GIRAUD, J., P. LOUYOT, P. SADOUL et J. GRAIMPREY: Les conséquences ventilatoires de la rigidité thoracique secondaire à la spondylarthrite ankylosante. Sem. Hôp. Paris 1956, 2300—2310.
GIRAUD, P., R. BERNARD, R. COIGNET, H. MÉTRAS et J. HARTUNG: Lobectomie pour emphysème obstructif chez un nourrisson. Presse méd. 58, 1483 (1950).
—, SALMON et CAT: Kyste géant du poumon chez un enfant de 5 ans. Bull. Soc. méd. Hôp. Paris III, 55, 902—908 (1939).
GIUA, A., A. PERRA e B. SERRA: Malformazioni bronchiali congenite e bronchiectasie primitive nel bambino. Ann. ital. Pediat. 10, 226—247 (1957).
GIULI, G. DE: Le manifestazioni della ostruzione a valvola delle vie bronchiali quali complicanze di processi polmonari acuti. Riv. Clin. med. 4, 271 (1948).
GIUNTOLI, L.: Considerazioni sulla sindrome atelettasica del lobo medio e sulla patogenesi di alcune forme massive da silice. G. ital. Tuberc. 7, 3—20 (1953).
—, e S. CHIAPPA: Sugli epostamenti e le deformazioni della trachea nelle lesioni pleuro-polmonari da silice. Riv. ital. Radiol. clin. 3, 143 (1953).
— — Le manifestazioni stratigrafiche dell'enfisema nella silicosi polmonare. G. ital. Tuberc. 8, 1—10, 20—28 (1954).
GLADYSZ, B.: Tomographical picture of the respiratory system in pulmocardiac syndrome. Pozn. Towarzy Przyjac. Nauk, Wydz. lek. 16, 83—160 (1958).
GLÄSER, A.: Zur Pathologie des Tracheobronchialbaumes. Thoraxchirurgie 5, 337—342 (1958).
GLANZMANN, E.: Dysporia entero-broncho-pancreatica congenita familiaris. Cystische Pankreasfibrose. (Syndrom von Landstein-Fanconi-Andersen.) Ann. paediat. (Basel) 166, 209—313 (1946).
GLAUM, K.: Die Mediastinalüberblähungen, ihr Zustandekommen und ihre Erkennung im Röntgenbild. Röntgenpraxis 9, 305—309 (1937).
GLICKMAN, L., and B. H. SCHLOMOVITZ: Simultaneous bilateral spontaneous pneumothorax complicating pneumoconiosis. Report of a case, with review of the literature. Amer. Rev. Tuberc. 34, 390—401 (1936).
GLOOR, F.: Zur Pathologie des Asthma bronchiale. Virchows Arch. path. Anat. 325, 189 (1954).
GNÜCHTEL, W., B. LÖHR u. W. UHNER: Bronchospirometrische Untersuchungen nach thoraxchirurgischen Eingriffen. I. Der Einfluß der Thorakotomie, Plastik, Segmentresektion und Lobektomie auf die Funktion der einzelnen Lungenflügel. Langenbecks Arch. klin. Chir. 281, 241 (1955).
— — — Bronchospirometrische Untersuchungen nach thoraxchirurgischen Eingriffen. II. Vergleich prä- und postoperativer Untersuchungsergebnisse. Langenbecks Arch. klin. Chir. 281, 251 (1955).
GOEBEL, A.: Die Orthologie und Pathologie der Ausscheidung durch die Lunge. In: Handbuch der allgemeinen Pathologie, Bd. V/2. Berlin-Göttingen-Heidelberg: Springer 1959.
GÖRGÉNYI-GÖTTCHE, O.: Tuberkulose im Kindesalter. Wien: Springer 1951.
—, u. D. KASSAY: Die Bedeutung der Bronchusperforation in der Tuberkulose der endothorakalen Lymphknoten. Ann. paediat. (Basel) 1947, 168.
— — Importance of bronchial rupture in tuberculosis of endothoracic lymph nodes. Amer. J. Dis. Child. 74, 166 (1947).
— — Zur Bedeutung der Bronchialperforation bei der Tuberkulose der endothorakalen Lymphknoten. Schweiz. med. Wschr. 45, 1213 (1950).

GÖRGÈNYI-GÖTTCHE, O., u. D. KASSY: Atelektasen im Kindesalter. Ergebn. ges. Tuberk.- u. Lung.-Forsch. **14**, 391—479 (1958).

GÖTTCHE, O.: Chronische, nicht spezifische Lungenerkrankungen. In: ENGEL-SCHALL, Handbuch der Röntgendiagnostik und -therapie im Kindesalter, S. 219—225. Leipzig: Georg Thieme 1933.

—, u. G. ERÖS: Die Pertussislunge, ihr Röntgenbild und ihre pathologische Anatomie. Mschr. Kinderheilk. **47**, 204—238 (1930).

GOIN, L. S.: Fibrocystic disease of the pancreas. Radiology **51**, 36—41 (1948).

GOLD: Über Bronchuszysten und deren Entstehung. Beitr. path. Anat. **68**, 278 (1921).

GOLDEN, A., and T. T. BRONK: Diffuse interstitial fibrosis of the lungs. Arch. intern. Med. **92**, 606 (1953).

GOLDEN, R.: Abnormal wide respiratory movements of lower lung structures; roentgen coidence of obstructive emphysema. Amer. J. Roentgenol. **44**, 325—332 (1940).

GOLDENTHAL, S. B., W. ARMSTRONG, and R. M. LOWMAN: Roentgen studies of ventilatory dysfunction: an analysis of diaphragmatic movements in obstructive emphysema. Amer. J. Roentgenol. **79**, 279—292 (1958).

GOLDINA, V. G.: Über einige kompensatorische Veränderungen in den Lungen. Arkh. Pat. **14**, 44—53 (1952).

GOLLWITZER-MEYER, KL.: Die chemische Atmungsregulation bei alkalischer Blutreaktion. Biochem. Z. **151**, 424 (1924).

GOLONSKO, R. A.: Zwerchfellfalten, ihre Diagnostik und klinische Bedeutung (kymographische Untersuchung). Röntgenpraxis **7**, 525 (1935).

GONZALEZ, F., u. V. MUNIESA: Pseudokaverne im Verlauf einer Pneumonie bei einem Kind. Med. esp. **5**, 135 (1941).

GONZÁLEZ DE VEGA, N.: Die irrige Auffassung von der „Insufflations"-, „Ballon"-, „Spannungs"- -usw. Kaverne. Beitr. Klin. Tuberk. **105**, 362 (1951).

GOOD, C. A., and T. J. DRY: Conditions which result in increased pressure within the lesser circulation. Amer. J. Roentgenol. **61**, 26 (1949).

GOODMAN, H. J.: Hernia of the lung. J. thorac. Surg. **2**, 368—379 (1933).

GORALEWSKI, G.: Bronchitis-Emphysem-Silikose. Med. Klin. **1956**, 2117.

GORDON, B.: H. L. MOTLEY, P. A. THEODOS, and L. P. LANG: Physiological aspects and treatment of emphysema. Geriatrics **5**, 303—309 (1950).

GORDON, C. A.: Respiratory emphysema in labor, with 2 new cases and 130 cases in the literature. Amer. J. Obstet. Gynec. **14**, 633—646 (1927).

GORDON, E. J., A. W. PERLMAN, and N. J. SHECHTER: Diffuse inflammation of cartilage. A case of a hitherto unreported entity. J. Bone Jt Surg. A **30**, 944 (1948).

GORDON, J.: The mechanism of hypertrophic emphysema. Dis. Chest **10**, 180—188 (1944).

GORDON, J.: and E. S. WELLES: Decortication in pulmonary tuberculosis, including studies of respiratory physiology. J. thorac. Surg. **18**, 337 (1949).

—, and W. B. ZINN: Pulmonary distension as seen in the lordotic roentgenogram. J. thorac. Surg. **26**, 261—274 (1953).

GORDON, L.: The mechanism of hypertrophic emphysema. Dis. Chest **10**, 180—189 (1944).

GORDON, S.: Double aortic arch. J. Pediat. **30**, 428—437 (1947).

GORDONOFF, T.: Gibt es eine Bronchialperistaltik? Z. ges. exp. Med. **97**, 1 (1936).

— Physiologie und Pharmakologie des Expektorationsorgans. Ergebn. Physiol. **40**, 53—100 (1938).

— Das Expektorationsproblem. Acta davos. **12**, 9—14 (1953).

— Bewegungen eines Bronchialbaums (ein Röntgenkino-Film). Helv. physiol. pharmacol. Acta **11**, 37 (1953).

—, u. H. MAUDERLI: Über die Bedeutung der Flimmerbewegung für den Expektorationsvorgang. Z. ges. exp. Med. **98**, 265 (1936).

—, u. N. SCHEINFINKEL: Untersuchungen über die angebliche „Bronchialperistaltik". Z. ges. exp. Med. **99**, 1—8 (1936).

GORZKOWSKI, E.: Über angeborene Pektoralismuskeldefekte. Lek. wojsk. **30**, 352—369 (1937) [Polnisch].

GOTTI, D.: Rilievi clinici a proposito di alcuni casi di laringo-tracheo-bronchite acuta stenosante. Clin. pediat. (Bologna) **35**, 407 (1953).

GOTTSEGEN, G., G. CSÁKÁNY, and T. ROMODA: Increased translucency of one lung a sign of pulmonary vascular anomalies. Cor et vasa (Praha) **1**, 38—46 (1959).

— — — Helle Halblunge auf dem Röntgenbilde. Orv. Hetil **100**, 360—364 (1959).

GOUGH, J.: Correlation of radiological and pathological changes in some diseases of the lung. Lancet **1955**, 161—162.

— Generalized and primary fibrosis of the lung (Pulmonary fibrosis and collagen diseases of the lungs symposium). Brit. J. Radiol. **29**, 641—645 (1956).

— Emphysema in relation to occupation. Industr. Med. Surg. **29**, 283 (1960).

— Autoptische Unterschiede beim „Asthma" und bei chronischer Bronchitis. Europ. Akademie für Allergie, Berlin 1961.

— C. M. FLETCHER, J. C. WILSON, and P. D. OLDHAM: Discussion of diagnosis of pulmonary emphysema. Proc. roy. Soc. Med. **45**, 576 (1952).

GOUGH, J., and G. A. HEPPLESTON: Focal emphysema. J. Amer. med. Ass. **162**, 135 (1956).

GOULD, D. M., and M. L. DAVES: A review of roentgen findings in systemic lupus erythematosus (SLE). Amer. J. med. Sci. **235**, 596—610 (1958).

GOVAERTS, P.: Observations cliniques et anatomiques de kystes pulmonaires et de bulles d'emphysème sous pleural. Rev. belge Tuberc. **23**, 146—161 (1932).

Graeff: Tod im Luftangriff. Hamburg: Nölke 1948.

Gräper,: Brustorgane des Kindes. In: Peter-Wetzel-Heiderich, Handbuch der Anatomie des Kindes. München 1928.

Grävinghoff,: Seltene Röntgenbefunde im Kindesalter. Fortschr. Röntgenstr. **42**, 543 (1930).

Graham, B. D.: Physiologic and chemical response of premature infants to oxygen-enriched atmosphere. Pediatrics **6**, 55—57 (1950).

Graham, E. A.: Foreign bodies in the air and food passages. Amer. J. Dis. Child. **19**, 119—130 (1920).

— Hernia of the lung and adenoma of the thyroid. Surg. Clin. N. Amer. **2**, 1493—1500 (1922).

— J. Longacre, and R. Johannsmann: Experimental study of fate of remaining lung following total pneumonectomy. Discussion. J. thorac. Surg. **10**, 131—149 (1940).

— J. J. Singer, and H. C. Ballon: Consequences of variations in mediastinal pressure. In: Surgical diseases of the chest, p. 195. Philadelphia: Lea & Febiger 1935.

Gramazio, V., E. Crasti e G. Kodheli: "Caverne deterse" e "caverne bollose". Contributo clinico-radiologico. Ann. med. Sondalo **4**, 141—175 (1956).

Grant, L. J., and J. Ginsburg: Eosinophilic granuloma (honeycomb lung) with diabetes insipidus. Lancet **1955 II**, 529—532.

Grawitz, P.: Über angeborene Bronchiektasie. Virchows Arch. path. Anat. **82**, 217—237 (1880).

— Über Lungenemphysem. Dtsch. med. Wschr. **18**, 201—202 (1892).

— Zystische Entartungen beider Lungen. Dtsch. med. Wschr. **1913**, 1335.

Gray, J. S.: The mechanism of ciliary movement. Proc. roy. Soc. Med. **107**, 313 (1930).

— The multiple factor theory of the control of respiratory ventilation. Science **103**, 739 (1946).

— The physiology of respiratory obstruction. Ann. Otol. (St. Louis) **59**, 72—77 (1950).

— Pulmonary ventilation and its physiological regulation. Springfield (Ill.): Ch. C. Thomas 1950.

— and F. Grodins: Respiration. Amer. Rev. Physiol. **12**, 217—232 (1951).

— F. S. Grodins, and E. T. Carter: Alveolar and total ventilation and the dead space problem. J. appl. Physiol. **9**, 307 (1956).

Green, A. E., and R. T. Shield: Finite elastic deformation of incompressible isotropic bodies. Proc. roy. Soc. A **202**, 407 (1950).

Green, R. A., N. J. Nichols, and E. J. King: Alveolar-capillary block due to leukemic infiltration of the lung. Amer. Rev. resp. Dis. **80**, 895—901 (1959).

Greene, J. A.: Unusual sounds emanating from the chest: cause and diagnostic significance of bubbling, clicking, crunching, knocking and tapping sounds, with report of 2 cases of interstitial emphysema of lung and mediastinum. Arch. intern. Med. **71**, 410—414 (1943)

Greening, R., A. Kynette, and P. J. Hodes: Unusual pulmonary changes secondary to chest trauma. Amer. J. Roentgenol. **77**, 1059—1065 (1957).

—, and E. P. Pendergrass: Postmortem roentgenography with particular emphasis upon the lung. Radiology **62**, 720—725 (1954).

Greenow, E. H.: Pulmonary emphysema. Lancet **1867 II**, 635, 759.

Greenwald, H. M., L. Nathanson, and M. Steiner: Chronic pneumonia associated with nutritional disturbances in infants. Amer. J. Roentgenol. **35**, 454 (1936).

Grees, A. E., and G. L. Winn: Leiomyoma of trachea. J. thorac. Surg. **33**, 237—241 (1957).

Greineder, K.: Die Tomographie der normalen Lunge. Fortschr. Röntgenstr. **52**, 443 (1935).

Grethmann, W.: The architecture of the terminal sections of the bronchi of the human lung. Amer. Rev. Tuberc. **31**, 261 (1935).

Greve, Visser, de Kroon, Joosting, Hartogensis u. Jongh: Ventilatorische Verteilungsstörungen in Beziehung zur Staubbelastung. 4. Internat. Staublungentagg Münster i. Westf. 3.—5. 4. 1962.

Grevstad, J.: Über Höhlenbildung in der Lunge. Nord. Med. **1942**, 1964—1966.

Grezzi, S.: Poumon kystique unilatéral. Utilité de la tomographie. J. Radiol. Électrol. **23**, 361—363 (1939).

Griffin, R. J.: A diagnostic sign of interstitial emphysema of the mediastinum. Ann. intern. Med. **17**, 295—297 (1942).

Griffith, G. C., A. W. Phillips, and C. Asher: Pneumonitis occurring in rheumatic fever. Amer. J. med. Sci. **212**, 22—30 (1946).

Griffith, J. L.: Fracture of the bronchus. Thorax **4**, 105—109 (1949).

Griggs, D. E., C. G. Coggin, and N. Evans: Right ventricular hypertrophy and congestive failure in chronic pulmonary disease. Amer. Heart J. **17**, 681—690 (1939).

Grill, W.: Die Bedeutung der Lungenangiographie für die Erkennung und Behandlung der Lungenerkrankungen. Münch. med. Wschr. **102**, 909—914 (1960).

— Die morphologischen Grundlagen der angiographischen Befunde chirurgischer Lungenerkrankungen. Fortschr. Röntgenstr. **93**, 38—43 (1906).

Griswold, H. E., and M. D. Young: Double aortic arch. Pediatrics **4**, 751—768 (1949).

Grob, M.: Anomalien des Aortenbogens mit Kompression von Oesophagus und Trachea. In: Lehrbuch der Kinderchirurgie, S. 203. Stuttgart: Georg Thieme 1957.

Grob, W.: Zur Ätiologie und Therapie des Spontanpneumothorax. Schweiz. Z. Tuberk. **5**, 308 (1948).

Groedel, M.: Röntgenkinematographische Studien über den Einfluß der normalen Respiration auf Herzgröße und Herzlage. Z. klin. Med. (1911).

— Grundriß und Atlas der Röntgendiagnostik in der inneren Medizin, 3. Aufl. München: J. F. Lehmann 1921.

GROEDEL, M.: Grundriß und Atlas der Röntgendiagnostik in der inneren Medizin, 3. Aufl. München: J. F. Lehmann 1921.

GROND, J. TH. H., and J. R. ROMEYN: Emphysema of a single pulmonary segment in a young woman. Arch. chir. neerl. **7**, 342—350 (1955).

GRONEMEYER, W.: Die chronische allergische Bronchitis einschließlich gewerblicher Formen. Verh. dtsch. Ges. inn. Med. **62**, 106—111 (1956).

GROOVER, T. A., A. C. CHRISTIE, and E. A. MERRIT: Intrathoracic changes following treatment of breast cancer. Amer. J. Roentgenol. **10**, 471—476 (1923).

GROSS, A., u. E. NEUDERT: Die Analyse der Bewegungsarten der Lungengefäße im Kymogramm und ihre praktische Auswertung. Fortschr. Röntgenstr. **71**, 428—435 (1949).

GROSS, E.: Congenital cystic lung: Successful pneumonectomy in a three-week-old baby. Ann. Surg. **123**, 229—237 (1946).

GROSS, R.: Thromboembolische Erkrankungen der Lunge. In: NAEGELI-MATIS-GROSS-RUNGE-SACHS, Die thromboembolischen Erkrankungen, S. 511—735. Stuttgart: Schattauer 1960.

GROSS, R. E.: Surgical relief for tracheal obstruction from vascular ring. New Engl. J. Med. **233**, 586—590 (1945).

— The surgery of infancy and childhood. Philadelphia: W. B. Saunders Co. 1953.

—, and J. E. LEWIS jr.: Defect of anterior mediastinum. Surg. Gynec. Obstet. **80**, 549—554 (1945).

—, and E. B. O. NEUHAUSER: Compression of trachea or oesophagus by vascular anomalies, surgical therapy in 40 cases. Pediatrics **7**, 69—88 (1951).

—, and P. F. WARE: Surgical significance of aortic arch anomalies. Surg. Gynec. Obstet. **83**, 435—448 (1946).

GROSSE-BROCKHOFF, F.: Hämodynamik der Lungen-Kreislaufstörungen. Verh. dtsch. Ges. Kreisl.-Forsch. **17**, 34—67 (1951).

— Schädigungen durch Explosionen und Detonationen. In: Handbuch der inneren Medizin, 4. Aufl., Bd. VI/2, S. 140—152. Berlin-Göttingen-Heidelberg: Springer 1954.

— Pathophysiologie des Lungenkreislaufs. In: Lungen und kleiner Kreislauf. Bad Oeynhausener Gespräche. **1**, 64 (1956). Berlin-Göttingen-Heidelberg: Springer 1957.

— R. JANKER u. A. SCHAEDE: Angiokardiographische Untersuchungen bei angeborenen Herzfehlern. Dtsch. med. Wschr. **1949**, 1044.

—, u. W. SCHOEDEL: Der effektive schädliche Raum. Pflügers Arch. ges. Physiol. **238**, 591 (1937).

— — Physiologie und Pathophysiologie des Kreislaufs. In: Handbuch der Thoraxchirurgie. Berlin-Göttingen-Heidelberg: Springer 1957.

GROSSMANN, H.: Zur Genese des bullösen Emphysems der Lunge. Ärztl. Forsch. **2**, 398 (1948).

GROSSMANN, J. W., and O. S. CRAMER: Mediastinal emphysema occurring during an acute paroxysm of bronchial asthma. Radiology **52**, 705—706 (1949).

GUDBJERG, C. E.: Roentgenologic diagnosis ob bronchiectasis. An analysis of 112 cases. Acta radiol. (Stockh.) **43**, 209—226 (1955).

—, and G. THOMSEN: Inflammatory changes in the bronchial glands in chronic bronchitis, demonstrated bronchographically. Acta radiol. (Stockh.) **42**, 269—275 (1954).

GÜNTHER, H.: Vitale Lungenkapazität und Körpermaße. Z. menschl. Vererb.- u. Konstit.-Lehre **20**, 9—26 (1936).

— Ein konstitutioneller Index der vitalen Lungenkapazität. Endocrinology **16**, 426—431 (1936).

GÜNTHER, W.: Die Bedeutung funktioneller Bronchialstenosen bei der chronischen Bronchitis. VI. Internat. Kongr. für Erkrankungen der Thoraxorgane, Wien, September 1960.

GUGGENHEIM, A.: Pulmonary emphysema and tuberculosis. A roentgenological and pathological study. Amer. J. Roentgenol. **58**, 64—74 (1947).

GUGLIELMO, L. DI, S. CHIAPPA et G. A. CITRONI: Les bronches dans la silicose. Etude bronchographique et bronchoscopique. Bronches **7**, 369—407 (1957).

—, e G. A. CITRONI: Le stenosi e le occlusioni bronchiali in broncografia. Radiol. med. (Torino) **42**, 672 (1956).

— — e S. CHIAPPA: Le compressione linfoghiandolari in broncografia. Minerva med. **2**, 672 (1955).

— L. PIGORINI e G. A. CITRONI: La broncografia. Roma: Il pensiero scientifico. Editore 1959.

GUICHARD, BLANCHU, BÉRARD et ROCHE: Kystes acquis surinfectés du poumon par oblitération bronchique au cours d'un cancer pulmonaire. Ref. Presse méd. **51**, 442 (1943).

GUICHARD, A., J. BRUN et P. COMBEY: Emphysème bulleux et néocavités de substitution après rétraction des ulcérations tuberculeuses. Rev. lyon. Méd. **4**, 143 (1955).

—, MONNET, COURJON et FAVRE-GILLY: Emphysème suffocant thoracique (médiastinal, souscutané avec pneumothorax et kystes pulmonaires) au cours d'une septicémie de l'adulte. Lyon méd. **10**, 164—168 (1947).

GUISEZ, J.: Malformation congénitale de la trachée. Bull. oto-rhino-laryng. **25**, 289—292 (1927).

GUIVARCH, J.: L'emphysème lobaire congènital. Thèse Paris 1953.

GULLBRING, A.: Über Kavernen und Pseudokavernen. Z. Tuberk. **35**, 882 (1931).

GULLIAT, J. P.: L'emphysème bronchique. Thèse Nancy 1952.

GUMBINER, M. B., and M. M. CUTLER: Spontaneous pneumomediastinum in the newborn. J. Amer. med. Ass. **117**, 2050 (1941).

GUNBY, P. C.: Solitary congenital pulmonary cyst. Report. of one case. West. J. Surg. **46**, 321—325 (1938).

GUPTA, S. K., and V. N. SHARMA: Chronic pneumothorax in Marfan's syndrome. Brit. J. Tuberc. **51**, 346—348 (1957).

GYORGY, E. v.: Über die Differentialdiagnose der Aspiration von Fremdkörpern im Kindesalter. Arch. Kinderheilk. **109**, 150 (1936).

HAAG, W., u. F. X. EISENREICH: Tierexperimenteller Beitrag zur Frage der Kollateralventilation der Lunge. Tagg Mittelrhein. Chir. Ges. Mainz 7. 10. 1955. Ref. Chirurg **27**, 324 (1956).

— — Experimentelle Untersuchungen zur pathophysiologischen Bedeutung der Kollateralventilation. Thoraxchirurgie **4**, 52 (1956/57).

HAAHTI, H. G.: Beobachtungen über einen Fall mit ausgedehnten intrapulmonalen lufthaltigen Hohlräumen. Acta radiol. (Stockh.) **13**, 620—638 (1932).

HAARDT, W.: Über angeborene Enge der Luftröhre. Wien. klin. Wschr. **51**, 657—660 (1938).

HAAS, J. H.: Untersuchungen über die Größe der Alveolen in menschlichen Lungen verschiedener Altersstufen. Inaug.-Diss. Köln 1958.

HAASLER, F.: Über die kompensatorische Hypertrophie der Lunge. Virchows Arch. path. Anat. **128**, 527 (1892).

HABLESTON, C. C.: Intrapleural pressure in massive collapse of the lung. Amer. J. med. Sci. **176**, 830 (1928).

HABERER, H. v.: Kongenitale Lungenzyste, Nebenlunge. Zbl. Chir. **65**, 2134—2139 (1938).

HACKENTHAL, H., u. W. RÜBE: Durch Lagerungsart der Patienten bedingte Veränderungen an endothorakalen Organen. Fortschr. Röntgenstr. **84**, 556—561 (1956).

HACKNEY, J. D.: Syndrome of extreme obesity and hypoventilation. Amer. Heart J. **58**, 541 (1959).

HADFIELD, G., and R. V. CHRISTIE: Case of pulmonary concussion ("blast") due to high explosive. Brit. med. J. **1941**, 77.

HADORN, W.: Über die Bestimmung des Exspirationsstoßes (maximale Ausatmungsstromstärke). Z. klin. Med. **140**, 266 (1942).

— Untersuchungen über das Lungenemphysem. Ein neues Pneumometer zur Messung der maximalen Exspirationsstärke. Helv. med. Acta **10**, 81 (1943).

— Über die Fragwürdigkeit der Diagnose essentielles Lungenemphysem. Dtsch. med. Wschr. **84**, 213 (1959).

HAEMMERLI, U.: Diffuse progressive interstitielle Lungenfibrose (Hamman-Rich-Syndrom). Schweiz. med. Wschr. **1955**, 597—601.

HAL, J. VAN DER: Cystische Pankreasfibrose onder het beelt van een viruspneumonie. Maandschr. Kindergeneesk. **18**, 10 (1950).

HALDANE, J. S.: The variations in the effective dead space in breathing. Amer. J. Physiol. **38**, 20—28 (1915).

— Respiration. New Haven: Yale University Press 1927.

—, and J. G. PRIESTLEY: The regulation of lung ventilation. J. Physiol. (Lond.) **32**, 225—240 (1905).

HALL, G. E., and G. H. ETTINGER: An experimental study of pulmonary embolism. Canad. med. Ass. J. **28**, 357 (1933).

HALMAGYI, D. F. J.: Die klinische Physiologie des kleinen Kreislaufs. Jena: VEB Fischer 1957.

— Dorsal kyphosis in obstructive lung disease. Lancet **1959**, 446.

HALPERT, B., W. T. SNODDY, K. E. BOHAN, and C. L. FREEDE: Right aortic arch with vascular ring constricting esophagus and trachea. Report of 2 cases. Arch. Path. **47**, 429—434 (1949).

HAMILTON, L. C., and R. W. GILLESPIE: Congenital hypertrophic emphysema. Amer. J. Roentgenol. **80**, 421 (1958).

HAMM, J.: Die Bedeutung der Spirographie für die Beurteilung der Lungeninsuffizienz, speziell des Emphysems. Ergebn. inn. Med. Kinderheilk. **10**, 299 (1958).

— Methodische Grundlagen atemmechanischer Untersuchungen in der Klinik. Klin. Wschr. **1960**, 1093.

— Die klinische Bewertung elastischer und visköser Atemwiderstände und der Atemarbeit. Klin. Wschr. **1960**, 1101.

—, u. E. A. GAENSLER: Einseitig helle Lunge. Radiologe **2**, 333—347 (1962).

—, u. H. KLEINSORG: Der Einfluß der Körperhaltung auf die Lungenvolumina Gesunder in verschiedenen Altersgruppen. Dtsch. Arch. klin. Med. **203**, 234—240 (1956).

HAMMAN, L.: Spontaneous interstitial emphysema of the lungs. Trans. Ass. Amer. Phycns **52**, 311—319 (1937).

— Spontaneous mediastinal emphysema. Bull. Johns Hopk. Hosp. **64**, 1 (1939).

— Emphysema. In: H. A. CHRISTIAN, Oxford medicine, vol. II/1, p. 68—81. New York: Oxford University Press 1940.

— Mediastinal emphysema. J. Amer. med. Ass. **128**, 1—6 (1945).

—, and A. R. RICH: Fulminating diffuse interstitial fibrosis of the lungs. Trans. Amer. clin. climat. Ass. **51**, 145 (1935).

— — Acute diffuse interstitial fibrosis of the lungs. Bull. Johns Hopk. Hosp. **74**, 177 (1944).

HAMMAR: Gewisse Fälle von Thymusasthma im Lichte der Thymustopographie. Z. Kinderheilk. **13**, 288 (1916).

HAMPERL, H.: Zur Frage des Parasitennachweises bei der interstitiellen plasmazellulären Pneumonie. Klin. Wschr. **1952**, 820.

— Pneumocystitis infection and cytomegaly of the lungs in the newborn and adult. Amer. J. Path. **32**, 1—13 (1956).

HAMPTON, A. O., and B. CASTLEMAN: Correlation of postmortem teleroentgenogram with autoptic findings: with special reference to pulmonary embolism and infarction. Amer. J. Roentgenol. **43**, 305—326 (1940).

HANELIN, J., and W. R. EYLER: Pulmonary artery thrombosis: roentgen manifestations. Radiology **56**, 689—803 (1951).

HANHART, E.: Heredität und Konstitution bei Lungen- und Bronchialaffektionen. In: Handbuch der inneren Medizin, 4. Aufl., Bd. IV/1, S. 438—447. Berlin-Göttingen-Heidelberg: Springer 1956.

HANSEMANN, D. v.: Über die Poren der normalen Lungenalveolen. S.-B. Preuss. Akad. Wiss., phys.-math. Kl. 44, (1895).

— Untersuchungen über die Entstehung des Lungenemphysems. Berl. klin. Wschr. **36**, 437—439 (1899).

— Die Lymphangitis reticularis der Lungen als selbständige Erkrankung. Virchows Arch. path. Anat. **220**, 311 (1915).

— Allgemeine ätiologische Beobachtungen mit besonderer Berücksichtigung des Lungenemphysems. Virchows Arch. path. Anat. **221**, 94 (1916).

HANSEN, E.: Kreislauf und Atmung bei körperlicher Arbeit. In: Handbuch der normalen und pathologischen Physiologie., Bd. 15, S. 904. Berlin: Springer 1931.

HANSEN, K.: Allergie, 3. Aufl. Stuttgart: Georg Thieme 1957.

HANSEN-PRUSS, O. C., and J. D. CARLTON: Emphysema in the aged. J. Amer. Geriat. Soc. **2**, 153 (1954).

HANSON, H. E.: Temporary unilateral occlusion of pulmonary artery in man. Acta chir. scand., Suppl. **1954**, 187.

HANZLIK, P. J.: Demonstration of bronchial constriction and compression from physical and other causes. Amer. J. Physiol. **72**, 558—569 (1925).

HARA, M., and J. R. SMITH: Experimental observations on embolism of pulmonary lobar arteries. J. thorac. Surg. **18**, 536—542 (1949).

HARDERS, H.: Beitrag zur Kenntnis eines rheumatischen Syndroms mit allgemeinem Befall des Knorpels. Schweiz. med. Wschr. **1954**, 712.

— Laryngotrachealer Stridor durch eine generalisierte Knorpelerkrankung. Arch. Ohr.-, Nas.- u. Kehlk.-Heilk. **166**, 67—71 (1954).

HAREDERS, H., u. C. KRAUSPE: Über die „systematisierte Chondromalacie" nach v. MEYENBURG, ALTHERR u. UEHLINGER. Beitr. path. Anat. **114**, 259—270 (1954).

HARKAVY, J.: Pathological changes of the alveolar passages in disease of the lungs with special reference to the musculature. J. Path. Bact. **27**, 366 (1924).

HARKINS, W. B.: Pneumothorax as a complication of an intrabronchial vegetable foreign body. Ann. Otol. (St. Louis) **62**, 566 (1953).

HARNACK, G. A. v.: Ventilstenose bei Bronchialdrüsentuberkulose. Ber. Klin. Tuberk. **102**, 424—446 (1949).

HARRIS, H. J.: Extensive destruction of lungs: emphysema with giant bullae. Autopsy. Radiology **36**, 492—494 (1941).

HARRIS jr., J. H.: The clinical significance of the tracheal bronchus. Amer. J. Roentgenol. **79**, 228—234 (1958).

HARRIS, W. H., and F. P. CHILLINGWORTH: The experimental production of emphysema in dogs with associated asthmatic syndrome by means of an intratracheal ball valve. J. exp. Med. **30**, 75 (1919).

HARRISON jr., E. G., M. B. DIVERTIE, and A. M. OLSEN: Pulmonary alveolar proteinosis. Report of a case with fatal outcome. J. Amer. med. Ass. **173**, 327—332 (1960).

HART, C.: Konstitution und Disposition. Ergebn. allg. Path. path. Anat. **20**, 1 (1922).

—, u. E. MAYER: Kehlkopf, Luftröhre und Bronchien. In: HENKE-LUBARSCH, Handbuch der speziellen pathologischen Anatomie und Histologie, Bd. III/1. Berlin: Springer 1928.

HARTROFT, W. S.: The microscopic diagnosis of pulmonary emphysema. Amer. J. Path. **21**, 889 (1945).

HARTUNG, A., and W. J. GROSSMAN: Hernia of the lung. A brief review and report of a case. Amer. J. Roentgenol. **46**, 321—323 (1941).

HARTUNG, W.: Über die Bestimmung der Lungenelastizität an der isolierten Leichenlunge. Beitr. path. Anat. **117**, 90 (1957).

— Die Altersveränderungen der Lungenelastizität nach Messungen an isolierten Leichenlungen. Beitr. path. Anat. **118**, 368—389 (1957).

— Morphologie des bullösen Lungenemphysems, seine Abgrenzung gegen Lungendystrophie. Beitr. Klin. Tuberk. **119**, 343—366 (1958).

— Zur Histomechanik der Ventilationsstörungen. Tagg Med.-Nat. Ges. Münster i. Westf. 2. 12. 1959.

— Elastizitätsmessungen an Leichenlungen als Beitrag zur Pathogenese des Emphysems. Verh. dtsch. path. Ges. **42**, 178 (1959).

— Über Ausmaß und funktionelle Bedeutung des Elastizitätsverlustes bei verschiedenen Lungenerkrankungen. Beitr. path. Anat. **120**, 178—213 (1959).

— Morphologische und histomechanische Analyse der Ventilationsstörungen unter besonderer Berücksichtigung des Lungenemphysems. Ergebn. inn. Med. Kinderheilk. (N.F.) **15**, 273—328 (1960).

— Histomechanik der Ventilationsstörungen. Verh. dtsch. path. Ges. **44** (1960).

— Beziehung zwischen Morphologie und Funktionen bei Lungenerkrankungen. Arbeitstagg über „Grundfragen der Silikoseforschung". Bochum 26. 11. 1960.

— Strukturelle Grundlagen der Lungenfunktionsstörungen bei Silikose. Tagg Med.-Nat. Ges. Univ. Münster i. Westf. 8. 2. 1960.

— Lungenemphysem. Morphologie, Pathogenese und funktionelle Bedeutung. Habil.-Schr. Münster i. Westf. 1961. Berlin-Göttingen-Heidelberg: Springer 1964.

— Bedeutung und Differentialdiagnose der Formen pneumokoniotisch bedingter Lungenfunktionsstörungen. 4. Internat. Staublungentagg Münster i. Westf. 3.—5. 4. 1962.

HARTWEG, H.: Über die Boecksche Krankheit der Lungen. Fortschr. Röntgenstr. **72**, 385 (1949/50).

HARTWEG, H.: Beitrag zur Pathogenese der sekundären Bronchiektasenlunge. Fortschr. Röntgenstr. **92**, 579—580 (1960).

HARVEY, C.: Asthma complicated by spontaneous pneumothorax. Med. J. Aust. **1938**, 950—951.

HARVEY, E. B., and P. HOGG: Thrombosis of pulmonary artery in children. Amer. J. Dis. Child. **71**, 67—76 (1946).

HARVEY, R. M., M. J. FERRER, D. W. RICHARDS, and A. COURNAND: Influence of chronic pulmonary disease on the heart and circulation. Amer. J. Med. **10**, 719 (1951).

HARWOOD, T. R.: Diffuse perichondritis, chondritis and iritis: report of autopsied case. Arch. Path. **65**, 81 (1958).

HASCHE, E.: Die traumatische Bronchusruptur. Thoraxchirurgie **1**, 357 (1953).

HASLINGER, F.: Die organischen Stenosen der unteren Trachealabschnitte und der Bronchien. Mschr. Ohrenheilk. **63**, 357, 560, 617, 782 (1929).

— Bronchialfremdkörper und ihre Bedeutung für die Allgemeinmedizin. Wien. klin. Wschr. **1933**, 961—964.

—, u. K. HITZENBERGER: Das Mediastinalwandern bei künstlicher Bronchostenose. Wien. klin. Wschr. **1926**, 1035.

HASNEY, F. A., and F. BAUM: Bilateral spontaneous idiopathic pneumothorax in apparently healthy individuals. Radiology **28**, 47—54 (1937).

HASSELBALCH, K. A.: Über die Totalkapazität der Lungen. Dtsch. Arch. klin. Med. **93**, 64 (1908).

HASSELWANDER, A.: Die Lage des Herzens im Inspirationszustand und die epigastrische Pulsation. Fortschr. Röntgenstr. **71**, 419—427 (1949).

— Über die Gestalt des Zwerchfells und die Lage des Herzens. Z. Anat. Entwickl.-Gesch. **114**, 375 (1949).

—, u. C. BRUEGEL: Anatomische Beiträge zur Frage nach der Lungenstruktur im Röntgenbild. Fortschr. Röntgenstr. **17**, 9 (1911).

HAUBRICH, R.: Über die einseitige Lungenstauung. Fortschr. Röntgenstr. **71**, 571—577 (1949).

— Zur Frage der Bewegung der Lungengefäße im Herzkymogramm. Fortschr. Röntgenstr. **76**, 1 (1952).

— Zwerchfellpathologie im Röntgenbild. Berlin-Göttingen-Heidelberg: Springer 1956.

HAUSMANN, W., and A. J. KARLISH: Staphylococcal pneumonia in adults. Brit. med. J. **1956 I**, 845—847.

HAUSSER, R., u. A. GRIMMINGER: Über die Luftzystenerkrankung der Lunge. Fortschr. Röntgenstr. **87**, 283 (1957).

HAYASHI, J.: Über tödlichen Pneumothorax durch Infarkt und Emphysem. Frankfurt. Z. Path. **16**, 1—36 (1915).

HAYEK, H. v.: Die Läppchen und Septa interlobularia der menschlichen Lunge. Z. Entwickl.-Gesch. **110**, 405 (1940).

HAYEK, H. v.: Über die Verengung der Bronchi und Bronchioli durch ihre Muskulatur. Wien. klin. Wschr. **1941 I**, 114.

— Über Bau und Funktion der Alveolarepithelzellen. Anat. Anz. **93**, 149 (1942).

— Reaktionsfähigkeit der Alveolarepithelien und Lungenödem. Klin. Wschr. **1943**, 637.

— Über die Beziehungen der Alveolarepithelien zu den Kapillaren. Klin. Wschr. **1948**, 723.

— Muskulatur im Lungenparenchym. Z. Anat. Entwickl.-Gesch. **115**, 88 (1950).

— Zur Frage der Lungenmuskulatur. Klin. Wschr. **1950**, 268.

— Über die funktionelle Anatomie der Lungengefäße. Verh. dtsch. Ges. Kreisl.-Forsch. **17**, 17—21 (1951).

— Zur Anatomie der menschlichen Lunge, der Lungenläppchen und der Alveolenwand unter besonderer Berücksichtigung der Funktion. Wien. klin. Wschr. **1952**, 249.

— Anatomisches zur Frage des Asthma bronchiale. Klin. Wschr. **1952**, 625.

— Die menschliche Lunge und ihre Gefäße, ihr Bau, unter besonderer Berücksichtigung der Funktion. Ergebn. Anat. Entwickl.-Gesch. **34**, 144 (1952).

— Über die Veränderlichkeit der Oberflächenspannung in den Alveolen und ihre Bedeutung für die Retraktionskraft der Lunge. Naunyn-Schmiedebergs Arch. exp. Path. Pharmak. **214**, 266 (1952).

— Die menschliche Lunge. Berlin-Göttingen-Heidelberg: Springer 1953.

— La vascularisation des bronches. Bronches **4**, 110—125 (1954).

HAYES, W. M.: Congenital absence of pectoralis major muscle in whole or in part and absence of pectoralis minor muscle (unilateral); report of 3 cases. Sth. Surg. **15**, 417—426 (1949).

HAYNES, F. W., T. D. KINNEY, H. K. HELLEMS, and L. DEXTER: Circulary changes in experimental pulmonary embolism. Fed. Proc. **6**, 125 (1947).

HEALY, R. F., J. W. DOW, M. C. SOSMAN, and L. DEXTER: The relationship of the roentgenographic appearance of the pulmonary artery to pulmonary hemodynamics. Amer. J. Roentgenol. **62**, 777—787 (1949).

HEAD, J. M., L. R. HEAD, TH. R. HUDSON, and J. R. HEAD: The surgical treatment of emphysematous blebs and localized vesicular and bullous emphysema. Analysis of 50 cases. J. thorac. cardiovasc. Surg. **40**, 443—460 (1960).

HEAD, J. R.: Cystic disease of the lung with emphasis on emphysematous blebs and bullae. Amer. J. Surg. **89**, 1019 (1955).

—, and E. E. AVERY: Intracavitary suction (Monaldi) in the treatment of emphysematous bullae and blebs. J. thorac. Surg. **18**, 761—776 (1949).

HEARD, B. E.: Pathological study of emphysema of lungs with chronic bronchitis. Thorax **13**, 136—149 (1958).

HEARD, B, E.: Further observations on the pathology of pulmonary emphysema in chronic bronchitis. Thorax **14**, 58—70 (1959).
— Pathology of pulmonary emphysema. Methods of study. Amer. Rev. resp. Dis. **82**, 792 (1960).
— Some observations on the pathology of pulmonary emphysema. 4. Internat. Staublungentagg Münster i. Westf. 3.—5. 4. 1962.
HEBERER, G., H. J. PEIPER u. H. H. LÖHR: Die Diagnose und Behandlung von Fremdkörpern im Thorax. Ergebn. Chir. Orthop. **41**, 203—306 (1958).
HECKMANN, F.: Das Krankheitsbild der Bronchialinsuffizienz. Ein Beitrag zum aktiven Verhalten der Lungen bei der Atmung. Fortschr. Röntgenstr. **74**, 23—29 (1951).
HECKMANN, K.: Über eine gashaltige solitäre Lungenzyste. Röntgenpraxis **7**, 608 (1935).
— Der broncho-alveoläre Hypertonus (Ein Beitrag zur Genese der Höhlenbildungen in den Lungen und des Lungenemphysems). Münch. med. Wschr. **93**, 910—914, 962—967 (1951).
HECKSCHER, H.: Entstehung, Krankheitsbild und Behandlung des Lungenemphysems in neuem Licht. Hospitalstidende **1936**, 57—74.
— The emphysema of the lungs, its symptoms and relations to other diseases. Acta med. scand. **120**, 349 (1945).
— Cardiac and respiratory neurosis after contusion of the chest wall. Acta med. scand. (Stockh.) **120**, 53 (1945).
HEGGLIN, R.: Die Lungenfibrose. In: Handbuch der inneren Medizin, 4. Aufl., Bd. IV/4, S. 1286. Berlin-Göttingen-Heidelberg: Springer 1956.
— Die Zirkulationsstörungen der Lunge. (Mit Beiträgen zur pathologischen Anatomie von E. UEHLINGER). In: Handbuch der inneren Medizin, 4. Aufl., Bd. IV/2. Berlin-Göttingen-Heidelberg: Springer 1956.
—, u. E. UEHLINGER: Die Zirkulationsstörungen der Lunge. In: Handbuch der inneren Medizin, Bd. IV/2, S. 227—282. Berlin-Göttingen-Heidelberg: Springer 1956.
HEIBERG, S.: Fremdkörper der Bronchien. Nord. Med. **1942**, 1708—1709.
HEIDENBLUT, A.: Beitrag zur Kenntnis des Trachealbronchus. Fortschr. Röntgenstr. **95**, 77—85 (1961).
HEIER, H.: Zur Kenntnis des Röntgenbildes der einseitigen Pulmonalishypoplasie. Dtsch. Gesundh.-Wes. **1956**, 626—629.
HEILMEYER, L.: Die progressive Lungendystrophie. Beitr. Klin. Tuberk. **124**, 157—164 (1961).
—, u. F. SCHMID: Die progressive Lungendystrophie. Dtsch. med. Wschr. **1956**, 1293, 2118 (Schlußwort).
— K. WURM u. H. REINDELL: Der Morbus Boeck von Lunge und Mediastinum. Ein klinischer Überblick auf Grund eines eigenen Krankengutes von 220 Fällen. Münch. med. Wschr. **1956**, 145—151, 161—164.
HEIM, G., u. W. HÖFFKEN: Das bronchographische Bild der normalen und pathologisch veränderten Schleimdrüsenausführungsgänge und der Bronchialwanddivertikel. Fortschr. Röntgenstr. **90**, 649—656 (1959).
HEIM DE BALSAC, R.: Anomalies de l'arc aortique et de ses branches. In: E. DONZELET et F. D'ALLAINES, Traité de cardiopathies congénitales, p. 249. Paris: Masson & Cie. 1954.
HEIMLICH, H. J., and M. RUBIN: Spontaneous pneumothorax as a presenting feature of primary carcinoma of the lung. Dis. Chest **27**, 457 (1955).
HEINBECKER, P.: A method for demonstration of caliber changes in the bronchi in normal respiration. J. clin. Invest. **4**, 459 (1927).
— Caliber changes in the bronchi in normal respiration. Arch. Surg. **19**, 1574—1576 (1929).
HEINE, F.: Das bullöse Lungenemphysem. Beitr. Klin. Tuberk. **119**, 298 (1958).
— W. BENESCH u. C. W. HERTZ: Untersuchungen zur Methodik der Atemgrenzwertbestimmungen. Z. Tuberk. **102**, 273 (1953).
—, u. M. HELL: Über den Einfluß der temporären Phrenicusausscheidung auf die Atemfunktion. Beitr. Klin. Tuberk. **109**, 266 (1953).
— — Kymographische Studien über den Mechanismus des Wagebalkenphänomens bei gelähmtem Zwerchfell. Beitr. Klin. Tuberk. **116**, 376 (1957).
—, u. E. SCHÜRMEYER: Über spirographische Befunde beim bullösen Lungenemphysem. Beitr. Klin. Tuberk. **119**, 337—342 (1958).
HEINEMANN, J.: Wabenlunge. Fortschr. Röntgenstr. **48**, 123 (1933).
HEINRICH, W. D., and R. P. TAMAYO: Left aortic arch and right descending aorta. Case report. Amer. J. Roentgenol. **76**, 762—766 (1956).
HEINTZEN, P., u. I. TESKE: Die einseitige Agenesie der Lungenarterie. Arch. Kreisl.-Forsch. **32**, 263—291 (1960).
HEISS, B. R.: Über die frühe Entwicklung der menschlichen Lunge, nebst einem Versuch einer mechanischen Begründung. Anat. Anz. **41**, 62 (1912).
— Zur Entwicklung und Physiologie der menschlichen Lunge. Arch. Anat. **1**, 1 (1919).
— Bau und Entwicklung der Wirbeltierlunge. Ergebn. Anat. Entwickl.-Gesch. **24**, 244 (1923).
HEISS, R.: Über die hinteren Pleuragrenzen. Arch. Anat. **1919**, 130.
— Der Atmungsapparat. In: MÖLLENDORFFS Handbuch der mikroskopischen Anatomie, Bd. V/3. Berlin: Springer 1936.
HELLEMOND, K. VAN, u. C. A. H. WAAR: Die Paralleldurchleuchtung als Hilfsmittel bei der bronchoskopischen Extraktion von Fremdkörpern in den Luftwegen. Need. T. Geneesk. **1952**, 1870.
HELLIESEN, P. F., C. D. COOK, S. FRIEDLANDER, and S. AGATHON: Studies of respiratory physiology in children. I. Mechanics of respiration and lung volumes in 85 normal children 5 to 17 years of age. Pediatrics **22**, 80 (1958).

HELLIN, D.: Die Folgen von Lungenexstirpation. Eine experimentelle Untersuchung. Naunyn-Schmiedebergs Arch. exp. Path. Pharmak. **55**, 21 (1906).
HELMER, F., P. KREPLER, F. POLLAUF u. J. ZEITLHOFER: Angeborenes lobäres Emphysem und cystische Mißbildung der Bronchien. Z. Kinderheilk. **87**, 237—254 (1962).
— O. THALHAMMER, H. G. WOLF u. J. ZEITLHOFER: Angeborenes lobäres Emphysem. Neue öst. Z. Kinderheilk. **5**, 24 (1960).
HEMINGWAY, A., P. D. D. POCOCK, and J. J. SHORT: Variation of basal respiration with age. J. chron. Dis. **3**, 301—310 (1956).
HEMPEL, H. C., u. H. THOMAS: Die Bedeutung der inspiratorischen Einziehungen für die Diagnose kindlicher Lungenerkrankungen. Kinderärztl. Prax. **19**, 401 (1951).
HENDERSON, A. T., and S. ROSENZWEIG: Bronchiolitis in infancy. Clinical study with special emphasis on the cardiac complications. U.S. armed Forces med. J. **2**, 943—952 (1951).
HENDERSON, J., F. P. CHILLINGWORTH, and J. L. WHITNEY: The respiratory dead space. Amer. J. Physiol. **38**, 1—19 (1915).
HENDERSON, V. E., and E. H. CRAIGIE: On the respiratory center. Amer. J. Physiol. **115**, 520 (1936).
HENDREN, W. H., and R. J. HAGGERTY: Staphylococcic pneumonia in infancy and childhood: analysis of 75 cases. J. Amer. med. Ass. **168**, 6—16 (1958).
HENLE, J.: Über Tonus, Krampf und Lähmung der Bronchien und über Expektoration. Z. rat. Med. **1**, 249 (1844). Zit. nach GORDONOFF 1938.
— Handbuch der systematischen Anatomie des Menschen, Bd. II, S. 278—298. Braunschweig: F. Vieweg & Sohn 1873.
HENNEL, H.: Cystic disease of the lung. Arch. intern. Med. **57**, 1 (1936).
HENNINGSEN, W.: Die Röntgensymptome und -befunde beim bullösen Emphysem und verwandten Zuständen. Internist (Berl.) **3**, 392—405 (1962).
HENRY, W.: Localized pulmonary hypertrophic emphysema. J. thorac. Surg. **27**, 197—203 (1954).
HENSEL, G.: Das Kugelexsudat. Beitr. Klin. Tuberk. **103**, 431—435 (1950).
HEPPLETON, A. G.: Chronic diffuse interstital fibrosis of the lungs. Thorax **6**, 426—432 (1951).
— The pathology of honeycomb-lung. Thorax **11**, 77 (1956).
HERBUT, P. A., and T. T. SMITH: Constricting double aortic arch. Arch. Otolaryng. **37**, 558 (1943).
HERMANN, W. W.: Double aortic arch. Arch. Path. **6**, 418 (1928).
HERMS, J.: Röntgenbild und Luftgehalt der Lungen beim Emphysem. Beitr. Klin. Tuberk. **77**, 251—258 (1931).
—, u. C. MUMME: Über kongenitale Bronchiektasie und Zystenlunge. Beitr. Klin. Tuberk. **77**, 701 (1931).
HERMS. J., u. J. RÜTTGERS: Lungenvolumina, Ventilation und Arbeitsstoffwechsel beim Lungenemphysem. Beitr. Klin. Tuberk. **78**, 6 (1932).
HERRMANN, A.: Experimentelle Untersuchungen der Schleimhautfunktion der oberen Luftwege. Z. Laryng. Rhinol. **24**, 479 (1933).
HERRMANN, W. G.: Pulmonary changes in case of periarteriitis nodosa. Amer. J. Roentgenol. **29**, 607—611 (1933).
HERRMANNSDORFER, A.: Die Chirurgie der Brustwand. In: Handbuch der praktischen Chirurgie. Stuttgart: Ferdinand Enke 1931.
HERRNHEISER, G.: Die Topik der Versorgungsgebiete der Lungenarterien und Bronchien erster Ordnung. Fortschr. Röntgenstr. **53**, 251 (1936).
— Röntgenanatomie der Lunge. Fortschr. Röntgenstr. **74**, 623—648 (1950).
—, and J. P. WHITEHEAD: Pulmonary interstitial emphysema. Brit. J. Radiol. **26**, 519—524 (1953).
HERS, J. F. P.: Pulmonary fibrosis of unknown etiology. Ned. T. Geneesk. **95**, 1495 (1951).
HERSCHFUS, J. A., E. BRESNICK, and M. S. SEGAL: Pulmonary function studies in bronchial asthma. I: In the control state. II: After treatment. Amer. J. Med. **14**, 23 (1953).
HERTZ, C. W.: Pleuraschwarte und Lungenfunktion. II. Folgezustände nach Pneumothorax mit röntgenologisch nachweisbarer Pleuraschwarte. Beitr. Klin. Tuberk. **112**, 503—515 (1954).
— Untersuchungen über den Einfluß der alveolären Gasdrucke auf die intrapulmonale Durchblutungsverteilung beim Menschen. Klin. Wschr. **1956**, 472.
— Störungen der Ventilation. In: Lungen und kleiner Kreislauf. Bad Oeynhausener Gespräche 1, 127 (1956). Berlin-Göttingen-Heidelberg: Springer 1957.
— E. WITZLER, H. FREUND u. M. SCHLEPPER: Reflektorische Beeinflussung der Atmung durch Änderung der CO_2-Konzentration in den Lungenalveolen bzw. Lungenkapillaren: ein bisher unbekannter Atemreflex? Klin. Wschr. **39**, 650—651 (1961).
HERTZ, H.: Lungenemphysem. In: ZIEMSSENs Handbuch der speciellen Pathologie und Therapie, Bd. V, S. 334—388. Leipzig: F.C.W. Vogel 1874.
HERXHEIMER, H.: The influence of costal and abdominal pressure on the action of the diaphragm in normal and emphysematous subjects. Thorax **3**, 122 (1948).
— Some observations on the co-ordination of diaphragmatic and rib movement in respiration. Thorax **4**, 65—72 (1949).
— The reserve air as an aid in the diagnosis of emphysema. Thorax **4**, 73—81 (1949).
—, u. R. KOST: Untersuchungen über den Gasstoffwechsel bei verschiedenen Arten der Hyperventilation. Z. klin. Med. **116**, 88 (1931).
HERXHEIMER, H. G. J.: Management of bronchial asthma. London and Ontario: Butterworth & Co. 1952.

HERZBERG, K., H. HERZBERG-KREMMER u. G. MAY: Über Pneumocystis Carinii bei interstitiellen Pneumonien. Klin. Wschr. **1952**, 822.

HERZOG, H.: Diskussionsbemerkung zu F. WYSS u. J. REGLI, Über physiologische und pathologische Bronchialkaliberschwankungen. Helv. med. Acta **21**, 484—485 (1954).

— Erschlaffung und exspiratorische Invagination des membranösen Teiles der intrathorakalen Luftröhre und der Hauptbronchien als Ursachen der asphyktischen Anfälle beim Asthma und bei der chronischen asthmoiden Bronchitis des Lungenemphysems. Schweiz. med. Wschr. **1954**, 217—221.

— Ätiologie, funktionelle Bedeutung und bronchoskopische Kontrolle normaler und pathologischer Schwankungen des Bronchialkalibers bei der Atmung. Praxis **1957**, 619—622.

— Exspiratorische Stenose der Trachea und der großen Bronchien, hervorgerufen durch eine erschlaffte pars membranacea. Dtsch. med. Wschr. **84**, 1766—1773 (1959).

— Sténose exspiratoire trachéo-bronchique par relâchement de la paroi membraneuse. Trachéoplastie à l'aide d'un greffon osseux. Poumon **17**, 333—349 (1961).

—, u. A. PLETSCHER: Die Wirkung von industriellen Reizgasen auf die Bronchialschleimhaut des Menschen. Schweiz. med. Wschr. **1955**, 477—481.

HERZOG, W., u. F. W. CONRAD: Zur Frage der Lymphknotensilikose mit besonderer Berücksichtigung der Nervenveränderungen durch silikotisch verschwielte Lymphknoten. Arch. Gewerbepath. Gewerbehyg. **14**, 117 (1955).

HESS, W. R.: Die Regulierung der Atmung. Leipzig: Georg Thieme 1931.

— Das physiologische Zusammenspiel von Kreislauf und Atmung. Verh. dtsch. Ges. Kreisl.-Forsch. **8**, 9—32 (1935).

— Die Rolle des Vagus in der Selbststeuerung der Atmung. Pflügers Arch. ges. Physiol. **237**, 24 (1936).

—, u. H. R. MÜLLER: Einflüsse des Mittel- und Zwischenhirns auf die Atmung. Helv. physiol. Acta **4**, 347—358 (1946).

HEUBLEIN, G. W., E. P. PENDERGRASS, and B. P. WIDMAN: Roentgenographic findings in the neurocutaneous syndromes. Radiology **51**, 647—663 (1948).

HEUCK, F.: Die cystischen Fehlbildungen von Lungensegmenten. Ärztl. Wschr. **1958**, 305—308.

—, u. W. DONTENWILL: Untersuchungen der Lunge nach Bronchographie im Tierversuch. Z. ges. exp. Med. **127**, 121—132 (1956).

—, u. J. SEUSING: Bronchographische und gasanalytische Untersuchungen bei Lungenzysten. Fortschr. Röntgenstr. **82**, 315—321 (1955).

HEWLETT, TH. H., A. J. PUGLISI, and W. F. BOWERS: Bronchospasm in bronchography. J. thorac. Surg. **33**, 609—616 (1957).

HEYDE, L., B. HEYDE, and C. P. KORNY: Disease of the lungs (honeycomb lungs). Dis. Chest **19**, 190 (1951).

HEYER, H., J. HOLMAN, and G. SHIRES: The diminished efficiency and altered dynamics of respiration in experimental pulmonary congestion. Amer. Heart J. **35**, 463 (1948).

HEYER, H. E.: Abnormalities of the respiratory pattern in patients with cardiac dyspnea. Amer. Heart J. **32**, 457—466 (1946).

HEYMANS, J. F., et C. HEYMANS: Sur les modifications directes et sur la régulation réflexe de l'activité du centre respiratoire de la tête isolée du chien. Arch. int. Pharmacodyn. **33**, 273 (1927).

HIDDLESTONE, H. J. H.: X-ray appearances in asthma. N. Z. med. J. **61**, 412—418 (1962).

HIERONYMI, G.: Über einen Fall generalisierter Periarteriitis nodosa unter dem Bilde einer sog. progressiven Lungendystrophie. Frankfurt. Z. Path. **70**, 107—120 (1959).

HILDING, A. C.: Study of inflation of lungs of newborn; preliminary report. Calif. Med. **71**, 332—336 (1949).

— Syndrome of joint and cartilaginous changes with destructive iridocyclitis: comparison with disribed concurrent eye and joint diseases. Arch. intern. Med. **89**, 445 (1952).

—, and D. HILDING: The volume of the bronchial tree at various levels and its possible physiologic significance. Ann. Otol. (St. Louis) **54**, 725—738 (1945).

— — Expansion of lungs in newborn; experimental study in rabbits. Trans. Amer. Acad. Ophthal. Otolaryng. **55**, 576—589 (1951).

HILGERT, F.: Der Spalt zwischen Ober- und Mittellappen der rechten Lunge. Fortschr. Röntgenstr. **78**, 291—303 (1953).

HILLER, H.: Der formative Einfluß der Luft auf die Atemorgane (vergleichende Untersuchung über Bau und Entwicklung von Reptilien- und Säugerlungen). Morph. Jb. **71**, 184—265 (1876).

HIMMER, P.: Les «kystes aériens» du poumon. Acta chir. belg. **55**, 819—850 (1956).

HINES, L. E.: Fibrosis of the lungs following roentgen-ray treatments for tumor. J. Amer. med. Ass. **79**, 720—722 (1922).

HINSHAW, H. C.: Experimental production of chronic obstructive emphysema in animals. Proc. Mayo Clin. **13**, 599—600 (1938).

HIRAKAWA, K.: Elasticity and plasticity of internal organs: lung; problem of emphysema of lungs. Acta Sch. med. Univ. Kioto **7**, 241—262 (1925).

HIRDES, J. J.: Die Bronchospirometrie. Schweiz. Z. Tuberk. **8**, 392—417 (1951).

HIRSCH, J. S., and M. M. SCHWARZSCHILD: Kymography. In: O. GLASSER, Medical physics, vol. I, p. 663—671. Chicago: Year Book Publ. Inc. 1944.

HIRSCHFELD, J. H.: Dilated bronchial mucous glands in chronic bronchitis, a neglected morphologic finding. Correlation of bronchoscopic and bronchographic appearance. Amer. Rev. resp. Dis. **83**, 16—25 (1961).

Hirschfeld, J. H., O. C. Brantigan, M. B. Kress, and R. V. Goco: Bronchoscopy and bronchography in emphysema and chronic bronchitis. Demonstration of morphologic changes in an attempt at appraisal of severity of functional impairment. Dis. Chest **41**, 291—298 (1962).

Hirtz, E.: De l'emphysème pulmonaire chez tuberculeux. Thèse Paris 1878.

Hirvonen, M., u. M. Pertillä: Lungenemfysem vid vissa sjukdomar, specielet magsår. Nord. Med. **1951**, 45.

Hiscoe, D. B., and G. J. Digman: Types abd incidence of lung hernias. J. thorac. Surg. **30**, 335—342 (1955).

Hitzenberger, K.: Das Röntgenbild des Zwerchfells bei Pleuritis. Klin. Wschr. **1930**, 1732—1734.

—, u. H. Elias: Beiträge zur vergleichenden Krankenuntersuchung durch physikalisch-klinische und röntgenologische Methoden. Wien. Arch. inn. Med. **7** (1924).

Hochrein, M.: Der Lungenkreislauf unter normalen und pathologischen Bedingungen. Verh. dtsch. Ges. Kreisl.-Forsch. **8**, 51—73 (1935).

— Herzkrankheiten, 2. Aufl., Bd. I. Dresden: Theodor Steinkopff 1942.

— Zur Symptomatologie und Therapie des cor pulmonale. Med. Klin. **47**, 1551 (1952).

— Neuere Gesichtspunkte bei der Beurteilung und Behandlung des Lungenemphysems. Congr. nat. des sciences médicales, Bucarest 1957 (Verhandlungsbericht S. 837—856).

— Herz-Kreislaufstörungen beim Lungenemphysem. Ärztl. Prax. **10**, 631—641, 655—656 (1958).

— G. Betzien u. I. Schleicher: Pulmonale Dystonie und pulmonaler Hochdruck. Med. Klin. **1954**, 27, 1064.

—, u. G. T. Dinischiotu: Zur Pathogenese des Asthma bronchiale. Z. Kreisl.-Forsch. **31**, 465—487 (1939).

—, u. W. Gross: Elektrische Reizversuche am N. vagus und N. depressor zum Studium der regulatorischen Beziehungen zwischen Atmung und Kreislauf. Pflügers Arch. ges. Physiol. **229**, 642 (1932).

—, u. Ch. J. Keller: Beiträge zur Zirkulation im kleinen Kreislauf. I. Mitt. Der Einfluß mechanischer Vorgänge auf die mittlere Durchblutung und die Depotfunktion der Lunge. Naunyn-Schmiedebergs Arch. exp. Path. Pharmak. **164**, 529 (1932).

— — Die nervöse Regulation der Durchblutung und Blutfüllung der Lunge. Naunyn-Schmiedebergs Arch. exp. Path. Pharmak. **166**, 229 (1932).

—, u. K. Matthes: Der Druck im kleinen Kreislauf. Naunyn-Schmiedebergs Arch. exp. Path. Pharmak. **167**, 687 (1932).

—, u. I. Schleicher: Pneumonose oder pulmonale Dystonie. Med. Klin. **1949**, 129—135.

— — Die Funktion des cardiopulmonalen Systems. Med. Klin. **1953**, 765.

Hochrein, M., G. Betzin u. I. Schleicher: Beteiligung von Herz und Kreislauf bei anderen Erkrankungen und besonderen Zuständen. A. Herz-Kreislauf bei Lungenerkrankungen. In: Herz-Kreislauferkrankungen, Bd. II, S. 1719—1752. Darmstadt: Dr. Dietrich Steinkopff 1959.

— — u. M. Stammberger: Zur funktionellen Pathologie der Staublungenerkrankung. Ärztl. Forsch. **6**, 437—441 (1952).

Hochsinger: Stridor thymicus infantum. Wien 1904.

Hodes, P. J., and R. A. Groff: Interstitial emphysema and pulmonary collapse complicating fractures of the skull. Amer. J. Roentgenol. **54**, 54—56 (1945).

Hodson, C. J., and N. E. France: Pulmonary changes in cystic fibrosis of the pancreas. A radio-pathologic study. Clin. Radiol. (Edinb.) **13**, 54—61 (1962).

Höffken, W.: Die gezielte Bronchographie und ihre Auswirkung auf die Sauerstoffsättigung des Blutes. Fortschr. Röntgenstr. **81**, 320 (1954).

— Das Cor pulmonale. Radiologe **1**, 27—37 (1961).

Hoel, J.: Diffus myomatose og cystedannelse i lungene. Nord. Med. **42**, 1273 (1949).

Hoesslin, H. v.: Das kleine Herz der Asthmatiker. Klin. Wschr. **1931**, 1893—1897.

Hofbauer, L.: Störungen der äußeren Atmung. Ergebn. inn. Med. Kinderheilk. **4**, 1 (1909).

— Zur Pathogenese des Lungenemphysems. Dtsch. med. Wschr. **1912**, 1534.

— Die zirkulatorische Funktion des Thoraxdrucks. Berl. klin. Wschr. **1913**, Nr 49.

— Entstehung und Bekämpfung der konsekutiven Störungen bei Pleuraschwarte. Wien. klin. Wschr. **26**, 295 (1913).

— Verbildung des Brustkorbs als Folge von Atemstörungen. Ergebn. allg. Path. path. Anat. **19**, II, 1 (1921).

— Pathologische Physiologie der Atmung. In: Handbuch der normalen und pathologischen Physiologie, Bd. II/1, S. 337—431. Berlin: Springer 1925.

— Versuch einer klinischen Gruppenteilung des Lungenemphysems. Wien. Arch. inn. Med. **15**, 271 (1928).

—, u. G. Holzknecht: Respiratorische Größenschwankungen des Herzens. Mitt. Lab. radiol. Diagn. u. Ther. allg. Krhaus Wien 1907. Zit. nach Zdansky, Röntgendiagnostik des Herzens und der großen Gefäße.

— — Über den Mechanismus der Atemvertiefung. Mitt. Lab. radiol. Diagn. Jena 1907.

— — Einfluß der Respiration auf Blutdruck und Gefäße. Z. klin. Med. **70**, 358 (1911).

—, u. W. Kohner: Versuch einer klinischen Gruppeneinteilung des Lungenemphysems. Wien. Arch. inn. Med. **15**, 271 (1928).

Hoff, F.: Klinische Physiologie und Pathologie, 2. Aufl. Stuttgart: Georg Thieme 1952.

Hoffmann, F. A.: Emphysem und Atelektase. In: Nothnagels Handbuch der speciellen Pathologie und Therapie, Bd. 14, 2. Hälfte, 1. Abt. Wien 1900.

HOFFSCHULTE: Bullöses Lungenemphysem im Röntgenbild. Röntgenpraxis **1931**, 886.

HOHENNER, K.: Beitr. Klin. Tuberk. **84**, 596 (1934).

HOLDEN, W. S.: The behaviour of contrast medium in the bronchial tree. Brit. J. Radiol. **30**, 530—536 (1957).

— Some pitfalls in the interpretation of lung radiographs. Med. Press **1957**, 210—215.

—, and G. M. ARDRAN: Observations on the movements of the trachea and main bronchi in man. J. Fac. Radiol. (Lond.) **8**, 267—275 (1957).

HOLINGER, P. H., and A. H. ANDREWS jr.: Bronchial obstruction. Signs, symptoms and diagnosis. Amer. J. Surg., N.S. **54**, 193—210 (1941).

— — y R. R. BUZZO: Obstrucción bronquial en niños. Arch. argent. Pediat. **32**, 3—33 (1949).

—, and K. C. JOHNSTON: Foreign bodies in the air and food passages. Pediat. Clin. N. Amer. **1954**, 827.

— — Clinical aspects of congenital anomalies of the trachea and bronchi. Dis. Chest **31**, 613 (1957).

— — and C. E. BASINGER: Benign stenosis of the trachea. Ann. Otol. (St. Louis) **59**, 837 (1950).

— — and A. R. ZOSS: Tracheal and bronchial obstructions due to congenital cardiovascular anomalies. Ann. Otol. (St. Louis) **57**, 808 (1948).

— A. A. ZIMMERMANN, V. N. PARCHET, and K. C. JOHNSTON: A correlation of the embryonic development of the trachea and lungs with congenital malformations. Fortschr. Hals-Nas.-Ohrenheilk. **3**, 1—39 (1956).

HOLLISTER, L. E., and C. V. CULL: The syndrome of chronic thrombosis of the major pulmonary arteries. Amer. J. Med. **21**, 312 (1956).

HOLLMANN, W.: Der Arbeits- und Trainingseinfluß auf Kreislauf und Atmung. Darmstadt: Dr. Dietrich Steinkopff 1959.

HOLZEL, A., F. BENETT, and B. F. VAUGHAN: Congenital lobar emphysema. Arch. Dis. Childh. **31**, 216—221 (1956).

HOLZKNECHT, G.: Ein neues radiologisches Verfahren bei Bronchialstenose und Methodisches. Wien. klin. Rdsch. **13**, 1785—1787 (1899).

— Röntgenuntersuchung der Brusteingeweide. Hamburg: L. Gräfe & Sillem 1901.

—, u. L. HOFBAUER: Zur Physiologie und Pathologie der Atmung. HOLZKNECHTs Mitt. Lab. röntgenol. Diagn. u. Ther., H. 2, Jena 1907.

HOLZLOHNER, E.: Die Volumenänderungen im menschlichen Thorax während der Herzaktion. Z. Biol. **92**, 293 (1932).

HOLZMANN, M.: Erkrankungen des Herzens und der großen Gefäße. In: SCHINZ-BAENSCH-FRIEDL-UEHLINGER, Lehrbuch der Röntgendiagnostik. Stuttgart: Georg Thieme 1952.

HOOVER, C. F.: Tracheal and bronchial stenosis as causes for emphysema. Arch. intern. Med. **29**, 142 (1922).

HORÁNYI, J.: Bronchiale Adenose. Acta morph. Acad. Sci. hung. **3**, 363—375 (1953).

— Die knorpelbedingten — chondrogenen — Bronchusstenosen. Thoraxchirurgie **6**, 30 (1958).

—, u. J. KERÉNYI: Eine durch bronchiale Adenose verursachte hochgradige zystische Lungenblähung im Kindesalter. Tuberkulózis **15**, 378 (1962). Tuberk.-Arzt **17** (1963).

— J. SZÖTS u. E. HALASY-NAGY: Über eine durch Knorpelanomalie verursachte hochgradige zystische Lungenblähung im Säuglingsalter. Thoraxchirurgie **11**, 710—713 (1964).

HORINE, C. F., and C. G. WARNER: Distribution of pulmonary and bronchial circulation. Experimental study. J. thorac. Surg. **2**, 80—86 (1932).

HORNYKIEWYTSCH, TH.: Die Strukturanalyse der Lunge und ihre klinische Bedeutung. Medizinische **1956**, 1451—1454, 1467—1472.

—, u. H. ST. STENDER: Die Gefäßveränderungen bei Emphysem und Pulmonalsklerose (Normale und pathologisch veränderte Lungengefäße im Schichtbild). Fortschr. Röntgenstr. **82**, 642—655 (1955).

HORSTERS, H.: Das Emphysemherz. Z. ges. inn. Med. **7**, 39 (1952).

HOSOÏ, K.: Pulmonary embolism and infarction. Ann. Surg. **95**, 67 (1932).

HOSSLI, G.: Seltene intrathorakale Cysten, die mit dem Verdauungstrakt in Beziehung stehen. Langenbecks Arch. klin. Chir. **265**, 551—578 (1950).

HOUSTON, J. C., S. DE NAVASQUEZ, and J. R. TROUNCE: A clinical and pathological study of fatal cases of status asthmaticus. Thorax **8**, 207—213 (1953).

HRADSKÝ, M.: Polyarteriitis nodosa with pulmonary infiltration. Čas. Lék. čes. **99**, 417—421 (1960).

HSIEH, C. K., and H. T. KIMM: Changes in lungs and pleura following irradiation of extrathoracic tumors. Amer. J. Roentgenol. **37**, 802—810 (1937).

HUDSON, E. H.: Single large cyst of the lung simulating a high-pressure pneumothorax. Brit. med. J. **1939 I**, No 4079, 503.

HUDSON, W. A., and H. A. JARRE: Cinex camera studies of the tracheobronchial tree. Arch. Surg. **19**, 1236—1245 (1929).

— — Functional studies of the tracheobronchial tree with the aid of the cinex camera. Brit. J. Radiol. **2**, 523 (1929).

HÜBSCHMANN, P.: Über Influenzaerkrankungen der Lunge und ihre Beziehungen zur Bronchiolitis obliterans. Beitr. path. Anat. **63**, 202—258 (1917).

— Über Kavernen und Pseudokavernen. Beitr. Klin. Tuberk. **67**, 186 (1927).

HUECK, W.: Über das Mesenchym. Die Bedeutung seiner Entwicklung und seines Baues für die Pathologie. Beitr. path. Anat. (Jena) **66**, 330—376 (1920).

— Morphologische Pathologie. Leipzig: Georg Thieme 1937.

HÜCKEL, R.: Beiträge zur angeborenen Wabenlunge. Frankfurt. Z. Path. **35**, 320 (1927).

HÜNERMANN, C., u. H. SIEVERS: Zur klinischen und röntgenologischen Diagnose angeborener zystischer Lungenmißbildungen im Säuglingsalter. Z. Kinderheilk. **50**, 451 (1931).

HUETER: Über angeborene Bronchiektasen und angeborene Wabenlunge. Beitr. path. Anat. **59**, 520 (1914).

HUIZINGA, E.: Ober den bouw van den Bronchialboom. Ned. T. Geneesk. **77**, 3351—3357 (1933).

— Über den Bau des Bronchialbaums. Z. Hals-, Nas.- u. Ohrenheilk. **33**, 534—545 (1933).

— Über die Weite und das Wachstum des Bronchialbaums. Z. Hals-, Nas.- u. Ohrenheilk. **33**, 546—558 (1933).

— Über die Physiologie des Bronchialbaumes. Pflügers Arch. ges. Physiol. **238**, 767 (1937).

— De l'anatomie et de la physiologie de l'arbre bronchique. Acta oto-laryng. (Stockh.) **26**, 182—196 (1938).

— Über die Entstehung der Bronchiektasie. Acta radiol. (Stockh.) **21**, 75—100 (1940).

— Über Bronchialfremdkörper. Hals-, Nas.- u. Ohrenarzt, 1. Teil **32**, 126—137 (1941).

— Atelektase. Z. Hals-, Nas.- u. Ohrenheilk. **48**, 17—40 (1941).

— La Bronchosténose. Bronches **1**, 71 (1951).

— Bronchography in bronchial cancer and collateral ventilation. J. thorac. Surg. **23**, 445 (1952).

— La motilité de la paroi bronchique. Bronches **2**, 26—42 (1952).

— Totaler Verschluß eines Bronchus ohne Atelektase. Zit. von E. KUGEL, Thoraxchirurgie. Münch. med. Wschr. **1952**, Nr 48, 2453.

— Bronchological pneumonology (The Semon lecture 1954). J. Laryng. **69**, 1—26 (1955).

— Sur les opacités pulmonaires par obstruction bronchique. Bronches **7**, 130—133 (1957).

—, u. E. BEHR: On the division of the lung segments. Acta radiol. (Stockh.) **21**, 314—325 (1940).

—, and G. J. SMELT: Bronchography. Assen (Niederl.): Van Gorcum & Co. 1949.

—, et C. G. SMIT: Collapsus du poumon. Bronches **1**, 281 (1951).

HULSE, W. F., and H. G. CURTIS: Tracheal accessory lung. Amer. Rev. Tuberc. **41**, 654—656 (1940).

HUMPERDINCK, K.: Chronische Bronchitis, Emphysem — Eine Berufskrankheit der Bergleute? Med. wiss. Beitr. Krankenhaus Bochum **6**, 3 (1955).

— Emphysembronchitis und Berufsarbeit. Med. Klin. **51**, 91—94 (1956).

— Bronchialasthma, Emphysembronchitis, Emphysem unter besonderer Berücksichtigung arbeitsmedizinischer Zusammenhänge. Knappschaftsarzt Nr 32, 141—167 (1963).

HUMPHREYS, E. M.: Chronic progressive pulmonary fibrosis. Med. Clin. N. Amer. **35**, 169 (1951).

HUNTER, W.: The history of an emphysema. Med. Obs. and Inq. **2**, 17—69 (1762).

HURTADO, A., and C. BOLLER: Studies of the total pulmonary capacity and its subdivisions. I. Normal, absolute and relative values. J. clin. Invest. **12**, 793—806 (1933).

—, and W. W. FRAY: Studies of the total pulmonary capacity and its subdivision. II. Correlation with physical and radiological measurements. J. clin. Invest. **12**, 807—823 (1933).

— — Studies of total pulmonary capacity and its subdivisions. III. Changes with body posture. J. clin. Invest. **12**, 825—832 (1933).

— — and W. S. MCCANN: Studies of total pulmonary capacity and its subdivisions. IV. Preliminary observations on cases of pulmonary emphysema and of pneumoconiosis. J. clin. Invest. **12**, 833—846 (1933).

— N. L. KALTREIDER, W. W. FRAY, W. D. BROOKS, and W. S. MCCANN: Studies of total pulmonary capacity and its subdivisions. VI. Observations on cases of obstructive pulmonary emphysema. J. clin. Invest. **13**, 1027 (1934).

HURWITZ, A., M. CALABRESI, R. W. COOKE, and A. A. LIEBOW: An experimental study of the venous collateral circulation of the lung. I. Anatomical observations. Amer. J. Path. **30**, 1085—1115 (1954).

HURWITZ, S. A., and H. GREENHOOD: Pneumothorax and pneumomediastinum in the newborn infant. J. Pediat. **45**, 437 (1954).

HUSFELDT, E., and H. H. WANDALL: Experimental investigations into the ventilation of the lung. Acta med. scand. **108**, 603 (1941).

HUSTEN, K.: Das Emphysem und die chronische Bronchitis des Ruhrbergmannes. Verh. dtsch. Ges. inn. Med. **62**, 112—120 (1956) u. Knappschaftsarzt **8**, 11 (1956).

— Bronchitis, Emphysem und Silikose. III. Internat. Staublungentagg Münster i. Westf. 1957.

— Die Abhängigkeit der chronischen Bronchitis und des Lungenemphysems von der Lungenverstaubung und der Silikose (Referat). III. Internat. Staublungentagg Münster i. Westf. 1957. In: Die Staublungenerkrankungen, Bd. 3, S. 396. Darmstadt: Dr. Dietrich Steinkopff 1958.

HUTÁS, I., u. J. HUTÁS: Späte Respirationsschäden nach Pneumothoraxbehandlung. Beitr. Klin. Tuberk. **122**, 152 (1960).

HUTCHINSON, H. E.: Irradiation pneumonitis: report of a case with description of the histological findings. Glasg. med. J. **1953**, 802.

HUTCHINSON, J. H.: The pathogenesis of epituberculosis in children, with a note of obstructive emphysema. Glasg. med. J. **30**, 271 (1949).

HUZLY, A.: Bronchoskopie, Bronchographie und Bronchusspülung, unter besonderer Berücksichtigung der Tuberkulose. Tuberk.-Arzt **7**, 1 (1953).

HYDE, L., B. HYDE, and C. POKORNY: Diffuse bilateral cystic disease of lungs (honeycomb-lungs). Dis. Chest **19**, 190—200 (1951).

HYGE, T. V.: Ein Fall von Lungenventilzyste. Hospitalstidende **80**, 950 (1937).

IDEMA, D. G. A.: Een geval van longhypoplasie met dextrocardie. (A case of pulmonary hypoplasia with dextrocardia.) Ned. T. Geneesk. **3**, 2417—2419 (1951).

IGLAUER, S.: Tracheo-bronchoscopy with report of cases. Ohio St. med. J. **7**, 178—183 (1911).

— Three cases of foreign body in the bronchi. Lancet-Clinic **107**, 603 (1912).

— Correspondence zu CH. JACKSON, W. H. SPENCER and W. F. MANGES, Diagnosis and localisation of non-opaque foreign bodies in the bronchi. Amer. J. Roentgenol. **7**, 413 (1920).

IHRINGER, G.: Über das Schicksal embolisierter Tumorzellen in den Lungen. Zbl. allg. Path. path. Anat. **90**, 123—128 (1953).

ILLINGWORTH, R. S.: Congenital air-containing cysts of lung. Proc. roy. Soc. Med. **32**, 318—319 (1939).

INGALS, E. F.: Respiratory movements of the bronchial tree. J. Amer. med. Ass. **45**, 1302—1305 (1905).

INGELRANS, P., A. BRETON et J. DUBOIS-CADET: Pneumopathie bulleuse au cours d'une ostéomyélite. Arch. franç. Pédiat. **8**, 661—666 (1951).

INGRAM jr., M. D., G. W. HUDSON, and T. J. DAVIS: Aplasia of the lung; with angiocardiographic demonstration of anomalous pulmonary circulation. Amer. J. Roentgenol. **64**, 409—413 (1950).

ISAAKSSON: Pathologisch-anatomische Veränderungen der Lungengefäße beim Emphysem. Virchows Arch. path. Anat. **53**, 466 (1871).

ISLEY, J. K., J. BACOS, J. B. HICKAM, and G. J. BAYLIN: Bronchiolar behavior in pulmonary emphysema and in bronchiectasis. Amer. J. Roentgenol. **87**, 853—858 (1962).

ISRAEL, R., P. HERTZOG, D. UZZANM, J. GILBERT, A. ZAIMI et J. CHEBAT: Visibilité des lumières bronchiques dilatées, sur de bonne tomographies, en dehors de toute injection lipiodolée. Bull. Soc. méd. Hôp. Paris **69**, 295—298 (1953).

IVANOV, V. A., u. M. A. KIROVA: Zur röntgenologischen Untersuchung der Gefäße der Lunge bei normalem und pathologischem Zustand, Vestn. Rentgenol. Radiol. **1955**, 18—23.

IVY, A. C.: Emphysema, silicosis and coal miners (Editorial). Amer. J. Roentgenol. **63**, 918—919 (1950).

JACCARD, G.: Erkrankungen der Pleura. In: Handbuch der inneren Medizin, 4. Aufl., Bd. IV/4, S. 300—390. Berlin-Göttingen-Heidelberg: Springer 1956.

JACCHIA, P.: Kongenitale linke Zystenlunge mit Aplasie des Unterlappens. Röntgenpraxis **1932**, 873.

JACH, ST., and R. RAKOWSKI: Underdevelopment of the left pulmonary artery. Pol. Przegl. radiol. **22**, 253—257 (1958).

JACINTO, C., and M. LAHOZ: "Reversible" and "irreversible" massive pulmonary atelectasis: A radiologic study. Radiology **37**, 588—597 (1941).

JACKSON, A. D. M., and W. F. YOUNG: Cystic fibrosis of the pancreas. In: F. LINNEWEH, Die Prognose chronischer Erkrankungen. Berlin-Göttingen-Heidelberg: Springer 1960.

JACKSON, CH.: Thymic tracheo-stenosis; tracheoscopy, thymectomy, cure. J. Amer. med. Ass. **43**, 1753—1756 (1907).

— The drowning of the patient in his own secretions. Laryngoscope (St. Louis) **21**, 1183—1185 (1911).

— Mechanical problems of bronchoscopic and esophagoscopic foreign body extraction. J. Amer. med. Ass. **68**, 245—250 (1917).

— The bronchial tree, its study by insufflation. Trans. Amer. laryng. Ass. **1918**, 319.

— A new diagnostic sign of foreign body in trachea or bronchi, the "asthmoid wheeze". Amer. J. med. Sci. **156**, 625 (1918).

— Observation on the pathology of foreign bodies in the air and food passages based on the analysis of 628 cases. Surg. Gynec. Obstet. **1919**, 201—216.

— Postulates of the cough reflex in some of its medical and surgical phases. Ther. gaz. **44**, 609—610 (1920).

— Prognosis of foreign body in the lung. J. Amer. med. Ass. **77**, 1178 (1921).

— Mechanism of physical signs in neoplastic and other diseases of the lung, with special reference to obstructive atelectasis and obstructive emphysema. J. Amer. med. Ass. **95**, 639—644 (1930).

— The mechanism of physical signs, with especial reference to foreign bodies in the bronchi. Amer. J. med. Sci. **165**, 313 (1932).

— Bronchial obstruction. Dis. Chest **17**, 125—150 (1950).

— Tracheal and bronchial foreign bodies. In: W. NELSON, Textbook of pediatrics, 6. ed., p. 800—802. Philadelphia: W. B. Saunders Co. 1954.

—, and C. L. JACKSON: Acute laryngotracheobronchitis. Living pathologic conditions seen in acute respiratory diseases. J. Amer. med. Ass. **107**, 929—933 (1936).

— — Obstructive atelectasis and obstructive emphysema and postoperative pulmonary atelectasis. In: Brennemanns Practice of Pediatrics 1951. Zit. GÖRGÉNYI-GÖTTCHE-KASSAY.

—, and CH. L. JACKSON: Foreign bodies in the lung. Amer. J. Surg. **54**, 211 (1941).

— — Diseases of the nose, throat and ear. London: W. B. Saunders Co. 1946.

— — Bronchoesophagology. Philadelphia and London: W. B. Saunders Co. 1951.

— W. H. SPENCER, and W. F. MANGES: The diagnosis and localization of non-opaque foreign bodies in the bronchi. Amer. J. Roentgenol. **7**, 277—285 (1920).

JACKSON, CH. J., and J. F. HUBER: Correlated applied anatomy of the bronchial tree and lungs with a system of nomenclature. Dis. Chest **9**, 319—326 (1943).

Jacob, G.: Gibt es ein typisches Röntgenbild der klinisch eben manifesten interstitiellen Pneumonie der Frühgeburten? Fortschr. Röntgenstr. **80**, 697—708 (1954).

Jacobaeus, H. C.: Case of severe bullous emphysema. Acta radiol. (Stockh.) **16**, 661 (1935).

— G. Selander, and N. Westermark: Attempt at a clinical functional test of the emptying capacity of the bronchi. Acta med. scand. **71**, 379—437 (1929).

Jacobelli, G.: Un caso di mancanza congenita monolaterale dei muscoli grande e piccolo pettorale. Ann. Med. nav. colon. **45**, 451—454 (1939).

Jacobs, S.: Pulmonary emphysema: clinical forms. Amer. Practit. **2**, 681—685 (1951).

Jacobson, F. O.: Primäre Lungen- und Mediastinaltumoren. Beitrag zu ihrer Differentialdiagnose. Klinisch-experimentelle Beiträge zur inneren Medizin (Festschrift für Julius Lazarus), S. 152. Berlin: August Hirschwald 1899.

Jacobson, G., R. S. Cohen, and R. A. Carter: Pulmonary complications of acute bulbar poliomyelitis. Radiology **57**, 629—641 (1951).

Jacobson, O.: Respiratorische Verschiebung des Mediastinums, ein Symptom einseitiger Bronchostenose. Berl. klin. Wschr. **40**, 440—441 (1903).

— Zur Diagnostik der Bronchostenose. Dtsch. med. Wschr. **39**, 265—267 (1913).

— Zur Röntgenologie der Bronchostenose. Fortschr. Röntgenstr. **20**, 294—298 (1913).

Jaederholm, K. B.: Ein Fall von bullösem Emphysem. Acta radiol. (Stockh.) **13**, 51 (1932).

Jaeger, L.: Contribution à l'étude des hamartomes pulmonaires (hamartochondromes et hamarto-kystomes). Thèse Zürich 1934.

Järvinen, K. A. J., and K. Thomander: The diagnosis of obstructive pulmonary emphysema in mass radiography. Ann. Med. intern. Fenn. **48**, 151—156 (1959).

Jagič, N., u. J. Lippner: Lunge und Atmung bei Bläsern. Ein Beitrag zur Frage der Emphysementwicklung. Wien. klin. Wschr. **1919**, 683, 714.

—, u. G. Spengler: Emphysem und Emphysemherz. Berlin u. Wien: Springer 1924.

Jaksch-v. Wartenhorst, R.: Polychondropathia. Wien. Arch. inn. Med. **6**, 93 (1923).

Jalón Lassere, R.: Beitrag zum Studium des gutartigen Spontanpneumothorax. Rev. esp. Tuberc. **10**, 263—275 (1941).

Jamin, F.: Über Stand und Bewegung des Zwerchfells. Verh. dtsch. Ges. inn. Med. **23**, 565 (1906).

— Zwerchfell und Atmung. In: Groedel, Grundriß und Atlas der Röntgendiagnostik in der inneren Medizin (Lehmanns med. Atlanten, 3. Aufl., S. 190—218. München: J. F. Lehmann 1921.

Janbon et L. Gondard: Volumineux kyste séreux intrathoracique parapéricardique. Arch. Soc. Sci. méd. biol. Montpellier et Languedoc **9**, 440 (1928).

Jansen u. Murk: Über den Einfluß der respiratorischen Kräfte auf die Form der Wirbelsäule. Z. orthop. Chir. **25** (1911).

Janssen, Th., u. F. Roulet: Kasuistischer Beitrag zur Kenntnis der chronischen interstitiellen Pneumonie mit Emphysem; mit Berücksichtigung der Differentialdiagnose. Beitr. Klin. Tuberk. **88**, 132 (1936).

Januschke, H., u. L. Pollak: Zur Pharmakologie der Bronchialmuskulatur. (Zugleich ein Beitrag zur Lehre von der Lungenstarre.) Naunyn-Schmiedebergs Arch. exp. Path. Pharmak. **66**, 205—220 (1911).

Jehn, W., u. R. Nissen: Pathologie und Klinik des Mediastinalemphysems. Dtsch. Z. Chir. **206**, 221—245 (1927).

Jeker, K.: Die Bestimmung des Strömungswiderstandes im Bronchialsystem des Menschen. Inaug.-Dis. Bern 1953.

Jenner, W.: On the determining causes of vesicular emphysema of the lung. Med.-chir. Trans. **40**, 25—37 (1857).

— Emphysema of the lungs. Syst. Med. (Reynolds) **3**, 475, 959 (1871).

Jenny, E.: Eine Pneumatozele der Lunge. Schweiz. med. Wschr. **2**, 776 (1935).

Jenny, R. H.: Hemmungsmißbildung der Lunge. Thoraxchirurgie **4**, 557 (1956/57).

Jensen, K. M., L. Miscall, and J. Steinberg: Angiocardiography in bullous emphysema: its role in selection of the case suitable for surgery. Amer. J. Roentgenol. **85**, 229—245 (1961).

Jéquier, M.: Observations sur le syndrome de Marfan. Helv. med. Acta **10**, 233 (1943).

— Le sindrome de Marfan (Dolichosténomélie ou Arachnodactylie). Etude clinique, radiologique et génétique de 18 cas nouveaux. Radiol. clin. (Basel), Suppl. ad **13**, **3** (1944).

Jéquier, E., u. O. Mengis: La fonction respiratoire dans un cas de poumon polikystique compliqué de pneumothorax. Schweiz. med. Wschr. **1**, 748 (1938).

Jerguson, F. C., R. E. Kobilak, and J. E. Deitrick: Varices of bronchial veins as source of hemoptysis in mitral stenosis. Amer. Heart J. **28**, 445 (1944).

Jesser, J. H., and G. de Takats: Visualization of the pulmonary artery during its embolic obstruction. Arch. Surg. **42**, 1034—1041 (1941).

Jeune, M., P. Mounier-Kuhn et M. Béthenod: Considérations générales sur les troubles de la ventilation chez l'enfant. Pédiatrie **6**, 47 (1951).

Jiménez, C., C. Albert, V. L. Barrantes, J. Salgado, F. Lahoz y C. Lahoz: La anatomia radiologica del asma. Estudio con una nueva tecnica. Rev. clin. esp. **44**, 8—14 (1952).

Jírovec, O.: Über die durch Pneumocystis Carinii verursachte interstitielle Pneumonie des Säuglings. Mschr. Kinderheilk. **102**, 476 (1954).

—, u. J. Vanek: Zur Morphologie der Pneumocystis Carinii und zur Pathogenese der Pneumocystis-Pneumonie. Zbl. allg. Path. path. Anat. **92**, 424 (1954).

JOANNIDES, M., and G. D. TSOULOS: The etiology of interstitial and mediastinal emphysema (experimental production of air embolism, acute pneumothorax, acute pneumoperitoneum, interstitial, mediastinal and retroperitoneal emphysema. Arch. Surg. **21**, 333—339 (1930).

JOB, J. M., D. DE OLIVEIRA ILHA, P. SAINT PASTOUS, and F. DIAS CAMPOS: Dextrocardia and unsuspected absence of the right pulmonary artery in an adult demonstrated by angiocardiography. Amer. J. Roentgenol. **73**, 950—957 (1955).

JOHNSON, A. S.: Antemortem recognition of pulmonary embolism. New Engl. J. Med. **222**, 793—796 (1940).

JOKL, E.: Congenital absence of pectoral muscle. Brit. med. J. **1939 I**, 1156.

JONES, C.: Rib defects simulating pulmonary cavitation. Radiology **25**, 533 (1935).

JONES, J.: Surgical aspects of bronchogenic carcinoma. J. Amer. med. Ass. **134**, 113 (1947).

JONES, P.: Development defects in the lungs. Thorax **10**, 205—213 (1955).

JOO, G.: Enfisema bolloso pseudocavitario nel decorso di pneumopatie virali. Minerva pediat. **4**, 737—738 (1952); Minerva ginec. **4**, 527—528 (1952).

JORDAN, H. E.: Textbook of histology, 9. ed., p. 220. New York: Appleton-Century-Crofts, Inc. 1952.

JOSEPH, R., C. NEGELOF, M. RIBIÈRE et B. PLAINFOSSE: Le rôle des anomalies des cartilages bronchiques dans la pathogénie de l'emphysème lobaire géant. Sem. Hôp. Paris **34**, 536—546 (1958).

JOUVAL, H. E., u. Z. PORCIUNCULA COUTINHO: Dynamisch-röntgenologische und ventilatorische Ergebnisse nach verschiedenen Typen der Lungenresektion. Rev. bras. Tuberc. **24**, 1631—1650 (1956) [Portugiesisch].

JUDGE, H., et al.: Foreign body of the trachea. Clin. Proc. Child. Hosp. (Wash.) **5**, 260—266 (1949).

JULIANI, G.: Studio roentgenchimografico analitico della cinematica bronchiale isorithmica con la rivoluzione cardiaca. Nunt. radiol. (Firenze) **25**, 1017—1028 (1959).

JULICH, H.: Besonderheiten der Atmung vor dem Auftreten eines Herzinfarktes bei einem jungen Mann. Z. ges. inn. Med. **1957**, 761.

JULIEN, M., et R. UMDENSTOCK: Emphysème obstructif du poumon gauche par fistulation d'une adénopathie caséuse de la bronche souche gauche. Presse méd. **1943**, 679.

JULOU, P.: Influence de calibre de la trachée et des grosses bronches sur la ventilation pulmonaire. Apport des méthodes d'évaluation fonctionelle et en particulier de la mesure de l'espace mort anatomique. Bronches **11**, 55—76 (1961).

JUNGHANSS, W.: Die Endstrombahn der Lunge im postmortalen Angiogramm. Virchows Arch. path. Anat. **331**, 263 (1958).

JUNGHANSS, W.: Das Lungenemphysem im postmortalen Angiogramm. Virchows Arch. path. Anat. **332**, 538 (1959).

JUNGMANN, P.: Beiträge zur Freundschen Lehre vom Zusammenhange primärer Rippenknorpelanomalien mit Lungentuberkulose und Emphysem. Frankfurt. Z. Path. **3**, 38 (1909).

KAESTLE: Die Röntgenuntersuchung der Atmungsorgane. In: SCHITTENHELM, Lehrbuch der Röntgendiagnostik. Berlin: Springer 1924.

KAHLAU, G.: Der Lungenkrebs. Ergebn. allg. Path. path. Anat. **37**, 258—419 (1954).

KAHLER: Über Bronchostenose bei Vorhofvergrößerung. Mschr. Ohrenheilk. **46** (1912).

— Säbelscheidentrachea und Lungenemphysem. 20.Verh. Ver. Dtsch. Laryngol. Stuttgart 1913.

KAHLSTORF, A.: Zur Kenntnis der Zystenlunge. Röntgenpraxis **9**, 532—538 (1937).

KAHN, J. S.: Subcutaneous emphysema in bronchial asthma. J. Amer. med. Ass. **88**, 1883 (1927).

—, and J. W. H. ROUX: Interstitial mediastinal emphysema due to bronchial asthma. J. Allergy **22**, 111 (1951).

KAHN, M. H.: The electrocardiogram in bronchial asthma. Amer. J. med. Sci. **173**, 555 (1927).

KAIDO, K.: Pulmonary emphysema. Pathological physiology. Lung **14**, 186—192 (1957) [Japanisch].

KALINOWSKI, G., A. LICHTERFELD u. F. SPENGLER: Röntgenverfahren zur Beurteilung des Emphysem-Schweregrades. Fortschr. Röntgenstr. **90**, 55—61 (1959).

KALKOFF, K. W.: Zur Ätiologie des Morbus Boeck. Beitr. Klin. Tuberk. **114**, 3—17 (1955).

KALTREIDER, N. L., and W. W. FRAY: Pathological physiology of pulmonary cysts and emphysematous bullae. Amer. J. med. Sci. **197**, 62—77 (1939).

—, and W. S. MCCANN: Respiratory response during exercise in pulmonary fibrosis and emphysema. J. clin. Invest. **16**, 23—40 (1937).

KAMPMEIER, R. H.: Thrombosis of main branches of pulmonary artery, with case report and review of literature. J. thorac. Surg. **3**, 513—524 (1934).

KANE, I. J.: Segmental localization of pulmonary disease on the postero-anterior chest roentgenogram. Radiology **59**, 229—237 (1952).

KAPFERN, J. M.: Der nutzbare Anteil der Vitalkapazität (Tiffeneau-Test). Thoraxchirurgie **1**, 547 (1954).

KAPPIS, M.: Die Frage der operativen Behandlung des Asthma bronchiale. Med. Kon. **20**, 1347 (1924).

KARAN, A. A., and WEBB HAYMAKER: Giant excavation and emphysematous bulla mistaken for pneumothorax. A report of 2 cases. Amer. J. Roentgenol. **32**, 322—325 (1934).

KARLBERG, P., C. D. COOK, D. O'BRIEN, R. B. CHERRY, and C. A. SMITH: Studies of respiratory physiology in newborn infant. II. Observations during and after respiratory distress. Acta paediat. (Uppsala). Zit. nach C. A. SMITH.

Karlin, M. I., u. B. N. Mogilnitzky: Zur Frage nach der Wirkung der Röntgenstrahlen auf die Lungen und das Herz der Tiere. Frankfurt. Z. Path. **43**, 434 (1932).

Karpati, A.: Die Bedeutung des intrapulmonalen Druckes für die Lungendiagnostik. Ärztl. Forsch. **6**, 442—449 (1952).

— Über das röntgenmorphologische und röntgenkinetische Bild der Stamm- und Lungengefäße. Med. Mschr. **11**, 784—791 (1957).

Karsner, H. T.: Productive cicatricial syphilitic disease of pulmonary artery. Arch. intern. Med. **1933**, 367.

—, and J. E. Ash: Studies in infarction. II. Experimental bland infarction of the lung. J. med. Res. **27**, 205—224 (1912).

—, and A. A. Ghoreyeb: Studies in infarction. III. The circulation in experimental pulmonary embolism. J. exp. Med. **18**, 507—5111 (913).

Kartagener, M.: Zur Pathogenese der Bronchiektasen (Bronchiektasen bei Situs viscerum inversus). Beitr. Klin. Tuberk. **83**, 489 (1933).

— Über Lungenzysten. Beitr. Klin. Tuberk. **85**, 45—49 (1934).

— Das Problem der Kongenitalität und Hereditát der Bronchiektasen. Ergebn. inn. Med. Kinderheilk. **49**, 378 (1935).

— Die Bronchitiden. In: Handbuch der inneren Medizin, 4. Aufl., Bd. IV/2, S. 320—363. Berlin-Göttingen-Heidelberg: Springer 1956.

— Die Bronchiektasien. In: Handbuch der inneren Medizin, 4. Aufl., Bd. IV/2, S. 364. Berlin-Göttingen-Heidelberg: Springer 1956.

—, u. K. Ulrich: Zur Pathogenese der Bronchiektasen (Bronchiektasen und Veränderungen der Nebenhöhlen). Beitr. Klin. Tuberk. **86**, 349 (1935).

Kassay, D.: Pathologic respiratory mechanisms. Acta med. Acad. Sci. hung. **3**, 94—109 (1952).

— Über Ventilmechanismen der Atmung. Fül-Orr-Gégegyóg. H. 2, 49—65 (1956).

— Ventilartige Atmungsmechanismen. Z. Hals-, Nas.- u. Ohrenheilk. **2**, 49 (1956) [Ungarisch].

Kataoka, J., H. Takai, and R. Ariki: Experimental study on bronchial anastomosis. Jap. J. thorac. Surg. **9**, 1207—1213 (1956) [Japanisch].

Katz, E.: Über den Verlauf der Interlobärspalten bei intra- und extrapulmonalen Veränderungen mit besonderer Berücksichtigung der Thoraxdeformierung. Beitr. path. Anat. **86**, 224 (1931).

Katz, H. L.: Thoracic manifestation in Marfan's syndrome (arachnodactyly). Quart. Bull. Sea View Hosp. **13**, 95—106 (1952).

—, and O. Auerbach: Diffuse interstitial fibrosis of the lung. (Report of a case with unusual features.) Dis. Chest **20**, 366—377 (1951).

Katz, I., R. M. Fischer, and St. D. Berardinelli: Congenital absence of the pectoral muscle. Amer. J. Roentgenol. **76**, 599—604 (1956).

— M. Levine, and P. Herman: Tracheobronchomegaly. The Mounier-Kuhn-Syndrome. Amer. J. Roentgenol. **88**, 1084—1094 (1962).

Katz, I., R. M. Fischer, and St. D. Berardinelli: and St. Wagner: Unilateral pulmonary "emphysema". Radiology **73**, 362—366 (1959).

Kaufmann, E.: Lehrbuch der speziellen pathologischen Anatomie, 9. u. 10. Aufl., Bd. I. Berlin u. Leipzig: W. de Gruyter & Co. 1931.

Kaufman, N., and R. K. Spiro: Congenital alveolar dysplasia of the lungs. Arch. Path. **51**, 434—440 (1951).

Kaulbach, W.: Bronchographische Veränderungen bei Pleuraschwarten. Langenbecks Arch. klin. Chir. **289**, 576 (1958).

Kay: Ulcerative tracheobronchitis following atypical pneumonia. Arch. intern. Med. **76**, 93 (1945).

Kay, J., G. Cohen, A. Sandler, and B. Tabatznik: Massive pulmonary embolism without infarction. Brit. J. Radiol. **31**, 326—330 (1958).

Keating, D. R., J. N. Butkey, H. K. Hellerstein, and H. Feil: Chronic massive thrombosis of pulmonary arteries. Report of 7 cases with clinical and necropsy study. Amer. J. Roentgenol. **69**, 208—220 (1953).

Keats, Th. E.: Generalized pulmonary emphysema as an isolated manifestation of early cystic fibrosis of the pancreas. Radiology **65**, 223—226 (1955).

—, and J. E. Crane: Cystic changes of the lungs in histiocytosis. Amer. J. Dis. Child. **88**, 764—771 (1954).

Keck, E.: Sektionsbefunde bei 60 Über-90jährigen. Z. Alternsforsch. **9**, 145 (1955).

Keefe, E. J., and Cl. F. Jones: Pneumomediastinum in the newborn. Radiology **56**, 567 (1951).

Kehler, E.: Diskussionsbemerkung zum Vortrag H. v. Hayek, Über die funktionelle Anatomie des Lungenkreislaufs. Verh. dtsch. Ges. Kreisl.-Forsch. **17**, 24—25 (1951).

— Neurovegetative Grundprobleme des muskulären und vaskulären Lungensystems. Ärztl. Forsch. **7**, 197 (1953).

Kejser, S.: Ventilstenose des Bronchus nach Aspiration von Fremdkörpern. Röntgenpraxis **2**, 170—175 (1930).

—, u. E. Huizinga: Über die Ventilstenose des Bronchus. Acta oto-laryng. (Stockh.) **9**, 407—423 (1926).

Keith, A.: A method of indicating the position of the diaphragm. J. Anat. (Lond.) **43**, 26 (1907).

— The mechanism of respiration in man. In: L. Hill, Further advances in physiology. London: Arnold 1909.

— Man's posture. Brit. med. J. **1923**, 547

Keizer, D.-P.-R.: La pneumonie à staphylocoques et la radiologie. Acta paediat. belg. **6**, 125—128 (1952).

Keller, C. J., u. A. Loeser: Der zentripetale Lungenvagus. Z. Biol. **89**, 373—395 (1930).

Kenéz, J., A. Papp u. E. Vincze: Lungentuberkulose und Emphysem. Beitr. Klin. Tuberk. **117**, 469—483 (1957).

KENNEDY, M. C. S.: Nachweis von Bronchialspasmen mittels spirometrischer Aufzeichnung der Vitalkapazität und der maximalen Atemkapazität. Beitr. Silikose-Forsch. **10**, 21 (1950).

KENNER, TH.: Über die elektrokymographische Pulskurve der Art. pulmonalis. Arch. Kreisl.-Forsch. **29**, 268—290 (1958).

KERBRAT, CELLERIA et GRIFFE: Obstruction bronchique massive par corps étrangers multiples. J. franç. Méd. Chir. thor. **8**, 264 (1954).

KERGIN, F. G.: Congenital cystic disease of lung associated with anomalous arteries. J. thorac. Surg. **23**, 55—65 (1952).

KERLEY, P.: Congenital diseases of the lung. Brit. J. Radiol. **5**, 234—240 (1932).

— Emphysema. Proc. roy. Soc. Med. **29**, 53—61 (1936).

— Fibrocystic disease of the lungs. Brit. J. Radiol. **32**, 245 (1959).

— In: Text-book of x-radiognosis, edit. by S. SHANKS and P. KERLEY, 2. ed., vol. 2. Philadelphia: W. B. Saunders Co. 1951.

— Lung changes in acquired heart disease. Amer. J. Roentgenol. **80**, 256—263 (1958).

— M. DAVIDSON, J. V. SPARKS, and H. V. MORLOCK: Discussion on emphysema. Proc. roy. Soc. Med. **29**, 1307—1324 (1936).

— SHORE, and YOUNG: Fibrocystic disease of the lung. Lancet **1927 I**, 699.

KERNEN, J. A., R. M. O'NEAL, and D. L. EDWARDS: Pulmonary arteriosclerosis and thromboembolism in chronic pulmonary emphysema. Arch. Path. **65**, 471 (1958).

KESZLER, P.: Compensatory phenomena in the residual lung following resection. Acta med. Acad. Sci. hung. **9**, 181 (1956).

— Kompensatorische Erscheinungen in der Restlunge nach Resektion. Helv. chir. Acta **1957**, 213.

KEVEŠ, E. L., u. V. J. BURAKOVSKIJ: Die Bedeutung der Röntgenkymographie in der Untersuchung der äußeren Atmung bei Lungenkranken. Klin. Med. (Mosk.) **33**, 63—68 (1955). Ref. Zbl. ges. Radiol. **49**, 316 (1955).

KIBÉDI, T.: Progressive Lungendystrophie (vanishing lung). Nagy. Radiol. **11**, 34—36 (1959).

KIENAST, H.: Wabenlunge und Fremdkörperaspiration. Münch. med. Wschr. **1**, 974 (1938).

KIENBOECK, R.: Auf dem Röntgenschirm beobachtete Bewegungen in einem Pyopneumothorax. Wien. klin. Wschr. **1898**, 22; **1902**, 22.

KIENER, M., H. KOBLET u. F. WYSS: Zur Pathologie des stenosierenden Bronchialkollapses mit Lungenemphysem. Schweiz. med. Wschr. **87**, 660—663 (1952).

KIESE, M.: Pharmakologische Untersuchungen an der glatten Muskulatur der Lunge (insbesondere mit einigen ephedrinartigen Substanzen). Naunyn-Schmiedebergs Arch. exp. Path. Pharmak. **178**, 342—366 (1935).

KILCHES, R: Zur Frage der Retraktionskräfte der Lunge. Klin. Wschr. **1940**, 695.

KILLIAN, H.: Lungenentfaltung, Lungenzug und die Unterdruckförderung des Kreislaufs. Dtsch. Z. Chir. **253**, 621—631 (1940).

—, u. K. KUHLMANN: Der Regulierungsmechanismus der Lungenentfaltung und Atemoberfläche, I. Mitt. Langenbecks Arch. klin. Chir. **190**, 615—643 (1937).

KILLICK, E. M.: Tests of respiratory efficiency and their correlation with radiologic appearances in the lungs. Brit. J. Radiol. **11**, 401—404 (1938).

KILNER, J. N.: Prolapse of the lung through a deficiency in the anterior part of the diaphragm. Lancet **1915**, 1247.

KINDLER, W.: Über den plötzlichen Tod durch akute Lungenblähung infolge Luftröhrenventilverschlusses bei Fremdkörpern der tieferen Luftwege. Zugleich ein Beitrag zur Frage der Bronchialfremdkörperdiagnose infolge gleichzeitig vorhandenen Speiseröhrenfremdkörpers. Z. Hals-, Nas.- u. Ohrenheilk. **17**, 209—216 (1927).

KING, D. S.: Pulmonary fibrosis, clinical aspects. Radiology **51**, 477 (1948).

KING, J. C., and L. C. HARRIS jr.: Congenital lung cyst. J. Amer. med. Ass. **108**, 274—280 (1937).

KING, J. D., and G. M. CURTIS: Lung injury due to detonation of high explosive. Surg. Gynec. Obstet. **74**, 53 (1942).

KIRCH, E.: Die Veränderungen der Herzproportionen bei rechtsseitiger Hypertrophie des Herzens. Zbl. allg. Path. path. Anat. **35**, 247, 305—309 (1924/25).

— Der Einfluß der linksseitigen Herzhypertrophie auf das rechte Herz. Beitr. path. Anat. **73**, 35—54 (1925).

— Dilatation und Hypertrophie des Herzens. Klin. Wschr. **9**, 769 (1930).

— Die pathologische Anatomie des Cor pulmonale. Verh. dtsch. Ges. Kreisl.-Forsch. **21**, 163—181 (1955).

KIRKLIN, B. R.: Congenital cysts of the lung from the roentgenologic standpoint. Amer. J. Roentgenol. **36**, 19—29 (1936).

KIRKLIN, J. W., and O. T. CLAGETT: Symposium on respiratory obstruction in infancy and childhood; vascular "rings" producing respiratory obstruction in infants. Proc. Mayo Clin. **25**, 360—367 (1950).

KIRSHNER, J. J.: Spontaneous pneumothorax. Aetiological considerations. Amer. Rev. Tuberc. **40**, 477—481 (1939).

— R. L. BRECKENRIDGE, F. A. ALBRITTEN, and P. A. THEODOS: Diffuse interstitial fibrosing pneumonitis. J. Amer. med. Ass. **154**, 336 (1954).

KIRSNER, J. B.: Subcutaneous emphysema in bronchial asthma. Report of a cease. J. Amer. med. Ass. **108**, 2020—2022 (1937).

KISCH, F.: Über die Vitalkapazität der Lunge und die respiratorischen Zwerchfellexkursionen bei extrem Fettleibigen. Z. klin. Med. **130**, 429—438 (1936).

Kjaergaard, H.: Spontaneous pneumothorax in the apparently healthy. Acta med. scand., Suppl. **43**, 1—159 (1932).

— Über Zystenlungen. Hospitalstidende **78**, 1205 (1935).

Kjellberg, S. R., and S. E. Olsson: Roentgenologic studies of experimental pulmonary embolism without complicating infarction in dog. Acta radiol. (Stockh.) **33**, 507—514 (1950).

— U. Ruhde, and T. Sjöstrand: Recording of x-ray absorption by the lungs with changes in the pulmonary blood content. Acta physiol. scand. **20**, 166 (1950).

Klaesi, C.: Anatomische Untersuchungen über das Entstehen des vesikulären Lungenemphysems. Virchows Arch. path. Anat. **109**, 353—381 (1886).

Klami, P.: Multiple flüchtige Ringschatten der Lungen bei Staphylokokkeninfektionen. Bericht eines Falles. Ann. Med. intern. Fenn. **42**, 126—132 (1953).

Klassen, P. K., D. R. Morton, and G. M. Curtis: A contribution to the clinical physiology of the human bronchi. Trans. sth. surg. Ass. (1949).

— — — A physiologic evaluation of vagus section for bronchial asthma. J. thorac. Surg. **20**, 552—570 (1950).

Kleinschmidt, H.: Zur Röntgendiagnostik der intra- und extrapulmonalen Höhlenbildung im Kindesalter. Mschr. Kinderheilk. **46**, 205—220 (1930).

Kleinsorg, H., u. K. Kochsiek: Zur Differenzierung obstruktiver und restriktiver Ventilationsstörungen. Klin. Wschr. **1959**, 36.

Klemm, F. W.: Ein weiterer Beitrag zum Krankheitsbild der Mikrolithiasis alveolaris miliaris pulmonum. Fortschr. Röntgenstr. **83**, 686—690 (1955).

Kliesiecki, A., u. M. Niedbad: Die statisch-elastischen Kräfte des Brustkorbs und ihre Bedeutung für die Atembewegungen. Acta Biol. exp. (Warszawa) **12**, 271—276 (1938).

Klimesch, K.: Ventillungenzyste, Ventilpneumothorax, Universalhautemphysem. Wien. med. Wschr. **1942 II**, 673—676.

Klöss, J.: Strukturwandel der Restlunge nach Resektion im Tierversuch. Thoraxchirurgie **10**, 207—212 (1946).

— Strukturelle Anpassung der Restlunge nach Resektion. Beitr. Klin. Tuberk. **124**, 231—237 (1961).

Kloos, K.: Pulmonale hyaline Membranen (Übersichtsreferat). Dtsch. med. Wschr. **1959**, 78.

—, u. H. Wulf: Pulmonale hyaline Membranen bei Neugeborenen. Arch. Kinderheilk. **152**, 1—10 (1955).

Klopstock, R., u. F. Polgár: Angaben zum Krankheitsbild der Wabenlunge. Zbl. ges. Tuberk.-Forsch. **45**, 384 (1937).

Klosterkötter, W.: Das Reinigungsvermögen der Lunge. Tagg Med.-Nat. Ges. Univ. Münster über „Störungen der Lungenfunktion" 8. 2. 1960.

Kluge, A.: Emphysem und Silikose. Tagg Med.-Nat. Ges. Münster i. Westf. 2. 12. 1959.

Knauer, C.: Über die Coeliakie und 2 Fälle von Coeliakie mit Pankreasentartung und Bronchiektasen. Inaug.-Diss. Zürich 1835.

Knaut, A.: De vitali, quae dicitur, pulmonum contracilitate, nervis vagis irritatis. Inaug.-Diss. Dorpati 1959.

Knebel, R.: Haemodynamik des Lungenkreislaufs beim chronischen Cor pulmonale. Verh. dtsch. Ges. Kreisl.-Forsch. **21**, 181—196 (1956).

Kneeland, Y., and H. F. Smetana: Current bronchopneumonia of unusual charakter and undetermined etiology. Bull. Johns Hopk. Hosp. **67**, 229 (1951).

Kneeland jr., Y., and H. F. Smetana: Bronchopneumonia of unusual character and undetermined etiology. Bull. Johns Hopk. **67**, 228 (1940).

Knipping, H. W.: Die Pneumomose. Ergebn. inn. Med. Kinderheilk. **48**, 249 (1935).

— Über die Schätzung der Lungendurchblutung. Beitr. Klin. Tuberk. **87**, 465—487 (1936).

— Über respiratorische Insuffizienz. Beitr. Klin. Tuberk. **89**, 469 (1937).

—, u. W. Bolt: Pathologische Physiologie der Atmung. In: Handbuch der allgemeinen Pathologie, Bd. V/1. Berlin-Göttingen-Heidelberg: Springer 1961.

— — H. Valentin u. H. Venrath: Untersuchung und Beurteilung des Herzkranken. Stuttgart: Ferdinand Enke 1955/60.

— H. Paschen u. W. Steinmeyer: Untersuchungen über die Arbeitsatmung. Zbl. inn. Med. **1938**, 881—887.

—, u. H. Valentin: Funktionsprüfungen der Atmung. In: Hein-Kleinschmidt-Uehlinger, Handbuch der Tuberkulose. 1963.

Knipping, W. H.: Zum Lungenkreislauf unter Berücksichtigung der Lungenfunktion. Beitr. Klin. Tuberk. **110**, 28—39 (1953/54).

— W. Bolt, H. Valentin u. H. Venrath: Normale und pathologische Physiologie der Atmung. In: Handbuch der Thoraxchirurgie. Berlin-Göttingen-Heidelberg: Springer 1958.

Knobloch, H., u. W. Hilscher: Über das Verhalten einiger Funktionen des Respirationstraktes im Alter. Z. Alternsforsch. **11**, 351 (1958).

Knolle, H.: Progressive Lungendystrophie bei konnataler Bronchusatrophie und Pulmonalarterienhypoplasie. Klin. Wschr. **1957**, 876.

— „Progressive Lungendystrophie" und chronisches obstruktives Lungenemphysem. Schweiz. Z. Tuberk. **18**, 353—371 (1961).

— Die pathologische Anatomie der progressiven Lungendystrophie. Zbl. allg. Path. path. Anat **102**, 76 (1961).

Knott, J. M. S., and R. V. Christie: Radiological diagnosis of emphysema. Lancet **1951 I**, 881—883.

KOBAYASHI, T., H. SUZUKI, M. KAKISHITA, and H. MIYAMURA: Roentgenological subpleural blebs. Preliminary report. Nippon Acta radiol. **21**, 766—759 (1961).

KOBLET, H., u. F. WYSS: Das klinische und funktionelle Bild des genuinen Bronchialkollapses mit Lungenemphysem. Helv. med. Acta **23**, 553—560 (1956).

KOCH, D. A.: Roentgenologic considerations of capillary bronchiolitis. Amer. J. Roentgenol. **82**, 433—436 (1959).

KOCH, E., H. BOHN, W. RICK u. W. HARTUNG: Die erbliche Mucoviscidosis der Erwachsenen als unerwartet häufige Ursache chronischer Bronchialleiden und ihrer Folgen. Internist (Berl.) **1**, 35—44 (1960).

KOCH, G.: Tuberöse Sklerose. Ärztl. Forsch. **6**, 471—480 (1952).

KOCH, W.: Vergiftung durch Gas. In: VON SCHJERNING, Handbuch der ärztlichen Erfahrungen im Weltkrieg 1914/1918, Bd. VIII. Leipzig: Johann Ambrosius Barth 1931.

KOEHLER: Kinematographische Röntgenvorführungen normaler und pathologischer Atmungen. Verh. dtsch. Ges. inn. Med. **24**, 630 (1907).

KÖHLER, A.: Röntgenology, 2. ed. London 1935.

KÖNN, G.: Die pathologische Morphologie der Lungengefäße bei chronischem Cor pulmonale. Beitr. path. Anat. **116**, 273 (1956).

— Über morphologische Befunde bei dem klinischen Bild der progressiven Lungendystrophie. Verh. dtsch. Ges. Path. **44**, 151 (1960); — Beitr. Klin. Tuberk. **124**, 164—167 (1961).

KOENNECKE: Ein Fall eingeklemmter Lungenhernie. Klin. Wschr. **6**, 73 (1927).

KÖSTER, K.: Über die quantitative Funktionsanalyse der respiratorischen Insuffizienz bei Behinderung der Atembewegung durch Pleuraschwarten vor und nach Behandlung mit Atemgymnastik. Beitr. Klin. Tuberk. **109**, 197 (1953).

— Über Art und Ausmaß der Ventilationsstörungen bei tuberkulöser Bronchostenose in Abhängigkeit von deren Lokalisation. Beitr. Klin. Tuberk. **116**, 5—15 (1956/57).

— Über Ventilationsstörungen bei tuberkulöser Bronchostenose. Beitr. Klin. Tuberk. **116**, 28—42 (1956/57).

KOHLBACH, W.: Das kompensatorische Lungenemphysem bei Bronchiektasen. Röntgenpraxis **12**, 58—61 (1940).

KOHLER, J.: Über Messungen von Lungenvolumen, Atemform und respiratorischem Stoffwechsel in verschiedenen Körperlagen. Diss. Zürich 1943.

KOHN, H. N.: Zur Histologie der indurierenden fibrösen Pneumonie. Münch. med. Wschr. **40**, 42—45 (1893).

KOHN, J. L., J. SCHWARTZ, and J. GREENBAUM: Roentgenograms of chest taken during pertussis. Amer. J. Dis. Child. **67**, 463—468 (1944).

KOLLBRUNNER, F.: Einseitige Lungenhypoplasie. Diss. Zürich 1939.

KOMMERELL, B.: Die Rechtslage des Aortenbogens. Ergebn. med. Strahlenforsch. **7**, 1 (1936).

— Trachealkompression durch abnorm verlaufende Gefäße. Fortschr. Röntgenstr. **79**, 122 (1953).

KOONTZ, A. R.: Congenital cysts of the lung. Bull. Johns Hopk. Hosp. **37**, 340—361 (1925).

KOPSTEIN, G., u. R. LENZ: Der gutartige Spontanpneumothorax, ein selbständiges Krankheitsbild. Dtsch. Arch. klin. Med. **174**, 366—389 (1932).

KORNGOLD, H., and G. BAKER: On surgical treatment of unilobar obstructive emphysema of the newborn. Pediatrics **14**, 296 (1954).

KOROL, E.: The lower lung line. Amer. J. Roentgenol. **34**, 740—743 (1935).

— Emphysema of the artificial pneumothorax lung. Vesicular, subpleural, interfascial. Amer. Rev. Tuberc. **35**, 530—537 (1937).

— The cardiogenic theory of pulmonary emphysema. Amer. Rev. Tuberc. **35**, 730 (1937).

— Paracardiac pulmonary emphysema. A heretofore undescribed x-ray shadow complex. Amer. Rev. Tuberc. **36**, 259—262 (1937).

— Pulmonary emphysema in tuberculosis. Amer. Rev. Tuberc. **38**, 594—605 (1938).

— Observations on cystic and bullous emphysema of the lungs: a study of 100 cases. Dis. Chest **13**, 669—672 (1947).

— The correlation of carcinoma and congenital cystic emphysema of the lungs. Dis. Chest **23**, 403—411 (1953).

—, and C. F. ENSIGN: Bullous emphysema (?) or bilateral pneumothorax (?). Radiology **23**, 223—227 (1934).

—, and H. A. SCOTT: The use of chest roentgenograms taken with breath held in expiration. Amer. J. Roentgenol. **31**, 266—270 (1934).

KOSENOW, W.: Die interstitielle Pneumonie, eine altersgebundene Infektionskrankheit frühgeborener und dystrophischer Säuglinge. Dtsch. med. Wschr. **1954**, 75.

— Ringschatten und andere Hohlraumfiguren im Röntgenbild der kindlichen Lunge. Ann. Nestle **4**, 3—32 (1954).

KOUMROUYAN, H.: Lésions indirectes laryngées et trachéobronchiales par traumatisme thoracique. Pract. oto-rhino-laryng. (Basel) **12**, 278 (1950).

KOUNTZ, W. B., and H. L. ALEXANDER: Deaths from bronchial asthma. Arch. Path. **5**, 1003 (1928).

— — Non-obstructive emphysema. J. Amer. med. Ass. **100**, 551—555 (1933).

— — Emphysema. Medicine (Baltimore) **13**, 251—316 (1934).

— — Symptomatic relief of emphysema by an abdominal belt. Amer. J. med. Sci. **187**, 687 (1934).

— — and D. DOWELL: Emphysema simulating cardiac decompensation. J. Amer. med. Ass. **93**, 1369 (1929).

— — and M. PRINZMETAL: The heart in emphysema. Amer. Heart J. **11**, 163 (1936).

Kountz, W. B., L. Gottlieb, and R. King: The influence of changes of abdominal tension upon pulmonary function. J. clin. Invest. **15**, 601—605 (1936).

—, and M. Koenig: Studies of bronchial secretion. J. Allergy **1**, 429 (1929).

— E. F. Pearson, and K. F. Koenig: Observations on intrapleural pressure and its influence on the relative circulatory rate in emphysema. J. clin. Invest. **11**, 1281 (1932).

Kourilsky, R.: Une nouvelle méthode électronique d'investigation en pathologie respiratoire: la statidensigraphie (de Maurice Marchal). Bull. Acad. nat. méd. (Paris) **19/20**, 286 (1954).

— L'emphysème pulmonaire. Position actuelle du problème. Sem. Hôp. Paris **37**, 463—471 (1961).

— Le dépistage systématique et la prévention de l'emphysème. Sem. Hôp. Paris **37**, 496—499 (1961).

— D. Brille, G. Decroix, C. Hatzfeld, S. Kourilsky, S. Deshautels, J. C. Hinglais, D. Hurez et Witchitz: Bronchorrhée chronique et ventilation. J. franç. Méd. Chir. thor. **12**, 249—272 (1958).

— — M. Marchal et C. Hatzfeld: Étude comparée; la ventilation et la circulation dans les cancers bronchopulmonaires. J. franç. Méd. Chir. thor. **7**, 1 (1953).

— G. Decroix, Verley, G. Voisin et Y. Matossy: La fibrose pulmonaire interstitielle diffuse primitive (Syndrome de Hamman-Rich). (A propos d'une observation personnelle.) J. franç. Méd. Chir. thor. **13**, 637—674 (1959).

— S. Kourilsky, S. Laurent, J. Chevreau, D. Brille et C. Hatzfeld: Le rôle de l'atteinte bronchiolaire dans l'emphysème pulmonaire chronique. Presse méd. **1956**, 324—328.

—, et M. Marchal: Étude cinédensigraphique de la circulation artérielle du poumon dans différentes affections pathologiques du poumon, des bronches et du médiastin. J. franç. Méd. Chir. thor. **4**, 102 (1950).

— — Exploration de la circulation pulmonaire au moyen de la Cinédensigraphie. I. Congr. Internat. Biol. Clinique, Londres 1951.

— — Étude cinédensigraphique de la circulation artérielle du poumon. J. franç. Méd. Chir. thor. **7**, 113 (1952).

— — L'exploration cinédensigraphique de la circulation artérielle intrathoracique. Bull. Soc. méd. Hôp. Paris **68**, 491 (1952).

— — L'exploration cinédensigraphique de la circulation artérielle intrathoracique. Ses applications au diagnostic des cancers du poumon et des tumeurs du médiastin. Ann. Méd. **53**, 217 (1952).

— — J. Barcelo: Un nouveau mode d'eexploration pulmonaire: la pneumodensigraphie. J. franç. Méd. Chir. thor. **3**, 556 (1949).

— — and M. T. Marchal: A new method of functional x-ray exploration of the lungs: photoelectric stati-densigraphy. Dis. Chest **42**, 345—358 (1962).

Kováts, F., G. Nyiredy u. S. Szücs: Wirkung der bronchographischen Untersuchung auf die Atmungsfunktion. Orv. Hetil. **103**, 395—397 (1962).

Krabbenhoft, K. L., and W. A. Evans jr.: Some pulmonary changes associated with intracardiac septal defects in infancy. Radiology **63**, 498—507 (1954).

Kramer, R., and A. Glass: Bronchoscopic localisation of lung abscess. Ann. Otol. (St. Louis) **41**, 1210 (1932).

Krampf, F.: Solitäre Lungenzyste und Wabenlunge. Dtsch. Z. Chir. **220**, 239 (1929).

Kraus, F.: Konstitutionelle Herzschwäche. Med. Klin. **1905**, Nr 50.

— Über konstitutionelle Schwäche des Herzens. Dtsch. med. Wschr. **1917**, 23.

Kraus, J.: Die Lungenembolie. Ergebn. inn. Med. Kinderheilk. (N. F.) **14**, 119—198 (1960).

Kraus, R., u. F. Strnad: Das umschriebene vikariierende Emphysem als wertvolles Differentialdiagnostikum des beginnenden Lungentumors. Morphologische Studie der Lungenzeichnung im Röntgenbild. Radiologe **1**, 43—51 (1961).

— — Der „Herzzwerchfellwinkel" im Blickpunkt des Röntgenologen. Radiologe **2**, 47—53 (1962).

Krause, G. R.: The roentgen diagnosis of pulmonary infarcts. Radiology **45**, 107 (1945).

—, and E. M. Chester: Infarction of the lungs, clinical and roentgenologic study. Arch. intern. Med. **67**, 1144 (1941).

Krauss, H.: Zur Behandlung des Mediastinalemphysems. Dtsch. Z. Chir. **240**, 239—241 (1933).

— Einengung von Trachea und Oesophagus durch kongenitale Mißbildung der Mediastinalgefäße und ihre Behandlung. Thoraxchirurgie **1**, 25—33 (1953).

— Das Atembild des Menschen als Silhouettenkymogramm. Arch. phys. Ther. (Lpz.) **8**, 49—54 (1956).

— Angeborene Mißbildungen der Brustwand. Erworbene Formveränderungen der Brustwand. In: Derra, Handbuch der Thoraxchirurgie, Bd. II, S. 1—8, 21—24. Berlin-Göttingen-Heidelberg: Springer 1959.

Kremer, K.: Aortenringanomalien. In: Chirurgie der Arterien, S. 90ff. Stuttgart: Georg Thieme 1959.

Kremer, W., u. L. Puschke-Retzlaff: Die Deutung des Röntgenschichtbildes der Lungenoberfelder. Leipzig: Georg Thieme 1945.

Krepler, P.: Zur Klinik des angeborenen Stridors bei doppeltem Aortenbogen. Öst. Z. Kinderheilk. **3**, 225—234 (1954).

Kretz, J.: Über den Einfluß der Atembewegung auf die Lungendurchblutung. Wien. Arch. inn. Med. **7**, 555 (1924).

Kreuzfuchs, S.: Das Hustenphänomen. Münch. med. Wschr. **1912**, 80.

KREUZFUCHS, S.: Über den physiologischen Antagonismus der Atmung der Spitzen und der basalen Anteile der Lungen (Antagonistische Partialatmung). Wien. klin. Wschr. **1919**, 635.

— Die Bifurkation der Trachea in Konstitution und Pathologie. Fortschr. Röntgenstr. **56**, 23 (1937).

— Pulmonalismessung. Fortschr. Röntgenstr. **56**, 756 (1937).

—, u. O. SCHUMACHER: Die topographischen Verhältnisse der interlobären Spalten der Lunge. Acta radiol. (Stockh.) **1**, 284 (1922).

KRISTIANSEN, F., u. T. RASMUSSEN: Fremdkörper in den Bronchien bei Kindern. Bedeutung der Röntgendurchleuchtung. Ugeskr. Læg. **1956**, 1461—1462 [Dänisch].

KRIVY, J.: Ein Fremdkörper im Bronchus, kompliziert mit subcutanem und subpleuralem Emphysem. Čas. Lék. čes. **1943**, 89—91.

KRÖKER, P.: Beobachtungen über einseitige Staublungen im Zusammenhang mit einseitigen Gefäßhypoplasien der Lungen. Röntgenpraxis **17**, 127—139 (1948).

— Diskussion zu O. ZORN: Über das cor pulmonale und den Lungenkreislauf bei Silikosen. Verh. dtsch. Ges. Kreisl.-Forsch. **17**, 105 (1951).

— Bemerkungen zur Arbeit von L. HEILMEYER u. F. SCHMID, Die progressive Lungendystrophie. Dtsch. med. Wschr. **1956**, 2117.

— Die sog. progressive Lungendystrophie. Tagg Rhein.-Westf. Röntgenges. Dortmund 26. 9. 1959.

— Zur Frage der sog. progressiven Lungendystrophie. Fortschr. Röntgenstr. **93**, 1—20 (1960).

KROEPFLI, P.: Über das Verhalten einiger Atmungsgrößen beim Husten. (I. Mitt. über den Hustenmechanismus.) Helv. physiol. pharmacol. Acta **8**, 33 (1950).

KROGH, A.: The comparative physiology of respiratory mechanisms. Philadelphia: University Penn. Press 1941.

—, and J. LINDHARD: The volume of the "dead space" in breathing. J. Physiol. (Lond.) **47**, 30—43 (1913/14).

— — The volume of the dead space in breathing and the mixing of gases in the lungs of man. J. Physiol. (Lond.) **51**, 59—90 (1917).

KRZYWANEK, F. W., u. M. STEUBER: Ein Beitrag zur Größe des toten Raumes in den Atmungswegen. Pflügers Arch. ges. Physiol. **197**, 624—636 (1922).

KÜLBS, F.: Lunge und Trauma. Naunyn-Schmiedebergs Arch. exp. Path. Pharmak. **62** (1910).

KÜMMELL, H.: Die operative Heilung des Asthma bronchiale. Klin. Wschr. **3**, 1825 (1923).

— Die Ursache von Mißerfolgen bei Asthmaoperationen und ihre Verhütung. Zbl. Chir. **53**, 1278 (1926).

KUGELMANN, J., u. A. MARSCHAK: Ein ungewöhnlicher Fall von multiplen Fremdkörpern in den Bronchien. Ann. paediat. (Basel) **184**, 179—184 (1955).

KUHLMANN, F.: Über die Lungenzeichnung und ihre Entstehungsursachen bei Kopfstandaufnahmen. Dtsch. Arch. klin. Med. **174**, 300—304 (1932).

— Pleuraringe im Röntgenbild. Münch. med. Wschr. **1933**, 2016—2018.

— Zur Diagnose der Wabenlunge. Fortschr. Röntgenstr. **52**, 402—407 (1935).

KUIJK, P. J. VAN: Röntgendiagnostik van lungenembolie. Ned. T. Geneesk. **1955**, 2094—2095.

KUSCHELEWSKIJ, B. P.: Lungenemphysem und Asthma bronchiale nach Traumen. Z. ärztl. Fortbild. **44**, 8 (1950).

KWIET, B.: Die Änderung der Schattentiefe des Lungen-Röntgenbildes bei der Atmung. Fortschr. Röntgenstr. **45**, 9—22 (1932).

LACKEY, R. W., F. Y. LEAVER, and C. J. FARINACCI: Eosinophilic granuloma of the lung. Radiology **59**, 504 (1952).

LAËNNEC, R.: Traité de l'auscultation médiate et des maladies du poumon et du coeur, 3. ed. Paris: Chaudé 1831.

LAER, P. VAN: Die Herzgröße bei der Valsalvaschen Preßdruckprobe. Arch. Kreisl.-Forsch. **29**, 258—268 (1958).

LAGÈZE, P., P. GALY, R. TOURAINE, C. CHASSAGNON, A. CHASSARD et J. TERNAMIAN: Altérations bronchographiques dans les bronchites et bronchorrhées chroniques. Rev. lyon. Méd. **9**, 217—222 (1960).

— P. GALY, R. TOURPAINE, CH. CHASSAGNON et J. TERNAMIAN: Aspect bronchographique dans les bronchites et les bronchorrhées chroniques. Schweiz. Z. Tuberk. **16**, 279—292 (1959).

LAGUESSE, E.: Sur les pores interalvéolaires du poumon humain. Arch. Sci. méd. **51**, 45—57 (1927).

LAIRD, W. R., and M. C. BORMAN: Traumatic asphyxia. Surg. Gynec. Obstet. **50**, 578 (1933).

LAITINEN, H., K. KIVIKANERVO, M. WÄRE-NISKANEN, and J. PÄTIÄLÄ: Bronchostenosis in pulmonary tuberculosis. Ann. Chir. Gynaec. Fenn. **44**, Suppl. 1, 3—33 (1955).

LAMB, F. W.: The roentgen ray in the diagnosis of scoliosis. Amer. J. Roentgenol. **9**, 723 (1922).

LAMERS, J. J. H.: De waarde van de eenvoudige röntgenografie der longvaten bij cardiologische patienten. Proefschrift Univ. Leiden 1961. Amsterdam: Kampert en Helm 1961.

LAMSON, R. W., and E. M. BUTT: Fatal asthma — clinical and pathological consideration in 187 cases. J. Amer. med. Ass. **108**, 1843 (1937).

LAMY: L'emphysème obstructif et ses formes. Bronchi **7**, 151 (1957).

LANDAU, W.: Lungeninduration infolge Röntgenbestrahlung des Brustkorbes bei Mammakarzinom. Z. Tuberk. **65**, 212—219 (1931).

LANDÉ, L.: Dextrokardie durch blasige Mißbildung der Lunge. Z. Kinderheilk. **17**, 245—254 (1918).

LANDEN, H. C., u. O. BAYER: Die Lungenfunktion bei Kranken mit Mitralstenose vor und nach operativer Sprengung der Klappe. Z. Kreisl.-Forsch. **41**, 561—566 (1952).

Landen, H. C., u. O. Bayer: Weitere Untersuchungen über die Lungenfunktion bei Mitralstenosen vor und nach der Operation. Z. Kreisl.-Forsch. **43**, 651—658 (1954).

Landen, M. C.: Der pulmonale Faktor im Alters- und Aufbrauchproblem. Beitr. Klin. Tuberk. **99**, 264 (1943).

Landerer, A.: Über die Atembewegungen des Thorax. Arch. Anat. Entwickl.-Gesch. **1881**, 272—301.

Landing, B. H.: Pathologic features of respiratory distress syndromes in newborn infants. Amer. J. Roentgenol. **74**, 796—799 (1955).

Lange: Untersuchungen über das Epithel der Lungenalveole. Frankfurt. Z. Path. **3**, 170 (1909).

Lange, C. de: Angeborene Zystenlunge und agenetische Bronchiektasen. Ned. T. Geneesk. **70**, 2515 (1926).

Lange, J.: Über das substantielle Lungenemphysem und dessen Behandlung mit comprimierter Luft. Dresden 1870.

— Plötzlicher Tod infolge Compression der Trachea durch die vergrößerte Thymus. Jb. Kinderheilk. **48**, 119 (1898).

— H. Kaminska-Gonta, C. Tursli, and J. Zajaczkowska: Two cases of giant pulmonary cysts imitating spontaneous pneumothorax. Gruźlica **22**, 51—57 (1954) [Polnisch].

—, u. P. Thurn: Zur Differentialdiagnose des Bronchialcarcinoms bei gleichzeitigem Vorhandensein von Bronchiektasen und tumorfreien Höhlen. Ärztl. Wschr. **1951**, 707—712.

Langeron, L., et P. Giard: Emphysème pulmonaire. Encyclopédie Méd. Chir. 6016 B., p. 5. 1907.

Lantejoul, P., L. Ribadeau-Dumas et Héraux: Roentgen images of lung and digestive tract at birth. Bull. Soc. méd. Hôp. Paris **64**, 161—166 (1948).

— — — La respiration du poumon immature. (Images histologiques.) J. franç. Méd. Chir. thor. **2**, 265—268 (1948).

Lanza, G.: Sulla classificazione delle malformazioni cistiche pulmonari. G. Clin. med. **18**, 183 (1937).

Lapin, J. H.: Roentgenology of whooping cough. Arch. Pediat. **58**, 617—623 (1941).

— Whooping cough. Springfield (Ill.): Ch. C. Thomas 1943.

Lapp, H.: Zur Pathologie der Blutgefäßanastomosen in der Lunge. Verh. dtsch. path. Ges. **34**, 273—275 (1950).

— Über die Sperrarterien der Lunge und die Anastomosen zwischen A. bronchialis und A. pulmonalis, über ihre Bedeutung, insbesondere für die Entstehung des hämorrhagischen Infarktes. Frankfurt. Z. Path. **62**, 537—550 (1951).

— Über das Verhalten der Bronchialarterien, und ihrer Anastomosen mit der Arteria pulmonalis unter pathologischen Kreislaufbedingungen. Verh. dtsch. Ges. Kreisl.-Forsch. **17**, 110—117 (1951).

Larkin, J. C., and S. Philipps: Carcinoma complicating cyst of lung. Dis. Chest **27**, 453—457 (1955).

Larsell, O., and R. S. Dow: The innervation of the human lung. Amer. J. Anat. **52**, 125 (1933).

Latham, E. F., R. E. L. Nesbitt jr., and G. W. Anderson: Clinical pathological study of newborn lung with hyaline-like membranes. Bull. Johns Hopk. Hosp. **96**, 173—198 (1955).

Lattanzio, E.: I movimenti respiratori degli apici dei polmoni. Radiol. med. (Torino) **36**, 726 (1950).

Laubry, C., et J. Lenègre: L'état anatomique de l'artère pulmonaire dans les cardiopathies. Arch. Mal. Cœur **34**, 153—164 (1941).

Lauche, A.: Die Entzündungen der Lunge und des Brustfells. In: Henke-Lubarsch, Handbuch der speziellen pathologischen Anatomie und Histologie, Bd. III/1, S. 701—918. Berlin: Springer 1928.

— Das Lungenemphysem. Medizinische **1956**, 490.

Lauenstein, H.: Über kardial bedingte Bronchostenosen und Lungenatelektasen. Z. Kinderheilk. **54**, 145—158 (1933).

Laur, A.: Diskussion zum Vortrag P. Kröker, Die sog. progressive Lungendystrophie. Tagg Rhein.-Westfäl. Röntgenges. Dortmund 26. 9. 1959.

— Akutes Cor pulmonale. 43. Tagg der Dtsch. Röntgenges. Köln 7.—10. 5. 1962.

— Röntgendiagnostik des Lungenemphysems heute. Unter besonderer Berücksichtigung von pathologischer Anatomie und Funktionsanalyse. Radiologe **2**, 317—327 (1962).

—, u. W. Diller: Diagnostik der Lungenembolie. Dtsch. med. Wschr. **1962**, 720—725.

—, u. H. W. Wedler: Die einseitig helle Lunge im Röntgenbild. Fortschr. Röntgenstr. **82**, 305—315 (1955).

Laurell, H.: A few words on annular shadows in the lung. Acta radiol. (Stockh.) **4**, 634 (1925).

— Über respiratorische Veränderungen im Lungenfeld, Mediastinum und Zwerchfell unter normalen Zuständen der Lunge und des Brustfells (vorläufige Mitt.)). Acta radiol. (Stockh.) **8**, 555 (1927).

— Ein Beitrag zur Deutung der sog. Ringschatten in den Lungen. Acta radiol. (Stockh.) **10**, 72 (1929) [Schwedisch].

— Die „orthostatische arterielle Anämie", ein gewöhnliches, aber oft fehlgedeutetes Krankheitsbild. Fortschr. Röntgenstr. **53**, 501 (1936).

Laurence, G., et P. Masse: Les scolioses. Atlas de radiologie clinique de la presse médicale 1954.

Laurence, K. M.: Congenital pulmonary cystic lymphangiectasis. J. Path. Bact. **70**, 325—333 (1955); — J. clin. Path. **12**, 62—69 (1959).

Laurent, R.: Le rôle de l'atteinte bronchiolaire dans l'emphysème pulmonaire chronique. Paris: A. Legrand 1954.

LAURIA, D., e G. LIOTTI: Cisti aerea del lobo azygos. Contributo casistico e discussione patogenetica. Rif. med. **73**, 1372—1375 (1969).

LAURIJSSENS, M., u. M. VAN DER STRAETEN: Cystische Bronchiektasen-Cystenlunge. Belg. T. Geneesk. **17**, 429—434 (1961).

LAURINSICH, A.: Contributo alla conoscenza di talune forme acute di laringiti sottoglottidee in particolare della sindrome di Chevalier Jackson. Pediatria (Napoli) **52**, 372 (1944).

LAURO, S. DI, e L. DI GUGLIELMO: Studio roentgenchimografico della funzionalità diaframmatica nei silicosi. Folia med. (Napoli) **33**, 16 (1950).

LAUX, H.: Bildmäßiger Nachweis des poststenotischen Emphysems im Pleuraexsudat. (Die schwimmende Luftblase als indirektes Tumorsymptom). Fortschr. Röntgenstr. **79**, 196—205 (1953).

LAVENNE, F.: Le retentissement cardio-vasculaire de la silicose et de l'anthraco-silicose. Contribution à l'étude du «cor pulmonale». Rev. belge **21** (VI), 264 (1951).

—, et F. MEERSEMAN: Anatomie pathologique de la circulation pulmonaire. Acta cardiol. (Brux.) **9**, 343—369 (1954).

— O. L. WADE, P. HUGH-JONES et J. C. GILSIN: Prédiction du volume pulmonaire résiduel à partir de mensuration thoraciques et radiologiques. J. franç. Méd. Chir. thor. **8**, 1—10 (1954).

LAWS, J. W., and B. E. HEARD: Emphysema and the chest film: a retrospective radiological and pathological study. Brit. J. Radiol. **35**, 750—761 (1962).

LAZARUS, J.: Über Reflexe von der Nasenschleimhaut auf die Bronchiallumina. Arch. (Anat. u.) Physiol. **1891**, 19—36.

LEACH, J. E.: Abnormal pulmonary physiology as a result of chronic irradiation pleuropulmonitis, a preliminary report. Amer. J. Roentgenol. **50**, 772 (1943).

LEAHY, D. J.: Increased transradiancy of one lung. Brit. J. Dis. Chest **55**, 72—76 (1961).

LEAHY, L. J., and W. L. BUTSCH: Surgical, management of respiratory emergencies during first few weeks of life. Arch. Surg. **59**, 466—483 (1949).

LECOEUR, J.: Physio-pathologie des obstructions bronchiques. J. méd. Leysin **1948**, 2—3.

— Les maladies des bronches. Paris: Vigôt frères 1950.

LEDDY, E. T., and V. WITTING: The effect of varying volumes of air on the distribution of roentgen energy in a non-homogeneous medium. Radiology **15**, 579—584 (1930).

LEDER, M. M., and D. W. ZAHN: Giant bullous emphysema producing closure of a tuberculous cavity. Amer. J. Roentgenol. **63**, 498—501 (1950).

LEGGETT, A. E., J. A. MYERS, and J. LEVINE: Spontaneous pneumothorax. Report of 31 cases. Amer. Rev. Tuberc. **29**, 348—361 (1934).

LEGLER, U.: Über ein als atypisches „Asthma bronchiale" verlaufendes primäres Lymphosarkom der Trachea. Beiheft z. Z. Hals-, Nas.- u. Ohrenheilk. **1**, 365 (1949).

LEHMANN, G.: Die Funktion der menschlichen Nase als Staubfilter. Arbeitsphysiologie **7**, 167 (1934).

— Die Filterung der Atemluft und deren Bedeutung für Staubkrankheiten. Berlin: Springer 1938.

LEICHER, F.: Über die Silikose der mediastinalen Lymphknoten und ihre Komplikationen. Virchows Arch. path. Anat. **315**, 341 (1948).

LEIGH, T. F., and E. A. THOMPSON: Pulmonary metastatic sarcoma with associated pneumothorax. Amer. J. Roentgenol. **66**, 900—902 (1951).

LEINASSAR, J. M., and N. R. NILES: Massive occlusion of the main pulmonary artery and primary branches. Circulation **17**, 60 (1958).

LEMÉNAGER, J.: L'emphysème pulmonaire. Sem. Hôp. Paris **28**, 1223 (1951).

LEMERCIER, J. P.: Classification des images kystiques du poumon. Essai de démembrement. Thèse de Paris 1949.

LEMOINE, J., et W. BRUNINX: Les bronches des ouvriers mineurs. J. franç. Méd. Chir. thor. **1**, 11 (1948).

LEMOINE, J. M.: Dyspnés et rétractions de la trachée et des grosses bronches. Sem. Hôp. Paris **1949**, 3984—3987.

—, et J. P. GARAIX: Les dyskinésies trachéobronchiques à forme hypotonique. Sem. Hôp. Paris **29**, 933—940 (1953).

—, et G. ZMAJEVICH: Les localisations radiologiquement imprévisibles de la tuberculose bronchique ulcéreuse ou sténosante. Bronches **3**, 401—408 (1953).

LENARDUZZI, G.: A proposito di un caso di ernia dell'apice polmonare. Arch. Radiol. (Napoli) **8**, 555 (1932).

LÉNÁRT, E.: Beobachtungen über das Verhalten der glatten Muskulatur der kleinen Luftwege bei verschiedenen Erkrankungen. Zbl. allg. Path. path. Anat. **34**, 202 (1924).

LENÈGRE, J., et A. GERBAUX: Le cœur pulmonaire chronique par thrombose artérielle pulmonaire. Arch. Mal. Cœur **45**, 289—314 (1952).

— — L. SCEBAT et R. LECOMTE DE FLORIS: Quatre nouvelles observations de cœur pulmonaire chronique par thrombose artérielle pulmonaire. Arch. Mal. Cœur **48**, 1132 (1955).

— P. Y. HATT et G. CAROUSO: Etudes angiocardiopneumographiques des embolies pulmonaires. Congr. mond. de Cardiol. Paris **1**, 512—515 (1950) (Paris: Baillière).

— A. MATHIVAT, G. CAROUSO et J. DE BRUX: Infarctus et embolies des cardiaques. Bull. Soc. méd. Hôp. Paris **65**, 219—231 (1949).

— P. MAURICE, L. SCEBAT, P. Y. HATT et R. JAQUOT: Le cœur des asthmatiques. 2. Congr. internat. de l'asthme. Le Mont Doré 1950. Paris: L'expans. scient. 1951.

—, et J. NEEL: Embolies pulmonaires sans infarctus. Arch. Mal. Cœur **43**, 385—409 (1950).

Lenégre, J., et J. Neel: Embolies et infarctus pulmonaire. Paris méd. **40**, 534—542 (1950).

Lenggenhager, K.: Zur Genese des stenotischen Lungenemphysems. Schweiz. med. Wschr. **1952**, 542.

Lenk, R.: Röntgendiagnostik der intrathorakalen Tumoren und ihre Differentialdiagnose. In: G. Holzknecht, Handbuch der Röntgenkunde, Bd. I. Wien: Springer 1929.

— Das „Mediastinalschnellen", ein funktionelles Symptom bei Bronchostenose geringen Grades. Fortschr. Röntgenstr. **47**, 90—94 (1933).

— Das charakteristische Röntgenbild der offenen Wabenlunge. Fortschr. Röntgenstr. **48**, 418—426 (1933).

— Röntgenbilder von Cystenlungen. Wien. klin. Wschr. **1933**, 602.

— Beitrag zur röntgenologischen Erkennbarkeit der Entstehungsursache des sog. „idiopathischen" Spontanpneumothorax. Fortschr. Röntgenstr. **53**, 789—793 (1936).

— Neues zur funktionellen Röntgensymptomatologie des stenosierenden Bronchuskarzinoms. Fortschr. Röntgenstr. **54**, 273 (1936).

— Die Röntgendiagnose der „Pseudoabszesse" der Lunge. Acta radiol. (Stockh.) **28**, 405—413 (1947).

Lent, W.: Untersuchungen über die Wirkung erhöhter Atemwiderstände. I. Die Lungenvolumina und die Lungenventilation. Z. ges. exp. Med. **109**, 638 (1941).

—, u. P. Nober: Die Weitung des Brustkorbs bei Zwerchfellbewegungen in den respiratorischen Endlagen. Z. ges. exp. Med. **107**, 668—672 (1940).

Lentini, D., E. Cerimele e L. Costantini: Su alcuni aspetti patogenetici e terapeutici dell' enfisema polmonare cronico. Policlinico, Sez. prat. **1956**, 110—114.

Leopold, J. G., and J. Gough: The centrilobular form of hypertrophic emphysema and its relation to chronic bronchitis. Thorax **12**, 219—235 (1957).

Leopold, J. S., and E. A. Kratzmann: Obstructive pulmonary emphysema associated with pneumonia in childhood. Amer. J. Dis. Child. **69**, 287—290 (1945).

Lepskaya, E. S., and V. A. Shanina: Röntgenological diagnosis of pulmonary artery thrombosis. Klin. Med. (Mosk.) **37**, 96—99 (1959).

Lereboullet, P., M. Long et J. Bernard: Image kystique pulmonaire à évolution régressive chez un nourisson de 4 mois. Bull. Soc. Pediat. Paris **34**, 77 (1936).

Lerner, I. O.: Gibt es besondere Scheidewände zwischen den Zonen und Segmenten der Lunge? Probl. Tuberk. **1951**, 59 [Russisch]. Ref. Zbl. ges. Tuberk.-Forsch. **61**, 289 (1952).

Lesné, E., R. Turpin et Sikorav: Les goitres. Pathologie infantile. Paris: G. Doin 1946.

Lester, C. W., A. Cournand, and R. L. Riley: Pulmonary function after pneumonectomy in children. J. thorac. Surg. **11**, 529 (1941/42).

Leszczyński, S.: Radiological signs of stop-valve type of lung emphysema. Pol. Przegl. radiol. **22**, 287—295 (1958) [Polnisch]. Ref. Zbl. ges. Radiol. **62**, 40 (1959).

Letterer, E.: Die pathologische Anatomie des Asthma bronchiale. Allergie u. Asthma **3**, 65 (1957).

Letulle, M. L.: L'emphysème pulmonaire. Ses lésions: leur histopathogénie. Arch. méd.-chir. Appar. resp. **3**, 89—107 (1928).

Levina, L. A.: K. voprosu ob odnostrennei emfizeme legkogo. (Über das einseitige Lungenemphysem.) Med. Klin. (Mosk.) **36**, H. 4, 45—48 (1958).

Levrat, M.: Balancement médiastinal de sens paradoxal au cours des pachypleurites avec immobilisation respiratoire complète de l'hémithorax. Lyon méd. **1944**, 525.

—, et G. Despierres: Le balancement médiastinal de sens paradoxal dans certains symphyses pleurales et le signe d'Holzknecht-Jacobson. Poumon **4**, 209—214 (1948).

— P. Galy et Martin-Noël: Le mouvement pendulaire du médiastin ou phénomène d'Holzknecht-Jacobson, signe d'obstruction bronchique au cours de la primoinfection tuberculeuse de l'enfant. Rev. Tuberc. (Paris) **10**, 3—4, 127—133 (1946).

Levy, A., G. Mayer et P. Gobard: Un cas de thrombose de l'artère pulmonaire droite. Arch. Mal. Cœur **43**, 372 (1950).

Lewis, J. E., and W. J. Potts: Obstructive emphysema with a defect of the anterior mediastinum. J. thorac. Surg. **21**, 438—443 (1951).

Lewis, T.: The soldier's heart and the effort syndrome, 2. ed. New York: P. B. Hoeber, 1919. London: Shaw & Sons 1940.

Lewke, J.: Durchlüftungsmechanismus der menschlichen Lunge. Z. ges. inn. Med. **5**, 13 (1950).

Lichtenstein, H.: Spontanpneumothorax und Emphysem. Beitr. Klin. Tuberk. **71**, 183—189 (1929).

Liebau, H.: Die Erkrankungen der Trachea und des Bronchialsystems. In: Lungenkrankheiten im Röntgenbild, Bd. I, S. 41—76. Stuttgart: Georg Thieme 1957.

— Lungenemphysem, Lungenzysten, progressive Lungendystrophie. In: Lungenkrankheiten im Röntgenbild, Bd. I, S. 77—104. Stuttgart: Georg Thieme 1957.

Liebermeister, G.: Über Lungenemphysem. Dtsch. med. Wschr. **17**, 1—3, 48—51 (1891).

— Zur normalen und pathologischen Physiologie der Atmungsorgane. I. Über das Verhältnis zwischen Lungendehnung und Lungenvolumen. Zbl. allg. Path. path. Anat. **18**, 644 (1907).

— Zur normalen und pathologischen Physiologie der Atmungsorgane. II. Studien über die Atmungsmechanik bei plötzlich auftretenden Larynxstenosen (nach Beobachtungen an Diphtherie). Dtsch. med. Wschr. **1908**, 1669.

LIEBERMEISTER, G.: Zur normalen und pathologischen Physiologie der Atmungsorgane. Frankfurt. Z. Path. **28**, 253(1922).

— Diskussionsbeitrag zu Emphysem. Tagg Südwestdtsch. Pathologen Mannheim 1922. Zbl. allg. Path. path. Anat. **33**, 1—20 (1922/23).

LIEBNER, E. J.: Radiologic aid in regional and generalized emphysema of the lungs. Pediatrics **24**, 1050—1064 (1959).

LIEBOW, A. A.: The bronchopulmonary venous collateral circulation with special reference to emphysema. Amer. J. Path. **29**, 251—289 (1953).

— Pulmonary emphysema with special reference to vascular changes. Amer. Rev. resp. Dis. **80**, 67—93 (1959).

— M. R. HALES, W. E. BLOOMER, W. HARRISON, and G. E. LINDSKOG: Studies on the lung after ligation of the pulmonary artery. II. Anatomical changes. Amer. J. Path. **26**, 177—195 (1950).

— — W. HARRISON, W. E. BLOOMER, and G. E. LINDSKOG: The genesis and functional implications of collateral circulation of the lungs. Yale J. Biol. Med. **22**, 637 (1950).

— — u. G. E. LINDSKOG: Enlargement of the bronchial arteries and their anastomoses with the pulmonary arteries in bronchiectasis. Amer. J. Path. **25**, 211—232 (1949).

— W. E. LORING, and W. C. FELTON: The musculature of the lungs in chronic pulmonary disease. Amer. J. Path. **29**, 885 (1953).

LIEBSCHNER, K., u. H. VIETEN: Das Veratmungsbronchogramm, eine Möglichkeit zur Erfassung pathologischer Bifurkationsbewegungen. Fortschr. Röntgenstr. **76**, 443—451 (1952).

LIESE, E.: Über seltene Formen zystischer Entartung der Lunge im bronchographischen Bild. Fortschr. Röntgenstr. **61**, 85—107 (1940).

LILJESTRAND, G.: Untersuchungen über die Atmungsarbeit. Skand. Arch. Physiol. **35**, 199 (1918).

— Regulation of pulmonary arterial blood pressure. Arch. intern. Med. **81**, 162—172 (1948).

—, u. N. STENSTRÖM: A note on the respiratory dead space when breathing through the nose. Skand. Arch. Physiol. **46**, 93 (1925).

LINDEMANN, W.: Hygiene der Bergleute, Erkrankungen der Atmungsorgane. In: WEYL, Handbuch der Hygiene, 2. Aufl., Bd. VIII/2, S. 120ff. Leipzig: Johann Ambrosius Barth 1913.

LINDSKOG, G. E., and C. M. VAN ALLEN: The aerodynamics of bronchial obstruction. Arch. Surg. **24**, 204—230 (1932).

—, and R. ALLEY: Pharmacologic factors influencing collateral ventilation. Meeting Amer. Surg. Ass. 1948.

—, and H. H. BRADSHAW: Collateral respiration: the chemical composition and volume of the collaterally respired gases. Amer. J. Physiol. **108**, 581 (1934).

LINZBACH, A. J.: Untersuchungen über die muskuläre Bauchwand und ihren Einfluß auf die Lage der Eingeweide. Virchows Arch. path. Anat. **304**, 140 (1939).

LIPKOVICH, A. S.: A tear of the lung without external injuries. Vestn. Rentgenol. Radiol. **34**, 5, 68—69 (1959).

LIPPELT, H.: Einfluß der Stenoseatmung auf Lungenventilation und Lungenvolumina beim Gesunden. Beitr. Klin. Tuberk. **81**, 520—531 (1932).

LISSNER, J.: Flächen- und Elektrokymographie in der röntgenologischen Diagnostik der Mediastinal- und Lungenerkrankungen. Stuttgart: Georg Thieme 1962.

LISTER, G.: Pulmonary pneumatocele (bullous emphysema). Amer. J. Dis. Child. **62**, 613—619 (1941).

LISTER, W. A.: Asthma, chronic bronchitis and emphysema. Lancet **1955 I**, 733.

— The check-valve mechanism and the meaning of emphysema. Lancet **1958 I**, 66—70.

LITTEN, M.: Untersuchungen über haemorrhagische Infarkte. Z. klin. Med. **1**, 131—227 (1879).

LLOYD, E. H.: Pneumothorax in the newborn infant. Proc. Mayo Clin. **30**, 297—301 (1955).

LLOYD, M. S.: Bullous emphysema. Case report. J. thorac. Surg. **18**, 532—535 (1949).

LOBEN: Zur Röntgendiagnose des Lungenemphysems. Fortschr. Röntgenstr. **42**, 545—546 (1930).

LOCHHEAD, R. P., J. R. DOUGLAS jr., and C. T. DOTTER: Pulmonary embolism. Experimental angiographic study. Amer. J. Roentgenol. **68**, 627—633 (1952).

LOCHNER, W.: Zur Physiologie des kleinen Kreislaufs. In: Bad Oeynhausener Gespräche **1**, 12 (1956). Berlin-Göttingen-Heidelberg: Springer 1957.

LODGE, TH.: Cysts of the lung. Proc. roy. Soc. Med. **45**, 629—634 (1952).

— Pulmonary fibrosis and the collagen diseases: radiological aspects. Brit. J. Radiol. **29**, 645—656 (1956).

LODIN, H.: The value of tomography in examination of the intrapulmonary bronchi, 109 p. Uppsala 1953.

— Mediastinal herniation and displacement studies by transversal tomography. Acta radiol. (Stockh.) **48**, 337—350 (1957).

LOEB, L. M.: The etiology of emphysema. Arch. intern. Med. **45**, 364—372 (1930).

LÖBLICH, H. J.: Primäre Bronchiolitis obliterans. Frankfurt. Z. Path. **63**, 350—359 (1952).

LÖFFLER, L.: Die Arteriographie der Lunge und die Kontrastdarstellung der Herzhöhlen am lebenden Menschen, 2. Aufl. Leipzig: VEB Georg Thieme 1955.

LÖFFLER, W.: Zur Klinik und Therapie der Kampfstoffschädigungen (Lungenschädigungen durch Grün- und Gelbkreuzgase). Schweiz. med. Wschr. **1943**, 282.

— Allgemeine Symptomatologie der Lungen- und Bronchialerkrankungen. A. Die Anamnese. D. Kardinalsymptome. In: Handbuch der inneren Medizin, 4. Aufl., Bd. IV/1, S. 253—261, 350—400. Berlin-Göttingen-Heidelberg: Springer 1956.

Löffler, W.: Die Lunge als myo-elastisches System. In: Handbuch der inneren Medizin, 4. Aufl., Bd. IV/1, S. 416—420. Berlin-Göttingen Heidelberg: Springer 1956.

— Klinik und Therapie des Emphysems. Verh. dtsch. Ges. inn. Med. **62**, 44—60 (1956).

—, u. W. Behrens jr.: Morbus Boeck. In: Handbuch der inneren Medizin, 4. Aufl., Bd. IV/3, S. 464—548. Berlin-Göttingen-Heidelberg: Springer 1956.

—, u. G. Jaccard: Über einen Fall von Chyloptoe mit pseudomiliarem Lungenbild. Schweiz. med. Wschr. **1954**, 1355.

Löfgren, S., and Å. G. H. Lindgren: Cavern formation in pulmonary sarcoidosis. Acta chir. scand., Suppl. **345**, 113—118 (1959).

Löhr, B.: Der Einfluß gestörter Lungenbelüftung auf den kleinen Kreislauf. Pathophysiologie und Klinik. Münch. med. Wschr. **1956**, 838.

Löhr, H.: Die Wirkung der Kohlensäure auf die Bronchien und Gefäße der isolierten Katzenlunge. Klin. Wschr. **2**, 2278—2279 (1913).

Löhr, Hh., u. H. Scholtze: Die Indikationsstellung zu den verschiedenen Verfahren der Lungenresektion bei der Tuberkulose mit Hilfe der selektiven Lungenangiographie. Fortschr. Röntgenstr. **84**, 277—288 (1956).

— — u. W. Klinner: Zur Klärung der angiographischen Symptomatologie bei der Lungentuberkulose. Fortschr. Röntgenstr. **86**, 192—203 (1957).

— — — Röntgendiagnostische Probleme der Lunge. Medizinische **1957**, 1697—1702, 1705—1708.

Lörine, P., u. L. Baumann: Modifiziertes Veratmungs-Ösophagogramm zum Nachweis des Mediastinalwanderns. Fortschr. Röntgenstr. **82**, 800—803 (1955).

Loeschcke, H.: Über Wechselbeziehungen zwischen Lunge und Thorax. Dtsch. med. Wschr. **1911**, 916.

— Über Wesen und Bedeutung des Zwerchfelltiefstandes beim Emphysematiker. Verh. dtsch. Ges. Path. **16**, 435 (1913).

— Die Morphologie des normalen und emphysematösen Acinus der Lunge. Beitr. path. Anat. **68**, 213 (1921).

— Referat über Emphysem. Tagg südwestdtsch. Pathologen, Mannheim 1922. Zbl. allg. Path. path. Anat. **33**, 1—20 (1922/23).

— Methoden zur morphologischen Untersuchung der Lunge. In: Handbuch der biologischen Arbeitsmethoden (Abderhalden), Abt. VIII, Teil 1. Berlin u. Wien: Urban & Schwarzenberg 1924.

— Bronchiektasien der praeterminalen Bronchialsysteme. Zugleich ein Beitrag zur Brauerschen Lehre von den Caverniculae. Beitr. Klin. Tuberk. **64**, 382—386 (1926).

— Emphysema bronchialectaticum und präterminale Bronchiektasie als Systemerkrankungen isolierter Abschnitte des Bronchialbaums. Verh. dtsch. Path. Ges. **1926**, 242—248.

Loeschcke, H.: Pathologie des Emphysems. Z. wiss. Bäderk. **3**, 116—136 (1928).

— Störungen des Luftgehaltes: Atelektase und Lungenemphysem. In: Henke-Lubarsch, Handbuch der speziellen pathologischen Anatomie und Histologie, Bd. III/1, S. 599. Berlin: Springer 1928.

— Über Reiz und Erregbarkeit der zentralen Atmungsregulation. Klin. Wschr. **1949**, 761—766.

Loeschcke, H. H.: Die Absorption von Gas im Organismus als Diffusionsvorgang. Klin. Wschr. **1956**, 801.

Logan, G. B.: The diagnosis of obstructive lesions of the respiratory tract of children. Proc. Mayo Clin. **25**, 346—352 (1950).

Logróscino, D. C., A. Idone e L. Perna: La roentgenchimografia dopo exeresi pulmonare. Radiol. prat. **10**, 421—439 (1960).

Lohmann, A., u. E. Müller: Über Physiologie der Bronchialmuskulatur. S.-B. Ges. Naturwiss. Marburg **1912**, 161—164.

— — Über die Wirkung des Nervus vagus auf die Bronchialmuskulatur. S.-B. Ges. Naturwiss. Marburg **1913**, 19—29.

— — Über die Durchblutung der Lunge in verschiedenen Dehnungszuständen. S.-B. Ges. Naturwiss. Marburg **1913**, Nr 4.

Lombardi, G.: Il quadro radiologico del pneumatocele nel bambino. Radiol. med. (Torino) **41**, 365 (1955).

Lommel, F.: Zur Pathogenese des Lungenemphysems. Verh. dtsch. Ges. inn. Med. **27**, 777 (1910).

Longacre, J. J., B. N. Carter, and L. M. Quill: Experimental study of some of the physiologic changes following total pneumonectomy. J. thorac. Surg. **6**, 237—253 (1937).

—, and R. Johansman: Experimental study of fate of remaining lung following total pneumonectomy. J. thorac. Surg. **10**, 131—149 (1940).

Longin, F.: Trachealbronchus als Ursache eines umschriebenen Emphysems. Fortschr. Röntgenstr. **89**, 285—290 (1958).

Loon, E. L. van, and S. Diamond: Congenital absence of the right lung, its occurrence in a healthy child. Amer. J. Dis. Child. **62**, 584 (1941).

Loosli, C. G.: Interalveolar communication in normal and in pathologic mammalian lungs, review of literature. Arch. Path. **24**, 743—776 (1937).

Lopez, M., e A. Domenici: Osservazioni anatomiche sulle arterie bronchiali nell' enfisema essenziale del polmone. Boll. Soc. med.-chir. Pisa **18**, 87 (1950).

López-Botet, E.: Atelectasias multiples y enfisema agudo por inhalación de gases toxicos. Rev. clin. esp. **54**, 292—295 (1954).

— F. Wyss u. W. Wilbrandt: Untersuchungen über das experimentelle Histaminasthma. Helv. med. Acta **19**, 218 (1952).

Lord, F.: Certain aspects of the diagnose of bronchostenosis. J. thorac. Surg. **1**, 573—580 (1932).

LORD, F. T.: Diseases of bronchi, lungs and pleura, 2. ed. Philadelphia and New York 1925.

LOSSEN, H.: Beitrag zu den erworbenen spätsyphilitischen Lungenerscheinungen vor allem im Röntgenbild erwachsener Phthisiker. Beitr. Klin. Tuberk. 66, 761 (1927).

LOTTENBACH, K.: Das Lungenemphysem. In: Handbuch der inneren Medizin, 4. Aufl., Bd. IV/2, S. 806—919. Berlin-Göttingen-Heidelberg: Springer 1956.

— J. NOELPP-ESCHENHAGEN u. B. NOELPP: Mechanische Aspekte der Lungenfunktion. In: Handbuch der inneren Medizin, 4. Aufl., Bd. IV/2. Berlin-Göttingen-Heidelberg: Springer 1956.

LOUBEYRE, J., FR. POROT et DESTAING: Maladie kystique du poumon. Presse méd. 1938, 128.

LOUGHEED, D. W., J. M. JANES, and G. E. HALL: Physiological studies in experimental asphyxia and drowning. Canad. med. Ass. J. 40, 423—428 (1939).

LOUIS, P. C. A.: Researches on emphysema of the lungs. Trans. by F. STEWARDSON jr. in Dungliston's. Amer. Medical Library, p. 491. Philadelphia 1838.

LOUYOT, P., J. GIRAUD, P. SADOUL et J. P. GRILLIAT: Etude sur la ventilation pulmonaire au cours de la spondylose rhizomélique. Rev. Rhum. 18, 679—693 (1951).

LOWMAN, R. M., and C. S. CULOTTA: Pneumomediastinum in the newborn. Amer. J. Roentgenol. 53, 7 (1945).

LUBERT, M., H. C. EPSTEIN, H. MENDELSOHN, and S. O. FREEDLANDER: An unusual variant of double aortic arch. Amer. J. Roentgenol. 67, 762—776 (1952).

—, and G. R. KRAUSE: Total unilateral pulmonary collapse; a study of the roentgen appearance in the lateral view. Radiology 67, 175—185 (1956).

LUCAS, A. M., and L. C. DOUGLAS: Principles underlying ciliary activity in the respiratory tract. Arch. Laryng. 18, 516 (1933); 20, 518 (1934); 21, 285 (1935).

LUDWIG, H.: Abgesackter interlobärer Spontanpneumothorax. (Beitrag zur Differentialdiagnose cystischer intrathorakaler Tumoren.) Radiol. Rdsch. 7, 186—193 (1938).

LÜCHTRATH, H.: Chronische Bronchitis, Bronchiektasie, bronchiolektatisches Emphysem. Beitr. Klin. Tuberk. 104, 260—275 (1950—1951).

— Zur Frage der Cystenbildungen in der Lunge. Frankfurt. Z. Path. 62, 136 (1951).

LÜDECKE, H.: Bronchialkarzinom und Obstruktionspneumonitis. Langenbecks Arch. klin. Chir. 277, 36—88 (1953).

LÜTHY, E.: Valsalvaversuch bei Gesunden und Emphysemkranken. Arch. Kreisl.-Forsch. 24, 260—273 (1956).

LUFT, U. C.: Funktionelle Orthologie der Atmung. Die Lungenbelüftungen und der alveoläre Gasaustausch. In: Handbuch der allgemeinen Pathologie, Bd. V/1, S. 276—294. Berlin-Göttingen-Heidelberg: Springer 1961.

LUISADA, A.: Die Lunge als kontraktiles Organ. Eine neue Methode zur Untersuchung der glatten Muskeln der Lunge. Beitr. Klin. Tuberk. 73, 657 (1930).

— Über Lungendynamik. Ergebn. inn. Med. Kinderheilk. 47, 92—184 (1934).

— Zur Frage einer Eigenkontraktilität der Lungen. Z. Biol. 95, 434—436 (1934).

— Pulmonic alveolar vents. J. Anat. 69, 188 1935).

LUISADA, A. A.: Pulsation of the pulmonary vessels. Ekg. Proc. of the I. Confer. 1950, p. 65.

— F. G. FLEISCHNER, and M. B. RAPPAPORT: Fluorocardiography (electrokymography). I. Technical aspects. Amer. Heart J. 35, 336 (1948).

LUKAS, D. S.: Some effects of ACTH and cortisone on pulmonary function of patients with obstructive emphysema. Amer. Rev. Tuberc. 64, 279—294 (1951).

LUKAS, W.: Kavernendistale und pericavernöse Schattenbezirke von Segmentcharakter und ihre Deutung mit Hilfe der Kavernoskopie. Beitr. Klin. Tuberk. 106, 123—131 (1951/52).

— Vortäuschung einer Caverne durch eine Emphysemblase. Tuberk.-Arzt 9, 8—12 (1955).

LUNDSGAARD, C.: Determination and interpretation of changes in lung volumes in certain heart lesions. J. Amer. med. Ass. 80, 163—167 (1923).

—, u. K. SCHIERBECK: Untersuchungen über die Volumina der Lungen. I.—IV. Mitt. Acta med. scand. 58, 470, 486, 495, 541 (1923).

—, and D. D. VAN SLYKE: Studies of lung volume. I. Relation between thorax size and lung volume in normal adults. J. exp. Med. 27, 65 (1918).

Luxemburger Protokolle: Arbeitsgruppe Pathologische Anatomie des Emphysems (DI BIASI, COLLET, GIESE, GOUGH, GRAILLES, HUSTEN, MAERSEMAN, PLETTE, POLICARD), Luxemburg 27. 10. 1958. Arbeitsgruppe Emphysem-Bronchitis, 8. 7. 1958. Dok.Nr 5734/58 d. Abt. für Arbeitsfragen.

LYNCH, H. L.: Foreign bodies in bronchi and emphysema. Laryngoscope (St. Louis) 25, 574—577 (1915).

LYNCH, M. J. G., and L. D. MELLOR: Hyaline membrane disease of newborn premature lungs: a new approach. J. Pediat. 47, 275—286 (1955).

— — and A. R. BADGERY: Hyaline membrane disease: its nature and etiology. The poisonous metabolic effects of excess oxygen. Neural control of electrolytes. J. Pediat. 48, 602—631 (1956).

LYONNET, J.: Localisation pulmonaire kystique de la sclérose tubéreuse de Bourneville. Thèse de Lyon 1947.

MACCARINI, N., e G. REGGIANI: Le immagini bollose in corso di pneumopatie acute nell' adulto. Radiol. med. (Torino) 42, 903—921 (1956).

MACCONE, V. A.: Bronchiettasie, cisti aeree, enfisema bolloso e polmone cistico studiati col metodo stratigrafico. Ann. Ist. Forlanini **5**, 831—844 (1941).

MACDONALD, A. M., and R. A. SHANKS: Honeycomb lungs and xanthomatosis. Arch. Dis. Childh. **29**, 127—131 (1954).

MACEACHERN, C. G., and R. R. MACCOY: Lobectomy for congenital cysts disease of the lung. Report of a case in 9 days old infant. J. Amer. med. Ass. **151**, 992 (1953).

MACK, J.: Clinical aspects of cor pulmonale. In: A. A. LUISADA, Cardiology, an encyclopedia of the cardiovascular system, vol. 4, part 13, p. 53—89. New York-Toronto-London: McGraw-Hill Co. 1959.

MACK, J., M. GROSSMAN, and L. N. KATZ: The effect of pulmonary congestion on distensibility of the lung. Fed. Proc. **6**, 161—162 (1947).

MACKLIN, C. C.: X-ray studies on bronchial movements. Amer. J. Anat. **35**, 303—329 (1925).

— The musculature of the bronchi and lungs. Physiol. Rev. **9**, 1 (1929).

— Bronchial length changes and other movements. Tubercle (Lond.) **14**, 16—28, 69—82 (1932).

— The dynamic bronchial tree. Amer. Rev. Tuberc. **25**, 393—417 (1932).

— Pulmonic alveolar pores. J. Anat. (Lond.) **69**, 188—192 (1935).

— Alveolar pores and their significance in the human lung. Arch. Path. **21**, 201 (1936).

— Pulmonic alveolar epithelium. J. thorac. Surg. **6**, 82 (1936).

— Pneumothorax with massive collapse from experimental local over-inflation of the lung substance. Canad. med. Ass. J. **36**, 414—420 (1937).

— Histologic indications of sites of air leakage from lung alveoli into vascular sheaths during local overinflation of living cat's lung. Canad. med. Ass. J. **38**, 401—401 (1938).

— Transport of air along sheaths of pulmonic blood vessels from alveoli to mediastinum: clinical implications. Arch. intern. Med. **64**, 913—926 (1939).

— Functional aspects of bronchial muscle and elastic tissue. Arch. Surg. **19**, 1212—1235 (1939).

— Patterns of interstitial emphysema induced in excised lung of calf by over-inflation. Trans. roy. Soc. Can., Sect. V, **1940**, 69—79.

— Residual epithelial cells in the pulmonary alveolar walls of mammals. Trans. roy. Soc. Can. Inst. **40**, 93 (1946).

— The pulmonary alveolar mucoid film and the pneumonocytes. Lancet **1954**, 1099.

MACKLIN, M. T., and C. C. MACKLIN: Pulmonic interstitial emphysema and its sequelae: an anatomical interpretation. Essays in biology. Herbert Evans birthday volume, p. 335. University California Press 1943.

— — Malignant interstitial emphysema of the lungs and mediastinum as an important occult complication in many respiratory diseases and other conditions. An interpretation of the clinical literature in the light of laboratory experiments. Medicine (Baltimore) **23**, 281 (1944).

MACLEOD, J. G., and J. W. B. GRANT: A clinical, radiographic and pathological study of pulmonary embolism. Thorax **9**, 71—83, 147—153 (1954).

MACLEOD, W. M.: Abnormal transradiancy of one lung. Thorax **9**, 147 (1954).

MACMAHON, B. T.: Spontaneous bilateral pneumothorax with report of a case and review of the literature. Amer. J. med. Sci. **183**, 695 (1932).

MACMAHON, H. E.: Congenital alveolar dysplasia of the lungs. Amer. J. Path. **24**, 919—932 (1948).

— Congenital alveolar dysplasia. A developmental anomaly involving pulmonary alveoli. Pediatrics **2**, 43—57 (1948).

MADOFF, J. M., E. A. GAENSLER, and J. W. STIEDER: Congenital absence of the right pulmonary artery; diagnosis by angiocardiography with cardiorespiratory studies. New Engl. J. Med. **247**, 149—157 (1952).

MADSEN, H. V., and H. B. PIRKLE: Cystic disease of the lung with iodized oil studies. Dis. Chest **10**, 433—441 (1944).

MAESTRI, A. DE: Polmonite cistica benigna nell' infanzia. Atti 22. Congr. Naz. Rad. Medica Taormina 1950, p. 207.

MAGIDSON, O., and G. JACOBSON: Thrombosis of the main pulmonary arteries. Brit. Heart J. **17**, 207—218 (1955).

MAGRO, A. DE: Atelectasia completa del polmone sinistro, per presenza contemporanea di corpi estranei nel bronco superiore e nell'inferiore. Boll. Mal. Orecch. **71**, 249 (1953).

MAI, H.: Einiges über frühkindliches Asthma. Arch. Kinderheilk. **143**, 65 (1951).

— Asthma und Tuberkulose. Ergebn. ges. Tuberk.-Forsch. **12**, 175—208 (1954).

— Einige Bemerkungen zur Entstehung kindlichen Asthmas. Med. Klin. **1954**, 1097.

MAIDMAN, L., and R. N. BARNETT: Congenital dilatation of pulmonary lymphatics. Arch. Path. **64**, 104—106 (1957).

MAIER, H. C.: Pulmonary cysts. Amer. J. Surg., N.S. **54**, 68—81 (1941).

— Absence or hypoplasia of a pulmonary artery with anomalous systemic arteries to the lung. J. thorac. Surg. **28**, 145—162 (1954).

MAJOR, H.: Verletzungen der Lunge (einschließlich der endothorakalen Trachea und der Bronchien). In: DERRA, Handbuch der Thoraxchirurgie, Bd. III, S. 29—72. Berlin-Göttingen-Heidelberg: Springer 1958.

MALLORY, J. B.: The pathogenesis of bronchiectasis. New Engl. J. Med. **237**, 795 (1947).

MALLORY, T. B.: Pathology of pulmonary fibrosis, including chronic pulmonary sarcoidosis. Radiology **51**, 468—476 (1948).

MALOSSI, M.: La "pneumocistosi" (Considerazioni sulla eziologia patogenesi, profilassi e terapia). Clin. pediat. (Bologna) **38**, 217—222 (1956).

MALOSSI, M.: G. GOLFIERI e A. VIANELLO: Aspetti radiologici e considerazioni clinico-anatomo-patologiche sulla polmonite interstiziale plasmocellulare. Clin. pediat. (Bologna) **37**, 682—711 (1955).

MANECKE, H., H. WICKE u. J. HAMM: Untersuchungen zur Röntgendiagnostik des Lungenemphysems. Fortschr. Röntgenstr. **95**, 42—50 (1961).

MANFREDI, FR.: Atrofia polmonare idiopatica. Vanishing lung. Radiol. med. (Torino) **45**, 337—352 (1959).

MANGES, W. F., and S. J. HAWLEY: Roentgen ray observations in asthma. J. Amer. med. Ass. **88**, 882 (1927).

MANHOFF jr., L. J., and J. S. HOWE: Absence of the pulmonary artery; a new classification for pulmonary arteries of anomalous origin. Report of a case of absence of the pulmonary artery with hypertrophied bronchial arteries. Arch. Path. **48**, 155—170 (1949).

MANN, B., and E. A. MURPHY: The treatment of hypertrophic emphysema by pneumoperitoneum. Thorax **9**, 1, 87 (1954).

MANN, F. C.: Pulmonary embolism; an experimental study. J. exp. Med. **26**, 387 (1917).

MANN, L. M., K. C. OLSON, and W. S. WALLS: Lung hernia. A case report. Surgery **25**, 127—131 (1949).

MANNES P., et A. SEVERIN: Manifestations récidivantes d'obstruction bronchique par de volumineux bouchons de mucus. J. franç. Méd. Chir. thor. **12**, 164—169 (1958).

MANNÈS, et TIXHON: Bulle aérienne séquellaire d'abscès. J. franç. Méd. Chir. thor. **2**, 579—582 (1948).

MARAGLIANO, V.: Le formazioni pseudo-cavitarie del polmone. Radiol. med. (Torino) **9**, 1 (1922).

MARCHAL, M.: De l'enrégistrement des pulsations invisibles du parenchyme pulmonaire ainsi que les pulsations cardio-vasculaires par la kinédensigraphie. Arch. Mal. Cœur **39**, 345 (1946).

— De l'enrégistrement des phénomènes radiologiques invisibles et, en particulier, des pulsations des artérioles pulmonaires-cinédensigraphie. C.R. Acad. Sci. (Paris) **222**, 973 (1946).

— Méthode de mesure de la pression artérielle de l'artère pulmonaire chez l'homme par les rayons X (cinédensigraphie). C.R. Acad. Sci. (Paris) **225**, 394 (1947).

— Mesure de la capacité respiratoire locale en générale par la cinédensigraphie aux rayons X. J. franç. Méd. Chir. thor. **3**, 575—579 (1949).

— L'utilisation de la cinédensigraphie en pratique pneumologique. In: Techniques et thérapeutiques en pneumologie. Expansion Scient. Franç., éd. 1953.

— La cinédensigraphie. Vie méd. **38**, 38—52 (1957).

—, et M. T. MARCHAL: De l'exploration fonctionelle simultanée des deux poumons séparés par la statidensigraphie photoélectrique. C.R. Acad. Sci. (Paris) **244**, 124 (1957).

MARCHAND, F.: Ein Beitrag zur Pathologie und pathologischen Anatomie des Bronchialasthma, mit Berücksichtigung der plastischen Bronchitis und der Colica mucosa. Beitr. path. Anat. **61**, 251 (1916).

MARCHAND, P., J. C. GILROY, and V. H. WILSON: An anatomical study of the bronchial vascular system and its variations in disease. Thorax **5**, 207—221 (1950).

MARCOTTE, R. J., F. J. PHILIPPS, W. E. ADAMS, and H. LIVINGSTONE: Differential intrabronchial pressures and mediastinal emphysema. J. thorac. Surg. **9**, 346—355 (1940).

MAREK, J. J.: Congenital deformity of trachea. Ohio St. med. J. **36**, 1308 (1940).

MARGOLIN, H. N., L. S. ROSENBERG, B. FELSON, and G. BAUM: Idiopathic unilateral hyperlucent lung, a roentgenologic syndrome. Amer. J. Roentgenol. **82** (1), 63 (1959).

MARIA, G. DI: La situazione funzionale respiratoria e cardiocircolatoria nei soggetti sottoposti ad exeresi polmonare. Esiti a distanza di tempo dall'intervento. Riv. sicil. Tuberc. **14**, 201—204, 209—235 (1960).

MARIE, J., et G. SEE: Les kystoïdes pulmonaires congénitaux du nourisson. Arch. franç. Pédiat. **13**, 1—38 (1956).

— PH. SERINGE, S. HEBERT et P. DEBRAY: Étude anatomo-radio-clinique d'un emphysème lobaire géant malformatif. Arch. franç. Pédiat. **8**, 369—379 (1951).

MARINOMI, FR.: Contributo all studio della sindrome del lobo medio. Arch. Radiol. (Napoli), N.S. **3**, 34—49 (1954).

MARK, G.: Die Methode der schrägen Tomographie und ihre Bedeutung für die Lagebestimmung von Lungenprozessen. Fortschr. Röntgenstr. **75**, 567—581 (1953).

MARKS, M. O., and H. A. ZIMMERMANN: The roentgen and differential diagnosis of chronic cor pulmonale. Amer. J. Roentgenol. **66**, 38 (1951).

MARLAND, P.: Asthma et emphysème. Sem. Hôp. Paris **37**, 483—487 (1961).

MARQUARDT, S.: Studie über röntgenologische Veränderungen bei Thoraxdeformitäten. Fortschr. Röntgenstr. **78**, 698 (1953).

MARQUÉZY, R. A., et P. RENAULT: Les dilatations bronchiques fonctionelles ou distensions bronchiques. Bull. Acad. Méd. (Paris) **1947**, 415—419.

— — Étude anatomique et radiologique des dilatations bronchiques. XII. Congr. des Péd. de langue franç., Rapports, Paris 1949, p. 7—84.

MARSHALL, P. C., and H. A. COOKSON: Tracheobronchial cyst. Lancet **1943**, 305—306.

MARSHALL, R., H. SMELLIE, H. J. BAYLIS, C. HOYLE, and D. V. BATES: Pulmonary function in sarcoidosis. Thorax **13**, 48—58 (1958).

— R. W. STONE, and R. V. CHRISTIE: The relationship of dyspnoea to respiratory effort in normal subjects, mitral stenosis and emphysema. Clin. Sci. **13**, 625 (1954).

Martini, A. de: La broncopolmonite cistica benigna nei suoi aspetti pseudo-ascessuali, pseudo-cavernosi e di cisti aerea. Minerva med. 2, 39 (1947).

—, e G. Balestra: Sindromi di rarefazione del testuto polmonare con particolare riguardo alla atrofia polmonare idiopatica. Minerva med. 2, 197 (1951).

Martini, P., u. J. Feller: Zum Problem der Bronchitis. Med. Klin. 1956, 793.

Marx, H. H.: Lungenemphysem und Bronchitis. Stuttgart: Georg Thieme 1963.

Masmonteil, F., et J. le Melletier: Emphysème médiastinal spontané chez un adulte au cours d'une pneumopathie post-opératoire. J. franç. Méd. Chir. thor. 2, 132—138 (1948).

Massenti, E., e F. Viglione: La sindrome bronco-ostruttiva da carcinoma. Minerva chir. 12, 857—867 (1957).

Massie jr., J. R., J. W. Coxe, G. A. Welchons, and A. G. Bailie: Air cysts of the lung. Amer. Surg. 25, 737—743 (1959).

Massini u. Schönberg: Doppelseitiger Pneumothorax infolge von substantiellem Lungenemphysem. Berl. klin. Wschr. 1916, 1076.

Matheja, W.: Fehldiagnosen bei Emphysemblasen der kindlichen Lunge. Z. Kinderheilk. 60, 236 (1938).

—, u. Schäfer: Angeborene zystische Bronchiektasen im frühesten Kindesalter. Kinderärztl. Prax. 10, 58 (1939).

Mathes, M. E., E. Holman, and F. L. Reichert: A study of bronchial, pulmonary and lymphatic circulations of the lung under various pathological conditions experimentally produced. J. thorac. Surg. 1, 339—362 (1931/32).

Mathey, J., J. P. Binet et J. J. Galey: Traitement chirurgical de l'emphysème pulmonaire localisé du nourisson et de l'enfant. Soc. Péd. 15. XI. 1955. Arch. franç. Pédiat. 13, 113 (1956).

Mathieu, L., J. P. Grilliat et P. Pillot: Considérations diagnostiques sur la fonction ventilatoire des cardiques. Arch. Mal. Cœur 45, 21—88 (1952).

— — — Les modifications des volumes pulmonaires lors de la décompensation cardiaque des emphysémateux. Arch. Mal. Cœur 46, 539—546 (1953).

Matthes, K.: Pathogenese und Therapie des Lungenemphysems. Medizinische 1960, 2404—2411.

— M. Böhme u. K. H. Tietze: Untersuchungen über den Gasaustausch in der menschlichen Lunge. IV. Mitt.: Der Gasaustausch in der Lunge bei körperlicher Arbeit. Naunyn-Schmiedebergs Arch. exp. Path. Pharmak. 181, 666—673 (1936).

—, u. W. H. Hauss: Untersuchungen über den Gasaustausch in der menschlichen Lunge. III. Mitt.: Kreislauf und Atmung bei körperlicher Atmung. Naunyn-Schmiedebergs Arch. exp. Path. Pharmak. 186, 655 (1936).

—, u. W. Ulmer: Untersuchungen über die pathophysiologische Bedeutung des Emphysems. I. Verschiedene Emphysemformen. Dtsch. Arch. klin. Med. 204, 275 (1957).

Matthes, K., u. W. Ulmer: Untersuchungen über die pathophysiologische Bedeutung des Emphysems. II. Emphysem und Störungen der Ventilation (Untersuchungen in Ruhe und unter Arbeit). Dtsch. Arch. klin. Med. 204, 284 (1957).

— — Untersuchungen über die pathophysiologische Bedeutung des Emphysems. III. Krankheitsverlauf verschiedener Emphysemformen und deren Beziehungen zum Cor pulmonale. Dtsch. Arch. klin. Med. 204, 298 (1957).

— — u. K. Wittekind: Cor pulmonale. In: Handbuch der inneren Medizin, Bd. IX, S. 59—292. Berlin-Göttingen-Heidelberg: Springer 1959.

— — — Chronische Embolisierung und Thrombosen der Pulmonalarterien. In: Handbuch der inneren Medizin, Bd. IV/4, S. 233—237. Berlin-Göttingen-Heidelberg: Springer 1960.

Matthes, M., u. H. Curschmann: Lehrbuch der Differentialdiagnose innerer Krankheiten, 10. Aufl. Berlin: Springer 1942.

Matussewitsch, J.: Das Lungenemphysem bei Glasbläsern als Berufskrankheit. Zbl. Gewerbehyg. 11, 7—11 (1934).

Maurath, J.: Eine Methode, die Verschieblichkeit des Mediastinums objektiv nachzuweisen. Fortschr. Röntgenstr. 74, 416 (1951).

— Pathophysiologie der Atmung in der Lungenchirurgie. Stuttgart: Georg Thieme 1955.

—, u. M. Werber: Pathophysiologie der Atmung nach Lob- und Pneumektomie. Langenbecks Arch. klin. Chir. 269, 496 (1956).

Maurer, E., and B. Blades: Hernia of the lung. J. thorax. Surg. 15, 77—98 (1946).

Maurer, Rolland, Mathey et Daumat: Un cas d'emphysème obstructif consécutif à un cancer broncho-pulmonaire méconnu, absédé et traité chirurgicalement. Rev. Tuberc. (Paris) 10, 37—40 (1946).

Maximow, A. A., and W. Bloom: Textbook of histology, 4. ed., p. 478. Philadelphia: W. B. Saunders Co. 1942.

Maxwell, J.: Localized emphysema as sign of incomplete bronchial obstruction. Brit. med. J. 1940 I, 520—522.

May, C. D.: Fibrosis of the pancreas in infants and children. Proc. roy. Soc. Med. 37, 311—313 (1943/44).

—, and Ch. U. Lowe: Fibrosis of the pancreas in infants and children. J. Pediat. 34, 663 (1949).

May, J. A., J. M. Garfinkel, and D. J. Dugan: Eosinophilic granuloma of lung: report of 3 cases. Ann. intern. Med. 40, 549—562 (1954).

Mayeda, S.: Roentgenologic investigations into the peristaltic movements of the human bronchi. Jap. J. med. Sci. III, 2, 72 (1931).

Mayer, E., C. Blazsik, and I. Rappaport: Emphysema and the lungs of the aged, a clinical study. Dis. Chest 33, 247—256 (1958).

—, u. I. Rappaport: Pulmonary emphysema. J. Mt Sinai Hosp. 2, 505 (1945).

MAYER, E., C. BLAZSIK, u. I. RAPPAPORT Pulmonary emphysema. Newer concepts. Rocky Mtn med. J. **42**, 257—263 (1945).

— — Clinical observations and interpretations of abnormal air spaces in lungs. New concepts of their origin. J. Amer. med. Ass. **153**, 700 (1953).

MAYER, M.: Study of pulmonary expansion at birth by serial radiography (170 cases). Bull. Féd. Soc. Gynéc. Obstét. franç. **4**, 279—282 (1952).

MAZZEI, E. S. AGUIRRE, u. JÖRG: Angeborene Bronchiektasie infolge Agenesie von Alveolen. Arch. argent. Enferm. Apar. resp. **4**, 161—181 (1936). Ref. Zbl. ges. Tuberk.-Forsch. **45**, 378 (1953).

—, y G. MASNATTA: La estafilococia pulmonar ampollar subaguda del adulto. Neumopatía ampollar estafilocócia. Pren. méd. argent. **47**, 1—12 (1960).

—, y J. M. REMOLAR: El enfisema pulmonar. — Estudio clinico, radiológico y terapéutico. Buenos Aires: Libreria Hachette 1943.

MCCANN, W. S., F. W. LOVEJOY, and P. N. G. YU: The failing lung. N. Y. St. J. Med. **52**, 1983 (1952).

MCCLOSKEY, G. A., and M. L. MENTEN: Congenital cystic disease of lung in infancy. Report of a case with necropsy findings. J. Pediat. **34**, 626—632 (1949).

MCGILLICUDDY: Acute generalized bronchiectasis with bullous emphysema. Ann. Otol. (St. Louis) **40**, 1146 (1931).

MCGINN, S., and P. D. WHITE: Acute cor pulmonale resulting from pulmonary embolism. J. Amer. med. Ass. **104**, 1473 (1935).

MCGUIRE, J., and W. B. BEAN: Spontaneous interstitial emphysema of the lungs. Amer. J. med. Sci. **197**, 502—509 (1939).

MCILROY, M. B., and R. V. CHRISTIE: A postmortem study of the visco-elastic properties of normal lungs. Thorax **7**, 291 (1952).

— — The work of breathing in emphysema. Clin. Sci. **13**, 147—154 (1954).

MCINTOSH, H. C.: Changes in lungs and pleura following roentgen treatment of cancer of the breast by prolonged fractional method. Radiology **23**, 558—566 (1934).

—, and S. SPITZ: A study of radiation pneumonitis. Amer. J. Roentgenol. **41**, 605—615 (1939).

MCKENDRY, J. B. H., W. K. LINDSAY, and M. C. GERSTEIN: Congenital defects of lymphatics in infancy. Pediatrics **19**, 21—35 (1957).

MCKEOWN, F.: The pathology of pulmonary heart disease. Brit. Heart J. **14**, 25 (1952).

KCKIM, J. S., and F. W. WIGLESWORTH: Absence of the left pulmonary artery, report of 6 cases with autopsy findings in three. Amer. Heart J. **47**, 845—859 (1954).

MCKUSICK, V. A.: The cardiovascular aspects of Marfan's syndrome: a heritable disorder of connective tissue. Circulation **11**, 321 (1955).

— Heritable disorders of connective tissue. III. The Marfan syndrome. J. chron. Dis. **2**, 609 (1955).

MCLEAN, K. H.: The macroscopic anatomy of pulmonary emphysema. Aust. Ann. Med. **5**, 73 (1956).

— The histology of generalized pulmonary emphysema. Aust. Ann. Med. **6**, 124, 203—217 (1957).

— The pathology of acute bronchiolitis. Aust. Ann. Med. **5**, 254 (1956); **6**, 29 (1957).

— The pathogenesis of pulmonary emphysema. Amer. J. Med. **25**, 62 (1958).

— The pathology of emphysema. Amer. Rev. resp. Dis. **80**, 58 (1959).

MCMICHAEL, J.: Circulatory failure. Schweiz. med. Wschr. **1946**, 851.

— Die Lunge bei Herzerkrankungen. Triangel (De.) **5**, 54—60 (1961).

MCMILLAN, J. M.: Familial pulmonary fibrosis. Dis. Chest **20**, 426 (1951).

MCNEILL, R. S., and H. M. CAMERON: Hand-Schüller-Christian disease. Report of a case with unusual lung changes. Thorax **10**, 314—320 (1955).

MEAD, J., N. R. FRANK, I. LINDGREEN, E. GAENSLER, and J. L. WHITTENBERGER: Pulmonary compliance and resistance in normal subjects and patients with mitral stenosis. Cit. par N. R. FRANK, D. W. CUGELL, E. A. GAENSLER and L. B. ELLIS in: Ventilatory studies in mitral stenosis. Amer. J. Med. **15**, 60—76 (1953).

— J. LINDGREN, and E. A. GAENSLER: The mechanical properties of the lungs in emphysema. J. clin. Invest. **34**, 1005—1016 (1955).

—, and J. L. WHITTENBERGER: Physical properties of human lungs measured during spontaneous respiration. J. appl. Physiol. **5**, 779—796 (1952/53).

MEAKINS, J. C., and H. W. DAVIES: Respiratory function in disease. Edinburgh: Oliver Boyd 1925.

MEANS, J. H., and T. B. MALLORY: Total occlusion of right branch of pulmonary artery by organized thrombus. Ann. intern. Med. **5**, 417—427 (1931).

MEARS, T. W., L. E. PRICKMAN, and H. J. MOSCH: Bronchostenosis complicating asthma. J. Amer. med. Ass. **152**, 997—1000 (1953).

MEDICI, F.: Gutartiger Spontanpneumothorax und radiographische Sichtbarmachung subpleuraler Blasen. Rev. Pat. infecc. **1**, 580—583 (1936). Ref. Zbl. ges. Radiol. **24**, 37 (1937).

— C. A. REY u. D. VALLARINO: Starkes doppelseitiges vesiko-ampulläres Emphysem. Rev. argent. Tuberc. **3**, 39 (1937).

MEER, G. VAN DER, et S. L. BRUG: Infection à pneumocystis chez l'homme et chez les animaux. Ann. Soc. belge Méd. trop. **22**, 4 (1942).

MEESSEN, H.: Diskussionsbemerkung zu „Hyaline Membranen als CO_2-Wirkung". Zbl. allg. Path. path. Anat. **95**, 27 (1949).

— Über Lungenzirrhose. Beitr. path. Anat. **110**, (1949).

— Zur Pathologischen Anatomie des Lungenkreislaufs. Verh. dtsch. Ges. Kreisl.-Forsch. **17**, 25 (1951).

Meessen, H.: Die Lunge bei der Mitralstenose. Dtsch. med. Wschr. **1956**, 1445.
— Die Atmung als Grundlage des Lebens. Dtsch. med. Wschr. **1962**, 1840.
Megibow, R. S., L. N. Katz, and M. Feinstein: Kinetics of respiration in experimental pulmonary embolism. Arch. intern. Med. **71**, 536 (1943).
— — and F. S. Steinitz: Dynamic changes in experimental pulmonary embolism. Surgery **11**, 19 (1942).
Meier, A. L.: Bronchuskompression als Komplikation hochgradiger Skoliose der Brustwirbelsäule. Schweiz. med. Wschr. **1954**, 1081—1082.
Meijers, E. J.: Erworbene Kavernen in der Lunge. Maandschr. Kindergeneesk. **22**, 54—56 (1954).
Meili, E.: Zur Pathophysiologie des Effort-Syndroms. Helv. med. Acta **15**, 440 (1948).
Meinardus, K.: Das Röntgenbild geformter Exsudatmassen und Blutkoagula in der Pleurahöhle nach Thoraxoperationen. Fortschr. Röntgenstr. **86**, 592—597 (1957).
Melis, M., e D. Vallebona: Le modificazioni senili del polmone (studio anatomo-radiologico). G. Geront. **8**, 821—850 (1960).
Meltzer, S. J.: On the respiratory changes of the intrapleural pressure. J. Physiol. (Lond.) **8**, 218 (1892).
Melville, St.: Pleural rings. Brit. J. Radiol. **30**, 456 (1925).
Mendelssohn, A.: Der Mechanismus der Respiration und Circulation oder das explicirte Wesen der Lungenhyperämien. Berlin: B. Behrs 1845.
Mendlowitz, M.: Experimental pulmonary embolism. J. thorac. Surg. **8**, 204 (1938).
— Clubbing and hypertrophic osteoarthropathy. Medicine (Baltimore) **21**, 269 (1942).
Mengoli, V., e P. L. Remaggi: Studio sull'asma infantile. Arch. ital. Pediat. **8**, 363—404 (1941).
Menzies, D. W., and K. W. Mills: The aortic and skeletal lesions of lathyrism in rats on a diet of sweet pea. J. Path. Bact. **73**, 223 (1957).
Meschan, I., H. N. Marvin, and K. H. Gordon: Radiographic appearances of hyaline disease of lungs in newborn. Radiology **60**, 383—390 (1953).
Métras, H., et L. Parrel: Quelques observations de flottement médiastinal. Son importance dans l'établissement du diagnostic étiologique. J. franç. Méd. Chir. thor. **6**, 402—404 (1952).
Metz, G. A.: Het ontstaan van longenemphyseem. Acad. Thesis Leyden 1930.
— Die Elastizität und die Dehnbarkeit normalen und pathologischen Lungengewebes. Krankheitsforsch. **8**, 137 (1930).
Mey, A. V. M.: Emphysem, Bronchitis und Silikose. In: Die Staublungenerkrankungen, Bd. 3, S. 498. Darmstadt: Dr. Dietrich Steinkopff 1958.
Meyer, A.: Remarques sur le traitement des kystes aériens du poumon. Congr. franç. méd. **1947**, p. 85—86.
— Les staphylococies pulmonaires. Quelques aspects radiologiques. Sem. Hôp. Paris **1955**, 1753—1759.
— Coudraud et Bibierre: Formation kystique aérienne apparu après un abscès du poumon. Bull. Soc. méd. Hôp. Paris **1947**, 751—755.
Meyer, E.: Die Thoraxform bei Skoliosen und Kyphoskoliosen und ihr Einfluß auf die Brustorgane. Beitr. path. Anat. **64**, 138 (1917).
Meyer, H. E.: Bronchiektasen und Erbanlage. Beitr. klin. Tuberk. **94**, 264 (1940).
—, u. O. H. Rolfs: Ergebnisse bronchographischer Untersuchungen. Beitr. Klin. Tuberk. **92**, 1—30 (1939).
Meyer, R.: Emphysème bulleux asphyxique chez une fille de 8 mois. J. pédiat. Hôp. des enfants malades. **1951**, 150.
Meyers, H. I., and G. Jacobson: Staphylococcal pneumonia in children and adults. Radiology **72**, 665—671 (1959).
Meyler, L.: Progressief bilateraal bulleus emphyseem. Ned. T. Geneesk. **1947**, 1885.
Meynardier, A.: Emphysème bulleux consécutif à une pneumopathie aigue chez un nouveauné. Pédiatrie **6**, 583 (1951).
Meythaler, F., u. W. Häupler: Das dreifache Emphysem. Med. Klin. **52**, 1914—1921 (1953).
Micelli, R.: Polmone policistico-bronchiettasico. Contributo radiologico. Lotta c. Tuberc. **23**, 463—500 (1953).
Michael jr., M.: Staphylococcus aureus pneumonia with special reference to its occurrence as complication of influenza. J. Amer. med. Ass. **118**, 869—874 (1942).
Michael, P. P., and H. A. Rowe: Pathology of two fatal cases of bronchial asthma. J. Allergy **6**, 150 (1935).
Michailov, V.: Sur l'image radioscopique de l'ombre médiastinale et sur la matité du cœur au cours de l'emphysème pulmonaire. Bull. Inst. Med. (Sofia) **617**, 179—191 (1952) [Bulgarisch].
Michelassi, P. L., e S. Sbragia: Considerazioni clinico-radiologiche su due casi di pneumotorace spontaneo, ed apparentemente idiopatico, secondario a metastasi polmonari. Ann. Radiol. diagn. (Bologna) **33**, 39—52 (1960).
Michelazzi, A. M.: Angiomatous type changes in the emphysematous lung and their probable functional significance. Cardiologia (Basel) **24**, 210 (1954).
— G. Mucio e A. Giovanetti: Aspetti di fisiopatologia del circolo nell'enfisema. Minerva med. **42**, 301—306 (1951).
Michelis, A. M. de: Immagini bollose in polmoni di quattro lattanti. Fracastoro **48**, 229—240 (1955).
Michelson, E., and J. O. Salik: The vascular pattern of the lung as seen on routine and tomographic studies. Radiology **73**, 511—526 (1959).

MILLER, H.: Spontaneous mediastinal emphysema. Ann. intern. Med. **21**, 998—1010 (1944).
MILLER, J. A.: Pulmonary fibrosis and emphysema. Ann. intern. Med. **9**, 219—233 (1935).
—, and I. RAPPAPORT: The relation of pulmonary function to fibrosis and emphysema. Ann. intern. Med. **11**, 1644—1661 (1938).
MILLER, R. D.: Current concepts in the diagnosis and treatment of pulmonary emphysema. Arch. intern. Med. **96**, 360—368 (1955).
— W. S. FOWLER, and H. F. HELMHOLTZ jr.: The relationship of arterial hypoxemia to disability and to cor pulmonale with congestive failure in patients with chronic pulmonary emphysema. Proc. Mayo Clin. **28**, 737—743 (1953).
—, and H. F. HELMHOLTZ: The problem of pulmonary emphysema. Med. Clin. N. Amer. **1954**, 1051.
MILLER, R. T.: Congenital cystic lung. Arch. Surg. **12**, 392—405 (1926).
MILLER, U.: Spontaneous interstitial emphysema of the lungs. Ohio St. med. J. **37**, 1056—1059 (1941).
MILLER, W. S.: The lobule of the lung and its blood vessels. Anat. Anz. **17**, 181 (1892).
— Some essential points in the anatomy of the lungs. Amer. J. Roentgenol. **4**, 269 (1917).
— The musculature of the finer divisions of the bronchial tree and its relation to certain pathological conditions. Amer. Rev. Tuberc. **5**, 689 (1921).
— Key points in the lung structure. Radiology **4**, 173 (1925).
— A study of the human pleura pulmonalis; its relation to the blebs and bullae of emphysema. Amer. J. Roentgenol. **15**, 399—407 (1926).
— A further study of emphysematous blebs. Amer. J. Roentgenol. **18**, 42—47 (1927).
— A propos of emphysematous blebs. Amer. J. Roentgenol. **19**, 164 (1928).
— A tuberculous lung in which a large emphysematous bulla was mistaken for a cavity. Amer. Rev. Tuberc. **28**, 359—369 (1933).
— The lung, 2nd ed. Springfield (Ill.): Ch. C. Thomas 1947.
MILLISER, R. V., and W. DASLER: Osteolathyrism. Arch. Path. **67**, 427 (1959).
MILLS, J. N.: The influence upon the vital capacity of procedures calculated to alter the volume of blood in the lungs. J. Physiol. (Lond.) **110**, 207 (1949).
MINKOWSKI, O.: Betrachtungen über das Lungenemphysem. Ther. d. Gegenw. **1**, 1 (1912).
—, u. A. BITTORF: Die Pathologie der Atmung. In: KREHL-MARCHAND, Handbuch der allgemeinen Pathologie, Bd. II/1, S. 456. Leipzig: S. Hirzel 1912.
MIN-SHU-CHAO, Über umschriebene Lungenblähung bei Tuberkulose der Lungenwurzeldrüsen. Mschr. Kinderheilk. **63**, 205 (1935).
MISCALL, L., and R. W. DUFEY: Surgical treatment of bullows emphysema. Contributions of angiocardiography. Dis. Chest **24**, 489—500 (1953).
MISCALL, L., and E. A. ROVENSTINE: The physiologic basis for the surgical treatment of asthma. Surgery **13**, 495 (1943).
MISKOVITS, G.: Cysten und degenerative Veränderungen der Lunge. Tuberkulózis **13**, 206—213 (1960).
MITCHELL, R. S.: Theories of the pathogenesis of emphysema. Amer. Rev. resp. Dis. **80**, 2 (1959).
MITCHELL, W.: "Pleural rings" or annular shadows in the lungs. Brit. J. Radiol. **3**, 446 (1930).
MIURA, T.: A study on roentgenological measurement of the pulmonary function (Densoplanigraphy). Nippon Acta radiol. **22**, 250—277 (1962).
MLCZOCH, F., u. E. KOPP: Die Venektasien am Thorax und ihre diagnostische Bedeutung. Beitr. Klin. Tuberk. **108**, 375 (1953).
MOBERG, G.: Some views on the important part played by the pressure conditions in chest and abdomen for the radiographic examination of heart and lung. Acta radiol. (Stockh.) **21**, 1—20 (1940).
MÖBIUS, W., u. K. H. SOMMER: Zwerchfell- und Lungenfunktion in der Schwangerschaft. Zbl. Gynäk. **70**, 1060 (1948).
MÖLLENDORFF, W. v.: Beiträge zum Verständnis der Lungenkonstruktion. Z. Anat. Entwickl.-Gesch. **111**, 224 (1941).
— Die örtliche Regulierung der Atmung und ihre gestaltlichen Grundlagen. Freiburg: Schulz 1943.
MÖLLGAARD, H.: Über Emphysem und Herzhypertrophie nach Exstirpation der einen Lunge. Skand. Arch. Physiol. **22**, 101—114 (1909).
MOERSCH, H. J., and T. O. CLAGETT: Pulmonary cysts. J. thorac. Surg. **16**, 179—194 (1947).
MOHR: Zur Pathologie und Therapie des alveolären Lungenemphysems. Berl. klin. Wschr. **1907**, 27.
MOLARI, R.: Considerazioni clinico-radiologiche sopra un caso di polmone policistico congenito. G. Clin. med. **19**, 726—733 (1938).
MOLFINO, F., e G. PESCE: Indagini broncoscopiche e broncografiche nella silicosi. Rass. Med. industr. **21**, 97 (1952).
MOLL, H. H.: Chest deformities in asthma. Lancet **1937 I**, 12.
MONASTERIO, G.: Untersuchungen über Hyperventilation. Z. ges. exp. Med. **81**, 276 (1932).
MONK, I.: Abnormal bronchus arising from trachea. Aust. N.Z. J. Surg. **17**, 63—65 (1947).
MONTANDON, A.: Sténose congénitale de la trachée et malformation associées. Pract. oto-rhino-laryng. (Basel) **6**, 179—191 (1944).
MONTANELLI, C., e G. VISENTIN: Ciste congenita infetta del polmone in lattante. Clin. pediat. (Bologna) **38**, 277—289 (1956).
MONTANINI, N.: Sull'enfisema bolloso. Arch. Med. Chir. **5**, 539—554 (1936).
MONTGOMERY, J. G., and H. LUTZ: Hernia of the lung. Ann. Surg. **82**, 220—231 (1925).
MOOLTEN, S. E.: Mechanical production of cavities in isolated lungs. Arch. Path. **19**, 825—832 (1935).

MOOR, H.: Zur Differentialdiagnose von Cystenbildungen der Lunge. Sekundäre Wabenlunge infolge chronischer Lungenstauung bei Mitralvitium. Beitr. Klin. Tuberk. **98**, 76—80 (1942).

MOORMANN, L. J.: Congenital cystic disease of the lungs. Case reports. Ann. intern. Med. **7**, 1523 (1934).

MORAWITZ, P.: Familiärer gutartiger Spontanpneumothorax als Ausdruck konstitutioneller „Lungenschwäche". Münch. med. Wschr. **1933 II**, 1861—1863.

—, u. R. SIEBECK: Die Dyspnoe durch Stenose der Luftwege. I. Gasanalytische Untersuchungen. Dtsch. Arch. klin. Med. **97**, 201 (1909).

MOREY, J. B., and M. C. SOSMAN: Spontaneous mediastinal emphysema. Radiology **32**, 19—22 (1939).

MORGAN, R. H.: Analysis of physical factors controlling diagnostic quality of roentgen images. I. Introduction. — II. Maximum resolving power and resolution coefficient. — III. Contrast and intensity distribution function of roentgen image. Amer. J. Roentgenol. **54**, 128—135, 395—402 (1945); **55**, 67—89 (1946).

MORITZ, F.: Zit. nach MINKOWSKI, Betrachtungen über das Lungenemphysem. Ther. d. Gegenw. **1**, 1 (1912).

MORLEY, E. B.: Congenital defect of pectoralis muscle. Lancet **1923 I**, 1101—1102.

MORLOCK, H. V.: Obstructive emphysema due to bronchial carcinoma. Postgrad. med. J. **10**, 408—409 (1934).

—, and A. J. S. PINCHIN: Bronchial diverticulosis. Lancet **1933 I**, 236—237.

MORRISON, A. E., and H. J. WALTON: The roentgen diagnosis of non opaque foreign body in the lower respiratory tract. Amer. J. Roentgenol. **45**, 843—847 (1941).

MORROW, J. D., H. A. SCHROEDER, and H. M. PERRY: Studies on the control of hypertension by Hyphex. II. Toxic reactions and side affects. Circulation **8**, 829 (1953).

MORSE, H. R., and S. GLADDING: Bronchial obstruction due to misplaced left pulmonary artery. Amer. J. Dis. Child. **89**, 351—353 (1955).

MORTON, P. R., K. P. KLASSEN, and E. H. BAXTER: Lobar agenesis of the lung. J. thorac. Surg. **20**, 665 (1950).

MOSS, A. J., W. O. AUSTIN, and B. J. O'LOUGHLIN: Congenital absence or atresia of a main branch of the pulmonary artery. Amer. J. Dis. Child. **92**, 398—402 (1956).

MOTLEY, H. L.: Clinical pulmonary physiology. I. Evaluation of function impairment and new developments in therapy of chronic pulmonary disease. Arch. industr. Hyg. **5**, 554—565 (1952).

— Pulmonary emphysema, cardio-respiratory disturbance. Dis. Chest **29**, 292—304 (1956).

— A. COURNAND, L. WERKO, D. T. DRESDALE, A. HIMMELSTEIN, and D. W. RICHARDS: Intermittent positive pressure breathing. J. Amer. med. Ass. **137**, 370 (1948).

MOTLEY, H. L., and J. F. THOMASHEFSKI: Effect of high and low oxygen level and intermittent positive pressure breathing on oxygen transport in the lungs in pulmonary fibrosis and emphysema. J. appl. Physiol. **3**, 189—196 (1950).

— — Studies on residual air volume at rest and during treadmill exercise. Fed. Proc. **10**, 94 (1951).

MOUNIER-KUHN, P.: Le syndrome trachéal et les compressions médiastinales. Ann. oto-laryng. (Paris) **69**, 385—399 (1952).

—, et CL. BÉRAUD: Radiologie et trachéobronchologie. J. franç. d'oto-rhino-laryngol. **4**, 471—494 (1955).

—, u. J. TERNAMIAN: Anomalies bronchiques et pulmonaires. J. franç. Oto-rhino-laryng. **3**, 596—601 (1954).

MOUNSEY, J. P., L. W. RITZMAN, N. J. SELVERSTONE, W. A. BRISCOE, and G. A. MCLEMORE: Circulatory changes in severe pulmonary emphysema. Brit. Heart J. **14**, 153—172 (1952).

MOUNSEY, J. P. D.: Emphysema heart disease. Brit. J. Tuberc. **48**, 63—68 (1954).

MOURIQUAND, BOULEZ, DAUVERGNE, P. GALY et MEYNARDIER: Bulles dites d'emphysème après pneumopathie aigue chez l'enfant. J. franç. Méd. Chir. thor. **1**, 321—327 (1947).

MÜLLER, E. A., u. H. BASTERT: Atemgrenzwert und Atemwiderstand. Arbeitsphysiologie **14**, 1—8 (1949).

MÜLLER, F.: Les dispositifs interstitiels de tension dans le poumon. Paris: Masson & Cie. 1935.

MÜLLER, H.: Studien über den Pleuradruck. Virchows Arch. path. Anat. **238**, 157 (1922).

— Diskussionsbeitrag zum Emphysem. Tagg südwestdtsch. Pathologen, Mannheim 1922. Zbl. allg. Path. path. Anat. **33**, 1—20 (1922/23).

— Mißbildungen der Lunge und Pleura. In: HENKE-LUBARSCH, Handbuch der speziellen pathologischen Anatomie und Histologie, Bd. III/1, S. 531—598. Berlin: Springer 1928.

MUELLER, H. P., and R. C. SNIFFEN: Roentgenologic appearance and pathology of intrapulmonary lymphatic spread of metastatic cancer. Amer. J. Roentgenol. **53**, 109—123 (1945).

MÜLLER, L.: Über angeborene Atresie der rechten Pulmonalarterie bei einem Erwachsenen (Beitrag zur Kenntnis des Kollateralkreislaufs der Lunge). Z. Kreisl.-Forsch. **19**, 561—575 (1927).

— Zur Frage der sog. Altersfibrose (gleichzeitig ein Beitrag zur normalen Struktur der bindegewebigen Organgerüste). Beitr. path. Anat. **82**, 57—91 (1929).

MÜLLER, P.: Über gutartigen familiären Spontanpneumothorax. Klin. Wschr. **1934 I**, 137—138.

MÜLLER, R. W.: Zur Frage des Wachstums und der Hypertrophie der Lunge. Mschr. Kinderheilk. **85**, 50—69 (1940).

— Der Lymphknotendurchbruch bei der Tuberkulose. Münch. med. Wschr. **92**, 55 (1950).

— Über Ventilbildung in den Bronchien. Med. Welt **1951**, 1017—1019.

MÜLLER, W., u. K. MUSSHOFF: Ampulläre Bronchiektasen, eine seltene Mißbildung der Bronchien. Fortschr. Röntgenstr. **91**, 703—708 (1959).

MÜNCHINGER, R.: Physiologische Grundlagen der Laufhöchstleistungen. Schweiz. Z. Sportmed. **3**, 66 (1955).

MULLER, G. P., R. H. OVERHOLT, and E. P. PENDERGRASS: Postoperative pulmonary hypoventilation. Arch. Surg. **19**, 1322 (1929).

MUMME, C.: Zur Diagnostik der Zystenlunge. Dtsch. med. Wschr. **1932**, 186.

— Die Differentialdiagnose der angeborenen Zysten- bzw. Wabenlunge gegenüber Lungentuberkulose. Zbl. inn. Med. **36**, 744 (1935).

MUNDT, E., W. SCHOEDEL u. H. SCHWARZ: Über die Gleichmäßigkeit der Lungenbelüftung. Pflügers Arch. ges. Physiol. **244**, 99 (1940).

MUNK, J., and K. T. LEDERER: Inspiratory widening of the heart shadow. A fluoroscopic sign in acute obstructive laryngotracheitis. Brit. J. Radiol. **27**, 294—297 (1954).

MUNTEAN, E.: Differentialdiagnose der tomographisch dargestellten pathologischen Hohlräume der Lungen. Röntgenpraxis **17**, 80—90 (1948).

MUNTSCH, O.: Leitfaden der Pathologie und Therapie der Kampfstofferkrankungen, 5. Aufl. Leipzig: Georg Thieme 1939.

MURPHY, J. D., and J. D. PIVER: Cystic disease of lung. Dis. Chest **19**, 454—472 (1951).

MUSHIN, E.: Probleme der kontrollierten Respiration. Berl. Symposion über Anästhesieprobleme, 28.—30. X. 1959. Ref. Dtsch. Gesundh.-Wes. **15**, 48 (1960).

MUSSHOFF, K., u. J. WEINREICH: Differentialdiagnose seltener Lungenerkrankungen im Röntgenbild. Berlin-Göttingen-Heidelberg: Springer 1962.

MUTH, H., u. H. H. ROTH: Untersuchungen zum Problem der Radiumvergiftung. Strahlentherapie **80**, 271 (1949).

MYERS, J. A.: Chest shadows in the aging. Geriatrics **11**, 51—59 (1956).

NABARRO, S.: Calcification of the laryngeal and tracheal cartilages associated with congenital stridor in an infant. Arch. Dis. Childh. **27**, 185—186 (1952).

NACLERIO, E. A., and L. LANGER: Pulmonary cysts with special reference to surgical treatment of emphysematous blebs and bullae. Surgery **22**, 516 (1947).

NADAS, A., H. ROSENBAUM, M. WITTENBORG, and A. RUDOLPH: Tetralogy of Fallot with unilateral pulmonary atresia. Circulation **8**, 328 (1953).

NADELHAFT, J., and K. ELLIS: Roentgen appearance of the lungs in 1.000 apparently normal fullterm newborn infants. Amer. J. Roentgenol. **78**, 440—443 (1957).

NARATH, A.: Der Bronchialbaum der Säugetiere und des Menschen. Stuttgart: Bibliotheca med. 1901.

NASTA, M., et M. BLECHMANN: Considérations sur un cas de formations kystiques aériennes du poumon suppureés. Bull. Soc. méd. Hôp. Bucarest **21**, 155—163 (1939).

NATHANSON, L., and P. MORGENSTERN: Nontuberculous pulmonary cavitation. Amer. J. Roentgenol. **51**, 44—52 (Jan. 1944).

NAUMANN, W.: Über die Wabenlunge und ihre röntgenologische Darstellung mittels Schichtaufnahmen. Dtsch. Arch. klin. Med. **188**, 534—543 (1942).

NAUMOW, L. B.: Roentgen kymographic study of external respiration in pneumoconioses. Klin. Med. (Mosk.) **37**, 132 (1959).

NAUNDORF, G.: Randbemerkungen zum Krankheitsbild der progressiven Lungendystrophie. Medizinische **1957**, 1912.

— Beitrag zur Problematik schwer auffindbarer Lungenhohlräume insbesondere lungendystrophischer Prozesse. Münch. med. Wschr. **101**, 2006—2008, 2028 (1959).

NEALON, TH. F., and J. H. GIBBON u. J. E. PRICE: The effect of position on pulmonary ventilation. J. thorac. Surg. **36**, 549 (1958).

NEERGAARD, K. v.: Zur Frage des Druckes im Pleuraspalt. Beitr. Klin. Tuberk. **65**, 476 (1927).

— Neue Auffassungen über einen Grundbegriff der Atemmechanik. Die Retraktionskraft der Lungen, abhängig von der Oberflächenspannung in den Alveolen. Z. ges. exp. Med. **66**, 373 (1929).

— Eine neue Auffassung der Retraktionskraft der Lunge und ihre Bedeutung für den Kollapszustand. Verh. dtsch. Ges. inn. Med. **41**, 249—253 (1929).

— Über klinische Fragen der Atemmechanik. a) Klinische Messungen pathologisch veränderter Strömungswiderstände in den Atemwegen. Schweiz. med. Wschr. **1930**, 429—433.

— Über klinische Fragen der Atemtechnik. b) Über das Wesen der Retraktionskraft der Lunge und ihre klinische Messung beim Emphysem. Schweiz. med. Wschr. **1930**, 463—466.

—, u. K. WIRZ: Über eine Methode zur Messung der Lungenelastizität am lebenden Menschen, insbesondere beim Emphysem. Z. klin. Med. **105**, 35—50 (1927).

— — Die Messung der Strömungswiderstände in den Atemwegen des Menschen, insbesondere bei Asthma und Emphysem. Z. klin. Med. **105**, 51 (1927).

NEGUS, V. E.: Ciliary action. Thorax **4**, 57—64 (1949).

NEIDERT, E.: Über die Todesursachen bei Deformitäten der Wirbelsäule. Inaug.-Diss. München 1886.

NEISSER, R.: Über einseitige Lungenatrophie und über angeborene Bronchiektasie. Z. klin. Med. **42**, 88—105 (1901).

NELSON, R. L.: Congenital cystic disease of lung. J. Pediat. **1**, 233—238 (1932).

NELSON, W. E.: Emphysema. In: Textbook of pediatrics, 6. ed., p. 836—838. Philadelphia: W. B. Saunders Co. 1954.

Nemeth, G., and J. B. Schwedel: Roentgenographic studies of the right ventricle. Amer. Heart J. **7**, 560—573 (1931/32).

Neuhaus, W.: Beobachtung bei Bronchiektasen. Fortschr. Röntgenstr. **50**, 569 (1934).

Neuhauser, E. B. D.: Roentgen changes associated with pancreatic insufficiency in early life. Radiology **46**, 319—328 (1946).

— Roentgen diagnosis of double aortic arch and other anomalies of the great vessels. Amer. J. Roentgenol. **56**, 1—12 (1946).

— Tracheo-esophageal constriction produced by right aortic arch and left ligamentum arteriosum. Amer. J. Roentgenol. **62**, 493—499 (1949).

— Recent advances in roentgenographic diagnosis of congenital malformation of heart and great vessels. New Engl. J. Med. **242**, 753—758 (1950).

Newns, G. H.: Bronchiolitis in children. Proc. roy. Soc. Med. **37**, 580—585 (1943/44).

Neyes, O.: Angeborene Lungencysten und Bronchiektasen, betrachtet vom entwicklungsgeschichtlichen Standpunkt. Zbl. allg. Path. path. Anat. **87**, 321 (1951).

Nice, C. M., A. N. K. Menon, and L. G. Rigler: Clinical and roentgenologic signs of collagen diseases involving the thorax. Dis. Chest **35**, 634—654 (1959).

Nicod, J. L.: L'emphysème pulmonaire dans la silicose par sténose mécanique des bronches. Presse méd. **1952**, 1682—1683.

— Silicose, sténose bronchique et emphysème. Schweiz. med. Wschr. **1953**, 920.

Nicola, P. de: Emfisema bronchiale. Arch. ital. Anat. Istol. pat. **19**, 3 (1946).

Nicolaj, P.: L'ipoplasia della mandibola con glossoptosi (sindrome di Robin) quale causa di cornage nel lattante. Clin. pediat. (Bologna) **37**, 378 (1955).

Nicolescu, N.: Radiologische Beiträge zum Studium der Pathologie des Emphysema bullosum im Falle von akuten Pneumopathien. Radiologia (Buc.) **1**, 42—56 (1956).

Niekerk, J. van, u. ter Braak: Anpassung der Atmung an Stenose. Acta brev. neerl. Physiol. (1934).

— — Die Anpassung des Atmungsvorganges an Widerstandsänderung in den Atmungswegen. Pflügers Arch. ges. Physiol. **236**, 44—51 (1935).

Niemeyer: Über Emphysem der Lunge. Berl. klin. Wschr. **1864**, 425—427, 433—435, 444—448.

Nilles, H.: Beitrag zur Kenntnis der emphysematösen Lungencysten. Mschr. Kinderheilk. **100**, 1—7 (1952).

Nisell, O. L.: The action of oxygen and carbon dioxide on the bronchioles and vessels of the isolated perfused lungs. Acta. physiol. scand. 21, Suppl. **73**, 1—62 (1950).

— Reactions of the pulmonary venules and ventilation of the cat with special reference to the effect of the pulmonary elastance. Acta physiol. scand. **23**, 361—374 (1951).

Nisell, O. L.: Some aspects of the pulmonary circulation and ventilation. Int. Arch. Allergy **3**, 142 (1952).

Nissen, R.: Die Bronchusunterbindung, ein Beitrag zur experimentellen Lungenpathologie und Chirurgie. Dtsch. Z. Chir. **179**, 160 (1923).

— Experimentelle Untersuchungen zur Theorie der Entstehung des Lungenemphysems. Dtsch. Z. Chir. **200**, 177 (1927).

—, u. P. Cokkalis: Experimentelle Untersuchungen über mechanische Atemstörungen und einige Folgezustände. Dtsch. Z. Chir. **194**, 50 (1926).

Nitsch, G.: Die schwachen Stellen des Mediastinums. Beitr. Klin. Tuberk. **18**, 1 (1911).

Nitsch, K.: Abszedierende Pneumonien und Lungenabszesse im Kindesalter. Mschr. Kinderheilk. **96**, 154 (1948/49).

Nitsche, H. G.: Kavernen und Scheinkavernen im Kindesalter. Z. Tuberk. **92**, 39—50 (1949).

— Bullöses Spitzenemphysem. Z. Tuberk. **92**, 91—92 (1949).

Noelpp, B., u. I. Noelpp-Eschenhagen: Das experimentelle Asthma bronchiale des Meerschweinchens. V. Mitt. Int. Arch. Allergy **3**, 302 (1952).

— — Asthma bronchiale. In: Handbuch der inneren Medizin, 4. Aufl., Bd. IV/2, S. 527—805. Berlin-Göttingen-Heidelberg: Springer 1956.

— — u. K. Lottenbach: Das Verhalten der elastischen Lungenspannung und des Gewebsdeformationswiderstandes bei der experimentellen asthmatiformen Dyspnoe. Int. Arch. Allergy **5**, 245 (1954).

Nolte, F. A.: Über die Veränderung der Herzform und -größe unter der Einwirkung intrapulmonaler Drucksteigerung nach kardiokymographischen Untersuchungen (Das Kardiokymogramm im Valsalvaschen Versuch). Fortschr. Röntgenstr. **50**, 211 (1934).

— Über eine besonders ausgeprägte Form der Wabenlunge. Fortschr. Röntgenstr. **55**, 273—277 (1937).

— Die Waben- und Sacklunge beim Erwachsenen und ihre Behandlung. Ergebn. inn. Med. Kinderheilk. **52**, 236—276 (1937).

Nordenfeldt, O.: Studien über Valsalvas Versuch in seiner Anwendung als „Bürgers" Preßdruckprobe. Acta med. scand. **82**, 465 (1934).

— Die Elastizität der Lunge und der Valsalvasche Versuch. Acta med. scand. **93**, 297 (1937).

Nordenström, B.: Temporary unilateral occlusion of the pulmonary artery. Acta radiol. (Stockh.), Suppl. **108**, 1—148 (1954).

— Contrast examination of the cardio vascular system during increased intrabronchial pressure. Acta radiol. (Stockh.), Suppl. **200**, 1—110 (1960).

Norris, C. M.: Tracheal obstruction. Laryngoscope (St. Louis) **59**, 595—620 (1949).

Norris, G. W., and H. R. M. Landis: Diseases of the chest. Philadelphia and London: W. B. Saunders Co. 1933.

NORRIS, J. C.: Spontaneous pneumothorax. Industrial experience with 25 cases. N. Y. St. J. Med. **40**, 504—506 (1940).

NORRIS, R. F., and R. M. TYSON: The pathogenesis of congenital polycystic lung and its correlation with polycystic disease of other organs. Amer. J. Path. **23**, 1075—1097 (1947).

NOVI, I.: Sulla disontogenia policistica broncoalveolare del polmone (il cosidetto) "Polmone policistico". Contributo anatomopatologico e clinico-radiologico sulla scorta di 10 osservazioni personali. Arch. ital. Chir. **82**, 265—308 (1957).

NOWICKI, J., and J. WITEK: Cases of asymmetrical pulmonary vasculation diagnosed by X-ray. Przegl. lek., Ser. II, **16**, 78—83 (1960).

NUBOER, J. F.: Double aortic arch. J. thorac. Surg. **21/22**, 208—215 (1951).

NÜRMBERGER, W.: Tierexperimentelle Studien über die Sportlunge und ihre Rückbildungsfähigkeit. Virchows Arch. path. Anat. **303**, 303 (1939).

NUNZIANTE, C. A., e L. PECCHIAL: Le alterazioni dei vasi polmonari nella silicosi. Med. d. Lavoro **38**, 305—331 (1947).

NUSSBAUM, F. H.: Subcutaneous emphysema arising during labor. Brit. med. J. **1937**, 1169.

OBERHOLZER, R. J. H.: Contrôle nerveux de la respiration. Praxis **41**, 481—483 (1952).

ODERR, C. P.: Visibility of pulmonary structure with special reference to excised lung. Amer. J. Roentgenol. **77**, 1071—1076 (1957).

— P. PIZZOLATO, and J. ZISKIND: Emphysema studied by microradiography. Radiology **71**, 236 (1958).

— — — Microradiographic techniques for study of emphysema. Amer. Rev. resp. Dis. **80**, 104—113 (1959).

O'DONOGHUE, J.: Roentgenological manifestations of emphysema with special reference to lipiodol injection. Amer. J. Roentgenol. **40**, 863 (1938).

ÖKRÖS, S.: Über traumatische Veränderungen des elastischen Fasersystems der Lunge. Dtsch. Z. ges. gerichtl. Med. **31**, 308 (1939).

OELSSNER, W.: Veränderungen des Thoraxröntgenbildes bei Brustkrebspatienten. Leipzig: VEB Thieme 1955.

OESCLIN, L.: Über chronische Thrombose des Hauptstammes und der Hauptäste der Arteria pulmonalis. Frankfurt. Z. Path. **40**, 161 (1930).

OESER, H., u. W. FROMMHOLD: Zur Diagnose des Lungenkrebses. Dtsch. med. J. **1953**, 57—61.

OGILVIE, C.: Patterns of disturbed lung function in patients with chronic obstructive vesicular emphysema. Thorax **14**, 113—121 (1959).

O'KEEFE, J. J.: Obstructive laryngeal lesions in the infant. Arch. Pediat. **70**, 107—113 (1953).

OLIN, H. A.: Hernia of the lung. Radiology **20**, 253—266 (1933).

OLIVA, V. S., C. G. SPRADLEY, and S. F. WILLIAMS: Pathognomonic signs of chronic bronchitis. Amer. J. Roentgenol. **83**, 274—278 (1960).

OLIVEIRA, B. DE, u. G. PORTO: Akutes Mediastinalemphysem als Komplikation eines in den linken Bronchus eingedrungenen Fremdkörpers. Rev. oto-laring. Sao Paolo **2**, 34—47 (1934). Ref. Z. org. Chir. **69**, 705 (1934).

OMAYADA, S., B. GASUL, and P. H. HOLINGER: Agenesis of the lung. Report of a case with a review of all previously reported cases. Amer. J. Dis. Child. **85**, 184 (1953).

O'NEILL, F. E.: Congenital malposition of great vessels of thorax producing pressure on esophagus or trachea. 9. Internat. Congr. Radiol. **2**, 1623—1625 (1961).

OPIE, L. H.: The pulmonary manifestations of generalised scleroderma (progressive systemic sclerosis). Dis. Chest **28**, 665—680 (1955).

OPPENHEIMER, M. J., and W. E. CHAMBERLAIN: Roentgen electrokymographic method in medical research, p. 232. Chicago: Year Book Publ. 1948.

OPPIKOFER, E.: Fremdkörper der Trachea und Bronchien. Schweiz. med. Wschr. **1935**, 673—676.

ORBECK, A. L.: Familiäre angeborene Cystenlunge. Nord. Med. **1942**, 262—265.

ORLANDI, O., e E. CONCINA: La alterazioni bronchiali nella silicosi. Folia med. (Napoli) **36**, 57 (1953).

— — e B. BELLION: Quadri broncografici nella silicosi e nella silico-tubercolosi. Rass. Med. industr. **20**, 416 (1951).

ORLOWSKI, E. H.: Röntgenologische Untersuchungen über die respiratorische Bewegung des ersten Rippenringes. Beitr. Klin. Tuberk. **106**, 533—539 (1951/52).

ORMOND, R. S., and A. K. POZNANSKI: Pulmonary veins in rheumatic heart disease. Radiology **74**, 542—549 (1960).

ORNSTEIN, G. G.: A new approach to the understanding of pulmonary emphysema: a method of determining emphysema of the lungs. Quart. Bull. Sea View Hosp. **9**, 89—136 (1947).

— Pulmonary emphysema defined (Editorial). Dis. Chest **28**, 112 (1955).

—, and L. LERCHER: Spontaneous pneumothorax in apparently healthy individuals: clinical study of 58 cases, with discussion of pathogenesis. Quart. Bull. Sea View Hosp. **7**, 149—187 (1942).

OROSZ, D.: Genaue Lokalisation einer intrathorakalen Cyste im Säuglingsalter mittels Lufteinblasung. Fortschr. Röntgenstr. **38**, 371 (1928).

ORSÒS, F.: Über das elastische Gerüst der normalen und der emphysematösen Lunge. Beitr. path. Anat. **41**, 95 (1907).

— Physiologisches und Pathologisches über den Bronchialbaum. Verh. dtsch. Ges. Path. **16**, 419 (1913).

— Die Gerüstsysteme der Lungen und deren physiologische und pathologische Bedeutung. Beitr. Klin. Tuberk. **87**, 568—609 (1936).

Orth, J.: Lehrbuch der pathologischen Anatomie, Bd. I, S. 493—499, 538—546. Berlin: August Hirschwald 1887.

— Beitrag der Kenntnis des Lungenemphysems. Berl. klin. Wschr. **42**, 1—4 (1905).

Oselladore, G., et V. Staudacher: Le pronostic des sténoses bronchiques. Rapport clinical. Bronches **2**, 69—95 (1952).

Oswald, N.: Pulmonary changes in the reticuloses. Proc. roy. Soc. Med. **43**, 208—213 (1950).

—, and Th. Parkinson: The honeycomb lungs. Quart. J. Med. **18**, 1—20 (1949).

Otis, A. B.: The work of breathing. Physiol. Rev. **34**, 449 (1954).

— W. O. Fenn, and H. Rahn: Mechanics of breathing in man. J. appl. Physiol. **2**, 592—607 (1950).

— C. B. McKerrow, R. A. Bartlett, J. Mead, M. B. McIlroy, N. J. Selverstone, and E. P. Radford: Mechanical factors in distribution of pulmonary ventilation. J. appl. Physiol. **8**, 427 (1956).

—, and D. F. Proctor: Measurement of alveolar pressure in human subjects. Amer. J. Physiol. **152**, 106—112 (1948).

— H. Rahn, and W. O. Fenn: Venous pressure changes associated with positive intrapulmonary pressures; their relationship to distensibility of the lung. Amer. J. Physiol. **146**, 307 (1946).

Ott, A.: Zum Phänomen der „Hustenaufhellung" der Lungenspitzen. Wien. klin. Wschr. **1953**, 943—944.

— Röntgenologischer Beitrag zur Diagnose der kleinzystischen Waben (Schwamm)lunge. Fortschr. Röntgenstr. **86**, 662 (1957).

Otto: Die wichtigsten Emphysemformen bei Porzellinern. 4. Internat. Staublungentagg Münster i. Westfal. 3.—5. 4. 1962.

Otto, H., u. H. Schmidt: Die Beziehungen der deformierenden Hilussilikose zum Lungenemphysem. Frankfurt. Z. Path. **70**, 447 (1960).

Oudendahl, A. J. F.: Über Epithelproliferationen und Zysten in den Lungen. Virchows Arch. path. Anat. **244**, 59 (1923).

Overholt, R., and V. R. Rummel: Primary carcinoma of the lung. J. Amer. med. Ass. **1940**, 735.

Overholt, R. H., and E. C. Schmidt: Silent phase of cancer of the lung. J. Amer. med. Ass. **141**, 817 (1949).

Overstreet, R. M.: Emphysema of a portion of the lung in early months of life. Amer. J. Dis. Child. **57**, 861—870 (1939).

Owen, W. R., W. A. Thomas, B. Castleman, and E. F. Bland: Unrecognized emboli to the lungs with subsequent cor pulmonale. New. Engl. J. Med. **249**, 919—926 (1953).

Owren, P.: Emphysema pulmonum bullosum. Acta med. scand. **114**, 127 (1943).

Ozorio de Almeida, M.: Recherches sur la régulation de la ventilation pulmonaire. (Troisième mémoire!) La question de l'air alvéolaire et l'espace mort. J. Physiol. Path. gén. **21**, 466—481 (1923).

Ozoria de Almeida, M., et A. Xavier: Absence de polypnée thermique chez les animaux décérébrés. C.R. Soc. Biol. (Paris) **104**, 677 (1930).

Pacheco, C. R., and H. del Castillo: Angiographic studies after pulmonary resection. J. thorac. Surg. **23**, 262—271 (1952).

Pagel, W.: Über Zusammenhang von ungewöhnlichen Wucherungen atypischen und ortsfremden Epithels der Bronchien und Bronchiektasen. Virchows Arch. path. Anat. **262**, 583 (1926).

—, u. F. Henke: Lungentuberkulose. In: Henke-Lubarsch, Handbuch der speziellen pathologischen Anatomie und Histologie, Bd. III/2, S. 139—528. Berlin: Springer 1930.

Pain, A. B.: Hernia of the lung. Brit. med. J. **1934 I**, 59.

Paine, J. R.: Studies in the experimental production of pulmonary emphysema. J. thorac. Surg. **10**, 150—175 (1940).

Paisseau, G., et Teyssier-Commerson: Sur un cas d'emphysème médiastinal au cours d'une diphthérie maligne. Arch. Méd. Enf. **43**, 218—221 (1940).

Palazzo, W. L., and T. A. Garrett: Cervical hernia of the lung. Radiology **56**, 575—576 (1951).

Paley, M. P.: La bronchoscopie dans les cardiopathies. Ann. oto-laryng. (Paris) **67**, 384 (1950).

Paley, P.-Y.: La sécrétion trachéo-bronchique et sa importance dans la pathologie respiratoire. Ann. Méd. **47**, 510—531 (1946).

Paliard, P. Galy et J. Dumarest: Images radiologiques bulleuses et staphylococcie pulmonaire. Bull. Soc. méd. Hôp. Paris **1947**, 687—691.

Pallestrini, E.: Le sindromi laringo-tracheale nel lattante. Atti 9. Congr. Naz. Nipiol. Trieste Maggio 1957.

Palmieri, G. G.: Beitrag zur Dynamik der Zwerchfellmechanik auf röntgenologischer Grundlage. S.-B. physik.-med. Ges. Erlangen **71**, 263—284 (1940).

Palugyay, J.: Zur Technik und Symptomatologie der röntgenologischen Adhäsionslokalisation für die Thorakokaustik. Fortschr. Röntgenstr. **53**, 281—291 (1936).

Pancoast, H. K.: Roentgen ray studies of functional alterations of the diaphragm. N.Y. med. J. **111**, 353 (1920).

—, u. E. P. Pendergrass: Localization of foreign bodies in the lung by roentgen examination. Amer. J. Roentgenol. **27**, 225—232 (1932).

Panichi, S., C. Guerini, G. Gelli e G. Menichini: Volume radiologico toracico e sue relazioni con alcuni indici volumetrici spirografici nei soggetti normali. G. Clin. med. **44**, 405—420 (1963).

Pannewitz, G. v.: Mediastinographie. Fortschr. Röntgenstr. **48**, 33—34 (1933).

— Beweglichkeit und Kontrastdarstellung des Mediastinum. Fortschr. Röntgenstr. **52**, 481—491 (1935).

PANOV, N. A.: Roentgenkymographic observations on pulmonary respiration of young children. Pediatriya **1952**, 31—37 [Russisch].

— Röntgenkymographische Untersuchung der Lungenventilation bei Säuglingen. Vestn. Rentgenol. Radiol. H. 5, 59—63 (1954).

PAPE, R.: Offene Wabenlunge im Kindesalter. Röntgenpraxis **7**, 618—619 (1935).

PAPILLON, J.: Le phénomène d'Holzknecht-Jacobson. Sa valeur dans la sémiologie des sténoses bronchiques. J. Radiol. Électrol. **3—4**, 164 (1948).

PARADE, G. W.: Alterskrankheiten der Lunge (Altersemphysem und Alterspneumonie). Wien. klin. Wschr. **1941**, 1013—1016.

PARENZAN, L.: Due tipici casi di pneumatocele in corso di pneumopatia acuta. Minerva pediat. **5**, 148—153 (1953).

PARK, W. W., and F. J. COCKERSOLE: "Hexamethonium lung". Report of a case associated with pregnancy. J. Obstet. Gynaec. Brit. Emp., N.S. **63**, 728—734 (1956).

PARKER, F., and S. WEISS: The nature and significance of structural changes in the lungs in mitral stenosis. Amer. J. Path. **12**, 573 (1936).

PARKER, R. L.: Pulmonary emphysema, a study of its relation to the heart and pulmonary arterial system. Ann. intern. Med. **14**, 795—809 (1940/41).

PARKINSON, J., and G. HOYLE: The heart in emphysema. Quart. J. Med. **6**, 59—86 (1937).

PARKINSON, T.: Eosinophilic xanthomatous granuloma with honeycomb lungs. Brit. med. J. **1949**, 1029.

PARMELEE, A. H., and C. W. APFELBACH: Congenital air cyst of the lung. Amer. J. Dis. Child. **41**, 1380—1388 (1931).

PARODI, F.: Sur le phénomène de Kienboeck et sur le déplacement du médiastin. Arch. méd.-chir. Appar. resp. **1**, 4 (1926).

— Le mécanisme pulmonaire. Paris: Masson & Cie. 1933.

— Démonstration expérimentale de l'existence du tonus neuromusculaire de distension et de constriction dans le poumon. Rev. Tuberc. (Paris) **2**, 1231 (1936).

— Dimostrazione sperimentale della esistenza del tono polmonale di distensione e di costrizione. Lotta c. Tuberc. **9**, 295 (1938).

— Démonstration expérimentale de l'existence du tonus neuromusculaire de distension et de constriction dans le poumon. Rev. Tuberc. (Paris) **9**, 195 (1938).

PAROW, J.: Die mechanische Entstehung und die Behandlung des Lungenemphysems. Dtsch. Gesundh.-Wes. **1950**, 1323.

— Funktionelle Atmungstherapie. Dynamik, Leistungsfähigkeit, Versagen des Atem-Stimmapparates, Bronchialasthma und Lungenemphysem. Stuttgart: Georg Thieme 1953.

PARRISIUS, W.: Bronchitis und Silikose. Beitr. Silikose-Forsch. **10**, 31 (1950).

— Ist das Emphysem der Bergleute eine Berufskrankheit? Med.-wiss. Beitr. Ruhrknappschaft Bochum, H. 6, 5 (1955).

PASINI, C., A. PIATTI e M. ROMAGNOLI: Il bronco tracheale ed altre anomalie del bronco lobare superiore destro. (Studio foto-broncoscopico e broncografico). Arch. ital. Otol. **69**, 94—105 (1958).

PASSERI, A., e E. PIGNATARO: Le ventilazione polmonare nelle diverse età dal punto di vista radiologico. Minerva med. **53**, 1281—1291 (1962).

PASTEUR, VALLÉRY-RADOT et R. ISRAEL: Sur un cas d'atélectasie massive du poumon gauche, précédé par un syndrome d'obstruction partielle de la bronche souche. Bull. Soc. méd. Hôp. Paris **1936**, 298.

PAUL, L. W.: Roentgenologic diagnosis of acute bronchiolitis (capillary bronchitis) in infants. Amer. J. Roentgenol. **45**, 41—49 (1941).

PAUL, R. N.: New anomaly of aorta; left aortic arch. with right descending aorta. J. Pediat. **32**, 19—29 (1948).

PEABODY, F. W.: Certain clinical aspects of pulmonary emphysema. Med. Clin. N. Amer. **8**, 1431 (1925).

—, and J. A. WENTWORTH: Clinical studies of the respiration. IV. The vital capacity of the lungs and its relation to dyspnea. Arch. intern. Med. **20**, 443—467 (1917).

— — and B. I. BARKER: Clinical studies of the respiration of patients with cardiac disease. Arch. intern. Med. **20**, 568—578 (1917).

PEABODY, H. D., H. J. MOERSCH, and J.-E. EDWARDS: Clinically indeterminate pulmonary fibrosis, a pathologic study. J. thorac. Surg. **21**, 519 (1951).

PEABODY, J. W., J. W. PEABODY jr., E. W. HAYES, and E. W. HAYES jr.: Idiopathic pulmonary fibrosis: its occurrence in identical twin sisters. Dis. Chest **18**, 330 (1950).

PEARSON, C. M., H. M. KLINE, and V. D. NEWCOMBER: Relapsing polychondritis. New Engl. J. Med. **253**, 51 (1960).

PEARSON, E. F.: Nonparasitic cystic disease of the lung. Its clinical recognition and treatment. J. thorac. Surg. **4**, 84 (1934).

PEIPER, A., u. H. THOMAS: Die Aspiration. Mschr. Kinderheilk. **99**, 377 (1951).

PEIRCE, C. B., and P. R. DIRKSE: Pulmonary pneumatocele (localized alveolar or lobular ectasia). Certain considerations in cystic disease of the lung. Radiology **28**, 651—667 (1937).

PSERIE, J.: Wabenlunge im Säuglingsalter. Mschr. Kinderheilk. **6**, 122—125 (1907).

PEMBERTON, J.: Chronic bronchitis, emphysema and bronchial spasm in bituminous coal workers. Arch. industr. Health **13**, 529 (1956).

PENDERGRASS, E. P.: A combination table for bronchoscopic removal of opaque foreign bodies and for reducing fracture with roentgenoscopic guidance. Amer. J. Roentgenol. **18**, 73—75 (1927).

— Some problems in roentgen diagnosis of silicosis. J. Amer. med. Ass. **150**, 1178—1179 (1952).

Pendred, V.: Minutes of obstetrical society meeting. Brit. med. J. **1938**, 54.

Perhad, M. B.: Congenital absence of pectoral muscles on one side. Brit. med. J. **1939I**, 775.

Perls, M.: Über die Druckverhältnisse im Thorax bei verschiedenen Krankheiten. Dtsch. Arch. klin. Med. **6**, 1 (1869).

Pernice, B.: Sull' endobronchite cronica vegetante ed obliterante. Arch. Anat. pat. H. 2 (1906). Ref.: Zbl. allg. Path. path. Anat. **28**, 624 (1907).

Peromet, R.: La ventilation pulmonaire collatérale. Les défaillances. Acta tuberc. belg. **41**, 155—164 (1950).

— La bronchographie à la toux. Acta oto-rhinolaryng. belg. **5**, **343** (1951).

Perona, P., e S. Tosto: Lo studio radiologico della silicosi e della silico-tuberculosi con le nuove metodiche. Riv. Infort. Mal. prof. **1953**, 40.

Perron, M. C. du, F. Liot, M. Vasselin et P. Bechtel: Étude de la fonction ventilatoire au cours des diminutions du calibre trachéal d'origine non tumorale. Bronches **11**, 33—54 (1961).

Perry, H. M., and H. A. Schroeder: Syndrome simulating collagen disease caused by hydrazaline (apresoline). J. Amer. med. Ass. **154**, 670 (1954).

Peters, J. P., and D. P. Barr: Studies on the respiratory mechanism in cardiac dyspnoea. II. A note on the effective lung volume in cardiac dyspnoea. Amer. J. Physiol. **54**, 335 (1920).

Petitjean-Lemaire, J.: Contribution à l'étude des dyskinésies trachéobronchiques hypotoniques. Lyon: Ass. typographique Lyonnaise 1958.

Petranyi, G.: Differentialdiagnostische Probleme des Hamman-Rich-Syndroms. Tuberk.-Arzt **13**, 185—191 (1959).

Petrovskala, B.: Broncho- and vaso-motor responses of guinea-pig lungs. Quart. J. exp. Physiol. **29**, 121—137 (1939).

Pfanner, W.: Über Ventilatmung. Med. Klin. **1920**, 1221.

— Über Ventilatmung (Experimentelle und klinische Beobachtungen bei mechanischer Änderung der Luftströmung im Bereich der Atemwege). Langenbecks Arch. klin. Chir. **121**, 421—481 (1922).

Pfuhl, W.: Zur Mechanik der Zwerchfellbewegung. Z. Konstit.-Forsch. **12**, 158 (1926).

Philips, F. J., W. E. Adams, and L. S. Hrdina: Physiological adjustment in sublethal reduction of lung capacity in dog. Surgery **9**, 25 (1941).

Phillips, E. W., and W. J. M. Scott: The surgical treatment of bronchial asthma. Arch. Surg. **19**, 1425 (1929).

Piazza, G.: Studio radiologico (radiografico e stratigrafico) della atelectasia e dell'enfisema nei tumori del mediastino e del polmone. Ann. Radiol. diagn. (Bologna) **19**, 203 (1947).

Piazza, G.: Occlusione bronchiale da cancero in silicosi. Radiol. med. (Torino) **41**, 307 (1955).

Piccinelli, A.: Pneumotorace spontaneo familarc. Contributo clinico alla conoscenza della fragilità polmonare costituzionale. Lotta c. Tuberc. **13**, 298—303 (1942).

Piccone, A. G.: Pneumopatia cistica circoscritta. Ann. Ist. Maragliano, Ser. III, **11**, 125—132 (1941).

Pierret, R., A. Breton, F. Vandendorp, G. Fontaine et R. du Bois: Les pneumopathies bulleuses de l'enfant. J. Radiol. Électrol. **36**, 51—54 (1955).

Pies, A.: Beitrag zur Kenntnis der röntgenologischen Erscheinungsformen der Pleuritis. Beitr. Klin. Tuberk. **73**, 799 (1939).

Pigorini, F.: Anomalie di suddivisione bronchiale del distretto superiore. Il bronco tracheale. (Studio anatomo-radiologico e considerazioni cliniche). Riv. Tuberc. **5**, 28—61 (1958).

Piiper, J.: Die funktionellen Abschnitte des Lungenemphysems. Beitr. Silikose-Forsch., H. 67 (1960).

Pilheu, J. A., J. Janello et O. Croxatto: Dystonie trachéo-bronchique. J. franç. Méd. Chir. thor. **12**, 309—321 (1958).

Pini, B.: Cisti aeree del pomone. Riv. ital. Radiol. clin. **3**, 3—17 (1953).

Piquet, P. V.: Considérations sur la tuberculose emphysémateuse. Rev. méd. Suisse rom. **70**, 147 (1950).

Pircher, L.: Physikalische Grundlagen zur Atemmechanik. In: Lungen- und kleiner Kreislauf. Bad Oeynhausener Gespräche **1**, 33 (1956). Berlin-Göttingen-Heidelberg: Springer 1957.

Pitts, R. F.: Organization of the neutral mechanisms responsible for rhythmic respiration. In: Howell, Textbook of physiology, 15. ed. Philadelphia: W. B. Saunders Co. 1946.

Plenk, H. P., Sh. A. Swift, W. L. Chambers, and W. E. Peltzer: Pulmonary alveolar proteinosis, a new disease? Radiology **74**, 928—938 (1960).

Pliess, G.: Die Pneumocystis Carinii und ihre Bedeutung bei der interstitiellen plasmacellulären Säuglingspneumonie. Frankfurt. Z. Path. **64**, 185 (1953).

— Interstitielle plasmacelluläre Säuglingspneumonie als Allgemeinerkrankung. Frankfurt. Z. Path. **68**, 565 (1957).

Podkaminsky, N. A.: Röntgendiagnostik des Lungenemphysems. Fortschr. Röntgenstr. **40**, 1020—1033 (1929).

— Beiträge zur pathologischen Arbeitsphysiologie. II. Kann schwere Körperarbeit ein Lungenemphysem hervorrufen? Arbeitsphysiol. **1**, 7 (1929).

— Zur Frage über die Entstehung des Emphysems. Pleurogene Theorie. Virchows Arch. path. Anat. **276**, 279—289 (1930).

Pohl, H.: Universelle Erweichungszustände am Tracheobronchialsystem. Fortschr. Röntgenstr. **74**, 40 (1951).

POHL, R.: Der interlobäre Pneumothorax. Röntgenpraxis 7, 618 (1935).
— Funktionelle Diagnostik am Bronchialsystem. Fortschr. Röntgenstr. 56, 13 (1937).
— Der Lungenabszeß im Kindesalter (mit besonderer Berücksichtigung seiner Heilungsmöglichkeiten). Jb. Kinderheilk. 148, 38—79 (1937).
— Pneumatozele der Lunge beim Erwachsenen. Radiol. austriaca 11, 209—212 (1961).
—, u. O. SCHARFF: Thoraxvolumen und Fettsucht. Fortschr. Röntgenstr. 82, 223 (1955).
POKORNY, C., and C. A. HELLWIG: Diffuse interstitial fibrosis of the lung. Arch. Path. 59, 382 (1955).
POLGÁR, F.: Rasche Spontanheilung einer nicht tuberkulösen Lungenkaverne. Röntgenpraxis 1930, 901.
— Positioning in pulmonary röntgendiagnostics. Aimed emphysema and aimed collapse of the lung. Acta radiol. (Stockh.) 23, 276—295 (1942).
— Das gezielte Emphysem- und Kollapsbild in der Diagnostik der Brustorgane. Radiol. clin. (Basel) 13, 238—263 (1944/45).
— Action of gravity of visceral cavity. Acta radiol. (Stockh.) 27, 647—665 (1946).
— Ist das Zwerchfell ein Inspirationsmuskel? Radiol. clin. (Basel) 15, 110 (1946).
— Inspiratorische Zwerchfellkontraktion. Radiol. clin. (Basel) 17, 42 (1948).
— Studies on respiratory mechanics. Amer. J. Roentgenol. 61, 637—657 (1949).
POLICARD, A.: Précis d'histologie physiologique. Paris: Doin 1944.
— Documents expérimentaux sur le mécanisme de l'emphysème. J. franç. Méd. Chir. thor. 2, 262—264 (1948).
— Le poumon. Structures et mécanismes à l'état pathologique et normal. Paris: Masson & Cie. 1955.
— L. CROIZIER et E. MARTIN: Structure et mode de formation des blocs fibreux du poumon dans les pneumoconioses minérales. Ann. Anat. path. 16, 97—132 (1939).
—, u. P. GALY: La plèvre. Paris: Masson & Cie. 1942.
— — Les bronches. Structure et mécanisme à l'état normal et pathologique. Paris: Masson & Cie. 1955.
POLLOCK, W. C., and H. P. MARVIN: Congenital cystic of the lung. Amer. Rev. Tuberc. 27, 59—66 (1933).
POMERANZ, R.: Congenital cystic lung or emphysematous bulla. Amer. J. Surg. 30, 168 (1935).
PONFICK, E.: Ein Fall von angeborener primärer Atrophie der rechten Lunge. Virchows Arch. path. Anat. 50, 633 (1870).
PONSETI, V., and R. S. SHEPHARD: Lesions of the skeleton and of other mesodermal tissues in rats fed sweet pea (Lathyrus odoratus) seeds. J. Bone Jt. Surg. A 36, 1031 (1954).
PONZIO, F.: Le terminazioni nervose nel polmone. Anat. Anz. 28, 74 (1906).
POPPER, M., et A. WOLF: Sur la bronchographie morpho-fonctionnelle (technique en 3 phases). J. franç. Méd. Chir. thor. 11, 261—273 (1957).
POPSAVOV, A., and N. MALEEV: Hypoplasia of the lung. Vup. Pediat. Akuš. Ginek. 4, 25—30 (1960).
PORRO, G.: Contributo allo studio dell'enfisema polmonare. Ann. Radiol. diagn. (Bologna) 27, 237—252 (1954).
POTTER, E. L.: Pathology of the fetus and the newborn. Chicago: Year Book Publ. Inc. 1952.
— Pulmonary pathology in the newborn. In: LEVINE, Advances in pediatrics, vol. 6, p. 157—187. Chicago: Year Book Publ. Inc. 1953.
POTTS, W. J., S. GIBSON, and R. ROTHWELL: Double aortic arch. Arch. Surg. 57, 227 (1948).
— P. H. HOLINGER, and A. H. ROSENBLUM: Anomalous left pulmonary artery causing obstruction to right main bronchus. J. Amer. med. Ass. 155, 1409—1411 (1954).
—, and W. L. RIKER: Differentiation of congenital cysts of lung and those following staphylococcic pneumonia. Arch. Surg. 61, 684—695 (1950).
POU, J. F., and R. CHARR: Thrombosis of pulmonary artery. Amer. Rev. Tuberc. 37, 394—409 (1938).
POYNTER, C. W. M.: Arterial anomalies pertaining to aortic arches and branches arising from them. Nebraska Univ., Univ. Studies 16, 229 (1916).
PREOBRAŽENSKY, G.: Pseudokaverne bei krupöser Pneumonie. Ter. Arkh. 13, 97 (1935).
PRETE, A., e L. MAROGNA: Rapporti delle cisti idatidee del polmone con i peduncoli broncovascolari dei segmenti. Studi sassaresi 36, 62—76 (1958).
PRETTIN u. LEIBKIND: Kann durch Glasblasen ein Lungenemphysem erzeugt werden? Münch. med. Wschr. 1904, 259.
PRICE, A. H., and G. TEPLICK: Progressive bilateral bullous emphysema. Arch. intern. Med. 77, 132—142 (1946).
PRICHARD, M. M. L., P. M. DANIEL, and G. A. ARDRAN: Peripheral ischaemia of the lung. Some experimental observations. Brit. J. Radiol. 27, 93—96 (1954).
PRINGLE: Über einen Fall von kongenitalem Adenoma sebaceum. Mschr. prakt. Derm. 10, H. 5 (1890).
PRINZMETAL, M.: Relation of inspiratory distension of the lungs to emphysema. J. Allergy 5, 493—504 (1934).
— S. BRILL u. C. D. LEAKE: Postoperative pulmonary subventilation. Surg. Gynec. Obstet. 56, 129 (1933).
—, and W. B. KOUNTZ: Intrapleural pressure in orthopnea. Proc. Soc. exp. Biol. (N.Y.) 31, 610 (1934).
— — Intrapleural pressure in health and disease and its influence on body function. Medicine (Baltimore) 14, 457—498 (1935).
— E. M. ORNITZ, jr., B. SIMKIN and H. C. BERGMANN: Arteriovenous anastomosis in liver, spleen and lungs. Amer. J. Physiol. 152, 48—52 (1948).

PRIVITERI, C. A.: Physiological bronchography. Amer. J. Roentgenol. **73**, 958—965 (1955).

PROCTOR, D. F., J. B. HARDY, and R. MCLEAN: Studies of respiratory air flow. II. Observations on patients with pulmonary disease. Bull. Johns Hopk. Hosp. **87**, 255—289 (1950).

PRUVOST, P.: Pneumopathie aguë récidivante révélatrice d'un kyste aérien du poumon. Bull. Soc. méd. Hôp. Paris III, **57**, 109 (1941).

— Fausse lobite tuberculeuse et sténose bronchique. Emphysème bulleux par obstruction. Arch. méd.-chir. App. resp. **15**, 177 (1945).

— L'avenir des kystes aériens du poumon. Rev. méd. Suisse rom. **71**, 91—102 (1951).

— BOURGUIGNON et DEPIERRE: Emphysème polykystique localisé en rapport avec une obstruction bronchique incomplète. Presse méd. **51**, 328 (1943).

—, et DEPIERRE: Forme pulmonaire de la maladie de Besnier-Boeck-Schaumann avec bulles d'emphysème. Bull. Soc. méd. Hôp. Paris **62**, 341 (1946).

— — Kystes du poumon. Les problèmes radiocliniques des kystes aériens du poumon. Congr. franç. méd. 1947, p. 73—76.

— GRENET et DELORE: A propos de deux aspects radiologiques de pneumokystes hydatiques du poumon. Arch. méd.-chir. Appar. resp. **13**, 399—411 (1938).

— HAURION et LIVIERATOS: Dilatations des bronches avec image cavitaire perceptible sans lipiodol. Bull. Soc. méd. Hôp. Paris **1934**, 374—378.

— P. ISCH-WALL, M. RYMER et J. SCEMAMA: Kystes aériens du poumon révélés au cours d'une septicémie à staphylocoques. Presse méd. **1936 I**, 1005.

— LIVIERATOS et BRINCOURT: Étude radiologique des kystes aériens ou bronchiectasies congénitales chez l'adulte. Arch. méd. chir. Appar. resp. **9**, 256—273 (1934).

— A MEYER et HENRION: Diagnostic radiologique de certains pneumothorax partiels masqués par une lame de tissu pulmonaire. Presse méd. **132**, 1745—1747.

PRUVOST, THEYSSIER, BUNCOURT et GOSSET: Les bronchiectasies apicales. J. franç. Méd. Chir. thor. **3**, 101—105 (1949).

—, et TIRET: Les ectasies broncho-alvéolaires; ce que nous enseigne l'étude des images kystiques et aériennes des poumons. Paris méd. **1942 I**, 68—74.

PUGH, D. G.: Roentgenologic manifestations of sclerodermia. Amer. J. med. Sci., N.S. **216**, 571—580 (1948).

— W. F. KVALE, and H. MARGULIES: Scleroderma with involvement of viscera. Proc. Mayo Clin. **20**, 410 (1945).

PUTSCHAR, W.: Die Alterskyphose (kyphosis senilis). In: HENKE-LUBARSCH, Handbuch der speziellen pathologischen Anatomie und Histologie, Bd. IX/3, S. 680—681. Berlin: Springer 1937.

— Thoraxform bei Skoliose und Kyphoskoliose. In: HENKE-LUBARSCH, Handbuch der speziellen pathologischen Anatomie und Histologie, Bd. IX/3, S. 687—690. Berlin: Springer 1937.

PUTSCHAR, W.: Der funktionelle Skelettumbau und die sog. Belastungsdeformitäten. In: HENKE-LUBARSCH, Handbuch der speziellen pathologischen Anatomie und Histologie, Bd. IX/3. Berlin: Springer 1937.

PYORÄLÄ, K., S. PUNSAR, T. SEPPÄLÄ, and K. KARLSSON: Mucopolysaccharides of the aorta and epiphyseal cartilage in lathyric grown rats and rat fetuses. Acta path. microbiol. scand. **41**, 497 (1957).

QUACK, G., u. H. SCHARPF: Umschriebene Aufhellungen im Röntgenbild des Thorax als Leitsymptom. Radiologe **1**, 291—300 (1961).

QUINLAN, D. K.: The pulmonary aspects of fibrocystic disease of the pancreas. A review of the literature and a case report. S. Afr. med. J. **1955**, 1031—1034.

RABIN, C. B.: X-ray diagnosis of chest diseases. London: Baillière, Tindall & Cox Ltd. 1953.

RABONI, F., e B. MERELLI: Sul quadro radiologico delle broncopneumopatie stafilococciche dell'adulto. G. Clin. med. **42**, 868—898 (1961).

RACH: Kompression des rechten Hauptbronchus durch eine Cyste. Ges. inn. Med. Wien, 4. Dez. 1919. Ref. Wien. med. Wschr. **1920**, 37.

— Röntgendiagnostik der kindlichen Lungenerkrankungen. Ergebn. inn. Med. Kinderheilk. **32**, 464 (1927).

RACKEMANN, F. M.: Deaths from asthma. J. Allergy **15**, 249 (1944).

RACKOW, A. M.: Cavitation in the lungs of child and infant. Brit. J. Radiol. **27**, 330—339 (1954).

RADKE, H.: Die Bronchographie in der Differentialdiagnose bullöses Emphysem und Spontanpneumothorax. Fortschr. Röntgenstr. **84**, 29—33 (1956).

— Die objektive Erfassung respiratorischer Bewegungen durch die doppeltbelichtete Thoraxaufnahme. Med. Klin. **1957**, 2239—2242.

RAHN, H., and H. T. BAHNSON: Effect of unilateral hypoxia on gas exchange and calculated pulmonary blood flow in each lung. J. appl. Physiol. **6**, 105 (1953).

— A. B. OTIS, L. E. CHADWICK, and W. O. FENN: The pressure-volume diagram of the thorax and lung. Amer. J. Physiol. **146**, 161 (1946).

RAHN, J.: Zur Bedeutung der resektionsbedingten Lungenretraktion für die pathologisch-anatomische Beurteilung von Atelektasen, Emphysem und normaler Lunge. Virchows Arch. path. Anat. **334**, 107 (1961).

RAINEY, G.: On the minute anatomy of the emphysematous lung. Med.-chir. Trans. **31**, 297—304 (1848).

RAITHER, E.: Studien über Emphysem. Beitr. Klin. Tuberk. **22**, 137 (1912).

RAKOWER, J., and E. MORAN: Unilateral hyperlucent lung. (Swyer-James syndrome.) Amer. J. Med. **33**, 864—872 (1962).

RALL, E.: Ringschatten in der Lungenspitze projektionsbedingt von normaler Rippe herrührend. Röntgenpraxis **1939**, 377.

RAMOS, J., u. I. R. MARCONDES: Angeborene Lungenzysten. Rev. paul. Tisiol. **4**, 81 (1938).

RAMSAY, B. H., and F. X. BYRON: Mucocele, congenital bronchiectasis and bronchogenic cyst. J. thorac. Surg. **26**, 21—29 (1953).

RÁNKY, L.: Bronchographische Untersuchungen bei Silikose. Magy. Radiol. **7**, 22—26 (1955) [Ungarisch].

RAPPAPORT, I.: The phenomena of shadow attenuation and summation in roentgenography of the lungs. Amer. J. Roentgenol. **35**, 772—776 (1936).

— Developmental origin of cystic, bronchiectatic and emphysematous changes in the lung. A new concept. Dis. Chest **21**, 146—160 (1952).

— The problem of the visceral function of the lungs. Dis. Chest **25**, 1—15 (1954).

— Chemotherapy and "vanishing lungs". J. Amer. med. Ass. **158**, 1436—1438 (1955).

—, and E. MAYER: Emphysema and the senile lung. J. Amer. Geriat. Soc. **2**, 581—591 (1954).

RATON, D.: Tracheal bronchus and bronchogenic cysts. J. franç. Méd. Chir. thor. **3**, 447—451 (1949).

RATTI, A.: L'accertamento radiologico della silicose nel malato di tuberculosi polmonare. Riv. Infort. Mal. prof. **40**, 175 (1935).

—, e L. FERRI: Rilievi sulla silicosi polmonare con particolare riguardo al problema della classificazione radiologica. Rass. Med. Inf. e Pat. Lav. **2**, 39 (1949).

RAU, G., H. BEHN, W. GEBHARDT, P. H. ROSSIER u. A. BÜHLMANN: Atemmechanische Untersuchungen am Lungenmodell, beim Lungengesunden und bei Patienten mit obstruktivem Emphysem. Schweiz. med. Wschr. **1957**, 374—381.

RAUWERDA, P. E.: Unequal ventilation of different parts of the lung. Thesis Groningen 1946.

RAVAZZOLO, S. DI: Considerazioni su di un caso di ernia dell'apice polmonare. Radiol. clin. (Basel) **21**, 201—210 (1952).

RAVAZZONI, C., e M. MELIS: Contributo allo studio del megaesofago e delle sue complicanze polmonari a tipo fibrosi di Hamman-Rich. Studio clinico-radiologico ed anatomo-patologico. Arch. E. Maragliano Pat. Clin. **15**, 519—610 (1959).

RAVITCH, M. M., and J. B. HARDY: Congenital cystic disease of the lung in infants and in children. Arch. Surg. **59**, 1—36 (1949).

RAZEMON, P., et A. BRETON: Etude anatomo-radio-clinique d'un emphysème lobaire supérieur géant chez un nourrisson de un mois. Arch. franç. Pédiat. **9**, 286 (1952).

REALE, M.: Contributo alla conoscenza radiologica delle pliche diaframmatiche. Riv. Pat. Appar. resp. **2**, 222—224 (1933).

RECKSICK, D.: Das Tomogramm als differentialdiagnostisches Verfahren bei zwei kongenitalen Lungenanomalien und zur Aufdeckung einer im Summationsbild latenten Verdichtung. Röntgenpraxis **1937**, 451.

REGLI, J., F. WYSS u. P. STUCKI: Asthma nach stumpfem Thoraxtrauma. Schweiz. med. Wschr. **1954**, 20.

— — — Bronchialasthma nach stumpfen Thoraxtraumen. Schweiz. med. Wschr. **1954**, 897.

REHN, L.: Die Thymusstenose und der Thymustod. Zbl. Chir. **1906**, 62.

REICH, L.: Der Einfluß des Pneumoperitoneums auf das Lungenemphysem. Wien. Arch. inn. Med. **8**, 245 (1924).

REICHE, F.: Idiopathischer Pneumothorax. Münch. med. Wschr. **35**, 333 (1925).

— Akute Bronchialdrüsenschwellung mit einseitiger Bronchostenose. Arch. Kinderheilk. **81**, 4 (1927).

REICHEL, F.: Experimentelle Studien zur Wirkung des doppelseitigen Pneumothorax. Naunyn-Schmiedebergs Arch. exp. Path. Pharmak. **169**, 180 (1933).

REICHEL, H.: Atmung und Kreislauf beim künstlichen Pneumothorax. Beitr. Klin. Tuberk. **87**, 647—679 (1936).

REICHLE, H. S.: Arch. Path. **25**, 811 (1938).

REID, L.: Pathological aspects of emphysema. Brit. J. Anaesth. **30**, 98 (1958).

— The secondary lobule in the adult human lung with special reference to its appearance in bronchograms. Thorax **13**, 110—115 (1958).

—, and M. RUBINO: The connective tissue septa in the foetal human lung. Thorax **5**, 3—13 (1959).

—, and G. SIMON: Chronic bronchitis and emphysema: a symposium. III. Pathological findings and radiological changes in chronic bronchitis and emphysema. Brit. J. Radiol. **32**, 291—305 (1959).

— — Unilateral lung transradiancy. Thorax **17**, 230—239 (1962).

REID, L. M.: Correlation of certain bronchographic abnomalities seen in chronic bronchitis with the pathological changes. Thorax **10**, 199—204 (1955).

REINBERG, S. A.: Röntgen ray studies on the physiology and pathology of the tracheobronchial tree. Brit. J. Radiol. **30**, 451—455 (1925).

— Röntgenstudien über die normale und pathologische Physiologie des Tracheobronchialbaumes. Fortschr. Röntgenstr. **33**, 661 (1925).

REINHARDT, E.: Lungenkreislauf und Lungenmuskulatur bei Atelektase und Emphysem. Verh. dtsch. Ges. Kreisl.-Forsch. **8**, 173—185 (1935).

— Die Lunge — ein neurovaskuläres und ein neuromuskuläres Organ. Allg. Path. Schriftenreihe H. 1 (1941).

REINHARDT, K.: Die Folgeerkrankungen der Kyphoskoliose und ihre röntgenologische Symptomatik. Radiologe **3**, 234—242 (1963).

REINHART, H. A., and M. B. HERMEL: Herniation of the lung in the cervical region. Radiology **57**, 204—207 (1951).

REINWEIN: Ein Fall von Wabenlunge. Münch. med. Wschr. **1**, 645 (1935).

REINWEIN, H., u. E. ZIEGLER: Beitrag zur Klinik der intrapulmonalen lufthaltigen Hohlräume. Med. Klin. **1941 II**, 858—861, 889—892.

REISCH, D., u. K. G. THEMEL: Zur Diagnose von Anomalien der Hauptpulmonalarterien. Dtsch. Arch. klin. Med. **202**, 394—409 (1955).

REISNER, A.: La tomographie dans le poumon kystique congénital. Arch. Électr. méd. **45**, 37 (1937).

REISNER, D., and G. TCHERTKOFF: Cystic bronchiectasis. A clinical and roentgenologic study. Amer. J. Roentgenol. **43**, 327—345 (1940).

REMAGGI, P. L.: Osservazioni sulla diagnosi radiologica dei corpi estranei trasparenti ai raggi Roentgen penetrati nell'albero tracheobronchiale. Policlin. infant. **9**, 295—307 (1941).

REMÉ, H., u. P. BEHNCK: Blutsenkungsgeschwindigkeit beim Bronchialkarzinom. Internist. Prax. **4**, 59—64 (1964).

REMSEN BEHRER: Mediastinal emphysema, pneumothorax and subcutaneous emphysema complicating kerosene poisoning. J. Pediat. **38**, 646—653 (1951).

RENZETTI, A. D., W. NICHOLAS, R. E. DUTTON, and L. JIEWOFF: Some effects of ankylosing spondylitis on pulmonary gas exchange. New Engl. med. J. **262**, 215 (1960).

RESNICK, E.: Congenital unilateral absence of pectoral muscles often associated with syndactylism. J. Bone Jt Surg. **24**, 925—928 (1942).

RETROUVEY, H.: Tracheal and bronchial stenosis. Rev. Laryng. (Bordeaux) **51**, 164 (1929).

RETZGEN, H.: Beitrag zur Entstehung der Wabenlunge. Inaug.-Diss. Münster i. Westf. 1938.

REUTTER, F.: Über hyaline Membranen und Atelektasen der Neugeborenenlunge. Gynaecologia (Basel) **137** (1954).

RIBADEAU-DUMAS, L., et RAULT: Dilatation des bronches dans le jeune âge. Kystes aériens des poumons. Paris méd. **2**, 381 (1932).

RIBBERT, H.: Lehrbuch der allgemeinen Pathologie und der speciellen pathologischen Anatomie. Leipzig: F. C. W. Vogel 1902.

— Die Respirationsorgane. In: BRÜNING-SCHWALBE, Handbuch der allgemeinen Pathologie und pathologischen Anatomie des Kindesalters. Wiesbaden: J. F. Bergmann 1912.

— Zur Genese des Lungenemphysems. Virchows Arch. path. Anat. **221**, 85 (1916).

RICHARDS, D. W.: The ageing lung. Bull. N.Y. Acad. Med. **32**, 407 (1956).

—, and A. P. FISHMAN: Cor pulmonale in chronic pulmonary emphysema. In: BARACH u. BICKERMANN, Pulmonary emphysema, p. 383 ff. Baltimore: Williams & Wilkins Co. 1956.

RICHARDSON, F. M.: Congenital absence of pectoral muscles. J. roy. Army med. Cps **75**, 48 (1940).

RICHTER, H.: Atemmechanik und Zwerchfellbewegung im röntgenographischen Bewegungsbild. Fortschr. Röntgenstr. **51**, 357—369 (1935).

RICHTER, H. u. A. BEYER: Luftzysten der Lunge als Pneumothorax fehlgedeutet. Med. Bild **4**, 20—24 (1961).

RIEDER: Die Respirations- und Zirkulationsstörungen bei Kyphoscoliosis dorsalis. Inaug.-Diss. Berlin 1881.

RIEDER, W.: Die Röntgenuntersuchung der Lungen und Bronchien. In: Lehrbuch der Röntgenkunde. Leipzig: Johann Ambrosius Barth 1913.

RIEGEL, W.: Handbuch der Krankheiten des Respirations-Apparatus, Bd. I/2. Leipzig 1875.

RIENHOFF jr., W. F.: Readjustments in thoracic cage and its contents following total and partial pneumonectomy. Sth. med. J. (Bgham, Ala.) **29**, 445—456 (1936).

—, and L. N. GAY: Treatment of intractable bronchial asthma by bilateral resection of the posterior pulmonary plexus. Arch. Surg. **37**, 456 (1938).

— L. REICHERT, and G. J. HEUER: Compensatory changes in remaining lung following total pneumonectomy. Bull. Johns Hopk. Hosp. **57**, 373 (1953).

RIENZO, S. DI: The bronchus. Springfield (Ill.) 1949.

— Radiologic exploration of the bronchus. Springfield (Ill.) 1949.

— Bronchial dynamism. Radiology **53**, 168 (1949).

— Die funktionelle Bronchusstenose. Ärztl. Wschr. **6**, 148—153 (1951).

— Röntgenologie der operierten Lunge. Fortschr. Röntgenstr. **78**, 400—413 (1953).

— Physopathologie des Hustens. Bemerkungen zu der Arbeit E. STUTZ, Fortschr. Röntgenstr. **79**, 2 (1953). Fortschr. Röntgenstr. **80**, 400—402 (1954).

— Fisiodinamismo bronquial normal y patológico. Radiología (Panamá) **5**, 55—68 (1955).

—, u. H. H. WEBER: Radiologische Exploration des Bronchus. Stuttgart: Georg Thieme 1960.

RIERA ZUBILLAGA, S., y TH. SANOJA: Manifestaciones pleuro-pulmonares de la infección por estafilococos en el niño. Arch. venez. Pueric. **21**, 261—288 (1958).

RIETSCHEL, H.: Erkrankungen der Atmungsorgane. In: FEER-KLEINSCHMIDT, Lehrbuch der Kinderheilkunde, 15. Aufl., S. 322—364. Jena: Gustav Fischer 1944.

RIGLER, L. G.: The chest. A handbook of roentgen diagnosis. Chicago 1947.

— Possibilities and limitations of roentgen diagnosis. (Pancoast lecture.) Amer. J. Roentgenol. **61**, 743—761 (1949).

— Discussion of paper by P. P. BARDEN, Interpretation of some radiologic signs of abnormal pulmonary function. Radiology **59**, 488 (1952).

— X-ray diagnosis of cancer of the lung. Postgrad. Med. **18**, 361—373 (1955).

— Functional roentgen diagnosis: anatomical image-physiological interpretation. Caldwell lecture 1958. Amer. J. Roentgenol. **82**, 1—24 (1959).

RIGLER, L. G.: Emphysema; an early roentgen sign of bronchogenic carcinoma. Radiology **49**, 578 (1947).

—, and P. HALLOCK: Chronic cor pulmonale. Amer. J. Roentgenol. **50**, 453—460 (1943).

—, and R. KOUCKY: Roentgen studies of the pathological physiology of bronchial asthma. Amer. J. Roentgenol. **39**, 353—362 (1938).

RILEY, R. L., and A. COURNAND: "Ideal" alveolar air and the analysis of ventilation-perfusion relationships in the lungs. J. appl. Physiol. **1**, 825—847 (1949).

RINDFLEISCH, E.: Die Muskulatur der kleinen Bronchien und des Lungenparenchyms. Vorläufige Mitteilung. Zbl. med. Wiss. **10**, 65—66 (1872).

— Lehrbuch der pathologischen Gewebelehre, mit Einschluß der pathologischen Anatomie, 2. Aufl. Leipzig: Wilhelm Engelmann 1886.

— Über Cirrhosis cystica pulmonum. Zbl. allg. Path. path. Anat. **8**, 864 (1897).

RING, A., and J. R. BAKKE: Chronic massive pulmonary artery thrombosis. Ann. intern. Med. **43**, 781 (1955).

RINIKER, P.: Dysporia entero-broncho-pancreatica congenita familiaris (Glanzmann). Cystische Pankreasfibrose. Path.-anat. Teil. Ann. paediat. (Basel) **166**, 314—337 (1946).

RINK, H.: Lungenfunktion und Lungenchirurgie. Eine lungenangiographische Untersuchung. Z. Tuberk. **106**, 11—30 (1955).

— Die Segmentdiagnostik der Lunge unter besonderer Berücksichtigung der Angiographie. Z. Tuberk. **115**, 3—5—324 (1961).

RIPPERT, H.: Symptomatologie des bullösen Emphysems. Inaug.-Diss. Köln 1938.

RITTER, H., u. M. EYBAND: Der diagnostische Wert eines lageveränderten Ober-Mittellappenspaltes im Lungensagittalbild. Fortschr. Röntgenstr. **86**, 431—439 (1957).

RIVA, G., u. R. PROBST: Der Tod an Asthma bronchiale. Schweiz. med. Wschr. **1950**, 1325—1332, 1359—1361.

ROBBINS, L. L.: Idiopathic pulmonary fibrosis; roentgenologic findings. Radiology **51**, 459 (1948).

ROBERT, G.: Emphysème pulmonaire congénital. Thèse Paris 1951.

ROBERTSON, A.: Congenital cystic lung. Brit. med. J. **1934 I**, No 3904, 837.

ROBERTSON, R., and E. ST. JAMES: Congenital lobar emphysema. Pediatrics **8**, 795—804 (1951).

ROBINSOHN, I.: Über die vorwiegend linksseitige Dauerdeviation des Mediastinums mit oder Mediastinalpendeln (Fixe Immigration und Migro-Immigration). Fortschr. Röntgenstr. **39**, 201—231, 399—421 (1929).

ROCCO, L., e G. ROTTINI: Le pneumopatie stafilococciche del lattante. Minerva pediat. **10**, 309 (1955); **11**, 337 (1955); **12**, 393 (1955).

ROCHE, G.: Cavernes bulleuses consécutives aux traitements antibiotiques. Atlas Radiol. clin. (Basel) (Presse méd. **68**, No 33), 1—4 (1960).

ROCHE, L., E. GRUNWALD et J. ROUANET: Emphysème professionnel dû à l'ypérite. Arch. Mal. prof. **18**, 339—342 (1957).

— A. MARIN et A. NICOLAS: Les pneumopathies par vapeurs nitreuses. Arch. Mal. prof. **18**, 309—310 (1957).

RODBARD, S.: Bronchomotor tone; a neglected factor in the regulation of the pulmonary circulation. Amer. J. Med. **15**, 356—367 (1955).

RÖHRL, W.: Das großblasige Emphysem der Säuglinge und Kleinkinder. Fortschr. Röntgenstr. **66**, 170—184 (1942).

ROESLER, H.: Clinical roentgenology of the cardiovascular system. Baltimore: W. B. Saunders Co. 1939.

ROGERS, F. B., and J. LANSBURY: Atrophy of auricular and nasal cartilages following administration of chorionic gonadotrophins in a case of arthritis mutilans with sicca syndrome. Amer. J. med. Sci. **229**, 55 (1955).

ROHRER, F.: Der Strömungswiderstand in den menschlichen Atemwegen und der Einfluß der unregelmäßigen Verzweigung des Bronchialsystems auf den Atmungsverlauf in verschiedenen Lungenbezirken. Pflügers Arch. ges. Physiol. **162**, 225—299 (1915).

— Studien über das Wesen und die Entstehung des Lungenemphysems. Münch. med. Wschr. **1916**, 1219.

— Zusammenhang der Atemkräfte und ihre Abhängigkeit vom Dehnungszustand der Atmungsorgane. Pflügers Arch. ges. Physiol. **165**, 419—430 (1916).

— Über die topographische Verteilung der Luftströmungsverhältnisse in der Lunge. Schweiz. med. Wschr. **1921**, 741.

— Die Mechanik des Hustens. Schweiz. med. Wschr. **1921**, 765.

— Physiologie der Atembewegung. In: BETHE-BERGMANN-EMBDEN, Handbuch der normalen und pathologischen Physiologie, Bd. II, S. 70—127. Berlin: Springer 1925.

ROKITANSKY, C.: Handbuch der speziellen pathologischen Anatomie, S. 1—12. Wien 1842.

— Lehrbuch der pathologischen Anatomie, 3. Aufl., Bd. III. Wien: Wilhelm Braumüller 1861.

ROLLAND, J., J. LECOEUR et J. BLANCHARD: Un cas d'emphysème pulmonaire obstructif par tumeur bronchique non cancéreuse chez un adulte. Bull. Soc. méd. Hôp. Paris **59**, 127—129 (1943).

ROLLIN, H.: Über die Extraktion von Fremdkörpern aus den oberen Luftwegen mit Hilfe der fluoroskopischen Bronchoskopie. Hals-, Nas.- u. Ohrenarzt **30**, 20—34 (1939).

ROMAGOSA, J. J., L. J. MENVILLE, and J. T. LECKERT: Radiographic changes in the lungs during recovery from drowning. Radiology **59**, 517—521 (1952).

ROMANKEVIC, V.: Topographisch-anatomische Untersuchungen über den Lungenabschnitt des Vagus und die Bronchialgeflechte. Dtsch. Z. Chir. **231**, 8—9 (1931).

Romhányi, G., u. L. Maccone: Zur Pathogenese der polyzystischen Lungenveränderungen. Frankfurt. Z. Path. **50**, 442 (1937).

Roosenburg, J. G., and H. Deenstra: Bronchial-pulmonary vascular shunts in chronic pulmonary affections. Dis. Chest **26**, 664—672 (1954).

Rosati, J.: Infiltrati tbc. atipici ed enfisema precoce e regressivo. Riv. ital. Radiol. clin. **3**, 94—102 (1953).

Rosenbach, O.: Die Relaxation des Lungengewebes. Dtsch. Arch. klin. Med. **18**, 68 (1876).

Rosenberg, A.: Verwachsungen und Stenosen des Larynx und der Trachea. In: Heymans Handbuch der Laryngologie, Bd. I/1, S. 523. 1898.

Rosenberg, L., and J. Rosenberg: Subcutaneous emphysema complicating bronchial asthma, report of a case and analysis of 17 previously reported cases. Amer. J. med. Sci. **195**, 794 (1938).

Rosenberg, M. Z.: Effects of unilateral collapse of the lung. Yale J. Biol. Med. **25**, 51 (1952).

Rosendahl, Th.: A case of diffuse myomatosis and cyst formation in the lung. Acta radiol. (Stockh.) **23**, 138—146 (1942).

Rosenthal, D. B.: Congenital absence of pectoral muscle. Med. J. Aust. **1940 I**, 411—412.

Ross, H.: Über reversibles toxisches Lungenödem nach Nitrosegasvergiftung. Röntgenpraxis **14**, 297—299 (1942).

Rossi, E.: Die interstitielle Pneumonie der Frühgeburten und jungen Säuglinge. In: Handbuch der inneren Medizin, 4. Aufl., Bd. IV, S. 1398—1438. Berlin-Göttingen-Heidelberg: Springer 1956.

Rossi, P.: La cisti aerea solitaria del polmone. Minerva med. **51**, 1617—1626 (1960).

Rossi, S., V. Rustichelli e L. Ferri: La cinedensigrafia nello studio della circolazione e della fisiopatologia polmonare. I. Il polso normale. II. Le principali sindromi cinedensigrafiche. III. Le applicazioni cliniche. Lotta c. Tuberc. **27**, 855—864, 867—884, 885—921 (1957).

Rossier, P. H.: Pathophysiologie de l'asthme. I. Congr. Internat. d'Allergie, Zürich 1951.

— Lungenkreislauf und Lungenfunktion. Verh. dtsch. Ges. Kreisl.-Forsch. **17**, 67—68 (1951).

— Zur Pathophysiologie der Atmung. Beitr. Klin. Tuberk. **110**, 13—27 (1953/54).

— Zur Physiopathologie des Emphysems. Verh. dtsch. Ges. inn. Med. **62**, 34—43 (1956).

— Über Pathophysiologie der Atmung. Bibl. tuberc. (Basel) **11**, 13 (1956).

—, u. A. Bühlmann: Die Pathophysiologie der Atmung nach Lob- und Pneumektomie. Schweiz. Z. Tuberk. **7**, 1—6 (1950).

— — Pathophysiologie der Atmung. In: Handbuch der inneren Medizin, 4. Aufl., Bd. IV/1, S. 39—252. Berlin-Göttingen-Heidelberg: Springer 1956.

— — Dyspnoe und Atemarbeit. Atemmechanische Untersuchungen während Hyperventilation und großer körperlicher Arbeit. Schweiz. med. Wschr. **89** 543—558 (1959).

Rossier, P. H., A. Bühlmann, u. P. Luchsinger: Die Pathophysiologie der Atmung bei der Silikose und die Begutachtung der Arbeitsfähigkeit. Dtsch. med. Wschr. **1955**, 608.

— — F. Schaub u. P. Luchsinger: Pulmonale Hypertonie und chronisches Cor pulmonale. Ergebn. inn. Med. Kinderheilk. **6**, 580—639 (1955).

— — u. K. Wiesinger: Physiologie und Pathophysiologie der Atmung. Berlin-Göttingen-Heidelberg: Springer 1956.

—, et H. Méan: L'action de l'adrénaline sur la fonction pulmonaire. Acta Soc. helv. Sci. nat. **1936**, 356.

— — Bronchialspasmen und Adrenalinversuch. Praxis **1944**, 49.

Rossignol, J., et J. Lannes: Evolution de certaines images bulleuses d'origine bacillaire. Rev. Tuberc. (Paris) **18**, 811 (1954).

Rotenfeld, M. Z.: A roentgenkymographic study of pulmonary respiration in combined treatment with phrenialcoholization and pneumoperitoneum. Vestn. Rentgenol. Radiol. **33**, 104—121 (1958) [Russisch].

Roth, H.: Über gewerbliche Radiumvergiftungen. Dtsch. med. Wschr. **76**, 776 (1951).

Rothstein, E., and J. W. Moberly: Emphysematous bullae and pulmonary tuberculosis. Dis. Chest **22**, 587—597 (1952).

Rottenberg, L. A., and G. Ross: Spontaneous pneumothorax: a study of 105 cases. Radiology **53**, 157 (1949).

Rouquès, L.: Le balancement médiastinal au cours de la pleurésie sérofibrineuse aiguë. Presse méd. **1948**, 224.

Rowe, C. W.: Pneumocystis carinii pneumonia. Radiology **75**, 257—261 (1960).

Royce, S. W.: Cor pulmonale in infancy and early childhood. Pediatrics **8**, 255 (1951).

Royes, K.: Localized hypertrophic emphysema. Brit. med. J. **1938 II**, 659.

Royle, H.: X-ray appearances in asthma. Brit. med. J. **1952 I**, No 4758, 577—580.

Rubenstein, L., W. H. Gutstein, and H. Lepow: Pulmonary muscular hyperplasia (annular cirrhosis of the lungs). Ann. intern. Med. **42**, 36—43 (1955).

Rubin, E. H.: Disease of the chest, chap. 24. Philadelphia: W. B. Saunders Co. 1948.

— B. S. Kahn, and D. Pecher: Diffuse interstitial fibrosis of the lungs. Ann. intern. Med. **36**, 827 (1952).

Ruckensteiner, E.: Über das eosinophile Skelettgranulom mit Lungenveränderungen. Radiol. austriaca **11**, 191 (1961).

—, u. H. Hörtnagl: Über einen seltenen Fall von offener Wabenlunge. Fortschr. Röntgenstr. **50**, 571—578 (1934).

Rudder, B. de, u. O. Hövels: Lungengrenzen und Herzzwerchfellwinkel im Röntgenbild. Fortschr. Röntgenstr. **84**, 100 (1956).

Ruedi, L.: Die Erkrankungen des Kehlkopfs, des Rachens und der Nase. In: Handbuch der inneren Medizin, 4. Aufl., Bd. IV/2, S. 1—63. Berlin-Göttingen-Heidelberg: Springer 1956.

RÜTTNER: Zur Bronchiolitis pneumoconiotica deformans. 4. Internat. Staublungentagg, Münster i. Westf. 3.—5. 4. 1962.

RUFER, H. R.: Die Thoraxinnenraummaße und die Zwerchfellgröße bei der Albinoratte in verschiedenen Lebensaltern. Gegenbaurs morph. Jb. **99**, 317 (1958).

SABAR, I. R., u. A. ONAT: Das Mittellappensyndrom. Schweiz. med. Wschr. **92**, 977—982 (1962).

SABOURIN: Deux cas de pneumothorax scissural. Arch. gén. Méd. **1915**, No. 41.

SACHS, M. D., and D. A. SHASKAN: Tuberous sclerosis. Amer. J. Roentgenol. **52**, 35—39 (1939).

SADOF'EV, A. I.: X-ray study of external respiration. Klin. Med. (Mosk.) **35**, 61—66 (1957).

— On further development of the x-ray study of the function of external respiration. Klin. Med. (Mosk.) **36**, H. 4, 41—45 (1958).

SAENGER, E. L., and R. J. JOHANSMAN: Letterer-Siwe's disease. Problems in diagnosis and treatment. Amer. J. Roentgenol. **71**, 472—482 (1954).

SAĞLAM, T.: Über die kongenitale Cystenkrankheit der Lunge. Beitr. Klin. Tuberk. **92**, 472—482 (1939).

SALIS, v.: Zur Bedeutung der Rippengelenke bei Emphysem und Lungentuberkulose. Inaug.-Diss. Basel 1910.

SALMON, G. W., G. B. FORBES, and H. DAVENPORT: Airblock in the newborn infant. J. Pediat. **30**, 260 (1947).

SALOTTI, A.: Il quadro radiologico del torace normale. Nunt. radiol. (Siena) **6**, 3—26 (1938).

— La componente funzionale neo quadro radiologico del polmone normale. Radiol. med. (Torino) **25**, 541—546 (1938).

SALZER, G., M. WENZEL, R. H. JENNY u. A. STANGL: Das Bronchuscarcinom. Mit einem Beitr. v. O. MAYRHOFER. Wien: Springer 1952.

SAMMON, B. P., W. O. PISCHNOTER, and J. R. WILLIAMS: Bronchographic signs of chronic bronchitis. Radiology **69**, 389—392 (1957).

SAMPSON, H. L., F. H. HEISE, and L. BROWN: A study of pulmonary and pleural annular radiographic shadows. Amer. Rev. Tuberc. **2**, 664 (1919).

SAMSON, P. C.: Tuberculous tracheobronchitis. The role of bronchoscopy. Amer. Rev. Tuberc. **34**, 671—699 (1936).

— Diagnosis, treatment and prognosis in tuberculous tracheobronchitis. J. thorac. Surg. **6**, 561—582 (1937).

SAMUEL, E.: Congenital absence of pectoralis major. Brit. J. Radiol. **18**, 20—21 (1945).

SAMUELSEN, E.: Tuberous sclerosis with changes in lung and bones. Acta radiol. (Stockh.) **23**, 373—386 (1942).

SAMUELSSON, S.: Chronic cor pulmonale in bronchial asthma, chronic bronchitis, bronchiectasis and pulmonary emphysema. Acta med. scand. **143**, 15 (1952).

SANDBLOM, P.: Rapid growth of thymus with compression symptoms in an infant. Acta chir. scand. **100**, 466 (1950).

SANDERUD, K.: Myomatosis of the lungs. Report of a case with possible unilateral localization. Acta path. microbiol. scand. **36**, 331—336 (1955).

SANDLER, B. P., J. H. MATTHEW, and S. BORNSTEIN: Pulmonary cavitation due to polyarteriitis. J. Amer. med. Ass. **144**, 754—757 (1950).

SANDMANN, G.: Zur Physiologie der Bronchialmuskulatur. Arch. (Anat. u.) Physiol. **1890**, 252—259.

SANDMENICO, C., e G. STARACE: I "corto-circuiti" bronchiali. (Anastomosi interbronchiali.) Contributo casistico. Radiol. med. (Torino) **43**, 795—802 (1957).

SANDNER, U.: Kongenitale Trachealstenose. Samml. selt. klin. Fälle, H. 6, 33—35 (1953).

SANFORD, S. H., and R. A. GREEN: Air-fluid levels in emphysematous bullae. Dis. Chest **43**, 193—199 (1963).

SANKOTT, A. M.: Über einen Fall mit angeborener Enge der Trachea und der Bronchien, Fehlen der paries membranaceus tracheae, Divertikelbildung usw. Wien. klin. Wschr. **35**, 391 (1922).

SANQUIRICO, G., e R. BOCACCIO: Le alterazioni del polmone nelle deformazioni toraciche e nelle cifo-scoliosi con particolare riguardo all' indagine stratigrafica. Ann. Radiol. diagn. (Bologna) **24**, 346—373 (1952).

SANT'AGNESE, P. A. DI: Bronchial obstruction with lobar atelectasis and emphysema in cystic fibrosis of the pancreas. Pediatrics **12**, 178 (1953).

— The pulmonary manifestations of fibrocystic disease of the pancreas. Dis. Chest **27**, 654—667 (1955).

SANTE, L. R.: The chest roentgenologically considered. New York 1930.

— Cystic disease of the lung. Radiology **33**, 152—165 (1939).

— The anatomy and physiology of the lesser circulation as indicated by its behaviour in health and disease. Amer. J. Roentgenol. **61**, 1—15 (1949).

—, and C. E. HUFFORD: Annular shadows of unusual type associated with acute pulmonary infection. Amer. J. Roentgenol. **50**, 7191 (1943).

—, and J. P. WYATT: Roentgenological and pathological observations in antigenic pneumonitis. Amer. J. Roentgenol. **66**, 527—544 (1951).

SANTOS, A. C., DOS et al.: Laringotraqueites e laringo-traqueo-bronquites. Pediat. prát. (S. Paulo) **26**, 27 (1955).

SANTY, P., M. BÉRARD et BALLIVET: Un cas d'atélectasie pulmonaire postopératoire vraie. Lyon chir. **37**, 317—323 (1942).

— — P. GALY et J. DUMAREST: Emphysème bulleux par obstruction tumorale de la bronche souche. J. franç. Méd. Chir. thor. **2**, 52 (1948).

Santy, P., M. Bérard et Ballivet. P. Galy et Nguyen Huu: Séquestration pulmonaire kystique avec artère anormale d'origine aortique à propos de six cas. J. franç. Méd. Chir. thor. **6**, 101—139 (1952).

Sartorelli, E., S. Ingegnieros e G. Martelli: Sulla frequenza e gravita dell'enfisema polmonare senile. G. Geront. **3**, 129—136 (1955).

Satta, F.: Sulle ernie polmonari. Arch. ital. chir. **1924**, 9.

Sattler, A.: Zur Behandlung des Spontanpneumothorax mit besonderer Berücksichtigung der Thorakoskopie. Beitr. Klin. Tuberk. **89**, 395 (1937).

— Der idiopathische Spontanpneumothorax und ähnliche Krankheitsbilder. Ergebn. inn. Med. Kinderheilk. **59**, 213—283 (1940).

Sauda, E.: Bullöses Emphysem bei infiltrativem Lungenprozeß. Čas. Lék. čes. **1941**, 1669.

Sauerbruch, F.: Zur Pathologie des offenen Pneumothorax und der Grundlagen meines Verfahrens zu seiner Ausschaltung. Mitt. Grenzgeb. Med. Chir. **13**, 399—482 (1904).

— Zur Frage der Entstehung und chirurgischen Behandlung von Bronchiektasen. Langenbecks Arch. klin. Chir. **148**, 721—727 (1927).

— Chirurgie der Brustorgane, 3. Aufl. Berlin: Springer 1928.

—, u. K. Middeldorpf: Lungenzysten und Lungentumoren. Verh. 11. Kongr. internat. Ges. Chir. **2**, 261 (1939).

Saupe, E.: Das Thoraxröntgenbild im frühesten Kindesalter. München: J. F. Lehmann 1925.

— Über Dysphagia lusoria. Fortschr. Röntgenstr. **33**, 740—743 (1925).

— Über das Thoraxröntgenbild im frühen Kindesalter. Fortschr. Röntgenstr. **34**, 976 (1926).

— Erfahrungen beim Vergleich von Röntgenbefunden an den Lungen mit den Ergebnissen der Autopsie. Röntgenpraxis **2**, 193—211 (1930).

— Die Entwicklung des kindlichen Thorax und seiner Organe. In: Engel-Schall, Handbuch der Röntgendiagnostik im Kindesalter, S. 102—128. Leipzig: Georg Thieme 1933.

— Die Thoraxdeformitäten und ihr Einfluß auf die Brusteingeweide. In: Engel-Schall, Handbuch der Röntgendiagnostik und -therapie im Kindesalter, S. 143—154. Leipzig: Georg Thieme 1933.

— Über die Röntgendiagnose der Bronchiektasen. Med. Klin. **1939 I**, 10—14.

Savacool, J. W., and R. Charr: Thrombosis of pulmonary artery. Amer. Rev. Tuberc. **44**, 42—57 (1941).

Savagnone, L.: Enfisema cistico polmonare in corso di pneumopatie acute. Settim. med. **26**, 101 (1948).

Savain, W., and J. E. Bryant: Congenital cystic disease of the lung. Radiology **47**, 156—162 (1947).

Savini, E.: Über die radioskopische Diagnose der Pulmonalarteriensklerose, Beschreibung eines neuen Röntgenphänomens bei derselben. Zbl. Herz- u. Gefäßkr. **7** (1915).

Sayago, G.: Über einige Gesichtspunkte des Emphysems im Verlaufe der chronischen Lungentuberkulose. Beitr. Klin. Tuberk. **88**, 669 (1936).

Scadding, J. G.: Sarcoidosis, with special reference to lung changes. Brit. med. J. **1950**, 745—753.

— Chronic lung disease with diffuse nodular or reticular radiographic shadows. Tubercle (Edinb.) **33**, 352—365 (1952).

— Clinical problems of diffuse pulmonary fibrosis and collagen diseases of the lung. Symposium. Brit. J. Radiol. **29**, 633—641 (1956).

Scarinci, C.: L'exploration angio-pneumographique en pneumologie. Presse méd. **60**, 439—440 (1952).

— F. Galetto e E. Gianturco: Spirometria e angiopneumografia. Arch. Tisiol. **7**, 132—152 (1952).

Scarpa, A., e M. Sossai: Sul rilievo roentgenchimografico degli attributi dinamici delle caverne polmonari. Radiol. med. (Torino) **36**, 1004 (1950).

Schaefer, H.: Familiäre kongenitale zystische Pankreasfibrose (mit Bronchiektasien). In: Fanconi-Wallgren, Lehrbuch der Paediatrie, 3. Aufl. Basel: Benno Schwabe & Co. 1954.

Schaff, B., and G. Baum: The tracheal bronchus. J. thorac. Surg. **33**, 282—286 (1957).

Schall, L.: Experimentelle Beiträge zur Entstehung des Lungenemphysems. Beitr. Klin. Tuberk. **14**, 407—418 (1909).

— Die Interlobärspalten. Anatomie, Röntgendarstellung und deren klinische Bedeutung. Ergebn. ges. Tuberk.- u. Lung.-Forsch. **2**, 405 (1931).

— Die Ventilpneumocyste. Kinderärztl. Prax. **10**, 179—183 (1939).

— Die Flankenatmung der Frühgeburten bei der interstitiellen plasmacellulären Pneumonie. Mschr. Kinderheilk. **97**, 201 (1949).

—, u. Fr. Hoffmann: Zur Anatomie der Interlobärspalten. Fortschr. Röntgenstr. **42**, 714—729 (1930).

Schall, L. A., and L. G. Johnson: Dyspnea due to congenital anomaly of aorta. Ann. Otol. (St. Louis) **49**, 1055 (1940).

Schaub, F., A. Bühlmann, R. Kälin u. T. Wegmann: Zur Klinik und Pathogenese des sog. Kyphoskolioseherzens. Schweiz. med. Wschr. **1954**, 1147.

Schechter, M. M.: Diffuse interstitial fibrosis of the lungs. Amer. Rev. Tuberc. **68**, 603 (1953).

Schedtler, O.: Über die Luschkasche Gabelung und andere Rippenanomalien. Röntgenpraxis **1936**, 527.

Scheid, P.: Mißbildung des Trachealskeletts und der linken Arteria pulmonalis mit Erstickungstod bei 7 Monate altem Kind. Frankfurt. Z. Path. **52**, 114—214 (1938).

Schendstock, J. O.: Recurrent spontaneous emphysema of mediastinum with concomitant pneumothorax. New Engl. med. J. **235**, 511—513 (1946).

SCHENK, S. G.: Congenital cystic disease of the lungs. Amer. J. Roentgenol. **35**, 604—629 (1936).
— Diagnosis of congenital cystic disease of the lung. Arch. intern. Med. **60**, 1—21 (1937).
—, and J. L. STEIN: Congenital lung cysts in infants and children. Radiology **24**, 420—432 (1935).
SCHERRER, M., M. BUCHER u. A. KOSTYAL: Zur Technik atemmechanischer Untersuchungen. Schweiz. med. Wschr. **87**, 1493 (1957).
SCHICK, B.: Exspiratorisches Keuchen als Symptom von Lungendrüsentuberkulose im ersten Lebensjahr. Wien. klin. Wschr. **1910**, 53.
SCHICK, J. L., u. A. W. GRÜNBERG: Über die röntgenologische Erforschung des Atemmechanismus (Kymographie und Kymoorthodiagraphie). Fortschr. Röntgenstr. **49**, 355—363 (1934).
SCHIESSLE, W., K. WURM u. H. REINDELL: Ergebnisse und Bedeutung bronchologischer Untersuchung bei der Lungensarkoidose (Morbus Boeck). Münch. med. Wschr. **103**, 726—730, 749 (1961).
SCHINZ, H. R., u. U. COCCHI: Das Bronchogramm bei Silikose. Vjschr. naturforsch. Ges. Zürich **95**, 26 (1950).
SCHLAGER, K.: Über postpneumonische Pseudoluftzysten beim Kind. Fortschr. Röntgenstr. **89**, 136—146 (1958).
SCHLEICHER, I.: Pulmonale Dystonie und Asthma bronchiale. Allergie u. Asthma **2**, 335—346 (1956).
SCHLEPPER, G., u. K. DZIUBA: Zur Diagnostik intrathorakaler Riesenzysten. Medizinische **1955**, 182—184.
SCHLESINGER, H.: Repetitorium der Alterskrankheiten. III. Das Altersemphysem. Dtsch. med. Wschr. **55**, 192—193 (1929).
SCHMID, F.: Verlaufsformen der Staphylokokkenpneumonie im Röntgenbild. Arch. Kinderheilk. **151**, 43—52 (1955).
—, u. F. JUNKER: Die Bedeutung der Pleuritis mediastinalis im Kindesalter. Z. Kinderheilk. **67**, 545—576 (1950).
SCHMID, H.-J.: Die Klinik der Silikose. In: Handbuch der inneren Medizin, 4. Aufl., Bd. IV/3, S. 751—810. Berlin-Göttingen-Heidelberg 1956.
SCHMIDT, C. F.: The reflex regulation of respiration. In: MACLEOD, Physiology in modern medicine, 9. ed. St. Louis: C. V. Mosby Co. 1941.
SCHMIDT, H.: Bullöses Emphysem und intrapulmonale lufthaltige Hohlräume. Inaug.-Diss. Giessen 1941.
SCHMIDT, M.: Die Krankheiten der oberen Luftwege (hersg. v. E. MAYER). Berlin: August Hirschwald 1909.
SCHMIDT, O. P.: Die Emphysembronchitis, insbesondere ihre berufliche Pathogenese und Prophylaxe. Int. J. prophyl. Med. **5**, 52 (1961).
—, u. W. GÜNTHNER: Probleme des Lungenemphysems. Landarzt **36**, 112 (1960).
— — Lungenemphysem. Med. Klin. **55**, 1366 (1960).
SCHMIDT, P. G.: Symptomlose, nichttuberkulöse Kavernen und Scheinkavernen mit besonderer Berücksichtigung der Lungenzysten. Ergebn. ges. Tuberk.- u. Lung.-Forsch. **10**, 111—186 (1941).
— Über die segmentale Anordnung schrumpfender Lungenabschnitte und Bronchiektasenbildung. Fortschr. Röntgenstr. **73**, 689—702 (1950).
SCHMIDT, W. J.: Thrombose van de arteria pulmonalis. Ned. T. Geneesk. **100**, 1968 (1956).
SCHMIDTMANN, M., u. O. LUBARSCH: Staubeinatmungskrankheiten der Lunge. In: HENKE-LUBARSCH, Handbuch der speziellen pathologischen Anatomie und Histologie, Bd. III/2, S. 76—138. Berlin: Springer 1930.
SCHMINCKE, A.: Zur Genese des doppelseitigen Spontanpneumothorax. Beitr. path. Anat. **80**, 692—696 (1928).
SCHMITZ, H., u. P. THURN: Zur Asymmetrie der Lungenarterien. Fortschr. Röntgenstr. **88**, 133—145 (1958).
SCHMITZER, G., F. BARCAN et V. GRANCEA: Le radio-diagnostic différentiel des kystes aériens pulmonaires. Radiol. diagn. (Berl.) **1**, 671—688 (1960).
SCHNEIDER, H. O., and H. S. VAN ORDSTRAND: Thrombosis of pulmonary arteries. Cleveland Clin. Quart. **7**, 284—289 (1940).
SCHNEIDER, L.: Bronchopulmonary hypogenesis. Clinical and roentgenologic features in the adult with long followup observations. Amer. J. med. Sci. **215**, 665—670 (1948).
—, and I. I. REISSMAN: Idiopathic spontaneous pneumothorax: history of 100 unselected cases. Radiology **44**, 485—488 (1945).
SCHNEIDER, M., and C. P. KLEIN: Blast injury of the lungs. With report of a case occurring in peace time. Radiology **54**, 548—553 (1950).
SCHNEIDER, P.: Die Mißbildungen der Atmungsorgane. In: E. SCHWALBE, Die Morphologie der Mißbildungen des Menschen und der Tiere, Bd. III/2, S. 763—857. Jena: Gustav Fischer 1912.
SCHNEIDERMAN, L. J.: Isolated congenital absence of the right pulmonary artery: a caution as to its diagnosis and a proposal for its embryogenesis, report of a case with review. Amer. Heart J. **55**, 772 (1958).
SCHNEIERSON, S. J., and L. SCHNEIDER: Lipoid granulomatosis (xanthomatosis) with marked pulmonary fibrosis and cor pulmonale as outstanding manifestations. Ann. intern. Med. **30**, 842—851 (1949).
SCHOEDEL, W.: Die Atmungsregulation. In: Handbuch der allgemeinen Pathologie, Bd. V/1, S. 295—324. Berlin-Göttingen-Heidelberg: Springer 1961.
—, u. F. GROSSE-BROCKHOFF: Die Orthologie und Pathologie des Kreislaufs. In: Handbuch der allgemeinen Pathologie, Bd. V/1, S. 639—790. Berlin-Göttingen-Heidelberg: Springer 1961.
SCHOEN, H.: Von der Bronchopneumonie über eine Pseudokaverne zum partiellen Pneumothorax. Röntgenpraxis **13**, 270—271 (1941).

SCHOEN, R.: Tonusprobleme der Atmung. Klin. Wschr. **1936**, 1341—1345.

— Die Atmung. In: BECHER-BOHNENKAMP, Lehrbuch der speziellen pathologischen Physiologie, S. 83—115. Jena: Gustav Fischer 1940.

— Das Syndrom der Bronchostenose. Dtsch. med. Wschr. **76**, 433—436 (1951).

— Pathologische Anatomie des Asthma bronchiale. Zbl. allg. Path. path. Anat. **99**, 198 1959).

—, u. J. HEMPEL: Über schlaffe und gespannte Apnoe. Weitere Beobachtungen über Änderungen der Tonuslage der Atemmuskulatur. Naunyn-Schmiedebergs Arch. exp. Path. Pharmak. **171**, 403 (1933).

—, u. W. TISCHENDORF: Krankheiten der Knochen, Gelenke und Muskeln. In: Handbuch der inneren Medizin, 4. Aufl., Bd. VI/1. Berlin-Göttingen-Heidelberg: Springer 1954.

SCHÖNFELD, H.: Zur Frage des Spontanpneumothorax im Kindesalter. Mschr. Kinderheilk. **24**, 225 (1922).

SCHOENHEINZ, W. D.: Das Veratmungs-Oesophagogramm, ein Hilfsmittel zum Nachweis der Bronchostenose. Fortschr. Röntgenstr. **80**, 453—457 (1954).

SCHOENMACKERS, J.: Die akute Lungenblähung und das interstitielle Emphysem bei intrakraniellen Prozessen. Virchows Arch. path. Anat. **318**, 61—73 (1950).

— Zur Pathologie der Lungenarterienembolie (Referat). Dtsch. med. Wschr. **1958**, 115.

—, u. H. VIETEN: Das Verhalten der Lungengefäße bei verändertem Luftgehalt der Lunge. Fortschr. Röntgenstr. **76**, 24—44 (1952).

— — Das postmortale Angiogramm der Lungen bei Tuberkulose, Silikose und Bronchialkarzinom. Fortschr. Röntgenstr. **77**, 14—28 (1952).

— — Atlas postmortaler Angiogramme. Stuttgart: Georg Thieme 1954.

— — Vergleichende pathologisch-anatomische und postmortal-angiographische Betrachtungen der Lunge. Ergebn. ges. Tuberk.- u. Lung.-Forsch. **14**, 347—387 (1958).

SCHOLTZ, A.: Über die Zystenlunge. Magy. Röntgen Közl. **11**, 8 (1937).

SCHORR, S., and D. AYALON: Intercostal lung bulging, an early roentgen sign of emphysema in children. Radiology **75**, 544—551 (1960).

SCHOSTOCK, P.: Der Einfluß der Bronchographie auf die Lungenfunktion unter Berücksichtigung der Anästhesie. Thoraxchirurgie **1**, 122 (1953).

—, u. STILLER: Referat über die thoraxchirurgische Arbeitstagg in Bad Schachen 1956 mit Beiträgen von MÜLLY, ZUIDEMA, KIRCH, NISSEN, BRUNNER, ADELBERGER, FREY u.a. Thoraxchirurgie **4**, 179 (1956/57).

SCHOTT, A.: Über die eigenartige tuberkulöse Wabenlunge im Säuglingsalter. Beitr. Klin. Tuberk. **48**, 112 (1921).

SCHRIEVER, H.: Zur Frage einer Eigenkontraktilität der Lungen. Z. Biol. **93**, 566—569 (1933).

SCHRÖDER, G.: Traumatische Bronchusruptur. Fortschr. Röntgenstr. **81**, 680 (1954).

—, u. H. ANDERSCH: Beitrag zur diffusen progressiven interstitiellen Lungenfibrose (Hamman-Rich-Syndrom). Fortschr. Röntgenstr. **84**, 706—709 (1956).

SCHRÖDER, J.: Über das angeborene Fehlen einer Lunge. Zbl. allg. Path. path. Anat. **98**, 555 (1958).

SCHRÖDER, W.: Objektive Routinediagnostik des Lungenemphysems. Fortschr. Röntgenstr. **92**, 491—500 (1960).

SCHRÖTTER, H. v.: Beobachtungen über eine Bewegung der Trachea und der großen Bronchien mittels des Kehlkopfspiegels. S.-B. K. K. Akad. Wiss. Wien, Abt. III, 65 (1872).

— Vorlesungen über die Krankheiten der Luftröhre. Leipzig u. Wien: Wilhelm Braumüller 1896.

— Über Bewegungserscheinungen an den menschlichen Bronchien. Wien. klin. Rdsch. **1906**, 281.

SCHUBERT: Über Trachealverdrängung bei Thymus hyperplasticus. Bruns' Beitr. klin. Chir. **82**, 269 (1913).

SCHUBERT, G., u. G. HÖHNE: Strahlenschädigungen. In: Handbuch der inneren Medizin, 4. Aufl., Bd. VI/2, S. 195. Berlin-Göttingen-Heidelberg: Springer 1954.

SCHUBERT, R., u. W. FISCHER: Asthma bronchiale und Tod. Medizinische **1956**, 1129—1133.

SCHUBERT, W., u. E. RUICKHOLT: Ein Beitrag zu den Mißbildungen der Arteria pulmonalis. Arch. Kinderheilk. **151**, 52 (1955).

SCHUCHARDT, K.: Hochgradige Atrophie (inveterierte Atelektase) der linken Lunge mit kompensatorischer Hypertrophie der rechten. Virchows Arch. path. Anat. **101**, 71 (1885).

SCHÜMMELFEDER, N.: Veränderungen an den Lungenrändern bei chronischen Ergüssen. Zbl. allg. Path. path. Anat. **94**, 413 (1955/56).

SCHÜRMANN, R., u. L. PACHALY: Über die Entstehung von Wabenlungen nach tuberkulostatischer Behandlung. Frankfurt. Z. Path. **69**, 649 (1959).

SCHÜRMEYER, E.: Funktionsanalytische Differenzierung des Lungenemphysems. Tagg Med.-Nat. Ges. Univ. Münster i. Westf. 8. 2. 1960.

— Über die klinische Bedeutung von Lungenfunktionsprüfungen. Beitr. Silikose-Forsch. **79**, 1—160 (1963).

SCHÜTZ, W.: Ein Beitrag zur Differentialdiagnose der Lungencysten. Langenbecks Arch. klin. Chir. **272**, 94—100 (1952).

SCHULER, F.: Über partiellen Spontanpneumothorax des Neugeborenen. Arch. Kinderheilk. **113**, 160—165 (1938).

SCHULTHESS, W.: In: VAN JOACHIMSTHAL, Handbuch der orthopädischen Chirurgie, Bd. II, S. 487. 1905—1907.

SCHULTZ-BRAUNS, O.: Die tödlichen Vergiftungen durch gasförmige Stickoxyde (Nitrose-Gase) beim Arbeiten mit Salpetersäure. Virchows Arch. path. Anat. **277**, 174—220 (1930).

SCHULTZE, G.: Chest film findings in neonatal respiratory distress. Radiology **70**, 230—237 (1938).

SCHULTZE, W. H.: Über die Verknöcherung des ersten Rippenknorpels. Langenbecks Arch. klin. Chir. **103**, 832 (1914).

SCHULZ, H.: Die submikroskopische Anatomie und Pathologie der Lunge. Berlin-Göttingen-Heidelberg: Springer 1959.

SCHULZE, W.: Die entzündlich-narbige Bronchostenose und ihre Folgen. Verh. dtsch. Ges. inn. Med. **62**, 76—80, 98—99 (1956).

— Zur Frühdiagnostik des Bronchialkrebses. Med. Ges. Ludwigshafen a. Rh. 22. 2. 1956.

— Was leistet die Strahlendiagnostik für die Früherkennung des Bronchialkrebses? Med.-naturwiss. Ges. Univ. Münster/W. 28. 2. 1957.

— Röntgensymptome und -differentialdiagnostik der Zwerchfellerkrankungen. Tagg Rhein.-Westfäl. Röntgenges., Essen 15. 11. 1958.

— Morphologische und dynamische Zeichen bronchopulmonaler Belüftungsstörungen in der Röntgendiagnostik. Tagg Rhein.-Westfäl. Röntgen-Ges., Dortmund 26. 9. 1959.

— Diskussion zum Vortrag P. KRÖKER, Die sog. progressive Lungendystrophie. Tagg Rhein.-Westfäl. Röntgen-Ges., Dortmund 26.9.1959.

— Zur Röntgendiagnostik der Fremdkörperaspiration. Tagg Rhein.-Westfäl. HNO-Ärzte, Münster 23. 1. 1960.

— Röntgenologische Aspekte des oligämischen Obstruktionssyndroms im Lungenkreislauf bei chronischer massiver Pulmonalarterienthrombose. Radiologe **1**, 37—42 (1961).

— Diskussion zu H. ST. STENDER u. Mitarb. Verh. dtsch. Ges. inn. Med. **67**, 403—407 (1961).

— Zur Röntgendiagnose der Lungenembolie und des Lungeninfarktes. Tagg Med.-naturwiss. Ges. Münster i. Westf. 12. 12. 1962.

— Die Bedeutung der Kollateralventilation für die Röntgensymptome der Bronchialstenose. 44. Dtsch. Röntgenkongreß Baden-Baden 1963, Teil A, S. 200. Stuttgart: Georg Thieme 1963.

— Röntgendiagnostische Probleme umschriebener Ventilationsstörungen der Lungen. 107. Frankfurter Röntgenabend 7. 2. 1964.

— Zur Röntgensymptomatologie des stenosierenden Bronchialkarzinoms: zentrale Bronchusblockade ohne poststenotische Obstruktionsatelektase. Fschr. Röntgenstr. **104**, 591—606 (1966).

— Abnorme Füllung der pulmonalen Sammelvenen und ihre Bedeutung für die Differentialdiagnose kardio-pulmonaler Erkrankungen. 47. Dtsch. Röntgenkongreß Berlin 21. 5. 1966.

—, u. R. BECKER: Differentialdiagnose und klinische Bedeutung der chronischen Mittellappen-(Lingula-)Verdichtung. Münch. med. Wschr. **97**, 285—289, 329—331, 358—360 (1955).

SCHUNTERMANN, C. E.: Die Ischämie des Lungengewebes und deren Folgen. Klin. Wschr. **1936**, 413—417.

— Kreislaufstörungen der Lunge. Ergebn. inn. Med. Kinderheilk. **57**, 1—137 (1993).

SCHWALBE, E.: Die Morphologie der Mißbildungen, 1.—3. Teil. Jena: Gustav Fischer 1906—1909.

SCHWARTZ, B. M., G. A. MCILROY, and H. A. WARREN: Acute mediastinal emphysema. Ann. intern. Med. **25**, 663—676 (1946).

SCHWARTZ, E.: Spontaneous mediastinal and subcutaneous emphysema complicating bronchial asthma. Report of an additional case and analysis of 25 previously reported cases. J. Allergy **16**, 279—285 (1945).

SCHWARZ, G.: Röntgenoskopische Beobachtungen von Eigenpulsationen der Hilusschatten und ihrer Verzweigungen. Wien. klin. Wschr. **1910**, 892.

SCHWARZHOFF, E., u. H. REITTER: Cystische Lungenveränderungen. In: DERRA, Handbuch der Thoraxchirurgie, Bd. III/2, S. 311—341. Berlin-Göttingen-Heidelberg: Springer 1958.

SCHWEDEL, J. B.: Clinical roentgenology of the heart, 3. ed. New York: P. B. Hoeber Inc. 1948.

SCHWIEGK, H.: Der Lungenentlastungsreflex. Pflügers Arch. ges. Physiol. **236**, 206 (1935).

SCHWINN, G., u. L. HEINZ: Spontanpneumothorax als Komplikation bei der interstitiellen Pneumonie. Z. Kinderheilk. **77**, 433 (1955).

SCHWYTER, M.: Über das Zusammentreffen von Tumoren und Mißbildungen der Lungen. (Beitrag zur Kenntnis der dysontogenetischen Entstehungsweise des Lungenkrebses.) Frankfurt. Z. Path. **36**, 146—172 (1928).

SCORPATI, G.: Pseudocaverne polmonari da enfisema bolloso (contributo anatomo-radiologico). Rass. Clin. Ter. **34**, 252—264 (1935).

SCOTT, J. P., and A. D. WALTZ: Congenital cysts of the lung. Amer. J. med. Sci. **189**, 788—794 (1935).

SCOTT, J. T.: Mediastinal emphysema and left pneumothorax. Dis. Chest **32**, 421—434 (1957).

SCOTT, R. W.: Observations on the pathologic physiology of chronic pulmonary emphysema. Arch. intern. Med. **26**, 544 (1920).

—, and C. F. GARVIN: Cor pulmonale (role of emphysema). Observations in 50 autopsy cases. Amer. J. Heart **22**, 56—63 (1941).

SCOTT, W. G., and S. MOORE: Roentgenkymography of the respiratory movements of the thorax, diaphragm, lungs, bronchi and mediastinal structures. Amer. J. Roentgenol. **37**, 721—732 (1937).

SEALY, W. C.: Contusion of lung from nonpenetrating injuries to thorax. Arch. Surg. **59**, 882—887 (1949).

SEEFELD: Stand des Zwerchfells bei Gesunden und Emphysemen. Beitr. Klin. Tuberk. **15**, 189 (1910).

SEEMANN, G.: Histobiologie der Lungenalveole. Jena 1931.

SEGAL, M. S., and E. O. ATTINGER: Bronchial asthma. In: Clinical cardiopulmonary physiology. New York: Grune & Stratton 1957.

—, and M. DULFANO: Chronic pulmonary emphysema. New York: Grune & Stratton 1953.

SEIDEL, H.: Bemerkungen zur Chondrektomie bei Emphysem infolge starrer Thoraxdilatation. Bruns' Beitr. klin. Chir. **58**, 808 (1908).

SEIFERT, E.: Über den feineren Bau des Mediastinums. Langenbecks Arch. klin. Chir. **151**, 237 (1928).

SEIFERT, G.: Weitere Untersuchungen zur Folge der Syntropie von interstitieller Pneumonie und Zytomegalie. Zbl. allg. Path. path. Anat. **91**, 445—450 (1953/54).

— Die Pathologie des kindlichen Pankreas. Leipzig: Georg Thieme 1956.

— Die Speicheldrüsen-Viruskrankheit Cytomegalie. Med. Klin. **1959**, 1734.

—, u. J. ÖHME: Pathologie und Klinik der Cytomegalie. Leipzig: Georg Thieme 1957.

—, u. W. STROBEL: Über die chondrolytische Perichondritis („Chondromalacie") vorwiegend der Luftwege. Frankfurt. Z. Path. **71**, 95—117 (1961).

SEIFERT, O., u. A. HOFFA: Ein Fall von kongenitaler Membranenbildung im Larynx. Berl. klin. Wschr. **1888**, 192.

— — Über kongenitale Membranbildung im Larynx. Berl. klin. Wschr. **1889**, 24.

SEILER, P.: Die Kontrastdarstellung der visceralen Pleura zur Diagnostik und Differentialdiagnostik von Lungenzysten (cystoiden Formationen) mit und ohne Spontanpneumothorax. Radiologe **2**, 354—358 (1962).

SEILER, S.: Über Bronchitis plastica (Mit Mitteilung eines durch Kollapstherapie geheilten Falles). Schweiz. med. Wschr. **1942**, 86—90.

SELLORS, T. H.: A case of congenital cystic disease of the lung removed by operation. Tubercle (Edinb.) **19**, 65—71 (1937).

— Congenital cystic disease of the lung. Tubercle (Edinb.) **20**, 49—71, 114—136 (1938).

SEMISCH, R.: Diagnostische Möglichkeiten der selektiven Lungenangiographie. Thoraxchirurgie **6**, 551 (1959).

— 5-Jahresheilungen bei Bronchialcarcinom und die funktionellen Spätfolgen im kleinen Kreislauf nach Lungenresektion. Verh. dtsch. Ges. Chir. **77**, (1960).

— J. GESSNER, H.-L. KÖLLING u. H. H. WITTIG: Atlas der selektiven Lungenangiographie. Jena: VEB Fischer 1958.

SENCER, A.: The naso-thoracic and the nasopulmonary reflexes. Med. Press **190**, 476—483 (1935).

— Über die Beeinflussung der Bronchien von der Nase aus. Arch. Ohr.-, Nas. u. Kehlk.-Heilk. **161**, 264 (1952).

SEREGHY, E.: Durch Lungensteckschüsse verursachte Bronchiektasen. Langenbecks Arch. klin. Chir. **174**, 360—370 (1933).

SERGENT, E.: Syphilis et tuberculose. Paris: Masson & Cie. 1907.

— Études cliniques et radiologiques sur les maladies de l'appareil respiratoire. Paris: Masson & Cie. 1922.

— Die bronchialen Formen der tertiären Syphilis. Arch. Tisiol. (Buenos Aires) **5**, 105 (1928).

SERGENT, E.: L'indépendence cinématique des lobes pulmonaires. Quest. clin. d'actualité. Paris: Masson & Cie. 1929.

—, et R. KOURILSKY: Les kystes congénitaux isolés et suppurés du poumon. Bull. Soc. méd. Hôp. Paris III, **53**, 514 (1937).

SETNIKAR, I., E. MILLA e G. MESCHIA: Sulla proprietà meccanicha del polmone. II. L'isteresi elastica del polmone. Boll. Soc. ital. Biol. sper. **28**, 418—419 (1952).

SEYBOLD, W. D.: Symposium on respiratory obstruction in infancy and childhood. Introduction. Proc. Mayo Clin. **25**, 345—346 (1950).

SEYFARTH, H.: Zur Diagnose und Therapie der Lungenzysten. Bruns' Beitr. klin. Chir. **188**, 137—158 (1954).

SEYSS, R.: Die Strukturzeichnung der peripheren Lungenabschnitte auf der direkten Vergrößerungsaufnahme. Fortschr. Röntgenstr. **81**, 32—35 (1954).

— Formänderungen der Luftröhre bei Bewegungen der Nachbarorgane. Klin. Med. (Wien) **10**, 371—375 (1955).

— Lungenschichtaufnahmen mittels Feinstfokus unter besonderer Berücksichtigung der Bronchialäste. Fortschr. Röntgenstr. **82**, 90—94 (1955).

SGALITZER, M.: Roentgenological examination of the power of resistance of the tracheal wall. Amer. J. Roentgenol. **56**, 355—360 (1946).

—, u. W. STÖHR: Zur Untersuchung der Luftröhre, unter besonderer Berücksichtigung der Tracheomalazie. Fortschr. Röntgenstr. **32**, 247 (1924).

SHAPIRO, A.-V., and L. BELL: Study of the "widenen" mediastinum in children and pitfalls in diagnosis. Amer. J. Roentgenol. **49**, 159—176 (1943).

SHAPIRO, R., and L. RIGLER: Pulmonary embolism without infarction. Amer. J. Roentgenol. **60**, 460—465 (1948).

SHAW, A. B.: Spontaneous pneumothorax from secondary sarcoma of lung. Brit. med. J. **1951 I**, 278—280.

SHAW, R. R.: Localized hypertrophic emphysema. Pediastrics **9**, 220—226 (1952).

SHEDD, D. P., R. D. ALLEY, and G. E. LINDSHOG: Observations on the hemodynamics of bronchial-pulmonary vascular communications. J. thorac. Surg. **22**, 537—548 (1951).

SHEINFELD, W.: Subcutaneous emphysema following chest trauma. Analysis of 20 cases. Surgery **23**, 278—288 (1948).

SHELDON, J. M., and W. D. ROBINSON: Subcutaneous emphysema in asthma. J. Amer. med. Ass. **107**, 1884 (1937).

SHEPARD, R. H., J. E. COHN, G. COHEN, B. W. ARMSTRONG, D. G. CARROL, H. DONOSO, and R. L. RILEY: The maximal diffusing capacity of the lung in chronic obstructive disease of the airways. Amer. Rev. Tuberc. **71**, 249 (1955).

SHERMAN, R. S., and E. E. BRANT: X-ray-study of spontaneous pneumothorax due to cancer metastases to lungs. Dis. Chest **26**, 328—337 (1954).

SHIRLEY, A. R.: Pulmonary cysts. Radiology **33**, 623—627 (1939).

SHOCK, N. W., and M. J. YIEMGST: Age changes in basal respiratory measurements and metabolism in males. J. Geront. **10**, 31 (1955).

SHORT, J. J.: Hyperventilation. Med. Arts Sci. **6**, 3 (1952).

SHUFORD, W. H., W. B. SEAMAN, and A. GOLDMAN: Pulmonary manifestations of scleroderma. Arch. intern. Med. **92**, 85—97 (1953).

SIEBECK, R.: Die Dyspnoe durch Stenose der Luftwege II. Die Einstellung der Mittellage der Lunge. Dtsch. Arch. klin. Med. **97**, 219 (1909).

— Über die Beeinflussung der Atemtechnik durch krampfhafte Zustände des Respirations- und Kreislaufapparates. Dtsch. Arch. klin. Med. **100**, 204 (1910).

— Über den Gasaustausch zwischen der Außenluft und den Alveolen. Z. Biol. **55**, 267—294 (1911).

— Über den Gasaustausch zwischen Außenluft und Alveolen. II. Mitteilung. Über die Bedeutung und Bestimmung des „schädlichen Raumes" bei der Atmung. Skand. Arch. Physiol. **25**, 81—95 (1911).

— Über den Gasaustausch zwischen der Außenluft und den Alveolen. III. Mitteilung. Die Lungenventilation beim Emphysem. Dtsch. Arch. klin. Med. **102**, 390 (1911).

— Klinik des Kreislaufs bei Emphysem, Asthma bronchiale und Thoraxdeformitäten. Nauheimer Fortbild.-Lehrg. (Dresden u. Leipzig) **11**, 94 (1935).

SIEBENS, A. A., A. R. GRANT, D. C. KENT, R. KLOPSTOCK, and J. J. CINCOTTI: Pulmonary cystic disease: physiologic studies on results of resection. J. thorac. Surg. **33**, 185—212 (1957).

— M. M. NEWMAN, G. A. SMITH, and C. F. STOREY: The practical value of cardiopulmonary function tests. U.S. armed Forces med. J. **4**, 653—663 (1953).

SIEBERT, F. T., and E. R. FISCHER: Bronchiolar emphysema. So-called muscular cirrhosis of the lungs. Amer. J. Path. **33**, 1137 (1957).

SIEBOLD, T. C. v.: Ringförmiger Aortenbogen bei einem neugeborenen blausüchtigen Kinde. Z. Geburtsh., Frauen- u. Kinderkr. **16**, 294 (1836).

SIEMS, H.: Umschriebene Blasenbildungen in der Lunge als Ursache von Spontanpneumothorax. Beitr. Klin. Tuberk. **77**, 476—483 (1931).

— Beitrag zur Klinik zystischer Lungenveränderungen. Beitr. Klin. Tuberk. **80**, 655—665 (1932).

SILVER, C. P.: The radiological pattern of injected pulmonary and bronchial arteries. Brit. J. Radiol. **25**, 617—624 (1952).

SILVERMAN, J. J., and T. J. TALBOT: Diffuse interstitial pulmonary fibrosis camouflaged by hypermetabolism and cardiac failure. Ann. intern. Med. **38**, 1326 (1953).

SILVERSTEIN, C. M., and G. L. MITCHELL jr.: Tuberous sclerosis; report of a case with unusual pulmonary manifestations. Amer. J. Med. **16**, 764—768 (1954).

SIMMONDS, M.: Über Formveränderungen der Luftröhre. Münch. med. Wschr. **1897**, 431.

— Über Alterssäbelscheidentrachea. Virchows Arch. path. Anat. **179**, 15 (1905).

SIMON, A., et P. ARNOULD: Occlusion expérimentale de l'artère pulmonaire chez le chien. Rev. méd. Nancy **79**, 87—96 (1954).

SIMON, G.: Principles of chest x-ray diagnosis. London: Butterworth & Co. 1956.

—, and H.-J.B. GALBRAITH: Radiology of chronic bronchitis. Lancet **1953II**, 850—853.

SIMON, K.: Größe und Bedeutung endothorakaler Luftdruckschwankungen. Beitr. Klin. Tuberk. **107**, 89—95, 96—102 (1952).

—, u. R. HOPPE: Untersuchungen über eine pharmakologische Beeinflussung der Lungengröße beim Menschen. Beitr. Klin. Tuberk. **107**, 227—235 (1952).

SIMON, M.: The pulmonary vessels in incipient left ventricular decompensation. Radiologic observations. Circulation **24**, 185—190 (1961).

SIMONIN, GIRARD, LOCHARD et SADOUL: Images bulleuses pulmonaires. Rev. Tuberc. (Paris) **17**, 1051 (1953).

SIMPSON, T.: Acute respiratory infections in emphysema. Brit. med. J. **1954I**, 297.

SINAPIUS, D.: Lungenemphysem bei Neugeborenen. Verh. dtsch. Ges. Path. **44**, 154 (1960).

— Ventilstenose eines Stammbronchus durch Anomalie der linken Arteria pulmonalis. Zbl. allg. Path. path. Anat. **90**, (1961).

SINGER, J. J.: Tumors and cysts of the lungs: diagnostic methods. Calif. west. Med. **45**, 313—317 (1936).

SINNHUBER: Das Lungenemphysem. In: KRAUSS-BRUGSCH, Spezielle Pathologie und Therapie innerer Krankheiten, Bd. 3. Berlin u. Wien: Springer 1924.

SINNINGHE DAMSTÉ, P. J.: Atelectase (Physiologie en Kliniek). Assen: Van Gorcum & Co. 1951.

— H. HEEMSTRA, and M. N. J. DIRKEN: Recovery from experimental atelectasis. J. thorac. Surg. **25**, 480—492 (1953).

SIWE, S.: The reticulo-endothelioses in children. Advanc. Pediat. **4**, 117—143 (1949).

SIXT, K.: Ein Fall von einseitigen Wabenhöhlenbildungen der Lunge auf bronchiektatischer Grundlage. Z. Tuberk. **77**, 184 (1937).

SKEER, J.: Adenoma sebaceum (Pringle), von Recklinghausen's disease, subungual fibromatosis associated with epilepsy or tuberous sclerosis. A symptom complex. Urol. cutan. Rev. **42**, 110—114 (1938).

SKINNER, E. F., D. CARR, C. R. KESSLER, and W. E. DENMAN: Chest injuries in civilian practice. Dis. Chest **18**, 363—375 (1950).

SKOKAN, Z. V.: Röntgen-Symptomatologie nach Lungenresektionen. Zbl. Chir. **83**, 884—893 (1958).

SKWARSKA, M.: Spontaneous valvular pneumothorax due to the rupture of the lung cyst. Pol. Tyg. lek. **1956**, 2003—2005 [Polnisch].

SLOAN, H. U., and A. ARBOR: Lobar obstructive emphysema in infancy treated by lobectomy. J. thorac Surg. **26**, 1—20 (1953).

SLOMOWNA-WALEJKO, B., and T. ZALEWSKI: Staphylococcal infection with subcutaneous emphysema and valvular pneumothorax. Pediat. pol. **31**, 1125—1128 (1956) [Polnisch].

SLUITER, H. J., u. N. G. M. ORIE: Das Lungenherz bei Emphysem. Wien. Z. inn. Med. **37**, 437—445 (1956).

SMALL, M. J., W. N. MILLER, G. C. LEINER, H. D. STRAUSS, and S. ABRAMOWITZ: Clinical aspects of radiopulmonography. A simple method for simultaneous estimation of individual lung ventilation. J. Amer. med. Ass. **181**, 884—888 (1962).

SMART, J., and J. N. PATTINSON: Congenital absence of left pulmonary artery. Brit. med. J. **1956 I**, 491.

SMART, M. J., and E. W. SPENCER: Bronchiolar ectasia and bronchial gland dilatation. J. Canad. Ass. Radiol. **12**, 56—62 (1961).

SMART, R. H., C. K. DAVENPORT, and G. E. PEARSON: Intermittent positive pressure breathing in emphysema and chronic lung diseases. J. Amer. med. Ass. **150**, 1385—1390 (1952).

SMID, A. C., F. H. ELLIS, G. B. LOGAN, and A. M. OLSEN: Partial respiratory obstruction in an infant due to a bronchogenic cyst: report of a case. Proc. Mayo Clin. **30**, 282—287 (1955).

SMITH, C. A.: The physiology of the newborn infant, 2nd edit. Springfield (Ill.): Ch. C. Thomas 1951.

— Neonatal physiology for the roentgenologist. Amer. J. Roentgenol. **74**, 791—795 (1955).

—, and T. C. CHRISHOLM: Intrapulmonary pressures in newborn infant. J. Pediat. **20**, 338—346 (1942).

SMITH, S.: Congenital cystic disease of the lungs. Brit. med. J. **1925**, No 3361, 1005.

SNIDER, G. L., and D. B. RADNER: Obstructive emphysema in pneumonia simulating cavity. Dis. Chest **28**, 439—446 (1955).

SNIDER, L., and A. R. SHAW: The estimation of maximal breathing capacity by means of chest fluoroscopy and inspiratory roentgenograms. A study in patients with pulmonary tuberculosis. Amer. Rev. resp. Dis. **82**, 314—321 (1960).

SNIDER, T. H., F. M. WILNER, and B. M. LEWIS: Cardiopulmonary physiology in a case of pulmonary alveolar proteinosis. Ann. intern. Med. **52**, 1318—1328 (1960).

SNELLING, C. E., and J. H. ERB: Double aortic arch. Arch. Dis. Childh. **8**, 401 (1933).

SNOW, W., and C. S. B. CASSASA: Obstructive emphysema and atelectasis in acute respiratory disease of infants. Amer. J. Roentgenol. **37**, 217 (1937).

— Obstructive emphysema and atelectasis in influenza. J. Amer. med. Ass. **109**, 1886 (1937).

SOARES, D., y J. P. SOARES: Métodos radiológicos de investigação da dinâmica toracopulmonare. Rev. bras. Med. **9**, 386—393 (1952).

SOAVE, F.: Giant emphysema of the lung in an infant caused by bronchomalacia. Langenbecks Arch. klin. Chir. **296**, 403 (1960).

SÖDERLING, B.: On valve stenosis of the main bronchus. Acta med. scand. **95**, 510—521 (1938).

SÖVÉNYI, F., V. V. BALÁZS u. M. DAVID: Verschluß der Hauptäste der Lungenschlagader ohne Infarktbildung, mit der Entwicklung eines subakuten Cor pulmonale. Fortschr. Röntgenstr. **89**, 30—33 (1958).

SOKOLOV: Klin. Med. (Mosk.) **30**, Nr 8, 26 (1952); — Vopr. Rentgenol. **7**, 37 (1952).

SOKOLOV, J. N.: Zur Frage der Änderung der Durchsichtigkeit der Lungenfelder beim Atmen. Vestn. Rentgenol. Radiol. **31**, H. 6, 20—27 (1956).

SOLIS-COHEN, L., and S. BRUCK: Roentgen examination of chest of 500 newborn infants for pathology other than enlarged thymus. Amer. J. Dis. Child. **46**, 590—603 (1933).

SOMMER, F.: Angeborene Cystenbildung der Lunge. Röntgenpraxis **14**, 54—60 (1942).

— Pneumatocele als Restzustand nach Pleuropneumonie. Röntgenpraxis **15**, 66—70 (1943).

SONES jr., F. M., and D. B. EFFLER: Diagnosis and treatment of aortic rings. Cleveland Clin. Quart. **18**, 310—320 (1951).

SONNE, C.: Untersuchungen über die relative Weite der Bronchiolen bei der verschiedenen Luftspannung der Lungen. Beitrag zur Kenntnis der Pathogenese des Bronchialasthma. Acta med. scand. **58**, 313 (1923).

— On the movements in the lungs during the respiration. Survey of problems and description of apparatus. Acta med. scand. **105**, 313—328 (1940).

SORS, CH.: L'emphysème pulmonaire. Étude anatomique et pathogénique. Presse méd. **1958**, 1868.

SOSMAN, M. C., D. G. DODD, W. D. JONES, and G. U. PILLMORE: The familial occurrence of pulmonary alveolar microlithiasis. Amer. J. Roentgenol. **77**, 947—1012 (1957).

SOTIER, A.: Herzgröße und Asthmakonstitution. Eine Richtigstellung durch Röntgen- und Autopsiebefunde. Fortschr. Röntgenstr. **58**, 89 (1938).

SOULAS, A.: Les corps étrangers des bronches. Considérations anatomo-physiopathologiques et thérapeutiques. Ann. Oto-laryng. (Paris) **66**, 112—121 (1949).

— Bronchologie et pneumologie. 2e Congr. Internat. de l'Amer. College of Chest Physicians de la Sté Internat. de broncho-oesophagologie, Rio de Janeiro 1952.

— Remarques sur le syndrome bronchique et sur les limites de la bronchoscopie. Ann. Oto-laryng. (Paris) **71**, 227—235 (1954).

— Remarques sur l'exploration endo-bronchique et les cordages myo-élastiques. Ann. Oto-laryng. (Paris) **71**, 631 (1954).

SOULAS, A., et P. MOUNIER-KUHN: Bronchologie. Paris: Masson & Cie. 1949.

SOULIÉ, R., J. BAILLET, J. CARLOTTI, P. CHICHE, R. PICARD, M. SERVELLE et G. VOCI: Le poumon des mitraux. Essay de confrontation anatomo-physiologique. Arch. Mal. Cœur **46**, 393 (1953).

— P. CHICHE, J. BAILLET et L. PICARD: Le poumon des mitraux. La broncho-pneumopathie mitrale. Presse méd. **62**, 463—466 (1954).

SOUSA, A. DE: Modelo pessoal de kimografo para o estudo da dinamica respiratoria. Boletin Soc. port. Radiol. **1**, No 4.

SOUSA, M. A. DE: Beitrag zur Histogenese der bullösen Lungenkavernen. Schweiz. med. Wschr. **87**, 81 (1957).

SOUTHARD, M. E.: Roentgen findings in chicken pox pneumonia. Amer. J. Roentgenol. **76**, 533—539 (1956).

SPAIN, D. M.: Patterns of pulmonary fibrosis as related to pulmonary function. Ann. intern. Med. **33**, 1150—1163 (1950).

—, and B. J. HANDLER: Chronic cor pulmonale. 60 cases studied at necropsy. Arch. intern. Med. **77**, 37 (1946).

—, and G. KAUFMAN: The basic lesions in chronic tuberculous pulmonary emphysema. Amer. Rev. Tuberc. **68**, 24 (1953).

—, and J. B. MOSES: Thrombosis and embolism of pulmonary vessels. Amer. J. med. Sci. **212**, 707—712 (1946).

SPALTEHOLZ: Diseases of bronchi, lungs and pleura. In: NOTHNAGELS Encyclopedia of practical medicine. Philadelphia and London: W. B. Saunders Co. 1903.

SPARKS, J. V., and F. G. WOOD: Radiographic appearances of the lungs in chronic bronchitis and emphysema. Lancet **1932**, 1419—1422.

SPENCER, J., and R. DRESSER: Right-sided aorta. Amer. J. Roentgenol. **36**, 183—187 (1936).

SPENCER, R.: A case of tension pneumothorax complicating staphylococcal pneumonia and emphysema thoracis. Arch. Dis. Childh. **28**, 42—48 (1953).

SPIESS: Ein Fall von hochgradiger Dyspnoe infolge eines Polypen im rechten Bronchus. Münch. med. Wschr. **1910**, 2095.

SPILLANE, J. D.: Four cases of diabetes insipidus and pulmonary disease. Thorax **7**, 134—147 (1952).

SPINELLI, A., e B. DE MARCO: Il quadro-anatomoradiologico della cosidetta polmonite interstiziale plasmacellulare del lattante (pneumoplasmosi). Minerva med. **50**, 3618 (1959).

SPIVEK, M. L.: Obstructive pulmonary emphysema due to partial obstruction of bronchi by tuberculous lesions. Amer. J. Dis. Child. **51**, 69—83 (1936).

SPRAGUE, H. B., C. H. ERNLUND, and F. ALBRIGHT: Clinical aspects of persistent right aortic root. New Engl. J. Med. **209**, 679—686 (1933).

SPÜHLER, O.: Die Erkrankungen des Zwerchfells. In: Handbuch der inneren Medizin, 4. Aufl., Bd. IV/4, S. 573—693. Berlin-Göttingen-Heidelberg: Springer 1956.

STAEHELIN, R.: Pathologie, Pathogenese und Therapie des Lungenemphysems. Ergebn. inn. Med. Kinderheilk. **14**, 516—575 (1915).

— Über das Lungenemphysem. Klin. Wschr. **1922**, 1721.

— Referat über Emphysem. Tagg Südwestdtsch. Pathologen, Mannheim 1922. Ref. Zbl. allg. Path. path. Anat. **33**, 1—20 (1922/23).

— Die Erkrankungen der Trachea, der Bronchien, der Lungen und der Pleuren. In: Handbuch der inneren Medizin von MAHR u. STAEHELIN, 2. Aufl., Bd. II/2, S. 1194ff., 1690ff. Berlin: Springer 1930.

— Das Lungenemphysem. Die Bronchitis. In: Handbuch der inneren Medizin, Bd. II/2, 2. Aufl. Berlin: Springer 1930.

STAEMMLER, M.: Die Thrombendarteriitis obliterans der Lungenarterien. Klin. Wschr. **1937**, 1669.

STAFFA, A.: Contributo allo studio dell'enfisema localizzato nella tbc. polmonare. Ann. Vill. sanat. Sondalo **4**, 265—280 (1955).

STAFFIERI, D., u. J. I. BONILLA: Zwei Beobachtungen von gutartigem Spontan-Pneumothorax und Riesenblasen-Emphysem. Arch. argent. Enferm. Apar. resp. **6**, 335—351 (1938) [Spanisch].

STANDENATH, F.: Das Bindegewebe, seine Entwicklung, sein Bau und seine Bedeutung für Physiologie und Pathologie. Ergebn. allg. Path. Anat. **22**, 70 (1928).

STANEK, Z., u. J. LUKL: Unilateral hypoplasia of a lung. Čsl. Rentgenol. **14**, 53—57 (1960).

STANLEY, R.: Interstitial emphysema during labour. Brit. med. J. **1943 I**, 477.

STARLING, E. H.: Principles of human physiology. London 1936.

STAUDACHER, V., L. BELLI e A. AMBROSINI: Su di una possibile influenza della circolazione bronchiale nella regolazione del flusso e della emodinamica polmonare. Arch. Chir. Torace **13**, 139—163 (1956).

STAUFFER, H. M., and H. H. POTE: Anomalous right subclavian artery originating on the left as the last branch of the aortic arch. Amer. J. Roentgenol. **56**, 13—17 (1946).

STAVERMANN, G. J.: Ein Fall von angeborener Cystenlunge beim Säugling. Geneesk. T. Ned.-Ind. **1938**, 2071.

STEAD, W., and P. H. SOUCHERAY: Physiologic studies following thoracic surgery. I. Immediate effects of thoracoplasty. J. thorax. Surg. **23**, 453—464 (1952).

STEAD, W. W., D. L. FRY, and R. V. EBERT: The elastic properties of the lung in normal men and in patients with chronic pulmonary emphysema. J. Lab. clin. Med. **40**, 674 (1952).

STECKEN, A.: Der pathologische Gefäßfaktor im Röntgenbild der Lunge. In: Lungenkrankheiten im Röntgenbild, Bd. 2, S. 153—247. Leipzig: VEB Thieme 1958.

STEIDL u. HEISE: Bilateral apical nontuberculous bronchiectasis. Amer. Rev. Tuberc. **37** (1937).
STEIMBERG, J.: Enfisema vesicoampollare gigante, simulante un pneumothorax. Sem. méd. **1** (1935).
STEIN, G. N., J. T. CHEN, J. B. CHATTERJEA, W. DAMASHEK, and A. FINKELSTEIN: The importance of chest roentgenography in the diagnosis of pulmonary embolism. Amer. J. Roentgenol. **81**, 255—261 (1959).
STEINBERG, B., and C. S. MUND: Experimental pulmonary embolism and infarction. Arch. Path. **22**, 529—542 (1936).
STEINBERG, J.: Congenital absence of a main branch of the pulmonary artery: report of 3 new cases associated respectively with bronchiectasis, atrial septal defect and Eisenmenger's complex. Amer. J. Med. **24**, 559—567 (1958).
— C. T. DOTTER, and D. S. LUCAS: Congenital absence of a main branch of the pulmonary artery. J. Amer. med. Ass. **152**, 1216—1218 (1953).
—, and N. FINBY: Clinical and angiographic features of congenital anomalies of the pulmonary circulation: a classification and review. Angiology **7**, 378 (1956).
STEINBERG, M.: Systematische Untersuchungen über die Arteriosklerose der Lungenschlagadern. Beitr. path. Anat. **82**, 307, 443 (1929).
STEINBERG, R.: Noisy breathing and hoarseness. Case reports of the children's Memorial Hospital, Chicago. (Clinical Case No 448) **7**, 1087 (1948).
STEINER, R. E.: The radiology of respiratory distress in the new born. Brit. J. Radiol. **27**, 491—499 (1954).
— The roentgenology of pulmonary manifestations in mitral heart disease and left heart failure. Progr. cardiovasc. Dis. **2**, 1—19 (1959).
— J. W. LAWS, J. GILBERT, and M. J. MC DONNELL: Radiological lung-function studies. Lancet **1960II**, 1051—1055.
STEINHOFF, F.: Pulmonalarterienthrombose. Fortschr. Röntgenstr. **74**, 106 (1951).
STEINMANN, B., u. M. SCHMID: Über die sogenannte chronische Emphysembronchitis. Schweiz. med. Wschr. **1953**, 103—108.
STEINMANN, E. P.: Über die Bedeutung der respiratorischen Bifurkationsbewegungen bei Lungenerkrankungen. Schweiz. med. Wschr. **79**, 1126—1142 (1949).
— Die Funktionsprüfung der einzelnen Lungen bei Kyphoskoliose. Z. Orthop. **80**, 202 (1951).
— Die Pathophysiologie des Bronchialbaums. (Habil.-Schr. Zürich 1953.) Fortschr. Hals-Nas.-Ohrenheilk. **3**, 40—279 (1955).
STEINMEYER, O.: Angeborene intrapulmonale Lungencyste. Beitr. Klin. Tuberk. **74**, 210 (1930).
STENBUCK, J. B.: Traumatic subcutaneous emphysema of thoracic origin. N. Y. St. J. Med. **37**, 395—399 (1937).
STENDER, H. S.: Die Röntgensymptomatologie der Arteriitis pulmonalis und ihrer Folgezustände. Fortschr. Röntgenstr. **76**, 316—323 (1952).
— Ein Beitrag zum Krankheitsbild des Cor pulmonale chronicum. Fortschr. Röntgenstr. **76**, 324—331 (1952).
—, u. W. SCHERMULY: Das Lungengefäßbild bei Widerstandserhöhung infolge Herzerkrankungen. 43. Tagg Dtsch. Ges. Röntgenologie, Köln 7.—10. 5. 1962.
— — J. G. SCHLITTER, E. STEIN u. P. SCHÖLMERICH: Der Aussagewert des Lungengefäßbildes bei Mitralstenosen. Kongr.-Ber. Dtsch. Ges. inn. Med. 1961, S. 67.
—, u. M. TAUBERT: Zum klinischen Erscheinungsbild der Arteriitis pulmonalis. Ärztl. Wschr. **1953**, 121.
STERNBERG: Angeborene Hyperplasie beider Lungen. Verh. dtsch. path. Ges. **19**, 322 (1923).
STEURER, O.: Über chronische Bronchialfremdkörper. Med. Welt **1941**, 165—166.
STEVENS, R. H., and W. A. HUDSON: Bronchial obstruction: Its diagnosis and treatment. Radiology **22**, 339—349 (1934).
STEVENSON, J. G., and J. M. REID: Unilateral obliteration of the pulmonary artery in emphysema. Thorax **14**, 82—84 (1959).
STEWART, H. L., and E. L. BAUER: Tuberous sclerosis. Arch. Path. **14**, 799—809 (1932).
STEWART, W. H., and F. H. GHISELIN: The paradoxical movement of the diaphragm and mediastinal shift. Amer. J. Roentgenol. **41**, 927—930 (1939).
STEYRER: Die Röntgendiagnose der Lungenkrankheiten. In: GROEDEL, Grundriß und Atlas der Röntgendiagnostik in der inneren Medizin. Lehmanns med. Atlanten **7**, 2. Aufl. München 1941.
STICCA, C.: L'enfisema bolloso pseudocavitario acuto nel decorso della broncopolmonite dei bambini (Considerazioni su un caso clinico). Minerva pediat. **2**, 576—580 (1950).
STÖGER, F.: Bronchiectasia universalis cystica. Beitr. Klin. Tuberk. **94**, 422 (1940).
STOERK, O.: Über angeborene blasige Mißbildung der Lunge. Wien. klin. Wschr. **1897**, 25—31.
— Beiträge zur Pathologie des Herzens. 1. Zur Topographie des Mediastinums bei normaler und pathologischer Herzform. Z. klin. Med. **69**, 33 (1909).
STÖSSEL, E. V.: Über muskuläre Cirrhose der Lunge. Beitr. Klin. Tuberk. **90**, 432—442 (1937).
STOPKA, E.: Vorkommen und Häufigkeit von Pneumocystis Carinii bei interstitieller Pneumonie. Kinderärztl. Prax. **20**, 529 (1952).
STOREY, C. F., and J. W. CRITTENDEN: Double aortic arch. Dis. Chest **20**, 611—629 (1951).
—, and A. G. MARRANGONI: Lobar agenesis of the lung. J. thorac. Surg. **28**, 536—543 (1954).
STORM VAN LEEUWEN, W., u. J. VAN NIEKERK: Die Atmung bei Asthma und bei funktionellem Emphysem. Münch. med. Wschr. **1933 I**, 681—685.

STORM VAN LEEUWEN, W., u. J. VAN NIEKERK, u. C. J. STORM: Über den Begriff des funktionellen Emphysems. Münch. med. Wschr. **1929**, 10.

—, u. G. A. WELTZ: Über die Zwerchfellfalten im Röntgenbild. Fortschr. Röntgenstr. **46**, 167 (1932).

— — Studien über Atmung und Thoraxform bei Asthma und Emphysem. Münch. med. Wschr. **18** (1933).

STORSTEIN, O.: Circulation failure in metastatic carcinoma of the lung; a physiologic and pathologic study of its pathogenesis. Circulation **4**, 913—919 (1951).

STOTHERS, H. H.: Mediastinal emphysema complicating tracheotomy a. thyreoidectomy. Laryngoscope (St. Louis) **66**, 1411—1450 (1956).

STOVIN, P. G. J.: Congenital lobar emphysema. Thorax **14**, 254—262 (1959).

STRAATEN, M. VAN DER, R. PANNIER, A. VAN LOO, K. VUYLSTEEK, J. VERSTRAETEN et PH. UYTTENHOVE: Étude comparée des troubles ventilatoires et hémodynamiques au cours de la sténose mitrale. Acta cardiol. (Brux.) **10**, 442—458 (1953).

STRANSKY, E.: Zur Klinik der Alveolarruptur und ihrer Diagnostik im Säuglingsalter. Z. Kinderheilk. **38**, 479 (1924).

— Beitrag zur Klinik des mediastinalen Emphysems durch Alveolarruptur. Mschr. Kinderheilk. **39**, 104 (1928).

STRATEMEIER, E. H., and J. W. BARRY: Torsion of the lung following thoracic trauma. Radiology **62**, 726—727 (1954).

STRAWBRIDGE, H. T. G.: Chronic pulmonary emphysema (an experimental study). I. Historical review. II. Spontaneous pulmonary emphysema in rabbits. III. Experimental pulmonary emphysema. Amer. J. Path. **37**, 161—174, 309—331, 391—407 (1960).

STRICKLAND, B.: Pulmonary appearences in periarteriitis nodosa. J. Fac. Radiol. (Lond.) **6**, 201 (1955).

STRNAD, F.: Fragen zur Röntgendiagnostik der Lungentumoren. Fortschr. Röntgenstr., Beiheft z. Bd. **88**, 42—43 (1957).

—, u. J. KUTTING: Die Bedeutung der Nativuntersuchung der Lunge für die Frühdiagnose und Differentialdiagnose des Lungenkrebses. Medizinische **1**, 9—12 (1952).

STROBEL, W., u. G. SEIFERT: Zur Panchondritis rheumatica. Z. Rheumaforsch. **20**, 247—256 (1961).

STRODE, J. E.: Cystic disease of the lung. J. thorac. Surg. **18**, 404—416 (1949).

STRUCKOW, A. J.: Histologische Veränderungen des Zwerchfells im Zusammenhang mit der Lehre von seiner Funktion. Virchows Arch. path. Anat. **282**, 643 (1931).

STUCKI, P.: Der Kreislauf bei pressorischen Anstrengungen. Arch. Kreisl.-Forsch. **28**, 242—318 (1958).

STUHL, P., L. MAURICE, L. SCÉBAT, P. Y. HATT et J. P. SÉBILLOTTE: La circulation artérielle pulmonaire chez les asthmatiques sous l'angle de l'angiocardio-graphie. Sem. Hôp. Paris **28**, 84 (1952).

STUMPF, P.: Die objektive, fortlaufende Messung der Schattentiefe von Röntgenbildern (Densographie) und ihre Bedeutung für die Diagnostik. Fortschr. Röntgenstr. **36**, 695—699 (1927).

STURM, A.: Zur Pathogenese des funktionellen Lungenemphysems, besonders des Asthmaemphysems. Dtsch. Gesundh.-Wes. **1946**, Nr 19.

— Die klinische Pathologie der Lunge in Beziehung zum vegetativen Nervensystem. Stuttgart: Wissenschaftliche Verlagsgesellschaft 1948.

— Die Atelektase der Lungentuberkulose und das Kavernenproblem im Lichte der neuen Forschung. Beitr. Klin. Tuberk. **102**, 543—554 (1949/50).

— Lungenemphysem, Wabenlunge und Bronchiektasien durch pulmonale Innervationsstörungen. Beitr. Klin. Tuberk. **101**, 172—189 (1950).

— Ist die Lunge kontraktil? Schweiz. med. Wschr. **1951**, 859.

— Dynamik des bronchopulmonalen Systems. Tuberk.-Arzt Nr 4, 234 (1952).

— Die nervalen Faktoren beim Asthma- und Emphysemproblem. Beitr. Klin. Tuberk. **110**, 429 (1954).

STURTEVANT, H. N., and H. W. KNUDTSON: Bronchiolar ectasia: a report of twelve cases. Amer. J. Roentgenol. **83**, 279—282 (1959).

STUTZ, E.: Ein neuartiger bronchographischer Befund bei der chronischen eitrigen Bronchitis. Röntgenpraxis **17**, 91—93 (1948).

— Bronchographische Beobachtungen beim Husten. Klin. Wschr. **1948**, 536.

— Bronchographische Beiträge zur normalen und pathologischen Physiologie der Lungen. Fortschr. Röntgenstr. **72**, 129, 309, 447 (1949/50).

— Über die Funktion der Lungenmuskulatur. Beitr. Klin. Tuberk. **105**, 221—240 (1951).

— Beitrag zur pathologischen Physiologie des Asthma bronchiale. Z. klin. Med. **149**, 405—410 (1952).

— Röntgendiagnostik der chronischen Bronchitis. Verh. dtsch. Ges. inn. Med. **62**, 73—75 (1956).

—, u. H. VIETEN: Die Bronchographie. Stuttgart: Georg Thieme 1955.

SUDSUKI, K.: Über Lungenemphysem. Virchows Arch. **157**, 438—457 (1899).

SULSER, E.: Experimentelle Untersuchungen über den Einfluß der Trachealstenose auf Herz und Kreislauf. (Ein Beitrag zur Frage: Gibt es ein mechanisches Kropfherz und wie entsteht es?) Dtsch. Z. Chir. **201** (1927).

SUMITA: Zur Lehre von den sog. Freudschen primären Thoraxanomalien. Dtsch. Z. Chir. **113**, 49 (1911).

SUNDER-PLASSMANN, P.: Über nervöse Rezeptorenfelder in der Wand der intrapulmonalen Bronchien des Menschen und ihre klinische Bedeutung, insbesondere ihre Schockwirkung bei Lungenoperationen. Dtsch. Z. Chir. **240**, 249 (1933).

SUNDER-PLASSMANN, P.: Neurovegetative Rezeptorenfelder der intrapulmonalen Bronchien. Z. ges. Neurol. Psychiat. **147**, 414 (1933).
— Über pathologische Veränderungen des intramuralen Ganglienapparates bei Bronchiektasen. Langenbecks Arch. klin. Chir. **183**, 168—172 (1935).
— Der Nervenapparat der menschlichen Lunge. Dtsch. Z. Chir. **250**, 705 (1938).
SUSSMAN, M. L., and TH. T. FRIST: Secondary vascular changes in the lungs. Amer. J. Roentgenol. **75**, 758—766 (1956).
— M. F. STEINBERG, and A. GRISHMAN: Contrast visualization of the heart and great vessels in emphysema. Amer. J. Roentgenol. **47**, 368—376 (1942).
SVANBERG, T.: Roentgenographical pulmonary changes in periarteriitis nodosa. Acta radiol. (Stockh.) **26**, 307—312 (1945).
SWANSON, W. W., E. S. PLATOU, and W. SADLER: Congenital cyst of the lung. Amer. J. Dis. Child. **35**, 1024—1031 (1928).
SWEENEY, A. R., and A. H. BAGGENSTOSS: Pulmonary lesions in periarteriitis nodosa. Proc. Mayo Clin. **24**, 35—43 (1949).
SWEET, R. H.: Case records of the Massachusetts General Hospital Case 36041. New Engl. J. Med. **149**, 242 (1950).
— C. W. FINDLAY jr., and G. C. REYERSBACH: Diagnosis and treatment of tracheal and oesophageal obstruction due to congenital vascular ring. J. Pediat. **30**, 1—17 (1947).
SWIERINGA, J.: Les altérations pulmonaires au-delà des sténoses bronchiques. Bronches **7**, 149—150 (1957).
SWYER, P. R., and G. C. W. JAMES: A case of unilateral pulmonary emphysema. Thorax **8**, 133—136 (1958).
SYCAMORE, L. K.: Recurrent idiopathic spontaneous pneumothorax. Amer. J. Roentgenol. **36**, 844—848 (1936).
SYLLA, A.: Über die Lungenzeichnung im Röntgenbild mit besonderer Berücksichtigung entzündlicher Erkrankungen. Fortschr. Röntgenstr. **47**, 159—174 (1933).
— Lungenkrankheiten einschließlich der Erkrankungen der oberen Luftwege und des Brustfells, 2. Aufl. München u. Berlin: Urban & Schwarzenberg 1952.
— Das Lungenemphysem. Klinik der Gegenwart, Bd. 1. Berlin: Urban & Schwarzenberg 1955.
SYMMERS, W. ST. C.: The reticuloses. Brit. J. Radiol. **24**, 469—475 (1951).
Symposium on emphysema and the "chronic bronchitis" syndrome. Aspen (Colorado) 1958. Amer. Rev. resp. Dis. **80**, Suppl. 1959.
TAGLIACOZZO, S.: Il polmone policistico-limiti e interferenze formali e genetiche con le bronchiettasi pseudocistiche sulla base di uno studio clinico-radiologico e anatomico di 6 osservazioni. Arch. Chir. Torace **11**, 607—680 (1954).
TAKAHASHI, SH., S. SAKUMA u. U. SUGIE: Vierfache direkte Vergrößerungsaufnahmen der Lungen bei gesunden und bei frühen silikotischen Personen. Fortschr. Röntgenstr. **92**, 294 (1960).
TAN, D. U. M., S. A. KAUFMANN, and G. LEVENE: Primary chickenpox pneumonia. Amer. J. Roentgenol. **76**, 527—532 (1956).
TANKESLAY, R. M.: Diskussionsbemerkung zu R. C. BOYER, and T. R. RAMSAY, Radiological aspects of emphysema of the chest. Sth. med. J. (Bgham, Ala.) **47**, 16—17 (1954).
TANNER, E.: Probleme der operierten Lunge. Bibl. tuberc. (Basel) **11**, 102 (1956).
TAPIA, M.: Sobre un síndrome de estenosis bronquiolar idiopática progressiva subaguda de causa desconocida y evolución mortal (nuevo síndrome respiratorio ?). Bol. Inst. Pat. méd. (Madr.) **6**, 41—50 (1951).
TAPIE, J., J. MONNIER, Y. LE TALLEC et A. DELAUDE: Aspergillose bronchopulmonaire avec alternances de bulles et de condensations parenchymateuses. J. franç. Méd. Chir. thor. **12**, 103—135 (1958).
TARSITANO, F.: Le bronchiettasie apicali. Rif. med. **1942**, 369.
TASAKA, S., S. OHTA, Y. MISHINA, H. SAHEKI, and K. MACHII: Massive occlusion of the main pulmonary artery and its primary branches with subsequent cor pulmonale. Jap. Heart J. **1**, 120—127 (1960).
TASCHMAN, M.: Spontaneous pneumothorax. J. Mt Sinai Hosp. **10**, 684—697 (1944).
TAUBER, K.: Über Wabenhöhlen bei Lungenlues. Frankfurt. Z. Path. **46**, 431 (1934).
TAUSSIG, H. B.: Congenital malformation of the heart, p. 456—461. New York: Commonwealth Fund 1947.
TAYLOR, H. K., and L. NATHANSON: Roentgen demonstration of cysts in the upper air passages. Ann. Otol. (St. Louis) **44**, 170 (1935).
TENDELOO, N. PH.: Studien über die Ursachen der Lungenkrankheiten. Wiesbaden: J. F. Bergmann 1902.
— Lungendehnung und Lungenemphysem. Ergebn. inn. Med. Kinderheilk. **6**, 1—28 (1910).
— Die mechanische Bedeutung der Bronchien. Mitt. Grenzgeb. Med. Chir. **26**, 2 (1913).
— N. PH. HENNEMANN u. G. A. METZ: Untersuchungen über Lungenemphysem und Lungenelastizität. Krankh.-Forsch. **7**, 163 (1929).
TENKATE, J., and W. K. DICKE: Congenital pulmonary cysts in infants. Arch. chir. neerl. **4**, 145—154 (1952).
TER BRAAK, J. W. G., u. J. VAN NIEKERK: Der Einfluß des zentripetalen Lungenvagus auf Lage und Bewegung des Zwerchfelles. Pflügers Arch. ges. Physiol. **235**, 562 (1935).
TESCHENDORF, H. J.: Bedeutung und Behandlung der Strahleninduration der Lungen. In: H. HOLFELDER, Die Röntgentiefentherapie. Leipzig: Georg Thieme 1938.
TESCHENDORF, W.: Über Bronchitis. Dtsch. med. Wschr. **1953**, 1009—1013, 1025.
— Lehrbuch der röntgenologischen Differentialdiagnose, 4. Aufl., Bd. I. Stuttgart: Georg Thieme 1958.

TESCOLA, F.: La difterite nella casistica della clinica Pediatrica di Bologna. Clin. pediat. (Bologna) **38**, 865 (1956).

— Quadri stenotici laringo-tracheali nel bambino de primo anno di vita. Atti IX. Congr. Naz. Nipiol., Trieste 1957.

THEODOS, P. A., F. F. ALBRITTEN jr., and R. L. BRECKENRIDGE: Lung biopsy in diffuse pulmonary disease. Dis. Chest **27**, 637—648 (1955).

— B. GORDON, L. P. LANG, and H. L. MOTLEY: Studies in the clinical evaluation of disability in anthracosilicosis. Dis. Chest **17**, 249—272 (1950).

THIEME, E. T., and J. M. SHELDON: A correlation of the clinical and pathological findings in bronchial asthma. J. Allergy **9**, 246 (1938).

THOMAS, H.: Aus der Klinik der Frühgeborenen und Neugeborenen. Kinderärztl. Prax., Sonderh. 11, 21 (1953).

— Das klinische Bild der Ösophagusmißbildungen beim Neugeborenen. Z. Kinderheilk. **75**, 465 (1954).

— Lungenspitzenhernien, ein Zeichen vermehrten Lungenvolumens. Sitzg Sächs.-Thüring. Ges. Kinderheilk. Wernigerode 1956.

— Die interstitielle plasmazelluläre Pneumonie, klinische Krankheitsstadien und röntgenologische Eigenarten. Habil.-Schr. Univ. Leipzig 1957.

— Frühkindliche Lungenerkrankungen. In: Lungenkrankheiten im Röntgenbild, Bd. I, S. 221—274. Leipzig: VEB Thieme 1957.

THOMPSON, W. B.: Pulmonary microlithiasis. Thorax **14**, 76—81 (1959).

THORELL, I.: Pulmonary changes in cases of disseminated lupus erythematodes. Acta radiol. (Stockh.) **37**, 8—16 (1952).

THORNTON jr., T. F., and R. R. BIGELOW: Pneumothorax due to metastatic sarcoma. Report of 2 cases. Arch. Path. **37**, 334—336 (1944).

THORNTON, W. L., and J. P. PRATT: The relation of bronchial stenosis to bronchiectasis. Bull. Johns Hopk. Hosp. **19**, 230—232 (1908).

THORPE, M. J.: Congenital cystic lung: report of multiple cysts within an accessory lobe. Amer. J. Roentgenol. **34**, 724—729 (1935).

THURMAYR, R., u. W. BRÜCKNER: Folgen und Komplikationen nach Pneumonektomie. Ergebn. Chir. Orthop. **45**, 29—76 (1963).

THURN, P.: Röntgenkymographische Differentialdiagnose der Lungenstauung und Lungenhyperämie. Fortschr. Röntgenstr. **75**, 406—415 (1951).

— Zur Diagnose der pulmonalen Hypertonie im gewöhnlichen Röntgenbild. Fortschr. Röntgenstr. **90**, 434—451 (1959).

— Diskussion zum Vortrag P. KRÖKER, Die sog. progressive Lungendystrophie. Tagg Rhein.-Westfäl. Röntgenges., Dortmund 26. 9. 1959.

THURNHER, B., H. GROBSCH u. E. KOTSCHER: Über einseitige Hypoplasien bzw. Atresien der Pulmonalarterie. Radiol. austriaca **7**, 103 (1954).

TILLIER, H., A. PORTIER, and C. BOULARD: Large obstructive emphysematous bulla of the right lung in the course of an aneurysm of the aortic arch. J. Radiol. Electrol. **31**, 213—214 (1950).

TIEMANN, W.: Über die Aktivität der Lungenkapillaren. Verh. Dtsch. Ges. Kreisl.-Forsch. 8, 112—114 (1935).

TIEMANN, F.: Über die Sportlunge. Münch. med. Wschr. **1936**, 1517.

— Wachstum und Hypertrophie der Lunge von Mensch und Tier. Verh. dtsch. Ges. inn. Med. **48**, 217—243 (1936).

TIFFENEAU, R.: Emphysème pulmonaire et dilatation alvéolaire fonctionelle. Presse méd. **43**, 589 (1946).

— Mécanisme de production de l'emphysème pulmonaire secondaire à une obstruction bronchique incomplète. Bull. Acad. Méd. (Paris) **130**, 399 (1947).

— L'examen pulmonaire de l'asthmatique. Déductions diagnostiques, prognostiques et thérapeutiques. Paris: Masson & Cie. 1957.

— Asthme et emphysème (définition, mesures, relations). Int.Arch.Allergy **16**, 305—326 (1960).

—, et P. DRUTEL: Étude des facteurs alvéolaires et bronchiques de la ventilation pulmonaire. J. franç. Méd. Chir. thor. **3**, 401—431 (1949).

— Asthme. Int. Arch. Allergy **16**, 305—326.

— — Acquisitions nouvelles concernant l'emphysème pulmonaire. Sem. Hôp. Paris **1950**, 3965—3977.

— — Méthode bronchométrique pour l'étude du calibre bronchique. Presse méd. **58**, 1186 (1950).

— — Étude des facteurs alvéolaires et bronchiques de la ventilation pulmonaire. III. Étude pathologique des facteurs alvéolaires et bronchiques de la ventilation. J. franç. Méd. Chir. thor. **5**, 209—232 (1951).

— — La bronchite chronique. Étude bronchométrique. Presse méd. **59**, 792—795 (1951).

— — L'épreuve du cycle respiratoire maximum pour l'étude spirographique de la ventilation pulmonaire. Presse méd. **1952**, 640.

— — Facteurs alvéolaires et bronchiques des insuffisances de la ventilation pulmonaire. Sem. Hôp. Paris **29**, 1717—1729 (1952).

—, et A. PINELLI: Régulation bronchique de la ventilation pulmonaire. J. franç. Méd. Chir. thor. **2**, 221—244 (1948).

—, et J. SCHREINER: Le poumon. Paris: Masson & Cie. 1946.

TILLOTSON, R. S.: Congenital cystic disease of the lung. Report of a case. Calif. west. Med. **31**, 420—422 (1929).

TIRMAN, W. S., J. C. EISAMAN, and J. T. LLOYD: Pulmonary artery obstruction; report of a case with angiocardiographic demonstration. Radiology **56**, 876—881 (1951).

TISNADO MUÑOZ, S.: Los quistos aéreos pulmonares. Rev. peru. pediat. **14**, 113—139 (1955).

TJADEN, H. F.: Zystische Fehlbildungen des Respirationstraktes, betrachtet unter dem Gesichtspunkt chirurgischer Behandlung. Thoraxchirurgie **2**, 505—511 (1954/55).

Tobin, C. E.: The bronchial arteries and their connections with other vessels in the human lung. Surg. Gynec. Obstet. **95**, 741—750 (1952).

Töndury, G.: Zur Segment-Anatomie der Lungenlappen. Schweiz. Z. Tuberk. **11**, 4, 337 (1954).

— Anatomische Vorbemerkungen. In: Handbuch der inneren Medizin, 4. Aufl., Bd. IV/1, S. 1—38. Berlin-Göttingen-Heidelberg: Springer 1956.

—, u. E. Weibel: Anatomie der Lungengefäße. Ergebn. ges. Tuberk.- u. Lung.-Forsch. **14**, 59—99 (1958).

Tönges, E., u. H. H. Kalbfleisch: Ein zweiter Fall von tödlicher Lungenfibrose infolge gewerblicher Radiumeinwirkung. Frankfurt. Z. Path. **50**, 100—122 (1936).

Toepel, T.: Secondary effects of scoliosis on the internal organs. J. med. Ass. Ga **12**, 77 (1923).

Töppner, R.: Das Röntgenbild der Rußlunge. Fortschr. Röntgenstr. **76**, 722—728 (1952).

Tomlin, C. E., R. B. Logue, and J. W. Hurst: Chronic cor pulmonale as a complication of fibrocystic disease of the pancreas. Amer. Heart J. **44**, 42—50 (1952).

Tomsett jr., A. C.: Respiratory symptoms due to esophageal foreign bodies in infants. Wis. med. J. **51**, 481—482 (1952).

Tonelli, L.: Consequenze dell'ostruzione bronchiali neoplastica: paralleli anatomo-radiologici in tema "atelettasia" e constatazione sul fenomeno della ventilazione collaterale intersegmentaria. Boll. Acad. med. Roma **75**, 6—13 (1952).

Toniolo, G.: Sulle imagini pseudo-cavernose. Radiol. med. (Torino) **22**, 1013 (1935).

—, e M. Franchi: Interpretazione del tracciato fluorodensografico polmonare. Radiol. prat. **9**, Suppl. 1, 134—145 (1959).

Tonndorf, J.: Der Weg der Atemluft in der menschlichen Nase. Arch. Ohr.-, Nas.- u. Kehlk.-Heilk. **146**, 41 (1939).

Torelli, G.: Sulle ombre microanulari (cosidette peribronchitiche). Radiol. med. **28**, 503—506 (1941).

— Le manifestazioni polmonari della sclerodermia diffusa. Radiol. med. (Torino) **37**, 304—309 (1951).

—, e P. Grosh: Il volume polmonare radiologico. Radiol. med. (Torino) **45**, 983—988 (1959).

Toricelli, A., e C. Canossi: Pneumotorace spontaneo come prima manifestazione di metastasi polmonare da tumore Ewing. Radiol. med. (Torino) **44**, 952—958 (1958).

Torner-Soler, M., J. Carrasco Azemar y J. Peret Riera: Obstrucción de las ramas principales de la arteria pulmonar. Estudio clínico y angiocardiográfico de tres casos. Arch. esp. Med. interna **5**, 357—364 (1959).

Torrance jr., D. J.: Roentgenographic signs of pulmonary artery occlusion. Amer. J. med. Sci. **237**, 651—662 (1959).

Torres, Marty, L., A. Clariana, J. Medir y D. F. Gutíerrez: Aportación al estudio radiologico de las imagénes aereas intrapulmonares. Arch. Pediat. (Barcelona) **6**, 515—543 (1956).

Torrey, R. G., and L. C. Grosh: Acute pulmonary emphysema, observed during the epidemic of influenzal pneumonia at Camp Hancock, Ga. Amer. J. med. Sci. **157**, 170—181 (1919).

Tosetti, R.: Les zones de résistance vasculaire pulmonaire en cours de rétrécissement mitral et du cœur pulmonaire chronique du emphysémateux. Arch. Mal. Cœur **48**, 346 (1955).

Touraine, R., M. Latarjet et P. Galy: L'emphysème dans les lobes bronchiectasiques. J. franç. Méd. Chir. thor. **16**, 29—38 (1962).

Tourniaire, A. P., M. Tartullier et T. J. Lyonnet: La radiographie thoracique dans le "cœur pulmonaire aiguë". Presse méd. **59**, 1768 (1951).

Traina, S.: Trasparenza radiografica polmonare di tipo normale (non atelectasia nè enfisema), riduzione del murmure vesicolare ed ipofonesi quale sintomi di corpo estraneo endobronchiale. Arch. ital. Mal. Trach. **9**, 53—58 (1941).

Trench, N. F.: Staphylococcal pneumonias, pneumatoceles and pleural emphysema. Rev. paul. Med. **58**, 89—110 (1961).

Trial, R., et A. Rescanières: Guide pratique d'interprétation radiologique. Fasc. 1: Appareil respiratoire—appareil cardio-vasculaire. Paris: Vigot Frères 1957.

Trimble, H. G.: Lungenemphysem. Münch. med. Wschr. **1954**, 1501—1504.

—, and G.L. Crenshaw: Pulmonary emphysema: its medical and surgical management. Ariz. Med. **11**, 289—291 (1954).

Trochetti, F., e A. Torsoli: Studi sulla silicosi. Nota II. Alterazioni dell'apparato bronchiale e del piccolo circolo nella silicosi. Progr. med. (Napoli) **11**, 11 (1955).

Trocmé, P., G. Carré et J. Chédal: Sur quelques formes de staphylococcies pulmonaires et leur traitement. J. franç. Méd. Chir. thor. **7**, 365—375 (1953).

Tronczynska, J.: A rare case of systemic disease of cartilages. Otolaryng. pol. **122**, 89 (1958).

Tsuji, K.: Über die Frage nach dem Wesen des Bronchialasthmas. Folia endocr. jap. **5**, 41 (1929).

— Eine neue Theorie für die Entstehung des Bronchialasthmas. Acta Sch. med. Univ. Kioto **15**, 195 (1932).

— Wesen und Behandlung des Bronchialasthmas. Berlin u. Wien: Urban & Schwarzenberg 1939.

Tünnerhoff, K.: Die interstitielle Lungenentzündung. Tuberk.-Arzt **6**, 272—283 (1952).

Tura, S.: Pulmonary emphysema and polycythemia induced in rats by forced swimming. Proc. Soc. exp. Biol. (N.Y.) **103**, 713 (1960).

Turiaf, J., P. Marland et H. Mathieu: Pneumothorax, emphysème médiastinal et emphysème sous-cutané spontanés chez l'asthmatique. J. franç. Méd. Chir. thor. **10**, 117—167 (1956).

TURIAF, J., Y. ROSE et P. MARLAND: Données comparatives de la bronchoscopie et de la bronchographie lipiodolée chez les asthmatiques. J. franç. Méd. Chir. thor. **5**, 460 (1951).

— — — De l'origine nerveuse des sténoses et des dilatations des bronches dans l'asthme. Étude bronchoscopique et bronchographique. Sem. Hôp. Paris **1952**, 2984—2990.

— — — Les sténoses permanentes des bronches lobaires et segmentaires des asthmatiques. Bull. Soc. méd. Hôp. Paris **68**, 899—908 (1952).

— — — Les sténoses bronchiques des asthmatiques. J. franç. Méd. Chir. thor. **7**, 673—684 (1953).

TURUNEN, A. I. O.: Emphysem des Mediastinums und des Unterhautbindegewebes bei Gebärenden. Acta chir. scand. **14**, 76 (1934).

TWINING, E. W.: Respiratory system. In: S. C. SHANKS and P. KERLEY, A textbook of x-ray diagnosis, 2. ed. London: 1951.

TYSON, R. M.: Congenital cyst of the lung with unusual complications. Report of one case. Penn. med. J. **37**, 656, 657 (1934).

—, and M. DAWSON: The surgical management of solitary cysts or cyst-like structures of pulmonary origin. Ann. Surg. **118**, 5075 (1943).

— — and W. B. CRANDALL: The surgical treatment of recurrent idiopathic spontaneous pneumothorax. J. thorac. Surg. **10**, 566—571 (1941).

UDVARDY, L.: Über die in den Lungen sichtbaren Rundschatten. Röntgenpraxis **1934**, 713.

UEHLINGER, E.: In: SCHINZ-BAENSCH-FRIEDL-UEHLINGER, Lehrbuch der Röntgendiagnostik, 5. Aufl., Bd. II, S. 1335—1336. Stuttgart: Georg Thieme 1952.

— Die pathologische Anatomie des Morbus Boeck. Beitr. Klin. Tuberk. **114**, 17—46 (1955).

— Die pathologische Anatomie der Segmenttuberkulose. Wien. med. Wschr. **1955**, 727—734.

— Die Thoraxdeformitäten. In: Handbuch der inneren Medizin, 4. Aufl., Bd. IV/2, Spezieller Teil 1, S. 207. Berlin-Göttingen-Heidelberg: Springer 1956.

— Die pathologisch-anatomischen Grundlagen der kardio-respiratorischen Insuffizienz. In: Funktion und Klinik der chronisch kranken Lunge. Bibl. tuberc. (Basel) **11**, 43 (1956).

— Pathologische Anatomie und Klinik des Morbus Boeck (Sarkoidose). Regensburg. Jb. ärztl. Fortbild. **6**, 385 (1958).

— Extrapulmonal bedingte Ventilationsstörungen. Verh. dtsch. path. Ges. **44**, 59 (1960).

— W. A. FUCHS, A. BÜHLMANN u. R. UEHLINGER: Die Lungenfibrosen. Klinik, Radiologie, Pathophysiologie und pathologische Anatomie. Dtsch. med. Wschr. **1960**, 1829, 1847.

—, u. G. SCHOCH: Zur Diagnose und Differentialdiagnose der Lungengerüsterkrankungen: Entzündungen und Dystrophien — vanishing lung, progressive Lungendystrophie. In: SCHINZ-GLAUNER-UEHLINGER, Röntgendiagnostik, Ergebnisse 1952—1956, S. 303—362, 363—372. Stuttgart: Georg Thieme 1957.

ULLRICH, O.: Zur Röntgendifferentialdiagnose tuberkulöser und nicht-tuberkulöser Erkrankungen der Brustkorborgane im Kindesalter. Fortschr. Röntgenstr. **36**, 288 (1927).

ULMER, W.: Untersuchungen zur Analyse der alveolären Ventilationsstörung bei chronischem Cor pulmonale. Verh. dtsch. Ges. Kreisl.-Forsch. **21**, 360—365 (1956).

— Untersuchungen über die effektive Ventilationsleistung bei Emphysematikern. Verh. dtsch. Ges. inn. Med. **62**, 68 (1956).

— Funktionsstörungen der Lunge und ihre Analyse. Arbeitstagg über „Grundfragen der Silikoseforsch.", Bochum 26. 11. 1960.

— Störungen der Lungenfunktion bei Lungenfibrosen. Tagg Med.-Nat. Ges. Univ. Münster i. Westf. 8. 2. 1960.

— Staubbelastung und Lungenfunktion. 4. Internat. Staublungentagg Münster i. Westf. 3.—5. 4. 1962.

—, u. G. LECHNER: Untersuchungen über die Größe des absoluten Totraumes und dessen Beziehungen zum funktionellen Totraum, zur Ausatemgeschwindigkeit und zum Atemvolumen. Pflügers Arch. ges. Physiol. **268**, 470 (1959).

—, u. M. STAMMBERGER: Untersuchungen über den funktionellen Totraum bei Arbeit und bei willkürlich vertiefter Atmung. Pflügers Arch. ges. Physiol. **268**, 484 (1959).

ULRICH: Zur röntgenologischen Differentialdiagnose tuberkulöser und nichttuberkulöser Erkrankungen der Brustorgane im Kindesalter. Fortschr. Röntgenstr. **36**, 288 (1927).

UMBRICHT, W., u. H. MÉAN: Die Atmungsphysiologie während der Schwangerschaft. Zbl. Gynäk. **67**, 28 (1943).

UNGER, H.: Kasuistischer Beitrag zur Differentialdiagnose Lungenabsceß — bullöses Lungenemphysem — kavernöse Lungentuberkulose. Z. Tuberk. **94**, 43—45 (1950).

UNGER, L.: The heart in bronchial asthma: an electro-cardiographic study of 74 cases. J. Allergy **2**, 17 (1931).

— Bronchial asthma. Springfield (Ill.): Ch. C. Thomas 1945.

— The recognition of non allergic asthma. Dis. Chest **22**, 671 (1952).

UNSHELM, E.: Zystische Gebilde im Brustraum des Kindes. Fortschr. Röntgenstr. **46**, 1—14 (1932).

URBACH, J.: Über Lungenhernien. Dtsch. Z. Chir. **102**, 89 (1909).

URBAN, N.: Röntgenbefunde nach Aspiration. Kinderärztl. Prax. **11**, 503 (1952).

URBAŃSKA-BONENBERG, L.: Radiographic densitometry in pulmonary fibrosis and emphysema. Pol. Arch. Med. wewnęt. **32**, 477—483 (1962). Ref. Zbl. ges. Radiol. **76**, 52 (1963).

URSACE, G.: Kyste gazeuze solitaire du poumon. J. Radiol. Électrol. **22**, 26—27 (1938).

VACAREZZA, R. F.: Die Schwierigkeiten der Differentialdiagnose zwischen spontanem Pneumothorax und Luftzysten der Lunge. Rev. Tuberc. Urug. **6**, 10 (1937).

VACAREZZA, R. F.: Exploración funcional de los pulmones por separado. Riv. Tuberc. 3, 107—122 (1955).

VACHER, M. M.: La maladie de Besnier-Boeck-Schaumann. Les formes pulmonaires, infiltratives et emphysémateuses. Thèse de Lyon 1952.

VAJDA, L.: Resorptionsringschatten (Resorptionspseudokavernen). Beitr. Klin. Tuberk. 88, 74 (1936).

VALENTIN, H.: Zur Atemmechanik und Hämodynamik bei Silikosen. Arbeitstagg über „Grundfragen der Silikoseforschg", Bochum 26. 11. 1960.

VALLEBONA, A.: Studio radiologico ed anatomopatologico comparato delle caverne polmonari. Radiol. med. (Torino) 15, 6 (1928).

— Le formazioni pseudocavernose ed anulari del polmone. Radiol. med. (Torino) 3, 193 (1928).

— Ancora sul quadro radiologico delle pneumopatie cistiche. Radiol. med. (Torino) 24, 217 (1937).

VALLEE, A. R., and E. A. GRAHAM: Agenesis of lung. J. thorac. Surg. 13, 345 (1944).

VALLÉRY-RADOT, P., B. N. HALPERN, J. M. DUBOIS DE MONTREYAUD et P. PÉAN: Les bronches au cours de la crise d'asthme. Étude expérimentale bronchoscopique et anatomopathologique. Presse méd. 1950, 661.

—, et E. ISRAEL: Sur un cas d'atélectasie massive du poumon gauche, précédée par un syndrome d'obstruction partielle de la bronche souche. Bull. Soc. méd. Hôp. Paris 1936, 298.

VANDERLAN, W. P., and G. MARESH: Significance of mediastinal emphysema. Report of 2 cases. New Engl. J. Med. 235, 617—619 (1946).

VANEK, J.: Interstitielle, nichteitrige Pneumonie (Diffuse Lungenfibrose und Lungenzirrhose). Zbl. all. Path. path. Anat. 92, 405 (1954).

—, u. O. JÍROVEC: Parasitäre Pneumonie. Interstitielle Plasmazellenpneumonie der Frühgeburten, verursacht durch Pneumocystis Carinii. Zbl. Bakt., I. Abt. Orig. 158, 120 (1952).

VAQUEZ, H., et E. BORDET: Radiologie du cœur et des vaisseaux de la base. Paris: Baillière & Fils 1928.

VARNOVITZKI, G. I.: Signification diagnostique du déplacement du médiastin dans le cancer bronchique. Klin. Med. (Mosk.) 30, 58—61 (1952).

VATERNAHM, T.: Vikariierendes Emphysem und Spontanpneumothorax bei Kyphoskoliose. Med. Klin. 1925, 1919.

VAUGHAN, B. F.: Syndroms associated with hypoplasia or aplasia of one pulmonary artery. J. Fac. Radiol. (Lond.) 9, 161—168 (1958).

VAUGHAN, W. T.: Practice of allergy. St. Louis: C. V. Mosby Co. 1939.

VEENEKLAAS, G. M. H.: Dentobronchitis. Ann. paediat. (Basel) 178, 59—63 (1952).

VEIL, W. H., u. A. STURM: Die Pathologie des Stammhirns. Jena: Gustav Fischer 1942.

VEJLENS, G.: Specific pulmonary alterations in tuberous sclerosis. Acta path. microbiol. scand. 18, 317—330 (1941).

VENTURINI, A.: Enfisema lobare congenito. Arch. Chir. Torace 14, 209—222 (1957).

VERLOOP, M. C.: The arteriae bronchiales and their anastomoses with the arteria pulmonalis in the human lung. Acta anat. (Basel) 5, 171—205 (1948).

— On the arteriae bronchiales and their anastomoses with the arteria pulmonalis in some rodents. Acta anat. (Basel) 7, 1—32 (1949).

VERSÉ, H.: Das Marfan-Syndrom. (Dystrophia mesodermalis congenita Typ Marfan; Arachnodaktylie.) Ergebn. Inn. Med. Kinderheilk., N.F. 11, 141—205 (1959).

VERSTRAETEN, J. M.: Lung compliance in mitral stenosis. IV. Internat. Kongr. für Erkrankungen der Thoraxorgane, Köln 1956, S. 289.

VERZÁR, F.: Die Regulation des Lungenvolumens. Pflügers Arch. ges. Physiol. 1933, 232.

— Untersuchungen über die Funktion der glatten Muskulatur der Lunge. Helv. med. Acta 7, Suppl. Nr 5, 58 (1940).

— Die Regulation des Lungenvolumens und ihre Störungen. Schweiz. med. Wschr. 76, 932 (1946).

VESELINOV, E., and M. ZVOLENSKÝ: Diagnostic possibilities in some pulmonary anomalies. Bratisl. lék. Listy 37, 616—624 (1957).

VEST, M.: Aplasie des Ober- und Mittellappens der rechten Lunge mit Hypoplasie der Lungenarterie und Dextrokardie. Ann. paediat. (Basel) 173, 65 (1949).

VIALLARD, U., et J. HÉLIE: Du poumon staphylococcique. Valeur diagnostique de ses aspects radiologiques. Françe méd. 18, No 3, 15—27 (1955).

VIALLET, COMBE, CHEVROT, SENDRA et HOUËL: L'angiopneumographie dans les troubles vento-circulatoires. J. Radiol. Électrol. 34, 606—612 (1953).

VIANELLO, A., G. GOLFIERI e G. TRICOMI: La polmonite interstiziale del lattante. Fracastoro 52, 317—367 (1959).

VIERSMA, H. J.: Longoedem un longfibrose bij maligne hypertensie tijdens behandelong met ganglionblokkerende stoffen. Ned. T. Geneesk. 99, 3593 (1955).

VILLARET, M., L. JUSTIN-BESANÇON et P. BARDIN: Embolies et chocs pulmonaires. Bull. Soc. méd. Hôp. Paris 54, 515 (1938).

VILLEMIN, J. A.: Recherches sur le vésicule pulmonaire et l'emphysème. Arch. gén. méd. 1866, 385—405, 566.

VINSON, P. P.: Clinical manifestations of tracheal and bronchial obstruction with certain bronchoscopic observations. Med. Clin. N. Amer. 19, 453—462 (1935).

VIOLA, G.: La funzione attiva e il tono polmonare nella inspirazione e nella espirazione desunti dalla observazione clinica. Boll. Sci. med. 99, 5 (1928).

VIRCHOW, R.: Emphysema pulmonum. Berl. klin. Wschr. 25, 1—6 (1888).

VISCHER, A.: Untersuchungen über die Mittellage der Lungen mit Hilfe des Thorakographen bei erhöhtem O_2-Bedarf. Pflügers Arch. ges. Physiol. 234, 394—398 (1934).

Vogel, H.: Die Geschwindigkeit des Blutes in den Lungenkapillaren. Helv. physiol. pharmacol. Acta **5**, 105 (1947).

Vogel, K.-H., u. E. Flink: Über Veränderungen im Röntgenbild des Thorax bei der Periarteriitis nodosa. Fortschr. Röntgenstr. **92**, 501—507 (1960).

Vogl, A.: Über die konstitutionelle Disposition zum idiopathischen Spontanpneumothorax. Med. Klin. **1934**, 1264—1265.

Vogt, E.: Radiologische Studien über die inneren Organe bei Neugeborenen. Berl. klin. Wschr. **1921**, 513.

— Röntgenuntersuchungen der inneren Organe Neugeborener. Fortschr. Röntgenstr. **28**, 49 (1921).

— Fortsetzung der Röntgenuntersuchung innerer Organe Neugeborener mit einer neuen Begründung der Gefäßtheorie der Lungenzeichnung. Fortschr. Röntgenstr. **29**, 405 (1922).

Vogt, E. C.: A mediastinal cyst causing obstruction of a bronchus. Case report. Amer. J. Roentgenol. **21**, 364—365 (1929).

Vogt, H.: Zur Pathologie und pathologischen Anatomie der verschiedenen Idiotieformen. II. Tuberöse Sklerose. Mschr. Psychiat. **24**, 106—150 (1908).

Volbeding, K. H., u. R. Repkewitz: Über Röntgenbefunde bei der Poliomyelitis unter besonderer Berücksichtigung der Lungenveränderungen. Fortschr. Röntgenstr. **79**, 622—633 (1953).

Volger, M.: Beitrag zur Kenntnis der traumatischen Lungenhernien. Mschr. Unfallheilk. **5**, 169—176 (1898).

Volhard, F.: Diskussionsbemerkung zum Vortrag Bonnuger, Physiologie und Pathologie der Atmung. Verh. dtsch. Ges. inn. Med. **25**, 530 (1908).

— Vortrag über Lungenemphysem. Verein der Ärzte in Halle 23. 2. 1921. Ref. Münch. med. Wschr. **1921**, 928.

— Referat über Emphysem. Tagg südwestdtsch. Pathologen, Mannheim 1922. Zbl. allg. Path. path. Anat. **33**, 1—20 (1922/23).

— Disk.-Bemerkung zum Vortrag L. Brauer, Die respiratorische Insuffizienz. Verh. dtsch. Ges. inn. Med. **44**, 212—213 (1932).

Vollmer, H.: Zystische Lungengebilde im Kindesalter. Z. Kinderheilk. **46**, 810—817 (1928).

— Chronic emphysematous cavity of the lung. Amer. J. Dis. Child. **78**, 755—758 (1949).

Voluter, G.: Remarques sur les méthodes radiologiques dans le dépistage des cancers bronchopulmonaires. Radiol. clin. (Basel) **24**, 129—156 (1955).

Vossschulte, K.: Die Verletzungen des Mediastinums. In: Derra, Handbuch der Thoraxchirurgie, Bd. III/2, S. 761—778. Berlin-Göttingen-Heidelberg: Springer 1958.

—, u. H. Stiller: Über die Bedeutung des Pleurahohlraumes bei Störungen und Komplikationen nach Pneumonektomie. Thoraxchirurgie **1**, 228—244 (1953).

Vossschuate, K., u. H. Stiller: Funktionelle Mediastinalveränderungen. In: Handbuch der Thoraxchirurgie, Bd. III/2, S. 722—760. Berlin-Göttingen-Heidelberg: Springer 1958.

Voth, H.: Die pathogenetische Bedeutung der Lungenzeichnung im Röntgenbild. Habil.-Schr. Göttingen 1959.

Vuilleumier, P.: Über eine Methode zur Messung des intraalveolären Druckes und der Strömungswiderstände in den Atemwegen des Menschen. Z. klin. Med. **143**, 698—717 (1944).

Vulpius: Ein Versuch zur Heilung der Lungenhernie. Berl. klin. Wschr. **1900**, 1152—1154.

Wachholder, K.: Die Vitalkapazität als Maß der Leistungsfähigkeit. Klin. Wschr. **1928**, 295.

Wachner, G.: Über die Lymphogranulomatose der Lungen. Fortschr. Röntgenstr. **49**, 620—631 (1934).

Wachs, E.: Zur Klinik der Nebenlungen. Langenbecks Arch. klin. Chir. **275**, 567—580 (1953).

Wade, O. L.: Movements of the thoracic cage and diaphragm in respiration. J. Physiol. (Lond.) **124**, 193 (1954).

—, and J. C. Gilson: The effect of posture on diaphragmatic movement and vital capacity in normal subjects with a note on spirometry as an aid in determining radiological chest volumes. Thorax **6**, 103—126 (1951).

Wätjen, J.: Über Lungenhilusveränderungen und ihre Bedeutung bei Staublungen. Arch. Gewerbepath. Gewerbehyg. **12**, 171 (1944).

Wagemann, W.: Die Panchondritis. Arch. Ohr.-, Nas.- u. Kehlk.-Heilk. **176**, 785 (1960).

Wagner, A., u. J. Schaaf: Tuberöse Sklerose der Lunge mit ausgeprägter Ostéopathie hypertrophiante pneumique. Fortschr. Röntgenstr. **96**, 508—514 (1962).

Wagner, R.: Die Widerstände im kleinen Kreislauf und die Mechanismen ihrer Regulierung. Verh. dtsch. Ges. Kreisl.-Forsch. **8**, 83—85 (1935).

Wahl, R.: Zur Klinik und Röntgenologie der Lungenhernie. Fortschr. Röntgenstr. **40**,665—671 (1929).

Waldbott, G. L.: Comparison of pathological changes of infantile asthma with asthma of long duration. J. Allergy **7**, 264 (1936).

— Pathologic changes in asthmatic infants. Amer. J. Dis. Child. **49**, 1531 (1945).

— Smoker's respiratory syndrome, a clinical entity. J. Amer. med. Ass. **151**, 1398—1400 (1953).

Walker, D. G.: Elastic fiber alterations in rats treated with lathyrus odoratus. Arch. Path. **64**, 434 (1957).

Walker, J. M., W. B. Taggert, and H. J. Staton: Tension type of congenital pulmonary cyst. J. Pediat. **33**, 601—608 (1948).

Walther, G.: Rippenanomalie täuscht Kaverne vor. Röntgenpraxis **1935**, 640.

Walther, R., u. B. Blaschke: Zur Differentialdiagnose der einseitig vermehrt transparenten Lunge bei angeborenem Fehlen des großen Brustmuskels. Fortschr. Röntgenstr. **91**, 488—493 (1959).

Walzer, M., A. F. Coca, and A. A. Thommen: Asthma and hay fever. Springfield (Ill.): Ch. C. Thomas 1931.

—, and T. T. Frost: Death occurring in bronchial asthma; report of 5 cases. J. Allergy **23**, 204—214 (1952).

Ware, P. F., and H.-K. Strauss: Lung expansion patterns following upper lobe segmental resection. Radiology **67**, 516—526 (1956).

Waring, J. J., and W. C. Black: Syndrome of obstruction in lesser circulation. Amer. J. med. Sci. **187**, 652—662 (1934).

Warner, A. L., N. M. Palladino, W. Schwartz, and A. Schuster: The relationship of agenesis of the lung to emphysema and cor pulmonale. J. Pediat. **46**, 200—209 (1955).

Warren, S., and O. Gates: Radiation pneumonitis. Experimental and pathological observations. Arch. Path. **30**, 440 (1940).

—, and J. Spencer: Radiation reaction in the lung. Amer. J. Roentgenol. **43**, 682—701 (1940).

Wasmuht, K.: Über zwei Fälle von Hyperplasie der linken und totalen Agenesie der rechten Lunge. Frankfurt. Z. Path. **52**, 519—528 (1938).

Wassermann, S.: Das mediastinale Emphysem. Wien. klin. Wschr. **1920**, 122.

Wassner, U. J.: Funktionelle Spätfolgen nach Lungenresektion. Verh. dtsch. Ges. Chir. **1960**, 77.

Wasson, W. W.: Roentgenographic study of infant chest as seen at birth. J. Amer. med. Ass. **83**, 1240—1243 (1924).

Watanabe, C.: Intermittent photofluorography and its application to roentgenological studies on the respiratory changes of the lung. I. Fundamental studies of the intermittent photofluorography. II. Roentgenological studies of the intermittent photofluorography. Nippon Acta radiol. **22**, 226—236 (1962).

Waters, A. T. H.: Researches on the nature, pathology and treatment of emphysema of the lungs, and its relation with other diseases of the chest. London: J. Churchill 1862.

Watkins, C. G., R. W. Tichenor, J. A. Robb, and G. B. Forbes: Treatment of staphylococcic pneumonia and emphysema with penicillin; report of 6 cases, 2 with pulmonary pneumatocele. Amer. J. Dis. Child. **76**, 648—660 (1948).

Watkins jr., E., and A. C. Hering: The management of staphylococcic tension pneumatoceles by intravitary suction tube drainage. J. thorac. Surg. **36**, 642 (1958/2).

Weaver, R. G., and E. von Haam: Cystic diseases of the lung. Surgery **4**, 917—929 (1938).

Webb, G. B., and J. A. Sevier: The diaphragmatic excursion and the mediastinum in lateral recumbent position. Trans. Ass. Amer. Phycns **38**, 146 (1923).

Weber, H. H.: Röntgenkymographie der normalen und pathologischen Atmung. Schweiz. med. Wschr. **1932**, 38—62.

Weber, H. H.: Atemmechanische Röntgenstudien. I. Ergebnisse der Röntgenkymographie. Beitr. Klin. Tuberk. **84**, 99—118 (1934).

— Kritik und röntgenkymographische Überprüfung der mechanischen Atemtheorien. Dtsch. med. Wschr. **1934**, 1092—1095.

— Rolle der Interlobärspalten in der Lungenchirurgie. Helv. med. Acta **3** (1934).

— Die normale Atmung. In: Stumpf-Weber-Weltz, Röntgenkymographische Bewegungslehre innerer Organe. Leipzig: Georg Thieme 1936.

— Röntgenkymographie der Atemmechanik. Fortschr. Röntgenstr. **56**, 9, 125 (1937).

— Physio- und Pathomechanik des Hustenaktes. Radiol. Rdsch. **7**, 135 (1938).

— Atemmechanische Röntgenstudien am Menschen im Kopfstand. Radiol. clin. (Basel) **20**, 413—430 (1951).

— Bronchographie und Lungenfeinstruktur. Fortschr. Röntgenstr. **75**, 249 (1951).

— Radiologische Exploration des Hustenaktes. Fortschr. Röntgenstr. **90**, 275, 452 (1959).

— Röntgensyndrome der normalen und gestörten Aerodynamik der Lunge. Tagg Rhein.-Westfäl. Röntgenges. Dortmund 26. 9. 1959.

Weber, H. W.: Über die anatomischen Grundlagen und die Bedeutung der Lungensegmente. Tuberk.-Arzt **4**, 254 (1950).

— Zur Frage der Segmenteinteilung der Lungen. Verh. dtsch. Ges. Path. **33**, 207—212 (1950).

— Untersuchungen über die Bedeutung der Lungensegmente. Frankfurt. Z. Path. **62**, 499 (1951).

Weber, K. H.: Über die Zwerchfellbeweglichkeit nach thoraxchirurgischen Eingriffen. Beitr. Klin. Tuberk. **118**, 262 (1958).

Webster, R., and H. Williams: Hepatic cirrhosis associated with fibrocystic disease of the pancreas. Clinical and pathological reports of 5 patients. Arch. Dis. Childh. **28**, 343—350 (1953).

Wegelin, C.: Zur pathologischen Anatomie des Asthma bronchiale. Schweiz. med. Wschr. **1944**, 5.

Wegmann, T.: Organische Staublungen. In: Handbuch der inneren Medizin, 4. Aufl., Bd. IV/3, S. 696—712. Berlin-Göttingen-Heidelberg 1956.

Weicksel, P., u. E. Brugger: Die spastische Bronchitis bei Silikose. Verh. dtsch. Ges. inn. Med. **63**, 701 (1957).

Weidenlaufer, A., F. Martinez y G. Miranda: Obstruciones respiratorias agudas en niño. Rev. chil. Pediat. **28**, 201 (1957).

Weill, O., et D. Perrus: Pleurésies sérofibrineuses et mouvement pendulaire du médiastin. Rev. Tuberc. (Paris) **13**, 91—94 (1949).

Weinberg, J.: Experimental production of bronchiectasis. Study based on pulmonary changes with bronchial obstruction. J. thorac. Surg. **6**, 402—413 (1937).

— Bronchial obstruction produced by organic and anorganic foreign bodies. J. thorac. Surg. **7**, 488—497 (1938).

WEINGÄRTNER, L.: Wandlungen im Erscheinungsbild und in der Therapie der kindlichen abszedierenden Pneumonie. Mschr. Kinderheilk. **103**, 3 (1955).
— Grundsätzliches zur Bronchologie im Kindesalter. Ärztl. Wschr. **14**, 493—499 (1959).
—, u. K. KERRINNES: Differentialdiagnostische Bilder zur Lungentuberkulose. Durch Operation geklärte Fehldiagnosen. Med. Bild **1**, 25—31 (1958).
WEINGÄRTNER, M.: Physiologische und topographische Studien am Tracheobronchialbaum des lebenden Menschen. Arch. Laryng. Rhin. (Berl.) **32**, 1 (1920).
WEINREICH, J., u. W. WOLFART: Das Bronchogramm bei der „progressiven Lungendystrophie". Fortschr. Röntgenstr. **95**, 641—649 (1961).
WEISEL, W.: Surgical treatment of localized emphysematous diseases. Ann. Surg. **142**, 17—27 (1955).
—, and I. SLOTNIK: Emphysematous bulla complicated by hemorrhage and infection. Amer. Rev. Tuberc. **61**, 742 (1950).
WEISS, F. H.: Zur Symptomatologie der Wabenlunge. Fortschr. Röntgenstr. **54**, 230—237 (1936).
WEISSER, K.: Zum Mechanismus des Hustens. Helv. physiol. pharmacol. Acta **11**, 55—63 (1953).
WEITZ, W.: Über die Atembewegungen des Körpers (vor allem nach Beobachtungen an Schattenbildern). Dtsch. Arch. klin. Med. **143**, 193—212 (1923).
WELCH, W. H., and F. P. HALL: Experimental study of hemorrhagic infarction. Papers and addresses 1920, p. 77.
WELIN, S.: Tracheal- und Bronchialfremdkörper, Bronchialsteine. In: SCHINZ-BAENSCH-FRIEDL-UEHLINGER, Lehrbuch der Röntgendiagnostik, 5. Aufl., Bd. III/I, S. 2012—2019. Stuttgart: Georg Thieme 1952.
WELSH, T. M., and J. B. MUNRO: Congenital stridor caused by aberrant pulmonary artery. Arch. Dis. Childh. **29**, 101—103 (1954).
WELTZ, G. A.: Zwerchfellfalten, ein Röntgensymptom bei Emphysem, Asthma und chronischer Bronchitis. Münch. med. Wschr. **1932I**, 216.
— Kymographische Studien über Asthma und Stenoseatmung. Ber. 25. Dtsch. Rö.-Kongr. 1934. Röntgenpraxis **6**, 262 (1934).
— Die Bewegungen des sagittalen Herz- und Aortenbildes bei der Atmung. Fortschr. Röntgenstr. **50**, 153—161 (1934).
— Die Atembewegungen des Herzens und der großen Gefäße. Verh. Dtsch. Ges. Kreisl.-Forsch. **8**, 98—103 (1935).
— Die pathologische Atmung. In: STUMPF-WEBER-WELTZ, Röntgenkymographische Bewegungslehre innerer Organe, S. 278ff. Leipzig: Georg Thieme 1936.
— Atmung unter veränderten Bedingungen. In: P. STUMPF-WEBER-WELTZ, Röntgenkymographische Bewegungslehre innerer Organe. Leipzig: Georg Thieme 1936.
WELTZ, G. A.: Brustkorbveränderungen als Folgen der Atmungsfunktion. Fortschr. Röntgenstr. **53**, 296—306 (1936).
—, u. R. GLAUNER: Über Furchen der Leber und ihre Beziehungen zu Zwerchfellfalten. Virchows Arch. path. Anat. **290**, 705 (1933).
—, u. J. VAN NIEKERK: Die Atmung des Asthmatikers im Kymogramm. Fortschr. Röntgenstr. **48**, 534—541 (1933).
WENCKEBACH, K. F.: Über pathologische Beziehungen zwischen Atmung und Kreislauf beim Menschen. Volkmanns Samml. klin. Vorträge (Lpz.) **131**, 465—466 (1907).
— Über pathologische Thorax- und Atmungsformen. Wien. Arch. inn. Med. **1**, 1—34 (1920).
— Herz- und Kreislaufinsuffizienz. In: Medizinische Praxis, Bd. 12. Dresden u. Leipzig: Theodor Steinkopff 1931.
— Störungen des Atemmechanismus und ihr Einfluß auf den Kreislauf. Verh. dtsch. Ges. Kreisl.-Forsch. **8**, 32—51 (1935).
WENDEROTH, H., u. R. KROLLOTSCH: Intrathorakale Luftverschiebungen bei Krankheiten des Atemapparates. Klin. Wschr. **1952**, 43.
WENK, E.: Über das Lungenemphysem. Münch. med. Wschr. **1957**, 1851.
WERTHEMANN, A., E. GROGGY u. W. FREY: Zur Pathogenese der cystischen Pankreasfibrose. Pathologisch-anatomischer Beitrag. Virchows Arch. path. Anat. **321**, 411—457 (1952).
WESSLER, H., and L. JACHES: Clinical Roentgenology of diseases of the chest. New York: Southworth & Co., Troy. 1923.
WEST, J. R., E. DE BALDWIN, A. COURNAND, and D. W. RICHARDS jr.: Physiopathologic aspects of chronic pulmonary emphysema. Amer. J. Med. **10**, 481—496 (1951).
— — D. W. RICHARDS, and A. COURNAND: Physiopathologic aspects of chronic pulmonary emphysema. Amer. J. Med. **10**, 481 (1951).
— H. A. BLISS, J. A. WOOD, and D. W. RICHARDS jr.: Pulmonary function in rheumatic heart disease and its relation to exertional dyspnea in ambulatory patients. Circulation **8**, 178—187 (1953).
WESTERMARK, N.: On bronchostenosis, a roentgenological study. Acta radiol. (Stockh.) **19**, 285—336 (1938).
— On the roentgen diagnosis of lung embolism. Acta radiol. (Stockh.) **19**, 357—372 (1938).
— On the roentgen diagnosis of primary tumors of the lung. Acta radiol. (Stockh.) **19**, 505—527 (1938).
— The roentgenology of bronchostenosis. Acta radiol. (Stockh.) **1939**, 526.
— On the influence of the intra-alveolar pressure on the normal and pathologic structure of the lungs. Acta radiol. (Stockh.) **25**, 874 (1944).
— A method for determining the blood pressure in the pulmonary artery. Acta radiol. (Stockh.) **26**, 902 (1945).

Westermark, N.: Importance of intra-alveolar pressure in diagnosis of pulmonary diseases. Radiology **50**, 610—617 (1948).
— Roentgen studies of the lungs and heart. Minneapolis: University Minnesota Press 1948.
— The motility of the bronchial wall. Bronches **2**, 12—23 (1952).
Weth, G. von der: Krankhafte Veränderungen der Atmungsmechanismen bei Lungentuberkulose. In: Stumpf-Weber-Weltz, Röntgenkymographische Bewegungslehre innerer Organe. Leipzig: Georg Thieme 1936.
Wexels, P.: Agenesis of the lung. Thorax **6**, 171—192 (1951).
Weymüller, C. A., A. L. L. Bell, and L. Krahulik: Roentgenographic changes in thorax of newborn babies. Amer. J. Dis. Child. **35**, 837—855 (1928).
Wezel, N. van: Cervical hernia of the lung. J. Amer. med. Ass. **142**, 804—805 (1952).
White, P. D.: The acute cor pulmonale. Ann. intern. Med. **9**, 115—122 (1935/36).
— Pulmonary embolism and heart disease. Amer. J. med. Sci. **200**, 577 (1940).
— Heart disease. New York: McMillan & Co. 1945.
Whitesell jr., F. B., and W. J. White: Congenital cystic disease of the lung in the newborn; report of a successful left lower lobectomy in a seven-day-old infant. Ann. Surg. **136**, 299—304 (1952).
Whitfield, A. G. W.: Emphysema. Brit. med. J. **1952**, 1227—1232.
— W. H. Bond, and W. M. Arnott: Radiation reaction in the lung. Quart. J. Med. **25**, 67 (1956).
— W. Melville Arnott, and J. A. H. Waterhouse: The effect of ephedrine in asthma and emphysema. Quart. J. Med., N.S. **19**, 319 (1950).
— O. E. Smith, D. G. B. Richards, J. A. H. Waterhouse u. W. Melville Arnott: The correlation between the radiological appearances and the clinical and spirometric state in emphysema. Quart. J. Med., N.S. **20**, 247—260 (1951).
Whitwell, F.: A study of the pathology and pathogenesis of bronchiectasis. Thorax **7**, 213—239 (1952).
Wick, H.: Zwerchfellspannung und Bronchialweite. Naunyn-Schmiedebergs Arch. exp. Path. Pharmak. **215**, 1—2 (1952).
— Die Beeinflussung der Tracheaobronchial- und Alveolarweite durch lokale Einwirkung des Kohlendioxyds. Arch. int. Pharmacodyn. **88**, 461 (1952).
— Die Wirkung der Kohlensäure auf die Weite der Lungenalveolen. Über die Änderung der Lungenelastizität durch Kohlensäure. Arch. int. Pharmacodyn. **89**, 1 (1952).
Widman, B. P.: Irradiation pulmonary fibrosis. Amer. J. Roentgenol. **47**, 24 (1942).
Wiedemann, H. R.: Mediastinales Emphysem. Fortschr. Röntgenstr. **75**, 491 (1951).
Wiener: Spontanpneumothorax beim Säugling. Arch. Kinderheilk. **91**, 14—21 (1930).
Wiese, E. R., C. A. Heiken, and R. Charr: Multiple giant bullae associated with anthracosilicosis. A clinicopathologic study of a case. Amer. J. Roentgenol. **42**, 186—191 (1939).
Wiese, F.: Über Thromboendarteriitis obliterans der Lungenarterien, ein Beitrag zur Pathogenese autochthoner Lungenarterien-Thrombose. Frankfurt. Z. Path. **49**, 155 (1936).
Wiese, O.: Die Bronchiektasen im Kindesalter. Berlin: Springer 1927.
Wiita, R. M., R. C. Cartwright, and J. G. Davis: Staphylococcal pneumonia in adults. Amer. J. Roentgenol. **86**, 1083—1091 (1961).
Wilcox, A., and A. F. Foster-Carter: Spontaneous pneumothorax with bullous emphysema. Lancet **1937 I**, 315—317.
Wildberger, H. L., and W. R. Barclay: Diffuse interstitial fibrosis. Ann. intern. Med. **43**, 1127 (1955).
Willi, H.: Frühzeitiger persistierender Spontanpneumothorax im Säuglingsalter. Schweiz. med. Wschr. **1934**, 229—233.
— Über Lungencysten im frühen Säuglingsalter. Ann. paediat. (Basel) **164**, 113—128 (1945).
—, u. P. Amstutz: Über die tracheale Nebenlunge. Ann. paediat. (Basel) **187**, 294—308 (1956).
Williams, D. A.: Deaths from asthma in England and Wales. Thorax **8**, 137—140 (1953).
Williams, G. E. G., D. R. K. Medley, and R. Brown: Pulmonary alveolar proteinosis. Lancet **1960**, 1385—1388.
Williams, H.: A syndrome due to maldevelopment of cartilage in the bronchial tree. World wide medical news report. New York 1958, 652.
—, and P. Campbell: Generalized bronchiectasis associated with deficiency of cartilage in the bronchial tree. Arch. dis. Childh. **35**, 182—191 (1960).
Williams, M. H.: Localized pulmonary hypertrophic emphysema. J. thorac. Surg. **24**, 522—529 (1952).
— Pulmonary function studies in mitral stenosis before and after commissurotomy. J. clin. Invest. **32**, 1094—1096 (1953).
Willis, F. E. S., and J. Almeyda: Cystic disease of the lung (broncho-alveolar cysts). Tubercle (Edinb.) **24**, 27—36, 43—58 (1943).
Willson, J. K. V., P. S. Rubin, and T. M. McGee: The effects of barium sulfate on the lungs. A clinical and experimental study. Amer. J. Roentgenol. **82**, 84—94 (1959).
Wilson, H. G.: The emphysematous lung. Univ. Toronto med. Bull. **8**, 9 (1927).
Wilson, J. A.: Obstructive emphysema: case report. Amer. J. Roentgenol. **17**, 432—436 (1927).
Wilson, J. L., and J. K. Bradford: Structural alterations of the lung. In: Roscoe Pullen, Pulmonary diseases. Philadelphia: Lea & Febiger 1955.

WILSON, R. A., C. W. BORDEN, R. V. EBERT, and H. S. WELLS: A comparison of the effect of voluntary hyperventilation in normal persons, patients with pulmonary emphysema and patients with cardiac disease. J. Lab. clin. Med. **36**, 119—126 (1950).

WILSON, R. H., C. W. BORDEN, and R. V. EBERT: Adaptation to anoxia in chronic pulmonary emphysema. Arch. intern. Med. **88**, 581—590 (1951).

WINDFELD, P.: Minutenvolumen und respiratorische Stoffwechselbestimmungen während der Gravidität. Acta obstet. gynec. scand. **10**, 182 (1930).

WINKEL, A. H.: Hernia of the lung. J. thorac. Surg. **4**, 627—634 (1935).

WINKLER, A.: Zur Pathologie der mit aktiven Lungentuberkulosen verbundenen Silikosen. Fortschr. Röntgenstr. **71**, 181—205 (1949).

WINKLER, F.: Untersuchungen über die Beziehungen des Abdominaldrucks zur Respiration. Pflügers Arch. ges. Physiol. **98**, 163 (1903).

WINTRICH, M. A.: Krankheiten der Respirationsorgane. In: Virchows Handbuch der speziellen Pathologie und Therapie, Bd. V/1. Erlangen: Ferdinand Enke 1854.

WINTZ, H.: Injuries from roentgen rays in deep therapy. Amer. J. Roentgenol. **10**, 140—147 (1923).

— Die Röntgenbestrahlung des Mammacarcinoms, S. 36. Leipzig: Georg Thieme 1924.

WIRZ, K.: Das Verhalten des Druckes im Pleuraraum bei der Atmung und die Ursachen seiner Veränderlichkeit. Pflügers Arch. ges. Physiol. **199**, 1 (1923).

WISOFF, C. P.: Bronchiolectasis in chronic bronchitis. Radiology **70**, 848—850 (1958).

WISSLER, H.: Die Pseudokavernen bei kindlichen Pneumonien. Arch. Kinderheilk. **113**, 16—24 (1938).

— Bedeutung und Prognose des Spontanpneumothorax im Kindesalter. Jb. Kinderheilk. **150**, 11—14 (1938).

— Über Pseudokavernen bei Pneumonien im Kindesalter. Röntgenpraxis **11**, 209—213 (1939).

— Lungenblähung bei Bronchialdrüsentuberkulose. Helv. paediat. Acta **2**, 147 (1945).

—, u. H. U. ZOLLINGER: Die familiäre kongenitale zystische Pankreasfibrose mit Bronchiektasien. Helv. paediat. Acta, Suppl. 1 (1945).

WITTENBORG, M. H., TH. TANTIWONGSE, and B. F. ROSENBERG: Anomalous course of left pulmonary artery with respiratory obstruction. Radiology **67**, 339—345 (1956).

WOESNER, M. E., G. A. GARDINER, and W. L. STILSON: Pulmonary embolism does not necessarily mean pulmonary infarction. Amer. J. Roentgenol. **69**, 380—384 (1953).

WOLFE, B. P.: Spontaneous interstitial emphysema of the lungs. Ann. intern. Med. **13**, 1250—1252 (1940).

WOLFF, L.: Pulmonary embolism. Circulation **6**, 768 (1952).

WOLMAN, I. J.: Syndrome of constricting double aortic arch in infancy. J. Pediat. **14**, 527 (1939).

— Congenital stenosis of the trachea. Amer. J. Dis. Child. **61**, 1263—1271 (1941).

WOMACK, N. A., and E. A. GRAHAM: Epithelial metaplasia in congenital cystic disease of the lung. Its possible relation to carcinoma of the bronchus. Amer. J. Path. **17**, 645—654 (1941).

WOOD, D. A., and M. MILLER: The role of the dual pulmonary circulation in various pathologic conditions of the lungs. J. thorac. Surg. **7**, 649 (1937/38).

WOOD, H. G.: Congenital cystic disease of the lungs. Clinical study. J. Amer. med. Ass. **103**, 815—821 (1934).

— Congenital cystic disease of the lung. J. thorac. Surg. **6**, 634—663 (1937).

WOOD, P.: Da Costa's syndrome (or effort-syndrome). Brit. med. J. **1941 I**, 805.

WOOD, W. B.: Discussion on cystic disease of the lung. Proc. roy. Soc. Med. **33** (I), 335—341 (1940).

WOODRUFF, W., C. G. MERKEL, and G. W. WRIGHT: Decisions in thoracic surgery as influenced by the knowledge of pulmonary physiology. J. thorac. Surg. **26**, 156—179 (1953).

WOODS, F. M.: Cystic disease of the lung. J. int. Coll. Surg. **19**, 568—575 (1953).

—, and R. H. OVERHOLT: Cystic disease of the lung. In: A. C. BÁNYAI, Non-tuberculous diseases of the chest. Springfield (Ill.): Ch. C. Thomas 1954.

WORRINGEN: Sport und Lungenausbildung. (Die Beeinflussung der Fassungskraft der Lunge durch die verschiedenen Sportarten.) Physik. Ther. **31**, 132 (1926).

WORTH, G.: Bronchographische Studien bei Silikose. Beitr. Silikose-Forsch. **17**, 302 (1952).

— Zur Frage von Bronchialspasmen durch die akute Einwirkung von Gewerbestäuben. Verh. dtsch. Ges. inn. Med. **62**, 601—602 (1956).

— Bronchitis-Emphysem-Silikose. 3. Internat. Staublungentagg Münster 1957. In: Staublungenerkrankungen, Bd. 3. Darmstadt: Dr. Dietrich Steinkopff 1958.

— Lungenfunktion bei Silikosekranken. Arbeitstagg über „Grundfragen der Silikoseforschg", Bochum 26. 11. 1960.

— Lungenfunktionsprüfung bei Bergleuten mit und ohne Silikose unter Berücksichtigung von Bronchitis und Emphysem. 4. Internat. Staublungentagg, Münster i. Westf. 3.—5. 4. 1962.

— Zur Röntgenologie des Lungenemphysems bei der Pneumokoniose. Radiologe **2**, 327—333 (1962).

—, u. W. HEINZ: Bronchialveränderungen bei der Silikose und Siliko-Tuberkulose. Fortschr. Röntgenstr. **78**, 263—272 (1953).

—, u. E. SCHILLER: Die Pneumokoniosen. Köln: Staufen-Verlag 1954.

WORTH, G.: H. VALENTIN, L. GASTHAUS, H. HOFFMANN u. H. VENRATH: Bewirkt die Staubinhalation bei Bergarbeitern eine akute respiratorische Insuffizienz? Arch. Gewerbepath. Gewerbehyg. **14**, 37 (1955).

— — — u. E. SCHILLER: Hat die Inhalation von Feinstäuben einen unmittelbaren Einfluß auf die Atmung und den Gasstoffwechsel? 3. Mitt. Arch. Gewerbepath. Gewerbehyg. **14**, 428 (1956).

— — H. VENRATH, L. GASTHAUS u. H. HOFFMANN: Weitere klinische und spirographische Untersuchungen bei Bergleuten vor, während und nach der Untertagearbeit. II. Mitt. Arch. Gewerbepath. Gewerbehyg. **14**, 269 (1956).

—, u. O. ZORN: Die Bedeutung der selektiven Angio- und Bronchographie für die Beurteilung der Silikose. Arch. Gewerbepath. Gewerbehyg. **13**, 285—300 (1954).

WRIGHT, C. B.: Deaths from bronchial asthma. J. Amer. med. Ass. **108**, 1843 (1937).

WRIGHT, G. W., and G. F. FILLEY: Pulmonary fibrosis and respiratory function. Amer. J. Med. **1951**, 642—661.

WRIGHT, R. R.: Bronchial atrophy and collapse in chronic obstructive pulmonary emphysema. Amer. J. Path. **37**, 63—71 (1960).

WURM, H.: Beitrag zur Kenntnis der chronischen interstitiellen Lungenfibrose (Hamman-Rich). Beitr. Klin. Tuberk. **116**, 515—523 (1956/57).

WURM, K., H. REINDELL u. L. HEILMEYER: Der Lungenboeck im Röntgenbild. Stuttgart: Georg Thieme 1958.

WYATT, J. P.: Macrosection and injection studies of emphysema. Amer. Rev. resp. Dis. **80**, 94 (1959).

— V. W. FISCHER, and H. SWEET: Centrilobular emphysema. J. clin. Lab. Invest. **10**, 159 (1961).

WYMAN, S. M.: Congenital absence of a pulmonary artery; its demonstration by roentgenography. Radiology **62**, 321—328 (1954).

WYNN-WILLIAMS, N.: Bronchiectasis caused by mustard gas. Brit. J. Tuberc. **47**, 35—38 (1938).

WYSS, F.: Astma bronchiale. Stuttgart: Georg Thieme 1955.

— Dyskinésie trachéo-bronchique. Changement physiologique de la lumière bronchique pendant la respiration. Bronches **11**, 11—25 (1960).

— E. LOPEZ u. F. SCHMID: Untersuchungen über die Ursache der asthmatischen Dyspnoe. Helv. med. Acta **18**, 537 (1951).

—, u. J. REGLI: Über physiologische und pathologische respiratorische Bronchialkaliberschwankungen. Helv. med. Acta **21**, 479—484 (1954).

—, u. F. SCHMID: Beruht die bronchialasthmatische Dyspnoe auf einer Bronchialstenose? Schweiz. med. Wschr. **1951**, 916.

—, u. H. STUCKI: Die Bedeutung des Aludrintestes in der Diagnose des Asthma bronchiale. Helv. med. Acta **16**, 138 (1949).

WYSS, O. A. M.: La régulation de l'activité respiratoire motrice. Schweiz. med. Wschr. **1943**, 961.

— Die tonische Innervation des Zwerchfells. Pflügers Arch. ges. Physiol. **244**, 712 (1945).

— Ist das Zwerchfell wirklich kein Inspirationsmuskel? Radiol. clin. (Basel) **15**, 225—228 (1946).

— La motilité de la paroi bronchique. Bronches **2**, 101—151 (1952).

— Prinzipielle Betrachtungen über die Funktionsweise der Bronchialmuskulatur. Schweiz. med. Wschr. **1952**, 988.

YAKHNICH, I. M.: Current roentgenologic methods in the study of functions of external respiration. Vestn. Rentgenol. Radiol. **32**, H. 5, 19—25 (1957) [Russisch].

YESNER, R., S. BERNSTEIN, and N. D. D. ESOPO: The evolution of bullous cavities in adequately treated experimental pulmonary tuberculosis. Amer. Rev. resp. Dis. **82**, 810 (1960).

YLPPÖ, A.: Über das Vorkommen von größeren bronchiektatischen Kavernen bei Kindern. Z. Kinderheilk. **38**, 128 (1924).

YU, P. N. G., F. W. LOVEJOY, H. A. JOOS, R. E. NYE, and W. S. MCCANN: Studies of pulmonary hypertension. I. Pulmonary circulatory dynamics in patients with pulmonary emphysema at rest. J. clin. Invest. **32**, 130—137 (1953).

ZADEK, I.: Differentialdiagnose der Lungenkrankheiten. Leipzig: Georg Thieme 1948.

— et al.: Zystenlunge mit mediastinaler Überblähung. Samml. selt. klin. Fälle Nr 1, 36 (1950).

—, u. H. RIEGEL: Die Lungenzysten. Pathologie und Klinik. Berlin: W. de Gruyter & Co. 1958.

ZAFFRAN, A. H.: Bronches trachéales et lobaires supérieures droites surnuméraires. Algérie méd. **57**, 979—992 (1953).

ZAHN, W., u. F. EGGS: Das Mittelfellflattern und die Bedeutung der beiden Hohlvenen für das Versagen des Kreislaufs. Dtsch. Z. Chir. **240**, 269—282 (1933).

ZANETTI, E., e CARDANI: La stratigrafia nello studio radiologico della silicosi. Med. d. Lavero **45**, 65—83 (1954).

—, et M. ROMAGNOLI: Résultats de l'examen bronchographique effectué sur un groupe de silicotiques. Bronches **4**, 359 (1954).

ZAPATERO, J., u. V. MINGARRO: Die Pendelbewegung des Mittelfells bei der doppelseitigen Kollapstherapie. Rev. esp. Tuberc. **9**, 166 (1940).

ZARFL, M.: Zur Kenntnis der geschwulstförmigen Luftansammlungen (Pneumatocelen) im Brustraum. Z. Kinderheilk. **54**, 92—100 (1932).

ZAVOD, W. A.: Annular shadows in the tuberculous lung treated with pneumothorax. Amer. J. Roentgenol. **41**, 581—586 (1939).

— Functional pulmonary changes following bronchography. Amer. Rev. Tuberc. **57**, 626—631 (1948).

ZAWADOWSKI, W.: Obstructive lung distension (obstructive emphysema) and its role in the diagnosis of the respiratory tract. Postepy Radiol. **3**, 5—25 (1956).

ZDANSKY, E.: Mediastinalwandern bei Skoliose der Wirbelsäule. Fortschr. Röntgenstr. **37**, 897—899 (1927).

— Über das Mediastinalwandern bei Bronchostenose. Wien. Arch. inn. Med. **15**, 249 (1928).

— Lungen-Röntgenbefunde bei Asthma bronchiale. Fortschr. Röntgenstr. **43**, 576—593 (1931).

— Über infizierte Wabenlunge. Röntgenpraxis **7**, 79—85 (1935).

— Röntgendiagnostik des Herzens und der großen Gefäße. 2. Aufl. Wien: Springer 1949.

— Röntgenologische Einblicke in die Funktion des Emphysemherzens. Radiol. austriaca **3**, 99 (1950).

— Die Röntgendiagnostik der Insuffizienz des Cor pulmonale und des Cor hypertonicum. Nauheimer Fortbild.-Lehrgang, Bd. 16, S. 37. Darmstadt: Dr. Dietrich Steinkopff 1951.

— Röntgenologie des Lungenkreislaufs. Verh. dtsch. Ges. Kreisl.-Forsch. **17**, 139—150 (1951).

— Ventilations- und Durchblutungsstörungen der Lunge durch den vergrößerten linken Vorhof. Wien. med. Wschr. **102**, 455 (1952).

— Das Röntgenbild des Herzens beim Lungenemphysem. Fortschr. Röntgenstr. **85**, 369 (1956).

— Was leistet die Röntgenuntersuchung für die Beurteilung der Herzfunktion des Erwachsenen? In: SCHINZ-GLAUNER-UEHLINGER, Röntgendiagnostik, Ergebnisse 1952—1956, S. 104—131. Stuttgart: Georg Thieme 1957.

ZEILHOFER, R.: Untersuchungen der Atemmechanik bei obstruktivem Emphysem und restriktivem Lungenemphysem. Arbeitstagg über „Grundfragen der Silikoseforschung", Bochum 26. 11. 1960.

— Die Differentialdiagnose von Störungen der Atemmechanik an Hand des statischen und dynamischen Volumen-Druck-Koeffizienten (Untersuchungen bei obstruktiver, restriktiver und kombinierter Ventilationsstörung in vivo und am Lungenmodell). Klin. Wschr. **38**, 1013—1025 (1960).

— C. G. BÄR u. F. STOCK: Vergleichende funktionsanalytische und klinische Untersuchungen zur Pathogenese der chronischen alveolären Hypoventilation. Klin. Wschr. **35**, 91—96 (1957).

—, u. K. PETERSMANN: Zur Bewertung des organischen Druck-Volumen-Koeffizienten in der Lungenfunktionsdiagnostik (Beziehungen zwischen dynamischer Elastizität, Atemfrequenz, Atemarbeit und Dehnungslage der Lunge). Klin. Wschr. **37**, 901—908 (1959).

—, u. E. RUPPRECHT: Atemarbeit und Dyspnoe in Ruhe und während körperlicher Belastung bei obstruktiver und restriktiver Lungeninsuffizienz. Klin. Wschr. **1961**, 184.

— — Untersuchungen der Atemmechanik bei Silikose unter besonderer Berücksichtigung des obstruktiven Syndroms. Med. thorac. (Basel) **20**, 19—43 (1963).

ZIEGLER, J.: Beitrag zur Röntgendiagnose der Bronchostenose. Dtsch. med. Wschr. **39**, 2238—2239 (1913).

ZIMMER, E. A.: Durchleuchtungstechnik der Thoraxorgane, 2. Aufl. Basel B. Schwabe & Co. 1949.

—, u. W. GÜNTERT: Das typische Röntgenbild des Thorax und der Lunge (XIX). Medizinische **1952**, 130—131.

ZIMMERMANN, H.: Chronic cough, dyspnoe and cor pulmonale. Amer. J. Med. **23**, 665 (1957).

ZIMMERMANN, H. A.: The coronary circulation in patients with severe emphysema, cor pulmonale, cyanotic congenital heart disease and severe anemia. Dis. Chest **22**, 269—273 (1952).

ZINN, W.: Lungenemphysem. In: v. LEYDEN u. KLEMPERER, Die Deutsche Klinik, Bd. 4, S. 334, 1907.

ZISCHKA, W.: Zur Ätiologie der Thrombose der Arteria pulmonalis. Frankfurt. Z. Path. **62**, 124 (1951).

ZITTEL, R. X.: Zur Klinik des kongenitalen lokalisierten Lungenemphysems und der Spannungszysten der Lungen im Säuglings- und Kindesalter. Thoraxchirurgie **7**, 594 (1960).

—, u. A. MÜHR: Die cystischen Lungenerkrankungen. Thoraxchirurgie **9**, 186—201 (1961).

ZLYDNIKOV, D. M.: Untersuchungen über Physiologie und Pathophysiologie des Bronchialbaumes mit Hilfe der Bronchographie. Vestn. Rentgenol. Radiol. **30**, 39—46 (1955); **31**, 67—69 (1956).

ZÖLLNER, N., u. H. NOWY: Das Emphysem bei Silikose. Verh. dtsch. Ges. inn. Med. **62**, 596—601 (1956).

ZOLLINGER, H. U.: Radio-Histologie und Radio-Histopathologie. In: Handbuch der allgemeinen Pathologie, Bd. X/1, S. 215—220. Berlin-Göttingen-Heidelberg: Springer 1960.

—, u. L. HENSLER: Die alte massive Lungenembolie. Schweiz. med. Wschr. **88**, 1227—1233 (1958).

ZOLLNER, S.: Die Beurteilung des rechtsüberlasteten Herzens unter besonderer Berücksichtigung des Lungenemphysems und der Bedeutung des sog. P. pulmonale. Arch. Kreisl.-Forsch. **14**, 353—386 (1948).

ZORINI, A. O., and L. PIGORINI: Bronchiectatic bronchiolitis. Dis. Chest **19**, 658—667 (1951).

ZORN, O.: Über das cor pulmonale und den Lungenkreislauf bei Silikosen. Verh. dtsch. Ges. Kreisl.-Forsch. **17**, 99—104 (1951).

— Die direkte Vergrößerung in der Lungendiagnostik. Röntgen-Bl. **6**, 171—183 (1953).

— Verfeinerte Röntgendiagnostik bei Silikose. Hefte Unfallheilk. H. 47, 243—252 (1954).

— Chronische Bronchitis bei Staubinhalation und ihre Vorbeugung. Verh. dtsch. Ges. inn. Med. **62**, 99—105 (1956).

—, u. G. WORTH: Staublungen im Röntgenbild. Köln: Staufen-Verlag 1952.

ZSEBÖCK, Z.: Röntgenanatomie der Neugeborenen- und Säuglingslunge. Stuttgart: Georg Thieme 1958.

Zuckerman, S.: Experimental study of blast injuries of the lungs. Lancet **1940 I**, 219.

Zuelzer, W. W., and W. A. Newton jr.: Pathogenesis of fibrocystic disease of pancreas. Study of 36 cases with special reference to pulmonary lesions. Pediastrics **4**, 53—69 (1949).

Zuidema, P., u. M. Scherrer: Beitrag zur funktionellen Diagnostik des chronisch substantiellen Lungenemphysems. Schweiz. Z. Tuberk. **12**, 215—230 (1955).

Zunin, C., e C. Romano: Su alcuni aspetti radiologici della mucoviscidosi. Con particolare riguardo alla componente polmonare. Minerva pediat. **8**, 117—125 (1956).

Zuppinger, A.: Probleme der Röntgenuntersuchung des Thorax. Helv. med. Acta **17**, 13—46 (1950).

— Erkrankungen des Mittelfells. In: Schinz-Baensch-Friedl-Uehlinger, Lehrbuch der Röntgendiagnostik, 5. Aufl. Stuttgart: Georg Thieme 1952.

— Die Strahlenveränderungen der Lunge. In: Handbuch der inneren Medizin, 4. Aufl., Bd. IV/2. Berlin-Göttingen-Heidelberg: Springer 1956.

— Allgemeine Untersuchungsmethoden der Lungen- und Bronchialerkrankungen — Röntgenuntersuchung. In: Handbuch der inneren Medizin, 4. Aufl., Bd. IV/1, S. 587—606. Berlin-Göttingen-Heidelberg: Springer 1956.

—, u. L. Frank: Neueres zur Thorax-Röntgenuntersuchung. Fortschr. Röntgenstr. **86**, 419—431 (1957).

Zurhelle: Ein Fall von kongenitaler Larynxstenose. Berl. klin. Wschr. **1869**, 544.

Zweifel, C.: Der Zwerchfellhochstand beim Lungeninfarkt. Fortschr. Röntgenstr. **52**, 222—227 (1935).

3. Die Lungenatelektase

Abbey-Smith, R.: A theory of the origin of intralobar sequestration of lung. Thorax **11**, 10 (1956).

Abbott, O. A., W. Hopkins, and T. F. Leigh: The rôle of angiocardiography and venography in mediastinal and paramediastinal lesions. J. thorac. Surg. **18**, 869 (1949).

Abernathy, R.S.: Clinical manifestations of pulmonary blastomycosis. Ann. intern. Med. **51**, 707—727 (1959).

Abraham: Über Retraktionserscheinungen und Trachealverziehung bei Lungentumoren. Med. Klin. **23**, 791 (1927).

Abrams, A.: Observation on physiological pulmonary atelectasis. Med. Rec. (N.Y.) **46**, 268 (1894).

Abreu, M., de: Tomografia horizontal del torax. Radiología (B. Aires) **7**, 223—234 (1944).

— Tomografías simultaneas. Rev. méd.-chirurg. Brasil **55**, 47 (1947).

— Teoría y tecnica de las tomografías simultaneas. Pren. méd. argent. **34**, 2035 (1947).

Abreu, M., de: Theory and technique of simultaneous tomography. Amer. J. Roentgenol. **60**, 668—674 (1948).

Abric, J., et H. Giroulle: Aspects bulleux au cours de la tuberculose traitée par l' I.N.H. J. Radiol. Électrol. **36**, 378—383 (1955).

Abul-Wafa, M.: A congenital bronchopulmonary cyst associated with an anomalous artery. Thorax **9**, 167—172 (1954).

Ackerman, L. V., G. V. Elliott, and M. Alanis: Localized organized pneumonia: its resemblance to carcinoma. A review of its clinical, roentgenographic and pathologic features. Amer. J. Roentgenol. **71**, 988—996 (1954).

Acree, P. W., P. T. de Camp, and A. Ochsner: Pulmonary blastomycosis. J. thorac. Surg. **28**, 175—193 (1954).

Acuna, R. T.: Endoscopic aspects of bronchial scleroma (Rhinoscleroma). Ann. Otol. (St. Louis) **57**, 894 (1948).

Adams, F. H., and J. Lind: Physiologic studies on the cardiovascular status of normal newborn infants (with special reference to the ductus arteriosus). Pediatrics **19**, 431—437 (1957).

Adams, H. D.: Pleurobiliary and bronchobiliary fistulas. J. thorac. Surg. **30**, 255—262 (1955).

Adams, W. E.: Further studies in obstructive pulmonary atelectasis. Proc. Soc. exp. Biol. (N.Y.) **27**, 982 (1930).

— Vascular changes in chronic experimental atelectasis. Proc. Soc. exp. Biol. (N.Y.) **28**, 959 (1931).

— Chronic non specific suppurative pneumonitis. Surgery **22**, 723—724 (1947).

— L. Hrdina, and L. E. Dostal: Vascular changes in experimental atelectasis: morphological, physiological and biochemical. J. thorac. Surg. **4**, 377—396 (1934).

—, and H. N. Livingston: Obstructive pulmonary atelectasis. Arch. Surg. **23**, 500 (1931).

—, and H. M. Livingston: Lobectomy and pneumectomy in dogs. Arch. Surg. **25**, 898—908 (1932).

—, and J. J. Singer: The clinical improvement of pulmonary tuberculosis by massive atelectasis. A report of 6 cases. Amer. Rev. Tuberc. **31**, 373—385 (1935).

—, and A. J. Vorwald: The treatment of pulmonary tuberculosis by bronchial occlusion. An experimental study. J. thorac. Surg. **3**, 633—666 (1933/34).

Adler, D., and W. F. Richards: Consolidation in primary tuberculosis. Thorax **8**, 223—241 (1953).

Adler, H.: The roentgen localization of the bronchopulmonary segments by means of laminagraphy, particularly in lung tuberculosis. Amer. J. Roentgenol. **70**, 218—225 (1953).

Aeby, C.: Der Bronchialbaum der Säugetiere und des Menschen. Leipzig: Wilhelm Engelmann 1880.

Aggarwal, M. L.: Hydatid disease of the lung. Indian J. Radiol. **10**, 1—8 (1956).

AGOSTINI: I ganglioplegici nell'atelettasia polmonare da contrazione attiva riflessa. Riv. Pat. Appar. resp. **1**, 11 (1957).

AHLBERG, N., u. K. DAHLBERG: Über passagere Lungenaffektionen bei Vergiftung mit nitrosen Gasen (Klinische und röntgenologische Beobachtungen). Acta med. scand. **109**, 471—493 (1942).

AHLSTRÖM, C. G., K. LIEDHOLM, and E. TRUEDSON: Pulmonary hypertension associated with necrotizing pulmonary arteriitis. Acta med. scand. **144**, 323 (1953).

AHVENAINEN, E. K.: On changes in dilatation and signs of aspiration in fetal and neonatal lungs: an experimental and histological study. Acta paediat. (Uppsala) **35**, Suppl. 2 (1948).

— Atelectasis in the newborn. Nord. Med. **49**, 561—563 (1953).

— Experimental production of pulmonary hyaline membranes. Ann. Med. exp. Fenn. **31**, 320 (1953).

AITCHISON, J. D., and A. W. WIILIAMS: Pulmonary changes in disseminated lupus erythematodus. Ann. rheum. Dis. **15**, 26—32 (1956).

ALBERT, A.: Über akute Bronchiektasien beim Erwachsenen nebst einigen Erfahrungen über Corrigansche Cirrhose mit Bronchiektasie. Tuberkulose (Münch.) **21** (1926).

ALBERTSON, H. A.: Broncho-subdiaphragmatic fistula. With a report of 2 cases. J. thorac. Surg. **25**, 505 (1953).

ALBOT, G., et J. GERBEAUX: Atélectasie pulmonaire expérimentale par bronchoconstriction (carbalomylcholine). Étude histologique. Arch. méd.-chir. Appar. resp. **14**, 431—446 (1939—1941).

ALBRECHT, E.: Über Hamartome. Verh. dtsch. path. Ges. **7**, 153 (1904).

ALEXANDER, H.: Spontanheilungen tuberkulöser Lungenkavernen. In: HEIN-KREMER-SCHMIDT, Kollapstherapie der Lungentuberkulose. Leipzig: Georg Thieme 1938.

— Über Fragen der kindlichen Tuberkulose. Epituberkulose oder Infiltrierung? Z. Tuberk. **83**, 83—96 (1939).

— Atelektatische Vorgänge in der Kollapslunge während der Pneumothoraxbehandlung. Ihre Entstehung — ihre Bedeutung. Wien. med. Wschr. **1941 I**, 315—316.

— Lungenatelektase. Zbl. ges. Tuberk.-Forsch. **55**, 313 (1942).

— Zur Frage der Tuberkulose der großen Bronchien. Acta med. scand. **133**, 30 (1943).

— Atelektasen der Lungen. Die verschiedenen Formen, ihre Entstehung und Bedeutung. In: Tuberkulose-Bücherei. Stuttgart: Georg Thieme 1951.

— Überlegungen zur Frage der Lungenatelektase unter besonderer Berücksichtigung der Tuberkulose. Beitr. Klin. Tuberk. **104**, 422 (1951).

—, u. BAER: Praktisches Lehrbuch der Tuberkulose. — Die tuberkulöse Kaverne. Leipzig: Johann Ambrosius Barth 1951.

—, u. F. HASSELBACH: Lungentuberkulose und Atelektase. Z. Tuberk. **77**, 1—20 (1937).

ALEXANDER, H. H.: Kollapsbehandlung der Lungentuberkulose unter besonderer Berücksichtigung der Lunge als eines elastisch muskulären Organs. Z. Tuberk. **93**, 113—123 (1949).

ALEXANDER, J.: Collapse therapy of pulmonary tuberculosis. In: M. PINNER, Pathology of pulmonary collapse. Springfield (Ill.): Ch. C. Thomas 1937.

— G. N. SOMMER, and A. E. EHLER: Effects of thoracoplasty upon pulmonary tuberculosis complicated by stenotic bronchitis. J. thorac. Surg. **11**, 308 (1942).

ALFONSO, G., et G. MELILLO: Les troubles de la ventilation de type réversible au cours des carcinomes primitifs du poumon. Bronches **7**, 185—189 (1957).

ALLEN, C. M. VAN: Obstructive pulmonary atelectasis. Certain considerations to pathogenesis and management. Congr. Amer. Ass. Thorac. Surg. 14. Mai 1930.

— Kollaterale Respiration. 1. Vorhandensein kollateraler Verbindungen zwischen den Lungenläppchen. Z. Entwickl.-Gesch. Anat. **98**, 453 (1932).

— Kollaterale Respiration. 2. Vorkommen kollateraler Respiration zwischen den Lungenläppchen. Anat. Entwickl.-Gesch. **98**, 466 (1932).

— Selective collapse of lung with phrenicotomy comparable to that with pneumothorax. J. Amer. med. Ass. **99**, 13 (1932).

—, and W. E. ADAMS: The mechanism of obstructive pulmonary atelectasis. Surg. Gynec. Obstet. **50**, 385—396 (1930).

—, and T. S. JUNG: Postoperative atelectasis and collateral respiration. J. thorac. Surg. **1**, 3—14 (1931).

— — The postoperative behaviour of the diaphragm and ribs in dogs. Proc. Soc. exp. Biol. (N.Y.) **30**, 427 (1933).

—, and W. A. LA FIELD: The roentgen diagnosis of atelectasis from the shadow of the lung parenchyma. Verh. 3. Internat. Kongr. Radiol. 1931, S. 96—97. Ref. Zbl. ges. Radiol. **14**, 693 (1933).

— — and P. S. ROSS: The roentgen diagnosis of atelectasis. With special reference to the groundglass shadow and the degree of pulmonary shrinkage. Radiology **22**, 27—40 (1934).

—, and G. E. LINDSKOG: Collateral respiration in the lung. Rôle in bronchial, obstruction to prevent atelectasis and to restore patency. Surg. Gynec. Obstet. **53**, 16—21 (1931).

— — and H. G. RICHTER: Collateral respiration: transfer of air collaterally between pulmonary lobules. J. clin. Invest. **10**, 559 (1931).

—, and Y. S. SOO: Increased penetrability of x-rays through normal lung and other air-infiltrated substances. Proc. Soc. exp. Biol. (N.Y.) **29**, 240 (1931).

— — Collateral respiration. Spontaneous reinflation of an atelectatic pulmonary lobule by collateral respiration. J. clin. Invest. **12**, 171 (1933).

ALLEN, C. M. VAN, and T. T. WANG: Production of extreme pulmonary compression and cirrhosis. Proc. Soc. exp. Biol. (N.Y.) **30**, 812 (1933).

ALLEN, K. D. A.: The post-operative behaviour of the diaphragm. Radiology **16**, 493 (1931).

ALTINBAY, A., Y. TSUZUKI, K. TANAKA, M. TANAKA, and M. NAGAO: Diagnosis and its reconsideration on X-ray-atelectasis in lung cancer cases. Jap. J. thorac. Surg. **13**, 1011—1013 (1960).

ALTMANN, A., u. ST. ENGEL: Erkrankungen des Bronchialbaums. In: ENGEL-SCHALL, Handbuch der Röntgendiagnostik und -therapie im Kindesalter, S. 169—179. Leipzig: Georg Thieme 1933.

ALTSCHULE, M. D., and J. K. TILLOTSON: Mechanismus underlying pulmonary and cardiac complications of elastically induced convulsions. New Engl. J. Med. **238**, 113—116 (1948).

ALVAREZ, PREVE y SCIUTO: Valor de la atelectasia en el diagnostico precoz de los tumores del mediastino. Rev. Tuberc. Urug. **3**, 221 (1933).

AMBERSON, J. B.: Bronchiectasis. Yearbook Med. **1951**, 199—204.

AMELUNG, W.: Die Veränderungen des Röntgenbildes der Brustorgane bei Kyphoskoliosen und Skoliosen. Fortschr. Röntgenstr. **28**, 230 (1921/22).

AMEUILLE, P.: Intrapleural pressure in normal and pathologic states. C. R. Soc. Biol. (Paris) **83**, 485 (1920).

—, et J. M. LEMOINE: Bronchiectasie et thrombose de l'artère bronchique. Bull. Soc. méd. Hôp. Paris **1934**, 1649—1657.

—, et J. MÉZARD: Nécrose pulmonaire lobaire avec collapsus pulmonaire et bronchiectasie par thrombose de l'artère bronchique. Bull. Soc. méd. Hôp. Paris **1933**, 292—298.

—, et PERREAU: La bronchiectasie avec condensation pulmonaire rétractile des tuberculeux. Bull. Soc. méd. Hôp. Paris **1933**, 1136—1144.

AMIAN, U.: Untersuchungen über das Vorkommen von Plattenatelektasen. Inaug.-Diss. Münster 1961.

AMIGUES: La tuberculose des lobes surnuméraires. Thèse de Paris 1932.

AMSCHLER, H.: Die „segmentären" Atelektasen in der Pneumothoraxbehandlung. Leipzig: Johann Ambrosius Barth 1958.

AMUNDSEN, P.: Planigraphy in MÜLLER and Valsalva experiments. Acta radiol. (Stockh.) **40**, 387 (1953).

—, and E. SÖRENSEN: Angiokardiography in intrathoracic tumors with particular reference to the question of operability. Acta radiol. (Stockh.) **45**, 185—198 (1956).

ANACKER, H.: Erfahrungen bei der Diagnostik des Lungenkrebses. Fortschr. Röntgenstr. **74**, 2—14 (1951).

— Die Veränderungen des Bronchialsystems bei der Lungen- und Bronchialtuberkulose im Bronchogramm. Fortschr. Röntgenstr. **78**, 15—26 (1953).

ANACKER, H.: Die röntgenologischen Merkmale des Lymphknoteneinbruchs in den Bronchus. Zugleich Mitteilung über 2 Fälle einer Bronchusperforation bei Lymphogranulomatose. Fortschr. Röntgenstr. **87**, 588—597 (1957).

—, u. H. S. STENDER: Krankheiten der Lunge. In: R. HAUBRICH, Klinische Röntgendiagnostik innerer Krankheiten. Bd. I, S. 238—525. Berlin-Göttingen-Heidelberg: Springer 1963.

ANDERSEN, H. A., C. B. HOLMAN, and A. M. OLSEN: Pulmonary complications of cardiospasm. J. Amer. med. Ass. **151**, 608—612 (1953).

ANDERSEN, P. T., J. ANDERSEN, H. ELTORM, T. POULSON, E. GLISTRUP, and H. PETERSEN: Angiopulmography. Acta radiol. (Stockh.) **36**, 257—269 (1951).

ANDERSON, W. A. D.: Pathology. St. Louis: C. V. Mosby Co. 1948.

ANDRÉ, J.: Condensations lobaires inférieures observées au cours du pneumothorax thérapeutique. Poumon (1947).

ANDREWS, C. H.: Bronchial stenosis in pulmonary tuberculosis. Canad. med. Ass. J. **33**, 36 (1935).

ANDREWS, J. R., R. PATON, and A. FLICK: Response of radiation pneumonitis to adrenocorticoids. Amer. J. Roentgenol. **79**, 453—464 (1958).

ANDRUS, P. M.: Bronchiectasis: analysis of its causes. Amer. Rev. Tuberc. **36**, 46—81 (1937).

ANDRUS, W. D. W.: Observations on the cardiorespiratory physiology following the collapse of one lung by bronchial ligation. Arch. Surg. **10**, 506—522 (1952).

ANGAMMARE, R.: Importance de la condensation rétractile du lobe moyen et du lobe inférieur droit dans les opacités triangulaires du sinus phrénicopéricardique droit. Presse méd. **1944**, 168.

ANGLADE, P. H.: De l'atélectasie pulmonaire. Thèse de Paris 1935.

ANSON, B. J., and H. V. SMITH: The accessory pulmonary lobe of the azygos vein. An anatomical report of 3 cases. Amer. J. Roentgenol. **35**, 630 (1936).

ANSPACH, W. E.: Atelectasis and bronchiectasis in children. Amer. J. Dis. Child. **47**, 1011—1050 (1934).

— Bronchiectasis collapsed lung and the triangular basal shadow in the roentgenogram and their relationship. Amer. J. Roentgenol. **41**, 173—182 (1939).

APERT, E.: Dilatation bronchique et triangle cardio-diaphragmatique; constatations nécroscopiques. Bull. Soc. méd. Hôp. Paris **1927**, 848—850.

APFELBACH, G. L., and J. BAILEY-CARTER: Recurrent postoperative atelectasis. Radiology **37**, 598 (1941).

APPLETON: Segments and blood-vessels of the lungs. Lancet **1944**, 592.

ARBUCKLE, M. F.: The diagnosis of non-opaque foreign bodies in the tracheobronchial tree with a description of the physical and X-ray findings. J. Pediat. **11**, 356 (1937).

ARCHER, V. W., S. D. BLACKFORD, and J. E. WISSLER: Pulmonary manifestations in human tularemia. Roentgenological study based on 34 unselected cases. J. Amer. med. Ass. **104**, 895—898 (1935).

ARDAN, G. M., F. H. KEMP, and C. WEGELIUS: Swallowing defects after poliomyelitis. Brit. J. Radiol. **30**, 169—189 (1957).

ARENDT, J.: Zur Pathologie des Mediastinums. Mediastinale Randleisten, Mediastinitis und Mediastinalemphysem. Fortschr. Röntgenstr. **48**, 1—13 (1933).

ARGAUD, R., et M. PESQUE: Comportement de la limitante interne pleurale au voisinage des altérations superficielles du poumon. Rev. Tuberc. (Paris) **1**, 882 (1935).

ARGUMI, J., u. R. W. MÜLLER: Die perikavernösen Atelektasen und ihre Bedeutung für die Kavernen-Saugdränage. (MONALDI). Beitr. Klin. Tuberk. **93**, 615—622 (1939).

ARMAND-DELILLE, LEVY et MARIE: Evolution scléreuse de la spléno-pneumonie tuberculeuse de l'enfant, avec dilatation bronchique secondaire. Bull. Soc. méd. Hôp. Paris **1925**, 426—430.

ARMSTRONG, J. B., u. L. CUDKOWITZ: Die pathologische Anatomie der Bronchialarterien. Ergebn. ges. Tuberk.- u. Lung.-Forsch. **14**, 191—205 (1958).

ARNDT, H. J.: Das Verhalten der Lunge und des Brustfells bei Lepra und die leprösen Lungen- und Brustfellveränderungen. In: HENKE-LUBARSCH, Handbuch der speziellen Pathologie, Anatomie und Histologie, Bd. III/3, S. 384. Berlin: Springer 1931.

ARNDT, T., u. D. WITTEKIND: Ein ungewöhnlicher Fall von Periarteriitis nodosa unter dem Bild eines Lungentumors. Ärztl. Wschr. **1955**, 63.

ARNIM, H. H. v.: Zum Problem des neuromuskulären Systems der Lunge. Med. Klin. **1950**, 918, 949.

ARNSTEIN, A.: Indurative und Zerfallsvorgänge in den mediastinalen Lymphknoten in höherem Alter mit Schädigung der benachbarten Organe. Beitr. Klin. Tuberk. **85**, 197—222, 343—363 (1934).

ARRIOLA, H. R.: Secuelas radiológicas en las resecciones pulmonares. Rev. peru. Tuberc. **19**, 95—105 (1959).

ASCHENBRENNER, R., u. A. DÖNHARDT: Klinik und Therapie der Atemstörungen bei der Poliomyelitis. Dtsch. med. Wschr. **1948**, 508—512.

ASCHOFF, L.: Über Tracheopathia osteoplastica. Verh. dtsch. path. Ges. **14**, 125 (1910).

— Über anatomische und histologische Befunde bei „Gas"-Vergiftungen. Berlin: Reichs-Druckerei 1916.

— Über gewisse Gesetzmäßigkeiten der Pleuraverwachsungen. Ein Beitrag zur Pathologie der Sinus phrenico-costales und zur Physiologie des Brustkorbs. Veröff. Kriegs- u. Konstitutionspath. **3**, H. 14, 1—30 (1922/23).

ASH, B. et al.: Fibrinous bronchitis resembling tuberculosis of lung. Brit. med. J. **1924 I**, 192.

ASHBURY, H. E.: Recurrent massive collapse of the lung due to a benign intrabronchial tumor. Amer. J. Roentgenol. **21**, 452—459 (1929).

ASKANAZY, M.: Über die Veränderungen der großen Luftwege insbesondere ihre Epithelmetaplasie bei der Influenza. Korresp.-Bl. schweiz. Ärz. **15**, 465 (1919).

ASSMANN, H.: Die Bedeutung der Röntgenuntersuchung von Lunge und Mediastinum für die innere Medizin. Fortschr. Röntgenstr. **36**, 543—562 (1927).

— Die klinische Röntgendiagnostik der inneren Erkrankungen, 6. Aufl. Berlin - Göttingen-Heidelberg: Springer 1950.

ASTIER: Hypertrophie technique avec une image radiologique non classique. J. Radiol. Électrol. **1949**, 684.

ATKIN, E. E.: A specimen of the accessory lobe of the azygos vein. Lancet **1934 II**, 1221—1222

ATKINS, J. P., R. D. SULLIVAN, and R. JONES: Endobronchial lymphoma and its simulation by bronchogenic carcinoma. Ann. Otol. (St. Louis) **60**, 849—863 (1951).

AUCHINCLOSS jr., J. H., E. COOK, and A. RENZETTI: Polycythemia of unknown cause with alveolar hypoventilation. Clin. Res. Proc. **3**, 31 (1955).

— — — Clinical and physiological aspects of a case of obesity, polycythemia and alveolar hypoventilation. J. clin. Invest. **34**, 1537 (1955).

AUER, K. H.: Zur Bronchitis circumscripta non spezifica. Fortschr. Röntgenstr. **82**, 209 (1955).

AUERBACH, D., and H. GREEN: The pathology of clinically healed tuberculous cavities. Amer. Rev. Tuberc. **43**, 707—730 (1940).

AUERBACH, O.: Anatomic changes in the lungs following thoracoplasty. A study of 134 autopsy cases. J. thorac. Surg. **11**, 21—40 (1941/42).

AUERSWALD, W., E. STRAHLBERGER u. M. WENZL: Der Bronchusblockadetest. Ein Beitrag zur funktionellen Beurteilung der Lunge. Langenbecks Arch. klin. Chir. **272**, 157—166 (1952).

AUFSES, A. H.: Bronchial obstruction and collapse therapy. Amer. Rev. Tuberc. **43**, 622—630 (1940).

AUGE, E.: Zum Wesen der gerichteten Atelektase. Tuberk.-Arzt **7**, 505 (1948).

AULAGNIER: Image juxta-hilaire de primoinvasion répondant à une atélectasie parcellaire du lobe moyen. Pédiatrie No. 5, 445 (1947).

AVERY, M. E., and J. MEAD: Surface properties in relation to atelectasis and hyaline membrane disease. Amer. J. Dis. Child. **97**, 517 (1958).

BAARSMA, P. R.: Collaterale ventilatie. Groningen 1943.

—, and M. N. Y. DIRKEN: Collateral ventilation. J. thorac. Surg. **17**, 238 (1948).

BABES, V., et MOSCUNA: La lèpre pulmonaire. Arch. Méd. exp. **11**, 228 (1899).

BABOLINI, G., e F. SENIS: Il pneumotorace elettivo con particolare riguardo al pneumotorace ellettivo secondario. Arch. Tisiol. **10**, 867—909 (1955).

Bachhuber, T. E., J. J. Lalich, D. M. Angevine, E. D. Schilling, and F. M. Strong: Lathyrus factor activity of β-aminopropionitrile and related compounds. Proc. Soc. exp. Biol. (N.Y.) **89**, 294 (1955).

Bachmann, A. L., W. Ackermann, and K. Macken: Azygography: its value in mediastinal adenopathy and tumors. Ann. Surg. **153**, 344—356 (1961).

— W. R. Hewitt, and H. C. Beeckley: Bronchiectasis. A bronchographic study of 60 cases of pneumonia. Arch. intern. Med. **91**, 78—96 (1953).

Bachmann, M.: Die Veränderungen der inneren Organe bei hochgradigen Skoliosen und Kyphoskoliosen. Bibl. med. (Stuttg.), H. 4 (Abt. 1) 1—172 (1899).

Backlund, V.: Über die Technik der simultanen Telefilmplanigraphie. Acta radiol. (Stockh.) Suppl. 137 (1956).

Baggot, M. G.: Massive collapse of the lungs, atelectasis and intravascular pulm. hypervolumina. Amer. J. Surg. **85**, 184 (1953).

Bailie, R. W., and E. B. Scott: Massive collapse following tonsillectomy and adenoidectomy. J. Laryngol. **68**, 834—851 (1954).

Baker, M. J., L. C. Roettig, and G. M. Curtis: The prevention and treatment of atelectasis by the control of bronchial secretion. Ann. Surg. **134**, 641 (1951).

Bakey, M. de, J. B. Arey, and R. Brunazzi: Successful removal of lower accesory lung. J. thorac. Surg. **19**, 304 (1950).

Balás, A.: Mediastinum commune, hypoplasia pulmonis. Thoraxchirurgie **4**, 254—260 (1956 bis 1957).

—, u. A. Bikfalvi: Über Klinik und chirurgische Behandlung des Lungenechinococcus mit Berücksichtigung atypischer Fälle. Thoraxchirurgie **2**, 197—216 (1954).

Balestra, Passeri et Macarini: La stratigraphie axiale transversale dans la pathologie de l'appareil pulmonaire. J. Radiol. Électrol. **31**, 462 (1950).

Ball, R. P.: Pulmonary atelectasis following thyreoidectomy. Arch. Path. **5**, 763—774 (1928).

— Bilateral lobar atelectasis. Arch. Surg. **17**, 82—90 (1928).

Ballantyne, D. A.: Disturbed diaphragmatic movement. N. Z. med. J. **51**, 95—97 (1952).

Ballon, H., J. J. Singer, and E. A. Graham: Bronchiectasis. Etiology and Pathology. Clinical features and diagnosis. Treatment. (Bibliography). J. thorac. Surg. **1**, 154—193, 296—326, 397—431, 502—561 (1931/32).

Ballon, H. C.: Fibrin body in pneumothorax cavity. Amer. J. Roentgenol. **22**, 234—238 (1929).

Balmes, A., et A. Thevenet: Opacités de la base thoracique droite. Sem. Hôp. Paris **1955**, 41.

Balser, W.: Tracheo- und Bronchostenose mit Amyloid in der Wandung der Luftwege. Virchows Arch. path. Anat. **91**, 67—76 (1883).

Baltisberger, W.: Über die glatte Muskulatur der menschlichen Lunge. Z. Anat. Entwickl.-Gesch. **61**, 283 (1921).

Band, D., and J. S. Halls: Postoperative massive collapse of the lung. Brit. J. Siurg. **19**, 387 (1932).

Bange, W.: Die Funktion der Lungenmuskulatur und der Oberflächenspannung in den Alveolen und ihre Bedeutung für den Alveolarspasmus. Ärztl. Wschr. **1953**, 436.

Bányai, A. L.: Radiological measurement of respiratory motion of pneumothorax lung. Amer. Rev. Tuberc. **36**, 740—756 (1937).

— Motion of the lung after surgically produced paralysis of phrenic nerves. Arch. Surg. **37**, 288—294 (1938).

— The respiratory motion of the lung during artificial pneumoperitoneum treatment. Amer. J. Roentgenol. **41**, 37—41 (1939).

—, and J. W. Peabody: Congenital alveolar dysplasia of the lung. In: A. L. Bányai, Nontuberculuos disease of the chest. Springfield (Ill.): Ch. C. Thomas 1954.

Barach, A. L.: Advances in the treatment of diseases of the chest. Cincinn. J. Med. **30**, 131 (1949).

—, and G. J. Beck: Exsufflation with negative pressure; physiologic and clinical studies in poliomyelitis, bronchial asthma, pulmonary emphysema and bronchiectasis. Arch. intern. Med. **93**, 825 (1954).

— — H. A. Bickerman, E. Seanor, and W. H. Smith: Physical methods simulating mechanism of the human cough. J. appl. Physiol. **5**, 85 (1952).

Barcelo-Rousseau, G.: Diagnostic des tumeurs médiastinales par la cinédensigraphie (méthode photo-électrique). Comparison avec l'angiocardiographie. Thèse de Paris 1958.

Barcroft, J.: The respiratory function of the blood. Cambridge: University Press 1928.

Barden, R. P.: Interpretation of some radiologic signs of abnormal pulmonary function. Radiology **59**, 481—486 (1952).

— Clinical radiology and studies of pulmonary function. Amer. J. Roentgenol. **77**, 1085—1087 (1957).

—, and J. H. Comroe jr.: Roentgenologic evaluation of pulmonary function. A correlation with physiologic studies of ventilation. Amer. J. Roentgenol. **75**, 668—681 (1956).

—, and D. A. Cooper: Roentgen appearance of chest in diseases affecting peripheral vascular system of lungs; conditions associated with increased vascular permeability. Radiology **51**, 44—57 (1948).

Barer, G. R., and E. Nusser: Parts played by bronchial muscles in pulmonary reflexes. Brit. J. Pharmacol. **83**, 315 (1953).

Barford, J. L.: Case of extensive rupture of the trachea with complete detachment of the left bronchus without external injury. Lancet **1906**, 1509.

Bargmann, W.: Die Lungenalveole. In: Möllendorff, Handbuch der mikroskopischen Anatomie, Bd. V/3. Berlin: Springer 1936.

Bariéty, M., et P. Choubrac: Les compressions veineuses latentes décelées par l'angiographie au cours des tumeurs du médiastin. Acad. nat. Méd. **135**, 241 (1951).

— — et P. Vaudour: Agénésie pulmonaire diagnostiquée chez l'adulte. J. franç. Méd. Chir. thor. **12**, 435—438 (1958).

— C. Coury, Guérin, R. Abelanet et Matthé: Fistulation bronchique d'un mal de Pot lombaire. Bull. Soc. méd. Hôp. Paris **1954**, 226.

—, et Ch. Coury: La physiologie du médiastin et ses perturbations. Poumon **7**, 589—630 (1954).

— — et E. Rassekh: Atélectasie réflexe d'origine pleurale (rétraction opaque transitoire après pleuroscopie. Fréquence du syndrome amphoro-métallique. Discussion pathogénique. Sem. Hôp. Paris **1952**, 2713—2722.

— J. M. Lemoine et M. Leblanc: Maladie de Hodgkin à évolution endobronchique avec hémoptysie. Bull. Soc. méd. Hôp. Paris **64**, 559—560 (1948).

— O. Monod, P. Choubrac et P. Joly: Le poumon exclu (syndrome d'amputation de l'artère pulmonaire à l'angiopneumographie. Presse méd. **59**, 711 (1951).

— — et S. Paillas: Angiographie et cancer bronchique. Bull. Soc. méd. Hôp. Paris (1950).

— J. Poulet, G. Monod et J. Paillas: Pneumothoraces spontanés et cancers bronchiques. J. franç. Méd. Chir. thor. **12**, 169—180 (1958).

— — J. Paillas et R. Legendre: Cancers bronchiques et infarctus pulmonaires. J. franç. Méd. Chir. thor. **12**, 213—228 (1958).

Barjon, P., M. Pélissier, J. Gary-Bobo, R. Colin et J. P. Temple: Les indications de la tomographie simultanée. J. Radiol. Électrol. **37**, 585 (1956).

Barlow, G. H.: Observations on certain diseases originating in early youth; illustrated by 3 cases of defective expansion of the lung. Guy's Hosp. Rep. **6**, 235—264 (1841).

Barlow, N., and D. Kramer: Selective collapse under partial pneumothorax. Amer. Rev. Tuberc. **6**, 75—94 (1922).

Barlow, T.: Congenital atelectasis, emphysema and a cyst of the lung. Brit. med. J. **1880I**, 14.

Barnhard, H. J., and W. T. Kniker: Roentgenologic findings in pertussis. With particular emphasis on the "shaggy heart" sign. Amer. J. Roentgenol. **84**, 445—450 (1960).

Barone, L.: Considerazioni ulteriori in tema di broncostratigrafia. Minerva med. **51**, 2302—2304 (1960).

—, e A. Cogliolo: Utilità della broncostratigrafia ottenuta con la tecnica della stratigrafia multipla simultanea. Radiol. med. (Torino) **45**, 30—37 (1959).

— — Le indicazioni e la tecnica del metodo di indagine broncostratigrafico. Radiol. med. (Torino) **45**, 859—864 (1959).

—, e A. Pessagno: Le deformazioni del profilo diaframmatico e le formazioni radiopache della base polmonare etc. Ann. Radiol. diagn. (Bologna) **31**, 354—378 (1958).

Barré, E., A. Danrigal, R. Maruelle et L. Rolland: Lipome thoracique antéro-inférieur droit. J. franç. Méd. Chir. thor. **5**, 501—504 (1954).

Barrett, N. R., and T. Dillwyn: Pulmonary hydatid disease. Brit. J. Surg. **40**, 222—244 (1952).

Bársony, Th., u. E. Koppenstein: Lobus apicodorsalis (eine bisher unbekannte Lokalisation des Azygoslappens). Fortschr. Röntgenstr. **41**, 459—466 (1930).

— — Lageveränderungen der Lungenspalten und der Lungenhili bei Schrumpfungsprozessen. Fortschr. Röntgenstr. **43**, 417—434 (1931).

— — Lageveränderungen der Lungenspalten und der Lungenhili bei Schrumpfungsprozessen. Röntgenpraxis **1932**, 577.

Bartels: Bemerkungen über eine im Frühjahr 1860 in der Poliklinik in Kiel beobachtete Masernepidemie, mit besonderer Berücksichtigung der dabei vorgekommenen Lungenaffektionen. Virchows Arch. path. Anat. **21**, 129—156 (1861).

— Beobachtungen über die häutige Bräune. Dtsch. Arch. klin. Med. **2**, 367—452 (1867).

Bartenstein: Über die paravertebral-hypostatische Pneumonie der Säuglingslunge. Ref. Jb. Kinderheilk. **67**, 407 (1908).

—, u. G. Tada: Beiträge zur Lungenpathologie der Säuglinge. Leipzig u. Wien 1907.

Barth: Häufigkeit postoperativer Lungenkomplikationen infolge Sekretverschleppung bei Lungenoperationen. Berl. Symposion über Anästhesie-Probleme des offenen Thorax 28.—30. 10.. 1959. Ref. Dtsch. Gesundh.-Wes. **15**, 49 (1960).

Barthel, H.: Aplasie einer Lungenarterie. Thoraxchirurgie **4**, 287—299 (1956/57).

Bases, L., and A. Curtin: Prevention of death in status asthmaticus: value of bronchoscopy. Arch. Otolaryng. **36**, 576 (1931).

Bašič, M., u. I. van Reiner: Beitrag zur Diagnostik leukämischer Lungenveränderungen. Rad. med. Fak. Zagrebu **7**, 9—16 (1959).

Bass, E. H.: Delayed pneumonia and urticaria following bronchography. New Engl. J. Med. **1949**, 240.

Battezzati, M., F. Doave u. A. Tagilaferro: Die Angiopneumographie zur Diagnose der Lungen- und Mediastinaltumoren. Schweiz. med. Wschr. **80**, 799—811 (1950).

Batzenschlager, A., et E. Schnitzler: Laryngo-trachéo-bronchopathie chondroostéoplastique. Ann. Otolaryng. (Paris) **76**, 774 (1959).

Bauer, H.: Beitrag zur Kenntnis der chronischen Pneumonie. Fortschr. Röntgenstr. **56**, 443—450 (1937).

Bauer, R.: Zur Kenntnis der Strahlenschädigung der menschlichen Lunge. Strahlentherapie **64**, 249—266 (1939).

Bauer, W., u. K.-H. Fricke: Die Tomographie in der Röntgendiagnostik des Bronchialkarzinoms. Fortschr. Röntgenstr. **81**, 127—129 (1954).

BAUMGARTL, F.: Kongenitale Entwicklungsstörungen der Lunge. In: Handbuch der Thoraxchirurgie, Bd. III/2, S. 1—13. Berlin-Göttingen-Heidelberg: Springer 1958.
BECCHINI, G.: Atelectasis of the lung from foreign body. Arch. Radiol. (Napoli) **1**, 651—653 (1925).
BECK u. SCHOLZ: Karzinom und Amyloid des Larynx. Arch. Laryng. Rhinol. (Berl.) **21**
BECK, A.: Technik der Tomographie mit direkter Röntgenvergrößerung. Fortschr. Röntgenstr. **77**, 611—613 (1952).
BECK, H. R.: Atelektase durch anthrakotischen Lymphknoten. Fortschr. Röntgenstr. **71**, 935—937 (1949).
BECK, K.: Die Atelektase als Symptom der Bronchustuberkulose. Med. Mschr. **5**, 546 (1951).
BECK, R. E.: Roentgenographic findings in the complications of diabetes mellitus. Amer. J. Roentgenol. **82**, 887—896 (1959).
(1909).
BECKER, F. R.: Über die spontane Kollapsänderung der Pneumothoraxlunge und ihre therapeutische Konsequenz. Tuberk.-Arzt **1/2**, 749—754 (1948/49).
— Das Problem der elastischen Kaverne, eine komplexe Allergiefrage? Beitr. Klin. Tuberk. **102**, 225—234 (1949).
— Die klinische Bedeutung der Kontraktionsatelektase im Gesamtbild der Lungentuberkulose. Beitr. Klin. Tuberk. **103**, 314 (1950).
BECKER, W.: Über einen allergischen Lungenbefund bei Asthma bronchiale eines zweijährigen Kindes. Kinderärztl. Prax. **9**, 322—325 (1938).
— Über Periarteriitis nodosa. Med. Klin. **1938**, 869.
BECKMANN, H.: Interne Unfallschäden an den Lungen. In: H. BÜRCKLE DE LA CAMP u. P. ROSTOCK, Handbuch der gesamten Unfallheilkunde, Bd. II, S. 264ff. Stuttgart: Ferdinand Enke 1955.
BÉCLÈRE, A.: L'examen radiologique des plèvres interlobaires et le diagnostic de la sclérose de l'interlobe. Presse méd. **1902**, 207.
BEECHER, H. K., and A. J. MURPHY: Acidosis during thoracic surgery. J. thorac. Surg. **19**, 50—70 (1950).
— T. J. QUINN jr., J. P. BUNKER, and G. L. D'ALESSANDRO: Effect of position and arteficial ventilation on the excretion of carbon dioxide during thoracic surgery. J. thorac. Surg. **22**, 135—143 (1951).
BEHREND, H.: Zwerchfell und Atmung. In: ENGEL-SCHALL, Handbuch der Röntgendiagnostik und -therapie im Kindesalter, S. 155—165. Leipzig: Georg Thieme 1933.
BEHRENS, W.: Anatomischer Beitrag zur Frage der Atelektase. Schweiz. med. Wschr. **1950**, 69—72.
BEHRENS sen., W., u. A. FANCONI: Bronchiolitis obliterans chronica. Beitr. klin. Tuberk. **117**, 539—556 (1957).
BEILIN, D. S., J. P. FINK, and L. W. LESLE: Correlation of postmortem pathological observations with chest roentgenograms. Radiology **57**, 361 (1951).
BEISEL, W. R., and J. O. GILLESPIE: Chronic segmental atelectasis. U. S. armed Forces med. J. **3**, 407 (1952).
BEITZKE, H.: Atmungsorgane, In: L. ASCHOFF, Pathologische Anatomie, 6. Aufl., Bd. II. Jena: Gustav Fischer 1923.
— Pathologische Anatomie. In: Handbuch der Kindertuberkulose (ENGEL u. v. PIRQUET), Bd. I, H. 4, S. 182. Leipzig: Georg Thieme 1930.
— Pathologische Anatomie des Tracheo-Bronchialdrüsendurchbruchs. Ergebn. ges. Tuberk.- u. Lung.-Forsch. **12**, 17 (1954).
BEJLIN, J. S.: Lobulus accessorius inferior im Röntgenbild. Fortschr. Röntgenstr. **51**, 47 (1935).
BELCHER, J. R.: The pulmonary complications of dysphagia. Thorax **4**, 44—56 (1949).
BELLI, L., P. PIETRI e F. PISANI: Il valore dell'angiopneumografia nella diagnosi e prognosi delle neoplasie polmonari. Chirurgia **1958**, 3—11.
— — e M. REICH: Il valore della angiopneumografia nella diagnostica funzionale delle malattie polmonari. Chir. torac. **10**, 236—266 (1957).
BELT, H.: Autopsy incidence of pulmonary embolism. Lancet **1939**, 1259—1260.
BELT, T. H.: Über tödliche Lungenfibrose bei gewerblicher Radiumschädigung (Pathologisch-anatomischer Teil). Frankfurt. Z. Path. **42**, 170—187 (1931).
— Thrombosis and pulmonary embolism. Amer. J. Path. **10**, 129 (1934).
BENAIM, S., and C. WORSTER-DROUGHT: Dystrophia myotonica with myotonia of the diaphragm causing pulmonary hypoventilation with anoxemia and secondary polycythemia. Med. ill. (Lond.) **8**, 221 (1954).
BENDA, C.: La bronchite syphylitique. Paris: G. Doin & Co. 1927.
BENDA, R., et H. MOLLARD: Les difficultés d'interprétation dans le diagnostic radiologique des atélectasies pulmonaires et les fausses atélectasies. Bull. Soc. méd. Hôp. Paris **52**, 268—272 (1936).
BENDICK, A. J., and A. H. WESSLER: The azygos lobe of the lung. Amer. J. Roentgenol. **20**, 1—6 (1928).
BENDOVE, R. A., and B. S. GERSHWIN: The inverse ratio in the roentgen visualization of the bronchi and alveoli after the injection of contrast media. J. Roentgenol. **31**, 323—327 (1934).
BENEDETTI, P.: Ulteriore contributo allo studio del colasso massivo del polmone con particolare reguardo al colasso massivo in corso di emottisi. Arch. Pat. Clin. med. **14**, 301 (1934).
BENEDICT, E. B., and B. CASTLEMAN: Sarcoidosis with bronchial involvement: report of case with bronchoscopic and pathologic observations. New Engl. J. Med. **224**, 186—189 (1941).

BENEKE, R.: Über Bauchlunge und Hernia diaphragmatica spuria. Verh. dtsch. path. Ges. **9**, 202 (1905).

BENFIELD, J. R., R. W. HARRISON, J. F. PERKINS, E. T. LONG, G. P. HERMAN, and W. E. ADAMS: The reversibility of chronic atelectasis. Surg. Forum **8**, 473—478 (1957).

BENNETT, H. A., C. E. GRAY, and S. C. CULLEN: The effects of large doses of barbiturates and morphine and scopolamine on respiratory minute volume exchange. Anesthesiology **10**, 548—552 (1949).

BENNINGHOFF, A.: Über die funktionelle Struktur der Lungengefäße. Verh. dtsch. Ges. Kreisl.-Forsch. 7 8,3, 104 (1935).

BENSON, B., M. D. ROE, and M. D. B. H. STEPHENS: Congenital diaphragmatic hernia and hypoplastic lung. J. thorac. Surg. **32**, 279 (1956).

BÉRAUD, C.: Bronchographie des bronches trachéennes. J. Radiol. Électrol. **32**, 815 (1951).

BERBLINGER, W.: Die Saugdrainagebehandlung tuberkulöser Lungenkavernen (Monaldi) in morphologischer Beurteilung. Beitr. Klin. Tuberk. **95**, 228—261 (1940).

— Der Schwund tuberkulöser Lungenkavernen. Basel: Benno Schwabe & Co. **1943**.

BERDAL, E. P.: Anomalies of the bronchus of the superior lobe. Acta oto-laryng. (Stockh.), Suppl. **74**, 231 (1947).

BERGAMINI, H., and L. A. SHEPARD: Bilateral atelectasis (massive collapse) of lung. Ann. Surg. **86**, 35—40 (1927).

BERGAN, F.: The relative function of the lungs in supine, left and right lateral position. J. Oslo Cy Hosp. **2**, 10 (1952).

BERGENGRUEN, P.: Die lepröse Erkrankung des Larynx und der Trachea. In: HEYMANNS Handbuch der Laryngologie und Rhinologie, Bd. I/2, S. 1241. Wien 1898.

BERGER, M.: Beobachtungen über unspezifische Haemoptoe im Kindesalter bei der Bronchitis fibrinosa. Mschr. Kinderheilk. **35**, 145 (1927).

BERGGREN, S. M.: The oxygen deficit of arterial blood caused by non-ventilating parts of the lung. Acta physiol. scand. **4**, Suppl. 9 (1942).

BERGMAN, F., and E. LINDNER: Tumor-forming amyloidosis of the lung. J. thorac. Surg. **35**, 628—637 (1958).

BERGMANN, H.: Prophylaxe und Behandlung des postoperativen Kollapses. Langenbecks Arch. klin. Chir. **280**, 563—572 (1955).

BERGMANN, M., and E. A. GRAHAM: Pneumonectomy for severe irradiation damage of the lung. J. thorac. Surg. **22**, 549 (1951).

BERGSMA, D.: Der Nutzen sagittaler Schnittaufnahmen der Lunge. Ned. T. Geneesk. **1952**, 2949—2951.

BERNARD, E., et Y. BOUVRAIN: Rétraction brusque et irréversible du lobe sain au cours du pneumothorax artificiel. Rev. Tuberc. (Paris) **10**, 567—574 (1946).

BERNARD, L., et A. SOULAS: Considérations sur les corps étrangers méconnus intrabronchiques et sur le traitement par la bronchoscopie des suppurations bronchopulmonaires. Bronchoscopie **4**, 277—283 (1934).

BERNARDI, E. DE: Pulmonary hydatid disease in man. Acta radiol. (Stockh.) **36**, 234—240 (1951).

BERNHARD, J.: Die pericavernöse Atelektase und ihre Bedeutung bei der Pneu-Behandlung. Z. Tuberk. **99**, 41 (1951).

BERNOU, A.: Image postérieure triangulaire pseudo-pleurétique des bases pulmonaires. Rev. Tuberc. (Paris) **4**, 170 (1933).

— R. GOYER, L. OGER et J. TRICOIRE: Diagnostic des lipomes intrathoraciques antéro-inférieurs. J. franç. Méd. Chir. thor. **9**, 269—275 (1959).

—, et J. TRICOIRE: Images en flammèches dans les condensations pulmonaires par obstruction bronchique. Bronches **7**, 143—146 (1957).

— — Valeur sémeilogique comparée de la tomographie lipiodolée dans l'examen des bronches distales. Bronches **7**, 317 (1957).

BERNSTEIN, MITCHELL, F. W. KONZELMANN, and D. M. SIDLICK: Boeck's sarcoid. Arch. intern. Med. **44**, 721 (1929).

BERNSTEIN, J.: Über die Entstehung der Aspiration des Brustkorbs bei der Geburt. Pflügers Arch. ges. Physiol. **17**, 617—623 (1878).

BERRY, J. L.: The relation between bronchial and pulmonary circulation in the human lung, investigated by radiopaque injections. Quart. J. exp. Physiol. **24**, 305—314 (1935).

— J. F. BRAILSFORD, and J. DE BURGH DALY: The bronchial vascular system in the dog. Proc. roy. Soc. Med. **109**, 319 (1931).

—, and I. DE BURGH DALY: The relation between the pulmonary and bronchial vascular systems. Proc. Roy Soc. Med. **109**, 319—336 (1931).

BERSON, W., and J. ADRIANI: "Silent" regurgitation and aspiration during anesthesia. Anesthesiology **15**, 644—649 (1954).

BERT, P., u. B. FISCHER: Über Nebenlungen und versprengte Lungenkeime. Frankfurt. Z. Path. **6**, 27—64 (1911).

BESCHORNER, Über chronische essentielle fibrinöse Bronchitis (Bronchial-Krupp). Samml. klin. Vortr., N. F. 73 (1893).

BESKIN, C. A.: Intralobar enteric sequestration of the lung, containing aberrant pancreas. J. thorac. Surg. **41**, 314—317 (1961).

BESSLER, W., u. D. TORRANCE: Die Erkennung von Lungenlappenatelektase. Schweiz. med. Wschr. **90**, 1372—1378 (1960).

BETKE, K., u. H. RICHARZ: Das Krankheitsbild der Atelektasen im frühen Säuglingsalter. Kinderärztl. Prax. **21**, 544—548 (1953).

BÉTOULLIÈRES, P.: Tomographie simultanée. Principes techniques et indications. Presse méd. **64**, 2221 (1956).

— F. JAUMES et A. ADRA: Aspects radiologiques du poumon hodgkinien. Sem. Hôp. Paris **1952**, 811—818.

—, et R. PALEIRAC: Quelques aspects radiologiques de thymus. J. Radiol. Électrol. **33**, 167—174 (1952).

BETTMANN, M.: Report of a case of fibrinous bronchitis with a review of the literature. Amer. J. med. Sci. **123**, 304 (1902).

BEUTEL, A.: Zur bronchographischen Diagnostik der Bronchuspolypen. Fortschr. Röntgenstr. **48**, 198 (1933).

— Die diagnostische Leistungsfähigkeit der Bronchographie. Med. Klin. **1**, 138—142 (1939).

—, u. F. PÓR: Klinische und röntgenologische Erscheinungen bei der Perforation anthrakotisch indurierter Lymphknoten in den Bronchus. Beitr. Klin. Tuberk. **81**, 659 (1932).

—, u. F. STRNAD: Zur bronchographischen Diagnostik des angeborenen Lungenmangels. Fortschr. Röntgenstr. **54**, 49 (1936).

— — Die Analyse und Differentialdiagnose der raumbeschränkenden Prozesse im Bronchogramm. Fortschr. Röntgenstr. **55**, 118 (1937).

BEUTEL, W.: Die intrathorakalen Verletzungen. Medizinisch-statistische Mitteilungen über die von der Schweizer Unfallversicherungsanstalt im Jahre 1945 angemeldeten Fälle von Verletzungen der Brustorgane. Diss. Zürich 1948.

BEUTIN, H., u. W. M. H. WEISSWANGE: Die Darstellung der Bronchusstenose im Tomogramm und ihre Bedeutung für die Strahlenbehandlung der Bronchialkarzinome. Röntgenpraxis **15**, 161 (1943).

BEZANÇON, AZOULAY, WEISMANN-NETTER, OUMANSKY et BRODIEZ: Essay d'interprétation des images radiologiques triangulaires dites de pleureuse médiastine se superposant à des dilatations bronchiques. Bull. Soc. méd. Hôp. Paris, **1929**, 1441—1450.

BIANCALANA, L., e C. COLOMBO: L'atelettasia polmonare negli interventi di exeresi del polmone. Atti 3. Congr. naz. chir. torac. **1**, 149—193 (1952).

BIASI, W. DI: Schwere Silikose. A.: Pathologisch-anatomischer Teil. In: KÖNIG-MAGNUS, Handbuch der gesamten Unfallheilkunde, Bd. II, S. 123—164. Stuttgart: Ferdinand Enke 1933.

BIBERGEIL, E.: Über Lungenkomplikationen nach Bauchoperationen. Langenbecks Arch. klin. Chir. **78**, 339—368 (1925).

BICKERMAN, H. A.: Exsufflation with negative pressure; elimination of radiopaque and foreign bodies from bronchi of anesthetized dogs. Arch. intern. Med. **93**, 698 (1954).

BIERMER, A.: Krankheiten der Bronchien und des Lungenparenchyms. In: Virchows Handbuch der speziellen Pathologie und Therapie, Bd. V/1, S. 781. Erlangen 1865.

BIGGER, I. A.: The treatment of congenital atresia of the esophagus with tracheooesophageal fistula. Ann. Surg. **129**, 572—587 (1949).

BIHSS, F. E., and H. L. BERLAND: Roentgenological manifestations of pleuropulmonary involvement in tularemia. Radiology **41**, 431—437 (1943).

BIKFALVI, A., u. A. BALÁS: Über anormale, im klinischen Bilde als chronische Lungeneiterungen erscheinende, mit „intralobärer Sequestration" vergesellschaftete Lungenarterien. Thoraxchirurgie **1**, 446 (1953/54).

BIKFALVI, B., u. A. BALÁS: Weitere 5 Fälle von intralobärer Sequestration infolge einer anormalen Lungenarterie. Thoraxchirurgie **2**, 411 (1955).

BILLARD, Traité des maladies des enfants nouveau-nés, 3. ed. Paris 1837.

BINET, L.: Expériences sur l'atélectasie pulmonaire. Ann. Anat. path. **15**, 323 (1938).

—, et M. BURSTEIN: Poumon et système nerveux végétatif. Étude physiologique. J. franç. Méd. Chir. thor. **2**, 101—122 (1948).

—, et C. JAULMES: Une expérience sur l'atélectasie pulmonaire. Bull. Soc. méd. Hôp. Paris **52**, 1556 (1936).

BINGER, C. A. L., and G. R. BROW: Studies on the respiratory mechanism in lobar pneumonia; study of the lung volume in relation to clinical course of the disease. J. exp. Med. **39**, 677—705 (1924).

BIOCCA, P.: "Adenoma" della biforcazione tracheale. Arch. Chir. Torace **8**, 401—436 (1956).

BIRATH, G., and C. CRAFOORD: Function tests in pulmonary surgery. J. thorac. Surg. **22**, 414 (1951).

BIRD, C.: Variation in the ages, sizes and physical characteristics of the main bronchi in reaction to their closure. J. thorac. Surg. **6**, 367 (1937).

BISGARD, J. D.: Congenital eventration of the diaphragm. J. thorac. Surg. **16**, 484—491 (1947).

BJÖRK, V. O.: Circulation through an atelectatic lung in man. J. thorac. Surg. **26**, 533—543 (1953).

—, and E. F. SALÉN: The blood flow through an atelectatic lung. J. thorac. Surg. **20**, 933—942 (1950).

BLAHA, H.: Über Bronchialveränderungen bei der Lungentuberkulose. Vergleich von klinischem und Resektionsbefund. Fortschr. Röntgenstr. **76**, 606—617 (1952).

— Schichtbilder von Bronchialveränderungen bei der Lungentuberkulose. Stuttgart: Georg Thieme 1954.

BLAIR, L. G.: Chest manifestation of abdominothoracic injuries. Brit. J. Radiol. **18**, 258—262 (1945).

— D. M. PRYCE, and T. W. SELLORS: Bronchopulmonary dissociation, due to abnormal artery, visualized by bronchography. Brit. J. Radiol. **19**, 118—119 (1946).

BLAVIER, L.: Mesure du collapsus pulmonaire expérimental. Arch. int. Méd. exp. **4**, 270 (1930).

BLECHER: Über die klinische Bedeutung der Bronchialekchondrosen. Mitt. Grenzgeb. Med. Chir. **21**, 827 (1915).

BLOCH, R. G., L. F. SANDOCK, and E. B. MITCHELL: Retrocardiac bronchiectasis. Amer. J. Roentgenol. **60**, 219 (1948).

BLOOMER, W., W. HARRISON, G. E. LINDSKOG, and A. A. LIEBOW: Respiratory function and blood flow in the bronchial arteries after ligation of the pulmonary artery. Amer. J. Physiol. **157**, 317 (1949).

Blum, W., u. W. Quarz: Zur Morphologie der Lungentuberkulose beim Vergleich von Bronchogrammen und Angiogrammen. Beitr. Klin. Tuberk. **109**, 528—540 (1953).

Blume, H.: Einseitige Lungenschrumpfungen und Lungenmißbildungen. Ein Fall von traumatischer Lungenatrophie. Z. Tuberk. **65**, 369—381 (1932).

Blumensaat, C.: Lungenkrampf (sog. massiver Lungenkollaps) nach Sympathektomie. Zbl. Chir. **73**, 27—42 (1948).

Blumenthal, S., and H. Neuhof: Staphylococcic (suppurative) pneumonia in infancy and childhood and its surgical aspects. Amer. J. Dis. Child. **72**, 691—719 (1946).

Bluntschli, H.: Bemerkungen über einen abnormen Verlauf der Vena azygos in einer den Oberlappen der rechten Lunge durchsetzenden Pleurafalte. Gegenbaurs morph. Jb. **33**, 562 (1905).

Blystad, W., B. H. Landing, and C. A. Smith: Pulmonary hyaline membranes in newborn infants; statistical, morphologic and experimental study of their nature, occurence and significance. Pediatrics **8**, 5—21 (1951).

Boccardi, S.: Sull'atelettasia lineare polmonare di Fleischner. Ann. Radiol. diagn. (Bologna) **29**, 179—185 (1956).

Bock, K., D. Michel u. M. Herbst: Lungenagenesie und Lävokardie (Beitrag zur Diagnostik einseitiger Thoraxverschattungen). Kinderärztl. Prax. **26**, 451—459 (1958).

Böhm, F.: Bronchustuberkulose und Kollapstherapie. Beitr. Klin. Tuberk. **106**, 312—321 (1951).

— Totaler Bronchusfüllungsausfall ohne Verschattung des versorgten Parenchymgebietes bei Lungen- und Bronchustuberkulose. Tuberk.-Arzt **7**, 258—267 (1953).

Böhm, G., u. O. Kühne: Über den Lungeninfarkt im Röntgenbild. Fortschr. Röntgenstr. **34**, 402—407 (1926).

Böhme, F.: Atelektase bei Pneumonie und bei akzessorischen Unterlappen. Z. Tuberk. **75**, 67—68 (1936).

Bönniger, M.: Angeborener Defekt der rechten Lunge. Med. Klin. **1928 I**, 258—259.

— Ein weiterer Fall von angeborenem Defekt der rechten Lunge, kompliziert durch rechtsseitigen Pneumothorax. Med. Klin. **1931 II**, 1568—1571.

Boettner, J. M., M. Rivero, M. A. Perito, R. Codas, N. Llamosas, and C. Maas: Two cases of intrabronchial foreign bodies of long duration. Dis. Chest **22**, 219—225 (1952).

Bohnenkamp, H.: Krankheiten der Atmungsorgane. Münch. med. Wschr. **94**, 902—903 (1952).

Boj, E., and J. Rudnik: Concerning the mechanical occlusion of the bronchi in children affected by lung tuberculosis. Pol. Przegl. radiol. **26**, 131—143 (1962).

Bokay, J. v.: Die Diphtherie seit Bretonneau. Ergebn. inn. Med. Kinderheilk. **42**, 463—634 (1932).

Bolck, F.: Zur Frage der Entstehung von Nebenlungen. Virchows Arch. path. Anat. **319**, 20—43 (1950).

Bollag, W., u. E. Schwarz: Die Lymphogranulomatose des Mediastinums und der Lunge. In: Handbuch der inneren Medizin, 4. Aufl., Bd. IV/3, S. 908ff. Berlin-Göttingen-Heidelberg: Springer 1956.

Bollinelli: Les sténoses bronchiques de l'adulte. Thèse de Toulouse 1949.

Bolt, W.: Zum Lungenkreislauf unter Berücksichtigung der Lungenfunktionsprüfung. Beitr. Klin. Tuberk. **110**, 40—56 (1953/54).

— W. Forssmann u. H. Rink: Selektive Lungenangiographie. Stuttgart: Georg Thieme 1957.

— H. W. Knipping u. H. Rink: Funktionsfragen bei der operativen Behandlung der Lungentuberkulose. Thoraxchirurgie **1**, 167—180 (1953/54).

—, u. H. Rink: Selektive Angiographie der Lungengefäße bei Lungentuberkulose. Schweiz. Z. Tuberk. **8**, 380—392 (1951).

— W. Stanischeff u. O. Zorn: Die selektive Angiographie der Lungengefäße. Münch. med. Wschr. **93**, 7 (1951).

— — — Intrakardiale Druckmessungen vor und nach Lungenresektionen. Münch. med. Wschr. **1951**, 573—582.

—, u. H. Valentin: Untersuchungen über die Atemlähmung bei der Poliomyelitisepidemie 1948. Klin. Wschr. **28**, 113—118 (1950).

Bompiani, Reperti angiografici in tumori polmonari. Radiol. med. (Torino) **41**, 1—16 (1955).

Bondurant, S., and D. A. Miller: A method for producing surface active material of mammalian lungs. J. appl. Physiol. **17**, 167 (1962).

Bonelli, L., R. Mariani et S. Cellerino: Opacité pulmonaire par modification sténosante au cours du processus de stabilisation du collapsus extrapleural. Bronches **7**, 169—172 (1957).

Bonilla-Naar, M., A. M. Corredot et Savogal: Un cas de hernie diaphragmatique (agénésie partielle de l'hémi-diaphragma gauche). Plastie du diaphragme avec le poumon atélectasique. J. franç. Méd. Chir. thor. **6**, 244—248 (1952).

Bonniot: Lésions isolées de la bronche souche dans les contusions du thorax. Presse méd. **1943**, No 29.

Bonte et F. Marcq: Possibilités de la tomographie dans le diagnostic des affections bronchiques. J. Radiol. Électrol. **29**, 231—237 (1948).

Bonte, G., M. Ribet et J. Caron: La séquestration pulmonaire. Démonstration aortographique de l'artère anormale. Ann. Radiol. **3**, 641—656 (1960).

Borak, J.: Diskussion zum Vortrag F. Fleischner, Das Atelektaseproblem. Wien. Ges. Röntgenkunde, Sitz. v. 10. 10. 34. Ref. Fortschr. Röntgenstr. **50**, 519 (1934).

BOREADIS, A. G., and J. GERSHON-COHEN: Aeration of the respiratory and gastrointestinal tracts during the first minute of neonatal life. Radiology **67**, 407—409 (1956).

BORN, H.: Über das zeitweilige Verschwinden plattenförmiger Atelektasen der Lunge. Med. Klin. **1951**, 277—306.

BORRIE, J., and S. G. GRIFFIN: Twenty-seven cases of syphilitic aneurysms of the thoracic aorta and its branches. Thorax **5**, 293—324 (1950).

BORSANY, S.: Agenesis of the lung. Laryngoscope (St. Louis) **70**, 187—193 (1960).

BOSSHARD, P.: Zur Pathologie des Bronchus cardiacus. Beitr. Klin. Tuberk. **93**, 117 (1939).

BOTHÉN, N. F.: The roentgen picture in cases of lung mycosis. Acta radiol. (Stockh.) **36**, 35—46 (1951).

BOUCHER, H.: Bronchite segmentaire et primo-infection tuberculeuse chez l'adulte. J. franç. Méd. Chir. thor. **3**, 470—478 (1949).

— J. DELMAS et R. MIERAL: Un syndrome radio-clinique peu connu: l' atélectasie en bande de FLEISCHNER. Presse méd. **1952**, 1437—1440.

BOUCHUT, L., et DUJOL: Syphilis et dilatations bronchiques. Rev. Méd. (Paris) **32**, 585 (1912).

BOUTOURLINE-YOUNG, H. J., and C. A. SMITH: Respiration of full term and of premature infants. Amer. J. Dis. Child. **80**, 753—766 (1953).

BOWDEN, K. M.: Absence of the right lung, congenital cystic malformation of the left lung. Med. J. Aust. **1**, 646 (1947).

BOWEN, A.: Acute influencal pneumonitis. Amer. J. Roentgenol. **34**, 168 (1935).

BOWEN, C. F.: Foreign bodies in the bronchus and esophagus. Amer. J. Roentgenol. **9**, 705—712 (1922).

BOWEN, D. R.: Acute massive collapse (atelectasis) of the lung. Amer. J. Roentgenol. **21**, 101—141 (1929).

BOYD, G.: Intralobar pulmonary sequestration. Dis. Chest **24**, 162—172 (1953).

BOYD, G. L.: Lobar collapse in children. J. Amer. med. Ass. **105** (II), 1832—1835 (1935).

BOYDEN, E. A.: The intrahilar and related segmental anatomy of the lung. Surgery **18**, 706 (1945).

— Synthesis of prevailing patterns of bronchopulmonary segments in light of their variations. Dis. Chest **15**, 657—668 (1949).

— The distribution of bronchi in gross anomalies of the right upper lobe, particularly lobes subdivided by the azygos vein and those containung pre-eparterial bronchi. Radiology **58**, 797—807 (1952).

— Lateral views of the segmental bronchi and related pulmonary vessels in an injected preparation of the lungs. Radiology **61**, 183—188 (1953).

— Bronchogenic cysts and the theory of intralobar sequestration: New embryologic data. J. thorac. Surg. **35**, 604—610 (1958).

BOYER, R.: Bronchography in chronic lobar collapse. Amer. J. Roentgenol. **69**, 28—41 (1953).

BRADFORD, R. J.: Massive collapse of the lung as a result of gunshot wounds with especial reference to wounds of the chest. Quart. J. Med. **12**, 127—150 (1919).

BRAEUCKER, W.: Der Brustteil des vegetativen Nervensystems und seine klinisch-chirurgische Bedeutung. Beitr. Klin. Tuberk. **66**, 1 (1927).

BRAHDY and LENARSKY: Treatment of respiratory failures in acute epidemic poliomyelitis. Amer. J. Dis. Child **46**, 705 (1933).

BRAIBANTI, T., e G. PREVEDI: Sul "polmone irradiato". L'importanza della stratigrafia nella diagnosi differenziale. Ann. Radiol. diagn. (Bologna) **24**, 27—52 (1952).

BRAMANN, C. v.: Lungenerkrankungen durch Fremdkörper. Dtsch. med. J. **1956**, 145—149.

BRANTIGAN, O. C., R. HOFFMAN, and D. F. PROCTOR: Endobronchial tuberculosis: its role in causing rapid expansion or atelectasis of the lung following closed pneumolysis. Amer. Rev. Tuberc. **45**, 477 (1942).

BRAUER, L.: Die Röntgendiagnose der Pleuraerkrankungen. In: M. GROEDEL, Grundriß und Atlas der Röntgendiagnostik in der inneren Medizin, 3. Aufl., S. 287—303. München: J. F. Lehmann 1921.

—, u. A. LOREY: Die röntgenologische Darstellung der Bronchien mittels Kontrastfüllung. Ergebn. med. Strahlenforsch. **3**, 115 (1928).

BRAUN, H.: Atelektase der linken Lunge durch ein den Hauptbronchus komprimierendes Aortenaneurysma. Med. Klin. **50**, 1703—1704 (1955).

— Rechtsseitige Lungenaplasie. Tuberk.-Arzt **9**, 12—14 (1955).

BRAUNBEHRENS, H. v.: Der atelektatische Lungenkollaps im Röntgenbild. Zbl. inn. Med. **1932**, 746.

BRAUNSTEIN, H.: Periarteriitis nodosa limited to the pulmonary circulation. Amer. J. Path. **31**, 837 (1955).

BRAUN-WOTKE, I.: Über den gleichzeitigen Verschluß des Oberlappen- und Unterlappenbronchus als ein typisches bronchographisches Zeichen bei Kompressionsatelektase der Lunge. Wien. med. Wschr. **105**, 393—394 (1955).

BRAVERMANN, M., and S. BROWN: Congenital atelectasis. Discussion and case presentation. Radiology **18**, 602 (1931).

BREAKEY, A. S., C. T. DOTTER, and I. STEINBERG: Pulmonary complications of cardiospasm. New Engl. J. Med. **245**, 441—447 (1951).

BREDNOW, W.: Röntgenatlas der Lungenerkrankungen, 7. Aufl. München u. Berlin: Urban & Schwarzenberg 1959.

BREMBACH, H. K.: Die Silikose und Siliko-Tuberkulose im Hartstrahlbild. Beitr. Klin. Tuberk. **111**, 221—228 (1954).

BRESCOLA, R., e G. ALESSANDRI: Studio radiologico del polmone riespanso dopo decorticazione pleurica. Chir. torac. **9**, 749—755 (1956).

BREWER, L. A.: Mucoid impaction of the bronchi. J. thorac. Surg. **22**, 149 (1951).

— B. BURBANK, P. C. SAMSON, and C. A. SCHIFF: "Wet lung" in war casualties. Ann. Surg. **123**, 343—362 (1946).

BREWER, L. A. W. M. G. JONES, and F. S. DOLLEY: Nonmalignant intrathoracic lesions simulating bronchogenic carcinoma. J. thorac. Surg. **17**, 439—463 (1948).

BRIEGER, E.: Über die trockenen und adhäsiven Formen der Pleuritis mediastinalis und ihr Röntgenbild. Dtsch. med. Wschr. **1923**, 31.

— Die Pleuritis mediastinalis superior und die mediastinale Schwarte. Fortschr. Röntgenstr. **32**, 28—38 (1924).

—, u. A. SCHRÖTER: Zur Kenntnis der Pleuritis mediastinalis, insbesondere der Pleuritis mediastinalis diaphragmatica. Beitr. Klin. Tuberk. **61**, 58—74 (1925).

BRIEST, K.: Zur Klinik und Röntgenologie der Oesophago-Trachealfistel. Fortschr. Röntgenstr. **53**, 85—88 (1936).

BRIGAND, H. LE., R. HOURTOULE, M. MERLIER, P. RENAULT et R. COUDRAUD: Séquestrations pulmonaires et artères anormales. Poumon **10**, 421—437 (1954).

BRIGAND, M. LE.: Diskussion zu G. ROCHE, J. PARENT et P. DAUMET: Atélectasies parcellaires du lobe inférieur et du lobe moyen au cours du pneumothorax thérapeutique. Rev. Tuberc. (Paris) **20**, 94 (1956).

BRILL, S.: Die Röntgendiagnose der Atelektase. 16. Jahrestagg der Röntgen-Ges. von Nordamerika. Ref. Röntgenpraxis **3**, 602 (1931).

—, and C. D. LAKE: Experimental studies on factors altering intrapleural pressure. Amer. J. Physiol. **93**, 2 (1930).

— M. PRINZMETAL, and H. BRUNN: Factors alternating intrapleural pressure and their clinical significance. J. thorax. Surg. **1**, 242—269 (1931/32).

BRISCOE, J. C.: The mechanism of post-operative massive collapse in lungs. Quart. J. Med. **13**, 293—336 (1919).

— The mechanism of inflation of the lungs and the influence of deflation on post-operative complications. Lancet **1931 I**, 50.

BROCARD, H., et C. RENAUD: Sur les opacités de l'angle cardio-phrénique antérieur droit. J. franç. Méd. Chir. thor. **8**, 504—514 (1954).

— G. ROCHE et P. DAUMET: Epiplocèle de la fente de Larrey. Bull. Soc. méd. Hôp. Paris **1953**, 753—757.

BROCK, R. C.: Observations on the anatomy of the bronchial tree, with special reference to the surgery of lung abscess. Guy's Hosp. Rep. **91**, 111 (1942).

— The level of the interlobar fissures of the lungs. Guy's Hops. Rep. **91**, 140 (1942).

— The anatomy of the bronchial tree with special reference to the surgery of lung abscess. London: Oxford University Press 1946.

BROMER, R. S., and I. J. EOLMAN: Lipoid pneumonia in infants and children. Radiology **32**, 1—7 (1939).

BRONKHORST, W.: Neue Deutungen der Kavernenheilung. Beitr. Klin. Tuberk. **72**, 36 (1929).

— Atelectase of obstructive pneumonia. Ned. T. Geneesk. **1950**, 2950.

BRONKHORST, W.: Bronchorrhé chronique (le syndrome bronchectasique sans bronchectasies). Bronches **3**, 358—364 (1953).

—, u. C. DIJKSTRA: Das neuromuskuläre System der Lunge. Beitr. Klin. Tuberk. **94**, 445—503 (1939).

BROUSTET, P., H. BRICAUD, H. LEFORT, P. L. MARTIN, G. CAHANIEU, P. MULLON, J. C. CHIGNON et F. FONTAN: L'atélectasie plane. Presse méd. **1956**, 2109—2111.

— — P. MULLON, J. CARLES et P. L. MARTIN: La circulation bronchique du poumon mitral. Arch. Mal. Coeur **50**, 522—540 (1957).

BROWN, A. L., and G. B. BISKIND: Differential diagnosis between lipid pneumonia and pulmonary neoplasm. Report of a case: treatment by partial resection. J. Amer. med. Ass. **117**, 4—6 (1941).

BROWN, E. S.: Lung area from surface tension effects. Proc. Soc. exp. Biol. (N. Y.) **95**, 168 (1957).

— R. P. JOHNSON, and J. A. CLEMENTS: Pulmonary surface tension. J. appl. Physiol. **14**, 717 (1959).

BROWN, R. F.: Effect of cortisone on the radiation reaction of the rat lung. Amer. J. Roentgenol. **75**, 796—806 (1956).

BRÜCKNER, H.: Die Auswirkungen des Bronchialkarzinoms auf die Atembeweglichkeit des Tracheobronchialbaumes, des Zwerchfells und des Brustkorbs. Fortschr. Röntgenstr. **80**, 439—453 (1954).

BRÜCKNER, L., u. L. PIŇOS: Hard exposure technique in the routine radiological pulmonary diagnostics. Čs. Rentgenol. **14**, 76—82 (1960).

BRÜGGER, H.: Über Ventil-Bronchostenose im Verlauf der kindlichen Tuberkulose und über ihre Beziehung zur Atelektase. Mschr. Kinderheilk. **96**, 148 (1948).

— Über Bronchostenosen und Atelektasen im Verlauf der kindlichen Tuberkulose. Beitr. Klin. Tuberk. **102**, 563 (1949/50).

— Über die Ventilbronchusstenose und ihre Beziehungen zur Atelektase. Beitr. Klin. Tuberk. **102**, 563 (1950).

BRÜSTER, H.: Atelektasen unterschiedlicher Herkunft im Verlauf einer Pubertätsphthise. Kinderärztl. Prax. **27**, 395—397 (1959).

BRUIN, M. DE, and P. G. GERLINGS: Bronchoscopy in pulmonary atelectasis in children. Acta oto-laryng. (Stockh.) **24**, 222—241 (1936).

BRUNET, C.: Atélectasie parcellaire chez un enfant. Rev. Tuberc. (Paris) Ser. V, **5**, 468—472 (1939).

BRUNN, H.: Observations on postoperative atelectasis: consideration in some factors in etiology, prevention and treatment. Amer. Surg. Ass. Meeting Philadelphia 15. Mai 1930.

—, and S. BRILL: Atelectasis, a review of its history, significance and treatment. West. J. Surg. **38**, 647—662 (1930).

— — Observations on postoperative pulmonary atelectasis. Ann. Surg. **92**, 801 (1930).

Brunn, H., and W. B. Faulkner: Intrabronchial drainage, its importance in the diagnosis and treatment of pulmonary complications. Surg. Gynec. Obstet. **6**, 115 (1930).

Brunner, A.: Die Verlagerungen des Mediastinums in ihrer praktischen Bedeutung. Schweiz. med. Wschr. **1946**, 145.

— Die chirurgische Behandlung der Bronchustuberkulose. Z. Tuberk. **93**, 72—84 (1949).

— Röntgenkontrolle nach Thoraxoperationen. In: Schinz-Baensch-Friedl-Uehlinger, Lehrbuch der Röntgendiagnostik, 5. Aufl., Bd. III, S. 2549—2579. Stuttgart: Georg Thieme 1952.

— Indikationen zur chirurgischen Behandlung der Lungenkrankheiten. In: Handbuch der inneren Medizin, 4. Aufl., Bd. IV/1, S. 607—668. Berlin-Göttingen-Heidelberg: Springer 1956.

—, u. E. Tanner: Über die primäre chronische Pneumonie. Schweiz. Z. Tuberk. **16**, 142 (1959).

Bruns, O.: Über Folgezustände des einseitigen Pneumothorax. Beitr. Klin. Tuberk. **12**, 1—47 (1909).

— Die Blutzirkulation in der atelektischen Lunge. Dtsch. Arch. klin. Med. **108**, 469—493 (1912).

— Die Blutzirkulation in atmenden und funktionell ausgeschalteten Lungengebieten. Dtsch. med. Wschr. **1912**, 1861; — Münch. med. Wschr. **1912**. 2194.

— Die Blutzirkulation in atmenden und atelektatischen Lungen. Dtsch. med. Wschr. **39**, 101—103 (1931).

—, u. F. Sauerbruch: Die künstliche Erzeugung von Lungenschrumpfung durch Unterbindung von Ästen der Pulmonalarterie. Mitt. Grenzgeb. Med. Chir. **23**, 343—350 (1911).

Bruns, P. D., and L. V. Shields: Pathogenesis and relationship of hyaline-like pulmonary membrane to premature neonatal mortality. Amer. J. Obstet. Gynec. **61**, 953—965 (1951).

Bruns, Timmel u. Zschlesche: Die Segmentpathologie der Lunge vom pathologisch-anatomischen Gesichtspunkt. Z. Tuberk. **115**, 268—289 (1961).

Brusori, G.: Il quadro radiologico del granuloma maligno mediastino-polmonare. Radiol. med. (Torino) **40**, 1—7 (1954).

Bruwer, A. J.: Intralobar bronchopulmonary sequestration. Amer. J. Surg. **89**, 1035—1041 (1955).

— O. T. Clagett, and J. R. McDonald: Anomalous arteries to lung associated with congenital pulmonary abnormality. J. thorac. Surg. **19**, 957—972 (1950).

— — — Intralobar bronchopulmonary sequestration. Amer. J. Roentgenol. **71**, 751—761 (1954).

— F. Ellis, and J. W. Kirklin: Costophrenic septal lines in pulmonary venous hypertension. Circulation **12**, 807—812 (1955).

— C. H. Hodgson, and J. A. Callahan: Diseases of the heart and great vessels: thoracic roentgenographic manifestations. Amer. J. Roentgenol. **80**, 264—296 (1958).

Bucher, K.: Über den Wirkungsmechanismus des Morphin auf die Atmung. Helv. physiol. pharmacol. Acta **2**, 5—34 (1944).

— Atmungshemmung durch niedrigen Blutdruck. I. Mitt. Helv. physiol. pharmacol. Acta **3**, 469—480 (1945).

— Atmungshemmung durch niedrigen Blutdruck. Helv. physiol. pharmacol. Acta **4**, 77—81 (1946).

— Reflektorische Beeinflußbarkeit der Lungenatmung. Wien: Springer 1952.

—, u. U. Lanz: Änderungen des Lungenvolumens durch Pneumothorax (Versuche an Kaninchen). Schweiz. Z. Tuberk. **11**, 146—152 (1954).

—, u. J. Schneider: Pharmakologische Beeinflußbarkeit der vagalen Atmungssteuerung. Helv. physiol. pharmacol. Acta **4**, 459—469 (1946).

Buchmann, E.: Zur Lehre der foetalen Lungenatelektase und der foetalen Bronchiektase. Frankfurt. Z. Path. **8**, 263—303 (1911).

Buckingham, S.: Studies on the identification of an anti-atelectasis-factor in normal sheep lung. Amer. J. Dis. Child **102**, 521 (1961).

Buckles, M. G.: The surgical aspects of calcified hilar lymph nodes. Ann. Surg. **132**, 972—979 (1950).

—, and E. C. Lawless: Pneumonectomy in a case of Löffler's syndrome. Dis. Chest. **18**, 312 (1950).

— W. L. Potts, H. B. Davidson, and W. B. Neptune: Bronchography in pulmonary tuberculosis. With histopathologic correlation in 82 resections. Amer. Rev. Tuberc. **64**, 394 (1951).

Budgen, W. F.: Two cases of intrathoracic kidney. Dis. Chset **17**, 357—359 (1950).

Büchner, F., u. F. Fröhlich: Das System der hellen Zellen. In: Naturforschung u. Medizin in Deutschland 1939—1946. (Fiat Reviews.) Allgemeine Pathologie, Bd. II, S. 177. 1948.

Bücker, J. Der Wert der Hartstrahlaufnahme beim Nachweis des Bronchialverschlusses. Röntgen-Bl. **2**, 80 (1949).

— Die Bedeutung der Harnstrahltechnik und der Feinfokusröhre. Fortschr. Med. **6/7**, 149—150 (1953).

Bühlmann, A.: Experimentelle Untersuchungen über Stenoseatmung. Schweiz. Z. Tuberk. **6**, 89—115 (1949).

—, u. M. Hotz: Lungenpunktion und Narkose. Helv. med. Acta **18**, 532 (1951).

Bürgel, E., u. H. S. Oleck: Über die rechtsseitige paramediastinale Luftsichel bei Oberlappenschrumpfung. Fortschr. Röntgenstr. **93**, 160—163 (1960).

Bulgarelli, R.: Sulla ischemia delle zone polmonari atelettasiche e sui rapporti funzionali tra ventilazione ed irrorazione sanguigna (Rilievi angiopneumatografici). Minerva pediat. **7**, 1149—1154 (1955).

Bume, G. F.: Ein eigenartiger Fall von Lungenatelektase bei künstlichem Pneumothorax. Z. Tuberk. **72**, 340—343 (1935).

Burai Kovács, J.: L'atélectasie réflexe et la perforation des cavernes. J. franç. Méd. Chir. thor. **2**, 524—533 (1948).

Burbank, B., S. S. Cutler, and S. Sbar: Non obstructive atelectasis: its occurence with pneumonitis. J. thorac. Surg. **41**, 701—716 (1961).

Burford, T. H., and B. Burbank: Traumatic wet lung. Observations on certain physiologic fundamentals of the thoracic trauma. J. thorac. Surg. **14**, 415 (1945).

—, and W. R. Webb: Studies of the re-expanded lung after prolonged atelectasis. Meet. Soc. Univ. Surg., St. Louis (Mo.) 12.—14. 2. 1953.

Burger, R. A.: Agenesis of the lung. Amer. J. Dis. Child. **73**, 481 (1947).

Burgh Daly, I. de: The resistance of the pulmonary vascular bed. J. Physiol. (Lond.) **69**, 238 (1930).

— The physiology of the bronchial vascular system. Harvey Lect. **31**, 235—255 (1936).

— S. Elsden, C. Hebb, G. v. Sudany, and B. Petroskaja: Evolution of bronchomotor and pulmonary vasomotor activity by means of the perfused living animal under negative pressure ventilation. Quart. J. exp. Physiol. **31**, 227 (1942).

—, and F. v. Euler: Intrapleural pressure. Proc. roy. Soc. Med. **110**, 92 (1932).

— — The functional activity in the dog. Proc. roy. Soc. Med. **110**, 92 (1932).

—, and C. Hebb: Bronchomotor and pulmonary arterial pressor responses to nerve stimulation. Quart. J. exp. Physiol. **31**, 211 (1942).

— G. v. Sudany, A. Todd, and E. B. Verney: Sensory receptors in the pulmonary vascular bed. Quart. J. exp. Physiol. **27**, 123 (1937).

Burgh Daly, M. de, and C. G. Hebb: A study of crossed innervation of the lungs in chronic pneumonectomized dogs. Quart. J. exp. Physiol. **39**, 231 (1954).

— C. J. Lambertsen, and A. Schweitzer: The effects upon the bronchial musculature of altering the oxygen and carbon dioxide tensions of the blood perfusing the brain. J. Physiol. (Lond.) **129**, 292 (1953).

—, u. L. E. Mount: Ursprung, Verlauf und Natur der bronchomotorischen Fasern im Halssympathicus der Katze. J. Physiol. (Lond.) **113**, 43 (1951).

Burnand, R.: Le pneumothorax insatiable. Rev. Tuberc. (Paris) **11**, 300 (1930).

Burnett, W. E., G. P. Rosemond, and R. M. Bucher: The diagnosis of mediastinal tumors. Surg. Clin. N. Amer. **32**, 1673—1694 (1952).

Burwell, C. S., E. D. Robin, R. D. Whaley, and A. G. Bickelmann: Extreme obesity associated with alveolar hypoventilation: Pickwickian syndrome. Arch. J. Med. **21**, 811 (1956).

Butler, E. F., N. S. Lincoln, J. K. Deegan, and R. Horton: The late results of foreign bodies long retained in the lower airways. Ann. Otol. (St. Louis) **48**, 817—838 (1929).

Butnaru, D., V. Mangiulea et L. Bujor: L'atélectasie réflexe après la section des brides. Fiziologia **4**, 68—74 (1955).

Buyers, R. A., and F. B. Emery: Pericardial celomic cysts. Review of literature and report of a case. Arch. Surg. **60**, 1002—1005 (1950).

Cabot, R. C.: Physical diagnosis of diseases of the chest, 9. ed. New York: W. Wood & Co 1905.

Cachera, R.: Les accidents nerveux d'origine pleurale. Sem. Hôp. Paris **1944**, 165.

Caffey, J.: Pediatric x-ray-diagnosis, p. 227—229. Chicago: Yearbook Publ. Inc. 1950.

Cairney, J.: The lobe of the azygos vein, note on 2 additional cases. J. Anat. (Lond.) **58**, 54—58 (1923).

Calder, E.: Vorwahl der Schichtebene bei der Tomographie von Erkrankungen der Brustorgane. J. Radiol. **22**, 627 (1950).

Caldwell, K. P. S.: Congenital tracheoesophageal fistula in the adult. J. int. Coll. Surg. **22**, 387 (1954).

Callahan, J. A.: Fibrinous bronchitis. J. Amer. med. Ass. **147**, 313 (1951).

Callis: Hemorrage with sudden death in tracheobronchial lymph nodes tuberculosis in adults. Amer. J. clin. Path. (1931).

Calvet, J.: Contribution à l'étude des bronchites circonscrites d'origine allergique. Thèse de Paris 1952.

Camarata, S. J., J. H. Jacobs, and J. E. Affeldt: The use of enzymes and wetting agents in the treatment of pulmonary atelectasis. Dis. Chest **29**, 388—401 (1956).

Cameron, H.: Congenital atresia of esophagus with tracheoesophageal fistula. Ann. Surg. **120**, 623—655 (1944).

—, and H. A. Townsley: Congenital atresia of esophagus with tracheoesophageal fistula. Surg. Gynec. Obstet. **76**, 672—688 (1943).

Camp, de la: Was lehrt uns die radiologische Untersuchung über die Lösungsvorgänge bei der croupösen Pneumonie? Fortschr. Röntgenstr. **8**, 323—331 (1904/05).

Capelle, W., u. E. Fulde: Die postoperativen Störungen der Atemmechanik und ihre Rückwirkungen auf die Lungen. Dtsch. Z. Chir. **240**, 673—680 (1933).

Cardis, F.: La réaction d'immobilisation et l'atélectasie du poumon, leur rôle dans la tuberculose pulmonaire et particulièrement dans le mécanisme du pneumothorax. J. méd. Leysin **13**, 787 (1934).

— L'atélectasie peut-elle résulter de la contraction du poumon? Bull. Soc. méd. Hôp. Paris **52**, 259 (1936).

—, et L. Pellissier: Deux cas d'atélectasie lobaire massive. Bull. Soc. méd. Hôp. Paris **53**, 16—24 (1937).

Carlier, J.: Le poumon des mitraux. Étude fonctionelle respiratoire. Confrontation avec les données hémodynamiques et radiologiques. Mitt. I—IV. Rev. méd. Liège **13**, 360—376,

422—428, 448—456, 471—478, 516—520, 542—559 (1958).

Carlo, C. di: Imagine radiologica e contenuto aereo polmonare nella patologia distrettuale. Arch. Radiol. (Napoli) **1**, 309—361 (1952).

Carlo, J. de, and H. H. Startzman jr.: The roentgen study of the chest in measles. Radiology **63**, 849—852 (1954).

Carlson, H. A.: Obstruction of the superior vena cava: an experimental study. Arch. Surg. **29**, 669—677 (1934).

Carlton jr., L. M., R. A. Rasmussen, and W. E. Adams: Blast injury of lung; possible explanation of mechanism in fatal cases; experimental study. Surgery **17**, 786—793 (1945).

Carmichael, J. H. E., G. Julian, G. P. Jones, and E. M. Wren: Radiological signs in pulmonary hypertension. The significance of lines B of Kerley. Brit. J. Radiol. **27**, 393—397 (1954).

—, and C. J. Woodrow: Complete bronchial obstruction in asthma. An unusual bronchographic hazard. Brit. J. Radiol. **32**, 552—553 (1959).

Carnot, La topographie segmentaire de la pneumonie franche. Presse méd. **87**, No 8 (1902).

Carnot, P., A. Lafitte et Bons: Atélectasie pulmonaire brusque par hémoptysie. Bull. Soc. méd. Hôp. Paris **52**, I, 236—244 (1936).

Carr, D. T., and A. M. Olsen: Tracheopathia osteoplastica. J. Amer. med. Ass. **155**, 1563—1565 (1954).

Carroll, D.: A peculiar type of cardiopulmonary failure associated with obesity. Amer. J. Med. **21**, 819 (1956).

Carter, H., and N. A. Osborn: Accessory lobe of lung. J. Obstet Gynaec. Brit. Emp. **43**, 1194—1195 (1936).

Carvalho, L. de, A. de Sousa et C. Vidal: Les mouvements pendulaires du médiastin dans le pneumothorax. J. franç. Méd. Chir. thor. **2**, 245—251 (1948).

Cascelli, G.: Über die Tuberkulose des Lungenlappens der Azygosvene. Beitr. Klin. Tuberk. **92**, 529—537 (1939).

Castella-Escabros, A.: Trastornos reaccionales y funccionales de los bronquios. Med. clin. (Barcelona) **25**, 265—269 (1955).

Castellanos, A., and R. Pereiras: Pulmonary agenesia; report of 3 cases and general review. Bol. Soc. cuba. Pediat. **14**, 268—330 (1942).

Castiglione, E. di: Frequenza e patologia del lobo infracardiaco del polmone. Arch. Med. Chir. **4**, 755 (1935).

Castleman, B.: Healed pulmonary infarction. Arch. Path. **30**, 130—142 (1940).

Catel, W., u. H. Hahn: Entstehungsmöglichkeiten und Einteilung der Apneumatosen (Atelektasen). Beitr. Klin. Tuberk. **109**, 501 (1953).

Cathala et Lowe-Lyon: L'image triangulaire juxta-trachéale droite de certains thymus normaux. Nonrissou **1949**, 211.

Cavarozzi, N.: Relative insufficiency of the pulmonary function in fibrothorax. Riv. Pat. Clin. Tuberc. **12**, 336—342 (1938).

Cazelles, Ruzie, Javel et Schmidt: Hernie diaphragmatique paramédiane droite antérieure par la fente de Larrey. J. Radiol. Électrol **1952**, 7.

Cebulla, F.: Klinik und Therapie des traumatischen Resorptions- und Kompressionskollapses der Lunge. Inaug.-Diss. Breslau 1942.

Celis, A., and J. K. Porter: Lymphatics of the thorax. An anatomic and radiologic study. Acta radiol. (Stockh.) **38**, 461—470 (1952).

Chadourne, P.: L'atélectasie du parenchyme sain dans la tuberculose pulmonaire. Thèse de Paris 1936.

— Les problèmes de l'atélectasie dans la tuberculose pulmonaire. Paris méd. **1938**, 78.

— L. Duchet-Suchaux, J. Joannou et A. Pinelli: Tuberculose bronchique de la femme et bronchoscopie systématique en sanatorium. Rev. Tuberc. (Paris) **17**, 1 (1953).

— — — — Modifications endoscopiques des bronches au cours du traitement chirurgical de la tuberculose de la femme. Rev. Tuberc. (Paris) **18**, 55 (1954).

— — — — Bronco-tomographie lipiodolée. Rev. Tuberc. (Paris) **18**, 778 (1954).

— — A. Pinelli et J. Joannou: Atélectasies massives sous pneumothorax au cours d'interventions thoraciques hétérolatérales. Rev. Tuberc. (Paris) **14**, 875 (1950).

— J. Joannou, L. Duchet-Suchaux et A. Pinelli: Pronostic des sténoses tuberculeuses des bronches. Bronches **2**, 273 (1952).

— — et B. Gamain: La localisation des lésions pulmonaires par la bronchographie et la bronchotomographie. Sem. Hôp. Paris **1957**, 1693—1702.

Chantraine, H.: Über die Verbesserung der Bildgüte der Röntgenaufnahmen. Röntgen-Bl. **7**, 404—410 (1954).

Chaoul, H., u. K. Greineder: Lungenkarzinom und Lungenabsceß im tomographischen Bild. Fortschr. Röntgenstr. **53**, 232 (1936).

—, u. E. Stierlin: Klinische Röntgendiagnostik der Erkrankungen der Brustorgane auf pathologisch-anatomischer Grundlage mit Ausschluß des Herzens. In: F. Sauerbruch, Chirurgie der Brustorgane, Bd. I, S. 153—349. Berlin: Springer 1931.

Chapman, D. W., and P. A. Wheeler: Experimental pulmonary embolism. J. Lab. clin. Med. **32**, 1417 (1947).

Chapman, J. S.: Pulmonary infarction. Sth. med. J. (Bgham, Ala.) **45**, 597—602 (1952).

Charr, R., and A. Wascolonio: Pulmonary lesions in Hodgkin's disease. J. Amer. med. Ass. **116**, 2013 (1941).

Chasanov, A. T.: Über morphologische Veränderungen in den Haupt- und großen Bronchien bei einigen Formen der Lungentuberkulose. Probl. Tuberk. **2**, 21 (1951).

CHATTON, P., et J. P. JEAN: Valeur de la tomographie dans le diagnostic des bronchosténoses J. Radiol. Électrol. **29**, 452—460 (1948).
—, et A. MALEKI: Anatomie radiologique du poumon. J. Radiol. Électrol. **28**, 285 (1947).
— — et H. JOHANSSEN: Intérèt de l'incidence transverse en tomographie thoracique. J. Radiol. Électrol. **30**, 142—147 (1949).
CHAUFFARD, A.: Les pleurésies séreuses médiastines. Presse méd. **1902**, 363.
CHENEBAULT, J., et J. EKKENDI: Le poumon détruit par des bronchiectasies généralisées avec sclérose rétractile. Maroc. méd. **39**, 673—682 (1960).
CHIARA, C. DE: Durch Fibrinauflagerungen verursachte Luftblasen bei extrapleuralem Pneumothorax. Fortschr. Röntgenstr. **86**, 597—599 (1957).
—, e A. DI SIENO: Su un aspetto particolare dell'enfisema polmonare basale nell'atelettasia. Radiol. clin. (Basel) **26**, 135—139 (1957).
CHIARI, H.: Über einen neuen Typus von Mißbildungen der Trachea des Menschen. Beitr. path. Anat. **5**, 329—344 (1889).
— Über das Vorkommen eines doppelten arteriellen Seitenbronchus an dem rechten Stammbronchus. Prager Z. Heilk. **10**, 470 (1890).
— Über ein kongenitales Divertikel des rechten Stammbronchus. Prager med. Wschr. **1890**, 567.
— Über eine neue Form von Dreiteilung der Trachea. Prager Med. Wschr. **1891**, 87.
— Über chronische abszedierende Schaumzellpneumonie. Langenbecks Arch. klin. Chir. **268**, 125—149 (1951).
CHIARI, O.: Stenose bei Rhinosklerom. Wien. med. Jb. (1882).
CHILD, C. G., G. S. HARMON, C. T. DOTTER, and I. STEINBERG: Liver herniation simulating intrathoracic tumor. J. thorac. Surg. **21**, 391—393 (1951).
CHING, WU, M. S.: Viszeralverschiebung bei Pneumonie. Fortschr. Röntgenstr. **47**, 597 (1933).
CHRISTIAN, H. K.: Fibrinous bronchitis. Med. Clin. N. Amer. **2**, 1255 (1919).
CHRYSLER, W. E.: Roentgenological manifestations of atypical pneumonia of unknown etiology. Amer. J. Roentgenol. **51**, 280 (1944).
— Primary atypical pneumonia: disease of segmental distribution. Amer. J. Roentgenol. **56**, 234 (1946).
CHTEINBERG, L. D.: Pneumonie par atélectasie. Pédiatrie No 7/8, 3 (1940).
CHURCHILL, E. D.: Pulmonary atelectasis, with special reference to massive collapse of the lung. Arch. Surg. **11**, 489 (1925).
— The segmental and lobular physiology and pathology of the lung. J. thorac. Surg. **18**, 279—293 (1949).
— The architectural basis of pulmonary ventilation. Ann. Surg. **137**, 1—11 (1953).
—, and R. BELSEY: Segmental pneumonectomy in bronchiectasis. The lingula segment of the left upper lobe. Ann. Surg. **109**, 481—499 (1939).
CHURCHILL, E. D., and G. W. HOLMES: Lobar atelectasis in chronic pulmonary suppuration. Arch. Surg. **14**, 1093—1106 (1927).
—, and D. MCNEIL: The reduction of vital capacity following operation. Surg. Gynec. Obstet. **44**, 483 (1927).
CIAMBELLOTTI, E., e A. SOSSO: La stratigrafia multipla in corso di broncografia. Ann. Radiol. diagn. (Bologna) **32**, 190—204 (1959).
CICERO, R., and H. DEL CASTILLO: Lobar and segmental angiopneumography in pulmonary disease. Acta radiol. (Stockh.) **45**, 42 (1956).
—, and J. KUTHY: Phlebographic study of the superior vena cava, Amer. J. Roentgenol. **77**, 289—295 (1957).
CLAGETT, O. T., and J. R. MCDONALD: Bronchiectasis and lipoid pneumonitis associated withe large aberrant pulmonary artery. Proc. Mayo Clin. **20**, 1—5 (1945).
CLAIREAUX, A. F.: Hyaline membrane in neonatal lung. Lancet **1953 II**, 749—753.
CLARA, M.: Vergleichende Histobiologie des Nierenglomerulus und der Lungenalveole. Z. mikr.-anat. Forsch. **40**, 147 (1936).
CLARK, J. B., and R. GRENVILLE-MATHERS: Massive collapse of the lung with acute respiratory infection. Brit. J. Tuberc. **50**, 210—213 (1956).
CLARKE, J. A.: Pulmonary atelectasis as a complication of bronchial asthma. Arch. intern. Med. **45**, 624 (1930).
CLEGG, C. G.: Postoperative atelectasis. U.S. nav. med. Bull. **38**, 531—538 (1940).
CLEGG, J. W.: Ulcero-caseous tuberculous bronchitis. Thorax **8**, 167—179 (1953).
CLEMENS, G.: Über perikavernöse Atelektase und Konstitution. Beitr. Klin. Tuberk. **103**, 471 (1950).
CLEMENTS, J. A.: Effects of intrinsic surfaceative material on the mechanical properties of the lungs, with special reference to stability of the alveolar structure. Amer. Rev. resp. Dis. **81**, 742 (1960).
— Surface tension in the lungs. Sci. American **207**, 120 (1962).
— R. F. HUSTEAD, R. P. JOHNSON, and I. GRIBETZ: Pulmonary surface tension and alveolar stability. J. appl. Physiol. **16**, 444 (1961).
— E. S. BROWN, and R. P. JOHNSON: Pulmonary surface tension and the mucus lining of the lungs: some theoretical considerations. J. appl. Physiol. **12**, 262—268 (1958).
CLERCQ, F. DE, A. DE COSTER, G. MELOT, A. BOLLAERT, A. DUMONT et A. DUPREZ: L'angiopneumographie dans le cancer bronchique. Critères d'opérabilité. Acta chir. belg. **52**, 95—108 (1953).
CLERF, L. H.: Rupture of the main bronchus from external injury. Surgery **7**, 276 (1940).
— Tracheopathia osteoplastica. Ann. Otol. (St. Louis) **53**, 839 (1944).
CLIFFORD, S. H.: Discussion of the symposium on neonatal respiratory distress syndromes. Amer. J. Roentgenol. **74**, 813—815 (1955).

Cloetta, M.: Eine neue Methodik zur Untersuchung der Lungenzirkulation. Naunyn-Schmiedebergs Arch. exp. Path. Pharmak. **63**, 147 (1910).
— Über die Zirkulation in der Lunge und deren Beeinflussung durch Über- und Unterdruck. Naunyn-Schmiedebergs Arch. exp. Path. Pharmak. **66**, 409 (1911).
— In welcher Respirationsphase ist die Lunge am besten durchblutet? Naunyn-Schmiedebergs Arch. exp. Path. Pharmak. **70**, 407—432 (1912).
Cocchi, U.: Die Lungensegmente und die Segmentpneumonie. Fortschr. Röntgenstr. **75**, 57 (1951).
— Lungenatelektase und Lungenkollaps. In: Schinz-Baensch-Friedl-Uehlinger, Lehrbuch der Röntgendiagnostik, 5. Aufl., Bd. III, S. 2095—2105. Stuttgart: Georg Thieme 1952.
— Lungen-Lymphogranulomatose. In: Schinz-Baensch-Friedl-Uehlinger, Lehrbuch der Röntgendiagnostik, 5. Aufl., Bd. III, S. 2440 bis 2446. Stuttgart: Georg Thieme 1952.
— Der Wert der transversalen Tomographie für die Diagnose der Lungentumoren. Oncologia (Basel) **6**, 91—101 (1953).
— Die Hartstrahltechnik in der Röntgendiagnostik. Fortschr. Röntgenstr. **81**, 24—31 (1954).
Cockayne, E. A., and R. J. Gladstone: A case of accessory lung associated with hernia through a congenital defect of the diaphragm. J. Anat. (Lond.) **52**, 64—96 (1917).
Cockett, F. B.: Collateral circulation to the lung. Ciba Foundation, Symposium on visceral circulation. London: Churchill 1952.
—, and C. C. N. Vass: A comparison of the role of the bronchial arteries in bronchiectasis and in experimentel ligation of the pulmonary artery. Thorax **6**, 268—275 (1951).
Coello, A. J.: Observations on division of adhesions in opaque lobes. J. thorac. Surg. **21**, 135—148 (1951).
Cohen, G.: The radiological differential diagnosis of unilateral total pulmonary veiling. S.Afr. med. J. **1957**, 1186—1189.
Cohen, N.: Contribution à l'étude des bronchites segmentaires. Thèse de Paris 1949.
Cohen, S. C.: The right pericardial fat pad. Radiology **60**, 391—393 (1953).
Cohen, S. R.: Congenital dysphagia. Neurogenic considerations. Laryngoscope (St. Louis) **65**, 515—545 (1955).
Cohen, S. S., and G. K. Higgins: Bronchiectasis associated with tuberculous bronchial obstruction. Amer. Rev. Tuberc. **36**, 711 (1937).
Cohn, M., u. W. Barth: Lehrbuch der Röntgenstereoskopie. Leipzig: Georg Thieme 1931.
Cohnheim, J.: Vorlesungen über allgemeine Pathologie. Bd. II, Pathologie der Atmung, S. 158. 1880.
Coirault, R., H. Coudreau et J. Girard: Les manifestations suppurées intra-thoraciques de l'amibiase. Sem. Hôp. Paris **1955**, 1603—1617.
Cólburn: Roentgenological types of pulmonary lesions in primary coccidiomycosis. Amer. J. Roentgenol. **1**, 1 (1944).
Cole, D. B., W. L. Nalls, and L. J. Buis: Asthmatic atelectasis simulating pneumonia. Virginia med. Mth. **71**, 505—507 (1944).
Cole, F. H., F. H. Alley, and R. S. Jones: Aberrant systemic arteries to the lower lungs. Surg. Gynec. Obstet. **93**, 589—596 (1951).
Cole, F. N.: Delayed resolution in bronchopneumonia. J. Iowa St. med. Soc. **28**, 389—392 (1938).
Collins, E. W.: On accessory lobes of the human lungs. Trans. roy. Irish Acad. **25** (Science) 329—336 (1875).
Colombo, C., E. Beatrice e L. Rulla: Ricerche sperimentali sulla patogenese dell'atelectasia polmonare: atelectasia in lobi enervati. Chir. Torace **4**, 223 (1951).
— — — Ricerche sperimentali sulla ventilazione collaterale del polmone. Chir. torac. **4**, 499 (1951).
— — — Ricerche istologiche sull'atelettasia polmonare sperimentale con particolare riguardo alla reversibilità della lesione. Arch. Chir. Torace **9**, 279 (1952).
Colosimo, C.: Contributo allo studio radiologico dell'atelettasia polmonare. Radiol. med. (Torino) **27**, 601—623 (1940).
Coltelli, D., u. G. Boris: Lage- und Volumenänderungen von Lungenlappen. Ann. radiol. diagn. (Bologna) **13**, 328 (1951).
Combe, P., P. Viallet et Chevrot: De l'intérêt de la tomographie dans l'étude de l'arbre bronchique chez l'enfant. J. Radiol. Électrol. **31**, 745 (1950).
— — et L. Sendra: Premiers résultats d'angiopneumographie dans les troubles de la ventilation pulmonaire chez l'enfant. Pédiatrie **6**, 2 (1951).
Comroe, J. H., R. E. Forster, A. B. Dubois, W. A. Briscoe, and E. A. Carlson: The lung. Chicago: Year Book Publ. Inc. 1955.
Comroe jr., J. H., and D. R. Dripps: Artificial respiration. J. Amer. med. Ass. **130**, 381 (1946).
Concina, E.: Considérations sur les opacités pulmonaires par obstruction bronchique. Bronches **7**, 202—212 (1957).
Conforto, S., e G. Polisena: Atelettasia e tuberculosi su di una sindrome di non commune osservazione. Lotta c. Tuberc. **27**, 488—499 (1957).
Conkey, M.: Occlusion of the trachea and bronchi by a tuberculous process complicating pulmonary tuberculosis. Amer. Rev. Tuberc. **30**, 307—314 (1934).
Conner, L.: Syphilis of the trachea and bronchi. An analysis of 128 recorded cases and report of a case of syphilitic stenosis of the bronchi. Amer. J. med. Sci. **126**, 57 (1903).
Constantin, L., M. Pélissier et J. Delhon: A propos des images linéaires des bases pulmonaires: l'atélectasie discoide de Fleischner. J. Radiol. Électrol. **34**, 103 (1953).

CONTE, E., and A. COSTA: Angiopneumography. Radiology 21, 461—465 (1933).

COOK, C. D.: Some aspects of respiratory problems in the newborn. J. Pediat. 61, 105 (1962).

COOPE, R.: Diseases of the chest, 2. ed. Edinburgh: Livingstone 1951.

COOPER jr., G., BIRDSONG, MCLEMORE and R. BRADSHAW: Emergencies in the newborn. J. Amer. med. Ass. 153, 1077—1080 (1953).

COPIN, R., et BRUEL: Atélectasie à éclipses au cours d'une primo-infection tuberculeuse de l'enfance. Rev. Méd. nav. No 4, 351 (1947).

COPPERSTOCK, M.: Atelectasis complicating acute poliomyelitis with involvement of respiratory muscles. Amer. J. Dis. Child. 67, 457 (1944 I).

CORD, M.: Atélectasie aigue par coudure bronchique après phrénicectomie. Rev. Tuberc. (Paris) 5, 227—231 (1939).

CORDIER, V., et P. BOUGUIN: L'atélectasie pulmonaire au cours des hémoptysies. Paris méd. 1934, 160—164.

CORREY: Über kruppartige Affektionen bei Influenza. Korresp.-Bl. schweiz. Ärz. 15, 465 (1919).

CORYLLOS, P. N.: Bronchoscopic findings in lobar pneumonia. Amer. J. med. Sci. 178, 8 (1929).

— Postoperative apneumatosis (atelectasis) and postoperative pneumonia. J. Amer. med. Ass. 93, 89—99 (1929).

— Postoperative pulmonary complications and bronchial obstruction. Postoperative bronchitis, atelectasis, (apneumatosis) and pneumonitis, considered as phases of the same syndrome. Surg. Gynec. Obstet. 50, 795—827 (1930).

— The importance of the atelectasis in pulmonary tuberculosis. Amer. Rev. Tuberc. 28, 1—26 (1933).

— How do rest and collapse treatment cure pulmonary tuberculosis. J. Amer. med. Ass. 100, 48—482 (1933).

— Über die Bedeutung der Atelektase für den Verlauf der Lungentuberkulose. Beitr. Klin. Tuberk. 85, 339—342 (1934).

— Pathologic physiology and mechanics of selective collapse: critical study. Quart. Bull. Sea View Hosp. 2, 224—263 (1937).

—, u. G. L. BIRNBAUM: Lobar pneumonia considered as a pneumococcic massive atalectasis of the lung. Bull. N. Y. Acad. Med. 4, 384—399 (1928).

— — Obstructive massive atelectasis. Arch. Surg. 16, 501—559 (1928).

— — Lobar pneumonia considered as pneumococcic lobar atelectasis of the lung; bronchoscopic investigation. Arch. Surg. 18, 190—241 (1929).

— — The circulation in the compressed atelectatic and pneumonic lung (Pneumothorax-apneumatosis-pneumonia). Arch. Surg. 19, 1346—1423 (1929).

— — Bronchial obstruction. Its relation to atelectasis, bronchopneumonia and lobar pneumonia. Amer. J. Roentgenol. 22, 401—430 (1929).

CORYLLOS, P. N., u. G. L. BIRNBAUM: Alveolar gases exchanges and atelectasis. The mechanism of gas absorption in bronchial obstruction. Arch. Surg. 21, 1214 (1930).

— — Syndrome of pneumococcic bronchial obstruction. Experimental production of atelectasis or lobar pneumonia with human pneumonic sputum. Suggestion for preventive and therapeutic treatment. Arch. intern. Med. 51, 290—323 (1933).

COSTANTINI, L.: L'angiopneumocardiostratigrafia. (Studio delle cavità cardiache e dei vasi polmonari opacizzati mediante la stratigrafia simultanea). Riv. Pat. Clin. Tuberc. 25, 3—16 (1952).

COT, C.: Les asphyxies accidentelles. Paris: N. Maloine 1931.

COTTON, B., K. SPAULDING, and J. F. R. PENIDO: An accessory lung; report of a case. J. thorac. Surg. 23, 508—512 (1952).

COULTER jr., W. W.: Experimental massive pulmonary collapse. Dis. Chest 18, 146—153 (1950).

COUNIOT, J. J. BELVAL et A. LEGROUX: Ventilation collatérale et bronchiectasies. Maroc. méd. 341, 1047 (1953).

COURCOUX, A.: Atélectasie totale massive du poumon consécutive à des hémoptysies. Bull. Soc. méd. Hôp. Paris 52, 303—308 (1936).

COURNAND, A., and D. W. RICHARDS jr.: Pulmonary insufficiency. II. The effects of various types of collapse therapy upon cardiopulmonary functions. Amer. Rev. Tuberc. 44, 123 (1941).

CRAMER, H., A. WILKE u. H. H. WEBER: Zur Röntgenkymographie der Thoraxorgane. Klin. Wschr. 12, 179—182 (1933).

CRAUSAZ, P. H.: Atélectase complète des lobes supérieurs par tuberculose bronchique. J. Radiol. Électrol. 31, 596 (1950).

CRAVER, L. F., R.R. BRAUND, and J. J. TYLER: Lesions of the lungs in lymphomatoid diseases. Amer. J. Roentgenol. 45, 342 (1941).

CRENSHAW, G. L., and D. F. ROWLES: Surgical management of pulmonary emphysema. J. thorac. Surg. 24, 398—407 (1952).

CRESPELLANI, C.: Ein Fall von Atelektase im akzessorischen Azygoslappen. Minerva med. 1, 202 (1931).

CRESPO ALVAREZ, A., y A. MUT GIL: Rev. esp. Tuberc. 5, 282 (1923). Zit. nach W. LÖFFLER, E. HAEFLIGER u. G. MARK, Massive Atelektasen und Kavernenheilung. Beitr. Klin. Tuberk. 109, 227—240 (1953).

CRIEGERN, v.: Über akute Bronchiektasie und kasuistische Studien über entzündliche Bronchiektasie überhaupt, mit besonderer Berücksichtigung der akuten Zustände bei derselben. Leipzig: Veit & Co. 1903.

CROSS, K. W.: Respiratory patterns in premature and newborn infants. Second Conference on Research on congenital malformations. New York 1954. Zit. nach C. A. SMITH.

CROXATTO, O. C., and R. SAMPIETRO: Pathology of pleural sclerosis. A study related to the loss of expansivity of the lungs and its treatment. J. thorac. Surg. **21**, 259 (1921).

CRUICKSHANK, G., and D. B. CRUICKSHANK: Intradiaphragmatical mesothelial cysts. Thorax **6**, 145—153 (1951).

CUDKOWICZ, L., and J. B. ARMSTRONG: The bronchial arteries in pulmonary emphysema. Thorax **8**, 46 (1953).

CULINER, M. M., S. B. REICH, and J. ABOUAR: Nonobstructive consolidation-atelectasis following thoracotomy. J. thorac. Surg. **37**, 266—283 (1959).

CULLEN, G. E., J. H. AUSTIN, K. KORNBLUM, and H. W. ROBINSON: The initial acidosis in anesthesia. J. biol. Chem. **56**, 625—661 (1922).

CURTILLET, E., et DENDALE: Atélectasie pulmonaire post-opérative, pathogénie allergique du syndrome. Arch. franç. Pédiat. **3**, 314 (1947).

CURTZWILER and MOORE: Primary atypical pneumonia of unknown etiology. Radiology **40**, 347 (1941).

CUTHBERT, J., and M. M. NAGLEY: "Atelectasis" during collapse therapy for pulmonary tuberculosis. Tubercle (Lond.) **7**, 154 (1948).

CUTLER, E. C., and H. S. F. COOPER: Congenital deficiency of the diaphragm. Arch. Surg. **8**, 506 (1924).

—, and A. M. HUNT: Postoperative pulmonary complications. Arch. intern. Med. **29**, 449—481 (1922).

—, and J. J. MORTON: Postoperative pulmonary complications. Surg. Gynec. Obstet. **25**, 621—649 (1917).

CUTTING, W. C.: Coexistence of obesity and narcolepsy, consideration of etiology. Stanf. med. Bull. **2**, 172 (1944).

CZARNECKI, R.: Röntgenatlas frühtuberkulöser Veränderungen am Hilus. Leipzig: Georg Thieme 1936.

CZERNY, Die paravertebrale hypostatische Pneumonie. Dtsch. med. Wschr. **1914**, 685.

CZEPA, A.: Zur Differentialdiagnose von Lungentumor und Aneurysma. Fortschr. Röntgenstr. **29**, 277 (1922).

DABROWSKI, K.: Physiologie und Physiopathologie des Luftröhren-Bronchien-Astes. Gruzlica **18**, 40—57 (1950).

DAELEN, M., u. K. GREINEDER: Überraschender Nachweis eines im Bronchus gelegenen Fremdkörpers durch die Tomographie. Dtsch. med. Wschr. **1938 I**, 750—751.

DAHM, M.: Rippen- und Zwerchfellbewegung im Röntgenbild. Fortschr. Röntgenstr. **47**, 276—286 (1933).

— Rippen- und Zwerchfellbewegung im Röntgenbild. II. Paradoxe und pseudoparadoxe Zwerchfellbewegungen unter Berücksichtigung der mediastinalen Bewegungen. Fortschr. Röntgenstr. **47**, 426—437 (1933).

— Über Zwerchfell- und Mittelfellbewegungen bei Lungenkrebs. Klin. Wschr. **1934**, 17—20.

DAHM, M.: Atmungshemmungen bei pathologischen Zuständen. In: STUMPF-WEBER-WELTZ, Röntgenkymograph. Bewegungslehre innerer Organe. Leipzig: Georg Thieme 1936.

— Rechtsseitige Nebenlunge bei drei Bronchialästen der Trachea. Röntgenpraxis **10**, 355—356 (1938).

— Trachealstenose durch Einbruch einer tuberkulösen Drüse. Röntgenpraxis **11**, 266 (1939).

— Fehldeutung eines Fremdkörpers (abgebrochener Zahn) im rechten Unterlappenbronchus. Röntgenpraxis **2**, 330—331 (1939).

— Die Lungengrenzen im Bereich des Sulcus aorticus bei Atelektasen des linken Oberlappens. Fortschr. Röntgenstr. **66**, 220—232 (1942).

— Aufgaben, Ergebnisse und Fragen der Röntgenuntersuchung des Mediastinums (unter Berücksichtigung der kymographischen Methode). Fortschr. Röntgenstr. **72**, 521—530 (1950).

—, u. J. MEESE: Über die Mittelfellbewegungen bei Aortenaneurysmen. Fortschr. Röntgenstr. **53**, 625—633 (1936).

—, u. H. SCHMIDT: Über Verlagerungen, Verziehungen und Bewegungen des Mittelfells, die durch einseitige seltenere Veränderungen des Lungengewebes bedingt sind. Fortschr. Röntgenstr. **57**, 454 (1938).

—, u. E. SCHNORRE: Das Röntgenbewegungsbild bei Schlucklähmungen. Fortschr. Röntgenstr. **56**, 598—615 (1937).

—, u. K. VOLBEDING: Zur Beteiligung der Hauptbronchien bei luetischen Prozessen im Mittelfellraum. Röntgenpraxis **11**, 146—156 (1939).

DALE, W. A., and H. RAHN: Rate of gas absorption during atelectasis. Amer. J. Physiol. **170**, 606 (1952).

— — Factors affecting the contralateral ventilation during unilateral atelectasis. Surg. Forum **5**, 697—702 (1954).

— — Ventilation of the open lung during unilateral experimental atelectasis. J. thorac. Surg. **29**, 458—466 (1955).

DALGAARD, J. B.: Tracheopathia chondro-osteoplastica. Case elucidating problems concerning development and ossification of elastic cartilage. Acta path. microbiol. scand. **24**, 118—134 (1947).

— Lungecancer ved tracheopathia chondroosteoplastica. Nord. Med. **53**, 572—575 (1955).

DALTON, C. J., and S. SCHWARTZ: Evaluation of the parasoinal line in roentgen examination of the thorax. Radiology **66**, 195—200 (1956).

DAMSTÉ, P. J. S., H. HEEMSTRA, and M. N. J. DIRKEN: Recovery from experimental atelectasis. J. thorac. Surg. **25**, 480 (1953).

DANELIUS, G.: Experimentelles über den Verlauf der oberen Lungengrenze im Röntgenbild. Fortschr. Röntgenstr. **40**, 249—261 (1929).

— Zur Frage der „pleuritischen Mediastinalstreifen". Fortschr. Röntgenstr. **47**, 271—275 (1933).

DANIEL jr., R. A., and W. R. CATE: "Wet lung"— Experimental study; effects of trauma and hypoxia. Clin. Surg. **24**, 113 (1948).

—, and W. R. CATE jr.: "Wet lung — experimental study — effects of trauma and hypoxia; neurogenic factor. Ann. Surg. **127**, 836—857 (1948).

DARCIS, L.: Les lésions pulmonaires parenchymateuses de la lymphogranulomatose maligne. J. belge Radiol. **40**, 763—772 (1957).

DARK, J., and P. JEWSBURY: Fracture of the trachea and bronchus. Thorax **10**, 62—63 (1955).

DATEY, K. K.: Aortic aneurysms. In: Cardiology, ed. v. A. A. LUISADA, vol. IV/15, p. 61—79. New York-Toronto-London: McGraw-Hill Book Co. Inc. 1959.

DAUGHTRY, DE WITT C.: Traumatic torsions of the lung. New Engl. J. Med. **256**, 385—388 (1957).

DAUMET, P.: Tumeurs et pseudo-tumeurs thoraciques antéro-inférieures. J. franç. Méd. Chir. thor. **8**, 490—500 (1954).

DAUTREBANDE, L.: Les échanges respiratoires. Paris: Presses universitaires 1930.

DAVIDSON, S. W.: Some anomalies of the respiratory system. J. Fac. Radiol (Lond.) **8**, 1—18 (1956).

DAVIES, D. T., H. G. HODGSON, and L. E. H. WHITBY: A study of pneumococcal pneumonia. Lancet **1935 II**, 849.

—, and J. C. ROBERTS: Achalasia of cardia in adolescents presenting with respiratory symptoms. Lancet **1955 I**, 840—841.

DAVIES, D. V., and F. W. GUNZ: Two cases of lower accessory lung in the lumen subject. J. Path. Bact. **56**, 417—427 (1944).

DAVIES, L. G., J. F. GOODWIN, R. E. STEINER, and B. D. VAN LEUVEN: Clinical and radiological assessment of pulmonary arterial pressure in mitral stenosis. Brit. Heart J. **15**, 393—400 (1954).

DAVIS, E. W., S. KATZ, and J. W. PEABODY jr.: Broncholithiasis, a neglected cause of bronchooesophageal fistula. J. Amer. med. Ass. **160**, 555—557 (1956).

DAVIS jr., J. S.: Effect of morphine on respiration in pneumonia. J. clin. Invest. **6**, 187—202 (1928).

DAWSON, J.: Valvular bronchial obstruction. A report of three cases. Brit. J. Radiol. **25**, 557—558 (1952).

DEBRÉ, R., M. LAMY, M. MIGNON et J. NICK: Notes radiologiques sur l'asthme infantil. Bull. Soc. méd. Hôp. Paris **55**, 35—40 (1939).

— — — u. J. J. WELTI: Le "poumon coquelucheux" et son image radiologique. Presse méd. **46**, 1011—1014 (1938).

— S. THIEFFRY et H. BRISSAUD: La bronchite localisée, obstructive, subaiguë de l'enfant. Ann. Méd. **47**, 406—417 (1946).

DECKER, F. H., and H. J. FASH: Congenital defect in the diaphragm. Radiology **55**, 415—418 (1950).

DECOISY, M. T.: Valeur et importance de la cinédensigraphie dans l'étude des perturbations circulatoires intrathoraciques des cancers pulmonaires. Thèse de Paris 1952.

DEGOY, A., et S. DI RIENZO: Le pneumomédiastin antérieur arteficiel chez l'enfant. Son importance pour analyser les images anormales du thymus. Presse méd. **1949**, 1215.

DEIST: Zur Differentialdiagnose Lungentumor und Pneumonie. Klin. Wschr. **1923**, 550.

DEKKER-JONKER, A.: Ein besonderer Fall von Lungenatelektase bei einem Säugling. Maandschr. Kindergeneesk. **5**, 215—219 (1936).

DELARUE, R.: Considérations sur les manifestations pulmonaires de la maladie de Hodgkin. Thèse de Paris 1953.

DELOYERS, DUMONT, DUPREZ, DURIEU, DECLERC et RHEINHOLD: Rupture traumatique de la bronche souche. Lyon chir. **1949**, 79—87.

DEMANT, M.: Die Frontalaufnahme in der Diagnose und Prognose der Thoraxerkrankungen im frühen Kindesalter. Fortschr. Röntgenstr. **48**, 30—46 (1933).

DEMENAGER: Les ombres radiologiques fugaces en pathologie respiratoire. Sem. Hôp. Paris **1948**.

DEMOULIN, M.: Étude phlébographique du médiastin. J. belge Radiol. **42**, 17—78 (1959).

DENCER, D.: Massive spontaneous mediastinal emphysem. Dis. Chest **30**, 633—641 (1956).

DENEKE, TH.: Röntgenologie der Verletzungen der Brustorgane. In: GRASHEY, Röntgenologie, Bd. 9, Handbuch der ärztlichen Erfahrungen im Weltkriege 1914—1918. Leipzig: Johann Ambrosius Barth 1922.

DENK, W.: Über die chirurgische Therapie bestimmter Formen der chronischen Pneumonie. Langenbecks Arch. klin. Chir. **268**, 150—164 (1951).

DENNIS, J. M., and R. P. BOUDREAU: Pleuropulmonary tularaemia: its roentgen manifestations. Radiology **68**, 25—30 (1957).

DENSTAD, T.: Unspezifische Bronchostenosen und Bronchiektasen. Wesentliches vom röntgenologischen Standpunkt. T. norske Lægeforen. **75**, 637—639 (1955).

DESAGA, H.: Die Luftstoßverletzung durch Sprengstoffdetonation. Klin. Wschr. **1944**, 297.

DESJARDINS, A. U.: Action of roentgen rays and radium on heart and lungs. Amer. J. Roentgenol. **28**, 156—160, 168—178 (1932).

DÉVÉ, M.: Le lobule de la veine azygos ou "lobule de Wrisberg". Bull. Soc. Anat. **74**, 489—514 (1889).

— Les lobes surnumméraires du poumon: le lobe postérieur, le lobe cardiaque. Bull. Soc. Anat. **75**, 341 (1900).

DEVIĆ, E., et P. SAVY: Les pleurésies médiastines. Rev. Méd. (Paris) **30**, 365 (1910).

DEWEESE, E. R., and J. C. HOWARD jr.: Congenital absence of a lung diagnosed before death. Radiology **42**, 389 (1944).

DICK jr., F., and E. K. PUND: Asphyxia neonatorum and vernix membrane. Arch. Path. **47**, 307—316 (1949).

DICULAFVY, G.: Manuel de pathologie interne. Paris: Masson & Cie. 1910.

DIDIER, R.: A propos de l'image radiologique triangulaire du thymus. Arch. franç. Pédiat. **1950**, 635.

DIEZ, J.: Der massive postoperative Lungenkollaps. Pren. méd. argent. **14**, 202 (1927).

— Die Ätiopathogenese der postoperativen massiven Lungenatelektase. Pren. méd. argent. **1930**, 1046; **1931**, 1166.

DIJKSTRA, C.: Über die Innervation der Lungen. Beitr. Klin. Tuberk. **92**, 445—471 (1939).

— Bronchiological examination as a diagnostic aid in Besnier-Boeck-disease. Med. T. Geneesk. **1958**, 1732—1740.

DILL, P. J.: Rhinoscleroma. Ann. Otol. (St. Louis) **52**, 496—500 (1943).

DINA, M. A., e G. CUSSINI: Il significato delle aderence pleuriche al tavolo anatomico. Patologica **46**, 181 (1954).

DIRKEN, M. N. J. u. H. HEEMSTRA: Alveolar oxygen tension and lung circulation. Quart. J. exp. Physiol. **34**, 193 (1948).

— — The adaptation of the lung circulation to the ventilation. Quart. J. exp. Physiol. **34**, 213—226 (1948).

DITTLER, E. L.: Unorthodox clinical and roentgenological features of pulmonary embolism. Dis. Chest **29**, 215—224 (1956).

DITTMAR, F., u. V. RUPPER: Über charakteristische Röntgenbilder bei Grippepneumonien. Dtsch. Arch. klin. Med. **187**, 577 (1941).

DIXON, F. W.: Scleroma (of trachea) — case report. Arch. Otolaryng. **36**, 937 (1942).

DIXON, W. E., and T. A. BRODIE: Contributions to the physiology of the lungs. Part. 1: The bronchial muscles, their innervation and the action of the drugs upon them. J. Physiol. (Lond.) **29**, 97—173 (1903).

—, and F. RANSOM: Bronchodilatator nerves. J. Physiol. (Lond.) **45**, 413—428 (1912).

DÖLKER, B.: Segmentdiagnostik bei Lungentuberkulose und ihre Beziehungen zur Kollapsinduration. Schweiz. Z. Tuberk. **11**, 47 (1954).

DÖNHARDT, A.: Die Behandlung der Atemlähmung bei der Poliomyelitis in der Eisernen Lunge. Med. Techn. (Berl.) H. 2, (1949).

— Die „Eiserne Lunge“ bei Poliomyelitis. Ärztl. Prax. **1949**, 3.

DÖPPER, TH.: Zur Röntgendiagnostik stumpfer Thoraxtraumen. Fortschr. Röntgenstr. **92**, 524 (1960).

DOESEL, H.: Das Bild der Lymphknotenkompression und -penetration nebst der floriden und in Abheilung befindlichen Fistel im Bronchogramm. Thoraxchirurgie **5**, 331—337 (1958).

— Bronchusveränderungen bei Primärtuberkulose. Z. Tuberk. **114**, 271—280 (1960).

DOHRN: Über die Größe des respiratorischen Luftwechsels in den ersten Lebenstagen. Z. Geburtsh. Gynäk. **32**, (1895).

DOMANIG, E.: Form- und Lageveränderung der thorakalen Organe nach der Thorakoplastik. Dtsch. Z. Chir. **238**, 357 (1932/33).

DONALD, I.: Radiology in neonatal respiratory disorders. Brit. J. Radiol. **27**, 500—503 (1954).

—, and R. E. STEINER: Radiography in diagnosis of hyaline membrane. Lancet **1953 II**, 846—849.

DONNER, M. W., and J. G. MCAFEE: Roentgenographic manifestations of diabetes mellitus. Amer. J. med. Sci. **239**, 622—641 (1960).

DORNHORST, A. C., and J. W. PIERCE: Pulmonary collapse and consolidation. The rôle of collapse in the production of lungfield shadows and the significance of segments in inflammatory lung disease. J. Fac. Radiol. (Lond.) **5**, 276—281 (1954).

DOTTER, C. T., and I. STEINBERG: Angiocardiography, 2. ed. New York: P. B. Hoeber 1952.

— — and C. W. HOLMAN: Lung cancer operability. Angiocardiographic studies of 53 consecutive proved cases of lung cancer. Amer. J. Roentgenol. **64**, 222—238 (1950).

DOUADY et LARDANCHET: Atélectasie à bascule relevant une tuberculose bronchique. Rev. Tuberc. (Paris) **9**, 5 (1944).

DOUB, H. P.: Roentgenologic aspects of bronchomycosis. Radiology **34**, 267 (1940).

— B. E. GOODRICH, and J. R. GISH: The pulmonary aspects of polyarteritis (periarteritis) nodosa. Amer. J. Roentgenol. **71**, 785—793 (1954).

DOUST, A. W.: Bronchoscopy in atelectasis in the newborn. Laryngoscope (St. Louis) **60**, 207—224 (1950).

DOWNS, E. E.: Lung changes subsequent to irradiation in cancer of breast. Amer. J. Roentgenol. **36**, 61—64 (1936).

DRAMEZ, C., S. HANOUNE et J. GADRAS: Opacités pseudo-segmentaires en profil droit dues à la sommation des ombres cardiaque et sous-diaphragmatique droites. Presse méd. **61**, 1234—1235 (1953).

DRASH, E. C., and H. J. HYER: Mesothelial mediastinal cysts. J. thorac. Surg. **19**, 755—768 (1950).

DRASTICHE, L., W. D. ADAMS, A. B. HASTINGS, and C. L. COMROE: The effect of exercise on the acid-base balance and O_2 of the blood following atelectasis and pneumonectomy. J. thorac. Surg. **3**, 341—351 (1934).

DREWES, J.: Die Lungenlues. In: Handbuch der Thoraxchirurgie, Bd. III/2, S. 518—528. Berlin-Göttingen-Heidelberg: Springer 1958.

— Die Pilzerkrankungen der Lunge. In: Handbuch der Thoraxchirurgie, Bd. IV/2, S. 167—203. Berlin-Göttingen-Heidelberg: Springer 1958.

DREWYER, W.: Fortschritte in der Röntgendiagnostik der Bronchialkarzinome durch Bronchographie in Verbindung mit Schichtverfahren und Stereoskopie. Fortschr. Röntgenstr. **59**, 289 (1939).

DREYFUS, R.: Über die Anomalien und Erkrankungen des Neugeborenen. Praxis **1952**, 599—604.

DRINKER, C. K.: Pulmonary edema and inflammation. Cambridge: Harvard University Press 1945.

—, and E. HARDENBERGH: Effects of supine position on ventilation of dogs. Surgery **24**, 113 (1948).

—, and J. M. YOFFEY: Lymphatics, lymph and lymphoid tissue. Cambridge: Harvard University Press 1941.

DRIPPS, R. D., and M. N. VAN DEMING: Postoperative atelectasis and pneumonia. Diagnosis, etiology and management based upon 1.240 cases of upper abdominal surgery. Ann. Surg. **124**, 94 (1946).

—, and J. W. SEVERINGHAUS: General anaesthesia and respiration. Physiol. Rev. **35**, 741 (1955).

DROUET, P. L., G. FAIVRE, P. LAMY et A. LARCAN: La pathologie du lobe moyen: ses modes d'expression — sa diversité. Ann. Méd. **56**, 725—764 (1955).

— — G. DE REN et P. SADOUL: Tumeurs de l'angle cardiophrénique antérieur. Les hernies diaphragmatiques du foie simulant des tumeurs médiastinales. J. franç. Méd. Chir. thor. **5**, 74—77 (1951).

DUBILIER, W., J. STEINBERG, and C. T. DOTTER: Kyphoscoliosis: angiocardiographic findings. Radiology **61**, 56—59 (1953).

DUBLER, A.: Ein Fall von accessorischem retroperitonealem Lungenlappen. Korresp.-Bl. schweiz. Ärz. **1889**, 234—235.

DUBROW, J. L.: The roentgenological appearance of pulmonary atelectasis and simulating conditions. Amer. Rev. Tuberc. **26**, 408—417 (1932).

DUCUING, J., et L. DUCUING: Les tumeurs malignes des voies aerodigestives supérieures. Paris: Masson & Cie. 1949.

DUDIK, E.: Kasuistischer Beitrag zur Differentialdiagnose des Bronchialkarzinoms. Ärztl. Wschr. **1954**, 446—447.

DÜGGELI, O.: Beitrag zur Lungenatelektase unter besonderer Berücksichtigung der Atelektase als Begleiterscheinung des tuberkulösen Primärkomplexes. Beitr. Klin. Tuberk. **97**, 219 (1942).

DÜLL, W.: Vorkommen von Blut-Fibrinkugeln im Pneumothoraxraum. Beitr. Klin. Tuberk. **60**, 307 (1925).

DÜNNER, L.: Der paramediastinale Schatten des Thymus. Fortschr. Röntgenstr. **84**, 18—20 (1956).

— LEESER u. BLUME: Die Lungensyphilis des Erwachsenen. Leipzig: Johann Ambrosius Barth 1931.

DUERCK, H.: Über einen Fall von akzessorischer Lunge. Münch. med. Wschr. **42**, 456 (1895).

DÜX, A., u. P. THURN: Zür röntgenologischen Diagnose und Differentialdiagnose der Mediastinalhernie. Beitr. Klin. Tuberk. **121**, 574—586 (1960).

DUFOURT, A., DESPIERRES et EMERY: Atélectasies de cause pleurale. J. Méd Lyon **1946**, 867. Ref. Rev. Tuberc. (Paris) **1946**, 852.

—, et TOURAINE: Condition d'apparition des condensations pulmonaires totales au cours de la tuberculose. J. Méd. Lyon **1951**.

DUKEN, J.: Die Besonderheiten der Thoraxdiagnostik im Kindesalter. Jena: Gustav Fischer 1924.

DUMAREST, F., J. LE TACON et E. VARIN: Tuberculose bronchique et collapsothérapie. Presse méd. **1946**, 30.

— H. MOLLARD, P. LEFÈVRE et J. GERMAIN: La pratique du pneumothorax thérapeutique, 5. ed. Paris: Masson & Cie. 1945.

— — et C. REYNAUD: Quelques remarques sur le pneumothorax électif. Paris méd. **1929**, 263.

DUNHAM, E. C., and M. D'AMICO: Roentgenographic study of thoraces of new-born infants. Yale J. Biol. Med. **6**, 385—401 (1934).

DUPÉRIÉ, R., J. RÉBOUL, R. CASTAING et P. L. MARTIN: Maladie de Hodgkin et tuberculose bronchique. J. Radiol. Électrol. **31**, 107—111 (1950).

DUPREZ, A.: Anatomie macroscopique des dilatations bronchiques. Étude de quelques moulages de bronches. J. franç. Méd. Chir. thor. **3**, 68—79 (1949).

— Les limites anatomiques de la dilatation des bronches. L'obstruction des petites bronches. J. franç. Méd. Chir. thor. **5**, 442—453 (1951).

— La dilatation des bronches. Acta tuberc. belg. **44**, 5 (1953).

— Contribution à l'étude de l'origine et du développement de la dilatation des bronches. Acta méd. belg. **1954**, 5—90.

— Les modifications des artères bronchiques et pulmonaires au cours de la dilatation des Bronches. Rev. belge Path. **25**, 265 (1956).

— F. WITTEK, and A. DUMONT: Acquired and congenital oesophago-bronchial fistulas. Thorax **11**, 249 (1956).

DURAN-JORDA, F., A. HOLZEL, and W. H. PATTERSON: A histochemical study of pulmonary hyaline membrane. Arch. Dis. Child. **31**, 113—118 (1954).

DURIEU, H., F. DE CLERCQ, A. BOLLAERT, A. DE COSTER et P. GOLARD: Angiopneumographie et bronchospirométrie. Bull. Acad. roy. Méd. Belg., Livre Jubil. Paul Govaerts **1955**, 366 und Acta clin. belg. **10**, 335—349 (1955).

DUTTON, A. C.: The effects of posture during anesthesia. Anesth. Analg. Curr. Res. **12**, 66—74 (1933).

DWYER, H.: Peripheral neuritis complicated by massive collapse of the lung following tonsillectomy. Arch. intern. Med. **46**, 833 (1930).

DYKE, C. G., u. M. S. SOSSMANN: Die Behandlung postoperativen massiven atelektatischen Kollapses durch Lagewechsel. Surg. Gynec. Obstet. **49**, 752 (1929).

EBERL, J.: Fisteln vom Oesophagus in Lunge und Pleura. Fortschr. Röntgenstr. **85**, 741—746 (1956).

EBERT, R. V., R. H. WILSON, C. W. BORDEN, R. T. PEEARSON, and A. FALK: Determination of the blood flow through non-ventilated portions of the normal and diseased lung. Proc. centr. Soc. clin. Research **39**, 30 (1951); J. Lab. clin. Med. **38**, 806 (1951).

EBERTH, C. J.: Über Hyperplasie der Muskeln des Lungenparenchyms. Virchows Arch. path. Anat. **72**, 96 (1878).

ECK, H.: Zur Histogenese des sog. Alveolarzellkarzinoms. Verh. dtsch. Ges. Path. **40**, 341 (1956)

EDENS: Über atelektatische Bronchiektasie. Dtsch. Arch. klin. Med. **81**, 334—358 (1904).

EDLING, N. P. G.: The radiologic appearance of the heart, oesophagus and lungs in funnel chest deformity. Acta radiol. (Stockh.) **23**, 273—280 (1953).

EERLAND, L. D., u. N. G. M. ORIE: Bronchiectasis. In: Handbuch der Thoraxchirurgie, Bd. III/2, S. 233—310. Berlin-Göttingen-Heidelberg: Springer 1958

EHRENBURG, G. A.: A critique of atelectasis in pulmonary tuberculosis Amer. Rev. Tuberc. **28**, 457—469 (1932).

EHRNER, L.: Perforation of tuberculous lymph nodes to the bronchi, an important factor in the pathogenesis of the pulmonary tuberculosis. Acta tuberc. scand. **25/26**, 489—504 (1951/52).

EICHBAUM, F.: Geschwulstartige Aktinomykose der Lungen und des vorderen Mediastinum. Fortschr. Röntgenstr. **43**, 346 (1931).

EISENBLÄTTER, J.: Ein Beitrag zum Problem des neuromuskulären Systems der menschlichen Lunge. Beitr. Klin. Tuberk. **107**, 29 (1952).

EISENREICH, F. X.: Untersuchungen über die Entstehung von Lungenatelektasen bei Ausschaltung der Lungennerven und unter anderen Bedingungen. Thoraxchirurgie **1**, 262 (1953).

— Experimentelle Untersuchungen zur Klärung des peri- und postatelektatischen Emphysems. Verh. dtsch. Ges. inn. Med. **62**, 591—593 (1956).

ELIASBERG, H., u. W. NEULAND: Zur Klinik der epituberkulosen und gelatinösen Infiltration der kindlichen Lunge. Jb. Kinderheilk. **94**, 102 (1921).

ELIASON, E. L., and C. MCLAUGHLIN: Postoperative pulmonary complications. Surg. Gynec. Obstet. **44**, 716—727 (1932).

ELKELES, A., and L. E. GLYNN: Serial roentgenograms of chest in periarteriitis nodosa as aid to diagnosis with note on pathology of pulmonary lesions. Brit. J. Radiol. **17**, 468 (1944).

ELKIN, D. C.: Intrapleural pressure in postoperative atelectasis. Ann. Surg. **86**, 885—889 (1927).

— Postoperative massive atelectasis. Sth med. J. (Bgham, Ala.) **22**, 329 (1929).

ELLIOT, T. R., and L. A. DINGLEY: Massive collapse of the lungs following abdominal operations. Lancet **1914**, 1305—1309.

ELLIS jr., F. H., J. H. GRINDLAY, and J. E. EDWARDS: The bronchial arteries. I. Experimental occlusion. II. Their rôle in pulmonary embolism. Surgery **30**, 810—826 (1951); **21**, 167—179 (1952).

ELLIS jr., F. H., J. H. GRINDLAY, and J. E. EDWARDS: The bronchial arteries. III. Structural changes after division of the rat's left pulmonary artery. Amer. J. Path. **28**, 89 (1952).

— — — The bronchial arteries. IV. Experimental bronchial arterial occlusion and bronchial obstruction. J. thorac. Surg. **25**, 358—365 (1953).

ELLIS, K., and J. NADELHAFT: Roentgenographic findings in hyaline membrane disease in infants weiging 2.000 grams and over. Amer. J. Roentgenol. **78**, 444—450 (1957).

ELLIS, R. W. B.: Atelectatic bronchiectasis in childhood. Arch. Dis. Childh. **8**, 25—46 (1933).

— Collapse bronchiectasis in a child. Proc. roy. Soc. Med. **27**, 97—99 (1934).

— Massive collapse of lung following tonsillectomy. Recovery. Proc. roy. Soc. Med. **31**, 772 (1938).

ELLISON, R. G., L. T. ELLISON, and W. F. HAMILTON: Analysis of respiratory acidosis during anesthesia. Ann. Sugr. **141**, 375—382 (1955).

ELLMAN, P., and CUDKOWICS: Pulmonary manifestations in the diffuse collagen disease. Thorax **9**, 46—57 (1954).

ELOESSER, F.: Bronchial stenosis. J. thorac. Surg. **1**, 194—213, 270—295, 373—396, 486—501 (1931/32).

— Bronchial stenosis in pulmonary tuberculosis. Amer. Rev. Tuberc. **30**, 123 (1934).

—, and A. FREEMAN: A model to illustrate the mechanics of respiration and movements of the mediastinum with and without various kinds and degrees of bronchial stenosis. Surgery **3**, 774—778 (1938).

ELREY, J. B.: Pathologic findings in the neonatal period. J. Pediat. **34**, 44—48 (1949).

ELSASSER, W.: Differentialdiagnose und Behandlung der Nebenlungen. Zbl. Chir. **81**, 1281—1290 (1956).

ELWARD, J. F.: Roentgen aspects of congenital aplasia of the lung. Radiology **27**, 667—671 (1936).

ELWYN, H.: Postoperative pneumonia. J. Amer. med. Ass. **79**, 2154—2158 (1922).

—, and J. GIRSDANSKY: Postoperative massive collapse of the lung. J. Amer. med. Ass. **79**, 718—720 (1922).

EMERY: Atélectasie après section des brides. Atélectase de cause pleurale. Thèse de Lyon 1946.

ENDE, N., and J. FISKIND: Asphyxia by tracheobronchial secretions. Surg. Gynec. Obstet. **94**, 57 (1952).

ENGEL, A.: Atypischer Pleurakallus, Lobus inferior accessorius. Ungar. Röntgen-Ges. Sitzg v. 20. 6. 1932.

ENGEL, E., u. B. WIDMAIER: Die Hartstrahltechnik in der Lungendiagnostik. Röntgen- u. Lab.-Prax. **9**, 179—185 (1956).

ENGEL, H.: Beitrag zur Bronchitis fibrinosa chronica und ihrem mikroskopischen Sputumbild. Med. Klin. **22**, 1179—1181 (1926).

ENGEL, ST.: Die paravertebrale dystelektatische Pneumonie des Säuglings. Arch. Kinderheilk. **71**, 1 (1922).

— Erkrankungen der Respirationsorgane. In: PFAUNDLER-SCHLOSSMANN, Handbuch der Kinderheilkunde, 4. Aufl., Bd. III. Berlin: Vogel 1931.

— Die Pleuritis mediastinalis superior. Z. Kinderheilk. **53**, 455—465 (1932).

— Die Muskulatur der Lunge. Tuberk.-Arzt **3**, 63 (1949).

— Die Lunge des Kindes. Wachstum, Anatomie, Physiologie und Pathologie in den verschiedenen Altersperioden. Stuttgart: Georg Thieme 1950.

— Nochmals Lungenmuskulatur. Beitr. Klin. Tuberk. **108**, 31 (1953).

— Der Bronchialbaum. Ergebn. ges. Tuberk.- u. Lung.-Forsch. **12**, 1 (1954).

—, and G. H. NEWS: Musculature of lung of children. J. Path. **49**, 381 (1939).

—, u. K. SAMSON: Die Lungenerkrankungen (mit Ausnahme der Tuberkulose). In: ENGEL-SCHALL, Handbuch der Röntgendiagnose und -therapie im Kindesalter, S. 180—218. Leipzig: Georg Thieme 1933.

—, u. L. SCHALL: Handbuch der Röntgendiagnostik und -therapie im Kindesalter. Leipzig: Georg Thieme 1933.

ENGELHARDT, A.: Neue Gedanken zur Physiologie der Atmung und ihre Bewährung. S.-B. Phys. med. Ges. Erlangen **72**, 189 (1942).

ENGELSTAD, R. B.: Über die Wirkungen der Röntgenstrahlen auf die Lungen. Acta radiol. (Stockh.), Suppl. **19**, 1—94 (1934).

— Über die Reaktion der Lungen auf Röntgenbestrahlung. Strahlentherapie **52**, 299—306 (1935).

ENGHOFF, H., M. H. HOLMDAHL, and L. RISHOLM: Oxygen uptake in human lungs without spontaneous or arteficial pulmonary ventilation. Acta chir. scand. **103**, 293—301 (1952).

ENGSTRÖM, C. G., u. N. A. SVAMBORG: Kasuistik över fall av akut poliomyelit med respirationspares. Svenska Läk.-Tidn. **47**, 3011 (1950).

ENNUYER, A., M. CAILLERET et J. HELARY: Les localisations pulmonaires de la lymphogranulomatose maligne. Ann. Radiol. **1**, 635—658 (1958).

EPPINGER, H., u. W. SCHAUENSTEIN: Krankheiten der Lungen. A. Angeborene Krankheiten. Ergebn. allg. Path. path. Anat. **8**, 267—275 (1902).

EPPLEN, F., and A. L. JACOBSON: Twisted pedicle of accessory lobe of the lung. J. Amer. med. Assoc. **94**, 1135 (1930).

EPSTEIN, B. S.: Roentgen kymography of diaphragm. Amer. J. Roentgenol. **74**, 70—85 (1955).

ERBER, B.: Endobronchite tubercolare e fisiopatologia delle caverne. Arch. Chir. ortop. **15**, 153—169 (1950).

ERDÉLYI, M., u. Z. LÁBAS: Ösophagotracheale Fisteln. Fortschr. Röntgenstr. **90**, 558—563 (1959).

ERMANN: Fötaler Zustand der Lungen bei Neugeborenen, die nach der Geburt lebten und schrieen. Virchows Arch. path. Anat. **66**, 395 (1876).

ERSEK, S.: Absorptionskollaps der Lungen. Experimentelle Arbeit an Hunden. Beitr. Klin. Tuberk. **104**, 371—378 (1950).

ESCH, D., u. P. THURN: Zur Pathogenese und diagnostischen Bedeutung der kostodiaphragmalen Septumlinien bei der Mitralstenose. Fortschr. Röntgenstr. **87**, 1—16 (1957).

ESCHBACH, H.: Zur zweckmässigen Aufnahmetechnik bei ausgedehnter massiver Verschattung. Fortschr. Röntgenstr. **56**, 486—499 (1937).

— Unmittelbarer Röntgennachweis der Bronchostenose beim Bronchuskarzinom. Röntgenpraxis **10**, 295—303 (1938).

— Röntgen-Grobstrukturen des Thorax. Leipzig: Georg Thieme 1953.

— Zur KvS-mAs-Äquivalenz bei Hartstrahldiagnostik. Kongr.-Ber. 2. Tagg med.-wiss. Ges. Röntgenol. DDR 1958, S. 477—479.

ESCHER, F.: Allgemeine Untersuchungsmethoden. C. Bronchoskopie. In: Handbuch der inneren Medizin, 4. Aufl., Bd. IV/1, S. 564—587. Berlin-Göttingen-Heidelberg: Springer 1956.

— Die Tracheal- und Bronchialstenosen. In: Handbuch der inneren Medizin, Bd. IV/2. Berlin-Göttingen-Heidelberg: Springer 1956.

ESCUDERO, L., and W. E. ADAMS: Spontaneous pneumothorax associated with massive atelectasis. An experimental and clinical study. Arch. intern. Med. **63**, 29—38 (1939).

ESPINOZA GALARZA, M.: Kymography of diaphragm. Dis. Chest **23**, 313—319 (1953).

ESSELLIER, A. F.: Die Klinik der eosinophilen Pneumonien, zugleich ein Beitrag zur Physiologie des eosinophilen Zellsystems. Berlin: Springer 1956.

—, u. P. JEANNERET: Die parasitären Lungenerkrankungen. In: Handbuch der inneren Medizin, 4. Aufl., Bd. IV/3, S. 549—628. Berlin-Göttingen-Heidelberg: Springer 1956.

—, u. B. J. KOSZEWSKI: Zur Differentialdiagnose des flüchtigen Lungeninfiltrats mit Bluteosinophilie. Schweiz. med. Wschr. **1951**, 247.

ESSER, C.: Die Lungensegmente bei der lobulären Pneumonie. Dtsch. med. Wschr. **73**, 631—634 (1948).

— Über hochgradige Schrumpfung ganzer Lungenlappen (Lappenatelektase und Lappenbronchiektasie). Fortschr. Röntgenstr. **71**, 28—54 (1949).

— Über radiäre Streifenschatten im rechten Oberfeld. Fortschr. Röntgenstr. **71**, 205 (1949).

— Lungensegmente. Fortschr. Röntgenstr. **71**, 395—402 (1949).

— Beitrag zur Vorstellung von der Form der Lungenlappen. Fortschr. Röntgenstr. **71**, 403 (1949).

— Formen und Formänderungen der Lunge. Mainzer Med. Ges. 4. 7. 1950. Ref. Münch. med. Wschr. **92**, 1337 (1950).

ESSER, C.: Zur Frage des unterschiedlichen Verhaltens bestimmter Lungenabschnitte. Klin. Wschr. **28**, 81—88 (1950).
— Atypische Pneumonien und Infiltrate. Beitr. Klin. Tuberk. **104**, 182—189 (1950/51).
— Topographische Ausdeutung der Bronchien im Röntgenbild mit Berücksichtigung der neuzeitlichen Nomenklatur. Fortschr. Röntgenstr., Erg.-Bd. 66 (1951).
— Der Lobus posterior der Lunge und seine Subsegmente. Fortschr. Röntgenstr. **77**, 496—498 (1952).
— Anwendung und Deutung des Schichtbildes bei Lungenprozessen. (Kritische Überlegungen und praktische Vorschläge). Fortschr. Röntgenstr. **78**, 116—141 (1953).
— Größenänderung von Lungenlappen bei Pleuraergüssen. („Fliehende Lappenspalte") Fortschr. Röntgenstr. **78**, 304—313 (1953).
— Segmentpathologie der Lunge. Wien. med. Wschr. **1956**, 871—872.
— Topographische Ausdeutung der Bronchien im Röntgenbild unter besonderer Berücksichtigung des Raumfaktors, 2. Aufl. Stuttgart: Georg Thieme 1957.
— Stellungnahme zum „Beitrag zur Differentialdiagnose: Thymushyperplasie-Mediastinalpleuritis" v. P. HABERMANN. Fortschr. Röntgenstr. **86**, 323 (1957).
— Die Erfaßbarkeit der Bronchien im Tomogramm. Münch. med. Wschr. **102**, 434—442 (1960).
— Die klinisch-röntgenologische Bedeutung der Lungensegmente. Z. Tuberk. **115**, 290—297 (1961).
—, u. F. HILGERT: Thymus, Atelektase oder mediastinaler Pleuraerguß? Fortschr. Röntgenstr. **84**, 3—18 (1956).
ESTES jr., E. H., H. O. SIEKER, H. D. MCINTOSH u. G. A. KELSER: Reversible cardiopulmonary syndrome with extreme obesity. Circulation **16**, 179—187 (1957).
ETSTEIN, B. E., (and A. C. MESSER): Respiratory acidosis during intrathoracic surgery: the (Overholt) prone position. J. thorac. Surg. **25**, 286—299 (1953).
ETTER, H.: Seltener Thoraxdurchleuchtungsbefund bei Fremdkörperaspiration. Schweiz. med. Wschr. **1956**, 1394—1395.
ETTIG, F.: Über die Differentialdiagnose zwischen einer Pleuritis mediastinalis posterior und der Infiltration eines abnormen Lungenlappens (Lobus infracardiacus). Mschr. Kinderheilk. **28**, 207—214 (1924).
ETTINGER, A.: "Plate-like" atelectasis of lung. Ann. intern. Med. **11**, 1296—1304 (1938).
EULER, U. S. v.: Physiologie des Lungenkreislaufs. Verh. dtsch. Ges. Kreisl.-Forsch. **17**, 8—16 (1951).
—, and G. LILJESTRAND: Observations on the pulmonary arterial blood pressure in cat. Acta physiol. scand. **12**, 301 (1946).
EUPHRAT, E. J., and F. BECK: Fibrin body following traumatic pneumothorax. Amer. J. Roentgenol. **74**, 86—89 (1955).
EVANS, W. A.: Congenital obstructions of the respiratory tract. I. Tracheal malformations. II. Bronchial malformations. Amer. J. Roentgenol. **62**, 167—184 (1949).
—, and T. LEUCUTIA: Intrathoracic changes indured by heavy radiation. Amer. J. Roentgenol. **13**, 203—220 (1925).
EVEN, R.: Sur un opacité arrondie intrapulmonaire post-opératoire. Rev. Tuberc. (Paris), Ser. V, **6**, 87—89 (1941).
— L'atélectasie, un terme à supprimer. J. méd. Leysin **1948**, 857.
— J. LECOEUR et RAUGEL: Étude critique de l'atélectasie. Sem. Hôp. Paris **1949**, 1290.
— — u. VERMEIL: Les condensations pulmonaires rétractiles du lobe moyen droit d'origine inflammatoire. Bull. Soc. méd. Hôp. Paris 21. 6. 1946.
—, u. C. SORS: Les tuberculoses bronchiques. Bull. méd. (Paris) **1951**, 211—214.
FALCK, I.: Kontraktionsatelektase und Nervensystem. Slg selt. klin. Fälle **12**, 43 (1956).
— Die Beteiligung des Lungeninterstitiums und der Pleura bei den Kollagenkrankheiten. Dtsch. Arch. klin. Med. **205**, 326—341 (1958).
FALCONER, E. H., and M. E. LEONHARD: Hodgkin's disease of the lung. Amer. J. med. Sci. **191**, 780—788 (1936).
FALCONER jr., A., T. R. GAINES and J. S. GROVE: Atelectasis during operations on the upper urinary tract. Anesthesiology **7**, 635—643 (1946).
FALLON, M.: Lung injury in intact thorax, with report of case. Brit. J. Surg. **28**, 39—49 (1940).
FANCONI, G.: Zur Diagnose der Pleuritis mediastinalis fibrosa im Kindesalter. Die „pleuritischen Mediastinalstreifen". Röntgenpraxis **3**, 49—51 (1931).
— Die akute atelektatische Pneumonie des linken Unterlappens (Pleuritis Fehldiagnose). Scritti med. in ossore Jemma **1**, 455 (1934).
—, H. ZELLWEGER u. A. BOTZTEJN: Die Poliomyelitis und ihre Grenzgebiete. Basel: Benno Schwabe & Co. 1945.
FARBER, J. E.: Bronchial stenosis and unexpendable lungs. Report of 2 cases. Amer. Rev. Tuberc. **43**, 779—784 (1941).
— Unexpendable lungs. J. Thorac. Surg. **11**, 424 (1942).
—, and N. S. LINCOLN: The unexpendable lung. I. Statement of the problem. II. Case reports. Amer. Rev. Tuberc. **40**, 704, 710 (1939).
FARBER, S., and L. K. SWEET: Amniotic sac contents in lungs of infants. Amer. J. Dis. Child. **42**, 1372—1383 (1931).
—, and J. L. WILSON: Atelectasis in the newborn. A study and critical review. Amer. J. Dis. Child. **46**, 572—589 (1933).
FARQUHARSON, M.: Atelectasis in pulmonary tuberculosis. Tubercule (Edinb.) **32**, 108—110 (1951).
FARR, C. E., and R. SPIEGEL: Pulmonary infarction and embolism. Ann. Surg. **89**, 481—511 (1929).

FARRELL jr., J. T.: The roentgen diagnosis of intrathoracic neoplasms. Radiology **13**, 1—16 (1929).
— The roentgen appearance of the chest in the new-born infant. Amer. J. Roentgenol. **24**, 140—146 (1930).
FARRIS, H. A.: Atelectasis of the lung. Canad. med. Ass. J. **15**, 808—815 (1925).
FARRIS, M. F.: Postoperative massive atelectasis. Boston med. surg. J. **195**, 258 (1926).
FASANO, E., e O. GASPARRI: L'angiopneumografia nella tuberculosi pleuro-polmonare. Riv. Pat. Clin. Tuberc. **23**, 135—146, 199—215 (1950); **24**, 4—24 (1951).
— — e A. VALLI: L'angiopneumocardiografia nella chirurgia toraco-polmonare. Chir. torac. **4**, 170—210 (1951).
FASTNER, Z.: Rupture of a cold abscess into the bronchus. Brit. med. J. **1955 I**, 83.
FAULKNER jr., W. B., and E. C. FAULKNER: Postoperative massive collapse of the lung: its cause, prevention and treatment. Northw. Med. (Seattle) **32**, 87 (1933).
FAWCITT, J.: Radiological findings in the lungs of premature infants. Arch. Dis. Childh. **31**, 119—123 (1956).
—, and H. E. PARRY: Lung changes in pertussis and measles in childhood. A review of 1894 cases with a follow-up study of the pulmonary complications. Brit. J. Radiol. **30**, 76—82 (1957).
FEHR, A.: Atelektase und postoperative Bronchopneumonie. Helv. med. Acta **9**, 182 (1942).
— Atelektase und postoperative Bronchopneumonie. Helv. med. Acta **9**, 183—184 (1942).
— C. MOLO u. O. WALTER: Beitrag zur Frage der postoperativen Lungenkomplikationen. Dtsch. Z. Chir. **255**, 732 (1941).
FEHRE, W.: Erkrankungen der Pleura. In: Lungenkrankheiten in Röntgenbildern, Bd. II, S. 253—322. Stuttgart: Georg Thieme 1958.
FEIERMANN: Einfluß der Thorakoplastik auf die Atmung. Langenbecks Arch. klin. Chir. **159**, 236—247 (1930).
FEINBERG, S. B., and M. E. GOLDBERG: Hyaline membrane disease: preclinical roentgendiagnosis. A planned study. Radiology **68**, 185—192 (1957).
FELIX, W.: Die Anatomie der Lungen und Brustfelle. In: SAUERBRUCH, Chirurgie der Brustorgane, S. 55ff. Berlin: Springer 1920.
— Untersuchungen über den Spannungszustand und die Bewegungen des gelähmten Zwerchfells. Z. ges. exp. Med. **33**, 458 (1923).
— Anatomie der Atmungsorgane. In: BETHE-BERGMANN, Handbuch der normalen und pathologischen Physiologie, Bd. II/1, S. 37—69. Berlin 1925.
— Topographische Anatomie des Brustkorbes, der Lunge und der Lungenfelle. In: SAUERBRUCH, Die Chirurgie der Brustorgane, 3. Aufl. Berlin: Springer 1928.
— Über Relaxatio diaphragmatica. Zbl. Chir. **77**, 1671 (1937).
FELSON, B.: The lobes and interlobar pleura: fundamental roentgen considerations. J. med. Sci. **230**, 572—584 (1955).
—, and H. FELSON: Localization of intrathoracic lesions by means of the postero-anterior roentgenogram: the silhouette sign. Radiology **55**, 363—374 (1950).
— — Acute diffuse pneumonia of asthmatics. Amer. J. Roentgenol. **74**, 235—241 (1955).
— L. S. ROSENBERG, and M. HAMBURGER jr.: Roentgen findings in acute Friedländer's pneumonia. Radiology **53**, 559 (1949).
FERGUSON, C., and C. B. SCHEMPERLEN: Congenital tracheoesophageal fistula in an adult. Ann. Surg. **149**, 582 (1959).
FERGUSON, F. C., R. E. KOBILAC, and J. E. DIETRICK: Varices of bronchial veins as source of hemoptysis in mitral stenosis. Amer. Heart. J. **28**, 445 (1944).
—, and E. B. D. NEUHAUSER: Congenital abscence of the lung (agenesis) and other anomalies of the tracheobronchial tree. Amer. J. Roentgenol. **52**, 459—471 (1944).
FERRI, L., e S. ROSSI: La cinedensigrafia nella pratica pneumologica. Ann. Ist. Forlanini **19**, 363—401 (1959).
FETZER, H.: Fibrinkörper im Pneumothoraxraum. Röntgenpraxis **1**, 314—319 (1929).
— Fibrinkörper im Pneumothoraxraum. Med. Klin. **49**, 35, 1400 (1954).
FEUSTEL: Über die späteren Schicksale der fötalen Atelektasen. Inaug.-Diss. Kiel 1863.
FEYRTER, F.: Über diffuse endokrine Organe. Leipzig: Johann Ambrosius Barth 1938.
— Über die Masernpneumonie. Virchows Arch. path. Anat. **255**, 753 (1947).
— Zur Pathologie des argyrophilen Helle-Zellen-Organs im Bronchialbaum des Menschen. Virchows Arch. path. Anat. **325**, 723 (1954).
FICARA, P.: Malattia cistica del polmone e sequestrazione intralobare. Gaz. int. Med. Chir. **61**, 2593—2634 (1956).
FIELD, C. E.: Pulmonary agenesis and hypoplasia. Arch. Dis. Childh. **21**, 61—75 (1946).
FIENBERG, R.: Necrotizing granulomatosis and angiitis of the lung and its relationship to chronic pneumonitis of the cholesterol type. Amer. J. Path. **29**, 913—931 (1953).
FIGI, F. A.: Excision of amyloid tumors of the larynx and skin graft. Proc. Mayo Clin. **17**, 239—240 (1942).
FINCKH: Über die aktinomykotische fibrinöse Bronchitis, ein neues Symptom der Lungenaktinomykose. Bruns' Beitr. klin. Chir. **41**, (1904).
FINDLAY, L.: Massive pulmonary collapse following pneumonia. Proc. roy. Soc. Med. **25**, 407 (1932).
— Atelectatic or compensatory bronchiectasis. Arch. Dis. Childh. **10**, 61—84 (1935).
FINE, J., and C. DRINKER: The effect of atelectasis on the pulmonary blood volume. Arch. Surg. **22**, 495 (1931).

FINKE, H.: Das Krankheitsbild der chronischen Oesophagus-Bronchus-Fistel. Med. klin. **1952**, 929—930.
— Die Differenzierung gutartiger Bronchostenosen und ihre Beziehungen zu Atelektasen. Fortschr. Röntgenstr. **82**, 217—223 (1955).
FINKE, W.: Reversibility of early bronchiectasis; its implication for therapy and prevention. N. Y. St. J. Med. **51**, 1163—1166 (1951).
FINLAND, u. LOVERUD: Massiver atelektatischer Lungenkollaps nach primärer Pneumokokkenpneumonie. Ann. intern. Med. **10**, 1828—1847 (1937).
FINLAY, T. N.: Pulmonary surface activity and the problems of atelectasis, wetting, foaming and detergency in the lung. Anest. Analg. Curr. Res. **42**, 35 (1963).
— W. H. TOOLEY, E. W. SWENSON, R. E. GARDNER, and J. CLEMENTS: Pulmonary surface tension in experimental atelectasis. Amer. Rev. resp. Dis. **89**, 372 (1964).
FINNEY, C. S.: Idiopathic discoid atelectasis simulating myocardial infarction. Amer. Practit. **7**, 1783—1784 (1956).
FIORI, E.: Sulla bronchite cronica muco-plastica. Riv. Pat. Clin. Tuberc. **2**, 95 (1928).
FISCHER, E.: Seltener Verlauf der Vena azygos. Anat. Anz. **15**, 476 (1898); **16**, 91 (1899).
FISCHER, E. F.: Über den Wert der Bronchographie für die spezielle Diagnostik der Lungentuberkulose. Fortschr. Röntgenstr. **79**, 590—599 (1953).
FISCHER, E. J.: Diagnostik und Bedeutung von Lymphknoteneinbrüchen in das Bronchialsystem. Schweiz. med. Wschr. **1953**, 999—1012.
FISCHER, F. K.: Die Darstellung des Bronchialbaumes mit wasserlöslichem Kontrastmittel. Schweiz. med. Wschr. **1948**, 1025—1033.
— Beitrag zur Kenntnis der Veränderungen im Bronchogramm bei chronischer Bronchitis. Fortschr. Röntgenstr. **72**, 653—659 (1950).
— Die Jodölbronchographie als schädigender diagnostischer Eingriff. Schweiz. med. Wschr. **1950**, 723—734.
— Die Phlebographie von Schulter, Hals und Mediastinum. Schweiz. med. Wschr. **81**, 1198—1218 (1951).
— Konstruktiver Lungenbau. In: SCHINZ-BAENSCH-FRIEDL-UEHLINGER, Lehrbuch der Röntgendiagnostik, 5. Aufl., Bd. III/1. Stuttgart: Georg Thieme 1952.
— Bronchialerkrankungen. In: SCHINZ-BAENSCH-FRIEDL-UEHLINGER, Lehrbuch der Röntgendiagnostik, 5. Aufl., Bd. III/1, S. 2019—2085. Stuttgart: Georg Thieme 1952.
— Bronchialbaum, Technik der Bronchographie, Bronchialerkrankungen. In: SCHINZ-BAENSCH-FRIEDL-UEHLINGER, Lehrbuch der Röntgendiagnostik, 5. Aufl., Bd. III/1. Stuttgart: Georg Thieme 1952.
FISCHER, H.: Ein Fall von linksseitiger Nebenlunge. Inaug.-Diss. Köln 1921.
FISCHER, P. A.: Zur Morphologie, Häufigkeit und pathogenetischen Bedeutung tuberkulöser lymphadenogener Bronchialwandschädigungen. Beitr. Klin. Tuberk. **113**, 1 (1955).
FISCHER, W.: Die Gewächse der Lunge und des Brustfells. In: HENKE-LUBARSCH, Handbuch der speziellen pathologischen Anatomie und Histologie, Bd. III/3, S. 509—595. Berlin: Springer 1931.
FISCHGOLD, H., H. ADAM, J. ECOIFFIER et J. PIÉQUET: Opacification des plexus rachidiens et des veines azygos par voie osseuse. J. Radiol. Électrol. **33**, 37 (1952).
— J.-C. CLÉMENT, J. TALAIRACH et J. ECOIFFIER: Opacification des systèmes veineux rachidiens et craniens par voie osseuse. Presse méd. **1952**, 588
FISHBEIN, R., G. P. MURPHY, and R. J. WILDER: The pleuropulmonary manifestations of pancreatitis. Dis. Chest. **41**, 392—397 (1962).
FLACH, A., u. F. HEUCK: Klinischer und experimenteller Beitrag zur Frage der „cutaneopulmonalen" Segmentreaktion der Lunge. Zbl. Chir. **77**, 1529 (1952).
FLEISCHER, H., A. GEBAUER u. F. WACHSMANN: Verwendung transversaler Schichtaufnahmen bei der Festlegung des Bestrahlungsplanes intrathorakaler Tumoren. Fortschr. Röntgenstr. **76**, 53—59 (1952).
FLEISCHNER, F. G.: Kugelförmige Gebilde in der Pleurahöhle bei Pneumothorax. Mitt. Ges. inn. Med. Kinderheilk. **2**, 94 (1922).
— Lobäre und interlobäre Lungenprozesse. Fortschr. Röntgenstr. **30**, 181—201, 441—473 (1922/23).
— Die Röntgendiagnostik interlobärer und marginaler lobärer Prozesse. Fortschr. Röntgenstr. **36**, 33 (1927).
— Der sichtbare Bronchialbaum, ein differentialdiagnostisches Symptom im Röntgenbild der Pneumonie. Fortschr. Röntgenstr. **36**, 319—323 (1927).
— Überlappung der gesunden Halblunge bei Schrumpfung der anderen. Wien. Ges. Röntgenk. Sitzg. v. 7. 6. 1927. Ref. Fortschr. Röntgenstr. **36**, 724 (1927).
— Die Röntgendiagnose der Lungentuberkulose. In: W. NEUMANN, Die Klinik der Tuberkulose Erwachsener, 2. Aufl. Wien: Springer (1930.
— Die Grenzen des Normalen und Pathologischen im Lungenröntgenbilde. Röntgenpraxis **3**, 913 (1931).
— Plattenförmige Atelektase in den Unterlappen der Lunge. Fortschr. Röntgenstr. **54**, 315 (1931).
— Infiltration des Lobus inferior accessorius der Lunge. Klin. Wschr. **11**, 575 (1932).
— Der Lobus inferior accessorius der Lunge und seine Bedeutung für die Röntgendiagnostik. Fortschr. Röntgenstr. **47**, 623—644 (1933).
— Atelektasen und Lungentuberkulose. Beitr. Klin. Tuberk. **85**, 313—338 (1934).
— Das Atelektaseproblem. Wien. Ges. Röntgenk. Sitzg. v. 10. 10. 34. Ref. Fortschr. Röntgenstr. **50**, 518—519 (1934).
— Atelektase und atelektatische Pneumonie bei Ausstossung oder Durchbruch eines tuberkulösen Drüsenherdes in den Bronchus. Beitr. Klin. Tuberk. **86**, 72—83 (1935).

FLEISCHNER, F. G.: Zur Pathologie der Bronchiektasen. Fortschr. Röntgenstr. **52**, 92 (1935).
— Horizontale Streifenschatten basal im Lungenfeld. Fortschr. Röntgenstr. **52**, 202 (1935).
— Die tuberkulöse Bronchostenose und ihre Unterscheidung vom Bronchuskarzinom. Beitr. Klin. Tuberk. **87**, 553—567 (1935).
— Atelektase und Pleuritis. Wien. klin. Wschr. **1936 II**, 1092—1096.
— Zur Frage der paradoxen Verschattung im Pneumothorax. Fortschr. Röntgenstr. **53**, 45—53 (1936).
— Atelektase und gerichteter Kollaps der Lunge. Fortschr. Röntgenstr. **53**, 607—625 (1936).
— Atelektase und atelektatische Pneumonie bei Ausstossung oder Durchbruch eines tuberkulösen Drüsenleidens in den Bronchus. Beitr. Klin. Tuberk. **76**, 72 (1936).
— Über das Wesen der basalen horizontalen Schattenstreifen im Lungenfeld. Wien. Arch. inn. Med. **28**, 461—480 (1936).
— Plattenförmige Atelektasen in den Unterlappen der Lunge. Fortschr. Röntgenstr. **54**, 315—321 (1936).
— Die Bedeutung der Atelektase in der Lungenpathologie und ihre Röntgendiagnose. Fortschr. Röntgenstr. **56**, 16 (1937).
— Über postoperative Lungenatelektasen. Fortschr. Röntgenstr. **56**, 356 (1937).
— Epituberkulose, tuberkulöse Infiltrierung und Atelektase. Möglichkeiten und Grenzen ihrer Unterscheidung. Fortschr. Röntgenstr. **56** (Beiheft), 17 (1937).
— Kontusionspneumonie und Atelektase. Klin. Wschr. **1937**, 163.
— Zur Röntgenologie der plattenförmigen Atelektaseherde. Röntgenpraxis **9**, 381—384 (1937).
— Zur Kritik der röntgenologischen Diagnose angeborener Fehlbildungen am Bronchialbaum. Radiol. Glasnik **1/2**, 45 (1938).
— Pathogenesis of bronchiectasis. Amer. Rev. Tuberc. **42**, 297—314 (1940).
— Reversible bronchiectasis. Amer. J. Roentgenol. **46**, 166—172 (1941).
— The visible bronchial tree. Radiology **50**, 184 (1948).
— The pathogenesis of bronchiectasis. A roentgen contribution. Radiology **53**, 818—833 (1949).
— Bronchial peristalsis. Amer. J. Roentgenol. **62**, 65—69 (1949).
— A. O. HAMPTON, and B. CASTLEMAN: Linear shadows in the lung (Interlobar pleuritis, atelectasis and healed infarction). Amer. J. Roentgenol. **46**, 610—618 (1914).
—, and L. REINER: Linear x-ray shadows in acquired pulmonary hemosiderosis and congestion. New Engl. J. Med. **250**, 900—905 (1954).
FLETCHER, E.: Atelectasis, detelectasis and apneumatosis. Tubercle (Lond.) **14**, 3 (1932).
—, and S. B. DIMSON: Lobar atelectasis in an adult with re-expansion. Lancet **1935 I**, 987—988.
FLETCHER, G. H., and M. S. LOMBARD: A case of bronchial adenoma without signs of bronchial obstruction, concomitant with minimal pulmonary tuberculosis. Amer. J. Roentgenol. **61**, 209—211 (1949).
FLICK, J. B.: Pulmonary lesions simulating primary carcinoma of the lung. Surg. Clin. N. Amer. **30**, 6 (1950).
FLORES, A., W. E. ADAMS, and J. F. PERKINS: Reduction of pulmonary reserve. Arch. Surg. **68**, 627—632 (1954).
FLORI, D.: Praktische und topographische Überlegungen zur thorakalen Tomographie. J. Radiol. Électrol. **31**, 175 (1950).
FODOR, E., u. A. WEISS: Beiträge zur Symptomatologie der Pleuritis mediastinalis tuberculosa. Beitr. Klin. Tuberk. **60**, 407—420 (1925).
FOLDES, J.: Acute lupus erythematodes. Amer. J. clin. Path. **16**, 160—173 (1946).
FONTAINE, R.: Les complications pulmonaires post-opératoire à la lumière des récents travaux américains, avec une contribution à la pathogénie du collapsus massif postopératoire des poumons. Lyon chir. **25**, 391—448 (1928).
—, et L. HERMANN: Recherches expérimentales sur l'innervation pulmonaire. Lyon chir. **25**, 29 (1928).
—, et H. REDON: Identification et traitement des embolies pulmonaires. 49. Congr. franç. de Chirurgie. Paris 1946. Paris: Presses Univ. France 1947.
—, and P. WALTER: Documents radiologiques concernants 5 cas de hernie diaphragmatique. (Dont trois d'origine traumatique et deux d'origine congénitale coexistant, dans un cas, avec un poumon accessoire. Nebenlunge von Rokitansky. J. Radiol. Électrol. **29**, 472 (1948).
FONTANA-LACHMUND, CHR.: Der posttraumatische Lungenkollaps. Z. Unfallmed. Berufskr. **48**, 276—310 (1955).
FORGET, P. A.: De la syphilose pulmonaire compliqué d'adénopathie trachéo-bronchique. Thèse de Bordeaux 1890.
FORMIJNE, P.: Agénésie und Hypoplasie der Lungen. Ned. T. Geneesk. **1938**, 5482—5489.
FORSCHBACH, G.: Der Bronchus im Verlauf der tuberkulösen Erstinfektion. Med. Bild-Dienst Roche H. 1, 17—21 (1961).
FORSTER, E., D. SICHEL, and E. ROEGEL: Transversoaxial tomography as a valuable help in estimation of operability of pulmonary cancer. J. thorac. Surg. **27**, 593—602 (1954).
FOSTER, S. C.: On atelectasis of the lungs; with a case. Trans. N. Y. Acad. Med. **1**, 349—365 (1851—1857).
FOSTER-CARTER, A. F.: Bronchial adenoma. Quart. J. Med. **10**, 139 (1941).
— On the study of the bronchial tree. Brompton Hosp. Rep. **12**, 1 (1943).
— The bronchial tree and the broncho-pulmonary segments. Dis. Chest **11**, 511 (1945).
— Broncho-pulmonary abnormalities. Brit. J. Tuberc. **40**, 111—124 (1946).

FOSTER-CARTER, A. F.: Broncho-pulmonary abnormalities. Brompton Hosp. Rep. **16**, 100 (1947).
—, and C. HOYLE: The segments of the lung. Dis. Chest **11**, 5511 (1945).
FOULON, P.: A propos de quelques lésions extraganglionnaires de la lymphogranulomatose. Ann. Anat. path. **9**, 725—744 (1932).
FOURESTIER, M.: Dilatation bronchique segmentaire au regard des ganglions calciques. Rev. Tuberc. (Paris) **10**, 425—430 (1946).
FOWLER, A. W.: Traumatic rupture of a main bronchus. Brit. med. J. **1955 I**, 85.
FRAENKEL, E.: Spezielle Pathologie und Therapie der Lungenkrankheiten. Berlin: Springer 1904.
FRÄNKEL: Über die Erkrankungen der oberen Luftwege im Gefolge von Influenza. Dtsch. med. Wschr. **28**, 606 (1918).
FRÄNKEL, E.: Über Luftröhrensyphilis. Münch. med. Wschr. **1925**, 335.
FRAIN, C., R. EVEN, J. ROUJEAN, MARLOIS et TALAMAS: Exploration tomographique en frontale oblique de l'arbre trachéo-bronchique. J. Radiol. Électrol. **36**, 154—158 (1955).
FRANCKE, W.: Über Lungenschrumpfung aus der ersten Lebenszeit. Dtsch. Arch. klin. Med. **52**, 125 (1894).
FRANK, E. S.: Case of essential plastic bronchitis cured by bronchoscopic treatment. Maandschr. Kindergeneesk. **6**, 313—319 (1937).
FRANK, K.: Über Retraktionszysten im Ausheilungsstadium der Primärtuberkulose. Beitr. Klin. Tuberk. **111**, 293—304 (1954).
FRANKE, H.: Frühdiagnostik des Karzinoms in der inneren Medizin. Berlin: W. de Gruyter & Co. 1953.
— Das cor pulmonale in der Thoraxchirurgie. Verh. dtsch. Ges. Kreisl.-Forsch. **21**, 300—317 (1955).
FRANKLIN, A. W.: Atelectatic bronchiectasis: Recovery. Proc. roy. Soc. Med. **31**, 354—357 (1938).
FRANZEN, J.: Paramediastinale Verschattungen im Röntgenbild der Lunge und ihre klinisch-physikalischen Äußerungen. Med. Klin. **50**, 1252—1255 (1955).
—, u. F. KRUPP: Röntgenologisch-klinische Differentialdiagnose raumbeschränkender Prozesse im vorderen Mediastinum: Cyste oder Aneurysma? Thoraxchirurgie **3**, 227—235 (1955).
—, u. W. TILLING: Zum Röntgenbild der pulmonalen Histoplasmose. Fortschr. Röntgenstr. **79**, 633—638 (1953).
FRASER, K.: Subphrenic abscesses. J. thorac. Surg. **33**, 776—784 (1957).
FREEDLANDER, S. O., and P. W. GEBAUER: Disease of aberrant intrathoracic lung tissue. J. thorac. Surg. **8**, 581—597 (1939).
—, and S. E. WOLPAW: Chronic inflammatory lesions of the lung simulating bronchogenic carcinoma. J. thorac. Surg. **9**, 530—543 (1940)
FREEDMAN, B.: Unilateral paralysis of the diaphragm and larynx associated with inflammatory lung disease. Thorax **5**, 1969 (1950).
FREEDMAN, E.: Roentgenological appearance of interlobar and mediastinal encapsulated effusion in the thorax. Radiology **16**, 14 (1931).
—, and C. S. HIGHLEY: Syphilitic gumma of the lung. Amer. J. Roentgenol. **31**, 333—339 (1934).
FREEMAN, L. C., and R. B. SCOTT: Gastric suction in infants delivered by cesarean section: role in prevention of respiratory complication. Amer. J. Dis. Child. **87**, 570—574 (1949).
FREESEN, O.: Die gestaltliche Betrachtung des Morbus Boeck. Ergebn. ges. Tuberk.- u. Lung. Forsch. **14**, 603 (1958).
FREIJDLIN, S. M.: Über die Geschwindigkeit des Eintretens der Atelektase. Klin. Med. (Mosk.) **33**, 35—38 (1955).
— — Postoperative pulmonary atelectasis. Klin. Med. (Mosk.) **38**, 50—55 (1960).
FRÉOUX, P., GAK et J. M. MEYNARD: Manifestations bronchiques et emphysémateuses d'origine hodgkinienne. J. Méd. Bordeaux **131**, 859—863 (1954).
FREY, R. O., u. E. v. LÜTTICHAU: Der Bronchospasmus als Narkose-Komplikation. Langenbecks Arch. klin. Chir. **268**, 363 (1951).
FRIAS, E., and F. FERNANDEZ: Postoperative plate-like atelectasis. Anesth. Curr. Res. Analg **19**, 98—101 (1940).
FRICSAY-V. TELBISZ, M.: Die pulmonale Form des Lupus erythematodes disseminatum acutus. Schweiz. med. Wschr. **1956**, 269—273.
FRIDKIN, V. J., u. M. M. ZISLINA: Einige Besonderheiten des Röntgenbildes von lobulären Atelektasen. Vestn. Rentgenol. Radiol. **1953**, 14—20.
FRIED, B. M.: Allergic inflammation of the lungs: pathogenesis of lobar pneumonia. Arch. Path. **18**, 865 (1934).
— Allergic lobar pneumonia. J. exp. Med. **57**, 111 (1953).
FRIEDMAN, R. L.: Loculated azygos fissure effusion in cardiac failure. Ann. intern. Med. **38**, 582—585 (1953).
— Atelectasis in upper respiratory infections in posttraumatic paralized patients. Ann. intern. Med. **40**, 924 (1954).
FRIEDMAN, T. B., and C. J. MOLONY: Rôle of allergy in atelectasis in children. Amer. J. Dis. Child. **58**, 237—249 (1939).
FRIK, W., C. E. BUCHHEIM u. R. HESSE: Die Hartstrahltechnik der Routinemethode für Lungenaufnahmen. Röntgen-Bl. **8**, 136—146 (1955).
— H. GAJEWSKI, F. WACHSMANN u. C. E. BUCHHEIM: Vergleichende Untersuchungen über die praktische Bedeutung der Hartstrahltechnik für Lungenaufnahmen. Fortschr. Röntgenstr. **83**, 330—342 (1955).
FRIMAN-DAHL, J.: On the value of planigraphy in bronchial cancer. Acta radiol. (Stockh.) **27**, 99 (1946).
— Roentgen examination in acute abdominal diseases. Springfield (Ill.): Ch. C. Thomas 1951.
FRISCH, A. v.: Zur Ätiologie des Rhinoscleroma. Wien. med. Wschr. **32**, 969—972 (1882).

FRÖHLICH, F.: Die „Helle Zelle" der Bronchialschleimhaut und ihre Beziehungen zum Problem der Chemorezeptoren. Frankfurt. Z. Path. **60**, 517 (1949).

FROEHLICH, W.: Anhaltende Atelektasenbildung des gleichseitigen Lungenuntergeschosses bei Phrenicusexhairese. Rev. Tuberc. (Paris) **2**, 372 (1934).

— Atélectasies durables de la base pulmonaire homologue après phrénicectomie. Rev. Tbc. (Fr.) IV/2, 372—386 (1934).

FROMENT, R., E. BAILLY, A. PERRIN et F. BRUN: L'oblitération cancéreuse des troncs artériels pulmonaires avec retentissement ventriculaire droit. Poumon **15**, 573—588 (1959).

FRUHLING, L., et H. SPEHLER: Contribution à l'étude anatomo-clinique des tumeurs de la trachée. A propos de 5 cas de tumeurs secondaires de la trachée. Ann. Oto-laryng. (Paris) **68**, 543—564 (1951).

FUCHS, A. W.: The optimum kilovoltage technique in military roentgenography. Amer. J. Roentgenol. **50**, 358—365 (1943).

FUCHS, C. F.: Abhandlungen über das Emphysem der Lunge. Leipzig: O. Wigand 1845.

— Die Bronchitis der Kinder. Leipzig: O. Wigand 1849.

FUCHS, H.: Lues der Lungen. Tuberk.-Arzt **1/2**, 565 (1947/48).

FUJIKAKA, S., u. KASHIWAGI, T.: Fluoroskopie des Einflusses der respiratorischen Brustkorbexkursionen auf die Lymphbewegung im Ductus thoracicus. Lymphatologia (Kyoto) H. 2 (7, 8), 214—217 (1955).

FUNCH, R. B., and D. S. WENGER: Preoperative diagnosis of pericardial celomic cysts. Amer. J. Roentgenol. **73**, 584 (1955).

GAENSLER, E. A.: Anatomoy and physics of respiration. Science (Lancaster) **114**, 2965 (1951).

GAETA, S. DI: Le agenesie polmonari. Ann. Radiol. diagn. (Bologna) **30**, 427—446 (1958).

— Le agenesie polmonari. Minerva pediat. **10**, 45—50 (1958).

GAGNON, E. D.: Bronchogenic carcinoma (12 years review and operative results). Canad. med. Ass. J. **58**, 25—29 (1948).

GAIRDNER, W. T.: On the pathological states of the lung connected with bronchitis and bronchial obstruction. Month. J. med. Sci. **11**, 122, 230 (1850); **12**, 440 (1851); **13**, 238 (1851).

— Bronchitis, pulmonary collapse and emphysema. Brit. a. For. med. chir. Rev. **11**, 453—478 (1853).

— On collapse of the lung and its results considered in relation of the diagnosis and treatment of certain diseases of the chest. Brit. a. For. m. chir. Rev. **13**, 207—224 (1854).

GAJEWSKI, H.: Die Grundlagen und Anwendungsmöglichkeiten der Hartstrahltechnik. Röntgen-Bl. **6**, 53—60 (1953).

— Physikalische und aufnahmetechnische Gesichtspunkte bei Röntgenaufnahmen mit harten Spannungen. Fortschr. Röntgenstr. **80**, 643—649 (1954).

GAJEWSKI, H., u. E. LIESE: Das Simultan-Schichtverfahren. Aufnahmetechnische Grundlagen und medizinische Anwendung. Fortschr. Röntgenstr. **83**, 562—579 (1955).

GAKKEL, V., and A. MINKOVSKY: A rare pathologic anatomic finding (gumma of trachea and bronchus). Laryngoscope (St. Louis) **41**, 711 (1931).

GALARZA, M. E.: Kymography of diaphragm. Dis. Chest **23**, 313—319 (1953).

GALBRAITH, E. G., and B. STEINBERG: Developmental mechanism of pulmonary atelectasis. Ann. Otol. (St. Louis) **46**, 800—817 (1937).

GALE, J. W., and S.-R. EDWARDS: Malignant tumors of the diaphragm. J. thorac. Surg. **9**, 185—193 (1939).

GALL, E. A., and T. B. MALLORY: Malignant lymphoma: a clinico-pathologic study of 618 cases. Amer. J. Path. **18**, 381 (1942).

GALLOWAY, T. C., and H. M. SEIFERT: Bulbar poliomyelitis. Favorable results in its treatment as a problem in respiratory obstruction. J. Amer. med. Ass. **141**, 1—8 (1949).

GALY, P.: Sur le rôle de la tuberculose ganglionnaire peribronchique dans l'étiologie des bronchiectasies en apparence primitives. Auvergne méd. **1945**, 2.

— Histologie et physiologie des bronches. Ann. Oto-laryng. (Paris) **67**, 351 (1950).

— Tumeurs bénignes et pseudo-tumeurs inflammatoires pulmonaires et pleurales. Acta méd. belg. Suppl. **2**, 5—27 (1955).

—, et A. DUPREZ: Le substratum anatomique des images radiologiques dites d'atélectasie par obstruction. L'évolution anatomique des lésions. Bull. Acad. Méd. Paris **131**, 410 (1947).

GALZERANO, G., e M. MARINELLI: Collasso ed atelettasia. Arch. Tisiol., Sez. Sci. **11**, 589—601 (1956).

GAMALERO, P. C., G. BONO et E. GRASSI: Observations bronchographiques des altérations de l'arbre trachéo-bronchique dans les angiocardiopathies congénitales. J. belge Radiol. **42**, 551—568 (1959).

GAMMAROTA, V.: Aspects anatomo-pathologiques des trachéo-bronchites tuberculeuses à évolution spontanée. Bronches **2**, 337 (1952).

GAMMONS, H. F.: Non-traumatic lung collapse. Boston med. surg. J. **194**, 538—539 (1926).

GANDEVIA, B.: Combined tomography and bronchography (tomobronchography) in the investigation of pulmonary disease. Med. J. Aust. **1957**, 813—816.

—, and A. KEEBLE: Combined tomography and bronchography (Tomobronchography). Radiography **23**, 181—183 (1957).

GANDINI, D., e G. JULIANI: Studio stratigrafico e broncografico di stenosi bronchiali non neoplastiche. Radiol. med. (Torino) **42**, 434—463 (1956).

—, e G. L. SANNAZZARI: L'indagine radiologica nelle broncorree. Radiol. med. (Torino) **45**, 420 (1959).

— — L'indagine radiologica nelle broncorree. II. Le bronchiti con turbe della ventilazione. Radiol. med. (Torino) **45**, 834—853 (1959).

GANS, B.: Bronchoscopic treatment of atelectasis in children. Arch. Dis. Childh. **27**, 254—256 (1952).
GANS, S. L., and W. L. POTTS: Anomalous lobe of lung arising from the esophagus. J. thorac. Surg. **21**, 313—318 (1951).
GARAIX, J. P.: Image de condensation retractile du poumon gauche secondaire à une ectasie aortique. J. franç. Méd. Chir. thor. **2**, 469—471 (1948).
— Bronchorrhée hydro-muqueuse incoercible maligne. Bronches **3**, 384—389 (1953).
— Les traumatismes trachéobronchiques. Cah. coll. méd. Hôp. Paris **3**, 773—778 (1962).
— R. ARNAUD u. J. CALVET: Bronchites circonscrites d'étiologie allergique. Sem. Hôp. Paris **29**, 941—944 (1953).
GARBER, R. L.: Congenital aplasia of the lung. Amer. J. Roentgenol. **53**, 129—131 (1945).
GARCIA, C. J.: Die postoperative Lungenatelektase. Rev. clin. esp. **2**, 513 (1941).
GARLAND, L. H., and M. A. SISSON: Roentgen findings in the "collagen" diseases. Amer. J. Roentgenol. **71**, 581—589 (1954).
— — Pulmonary roentgenologic changes in the collagen diseases. Amer. J. Surg. **90**, 63—76 (1955).
GARSCHE, R.: Zur klinischen Bedeutung der Röntgendiagnostik bei der interstitiellen Pneumonie frühgeborener Kinder. Fortschr. Röntgenstr. **75**, 125—138 (1951).
GASPERIS, A. DE, e E. DE NICOLA: Malformazione cistica dei lobi polmonari inferiori con vaso anomalo di origine aortica. Osped. maggiore **41**, 59—88 (1953).
GATTERDAM, E. A.: Atelectasis as a complication of pulmonary tuberculosis. Radiology **21**, 251—265 (1933).
GATTNER-PÖNITZ, M.: Rezidivierende Atelektasen auf allergischer Grundlage. Samml. selt. klin. Fälle **11**, 129—135 (1955).
GAVALLÉR, B. v.: Die hyalinen Membranen in der Lunge Neugeborener. Verh. dtsch. Ges. Path. **40**, 191—193 (1956).
GEBAUER, A.: Körperschichtaufnahmen in transversalen (horizontalen) Ebenen. Fortschr. Röntgenstr. **71**, 669—696 (1949).
— Körperschichtaufnahmen in transversalen Ebenen. Tuberk.-Arzt **5**, 151—156 (1951).
— Diagnostische Vorteile und Indikationsstellung der Körperschichtaufnahmen in transversalen Ebenen gegenüber denen in vertikalen. Fortschr. Röntgenstr. **75**, 9—21 (1951).
— Thoraxorgane. In: GEBAUER-MUNTEAN-STUTZ VIETEN, Das Röntgenschichtbild, S. 151ff. Stuttgart: Georg Thieme 1959.
GEBAUER, P. W.: Reconstructive surgery of the trachea and bronchi: late results with dermal grafts. J. thorac. Surg. **22**, 568 (1951).
GEFFERTH, K.: Über einen Fall von beiderseitiger Pleuritis mediastinalis superior anterior. Mschr. Kinderheilk. **81**, 128—131 (1939).
— Thymus? — Mediastinalpleuritis? Ein Beitrag zum diagnostischen Wert der interlobären Haarlinie. Fortschr. Röntgenstr. **82**, 462—466 (1955).
GEFFERTH, K.: Über die Röntgendiagnostik der beiderseitigen, durch strahlendurchlässige Hindernisse verursachten Ventilationsstörungen der Lunge. 57. Tgg Dtsch. Ges. Kinderheilk., Graz 15.—17. 9. 58. Ref. Zbl. ges. Radiol. **62**, 302 (1959).
— Zur Röntgendiagnostik der doppelseitigen Strömungen der Lungenventilation. Orv. Hetil. **101**, 45—47 (1960).
GELLIS, S. S., P. WHITE, and W. PFEFFER: Gastric suction: proposed additional technic for prevention of asphyxia in infants delivered by cesarean section. New Engl. J. Med. **240**, 533—537 (1949).
GENADIEW: Über den Lobus acygos. Z. Anat. Entwickl.-Gesch. **92**, 178 (1930).
GEHRT: Kruppöse Entzündung der Luftwege bei Grippe. Münch. med. Wschr. **22**, 647 (1920).
GENDRON u. LÉVESQUE: Quatre cas de pleurésie médiastine postérieure symptomatique de bronchiectasie. Bull. Soc. méd. Hôp. Paris **43**, 1059—1065 (1927).
GERBEAUX, J.: L'atélectasie pulmonaire de l'enfant. Étude clinique et expérimentale. Thèse de Paris 1941.
GERHARDT, C.: Beitrag zur Lehre von der erworbenen Lungenatelektase. Virchows Arch. path. Anat. **11**, 240 (1857).
GERHARDT, D.: Experimentelle Beiträge zur Lehre vom Lungenkreislauf und von der mechanischen Wirkung pleuritischer Ergüsse. Z. klin. Med. **55**, 195 (1904).
— Über den Druck von Pleuraexsudaten. Naunyn-Schmiedebergs Arch. exp. Path. Pharmak. Suppl. 228 (1908) (Festschrift für SCHMIEDEBERG).
GERLINP, P. G.: Lungenkomplikationen im Anschluß an Tonsillektomien. Acta oto-laryng. (Stockh.) **18**, 26 (1932).
GERNEZ-RIEUX, Ch., et G. BONTE: Tomographie axiale transversale. J. franç. Méd. Chir. thor. **4**, 306 (1952).
— — J. MÉREAU et PERRARD: Conception zonaire de l'anatomie radiologique pulmonaire (cartes bronchiques cartes zonaires). J. belge Radiol. **31**, 168 (1948).
— A. BRETON et J. MÉREAU: Réflexion à propos de la nomenclature pulmonaire et bronchique. J. franç. Méd. Chir. thor. **4**, 368—391 (1950).
— C. VOISIN, V. MACQUET et E. SPY: Les images pulmonaires labiles post-traumatiques. Ann. Radiol. **5**, 457—466 (1962).
GERRITZ, J. C.: Atelektase und Bronchiektasie bei primärer Tuberkulose. Ned. T. Geneesk. **94**, 297—302 (1950).
GERY, L., R. FONTAINE et F. BLUM: Quelques réflexions à propos d'une statistique de 222 cas d'embolies pulmonaires mortelles. Presse méd. **35**, 390 (1940).
GETZOWA, S.: Cystic and compact pulmonary sclerosis in progressive scleroderma. Arch. Path. **40**, 99—106 (1945).

GEY, R.: Die Bronchitis deformans. Virchows Arch. path. Anat. **255**, 528 (1925).

GHANIMA, R., et J. PRIGNOT: Les localisations endothoraciques de la maladie de Hodgkin. Étude clinique et radiologique. Acta tuberc. belg. **51**, 400—422 (1960).

GHOREYB, A. A., and H. T. KARSNER: A study of the relation of pulmonary and bronchial circulation. J. exp. Med. **18**, 505—506 (1913).

GIAMPALMO, A., u. J. SCHOENMACKERS: Die Lunge bei Morbus caeruleus. Beitr. path. Anat. **112**, 387 (1952).

GIBBONS, J. H., F. F. ALBRITTEN, J. W. STAGMANN and J. M. JUDD: A clinical study of respiratory exchange during prolonged operations with an open thorax. Ann. Surg. **132**, 611—625 (1950).

— L.-H. CLERF, P. A. HERBUT, and J. J. DE TUERCK: Diagnosis and operability of bronchogenic carcinoma. J. thorac. Surg. **17**, 419—427 (1948).

GIBSON, CH. L.: Massiver Lungenkollaps. Amer. J. Surg. **5**, 509 (1928).

GIESE, W.: Die schwielige Induration der Lungenlymphknoten. Beitr. path. Anat. **90**, 555 (1933).

— Bronchiolitis, Bronchiektasen und Pneumonie. Dtsch. med. J. **5**, 279—283 (1954).

— Wandlungen der Tuberkulose unter dem Einfluß der Chemotherapie (Referat). Verh. dtsch. Ges. Path. **39**, 74 (1956).

— Pathologische Anatomie und Pathogenese der Pleuritis exsudativa. Wien. med. Wschr. **107**, 999—1004 (1957).

— Über die Endstrombahn der Lunge. Bad Oeynhausener Gespräche, I. 45 (1956). Berlin-Göttingen-Heidelberg: Springer 1957.

— Atemorgane. In: KAUFMANN-STAEMMLER, Lehrbuch der speziellen pathologischen Anatomie. Berlin: W. de Gruyter & Co. 1959.

— Diskussion zum Vortrag J. RAHN, Über das Strukturbild der Obstruktionsatelektase in situ. Verh. dtsch. Ges. Path. **43**, 273—274 (1959).

— Die allgemeine Pathologie der äußeren Atmung. In: Handbuch der allgemeinen Pathologie, Bd. V/1. Berlin-Göttingen-Heidelberg: Springer 1960.

— Änderungen des Luftgehalts der Lunge. In: KAUFMANN-STAEMMLER, Lehrbuch der speziellen pathologischen Anatomie, 11. u. 12. Aufl., Bd. II, S. 1552—1585. Berlin: W. de Gruyter & Co. 1960.

GIGON, A.: Atembewegungen, Gaswechsel und Lungentätigkeit. Bull. schweiz. Akad. med. Wiss. **7**, 60—70 (1951).

GILFILLAN, R. S., E. SIRIS, and E. CUTHBERTSON: Intraosseous phlebography. Angiology **11**, 276—282 (1960).

GILROY, J. C., V. H. WILSON, and P. MARCHAND: Observations on the haemodynamics of pulmonary and lobar atelectasis. Thorax **6**, 137—144 (1951).

GIONNARDI, G.: Saggio di anatomia radiografica de timo normale col pneumomediastino. Radiol. med. (Torino) (1948).

GISLER, G.: Vom postoperativen Lungenkollaps beim Kind. Schweiz. med. Wschr. **76**, 13—15 (1946).

GIUA, A., A. PERRA e B. SERRA: Malformazioni bronchiali congenite e bronchiectasie primitive nel bambino. Ann. ital. Pediat. **10**, 226—247 (1957).

GIUS, J. A.: Postoperative atelectasis and related pulmonary complications. Collective review. Surgery **71**, 65 (1940).

— Paravertebral procaine block in the treatment of postoperative atalectasis. Z. orthop. Chir. **102**, 231 (1941).

GLADNIKOFF, H.: Genesis of bronchiectasis, an unappreciated broncho-dilating force. Acta med. scand. **126**, 411—427 (1946).

GLÄSER, A.: Zur Pathologie des Tracheobronchialbaumes. Thoraxchirurgie **5**, 337—342 (1958).

GLASS, A.: The bronchopulmonary segments with special reference to putrid lung abscess. Anatomic and roentgenographic aspects. Amer. J. Roentgenol. **31**, 328—332 (1934).

GLAUNER, R.: Über Lungenverschattungen bei Q-Fieber. Fortschr. Röntgenstr. **74**, 411 (1951).

—, u. E. FREEB: Über Lungenverschattungen bei Grippe. Fortschr. Röntgenstr. **72**, 282—288 (1950).

GLAUSER, O.: Über tumorförmiges Amyloid der Lungen. Schweiz. Z. allg. Path. **18**, 42 (1955).

GLENN, E. E.: Massive atelectasis in pulmonary tuberculosis and its treatment by artificial pneumothorax. Amer. Rev. Tuberc. **23**, 507 (1931).

GLEICH, M., and N. OWENS: Recurrent atelectasis on a luetic basis. Arch. Pediat. **50**, 467 (1933).

GLOCKNER, A.: Über lokales tumorförmiges Amyloid des Larynx, der Trachea und der großen Bronchien mit dadurch bedingter Laryngo-Tracheostenose. Virchows Arch. path Anat. **160**, 583—602 (1900).

GÖRGÉNYI-GÖTTCHE, O., u. D. KASSAY: Die Bedeutung der Bronchusperforation in der Tuberkulose der endothorakalen Lymphknoten. Ann. pediat. (Basel) **168**, 245—270, 311—332 (1947).

— — Atelektasen im Kindesalter. Ergebn. ges. Tuberk.- u. Lung.-Forsch. **14**, 389—479 (1958).

GÖTTCHE, O.: Die Pertussislunge und ihr Röntgenbild. Mschr. Kinderheilk. **44**, 457—489 (1927).

— Chronische, nicht spezifische Lungenerkrankungen. In: ENGEL-SCHALL, Handbuch der Röntgendiagnostik und -therapie im Kindesalter, S. 219—225. Leipzig: Georg Thieme 1933.

—, u. G. ERÖS: Die Pertussislunge, ihr Röntgenbild und ihre pathologische Anatomie. Mschr. Kinderheilk. **47**, 204—238 (1930).

GÖTTSCHING, CH.: Über Speisenaspiration. Inaug.-Diss. Freiburg 1947.

GOLDEN, R.: Effect of bronchostenosis upon roentgen-ray-shadows in carcinoma of bronchus. Amer. J. Roentgenol. **25**. 21—30 (1925).

Goldenberg, G. J., and R. H. Greenspan: Middle-lobe atelectasis due to endobronchial sarcoidosis with hypercalcemia and renal impairment. New Engl. J. Med. **262**, 1112—1116 (1960).

Goldman, A.: Surgical treatment of bronchial adenoma. Dis. Chest **13**, 321 (1947).

Goldstein, M., et A. Dumont: L'exploration phlébographique dans les affections du médiastin et du thorax. Acta chir. belg., Suppl. **2**, 109—132 (1960).

— — Résultats et interprétations des explorations phlébographiques du médiastin et du thorax. Acta méd. belg. **60**, 168—188 (1961).

Gombert, H. J.: Seltene Ursachen oder Formen intermittierender oder konstanter Atelektasen. Fortschr. Röntgenstr. **79**, 599—613 (1953).

—, u. W. Gassmann: Diagnostische Schwierigkeiten bei der Deutung paramediastinaler Verschattungen. Dtsch. med. J. **7**, 461—465 (1956).

— H. Laux u. W. Winguth: Röntgenologische und klinische Gesichtspunkte bei Lungenresektionen (Zur Frage der Operabilität und des postoperativen Verlaufs). Fortschr. Röntgenstr. **79**, 157—168 (1953).

Gončarov, P. P.: Über Veränderungen in der verbleibenden Lunge nach teilweiser oder völliger Entfernung der anderen. Vestn. Khir. **70**, 18—23 (1950).

Gondos, B.: Interessante Fälle von Lungenatelektase. Fortschr. Röntgenstr. **60**, 95 (1939).

Gonin: Die Bronchopneumonie im Greisenalter. Virchows Arch. path. Anat. **239**, 303 (1922).

Good, C. A., D. T. Carr, and L. A. Wend: Positive roentgenogram plus positive sputum smears do not always equal pulmonary tuberculosis. Amer. J. Roentgenol. **81**, 187—195 (1959).

—, and S. W. Harrington: Aysmptomatic bronchial adenoma. Proc. Mayo Clin. **28**, 577—586 (1953).

Goodpasture, E. W.: The significance of certain pulmonary lesions in relation to the etiology of influenza. Amer. J. med. Sci. **158**, 863 (1919).

— S. H. Auerbach, H. S. Swanson, and E. F. Cotter: Virus pneumonia of infants secondary to epidemic infections. Amer. J. Dis. Child. **57**, 997—1011 (1939).

Goodwin, T. C.: Lipoid cell pneumonia. Amer. J. Dis. Child. **48**, 309—326 (1934).

Gordh, T.: Postural circulatory and respiratory changes during ether and intravenous anesthesia. Acta chir. scand. Suppl. 102 (1945).

Gordon, J., and W. B. Zinn: Pulmonary distension as seen in the lordotic roentgenogram. J. thorac. Surg. **26**, 261—274 (1953).

— W. B. Zinn, and Ph. Pratt: Bronchography as an aid in planning surgical treatment of pulmonary tuberculosis. J. thorac. Surg. **22**, 109 (1951).

Gordon, W.: Amyloid deposits in the bronchi. Brit. med. J. **1955 I**, 825—826.

Gotti, D., e C. Cetrullo: Sindrome ostruttivo trachea-bronchiale da granuloma tubercolare in bambina. Clin. pediat. (Bologna) (1958).

Gottschalk, R. H.: Respiration during the first hour of life. Amer. J. Obstet. Gynec. **52**, 651—656 (1946).

Gottstein: Diagnose und Therapie der Fremdkörper in den unteren Luftwegen. Mitt. Grenzgeb. Med. Chir. 3, Suppl. (Gedenkband für J. v. Mikulicz) (1907).

Gough, J.: Correlation of radiological and pathological changes in some disease of the lung. Lancet **1955 I**, 161—162.

— Generalized and primary fibrosis of the lung. Brit. J. Radiol. **29**, 641—645 (1956).

— Basal horizontal lines on chest and radiographs. Lancet **1956 I**, 749.

Gould, D. M., and M. L. Daves: A review of roentgen findings in systemic lupus erythematosus. Amer. J. med. Sci. **235**, 596—610 (1958).

Govoni, A. et al. Plastic bronchitis in pulmonary tuberculosis. Antiseptic **47**, 257 (1950).

Goyer, Bernou et Tricoire: Un nouveau cas de lipome du médiastin. J. franç. Méd. Chir. thor. **8**, 678—682 (1954).

Gråberger, G.: Beitrag zur Kenntnis der basalen paramediastinalen Dreieckschatten. Acta radiol. (Stockh.) **12**, 240—253 (1931).

Gräper, L.: In: Peter-Wetzel-Heiderich, Handbuch der Anatomie des Kindes, S. 293—318. München: J. F. Bergmann 1938.

Graeser, J. B., Ching Wu, and O. Robertson: Physical signs and roentgenographic findings in lobar pneumonia in adults. Arch. intern. Med. **53**, 249—269 (1934).

Graham, B. D.: Physiologic and chemical response of premature infants to oxygenenriched athmosphere. Pediatrics **6**, 55—71 (1950).

Graham, E. A.: Alterations of the intrapleural pressure and their significance. Medicine (Baltimore) **3**, 417 (1924).

Grainger, R., and J. B. Hearn: Intrapulmonary septal lymphatic lines (lines of Kerley). Their significance and their prognostic evaluation before mitral valvotomy. J. Fac. Radiol. (Lond.) **7**, 66—76 (1956).

Grandgérard, R., et P. Weber: Les vrais et les faux interlobes infra-cardiques droits. Arch. méd.-chir. Appar. resp. **9**, 201 (1934).

— — Les secteurs bronchiques de ventilation pulmonaire et leur projection radiologique. Arch. Électr. méd. **45**, 176 (1936).

Grashey, R.: Fremdkörperschicksal und Fremdkörperbestimmung. In: Rieder-Rosenthal, Lehrbuch der Röntgenkunde, Bd. II, S. 400. 1917.

— Die Technik der Fremdkörperlokalisation. In: Handbuch der ärztlichen Erfahrungen im Weltkrieg 1914—1918, Bd. 9, Röntgenologie, S. 36. Leipzig: Johann Ambrosius Barth 1922.

Gravano, L., y M. Malenchini: Importancia de la tomografia pulmonar en el diagnóstico del tumor apexiano. Rev. Asoc. méd. argent. **1937**, 509.

GRAY, J. S.: The multiple factor theory of the control of respiratory ventilation. Science (Lancaster, Pa.) **103**, 739 (1946).
— Atelectasis as a complication of pulmonary lobectomy. Thorax **1**, 263 (1946).
— The physiology of respiratory obstruction. Ann. Otol. (St. Louis) **59**, 72—77 (1950).
— Pulmonary ventilation: its physiological regulation. Springfield (Ill.): Ch. C. Thomas 1950.
GREENING, R., A. KYNETTE, and PH. J. HODES: Unusual pulmonary changes secondary to chest trauma. Amer. J. Roentgenol. **77**, 1059—1065 (1957).
GREER, A. E.: Mucoid impaction of the bronchi. Ann. intern. Med. **46**, 506 (1957).
GREGG, R. H.: Pulmonary hyaline membranes and the respiratory distress. J. Dis. Child. **102**, 871 (1961).
GREGOR, K.: Über die Lokalisation der Lungenerkrankungen bei Säuglingen. Verh. Ges. Kinderheilk. **20**, 268 (1903).
GREINEDER, K.: Das Schichtbild der Lunge, des Tracheo-Bronchialbaumes und des Kehlkopfs. Leipzig: Georg Thieme 1941.
GREMMEL, H., u. H. VIETEN: Röntgendiagnostik krankhafter Veränderungen des rechten Herz-Zwerchfell-Winkels. Z. Tuberk. **117**, 114—134 (1961).
GRIESSER, G.: Über lymphangiomatöse Tumoren im Herzbeutelbereich. Thoraxchirurgie **2**, 479—491 (1954/55).
GRIFFITH, G. C., A. W. PHILLIPS, and C. ASHER: Pneumonitis occurring in rheumatic fever. Amer. J. med. Sci. **212**, 22—30 (1946).
GRIFFITH, J. L.: Fracture of the bronchus. Thorax **4**, 105—109 (1949).
GRIFFITH, J. P. C.: Displacement of the heart in pneumonia in children. Amer. J. med. Sci. **174**, 448—453 (1927).
— Massive atelectasis (massive collapse) of the lung. Med. J. Rec. **123**, 103—106 (1937).
GRIFFITHS, M. J.: Pulmonary atelectasis in young children. Arch. Dis. Childh. **28**, 170 (1953).
GRIGOR, K. C.: Atelectasis during anaesthesia (spontaneous atelectasis). Anaesthesia **9**, 185—189 (1954).
GRILL, W.: Die Bedeutung der Lungenangiographie für die Erkennung und Behandlung der Lungenerkrankungen. Münch. med. Wschr. **1960**, 909—914.
—, u. H. LÖHR: Die Schädigungsgrade des Lungenparenchyms im selektiven Angiogramm. Langenbecks Arch. klin. Chir. **296**, 263—270 (1960).
GRIMMINGER, A.: Über Bronchialveränderungen bei Morbus Boeck. (Bronchoskopisches Bild und Verlauf.) Tuberk.-Arzt **9**, 539—545 (1955).
GROEDEL, F. M.: Atlas und Grundriß der Röntgendiagnostik der inneren Medizin. München: J. F. Lehmann 1924.
GROOT, J. W. C. DE, u. G. C. KWAKKELSTEIN: Hypoplasie und Agenesie der Lunge. Maandschr. Kindergeneesk. **21**, 14—23 (1953).
GROSS: Foreign bodies in the air passages. London: Blanchard & Lee 1845.
GROSS, P., J. H. K. BROWN, and T. F. HATCH: Experimental endogenous lipoid pneumonia. Amer. J. Path. **28**, 211—218 (1952).
GROSS, R. J., and F. H. SCHAEFER: Pulmonary complication of insulin shock therapy. Amer. J. Roentgenol. **63**, 191 (1950).
GROSS, W.: Ein Fall von Agenesie der linken Lunge. Beitr. path. Anat. **37**, 487—501 (1905).
GROSSE-BROCKHOFF, F., R. JANKER u. A. SCHAEDE: Angiokardiographische Untersuchungen bei angeborenen Herzfehlern. Dtsch. med. Wschr. **1941**, 1044.
GROSSMAN, J. W., and C. F. FISHBACK: Pathological condition in an inferior accessory lobe and its pleura. Amer. J. Roentgenol. **63**, 47—69 (1950).
GRUBER, G.: Über Nebenlungenbildung bei kongenitalen Zwerchfelldefekten. Beitr. path. Anat. **59**, 491—500 (1914).
GRUBER, W.: Vierlappige rechte Lunge eines Erwachsenen infolge Auftretens eines Spitzenlappens durch einen supernumerären vertikalen Einschnitts. Verlauf des Bogens der Vena azygos in diesem Einschnitt. Virchows Arch. path. Anat. **81**, 475 (1880).
GRUENFELD, G. E., and S. H. GRAY: Malformation of the lung. Arch. Path. **31**, 392 (1941).
GRUENWALD, P.: Surface tension as factor in resistance of neonatal lungs in aeration. Amer. J. Obstet. Gynec. **53**, 996—1007 (1947).
— R. P. JOHNSON, R. F. HUSTEAD, and J. A. CLEMENTS: Correlation of mechanical properties of infant lungs with surface activity of extracts. Proc. Soc. exp. Biol. (N. Y.) **109**, 369 (1962).
GRÜTZEMACHER, K. T., u. W. TESCHENDORF: Zur Diagnose der Lungenatelektase. Med. Welt **1938**, 1739.
GRUNDMANN, G., R. FISCHER u. G. GRIESSER: Kongenitale Herzbeutelzysten. Thoraxchirurgie **2**, 492—503 (1955).
GSELL, O.: Der hämorrhagische Lungeninfarkt und seine Komplikationen (Infarktpleuritis, Infarktpneumonie, Infarktkaverne usw.). Dtsch. med. Wschr. **1935**, 1317.
GUDBJERG, C. E., and G. THOMSON: Inflammatory changes in the bronchial glands in chronic bronchitis demonstrated bronchographically. Acta radiol. (Stockh.) **42**, 269—275 (1954).
GÜNSEL, E.: Über die Lungenlues der Erwachsenen. Fortschr. Röntgenstr. **71**, 407—410 (1949).
GÜNTERT, H.: Der endoskopische Befund bei Atelektase. Diss. Zürich 1957.
GUGLIELMO, L. DI: Le zone polmonarie. Napoli: Ed scient. Italiana 1949.
—, et L. CATTANEO: La valeur de la bronchographie dans l'étude des pleurésies circonscrites. Bronches **9**, 1—23 (1959).
— S. CHIAPPA et G. A. CITRONI: Les bronches dans la silicose. Étude bronchographique et bronchoscopique. Bronches **7**, 369—407 (1957).

Guglielmo, L. di: G. A. Citroni e S. Chiappa: Alterazioni bronchiali a distanza da ritenzione di corpi estranei. Rilievi broncografi ci e broncoscopici. Boll. Soc. med.-chir. Pavia **68**, 1137—1146 (1954).

— — e L. Ferri: Le diviazioni bronchiali in broncografia. Minerva med. **2**, 659 (1955).

— L. Pigorini e G. Citroni: La broncografia. Roma: Ed. Pensiero Scientifico 1957.

Gutiérrez, R. N., y E. Q. Barresa: Atelectasia refleja por irritación bronquial. Med. clin. Barcelona) **8**, 106 (1950).

Guy, C. C., and H. F. Oleck: Traumatic biliary-bronchial fistula. Arch. Surg. **55**, 316—329 (1947).

Gvozdanovič, V., and R. Oberhofer: Mediastinal phlebography; a bilateral simultaneous injection technique. Acta radiol. (Stockh.) **40**, 395—407 (1953).

Gwyn, N. B.: The clinical side of the condition spoken of as a massive collapse of the lung. Trans. Ass. Amer. Phycns **38**, 411—429 (1923).

— Massive collapse of the lungs. Int. Clin. **1**, 136—162 (1926).

György, E. v.: Über die Differentialdiagnose der Aspiration von Fremdkörpern im Kindesalter. Arch. Kinderheilk. **109**, 150 (1936).

Gyurech-Vágó, E., u. M. Scherrer: Bronchospirometrie bei Lungengeschwülsten. Schweiz. med. Wschr. **88**, 227, 261 (1958).

Haag, W., u. F. X. Eisenreich: Experimentelle Untersuchungen zur pathophysiologischen Bedeutung der Kollateralventilation. Thoraxchirurgie **4**, 52 (1956/57).

Haas, P. K. de: Ein Fall von Asthma mit Atelektase bei einem $1^1/_2$jährigen Mädchen. Maandschr. Kindergeneesk. **11**, 249—251 (1947).

Habelmann, G.: Die postoperativen Lungenkomplikationen im Lichte der Therapie. Dtsch. med. Wschr. **1943**, 58.

Háber, J., G. Benkö u. K. Barna: Bronchusveränderungen bei Pneumonie. Fortschr. Röntgenstr. **91**, 576—582 (1959).

Haberer, K. v.: Kongenitale Lungenzyste, Nebenlunge. Zbl. Chir. **65**, 2134—2139 (1938).

Habermann, P.: Ein Beitrag zur Differentialdiagnose: Thymushyperplasie-Mediastinalpleuritis. Fortschr. Röntgenstr. **86**, 321—322 (1957).

Habliston, C. C.: Intrapleural pressures in massive collapse of the lung. Amer. J. med. Sci. **176**, 837 (1928).

Hadley, E. C.: A case of plastic or fibrinous bronchitis. Clin. J. **66**, 267 (1917).

Haefliger, E.: Bronchus und Kavernenheilung. In: Wernli, Bronchus et pulmo. Bibl. tuberc., H. 4, 109 (1950).

—, u. G. Mark: Die Bedeutung der Lungensegmente für die klinische Pathologie der Tuberkulose. Schweiz. Z. Tuberk. **11**, 247—263 (1954).

— — Segment und Lungentuberkulose. Berlin-Göttingen-Heidelberg: Springer 1956.

— — Therapie der Lungentuberkulose. In: Handbuch der inneren Medizin, Bd. IV/3. Berlin-Göttingen-Heidelberg: Springer 1956.

Haenisch, G. F.: Ungewöhnliche Beobachtung an einem Spontanpneumothorax. Röntgenpraxis **6**, 147—150 (1934).

Hagen, R.: Über Lungenatelektase mit besonderer Berücksichtigung der Atelektase bei Pneumothorax. Radiol. clin. (Basel) **12**, 217 (1943).

Hager, E., u. F. Langebeckmann: Beobachtungen kugeliger Gebilde im Pneumothoraxraum. Z. Tuberk. **63**, 90—97 (1931).

Haggenmüller, F.: Zur Frage der Bronchialalteration durch tuberkulöse intrathorakale Lymphknoten. Arch. Kinderheilk. **153**, 225—237 (1956).

Haight, C.: Intratracheal suction in the management of post-operative pulmonary complications. Ann. Surg. **107**, 218 (1938).

— Congenital tracheo-esophageal fistula without esophageal atresia. J. thorac. Surg. **17**, 600 (1948).

Haight, L., and H. K. Ransom: Observations on the prevention and treatment of postoperative atelectasis and bronchopneumonia. Ann. Surg. **114**, 243 (1941).

Hal, L. van der: Diagnose und Therapie der Atelektase beim Neugeborenen. Ned. T. Geneesk. **1953**, 7—13.

Hall, C. C.: Aspiration pneumonitis: obstetric hazard. J. Amer. med. Ass. **114**, 728—733 (1940).

Hallander, H.: Lung-atelectasis with roentgen appearance reminding of basal mediastinal pleurisy. Acta tuberc. scand. **12**, 264 (1938).

Halle, S., and O. Blitz: Eroding calcified mediastinal lymphnodes. Amer. Rev. Tuberc. **62**, 213—218 (1950).

Hamilton, W. K., and J. C. Devine: The evaluation of respiratory adequacy in the immediate postoperative period. Surg. Gynec. Obstet. **105**, 229—232 (1957).

Hamman, L. W.: Diseases of the lung (atelectasis). Oxford Med. **2**, 65—67 (1920).

Hammar, J. A.: Ein Fall von Nebenlunge bei einem Menschenfötus von 11,7 mm Nackenlänge. Beitr. path. Anat. **36**, 518 (1904).

Hampton, A. O., and B. Castleman: Correlation of postmortem chest teleroentgenogram with autopsy findings, with special reference to pulmonary embolism and infarction. Amer. J. Roentgenol. **43**, 305—326 (1940).

Hanhart, E.: Heredität und Konstitution bei Lungen- und Bronchialaffektionen. In: Handbuch der inneren Medizin, 4. Aufl., Bd. IV/1, S. 438—447. Berlin-Göttingen-Heidelberg: Springer 1956.

Hanrahan, R. A., R. Adams, and R. Klopstock: The role of experimentally produced intrapleural adhesions in extrapleural pneumolysis and in the prevention of surgical atelectasis in animals. J. thorac. Surg. **10**, 284 (1941).

Hansemann, D. v.: Über die Poren der normalen Lungenalveolen. S.-B. preuß. Akad. Wiss., phys.-math. Kl. **44**, (1895).

— Diskussionsbeitrag zu Hedinger: Primäre Tuberkulose der Trachea und Bronchien. Ber. 7. Tagg der Dtsch. Path. Ges. 1904, S. 88.

Hansen, H. G., u. F. Heuck: Zur Frage der Randatelektasen und Marginalschatten des Thorax bei schwerer Rachitis. Fortschr. Röntgenstr. **95**, 634—640 (1961).

Hanson, R.: Baby with one lung. J. Amer. med. Ass. **37**, 701 (1901).

Hanssler, H.: Der postoperative totale Lungenkollaps beim Kind. Fortschr. Röntgenstr. **71**, 718—722 (1949).

Hanton, J. L., and G. V. Morgan: Acute massive atelectasis complicating pneumonia in an infant 5 weeks old. Amer. J. Dis. Child. **47**, 1070 (1934).

Hantschmann, L.: Resorptionsatelektase und Pneumothorax. Z. Tuberk. **80**, 350—355 (1938).

Hardin jr., B. L.: A case of Hodgkin's disease with massive collapse and cavitation of the lung. Amer. J. med. Sci. **197**, 92—99 (1939).

Harrington, S. W.: Relief of postoperative collapse of the lung by bronchoscopic aspiration. Ann. Surg. **85**, 152—154 (1927).

—, and B. R. Kirklin: Clinical and roentgenologic manifestations and surgical treatment of diaphragmatic hernia, with a review of 131 cases. Radiology **30**, 147—156 (1938).

Harris, A. H., G. W. Lynch, and J. P. O'Hare: Periarteriitis nodosa. Arch. intern. Med. **63**, 1163 (1939).

Harris, H. J.: Extensive destruction of lungs. Radiology **36**, 492—494 (1941).

Hart, A. L.: The postpneumonic lung, a critical review. Amer. J. Roentgenol. **26**, 371 (1931).

Hart, C., u. E. Mayer: Kehlkopf, Luftröhre und Bronchien. In: Henke-Lubarsch, Handbuch der speziellen pathologischen Anatomie und Histologie, Bd. III/1. Berlin: Springer 1928.

Hartley, J. B.: Tomography in the diagnosis of lung-carcinoma. Proc. roy. Soc. Med. **39**, 531 (1946).

Hartung, A.: Über einen Fall von Lungenatelektase. Beitr. Klin. Tuberk. **77**, 387—394 (1931).

— Pulmonary involvement in the lymphoblastoma, special reference to roentgen aspects. Radiology **34**, 311 (1940).

Hartung, W.: Gefrier-Groß-Schnitte von ganzen Organen, speziell der Lunge. Zbl. allg. Path. path. Anat. **100**, 408 (1960).

Hartweg, H.: Ungewöhnliche Ösophagus- und Trachealfisteln. Fortschr. Röntgenstr. **79**, 505 (1953).

— Das Röntgenbild des Thorax bei chronischen Leukosen. Fortschr. Röntgenstr. **92**, 477 (1960).

— Beitrag zur Pathogenese der sekundären Bronchiektasenlunge. Fortschr. Röntgenstr. **92**, 579—590 (1960).

Harvey, R. A.: Mediastinal pleurisy in infants. Amer. J. Roentgenol. **49**, 145—158 (1943).

Harvey, R. M, and R. S. Bromer: The significance of triangular hilar shadows in roentgenograms of infants and children. Amer. J. Roentgenol. **59**, 845—852 (1948).

Harvier, P., J. Turiaf, R. Claisse et Y. Rose: Maladie de Besnier-Boeck-Schaumann fébrile, à localisations multiples bronchique, pulmonaire, pleurale, thyréoidienne, splénique. Bull. Soc. méd. Hôp. Paris **1950**, 192—197.

Hasche, E.: Beitrag zur Klinik der endobronchialen Tumoren. Zbl. Chir. **77**, 2303 (1952).

— Die traumatische Bronchusruptur. Thoraxchirurgie **1**, 357—365 (1953).

— Die Bedeutung der Bronchoskopie für Diagnostik, Indikationsstellung und prae- und postoperative Behandlung im Rahmen der Thoraxchirurgie. Bruns' Beitr. klin. Chir. **189**, 169—192 (1954).

— Die intralobäre Sequestration. Thoraxchirurgie **10**, 15—32 (1962).

—, u. W. Porstmann: Zum Krankheitsbild der „intralobären Sequestration". Thoraxchirurgie **4**, 144 (1956/57).

Haslinger, F.: Die organischen Stenosen der unteren Trachealabschnitte und der Bronchien. Mschr. Ohrenheilk. **63**, 357—390, 560—571, 617—642, 782—807 (1939).

—, u. K. Hitzenberger: Das Mediastinalwandern bei künstlicher Bronchostenose. Wien. klin. Wschr. **1926**, 1035—1036.

Hasse, C. E.: Anatomical description of diseases of organs of circulation and respiration. London: Sydenham Society 1846.

Hastings-James, R.: Radiological appearances following haemoptysis. J. Fac. Radiol. (Lond.) **4**, 44—53 (1952).

Hauber, K., u. E. Asang: Primäre Dermoidzyste der Lunge. Thoraxchirurgie **3**, 513 (1955/56).

Haubrich, R.: Zur Frage der Bewegung der Lungengefäße im Herzkymogramm. Fortschr. Röntgenstr. **76**, 1 (1952).

— Zur Klinik und Theorie der plattenförmigen Lungenatelektasen. Fortschr. Röntgenstr. **79**, 32—43 (1953).

— Zwerchfellpathologie im Röntgenbild, S. 54—56. Berlin-Göttingen-Heidelberg: Springer 1956.

Haudek, M.: Röntgenbefund bei akuten Erkrankungen der Bauchhöhle. Chirurg **2**, 422 (1930).

— Durchwanderungspleuritis bei abdominalen Krankheitsprozessen. Fortschr. Röntgenstr. **45**, 1—8 (1932).

Hauwaert, L. G. van der, P. E. de Witte et J. V. Joossens: Les lignes septales de Kerley. Incidence et signification dans la sténose mitrale. Acta cardiol. (Brux.) **11**, 351—364 (1956).

Hawes, L. E., and A. B. Soule jr.: Pulmonary changes in cardiospasm. Amer. J. Roentgenol. **53**, 124—128 (1945).

Hayek, H. v.: Die Muskulatur der Bronchi und Bronchioli und ihre Wirkung. S.-B. phys.-med. Ges. Würzb., N. F. **64**, 82 (1940).

— Die Läppchen und septa interlobularia der menschlichen Lunge. Z. Anat. Entwickl.-Gesch. **110**, 405 (1940).

— Bau und Funktion der Alveolarepithelien. Anat. Anz. **93**, 149 (1942).

HAYEK, H. v.: Reaktionsfähigkeit der Alveolarepithelien und Lungenödem. Klin. Wschr. **1943**, 673.
— Über die Beziehung der Alveolarepithelien zu den Kapillaren. Klin. Wschr. **1948**, 723.
— Zur Frage der Lungenmuskulatur. Klin. Wschr. **1950**, 268.
— Über die funktionelle Anatomie der Lungengefäße. Verh. dtsch. Ges. Kreisl.-Forsch. **17**, 17—21 (1951).
— Über die reaktiven Formveränderungen der Alveolarepithelzellen bei verschiedenem Sauerstoffangebot. Z. Anat. Entwickl.-Gesch. **115**, 436 (1951).
— Die menschliche Lunge. Berlin-Göttingen-Heidelberg: Springer 1953.
— Zur Funktion der Gefäß-Anastomosen in der Lunge. Verh. Anat. Ges. Mainz, 51. Verslg. Mainz 1952. Jena: Gustav Fischer 1953.
— Die Alveolarepithelien und die pulmonalen Gefäßanastomosen. Ref. Beitr. Silikose-Forsch. Sonderband, 229 (1955).
— Anatomische Grundlagen der Lungenfunktion. In: Lungen und kleiner Kreislauf; Bad Oeynhausener Gespräche I, 5 (1956). Berlin-Göttingen-Heidelberg: Springer 1957.
HAYWARD, J., and L. A. MCREID: The cartilage of the intrapulmonary bronchi in normal lungs, in bronchiectasis and in massive collapse. Thorax **7**, 98—110 (1952).
HEAD, J. R.: The effect of operation on the vital capacity. Boston med. surg. J. (1927).
—, and T. R. HUDSON: Subphrenic abscess with bronchial fistula. Surg. Gynec. Obstet. **75**, 54—60 (1942).
—, and CH. W. MOEN: Late non-tuberculous complications of calcified hilus lymph nodes. Amer. Rev. Tuberc. **60**, 1—14 (1949).
HEARN, W. P., et L. H. CLERF: Postoperative massive collapse of the lung. Ann. Surg. **85**, 54—60 (1927).
HEATLY, C. A.: Localized pulmonary Hodgkin's disease. Ann. Otol. (St. Louis) **59**, 705 (1950).
HEATON, T. G.: Cardiospasm associated with pulmonary disease. Dis. Chest **14**, 425 (1948).
HEBRA, F. v.: Über ein eigentümliches Neugebilde der Nase (Rhinosklerom). Wien. med. Wschr. **20**, 1—5 (1870).
HECKER, A.: Ein Fall vom Lungenhilus ausgehender Aktinomykose. Tuberkulose (Münch.) **15**, 8 (1935).
HECKMANN, K.: Die isolierte wandernde Lungenatelektase beim Bronchialcarcinom. Fortschr. Röntgenstr. **59**, 286—290 (1939).
— Das Schicksal des Lungenherdes im Röntgenbild. Fortschr. Röntgenstr. **71**, 552 (1949).
— Der lokalisierte Pleuraerguß. Fortschr. Röntgenstr. **84**, 176—184 (1956).
HEDENIUS, I.: Complications pleuro-pulmonaires dans certaines affections abdoninelles. Acta med. scand. **76**, 19 (1931).
HEIGHT, C.: Intratracheal suction in the management of postoperative pulmonary complications. Ann. Surg. **107**, 218 (1936).
HEIN: Zwischenhirn, vegetatives Nervensystem und Lungenatelektase. Tagg. Norddtsch. Ges. Inn. Med., Lübeck 28./29. Juli 1950.
HEINBECKER, P.: Caliber changes in the bronchi. Arch. Surg. **19**, 1574 (1929).
HEINE, F.: Kymographische Studien über den Mechanismus des Waagebalkenphänomens bei gelähmtem Zwerchfell. Beitr. klin. Tuberk. **116**, 376—385 (1957).
— Die Pneumothoraxatelektasen. Habil.-Schr. Münster 1960.
— Faltungsphänomene der Lunge. Internist (Berl.) **3**, 357—363 (1962).
— Über die Entstehung der Plattenatelektasen. Beitr. Klin. Tuberk. **133**, 57—74 (1966).
—, u. H. HILLEBRAND: Intrapleurale Lipome als Ursache einer Verschattung des rechten Herz-Zwerchfellwinkels im Röntgenbild. Beitr. Klin. Tuberk. **118**, 446—460 (1958).
HELD, A.: Die Hodgkin'sche Erkrankung der Lungen. Fortschr. Röntgenstr. **41**, 191—206 (1930).
HELLENBERG, G., N. FROSTE, and J. EK: Experiences in bronchoscopy in cases of exsudative pleurisy arrising in conjunction with primary tuberculosis. Acta tuberc. scand. **38**, 413 (1952).
HELLER, A.: Die Schicksale atelektatischer Lungenabschnitte. Dtsch. Arch. klin. Med. **36**, 189—196 (1885).
— Klinische und experimentelle Beiträge zur Kenntnis der akuten Lungenatelektase durch obturierenden Fremdkörperverschluß der Bronchien. Z. ges. exp. Med. **2**, 453—484 (1913/14).
HELLRIEGEL, W.: Gerichtete plattenförmige Atelektasen bei thorakalen und vertebralen Prozessen. Dtsch. med. Wschr. **73**, 628 (1948).
HEMPEL, K. J., u. A. GLÄSER: Zur Pathogenese der Tracheopathia chondro-osteoplastica. Virchows Arch. path. Anat. **331**, 36 (1958).
HENDERSON, V. E., and J. F. A. JOHNSTON: Anesthetic potency in the cyclohydrocarbon series. J. Pharmacol. exp. Ther. **43**, 89 (1931).
HENDERSON, Y.: Acapnia and shock. Amer. J. Physiol. **21**, 126—156 (1908); **23**, 345—373 (1908/09); **24**, 66—85 (1909); **25**, 310—333, 385—402 (1909/10).
— The physiology of atelectasis. J. Amer. med. Ass. **93**, 96—98 (1929).
— H. W. HAGGARD and R. C. COBURN: The therapeutic use of carbon dioxide after anesthesia and operation. J. Amer. med. Ass. **74**, 783—786 (1920).
— — — Administration of carbon dioxide after anesthesia and operation. J. Amer. med. Ass. **86**, 672 (1921).
HENLE, J.: Über Tonus, Krampf und Lähmung der Bronchien und über Expektoration. Z. ration. Med. **1**, 249 (1844).
— Grundriß der Anatomie des Menschen. Braunschweig: F. Vieweg & Sohn 1880.
HENNEL, H.: Massive pulmonary atelectasis (collapse). Its probable mechanism and clinical significance. Arch. intern. Med. **44**, 604 (1929).

HENNEL, H.: Atelectasis as a factor in the evolution of chronic fibroid pulmonary tuberculosis. Amer. Rev. Tuberc. **23**, 461 (1931).

HENNIGAR, G. R., and S. H. CHOY: Accessory lung with persistent left superior vena cava and duplication of intestine. J. thorac. Surg. **35**, 469—473 (1958).

HENRY, E. W.: The small pulmonary vessels in mitral stenosis. Brit. Heart. J. **14**, 406—412 (1952).

HENRY, G.: Bronchoscopy in the management of massive pulmonary collapse. Canad. med. Ass. J. **49**, 305 (1943).

HENRY, W. J., and L. MISCALL: Rapidly reversible atelectasis due to change in position. J. thorac. Surg. **41**, 686—688 (1961).

HENSCHEN, C.: Die postoperativen Pneumopathien. Basel: Benno Schwabe & Co. 1934.

HENZI, H.: Zur pathologischen Anatomie der Lungenveränderungen nach hohen Dosen von Röntgenstrahlen. Strahlentherapie **100**, 275 (1956).

HEPPLESTON, A. G.: Chronic diffuse interstitial fibrosis of the lungs. Thorax **6**, 426—432 (1951).

HERBEUVAL et P. FAIVRE: Images radiologiques dans les bronchites segmentaires. J. franç. Méd. Chir. thor. **1**, 432 (1947).

— H. HERBEUVAL, G. CUNY, G. DEBRY et M. MANCIAUX: Pneumopathie aigue à candida pseudotropicalis. J. franç. Méd. Chir. thor. **9**, 160—172 (1959).

HERDEGEN, L., Z. TREFNY, and B. STICHENWIRTHOVÁ: Segmental atelectatic inflammation of the lung in childhood. Čs. Pediat. **11**, 738—744 (1956).

HERMANN, L.: Über den atelektatischen Zustand der Lungen und dessen Aufhören bei der Geburt. Pflügers Arch. ges. Physiol. **20**, 365—370 (1879).

— Das Verhalten des kindlichen Brustkastens bei der Geburt. Pflügers Arch. ges. Physiol. **30**, 276—287 (1883).

HERMEL, M. B., and J. GERSHON-COHEN: Inspissated tuberculous cavities. Amer. J. Roentgenol. **67**, 57 (1952).

HERRMANN, A.: Experimentelle Untersuchungen über Fremdkörperverschattungen der Lunge. Z. Hals-, Nasen- u. Ohrenheilk. **34**, 414—424 (1933).

—, W. SCHOPPER: Experimentelle Untersuchungen über Lungenveränderungen nach Bronchialverschlüssen. Hals-, Nas., -Ohrenarzt **28**, 206 (1937).

HERRMANN. W. G.: Pulmonary changes in a case of periarteriitis nodosa. Amer. J. Roentgenol. **29**, 607 (1933).

HERRNHEISER, G.: Kostomediastinale Schwarten. Fortschr. Röntgenstr. **31**, 165—192 (1923).

— Zur Strukturanalyse der Lunge. Fortschr. Röntgenstr. **49**, 294 (1934).

— Die Topik der Versorgungsgebiete der Lungenarterien und -bronchien erster Ordnung. Fortschr. Röntgenstr. **53**, 251 (1936).

HERRNHEISER, G.: Röntgenanatomie der Lunge. Fortschr. Röntgenstr. **74**, 623—648 (1951).

—, u. KUBAT: Systematische Anatomie der Lungengefäße. Z. Anat. Entwickl.-Gesch. **105**, 570 (1936).

HERTZ: Atelektatische Zustände. In: ZIEMSSENS Handbuch der speciellen Pathologie, Bd. 5, S. 313—326. Leipzig 1874.

HERTZ, C. W.: Pleuraschwarte und Lungenfunktion. I. Folgezustände nach Pleuritis exsudativa. Beitr. Klin. Tuberk. **112**, 446—453 (1954).

— Pleuraschwarte und Lungenfunktion. II. Folgezustände nach Pneumothorax mit röntgenologisch nachweisbarer Pleuraschwarte. Beitr. Klin. Tuberk. **112**, 503—515 (1954).

— „Ventilatorische" und „effektive" respiratorische Funktion nach kollapstherapeutischen Eingriffen. Thoraxchirurgie **2**, 216—249 (1954).

— Die Durchblutungsgröße hypoventilierter Lungenbezirke. Verh. dtsch. Ges. Kreisl.-Forsch. **21**, 447 (1955).

— Störungen der Ventilation. In: Lungen und kleiner Kreislauf. Bad Oeynhausener Gespräche **1**, 127 (1956). Berlin-Göttingen-Heidelberg: Springer 1957.

— Funktionelle Ergebnisse nach konservativer und operativer Behandlung der Lungentuberkulose. Kongr.-Ber. 5. wiss. Tagg. d. Norddtsch. Tuberkulose-Ges., Bremen 1957, S. 71—84.

— H. DEREN, H. K. WEMMERS u. H. TONSHEIDE: Pleuraschwarte und Lungenfunktion. IV. Röntgenkymographische Untersuchungen der Mediastinalverschieblichkeit bei Blockade eines Hauptbronchus. Beitr. Klin. Tuberk. **113**, 301—308 (1955).

— W. REGEL u. H. WEMMERS: Pleuraschwarte und Lungenfunktion. III. Bronchospirometrische Untersuchungen. Beitr. Klin. Tuberk. **113**, 199 (1955).

— E. WITZLEB, H. FREUND u. M. SCHLEPPER: Reflektorische Beeinflussung der Atmung durch Änderung der CO_2-Konzentration in den Lungenalveolen bzw. Lungenkapillaren. Klin. Wschr. **39**, 650—651 (1961).

HERTZOG, P., L. TOTY, E. PERSONNE et J. GILBERT: Deux nouvelles observations de séquestration pulmonaire kystique avec artère anormale d'origine aortique. Poumon **9**, 1 (1953).

HERXHEIMER, G.: Über einen Fall von echter Nebenlunge. Zbl. allg. Path. path. Anat. **12**, 529—532 (1901).

—, u. A. REINHART: Über lokale Amyloidosis. Berl. klin. Wschr. **50**, 1648 (1913).

HERZOG, H.: Über den Lungenhilus des Kindes und des Erwachsenen in vergleichender röntgenologischer Darstellung und Deutung mittels Übersichtsaufnahme, Tomogramm und Stereobild. Acta davos. **10**, 3—93 (1950).

— Der Lungenkollaps: Ein Beitrag zur Ätiologie postoperativer und posttraumatischer Atelektasen. Zbl. Chir. **76**, 47—55 (1951).

HESCHELER, K.: Beitrag zur Differentialdiagnose der Verschattungen am rechten Herzrand. Röntgen-Bl. **13**, 330—336 (1960).

HESS, R.: Über die Durchblutung nicht atmender Lungengebiete. Dtsch. Arch. klin. Med. **106**, 478 (1912).

HESSE, R.: Drei Fälle von sog. benigner Bronchostenose. Fortschr. Röntgenstr. **72**, 540 (1950).

HEUCHEL, G.: Die „urämische Lunge". Z. ges. inn. Med. **11**, 62—66 (1956).

HEUCK, F.: Die Streifenatelektasen der Lunge. Stuttgart: Georg Thieme 1959.

—, u. A. FLACH: Tierexperimentelle und klinische Studie zur Entstehung von plattenförmigen Lungenatelektase. Z. ges. exp. Med. **122**, 76—83 (1953).

HEWITT, G.: Bronchitis and consequent apneumatosis (pulmonary collapse). With remarks on the diagnosis and treatment of such cases. Lancet **1857, I** 625.

— Apneumatosis. System Med., vol. 3, p. 862—882. Philadelphia: J. B. Lippincott Co. 1871.

HEWLETT, T. H., A. J. PUGLISH, and W. F. BOWERS: Bronchospasm in bronchography. J. thorac. Surg. **33**, 609—616 (1957).

HEYNSIUS, A.: Über die Größe des negativen Drucks im Thorax beim ruhigen Atmen. Arch. Physiol. **29**, 265 (1882).

HEZEL, F.: Massiver Lungenkollaps nach stumpfem Bauchtrauma. Dtsch. med. Rdsch. **1950**, 177—178.

HIEBAUM, K.: Über Knochenbildungen in Lunge und Trachea. Frankfurt. Z. Path. **47**, 249 (1934).

HIERL: Wert der Schichtaufnahme zur Feststellung von Bronchusstenosen. Dtsch. Tuberk.-Bl. **14**, H. 11 (1940).

HIGGINSON, J. F., and J. T. GRIESNER: Obstructing intrabronchial Hodgkin's disease. J. thorac. Surg. **20**, 961 (1950).

HILDING, A. C.: Role of ciliary action in production of atelectasis, vacuum in paranasal sinuses and in otitis media. Trans. Amer. Acad. Ophthal. Otolaryng. **1944**, 367—378.

— Some further experiments in the production of negative pressure in the trachea and the frontal sinus by ciliary action. Ann. Otol. (St. Louis) **54**, 725 (1945).

— Study of inflation of lungs of newborn; preliminary report. Calif. Med. **71**, 332—336 (1949).

— The removal of air from the respiratory tract and certain other body spaces under normal and abnormal conditions. Ann. Otol. (St. Louis) **59**, 309 (1950).

—, and D. HILDING: The volume of the bronchial tree at various levels and its possible physiologic significance. Ann. Otol. (St. Louis) **54**, 725—738 (1945).

— — Expansion of lungs in newborn; experimental study in rabbits. Trans. Amer. Acad. Ophthal. Otolaryng. **55**, 576—589 (1951).

HILGERT, F.: Der Spalt zwischen Ober- und Mittellappen der rechten Lunge. Fortschr. Röntgenstr. **78**, 291—303 (1953).

HILL, L. E., and J. E. G. PEARSON: Bronchial abnormalities after primary tuberculosis. Brit. J. Dis. Chest **53**, 278—295 (1959).

HINKEL, C. L.: Unresolved pneumonia. An exclusion diagnosis. Amer. J. Roentgenol. **61**, 335—340 (1949).

HINSHAW, D. B.: Obstruction of the superior vena cava: a review of the literature with two case reports. Amer. Heart. J. **37**, 958—969 (1949).

HINSON, K. F. W., A. J. MOORE, and N. S. PLUMMER: Bronchopulmonary aspergillosis. A review and a report of 8 new cases. Thorax **7**, 317—333 (1952).

HIRSCH: Massive Atelektase der linken Lunge. Fortschr. Med. **48**, Nr 23 (1930).

HIRSCH, I. S.: The diagnosis of foreign bodies in the alimentary and respiratory tracts of children. Amer. J. Surg. **27, I**, 59 (1913).

—, and M. M. SCHWARZSCHILD: Kymography. In: O. GLASSER, Medical physics, vol. I, p. 663—671. Chicago: Year Book Publ. Inc. 1944.

HIRSCHFELD, J. H., and B. M. KRESS: Bronchopulmonary sarcoidosis confirmed by bronchoscopic biopsy. A report of two cases with a review of the gross and histologic descriptions of all 28 previously recorded cases in the literature. Dis. Chest **39**, 284—290 (1960).

HITZENBERGER, K.: Bewegungsstörungen des Zwerchfells. Klin. Wschr. **7**, 315 (1928).

HJELM, R., u. O. HULTÉN: Röntgenologische Studien über den Lobus d. vena azygos. Acta radiol. (Stockh.) **9**, 126—135 (1928).

HOCHHEIM: Über einige Befunde in den Lungenvenen und ihre Beziehungen zur Aspiration von Fruchtwasser. Festschrift z. Feier des 25jähr. Professoren-Jubiläums von Geh. Medizinalrat Prof. J. ORTH, S. 421. Berlin 1903.

HOCHBERG, L. A., and E. A. NACHLERIO: Agenesis of the lung. Review of the literature and report of a case. Dis. Chest **28**, 275 (1955).

HOCHREIN, M.: Zur Anatomie der Lungendepots. Z. Kreisl.-Forsch. **26**, 898 (1934).

— Kreislauf und Fettsucht. Münch. med. Wschr. **38**, 1548 (1936).

HODES, P. J., and R. A. GROFF: Interstitial emphysema and pulmonary collapse complicating fractures of the skull. Amer. J. Roentgenol. **54**, 54—56 (1945).

— J. JOHNSON, and J. P. ATKINS: Traumatic bronchial rupture with occlusion. Amer. J. Roentgenol. **60**, 448—459 (1948).

HODES, W., u. G. LOEBELL: Differentialdiagnostische Erwägungen bei Atelektasen einer Lunge im Säuglingsalter. HNO (Berl.) **11**, 18—21 (1963).

HODSON, C. J.: The localization of pulmonary collapse consolidation. J. Fac. Radiol. (Lond.) 8, 41—49 (1956).

HOEY, T.: Congenital absence of left half of diaphragm. Brit. med. J. **1931 I**, 265.

HOFBAUER, L.: Atmungs-Pathologie und Therapie. Berlin 1921.

— Pathologische Physiologie der Atmung. In: Handbuch der normalen und pathologischen Physiologie, Bd. II, S. 337—431. Berlin: Springer 1925.

HOFER, G.: Syphilis des Kehlkopfes, der Luftröhre und der Bronchien. In: DENKER-KAHLER, Handbuch der Hals-, Nasen- und Ohrenheilkunde, Bd. IV, S. 282. Berlin: Springer 1928.

HOFFMANN, F. A.: Erkrankungen des Mediastinums. In NOTHNAGELs Handbuch der speziellen Pathologie und Therapie, Bd. 13/3, Abt. 2. Wien 1896.

— Emphysem und Atelektase. In NOTHNAGELs Handbuch der speziellen Pathologie und Therapie, Bd. 14, 2. Hälfte, Abt. 1. Wien: 1900.

HOFFSTAEDT, E. G. W.: Modern concept of pulmonary collapse; study in functional pathology. Tubercle (Lond.) **34**, 234—245 (1953).

HOHN, M., u. H. VIETEN: Röntgenologische Studien über die Aufteilung des Bronchialbaumes. Fortschr. Röntgenstr. **73**, 669—682 (1950).

HOLCOMB, F. W., and G. W. WEBER: Atelectasis and the disappearance of cavities. Amer. Rev. Tuberc. **30**, 299 (1934).

HOLINGER, P. H.: Role of inflammatory bronchial stenosis in etiology of bronchiectasis. Ann. Otol. (St. Louis) **47**, 1070 (1938).

— Bronchoscopy in postoperative pulmonary complications. Surg. Clin. N. Amer. 18, 237—248 (1938).

—, and A. H. ANDREWS jr.: Bronchial obstruction. Signs, symptoms and diagnosis. Amer. J. Surg. **54**, 193—210 (1941).

— K. JOHNSTON, and W. J. POTTS: Congenital anomalies of the esophagus. Ann. Otol. (St. Louis) **60**, 707 (1951).

— K. C. JOHNSTON, V. N. PARCHET u. A. A. ZIMMERMAN: Congenital malformation of the trachea, bronchi and lung. Ann. Otol. (St. Louis) **61**, 1159 (1952).

— A. A. ZIMMERMANN, V. N. PARCHET, and K. C. JOHNSTON: Congenital malformations of trachea, bronchi and lungs. Ann. Otol. (St. Louis) **61**, 1159 (1952).

— A. R. ZOSS, and K. C. JOHNSTON: Rupture of bronchus due to external chest trauma; report of 3 cases. With recovery. Laryngoscope (St. Louis) **58**, 817 (1948).

HOLLMANN, W., u. W. SCHNEIDER: Lungentumor und Lungentuberkulose. Leipzig: Johann Ambrosius Barth 1956.

HOLMDAHL, M. H.: Anwendung des Greenschen Tubus bei chirurgischer Behandlung des linken Hauptbronchus. Berl. Symposion über Anaesthesie-Probleme des offenen Thorax, 28.—30. 10. 1959. Ref. Dtsch. Gesundh.-Wes. **15**, 49 (1960).

— u. L. RISHOLM: Atelektaserisk vid syrgasinhalation under narkos Svenska Läk.-Tidn. **48**, 3050 (1951).

HOLMES, E. B.: A case of chronic fibrinous bronchitis. New med. J. **87**, 780 (1908).

HOLMES, G. W.: Massive collapse of the lung. Amer. J. Roentgenol. **11**, 509—514 (1924).

— Röntgenbeobachtungen bei massiver Atelektase und postoperativer Pneumonie. J. Amer. med. Ass. **93**, 100 (1929).

HOLT, J. F.: Epipericardial fat shadows in differential diagnosis. Radiology **48**, 472—479 (1947).

— C. HAIGHT, and F. J. HODGES: Congenital atresia of the esophagus and the tracheoesophageal fistula. Radiology **47**, 457 (1946).

HOLT, L. E.: The diseases of infancy and childhood, p. 493—551. New York: D. Appleton & Co. 1920.

HOLZKNECHT, G.: Ein neues radioskopisches Symptom bei Bronchialstenose und Methodisches. Wien. klin. Rsch. **13**, 785—787 (1899).

— Röntgenuntersuchung der Brusteingeweide. Hamburg: L. Gräfe & Sillem 1901.

— Die operative Aufsuchung der Fremdkörper unter unmittelbarer Leitung des Röntgenlichtes. Münch. med. Wschr. **1916**, 185.

— Röntgenologie. Eine Revision ihrer technischen Einrichtungen und praktischen Methoden. I. Teil: Fremdkörper, Verletzungen, chronische Eiterungen. Berlin u. Wien: Urban & Schwarzenberg 1918.

HOOD, R. M., A. C. BEALL jr., and F. A. GERBODE: Hypoventilation, Hypoxia and acidosis occurring in the acute postoperative period. J. thorac. Surg. **36**, 729—743 (1958).

HOPKINS, J. E. T., and J. D. MURPHY: Pulmonary resection and undecylenic acid in systemic blastomycosis. J. thorac. Surg. **23**, 409—418 (1952).

HOPPE, R., u. W. MAASSEN: Die gezielte Bronchographie mit Métras-Kathetern und einem wasserlöslichen Kontrastmittel bei Lungentuberkulose. Tuberk.-Arzt **4**, 808 (1950).

HORN, W.: Über eine außergewöhnliche Ursache unstillbarer Hämoptoe. Samml. selt. klin. Fälle. **1951**, 31—39.

HORNBERGER, W.: Hilusbeteiligung bei Lues III. Fortschr. Röntgenstr. **73**, 553 (1950).

HORNYKIEWYTSCH, TH.: Die Strukturanalyse der Lunge und ihre klinische Bedeutung. Medizinische **1956**, 1451—1454, 1467—1472.

HORNYKIEWYTSCH, T., u. H. S. STENDER: Normale und pathologisch veränderte Lungengefäße im Schichtbild. Fortschr. Röntgenstr. **79**, 44—51, 639—650, 704—713 (1953); **80**, 458—467 (1954); **81**, 36—45, 134—143, 455—467, 642—655 (1954); **82**, 228—236, 331—337, 642—655 (1955).

HOSOI, K.: Pulmonary embolism and infarction. Ann. Surg. **95**, 67—92 (1932).

HOSSLI, G.: Seltene intrathorakale Cysten, die mit dem Verdauungstrakt in Beziehung stehen. Langenbecks Arch. klin. Chir. **265**, 551—578 (1950).

HOUËL, J., et R. DUMAZER: Aspects anatomoradiologiques du kyste hydatique du poumon. J. franç. Méd. Chir. thor. **7**, 17—32 (1953).

HOUSE, H. P., and H. OWENS: Atelectasis of newborn: treatment by bronchoscopic drainage. J. Pediat. **28**, 207—209 (1946).

HOUSTON, J. C., S. DE NAVASQUEZ, and J. R. TROUNCE: A clinical and pathological study of fatal cases of status asthmaticus. Thorax 8, 207—213 (1953).

Howanietz, L. F.: Über lokales tumorartiges Amyloid der unteren Luftwege. Zbl. allg. Path. path. Anat. **97**, 527—534 (1957/58).

Howland jr., W. J., and C. A. Good: The radiographic features of tracheopathia osteoplastica. Radiology **71**, 847—850 (1958).

Huber, J. P. et al.: Angine à monocytes et trachéo-bronchite pseudo-membraneuse. Ann. Oto-laryng. (Paris) **65**, 784 (1948).

Hübschmann, P.: Pathologische Anatomie der Tuberkulose. Berlin: Springer 1928.

Hülshoff, T.: Über angeborenen Lungenmangel. Fortschr. Röntgenstr. **87**, 411—412 (1957).

Hughes, F. A., and J. R. Fox jr.: Acquired non malignant esophago-tracheo-bronchial fistula. J. thorac. Surg. **27**, 384 (1954).

Hughes, J. G., and W. L. Simpson: Bronchiectasis following atelectasis in tuberculosis. J. Pediat. **17**, 197 (1940).

Huguenin, R. et Sorel: Lobe accessoire du poumon gauche chez un enfant de 16 mois. Bull. Soc. anat. Paris **63**, 862 (1888).

Huizinga, E.: Bronchostenose bei Kindern durch Erkrankung der Hilusdrüsen. Acta oto-laryng. (Stockh.) **16**, 141 (1931).

— Zur Röntgendiagnostik der Bronchialfremdkörper. Mschr. Ohrenheilk. **65**, 1460 (1931).

— Über den Bau des Bronchialbaumes. Z. Hals-, Nas.- u. Ohrenheilk. **33**, 534 (1933).

— Über die Physiologie des Bronchialbaumes. Ned. T. Geneesk. **3**, 829 (1937).

— Bronchographie bei Fremdkörpern. Z. Hals-, Nas.- u. Ohrenheilk. **41**, 299—311 (1937).

— Die physiologische Atelektase der Lunge. Pflügers Arch. ges. Physiol. **238**, 709—710 (1937).

— De l'anatomie et de la physiologie de l'arbre bronchique. Acta oto-laryng. (Stockh.) **26**, 182—196 (1938).

— Über die Entstehung der Bronchiektasie. Acta radiol. (Stockh.) **21**, 75—100 (1940).

— Über Bronchialfremdkörper. Hals-, Nas.- u. Ohrenarzt **32**, 126—137 (1941).

— Atelektase. Z. Hals-, Nas.- u. Ohrenheilk. **48**, 17—40 (1941); — Ned. T. Geneesk. **1941**, 1726—1734; **1942**, 118—123.

— Segmentale Ausbreitungen von Lungenabweichungen. Acta radiol. (Stockh.) **24**, 294 (1943).

— Das Bronchuskurettement. Pract. oto-rhino-laryngol. **10**, 234 (1948).

— Eine internationale Regelung der Nomenklatur der Bronchien. Pract. oto-rhino-laryng. (Basel) **12**, 109 (1950).

— La Bronchosténose. Bronchus **1**, 71 (1951).

— Collapsus du poumon et bronchographie. Rev. Bronchoscop., oesophagoscop. et gastroscop. **1952**, 59.

— Bronchostenosis and dyspnea. Pract. oto-rhino-laryng. (Basel) **16**, 217—225 (1954).

— Bronchological pneumonology (The Semon lecture 1954). J. Laryng. **69**, 1—26 (1955).

— Sur le traitement de l'atélectasie. Acta oto-rhino-laryng. belg. **10**, 45—48 (1956).

Huizinga, E., and E. Behr: On the division of the lung segments in the right upper lobes. Acta radiol. (Stockh.) **19**, 399 (1938).

— — On the division of the lung. segments. Acta radiol. (Stockh.) **21**, 314—325 (1940).

—, and W. J. Pothoven: On the divisions of the lung segments. Acta radiol. (Stockh.) **24**, 226 (1943).

—, and G. J. Smelt: Bronchography. Assen (Netherlands): v. Gorkum 1949.

—, and C. G. Sypkens-Smit: Collapse of the lung and bronchography. Acta radiol. (Stockh.) **9**, 222 (1928).

— — Lungenkollaps und Bronchographie. Ned. T. Geneesk. **1951**, 2949.

— — Collapsus du poumon. Bronches **1**, 281 (1951).

— — Collapse of the lung and bronchography. Acta radiol. (Stockh.) **38**, 389—398 (1951).

Hulse, W. M., and H. Curtis: Tracheal accessory lung. Amer. Rev. Tuberc. **41**, 654 (1940).

Hultén, O.: Beitrag zur Röntgendiagnose der akuten Pankreasaffektionen. Acta radiol. (Stockh.) **9**, 222—254 (1928).

Humphrey, L.: Accessory lobe to the left lung. J. Anat. Physiol. **19**, 345—346 (1884/85).

Hurd, L. M.: Case of early Hodgkin's disease, in which endoscopy led to diagnosis. Laryngoscope (St. Louis) **32**, 290 (1922).

Hurst, A.: Respiratory complication of achalasia of cardia with megaesophagus. Guy's Hosp. Rep. **22/23**, 68—73 (1943).

— S. Bassin, and J. Levine: Miliary densities associated with mitral stenosis. Amer. Rev. Tuberc. **49**, 276—285 (1944).

—, and T. Millner: Segmental collapse in therapeutic pneumothorax. Radiology **55**, 228 (1950).

Hurwitz, S., and H. B. Stephens: Agenesis of the lung. Review of the literature and report of a case. J. Amer. med. Ass. **193**, 81—87 (1937).

Hussey, H. H., S. Katz, and W. M. Yater: Superior vena caval syndrome: report of 35 cases. Amer. Heart J. **31**, 1—26 (1946).

Hutas, I., G. Nyirédy u. G. Vargha: Behandlung der in Verbindung mit Hämoptoe auftretenden Atelektasen. Tuberk. Kérd. 8, 169—173 (1955).

Huzly, A.: Bronchoskopie, Bronchographie und Bronchusspülung unter besonderer Berücksichtigung der Tuberkulose. Tuberk.-Arzt **7**, 1 (1953).

— Zur Fistelbildung des Bronchialbaumes. Tuberk.-Arzt **7**, 194—205 (1953).

— Granulationstumoren des Bronchus. Fortschr. Röntgenstr. **81**, 327—335 (1954).

— Atelectasie fugace due à un bronchospasme fugace. Opacité pulmonaire en correlation avec "absent bronchus". Bronchosténose excessive par compression, sans opacité pulmonaire consécutive. Bronches **7**, 162—167 (1957).

—, u. F. Böhm: Bronchus und Tuberkulose. Stuttgart: Georg Thieme 1955.

IBERS, G., H. VIETEN u. K. H. WILLMANN: Bronchographie bei Tuberkulose. Fortschr. Röntgenstr. **74**, 667—676 (1951).

IGLAUER, E.: Das transversale Schichtverfahren und das Pneumomediastinum in der Thoraxchirurgie. Kongreßber. 2. Tagg med.-wiss. Ges. Röntgenol. DDR., S. 208—214 1958.

IGLAUER, S.: Foreign bodies in the bronchi. Interstate Med. J. **24**, 924—929 (1917).

— Pulmonary collapse following tonsillectomy under local anesthesia. Arch. Otol. (St. Louis) **25**, 382 (1937).

IKEDA, K.: Oil aspiration pneumonia (lipoid pneumonia): clinical, pathologic and experimental considerations. Amer. J. Dis. Child. **49**, 985—1006 (1935).

IMHÄUSER, K.: Über eine Spätform der pulmonalen Tularämie. Dtsch. med. Wschr. **78**, 1021—1022 (1953).

INGALS, E. F., and S. A. FRIEDBERG: Fluoroscopic bronchoscopy. J. Amer. med. Ass. **62**, 610—611 (1914).

INGRAM, F. L.: Gummatous stenosis of the bronchus. Brit. J. Radiol. **23**, 116 (1950).

INGRAM, M. D., G. W. HUDSON, and T. J. DAVIS: Aplasia of the lung. With angiocardiographic demonstration of anomalous pulmonary circulation. Amer. J. Roentgenol. **64**, 409 (1950).

IOANNOU, J.: Guide technique et topographique d'exploration bronchologique (bronchoscopie et bronchographie). En collaboration avec L. DUCHET-SUCHAUX et A. PINELLI. Préface de Chadourne. Paris: Masson & Cie. 1956.

ISAAC, F.: Roentgen findings in amebic diseases of the liver. Radiology **45**, 581 (1945).

— F. B. WILKINS, and J. WEINBERG: Traumatic and related types of diaphragmatic hernia. Radiology **55**, 527—533 (1950).

ISAGER, K.: Einige Heilungsvorgänge bei Tuberkulose des rechten Oberlappens. Hospitalstidemre **1931**, 725.

ISRAEL, R., P. HERTZOG et C. PERSONNE: L'angiopneumographie dans le cancer et les pneumopathies chroniques localisées. Distinction entre amputation organique des artères et simple raréfaction fonctionnelle de la circulation pulmonaire. Bull. Soc. méd. Hôp. Paris **68**, 227—233 (1952).

—, et CL. PERSONNE: Les dilatations bronchiques, apparemment primitives. Notions traditionnelles et notions récentes sur la clinique, la radiologie et l'évolution. Rev. Prat. (Paris) **1957**, 1749—1760.

IWANOFF, G.: Von den zusammengesetzten Entwicklungsanomalien einiger Organe: Einseitige Lungenhypoplasie, Nebenlunge, Zwerchfelldefekt u. a. Z. ges. Anat. **81**, 371—388 (1926).

IZZO, R. A. et al.: Bronquitis fibrinosa. Rev. Med. Lat.-Amer. **19**, 12 (1933).

JACCARD, G.: Erkrankungen der Pleura. In: Handbuch der inneren Medizin, 4. Aufl., Bd. IV/4, S. 300—390. Berlin-Göttingen-Heidelberg: Springer 1956.

JACCARINO, A., e G. VENUTI: La ricerca delle atelettasie lamellari nello stato gravidico. Arch. Tisiol. **10**, 468—476 (1955).

JACCHIA, P.: Hochgradige Kompressions-Atelektase eines Lungenlappens (Rippenbruch vor 13 Jahren). Röntgenpraxis **3**, 377—379 (1931).

— Studienbeitrag zum Lobus inferior accessorius. Fortschr. Röntgenstr. **47**, 498—505 (1933).

JACINTO, C., and M. LAHOZ: „Reversible“ und „irreversible“ massive pulmonary atelectasis: a radiologic study. Radiology **37**, 588—597 (1941).

JACKSON, CH.: The drowning of the patient in his own secretions. Laryngoscope (St. Louis) **21**, 1183—1185 (1911).

— Observation on the pathology of foreign bodies in the air and food passages based on the analysis of 628 cases. Surg. Gynec. Obstet. **1919**, 201—216.

— Postulates on the cough reflex in some of its medical and surgical phases. Therap. gaz. **44**, 609—610 (1920).

— The symptomatology and diagnosis of foreign bodies in the air and food passages. Based upon a study of 789 cases. Amer. J. med. Sci. **161**, 625—661 (1921).

— Prognosis of foreign body in the lung. J. Amer. med. Ass. **77**, 1178 (1921).

— Are there cases of foreign bodies in the lung impossible for bronchoscopic removal? Laryngoscope (St. Louis) **31**, 528—538 (1921).

— Bronchoscopic observations on the cough reflex. J.Amer.med.Ass. **79**, 1399—1403 (1922).

— Overlooked cases of foreign body in the air and food passage. Brit. med. J. **1925/26 II**, 685.

— Suppurative diseases of the lung due to inspirated foreign body contrasted with those of other etiology. Surg. Gynec. Obstet. **42**, 305—316 (1926).

— Bronchoscopy and esophagoscopy, 2nd ed. Philadelphia: W. B. Saunders Co. 1927.

— Bones as overlooked foreign bodies in the lung. Arch. Otolaryng. **12**, 499 (1930).

— The mechanism of physical signs in neoplastic and other diseases of the lung, with especial reference to atelectasis and emphysema. J. Amer. med. Ass. **95**, 639—644 (1930).

— Obstruction bronchique. Bull. Soc. méd. Hôp. Paris **54**, 1583—1584 (1930).

— The mechanism of physical signs with especial reference to foreign bodies in the bronchi. Amer. J. med. Sci. **165**, 313 (1932).

— Bronchoscopic observations in postoperative lung complications. Ann. Surg. **97**, 516 (1933).

— Foreign bodies in air and food passage roentgenologically considered. Ann. Roentgenol. **16** (1934).

— Bronchial obstruction. Dis. Chest **17**, 125—150 (1950).

— Bronchial adenoma. Follow-up report after 35 years. Dis. Chest **20**, 347—352 (1951).

—, and C. L. JACKSON: Benign tumors of trachea and bronchi. J. Amer. med. Ass. **99**, 1747 (1932).

JACKSON, CH., and C. L. JACKSON: Bronchoscopical observations on postoperative pulmonary complications. Ann. Surg. **47**, 516 (1933).
— — Pulmonary symptoms due to esophageal disease. Arch. Otolaryng. **18**, 731—745 (1933).
— — Bronchoscopy, Esophygoscopy and Gastroscopy, 3. ed. Philadelphia: W. B. Saunders Co. 1934.
— — Foreign bodies in the lung. Amer. J. Surg., N.S. **54**, 211—214 (1941).
— — Obstructive atelectasis and obstruction emphysema and postoperative pulmonary atelectasis. Brennemanns Practice of Pediatrics 1951
— — Bronchoesophagology. Philadelphia and London: W. B. Saunders Co. 1951.
—, and W. E. LEE: Acute massive collapse of the lungs. Ann. Surg. **82**, 364—389 (1925).
— W. H. SPENCER, and W. F. MANGES: The diagnosis and localization of nonopaque foreign bodies in the bronchi. Amer. J. Roentgenol. **7**, 277—285 (1920).
— G. TUCKER, and L. H. CLERF: Arachidic and other forms of vegetal bronchitis. Atlantic M. Month. **28**, 506—508 (1925).
JACKSON, C. L.: Grasses as foreign bodies in the bronchus and lung. Laryngoscope (St. Louis) **62**, 897 (1952).
—, and J. F. HUBER: Correlated applied anatomy of bronchial tree and lungs with system of nomenclature. Dis. Chest **9**, 319—326 (1943).
JACKSON, H., and F. PARKER: Hodgkins disease and allied disorders. New York: Oxford University Press 1947.
JACKSON, ST. D. L.: The unexpandable lung. Tubercle (London) **1952**, 216.
JACOB, G.: Gibt es ein typisches Röntgenbild der klinisch eben manifest werdenden interstitiellen Pneumonie der Frühgeburten? Fortschr. Röntgenstr. **80**, 697—708 (1954).
JACOB, P., LEBLOIS et C. MAYER: Lymphogranulomatose au début pulmonaire. Bull. Soc. méd. Hôp. Paris **53**, 258 (1937).
— J. M. LEMOINE, LOUSTEAU-CHARTEZ et P. TREPS: Les hernies ganglionnaires bronchiques. Rev. Tuberc. (Paris), Sér. V, **20**, 701—708 (1956).
—, et SCHERRER: Deux cas d'atélectasie pulmonaire de cause pleurale. Bull. Soc. méd. Hôp. Paris **1936**, 290.
JACOBAEUS, H. C.: Massive atelectasis collapse of the lung in the course of cases of internal diseases. Acta med. scand. **68**, 361—370 (1928).
— Some experiences of bronchography. Acta med. scand., Suppl. **26**, 553—557 (1928).
— Atelectasis of the lung in non- tuberculous diseases. Acta med. scand., Suppl. **50**, 24—26 (1932).
— Der Lungenkollaps bei Lungenkrankheiten. Med. Klin. **1932**, 673—675.
— Über Lungenkollaps. Verh. dtsch. Ges. inn. Med. **44**, 161—179 (1932).
— The significanse of lung atelectasis, a few words on the determination of the volume and function of each lung. Acta tuberc. scand. **10**, 1—31 (1936).
JACOBAEUS, H. C., G. SELANDER, and N. WESTERMARK: Attempt of the clinical functional test of the emptying capacity of the bronchi. Acta med. scand. **71**, 379—437 (1929).
— — — A study of acute massive atelectatic collapse of the lung. Acta med. scand. **71**, 439—466 (1929).
—, and N. WESTERMARK: A further study of massive collapse of the lung. Acta radiol. (Stockh.) **11**, 547—595 (1930).
— — Contribution to the interpretation of localized Roentgen opacities in the neighbourhood of the interlobar fissures of the lung. Acta chir. scand. **71**, 494 (1932).
JACOBSEN, G., R. B. DENLINGER, and R. A. CARTER: Roentgen manifestations of Q-fever. Radiology **53**, 739 (1949).
JACOBSON, O.: Respiratorische Verschiebung des Mediastinums, ein Symptom einseitiger Bronchostenose. Berl. med. Ges. vom 25. März 1903. Berl. klin. Wschr. **1903**, 440; Fortschr. Röntgenstrahlen **6**, 242 (1903).
JACOBSON, G., S. R. COHEN, and R. A. CARTER: Pulmonary complications of acute bulbar poliomyelitis. Radiology **57**, 629—641 (1951).
JACOBSON, H. G., B. M. RUBINSTEIN, and D. W. J. ESCHER: Opacifcation of an atelectatic lung segment during selective angiocardiography. Radiology **73**, 95—99 (1959).
JÄGER, E.: Beitrag zur Kenntnis der muskulären Lungenzirrhose. Verh. dtsch. path. Ges. **1936**, 135.
JAHN, O.: Die Resorption von Joduron B bei chronischer Pneumonie, deformierender Bronchitis und Bronchiektasie. Fortschr. Röntgenstr. **51**, 4, 478 (1959).
JAHN, R. P., and J. K. OLINGER: Linear basal atelectasis following therapeutic phrenic nerve interruption. Amer. Rev. Tuberc. **65**, 88—92 (1952).
JALET, J.: Etude radiologique du lobe cardique et de la scissure supplémentaire qu'il engendre; lobite et scissure cardiaque. J. Électrol. Radiol. **17**, 656—662 (1933).
JAMISON: L'examen radiologique dans la pneumonie primaire atypique. Poumon **5**, 316 (1945).
— Observations radiologiques de la pneumonie primitive atypique. Radiology **45**, 15—22 (1945).
JAMUNI, A., and A. G. ELLIS: Note on a case of congenital absence of left lung. Amer. J. med. Sci. **196**, 824 (1938).
JANES, M. R.: Lipoid pneumonia simulating bronchogenic carcinoma. J. thorac. Surg. **16**, 451—457 (1947).
— Contributions of surgery to the knowlegde of pulmonary disease. J. thorac. Surg. **25**, 5454 (1953/1).
— Postoperative pulmonary complications. Amer. J. Surg. **89**, 297—303 (1955).
JANITELLI, A.: Les déformations bronchiques au cours de la collapsothérapie pulmonaire. Bronches **2**, 452 (1952).

JANKER, R.: Das stereoskopische Leuchtschirmbild. Röntgenpraxis **13**, 272 (1941).
— Die röntgenologische Lagebestimmung von Fremdkörpern. Zbl. Chir. **72**, 858—877, 1097—1108 (1947).
— Die Röntgendurchleuchtung bei der Fremdkörperlokalisation und bei der Fremdkörperentfernung. Ärztl. Wschr. **1947**, 580.
JAUBERT DE BEAUJEU, M., A. MARMET, J. TOUZARD et H. BOUCHER: La séquestration pulmonaire kystique avec artère anormale d'origine aortique. A propos de 6 nouveaux cas. Problèmes diagnostiques. Poumon **10**, 409—420 (1954).
JAVČUNOVSKAJA, M. JA., u. A.S. PIPKO: Röntgenologische Untersuchungen des Schluckaktes bei Myasthenikern. Zh. Nevropath. Priktriat. **56**, 44—45 (1956) [Russisch].
JEANNERET, P., F. ROVATS et F. NICOD: Un procédé utile dans l'exploration tomographique des bronches. J. franç. Méd. Chir. thor. **3**, No 2 (1949).
JELINEK, R.: Über das Auftreten einer Nebenlunge, als Mediastinaltumor operiert. Krebsarzt **6**, 286 (1951).
JELLEN, J.: The rontgenological manifestations of pulmonary embolism with infarction of the lung. Amer. J. Roentgenol. **41**, 901—908 (1939).
JENKINSON, E. L.: Absence of half of the diaphragm (thoracic stomach: diaphragmatic hernia). Amer. J. Roentgenol. **26**, 899—902 (1931).
JENNINGS, G. H.: Re-expansion of atelectatic lower lobe and disappearance of bronchiectasis. Brit. med. J. **1937 I**, 963—965.
JENSEN, N. K.: Recovery of pulmonary function after crushing injuries of chest. Dis. Chest **22**, 319—346 (1952).
JEORG, R.: Researches on solidification of the lungs in new born infants. Dublin J. med. & chem. Soc. **5**, 36—41 (1834).
JERSILD, T., and N. RISKAER: Acute infectious atelectasis simulating bronchopneumonia in infants. Symptomatology and treatment. Acta paediat. (Uppsala) **40**, 24—40 (1951).
JESSER, J. H., and G. DE TAKATS: The bronchial factor in pulmonary embolism. Surgery **12**, 541—552 (1942).
JEUNE, M., C. BÉRAUD, P. MOUNIER-KUHN et J. NORMAND: Les bronchiectasies consécutives à la tuberculose de primo-infection chez l'enfant. (A propos de 30 observations personnelles.) Sem. Hôp. Paris **1951**, 1442—1458.
JEURISSEN, A.: Introduction à l'étude chez l'enfant des affections inflammatoires chroniques non tuberculeuses, bronchiques et péribronchiques. Acta tuberc. belg. **41**, 21—55, 73—104 (1950).
JEX-BLAKE, A. J.: A lecture on bronchiectasis. Brit. med. J. **1920 I**, 591—594.
JOEL: Ein Teratom auf der Arteria pulmonalis innerhalb des Herzbeutels. Virchows Arch. path. Anat. **122**, 381—386 (1890).
JOERG, E.: De morbo pulmonum organico ex respiratione neonatorum imperfecta. Diss. Leipzig 1832.
— Researches on solidification of the lungs in new-born infants. Dublin J. med. & chem. Soc. **5**, 36—41 (1834).
— Die Foetuslunge im geborenen Kinde. Grimma: J. M. Gebhard 1835.
JOHNSON, J. B., and C. F. CRAIN: The roentgen diagnosis of massive atelectasis of the lung. Radiology **21**, 388 (1933).
JOHNSON jr., G.: Sequestration of the lung. Sth. med. J. (Bgham, Ala.) **53**, 1495—1502 (1960).
JOHNSON jr., R. L., J. P. LILLEHEI, and W. F. MILLER: Cardiopulmonary changes associated with extreme obesity and polycythemia. Clin. Res. Proc. **4**, 47 (1956).
JOHNSON, W. C.: Pneumonia in newborn infants with lesions resembling influenza. Proc. N. Y. path. Soc. **23**, 138 (1923).
—, and J. R. MEYER: Pneumonia in stillborn and newborn. Amer. J. Obstet. Gynec. **9**, 151—167 (1925).
JOHNSTON, W. F. MANGES et T. MCCRAE: Zit. nach A. WALLGREN, Sur l'infiltration épituberculeuse d'origine ganglionnaire. Acta radiol. (Stockh.) **7**, 595—603 (1926).
JOHNSTON, D. F.: Acute plastic bronchitis. Guy's Hosp. Gaz. **59**, 2 (1945).
JOHNSTON, J. H.: Middle lobe syndrome. Mississippi Doct. **29**, 276 (1952).
JOHNSTONE, A. S.: The chest after thoracic operations; radiological aspects. J. Fac. Radiol. (Lond.) **2**, 15—30 (1950).
JONES, F. W., and P.P. VINSON: Nonfatal rupture of left main bronchus from external trauma. Surgery **5**, 228 (1939).
JONES, O., u. E. G. BURFORD: Zit. nach W. LÖFFLER, Über Atelektase. In: WERNLI, Bronchus et pulmo, S. 19. Basel: S. Karger 1950.
JONES, O. R., and G. E. BURFORD: Massive atelectasis following cyclopropane anesthesia: report of cases and theory of cause and prevention. J. Amer. med. Ass. **110**, 1092—1095 (1938).
—, and A. COURNAND: The shrunken pulmonary lobe with chronic bronchiectasis. Amer. Rev. Tuberc. **28**, 293—316 (1933).
JONES, R. S., and F. H. ALLEY: The role of the bronchi in pulmonary tuberculosis. A review based on a study of 305 cases. Amer. Rev. Tuberc. **63**, 381 (1951).
JORES, L.: B. Arterien, H. Aneurysmen: In: HENKE-LUBARSCH, Handbuch der speziellen pathologischen Anatomie und Histologie, Bd. II, S. 748. Berlin: Springer 1924.
JOURDAN, P.: Séquestration du lobe inférieur droit avec aplasie du diaphragme postérieur et rein thoracique. Poumon **10**, 453—456 (1954).
JUDD, A. R.: Tuberculous tracheobronchitis. A study of 500 consecutive cases. J. thorac. Surg. **16**, 512—523 (1947).
— Syphilitic "tumor" of the right bronchus. Ann. Otol. (St. Louis) **57**, 858 (1948).

JUFFINGER: Das Sklerom der Schleimhaut der Nase, des Rachens, des Kehlkopfes und der Luftröhre. Wien: Franz Deuticke 1892.

JULLIEN, W., F. C. ECOT et H. MOLLARD: Découverte radiologique et vérification anatomique d'un lobe azygos sain chez un malade atteint de cancer médiastino-pulmonaire. Rev. Tuberc. (Paris) I, 493—503 (1933).

JUNGHAGEN, S.: Some cases of pulmonary atelectasis. Acta radiol. (Stockh.) **5**, 250—260 (1926).

JUNGHANSS, W.: Die Endstrombahn der Lunge im postmortalen Angiogramm. Virchows Arch. path. Anat. **331**, 263 (1958).

JUROW, S. S., and V. P. DOLGOPOL: Interstitial pneumonia and focal myocarditis in poliomyelitis. Amer. J. med. Sci. **226**, 393 (1953).

JUSTIN BESANCON, L., M. LAMY, JAMMET, J. LEMOIN et P. PALEY: La rupture des ganglions dans la trachée et dans les bronches. Sem. Hôp. Paris **25**, 1602 (1947).

JUVERA, J., G. MANESCO et D. VASILESCO: Les fistules bilio-bronchiques d'origine hydatique. Lyon chir. **54**, 405—417 (1958).

KAHLER: Über Divertikel des Tracheobronchialbaums. Mschr. Ohrenheilk. **45**, 86 (1911).

— Über Bronchostenose bei Vorhofvergrößerung. Mschr. Ohrenheilk. **46** (1912).

— Säbelscheidentrachea und Lungenemphysem. 20. Verh. d. Vereins Dtsch. Laryngol. Suttgart 1913.

KAHLSTORF, A.: Über den Verlauf von Infiltrationen in akzessorischen Lungenlappen. Dtsch. med. Wschr. **1934**, 1305—1308.

KALBFLEISCH, H. H.: Die Atelektase, eine Wirkung der Reizung der vegetativ innervierten Teile der Lunge. Allg. path. Schriftenreihe (Stuttg.) H. 2, 5 (1941).

— An die physiologischen Segmente der Lunge gebundene pathologische Vorgänge des Organs. Allg. path. Schriftenreihe (Stuttg.) H. 3/4, 5 (1942).

— Hemmung hämatogener und bronchogener Tuberkuloseausbreitung in der menschlichen Lunge bei pleurogener Kontraktionsatelektase. Z. ges. inn. Med. **2**, 138 (1947).

— Die funktionalen nervalen Segmente bei der chronischen Lungentuberkulose des Menschen. Allg. path. Schriftenreihe (Stuttg.) H. 6, 5 (1947).

— Über die funktionalen Lungensegmente und andere Zeichen nervaler Einwirkungen bei der chronischen Lungentuberkulose und anderen Lungenkrankheiten, erschlossen aus pathologisch-anatomischen Befunden. Beitr. Klin. Tuberk. **102**, 258—273 (1949/50).

—, u. K. HERKLOTZ: Experimentelle Untersuchungen über die segmentale Innervation der Lungen. Z. ges. inn. Med. **1**, 25 (1946).

KALBIAN, V. V.: Bronchial involvement in pulmonary sarcoidosis. Thorax **12**, 18—23 (1957).

KANE, I. J.: Segmental localization of pulmonary disease on the postero-anterior chest roentgenograms. Radiology **59**, 229—237 (1952).

KANONY, M.: Un cas d'atélectasie aigue par masse caséeuse chez un tuberculeux pulmonaire. Arch. méd.-chir. Appar. resp. **9**, 526 (1934).

KANTOREK, M.: The value of x-ray examination in diagnosis of atelectatic changes in the lung. Roczn. pol. Akad. Med. im Gen. Karola Swierczeskiego (Warszawa) **2**, 229—246 (1956).

KAPFERER, J. M.: Lungenfunktionsprüfung in der Begutachtung broncho-pulmonaler Erkrankungen. Wien. med. Wschr. **105**, 154—159 (1955).

KAPLAN: Ein Fall von echter Nebenlunge. Inaug.-Diss. Königsberg 1915.

KAPLAN, J. J., and D. BELL: Pleuro-pulmonitis following irradiation. Amer. J. Roentgenol. **39**, 387—392 (1938).

KAPUSZEWSKI, Atelektase bei Lungentuberkulose. Z. Tuberk. **75**, 49 (1936).

KARLBERG, P., C. D. COOK, D. O'BRIEN, R. B. CHERRY, and C. A. SMITH: Studies of respiratory physiology in newborn infants. II. Observations during and after respiratory distress. Acta paediat. (Uppsala). — Zit. nach C. A. SMITH, Physiology of newborn infants. Springfield (Ill.): Ch. C. Thomas 1951.

KARLIN, M. I., u. B. N. MOGILNITZKY: Wirkung von Röntgenstrahlen auf Lunge und Herz von Tieren. Frankfurt. Z. Path. **43**, 434—447 (1932).

KÁRPÁTI, A., u. H. EBERLE: Das elektrokymographische Kurvenbild der Arteria pulmonalis und ihrer Zweige. Med. Mschr. **7**, 432—436 (1953).

KARSNER, H. T., and J. E. ASH: Studies in infarction. J. med. Res. **27**, 205 (1912).

KARTAGENER. M.: Das Problem der Kongenitalität und Heredität der Bronchiektasien. Ergebn. inn. Med. Kinderheilk. **49**, 379—442 (1935).

— Lungenatelektase bei Epistaxis. Schweiz. med. Wschr. **1949**, 62—63.

KARTE, H.: Atelektasen der rechten Lunge und ihre Differentialdiagnose insbesondere gegenüber der Agenesie. Mschr. Kinderheilk. **104**, 6—11 (1956).

KATZ, H. L., and O. AUERBACH: Diffuse interstitial fibrosis of the lung. (Report of a case with unusual features). Dis. Chest **20**, 366—377 (1951).

KATZ, S., H. H. HUSSEY, and J. R. VEAL: Phlebography for the study of the veins of the superior cava system. Amer. J. med. Sci. **214**, 7—22 (1947).

KAUFMANN, A.: Zur Frage der glatten Muskulatur der Lunge und ihrer funktionellen Bedeutung. Frankfurt. Z. Path. **63**, 122—137 (1952).

KAUFMANN, B. J., M. H. FERGUSON, and R. M. CHERNIACK: Hypoventilation in obesity. J. clin. Invest. **38**, 500—507 (1959).

KAUFMANN, E.: Lehrbuch der speziellen pathologischen Anatomie, 9. u. 10. Aufl., Bd. I. Berlin u. Leipzig: W. De Gruyter & Co. 1931.

KAUFMANN, N., and R. K. SPIRO: Congenital alveolar dysplasia of the lungs. Arch. Path. **51**, 434—440 (1951).

KAUNITZ, J.: Dry and wet stages of obstructive atelectasis. J. thorac. Surg. **7**, 512—524 (1938).

KAUTZKY BEY, A.: Fremdkörperlokalisation mittels einer Durchleuchtung und einer Aufnahme. Münch. med. Wschr. **1916**, 246.

KAY, E. B.: Bronchiectasis following atypical pneumonia. Arch. intern. Med. **75**, 89—104 (1945).

— Les actinomycètes dans les infections bronchopulmonaires chroniques. Amer. Rev. Tuberc. **57**, 322—329 (1948).

KAYNE, G. G.: Accessory lobe of the azygos vein. Lancet **1930 II**, 1231—1232.

KAYSER, H. W.: Die Rasterröntgenstereoskopie. Röntgen-Bl. **4**, 59 (1941).

KAYSER, W.: Über den Luftdruck im Inneren tuberkulöser Kavernen. Beitr. Klin. Tuberk. **95**, 43—49 (1940).

KEELEY, J. C.: Circulation time through aerated and atelectatic lungs in dogs as determined by the use of sodium cyanide. Amer. J. Physiol. **132**, 93 (1941).

KEELEY, J. L., and J. G. GIBSON: Experimental atelectasis in dogs. Surgery **11**, 527 (1942).

KEERS, R. Y., and A. R. ADAMS: Tomographic bronchography in the investigation of pulmonary tuberculosis. Brit. J. Tuberc. **52**, 74 (1958).

KEHLER, E.: Die nervale Erregungsqualität bei pulmonalen Kontraktionszuständen. Dtsch. med. Wschr. **74**, 1013 (1949).

— Schützt die paravertebrale Sympathektomie im obersten Seitenhorngebiet vor postoperativen Reflexatelektasen? Zbl. Chir. **76**, 648 (1951).

— Neurovegetative Grundprobleme des muskulären und vaskulären Lungensystems. Ärztl. Forsch. **7**, 197 (1953).

KEIJSER, S.: Das Röntgenbild des Lobus Wrisbergi. Ned. T. Geneesk. **1929**, 326.

— Atelectase van de long. Ned. T. Geneesk. **1937**, 6084—6085.

KEIL, P. G., and D. J. SCHISSEL: The differential diagnosis of unresolved pneumonia and bronchogenic carcinoma by pulmonary angiography. J. thorac. Surg. **20**, 62—65 (1950).

— C. A. VOELKER, and D. J. SCHISSEL: Diagnostic value of pulmonary arteriography in bronchial carcinoma. Amer. J. med. Sci. **219**, 301—306 (1950).

KELLER, P.: Über Säuglingspneumonieformen im Röntgenbild. Fortschr. Röntgenstr. **77**, 684—689 (1952).

KEMP, F. H.: Factors influencing the mediastinal shadow in young children. Brit. J. Radiol. **23**, 703—709 (1950).

— H. M. C. MORLEY, and E. EMRYS-ROBERT: A sail-like triangular projection from the mediastinum: a radiographic appearance of the thymus gland. Brit. J. Radiol. **21**, 618—624 (1948).

KENNEY, L. J., and W. R. EYLER: Preoperative diagnosis of sequestration of the lung by aortography. J. Amer. med. Ass. **160**, 1464 (1956).

KENT, E. M.: Bronchial obstruction and pulmonary atelectasis; as seen in childhood tuberculosis with secondary bronchiectasis as sequela. Amer. Rev. Tuberc. **46**, 524—531 (1942).

KERGIN, F. F., D. M. BEAN, and W. PAUL: Anoxia during intrathoracic operations. J. thorac. Surg. **17**, 708—711 (1948).

KERGIN, F. G.: Congenital cystic disease of lung associated with anomalous arteries. J. thorac. Surg. **23**, 55—65 (1952).

KERL: Durch luetische Drüsenschwellungen bedingte Trachealstenose. Zbl. Haut- u. Geschl.-Kr. **53**, 154 (1936).

KERLEY, P.: Congenital diseases of the lung. Brit. J. Radiol. **5**, 234 (1932).

— Recent advances in radiology, 2. ed., p. 139. Philadelphia: P. Blakiston's Son & Co. 1937.

— In: Text-book of x-ray diagnosis, edited by S. C. SHANKS and P. KERLEY, 2. ed., vol. II, p. 404. Philadelphia: W. B. Saunders Co. 1951.

— Lung changes in acquired heart disease. Amer. J. Roentgenol. **80**, 256—263 (1958).

KERNAN, J. D.: Tuberculosis of the trachea and main bronchi. Ann. Otol. (St. Louis) **47**, 777 (1937).

KERRINNES, CL.: Fibrinkörper im Thorax als Ursache von Fehldiagnosen. Fortschr. Röntgenstr. **84**, 652—654 (1956).

KERSHNER, R. D., and W. E. ADAMS: Chronic non specific suppurative pneumonitis. A report of 10 cases. J. thorac. Surg. **17**, 495—513 (1948).

KERTES, I., u. F. KULKA: Gleichzeitiges Vorkommen von Tracheopathia osteoplastica und cystischem Lappen. Tuberkulózis **14**, 276—278 (1961).

KESZTELE, V.: Zur Differentialdiagnose des Bronchuskarzinoms und der unspezifischen Pneumonie. Wien. med. Wschr. **105**, 514—516 (1955).

KETY, S. S., R. B. WOODFORD, M. H. HARMEL, F. A. FREYHAN, K. E. APPEL, and C. F. SCHMIDT: Cerebral blood flow and metabolism in schizophrenia. The effects of barbiturate semi-narcosis, insulin coma and electroshock. Amer. J. Psychiat. **104**, 765 (1948).

KIEFFER, J.: The laminagraph and its variations. Applications and implications of the laminagraphic principles. Amer. J. Roentgenol. **39**, 497—513 (1938).

KIENBOECK, R.: Zur röntgenologischen Differentialdiagnose der Aortenaneurysmen und Mediastinaltumoren. Fortschr. Röntgenstr. **34**, 849—873 (1926).

KILCHER, R.: Zur Frage der Retraktionskräfte der Lunge. Klin. Wschr. **1940 II**, 695.

KING, C.: Rupture of right bronchus by injury. Brit. med. J. **1907**, 1238.

KING, D. S.: Postoperative pulmonary complications: statistical study based on 2 years personal observation. Surg. Gynec. Obstet. **56**, 43—50 (1933).

KING, L. S.: Atypical amyloid disease, with observation and a new silver stain for amyloid. Amer. J. Path. **24**, 1095 (1948).

KINNEY, J. T., and W. B. PORTER: Postoperative massive collapse of the lung. Sth. med. J. (Bgham, Ala.) **20**, 81 (1927).

KINSELLA, T. J., and L. W. JOHNSRUD: Traumatic rupture of the bronchus. J. thorac. Surg. **16**, 571 (1947).

KINSEY, J. L.: Incidence and cause of death in shock therapy. Arch. Neurol. Psychiat. (Chic.) **46**, 55—58 (1941).

KIRCHHOFF, H. W.: Die Anwendung der Tomographie bei unklaren Mittelschattenveränderungen im frühen Kindesalter. Fortschr. Röntgenstr. **81**, 431—440 (1954).

— Bemerkungen zur Arbeit von P. CH. SCHMIDT, Zur Differentialdiagnose paramediastinaler Verschattungen des rechten Oberlappens und der Pleuritis mediastinalis superior. Fortschr. Röntgenstr. **81**, 629 (1954); **82**, 637—641 (1955).

— Zur Klinik, Röntgenologie und Differentialdiagnose der frühkindlichen Erkrankungen des Mediastinums. Ergebn. ges. Tuberk.- u. Lung.-Forsch. **14**, 481—535 (1958).

KIRKLIN, B. R.: Lipoid pneumonitis. Radiology **35**, 261—267 (1940).

—, and L. S. FAUST: Clinical and roentgenologic consideration of pulmonary infarction. Amer. J. Roentgenol. **23**, 265—275 (1930).

—, and H. W. HEFKE: Roentgenologic studies of intrathoracic lymphoblastoma. Amer. J. Roentgenol. **26**, 681 (1931).

—, and S. A. MORTON: Roentgenologic changes in sarcoid and related lesions. Radiology **16**, 328—333 (1931).

KIRKPATRICK, E. R. G.: A case of traumatic avulsion of a main-stem bronchus from its lung, treated by immediate pneumonectomy. Brit. J. Surg. **37**, 362 (1950).

KISCH, F.: Über die Vitalkapazität der Lunge und die respiratorischen Zwerchfellexkursionen bei extrem Fettleibigen. Z. klin. Med. **130**, 429—438 (1936).

KLARE, K.: Konstituion und Lungeninfiltrierungen. Stuttgart: Ferdinand Enke 1930.

—, u. P. REUSSE: Die Bronchiektasien im Kindesalter. Beitr. Klin. Tuberk. **63**, 255—267 (1926).

KLAUS, M., O. REISS, W. M. TOOLEY, C. PIEL, and J. A. CLEMENTS: Alveolar epithelial cell mitochondria as source of the surface-active lung lining. Science **137**, 750 (1962).

KLEIN, F.: Massiver atelektatischer Lungenkollaps. Med. Klin. **24**, 179—180 (1928).

— Trauma und Pneumonie. Diss. Köln 1936.

KLEIN, G.: Beitrag zur postoperativen Atelektase nach partieller Lungenresektion. Beitr. Klin. Tuberk. **116**, 407—416 (1957).

KLEIN, S. P.: Periarteriitis nodosa. Arch. intern. Med. **84**, 983—1001 (1949).

KLEINSCHMIDT, H.: Tuberkulose der Kinder. Leipzig 1927.

— Klinik und Diagnose der perifokalen Entzündung. Beitr. Klin. Tuberk. **65**, 369 (1927).

KLEINSORGE, H.: Pilzförmiger Leberprolaps in einer kongenitalen Zwerchfellhernie. Fortschr. Röntgenstr. **74**, 238 (1951).

KLETZ: Massive collapse of the lung complicating case of acute meningitis. Lancet **1927 I**, 179.

KLIMA, R., u. R. PAPE: Ergebnisse vergleichender klinischer und röntgenologischer Untersuchungen bei Pneumonie. Wien. klin. Wschr. **46**, 294, 331 (1933).

KLIMKOVIČ, I. G.: Chronic bronchopulmonary suppurations due to unnoticed aspirations of foreign bodies. Klin. Med. (Mosk.) **35**, 12, 56—60 (1957).

KLINKOWSTEIN, J.: Fibrinkugeln im Pneumothoraxraum. Beitr. Klin. Tuberk. **63**, 313—316 (1926).

KLOOS, K.: Pulmonale hyaline Membranen (Übersichtsreferat). Dtsch. med. Wschr. **1959**, 78.

— G. MALORNY u. H. WULF: Experimentelle pulmonale hyaline Membranen. Verh. dtsch. Ges. Path. **31**, 180 (1958).

—, u. H. WULF: Pulmonale hyaline Membranen bei Neugeborenen. Arch. Kinderheilk. **152**, 1—10 (1955).

— — Pulmonale hyaline Membranen bei Neugeborenen. Naturwissenschaften **1956**, 378.

KLOTZ, L., u. TH. STRAATEN: Postoperative Hypoventilation der Lunge. Klin. Wschr. **10**, 1952—1955 (1931).

KLUGE, A.: Die Oberflächenspannung in der Lunge. Habil.-Schr. Münster i. Westf. 1964.

— Alveolengröße und Retraktionskraft. Verh. dtsch. Ges. Path. **48**, 226—230 (1964).

— Schädigen detergentienhaltige Inhalationsmittel den Anti-Atelektase-Faktor? Dtsch. med. Wschr. **90**, 1374 (1965).

KNAPP: Über einige pathologisch-anatomische Befunde an Lungen asphyktisch Geborener. Wien. klin. Wschr. **1906**, 46.

KNAPP, E.: Häufigkeit des Skleroms in Deutschland. Bericht über 4 Fälle. Z. Hals-, Nas.- u. Ohrenheilk. **45**, 67—76 (1938).

KNETSCH, A.: Röntgenbefunde bei primärer atypischer Pneumonie. Ärztl. Forsch. **6**, I, 69—79 (1952).

KNIPPING, H. W.: Über die Atelektase. Beitr. Klin. Tuberk. **87**, 448—464 (1936).

— Atelektase. Z. Tuberk. **75**, 65 (1936).

KNOLL, V.: Der posttraumatische Lungenkollaps. Fortschr. Röntgenstr. **71**, 931 (1949).

— Postoperative Lungenverschattungen. Fortschr. Röntgenstr. **73**, 537—546 (1950).

KNÜSLI, H. H.: Über die Pleuritis mediastino-diaphragmatica im Kindesalter. Beitr. Klin. Tuberk. **68**, 160—172 (1928).

KOCH, W.: Thoraxschnitte von Erkrankungen der Brustorgane. Berlin: Springer 1924.

— Zusammenhangstrennungen, Lageveränderungen und Fremdkörper der Lunge und Bronchien. In: HENKE-LUBARSCH, Handbuch der speziellen Pathologie, Anatomie und Histologie, Bd. III/2, S. 1—75. Berlin: Springer 1930.

KOCH, W.: Vergiftungen durch Gas. In: v. SCHJERNING, Handbuch der ärztlichen Erfahrungen im Weltkrieg 1914—1918, Bd. VIII. Leipzig: Johann Ambrosius Barth 1931.

KOCHANOWICZ, J.: Atelectasis of the lower lobe in perforation of aortal aneurysm diagnosed as neoplasmatic atelectasis. Gruzlica **23**, 893—896 (1955).

KODOLOVA, I. M.: Veränderungen in den Bronchienwänden und dem umgebenden Lungengewebe bei chronischen Bronchitiden. (Zur Pathogenese der Bronchiektasie.) Arch. Path. **11**, 60—65 (1950).

KÖHLER, A.: Zur Vereinfachung der röntgenologischen Fremdkörperlokalisation. Dtsch. med. Wschr. **42**, 752 (1916).

KÖSTNER, K., u. W. LENK: Spirographie und Röntgenbefunde bei Pleuraveränderungen. Vergleichende Untersuchungen zur Beurteilung der Atemfunktion. Beitr. Klin. Tuberk. **110**, 213—218 (1953/54).

KOFMAN, S. M., H. LEPPER, C. G. JACKSON, and H. F. DOWLING: The use of trypsin or streptokinase-streptodornase for the therapy and prevention of atelectasis. Amer. J. med. Sci. **228**, 426 (1954).

KOGANAS, L. S.: Neuroreflektorische Erkrankungen bei der Tuberkulose der Hauptbronchien. Klin. Med. (Mosk.) **32**, H. 12, 63 Ref. Fortschr. Röntgenstr. **82**, 706 (1955).

KOHLMANN, G.: Die Klinik und Röntgendiagnose des Lungeninfarktes. Fortschr. Röntgenstr. **32**, 1—12 (1924).

KOHN, H. N.: Zur Histologie der indurierenden fibrinösen Pneumonie. Münch. med. Wschr. **1893**, 42—45.

KOHN, J. L., I. SCHWARTZ, J. GREENBAUM, and M. M. I. DALY: Roentgenograms of chest taken during pertussis. Amer. J. Dis. Child. **67**, 463—468 (1944).

KOLLBRUNNER, G.: Über Fremdkörperaspiration und ihre Beziehung zu den Bronchiektasen. Inaug.-Diss. Zürich 1944.

KOLPAK, H.: Über die Periarteriitis nodosa im kleinen Kreislauf. Beitr. path. Anat. **110**, 493 (1949).

KOPP, K.: Syphilis der Trachea und der Bronchien. Pneumonia syphilitica. Dtsch. Arch. klin. Med. **32**, 303 (1883).

KOPSTEIN, G.: Zur röntgenologischen Symptomatologie von Mittellappenerkrankungen. Fortschr. Röntgenstr. **58**, 145—165 (1933).

KORNBLUM, K., and R. ELLISON: Tuberculous atelectatic cirrhosis of the lung. Amer. J. Roentgenol. **25**, 620—628 (1931).

KORNBLUM, K. D.: The roentgen-ray diagnosis of pulmonary infections with the Friedländer-Bacillus. Amer. J. Roentgenol. **19**, 6 (1928).

— Verhältnis von Atelektase zur postoperativen Pneumonie. Ann. Surg. 88, 630 (1928).

—, and R. FIENBERG: Roentgen manifestation of necrotizing granulomatosis and angiitis of the lungs. Amer. J. Roentgenol. **74**, 587—592 (1955).

KOROL, E.: Atelectasis in pulmonary tuberculosis. Amer. Rev. Tuberc. **23**, 493—506 (1931).

— The aetiology and mechanics of massive atelectasis. Amer. Rev. Tuberc. **24**, 276—284 (1931).

KOTAS, J., and M. KONEČNY: Combination of bronchography with tomography. Čs. Rentgenol. **11**, 51—56 (1957).

KOUNTZ, W. B., E. F. PEARSON, and K. F. KOENIG: Observations on intrapleural pressure and its influence on the relative circulation in emphysema. J. clin. Invest. **11**, 1281 (1932).

KOURILSKY, R.: Une nouvelle méthode électronique d'exploration de la circulation pulmonaire la cinédensigraphie (de Maurice Marchal). Résultats obtenus dans les cancers du poumon et les tumeurs du médiastin. Un. méd. Can. **82**, 607—625 (1953).

— Une nouvelle méthode électronique d'investigation en pathologie respiratoire: la statidensigraphie (de Maurice Marchal). Bull. Acad nat. Méd. **19/20**, 286—288 (1954).

—, et P. ANGLADE: L'atélectasie pulmonaire et expériment. Arch. méd.-chir. Appar. resp. **11**, 251 (1936).

— M. FOURESTIER, J. RÉGAUD et J. COURIN: A propos des accidents nerveux d'origine pleurale. (Réhabilitation de la théorie réflexe). J. franç. Méd. Chir. thor. **2**, 161—174 (1948).

— D'HOUR, GARRAUD, LECOEUR et J. LEMOINE: Rapport à la société française de pathologie respiratoire pour l'unification des nomenclatures appliquées à la topographie pulmonaire. J. franç. Méd. Chir. thor. **2**, 403 (1948).

— J. M. LEMOINE, FOURESTIER et LE BOUCHER: Migration à travers la paroi bronchique des calcifications ganglionnaires. Bull. Soc. méd. Hôp. Paris **1947**, 106.

—, et M. MARCHAL: L'exploration ciné-densigraphique de la circulation artérielle intrathoracique. Ses applications au diagnostic des cancers du poumon et des tumeurs du médiastin. Ann. Méd. **53**, 217—274 (1952).

— — et J. BARCELO: Un nouveau mode d'exploration pulmonaire: la pneumodensigraphie. J. franç. Méd. Chir. thor. **3**, 556 (1949).

— — et M. T. DECOISY: Le détection par la cinédensigraphie des troubles de la pulsatilité artérielle pulmonaire dans les cancérs pulmonaires. J. franç. Méd. Chir. thor. **6**, 297 (1952).

—, et M. MARIETTE: Incidents et accidents de la bronchoscopie. J. franç. Méd. Chir. thor. **2**, 534 (1948).

— J. RÉGAUD et G. DECROIX: Anthracose ganglionnaire localisée simulant un cancer du poumon. J. franç. Méd. Chir. thor. **7**, 284—291 (1953).

KOVÁCS, I. B.: L'atélectasie réflexe et la perforation des cavernes. J. franç. Méd. Chir. thor. **2**, 524 (1948).

KOVÁTS, F. jr., u. Z. ZSEBÖK: Röntgenanatomische Grundlagen der Lungenuntersuchung, 2. Aufl. Budapest: Akadémiai Kiadó 1954.

Kozlowski, K.: Lungenatelektase. Wiad. lek. 9, H. 11, 481—486 (1956).

Krabbenhoft, K. L., and W. A. Evans jr.: Some pulmonary changes associated with intracardiac septal defects in infants. Radiology 63, 498—507 (1954).

Krall, J., H. J. Hoffheinz u. E. Wilhelm: Der venöse Katheterismus und die mediastinale Venographie beim malignen intrathorakalen Tumor. Thoraxchirurgie 1, 84—92 (1953/54).

Kramer, H., u. R. Seyss: Die Simultanbronchotomographie. Z. Tuberk. 113, 322—326 (1959).

Kramer, R., and A. Glass: Bronchoscopic localization of lung abscess. Ann. Otol. (St. Louis) 41, 1210 (1932).

Kraus, R., u. F. Strnad: Hat die Ösophaguskymographie eine präoperative Bedeutung für den Thoraxchirurgen? (Erfahrungen über die Treffsicherheit der Methode anhand von 210 Fällen). Thoraxchirurgie 3, 319—333 (1955).

— — Das umschriebene vikariierende Emphysem als wertvolles Differentialdiagnostikum des beginnenden Lungentumors. Morphologische Studie der Lungenzeichnung im Röntgennativbild. Radiologe 1, 43—51 (1961).

— — u. A. Ehbrecht: Der Wert der Bronchographie und Bronchoskopie bei der Diagnose und Differentialdiagnose der raumbeschränkenden Prozesse des Bronchialgebietes. Med. Mschr. 8, 225 (1954).

— — u. K. H. Kärcher: Experimentelle Untersuchungen zur sogenannten „segmentalen Innervation" der Lunge. Med. Welt 1962, 1886—1890.

Krause, G. R.: The roentgen diagnosis of pulmonary infarcts. Radiology 45, 107 (1945).

—, and E. M. Chester: Infarction of lung; clinical and roentgenological study. Arch. intern. Med. 67, 1144—1156 (1941).

—, and M. Lubert: The anatomy of the bronchopulmonary segments: clinical applications. Radiology 56, 333—354 (1951).

— — Gross-anatomico-spatial changes occurring in lobar collapse. A demonstration by means of 3-dimensional plastic models. Amer. J. Roentgenol. 79, 258—268 (1958).

Krause, P.: Die Röntgendiagnose der Bronchialerkrankungen. In: F. M. Groedel, Grundriß und Atlas der Röntgendiagnostik, 3. Aufl., S. 230—236. München: J. F. Lehmann 1921.

Krausey, B.: Congenital tracheo-esophageal fistule without esophageal atresia with resultant asphyxial death. Brit. med. J. 1953 1433.

Krautwald, A., F. Renger u. G. Kunz: Zur Diagnose der Pericarddivertikel. Dtsch. Gesundh.-Wes. 1953, 509—518.

Kremer, W.: Der Wert des Röntgenschichtverfahrens zur Lokalisation von Fremdkörpern. Zbl. Chir. 67, 1350 (1940).

— Lungen - Oberlappenschichtaufnahmen mit mehrseitiger Verstreichung. Fortschr. Röntgenstr. 77, 165—169 (1952).

Kretzschmar, F. A., u. K. Kirchner: Lungendiagnostik in der Praxis durch Röntgen-Hartstrahltechnik. Tuberk.-Arzt 8, 433—438 (1954).

Kreuzfuchs, S., u. Schuhmacher: Die topographischen Verhältnisse der interlobären Spalte der Lunge. Acta radiol. (Stockh.) 1. 284 (1921—1922).

Krinitzki, S. I.: Zur Kasuistik einer vollständigen Zerreißung des rechten Luftröhrenastes. Virchows Arch. path. Anat. 266, 815—819 (1928).

Kristensen: Mors subita genom avstötning till trachea av sekvester fran tuberkulös hilusadenit. Nord. Med. 7, 1187 (1940).

Kristiansen, F., u. T. Rasmussen: Fremdkörper in den Bronchien bei Kindern. Bedeutung der Röntgendurchleuchtung. Ugeskr. Læg. 1956, 1461—1462.

Křivinka, R.: Über einen Fall von linksseitigem Vorkommen des Lobus venae acygos. Röntgenpraxis 11, 234 (1939).

Krogh, A., and J. Lindhard: Measurements of the blood flow through the lungs of man. Skand. Arch. Physiol. 27, 100—125 (1912).

Krogmann, T.: Die Bedeutung der Schichtaufnahme und ihre Anwendung für die Klärung von Mittelschattenverbreiterungen. Röntgen-Bl. 7, 292—295 (1953).

Kross, I., and M. B. Rosenblatt: The middle lobe syndrome. J. Mt Sinai Hosp. 1951, 711—716.

Kubat: Systematische Anatomie der Lungengefäße. Fortschr. Röntgenstr. 53, 178 (1936).

Kubicz, St.: Disc-shaped and linear atelectasis in the radiological picture of the lungs. Pol. Przegl. radiol. 19, 91—99 (1955).

Kubik, K.: Atelektasen bei Lungenaffektionen. Prakt. Lék. (Praha) 36, 135—136 (1956).

Kühl, W.: Beobachtungen über ätiologisch schwer zu deutende, einseitige Lungenschrumpfungen. Beitr. Klin. Tuberk. 63, 539—554 (1926).

Kühtz, E. H.: Kontralateraler Pneumothorax nach Stellatumblockade. Zbl. Chir. 76, 1015—1018 (1951).

Kümmerle, F.: Die Differentialdiagnose röntgenologischer Verschattungen im rechten Herz-Zwerchfellwinkel. Dtsch. med. Wschr. 84, 549 (1959).

Kuenast, W.: Über die intralobäre Sequestration der Lunge; Bericht eines Falles. Fortschr. Röntgenstr. 87, 476 (1957).

Kugel, E., A. Harlacher u. O. Hueck: Bemerkungen zur Differentialdiagnose und Therapie der Lungenaktinomykose. Thoraxchirurgie 1, 206—214 (1953).

Kuramato, Y.: Experimentelle Studien über Fremdkörper in der Trachea und den Bronchien. Okayama Igakkai Zasshi 51, 1917—1945 (Dtsch. Zus.fass. 1946) (1939).

Kvasnin, D. S.: Apparat und klinische Bilder der reflektorischen Kontraktion der Lunge. Probl. Tuberk., H. 1, 19 (1951) [Russisch]; — Zbl. ges. Tuberk.-Forsch. 59, 98 (1951/52).

Květoslav, A., u. Z. Šoustek: Obliterující broncjiolitis a multifokálni plicní karnifikace. Plzeňsky lék. Sborn. **9**, 13—22 (1959).

Kyklin, E.: Ein Fall mit akutem massivem Lungenkollaps nach Hämoptyse. Dtsch. Arch. klin. Med. **165**, 292 (1929).

— Drei Fälle von akutem massivem Lungenkollaps nach Hämoptyse. Acta tuberc. scand. **6**, 363 (1932).

Lábas, Z.: Über Einbrüche von verkalkten und anthrakotischen Lymphknoten ins Bronchialsystem. Tuberkulózis 8, 166—169 (1960).

Lachapèle, A. P., et J. Clarac: Agénésie pulminaire à symptomatologie digestive chez un nourisson. J. Radiol. Électrol. **31**, 280 (1950).

Lachnit, V.: Die Berylliose. Wien. Z. inn. Med. **34**, 139—148 (1953).

Lack, H., u. W.-H. Pohl: Über verschiedenartige Verlaufsformen der Lymphogranulomatose bei Befall des Lungenparenchyms im Röntgenbild. Berl. Med. **9**, 437—441 (1958).

Laennec, R.: Traité de l'auscultation médiale, 2re éd., vol. I. Paris: Chaudé 1826.

Lagèze, P., P. Galy, R. Touraine, Ch. Chassagnon et J. Ternamian: Aspects bronchographiques dans les bronchites et les bronchorrhées chroniques. Schweiz. Z. Tuberk. **16**, 279—292 (1959).

— P. Mounier-Kuhn et J. Passa: A propos des sténoses bronchiques inflammatoires autonomes. Lyon méd. **16**, 261 (1948).

Lagos, F. M.: Parasitäre Erkrankungen der Lunge. In: Handbuch der Thoraxchirurgie, vol. IV/2, S. 204—232. Berlin-Göttingen-Heidelberg: Springer 1958.

Laitinen, H., K. Kinikanervo, M. Wäre-Niskanen, and J. Pätiälä: Bronchostenosis in pulmonary tuberculosis. Ann. Chir. Gynaec. Fenn. **44**, Suppl. 1, 3—33 (1955).

Lake, R. A.: Pulmonary changes related to cardiospasm. Ann. intern. Med. **35**, 539—599 (1951).

Lalli, A., R. F. Carlson, and W. E. Adams: Intralobar pulmonary sequestration. Arch. Surg. **69**, 797—805 (1954).

Lam, C. R.: Pericardial celomic cyste. Radiology **48**, 239—243 (1947).

Lamaison, C.: Sur un cas de bronchite mucomembraneuse. J. Méd. Bordeaux **52**, 569 (1922).

Lambert, R. L., G. Willauer, and F. W. Dasch: The postoperative status of the dependent lung. J. thorac. Surg. **30**, 713—718 (1955).

Lambie, C. G.: Syphilitic stenosis of the trachea. Med. J. Aust. **1**, 897 (1938).

Lamy, M., M. L. Jammet, J. M. Lemoine et P. Y. Paley: Catarrhe bronchique segmentaire chez un enfant de 8 ans. Bull. Soc. méd. Hôp. Paris **1946**, 298—309.

Lamy, P.: Les atélectasies compliquées: le syndrome atélectasie-pleurésie. Bronches **7**, 155—161 (1957).

Lander, F. P. L.: Bronchiectasis and atelectasis; temporary and permanent changes. Thorax **1**, 198—210 (1946).

Lander, F. P. L., and M. Davidson: The aetiology of bronchiectasis (with special reference to pulmonary atelectasis). Brit. J. Radiol. **11**, 65—89 (1938).

— — The pathogenesis of bronchiectasis. Brit. med. J. **1938 I**, 1047—1048.

Landfried, R.: Massiver Lungenkollaps durch Fremdkörperaspiration. Zbl. Chir. **1938**, 1746—1752.

Landolt, E.: Verschwartende Pleuritis exsudativa bei Bronchustuberkulose. Schweiz. Z. Tuberk. 8, 238—244 (1951).

Landsberg: Anatomische Untersuchungen über Tracheopathia chondro-osteoplastica. Inaug.-Diss. Berlin 1914.

Lange, B.: Changes in roentgen imagine of lungs (atelectasis) following barbital intoxication. Ugesk. Læg. **117**, 193—195 (1955).

Lanman, T. H.: Congenital atresia of the esophagus, 32 cases. Arch. Surg. **41**, 1060—1083 (1940).

Lantéjoul, P., et A. Héraux: Note sur la membrane hyaline. Gynéc. et Obstét. **4**, 208 (1952).

— L. Ribadeau-Dumas, and Héraux: Roentgen images of lung and digestive tract at birth. Bull. Soc. méd. Hôp. Paris **64**, 161—166 (1948).

— — — La respiration du poumon immature. (Images histologiques.) J. franç. Méd. Chir. thor. **2**, 265—268 (1948).

Lapin, J. H.: Roentgenology of whooping cough. Arch. Pediat. **58**, 617—623 (1941).

— Whooping cough. Springfield (Ill.): Ch. C. Thomas 1943.

Lapina, A. A.: Zur Diagnostik der Fremdkörper in den großen Bronchialstämmen. Sovetsk. Med. **17**, 31—32 (1953).

Lapp, H.: Zur Pathologie der Blutgefäßanastomosen in der Lunge. Verh. dtsch. Ges. Path. **34**, 273—275 (1950).

— Über die Sperrarterien in der Lunge und die Anatomosen zwischen Arteriae bronchiales und Arteriae pulmonales, über ihre Bedeutung insebsondere für die Entstehung des haemorrhagischen Infarktes. Frankfurt. Z. Path. **62**, 537—550 (1951).

Larguia, A. E.: Pathologie der Bronchienobstruktion. J. Pediát. (Rio de J.) **25**, 83—103 (1960).

Larsen, B.: Fremdkörper in den Bronchien. Nord. Med. **1943**, 379—382.

Lasnier, A.: A case of chronic membraneous bronchitis. Bull. Soc. anat. **11**, 129 (1909).

Lassen, H. C. A., A. Lindahl, H. Reiter, M. Bjørneboe, J. Pedersen, Bj. Ibsen, W. Andersen, F. Kiørboe, E. Moltke, J. Falbe-Hansen, W. Dam, S. Johnsen, J. Schou, J. Pedersen, K. Bjerre-Christensen, E. Keutmann, T. Søttrup, T. B. Fabricius, F. Neukirch, P. Astrup, T. Bennike u. H. Gøtzsche: 349 tilfaelde af akut respirations-eller syke insufficiens fra poliomyelitis epidemien i København 1952. Nord. Med. **50**, 1121 (1953).

Lasser, E. C.: Multiple simultaneous body-section radiography. Radiology **66**, 577 (1956).

Latarjet, M.: Anastomoses vasculaires dans les "sequestrations pulmonaires" avec artère anormale Poumon **1955**, 33—40.

Latham, E. F., R. El. Nesbitt jr., and G. W. Anderson: Clinical pathological study of newborn lung with hyaline-like membranes. Bull. Johns Hopk. Hosp. **96**, 173—198 (1955).

Laubry, C., et J. Lenègre: L'état anatomique de l'artère pulmonaire dans les cardiopathies. Arch. Mal. Cœur **34**, 153—164 (1941).

— — et L. Abbas: Les ombres radiologiques pulmonaires du type micronodulaire chez les cardiaques. L'hémosiderose pulmonaire. Acta cardiol. (Brux.) **3**, 91—107 (1948).

— — — Contribution à l'étude des opacités pulmonaires radiologiques du type micronodulaire. L'hypertension artérielle pulmonaire. Bull. Soc. méd. Hôp. Paris **1948**, 741—749.

Lauche, A.: Die Entzündungen der Lunge und des Brustfells. In: Henke-Lubarsch, Handbuch der speziellen pathologischen Anatomie und Histologie, Bd. III/1, S. 701—918. Berlin: Springer 1928.

— Die proliferativen, interstitiellen Lungenentzündungen. In: Henke-Lubarsch, Handbuch der speziellen Pathologie und pathologischen Histologie, Bd. III/1. Berlin: Springer 1928.

Lauenstein, H.: Über kardial bedingte Bronchostenosen und Lungenatelektasen im Kindesalter. Z. Kinderheilk. **54**, 145—158 (1933).

Laughlen, G. F.: Studies on pneumonia following naso-pharyngeal injections of oil. Amer. J. Path. **1**, 407—414 (1925).

Laurance-Robbins: Correlation between the roentgenological and pathological findings in chronic pneumonitis of the cholestrol type. Radiology **53**, 187 (1949).

Laurell, H.: Roentgenologic signs of abdominal effusions: roentgendiagnosis of peritonitis. Acta radiol. (Stockh.) **5**, 63—104 (1926).

— Über respiratorische Veränderungen im Lungenfeld, Mediastinum und Zwerchfell unter normalen Verhältnissen und bei gewissen krankhaften Zuständen. Acta radiol. (Stockh.) **8**, 555 (1927).

— Röntgenologische Zeichen abdomineller Ergüsse. Acta radiol. (Stockh.) **9**, 45 (1928).

— Über Röntgenuntersuchung bei Typhus abdominalis und bei einigen seiner abdominellen Komplikationen. Acta radiol. (Stockh.) **10**, 243 (1929).

Laurie, H.: A case of acute plastic bronchitis. Med. J. Aust. **1**, 145 (1915).

Laval, P., Warnery, H. Pagan, Voisin, M. Fargepallet et Fargepallet: Condensations parenchymateuses rétractiles apparues en territoire sain au cours du pneumothorax thérapeutique. Marseille-méd. **91**, 117—124 (1954).

Lazarew, N. W., u. S. N. Kremnewa: Bemerkungen über die Giftigkeit der Dämpfe des Zyklopentans und seiner Homologen. Naunyn-Schmiedebergs Arch. exp. Path. Pharmak. **149**, 116 (1930).

Lazarou, P.: Atélectasie réflexe après injection locale d'hémostatiques sur une hémorrhagie au cours d'une section de brides avec désinsertion extrapleurale. Rev. Tuberc. (Paris) **13**, 517 (1949).

Leahy, L. J., and W. L. Butsch: Surgical management of respiratory emergencies during first weeks of life. Arch. Surg. **59**, 466—483 (1949).

—, and J. D. MacCallum: Cystic accessory lobe. Report of a case. J. thorac. Surg. **20**, 72—76 (1950).

Leary, W. V.: Endobronchial foreign bodies. Proc. Mayo Clin. **25**, 353—360 (1950).

Leb, A.: Die Röntgenbronchographie in der Differentialdiagnose zwischen tumorbedingten und entzündlichen Infiltraten der Lungenperipherie. Fortschr. Röntgenstr. **84**, Beih. 38, 67 (1956).

Lebon, J., F. Pinet et Galley: Syndrome de compression de la veine cave supérieure. Première mainfestation d'un cancer bronchique. Presse méd. **68**, 1453 (1960).

Leckie, B. A. J.: Traumatic rupture of right bronchus from intrathoracic pressure. Brit. med. J. **1912 I**, 486.

Lecoeur, J.: Physio-pathologie des obstructions bronchiques. J. méd. Leysin **1948**, 2—3.

— Les maladies des bronches. Paris: Vigot 1950.

— Condensations pulmonaires rétractiles segmentaires, radiologiquement invisibles. J. franç. Méd. Chir. thor. **4**, 483—487 (1950).

Lee, W. E.: Post-operative pulmonary complications. Ann. Surg. **79**, 506—523 (1924).

—, and J. R. Paul: Acute massive and partial collapse of the lungs. Bull. Ayer clin. Lab. **9**, 5—15 (1926).

— I. S. Ravdin, G. Tucker, and E. P. Pendergrass: Studies on experimental atelectasis; production of atelectasis. Ann. Surg. **88**, 15 (1928).

—, and G. Tucker: Acute massive collapse of the lungs. Trans. Coll. Phycns Philad. **47**, 231—254 (1925).

— — Postoperative pulmonary atelectasis. Atlantic med. J. **31**, 284—293 (1928).

— — and C. Clerf: Postoperative pulmonary atelectasis. Ann. Surg. **88**, 6—14, 151 (1928).

Leech, T. R., C. V. Meckstroth, and K. P. Klassen: Exploratory thoracotomy in chronic lymphadenitis of the mediastinum. Arch. Surg. **71**, 383—394 (1955).

Lees, A. W.: Atelectasis and bronchiectasis in pertussis. Brit. med. J. **1950 II**, 1138—1141.

Leeser, F.: Der Lobus venae azygos im Röntgenbild (mit einem pathologisch-anatomisch kontrollierten Fall). Röntgenpraxis **1**, 267—271 (1929).

Leggat, P. O.: Plastic bronchitis. Dis. Chest **26**, 1—10 (1954).

Legrendre, R. et Bailly: Nouvelles recherches sur quelques maladies du poumon chez les enfants. Arch. gén. Méd. **1844**, 55, 184, 286.

LEIGH, M. D.: Acidosis during clinical anesthesia. Anesthesiology **3**, 429—432 (1942).

LEIGH, T. F., O. A. ABBOTT, and W. A. HOPKINS: Roentgenologic considerations in tracheo-esophageal fistula without esophageal atresia. Radiology **57**, 871—877 (1951).

LEJARD, C., R. GENEVRIER, F. BOURGINE et C. MOIGNETREAU: Proliférations endotrachéales au cours d'une maladie de Hodgkin: traitement par l'A.C.T.H. J. franç. Méd. Chir. thor. **6**, 377—381 (1952).

LELL, W. A.: Tracheopathia osteoplastica. Report of a case. Dis. Chest **23**, 568—571 (1953).

LEMIERRE, A., et R. CATTAN: Sclérose pulmonaire consécutive à la persistance pendant cinq ans d'un corps étranger dans une bronche. Infection tuberculeuse secondaire. Bull. Soc. méd. Hôp. Paris **1931**, 421—425.

LEMMON, M. L., J. W. KIRKLIN, and M. B. DOCKERTY: Intralobar bronchopulmonary sequestration studied by multicolored vinyl acetate casts. Proc. Mayo Clin. **29**, 631 (1954).

LEMOINE, J. M.: L'atélectasie pulmonaire; étude critique. Maroc. méd. **1951**, No 318.

— Obstruction bronchique gauche au cours d'une anésthésie générale pour thoracoplastic droite. Anesth. et Analg. 8, 526 (1951).

—, et DE LEOBARDI: La clinique des bronchites circonscrites. Presse méd. **7**, 5 (1949).

—. et P. MANNES: Un cas de blastomycose bronchique. J. franç. Méd. Chir. thor. **5**, 67—69 (1951).

—, et J. A. PILHEU: Les modes de cicatrisation des ulcérations bronchiques tuberculeuses de réinfection. Rev. tuberc. (Paris) **17**, 661 (1953).

— G. ROLLIN et E. DEHGAN: Les rétractions tuberculeuses du lobe pulmonaire supérieur droit. Aspects endoscopiques (111 malades). Bronches **4**, 373—380 (1954).

LEMON, W. S.: Aspiration; experimental study. Arch. Surg. **12**, 189 (1926).

LÉNART, E.: Beobachtungen über das Verhalten der glatten Muskulatur der kleineren Luftwege bei den verschiedenen Erkrankungen. Zbl. allg. Path. path. Anat. **34**, 202—204 (1923/24).

LENDRUM, A. C., L. D. W. SCOTT, and S. D. S. PARK: Pulmonary changes due to cardiac disease with special reference to haemosiderosis. Quart. J. Med. **19**, 249—262 (1950).

LENÈGRE, J., et J. NÉEL: Embolies et infarctus pulmonaire. Paris méd. **40**, 534—542 (1950).

— — Embolies pulmonaires sans infarctus. Arch. Mal. Cœur **43**, 385—409 (1950).

LENK, R.: Röntgendiagnostik der intrathorakalen Tumoren und ihre Differentialdiagnose. In: G. HOLZKNECHT, Handbuch der Röntgenkunde I. Wien: Springer 1929.

— Das „Mediastinalschnellen“, ein funktionelles Symptom bei Bronchostenosen geringen Grades. Fortschr. Röntgenstr. **47**, 90—94 (1933).

— Neues zur funktionellen Röntgensymptomatologie des stenosierenden Bronchialkarzinoms. Fortschr. Röntgenstr. **54**, 273 (1936).

LENK, R.: La signification de l'examen radiologique pour le diagnostic de la pneumonie primaire atypique. Acta radiol. (Stockh.) **27**, 115—128 (1946).

— Röntgendiagnose der Pseudoabszesse der Lunge. Acta radiol. (Stockh.) **28**, 405—413 (1947).

LENORMANT, C., et M. ISELIN: L'atélectasie pulmonaire post-opérative. J. Chir. (Paris) **32**, 527—547 (1928).

LENTINI, D.: Rapporti fra struttura segmentaria del polmone e atteletasie lamellari. Arch. Tis 901. **9**, 167 (1954).

— Sulle atelettasie lamellari oblique del polmone. Radiologia (Roma) **10**, 245—263 (1954).

LENZINI, L., e C. MAFFEI: Sulle fibrosi interstiziali distrettuali secondarie a processi atelectasici non retrattivi da broncostenosi incomplete. Arch. De Vecchi Anat. pat. **34**, 445—471 (1960).

LEOPOLD, S. S.: Postoperative massive pulmonary collapse and drowned lung. Amer. J. med. Sci. **167**, 421—433 (1924).

— Massive collapse of the lungs. In: Blumer's bedside diagnosis, vol. 9. Philadelphia: W. B. Saunders & Co. 1926.

LERICHE, R.: Les embolies de l'artère pulmonaire et des artères des membres. Paris: Masson & Cie. 1947.

LE ROUX, B. T.: Spherical radiological opacities in the anterior cardiophrenic angle. J. roy. Coll. Surg. Edinb. **5**, 158 (1960).

LESCHKE, W.: Tierexperimentelle Beiträge zur Frage der segmentalen Innervation der Lungen. Z. ges. inn. Med. **1952**, 769; **1953**, 249; **1956**, 38.

LESOBRE, L., PH. DAUMET, M. OURY et R. ABELANET: Séquestration pulmonaire. Bull. Soc. méd. Hôp. Paris **70**, 284—290 (1954).

LETULLE, M.: L'armature élastique des bronches cartilagineuses à l'état normal et à l'état pathologique. Presse méd. **1924**, 70.

— Le poumon. Paris: Maloine 1924.

LEVEN, N. L.: Congenital atresia of the esophagus with tracheoesophageal fistula. J. thorac. Surg. **10**, 648—657 (1941).

LEVI-VALENSI, ZAFFRAN, MIGUÈRES et CHICHE: Deux cas de tuberculose bronchique végétante apparamment primitive à forme tumorale masquant une perforation ganglionnaire. J. franç. Méd. Chir. thor. **6**, 54 (1952).

LEVIN, B.: On the recognition and significance of pleural lymphatic dilatation. Amer. Heart J. **49**, 521—537 (1955).

— Subpleural interlobular lymphectasia reflecting metastatic carcinoma. Radiology **72**, 682—688 (1959).

LEVINE, H. B., and P. D. WHITE: Pulmonary infarctus complicating severe disease of mitral valve. Arch. intern. Med. **60**, 39 (1937).

LEVITIN, J., and H. BRUNN: Study of the roentgenologic appearance of the lobes of the lung and their interlobar fissures. Radiology **25**, 651—680 (1935).

— — A study of the lower lobe of the lung. An explanation of roentgenological shadows. Arch. intern. Med. **57**, 649—665 (1936).

LEVY, H.: A typical roentgen appearance of pulmonary infarction in patients with heart failure. Amer. J. Roentgenol. **35**, 635—639 (1936).

LEVY, S.: Hodgkin's disease: report of a case of the mediastinal type with leucopenia and terminal atelectasis. New Engl. J. Med. **22**, 322—325 (1945).

LEWISOHN: Über einen Fall von echter Nebenlunge. Zbl. allg. Path. path. Anat. **14** (1903).

LEYDHECKER, W.: Atelektase nach Tonsillektomie. Med. Mschr. **5**, 222 (1947).

LIARAS, J. HOUËL et G. PÉLISSIER: Le traitement du kyste hydatique du poumon. Mise au point basée sur les directives tirées de l'examen de pièces d'exérése. J. Chir. (Paris) **71**, 219—239 (1955).

LICHTHEIM, L.: Die Störungen des Lungenkreislaufs. Berlin 1876.

-- Versuche über Lungenatelektase. Naunyn-Schmiedebergs Arch. exp. Path. Pharmak. **10**, 54 (1879).

LIEBEGOTT, G.: Über Organveränderungen bei langer Einwirkung von Sauerstoff mit erhöhtem Partialdruck im Tierexperiment. Beitr. path. Anat. **105**, 413—431 (1941).

LIEBMANN, E., u. H.-R. SCHINZ: Über das Röntgenbild der Influenzapneumonie. Münch. med. Wschr. **1919**, 611.

LIEBOW, A. A., M. R. HALES, W. HARRISON, W. BLOOMER, and G. E. LINDSKOG: Genesis and functional implications of collateral circulation of lungs. Yale J. Biol. Med. **22**, 637 (1950).

— — — and G. E. LINDSKOG: Studies in the lung after ligation of the pulmonary artery. II. Anatomical changes. Amer. J. Path. **26**, 177—195 (1950).

— — and G. E. LINDSKOG: Enlargement of the bronchial arteries and their anastomoses with the pulmonary artery in bronchiectasis. Amer. J. Path. **25**, 211—232 (1949).

— W. E. LORING, and W. L. FELTON: The musculature of the lungs in chronic pulmonary diseases. Amer. J. Path. **29**, 885 (1953).

LIEBSCHNER, K., u. H. VIETEN: Das Veratmungsbronchogramm, eine Möglichkeit zur Erfassung pathologischer Bifurkationsbewegungen. Fortschr. Röntgenstr. **76**, 443—451 (1952).

LIESE, E.: Das Verhalten der Lungengefäße beim Bronchialkarzinom. Fortschr. Röntgenstr. **76** (Beiheft), 50—51 (1952).

LIFSCHITZ: Condensations pulmonaires avec bronchites segmentaires. Thèse de Paris 1949.

LIGHTWOOD, R.: Atelectatic bronchiectasis. Proc. roy. Soc. Med. **28**, 112 (1952).

—, and R. WILSON: Massive bronchiectatic atelectasis associated with bronchial stenosis. Arch. Dis. Childh. **11**, 321 (1936).

LILIENTHAL, H.: Discussion of papers on atelectasis. Arch. Surg. **18**, 252—253 (1929).

LILLIE, W. J., J. R. McDONALD, and O. T. CLAGETT: Pericardial celomic cysts and pericardial diverticula. Concept of etiology and report of cases. J. thorac. Surg. **20**, 494—504 (1950).

LILLINGTON, G. A., M. W. ANDERSON, and R. O. BRANDENBURG: The cardiorespiratory syndrome of obesity. Dis. Chest **32**, 1 (1957).

LIMBER, C. R., H. A. REISER, L. C. ROETTIG, and G. M. CURTIS: Enzymatic lysis of respiratory secretions by aerosol trypsin. J. Amer. med. Ass. **149**, 816—821 (1952).

LINDBOM, K.: Half-axial projection in accentuated lordosis for roentgen studies of the lung. Acta radiol (Stockh.) **21**, 119—125 (1940).

— Mediastinal phlebography. Acta radiol. (Stockh.) **27**, 521—525 (1946).

LINDEMANN, B.: Die Aktinomykose-„Pneumonie". Fortschr. Röntgenstr. **71**, 727 (1949).

— Simultane Angio-Tomographie. Fortschr. Röntgenstr. **73**, 261—267 (1950).

LINDER, A.: Das Röntgenbild nach Lob- und Pneumektomie. Fortschr. Röntgenstr. **74**, 648—659 (1951).

LINDIG, W.: Ein klinisch-röntgenologischer Beitrag zum Krankheitsbild der „Mikrolithiasis alveolaris pulmonum". Fortschr. Röntgenstr. **75**, 678—684 (1951).

—, u. W. NEEF: Die Lungentuberkulose in der Differentialdiagnose chronischer Lungenkrankheiten unter besonderer Berücksichtigung atypischer Formen und Verläufe. Z. Tuberk. **110**, 257 (1958).

LINDNER, A.: Das Röntgenbild nach Lob- und Pneumektomie. Fortschr. Röntgenstr. **74**, 648—659 (1951).

LINDQUIST, N., and H. B. WULFF: Mediastinal enterocystoma. Report of a case in a seven-months-old child with impending suffocation, operation and recovery. J. thorac. Surg. **16**, 468—467 (1947).

LINDSKOG, G. E., and C. M. VAN ALLEN: The aerodynamics of bronchial obstruction. Arch. Surg. **24**, 204 (1932).

—, and R. ALLEY: Pharmacologic factors influencing collateral ventilation. Meeting Amer. Surg. Ass. 1948. Zit. v. HAYEK.

—, and H. H. BRADSHAW: Reinflation of ateelectatic lung experimental study. J. thorac. Surg. **3**, 333 (1934).

—, and A. A. LIEBOW: Thoracic surgery and related pathology. New York: Appleton century crofts 1953.

LINK, R.: Zur Lymphogranulomatose der Bronchien. HNO (Berl.) **4**, 273 (1954).

LINNEWEH, W.: Tödliche Hämoptoe durch „chronischen" Bronchialfremdkörper nach 17 Jahren Dtsch. med. Wschr. **1935**, 1927—1928.

LIQUIER, A., et J. LERIQUE: La tomographie simultanée. J. Radiol. Électrol. **38**, 566 (1957).

LISSNER, J.: Elektrokymographie bei Mediastinal- und Hilusverschattungen. Fortschr. Röntgenstr. **84**, 526 (1956).

— Das Verhalten der Lungengefäße beim Bronchialkarzinom. Elektrokymographische Untersuchungen. Fortschr. Röntgenstr. **89**, 534—544 (1958).

LLOYD, M. S.: Chronic pulmonary atelectasis. Amer. Rev. Tuberc. **23**, 476 (1931).

LLOYD, M. S., and J. A. BUDETTI: Bronchoscopy in pulmonary tuberculosis. J. thorac. Surg. **12**, 668—684 (1943).

LODIN, H.: The value of tomography in examination of the intrapulmonary bronchi. Acta radiol. (Stockh.) **101**, Suppl. (1953).

— Mediastinal herniation and displacement studied by transversal tomography. Acta radiol. **48**, 337—350 (1957).

LÖFFLER, L.: Die Arteriographie der Lunge und die Kontrastdarstellung der Herzhöhlen am lebenden Menschen. Eine klinische und experimentelle Studie. Leipzig: Georg Thieme 1946.

LÖFFLER, W.: Zur Differentialdiagnose der Lungeninfiltrierungen; Frühinfiltrate unter besonderer Berücksichtigung der Rückbildungszeiten. Beitr. Klin. Tuberk. **79**, 368 (1932).

— Über flüchtige Succedaninfiltrate (mit Eosinophilie). Beitr. Klin. Tuberk. **79**, 566 (1932).

— Über die Pathogenese der Bronchiektasien. Schweiz. med. Wschr. **1937**, 2—6.

— Über Atelektase. In: WERNLI, Bronchus et pulmo, S. 14—30. Basel: S. Karger 1950.

— Allgemeine Symptomatologie der Lungen- und Bronchialerkrankungen. A. Die Anamnese. D. Kardinalsymptome. In: Handbuch der inneren Medizin, 4. Aufl., Bd. IV/1, S. 253—261, 350—400. Berlin-Göttingen-Heidelberg: Springer 1956.

— Die Lunge als myo-elastisches System. In: Handbuch der inneren Medizin, 4. Aufl., Bd. IV/1, S. 416—420. Berlin-Göttingen-Heidelberg: Springer 1956.

— Die Lungenatelektase. In: Handbuch der inneren Medizin, 4. Aufl., Bd. 4/2, S. 920—1076. Berlin-Göttingen-Heidelberg: Springer 1956.

— E. HAEFLIGER u. G. MARK: Massive Atelektase und Kavernenheilung. Beitr. Klin. Tuberk. **109**, 227 (1953).

—, u. C. MAIER: Das flüchtige Lungeninfiltrat mit Bluteosinophilie. Ergebn. inn. Med. Kinderheilk. **63**, 195 (1943).

—, u. F. R. NAGER: Über traumatische Bronchostenose und ihre Behandlung. Schweiz. med. Wschr. **71**, 293—297 (1941).

LÖHR, B., W. GNÜCHTEL u. W. WENZ: Röntgenkymographische Untersuchungen der Zwerchfellbeweglichkeit nach thoraxchirurgischen Operationen. Langenbecks Arch. klin. Chir. **281**, 303—322 (1955).

LÖHR, HH., u. H. SCHOLTZE: Die Indikationsstellung zu den verschiedenen Verfahren der Lungenresektion bei der Tuberkulose mit Hilfe der selektiven Lungenangiographie. Fortschr. Röntgenstr. **84**, 277—288 (1956).

— H. SCHOLTZE u. W. GRILL: Normale und pathologische Lungensegmente im Selektivangiogramm. Acta radiol. (Stockh.) **51**, 33—51 (1959).

— — u. W. KLINNER: Zur Klärung der angiographischen Symptomatologie bei der Lungentuberkulose. Fortschr. Röntgenstr. **86**, 192—203 (1957).

LÖHR, H. H., H. SCHOLZE u. W. KLINNER: Röntgendiagnostische Probleme der Lunge. Medizinische **1957**, 1697—1702, 1705—1708.

LOEHR, W. M.: Pericardial cysts. Amer. J. Roentgenol. **68**, 584—609 (1952).

LOEPER, J.: Nuevos métodos de exploración mediastino-polmonares. Gac. méd. esp. **27**, 926—927 (1953).

LOEPER, M., et E. BIOY: Atélectasie du lobe supérieur du poumon droit ayant disparu après radiothérapie dans un cas de maladie de Hodgkin à forme cervico-médiastinale. Bull. Soc. méd. Hôp. Paris **51**, 169 (1935).

LÖRINE, P., u. L. BAUMANN: Modifiziertes Veratmungs-Oesophagogramm zum Nachweis des Mediastinalwanderns. Fortschr. Röntgenstr. **82**, 800—803 (1955).

LOESCHCKE, H.: Störungen des Luftgehaltes der Lunge. In: HENKE-LUBARSCH, Handbuch der speziellen pathologischen Anatomie und Histologie, Bd. III/1, S. 599—612. Berlin: Springer 1928.

— Die Pathologie der Kinderpneumonien. Mschr. Kinderheilk. **41**, 135 (1928).

LOESCHCKE, H. H.: Die Absorption von Gas im Organismus als Diffusionsvorgang. (Pneumothorax, Gasembolie, Atelektase, Mittelohr.) Klin. Wschr. **34**, 801—804 (1956).

LOGAN, A., and H. NICHOLSON: Non-specific suppurative pneumonia. Thorax **4**, 125—133 (1949).

LOHMANN, W.: Kontraktionsatelektase und symptomatische Epilepsie bei Poliomyelitis. Ärzt. Wschr. **1949**, 570—572.

LOHRER: Ein Fall von vollkommener Ausstopfung der Trachea durch verkäste und gelöste Bronchiallymphknoten nach Perforation in den Anfangsteil des rechten Bronchus. Münch. med. Wschr. **1904**, 1205.

LOISANCE: La tomographie simultanée selon la méthode de M. DE ABREU. J. Radiol. Électrol. **31**, 371 (1950).

LONGIN, F.: Erkennung des verkleinerten Unterlappens und der linken Lunge im Nativbild. Fortschr. Röntgenstr. **90**, 665—678 (1959).

LOON, E. L. VAN, and S. DIAMOND: Congenital absence of the right lung; its occurence in a healthy child. Amer. J. Dis. Child. **62**, 584—589 (1941).

LOPEZ, B.: Akuter Lungenkollaps infolge Hämoptyse. Arch. argent. Enferm. Apar. resp. **2**, 677 (1934).

LOPEZ-BOTET, E.: Atelectasis multiples y enfisema agudo por inhalación de gases toxicos. Rev. clín. esp. **54**, 292—295 (1954).

LOPO DE CARVALHO, and E. MONIZ: The visibility of the pulmonary vessels (angio-pneumography). Acta radiol. (Stockh.) **14**, 433—451 (1933).

LORANDO, N., et PH. CASAMOUNAS: Atélectasie pulmonaire au cours d'une hémoptysie. Bull. Soc. méd. Hôp. Paris **55**, 408—410 (1939).

LOREY, A.: Die abgesackte Pleuritis im Röntgenbild. Fortschr. Röntgenstr. **29**, 690—706 (1922).

Lorey, A.: Irrtümer der Röntgendiagnostik der Lungen, des Mediastinums und des Zwerchfells. In: Grashey, Irrtümer der Röntgendiagnostik, S. 148—158. Leipzig: Georg Thieme 1924.

Lotmar, O.: Ein Beitrag zur Kenntnis der Schicksale der fetalen Atelektase. Virchows Arch. path. Anat. **191**, 28—42 (1908).

Lovisatti, N.: Il lobo polmonare della vena azigos all'indagine radiologica. Radiol. med. (Torino) **16**, 377 (1929).

Lowry, C. C., N. H. Kraeft, and F. A. Hughes: Blastomycosis of the lung. Amer. J. Surg. **81**, 676—679 (1951).

Lowys, P.: Sur les incidents respiratoires non tuberculeux survenant chez des enfants atteints de tuberculose pulmonaire. J. franç. Méd. Chir. thor. **2**, 471—479 (1948).

Lubarsch, O.: Zur Kenntnis ungewöhnlicher Amyloidablagerungen. Virchows Arch. path. Anat. **271**, 867—889 (1929).

—, u. K. Plenge: Die krankhaften Ablagerungen und Speicherungen. Die Hyalin- und Amyloidablagerungen. In: F. Henke u. O. Lubarsch, Handbuch der speziellen pathologischen Anatomie und Histologie, Bd. III/3, S. 627—633. Berlin: Springer 1931.

Lubert, M., and G. R. Krause: Patterns of lobar collapse as observed radiographically. Radiology **56**, 165—182 (1951).

— — Total unilateral pulmonary collapse. A study of the roentgen appaearance in the lateral view. Radiology **67**, 175—185 (1956).

Lucacer, M.: Pneumothorax contralatéral insatiable. Rev. Tuberc. (Paris) **12**, 138 (1931).

Lucarelli, U., G. Carnevali e G. Vincre: Considerazioni sulla azygos-grafia. Atti Soc. lombarda Sci. med.-biol. **10**, 142—144 (1955).

Lucien, M.: L'appareil pulmonaire. Article: Bronches intrapulmonaires. In: Testut, Traité de l'anatomie descriptive, 8. ed. Paris: Doin 1930.

Lucien, P., et A. Clermont: Un cas de lobite supérieure droite excavée guérie par rétraction quasi-totale du lobe supérieur et expansion des lobes sains. (Dislocation lobaire sans pneumothorax). Rev. Tuberc. (Paris) **5**, 85 (1939).

Lüdeke, H.: Bronchialcarcinom und Obstruktionspneumonitis. (Untersuchungen an 125 resezierten Bronchialcarcinomen). Langenbecks Arch. klin. Chir. **277**, 36—88 (1953).

—, u. M. Pöschl: Nebenlunge mit Verbindung zum Bronchialsystem. Fortschr. Röntgenstr. **89**, 548—551 (1958).

Lüdin, M., u. A. Werthemann: Ein Fall von angeborenem Mangel der linken Lunge. Fortschr. Röntgenstr. **53**, 273—280 (1936).

Lüthold: Zur Kenntnis der Pleuritis mediastinalis im Kindesalter. Beitr. Klin. Tuberk. **66**, 222 (1927).

Luisada, A.: L'elettrogramma della muscolatura liscia bronco-polmonare. Minerva med. **9**, 48 (1929).

Luisada, A.: La contractilité active du poumon étudié au moyen de l'électrobronchographie. Arch. méd.- chir. Appar. resp. **5**, 320 (1930).

— Die Lunge als contractiles Organ. Beitr. Klin. Tuberk. **73**, 657—687 (1930).

— Einige neue Beiträge zu Studium der contractilen Funktion der Lunge. Beitr. Klin. Tuberk. **77**, 460—570 (1931).

— Della muscolatura bronchopulmonare. Arch. Ist. biochim. ital. **1** (1933).

— Über Lungendynamik. Ergebn. inn. Med. Kinderheilk. **47**, 92 (1934).

Lukas, W.: Kavernendistale und perikavernöse Schattenbezirke von Segmentcharakter und ihre Deutung mit Hilfe der Kavernoskopie. Beitr. Klin. Tuberk. **106**, 123—130 (1951).

Luke, C. M.: Massive collapse of the lung in bronchitis and bronchial asthma. Brit. J. Tuberc. **50**, 285—290 (1956).

Luksch: Amyloidose der Trachea. Prag. med. Wschr. **1911**, Nr 16.

Lundin, P., B. Simonsson, and T. Winberg: Pneumonopleural amyloid tumour. Acta radiol. (Stockh.) **55**, 139—144 (1961).

Lunzenauer, K.: Über Amyloid-„Tumoren" der Lungen. Frankfurt. Z. Path. **63**, 519 (1952).

Lusk, F. B., and E. K. Lewis: Atypical pneumonia of unknown etiology. A clinical roentgenological and pathological correlation. Dis. Chest **10**, 19 (1944).

Luton, P., et F. Mory: Sténose inflammatoire de la bronche souche droite consécutive à un infarctus pulmonaire postoperatif. Méd. chir. thorac. **7**, 624—627 (1943).

Lutz, P.: Über das zeitweilige Verschwinden plattenförmiger Atelektasen der Lunge. Med. Klin. **45**, 1503—1504 (1950).

— Zur Genese des Lobus venae cardinalis (Lobus venae azygos). Fortschr. Röntgenstr. **75**, 30 (1951).

Luzzatti, G., e B. Perotti: La stratigrafia in proiezione laterale nella diagnostica delle affezioni del torace. III. Alterazioni degli ili — Alterazioni del mediastino — conclusioni. Radiol. med. (Torino) **39**, 529—567 (1953).

Lynah, H. L.: A series of foreign bodies in the bronchi and esophagus. N.Y. med. J. **112**, 653—665 (1920).

Lynch, M. J. G.: Hyaline membrane disease of lungs. Further observations. J. Pediat. **48**, 165—179 (1956).

— and D. Mellor: Hyaline membrane disease of newborn premature lungs: A new approach. J. Pediat. **47**, 275—286 (1955).

— — and A. R. Badgery: Hyaline membrane disease. Its nature and etiology. The poisonous metabolic effect of excess oxygen. Neutral control of electrolytes. J. Pediat. **48**, 602—631 (1956).

Lyon, C. E., and St. G.-Johnson: Congenital esophageal atresia and tracheo-esophageal fistula. J. thorac. Surg. **17**. 162—169 (1948).

LYON, E.: Zur Frage der Erkrankungen der Lunge und Bronchien in der Frühperiode der Syphilis. Med. Klin. **1925**, 403.

LYONS, C. G.: Fibrin bodies. Case report. Amer. J. Roentgenol. **42**, 532—533 (1939).

MACHALE, S. J.: Haemoptysis as an indication for bronchoscopy. Thorax **8**, 164—166 (1953).

MACKLIN, C. C.: Alveolar pores and their significance in the human lung. Arch. Path. **21**, 202 (1936).

— Pulmonic alveolar pores. J. Anat. (Lond.) **69**, 188 (1955).

MACKLIN, CH. C.: The musculature of the bronchi and lungs. Physiol. Rev. **9**, 1 (1929).

MACMAHON, H. E.: Congenital alveolar dysplasia of the lungs. Bull. New Engl. med. Cent. **9**, 48 (1947).

— Congenital alveolar dysplasia. A developmental anomaly involving pulmonary alveoli. Pediatrics **2**, 43—57 (1948).

MACRAE, D. M., J. E. HILTZ, and J. J. QUINLAN: Bronchoscopy in a sanatorium. A review of 522 consecutive bronchoscopies. Amer. Rev. Tuberc. **61**, 355—368 (1950).

MADDEN, J. L.: Congenital atresia of the esophagus treated by a one-stage primary esophago-gastrostomy employing a right transpleural approach. J. thorac. Surg. **21**, 460 (1951).

MAGNIN, M.: Diskussion zu G. ROCHE, J. PARENT u. P. DAUMET: Atélectasies parcellaires du lobe inférieur et du lobe moyen au cours du pneumothorax thérapeutique. Rev. Tuberc. (Paris) **20**, 94 (1956).

MAHAFFEY, D. E., O. CREECH jr., H. G. BOREN, and M. E. DE BAKEY: Traumatic rupture of the left main-bronchus successfully repaired 11 years after injury. J. thorac. Surg. **32**, 312—325 (1956).

MAI, H.: Asthma und Lungentuberkulose. Ergebn. ges. Tuberk.- u. Lung.-Forsch. **12**, 175—208 (1954).

MAIER, H., and W. W. FISCHER: Adenomas arising from small bronchi not visible bronchoscopically. J. thorac. Surg. **16**, 392—398 (1947).

MAIER, H. C., and W. J. GOULD: Agenesis of the lung with vascular compression of the tracheobronchial tree. J. Pediat. **43**, 38—42 (1953).

— G. W. RICH, and S. EICHEN: Clinical sugnificance of respiratory acidosis during operations. Ann. Surg. **134**, 653—658 (1951).

MAINZER, F. S.: Massive pulmonary collapse complicating pneumonia. Ann. Surg. **12**, 430 (1931).

MAJOR, H.: Verletzungen der Lunge (einschließlich der endothorakalen Trachea und der Bronchien). In: Handbuch der Thoraxchirurgie, Bd. IV/2, S. 29—72. Berlin-Göttingen-Heidelberg: Springer 1958.

MALAMUD, T., y A. LISMAN: Atelectasia aguda de un lobulo pulmonar en una bronquitis pseudomembranosa frusta. Pren. méd. argent. **33**, 2362—2365 (1946).

MALENCHINI, M., J. H. RESANO y H. GUGLIATELLA: Contribución al estudio de las complicaciones respiratorias producidas por cuerpos extranos de esófago. Pren. méd. argent. **40**, 3303—3308 (1953).

MALLORY, T. B.: The pathogenesis of bronchiectasis. New Engl. J. Med. **237**, 795—798 (1947).

MALLUCHE, H.: Beitrag zur röntgenologischen Darstellung der persistierenden Thymus. Tuberk.-Arzt **1/2**, 158 (1947/48).

MALMROSS, H., u. E. HEDVALL: Studien über die Entstehung und Entwicklung der Lungentuberkulose. Tbk.bibl. **1938**, Nr 45.

MALONEY, J. B., J. O. ELAM, S. W. HANDFORD, G. A. BALLA, D. W. EASTWOOD, E. S. BROWN, and R. H. TEN PAS: Importance of negative pressure phase in mechanical respirators. J. Amer. med. Ass. **152**, 212 (1953).

MALONEY jr., J. V., W. S. DERRICK, and J. L. WHITTENBERGER: A devide producing regulated assisted respiration. II. The prevention of hypoventilation and mediastinal motion during intrathoracic surgery. Anesthesiology **13**, 23 (1952).

MANDL, F.: Zur Statistik der postoperativen Lungenkomplikationen und über erfolgreiche Bestrebungen zu deren Prophylaxe. Dtsch. Z. Chir. **165**, 67—85 (1921).

— Der massive Lungenkollaps (Lungenkrampf) nach thorakalen Sympathektomien. Acta neuroveg. (Wien) **1**, 156—162 (1950).

MANGES, W. F.: Roentgen-ray-diagnosis of non-opaque foreign bodies in the air passages. Amer. J. Roentgenol. **9**, 288—304 (1922).

— Atelectasis as a roentgen-ray sign of foreign body in the air passages. Amer. J. Roentgenol. **11**, 516—523 (1924).

— Peanut kernels in the lungs: roentgen-ray-diagnosis of non-opaque foreign bodies in air passages. Surg. Clin. N. Amer. **4**, 54—65 (1924).

— Non-opaque foreign bodies in the air passages Brit. J. Radiol. **11**, 517 (1926).

— Pathologie der Lungenveränderungen infolge lange bestehender Fremdkörper. J. Amer. med. Ass. **1926**, 987.

— Roentgen ray study of pathology of asthma. Proc. Internat. Assembl. Interstate Post-Grad. Med. Ass. N. Amer. **5**, 48—52 (1930).

— Foreign body removal with the aid of the double plane roentgenoscopy. Amer. J. Roentgenol. **30**, 674—686 (1933).

—, and J. T. FARRELL jr.: Significance of roentgenologic changes in differential diagnosis of atelectasis. Amer. J. Roentgenol. **30**, 429—442 (1933).

MANN, K. H.: Postoperative respiratory complications. A study of 1000 genitourinary cases. Thorax **4**, 110—118 (1949).

MANNES, P., et A. SEVERIN: Manifestations récidivantes d'obstruction bronchique par de volumineux bouchons de mucus. J. franç. Méd. Chir. thor. **12**, 164—169 (1958).

MANZOCCHI, L.: Le fistole bronco-digestive acquisite. Chirurgia (Milano) 8, 76—82 (1953).

MARCHAL, M.: De l'enrégistrement des pulsations invisibles du parenchyme pulmonaire ainsi que des pulsations cardiovasculaires par la cinédensigraphie. Arch. Mal. Cœur 39, 345 (1946).

— De l'enrégistrement de phénomènes radiologiques invisibles et, en particulier, des pulsations des artérioles pulmonaires. Cinédensigraphie. C.R. Acad. Sci. (Paris) 222, 973 (1946).

— Diagnostic différentiel des tumeurs du médiastin par la cinédensigraphie. J. franç. Méd. Chir. thor. 4, 102 (1950).

—, et M.-T. MARCHAL: Nouvelle méthode de cinédensigraphie étalonnée, permettant le diagnostic différentiel du cancer du poumon. C.R. Acad. Sci. (Paris) 233, 458 (1951).

MARCHAND, P., J. C. GILROY, and V. A. WILSON: An anatomical study of the bronchial vascular system and its variations in disease. Thorax 5, 207—221 (1950).

MARIANI, R., L. BONELLI e A. CELLERINO: Indicazioni e risultati del trattamento chirurgico in sogetti tuberculotici portatio di "sindrome da collasso tracheo-bronchiale". Minerva med. 52, 2471 (1961).

MARINET, J.: Atélectasie massive totale posthémoptoique. Rev. Tuberc. Paris 5, 1257 (1939).

MARINO, C.: Breve sintesi critica sulla patogenesi della atelettasia "funzionale". Commento clinico. Riv. ital. Radiol. clin. 6, 41—45 (1956).

MARK, G.: Die Methode der schrägen Tomographie und ihre Bedeutung für die Lagebestimmung von Lungenprozessen. Fortschr. Röntgenstr. 79, 567—581 (1953).

— Die Bedeutung der Bronchustuberkulose für die Pneumothoraxbehandlung. Schweiz. med. Wschr. 1953, 622.

MARK, L.: Löffler's Syndrome. With a report of 23 cases. Dis. Chest 25, 128 (1954).

MARKÓ, D.: Zur Diagnostik der pleuralen Adhäsionen. Fortschr. Röntgenstr. 41, 451—454 (1930).

MARKS, J. L., and A. NATHAN: The linear atelectatic sign in intra-abdominal lesions. Radiology 52, 363—366 (1952).

MARLAND, P., et Y. ROSE: Etude anatomique et clinique des lésions bronchiques de la sarcoidose de B.B.S. J. franç. Méd. Chir. thor. 9, 530—540 (1959).

MARMORSTEJN, S. J.: Die Lungenangiographie bei durch Atelektase kompliziertem bronchogenen Krebs. Vestn. Rentgenol. Radiol. 1954, 12—18.

— Dynamik der Entwicklung der Atelektase bei Lungenkrebs in röntgenologischer Darstellung. Vestn. Rentgenol. Radiol. 1955, 50—56.

— The role of tomography in the x-ray diagnosis of cancer of the lung. Khirurgiya (Mosk.) 33, 19—25 (1957).

MARQUARDT, S.: Prinzipien der Simultantomographie. Fortschr. Röntgenstr. 82, 94—97 (1954).

MARRA, A., e L. DEL TORRE: Sulle possibilitá di compenso funzionale offerte dal polmone sotto collasso pneumotoracico. Arch. Tisiol. 10, 925—937 (1955).

MARSHALL, J. M.: Postoperative pulmonary atelectasis. U. S. nav. med. Bull. 42, 601—606 (1944).

MARTIN, F. E., and W. W. STEAD: Physiologic studies following thoracic surgery. III. Ventilatory studies in the immediate postoperative period. J. thorac. Surg. 25, 417—421 (1953).

MARTIN, J. F., and H. L. FRIEDELL: The roentgen findings in atelectasis of the newborn. (With special reference to changes in the cardiac silhouette.) Amer. J. Roentgenol. 67, 905—923 (1952).

MARZOLLA, S.: La stratigrafia nella diagnostica della sindrome bronco-ostruttiva da carcinoma. G. Acad. Med. Torino 120, 81—94 (1957).

MASERA, N., A. CELLERINO e L. MASSAIOLI: Aneurisma intrapolmonare dell'arco aortico perforato in un bronco apicale. Chir. torac. 13, 498—510 (1960).

MASON, R. L.: Massive atelectasis. Surg. Clin. N. Amer. 6, 739—746 (1926).

MASSHOFF, W.: Zur Pathomorphologie der Lungentuberkulose. Dtsch. med. Wschr. 1956, 1873.

MASTICS, E. A., F. A. SITTLER, and E. P. MCNAMEE: Postoperative pulmonary atelectasis. Arch. Surg. 15, 155—197 (1927).

MATHER, J. H., and R. COOPE: Accessory lobe of the azygos vein. Brit. J. Radiol. 1928, 481—485.

MATHES, M. E., E. HOLMAN, and F. L. REICHERT: A study of the bronchial, pulmonary and lymphatic circulation of the lungs under various pathologic conditions experimentally produced. J. thorac. Surg. 1, 339—362 (1932).

— F. L. REICHERT, and E. HOLMAN: An experimental method for the radiographic demonstration of the bronchial and pulmonary arteries. Proc. Soc. exp. Biol. (N. Y.) 27, 278 (1930).

MATHEY, J.: Les résections pulmonaires chez l'enfant. Sem. Hôp. Paris 1951, 1359—1365.

MATHIAS: Über eine Tracheobronchialzyste im Perikard. Zbl. allg. Path. path. Anat. 33, 588—589 (1922/23).

MÁTL, Z., V. HORÁČEK, O. TALACKO u. J. VAVROUŠEK: Die Behandlung lobärer Atelektasen bei Kindertuberkulose mittels endobronchialer Evakuation kaseöser Massen und tuberkulöser Granulationen. Rozhl. Tuberk. 17, 344—348 (1957).

MATSUSHIGE, T.: Experimentelle Untersuchungen über Einfluß bei Ausschaltung der einseitigen Lunge aus der Respiration auf Blutgase. Mitt. med. Akad. Kioto 20, 833—943 (1937).

MATTHES, K.: Pathogenese und Therapie des Lungenemphysems. Med. Welt 1960, 2404—2411.

— W. ULMER u. D. WITTEKIND: Cor pulmonale. In: Handbuch der inneren Medizin, Bd. IV/4,

S. 59—292. Berlin-Göttingen-Heidelberg: Springer 1960.

MATTHES, M.: Lehrbuch der Differentialdiagnostik innerer Krankheiten, 3. Aufl., S. 288. Berlin: Springer 1922.

MAURATH, J.: Eine Methode, die Verschieblichkeit des Mediastinums objektiv nachzuweisen. Fortschr. Röntgenstr. 74, 416 (1951).

—, u. P. UHLBACH: Die Bedeutung der Bronchospirometrie für den Erfolg bei Lungenresektionen. Langenbecks Arch. klin. Chir. 275, 281—287 (1953).

MAURER, K.: Die Lymphogranulomatose der Bronchien. Inaug.-Diss. Frankfurt a. M. 1954.

MAURIAC, P.: Atélectasie pulmonaire, J. Méd. Bordeaux 117, 633—640 (1940).

MAXWELL, J.: Massive collapse of lung occuring in bronchitis and asthma. St. Barth. Hosp. 70, 183—189 (1937).

MAY, R. V., T. W. THOBURN u. H. C. ROSENBERGER: Eine Röntgenstudie zur Aspiration während der Tonsillektomie. J. Amer. med. Ass. 93, 589 (1929).

MAYER, M.: Une étude de l'expansion pulmonaire à la naissance par radiographies en séries (170 cas). Bull. Féd. Soc. Gynéc. Obstét. franç. 4, 279—282 (1952).

MCBURNEY, R. P., O. T. CLAGETT, and J. R. MCDONALD: Obstructive pneumonitis secondary to bronchial adenoma. J. thorac. Surg. 24, 411—419 (1952).

MCCARTHY: Primary atypical pneumonia of unknown etiology. Radiology 40, 344 (1943).

MCCORDOCK, H. A., and R. S. MUCKENFUSS: Similarity of virus pneumonia in animals to epidemic influenza and interstitial bronchopneumonia in man. Amer. J. Path. 9, 221—252 (1933).

MCCRAE, T.: Delayed resolution in lobar pneumonia. Johns Hopk. Hosp. Rep. 15, 277 (1910).

MCCRAE, TH.: Physical signs of foreign bodies in the bronchi. Amer. J. med. Sci. 159, 313—325 (1920).

— The physical signs of foreign bodies in the bronchi. Med. Rev. (Eding.) 23, 142—145 (1920).

— Clinical features of foreign bodies in the bronchi. Lancet 1924 I, 735—741.

— Diagnosis of a foreign body in a bronchus. Surg. Clin. N. Amer. 4, 16—26 (1924).

MCDONALD, J. R.: The clinical and roentgenological manifestation of primary atypical pneumonia etiology unknown. Ann. intern. Med. 24, 153—169 (1946).

— S. W. HARRINGTON, and O. T. CLAGETT: Obstructive pneumonitis of neoplastic origin. An interpretation of the so called atelectasis and its correlation according to presence or absence of sputum. J. thorac. Surg. 18, 97 (1949).

MCDOWELL, C., D. ROBB, J. R. HINDS, and R. NICKS: Case of intralobar sequestration associated with abnormal pulmonary artery. Brit. J. Surg. 39, 87 (1951).

MCGRIGOR, D. B., and E. SAMUEL: Radiology of war injuries. War wound of chest. Brit. J. Radiol. 18, 133—144 (1945).

MCINDOE, R. B., J. D. STEELE, P. C. SASMON, R. S. ANDERSON, and G. L. LESLIE: Routine bronchoscopy in patients with pulmonary tuberculosis. Amer. Rev. Tuberc. 39, 617 (1939).

MCINTOSH, H. C.: Changes in lungs and pleura following roentgen treatment of cancer of breast by prolonged fractional method. Radiology 23, 558—566 (1934).

—, and S. SPITZ: A study of radiation pneumonitis. Amer. J. Roentgenol. 41, 605—615 (1939).

MCIVIE, J.: Roentgenological observations on pleuro-pulmonary tularemia. Amer. J. Roentgenol. 74, 466—471 (1955).

MCMANIS, A. G., and H. M. WINDSOR: The intrabronchial foreign body. Med. J. Aust. 41, 57 (1954).

MCREID, L. A.: Reduction in bronchial subdivisions in bronchiectasis. Thorax 5, 233—247 (1950).

MEAD, J.: Mechanical properties of lungs. Physiol. Rev. 41, 281 (1961).

— J. L. WHITTENBERGER, and E. P. RADFORD jr.: Surface tension as a factor in pulmonary volume-pressure hysteresis. J. appl. Physiol. 10, 191 (1957).

MEADE jr., R. H., and J. B. GRAHAM: Rupture of primary bronchus from compression of the thorax without bone injury. Ann. Surg. 92, 154—158 (1930).

MECHELEN, V. VAN: Documents analytiques sur la narcose à l'éther. Arch. int. Pharmacodyn. 32, 73—100 (1926).

MEDLAR, E. M.: The pathogenesis of minimal pulmonary lesions. Amer. Rev. Tuberc. 58, 583 (1948).

MEESE, J.: Postoperativer massiver Lungenkollaps. Röntgenpraxis 8, 173 (1936).

MEESSEN, H.: Diskussionsbemerkungen zu „Hyaline Membranen als CO_2-Wirkung". Zbl. allg. Path. path. Anat. 95, 27 (1949).

MEIER, A. L.: Brochuskompression als Komplikation hochgradiger Skoliose der Brustwirbelsäule. Schweiz. med. Wschr. 84, 38, 1081—1082 (1954).

MEIGS, J. F.: Remarks on atelectasis pulmonum, or imperfect expansion of the lungs and collapse of the lungs in children. Amer. J. med. Sci. 23, 83—102 (1852).

MELAMED, A., and J. M. FINE: Ornithotic pneumonia. Amer. J. Roentgenol. 51, 548—554 (1944).

MELAMAD, M., and A. M. PANTONE: Preoperative lateral laminagraphy of the chest. Amer. J. Roentgenol. 83, 293—296 (1960).

MELNIKOFF: Die chirurgische Anatomie der intrapulmonalen Gefäße und der Respirationswege. Langenbecks Arch. klin. Chir. 124, 460 (1923).

MELOT, G., A. BOLLAERT, F. DECLERQ, A. DE COSTER, A. DUMONT et A. DUPREZ: Détermination de l'opérabilité du cancer bronchique d'après l'angiopneumographie. J. belge Radiol. **37**, 369—394 (1954).

MELTZER, J.: Tumorförmige Nebenlunge im Herzbeutel. Virchows Arch. path.Anat. **308**, 199 (1942).

MELTZER, S. J.: On the respiratory changes of the intrathoracic pressure, measured in the mediastinum posterior. J. Physiol. (Lond.) **8**, 218 (1892).

MENDE, P.: Freie Körper in der Pleurahöhle. Beitr. Klin. Tuberk. **66**, 293—296 (1927).

MENDELSSOHN, A.: Mechanismus der Respiration und Circulation. Berlin 1845.

MENDIOLA, R.: Histopathology of scleroma of the upper respiratory tract. Laryngoscope (St. Louis) **56**, 677—686 (1946).

MENGE, G.: Zur Diagnose der Residuen von tuberkulösen Bronchiallymphknotenperforationen im Bronchialbaum. Schweiz. Z. Tuberk. **12**, 446—467 (1955).

MERICA, F. W.: Acute fibrinous bronchitis with massive atelectasis. Ohio St. med. **46**, 1079 (1950).

MESCHAN, I., and J. D. CALHOUN: Bronchopulmonary hypogenesis: diagnosis in the living. Sth. med. (Bgham, Ala.) **43**, 1038—1042 (1950).

— H. N. MARVIN, V. H. GORDON, and G. REGNIER: Radiographic appearances of hyaline disease of the lungs in newborn; case report. Radiology **60**, 383—390 (1953).

MÉTRAS, H.: L'arbre bronchique. Paris: Vigot Frères 1938.

MEX, W.: Ein Fall von doppelseitigem Lobus venae azygos. Fortschr. Röntgenstr. **80**, 403—404 (1954).

MEYBAUM, H.: Ein unbewußt aspirierter Fremdkörper und sein Schicksal. Z. Tuberk. **113**, 54 (1959).

MEYENBURG, H. v.: Ein Fall von intrathorakaler Nebenlunge. Zbl. allg. Path. path. Anat. **25**, 673—676 (1914).

— Das eosinophile Lungeninfiltrat. Pathologische Anatomie und Pathogenese. Schweiz. med. Wschr. **1942**, 809; — Virchows Arch. path. Anat. **309**, 258 (1942).

MEYER, A.: Über Bronchitis fibrinosa acuta. Klin. Wschr. **16**, 1126—1127 (1937).

— Peripheral bronchial adenomas with myoepithelial cells. 5. Congr. Internat. Ass. Bronchology, Stockholm 18./19. Juni 1955.

MEYER, E.: Die Thoraxform bei Skoliosen und Kyphoskoliosen und ihr Einfluß auf die Brustorgane. Beitr. path. Anat. **64**, 127 (1918).

— Erkrankungen der oberen Luftwege. In: Handbuch der inneren Medizin, 2. Aufl., Bd. II/1, S. 818—820. Berlin: Springer 1928.

MEYER, O.: Über lokales tumorförmiges Amyloid in den Lungen. Frankfurt. Z. Path. 8, 304 318 (1911).

MEYERS, H. I., and G. JACOBSON: Staphylococcal pneumonia in children and adults. Radiology **72**, 665—671 (1959).

MEYLER, L., and E. HUIZINGA: Syndrome of temporary high position of diaphragm; etiologic studies. Ned. T. Geneesk. **1948**, 2476.

— — Temporary high position of the diaphragm. J. thorac. Surg. **19**, 283 (1950).

MICHELIS, U.: La tuberculosi dell'albero bronchiale. Arch. Chir. ortop. **15**, 121—152 (1950).

MICHELSON, R. P.: Treatment of atelectasis in the newborn by sternal traction. A preliminary report. Laryngoscope (St. Louis) **63**, 379—388 (1953).

MIDDELDORPFF, K.: Massiver Lungenkollaps. Dtsch. Z. Chir. **240**, 172—234 (1933).

MILANI, E.: Das primäre Lungenkarzinom. Rolle des Schichtverfahrens bei der Diagnose des Lungenkrebses. Acta radiol. (Stockh.) Suppl. **160**, 240—246 (1954).

MILLE, J.: Eine pathologisch-anatomische Untersuchung über den Mechanismus der Kavernenheilung. Beitr. Klin. Tuberk. **94**, 26—63 (1939).

MILLER, A. H.: Removal of radioopaque foreign bodies from the bronchi utilizing the stereoscopic fluoroscope. Amer. Bronchoscop. Ass. 34th meeting 1953, p. 96.

MILLER, F. A., A. HEMINGWAY, E. B. BROWN jr., A. O. NIER, R. T. KNIGHT, and R. L. VARCO: Evaluation of carbon dioxide accumulation in anaesthetized patients utilizing a portable mass spectrometer to analyze exhaled gaseous concentrations. Rep. 36th Clin. Congr. of the Amer. Coll. of Surgeons, p. 602—610. Philadelphia: W. B. Saunders Co. 1951.

MILLER, H., G. PINESS, B. F. FEINGOLD, and T. B. FRIEDMAN: Allergic bronchopneumonia. J. Pediat. **7**, 768—790 (1935).

MILLER, H. C.: Respiratory distress syndrome of newborn infants. J. Pediat. **61**, 2 (1962).

—, and T. R. HAMILTON: Pathogenesis of "vernix membrane"; relation to aspiration pneumonia in stillborn and newborn infants. Pediatrics **3**, 735—748 (1949).

—, and M. H. JENNISON: Study of pulmonary hyaline-like material in 4117 consecutive births. Incidence, pathogenesis and diagnosis. Pediatrics **5**, 7—9 (1950).

MILLER, J. A.: The pathogenesis of bronchiectasis. J. thorac. Surg. **3**, 246—269 (1933/34).

MILLER, R. D., A. I. BRUWER, and O. TH. CLAGETT: Obstructive pneumonitis of upper lobe of right lung with prolapse of involved lobe: report of unusual case. Proc. Mayo Clin. **31**, 558—563 (1956).

MILLER, R. F., M. GRAUB, and E. T. PASHUCK: Bronchogenic cysts. Amer. J. Roentgenol. **70**, 771—785 (1953).

MILLER, W. S.: The vascular supply of the bronchial tree. Amer. Rev. Tuberc. **12**, 87 (1925).

— Reticulum of the lung. Amer. J. Path. **3**, 315 (1927).

— The lung, 2nd ed. Springfield (Ill.): Ch. C. Thomas 1947.

MINDLINE, J.: Massive collapse of the lung complicating haemoptysis. Brit. med. J. **1935**, 1201—1205.

MINETTO, E., e. E. CONCINA: Le stenosi bronchiali inflammatoire nelle suppurazioni polmonari. Minerva med. **42**, 1—12 (1951).

— — Le stenosi bronchiali infiammatoire nelle suppurazioni polmonari. Minerva med. **1951**, 573—582.

MINJER, A. DE.: The lobe of the azygos vein with special reference to its bronchial tree. Arch. chir. neerl. **1**, 232—252 (1949).

MINKOWSKI, O., u. A. BITTORF: Die Pathologie der Atmung. In: Handbuch der allgemeinen Pathologie (KREHL-MARCHAND), Bd. II, Abt. 1. Leipzig: S. Hirzel 1912.

MIRCOLI, D.: Sul collasso massivo del polmone in corso di emottisi tubercolare. G. Clin. med. **22**, 325—345 (1941).

MISSGELD, F. J.: Differentialdiagnose und Behandlung der Atemstörungen in der Eisernen Lunge. Dtsch. med. Rdsch. **1949**, 1182.

MISSKE, B., u. A. SYLLA: Röntgenologische Studien der Lungenbilder bei Grippekranken der Epidemie 1928/29. Fortschr. Röntgenstr. **42**, 4 (1930).

MISTAL, M. O.: Les adhérances pleurales des points de vue anatomo-cliniques, radiologiques et pleuroscopiques. Rev. Tuberc. (Paris) **1**, 542 (1935).

MOBERG, G.: Early pleural effusion in pulmonary embolism and pneumonia or bronchopneumonia. Acta radiol. (Stockh.) **29**, 7 (1948).

MÖBIUS, W., u. K.-H. SOMMER: Zwerchfell und Lungenfunktion in der Schwangerschaft. Zbl. Gynäk. **70**, 1060 (1948).

MÖLLENDORFF, W. v.: Beiträge zum Verständnis der Lungenkonstruktion. Z. Anat. Entwickl.-Gesch. **111**, 224 (1941).

— Die örtliche Regulierung der Atmung und ihre gestaltlichen Grundlagen. Freiburg: H. F. Schulz 1942.

MÖLLER, A.: Beiträge zur Röntgenologie des Larynx und der Trachea bei Fremdkörpern und Stenosen. Passow-Schaefers Beitr. **23**, 66 (1926).

MOISE, T.-S., and A. H. SMITH: Observations on the pathogenesis of pulmonary suppuration in the albino rat. Proc. Soc. exp. Biol. (N. Y.) **26**, 723 (1928).

MOKRZYCKI, M., et A. RADZIMINSKI: L'aspiration bronchoscopique dans le traitement de l'atélectasie post-hémorrhagique. Ann. Oto-laryng. (Paris) **77**, 117—124 (1960).

MOLDENHAUER, W., u. W. DIHLMANN: Röntgenologische Zeichen der Druckerhöhung im kleinen Kreislauf unter besonderer Berücksichtigung der Kerley'schen Linien. Ärztl. Wschr. **13**, 28—34 (1958).

— — Die diagnostische Bedeutung der Ösophaguskymographie bei Erkrankungen des Mediastinums. Dtsch. Gesundh.-Wes. **14**, 1529—1536 (1959).

MOLO, C.: Der massive Lungenkollaps als postoperative Reaktion. Helv. med. Acta **9**, 185—187 (1942).

MONALDI, V.: Problemi di fisiopatologia respiratoria alla nascita. Arch. Tisiol. **10**, 139 (1955).

— Broncopneumopatie malformative da difetto anatomico. Arch. Tisiol. **13**, 339 (1958).

MONIZ, E., LOPO DE CARVALHOS et Almeida LIMA: Angiopneumographie. Press méd. **39**, 996 (1931).

MONOD: A propos de la séquestration. Poumon **10**, 541 (1954).

MONOD, O., E. KATEB et P. POLY: L'angiocardiographie en chirurgie thoraciques. Poumon **6**, 329—347 (1950).

MONTOIS: Contribution à l'étude d'une nouvelle entité anatomo-clinique: la bronchite circonscrite. Thèse de Paris 1950.

MOODY, J. D.: A method of bronchial occlusion for the prevention of transbronchial spread during lobectomy and pneumonectomy: clinical application. J. thorac. Surg. **17**, 681—689 (1948).

MOOLTEN, S. E.: Hodgkin's disease of the lung. Amer. J. Cancer **21**, 253 (1934).

MOORE, B. P.: Bronchiectasis with unsuspected foreign body. Brit. med. J. **1951 II**, 1259—1260.

MOORE, R. L.: Volume of blood flow per minute through lungs following collapse of one lung by occlusion of its bronchus, experimental observations. Arch. Surg. **22**, 225 (1931).

—, and H. W. COCHRANE: The effects of closed pneumothorax, partial occlusion of one primary bronchus, phrenectomy and the respiration of nitrogen by one lung on pulmonary expansion and the minute volume of blood flowing through the lungs. J. thorac. Surg. **2**, 468—502 (1933).

MOORMAN, J. L.: Massive collapse of the lung. Ann. intern. Med. **3**, 1024—1034 (1930).

MOREL, J., J. POGGIOLI et J. VOLL: Les sténoses bronchiques traumatiques. Poumon **4**, 231—235 (1953).

MOREL, L., J. POGGLIOLI et P. ESPITALIER: Cancer secondaire du lobe moyen à type de cancer primitif. J. franç. Méd. Chir. thor. **6**, 384—387 (1952).

MORELLI, J. B., et A. C. MORELLI: Dysgénésie familiale du système respiratoire. Arch. méd.-chir. Appar. resp. **11**, 64 (1936).

MORGAN, A. D., W. E. LLOYD, and C. PRICE-THOMAS: Tertiary syphilis of the lungs and its diagnosis. Thorax **7**, 125—133 (1952).

MORIN, G., HERNANDEZ et PICARD: Tumeurs et pseudo-tumeurs du médiastin antéro-inférieur d'origine extra-thoracique. Sem. Hôp. Paris **1955**, 1.

MORLE, K. F. D., and P. W. ROBERTSON: Segmental aspiration pneumonia and bronchiectasis. Brit. med. J. **1953 I**, 130—133.

MORTON, D. R., K. P. KLASSEN, and E. H. BAXTER: Lobar agenesis of the lung. J. thorac. Surg. **20**, 665—670 (1950).

— J. F. OSBORNE, and K. P. KLASSEN: Inapparently congenital bronchoesophageal fistula persistent to adult life. J. thorac. Surg. **19**, 811 (1950).

Morton, H. J. V., and W. D. Wylie: Anaesthetic deaths due to regurgitation or vomiting. Anesthesia 6, 190—205 (1951).
Morvay, E.: Das Röntgenbild der karnifizierenden Pneumonie. Fortschr. Röntgenstr. 71, 945—954 (1949).
Moser, W. A.: A case of chronic fibrinous bronchitis. N. Y. med. Rec. 66, 216 (1904).
Mosetitsch, W.: Amyloid „Tumoren" der Lungen. Fortschr. Röntgenstr. 93, 579—587 (1961).
Moty, M., et M. Guibal: Mort rapide par rupture de deux bronches. Arch. Méd. Pharm. milit. 50, 444 (1907).
Mounier-Kuhn, P.: Les données endoscopiques au cours des fistulations ganglionaires tuberculeuses. Ann. Oto-laryng. (Paris) 10 (1947).
— Les sténoses des bronches et de la trachée. Ann. Oto-laryng. (Paris) 67, 364 (1950).
—, et Cl. Béraud: Radiologie et trachéo-bronchologie. J. franç. Oto-rhino-laryng. 4, 471—494 (1955).
—, et A. Mounier-Kuhn: Les bronchopathies postopératoires et leur traitement. Paris: Masson & Cie. 1955.
—, J. de Rougemont et C. Béraud: Séquelles lointaines d'un corps étranger bronchique. J. franç. Oto-rhino-laryng. 6, 561—568 (1957).
— —, et R. Bresson: Les bronchopathies postopératoires. J. franç. Méd. Chir. thor. 9, 78—81 (1959).
—, et J. Ternamian: Anomalies bronchiques et pulmonaires. J. franç. Oto-rhino-laryng. 3, 596—601 (1954).
Mounsel, L. H.: Postoperative atelectasis. The anesthetists part in the diagnosis and treatment. J. Amer. med. Ass. 115, 899—902 (1940).
Mróz, D., and J. Rudnik: Lobar and segmental atelectasis after several years observation. Gruźlica 26, 579—585 (1958).
Müller, E.: Zur funktionellen Pathologie der Sperrarterien und der arterio-venösen Kurzschlüsse der Lunge am Beispiel der Geschwulstzellembolie. Frankfurt. Z. Path. 64, 459 (1953).
Müller, G. P.: Perversion of the function of the diaphragm. Minn. Med. 12, 742 (1929).
—, R. H. Overholt, and E. P. Pendergrass: Postoperative pulmonary hypoventilation. Arch. Surg. 19, 1322—1345 (1929).
Müller, H.: Über Lappungsanomalien der Lungen, insbesondere über einen Fall von trachealer Nebenlunge. Virchows Arch. path. Anat. 225, 284 (1918).
— Mißbildungen der Lunge und Pleura. In: Henke-Lubarsch, Handbuch der speziellen pathologischen Anatomie und Histologie, Bd. III/1, S. 531—598. Berlin: Springer 1928.
Müller, J. P.: Les bronches du poumon opéré pour carcinome: étude histologique. Bronches 3, 119—182 (1952).
Müller, R., u. G. Weber: Über Lobus venae azygos. Mschr. Kinderheilk. 46, 403 (1930).
Müller, R. W.: Atelektasen bei Hilusdrüsentuberkulose. Beitr. klin. Tuberk. 91, 275—316 (1938).
Müller, R. W.: Zur Entstehung der Lungenatelektase. Dtsch. med. Wschr. 1947, 668—669.
— Lungensegmente und kindliche Tuberkulose. Tuberk.-Arzt 5, 209—211 (1951).
Müller, W., u. K. Musshoff: Ampulläre Bronchiektasen, eine seltene Mißbildung der Bronchien. Fortschr. Röntgenstr. 91, 701 (1959).
Mülly, K.: Prophylaxe und Therapie der postoperativen Lungenatelektasen. Schweiz. med. Wschr. 34, 883 (1950).
— Die Erkrankungen und Geschwülste des Mediastinums. In: Handbuch der inneren Medizin, 4. Aufl., Bd. IV/4. Berlin-Göttingen-Heidelberg: Springer 1956.
Mulligan, P. B., and R. D. Spencer: Chronic fibrinous bronchitis as a symptom of mediastinal compression. J. Amer. med. Ass. 82, 791 (1924).
Mulvihill, D. A., and R. Klopstock: Decortication of the non-expandable postpneumothorax tuberculous lung. J. Thorac. Surg. 17, 723 (1948).
Munk, J., and K. T. Lederer: Inspiratory widening of the heart shadow. A fluoroscopic sign in acute obstructive laryngo-tracheitis. Brit. J. Radiol. 27, 27, 294—297 (1954).
Muntean, E.: Der Beitrag der Röntgenschichtuntersuchung zur Erkennung der Bronchialkarzinome. Fortschr. Röntgenstr. 73, 150—155 (1950).
Muus, N.: Eine Geschwulst der Pleura, von aberrierendem Lungengewebe ausgegangen. Virchows Arch. path. Anat. 176 (1904).
Muzii, M.: Un caso di pleurite interlobare del lobulo della vena azygos. Riv. Radiol. Fisica med. 5, 888—892 (1931).
Myers, J. A.: Chest shadows in the aging. Geriatrics 11, 51—59 (1956).
Nabarro, S.: Calcification of the laryngeal and tracheal cartilages associated with congenital stridor in an infant. Arch. Dis. Childh. 27, 185—186 (1952).
Nadelhaft, J., and K. Ellis: Roentgen appearance of the lungs in 1.000 apparently normal full term newborn infants. Amer. J. Roentgenol. 78, 440—443 (1957).
Nakasone, K.: Zur Lehre der Kombination primärer Lungentumoren und foetaler Atelektase. Frankfurt. Z. Path. 29, 468—476 (1923).
Narath, A.: Der Bronchialbaum der Säugetiere und des Menschen. Stuttgart: Bibliotheca med. 1901.
Nassau, E.: Dysectasis pulmonum. Ann. paediat. (Basel) 165, 312 (1945).
Nasso, S.: Un caso di aplasia congenita polmonare monolaterale. Minerva pediat. 10, 45—50 (1958).
Naveau, P.: Du rôle de l'atélectasie dans le collapse-thérapie des cavernes tuberculeuses. Bull. méd. Soc. Hóp. Paris 52 (1936).
—, et M. Pesque: Aspects cliniques et radiologiques de l'atélectasie pulmonaire massive au cours de la tuberculose. Arch. méd.-chir. Appar. resp. 9, 239 (1934).

NEALON, T. E., J. H. GIBBON, and J. E. PRICE: The effect of position on pulmonary ventilation. J. thorac. Surg. **36**, 549—554 (1958).

NEERGAARD, K. v.: Zur Frage des Druckes im Pleuraspalt. Beitr. klin. Tuberk. **65**, 476 (1927).

—, u. K. WIRZ: Neue Auffassungen über einen Grundbegriff der Atemmechanik. Z. ges. exp. Med. **66**, 373 (1929).

NEHLS, K.: Ätiologie der Plattenatelektasen nach Tonsillektomie und anderen Eingriffen. Z. Laryng. Rhinol. **34**, 179—188 (1955).

NEHRKORN, O.: Mediastinalverziehungen nach rechtsseitiger Pneumonektomie. Fortschr. Röntgenstr. **77**, 237—238 (1952).

NEIDERT, E.: Über die Todesursachen bei Deformitäten der Wirbelsäule. Inaug.-Diss. München 1886.

NEIL, J. H., W. GILMOUR, nad F. J. GWYNNE: The anatomy of the bronchial tree. Brit. med. J. **1939 I**, 495.

— — — and W. A. FAIRCLOUGH: Anatomy of the bronchial tree and its clinical application. Ann. Otol. (St. Louis) **46**, 338 (1937).

NELFORD, T.: Tracheo-bronchial diphtheria. Amer. J. Dis. Child. **37**, 944 (1929).

NELSON, H. P.: Postural drainage of lung. Brit. med. J. **1934 II**, 251—255.

—, and G. SIMON: The accessory lobe of the azygos vein. Brit. med. J. **1931 I**, 9—11.

NELSON, S. W.: Large pneumothorax and associated massive collapse of the homolateral lung due to intrabronchial obstruction. Radiology **68**, 411—414 (1957).

—, and A. CHRISTOFORIDIS: Reversible bronchiectasis. Radiology **71**, 375—382 (1958).

NÉMET, A., W. F. COX, and T. H. HILLS: The contrast problem in high kilovoltage medical radiography. Brit. J. Radiol. **26**, 185–192 (1953).

NESBIT, W. M., L. W. PAUL, and W. S. MIDDLETON: Congenital aplasia of the lung. Amer. J. Roentgenol. **57**, 446 (1947).

NEUHOF, H., M. L. SUSSMANN, and A. NABATOFF: Angiocardiography in differential diagnosis of pulmonary neoplasms. Surgery **25**, 178—183 (1949).

NEUMAIER, F.: La zona mediastinale. Radiol. med. (Torino) **36**, 177 (1950).

NEUMANN, M.: Der Azygoslappen im Röntgenbild. Z. Tuberk. **55**, 122 (1929).

NEUMANN, U.: Die Klinik der Tuberkulose Erwachsener, 2. Aufl. Wien: Springer 1930.

NEW, G. B.: Amyloid tumors of the upper air passage. Laryngoscope (St. Louis) **29**, 327—341 (1919).

—, and J. B. ERICH: Benign tumors of the larynx: a study of 722 cases. Arch. Otolaryng. **28**, 841—910 (1938).

NICAUD, P., A. LEFITTE et BARRÉ: Syndrome atélectasique pulmonaire aigue, post-hémoptoique chez un adolescent, au cours d'une tuberculose pulmonaire ulcéro-caséeuse. Bull. Soc. méd. Hôp. Paris **58**, 361—364 (1942).

NICHOLAS and AGASSIZ: Radiography in pneumonia diagnosis of complications and atypical forms. Lancet **1938 II**, 705.

NICHOLSON, D. P.: Pulmonary collaps in pertussis. Arch. Dis. Childh. **24**, 29—40 (1949).

NICHOLSON, H.: Suppurative pneumonia. Lancet **1950 I**, 549—554, 605—611.

NICOD, F.: Les indications de la bronchoscopie en milieu sanatorial. J. méd. Leysin **1953**, No 6.

NICOD, J. C., et B. URECH: Rupture guérie d'une bronche principale. Ann. Anat. path. **13**, 485—494 (1936).

NICOLA, R. R., DE: Unsuspected foreign body (surgeon's glove) in the lung. Removed after twelve years at time of proposed lobectomy. J. Amer. med. Ass. **155**, 1043—1044 (1954).

NIEDNER, F.: Neurovegetative Lungenreaktionen. Acta neuroveg. (Wien) **1**, 353 (1950).

— Klinischer und histologischer Nachweis der Lungenmuskulatur. Schweiz. med. Wschr. **81**, 863 (1951).

NIEMEYER, A. C.: Postoperative pulmonary atelectasis. Amer. J. Surg., N. S. **54**, 18—28 (1941).

NIENHUIS, J. H.: Polyp der Bronchialschleimhaut nach Durchbruch eines Pleuraempyems in den Luftweg. Ned. T. Geneesk. **1936**, 4526—4528. Ref. Kongr.-Zbl. ges. inn. Med. **88**, 691 (1937).

NISSEN, R.: Die Bronchusunterbindung, ein Beitrag zur experimentellen Lungenpathologie und Chirurgie. Dtsch. Z. Chir. **179**, 160 (1923).

— Mediastinalverlagerung bei postoperativer Skoliose und ihre praktische Bedeutung. Münch. med. Wschr. **1928**, 528.

— Der massive Lungenkollaps mit experimentellen Untersuchungen über die Beziehungen von Atelektase u. Lungenembolie. Langenbecks Arch. klin. Chir. **167**, 567 (1931).

NOBACK, G. J.: Contribution to topography of thymus gland, with particular reference to its changes at birth and in period of new-born. Amer. J. Dis. Child. **22**, 120—144 (1921).

NOBERG, A.: Early pleural effusion in pulmonary embolism. Acta radiol. (Stockh.) **29**, 7 (1948).

NOODT, H.: Bronchialkarzinom und Totalatelektase. Dtsch. Gesundh.-Wes. **9**, 1572 (1954).

NORDENSTRÖM, B.: Temporary unilateral occlusion of the pulmonary artery. Acta radiol. (Stockh.), Suppl. **108**, 1—148 (1954).

—, and J. NOVEK: The atelectatic complex of the left lung. Acta radiol. (Stockh.) **53**, 177—183 (1960).

NORLIN, U. A. T.: Traumatic rupture of the main bronchi. Acta radiol. (Stockh.) **43**, 305—309 (1955),

NORRIS, G. W., and H. R. M. LANDIS: Diseases of the chest. Philadelphia and London: W. B. Saunders Co. 1933.

OATWAY jr., W. H.: Fibrin bodies in pneumothorax. Amer. Rev. Tuberc. **44**, 112—114 (1941).

OBERHOLZER, R. J. H.: Narkoseeinfluß auf vagale Atmungsreflexe. Helv. physiol. pharmacol. Acta **2**, 449—459 (1944).

— Über die Beziehungen zwischen Blutdruck und Atmungseffekten bei afferenter Vagusreizung. Helv. physiol. pharmacol. Acta **3**, 445—448 (1945).

Oberiter, V., u. Z. Reiner-Banovac: Tularemija. (Pulmonalni i okuloglandularni oblik.) Arh. zastitu najke i djeteta 5, 23—26 (1961).

Ochsner, A., and M. De Bakey: Pleuropulmonary complications of amebiasis. An analysis of 153 collected and 15 personal cases. J. thorac. Surg. 5, 225 (1936).

Odelberg-Johnson, G.: Drei Fälle von Bronchialdrüsentuberkulose mit Kompressionssymptomen. Acta radiol. (Stockh.) 7, 229 (1926).

Oe, Y., and Z. Hichijo: Etiology and diagnosis of lobus venae azygos. Shikoku Acta med. 9, 16—18 (1956) [Japanisch].

Oechsli, W. R.: Tuberculous tracheobronchitis (roentgenographic appearence). Amer. J. Roentgenol. 46, 312 (1941).

— Foreign bodies discovered by chest roentgen survey. Amer. J. Roentgenol. 68, 725—729 (1952).

Oelssner, W.: Veränderungen des Thoraxröntgenbildes bei Brustkrebspatientinnen. Leipzig: Georg Thieme 1955.

Olmer, J., E. Gascard et G. Darcourt: Formes pulmonaires pseudocancéreuses de la maladie de Hodgkin. Presse méd. 1953, 1745—1747.

Olson, G. W.: Scleroma. Résumé of the literature. Report of 3 cases. Ann. Otol. (St. Louis) 59, 186—196 (1950).

Omayada, L. A., B. M. Gasul, and P. H. Holinger: Agenesis of the lung. Report of a case, with a review of all previously reported cases. Amer. J. Dis. Child. 85, 182—201 (1953).

Oppenheimer, A.: Disc-like atelectasis. Radiology 31, 651—657 (1938).

Oppikofer, E. K.: Postoperativer massiver Lungenkollaps nach Adenotomie. Z. Hals-, Nas.- u. Ohrenheilk. 48, 201—210 (1941).

Oselladore, G., et V. Staudacher: Le pronostic des sténoses bronchiques. Rapport chirurgical. Bronches 2, 69—95 (1952).

Otten, H.: Zur Einstellung von Lungen-Schichtaufnahmen. Röntgen-Bl. 6, 282—292 (1953).

Ottensooser, F.: Über die Nebenlunge. Erörterung anschließend an die Beschreibung eines neuen Falles. Inaug.-Diss. Heidelberg 1905.

Ottonello, P.: Bemerkungen zur normalen Röntgenanatomie des Thorax. Fortschr. Röntgenstr. 45, 677—687 (1932).

— La reppresentazione radiografica del lobo polmonare inferiore accessorio. Radiol. med. (Torino) 19, 390 (1932).

Overholt, E. L., and W. D. Tigertt: Roentgenographic manifestations of pulmonary tularaemia. Radiology 74, 758—765 (1960).

Overholt, R. H.: Postoperative hypoventilation. J. Amer. med. Ass. 95, 1484—1488 (1930).

— The effect of air beneath the diaphragm on its position and activity. Meeting Amer. Soc. Thorac. Surg. Mai 1930.

— Observations on intraperitoneal pressure. Meeting Acad. of Surgery, Philadelphia März 1930.

Overholt, R. H.: Intraperitoneal pressure. Arch. Surg. 22, 691—703 (1931).

— The roentgen-ray appearance of the lung fields in atelectatic bronchiectasis. Amer. Rev. Tuberc. 31, 121—133 (1935).

—, and W. B. Neptune: The significance of the anterior segment in bronchiectasis. J. Thorac. Surg. 30, 288—299 (1955).

— E. P. Pendergrass, and S. S. Leopold: Postoperative pulmonary atelectasis. Report of an unusual case. Surg. Gynec. Obstet. 50, 45 (1930).

—, and W. R. Rumell: Clinical studies of primary carcinoma of lung. J. Amer. med. Ass. 1940, 735.

Oyamada, A., B. M. Gasul, and P. H. Holinger: Agenesis of the lung; report of a case with a review of all previously reported cases. Amer. J. Dis. Child. 85, 182—201 (1953).

Ozlin, W. J., I. A. Bigger, and P. P. Vinson: Obstructive phenomena associated with primary bronchial cancer. Report of an unusual case. Amer. J. Roentgenol. 50, 207—209 (1943).

Packard, E. N.: Massive collapse associated with pulmonary tuberculosis and tumor. Amer. Rev. Tuberc. 18, 7 (1928).

Padlina, G., u. J. C. Gartmann: Über entzündliche, nichttuberkulöse Bronchusstenosen. Schweiz. Z. Tuberk. 18, 227—235 (1961).

Palacio, J., J. E. S. Mazzei: Lungenatelektase I—XII. Arch. argent. Enferm. Apar. resp. 5, 525, 647 (1937).

— — Atelektase bei Haemoptoe. Rev. Asoc. méd. argent. 52, 98—100 (1938).

Palamidessi, C.: Atelettasia del lobo medio di natura neuroriflessa? Riv. ital. Radiol. clin. 6, 35—40 (1956).

Paley, P.-Y.: La sécrétion trachéo-bronchique et sa importance dans la pathologie respiratoire. Ann. Méd. 47, 510—531 (1946).

— La sécrétion trachéo-bronchique et sa pathologie. Thèse de Paris 1946.

Pallin, J. M., and M. Goldman: Fatal massive pulmonary collapse during spinal anesthesia. Anesthesiology 10, 325—342 (1949).

Palmieri, G. G.: Un caso di colasso totale e transitorio del polmone nel corso di una broncopolmonite acuta. Atti Congr. ital. Radiol. med. 2, 60—61 (1932).

Pampari, D., C. Lacerenza, A. Frassinetti e G. P. Alberti: Un caso di fistola tracheoesofagea congenita a manifestazione tarda. Arch. Chir. Torace 1960, 87—98.

Pancoast, H. K., and E. P. Pendergrass: Localization of foreign bodies in the lung by roentgen examination. Amer. J. Roentgenol. 27, 225—232 (1932).

Pannewitz, G. v.: Partielle Schlucklähmung als Röntgensymptom bei Erkrankungen des Oesophagus. Fortschr. Röntgenstr. 44, 170—177 (1931).

— Beweglichkeit und Kontrastdarstellung des Mediastinums. Fortschr. Röntgenstr. 52, 481 (1935).

PANOV, N. A.: Roentgenkymographic observations on pulmonary respiration in young children. Pediatriya **1952**, 31—37.

PANSA, E., e G. MAGGI: La polmonite cronica colesterolica. Chir. torac. **12**, 113—148 (1959).

PAPE, R.: Über eigenartige Streifenschatten bei der gezielten Röntgenaufnahme. Röntgenpraxis **6**, 361 (1934).

PAPILLON, J.: Étude radiologique des obstructions bronchiques. Thèse de Lyon 1944.

PAPPENHEIMER: Über einen Fall von primärer Bronchitis fibrinosa chronica. Med. Klin. **18**, 1557 (1922).

PAQUET, B.: L'atélectasie pulmonaire au cours des cancers sténosants des grosses bronches. Arch. méd.-chir. Appar. resp. **10**, 333 (1935).

PARADA: Atelectasis reflejas. Rev. esp. Tuberc. **12**, 292—303 (1943).

PARADE, G. W.: Alterskrankheiten der Lunge. (Altersemphysem und Alterspneumonie.) Wien. klin. Wschr. **1941**, 1013—1016.

PARENT, J., et G. ROCHE: La tomographie transversale du thorax. Sem. Hôp. Paris **1953**, 1344—1347.

PARISOLI, U.: Sopra un caso di sequestro polmonare di arteria polmonare anomala. Arch. Chir. Torac. **13**, 653 (1956).

PARKER, F., and S. WEISS: Nature and significance of the structural changes in the lungs in mitral stenosis. Amer. J. Path. **12**, 573—598 (1936).

PARKS, R. E.: Traumatic torsion of the lung. Radiology **67**, 582—583 (1956).

PARODI, F.: Le mécanique pulmonaire. Paris: Masson & Cie. 1933.

— Repos physiologique du poumon par hypotension. Paris: Masson & Cie. 1935.

— Démonstration expérimentale de l'existence du tonus neuro-musculaire de distension et de constriction dans le poumon. Rev. Tuberc. (Paris) **9**, 195 (1938).

— Experimenteller Nachweis des Lungentonus bei Ausdehnung und Kontraktion der Lunge. Lotta c. Tuberc. **9**, 195 (1938).

PASSERI, A., e. GHISLENZONI: Su alcune applicazioni pratiche della stratigrafia multipla simultanea. Radiologia (Roma) **10**, 651 (1954).

—, u. L. OTTOBONI: Possibilità del metodo stratigrafico in broncografia. Atti 46. Congr. Ital. Laringol., Rom 1953.

PASTEUR, W.: Respiratory paralysis after diphtheria as a cause of pulmonary complications with suggestions as to treatment. Amer. J. med. Sci. **100**, 242—257 (1890).

— Massive collapse of the lung. (Bradshaw lecture.) Lancet **1908 II**, 1351—1355.

— Active lobar collapse of the lung after abdominal operations, with a report of 5 cases. Arch. Middx Hosp. **21**, 1—14 (1910).

— Active lobar collapse of the lung after abdominal operation. Lancet **1910 II**, 1080—1083.

— Postoperative lung complications. Lancet **1911**, 1329—1334.

— Massive collapse of the lung. Brit. J. Surg. **1914**, 587—601.

PASTEUR, W.: The causation of post-operative massive collapse of the lung. Lancet **1914 I**, 1428—1429.

— Massive collapse of the lung in acute poliomyelitis. Lancet **1924**, 1222.

PASTEUR, VALLÉRY-RADOT et R. ISRAEL: Sur un cas d'atélectasie massive du poumon gauche, précédé par un syndrome d'obstruction partielle de la bronche souche. Bull. Soc. méd. Hôp. Paris **1936**, 298.

PATEY, D. H.: The effect of abdominal operations on the mechanism of respiration: with special reference to pulmonary embolism and massive collapse of the lungs. Brit. J. Surg. **17**, 487—497 (1929/30).

PATRICK, J.: Rupture of the left bronchus from trachea. Brit. med. J. **1917 I**, 359.

PATTLE, R. E.: Properties, function and origin of the alveolar lining layer. Natur (Lond.) **175**, 1125 (1955) und (gleicher Titel) in Proc. roy. Soc. **148**, 217 (1958).

— The lining layer of the lung alveoli. Brit. med. Bull. **19**, 41 (1963).

— A. E. CLAIREUX, P. A. DAVIES, and H. A. CAMERON: Inability to form a lung-lining film as a cause of the respiratory distress-syndrome in the newborn. Lancet **1962 II**, 469.

PAUL: Fötale Atelektase. Münch. med.Wschr. **46**, 30 (1899).

PAUL, L. W.: Roentgenologic diagnosis of acute bronchiolitis (capillary bronchitis in infants). Amer. J. Roentgenol. **45**, 41—49 (1941).

PAULSON, D. L.: Traumatic bronchial rupture with plastic repair. J. thorac. Surg. **22**, 636—645 (1951).

PAVIOT, J., M. LEVRAT et H. JARRICOL: Observations anatomocliniques d'un cas de granuloma malin, grossesse intercurrente, sténoses des grosses bronches. Lyon méd. **150**, 437 (1932).

PEABODY, H. D., H. J. MOERSCH, and J. E. EDWARDS: Clinically indetermined pulmonary fibrosis. A pathologic study. J. thorac. Surg. **21**, 519—531 (1951).

PEARSON-IRVINE, J.: On a case of diphtheric paralysis simulating extensive lung disease. Trans. clin. Soc. Lond. **9**, 188—196 (1876).

PECK, M. E., and S. LEVIN: Atelectasis: physiology and treatment. J. thorac. Surg. **24**, 619 (1952).

PEIPER, A., u. H. THOMAS: Die Aspiration. Mschr. Kinderheilk. **99**, 377 (1951).

PEIRCE, C. B., and F. C. CURTZWILER: Tuberculous tracheobronchitis. Roentgen pathology. Amer. J. Roentgenol. **43**, 153—164 (1940).

—, and B. W. STOCKING: The roentgenological anatomy of the chest. II. The bronchial distribution. Amer. Rev. Tuberc. **39**, 516 (1939).

PEISER, J.: Über Lungenatelektase. Jb. Kinderheilk. **67**, 589—604 (1908).

PÉLISSIER, M., M. GODLEWSKI, P. BARJON, G. RADIER, J. HELLER et M. VIALLA: La tomographie simultanée. Principes et techniques. J. Radiol. Électrol. **37**, 583 (1956).

PELLNITZ, D.: Iatrogene Bronchialfremdkörper. Z. Hals-, Nas.- u. Ohrenheilk. 4, 158 (1954).
— J. JACKMANN u. A. MAIER: Zur Frage bronchologischer Untersuchung vor Kollapstherapie der Lungentuberkulose. Arch. Ohr.-, Nas.- u. Kehlk.-Heilk. **161**, 246 (1952).
PENDERGRASS, E. P.: A combination table for bronchoscopic removal of opaque foreign bodies and for reducing fractures with roentgenoscopic guidance. Amer. J. Roentgenol. **18**, 73—75 (1927).
PENMAN, A. C., and J. S. MILLER: Transient atelectasis of a healthy lobe associated with artificial pneumothorax. Tubercle (Edinb.) **33**, 278—282 (1952).
PEPPARD, T. A.: Post-pneumonic atelectasis. Minn. med. J. **10**, 5—10 (1927).
PERALE, L.: Su di un caso di atelettasia polmonare recidivante in sogetto affetto da distrofia muscolare progressiva varietà facioscapolo-omerale. Acta paediat. lat. (Parma) **2**, 288—293 (1949).
PERLSTEIN, R. N.: A case of fibrinous bronchitis complicated by massive atelectasis. Amer. Rev. Tuberc. **22**, 82 (1930).
PEROMET, R.: Le lipiodol intrabronchique dans les images dites de "fibrose de la base droite". J. belge Radiol. **32**, 90—97 (1949).
— La ventilation pulmonaire collatérale. Les défaillances. Acta tuberc. belg. **41**, 155—164 (1950).
PERONI, A.: Trattamento broncoscopico dell'-atelettasia polmonare postoperativa. Atti Soc. lombarda Chir. **1**, 131—148 (1933).
PERRONE, J. A.: Bronchoscopy as a treatment of postoperative atelectasis. Ann. Otol. (St. Louis) **49**, 525 (1940).
PERSINA, N.: Über die Rolle der Atelektase bei der Entstehung einseitiger Schrumpfungsprozesse in den Lungen. Probl. Tuberk. **1**, 107 (1936).
PESCE, L.: La radiodiagnostica dell'apparato respiratorio nel corso della poliomielite anteriore acuta. Nunt. radiol. (Firenze) **28**, 458—473 (1962).
PESHKIN, M. M., and A. H. FINEMAN: Massive acute atelectasis and asthma. Amer. J. Dis. Child. **42**, 590 (1931).
PETERS, E.: Lungenkollaps durch Atelektase bei Lungentuberkulose. Dtsch. Tuberk.-Bl. **8**, 189—192 (1934).
PETERS, R. M., and A. ROOS: The effects of atelectasis on pulmonary blood flow in the dog. J. thorac. Surg. **24**, 389—397 (1952).
PETERSEN, H.: Lehrbuch der Histologie. Berlin 1935.
PETERSON, H. G.: Schlußwort zur Diskussion des Vortrags: H. G. PETERSON and M. E. PENDLETON, Contrasting roentgenographic pulmonary patterns of the hyaline membrane and fetal aspiration syndromes. Amer. J. Roentgenol. **74**, 817 (1955).
PETRÁNYI, G.: Zur funktionellen Lungenpathologie bei Kindern und Jugendlichen. Z. Tuberk. **110**, 143—149 (1957).
PETRÁNYI, G.: Reifenatelektase, eine neue Erscheinungsform der Plattenatelektase im Röntgenbild. Radiol. diagn. (Berl.) **2**, 463—472 (1961).
PEZZUOLI, G., L. BELLI e V. DE MARZO: La sequestrazione intralobare del polmone. Chirurgia **12**, (1957).
PFEIFER, H.: Massiver Lungenkollaps bei Pleuraadhäsion. Chir. **1940**, 1777.
PFUHL, W.: Zur Mechanik der Zwerchfellbewegung. Z. Konstit.-Forsch. **12**, 158 (1926).
PIAZZA, A.: Studio radiologico (radiografico e stratigrafico) della atelectasia e dell' enfisema nei tumori del mediastino e del polmone. Ann. diagn. Radiol. (Bologna) **19**, 203 (1947).
PHILLIPS, C. C., and R. H. LAFFERTY: Obstruction of the bronchi by nonopaque foreign bodies. Sth. med. J. (Bgham. Ala.) **16**, 685—688 (1923).
PICHOTKA, J.: Über die histologischen Veränderungen der Lunge nach Atmung von hochkonzentriertem Sauerstoff im Experiment. Beitr. path. Anat. **105**, 381—412 (1941).
— Tierexperimentelle Untersuchungen zur pathologischen Histologie des akuten Höhentodes. Beitr. path. Anat. **107**, 117—172 (1942).
— Der Gesamtorganismus im Sauerstoffmangel. In: Handbuch der allgemeinen Pathologie, Bd. V/2. Berlin-Göttingen-Heidelberg: Springer 1957.
PICKHARDT, O. C.: Unresolved pneumonia. A surgical analysis. Arch. Surg. **16**, 192—205 (1928).
PIER and MAUTZ: Syndrom of lower accessory pulmonary artery with intralobar sequestration of lung. New Engl. J. Med. **243**, 383—387 (1950).
PIERSON, J. W.: Pneumonia due to the aspiration of lipoids. J. Amer. med. Ass. **99**, 1163—1165 (1932).
— Some unusual pneumonias associated with the aspiration of fats and oils in the lungs. Amer. J. Roentgenol. **27**, 572—579 (1932).
PIGORINI, L.: Considerazioni radiologiche sul mediastino anteriore e su seni pleurici costomediastinici anteriori. Quad. Radiol., N.S. **2**, 372—383 (1938).
— L'indagine stratigrafica nello studio delle stenosi bronchiali e delle sindromi parenchimali associate (con particolare riguardo alle forme non neoplastiche). Riv. Tuberc. **4**, 3—16 (1956).
PILCHER, R.: The role of obstruction in fatal pulmonary embolism. Lancet **1939**, 1257—1258.
PINCHERLE, P.: Radiological study of mediastinal pleurisy. Radiol. med. (Torino) **12**, 277—300 (1925).
PINCHIN, A., J. SCOTT, and H. V. MORLOCK: Acute massive collapse of the lung following lipiodol injection. Brit. med. J. **1931 I**, 367—393.
PINCHIN, P., and H. V. MORLOCK: Atelectatic bronchiectasis. Brit. med. J. **1930 I**, 12.
PINHEIRO, A., u. A. F. CARDOSO: Zwei mit endobronchialen Mitteln behandelte Fälle von Atelektase. Gaz. méd. port. **9**, 184—187 (1956).

PINKERTON, H.: Oils and fats: their entrance into and fate in the lungs of infants and children: a clinical and pathological report. Amer. J. Dis. Child. **33**, 259—285 (1927).

PINNER: Das Röntgenbild des Lobus venae acygos. Fortschr. Röntgenstr. **41**, 473 (1930).

PINNER, M.: Pathology of pulmonary collapse. In: J. ALEXANDER, The collapse therapy of pulmonary tuberculosis. Springfield (Ill.): Ch. C. Thomas 1937.

PINNEY, C. T., and J. M. SALYER: Bronchopulmonary sequestration. J. thorac. Surg. **33**, 791—802 (1957).

PIZZETTI, F.: Corpi estranei bronchiali nei bambini. Gazz. int. Med. Chir. **60**, 965 (1955).

POHL, R.: Der Lobus posterior der Lunge. Fortschr. Röntgenstr. **46**, 583 (1932).

— Der Lobus posterior der Lunge. Wien. Ges. Röntgenkunde, Sitzg 1. 3. 1932.

— Über akute und chronische Atelektasen der Lunge und deren Folgezustände. Röntgenpraxis **10**, 652—659 (1938).

— Lobus posterior der Lunge. Fortschr. Röntgenstr. **76**, 400 (1952).

— Pneumatozelen der Lunge bei Erwachsenen. Radiol. austriaca **11**, 209—212 (1961).

—, u. O. SCHARFF: Thoraxvolumen und Fettsucht. Fortschr. Röntgenstr. **82**, 223—228 (1955).

—, u. ZISCHINSKI: Über einen Fall von ausgedehnter pulmonaler Atelektase im Stadium der postdiphtherischen Lähmungen. Jb. Kinderheilk. **66**, 145 (1935).

POHLEN, M.: Zum genetischen Problem der Plattenatelektase. Z. Tuberk. **104**, 47—55 (1954).

POINDECKER, H.: Fibrinkugeln im Pneumothoraxraum. Beitr. Klin. Tuberk. **61**, 243—244 (1925).

POINSO, R., J. CHARPIN et H. JULIEN: Les miliaires ferriques (sidéroses pulmonaires). Ann. Méd. **54**, 289—336 (1953).

POLESE, I., e F. CAFFARELLI: Atelettasie polmonari post-traumatiche da genesi neurodistonica. Riv. sicil. Tuberc. **10**, 202—218 (1956).

POLGÁR, F.: Positioning in pulmonary roentgen diagnostics. Aimed emphysema and aimed collapse of the lung. Acta radiol. (Stockh.) **23**, 276—295 (1942).

— Ist das Zwerchfell ein Respirationsmuskel? Acta radiol. clin. (Basel) **15**, 110 (1946).

— Studies on respiratory mechanics. Amer. J. Roentgenol. **61**, 637—657 (1949).

POLGÁR, Z.: Zur Kenntnis der basalen horizontalen Schattenstreifen der Lunge. Röntgenpraxis **7**, 738 (1935).

POLICARD, A.: Le poumon. Structures et méchanismes à l'état normal et pathologique, 2. ed. Paris: Masson & Cie. 1955.

—, u. P. GALY: Les bronches. Paris: Masson & Cie. 1945.

POLK, J. W., and J. A. CUBILES: Chronic tracheopathia osteoplastica. Dis. Chest **34**, 562—565 (1958).

POLLACK, S.: Zur Entstehung der Fibrinkörper im Pneumothoraxraum. Beitr. Klin. Tuberk. **74**, 494—498 (1930).

POLLITZER, G., y G. R. POLLITZER: Imágines radiologicas del pulmón del poliomielitico respiratorio. Rev. Asoc. méd. argent. **70**, 300—313 (1956).

POMELZOFF, K.: Über freie Fibrinkörper im Pleuralraum. Beitr. Klin. Tuberk. **69**, 491—494 (1928).

PONFICK, E.: Ein Fall von angeborener primärer Atrophie der rechten Lunge. Virchows Arch. path. Anat. **50**, 633 (1870).

PONTIUS, J. R., and G. JACOBS: The reversal of advanced bronchiectasis. Radiology 68, 204—208 (1957).

POPPEL, M. H.: The roentgen manifestations of relapsing pancreatitis. Radiology **62**, 514—421 (1954).

— A. SHEINMEL, H. G. JACOBSON, and H. B. COPELAND: A plea for routine postmortem chest teleroentgenograms. Amer. J. Roentgenol. **67**, 259—262 (1952).

PORRO, G.: Studio stratigrafico assiale trasverso degli spostamenti del mediastino. Nunt. radiol. (Firenze) **19**, 535—549 (1953).

POSTEL, E., u. E. LAAS: Periarteriitis nodosa im Röntgenbild. Z. Kreisl.-Forsch. **33**, 545 (1941).

POTHOVEN, W. J., and E. HUIZINGA: On the division of the lung segments. Acta radiol. (Stockh.) **24**, 226 (1943).

POTTE, N. W.: Über die röntgenologischen Bilder der Lobulärpneumonie. Fortschr. Röntgenstr. **42**, 9 (1930).

POTTENGER, F. M.: Important reflex relationship between the lungs and other viscera. J. thorac. Surg. **1**, 75—90 (1931/32).

POTTER, E. L.: Pathology of the fetus and the newborn. Chicago: Year Book Publ. Inc. 1952.

— Pulmonary pathology in the newborn. In: LEVINE, Advances in pediatrics, vol. 6, p. 157—187. Chicago: Year Book Publ. Inc. 1953.

POTTER, R. P.: Conditions which result in collapse of the lung. Radiology **17**, 271 (1931).

POWERS, J. H.: Vital capacity: its significance in relation to postoperative complications. Arch. Surg. **17**, 304—323 (1928).

PRESS, B. O.: Über die Anfangsstadien bei postoperativen Pneumonien. Ber. Path. **9**, 340 (1951).

PRETE, A., e L. MAROGNA: Rapporti delle cisti idatidee del polmone con i peduncoli broncovascolari dei segmenti. Studi sassaresi **36**, 72—76 (1958).

PRICKMAN, L. E., and H. J. MOERSCH: Bronchostenosis complicating allergic and infectious asthma. Ann. intern. Med. **14**, 387—392 (1940).

PRIESEL, R.: Der Lobus venae azygos im Röntgenbild. Fortschr. Röntgenstr. **40**, 804—809 (1929).

— Fremdkörper der Luftwege bei Kindern. Stuttgart: Ferdinand Enke 1933.

Priesel, R.: Infiltrierungen. In: Engel-Schall, Handbuch der Röntgendiagnostik und -therapie im Kindesalter, S. 293—302. Leipzig: Georg Thieme 1933.

Priest, R. E.: Unusual conditions simulating pulmonary atelectasis. With case reports of agenesis and hypoplasia of the lung and of fracture of the bronchus together with report of a case of massive atelectasis in bronchial asthma included for comparison. Ann. Otol. (St. Louis) **59**, 889—907 (1950).

Prinzmetal, M., S. Brill, and C. D. Leake: Postoperative pulmonary subventilation. Surg. Gynec. Obstet. **56**, 129—136 (1933).

Properzi, E., e P. Ficara: La flebografia ossea costale. Radiologia (Roma) **9**, 391—396 (1953).

Prowse, C. B.: Amyloidosis of the lower respiratory tract. Thorax **13**, 308 (1958).

Pryce, D. M.: Lower accessory pulmonary artery with intralobar sequestration of lung. Report of 7 cases. J. Path. Bact. **58**, 457—467 (1946).

— T. H. Sellors, and L. G. Blair: Intralobar sequestration of lung associated with an abnormal pulmonary artery. Brit. J. Surg. **35**, 18—29 (1947).

Pugh, D. B.: Roentgenologic manifestations of scleroderma. Amer. J. med. Sci. **216**, 571—580 (1948).

Putschar, W.: Die Skoliose. Thoraxdeformitäten bei Skoliose und Kyphoskoliose. In: Henke-Lubarsch, Handbuch der speziellen pathologischen Anatomie und Histologie, Bd. IX/3, S. 649 u. 687. Berlin: Springer 1937.

Puttallya, M., and S. Janardhana: Unilateral bronchiectasis due to aspiration of a foreign body. J. Indian med. Ass. **23**, 560 (1954).

Quensel, U.: Ein Fall von akzessorischer rudimentärer Lunge. Nord. med. Ark. **33**, 1—8 (1900).

Quinlan, D. K.: The pulmonary aspects of fibrocystic disease of the pancreas. A review of the literature and a case report. S. Afr. med. J. **1955**, 1031—1034.

Rabin, C. B.: Evaluation of roentgenology in oto-laryngology. Atelectasis and neoplasms of the lung. Laryngoscope (St. Louis) **42**, 923 (1932).

— Radiologic diagnosis of chest. In: Diagnostic roentgenology (R. Golden, Ed.). Baltimore: Williams & Wilkins Co. 1952.

— X-ray diagnosis of chest diseases. London: Baillière, Tindall & Cox Ltd. 1953.

Rabinovitch, J., and M. Lederer: Lipoid pneumonia. Arch. Path. **17**, 160 (1934).

Rabuchina, N. A.: Zur Frage der diskoiden Atelektasen der Lunge. Klin. Med. (Mosk). **34**, 62—66 (1956).

Rach: Kompression des rechten Hauptbronchus durch eine Cyste. Ges. Inn. Med. Wien 4. Dez. 1919. Ref. Wien. med. Wschr. **1920**, 37.

— Röntgendiagnostik der kindlichen Lungenerkrankungen. Ergebn. inn. Med. Kinderheilk. **32**, 464 (1927).

Radajewski, M.: Diagnostic signs of cirrhosis of the left lower lobe of the lung in a plain picture. Pol. Przegl. radiol. **19**, 139—140 (1955).

Radford jr., E. P.: Method for estimating respiratory surface area of mammalian lungs from their physical characteristics. Proc. Soc. exp. Biol. (N.Y.) **87**, 58 (1954).

— Mechanical stability of the lung. Determination by surface active agents. Arch. environm. Hlth **6**, 128 (1963).

Rafferty, T. N., and D. O. Shields: The management of pulmonary tuberculosis complicated by bronchial tuberculosis with special reference to the use of the pneumothorax. J. thorac. Surg. **12**, 225 (1943).

Rahn, J.: Über das Strukturbild der Obstruktionsatelektase in situ. Verh. dtsch. Ges. Path. **43**, 271—273 (1959).

— Zur Bedeutung der sektionsbedingten Lungenretraktion für die pathologisch-anatomische Beurteilung von Atelektasen, Emphysem und normaler Lunge. Virchows Arch. path. Anat. **334**, 107 (1961).

Rakov, H., and J. S. Taylor: Acute disseminated lupus erythematosus without cutaneous manifestations and with heretofore undescribed pulmonary lesions. Arch. intern. Med. **70**, 88—100 (1942).

Rakower, J.: Atélectasie massive au cours de la bronchite pseudo-membraneuse primitive. Presse méd. **46**, 1116—1118 (1938).

— P. Wayl, and H. Halberstadt: Massive asthmatic atelectasis. Dis. Chest. **27**, 573—578 (1955).

Ramond, L.: Atélectasie pulmonaire post-opératoire. Presse méd. **1941 I**, 703—704.

Ramos, R., J. Poch-Viñals: Cuerpos extraños exógenos en vías respiratorias. Arch. Pediat. (Barcelona) **2**, 557—603 (1952).

Ramsey, H., and J. G. Scadding: Benign broncho-pulmonary inflammation associated with transient radiographic shadows. Quart. J. Med. **30**, 79 (1938).

Ranke, K. E.: Primäraffekt, sekundäre und tertiäre Stadien der Lungentuberkulose auf Grund von histologischen Untersuchungen der Lymphknoten an der Lungenpforte. Dtsch. Arch. klin. Med. **119**, 201 (1916).

Ránky, L.: Bronchographische Untersuchungen bei Silikose. Nagy Radiol. **7**, 22—26 (1955).

Rap, A. A.: Bronchopathia chondro-osteoplastica. Ned. T. Geneesk. **96**, 1406 (1952).

Rappaport, J.: Pulmonary atelectasis and respiratory failure. Arch. Surg. **19**, 808 (1929).

Raton, D.: Bronche trachéale et kystes bronchogènes. J. franç. Méd. Chir. thor. **2**, 447 (1949).

Rauwerda, P. E.: Unequal ventilation of different parts of the lungs. Thesis Groningen 1951.

Ravazzoni, C., e M. Melio: Contributo allo studio del megaesofago e delle complicanze polmonari a tipo fibrosi di Hamman-Rich. Arch. E. Maragliano Pat. Chir. **15**, 579—610 (1959).

Ravdin, J. S., and R. A. Kern: Pulmonary complications following anesthesia and operation: statistical study. Arch. Surg. **13**, 120 (1926).

RAVINA, A., M. MARCHAL et M. PESTEL: La cinédensigraphie et l'exploration des tumeurs du poumon. Presse méd. **61**, 1734—1737 (1953).

RAYMOND, F.: Syphilitis tertiaire des voies respiratoires, larynx, trachée et premières bronches; bronchopneumonie et pleurésie; adénopathie péritrachéale etc. Bull. Soc. méd. Hôp. Paris **7**, 379 (1890).

RAZEMON, J. P.: Un variété de malformation congénitale du système bronchique: la séquestration bronchopulmonaire. Écho méd. Nord **24**, 204—216 (1953).

— RIBET et PAUL: Présentation d'une pièce de séquestration pulmonaire irriguée par une énorme collatérale de l'aorte. Poumon **10**, 439—441 (1954).

REBORA, F., L. GEREZ MEZA, L. GOMEZ, A. MURIEL y R. PENA: Circulación pulmonar anómala y sequestro pulmonar. Rev. mex. Tuberc. **13**, 49—58 (1952).

REBOUL, J., G. DELORME et J. LUGAGNE: Localisations endocavitaires trachéobronchiques de la maladie de Hodgkin. Rev. Laryng. (Bordeaux) **77**, 233—249 (1956).

RECHENBERG, H. K. v., u. A. LABHART: Ein Beitrag zur Kenntnis und Therapie der Bronchustuberkulose. Schweiz. Z. Tuberk. **6**, 28—51 (1949).

RECKLINGHAUSEN, H. v.: Atmungsgröße des Neugeborenen. Pflügers Arch. ges. Physiol. **62**, 451—493 (1896).

RECKSICK, D.: Das Tomogramm als differentialdiagnostisches Verfahren bei 2 kongenitalen Lungenanomalien und zur Aufdeckung einer im Summationsbild latenten Verdichtung. Röntgenpraxis **1937**, 451.

RECTORZIK, K.: Über akzessorische Lungenlappen. Wbl. d. Z. d. k. u. k. Ges. d. Ärzte in Wien **1861**, 17.

REDECKER, F.: Über die exsudativen Lungeninfiltrierungen der primären und sekundären Tuberkulose. Beitr. Klin. Tuberk. **59**, 588—608 (1924).

— Zur Einordnung atelektatischer Vorgänge im Ablauf des Tuberkuloseschubs. Z. Tuberk. **84**, 170—179 (1940).

REED, J. A., and D. L. BORDEN: Eventration of the diaphragm. Arch. Surg. **31**, 30 (1935).

REGAN, J. C.: Massive collapse of the lung in acute poliomyelitis. Lancet **1924**, 1222—1224.

REGENBOGEN, E.: Klinische Beobachtungen über die infiltrativen Prozesse des Lobus inferior accessorius. Klin. Wschr. **1934 I**, 13—17.

REGLI, J.: Schwierigkeiten bei der Diagnose des Lungenkarzinoms; Sténose inflammatoire autonome des bronches. Praxis (Bern) **42**, 822—825 (1953).

REHBERG: Über mediastinale Pleuritis. Med. Klin. **40**, 1033 (1920).

REICHE: Tumor der rechten Lunge. Berl. klin. Wschr. **1921**, 1050.

REICHEL, H., u. F. BIEDERMANN: Vortäuschung von Mittellappeninfiltration und Lungenatelektase durch einen Lungentumor im Unterlappen und abgesackte Pleuraexsudate. Röntgenpraxis **6**, 295 (1934).

REICHLE, H. S., and T. T. FRIST: Tuberculosis of the major bronchi. Amer. J. Path. **10**, 651—656 (1934).

REIMANN, H. A., R. F. KOUCKY, and C. F. EKLUND: Primary amyloidosis limited to tissue of mesodermal origin. Amer. J. Path. **11**, 977—988 (1935).

REINBERG, H., u. Z. KOPZIOVSKAJA: Massiver Lungenkollaps. Experimentelle Untersuchungen. Dtsch. Z. Chir. **230**, 182 (1931).

REINBERG, S. A.: Roentgen-ray studies on physiology and pathology of the tracheo-bronchial tree. Brit. J. Radiol. **30**, 451—455 (1925).

REINHARDT, E.: Beiträge zur Kenntnis der Lunge als neurovaskuläres und neuromuskuläres Organ nach Beobachtungen an der Lunge des lebenden Kaninchens. Virchows Arch. path. Anat. **292**, 322 (1934).

— Lungenkreislauf und Lungenmuskulatur bei Atelektase und Emphysem. Verh. dtsch. Ges. Kreisl.-Forsch. **8**, 173 (1935).

— Die Topik der lobären Pneumonie als Beweis ihrer Entstehung im Zentralnervensystem. Verh. dtsch. path. Ges. **1936**, 222.

REINHARDT, K.: Atélectasie pulmonaire gauche totale après bronchographie. J. Radiol. Électrol. **32**, 470—473 (1951).

REITTER, H.: Chirurgische Behandlung der chronischen Pneumonie. Langenbecks Arch. klin. Chir. **282**, 520—524 (1955).

— Chirurgische Probleme bei der chronischen Pneumonie. Thoraxchirurgie **3**, 340—351 (1955).

REKTORŽIK, E.: Über accessorische Lungenlappen. Wbl. d. k. u. k. Ges. d. Ärzte in Wien **17**, 4—6 (1861).

RENDICH, R. A., A. H. LEVY, and A. M. COVE: Pulmonary manifestations of azotemia. Amer. J. Roentgenol. **46**, 802—808 (1941).

REPKE, K.: Periarteriitis nodosa der Lunge. Z. klin. Med. **146**, 285 (1950).

REST, A.: Persistant fibrin body: a problem in diagnosis. Amer. J. Roentgenol. **43**, 360—363 (1940).

RETMEJER, B. J.: Planigraphie van trachea en hoffd-bronchi bij kinderen. Maandschr. Kindergeneesk. **1946**, 115—123.

REUTTER, F.: Über hyaline Membranen und Atelektasen der Neugeborenenlunge. Gynaecologia (Basel) **137** (1954).

REVIS, V. A.: Postoperative Lungenatelektase. Klin. Med. (Mosk.) **34**, 31—34 (1956).

REYHER, P.: Mediastinale Pleuritis im Kindesalter. Arch. Kinderheilk. **83**, 276—286 (1928).

— Das Röntgenbild der Thymusdrüse. Ergebn. inn. Med. Kinderheilk. **39**, 578—612 (1931).

REYNAUD, A. C.: Mémoire sur l'oblitération des bronches. Mém. Acad. roy. Méd. Paris **4**, 117—167 (1835).

RIBBERT, H.: Die Respirationsorgane. In: BRÜNING-SCHWALBE, Handbuch der allgemeinen Pathologie und pathologischen Anatomie des Kindesalters. Wiesbaden: J. F. Bergmann 1912.

Ribbing, S.: Über Röntgenuntersuchung bei der akuten Pneumonie und einigen Komplikationen derselben. Acta med. scand. (Stockh.), Suppl. **123**, 69—75 (1941).

Richards, G. E.: Interpretation of triangular basal shadows in roentgenograms of chest. Amer. J. Roentgenol. **30**, 289—295 (1933)

Richards, L. G.: Vegetal foreign bodies in the bronchi; analysis of 40 cases. Ann. (St. Louis) **50**, 860—886 (1941).

Richman, S., and W. F. Barry: Localized bulge of the right diaphragm simulating neoplasm. Amer. J. Roentgenol. **72**, 22—28 (1954).

Richter, K.: Über segmentale und lobäre Atelektasen. Diss. Bonn 1951.

—, u. A. Beyer: Luftzysten der Lunge, als Pneumothorax fehlgedeutet. Med. Bild **4**, 20—24 (1961).

Ricker, G.: Pathologie als Naturwissenschaft (Relationspathologie). Berlin: Springer 1924.

Riecker, O. E.: Die Bronchologie. Ihre Arbeitsmethoden und Möglichkeiten. Arch. Ohr.-, Nas.- u. Kehlk.-Heilk. **161**, 1—72 (1952).

Rieder, J.: Die Respirations- und Zirkulationsstörungen bei Kyphoscoliosis dorsalis. Inaug.-Diss. Berlin 1881.

Rieder, W.: Die Röntgenuntersuchung der Lungen und Bronchien. In: Lehrbuch der Röntgenkunde. Leipzig: Johann Ambrosius Barth 1913.

Rienzo, S. di: Bronchial dynamism. Radiology **53**, 168 (1949).

— Radiologic exploration of the bronchus. Springfield (Ill.): Ch. C. Thomas 1949.

— Die funktionelle Bronchusstenose. Ärztl. Wschr. **6**, 148—153 (1951).

— Röntgenologie der operierten Lunge. Fortschr. Röntgenstr. **78**, 400—413 (1953).

— Bemerkungen zur Arbeit E. Stutz, Physiopathologie des Hustens. Fortschr. Röntgenstr. **79**, 2 (1953); **80**, 400—402 (1954).

Riesmann, D.: Diagnostic problems in pneumonia. J. Amer. med. Ass. **82**, 1256—1260 (1924).

Rietschel, H.: Erkrankungen der Atmungsorgane. In: Feer-Kleinschmidt, Lehrbuch der Kinderheilkunde, 15. Aufl., S. 322—363. Jena: Gustav Fischer 1944.

Rigler, L. G.: X-ray observations in pneumonia. Minn. Med. **9**, 611—620 (1926).

— The density of the central shadow in the diagnosis of intrathoracic lesions. Radiology **32**, 316—322 (1939).

— The development of roentgen diagnosis. Radiology **45**, 467 (1945).

— The chest. Chicago: Year Book Publ. Inc. 1946.

— The possibilities and limitations of roentgen diagnosis. Amer. J. Roentgenol. **61**, 743—760 (1949).

—, and L. G. Ericksen: The inferior accessory lobe of the lung. Amer. J. Roentgenol. **29**, 382—392 (1933).

Rikind, A. V.: Arterio-venous anastomoses in the pulmonary circulation. IV. Arterio-venous anastomoses in visceral and parietal pleura and pleura adhesions; data on histogenesis of occluding arteries. Arkh. Pat. **11**, 62 (1949).

Rimini, R., J. A. Rodriguez: La angiopneumografia en la tuberculosis pleuropulmonar. Montevideo 1952.

Rindfleisch, E.: Die Muskulatur der kleinen Bronchien und des Lungenparenchyms. Med. Zbl. **5**, 65 (1872).

Rink, H.: Zur Funktionsanalyse des kleinen Kreislaufs bei Lungentuberkulose. Tuberk.-Arzt **6**, 526—533 (1952).

— Lungenkreislauf und Lungenkollaps. Beitr. Klin. Tuberk. **110**, 79—84 (1953/54).

— Lungenfunktion und Lungenchirurgie. Eine lungenangiographische Studie. Z. Tuberk. **106**, 11—30 (1955).

— Die Segmentdiagnostik der Lunge unter besonderer Berücksichtigung der Angiographie. Z. Tuberk. **115**, 315—324 (1961).

Rist, E.: Etudes sur quelques signes du pneumothorax fermé. Bull. Acad. Méd. (Paris) **1920**, 199.

— P. Ameuille et J. M. Lemoine: Les bronchites segmentaires. Bull. Soc. méd. Hôp. Paris **1944**, 52—53.

— — — Bronchites segmentaires. Presse méd. **1947**.

— P. Jacob et A. Soulas: Deux nouveaux cas de bronchiectasie simulant la pleurésie médiastine. Bull. Soc. méd. Hôp. Paris **1927**, 724—728.

— — et P. Trocmé: Pleurésie médiastine et bronchiectasie. Étude clinique et radiologique. Ann. Méd. **21**, 144—165 (1927).

—, et J. M. Lemoine: Bronchites segmentaires du lobe moyen masquant un cancer bronchique. J. franç. Méd. Chir. thor. **1**, 161 (1947).

Ritchie, W.: A case of plastic bronchitis. Edinb. med. J. **15**, 117 (1904).

Ritvo, M.: Massive collapse of lungs. Amer. J. Roentgenol. **11**, 337—342 (1924).

—, and F. Martin: The clinical and roentgen manifestations of pneumonia due to bacillus mucosus capsulatus (primary Friedländer pneumonia). Amer. J. Roentgenol. **62**, 211 (1949).

Ritter, H., u. M. Eybaud: Der diagnostische Wert eines lageveränderten Ober-Mittellappenspaltes im Lungensagittalbild. Fortschr. Röntgenstr. **86**, 431—439 (1957).

Rivkin, L. M., R. C. Read, C. W. Lillehei, and R. L. Varco: Massive atelectasis of the left lung in children, with congenital heart disease. J. thorac. Surg. **34**, 116—125 (1957).

Robbins, L. L.: The roentgenological appearance of parenchymal involvement of the lung by malignant lymphoma. Cancer (N. Y.) **6**, 80—88 (1953).

—, and C. H. Hale: The roentgen appearance of lobar and segmental collapse of the lung: A preliminary report. Radiology **44**, 107 (1945).

— — The roentgen appearance of lobar and segmental collapse of the lung. I. Technic of examination. Radiology **44**, 471—476 (1945).

ROBBINS, L. L., and C. H. HALE: II. The normal chest as it pertains to collapse. Radiology **44**, 543 (1945).

— — III. Collapse of an entire lung or the major part there of. Radiology **45**, 23 (1945).

— — IV. Collapse of the lower lobes. Radiology **45**, 120—127 (1945).

— — V. Collapse of right middle lobe. Radiology **45**, 260—266 (1945).

— — VI. Collapse of the upper lobes. Radiology **45**, 347—355 (1945).

—, and R. C. SNIFFEN: Correlation between roentgenologic and pathologic findings in chronic pneumonitis of cholesterol type. Radiology **53**, 187—201 (1949).

ROBERTS jr., D. J., C. T. DOTTER, and I. STEINBERG: The superior vena cava and innominate veins: angiocardiographic study. Amer. J. Roentgenol. **66**, 341—351 (1951).

ROBERTS, J. C., and L. G. BLAIR: Bronchiectasis in primary tuberculous lesions associated with segmental collapse. Lancet **1950**, 386—388.

ROBERTS, S.: The radiological diagnosis of pulmonary embolism. Proc. roy. Soc. Med. **50**, 93—96 (1957).

ROBERTSON, P. W., and K. D. F. MORLE: An explanation of the "primary atypical pneumonia" syndrome. Brit. med. J. **1951 I**, 994—998.

ROBINS, S. A., and M. H. JORES: Intrapleural fibrin bodies; observation on their development during pneumothorax treatment. Amer. Rev. Tuberc. **37**, 81—87 (1938).

ROBINSOHN: Über die vorwiegend linksseitige Dauerdeviation des Mediastinums mit und ohne Mediastinalpendeln (fixe Immigration und Migro-Immigration). Fortschr. Röntgenstr. **39**, 301, 399 (1929).

ROBSMANN, E.: Über retroperitoneale Cysten der Bauchhöhle. Inaug.-Diss. Königsberg 1904.

ROCCO, R.: Valori stratigrafici di spostamento tracheobronchiale. Quad. Radiol. **13**, 59 (1950).

ROCHE, G.: Tumeurs et pseudo-tumeurs du thorax antéro-inférieur d'origine susdiaphragmatique. J. franç. Méd. Chir. thor. **8**, 449 (1954).

—, et P. DAUMET: Hernies diaphragmatiques rétro-costo-xiphoidienne et position de Trendelenburg. J. franç. Méd. Chir. thor. **9**, 439—444 (1959).

— J. B. KONOS et DREYER DUFER: Opacité pseudo-kystique de la base droite par hernie epiploique. J. franç. Méd. Chir. thor. **8**, 147—155 (1954).

— J. PARENT et P. DAUMET: Atélectasies parcellaires du lobe inférieur et du lobe moyen au cours du pneumothorax thérapeutique. Rev. Tuberc. (Paris) **20**, 87—94 (1956).

— — et O. RENIÉ: Hernies du médiastin et tomographie transversale du thorax. J. franç. Méd. Chir. thor. **7**, 208—214 (1953).

—, et L. ROUSSELIN: Opacités pulmonaires multiples dues au pneumothorax thérapeutique. Rev. Tuberc. (Paris) **21**, 506—512 (1957).

RODBARD, S.: Bronchomotor tone. Amer. J. Med. **15**, 356 (1953).

RODENBAUGH, F. H.: Fibrinous bronchitis. Amer. J. Roentgenol. **10**, 843 (1923).

RÖSSLE, R.: Diskussion zum Vortrag JACOBAEUS u. N. WESTERMARK, Lungenatelektase u. Lungenkrankheiten. Med. Klin. **27**, 1877 (1931).

— Die pathologisch-anatomischen Grundlagen der Epituberkulose. Virch. Arch. path. Anat. **296**, 1—38 (1936).

— Über die Metastasierung bösartiger Geschwülste auf dem Schleimhautwege und die Bedeutung für das Problem der Malignität. Virchows Arch. path. Anat. **316**, 501 (1949).

ROGERS jr., J. V., and T. F. LEIGH: Differential diagnosis of right cardiophrenic angle mass. Radiology **61**, 871—878 (1953).

ROGSTAD, K.: Lymphadenitis tuberculosa bronchostenotica. Acta tuberc. scand. **25**, 305—325 (1951).

ROKITANSKY, C. v.: Handbuch der pathologischen Anatomie, Bd. III. Wien: Braumüller & Seidel 1842.

— A manual of pathological anatomy. Sydenham Soc. London 1852, vol. 4, p. 38.

— Lehrbuch der pathologischen Anatomie, 3. Aufl., Bd. III, S. 44. Wien: Wilhelm Braumüller 1861.

— Berl. klin. Wschr. **1878**, 401.

ROMAGOSSA, J. J., L. J. MENVILLE, and J. T. LEKKERT: Radiographic changes in the lungs during recovery from drowning. Radiology **55**, 517 (1950).

ROMDANE, C. B.: Les sténoses bronchiques dans la lymphogranulomatose du médiastin, leur valeur diagnostic. Thèse de Paris 1935.

ROMMELAERE, G. A. v.: De l'atélectasie pulmonaire. Brüssel: H. Manceaux 1881.

ROSE, C. B.: Persistent congenital atelectasis. Radiology **14**, 488 (1930).

ROSE, G. A., and H. SPENCER: Polyarteriitis nodosa. Quart. J. Med., N. S. **26**, 43 (1957).

ROSENBACH, O.: Die Relaxation des Lungengewebes. Dtsch. Arch. klin. Med. **18**, 68 (1876).

ROSENBAUM, S.: Das "respiratory disease syndrome" des Neugeborenen. Fortschr. Med. **81**, 778—780 (1962).

ROSENBERGER, H. C.: Cyst of the larynx and lobus acygos of lung; case report. Laryngoscope (St. Louis) **37**, 360—366 (1927).

ROSENBLATT, J.: Acute pulmonary atelectasis following haemoptysis. Report of a case. Amer. Rev. Tuberc. **28**, 198—201 (1933).

ROSENBLOOM, S. E.: Superior vena cava obstruction in primary cancer of the lung. Ann. intern. Med. **31**, 470—478 (1949)

ROSENTHAL, M.: Pulmonary lesions associated with intra-uterine asphyxia. J. Pediat. **6**, 71—81 (1935).

ROSETTI, M.: Rechtsseitiger hypophrenischer Abszess mit Perforation in den Bronchialbaum. (Thorakale Symptome und diaphrenische Komplikationen eines selten gewordenen Krankheitsbildes). Radiol. clin. (Basel) **23**, 109—115 (1954).

Rosetti, M: Über die partielle Relaxation des rechten Hemidiaphragma. Radiol. clin. Basel **23**, 210—223 (1954).

Ross, A. H.: Atelectasis of the lung and lobar pneumonia, their etiologic identy. Northw. Med. (Seattle) **32**, 93 (1933).

Rossi, S., V. Rustichelli e L. Ferri: La cinedensigrafia nello studio della circolazione e della fisiopatologia polmonare. I. Il polso normale. II. Le principali sindromi cinedensigrafiche. III. Le applicazioni cliniche. Lotta c. Tuberc. **27**, 855—864, 867—884, 885—921 (1927).

Rossier, P. H.: Zur Pathophysiologie der Atmung. Beitr. klin. Tuberk. **110**, 13—27 (1953/54).

—, u. A. Bühlmann: Pathophysiologie der Atmung. In: Handbuch der inneren Medizin, 4. Aufl., Bd. IV/1, S. 39—252. Berlin-Göttingen-Heidelberg: Springer 1956.

— — u. K. Wiesinger: Physiologie und Pathophysiologie der Atmung. Berlin-Göttingen-Heidelberg: Springer 1956.

Rossini, A., e S. Gaballo: Pleurite o atelettasia? (Considerazioni su due casi clinici). Clin. pediat. (Bologna) **36**, 192—201 (1954).

Roswit, B., G. Kaplan, and H. G. Jacobson: The superior cava obstruction syndrome in bronchogenic carcinoma. Radiology **61**, 722—736 (1953).

—, and S. M. Unger: Tumor localization with transverse tomography: diagnostic and therapeutic applications. Radiology **74**, 705—720 (1960).

Roth, O.: Zur Pathogenese und Behandlung der Bronchitis fibrinosa. Klin. Wschr. **1938**, 1798—1800.

Rothstein, E.: The azygos lobe: its involvement in pulmonary disease. Amer. J. Roentgenol. **61**, 195—198 (1949).

—, and H. B. Pirkle: Pulmonary disease secondary to cardiospasm with acid-fast bacilli in sputum. Dis. Chest **12**, 232—237 (1946).

Rouan, M., P. Barroux et R. Camain: Séqestration pulmonaire. (Diagnostiquée par la tomographie). Presse méd. **66**, 1879—1880 (1958).

Rouanet, G.: Reflektorisch bedingte Krankheitszeichen im Röntgennachweis. Dtsch. Gesundh.-Wes. **1946**, 115.

Roubier, C.: Lymphogranulomatose maligne et dilatations des bronches. J. Méd. Lyon **1932**, 521—528.

— The "azotemic lung". Radiographic study. J. Méd. Lyon **19**, 467—473 (1938).

Roujeau, J.: Localisations broncho-pulmonaires de la maladie de Hodgkin. J. franç. Méd. Chir. thor. **8**, 64—92 (1954).

Roulet, F.: Über die interstitielle plasmozelluläre Pneumonie im Säuglingsalter. Schweiz. med. Wschr. **22**, 1313—1315 (1941).

Roullard, J.: Le collapsus aigu du poumon. Presse méd. **37**, 36—38 (1929).

Roussy et Leroux: La broncho-pneumonie du vieillard. Étude anatomo-pathologique. Ann. Méd. **1921**, No 3.

Roussy, G., R. Leroux et C. Oberling: Précis d'anatomie pathologique. Paris: Manon & Cie. 1950.

Roux, B. T. Le: Spherical radiological opacities in the anterior cardiophrenic angle. J. roy. Coll. Surg. Edinb. **5**, 158—163 (1960).

Roux, M., Robin et Le Bihan: Arthrose cervicale et hernie diaphragmatique. J. franç. Méd. Chir. thor. **9**, 181—187 (1959).

Roux-Berger, J., H. Le Brigand, P. Renault et G. Tibér: Un diagnostic difficile de sarcoidose médiastino-bronchopulmonaire. Thoracotomie exploratoire. J. franç. Méd. Chir. thorac. **9**, 651—662 (1959).

Rovestine, E. A., and L. P. McKinney: Respiratory obstruction from bronchiolar constriction during cyclopropan anesthesia. J. thorac. Surg. **11**, 565—570 (1941/42).

Royer, J.: Syphilis pulmonaire à forme pseudotumorale. J. franç. Méd. Chir. thor. **7**, 272 (1953).

Rubin, E. H., and M. Rubin: Diseases of the chest. Philadelphia: W. B. Saunders Co. 1947.

Rubino, M.: La polmonite cronica simulante il carcinoma bronchiale (descrizione di un caso). Gazz. int. Med. Chir. **61**, 2449—2458 (1956).

Rubio, R., J. S. Piovano: Agenesia e hipoplasia bronco-pulmonar. An. Fac. Med. Montevideo **37**, 75—100 (1952).

Rudnikoff, I., and C. H. Headland: Pulmonary changes following cholecystectomy. J. Amer. med. Ass. **146**, 989—991 (1951).

Ruge: Die Grenzlinien oder Pleurasäcke und die Lagerung des Herzens bei Primaten, insbesondere Anthropoiden. Zeugnisse für die metamere Verkürzung des Rumpfes. Leipzig: Wilhelm Engelmann 1892.

Ruge, R.: Tropische Haut- und Geschlechtskrankheiten. In: Ruge-Mühlens-zur Verth, Krankheiten und Hygiene der warmen Länder, 4. Aufl., S. 436. Leipzig: Georg Thieme 1938.

Rumpf: Syphilis der Bronchialdrüsen mit Usur der Trachea und bronchopneumonischen Herden. Internationale Beiträge zur inneren Medizin, Bd. I, S. 513. Berlin: August Hirschwald 1902.

Runge, H. G.: Die entzündlichen Erkrankungen der Nase. K) Sklerom. In: Henke-Lubarsch, Handbuch der speziellen pathologischen Anatomie und Histologie, Bd. III/1, S. 171—174. Berlin: Springer 1928.

Rusznyák, J., M. Földi u. G. Szabó: Physiologie und Pathologie des Lymphkreislaufs. Budapest: Akademie-Verlag 1956.

Sacca, F. P., e B. Vandelli: Sulla cosidetta leucosarcomatosi del mediastino. Arch. Sci. biol. (Bologna) **93**, 161—180 (1952).

Sachs, W.: Blutfibrinkugeln im Pneumothoraxraum. Z. Tuberk. **49**, 354 (1928).

Sachs-Kastlan: Über Nebenlungen. Gynäk. Rdsch. **6**, 23 (1912).

Sada, E., e A. Cirla: Contributo alla diagnosi precoce del cancro polmonare centrale: la «sindrome pre-atelettasia». Radiol. med. (Torino) **47**, 1009—1058 (1961).

SADLER, R. L.: Atelectasis as a complication in artificial pneumothorax. Brit. med. J. **1954 I**, 359.

SAGEL, J., and L. G. RIGLER: Mediastinal pleural effusion. Amer. J. Roentgenol. **24**, 225—233 (1930).

SAKULA, J.: Congenital eventration of right half of diaphragm. Proc. roy. Soc. Med. **33**, 629 (1940).

ŠALEK, J., V. ZZAHOUREK u. K. PRASIL: Chronische indurative Pneumonie unter dem Bild eines Lungenkarzinoms. Zbl. Chir. **81**, 753—772 (1956).

SALÉN, E. F.: Phlebographic study of constrictive processes in superior vena cava area and of accompanying changes in collateral circulation. Acta radiol. (Stockh.) **36**, 81—87 (1951).

SALKIN, D., A. V. CADDEN, and R. B. MCINDOE: The blocked pulmonary cavity. Amer. Rev. Tuberc. **34**, 634 (1936).

SALZER, G., M. WENZL, H. JENNY u. A. STANGL: Das Bronchuskarzinom. Wien: Springer 1952.

SAMADEN, R., e L. TROPEANO: Su un caso di sclerodermia con alterazioni polmonari ed esofage. Ann. Radiol. diagn. (Bologna) **28**, 240—252 (1955).

SAMPSON, A.: Lung abscess due to esophageal overflow. New Engl. J. Med. **219**, 982—985 (1938).

SAMPSON, H. H., and J. L. COLLIS: Postlobectomy lobar and collapse. J. thorax. Surg. **13**, 435—441 (1944).

SAMSON, N.: Ein Fall von massivem atelektatischem Kollaps nach Hämoptoe. Med. Klin. **24**, 1549—1551 (1928).

SAMSON, P. C., J. BARNWELL, J. LITTIG, and J. C. BUGNER: Tuberculous tracheobronchitis. J. Amer. med. Ass. **108**, 1850—1855 (1937).

—, and J. E. CULPS: Analysis of results of collapse therapy of tuberculosis of the bronchus. J. Amer. med. Ass. **108**, 1849 (1937).

—, and D. J. DUGAN: Tracheobronchial toilet in infant and adult. Ann. Otol. (St. Louis) **59**, 738—748 (1950).

SAMUELS, M. J., C. D. HOWE, G. D. DODD, L. M. FULLER, C. C. SCHULLENBERGER and W. L. LEARY: Endobronchial malignant lymphoma. Amer. J. Roentgenol. **85**, 87—95 (1961).

SANCHEZ VALDIVIESO, L. J.: Broncquitis fibrinosa o seudomembranosa. Enferm. d. Tórax **24**, 23—25 (1959).

SANDA, E.: Fibrinous bronchitis, clinical and x-ray picture. Comparative study with bronchial cancer. Čs. Rentgenol. **17**, 35—42 (1963).

SANDERSON, ST. S.: Chronic pneumonia in young infants. Amer. J. Roentgenol. **36**, 757 (1936).

SANDLER, B. P., H. J. MATTHEWS, and S. BORNSTEIN: Pulmonary cavitation due to polyateriitis. J. Amer. med. Ass. **144**, 754 (1950).

SANDLER, E.: Einige Fälle von Stenosen der größeren Bronchien bei Lungentuberkulose. Acta tuberc. scand. **12**, 1—33 (1938).

SANEN, F. J.: Das Pickwick'sche Syndrom (Fettsucht, Hypoventilation, Rechtsinsuffizienz des Herzens, Somnolenz, Hyperkapnie). Med. Klin. **1958**, 1360.

SANES, S., and W. S. SMITH: Massive pulmonary atelectasis following bronchial obstruction in tuberculosis. Amer. Rev. Tuberc. **36**, 727—739 (1937).

SANGER, P. W.: Evacuation hospital experience with wounds and injuries of the chest. A preliminary report. Ann. Surg. **36**, 80 (1958).

SANQUIRICO, G.: Tentativo di classificazione dei tumori pleuro-polmonari. Radiologia (Roma) 8, 415—456 (1952).

— R. CIGNOLINI e F. PERASI: La stratigrafia axiale transversale dans l'étude des organes médiastinaux. J. Radiol. Electrol. 31, 463 (1950).

SANTAGATI, F., N. CALVI e G. C. RIVOLTA: Rilievi radiografici, stratigrafici e broncostratigrafici nella tuberculosi stabilizzata. Radiol. med. (Torino) **42**, 851 (1956).

SANT'AGNESE, P. A. DI: Bronchial obstruction with lobar atelectasis and emphysema in cystic fibrosis of the pancreas. Pediastrics **12**, 178 (1953).

SANTE, H. E.: Bilateral collapse of the lung. Ann. Surg. **85**, 608—609 (1927).

SANTE, L. R.: Acute consolidation of the lung; their recognition and differential diagnosis. Radiology **4**, 221—241 (1925).

— Massive (atelectatic) collapse of the lung, with a special reference to treatment. J. Amer. med. Ass. **88**, 1539—1542 (1927).

— Massive collapse of the lung. Radiology **8**, 1—13 (1927).

— Massive (atelectatic) collapse of the lung. With adetailed discussion of 6 unusual cases. Acta radiol. (Stockh.) **9**, 434—457 (1928).

— Massive (atelectatic collapse of the lung. Amer. J. Roentgenol. **20**, 213—217 (1928).

— Massive (atelectatic) collapse of lung. Ann. Surg. **88**, 161—177 (1928).

— Pulmonary infection in tularemia. Amer. J. Roentgenol. **25**, 241—242 (1931).

— Massive (atelectatic) collapse of the lung with a detailed discussion of 6 unusual cases. Radiology **33**, 152—165 (1939).

— Principles of roentgenological interpretation, 5. ed. Ann Arbor (Mich.): Edwards Brothers Inc. 1945.

— The anatomy and physiology of the lesser circulation as indicated by its behavior in health and disease. Amer. J. Roentgenol. **61**, 1—15 (1949).

— , and J. P. WYATT: Roentgenological and pathological observations in antigenic pneumonitis. Its relationship to the collagen diseases.Amer. J. Roentgenol. **66**, 527—544 (1951).

— Lobar pneumonia. A reontgenological study (a correlation of roentgen-ray findings with clinical and pathological manifestations), 137. New York: Paul B. Hoeber 1928.

SANTEE, H. E.: Bilateral massive collapse of the lung. Ann. Surg. **85**, 608—609 (1927).

SANTY, P., et M. BÉRARD: Les ruptures bronchiques traumatiques. Lyon chir. **1948**, 611—615.

— — et BALLIVET: Un cas d'atélectasie pulmonaire postopératoire vraie. Lyon chir. **37**, 317—323 (1942).

— — P. GALY et HUN NGUYEN: La séquestration pulmonaire kystique avec artère anormale d'origine aortale. J. franç. Méd. Chir. thor. **6**, 101 (1952).

— — J. PAPILLON et J. C. SOURUIA: Angiopneumographie et cancers du poumon. J. franç. Méd. Chir. thor. **5**, 1—9 (1951).

—, et J. DUMAREST: Fistules oesophago-bronchiques par diverticule de traction et suppuration pulmonaire. Bronches **1**, 27 (1951).

— P. GALY et A. DUPREZ: «Adénome bronchique» de siège périphérique Tumeur mixte bronchopulmonaire. Bull. Soc. méd. Hôp. Paris **1951**, 15—20.

SAPHIR, O.: Visceral lesions in poliomyelitis. Amer. J. Path. **21**, 99 (1945).

SATTLER, A.: Über bronchographische Stenosetypen (mit Bemerkungen über die bronchographische Technik). Beitr. Klin. Tuberk. **90**, 286—306 (1937).

SAUERBRUCH, F.: Zur Pathologie des offenen Pneumothorax. Mitt. Grenzgeb. Med. Chir. **13**, (1904).

— Die Chirurgie der Brustorgane, 3. Aufl. Berlin: Springer 1928.

— 10. Jahrestagg der Dtsch. Ges. für Unfallheilkunde 1935. Dtsch. med. Wschr. **61**, 2036 (1935).

SAUPE, E.: Das Thoraxröntgenbild im frühesten Kindesalter. München: J. F. Lehmann 1925.

— Über das Thoraxröntgenbild im frühen Kindesalter. Fortschr. Röntgenstr. **34**, 976 (1926).

— Erfahrungen beim Vergleich von Röntgenbefunden an den Lungen mit den Ergebnissen der Autopsie. Röntgenpraxis **2**, 193—211 (1930).

— Pleuritis mediastinalis superior oder Thymushyperplasie? Fortschr. Röntgenstr. **48**, 314—320 (1933).

— Die Thoraxdeformitäten und ihr Einfluß auf die Brusteingeweide. In: ENGEL-SCHALL, Handbuch der Röntgendiagnostik und -therapie im Kindesalter, S. 143—154. Leipzig: Georg Thieme 1933.

—, u. H. LUDWIG: Über das transversale Lungenhilusbild bei nichttuberkulösen Kindern. Röntgenpraxis **10**, 799—810 (1938).

SAUVAGE, R., et P. Y. HATT: Angiocardiographies et chirurgie pulmonaire. Sem. Hôp. Paris **1952**, 91—95.

SAVY: Les pleurésies médiastines. Progr. méd. (Paris) **27**, 310 (1910).

SAXL, O.: Beitrag zur Diagnose der Lungenagenesie. Ann. paediat. (Basel) **154**, 180—193 (1940).

SAYÉ, L.: La tuberculosis trachéo-bronco-pulmonar. Buenos Aires: Guillermo Kraft 1951.

SCAMMON, R. E.: Studies on growth and structure of infant thorax. Radiology **9**, 89—103 (1927).

SCANNEL, J. G.: A study of variations of the bronchopulmonary segments in the left upper lobe. J. thorac. Surg. **16**, 530 (1947).

— Rupture of the bronchus following closed injury to the chest. Ann. Surg. **133**, 127—130 (1951).

SCARABICCHI, S.: Respiratory disorders in Heine-Medin's disease; clinical characteristics and therapeutic directives; 2 cases of pulmonary atelectasis. Minerva pediat. **7**, 542—548 (1955).

SCARINCI, C.: Tumori primitivi del polmone e atelettasia nel loro aspetto radiologico. La Radiol. med. (Torino) **37**, 461 (1951).

— L'apporto dell' angiopneumografia nella diagnostica differenziale fra tumore ed ascesso del polmone. Radiol. med. (Torino) **38**, 3—11 (1952).

— L'exploration angiopneumographique en pneumologie. Presse méd. **20**, 439—440 (1952).

— Una sindrome pseudotobercolare relativamente frequente nell'età infantile: l'addensamento atelattasico lobare da bronchite circoscritta ostruttiva subacuta. Minerva med. **1**, 59—63 (1952).

— À propos de la maladie de Hodgkin à évolution endobronchique. Presse méd. **63**, 1302—1303 (1955).

SCHAFFER, A. J., and R. V. RIDER: A note of the prognosis of pulmonary agenesis and hypoplasia according to the side affected. Trans. Amer. clin. climat. Ass. **68** (1956).

SCHAFFNER, G.: Über den Lobus inferior accessorius der menschlichen Lunge. Virchows Arch. path. Anat. **152**, 1—25 (1898).

SCHAIRER, E., u. E. KROMBACH: Röntgenstrahlenschädigung mit tödlichem Ausgang. Strahlentherapie **64**, 267 (1939).

SCHALL, L.: Die Interlobärspalten. Anatomie, Röntgendarstellung und deren klinische Bedeutung. Ergebn. ges. Tuberk.- u. Lung.-Forsch. **2**, 405 (1931).

SCHARZ, J.: Rezidivierende doppelseitige Lungenatelektasen. Strahlentherapie **111**, 609—617 (1960).

SCHAUB, C.: Die Lungenaktinomykose im Röntgenbild. Radiol. clin. (Basel) **14**, 233—261 (1945).

SCHEEL, A., and E. MYHRE: Malignant lymphomata. A review of the pathology, clinic features and therapy. Acta radiol. (Stockh.) **40**, 63—80 (1953).

SCHEFFEY, L. C., H. W. JONES, and L. H. CLERF: Postoperative collapse of the lung (atelectasis) in gynecologic cases. Amer. J. Obstet Gynec. **19**, 795—806 (1930).

SCHEIBE, F. W.: Nebenlunge bei einem Neugeborenen. Zbl. allg. Path. path. Anat. **89**, 1—6 (1952).

SCHEIDEGGER, S.: Lungenmißbildungen. (Beitrag zur Entstehung der Nebenlunge). Frankfurt. Z. Path. **49**, 362 (1936).

SCHEIN, BALO u. KARÁCSONYI: Die Drüsen um den Hilus im zweiten Stadium der Lues. Ref. Arch. Derm. Syph. (Berl.) **117**, 161 (1914).

SCHELENZ, C.: Über einseitige hochgradige Schrumpfungsprozesse der Brustorgane. Z. Tuberk. **48**, 130 (1927).

SCHENCK, S. G., and M. SELDOWITZ: Sinobronchitis in children. Amer. J. Roentgenol. **67**, 240—258 (1952).

SCHENDZIELORZ, F.: Zur Kenntnis des postoperativen massiven Lungenkollapses. Bruns' Beitr. klin. Chir. **171**, 297 (1940).

SCHERESCHEWSKY, S.: Pneumothorax in lung collapse. Radiol. clin. (Basel) **19**, 170—173 (1950).

SCHERRER, M., u. F. SCHMIDT: Die Beurteilung des Risikos von lungenchirurgischen Eingriffen durch eine vorgängige, umfassende Lungenfunktionsprüfung. Thoraxchirurgie **2**, 429—438 (1955).

SCHILLING, C.: Die Lungensyphilis des Erwachsenen. Fortschr. Röntgenstr. **37**, 343—358 (1928).

SCHINDLER, W.: Unbemerkte Fremdkörper bei Kindern. Med. Klin. **24**, 1005 (1928).

SCHISSEL, D. J., and P. G. KEIL: Further observations on the diagnostic value of pulmonary angiography in bronchogenic carcinoma. Amer. J. Roentgenol. **67**, 51—56 (1952).

SCHLAEPFER, K.: The effect of the ligation of the pulmonary artery of one lung without and with resection of the phrenic nerve. Arch. Surg. **13**, 623—629 (1926).

SCHMID, F., u. G. WEBER: Röntgendiagnostik im Kindesalter. München: J. F. Bergmann 1955.

SCHMID, P. C.: Die topographische Darstellung des Bronchialbaumes nach dem Röntgenbild. Fortschr. Röntgenstr. **73**, 307—317 (1950).

— Die topographische Darstellung der Lungensegmente im Röntgenbild. Fortschr. Röntgenstr. **73**, 318—332 (1950).

— Über die segmentale Anordnung schrumpfender Lungenabschnitte mit Bronchiektasenbildung. Fortschr. Röntgenstr. **73**, 689—702 (1950).

— Lungenverschattungen, die das Bild einer Pleuritis mediastinalis oder interlobaris vortäuschen können. Dtsch. med. Wschr. **1952**, 772—775.

— Interlobär begrenzte schrumpfende Lungenprozesse bei Kindern. Mschr. Kinderheilk. **102**, 359—366 (1954).

— Zur Differentialdiagnose paramediastinaler Verschattungen des rechten Oberlappens und der Pleuritis mediastinalis superior. Fortschr. Röntgenstr. **81**, 629—637 (1954).

— Paramediastinaler Schatten und atelektatischer Oberlappen. Bronchographischer Nachweis. Fortschr. Röntgenstr. **85**, 199—200 (1956).

— Thymushyperplasie oder Oberlappenatelektase? Erwiderung zu den Bemerkungen v. Lasar Dünner „Der paramediastinale Schatten des Thymus". Fortschr. Röntgenstr. **86**, 20—28 (1956).

SCHMIDT u. UNHOLTZ: Die Haemoptoe im Röntgenbild. Z. Tuberk. **78**, 1 (1937).

SCHMIDT, H. W., L. H. MOUSEL, and S. W. HARRINGTON: Postoperative atelectasis. Clinical aspects and review of cases. J. Amer. med. Ass. **120**, 859—900 (1942).

SCHMIDT, S.: Respiratory kymography in acute abdominal conditions. Acta radiol. (Stockh.) **54**, 49 (1960).

SCHMITT: Aspirierter Fremdkörper (dem Kranken unbekannt) als Ursache von Bronchiektasen. Röntgenpraxis **15**, 118—120 (1943).

SCHMITT, H.: Mittellappen der linken Lunge und seltene Form des Lobus venae acygos. Röntgenpraxis **10**, 568—571 (1938).

SCHMITZ-CLIEVER, E.: Über das Vorkommen des Lobus venae acygos der linken Lunge. Fortschr. Röntgenstr. **72**, 728 (1949/50).

SCHMORL, G.: Über die Beziehungen anthrakochalikotischer bronchialer Lymphknoten zu Bronchialerkrankungen und über Bronchitis deformans. Münch. med. Wschr. **1925**, 757.

SCHNEIDER, L.: Upper lobe bronchial abnormalities simulating significant pulmonary tuberculosis. Radiology **59**, 390—397 (1952).

SCHNEIDER, L. V.: Bronchial occlusion due to tuberculous lymphadenitis. Amer. Rev. Tuberc. **38**, 320—324 (1938).

SCHNEIDER, P.: In: E. SCHWALBE, Die Morphologie der Mißbildungen des Menschen und der Tiere, Bd. III/2, Kap. 8, S. 817. Jena: Gustav Fischer 1909.

SCHNEIDER, P. P.: Die Sekunden-Atelektase der Pneumothorax-Lunge. Z. Tuberk. **93**, 1—8 (1949).

SCHNEIDER, W., u. B. RATING: Über den Nachweis von Fremdkörpern der unteren Luftwege durch das Schichtbild. Z. Hals-, Nas.- u. Ohrenheilk. **47**, 477—486 (1941).

SCHNITZER, R.: Über Tracheopathia osteoplastica. Arch. Laryng. **32**, 236 (1920).

SCHOBER, H.: Die physiologisch-optischen Voraussetzungen für die stereoskopische Röntgendurchleuchtung. Röntgen-Bl. **3**, 2 (1950).

— Untersuchungen über die Verwertbarkeit des Spannungsbereichs zwischen 100 und 300 kV in der Röntgendiagnostik. Fortschr. Röntgenin der Röntgendiagnostik. Fortschr. Röntgenstr. **81** (Beiheft), 37—38 (1954).

SCHOBINGER, R.: Intraosseous venography. Cleveland Clin. Quart. **23**, 155 (1956); — Angiology **11**, 283—296 (1960); — New York: Grune & Stratton 1960.

SCHOCH, G.: Das Silhouettenzeichen. Fortschr. Röntgenstr. **88**, 503—520 (1958).

SCHOEN, R.: Tonusprobleme der Atmung. Klin. Wschr. **1936**, 1341.

— Der Nachweis eines intratrachealen Knochenstücks durch Schichtaufnahmen. Röntgenpraxis **9**, 622 (1937).

— Die Atmung. In: BECHER-BOHNENKAMP, Lehrbuch der speziellen Pathologie u. Physiologie, Bd. 5, S. 83—115. Jena: Gustav Fischer 1940.

— Das Syndrom der Bronchostenose. Dtsch. med. Wschr. **76**, 433—436 (1951).

SCHMIDT, B. G.: Ein Beitrag zum Krankheitsbild des massiven Lungenkollapses. Langenbecks Arch. klin. Chir. (1932).

SCHÖNBERG, S.: Bronchialrupturen bei Thoraxkompression. Berl. klin. Wschr. **49**, 2218—2221 (1912).

SCHÖNDORF, H.: Experimentelle Untersuchungen über röntgenologische Darstellbarkeit von Lungen- und Speiseröhrenfremdkörpern. Z. Hals-, Nas.- u. Ohrenheilk. **33**, 391 (1933).

SCHOENHEINZ, W. D.: Das Veratmungs-Ösophagogramm, ein Hilfsmittel zum Nachweis der Bronchostenose. Fortschr. Röntgenstr. **80**, 454—457 (1954).

SCHÖNHOF: Ein Beitrag zur Kenntnis des lokalen tumorförmigen Amyloids. Frankfurt. Z. Path. **12** (1913).

SCHOENMACKERS, J., u. A. GIAMPALMO: Über die angiektatische Alveolarkompression b. Morbus caeruleus. Verh. dtsch. Ges. Path. **36**, 234 (1953).

—, u. H. VIETEN: Das Verhalten der Lungengefäße bei verändertem Luftgehalt der Lungen. Fortschr. Röntgenstr. **76**, 24—44 (1952).

— — Das postmortale Angiogramm der Lungen bei Tuberkulose, Silikose und Bronchialkarzinom. Fortschr. Röntgenstr. **77**, 14—28 (1952).

— — Atlas postmortaler Angiogramme. Stuttgart: Georg Thieme 1954 (1958).

— — Vergleichende pathologisch - anatomische und postmortal-angiographische Betrachtungen der Lunge. Ergebn. ges. Tuberk. u. Lungenforsch. **14**, 347—387 (1958).

SCHOLTZE, H., W. KLINNER u. HH. LÖHR: Sind die im Angiogramm bei der chronischen Lungentuberkulose erkennbaren Veränderungen funktioneller oder anatomischer Art? Beitr. Klin. Tuberk. **117**, 244 (1957).

—, u. H. ST. STENDER: Röntgenologische Segmentdiagnostik der umschriebenen Lungentuberkulose. Fortschr. Röntgenstr. **93**, 1, 44 (1960).

SCHORR, S., and A. SCHWARZ: The roentgenologic manifestations of amebiasis of the liver with concomittant findings in the chest. Amer. J. Roentgenol. **66**, 546—554 (1951).

SCHOTZ, S.: The clinical aspects of pulmonary atelectasis (with a case report of a death under anesthesia). Anesthesiology **4**, 293 — 300 (1943).

SCHRIEVER, H.: Zur Frage der Eigenkontraktilität der Lungen. Z. Biol. **95**, 566 (1933).

SCHRÖDER, G.: Traumatische Bronchusruptur. Fortschr. Röntgenstr. **81**, 680—682 (1954).

— Beitrag zur Differentialdiagnose paramediastinaler Verschattungen d. Oberfeldes. Kinderärztl. Prax. **24**, 419—423 (1956).

— Bandartige paramediastinale Verschattungen. Z. Tuberk. **109**, 24—28 (1956).

SCHRÖDER, J.: Über das angeborene Fehlen einer Lunge. Zbl. allg. Path. path. Anat. **98**, 555 (1958).

SCHRÖTER, A.: Über das Röntgenbild der Pleuritis mediastinalis, insbesondere der mediastinalen Schwarte. Inaug.-Diss. Breslau 1923.

SCHRÖTTER, H. v.: Klinik der Bronchoskopie. Jena: Gustav Fischer 1906.

SCHUBERTH, A.: Die Bedeutung des Ableitungsbronchus für die Wirkung der Kavernensaugdrainage. Beitr. Klin. Tuberk. **95**, 31—42 (1940).

SCHUCHARDT, K.: Hochgradige Atrophie (inveterierte Atelektase) der linken Lunge mit kompensatorischer Hypertrophie der rechten. Virchows Arch. path. Anat. **101**, 71 (1885).

SCHÜMMELFEDER, N.: Umfaltungen und Verwachsungen an freien Lungenrändern. Beitr. path. Anat. **116**, 422—435 (1956).

SCHULTZE, G.: Chest film findings in neonatal respiratory distress. Radiology **70**, 230—237 (1958).

SCHULZE, W.: Über Nebenlungen und Lungenhamartome. Radiol. clin. (Basel) **23**, 137—148 (1954).

— Die Frühdiagnostik des Bronchialkrebses. Tagg. Med. Ges. Ludwigshafen a. Rh. 22. 2. 1956.

— Ursachen und Bedeutung röntgenologischer Fehldiagnosen auf dem Gebiet der inneren Medizin. Verh. Ber. Dtsch. Internisten-Tagg. Leipzig 14. 11. 1955, S. 198—210. Leipzig: Johann Ambrosius Barth 1956.

— Anwendung und diagnostische Bedeutung der Tomographie bei Gefäßanomalien und -erkrankungen im Brustraum. Fortschr. Röntgenstr. **84**, 164—175 (1956).

— Die entzündlich-narbige Bronchostenose und ihre Folgen. Verh. dtsch. Ges. inn. Med. **62**, 76—80, 98—99 (1956).

— Schichtuntersuchungen über das Substrat der röntgenologischen Lungenveränderungen bei kruppöser Pneumonie. Kongr.-Ber. Med. Ges. für Röntgenol. DDR. 1955, Bd. 1, S. 110—119. Leipzig: Johann Ambrosius Barth 1957.

— Was leistet die Strahlendiagnostik für die Früherkennung des Bronchialkrebses? Tagg. Med.-nat. Ges. Univ. Münster (Westf.) 28. 2. 1957.

— Röntgendiagnostik und -differentialdiagnostik thymogener Geschwülste. Tagg Nordrhein-Westfäl. Röntgenges. Köln a. Rh. 14. 6. 1958.

— Morphologische und dynamische Zeichen bronchopulmonaler Belüftungsstörungen in der Röntgendiagnostik. Tagg Rhein.-Westfäl. Röntgenges. Dortmund 26. 9. 1959.

— Das primäre Lymphosarkom der Lunge. Fortschr. Röntgenstr. **91**, 457—469 (1959).

— Zur Röntgendiagnostik der Fremdkörperaspiration. Tagg Rhein.-Westfäl. HNO-Ärzte Münster 23. 1. 1960.

— Zur Röntgendiagnose der Lungenembolie und des Lungeninfarktes. Tagg. Med.-Nat. Ges. Münster i. W. 12. 12. 1962.

— Die Bedeutung der Kollateralventilation für die Röntgensymptome der Bronchialstenose. 44. Dtsch. Röntgenkongreß Baden-Baden, Teil A, S. 200. Stuttgart: G. Thieme 1963.

SCHULZE, W.: Zur Röntgensymptomatologie des stenosierenden Bronchialkarzinoms: zentrale Bronchusblockade ohne poststenotische Obstruktionsatelektase. Fortschr. Röntgenstr. **104**, 591—606 (1966).

— Probleme der bronchologischen Untersuchungstaktik bei der Bronchialkrebsfahndung und Bronchialfremdkörpersuche Radiologe **7**, 295—307 (1967).

SCHWARTZ, PH.: Über tuberkulöse postprimäre Startkomplexe. Schweiz. med. Wschr. **1942**, 141—145.

— Die automatische, endogene lymphadenobronchogene Reinfektion in der Anfangsperiode der Lungenphthise und ihre typischen Folgen. Schweiz. med. Wschr. **1949**, 454—459, 467—470.

— Einbrüche tuberkulöser Lymphknoten um das Bronchialsystem und ihre pathogenetische Bedeutung. Beitr. Klin. Tuberk. **103**, 182—191 (1950).

— Die intrathorakale Lymphknotentuberkulose und ihre Bedeutung für die Entstehung der Lungenschwindsucht. Schweiz. Z. Tuberk., Suppl. **6**, 255—313 (1952).

— Die lymphadenogenen Bronchialschädigungen und ihre Bedeutung für die Entwicklung der Lungenschwindsucht. Beitr. Klin. Tuberk. **110**, 106 (1953).

— Bemerkungen über die Häufigkeit tuberkulöser lymphadenogener Bronchialwandschädigungen im Obduktionsgut mitteleuropäischer Institute für pathologische Anatomie. Tuberk.-Arzt **7**, 221—223 (1953).

— Die lymphadenogene Bronchialwandschädigung und ihre Bedeutung für die Entwicklung der Lungenschwindsucht. Ber. Verh. dtsch. Tuberk.-Ges. **14**, 106—128 (1952).

—, u. I. STÅHLE: Vergleichende patholog.-anatomische und klinisch-radiologische Untersuchungen über Lungentuberkulose. I. Mitt.: Fall von äquisektorialem Aspirations-Filtrat bei parabronchialer Lymphknotenkaverne u. vergrößertem tuberkulösem Lymphknoten. Acta tuberc. scand. **35**, 106—110 (1958).

— — II. Mitt.: Fall von äquisektorialen Aspirationsinfiltraten bei Einbrüchen vergrößerter tuberkulöser Lymphknoten in das Bronchialsystem beider Lungen. Acta tuberc. scand. **35**, 111—116 (1958).

— — III. Mitt.: Große paratracheale und peribronchiale, tuberkulöse Lymphknoten bds., Einbruch e. großen tuberkulösen Lymphknotens in den re. Oberlappenhauptbronchus und in den re. Pleuraraum. Acta tuberc. scand. **35**, 117—122 (1958).

SCHWARTZ, S. I., A. A. DALE, and H. RAHN: Dead space rebreathing tube for prevention of atelectasis. J. Amer. med. Ass. **163**, 1248—1251 (1957).

—, and W. A. DALE: Addition of dead space to produce hyperventilation for prophylaxis of atelectasis. Surg. Forum **6**, 282—286 (1955).

SCHWARZE, R. R.: Zur Pathologie der fibrinösen Bronchitis. Wien. med. Wschr. **58**, 1178 (1908).

SCHWARZKOPF, E.: Ein Fall von Bronchitis fibrinosa mit nachweisbarer Lokalisation und überwiegend aus Schleim bestehenden Bronchialausgüssen. Münch. med. Wschr. **40**, 343 (1904).

SCHWEDEL, J. B.: Clinical roentgenology of the heart, 3. ed., p. 261. New York: P. B. Hoeber Inc. 1948.

SCHWYZER, F.: Sektionsbericht zu Seiferts Fall von syphilitischer Bronchostenose. Münch. med. Wschr. **43**, 337 (1896).

SCIMONE, J.: Prime ricerche di elettrobroncografia nel pneumotorace. Minerva med. **22**, 2 (1931).

— Comporatmento della muscolatura liscia broncopolmonare in corso di pneumotorace iniziale. Minerva med. **1931**, 70.

SCOBIE, R.: Acute asphyxia from intrabronchial rupture of a tuberculous mediastinal gland with recovery. Amer. J. Dis. Child. **48**, 373 (1934).

SCOTT, L. D. W., S. D. SCOTT-PARK, and A. C. LENDRUM: The clinical, radiological and pathological aspects of pulmonary hemosiderosis. Brit. J. Radiol. **20**, 100—107 (1947).

SCOTT, W. G., and H. L. JONES: Acute pneumonitis. Amer. J. Roentgenol. **50**, 444 (1943).

—, and S. MOORE: Roentgen kymography of respiratory movements of thorax, diaphragm, lungs, bronchi and mediastinal structures. Amer. J. Roentgenol. **37**, 721—732 (1937).

SCOTT, W. J. M.: Postoperative massive collapse of the lung. Arch. Surg. **10**, 73—116 (1925).

— Massive atelectasis and postoperative pneumonia. J. Amer. med. Ass. **93**, 101—103 (1929).

—, and E. C. CUTLER: Postoperative massive atelectasis; effect of hyperventilation with carbon dioxide. J. Amer. med. Ass. **90**, 1759—1763 (1928).

—, and J. JOELSON: Postoperative massive atelectasis; influence of posture. Arch. Surg. **15**, 855—870 (1927).

SCRIMGER, F. A. C.: Postoperative massive collapse of the lung. Surg. Gynec. Obstet. **32**, 486—492 (1921).

SČUKAREV, K. A.: Über die Pathogenese von Lungenatelektasen und den Entstehungsmechanismus flüssiger Ansammlungen in der Pleurahöhle. Klin. Med. (Mosk.) **22**, 3—18 (1944).

SEALY, W. C., W. G. YOUN, and J. B. HICKHAM: Post-operative respiratory acidosis. Arch. Surg. **75**, 57—60 (1957).

SÉDILLOT, J.: Les poumons de l'asthmatique; fréquence et grave erreur d'interprétation des clichés. Bull. Soc. méd. Hôp. Paris **138**, 573—576 (1934).

SEIDEL, H.: Klinisch-röntgenologische Untersuchungen zum neuromuskulären System der Lunge und ihre therapeutische Bedeutung. Tuberk.-Arzt **1/2**, 661—671 (1947/48).

— Das neuro-muskuläre System der Lunge und sein Einfluß auf den Erfolg der einzelnen Methoden der Kollapstherapie. Beitr. Klin. Tuberk. **101**, 505—520 (1948).

SEIFERT, E.: Aspirierte Fremdkörper, schwere Lungenerkrankung vortäuschend. Z. Laryng. Rhinol. **9**, 275—278 (1920).

SEILER, S.: Über Bronchitis plastica mit Mitteilung eines durch Kollapstherapie geheilten Falles. Schweiz. med. Wschr. **72**, 86—90 (1942).

SELLORS, T. H., and BLAIR: Intralobar sequestration of lung associated with an abnormal pulmonary artery. Brit. J. Surg. **35**, 18 (1947).

— — L. E. HOUGHTON, V. C. THOMPSON, and D. M. PRYCE: Spreading suppurative pneumonitis. Thorax **1**, 146—181 (1946).

SELTSAM, A.: Über einen weiteren Fall von abdomineller Nebenlunge. Virchows Arch. path. Anat. **180**, 549—552 (1905).

SEMENOVSKY, M. C., and G. A. KOSTASH: The significance of selective angiography of the lungs in evaluating the operability of primary cancer of the bronchus. Vestn. Rentgenol. Radiol. **35**, 9—13 (1960).

SEMISCH, R.: Diagnostische Möglichkeiten der selektiven Lungenangiographie. Thoraxchirurgie **6**, 551 (1959).

— J. GESSNER, H.-L. KÖLLING u. H. H. WITTIG: Atlas der selektiven Lungenangiographie. Jena: VEB Fischer 1958.

— H. L. KÖLLING u. H. H. WITTIG: Seltene lungenangiographische Befunde beim Bronchialkarzinom und ihre Bedeutung. Chirurg **29**, 132—135 (1958).

SENNING, A.: Atelectasis during general anesthesia while breathing air and oxygen. Nord. Med. **54**, 1387—1388 (1955).

SENNOT and WORREL: Multifilm cassette for use in laminagraphy. Amer. J. Roentgenol. **70**, 141 (1953).

SEOANE, M. M., J. R. DAMONTE: La radioscopia de la funcion respiratoria en el Heine Medin. Pren. méd. argent. **1952**, 104—105.

SERGENT, E.: Syphilis et tuberculose. Paris: Masson & Cie. 1907.

— Études cliniques et radiologiques sur les maladies de l'appareil respiratoire. Paris: Masson & Cie. 1922.

— Les grands syndromes respiratoires (dilatation des bronches). Paris: Gaston Doin 1923.

— Die bronchialen Formen der tertiären Syphilis. Arch. tisiol. (B. Aires) **5**, 105 (1928).

—, et R. BENDA: Les formes bronchiques de la syphilis tertiaire. Bull. Acad. Méd. Paris **97**, 292 (1927).

—, et BORDET: La dilatation des bronches simulant la pleurésie médiastine. Bull. Soc. méd. Hôp. Paris **1927**, 742—752.

—, et H. DURANT: Contribution à l'étude de la syphilis pulmonaire. Bull. Acad. Méd. Paris **89**, 432 (1923).

—, et R. KOURILSKY: Quelques réflexions sur l'abus du diagnostic de «pleurésie interlobaire». Bull. Soc. méd. Hôp. Paris 51, 477 (1927).

— — Sur les images radiologiques triangulaires de la base. Bull. Soc. méd. Hôp. Paris **51**, 890—893 (1935).

SERRE, PASSOUANT, MICHET et VALLAT: Images de condensation rétractile due à bronchite oedémateuse segmentaire an cours d'une silicose. Montpellier méd. **1949**, 286.

SESTERINA, M. V.: Ein seltener Fall von Fremdkörper in einem Bronchus. Sovetsk. Med. 87—88 (1956).

SEUSING, J.: Die primär chronische Pneumonie. Ärztl. Wschr. **1953**, 55—58.

—, u. W. RÖHRL: Über Lungenbefunde bei Leukämie. Ärztl. Wschr. **7**, 916—919 (1952).

SEWALL, H.: Pulmonary atelectasis as a source of confusion in physical examination of the chest. Amer. Rev. Tuberc. **4**, 811—827 (1921).

SEYBOLD, W. D.: Physiologic disturbance underlying the development of early postoperative atelectasis after lobectomy. Surg. Clin. N. Amer. **28**, 871—888 (1948).

SEYDEL: Die acquirierte Lungenatelektase Neugeborener und deren Ursache. Verh. Ges. dtsch. Naturf. u. Ärzte, S. 487. 63. Verslg Bremen 1890, Leipzig 1891.

SHANKS, S. C., and P. KERLEY: A textbook of X-ray diagnosis, vol. II. Philadelphia: W. B. Saunders Co. 1951.

SHAW, R. R.: Surgical correction of congenital atresia of the esophagus with tracheo-esophageal fistula. J. thorac. Surg. **9**, 213—219 (1939).

— Mucoid impaction of the bronchi. J. thorac. Surg. **22**, 149—163 (1951).

— D. L. PAULSON, and J. L. KLEE: Mucoid impaction of the bronchi. A study of 36 cases. Amer. Rev. Tuberc. **76**, 970—982 (1957).

SHEDD, D. P., R. D. ALLEY, and G. E. LINDSKOG: Observations on the haemodynamics of bronchial-pulmonary vascular communication. J. thorac. Surg. **22**, 537 (1951).

SHEEHY, J. L., and A. R. HOPEMAN: Rupture of the bronchus. Laryngoscope (St. Louis) **65**, 973—981 (1955).

SHEILD, A. M.: Rupture of left bronchus at its junction with the trachea. Lancet **1889 I**, 577.

SHEINMEL, A., B. ROSWIT, and L. LAWRENCE: Hodgkins disease of the lung; roentgen appearance and therapeutic management. Radiology **54**, 165—179 (1950).

SHIPMAN, S. J.: Bronchial factor in cavitation. Amer. Rev. Tuberc. **37**, 336 (1938).

SHORT, D. S.: A radiological study of pulmonary infarction. Quart. J. Med. **20** (N. S.), 233—245 (1951).

— Radiology of the lung in severe mitral stenosis. Brit. Heart J. **17**, 33—40 (1955).

SHOYER, A.: Phthisis with fibrinous bronchitis. Brit. med. J. **1906 II**, 1035.

SICHEL, D., E. FORSTER, E. ROEGEL, VOEGTLIN et LENZ: Possibilités et limites de la tomographie transverso-axiale dans le diagnostic du cancer du poumon. J. Radiol. Électrol. **35**, 216—222 (1954).

— SPEHLER, WITZ, HOFFMANN et VOEGTLIN: La tomographie transversoaxiale dans le cancer du poumon et des bronches. Strasbourg méd. **3**, 439—451 (1952).

SIEMSEN, J.: Über Plattenatelektase bei Pleuritis exsudativa und ihre Entstehung. Schweiz. med. Wschr. **1952**, 702—706.

SILTZBACH, L. E., and M. L. SOM: Sarcoidosis with bronchial involvement. J. Mt Sinai Hosp. **19**, 473—480 (1952).

SILVERMAN, G.: Tuberculosis of the trachea and major bronchi. Dis. Chest **11**, 3—17 (1945).

SIMON, G.: Atelektase und Lungentuberkulose. Z. Tuberk. **75**, 66—67 (1936).

— Principles of chest x-ray-diagnosis. London: Butterworth & Co. 1956.

—, u. W. BLUMENBERG: Beitrag zur Entstehung der Bronchiektasie. Brochiektasien und Tuberkulose. Beitr. Klin. Tuberk. **80**, 234—264 (1932).

—, u. F. REDEKER: Praktisches Lehrbuch der Kindertuberkulose, 2. Aufl. Leipzig: Curt Kabitzsch 1930.

SIMON, K.: Der Einfluß mechanischer und vegetativ-nervöser Faktoren auf die tuberkulöse Lungenkaverne. Tuberk.-Arzt **6**, 704—709 (1952).

— Größe und Bedeutung endothorakaler Luftdruckschwankungen. I. Mitt. Klinische Untersuchungen bei Speleostomierten. II. Mitt. Modellversuche. Beitr. Klin. Tuberk. **107**, 89—101 (1952).

—, u. R. HOPPE: Untersuchungen über eine pharmakologische Beeinflußbarkeit der Lungengröße beim Menschen. Beitr. Klin. Tuberk. **107**, 227—234 (1962).

SIMON, O.: Die Differenzierung pathologischer Veränderungen der Hilusgegend mit Hilfe der Thoraxqueraufnahme. Röntgenpraxis **8**, 579—591 (1936).

— Tuberkulose und Atelektase (vom klinischen und röntgenologischen Standpunkt). Ergebn. ges. Tuberk.- u. Lung.-Forsch. **10**, 333—384 (1941).

SIMONE, A. DE, e Lucarelli: Atelettasia intermittente de adenoma bronchiale. Radiol. med. (Torino) **41**, 481 (1955).

SIMPSON, G. C. E.: A case of accessory lobe of the right lung. J. Anat. (Lond.) **17**, 221 (1907).

SIMROCK, W.: Über Epituberkulose jenseits des Kindesalters. Fortschr. Röntgenstr. **72**, 289—308 (1949/50).

SINGER, J. J., and E. A. GRAHAM: Roentgen-ray study of bronchiectasis. Amer. J. Roentgenol. **15**, 54—58 (1926).

SINGLETON, A.: Die Verantwortlichkeit des Röntgenologen bei den Bronchialkarzinomen. J. Canad. Ass. Radiol. **1**, 59 (1950).

—, and M. O. KNIGHT: Congenital atresia of the esophagus with tracheoesophageal fistula. Ann. Surg. **119**, 556—572 (1944).

SINIOS, A.: Infiltrierung und Atelektase. Beitr. Klin. Tuberk. **101**, 637 (1949).

SINNINGHE DAMSTÉ, P. J.: Atelectase (Physiologie en klinik). Assen: Van Gorcum & Co. 1951.

— H. HEEMSTRA, and M. N. J. DIRKEN: Recovery from experimental atelectasis. J. thorac. Surg. **25**, 480—492 (1953).

SISE, L. F., R. L. MASON, and I. K. BOGAN: Prophylaxis of postoperative pneumonia. Anesth. Analg. Curr. Res. **7**, 187—190 (1928).

SISTI, M. A.: Contributo allo studio dell'atelettasia parziale quale segno precoce di neoplasia polmonare. Medicina (Parma) **4**, 669—682 (1954).

SIVAK, M.: Das Sklerom in der Slowakei. Mschr. Ohrenheilk. **75**, 55, 183 (1941).

SKOP, V., and E. VAŇOUSOVÁ: X-ray-appearance of the lungs in advanced mitral stenosis. Čas. Lék. čes. **1956**, 671—673.

SLOCUM, H. C., E. A. HOEFLICK, and C. R. ALLEN: Circulatory and respiratory distress from extreme positions on the operating table. Surg. Gynec. Obstet. **84**, 1051—1058 (1947).

SLUKA, E.: Die Hilustuberkulose des Kindes im Röntgenbild. Wien. klin. Wschr. **1912**, 7.

SLYKE, D. D. VAN, J. H. AUSTIN, and G. E. GILLEN: The effect of other anesthesia on the acid base balance of the blood. J. biol. Chem. **53**, 277 (1922).

SMITH, C. A.: The physiology of the newborn infant, 2nd ed. Springfield (Ill.): Ch. C. Thomas 1951.

— Metabolic aspects of idiopathic respiratory distress (hyaline membrane syndrome) in newborn infants. Pediatrics **28**, 206 (1961).

—, and T. C. CHRISHOLM: Intrapulmonary pressures in newborn infant. J. Pediat. **20**, 338—346 (1942).

SMITH, E. B., and L. M. SCHEFTS: Hodgkin's disease. Report of a case with involvement of the bronchi. J. thorac. Surg. **12**, 296—301 (1943).

SMITH, K. S.: Radiology of pulmonary infarction. Quart. J. Med. **7**, 85—93 (1938).

SMITH, M. J.: Roentgenographic aspects of complete and incomplete pulmonary infarction. Dis. Chest **23**, 532—546 (1953).

SMITH, R. A.: A theory of the origin of intralobar sequestration of lung. Thorax **11**, 10—24 (1956).

SNIJDER, J.: Segmental infiltrations due to bronchial obstruction in primary pulmonary tuberculosis („Epituberculosis"). Roy. Netherl. Tuberc. Ass. Select. Papers **4**, 1—65 (1962).

SNIDER, G. L., G. NILLER, B. MILLER, and E. I. ELISBERG: Kyphoscoliotic cardiopulmonary disease: a reappraisal. Circulation **16**, 940 (1957).

SNOW, W.: Principles in roentgen study of the chest, p. 107, 125, 161, 205. Springfield (Ill.): Ch. C. Thomas 1946.

—, and C. S. B. CASSASA: Obstructive emphysema and atelectasis in acute respiratory disease of infants. Amer. J. Roentgenol. **37**, 217—220 (1937).

— — Obstructive emphysema and atelectasis in influenza. J. Amer. med. Ass. **109**, 1886 (1937).

SÖVÉNYI, E., u. G. BENCZE: Lungenveränderungen bei systematischem Lupus erythematodes. Fortschr. Röntgenstr. **86**, 17—24 (1957).

SOKALCHUK, A., D. ELLIS, C. HICKCOX, and E. M. GREISHEIMER: Pulmonary function as affected by operative position. Anesthesiology **10**, 577—584 (1949).
SOKOL, L.: Massive atelectasis complicating pulmonary tuberculosis. Amer. Rev. Tuberc. **26**, 442 (1932).
SOKÓL, S., and J. KOWALSKI: Usefulness of azygography in the diagnosis of lung tumors. Pol. Tyg. lek. **10**, 947—953 (1955).
SOLIS-COHEN, L., and S. BRUCK: Roentgen examination of chest of 500 newborn infants for pathology other than enlarged thymus. Amer. J. Dis. Child. **46**, 590—603 (1933).
SOLTAU, A. B.: Massive pulmonary collapse. Brit. med. J. **1925 I**, 544—547.
SOMMER, W.: Zur Differentialdiagnose der Lungenatelektase. Pract. oto.-rhino-laryng. (Basel) **13**, 317 (1951).
SOPER, W. B.: Some clinical aspect of acessory lobes of the human lung. Yale J. Biol. Med. **5**, 227—234 (1933).
SORS, C.: Les broncho-pneumopathies segmentaires. Thèse de Paris 1949.
— Les bronchopneumopathies segmentaires. Paris: Foucher 1952.
SOUFI, A.: Atélectasies tardives et prolongées de la base au cours du pneumothorax thérapeutique. Thèse de Paris 1956.
SOULAS, A.: Bronchoscopie et bronchothérapie dans les maladies bronchopulmonaires. Ann. Méd. **30**, 372—395 (1931).
— L' atélectasie pulmonaire fruste à propos d'un plombage dentaire intrabronchique. Bronchoscopie **3**, 241—243 (1934).
— Les formes franches, aigues de l'atélectasie pulmonaire. A propos de quelques cas de corps étrangers bronchiques. Bronchoscopie **4**, 284—303 (1934).
— Note clinique sur les formes associées de l'atélectasie pulmonaire. Rev. Tuberc. (Paris) **4**, 2, 513 (1934).
— Forme endo-bronchique de la maladie de Hodgkin. Presse méd. **53**, 42—43 (1945).
— Le syndrome bronchique. Presse méd. **1947**, 694.
— Topographie bronchique et pulmonaire. J. franç. Méd. Chir. thor. **2**, 123 (1948).
— Topographie bronchique et pulmonaire (projections en couleurs). Acta oto-rhino-laryng. belg. **2**, 35 (1948).
— Carte de topographie bronchique et pulmonaire. Paris: Imprimerie de Tournelles 1948.
— Remarques sur le syndrome bronchique et sur les limites de la bronchoscopie. Ann. Oto-laryng. (Paris) **71**, 227—235 (1954).
—, et CH. AUTIER: Pronostic actuel des corps étrangers des bronches et de l'ésophague chez l'enfant. Ann. Oto-laryng. (Paris) **72**, 182—185 (1955).
—, et P. MOUNIER-KUHN: Bronchologie. Paris: Masson & Cie. 1949.
SOUSA, A.: Atelectasia en disco. Imp. méd. (Lisboa) **4** (1936).
SOUTHWORTH, J. L.: Experimental pulmonary collapse. Ann. Surg. **129**, 85 (1949).
SPAIN, D. M.: Acute non aeration of lung. Pulmonary edema versus atelectasis. Dis. Chest **25**, 550 (1954).
—, and C. W. LESTER: The time element in the development of irreversible bronchiectasis. J. Pediat. **32**, 415—419 (1948).
SPATH, F., u. W. CAITHAML: Die Differentialdiagnose des Bronchuskarzinoms. Krebsarzt **7** 99—104 (1952).
SPENCER, J. N., W. B. DRAPER, T. M. PARRY, and R. W. WHITEHEAD: Studies on diffusion respiration. V: The hemoglobin oxygen pump. Fed. Proc. **7**, 119 (1948).
SPERANSKY, A. D.: A basis for the theory of medicine. New York: Internat. Publ. 1935.
SPERLING, E.: Über die Pathogenese der Lungenatelektase unter besonderer Berücksichtigung der Kontraktionsatelektase. Z. Tuberk. **93**, 9—24 (1949).
SPIESS, J.: Fremdkörper in der Lunge und ihr Nachweis mit Hilfe der Röntgenstrahlen. Fortschr. Röntgenstr. **4**, 116 (1900/01).
SPITZ, A.: Das klinische Syndrom: Narkolepsie mit Fettsucht und Polyglobulie in seinen Beziehungen zum Morbus Cushing. Dtsch. Arch. klin. Med. **181**, 286 (1937).
SPRINGER, C.: Rudimentäre akzessorische Lunge. Prag. med. Wschr. **1898**, 393.
SPROULL, J.: Collapse of the lung occurring in pulmonary tuberculosis. Amer. J. Roentgenol. **20**, 419—423 (1928).
SPÜHLER, O.: Die Erkrankungen des Zwerchfells. In: Handbuch der inneren Medizin, 4. Aufl., Bd. IV/4, S. 573—693. Berlin-Göttingen-Heidelberg: Springer 1956.
STAEHELIN, R.: Erkrankungen der Trachea, der Bronchien, der Lungen und der Pleura. In: Handbuch der inneren Medizin, 2. Aufl., Bd. II/2. Berlin: Springer 1928.
STAEMMLER, M.: Veränderungen des Lungengewebes nach längerer Ausschaltung durch Thorakoplastik. Beitr. Klin. Tuberk. **67**, 518 (1927).
— Die Thrombarteriitis obliterans der Lungenarterien. Klin. Wschr. **1937**, 169.
STAJANO, C.: La pleura parietal reflexogena y su repercusion sobre el intersticio pulmonar. La atelettasia pulmonar de los clinicos y radiologos. Hoja tisiol. **14**, 227 (1954).
— Reflex atelectasis in esophageal cancer; bronchial and parabronchial origin. Tórax **4**, 190—193 (1955).
—, y J. J. SCANDROGLIO: Atélectasie pulmonaire postopératoire et posttraumatique et fluxion pulmonaire réflexe et expérimentale par stimulation viscéroabdominale distante. Akad. med. Wiss. **3**/4, 220—232 (1951).
— — L'atélectasie pulmonaire post-traumatique et post-opératoire. Mém. Acad. Chir. **78**, 176 (1952).
— — La atelectasia refleja de origen pleural. El hematoma subpleural reflexogeno y shockante. Tórax **3**, 187—190 (1954).
STANĚK, Z., u. J. LUKL: Unilateral hypoplasia of a lung. Cs. Rentgenol. **14**, 53—57 (1960).

STANGL, A.: Zur Diagnosestellung des Bronchuscarcinoms mittels Schichtaufnahme. Radiol. clin. (Basel) **18**, 206 (1949).

STAPF, A.: Über Bronchitis fibrinosa u. ihre Beziehungen zur Lungentuberkulose. Virchows Arch. path. Anat. **263**, 800 (1927).

STARCKE, H.: Atelektase oder Infiltrierung? Beitr. Klin. Tuberk. **86**, 236—247 (1935).

STARK, B., and B. N. GORDON: Amyloid tumors of the larynx, trachea and bronchi. Ann. Otol. (St. Louis) **58**, 117 (1947).

—, and J. R. MCDONALD: Amyloid tumors of the trachea and bronchi. Amer. J. clin. Path. **18**, 778 (1948).

STAUDACHER, V., L. BELLI e E. AMBROSINI: Su di una possibile influenza della circolazione bronchiale nella regolazione del flusso e della emodinamica polmonare. Arch. Chir. Torace **13**, 139—163 (1956).

STEAD, W. W., T. E. MARTIN, and N. K. JENSEN: Physiologic studies following thoracic surgery. IV. The mechanism of the development of acidosis during aneathesia. J. thorac. Surg. **25**, 435—440 (1953)

STEFFEN: Über Streifenpneumonie. Jb. Kinderheilk. **8**, 255 (1875).

STEHLE, R. L., and W. BOURNE: Concerning the mechanism of acidosis in anesthesia. J. biol. Chem. **60**, 17—29 (1924).

STEIN, G., J. T. CHEN, F. GOLDSTEIN, H. L. ISRAEL, and A. FINKELSTEIN: The importance of chest roentgenography in the diagnosis of pulmonary embolism. Amer. J. Roentgenol. **81**, 255—263 (1959).

—, and PH. J. KRESKY: Comparative roentgen study of primary atypical and bacterial pneumonia. Radiology **42**, 435 (1944).

STEIN, J., H. P. COLMORE, and R. A. GREEN: Diaphragmatico-pericardial tear with intrapericardial herniation of the transverse colon. Radiology **60**, 417—420 (1953).

STEINBERG, J., and C. T. DOTTER: The differentiation of mediastinal tumour and aneurysm. Value of angiocardiography. Brit. J. Radiol. **22**, 567 (1949).

— — Lung cancer: angiographic findings in 100 consecutive proved cases. Arch. Surg. **64**, 10—19 (1952).

— — and W. D. ANDRUS: Angiocardiography in thoracic surgery. Surg. Gynec. Obstet. **90**, 45—49 (1950).

—, H. J. MCCOY, and C. T. DOTTER: Angiocardiography in artificial pneumothorax. Amer. Rev. Tuberc. **62**, 353—359 (1950).

STEINER, H. A.: Aplasia of the lung. A case report. Radiology **67**, 751—753 (1956).

STEINER, P. M.: Les sténoses tuberculeuses des grosses bronches. Schweiz. Z. Tuberk. **3** Suppl. 1—77 (1946).

— Les exclusions lobaires par sténose tuberculeuse des bronches. Bronches **7**, 190—193 (1957).

—, et M. GEISSBERGER: Trois cas de perforation endobronchique d'adénites tuberculeuses hilaires avec élimination de séquestres ganglionnaires. Schweiz. med. Wschr. **1943**, 1232—1234.

STEINER, R. E.: The radiology of respiratory distress in the new born. Brit. J. Radiol. **27**, 491—499 (1954).

— The roentgenology of pulmonary manifestations in mitral heart disease and left heart failure. Progr. cardiovasc. Dis. **2**, 1—19 (1959).

—, and J. F. GOODWIN: Some observations on mitral valve disease. J. Fac. Radiol. (Lond.) **5**, 167—177 (1954).

STEINHARTER, R. H.: Die Bildung hyaliner Membranen in pneumonischen Lungen. Beitr. path. Anat. **99**, 148—162 (1937).

STEINMANN, E.: Les troubles fonctionnels en cas de sténose bronchique. Bornches **7**, 202—212 (1957).

STEPHANI, J.: Extrait: Les radiographies pulmonaires doivent elles être faites avec des rayons durs ou mous? J. Radiol. Électrol. **13**, 392 (1929).

STEPHEN, C. R.: The influence of posture on mechanics of respiration and vital capacity. Anesthesiology **9**, 134—140 (1948).

STERNBERG, C.: Lymphogranulom der Bronchien. Diskussion zum Vortrag ALTMANN, Ein krebsähnlich wachsendes Lymphogranulom der Lunge. Vergg. Path. Wien, Sitzg v. 30. 5. 1927.

STETTNER: Über Stenosen der Luftwege bei epidemischer Grippe im frühen Kindesalter. Münch. med. Wschr. **32**, 872 (1918).

STEURER, O.: Über chronische Bronchialfremdkörper. Med. Welt **1941**, 165—166.

STEVENS, R. H., and W. A. HUDSON: Bronchial obstruction: its diagnosis and treatment. Radiology **22**, 339—349 (1934).

STEVENSON, J. J.: Horizontal body section radiography. Brit. J. Radiol. **23**, 319—334 (1950).

STEWART, J. S.: The roentgenologic manifestations of parasternal omental hernia. J. thorac. Surg. **19**, 399—404 (1950).

STEWART, W. H., and F. H. GHISELIN: The paradoxical movement of the diaphragm and mediastinal shift. Amer. J. Roentgenol. **41**, 927—930 (1939).

STIBBE, E. P.: The accesory pulmonary lobe of the vena azygos. J. Anat. (Lond.) **53**, 305—314 (1919).

STILLER, H.: Die Bronchographie mit besonderer Berücksichtigung ihrer Anwendung in der Thoraxchirurgie. Ergebn. Chir. Orthop. **37**, 93—223 (1952).

— Angiographische Untersuchungen als diagnostische Maßnahme in der Thoraxchirurgie. Fortschr. Röntgenstr. **80**, 214—228 (1954).

STIVELMANN, B. P.: The role of atelectasis in pulmonary tuberculosis. Amer. Rev. Tuberc. **30**, 60—71 (1934).

STÖCKLIN, H.: Diskussion zu W. BRONCKHORST, Technik und klinische Verwendbarkeit der Planigraphie. Helv. med. Acta **6**, 87—88 (1939/40).

— Die Darstellung der Bronchien im Röntgen-Hartbild und im Schichtverfahren. Acta davos. **7**, 15 (1948).

Stöffel, H.: Fibrinkörper im Pneumothoraxraum. Fortschr. Röntgenstr. **34**, 548 (1926).

Stoerck, O.: Beiträge zur Pathologie des Herzens. I. Zur Topographie des Mediastinums bei normaler und pathologischer Herzform. Z. klin. Med. **69**, 32—81 (1910).

Stoerk, E.: Lues der Lunge, H. 11. Mitt. Ges. inn. Med. Wien 1912.

Stoloff, E., and Gordon: The azygos lobe of the lung. Amer. J. Roentgenol. **22**, 466 (1929).

Stoloff, E. G.: Akute massive Atelektase der Lunge als Komplikation eines frischen tuberkulösen Primäraffektes. Amer. J. Dis. Child. **35**, 239 (1928).

— The chest in children rœntgenologically considered. Ann. Roentgenol. **12**, 57—92 (1930).

Stoltze, E.: Beitrag zur Pathogenese der intrathorakalen Nebenlunge. Zbl. allg. Path. path. Anat. **88**, 417—427 (1951).

Stone, D. J., M. J. Schwartz, and R. A. Green: Fatal pulmonary insufficiency due to radiation effect upon the lung. Amer. J. Med. **21**, 211 (1956).

Storch, E.: Beitrag zur Syphilis der Lunge. Bibl. med., Abt. C, H. 8. Kassel: Th. G. Fischer 1896.

Storey, C. F., P. K. Knudtson, and B. J. Lawrence: Bronchiolar ("alveolar cell") carcinoma of the lung. J. thorac. Surg. **26**, 331—406 (1953).

—, and A. G. Marrangoni: Lobar agenesis of the lung. J. thorac. Surg. **28**, 536—543 (1954).

Stotz, W.: Lungenatelektase als Unfallfolge. Hefte Unfallheilk. **42**, 109 (1951).

Strang, Chr.: Aspiration pneumonia. Med. press. **238**, 182—187 (1957).

Stratemeier, E. H., and J. W. Barry: Torsion of the lung following thoracic trauma. Radiology **62**, 726—727 (1954).

Straube, G., u. A. Kaufmann: Der Haut- Lungenreflex und seine Anwendung bei der Lungentuberkulose. Beitr. Klin. Tuberk. **102**, 163—176 (1949).

Strauss, F.: Eine anatomisch-funktionelle Betrachtung der Pleura. Schweiz. Z. Tuberk. **3**, 394 (1946).

Streete, B. G., and F. E. Stull jr.: Primary repair of fracture of the left main-stem bronchus. J. thorac. Surg. **36**, 76—80 (1958).

Streit, H.: Das Sklerom. In: Denker-Kahler, Handbuch der Hals-, Nasen-Ohrenheilkunde, Bd. IV, S. 348.

Strickland, B.: Pulmonary appearances of polyarthritis nodosa. J. Fac. Radiol. (Lond.) **6**, 201—208 (1955).

Strietzel, M.: Fernmetastasen extrathorakaler Tumoren unter dem röntgenologischen Bild eines Mediastinaltumors. Ther. d. Gegenw. **97**, 221—227 (1958).

Stringer, P.: Atelectasis after partial gastrectomy. Lancet **1947 I**, 289—291.

Strnad, F.: Das Bronchuskarzinom im nativen Röntgenbild. Fortschr. Röntgenstr. **57**, 387 (1938).

Strnad, F.: Die gerichtete Atelektase als ein wertvolles Symptom in der röntgenologischen und klinischen Differentialdiagnostik. Dtsch. med. Wschr. **1942**, 497—502.

— Zur Frage der Mitbeteiligung des Mediastinums beim Bronchialkarzinom. (Versuch einer Erkennung einer Mitbeteiligung des kontrastmittelgefüllten Ösophagus mit Hilfe der Kymographie). Fortschr. Röntgenstr. **80**, 427—438 (1954).

— Das Bronchialkarzinom. 38. Kongr. Dtsch. Röntgenges. 1957 Frankfurt a. M.

—, u. J. Kutting: Die Bedeutung der Nativuntersuchung der Lunge für die Frühdiagnose und Differentialdiagnose des Lungenkrebses. Medizinische **1**, 9—12 (1952).

Stuart, B. M., and R. L. Pullen: Tularemic pneumonia; review of American literature and report of 15 additional cases. Amer. J. med. Sci. **210**, 223—236 (1945).

Sturm, A.: Über Segmentpneumonie. Klin. Wschr. **1943**, 406.

— Zur Pathogenese der Segmentpneumonie: Pneumonie aus primärer Atelektase als visceraler Reflex. Dtsch. Arch. klin. Med. **192** (1944).

— Die Wirkung des Pneumothorax auf den vegetativ-nervösen Lungentonus. Klinik u. Praxis **1946**, **33**.

— Der Lungenkrampf. Kontraktionsatelektasen durch pulmonale Spasmen. Dtsch. med. Wschr. **1946**, 201—255.

— Zum Begriff der Kontraktionsatelektase. Dtsch. med. Wschr. **1947**, 669—670.

— Klinische Pathologie der Lunge in Beziehung zum vegetativen Nervensystem. Stuttgart: Wissenschaftliche Verlagsgesellschaft 1948.

— Vegetatives Nervensystem und Organpathologie. Verh. dtsch. Ges. inn. Med. **45**, 116 (1948).

— Ist die Lunge kontraktil? Schweiz. med. Wschr. **1951**, 859.

— Lunge und vegetatives Nervensystem. Med. Welt **1951 II**, 969, 1030.

— Über Lungensegmente und Neuralpathologie. Tuberk.-Arzt **5**, 465 (1951).

Stutz, E.: Bronchographische Beiträge zur normalen und pathologischen Physiologie der Lungen. Fortschr. Röntgenstr. **72**, 129 (1949).

— Bronchographische Beiträge zur normalen und pathologischen Physiologie der Lungen. Fortschr. Röntgenstr. **72**, 309—338 (1950).

— Bronchographische Untersuchungen zur normalen und pathologischen Physiologie der menschlichen Lunge. Z. Tuberk. **99**, 35 (1951).

— Über die Funktion der Lungenmuskulatur. Beitr. Klin. Tuberk. **105**, 221 (1951).

— Physiopathologie des Hustens. Fortschr. Röntgenstr. **79**, 187 (1953).

—, u. H. Vieten: Die Bronchographie. Stuttgart: Georg Thieme 1955.

Süsse, H.-J., u. G. Aurig: Das transossale Venogramm der venae intercostales, der vena azygos und der vena thoracica interna. Fortschr. Röntgenstr. **81**, 335—345 (1954).

SUGARBAKER, E. D., and L. F. CRAVER: Lymphosarcoma: a study of 196 cases with biopsy. J. Amer. med. Ass. **115**, 17—23, 112—117 (1940).

SUNDER-PLASSMANN, P.: Über nervöse Rezeptorenfelder in der Wand der intrapulmonalen Bronchien des Menschen und ihre klinische Bedeutung, insbesondere ihre Schockwirkung bei Lungenoperationen. Dtsch. Z. Chir. **240**, 249—268 (1933).

— Über neurovegetative Rezeptorenfelder im Kreislaufregulationsmechanismus und durch deren Ausschaltung experimentell erzeugte morphologisch faßbare Veränderungen im sympathischen Nervensystem. Z. ges. Neurol. Psychiat. **147**, 414 (1933).

— Über pathologische Veränderungen des intramuralen Ganglienapparates bei Bronchiektasen. Kongr. Dtsch. Ges. Chir. **1935**, S. 168.

— Der Nervenapparat der menschlichen Lunge. Dtsch. Z. Chir. **250**, 705 (1938).

SUSMAN, M. L., and T. T. TROST: Secondary vascular changes in the lungs. Amer. J. Roentgenol. **75**, 758—766 (1956).

SUSSIG, L.: Der postoperative massive Lungenkollaps. Dtsch. Z. Chir. **219**, 171 (1929).

SUSSMAN, N.: The differentiation of mediastinal tumour and aneurysm by angiocardiography. Amer. J. Roentgenol. **58**, 584 (1947).

SUTER, F.: Beitrag zur Diagnose und Therapie der Bronchustuberkulose. Radiol. clin. (Basel) **15**, 335—376 (1946).

—, u. H. ISELIN: Hat die tuberkulöse Hiluslymphknotenperforation beim Erwachsenen praktische Bedeutung? Schweiz. med. Wschr. **82**, 273—282 (1952).

SUTHERLAND, J. M., and J. C. WOOD: Four cases of esophageal disease with some unusual features. Brit. J. Med. **27**, 398—401 (1954).

SVANBERG, T.: Roentgenographical pulmonary changes in periarteriitis nodosa. Acta radiol. (Stockh.) **26**, 307 (1945).

ŠVEJCAR, J.: Case of atelectasis of the lung caused by obliteration of the bronchus due to pressure of pleural effusion. Pediat. Listy **4**, 177—179 (1949).

SVENTURHAGEN: Some cases of pulmonary atelectasis. Acta radiol. (Stockh.) **5**, 250 (1926).

SWANK, R. L.: Respiratory impairment and pulmonary complications in paralyzed states: a method for early detection. Ann. intern. Med. **32**, 229—242 (1950).

—, and M. I. SMEDAL: Pulmonary atelectasis in stuporous states: study of its incidence and mechanism in sodium amytal narcosis. Amer. J. Med. **5**, 210—229 (1948).

SWEENEY, A. R., and A. H. BAGGENSTOSS: Pulmonary lesions of polyarteriitis nodosa. Proc. Mayo Clin. **24**, 35 (1949).

SWEET, R. H.: A new method of restoring continuity of the alimentary canal in cases of congenital atresia of the esophagus with tracheoesophageal fistula not treated by immediate primary anastomosis. Ann. Surg. **127**, 757—768 (1948).

SWENSON, P. C., and R. H. LEAMING: Chest lesions often confused roentgenographically with primary cancer of the lung. Amer. J. Roentgenol. **63**, 629—645 (1950).

SWIERENGA, J.: Les altérations pulmonaires au-delà des sténoses bronchiques. Bronches **7**, 149—150 (1957).

— Childhood bronchiectasis. Dis. Chest **32**, 154—161 (1957).

SYLLA: Lungenkrankheiten. Berlin u. München: Urban & Schwarzenberg 1952.

SYMMERS, W. S. C.: Necrotizing pulmonary arteriopathy associated with pulmonary hypertension. J. clin. Path. **5**, 36 (1952).

SYPKENS SMIT, C. G.: Tijdelijke hoge stand van het diaphragma. Thesis Groningen 1949.

SZELEI, B., u. J. BENEDICT: Röntgenmorphologische Studien über die Fleischnersche Plattenatelektase. Fortschr. Röntgenstr. **91**, 709—717 (1959).

SZPUNAR, J.: Die Bedeutung der Atelektase bei Lungenerkrankungen. Pol. Tyg. lek. **9**, 1304—1306, 1333—1335 (1954).

TAGLIACOZZO, S.: Comportamento della saturazione ossiemoglobinica del sangue arterioso periferico nelle atelectasie. Chir. thorac. **8**, 489—497 (1955).

— La sequestrazione intralobare del polmone. Arch. Chir. Torac. **12**, 205 (1955).

TAKATS, G. DE, G. K. FENN, and E. C. JENKINSON: Reflex pulmonary atelectasis. J. Amer. med. Ass. **120**, 686—690 (1942).

TALBOT, F. J., S. KATZ, and M. J. MATTHEWS: Bronchopulmonary sarcoidosis; some unusual manifestations and serious complications thereof. Amer. J. Med. **26**, 340—355 (1959).

TALLERMAN, K. H., and M. H. JUPE: Displacement of the heart in pneumonia in childhood. Arch. Dis. Childh. **4**, 230—239 (1929).

TANNENBERG, J., and M. PINNER: Atelectasis and bronchiectasis, an experimental study concerning their relationship. J. thorac. Surg. **11**, 571—616 (1941).

TANNER, E.: Röntgenologische Erscheinungen der Bronchustuberkulose beim Erwachsenen. In: WERNLI, Bronchus et pulmo, S. 72—90. Basel: S. Karger 1950.

— Probleme der operierten Lunge. Bibl. tuberc. (Basel) **11**, 102 (1956).

— Die Tracheobronchialtuberkulose der Erwachsenen. Berlin - Göttingen - Heidelberg: Springer 1957.

TANZI, P., A. SCOZIA et F. SENIS: Collapsus et collapsus atélectasique. Poumon **13**, 549—561 (1957).

TAPIA, M.: El factor atelectásico en la tuberculosis pulmonar. Lissabon: Silvas 1938.

— R. JORDA u. J. TAPIA: Der atelektatische Faktor bei der Lungentuberkulose. Ann. intern. Med. **3**, 387 (1934).

TAPIE, J., J. LAPORTE, ESCANDE et PINEL: Atélectasie par compression et envahissement de la bronche souche au cours de la lymphogranulomatose maligne. Sem. Hôp. Paris **1950**, 3272.

Tapie, J., et Sorel: Bronchiectasie et pleurésie médiastine. Bull. Soc. méd. Hôp. Paris **1927**, 1039—1044.

Taquini, A. C., J. C. Fasciolo, J. R. E. Suarez, and J. Chiodi: Respiration and circulation in pulmonary anoxemia. Arch. intern. Med. **82**, 534 (1948).

Tavernier, R.: Diskussion zu M. Villard, Embolies et phlébites post-opératoires. Lyon chir. **27**, 59—60 (1930).

Taylor, A., u. C. Zweifel: Partielle Lungenatelektasie als postoperative Komplikation. Fortschr. Röntgenstr. **49**, 157—161 (1934).

Taylor, F. H., and A. Roos: Disturbances in acid-base balance during ether-anesthesia: with special reference to changes occurring during thoracic surgery. J. thorac. Surg. **20**, 289—295 (1950).

Taylor, H. K., and J. D. Bobrowitz: Fibrin bodies in artificial pneumothorax. Quart. Bull. Sea View Hosp. **2**, 127—136 (1937).

Taylor, I. B., J. H. Bennett, and R. Waters: Anesthesia at the Wisconsin General Hospital. Anesth. Analg. Curr. Res. **16**, 262—264 (1937).

Teabeaut, J. R.: Aspiration of gastric contents. An experimental study. Amer. J. Path. **28**, 51 (1952).

Temple, H. L., and J. A. Evans: The bronchopulmonary segments. Amer. J. Roentgenol. **63**, 26 (1950).

Temple, L. J.: A clinico-pathological study of atelectasis in pulmonary tuberculosis. Thorax **10**, 220—228 (1955).

Templeton, J. Y.: Bronchial obstruction with chronic atelectasis and pneumonitis due to hilar lymphadenitis after lobectomy and lingulectomy. A case report. J. thorac. Surg. **23**, 169 (1952).

Tendeloo, N. Ph.: Studien über die Ursache der Lungenkrankheiten. Wiesbaden: J. F. Bergmann 1902.

— Über Lungenschrumpfung, Bronchiektasie und Lungenblutung. Ned. T. Geneesk. **1930**, 3.

Terkel, A. A.: Zur Frage der Fremdkörper der Atmungswege bei Kinder. Vestn. Ozol. i. t. d. **17**, H. 2, 59—63 (1955).

Terry, R. J.: On the presence of fluid in the pulmonary alveoli. J. Miss. med. Ass. **17**, 40—41 (1920).

Teschendorf, H. J.: Über besondere Erscheinungsformen der Grippepneumonie im Röntgenbild. Fortschr. Röntgenstr. **48**, 541 (1933).

Teschendorf, W.: Über die Resorptionszeit von Gasen in der Brusthöhle. Naunyn-Schmiedebergs Arch. exp. Path. Pharmak. **104**, 352—374 (1924).

— Über Lungenatelektasen. Ergebn. med. Strahlenforsch. **7**, 221—258 (1936).

— Schnittbild und Raumbild der Lunge. Dtsch. med. Wschr. **1937**, 1471—1475.

— Beiträge zur Röntgenologie bösartiger Lungengeschwülste. Tuberk.-Arzt **2**, 460 (1948).

— Über Bronchitis. Dtsch. med. Wschr. **78**, 29—30 (1953).

Teschendorf, W.: Das dreidimensionale Schichtbild. Vortrag a.d. Köln-Bonner Röntgenvereinigung, November 1957.

— Lehrbuch der röntgenologischen Differentialdiagnostik, 4. Aufl., Bd. I, Erkrankungen der Brustorgane. Stuttgart: Georg Thieme 1958.

Thannhauser, S. J.: Krankheiten der Atmungsorgane. In: Lehrbuch der inneren Medizin, 2. Aufl. Berlin 1934.

Thoenes, F.: Über Mediastinalverlagerung bei infiltrativen Lungenerkrankungen im Säuglingsalter. Mschr. Kinderheilk. **23**, 353—365 (1922).

Thomas, C. P., J. Maxwell, E. H. Rink, H. Joules, R. West, L. Findley, J. Hunter, et al.: Discussion on massive collapse of the lung as a complication of surgical operations. Proc. roy. Soc. Med. **31**, 1237—1258 (1938).

Thomas, H.: Das klinische Bild der Ösophagusmißbildungen beim Neugeborenen. Z. Kinderheilk. **75**, 465 (1954).

— Absaugen zur Wiederbelebung und Behandlung von Frühgeborenen. Mschr. Kinderheilk. **104**, 236 (1956).

— Frühkindliche Lungenerkrankungen. In: Lungenkrankheiten im Röntgenbild, Bd. I, S. 221—274. Leipzig: VEB Thieme 1957.

Thomas jr., H. M., and W. F. Rienhoff jr.: Lipoid cell pneumonia. Adult type (case) simulating lung tumor. Sth. med. J. (Bgham, Ala.) **32**, 1077—1080 (1939).

Thomas, L. B., and E. A. Boyden: Agenesis of the right lung. Report of 3 cases. Surgery **31**, 429—435 (1952).

Thomas, W. S., and C. H. Jewett: Pneumonia following the aspiration of fats from the esophagus dilated as a result of cardiospasm. Clifton med. Bull. **12**, 130 (1926).

Thomeret et Rollin: À propos de 2 opacités rondes de la base droite. J. franç. Méd. Chir. thor. **8**, 155 (1954).

Thompson, S. A.: Differential diagnosis by means of intravenous contrast medium of 2 cases simulating aneurysm of the pulmonary artery. Amer. J. Roentgenol. **46**, 646—649 (1941).

— The effect of pulmonary inflation and deflation upon the circulation. J. thorac. Surg. **17**, 323—334 (1948).

Thorell, J.: Pulmonary changes in cases of disseminated lupus erythematodes. Acta radiol. (Stockh.) **37**, 8—16 (1952).

Thorne, L.: Postoperative pulmonary complications. Acta chir. scand. **107**, 193 (1954).

Thornton, J. W.: Bronchodilatation by stimulation of the phrenic nerve. J. Physiol. (Lond.) **90**, 85 P (1937).

Thornton, T. F., W. E. Adams, and R. G. Bloch: Solitary circumscribed tumours of the lungs. Surg. Gynec. Obstet. **78**, 354 (1944).

Thurn, P.: Die Bedeutung der Bronchographie für die Therapie der Lungentuberkulose. Fortschr. Röntgenstr. **80**, 198—208 (1954).

Tiegel, M.: Die quere Zerreissung des Bronchus nebst experimentellen Versuchen über zirkuläre Bronchusnaht. Beitr. Klin. Chir. **71**, 528 (1911).

Tissot, T.: Syphilitic bronchopathies of the second period. Urol. cutan. Rev. **30**, 290 (1926).

Tjaden, F. H.: Zystische Fehlbildungen des Respirationstraktes, betrachtet unter dem Gesichtspunkt chirurgischer Behandlung. Thoraxchirurgie **2**, 205—511 (1955).

Tobe et Kyriacopoulos: Deux cas de bronchite segmentaire non spécifique au cours de la tuberculose pulmonaire. Bull. Soc. méd. Hôp. Paris **1949**, No 27.

Tobé, F., A. Soulas et T. Looys: Atélectasie progressive de la base gauche au cours d'une tuberculose pulmonaire chronique. Bronchoscopie. Rev. Tuberc. (Paris) **4**, 2, 509 (1934).

Töndury, G.: Zur Segment-Anatomie der Lungenlappen. Schweiz. Z. Tuberk. **11**, 4 337 (1954).

— Anatomische Vorbemerkungen. In: Handbuch der inneren Medizin, 4. Aufl., Bd. IV/1, S. 1—38. Berlin-Göttingen-Heidelberg: Springer 1956.

—, u. E. Weibel: Über das Vorkommen von Blutgefäßanastomosen in der menschlichen Lunge. Schweiz. med. Wschr. **11**, 265—269 (1956).

— — Anatomie der Lungengefäße. Ergebn. ges. Tuberk.- u. Lung.-Forsch. **14**, 59—100 (1958).

Toeuf, G. de, et V. Conrad: Étude expérimentale de la vascularisation du poumon atélectasié. Rev. belge Path. **23**, 31—37 (1953).

Tolle, D. M.: Croup: an analysis of 344 cases. Amer. J. Dis. Child. **38**, 954 (1930).

Tománek, A.: Les opacités pulmonaires par obstruction bronchique. Bronches **7**, 180—182 (1957).

Tonelli, L.: Consequenze dell'ostruzione bronchiale neoplastica: paralleli anatomo-radiologici in tema di "atelettasia" e constatazioni sul fenomeno della ventilazione collaterale intersegmentaria. Boll. Accad. med. Roma **75**, 6—13 (1952).

Toni, G. de: Sopra un caso di agenesia del polmone destro con destrocardia. Clin. pediat. (Bologna) **16**, 241 (1934).

Toole, H., J. Propatoridis, and N. Pangalos: Intrapulmonary rupture of hydated cysts of the liver. Thorax **8**, 274—281 (1953).

Toone, E. C., and P. P. Vinson: Inflammatory bronchial obstruction with unusual clinical manifestations. Report of a case. J. Amer. med. Ass. **155**, 1049—1050 (1954).

Torelli, G.: Sulla patologia del lobo della vena azygos. Riv. Pat. Clin. Tuberc. **6**, 841—852 (1932).

Tori, G.: The radiological demonstration of the azygos and other thoraco-abdominal veins in the living. Brit. J. Radiol. **27**, 16—22 (1954).

—, and G. F. Garusi: The azygos vein arch and its valvular apparatus. Angiographic observations. Amer. J. Roentgenol. **87**, 235—247 (1962).

Torrance jr., D. J.: Roentgenographic signs of pulmonary artery occlusion. Amer. J. med. Sci. **237**, 651—662 (1959).

Tosatti, E., and J. A. Gravel: 2 Cases of bronchogenic cyst associated with anomalous arteries arising from the thoracic aorta. Thorax **6**, 82—88 (1951).

Touraine, R.: Le poumon opaque tuberculeux. Lyon: Bosc. Frères 1951.

Toussaint, P.: Pathogénie et traitement de la caverne soufflée: lésion hybride tuberculo-traumatique. J. franç. Méd. Chir. thor. **2**, 7—18 (1948).

—, et P. Galy: Modes de début anatomiques et cliniques des lésions bronchiques tuberculeuses. Bronches **1**, 171 (1951).

Traisman, A. S.: Persistent congenital atelectasis. Amer. J. Dis. Child. **49**, 974—984 (1935).

Trapesonzew, A.: Ein Fall von Atelektase der re. Lunge als Folge einer Bronchostenose, bedingt durch tuberkulöse Bronchoadenitis. Beitr. Klin. Tuberk. **76**, 254—256 (1930).

Traube, L.: Die Ursachen und die Beschaffenheit derjenigen Veränderungen, welche das Lungenparenchym nach Durchschneidung der Nn. vagi erleidet. Kritisch-experimenteller Beitrag für die Lehre von der Pneumonie und Atelektase. Beitr. exp. Path. u. Physiol. **1**, 65—200 (1846).

Trautwein, H.: Die Bedeutung des vegetativen Nervensystems bei der Entstehung von Lungenerkrankungen. Tuberk.-Arzt **4**, 207—211 (1950).

Tregillus, J.: The asphyxial membrane in the lungs of liveborn infants. J. Obstet. Gynec. Brit. Emp. **58**, 406—413 (1951).

Trendelenburg, F., u. Ch. Virchow: Das Mittellappensyndrom (unter besonderer Berücksichtigung der chronischen Pathogenese). Radiologe **2**, 54—64 (1962).

Trial, R., et A. Rescanières: Guide pratique d'interprétation radiologique. Fasc. 1: Appareil respiratoire-Appareil cardiovasculaire, 2. ed. Paris: Vigot frères 1957.

Triboulet, Fr., J. Hummel, M. Merlier et H. le Brigand: Les aspects radiologiques des rétractions du lobe inférieur gauche. Poumon **13**, 107—118 (1957).

Troisier, J., M. Bariéty et Kohler: Histamine et pression intrapleurale. C. R. Soc. Biol. (Paris) **92**, 413 (1940).

— et P. Nico: Atélectasie lobaire transitoire; terrain asthmatique. Rev. Tuberc. (Paris), Ser. V, **5**, 472—484 (1939).

Trout, E. D., D. E. Graves, and D. B. Slauson: High-kilovoltage radiography. Radiology **52**, 669—683 (1949).

Trueta, J.: Die Beteiligung des Sympathicus bei der Entstehung der Lungenatelektase. Rev. méd. Barcelona **24**, 412 (1935).

Tucker, G.: Recent developments in peroral endoscopy. Surg. Gynec. Obstet. **42**, 743—752 (1926).

TUCKER, G.: Bronchoscopic observations on obstructive pulmonary atelectasis. Arch. Otolaryng. **13**, 315—325 (1931).
— Bronchoscopy under biplane roentgenoscopic guidance. Amer. J. Roentgenol. **27**, 232 (1932).
TUDDENHAM, W. J., J. F. GIBBONS, J. HALE, and E. P. PENDERGRASS: Supervoltage and multiple simultaneous roentgenography — new technics for roentgen examination of the chest. Radiology **63**, 185—190 (1954).
— J. HALE, and P. E. PENDERGRASS: Supervoltage diagnostic roentgenography. Amer. J. Roentgenol. **70**, 759 (1953).
TÜNNERHOFF, F., u. H. LÜCHTRATH: Kritische Betrachtungen zur Maurer-Drainage und ihrer Indikationsstellung. Beitr. Klin. Tuberk. **107**, 11—22 (1952).
TURIAF, J.: Les pneumo-pleuropathies à cellules éosinophiles des asthmatiques. Les formes pulmonaires de la périartérite noueuse au cours de l'asthme. Ann. Méd. **56**, 451—495 (1955).
— P. MARLAND, Y. ROSE et DECHAUME-MONCHARMONT: Opacités pulmonaires par troubles de la ventilation bronchique et hémoptysies contemporaines chez asthmatique. J. franç. Méd. Chir. thor. **7**, 96—101 (1953).
— — — u. C. SORS: Le diagnostic bronchoscopique et bronchobiopsique des formes pulmonaires de la sarcoidose de B.B.S. Bull. Soc. méd. Hôp. Paris **1952**, 1098—1116.
— — — — Valeur des renseignements fournis par la bronchoscopie et la biopsie de la muqueuse bronchique pour le diagnostic des formes pulmonaires de la sarcoidose de B.B.S. J. franç. Méd. Chir. thor. **7**, 188 (1953).
— — u. C. SORS: Le diagnostic bronchoscopique etc. Bull. Soc. méd. Hôp. Paris **68**, 1098 (1952).
— Y. ROSE et P. MARLAND: Les sténoses permanents des bronches lobaires et segmentaires des asthmatiques. Bull. Soc. méd. Hôp. Paris **68**, 899—908 (1952).
— — — De l'origine nerveuse des sténoses et des dilatations des bronches dans l'asthme. Étude bronchoscopique et bronchographique. Sem. Hôp. Paris **1952**, 2984—2990.
TURK, L. N., and G. E. LINDSKOG: The importance of angiographic diagnosis in intralobar pulmonary sequestration. J. thorac. Surg. **41**, 299—305 (1961).
TURPIN, R., et J. CANY: Bronchiectasie et malformations congénitales: syndrome d'ectasies broncho-oesophagiennes avec fistule oesophago-trachéale et malformations vertébrocostales. Arch. pédiat. **13**, 1—23 (1956).
TUTEUR, M.: Beitrag zur Bronchitis fibrinosa-Frage. Beitr. path. Anat. **78**, 622 (1927).
TUTTLE, W. M., J. C. DAY, and F. J. PHILLIPS: Tuberculous stenosis of the major bronchi. J. thorac. Surg. **11**, 299—307 (1941).
TUYNMAN, P. E., and L. W. GARDNER: Bilateral aplasia of the lung. Arch. Path. **54**, 306—313 (1952).
TWINING, E. W.: Respiratory system. In: S. C. SHANKS and P. KERLEY, A text book of X-ray-diagnosis. London 1951.
TYLER, A. F.: Diseases of the pleura. Amer. J. Roentgenol. **41**, 915—925 (1939).
—, and J. R. BLACKMAN: Effect of heavy radiation on pleura and lungs. J. Radiol. **3**, 469—475 (1922).
TYSON, M. D., and J. S. LYLE: Traumatic obstruction of main bronchus. New Engl. J. Med. **228**, 192—195 (1942).
UDE, W. H.: Roentgenologic studies in early lobar pneumonia. Amer. J. Roentgenol. **26**, 691 (1931).
UDVARDY, L.: Über Pleuritis mediastinalis. Röntgenpraxis **6**, 585—593 (1934).
— Durchwanderungsexsudate der Pleura und Herdpneumonien bei Bauchhöhlenprozessen. Röntgenpraxis **6**, 785—792 (1934).
UEHLINGER, E.: Die tuberkulöse Spät-Erstinfektion und ihre Frühevolution. Schweiz. med. Wschr. **72**, 701 (1942).
— Die pathologische Anatomie der Bronchus-Tuberkulose. Schweiz. Z. Tuberk., Suppl. **4**, 31—55 (1950).
— Die pathologische Anatomie der tuberkulösen Späterstinfektion. Ergebn. ges. Tuberk.- u. Lung.-Forsch. **11**, 1 (1953).
— Die Epidemiologie des Bronchialdurchbruchs tuberkulöser Lymphknoten. Beitr. Klin. Tuberk. **110**, 128 (1953).
— Mischstaubpneumokoniose und Atelektase. Arch. Gewerbepath. Gewerbehyg. **13**, 496—507 (1955).
— Die pathologische Anatomie und experimentelle Pathologie der Staublungen. In: Handbuch der inneren Medizin, 4. Aufl., Bd. IV/3, S. 739—751. Berlin-Göttingen-Heidelberg: Springer 1956.
— Die Thoraxdeformitäten. In: Handbuch der inneren Medizin, 4. Aufl., Bd. IV/2, S. 207. Berlin-Göttingen-Heidelberg: Springer 1956.
— Beiträge zur pathologischen Anatomie. In: R. HEGGLIN, Die Zirkulationsstörungen der Lunge. In: Handbuch der inneren Medizin, 4. Aufl., Bd. IV/3. Berlin-Göttingen-Heidelberg: Springer 1956.
— Extrapulmonal bedingte Ventilationsstörungen. Verh. dtsch. path. Ges. **44** (1960).
—, u. G. SCHOCH: Das Mittellappensyndrom. In: Röntgendiagnostik (SCHINZ-GLAUNER-UEHLINGER), Ergebnisse 1952—1956. Stuttgart: Georg Thieme 1957.
ULLRICH, O.: Zur röntgenologischen Differentialdiagnose tuberkulöser und nichttuberkulöser Erkrankungen der Brustorgane im Kindesalter. Fortschr. Röntgenstr. **36**, 288—298 (1927).
UNGER: Zur Lehre der Lungenatelektase. Jb. Kinderheilk. **69**, 505 (1909).
UNGER, L., and A. H. UNGER: Trypsin inhalations in respiratory conditions with thick sputum. J. Amer. med. Ass. **152**, 1109 (1953).
URBAN, N.: Röntgenbefunde nach Aspiration. Kinderärztl. Prax. **20**, 503—511 (1952).
USHER, R. H.: Clinical investigation of the respiratory distress syndrome of prematurity. N.Y. St. J. Med. **61**, 1677 (1961).

VACCAREZZA, O. A.: Secuestracion pulmonar. Rev. Assoc. méd. argent. **68**, 486 (1954).
VALDIVIESO, L. J.: Bronquitis fibrinosa o seudomembranosa. Enferm. d. Tórax **24**, 23—25 (1959).
VALLE, A. B., and E. A. GRAHAM: Agenesis of the lung. J. thorac. Surg. **13**, 345 (1944).
VALLE, A. R., and M. L. WHITE jr.: Subdiaphragmatic aberrent pulmonary tissue. Dis. Chest **13**, 63—68 (1947).
VALLEBONA, A.: I nuovi orizzonti della stratigrafia nei vari campi della medicina. Genova: Ed. informatore medico 1948.
— Trattato di stratigrafia. Milano: Ed. Vallardi 1952.
VALLÉRY-RADOT, P., et E. ISREAL: Sur un cas d'atélectasie massive du poumon gauche précédée par un syndrome d'obstruction partielle de la bronche souche. Bull. Soc. méd. Hôp. Paris **1936**, 298.
VARGHA, G., I. HUTAS et G. NYIRÉDY: Traitement bronchoscopique de l'atélectasie pulmonaire massive associée à l'hémoptysie. Rev. Tuberc. Paris, Sér. V, **19**, 1034—1038 (1955).
VARNOVITZKI, G.-I.: Signification diagnostique du déplacement du médiastin dans le cancer bronchique. Klin. Med. (Mosk.) **30**, 58—61 (1952).
VARRÓ, V., u. E. SÖVÉNYI: Ein Fall von Periarteriitis nodosa mit Veränderungen der Lungen und der Verdauungsorgane. Z. ärztl. Fortbild. **50**, 366 (1956).
VEACH, H. O.: Massive Atelektase der Lunge nach Beckenfraktur. Amer. J. Surg. **6**, 817 (1929).
VEENEKLAAS, G. M. H.: Cause and sequelae of intrapulmonary shadows in primary tuberculosis. Amer. J. Dis. Child. **83**, 271—281 (1952).
VELDE, G.: Ein eigentümlicher Schattenstreifen in der Lungenspitze. Fortschr. Röntgenstr. **36**, 315—318 (1927).
— Der Lobus venae azygos. Seine Sichtbarkeit im Röntgenbild und seine Bedeutung für die Klinik. Fortschr. Röntgenstr. **42**, 82—94 (1930).
— Der Lobus inferior accessorius im Röntgenbild. Fortschr. Röntgenstr. **46**, 588—596 (1932).
VERLOOP, M. C.: Over het bloedvaatstelsel in de longen van de meus en enkele Knaagdieren. Thesis Utrecht 1946.
— The arteriae bronchiales and their anastomoses with the arteria pulmonalis in the human lung. A microanatomical study. Acta anat. (Basel) **5**, 171—205 (1948).
— On the arteriae bronchiales and their anastomoses with the arteria pulmonalis in some rodents. A micro-anatomical study. Acta anat. (Basel) **7**, 1—32 (1949).
VERZÁR, F., u. L. JEKER: Die physiologischen Atelektasen der Lunge. Pflügers Arch. ges. Physiol. **238**, 379—386 (1936).
VESELINOV, E., u. M. ZVOLENSKÝ: Diagnostic possibilities in some pulmonary anomalies. Bratisl. lek. Listy **37**, 616—624 (1957).
VEST, M.: Aplasie des Ober- und Mittellappens der rechten Lunge mit Hypoplasie der Lungenarterie und Dextrokardie. Ann. paediat. (Basel) **173**, 65—78 (1949).
VIALLARD, Y., et J. HÉLIE: Du poumon staphylococcique. Valeur diagnostique de ses radiologiques. France. méd. **18**, No 3, 15—27 (1955).
VIDAL, B., e G. SABOT: Indicazioni i resultati della broncostratigrafia con mezzo di contrasto. Minerva med. **51**, 809—813 (1960).
VIERHEILIG, J.: Die subkutane Bronchuszerreißung. Bruns' Beitr. klin. Chir. **93**, 201 (1914).
VIERLING, A.: Syphilis der Trachea und Bronchien. Dtsch. Arch. klin. Med. **21**, 325 (1878).
VIETA, J. O., and L. F. CRAVER: Intrathoracic manifestations of the lymphomatoid diseases. Radiology **37**, 138—158 (1941).
VIETEN, H.: Verfahren zur Herstellung von Körperschichtaufnahmen in beliebig gestellten und beliebig gestalteten Schichten. Fortschr. Röntgenstr. **62**, 322—325 (1940).
— Röntgenuntersuchungen mit schneller Bildfolge bei Lungentumoren. Ber. VII. Internat. Kongr. für Radiologie Kopenhagen 1953, S. 80.
— Angiographische Funktionsdiagnostik im Bereich des Thorax. 72. Tagg Dtsch. Ges. Chir., München 13.—16. 4. 1955.
—, u. K.-W. WILLMANN: Röntgenuntersuchungen mit schneller Bildfolge bei Tumoren im Brustraum. Thoraxchirurgie **3**, 393—410 (1956).
VIGI, F.: Corpo estraneo (sasso) nel bronco sinistro, in situ da oltre 2 mesi. Ascesso polmonare. Estrazione de corpo estraneo. Guarigione. Atti. Acad. Sci. Ferrara, Ser. II, **15**, 122—124 (1942).
VIGNOLINI, R.: Studio stratigrafico assiale dei seni costomediastinali. Radiol. med. (Torino) **36**, 36 (1950).
VIOLA, A. R., O. A. VACCAREZZA, A. V. UGO, and E. B. VISCARDI: Pulmonary and bronchial circulation in chronic lung apneumatosis. J. thorac. cardiovasc. Surg. **41**, 459—464 (1961).
VIOLA, G.: La funzione attiva e il tono del polmone nella inspirazione e nella espirazione desunti dell'osservazione clinica. Folia med. (Napoli) **15**, 126 (1929).
VIRTUE, R. W.: Observations on cyclopentane as an anesthetic agent. Anesthesiology **10**, 318—324 (1949).
VISWANATHAN, R.: Pathogenesis of pulmonary atelectasis. Dis. Chest **15**, 460 (1949).
— Experimentelle Lungenatelektase. Probl. Tuberk. **68** (1956).
VLADIKINA, M. I.: Differential diagnosis of enlarged thymus gland in infants. Vestn. Rentgenol. Radiol. **34**, 48—52 (1959).
VOGEL, K.-H.: Über faustgroße Nebenlunge im rechten Herzzwerchfellwinkel. Fortschr. Röntgenstr. **98**, 99—101 (1963).
—, u. E. FLINK: Über Veränderungen im Röntgenbild des Thorax bei der Periarteriitis nodosa. Fortschr. Röntgenstr. **92**, 5, 501 (1960).

VOGEL, R.: Zwei Fälle von abdominalem Lungengewebe. Virchows Arch. path. Anat. **155**, 235—255 (1899).

VOGLER, H., u. H. CHANTRAINE: Über eine wirkliche Verbesserung des Röntgenfilms. Fortschr. Röntgenstr. **79**, 244—245 (1953).

VOGT, E.: Radiologische Studien über die inneren Organe bei Neugeborenen. Berl. clin. Wschr. **1921**, 513.

— Röntgenuntersuchungen der inneren Organe Neugeborener. Fortschr. Röntgenstr. **28**, 49 (1921).

— Fortsetzung der Röntgenuntersuchung der inneren Organe Neugeborener mit einer neuen Begründung der Gefäßtheorie der Lungenzeichnung. Fortschr. Röntgenstr. **29**, 405 (1922).

— Congenital esophageal atresia. Amer. J. Roentgenol. **22**, 463 (1929).

VOGT, E. C.: A mediastinal cyst causing obstruction of a bronchus. Amer. J. Roentgenol. **21**, 364—365 (1929).

VOJTEK, V.: Tomographie, Bronchoskopie und Bronchographie in der Pneumologie und Phthisiologie des Kindes. Tuberk.-Arzt **13**, 609—614 (1959).

VOLBEDING, K. H., u. R. REPKEWITZ: Über Röntgenbefunde bei der Poliomyelitis unter besonderer Berücksichtigung der Lungenveränderungen. Fortschr. Röntgenstr. **79**, 622 (1953).

VOLK, B. W., S. LOSNER, A. LEWITAN, and L. NATHANSON: Diagnosis of lipoid pneumonia. Amer. J. Surg. **89**, 158—165 (1955).

VOLLMAR, F.: Über den Lobus azygos der rechten Lunge und seine klinische Bedeutung. Fortschr. Röntgenstr. **36** (Kongreßh. 18), 39 (1927).

— Über den Lobus azygos der rechten Lunge und seine klinische Bedeutung. Fortschr. Röntgenstr. **41**, 731—737 (1930).

VOLUTER, G.: L'atélectasie réflexe dans les cancers broncho-pulmonaires. J. Radiol. Électrol. **36**, 962—966 (1955).

— Remarques sur les méthodes radiologiques dans le dépistage des cancers bronchopulmonaires. Radiol. clin. (Basel) **24**, 129—156 (1955).

— Épisodes radiologiques de la perforation ganglio-bronchique au cours de la primoinfection. J. Radiol. Électrol. **37**, 738—749 (1956).

VOSSSCHULTE, K., u. W. KNOTHE: Die Bedeutung der konkomitierenden Bronchitis deformans für die chirurgische Behandlung der Bronchiektasie. Bruns' Beitr. klin. Chir. **204**, 385—402 (1962).

—, u. H. STILLER: Funktionelle Mediastinalveränderungen. In: Handbuch der Thoraxchirurgie, Bd. III/2, S. 722—740. Berlin-Göttingen-Heidelberg: Springer 1958.

VYSNIAUSKAS, C.: The mechanics of therapeutic pneumothorax and pathogenesis of atelectasis. Quart. Bull. Sea View Hosp. **13**, 162—170, 205—214 (1952).

WACHS, E.: Zur chirurgischen Behandlung der chronischen Obstruktionspneumonitis. Zbl. Chir. **77**, 2218—2227 (1952).

— Zur Klinik der Nebenlungen. Langenbecks Arch. klin. Chir. **275**, 567—580 (1953).

WACHSMANN, F., K. BREUER u. E. BUCHHEIM: Grundlagen und Ergebnisse der Hartstrahltechnik. Fortschr. Röntgenstr. **76**, 147—157 (1952).

WACHTEL, H.: Lobäre und interlobäre Prozesse. Zum gleichnamigen Artikel von F. FLEISCHNER (Fortschr. Röntgenstr. **30**). Fortschr. Röntgenstr. **36**, 323—324 (1927).

WACKER, TH.: Avantages de la tomographie latérale du thorax. Schweiz. Z. Tuberk. **8**, 349—353 (1951).

WADDELL, W. R., R. C. SNIFFEN, and R. H. SWEET: Chronic pneumonitis: its clinical and pathologic importance. Report of 10 cases showing interstitial pneumonitis and unusual cholesterol deposits. J. thorac. Surg. **18**, 707—737 (1949).

— — and L. L. WHITEHEAD: The etiology of chronic interstitial pneumonitis associated with lipid deposition. J. thorac. Surg. **28**, 134—144 (1954).

WADDLE, N.: Pulmonary hydatid disease. A review of 478 cases reported in the Louis Barnett hydatid registry of the Royal Australian college of surgeons. Aust. N.Z. J. Surg. **19**, 273—290 (1950).

WÄTJEN, J.: Über Lungenhilusveränderungen und ihre Bedeutung bei Staublungen. Arch. Gewerbepath. Gewerbehyg. **12**, 171 (1944).

WAGNER, W. P.: Massive atelectatic bronchiectasis. Quart. J. Med. **3**, 401—410 (1934).

WALDAPFEL, R.: Über Lungenkomplikationen nach Tonsillektomie. Mschr. Ohrenheilk. **68**, 143—154 (1934).

WALDBOTT, G. L., and A. D. SNELL: Pulmonary lesions resembling pneumonia as the result of allergic shock. J. Pediat. **6**, 229 (1935).

WALKER, C. I.: 2 cases of fibrinous bronchitis with a review of the literature. Amer. J. med. Sci. **159**, 825 (1920).

WALKER, J. H.: Significance and demonstration of lobar and segmental pulmonary collapse. Northw. Med. (Seattle) **48**, 241—245 (1949).

WALLGREN, A.: Displacement of the heart in pneumonia. Acta paediat. (Uppsala) **3**, 81—90 (1923).

— Über Lageveränderungen des Herzens bei akuter Pneumonie. Acta paediat. (Uppsala) **3**, 81 (1924).

— Asthma und Tuberkulose bei Kindern. Acta paediat. (Uppsala), Suppl. **4** (1925).

— Sur l'infiltration épituberculeuse d'origine ganglionnaire. Acta radiol. (Stockh.) **7**, 595—603 (1926).

— Der basale Dreieckschatten und seine diagnostische Bedeutung. Beitr. Klin. Tuberk. **69**, 641—655 (1928).

WALTHARD, B.: Pathologische Anatomie des Lymphogranuloms, Lymphosarkoms und Reticulosarkoms. Radiol. clin. (Basel) **20**, 224—254 (1951).

WAMSTEKER, H.: Die Interpretation und klinische Bedeutung des paramediastinalen dreieckigen Schattens im Röntgenbild bei Bronchiektasie. Geneesk. Bl. **32**, 105 (1934).

WANG, T. T., and C. M. VAN ALLEN: Enlargement of the atelectatic lung, a roentgenographic sign of inflammation. Radiology **22**, 475 (1934).

WARE, G. W., and A. HALL: Congenital tracheo-esophageal fistula in the adult. J. thorac. Surg. **36**, 58 (1958).

WAREMBOURG, H., et P. GRAUX: Pathologie des zones pulmonaires. Paris: Masson & Cie. 1947.

WARNER, A. L., N. M. PALLADINO, W. SCHWARTZ, and A. SCHUSTER: The relationship of agenesis of the lung to emphysema and cor pulmonale. J. Pediat. **46**, 200—209 (1955).

WARNER, W.: Massive atelectatic bronchiectasis. Quart. J. Arch. med. N. **3**, 401—410 (1934).

WARNER, W. P., and D. GRAHAM: Lobar atelectasis as a cause of triangular roentgen-shadows in bronchiectasis. Arch. intern. Med. **52**, 888—904 (1933).

WARREN, L. F., A. A. LIEBOW, and G. E. LINDSKOG: Peripheral and multiple bronchial adenomas. Cancer (N.Y.) **6**, 555 (1953).

WARREN, S.: Effects of radiation in normal tissues. V. Effects on respiratory system. Arch. Path. **34**, 917—931 (1942).

—, and O. GATES: Radiation pneumonitis. Experimental and pathologic observations. Arch. Path. **30**, 440—460 (1940).

—, and J. SPENCER: Radiation reaction in the lung. Amer. J. Roentgenol. **43**, 682—701 (1940).

WASSON, W. W.: Roentgenographic study of infant chest as seen at birth. J. Amer. med. Ass. **83**, 1240—1243 (1924).

— The thymus gland. Arch. Otolaryng. **4**, 495—511 (1926).

WATERS, R. M.: Bronchopneumonia: the anesthetists responsibility? Anesthesiology **1**, 136—144 (1940).

WATSON, W.: Simultaneous multisection radiography. Radiology **17**, 221 (1951).

— Simultaneous multisection radiography. In: Modern trends in diagnostic radiology. New York: P. B. Hoeber Inc. 1955.

WAWZONEK, S., J. V. PONSETI, R. S. SHEPARD, and L. G. WIEDENMANN: Epiphyseal plate lesions and the dissecting aneurysm of the aorta produced by amino-nitriles. Science **121**, 63 (1955).

WEARN, S. T., et al.: The normal behaviour of the pulmonary blood vessels with observations on the intermittent of the flow of blood in the arterioles and capillaries. Amer. J. Physiol. **109**, 236 (1934).

WEBER, E.: Aktive Änderungen der arteriellen Blutfülle der Lungen. Arch. f. Anat. **1** Suppl., 377—428 (1910).

— Über die aktiven Änderungen der arteriellen Blutfülle der Lungen. Arch. f. Physiol. Suppl. **1914**, 377.

— Über Aufnahmen mit „harten" Strahlen. Fortschr. Röntgenstr. **32**, 585—593 (1924).

WEBER, H.: Syphilitic disease of the liver, lungs, bronchial glands, dura mater, cranium and sternum. Trans path. Soc. Lond. **17**, 152 (1866).

WEBER, H. H.: Die normale Atmung. In: STUMPF-WEBER-WELTZ, Röntgenkymographische Bewegungslehre innerer Organe, S. 242ff. Leipzig: Georg Thieme 1936.

— Bronchographie und Lungenfeinstruktur. Röntgenanatomisch-histologische Experimentalstudie. Fortschr. Röntgenstr. **75**, 259—289 (1951).

WEBER, H. W.: Zur Frage der Segmenteinteilung der Lungen. Verh. dtsch. Ges. Path. **33**, 207—211 (1949).

— Über die anatomischen Grundlagen und die Bedeutung der Lungensegmente. Tuberk.-Arzt **4**, 254—260 (1950).

— Die Kontraktionsatelektase. Zbl. allg. Path. path. Anat. **11**, 451 (1950).

— Die Bedeutung der Verzweigungsgebiete von Bronchien I. Ordnuug für die Ausbreitung von Krankheitsherden in der Lunge. Frankfurt. Z. Path. **62** 523 (1951).

WEBER, K. H.: Über die Zwerchfellbeweglichkeit nach thoraxchirurgischen Eingriffen. Beitr. Klin. Tuberk. **118**, 262 (1958).

WECHSLER, Z.: Die pleuritischen Mediastinalstreifen im Kindesalter und ihre klinische Bedeutung. Fortschr. Röntgenstr. **44**, 81—86 (1931).

WEESE, E. R. DE, and J. C. HOWARD: Congenital absence of the lung diagnosed before death. Radiology **42**, 389 (1944).

WEGELIN, C.: Über Bronchitis obliterans nach Fremdkörperaspiration. Beitr. path. Anat. **43**, 438—454 (1908).

WEGMANN, T.: Die Pilzerkrankungen der Lunge. In: Handbuch der inneren Medizin, 4. Aufl., Bd. IV/3, S. 629—695. Berlin-Göttingen-Heidelberg: Springer 1956.

WEIBEL, E.: Die Blutgefäßanastomosen in der menschlichen Lunge. Z. Zellforsch. **50**, 653 (1959).

WEIL, M. H.: Polycythaemia associated with obesity. J. Amer. med. Ass. **159**, 1952 (1955).

—, and A. S. PRASAD: Polycythaemia of obesity. Clin. Res. Proc. **3**, 194 (1955).

WEILL et GARDIÈRE: Considérations sur le diagnostic de la pneumonie du nourisson. Paris méd. **13**, 67 (1923).

WEINBERG, J.: Bronchial obstruction produced by organic and inorganic foreign bodies. Amer. J. thorac. Surg. **7**, 488 (1938).

WEINBERGER, M.: Linksseitige Bronchostenose durch Aortenaneurysma und Retraktion des Herzens sowie des Mediastinums in die linke Thoraxhälfte. Mitt. Ges. inn. Med. u. Kinderheilk. Wien **5**, 204—208 (1906).

WEINBERGER, M. A., S. KATZ, and E. W. DAVIS: Peripheral bronchial adenoma of mucus gland type. J. thorac. Surg. **29**, 626—635 (1955).

WEINGÄRTNER, L.: Grundsätzliches zur Bronchologie im Kindesalter. Ärztl. Wschr. **14**, 493—499 (1959).

WEINGÄRTNER, L., u. K. KERRINNES: Differentialdiagnostische Bilder zur Lungentuberkulose. Durch Operation geklärte Fehldiagnosen. Med. Bild **1**, 25—31 (1958).

WEISEL, W., J. W. DOCKSEY, and M. GLICKLICH: Vascular anomalies associated with intrapulmonary bronchial cysts. Amer. Rev. Tuberc. **71**, 573—583 (1955).

—, and R. J. JAKE: Anastomosis of right bronchus to trachea 46 days following complete bronchial rupture from external injury. Ann. Surg. **137**, 220—227 (1953).

—, and F. B. LANDIS: Endobronchial lesions in pulmonary blastomycosis. J. thorac. Surg. **25**, 570—581 (1953).

WEISS, A. G., C. SCHMIDT, J. WITZ, L. HOLLENDER et F. KOEBELE: Intérêt de l'angiocardiographie dans l'étude des tumeurs thoraciques. Presse méd. **1949**, 1189—1191.

—, et J. WITZ: Étude angiopneumographique de 60 cas de cancer bronchique. Diagnostic, opérabilité. Sem. Hôp. Paris **27**, 3834—3840 (1951).

— — L. HOLLENDER, C. SCHMIDT et F. KOEBELE: L'angiocardiographie dans les affections chirurgicales du thorax. J. electro-radiol. Méd. **1950**, 616—618.

WEISS, E., and F. H. KRUSEN: Foreign body in the lung for 25 years complicated by abscess and tumor formation. J. Amer. Med. Ass. **78**, 506—507 (1922).

WEISS, R.: Über die Durchblutung der Kollapslunge beim experimentellen Pneumothorax. Z. ges. exp. Med. **53**, 138 (1926).

WEISSMAN, R. E., O. T. CLAGETT, and J. R. MCDONALD: Amyloid disease of the lung treated by pneumonectomy. J. thorac. Surg. **16**, 269—281 (1947).

WELCH, W. H., and F. P. HALL: Experimental study of hemorrhagic infarction. Papers and Addresses **1**, 77 (1920).

WELIN, S.: Parallactic fluoroscopy as an aid in the bronchoscopic extraction of foreign bodies. Acta radiol. (Stockh.) **28**, 313 (1947).

— Some observations on the roentgendiagnosis of non-opaque foreign bodies aspirated into the bronchi. Acta radiol. (Stockh.) **29**, 529 (1948).

— Tracheal- und Bronchialfremdkörper, Bronchialsteine. In: SCHINZ-BAENSCH-FRIEDL-UEHLINGER, Lehrbuch der Röntgendiagnostik, 5. Aufl., Bd. III, S. 2012—2019. Stuttgart: Georg Thieme 1952.

WELKIND, A.: Intrapulmonary hematoma due to nonpenetrating injury. J. med. Soc. N.J. **47**, 501—503 (1950).

WELLAUER, J.: Abnorme Gefäßversorgung und Sequestration eines Lungenabschnitts (sog. intralobäre Lungensequestration). Fortschr. Röntgenstr. **92**, 278 (1960).

— Die Lungensequestration und die Herzzwerchfellwinkel. Radiologe **2**, 74—81 (1962).

WELSCH, K.: Ein Fall von Mangel der rechten Lunge. Frankfurt. Z. Path. **36**, 192—206 (1928).

WELTZ, G. A.: Die pathologische Atmung. In: STUMPF-WEBER-WELTZ, Röntgenkymographische Bewegungslehre innerer Organe, S. 278ff. Leipzig: Georg Thieme 1936.

WENDEROTH, H., u. R. KROLLOTSCH: Intrathorakale Luftverschiebung bei Krankheiten des Atemapparates. Klin. Wschr. **1952**, 43.

WERDT, F. v.: Lokales Amyloid im gesamten Respirationstrakt. Beitr. path. Anat. **43**, 239 (1908).

WERKENTHIN, M.: The roentgenologic aspect of lung edema. Amer. J. Roentgenol. **41**, 183—187 (1939).

WERNER, W. J.: Bronchial obstruction as a complication of pulmonary tuberculosis under artificial pneumothorax. Amer. Rev. Tuberc. **31**, 44 (1935).

WERNLI-HAESSIG, A.: Über die Spätkomplikationen des künstlichen Pneumothorax. Mschr. Ohrenheilk. (Berl.) **55**, 1730 (1921).

— Über die Spätkomplikationen des künstlichen Pneumothorax. Schweiz. Z. Tuberk. **7**, 331 (1950).

WESKI, O.: Die röntgenologische Lagebestimmung von Fremdkörpern. Stuttgart: Ferdinand Enke 1915.

WESSELY, E.: Klinisch interessante Bronchialfremdkörper. Langenbecks Arch. klin. Chir. **160**, 288—294 (1930).

— Gefährliche Fremdkörper. Wien. klin. Wschr. **1937**, 1674.

— Aspirierte und verschluckte Fremdkörper im Kindesalter. Wien. klin. Wschr. **1943**, 368.

—, u. W. J. MÜLLER: Bronchitis fibrinosa bei einem Kleinkind. Wien. med. Wschr. **101**, 109—111 (1951).

WESSLER, H., and L. JACHES: Clinical roentgenology of the diseases of the chest. New York: Southworth Co. 1923.

WESSLER, ST., S. COHEN, and F. FLEISCHER: The temporary thrombotic state. Application of this concept to the therapy of recurrent thromboembolism, with bacteriologic and roentgenologic considerations in the differential diagnosis of pulmonary infarction and pneumonia. New Engl. J. Med. **254**, 413 (1956).

WEST, S.: Plastic bronchitis, extreme displacement of the heart and mediastinum produced by collapse of the lung. Lancet **1908 I**, 489—490.

WESTENHÖFER, M.: Über amyzische Atelektase der Lunge. Med. Klin. **1920 I**, 539.

— Über den haemorrhagischen Infarkt und die amyzische Atelektase der Lungen. Verh. dtsch. path. Ges. **28**, 310 (1935).

WESTERMARK, N.: Ein Tuberkulose vortäuschender Fall von Friedländers Pneumonie mittels lange sich hinziehendem Verlauf. Acta radiol. (Stockh.) **7**, 626 (1926).

— Vergleichende röntgenologische und pathologisch-anatomische Studien von den Bronchien bei Lungentuberkulose, unter besonderer Berücksichtigung des Vorkommens von massivem Lungenkollaps. Med. Klin. **28**, 675—678 (1932).

WESTERMARK, N.: The situation of the pleural exsudate in obstructive atelectasis of the lung. Acta radiol. (Stockh.) **16**, 345—353 (1935).

— Entwicklung und Vorkommen von Atelektase bei Lungentuberkulose. Acta radiol. (Stockh.) **16**, 531—544 (1935).

— The roentgenology of bronchostenosis. Acta radiol. (Stockh.) **18**, 526—527 (1937).

— On bronchostenosis, a roentgenological study. Acta radiol. (Stockh.) **19**, 285—336 (1938).

— Bronchial carcinoma. Amer. J. Roentgenol. **41**, 493—504 (1939).

— Roentgenological investigation into traumatic lung changes arisen through blunt violence to thorax. Acta radiol. (Stockh.) **22**, 331—345 (1941).

— On epituberculosis and lung atelectasis. Acta radiol. (Stockh.) **22**, 501—510 (1941).

— Importance of intra-alveolar pressure in diagnosis of pulmonary diseases. Radiology **50**, 610—617 (1948).

— The motility of the bronchial wall. Bronches **2**, 12 (1952).

WETH, G. VAN DER: Die Diagnose der Pleuraverwachsungen mittels der röntgenkymographischen Verfahren. Dtsch. med. Wschr. **22**, 839 (1933).

— Röntgenkymographie und Kollapstherapie bei Lungentuberkulose. Fortschr. Röntgenstr. **50**, 428—441 (1934).

WEXELS, P.: Agenesis of the lung. Thorax **6**, 171—192 (1951).

WEYMULLER, C. A., A. L. L. BELL, and L. KRAHULIK: Roentgenographic changes in thorax of normal newborn babies. Amer. J. Dis. Child. **35**, 837—855 (1928).

WHARTON, L. R., and J. W. PIERSON: Minor forms of pulmonary embolism after abdominal operations. J. Amer. med. Ass. **79**, 1904—1910 (1922).

WHIPPLE, A. O.: A study of post-operative pneumonitis. Surg. Gynec. Obstet. **26**, 29—47 (1918).

WHITE, P. D.: Pulmonary embolism and heart disease. Amer. J. med. Sci. **200**, 577 (1940).

— Heart disease. New York: Mac Millan Co. 1945.

WHITEHEAD, R. W., J. N. SPENCER, T. M. PARRY, and W. B. DRAPER: Studies on diffusion respiration. IV: The oxygen and carbon dioxide content and the hydrogen ion concentration of arterial and venous abdominal blood of dogs during "diffusion respiration". Anesthesiology **10**, 54 (1949).

WHITFIELD, A. G., W. H. BOND, and W. M. ARNOTT: Radiation reactions in the lung. Quart. J. Med., N.S. **25**, 67 (1956).

— R. LANNIGAN, and W. H. BOND: Fatal post-radiation pneumonitis. Lancet **1954 I**, 117.

WHITTAKER, W., and T. LODGE: Radiologic manifestations of pulmonary hypertension in patients with mitral stenosis. J. Fac. Radiol. (Lond.) **5**, 182—188 (1954).

WHITWELL, F.: A study of the pathology and pathogenesis of bronchiectasis. Thorax **7**, 213—239 (1952).

— Localized amyloid infiltrations of the lower respiratory tract. Thorax **8**, 309—315 (1953).

WICK, A.: Lungenembolie und Lungeninfarkt. Beitrag zur Pathogenese, Klinik und Therapie unter Berücksichtigung von 130 Fällen der medizinischen Abteilung des Kantonspitals Winterthur aus den Jahren 1951—1955. Acta med. helv. **23**, 663—713 (1956).

WICK, H.: Die Beeinflussung der Tracheobronchial- und Alveolarweite durch lokale Einwirkung des Kohlendioxyds. Arch. int. Pharmacodyn. **88**, 461 (1952).

WIDERMAN, A., and C. H. PETERS: Agenesis of the lung. J. Pediat. **28**, 204—206 (1946).

WIEMERS, K., u. E. KERN: Die postoperativen Frühkomplikationen. Ihre Behandlung und Verhütung. Stuttgart: Georg Thieme 1957.

WIESE, O.: Die Bronchiektasie im Kindesalter. In: Tuberkulose und Grenzgebiete, Bd. 2. Berlin: Springer 1927.

— Die Bronchiektasenkrankheit beim Kind. Kinderärztl. Prax. **6**, 59, 211 (1935).

WILK, S.: Ossification deposits on the larynx, trachea and bronchi. Trans. path. Soc. Lond. **8**, 88 (1857).

WILLBOLD, O.: Totaler Lungenkollaps nach stumpfem Brustkorbtrauma. Fortschr. Röntgenstr. **71**, 723 (1949).

WILLI, H.: Röntgenbefunde bei Masernpneumonie. Fortschr. Röntgenstr. **45**, 34 (1932).

WILLIAMS: The roentgen rays in the thoracic diseases. Amer. J. med. Sci. **1897**, 665.

WILLIAMS, G. E. G., D. R. K. MEDLEY, and R. BROWN: Pulmonary alveolar proteinosis. Lancet **1960**, 1385—1388.

WILLIAMS, M. H.: Acute tuberculous fibrinous bronchitis. J. thorac. Surg. **24**, 530—539 (1952).

WILLIS, H.: The specifity of pulmonary consolidation in tuberculous patients (epituberculosis). Resolution of experimental tuberculous pneumonia. Amer. J. Roentgenol. **31**, 721—734 (1934).

WILLMANN, K.-H.: Die Bronchographie als Hilfsmittel für die Diagnostik und Lokalisation intrapulmonaler Fremdkörper. Röntgen-Bl. **4**, 148—156 (1951).

WILSON: Tuberculosis, atelectasis, bronchiectasis. J. Pediat. **14**, 368 (1939).

WILSON, J. I.: Respiratory failure in poliomyelitis. Treatment with Drinker respirator. Amer. J. Dis. Child. **43**, 1433 (1932).

WILSON, J. L.: Hemoptysis in tuberculosis followed by massive pulmonary atelectasis. Amer. Rev. Tuberc. **19**, 310 (1929).

—, and J. K. BRADFORD: Structural alteration of the lung. In: ROSCOE PULLEN, Pulmonary diseases. Philadelphia: Lea & Febiger 1955.

—, and S. FARBER: Pathogenesis of atelectasis of new-born. Amer. J. Dis. Child. **46**, 590—603 (1933).

WILSON, R. H., R. V. EBERT, C. W. BORDEN, R. T. PEARSON, R. S. JOHNSON, A. FALK, and M. E. DEMPSEY: The determination of blood flow through nonventilated portions of the normal and diseased lung. Amer. Rev. Tuberc. **68**, 177—187 (1953).

WILSON, T. G.: A case of unilateral mandibular dysostosis with agenesis of the lung. J. Laryng. **72**, 238—249 (1958).

— Agenesis of the lung in a body of ten years. J. Laryng. **72**, 250—251 (1958).

WINKLER, A.: Über die „Reichmannschen Regenstraßen", diesen verwandte Schattengebilde nebst Beiträgen zur Kenntnis von „Nabelungen" der Lunge. Fortschr. Röntgenstr. **64**, 202—214 (1941).

WIRZ, K.: Das Verhalten des Druckes im Pleuraraum bei der Atmung und die Ursachen seiner Veränderlichkeit. Pflügers Arch. ges. Physiol. **199**, 1 (1923).

WISCHHOFF, W.: Untersuchungen über Häufigkeit, Art und Genese der Funktionsstörungen des Zwerchfells bei Pneumonien. Z. klin. Med. **125** (1933).

WISSLER, H.: Über Bronchialdrüsenperforation. Acta davos. **7**, 1 (1948).

— Totalatelektase einer Lunge mit Bronchiektasen als Folge einer Hilusdrüsentuberkulose. Schweiz. Z. Tuberk. **5**, 1—10 (1948).

— Die Bedeutung der durch tuberkulöse Bronchialdrüsen hervorgerufenen Bronchusveränderungen für den Ablauf der Tuberkulose im Kindesalter. Schweiz. med. Wschr. **80**, 831 (1950).

WOENKHAUS, E.: Ein Fall von einseitiger fibröser Lungenschrumpfung durch kongenitale Syphilis. Virchows Arch. path. Anat. **229**, 147 (1921).

WOLFE, J. J., T. T. WANG, and C. M. VAN ALLEN: A new principle of pulmonary collapse with production of extreme atrophy and cirrhosis of the lung. An experimental study. J. thorac. Surg. **3**, 300—314 (1933/34).

WOLLMANN, H.: Ein Fall von Agenesie der linken Lunge mit Bronchiektasen. Diss. Freiburg i.Br. 1891.

WOLMAN, I. J.: Congenital stenosis of the trachea. Amer. J. Dis. Child. **61**, 1263—1271 (1941).

WOLPAW, S. E., C. S. HIGLEY, and H. HAUSER: Intrathoracic Hodgkin's disease. Amer. J. Roentgenol. **52**, 374 (1944).

WOLSTENHOLME, G. E. W., and O'CONNOR: Ciba Foundation Symposium on somatic stability in the newborn. London: J. & A. Churchill 1961.

WOOD, D. A., and M. MILLER: The rôle of the dual pulmonary circulation in various pathologic conditions of the lung. J. thorac. Surg. **7**, 649—670 (1938).

WOODRUFF, W., C. G. MERKEL, and G. W. WRIGHT: Decisions in thoracic surgery as influenced by the knowledge of pulmonary physiology. J. thorac. Surg. **26**, 156—179 (1953).

WOOLLEY, P. B.: Massive atelectasis due to fibrinous bronchitis. Thorax **8**, 301—302 (1953).

WORTH, G.: Bronchographische Studien bei Silikose. Beitr. Silikose-Forsch. **17** (1952).

—, u. W. HEINZ: Über Bronchialveränderungen bei der Silikose und Siliko-Tuberkulose. Fortschr. Röntgenstr. **78**, 263—272 (1953).

WRISBERG, H. A.: Observationes anatomicae de vena azyga duplici, aliisque hujus venae varietatibus, VIII, 14. Göttingen: Novis commentariis societatis reg. scient. 1777.

WU, CHING: Visceral displacement in pneumonia. A roentgenologic and experimental study. Radiology **19**, 215—227 (1932).

WURM, H.: Die pathologisch-anatomischen Grundlagen der Kollapsbehandlung der Lungentuberkulose. In: HEIN-KREMER-SCHMIDT, Kollapstherapie der Lungentuberkulose. Leipzig: Georg Thieme 1938.

— Pathologische Anatomie der Heilungsvorgänge bei der tuberkulösen Lungenkaverne. In: HEIN-KREMER-SCHMIDT, Kollapstherapie der Lungentuberkulose. Leipzig: Georg Thieme 1938.

— Tuberkulose und Atelektase. Ergebn. ges. Tuberk.- u. Lung.-Forsch. **12**, 121—174 (1954).

— Beitrag zur Kenntnis der chronischen interstitiellen Lungenfibrose (HAMMAN-RICH). Beitr. Klin. Tuberk. **116**, 515—522 (1957).

WYATT, G. M.: Atelectasis following pneumonia in children. Amer. J. Roentgenol. **47**, 864—869 (1942).

WYMAN, A. C.: Primary atypical pneumonia: roentgenographic course, complications, recovery rate, and end results. Dis. Chest **14**, 568 (1948).

WYMAN, S. M., and W. R. EYLER: Anomalous pulmonary artery from the aorta associated with intrapulmonary cysts (intralobar sequestration of lung); its roentgenologic recognition and clinical significance. Radiology **59**, 658—667 (1952).

WYSS, O. A. M.: Prinzipielle Betrachtungen über die Funktionsweise der Bronchialmuskulatur. Schweiz. med. Wschr. **82**, 988 (1952).

— P. ANDEREGGEN et R. J. H. OBERHOLZER: Le mécanisme central des réflexes respiratoiree d'origine vagale. III. La "vagotomie centrale". Helv. physiol. pharmacol. Acta **4**, 443 (1946).

XALABARDER, C.: What is atelectasis? Tubercle (Edinb.) **12**, 266 (1949).

— Atelectasia regional y "corrientes de accion" del parenquima polmonar. Publ. Inst. Antitbc. "Francisco Moragas" **9**, 59 (1951).

YARDUMIAN, K., and L. MYERS: Primary Hodgkin's disease of the lung. Arch. intern. Med. **86**, 233—244 (1950).

YOSHIDA, S.: Effect of surfactant or fat solvent on static pressure-volume hysteresis of excised dog lung. Amer. J. Physiol. **203**, 725 (1962).

YOUMANS, J. B., and R. H. KAMPMEIER: Pre-existing syphilis as cause of unresolved pneumonia and a factor in the production of certain other postpneumonic complications. Amer. J. med. Sci. **174**, 750 (1927).

Young, F. H.: The bronchus — the clue to the pathogenesis and treatment of pulmonary tuberculosis? Edinb. med. J. **60**, 77 (1953).

Zacher, F.: Röntgenaufnahmen mit harter Strahlung. Fortschr. Röntgenstr. **33**, 251—255 (1925).

Zadek, I.: Differentialdiagnose der Lungenkrankheiten. Leipzig: Georg Thieme 1948.

Zakrewski, A.: On the rarely encountered radiological pictures of the chest in the cases of vegetative foreign bodies in the bronchial tree. Otolaryng. pol. **10**, 57—59 (1956).

Zamfir, D., et A. Carstea: L'actinomycose bronchopulmonaire aigue. Acta méd. chir. Appar. resp. **14**, 94—103 (1939).

Zanetti, E.: Ombres hilaires dans la silicose. Med. lavoro **39**, 7—18 (1948).

—, u. C. de Ponti: Studio estratigrafico sugli ili polmonari nella silicosi. Med. d. Lavoro **40**, 197—209 (1949).

Zannini, L., e G. Peruzzi: Considerazioni sui rapporti fra contenuto salino-proteico del sangue e aspetti radiologici polmonari nell'infezione pneumonica trattata con sulfonamidici. Acta med. patav. (Parma) **5**, 175—186 (1948).

Zaoli, G.: A propos d'un cas de mycose bronchique. Bronches **3**, 193—201 (1953).

Zavod, W. A.: Fibrin bodies in pleural space in a case of arteficial pneumothorax. Amer. Rev. Tuberc. **33**, 48—54 (1936).

Zawadowski, W.: De lobule surnuméraire du poumon droit (lobules venae azygos et sa visibilité sur les roentgenogrammes du thorax). Pol. Przegl. radiol. **4**, 177 (1929).

Zdanov, V. S.: Zur Frage der Fremdkörper der Lunge. Arch. Pat. **18**, 76—81 (1956).

Zdansky, E.: Mediastinalwandern bei Skoliose der Wirbelsäule. Fortschr. Röntgenstr. **37**, 897 (1928).

— Über das Mediastinalwandern bei Bronchostenose. Wien. Arch. inn. Med. **15**, 2 (1928).

— Lungenbefund beim Asthma bronchiale. Wien. med. Wschr. **1931 II**, 1535—1538.

— Lungen-Röntgenbefunde bei Asthma bronchiale. Fortschr. Röntgenstr. **43**, 576—593 (1931).

— Röntgendiagnostik des Herzens und der großen Gefäße, 2. Aufl. Wien: Springer 1949.

— Über die Bedeutung der entzündlichen segmentförmigen Lungenprozesse. Radiol. clin. (Basel) **21**, 289—306 (1952).

— Ventilations- und Durchblutungsstörungen der Lunge durch den vergrößerten linken Vorhof. Wien. med. Wschr. **1952**, Nr. 24/25, 455.

— Über die herdförmige karnifizierende und abszedierende Pneumonie und ihre diagnostische Abgrenzung gegen das Bronchuskarzinom. Radiol. clin. (Basel) **25**, 193—206 (1956).

Zdravev, P.: Corps étrangers dans les bronches. J. med. Ass. Macedonia **10**, 15—18 (1936).

Zenker, R., G. Heberer u. H. H. Löhr: Die Lungenresektionen. (Anatomie, Indikationen, Technik). Berlin-Göttingen-Heidelberg: Springer 1954.

Zeyland, I.: Massive Atelektase und Bronchiektasie als Komplikation primärer Lungentuberkulose bei Kindern. Z. Tuberk. **81**, 209—218 (1938).

Zimmer, E. A.: Die Durchleuchtungstechnik der Thoraxorgane, 2. Aufl. Basel: Benno Schwabe & Co. 1949.

—, u. W. Güntert: Das typische Röntgenbild des Thorax und der Lunge. XXXII. Medizinische **1957**, 1003—1005.

Zschau, H.: Diagnose aspirierter Fremdkörper. Münch. med. Wschr. **1939**, 1478.

Zsebök, Z.: Bronchographie im Schichtbild. Z. Tuberk. **108**, 173 (1956).

— Röntgenanatomie der Neugeborenen- und Säuglingslunge. Stuttgart: Georg Thieme 1958.

Zubiani, M.: I segni radiologici di sospetto della stenosi tubercolare dei bronchi. G. ital. Tuberc. **10**, 152—161 (1956).

Zuchetto, C.: Contributo allo studio dell'atelettasia polmonare con particolare riguardo ai aspetti angiopneumocardiografici. Riv. Pat. Clin. Tuberc. **25**, 142—157 (1952).

Zuckerkandl, E.: Über die Anastomosen der Venae pulmonales mit den Bronchialvenen und mit den mediastinalen Venen. S.-B. Akad. Wiss. Wien, math.-nat. Kl., Abt. III, **84**, 110—152 (1881).

— Über die Verbindungen zwischen den arteriellen Gefäßen der menschlichen Lunge. S.-B. Akad. Wiss. Wien, math.-nat. Kl., Abt. III, **87**, 171—186 (1883).

Zuckschwerdt, L.: Der traumatische Lungenkollaps. Zentr.-Org. ges. Chir. **98**, 280 (1940).

— Die entzündliche Bronchusstenose. Langenbecks Arch. klin. Chir. **270**, 225 (1951).

—, u. A. Lezius: Der postoperative massive Lungenkollaps. Chirurg **10**, 344—351 (1938).

—, u. W. Pickel: Der traumatische Lungenkollaps. Chirurg **12**, 258 (1940).

Züllig, R.: Zur Klinik der Fremdkörper der Luft- und oberen Speisewege. Schweiz. med. Wschr. **1956**, 1238—1242.

Žugan, T. J.: Über die röntgenologischen Besonderheiten des Thymus bei Kleinkindern. Pediat. Akush. Ginec. 11—14 (1960).

Zunin, C., e C. Romano: Su alcuni aspetti radiologici della mucoviscidosi. Con particolare riguardo alle componente polmonare. Minerva pediat. **8**, 117—125 (1956).

Zuppinger, A.: Probleme der Röntgenuntersuchung des Thorax. Helv. med. Acta **17**, 13—46 (1950).

— Form- und Lageveränderungen und Erkrankungen der Trachea. In: Schinz-Baensch-Friedl, Lehrbuch der Röntgendiagnostik, 5. Aufl., Bd. III, S. 1999—2011. Stuttgart: Georg Thieme 1952.

— Allgemeine Untersuchungsmethoden der Lungen- und Bronchialerkrankungen. D. Röntgenuntersuchung. In: Handbuch der inneren Medizin, 4. Aufl., Bd. IV/1, S. 587—606. Berlin-Göttingen-Heidelberg: Springer 1956.

ZUPPINGER, A.: Die Strahlenveränderungen der Lunge. In: Handbuch der inneren Medizin, 4. Aufl., Bd. IV/2. Berlin-Göttingen-Heidelberg: Springer 1956.
— Les opacités pulmonaires par obstruction bronchique. Bronches 7, 107—118 (1957).
—, u. L. FRANK: Neueres zur Thorax-Röntgenuntersuchung. Fortschr. Röntgenstr. 86, 419—431 (1957).
ZWEIFEL, C.: Der Zwerchfellhochstand beim Lungeninfarkt. Fortschr. Röntgenstr. 52, 222—227 (1935).

4. Das Mittellappensyndrom

ABRAM, L. E., and J. S. FRANKEL: Pneumonitis and atelectasis occurring in the course of allergic disease. Ann. Allergy 14, 360—364 (1956).
ADLER, D., and D. FULLER: Bronchogenic carcinoma. A review illustrated by 100 cases. S. Afr. med. J. 27, 841—846, 874—879 (1953).
ADLER, D., and W. F. RICHARDS: Consolidation in primary pulmonary tuberculosis. Thorax 8, 223—241 (1953).
ADLER, R. H., F. H. MANTZ, and P. F. WARE: Middle lobe syndrome; relationship to middle lobe disease. J. thorac. Surg. 29, 283—295 (1955).
ALBERTINI, A. v.: Aussprache zum Vortrag von P. SCHWARTZ „Die Beziehungen der Lymphdrüsentuberkulose zur Entstehung der Lungenphthise“. Schweiz. med. Wschr. 1951, 1283.
ALEMÁN, E., J. M. ROUCO y E. RIVERO: La exploración broncográfica en la perforacion gangliobronquial. Arch. Med. infant. 23, 222—237 (1954).
ALLOUCHE: Bronchite ségmentaire et atélectasie du lobe moyen. Rev. Tuberc. (Paris) 18, 424 (1954).
ALMEIDA, A. S., G. V. ARTIGAS, J. L. BETTEGA y A. TRAMUJAS: Syndrom des Mittellappens (Übersicht und Vorstellung von 6 Fällen). An. parana. Tuberc. 1, 57—67 (1956) [Portugiesisch].
AMEUILLE, P., et J. FAUVET: Deux cas de perforations bronchiques d'un ganglion caséeux. Hémoptysie foudroyante. Bull. Soc. méd. Hôp. Paris 1944, 370.
—, et J. M. LEMOINE: Études de la pathologie bronchique. Lissabon: Livraria Luso-Espanola 1948.
ANASTASATU u. M. NEGREA: Das Mittellappensyndrom. Med. interna (Buc.) 11, 1633—1641 (1959).
ANDERS, H. E.: Die Pathogenese der Altersphthise. Verh. dtsch. Ges. Path. 23, 406—425 (1928).
ANDERSON, W. S., and J. B. MACKAY: Broncholithiasis. Dis. Chest 10, 427—432 (1944).
ANGAMARRE, R.: Importance de la condensation rétractile du lobe moyen et du lobe inférieur droit dans les opacités triangulaires du sinus phrénicopéricardique droit. Presse méd. 1944, 168.
ARKLESS, H., and R. J. CHODOFF: Middle lobe syndrome due to sarcoidosis. Dis. Chest 30, 351—353 (1956).
ARMAND DELILLE, P. F.: Topography of interlobar pleurisy in infants by lipoidol injection. Localization by the use of lipiodol of interlobar pleurisy masked by massive pneumonia. Amer. J. Dis. Child. 32, 497 (1926).
ARNELL: The importance of the hair-line between the upper and the middle lobe of the right lung. Abstr. of communications. 2. Intern. Congr. Radiologie, Stockholm 1928.
ARNSTEIN, A.: Reaktivierung latenter Tuberkulose. Beitr. Klin. Tuberk. 65, 713 (1927).
— Die indurierende Bronchialdrüsentuberkulose als Ursache schwerer Hämoptoe bei älteren Leuten. Beitr. Klin. Tuberk. 78, 55 (1931).
— Indurative und Zerfallsvorgänge in den mediastinalen Lymphknoten im höheren Alter mit Schädigung benachbarter Organe. Beitr. Klin. Tuberk. 85, 197—222, 343—363 (1934).
— Diskussion zum Vortrag F. FLEISCHNER, Das Atelektaseproblem. Wien. Ges. für Röntgenkunde, Sitzg v. 10. 10. 34. Ref. Fortschr. Röntgenstr. 50, 519 (1934).
— Die mediastinale Drüsentuberkulose im Greisenalter. Wien. klin. Wschr. 47, 1345 (1949).
ASHE, W. M., J. R. McDONALD, and O. T. CLAGETT: Non specific pneumonitis of the left upper lobe (simulating the "middle lobe syndrom", and producing an early superior pulmonary sulcus syndrome). J. thorac. Surg. 21, 1—6 (1951).
ASSMANN, H.: Die klinische Röntgendiagnostik innerer Erkrankungen, 5. Aufl., S. 422—427. Leipzig: F. C. W. Vogel 1934.
ASZTALOS, E.: Lymphdrüsenperforation in die Bronchien. Okklusion eines Bronchus. Lungenatelektase. Svenska Läk.-Tidn. 1954, 356—360.
ATTINGER, E.: Über die Kombination von Lungenkarzinom und Lungentuberkulose. Oncologia (Basel) 3, 140 (1950).
AUBERTIN, E., PH. MARTIN et R. CASTAING: Pleurésies enkystées interlobaires des cardiaques. J. Méd. Bordeaux 130, 493—496 (1963).
AUER, K. H.: Zur Bronchitis circumscripta non specifica. Fortschr. Röntgenstr. 82, 209—212 (1955).
AUERBACH, D.: Perforation of tuberculous lymph nodes into the trachea and major bronchi. Arch. Otolaryng. 39, 527 (1944).
— Tuberculosis of the trachea and major bronchi. Amer. Rev. Tuberc. 60, 604—620 (1949).
AUFSES, A. H., and H. NEUHOF: Minute carcinoma of the major bronchi. A follow-up report. J. thorac. Surg. 23, 219—223 (1952).
AUGUSTIN, V., u. L. BINDER: Segmentale Röntgenschatten bei Pertussis. Nachr. Kinderheilk. 103, 409—411 (1955).
AULAGNIER: Image juxta-hilaire de primo-invasion répondant à une atélectasie parcellaire du lobe moyen. Pédiatrie 1945, 445.

AUSTRIAN, C. R.: Encapsulated hydrothorax (hydrothorax saccatus interlobaris) in association with myocardial insufficiency. In: Contribution to the medical sciences in honour of Dr. E. LIBMAN, p. 101—112. New York: International Press 1932.

AYAS, E.: Carcinoma broncopulmonar evidenciado por un quiste broncogenetico preexistente complicado. Pren. méd. argent. **1952**, 2181.

—, y R. GARRIZ: Middle lobe syndrome. Pren. méd. argent. **28**, 208 (1951).

BAADER, E. W.: Der Silikosesteinspucker. Arch. Gewerbepath. Gewerbehyg. **13**, 58—72 (1954).

BALDRY, P. E.: Carcinoma of the middle lobe. Thorax **7**, 240 (1952).

— Carcinoma of the middle lobe. J. Amer. med. Ass. **151**, 339 (1953).

BALDWIN, E. R.: Non pathogenic acid-fast bacilli and pneumonitis. Amer. Rev. Tuberc. **45**, 756—761 (1942).

BANGMA, P. J., and J. G. ROOSENBURG: Localized interlobar effusion. Ned. T. Geneesk. **103**, 2601—2606 (1959).

BARGI, L.: L'equivalente anatomico delle sottili proiezioni interlobari del polmone. Arch. Radiol. (Napoli) **13**, 177—197 (1937).

BARJON, F.: Radiodiagnosis of pleuropulmonary affections. New Haven: Yale University Press 1918.

BARNHARD, H. J., and W. T. KNIKER: Roentgenologic findings in pertussis. With particular emphasis on the "shaggy heart" sign. Amer. J. Roentgenol. **84**, 445—450 (1960).

BARRIÈRE, Les bronchiectasies hemoptoiques du lobe moyen. Thèse de Lyon 1950.

BÁRSONY, TH., u. E. KOPPENSTEIN: Mittellappeninfiltrat oder abgesacktes Interlobärexsudat. Fortschr. Röntgenstr. **39**, 641—644 (1929).

— — Lageveränderungen der Lungenspalten und der Lungenhili bei Schrumpfungsprozessen. Fortschr. Röntgenstr. **43**, 417—434 (1931).

BASSERMANN, F. J.: Beitrag zur Kasuistik der chronischen Paraffinölschädigung der Lunge (Lungensteatose). Röntgenpraxis **17**, 256—260 (1948).

BATESON, E. M., and E. K. ABBOTT: Mixed tumors of the lung, or hamarto-chondromas. A review of the radiological appearances of cases published in the literature and a report of 15 new cases. Clin. Radiol. **11**, 232—247 (1960).

BAUM, G. L., and J. SCHWARZ: Pulmonary histoplasmosis. New Engl. J. Med. **258**, 677—684 (1958).

BAUMGÄRTNER, O.: Beitrag zur Diagnostik interlobärer Ergüsse. Röntgenpraxis **1932**, 70.

BECH, K.: Broncholithiasis. Nord. med. T. **30**, 810 (1946).

BECK, H.: Atelektase durch anthrakotischen Lymphknoten. Fortschr. Röntgenstr. **71**, 935—937 (1949).

BÉCLÈRE, A.: L'Examen radioscopique des plevres interlobaires et le diagnostic de la sclérose de l'interlobe. Presse méd. **1902**, 207.

BEHRENDT, H.: Über den Bronchialdrüsendurchbruch. Fortschr. Röntgenstr. **75**, 318—322 (1951).

BEITZKE, H.: Die pathologisch-anatomischen Unterlagen für die Diagnose „Hilusdrüsentuberkulose". In: BLÜMELS Handbuch der Tuberkulose-Fürsorge, Bd. I. München 1926.

— Über Spätverkäsungen von Lymphdrüsen und die Rankesche Stadieneinteilung. Z. Tuberk. **47**, 449 (1927).

— Pathologische Anatomie. In: ENGEL-V. PIRQUET, Handbuch der Kindertuberkulose, Bd. I, S. 182. Leipzig: Georg Thieme 1930.

BENTLEY, F. J., S. GRZYBOWSKI, and B. BENJAMIN: Tuberculosis in childhood and adolescence. London: Nat. Ass. Prev. of Tuberc. 1954.

BÉRARD, J., et L. ODE: Réflexions sur le cancer pulmonaire du lobe moyen. J. franç. Méd. Chir. thor. **4**, 243—246 (1950).

— — et J. PUGNIET: À propos de 4 cas de cancer du lobe moyen. J. franç. Méd. Chir. thor. **2**, 281—285 (1949).

BERBLINGER, W.: Tuberkulose der Stammbronchien und tuberkulöse Bronchostenose. Schweiz. med. Wschr. **1944**, 347.

BERG jr., R., and T. H. BURFORD: Pulmonary paraffinoma (lipoid pneumonia) a critical study. J. thorac. Surg. **20**, 418—428 (1950).

BESSLER, W., u. D. TORRANCE: Die Erkennung von Lungenatelektasen. Schweiz. med. Wschr. **90**, 1372—1378 (1960).

BETKE, K., u. H. RICHARZ: Zum Krankheitsbild der Atelektase im frühen Säuglingsalter. Kinderärztl. Prax. **21**, 544 (1953).

BEUTEL, A., u. F. PÓR: Klinische und röntgenologische Erscheinungen bei der Perforation anthrakotisch indurierter Lymphknoten in den Bronchus. Beitr. Klin. Tuberk. **81**, 659—664 (1932).

BIASI, W. DI: Pathologische Anatomie der Silikose. Beitr. Silikoseforsch. (1949).

— Über den Standpunkt des pathologischen Anatomen bei der Begutachtung von Staublungenerkrankungen. In: Die Staublungenerkrankung. Wiss. Forschungsberichte, Naturwiss. Reihe, Bd. 60. Darmstadt: Dr. Dietrich Steinkopff 1950.

BIANCALANA, L.: La sindrome atelectasia del lobo medio. Minerva med. **1952I**, 401—411.

—, e C. COLOMBO: L'atelettasia polmonare negli interventi di exeresi del polmone. Atti 3. Congr. naz. chir. torac. **1**, 149—193 (1952).

— E. CONCINA, O. ORLANDI e A. E. PALETTO: La malattia bronchiectasica. Considerazioni patogenetiche. Indicazioni terapeutiche. Controlli broncografici a distanza. Arch. Chir. Torace **13**, 1—50 (1956).

BICKEL, A., u. E. GRUNMACH: Über einen seltenen Fall von Steinhusten. Berl. klin. Wschr. **45**, 11 (1908).

BIEGER, E.: Die Differentialdiagnose der abgesackten Pleuritis und des Lappenrandinfiltrates bei der Lungentuberkulose. Z. Tuberk. **51**, 317—348 (1928).

BILESIO, E. A.: Sindrome del lobulo medio. Pren. méd. argent. **1955**, 3153—3158.

BIONDETTI, P.: Visualizzazione broncografica di ghiandole bronchiali. Radiologia (Roma) **9**, 905 (1953).

BJÖRK, O.: Bronchogenic carcinoma. Acta chir. scand. Suppl. **123**, 1—113 (1947).

BLACK, H., and L. V. ACKERMAN: The importance of epidermoid carcinoma *in situ* in the histogenesis of carcinoma of the lung. Ann. Surg. **136**, 44—55 (1952).

BLAUENSTEINER, H. K.: Über zwei Lungensteinbildungen im Mittellappenbronchus mit schwerer sekundärer Lungenerkrankung. Arch. Ohr.-, Nas.- u. Kehlk.-Heilk. **152**, 386—394 (1943).

BLOOM, H.: Hämoptoen durch Kalkherde. Ned. T. Geneesk. **1936**, 4502.

BLUMENBERG, W.: Die Tuberkulose des Menschen in den verschiedenen Lebensaltern. III. Die Tuberkulose des Greisenalters. Beitr. Klin. Tuberk. **63**, 13—59 (1926).

BÖHM, F.: Zur klinischen Pathologie der Tuberkulose des Tracheobronchialbaums. Beitr. Klin. Tuberk. **105**, 11 (1951).

— Bronchustuberkulose und Kollapstherapie. Beitr. Klin. Tuberk. **106**, 312 (1952).

BOERHAAVE, H.: Academical lectures, p. 51. London: W. & J. Innys 1746.

BOHARAS, S., and G. H. CRIEP: Interlobar effusion associated with congestive heart failure. Ann. intern. Med. **23**, 426 (1945).

BOIRON, M.: Le syndrome du lobe moyen. Sem. Hôp. Paris **1956**, 3031—3042.

BOLLINI, V.: La rappresentazione negativa della piccola scissura in casi normali e patologici. Radibiol. Radiother. Fis. med. **1**, 515—527 (1934).

BONETTA, C.: La sindrome atelectasia del lobo medio da adenopatia nell' età infantile. Ann. Radiol. diagn. (Bologna) **27**, 10—22 (1954).

BONNIOT, A., FOIX et KLAXYLÉ: Abscès pulmonaire juxta-pédiculaire avec atélectasie du lobe moyen. Traitement endoscopique. Rev. Tuberc. (Paris) **5**, 949 (1939).

BORSELLA, C.: Sulla sindrome del lobo medio. Ann. Radiol. diagn. (Bologna) **28**, 202—219 (1955).

BOSSERT u. LEICHTENTRITT: Chronische Lungenerkrankungen bei Kindern infolge Influenza. Dtsch. med. Wschr. **1**, 176—179 (1919).

— — Influenzabazillus und chronische Lungenerkrankungen im Kindesalter. Dtsch. med. Wschr. **1921**, 150—151.

BOUCHER, H.: Bronchite segmentaire et primoinfection tuberculeuse chez l'adulte. J. franç. Méd. Chir. thor. **3**, 5 (1949).

— Primo-infection tuberculeuse dans l'armée et endoscopie bronchique; à propos de 100 observations receuillies dans l'armée. Rev. Tuberc. (Paris) **15**, 712 (1951).

BOUCHER, H.: Un aspect radiologique évocateur de la tuberculose bronchique: les infiltrations bronchogènes diffuses. Rev. bronchoscop.-oesophagoscop. et gastroscop. **1951**, 112.

BOUSLOG, J. S.: The roentgenological study of acute infections in the respiratory tract of children. Amer. J. Roentgenol. **46**, 622—635 (1941).

BOUSSON, M.: Les bronchiectasies consécutives à la primo-infection tuberculeuse de l'enfant. Rôle des ruptures ganglionnaires. Thèse Lyon 1949. Ref. Rev. Tuberc. (Paris) **14**, 599 (1950).

BOYDEN, E. A.: Cleft left upper lobe. Surgery **26**, 167 (1949).

—, and J. C. HAMRE: Preliminary observations on the pattern of the middle lobe of the right lung. Anat. Rec. **103**, 530 (1949).

— — An analysis of variations in the bronchovascular patterns of the middle lobe in fifty dissected and twenty injected lungs. J. thorac. Surg. **5**, 172—180 (1951).

—, u. J. HARTMANN: Bronchopulmonary segments of the left upper lobe. Amer. J. Anat. **79**, 322 (1946).

BOYER, R. C.: Bronchography in chronic lobar collapse. Amer. J. Roentgenol. **69**, 28—41 (1953).

BRANDT: Über Regenerationserscheinungen in den Lungen und ihre Beziehungen zum Lungenkrebs. Virchows Arch. path. Anat. **262**, 211 (1926).

BRDICKA, J. G., u. G. WOLF: Der normale und pathologische Interlobärspalt (Pleuraspalt) im Röntgenbild. Röntgenpraxis **2**, 1014—1022 (1930).

BROCARD, H.: Condensations pulmonaires du lobe moyen de constitution torpide et d'évolution régressive. Rev. Tuberc. (Paris) **1947**, 566—568.

— Les lobites moyennes non tuberculeuses. Paris méd. **10**, 107—112 (1949).

— G. THOYER et J. BERTHELOT: Condensation labile du lobe moyen avec état kystique ou emphysémateux de ce lobe. J. franç. Méd. Chir. thor. **5**, 862 (1951).

BROCK, R. C.: The level of the interlobar fissures of the lungs. Guy's Hosp. Rep. **91**, 140 (1942).

— Bronchogenic carcinoma. Brit. med. J. **1948 I**, 737.

— Post-tuberculous bronchostenosis and bronchiectasis of the middle lobe. Thorax **5**, 5—39 (1950).

— R. J. CANN u. J. R. DICKINSON: Tuberculous mediastinal lymphadenitis in Childhood. Secondary effects on lungs. Guy's Hosp. Rep. **87**, 295 (1937).

BRONKHORST, W.: Atelectase of obstructive pneumonie. Ned. T. Geneesk. **1950**, 2950.

BRÜGGER, H.: Erscheinungsformen der tuberkulösen Ersterkrankung der Lunge im späteren Schul- und Jugendlichenalter. Leipzig: Johann Ambrosius Barth 1938.

— Die anatomischen Grundlagen der großen gutartigen Lungenverschattungen bei der

kindlichen Primärtuberkulose. Beitr. Klin. Tuberk. **103**, 153 (1949).
Brügger, H.: Über Lymphknotenkavernen am Lungenhilus. Tuberk.-Arzt **9**, 497 (1949).
— Die großen gutartigen Lungenverschattungen bei der kindlichen Primärtuberkulose (Epituberkulose und ihre Pathogenese). Mschr. Kinderheilk. **98**, 123 (1950).
— Die Lungenverschattungen im Ablauf der Primärtuberkulose des Kindes. Kongr. für Ärztl. Fortbild. Med. Ges. für Oberösterreich. Linz/Donau 23. 6. 56. Wien. med. Wschr. **1956**, 1062—1066.
Brünner, S.: Bronchogenic carcinoma arising in a lung cyst. Acta radiol. (Stockh.) **51**, 117—120 (1959).
Brun, J., et L.-F. Perrin: Silicose et perforations ganglionnaires. J. franç. Méd. Chir. thor. **8**, 198—204 (1954).
—, et J. Viallier: Maladie de Besnier-Boeck-Schaumann à forme pulmonaire avec images kystiques; documentation anatomo-clinique. J. franç. Méd. Chir. thor. **4**, 53 (1950).
— — et M. Moindrot: Perforation endobronchique d'un ganglion caséeux chez un sujet de 50 ans. Rev. Tuberc. franç. **10**, 762 (1946).
Brunner, A.: Der Lungenkrebs. Schweiz. med. Wschr. **81**, 653—673 (1951).
Bruwer, A. J., C. W. Hodgson, and J. A. Callahan: Diseases of the heart and great vessels: thoracic roentgenographic manifestations. Amer. J. Roentgenol. **80**, 264—296 (1958).
Bryant, J. R., and J. S. Harter: Middle lobe diseases. Dis. Chest **18**, 250 (1950).
Buckles, M. G.: The surgical aspects of calcified hilar lymph nodes. Ann. Surg. **132**, 972—979 (1950).
Buechner, H. A., and L. H. Strug: Lipoid granuloma of the lung, of exogenous origin. Dis. Chest **29**, 402—418 (1956).
Bürger, M.: Klinische Fehldiagnosen, 2. Aufl., S. 113—115. Stuttgart: Georg Thieme 1954.
Buis, L. J., and D. B. Cole: The vulnerable middle lobe. Virginia med. Mth. **87**, 165—169 (1957).
Burnett, W. E., G. P. Rosemond, and R. M. Bucher: The diagnosis of mediastinal tumors. Surg. Clin. N. Amer. **32**, 1673—1694 (1952).
Caffey, J.: Pediatric x-ray diagnosis. Chicago: Year book Publ. Inc. 1950.
Cameron, H. C.: On epituberculosis. Guy's Hosp. Rep. **82**, 290—296 (1932).
Carez, C., et W. Bruninx: Les perforations ganglionnaires au cours des périodes primaire et secondaire de la tuberculose. Rev. méd. Liège **5**, 88—94 (1950).
Catel, W.: Lehrbuch der Tuberkulose des Kindes und des Jugendlichen, 2. Aufl. Stuttgart: Georg Thieme 1954.
—, u. H. Hahn: Entstehungsmöglichkeiten und Einteilung der Apneumatosen (Atelektasen). Beitr. Klin. Tuberk. **109**, 501 (1953).
Cetrullo, C., e E. Fasano: Tuberculosi ganglio-bronchiale. Riv. Pat. Clin. Tuberc. **31**, 597—611 (1958).
Chiarolanza, P.: La calcolosi bronchiale. Un caso di calcolosi zonale massiva. Nunt. radiol. (Firenze) **26**, 687—695 (1960).
Chiray, M., G. Albot et R. Jame: Les lésions pulmonaires révélatrices des cancers sténosants des bronches souches. Ann. Anat. path. **10**, 527 (1933).
Christiaens, L.: Le lobe moyen du poumon droit. Étude anatomo-radiologique et clinique. Thèse de Lille 1936.
Christini, A. J.: Le syndrome de condensation essentielle bénigne du lobe moyen. Thèse de Paris 1950.
Chrysler, W. E.: Primary atypical pneumonia. A disease of segmental distribution. Amer. J. Roentgenol. **56**, 324—336 (1946).
Churchill, E. D., and R. Belsey: Segmental pneumonectomy in bronchiectasis. The lingula segment of the left upper lobe. Ann. Surg. **109**, 481—499 (1939).
Citron, K. M., and J. G. Scadding: Stenosing non-caseating tuberculosis (sarcoidosis) of the bronchi. Thorax **12**, 10 (1957).
Clairmont: Die interlobäre Pleuritis. Dtsch. Arch. klin. Chir. **111**, 335 (1919).
Cocchi, U.: Die Lungensegmente und die Segmentpneumonie. Fortschr. Röntgenstr. **75**, 57 (1951).
— Lungenatelektasen und Lungenkollaps. In: Schinz-Baensch-Friedl-Uehlinger, Lehrbuch der Röntgendiagnostik, 5. Aufl., Bd. III, S. 2095—2105. Stuttgart: Georg Thieme 1952.
Cogliolo, A., e G. Gusmano: Su di una particolare associazione di carcinoma bronchopolmonare con cavità bronchiectasica (Contributo anatomo-clinico). Minerva med. **1**, 857 (1953).
Cohen, A. G.: Atelectasis of the right middle lobe resulting from perforation of tuberculous lymph nodes into bronchi in adults. Ann. intern. Med. **35**, 820—835 (1951).
—, and A. Geffen: Roentgenographic methods in pulmonary disease. Amer. J. Med. **10**, 375—385 (1951).
Colognesi, S.: Sulla lobite polmonare media nell'infanzia. (Contributo clinico e radiologico.) Med. ital. (Milano) **22**, 313—335 (1941).
Concina, E., e O. Orlandi: Contributo allo studio della patologia del lobo medio. Arch. Tisiol. **9**, 660—704 (1954).
Connar, R. G., T. B. Ferguson, W. C. Sealy, and N. F. Conant: Nocardiosis. Report of a single case with recovery. J. thorac. Surg. **22**, 424—433 (1951).
Cordier, G. J., et C. Cabrol: La languette postéro-interne de la lingula. Presse méd. **62**, 1146—1147 (1954).
Cory, R. A.: Acid-fast bacilli in non tuberculous disease. Amer. Rev. Tuberc. **52**, 36 (1945).
Court, S. D.: Right middle lobe collapse. Proc. roy. Soc. Med. **31**, 1156—1160 (1938).

Crafoord, C.: Diskussionsbemerkung zu D. L. Paulson and R. R. Shaw, Chronic atelectasis and pneumonitis of the middle lobe. J. thorac. Surg. **18**, 758 (1949).

— V. O. Björk u. H. Hilty: Zur Bronchialresektion und broncho-trachealen Anastomose bei tuberkulöser Bronchialstenose. Thoraxchirurgie **2**, 1—11 (1954/55).

Crecelius, W.: Ist die normale Interlobärpleura röntgenologisch darstellbar? Dtsch. med. Wschr. **53**, 753 (1927).

Creyx, J., J. Reboul, P. L. Martin, R. Delorme et J. Pène: Un nouveau cas de pleurésie interlobaire chez une cardiaque. J. Radiol. Électrol. **33**, 306—307 (1952).

Cureton, R. J. P., and J. M. Hill: Malignant changes in bronchiectasis. Thorax **10**, 131 (1955).

Curtillet, E., et J. Portier: Cancer bronchique du lobe moyen et bronchite segmentaire. J. franç. Méd. Chir. thor. **2**, 422—431 (1948).

Dell'Acqua, V., e M. Belli: La lobite media del polmone nelle sue caratteristiche radiologiche e cliniche. Radiol. med. (Torino) **26**, 171—197 (1939).

Dardari, M., A. Santino, C. Pasquinelli e F. Amici: Sulle atelettasie del lobo medio, 81 p. Modena: Istituto di Radiologia dell' Università 1960.

Davis, E. W., S. Katz, and J. W. Peabody jr.: Broncholithiasis, a neglected cause of bronchoesophageal fistula. J. Amer. med. Ass. **160**, 555—557 (1956).

Davis, L. A.: The vertical fissure line. Amer. J. Roentgenol. **84**, 451—453 (1960).

Debré, R., M. Lamy, M. Mignon et J. J. Welti: Le "poumon coquelucheux" et son image radiologique. Presse méd. **46**, 1011—1014 (1938).

— S. Thieffry et H. Brissaud: La bronchite localisée, obstructive, subaigue de l'enfant. Ann. Méd. **47**, 406—417 (1946).

— — et J. Gerbeaux: Syndrôme d'opacité persistante du lobe moyen avec bronchiectasies limitées à ce lobe survenant au cours de l'évolution de l'adénopathie trachéobronchique tuberculeuse chez l'enfant. Ann. Méd. **47**, 387—405 (1946).

Demant, M.: Bedeutung der Frontalaufnahmen für Pneumonien und Pleuritiden im Säuglingsalter. Z. Kinderheilk. **48**, 598—613 (1929).

— Röntgenbefunde bei interlobärer Pleuritis. Kinderärztl. Prax. **2**, 63—66 (1931).

— Die Frontalaufnahme in der Diagnose und Prognose der Thoraxerkrankungen im frühen Kindesalter. Fortschr. Röntgenstr. **48**, 30—46 (1933).

Denstad, T.: Unspezifische Bronchostenosen und Bronchiektasen. Wesentliches vom röntgenologischen Standpunkt. T. norske Lægeforen. **75**, 637—639 (1955).

Dietl, K.: Über die Bedeutung des Primärherdes für die Entwicklung der Lungentuberkulose im Kindesalter. Med. Klin. **24**, 1306—1308 (1928).

Dietlen, H.: Über interlobäre Pleuritis. Ergebn. inn. Med. Kinderheilk. **12**, 196—217 (1913).

Dölitzscher, E.: Diagnose und Ätiologie des Mittellappensyndroms. Z. ges. inn. Med. **11**, 52—55 (1956).

Doig, A. T.: Atelectatic bronchiectasis of the right middle lobe. Tubercle (Lond.) **27**, 173 (1946).

Dorner, R. A.: Diskussionsbemerkung zu D. L. Paulson and R. R. Shaw, Chronic atelectasis and pneumonitis of the middle lobe. J. thorac. Surg. **18**, 757 (1949).

Drinkovič, L.: Verschattungen des Mittellappens. Tuberkuloza **6**, 107 (1954).

Drouet, P. L., G. Faivre, P. Lamy et A. Larcan: La pathologie du lobe moyen; ses modes d'expression — sa diversité. Ann. Méd. **56**, 725—764 (1955).

Dünner, L.: Obstruktionsatelektasen des Mittellappens. In: Klinisch-röntgenologische Differentialdiagnostik der Lungenkrankheiten, S. 125—128. Stuttgart: Ferdinand Enke 1954.

Dufourt, A.: Primo-infections tuberculeuses et sindromes radiocliniques de perforation ganglionnaire dans des bronches. Arch. Tisiol. **4**, 389 (1949).

—, et J. Brun: Pleurésies interlobaires. Traité de médecine. Paris: Masson & Cie. 1948.

— — et Ch. Ollagnier: Des perforations ganglionnaires endobronchiques considérées en dehors de la primo-infection. Rev. Tuberc. (Paris) **17**, 765—783 (1953).

—, u. A. Depierre: Klinik des Tracheobronchialdurchbruchs. Ergebn. ges. Tuberk.- u. Lung.-Forsch. **12**, 47—120 (1954).

— H. Despeignes, Ch. Ollagnier u. H. Touraine: Atélectasie suivie de dissémination bronchique par fistule ganglionnaire au cours de la primo-infection. Rev. Tuberc. (Paris) **14**, 551 (1950).

—, et P. Galy: Sur les ruptures endobronchiques des ganglions du complexe primaire. Presse méd. **1944**, 149.

— — Primo-infection tuberculeuse et syndrome radioclinique de perforation ganglionnaire dans les bronches. Arch. ital. Tisiol. **4**, 301 (1949).

—, et P. Mounier-Kuhn: Les sténoses bronchiques de la période primo-secondaire. Rev. Tuberc. (Paris) **11**, 68 (1947).

— — Les infiltrations secondaires d'origine ganglionnaire. Rev. Tuberc. (Paris) **11**, 155 (1947).

— J. J. Paviot, L. Romain et Bonnet: Evolution radio-clinique des fistules ganglio-bronchiques au cours de la primo-infection. Rev. Tuberc. (Paris) **14**, 958 (1950).

Duken, J.: Klinische und experimentelle Studien zur Pathogenese und Diagnostik der Bronchiektasen im Kindesalter. Z. Kinderheilk. **44**, 1 (1927).

— Die klinischen Verlaufsformen der postprimären Tuberkulose im Kindesalter. Ergebn. inn. Med. Kinderheilk. **39**, 344—577 (1931).

DUPREZ, A.: Les limites anatomiques de la dilatation des bronches, l'obstruction des petites bronches. J. franç. Méd. Chir. thor. **5**, 442 (1951).

— Contribution à l'étude de l'origine et du développement de la dilatation des bronches. Acta méd. belg. **1954**, 5—91.

EBERT, O.: Über den Durchbruch käsiger Bronchialdrüsen in benachbarte Organe. Inaug.-Diss. Halle 1908.

ECK, H.: Über Miniatur- und Mikrokarzinome der Bronchien. Zbl. allg. Path. path. Anat. **86**, 306 (1950).

— Das Schattenrandzeichen am Herzen. Fortschr. Röntgenstr. **78**, 313—316 (1953).

EDENS, E.: Über atelektatische Bronchiektasien. Dtsch. Arch. klin. Med. **81**, 334 (1903).

EERLAND, L. D.: Long- en pleura-sarcom. Need. T. Geneesk. **99**, 759—770 (1955).

EFFLER, D. B., and J. R. ERVIN: The middle lobe syndrome. A review of the anatomic and clinical features. Amer. Rev. Tuberc. **71**, 775—784 (1955).

EHLER, A., A. STRANAHAN, and K. B. OLSON: Bronchogenic carcinoma. A story of 517 cases. New Engl. J. Med. **251**, 207—213 (1954).

EHRNER, L.: Perforation of tuberculous lymph nodes to the bronchi, an important factor in the pathogenesis of pulmonary tuberculosis. Acta tuberc. scand. **25**, 489—504 (1951).

EICHLER, P., u. J. VASECKA: Probleme der Phthisiogenese in Verbindung mit den lymphadenobronchialen Fisteln. Bratisl. lek. Listy **30**, (1950).

EISELT, R.: Sekundär tuberkulöse Herde in den Interlobärfurchen bei chronischer Lungentuberkulose. Čas. Lék. čes. **59**, 44 (1919).

EISLER, FR.: Die interlobäre pleuritische Schwarte der kindlichen Lunge im Röntgenbild. Münch. med. Wschr. **35**, 1899 (1912).

ELIASBERG, H., u. W. NEULAND: Die epituberkulöse Infiltration der Lunge bei tuberkulösen Säuglingen und Kindern. Jb. Kinderheilk. **93**, 88 (1920).

— — Zur Klinik der epituberkulösen und gelatinösen Infiltration der kindlichen Lunge. Jb. Kinderheilk. **94**, 102 (1921).

ELLIOT, A. R.: Broncholithiasis. J. Amer. med. Ass. **79**, 1131 (1922).

ELLIS, R. W. B.: Hilar tuberculosis causing pulmonary collapse in an infant. Proc. roy. Soc. Med. **31**, 306—308 (1938).

ELOESSER, L.: Bronchial stenosis. J. thorac. Surg. **1**, 194—213, 270—295, 373—396, 485—501 (1932).

— Bronchial stenosis in pulmonary tuberculosis (with some notes on tuberculous stenosis of the trachea and the bronchioles). Amer. Rev. Tuberc. **30**, 123—180 (1934).

ENGEL, ST.: Die Topographie der bronchialen Lymphknoten und ihre präparatorische Darstellung. Beitr. Klin. Tuberk. **64**, 468 (1926).

— Die Topographie der bronchialen Lymphknoten. Klin. Wschr. **5**, 1136—1137 (1926).

ENGEL, ST.: Handbuch der Kindertuberkulose. Leipzig: Georg Thieme 1930.

— Die Lunge des Kindes. Stuttgart: Georg Thieme 1950.

—, u. K. SAMSON: Die Lungenerkrankungen (mit Ausnahme der Tuberkulose). In: ENGEL-SCHALL, Handbuch der Röntgendiagnostik- und -therapie im Kindesalter, S. 180—218. Leipzig: Georg Thieme 1933.

EPSTEIN, B. S.: Roentgenkymography of the diaphragm. Amer. J. Roentgenol. **74**, 70—85 (1955).

ESCHER, F.: Die Tracheal- und Bronchostenosen. In: Handbuch der inneren Medizin, 4. Aufl., Bd. IV/2, S. 305—307. Berlin-Göttingen-Heidelberg: Springer 1956.

ESSER, C.: Über hochgradige Schrumpfung ganzer Lungenlappen (Lappenatelektase und Lappenbronchiektasie). Fortschr. Röntgenstr. **71**, 28—54 (1949).

— Lungensegmente. Fortschr. Röntgenstr. **71**, 395—402 (1949).

— Beitrag zur Vorstellung von der Form der Lungenlappen. Fortschr. Röntgenstr. **71**, 403—406 (1949).

— Zur Frage des unterschiedlichen Verhaltens bestimmter Lungenabschnitte. Klin. Wschr. **1950**, 81.

— Anwendung und Deutung des Schichtbildes bei Lungenprozessen (Kritische Überlegungen und praktische Vorschläge). Fortschr. Röntgenstr. **78**, 116—141 (1952).

— Interlobärer Erguß oder Mittellappenverdichtung? Tuberk.-Arzt **6**, 259—272 (1952).

— Topographische Ausdeutung der Bronchien im Röntgenbild. Erg.-Bd. 66 der Fortschr. Röntgenstrahlen, 2. Aufl. Stuttgart: Georg Thieme 1955.

— Segmentpathologie der Lunge. Wien. med. Wschr. **106**, 871—872 (1956).

— Die Erfaßbarkeit der Bronchien im Tomogramm. Münch. med. Wschr. **102**, 434—442 (1960).

EVEN, R., et J. LECOEUR: Les images radiologiques segmentaires et systematisées pulmonaires. Sem. Hôp. Paris **1946**, 743—759.

— — et G. KERBRAT: Sur la pathologie du lobe pulmonaire moyen droit. Presse méd. **1949**, 442—443.

— — et C. SORS: Les pneumopathies huileuses de l'adulte. Bull. Soc. méd. Hôp. Paris **1948**, 1387.

— — et G. VERMEIL: Les condensations pulmonaires du lobe moyen droit d'origine inflammatoire. Bull. Soc. méd. Hôp. Paris **1946**, 362—364.

EZIO, M.: Le cancer du lobe moyen. Ann. Otolaryng. (Paris) **69**, 427—439 (1952).

FABRITIUS, H. F., and H. ODEGAARD: Bronchostenosis of inflammatory origin, with report of 6 cases. Acta radiol. (Stockh.) **30**, 385—394 (1948).

FAQUET, J., et LANGEARD: Deux cas d'opacités pulmonaires du lobe moyen chez les chanteurs (pneumonie huileuse probable). Bull. Soc. méd. Hôp. Paris **63**, 200—204 (1947).

FAVRE, R.: Contribution à l'étude des manifestations bronchiques au cours de la primo-infection tuberculeuse de l'adulte. Thèse Lyon 1949.

FAWCITT, J., and H. E. PARRY: Lung changes in pertussis and measles in Childhood. A review of 1894 cases with a follow-up study of the pulmonary complications. Brit. J. Radiol. **30**, 76—82 (1957).

FEHRE, W.: Erkrankungen der Pleura. In: Lungenkrankheiten im Röntgenbild, Bd. II, S. 253—322. Stuttgart: Georg Thieme 1958.

FELDMANN, D. J.: Localized interlobar pleural effusion in congestion heart failure. J. Amer. med. Ass. **146**, 1408—1409 (1951).

FELSON, B.: The lobes and interlobar pleura: fundamental roentgen considerations. J. med. Sci. **230**, 572—584 (1955).

— Some less familiar roentgen manifestations of intrathoracic histoplasmosis. Arch. intern. Med. **103**, 54—62 (1959).

—, and H. FELSON: Localization of intrathoracic lesions by means of the posteroanterior roentgenogram: Radiology **55**, 363—374 (1950).

FERMIN MAS, J., J. R. PIAGGO BLANCO: Algunas consideraciones anatomo-radiologicas sobre la lobitis media. Rev. Méd. Latino-Amer. **15**, 771—780 (1940).

FERNBACH, A.: Die epituberkulöse Infiltration. Beitr. klin. Tbk. **69**, 514 (1928).

FERRARIS, A.: Sul lobo medio di sinistra. Ann. med. Sondalo, **5**, 378—387 (1957).

FISCHEDICK, O.: Zur Ätiologie und Strahlentherapie des Mittellappensyndroms. Radiol. clin. (Basel) **25**, 164—170 (1956).

FISCHER, B.: Die experimentelle Erzeugung atypischer Epithelwucherung und die Entstehung bösartiger Geschwülste. Münch. med. Wschr. **1906**,

FISCHER, E. J.: Diagnostik und Bedeutung von Lymphknoteneinbrüchen in das Bronchialsystem. Schweiz. med. Wschr. **83**, 999—1012 (1953).

FISCHER, P. A.: Zur Morphologie, Häufigkeit und pathogenetischen Bedeutung tuberkulöser lymphadenogener Bronchialwandschädigungen. Beitr. Klin. Tuberk. **113**, 1 (1955).

FISCHER, W.: Die Gewächse der Lunge und des Brustfells. In: HENKE-LUBARSCH, Handbuch der speziellen pathologischen Anatomie und Histologie, Bd. III/3, S. 509—606. Berlin: Springer 1931.

— Chronische Pneumonie und Lungenkrebs. Zbl. allg. Path. path. Anat. **90**, 342—343 (1953).

FISCHER-WASELS, B.: Tödliche Lungenschrumpfung durch Gebrauch von Mentholöl. Frankfurt. Z. Path. **44**, 412—425 (1933).

— Die Ursachen des primären Lungencarcinoms. Frankfurt. Z. Path. **49**, 145—154 (1936).

FLECKSEDER, R.: Über den Bronchialkrebs und einige seiner Entstehungsbedingungen. Münch. med. Wschr. **39**, 1585 (1936).

FLEISCHNER, F. G.: Lobäre und interlobäre Lungenprozesse. Fortschr. Röntgenstr. **30**, 181—201, 441—473 (1922/23).

FLEISCHNER, F. G.: Die mediastino-interlobäre Pleuritis — ein häufiges Vorkommen bei der Mediastinal-Drüsentuberkulose. Acta radiol. (Stockh.) **3**, 307—326 (1924).

— Das Röntgenbild der interlobären Pleuritis und seine Differentialdiagnose. Ergebn. med. Strahlenforsch. **2**, 197 (1926).

— Die Röntgendiagnostik interlobärer und marginaler lobärer Prozesse. Fortschr. Röntgenstr. **36**, 33 (1927).

— Atelektase und Lungentuberkulose. Beitr. Klin. Tuberk. **85**, 312—338 (1934).

— Das Atelektaseproblem. Wien. Ges. für Röntgenkunde. Sitzung v. 10. 10. **1934**. Ref. Fortschr. Röntgenstr. **50**, 518—519 (1934).

— Atelektase und atelektatische Pneumonie bei Ausstoßung oder Durchbruch eines tuberkulösen Drüsenherdes in den Bronchus. Beitr. Klin. Tuberk. **86**, 72—83 (1935).

— Stenosen und Perforationen der großen Bronchien in ihrer Bedeutung für die Lungenpathologie. Wien. klin. Wschr. **1935**, 983.

— Atelektase und gerichteter Kollaps der Lunge. Fortschr. Röntgenstr. **53**, 607—625 (1936).

— Epituberkulose, tuberkulöse Infiltrierung und Atelektase. Möglichkeiten und Grenzen ihrer Unterscheidung. Fortschr. Röntgenstr. **56**, Beih. 2, 17 (1937).

FLEMMING: Das Mittellappensyndrom. 7. Tagg med.-wiss. Ges. Chir. Univers.-Klin. Jena, Halle, Leipzig am 6.—7. 6. 1953. Ref. Zbl. Chir. **78**, 2, 119 (1953).

FLEMMING-MÖLLER, P.: Das Röntgenbild von interlobären Exsudaten und Pleuraverdickungen mit besonderer Rücksicht auf die Differentialdiagnose von tuberkulösen Infiltraten in den obersten rechten Lappen. Acta radiol. (Stockh.) **2**, 139—155 (1923).

FONLUPT, L.: Un aspect anatomo-clinique des calcifications ganglionnaires hilaires; «La broncholithiase». Thèse de Lyon 1950/51.

FOSSATI, F.: Huge collection of gazeous fluid of large right interlobar fissure. Radiol. med. (Torino) **1940**, 247—250.

FOSTER-CARTER, A. F.: The anatomy of the bronchial tree. Brit. J. Tuberc. **36**, 19 (1942).

FRANCHINI, C., e C. CANEPARI: Sulla sindrome del lobo medio sinistra. Ann. Vill. sanat. Sondalo **3**, 232—256 (1955).

FRAENKEL, A.: Diskussionsbeitrag zum Vortrag HANSEMANN: Die sekundäre Infektion mit Tuberkelbazillen. Berl. klin. Wschr. **1898**, 245—246.

— Einige Bemerkungen über das Vorkommen von Smegmabazillen im Sputum. Berl. klin. Wschr. **1898**, 880—881.

— Spezielle Pathologie und Therapie der Lungenkrankheiten. Berlin u. Wien: Urban & Schwarzenberg 1904.

FRÄNKEL, B.: Über die Färbung des Koch'schen Bazillus und seine semiotische Bedeutung für die Krankheiten der Respirationsorgane. Berl. klin. Wschr. 193—198, 214—217 (1884).

FRAENKEL, M.: Über abgekammerte, insbesondere interlobäre Pleuraexsudate nebst Bemerkun-

gen über Empyema putridum. Ther. d. Gegenw. 51, 337 (1910).
FREEDLANDER, S. O., and J. GREENFIELD: Hemoptysis in metastatic tumors of the lung simulating bronchiogenic carcinoma. J. thorac. Surg. 12, 109—116 (1942).
FREEDMAN, E., and J. H. BILLINGS: Active bronchopulmonary lithiasis. Radiology 53, 203 (1949).
— Roentgenological appearance of interlobar and mediastinal encapsulated effusion in the thorax. Radiology 16, 14 (1931).
—, and C. S. HIGLEY: Syphilitic Gumma of the lung. Amer. J. Roentgenol. 31, 333—339 (1934).
FREESEN, O.: Die gestaltliche Betrachtung des Morbus Boeck. Ergebn. ges. Tuberk.- u. Lung.-Forsch. 14, 603—650 (1958).
FRESE, O.: Über Bronchialsteine. Münch. med. Wschr. 1936, 541.
FRETHEIM, B.: The so-called middle lobe syndrome. Thorax 7, 156—158 (1952).
FREY, E. K., u. H. LÜDEKE: Bronchialkrebs und „Mittellappensyndrom" im Kapitel „Bösartige Lungengeschwülste". In: DERRA, Handbuch der Thoraxchirurgie, Bd. III/2, S. 606ff. Berlin-Göttingen-Heidelberg: Springer 1958.
FRIEDMAN, T. B., and C. J. MOLONY: Role of allergy in atelectasis in children. Amer. J. Dis. Child. 58, 237—249 (1939).
FRIEDRICH, G.: Periphere Lungenkrebse auf dem Boden pleuranaher Narben. Virchows Arch. path. Anat. 304, 230 (1939).
FRIMANN-DAHL, J. u. G. WAALER: Röntgenologische und pathologisch-anatomische Studien über den tuberkulösen Primärkomplex. Acta Radiol. Suppl. 33 (1936).
FROSTE, N.: Bronchoskopie bei Lungentuberkulose. Eine klinische Studie von 1001 bronchoskopischen Untersuchungen. Acta tuberc. scand., Suppl. 23 (1950).
FOURESTIER, M., J. M. LEMOINE, PITON et ANCELIN: Fistule ganglio-bronchique latente. Rev. Tuberc. (Paris) 10, 605 (1946).
GADEKAR, N. G., and G. S. SARIN: Unusual pleural effusions. Indian. J. Radiol. 14, 61—82 (1960).
GAGELMANN, F.: Die Sequestrierung anthrakotischer und versteinter Bifurkationslymphknoten mit Bronchus- und Oesophagusfistel als umschriebenes Krankheitsbild. Fortschr. Röntgenstr. 59, 217 (1939).
GAGNON, E. D.: Bronchogenic carcinoma (12 years review and operative results). Canad. med. Ass. J. 58, 25—29 (1948).
GALLAS, J., u. A. TOMÁNEK: Diagnostik von Lymphknoten-Bronchusperforationen durch Schichtaufnahmen. Fortschr. Röntgenstr. 88, 699—702 (1958).
GALLICO, E.: La lobatura e la disposizione segmentaria del polmone nel quadro dell'anatomia comparata. G. ital. Tuberc. 1950, 445—450.
GALY, P.: Epituberculose, atélectasie, dissémination bronchogène d'origine pulmonaires. Thèse de Lyon 1941.
GALY, P.: Sur le rôle de la tuberculose ganglionnaire peribronchique dans l'étiologie des bronchiectasies, en apparence primitive. Avergne méd. 2, (1945).
— Les bronchiectasies hémoptoiques du lobe moyen. Soc. pat. resp., Sitzg v. 14. Mai 1949.
—, et L. PÉROL: La maladie du hile d'origine ganglionnaire. Paris: G. Doin & Cie. 1952.
— — Séquelles et complications tardives locales de la primo-infection tuberculeuse. Paris: G. Doin & Cie. 1952.
GAMALERO, P. C., G. BONO et E. GRASSI: Observations bronchographiques des altérations de l'arbre trachéo-bronchique dans les angiocardiopathies congénitales. J. belge Radiol. 42, 551—560 (1959).
GANGUIN, H.-G., u. W. MEISTER: Ein Beitrag zur Ätiologie des Mittellappensyndroms. Z. Tuberk. 118, 1—9 (1961).
GANS, B.: Bronchosopic treatment of atelectasis in children. Arch. Dis. Childh. 27, 254—256 (1952).
GARAIX, J. P.: Les traumatismes trachéo-bronchiques. Cah. coll. méd. Hôp. Paris 3, 773—778 (1962).
GASTRO, R. DE: Considérations sur le radiodiagnostic des lobites moyennes. Lisboa méd. 9, 86 (1932).
GEBAUER, A.: Thoraxorgane. In: GEBAUER-MUNTEAN-STUTZ-VIETEN, Das Röntgenschichtbild, S. 151ff. Stuttgart: Georg Thieme 1959.
GEFTER, W. I., K. BOUCOT, and E. W. MARSHAL: Localized interlobar effusion in congestive heart failure. Vanishing tumor of the lung. Circulation 2, 336—343 (1950).
GEISSENDÖRFER, R.: Der Lungenkrebs, seine Diagnostik und Behandlung. Med. Mschr. 1950, 481—488.
GERBEAUX, J., et N. P. MASSE: Altérations bronchiques au cours de la tuberculose initiale ganglio-pulmonaire traité chez l'enfant. Sem. Hôp. Paris 33, 766 (1957).
GERGELY, K., D. KASSAY u. M. PÁNICS: Gyermekgyógyászat 5, 1 (1953). Zit. nach O. GÖRGÉNYI-GÖTTCHE u. D. KASSAY, Atelektasen im Kindesalter. Ergebn. ges. Tuberk.- u. Lung.-Forsch. 14, 389—479 (1958).
GERHARDT, D.: Über interlobäre Pleuritis. Berl. klin. Wschr. 1893, Nr 33.
— Über interlobäre Pleuritis. Münch. med. Wschr. 1907, 911.
GERNEZ-RIEUX, CH., G. BONTE, A. BRETON et J. MEREAU: À-propos des opacités segmentaires en profil droit due à la sommation des ombres cardiaque et sous-diaphragmatique droites. Presse méd. 62, 452 (1954).
— A. BRETON, G. BONTE et J. MÉREAU: Encyclopédie médicochirurgicale (Volume radiologie), 32, 327, C 10. 1953.
— — — — Etude topographique des bronches et des territoires de ventilation. Presse méd. 21, 452 (1954).
GERRITZ, J. C.: Atelektase und Bronchiektasie bei primärer Tuberkulose. Ned. T. Geneesk. 94, 297 (1950).

GERSHON-COHEN, J., L. S. BRINGHURST, and R. N. BYRNE: Roentgenography of kerosene-poisoning (chemical pneumonitis). Amer. J. Roentgenol. **69**, 557—562 (1953).

GEY, R.: Die Bronchitis deformans. Virchows Arch. path. Anat. **255**, 528—539 (1925).

GHON, A.: Der primäre Lungenherd bei der Tuberkulose der Kinder. Wien u. Berlin: Urban & Schwarzenberg 1912.

— Über den Primäraffekt bei Kindertuberkulose. Verh. Dtsch. Path. Ges. 1923, 19. Tagg.

GIESE, W.: Die schwielige Induration der Lungenlymphknoten. Beitr. path. Anat. **90**, 555 (1932/33).

— Änderungen des Luftgehalts. In: KAUFMANN-STAEMMLER, Lehrbuch der speziellen pathologischen Anatomie, 11. u. 12. Aufl., Bd. II, S. 1513, 1523, 1528ff., 1537. Berlin: W. de Gruyter & Co. 1960.

— Die allgemeine Pathologie der äußeren Atmung. In: Handbuch der allgemeinen Pathologie, Bd. V/1. Berlin-Göttingen-Heidelberg: Springer 1960.

GILSON, M.: Exploration radiologique des interlobes pulmonaires à l'état pathologique. J. Radiol. Electrol. (1922).

GIUNTOLI, L.: Considerazioni sulla sindrome atelettasica del lobo medio e sulla patogenesi di alcune forme massive da silice. G. ital. Tuberc. **7**, 326 (1953).

GÖRGÉNYI-GÖTTCHE, O.: Über Epituberkulose. Ann. paediat. (Basel) **173**, 356 (1949).

— Tuberkulose im Kindesalter. Wien: Springer 1951.

—, and D. KASSAY: Importance of bronchial rupture in tuberculosis of endothoracic lymph nodes. Amer. J. Dis. Child. **74**, 166 (1947).

— — Die Bedeutung der Bronchusperforation in der Tuberkulose der endothorakalen Lymphknoten. Ann. paediat. (Basel) **168**, 245—270, 311—332 (1947).

— — Zur Bedeutung der Bronchialperforation bei der Tuberkulose der endothorakalen Lymphknoten. Gleichzeitig einige Bemerkungen zur Arbeit von PH. SCHWARTZ. Schweiz. med. Wschr. **1950**, 1213—1217.

— — Atelektasen im Kindesalter. Ergebn. ges. Tuberk.- u. Lung.-Forsch. **14**, 389—479 (1958).

GÖTTCHE, O.: Die Pertussislunge im Röntgenbild. Mschr. Kinderheilk. **44**, 457—489 (1927).

— Chronische, nicht spezifische Lungenerkrankungen. In: ENGEL-SCHALL, Handbuch der Röntgendiagnostik und -therapie im Kindesalter, S. 219—225. Leipzig: Georg Thieme 1933.

—, u. G. ERÖS: Die Pertussislunge, ihr Röntgenbild und ihre pathologische Anatomie. Mschr. Kinderheilk. **47**, 204—238 (1930).

GOLDBERG, B., and B. M. GASUL: Epituberculosis. Amer. Rev. Tuberc. **24**, 285 (1931).

GOLDENBERG, G. J., and R. H. GREENSPAN: Middle lobe atelectasis due to endobronchial sarcoidosis with hypercalcemia and renal impairment. New Eng. J. Med. **262**, 1112—1116 (1960).

GOOD, C. A., D. T. CARR, and L. A. WEED: Positive roentgenograms plus positive sputum smears do not always equal pulmonary tuberculosis. Amer. J. Roentgenol. **81**, 187—195 (1959).

GOZZUTI, G.: Polmone cistico e neoplasia di origine alveolare. Clin. med. ital. **68**, 497 (1937).

GRÅBERGER, G.: Beitrag zur Kenntnis der basalen paramediastinalen Dreieickschatten. Acta radiol. (Stockh.) **12**, 240—253 (1931).

GRAHAM, E. A., T. H. BURFORD, and J. H. MAYER: The middle lobe syndrome. Postgrad. Med. **4**, 29—34 (1948).

— J. J. SINGER, and H. C. BALLON: Surgical diseases of the chest. Philadelphia: Lea & Febiger 1935.

GRAY, S. H., and J. CORDONNIER: Early carcinoma of the lung. Arch. Surg. **19**, 1618—1626 (1929).

GRIFFITHS, M. J.: Pulmonary atelectasis in young children. Arch. Dis. Childh. **28**, 170—175 (1953).

GRIMMINGER, A.: Über Bronchialveränderungen bei Morbus Boeck. (Bronchoskopisches Bild und Verlauf). Tuberk.-Arzt **9**, 539—545 (1955).

—, u. D. SCHLEPCKOW: Wie stellen wir uns heute zum Begriff „Epituberkulose"? Tuberk.-Arzt **11**, 350 (1957).

GROEDEL, F. M.: Abgekapselte Pleuritis im Röntgenbild. Fortschr. Röntgenstr. **28**, 137 (1921).

GROSSE, H.: Hundert Jahre Lungenkrebsstatistik des Pathologischen Instituts Dresden-Friedrichstadt. Arch. Geschwulstforsch. **5**, 318—334 (1953).

GSELL, O.: Bronchuskarzinom und Tabak. Schweiz. med. Wschr. **1951**, 662.

GUGLIELMO, L. DI, S. CHIAPPA et G. A. CITRONI: Des bronches dans la silicose. Étude bronchographique et bronchoscopique. Bronches **7**, 369—407 (1957).

— A. CITRONI et S. CHIAPPA: Le compressioni linfoghiandolari in broncografia. Raffronto con i reperti broncoscopici. Minerva med. **1955**, 672—686.

—, e A. GAUDIERI: Gli addensamenti del lobo medio (lobiti, zoniti, zoniti parziali). Radiol. med. (Torino) **35**, 621—626 (1949).

HAAN, P. DE: Probleme bei Bronchoskopie und Bronchographie. Ned. T. Geneesk. **1957**, 2375—2377.

HALL, W. C.: The roentgenologic significance of hamartoma of the lung. Amer. J. Roentgenol. **60**, 605—611 (1948).

HALLE, S., and O. BEITZ: Eroding calcified mediastinal lymph nodes. Amer. Rev. Tuberc. **62**, 213—218 (1950).

HAMPTON, A. O., CH. E. BICKHAM jr., and TH. WINSHIP: Lipoid pneumonia. Amer. J. Roentgenol. **73**, 938—949 (1955).

—, and D. S. KING: The middle lobe of the right lung. Its roentgen appearance in health and disease. Amer. J. Roentgenol. **35**, 721—739 (1936).

HARBITZ, F.: Primärer Krebs in einer Lunge mit bronchiektatischen Kavernen. Z. Krebsforsch. 1, 154 (1904).
HARPER, F. R., W. B. CONDON u. W. H. WIERMAN: Middle lobe syndrome. Arch. Surg. 61, 696 (1950).
HART, C., u. E. MAYER: XII. Fremdkörper. F. Spezifische Folgen. In: HENKE-LUBARSCH, Handbuch der speziellen Anatomie und Histologie, Bd. III/1, S. 433. Berlin: Springer 1928.
HASCHE, E.: Die Bedeutung der Bronchoskopie für Diagnostik, Indiaktionsstellung und prae- und postoperative Behandlung im Rahmen der Thoraxchirurgie. Bruns' Beitr. klin. Chir. 189, 169—192 (1954).
— Zur Klinik der Hamarto-Chondrome der Lunge. Thoraxchirurgie 3, 507—512 (1956).
—, u. V. HAENSELT: Die Hamartome der Lunge. Z. Tuberk. 116, 1—23 (1960).
—, u. K.-H. ÜBERSCHÄR: Zur Differentialdiagnose: Mittellappensyndrom und Mittellappenkarzinom. Bruns' Beitr. klin. Chir. 188, 425—443 (1954).
HASSELBACH, F.: Röntgenbefunde und deren Deutung bei Bronchitis asthmatica der Kinder. Z. Tuberk. 92, 64—67 (1949).
HATCH, H. B., and B. C. BUCHTEL: Roentgentherapy of the middle lobe syndrome in children. Report of 2 cases. Rev. Tuberc. (Paris) 76, 291 (1957).
HAUSMANN, E., u. R. SEYSS: Röntgenveränderungen der kindlichen Lunge bei Pertussis unter Berücksichtigung der Klinik. Kinderärztl. Prax. 21, 14—22 (1953).
HAYEK, H. v.: Die menschliche Lunge. Berlin-Göttingen-Heidelberg: Springer 1953.
HAYS, D. M., G. T. HUBERTY, and B. J. O'LOUGHLIN: Radiopaque grass heads in the lung. Dis. Chest 33, 38—42 (1958).
HEAD, J. R., and CH. W. MOEN: Late nontuberculous complications of calcified hilus lymph nodes. Amer. Rev. Tuberc. 60, 1—14 (1949).
HEINE, J.: Mikrokarzinome der Lunge. Z. ges. inn. Mod. 331—333 (1952).
HEKKING, A. M. E.: Über den isolierten pathologisch veränderten Mittellappen. Maandschr. Kindergeneesk. 23, 300—316 (1955).
HELM, F.: Zur Röntgendiagnostik interlobärer Prozesse. Fortschr. Röntgenstr. 25, 169 (1917).
HENRY, W. J., and L. MISCALL: Rapidly reversible atelectasis due to change in position. J. thorac. Surg. 41, 686—688 (1961).
HERRNHEISER, G.: Die Topik der Versorgungsgebiete der Lungenarterien und Bronchien erster Ordnung. Fortschr. Röntgenstr. 53, 251 (1936).
HERRSCHER, M., et P. BOURGEOIS: Adénopathie médiastinale tuberculeuse de l'adulte et complexe «ganglio-pulmonaire secondaire». Aspect de lobite moyenne droite. Bull. Soc. méd. Hôp. Paris 53, 44 (1937).
HILDING, A. C.: Ann. Otol. (St. Louis) 54, 725 (1950).
HILGERT, F.: Der Spalt zwischen Ober- und Mittellappen der rechten Lunge. Fortschr. Röntgenstr. 78, 291—303 (1953).
HILL, L. E., and J. E. G. PEARSON: Bronchial abnormalities after primary tuberculosis. Brit. J. Dis. Chest 53, 278—295 (1959).
HINSON, K. F. W., A. J. MOON, and N. S. PLUMMER: Broncho-pulmonary aspergillosis. A review and a report of 8 new cases. Thorax 7, 317—333 (1952).
HLOUCAL, L., and R. HRDINA: Clinic and roentgenologic picture of the middle lobe syndrome. Čas. Lék. čes. 1956, 730—734.
— — Das klinische und röntgenologische Bild des Mittellappensyndroms. Med. Mschr. 12, 812—817 (1958).
HODGSON, C. H., and J. R. MCDONALD: The diagnosis and management of solitary circumscribed lesions of the lungs. Dis. Chest 24, 289—305 (1953).
HODSON, C. J.: The localization of pulmonary collapse-consolidation. J. Fac. Radiol. (Lond.) 8, 41—49 (1956).
HOFFMAN, A.: Contribution à l'étude des images arrondies d'origine pleurale. Thèse de Paris 1940.
HOHN, M., u. H. VIETEN: Röntgenologische Studien über die Aufteilung des Bronchialbaumes. Fortschr. Röntgenstr. 73, 669 (1950).
HOLZKNECHT, G.: Die röntgenologische Diagnostik der Brusteingeweide. Hamburg: Lucas Gräfe & Sillem 1901.
HOPKINS, W. A., and T. F. LEIGH: Lingular disease. Dis. Chest 22, 171—182 (1952).
HORÁNYI, J., B. HORLAY u. J. KERÉNYI: Endobronchiales Leiomyoblastom. Mschr. Ohrenheilk. 95, 135—140 (1961).
HORNYKIEWYTSCH, T., u. H. S. STENDER: Normale und pathologisch veränderte Lungengefäße im Schichtbild. Fortschr. Röntgenstr. 79, 44—51, 639—650, 704—713 (1953); 80, 458—467 (1954); 81, 36—45, 134—143, 455—467, 642—655 (1954); 82, 228—236, 331—337, 642—655 (1955).
HOTZ, A.: Zur Kenntnis der interlobären Schwarten im Röntgenbild der kindlichen Lunge. Fortschr. Röntgenstr. 27, 384—388 (1920).
— Zur Kenntnis der feineren röntgenologisch nachweisbaren Veränderungen der Pleura im Kindesalter. Schweiz. med. Wschr. 57, 327 (1927).
HOUR, H. D': Image scissurale inférieure droite accentuée par la position en lordose exagérée. Rev. Tuberc. (Paris) 10, 570—576 (1929).
— Contribution á l'étude radiologique des scissures par les procédés expérimenteaux d'opacification. Rev. Tuberc. (Paris) 10, 576—583 (1929).
— Exploration des interlobes en radiologie pulmonaire. Arch. méd. chir. Appar. resp. 6, 201 (1931).
— Radiologie des scissures pulmonaires. Paris: Doin 1934.
— Quelques considérations anatomo-pathologiques sur le lobe moyen. Bull. Soc. méd. Passy (1936).

Hour, H. d', van den Busche et L. Lefèbvre: Le contact diaphragmatique du lobe moyen; sa mise en évidence par les moulages lobaires et diaphragmatiques. J. Sci. méd. Lille **1936**, 13.

—, et P. Crépin: Lobites moyennes totales et partielles tuberculeuses ou non. Rev. Tuberc. (Paris) **11**, 663—673 (1947).

— — A. Laurent et J. Crinquette: Les divisions du lobe moyen envisagées du point de vue anatomique et radiologique. J. Sci. méd. Lille **1948**, 35.

Hübschmann, P.: Aussprache zu den Vorträgen von Ph. Schwartz u. E. Uehlinger. Verh. 14. Tagg Dtsch. Tbk.-Ges. Goslar 1952. Beitr. Klin. Tuberk. **110**, 148 (1953/54).

Hughes, J. G., and W. L. Simpson: Bronchiectasis following atelectasis in tuberculosis in infancy. J. Pediat. **17**, 197 (1940).

Huizinga, E.: Über die Entstehung der Bronchiektasie. Acta radiol. (Stockh.) **21**, 75—100 (1940).

— Bronchiektasie nach Bronchialverschluß durch eine tuberkulöse Hilusdrüse. Acta radiol. (Stockh.) **21**, 392—398 (1940).

— Les opacités pulmonaires par obstruction bronchique. Bronches **7**, 130 (1957).

—, and u. G. J. Smelt: Bronchography. Assen: van Gorkum & Co 1949.

Hutchinson, J. H.: Bronchial occlusion in childhood tuberculosis; its pathogenesis and effects. Edinb. med. J. **54**, 322 (1947).

Huzly, A.: Zur Fistelbildung des Bronchialbaumes. Tuberk.-Arzt **7**, 194—205 (1953).

— Granulationstumoren des Bronchus. Fortschr. Röntgenstr. **81**, 327—335 (1954).

— Posttuberkulöses Syndrom, Mittellappensyndrom. Tuberk.-Arzt **8**, 70—81 (1954).

—, u. F. Böhm: Bronchus und Tuberkulose. Stuttgart: Georg Thieme 1955.

Ikeda, K.: Lipoid pneumonia of adult type (paraffinoma of lung): report of 5 cases. Arch. Path. **23**, 470—492 (1937).

Irie, H., and K. Matsuura: The diagnostic value of the lordotic projection in the evaluation of middle lobe atelectasis. Dis. Chest **32**, 183—188 (1957).

Iselin, H., and F. Suter: The role of perforation of hilar lymph nodes into the bronchial tree of adults. Dis. Chest **25**, 302—313 (1954).

Jacob, P., J. M. Lemoine, Lousteau-Chartez et P. Treps: Les hernies ganglionnaires bronchiques. Rev. Tuberc. (Paris) **20**, 701—708 (1956).

Jacobaeus, H. C.: Über Lungenkollaps. Verh. dtsch. Ges. inn. Med. **44**, 161—179 (1932).

James, St.: Middle lobe syndrome in a three years old child treated with lobectomy. Conn. med. J. **21**, 905 (1957).

James, U., F. S. W. Brimblecombe, and W. J. Wells: Quart. J. Med., N. S. **25**, 121 (1956). Zit. nach J. Fawcitt and H. E. Parry, Lung changes in pertussis and measles in childhood. Brit. J. Radiol. **30**, 76—82 (1957).

Jeanneret, P., u. E. Sommer: Über kurzdauernde Atelektasen des Mittellappens. Radiol. clin. (Basel) **21**, 332—336 (1952).

Jenny, R. H.: Stenose des Mittellappenbronchus. Ursache und Folgen. Schweiz. med. Wschr. **1952**, 869—872, 899—903.

Jersild, T., and N. Riskaer: Acute infectious atelectasis simulating bronchopneumonia in infants. Symptomatology and treatment. Laryngoscope (St. Louis) **61**, 923—936 (1951); Acta paediat. (Uppsala) **40**, 24—40 (1951).

Jeune, M., C. Béraud, P. Mounier-Kuhn et J. Normand: Les bronchiectasies consécutives à la tuberculose de primo-infection chez l'enfant. (À propos de 30 observations personelles). Sem. Hôp. Paris **27**, 1442—1458 (1951).

— P. Mounier-Kuhn et M. Béthenod: Constance des lésions bronchiques hautes et sténoses d'origine ganglionnaire dans les condensations lobaires et segmentaires au cours de la primo-infection tuberculeuse de l'enfant. Pédiatrie **1**, 192 (1951).

— — — et F. Potton: Les condensations lobaires et segmentaires de la primo-infection tuberculeuse de l'enfant. Données bronchoscopiques; essai d'interprétation radiologique et pathogénique. Sem. Hôp. Paris **1951**, 1414—1428.

— — et F. Potton: La fistulation ganglionnaire au cours de la primo-infection tuberculeuse de l'enfant. (À propos de 41 observations personnelles). Sem. Hôp. Paris **1951**, 1428—1441.

Joannou, J.: Dilatations bronchiques et atélectasie en regard d'une calcification ganglionnaire. Verification tomographique, lipiodolée et bronchoscopique. Bull. Soc. méd. Hôp. Paris **1948**, 989—990.

Jones, E. M., W. M. Peck, and H. S. Willis: Bronchiectasis following primary tuberculosis. Amer. J. Dis. Child. **72**, 296—309 (1946).

— — C. E. Woodruff, and H. S. Willis: Relationships between tuberculosis and bronchiectasis. A study of clinical and of post-mortem material. Amer. Rev. Tuberc. **61**, 387 (1950).

— T. N. Rafferty, and H. S. Willis: Primary tuberculosis complicated by bronchial tuberculosis with atelectasis (epituberculosis). Amer. Rev. Tuberc. **46**, 392 (1942).

Jones, O. R., and A. Cournand: Shrunken pulmonary lobe with chronic bronchiectasis. Amer. Rev. Tuberc. **1933**, 293—316.

Julien-Marie, Ph. Seringe et J. M. Lemoine: La fistulation ganglionnaire endobronchique au cours de la tuberculose initiale de l'enfant. Bull. Soc. pédiat. Paris 1950.

Julitz, R.: Die Hohlkreuzstellung in der Röntgendiagnostik der Thoraxorgane. Dtsch. Gesundh.-Wes. **1957**, 1142—1144.

Justin Besancon, L., M. Lamy, J. M. Lemoine et P. Paley: La rupture des ganglions dans la trachée et dans les bronches. Sem. Hôp. Paris **25**, 1602 (1947).

Kahlau, G.: Der Lungenkrebs. Ergebn. allg. Path. path. Anat. **37**, 258—419 (1954).

Kalbfleisch, H. H.: Krebs in Ableitungsbronchien des chronischen Lungenabszesses und Bemerkungen über die Bedeutung der Gewebesensibilisierung für die Krebsentstehung. Frankfurt. Z. Path. 59, 461 (1948).

Kalbian, V. V.: Bronchial involvement in pulmonary sarcoidosis. Thorax 12, 18 (1957).

Kanazirski, P., St. Hristov, and Hr. Stanev: On the inflammatory lesions of the middle pulmonary lobe. Sovr. Med. (Sofia) 10, 11, 42—50 (1959).

Kane, I. J.: Segmental localization of pulmonary disease on the posterior-anterior chest roentgenogram. Radiology 59, 229—237 (1952).

Karlson, K. E., and J. J. Timmes: Granuloma of the mediastinum surgically treated and followed up to nine years. J. thorac. Surg. 35, 617—627 (1958).

Karsner, H. T., and O. Saphir: Small cell carcinoma of the lung. Amer. J. Path. 6, 553—562 (1930).

Kartagener, M.: Die Bronchitiden. In: Handbuch der inneren Medizin, 4. Aufl., Bd. IV/2, S. 320—363. Berlin-Göttingen-Heidelberg: Springer 1956.

— Die Bronchiektasien. In: Handbuch der inneren Medizin, 4. Aufl., Bd. IV/2, S. 364—487. Berlin-Göttingen-Heidelberg: Springer 1956.

Katz, H. L.: Traction diverticula of the esophagus in middle lobe syndrome. Amer. Rev. Tuberc. 1952, 455—464.

Katz, S., and H. R. Reed: Unusual pleural effusions. Radiology 45, 147 (1945).

Kennedy, J. D., and D. V. Kneafsey: Two cases of plasmocytoma of the lower respiratory tract. Thorax 14, 353—355 (1959).

Kent, E. M.: Bronchial obstruction and pulmonary atelectasis as seen in children with secondary bronchiectasis as sequela. Amer. Rev. Tuberc. 46, 524 (1942).

Kerbrat, G.: Le lobe moyen du poumon droit. Thèse de Paris 1948.

Kerényi, I., u. A. Kerényi: Über die operative Behandlung der Bronchusperforation bei Hilusdrüsentuberkulose. Thoraxchirurgie 2, 460—468 (1955).

Keveš, E. L., u. S. L. Libov: Chronische Atelektase des mittleren Teils der rechten Lunge entzündlicher Natur. Vestn. Khir. 76, 33—38 (1955) [Russisch].

Kirchhoff, H. W.: Zur Klinik, Röntgenologie und Differentialdiagnose der frühkindlichen Erkrankungen des Mediastinums. Ergebn. ges. Tuberk.- u. Lung.-Forsch. 14, 481—535 (1958).

Kiser, E. F.: Pleural effusion associated with congestive heart failure localized in an interlobar space. Amer. Heart J. 4, 481 (1928).

Klare, K.: Konstitution und Lungenfiltrierungen. Stuttgart: Ferdinand Enke 1930.

—, u. P. Reusse: Die Bronchiektasien im Kindesalter. Beitr. Klin. Tuberk. 63, 255—267 (1926).

Kleinschmidt, H.: Zur Differentialdiagnose der Lungentuberkulose beim Kinde. Z. ärztl. Fortbild. 8 (1919).

— Klinik und Diagnose der perifokalen Entzündung. Beitr. Klin. Tuberk. 65, 369—376 (1927).

Kleinschmidt, H.: Tuberkulose der Kinder. Leipzig: Johann Ambrosius Barth 1927.

— Die perifokale Entzündung. In: Engel-Pirquet, Handbuch der Kindertuberkulose. Leipzig: Georg Thieme 1930.

— Die anatomischen Grundlagen der sog. Epituberkulose. Mschr. Kinderheilk. 97, 273 (1949).

Koch, u. Wieck: Anatomische Analyse des Röntgenbildschattens des Herzens und der Interlobärspalten der Lungen. Jena: Gustav Fischer 1930.

Koch, O.: Der Lungenkrebs. Z. Tuberk. 94, 23—43 (1950).

— Zur Pathologie der Tuberkulose des lymphatischen Systems. Tuberk.-Arzt 6, 67 (1952).

Könn, G.: Über den Einbruch tuberkulös verkäster Lymphknoten in das Bronchialsystem und seine Folgen für die Lungentuberkulose. Beitr. path. Anat. 113, 59 (1953).

— Aussprache zu den Vorträgen von Ph. Schwartz u. E. Uehlinger. Verh. 14. Tagg der Dtsch. Tbk.-Ges. Goslar 1952. Beitr. Klin. Tuberk. 110, 145—146 (1953/54).

Kohn, J. L., J. Schwartz, J. Greenbaum, and M. M. J. Daly: Roentgenograms of chest taken during pertussis. Amer. J. Dis. Child. 67, 463—468 (1944).

Konwaler, B. E., and J. M. Reingold: Carcinoma arising in bronchiectatic cavities. Cancer (N. Y.) 5, 525—529 (1952).

Kopstein, G.: Zur Frage der perihilären Verdichtungsprozesse. Med. Klin. 25, 869—871 (1929).

— Zur röntgenologischen Symptomatologie von Mittellappenerkrankungen. Zugleich ein Beitrag zur Analyse hilusnaher Verdichtungen. Fortschr. Röntgenstr. 48, 145—165 (1933).

— Deutung hilusnaher (perihilärer) Verdichtungen im Röntgenbild der Lunge. Mitt. Ges. inn. Med. Wien 31, 71 (1933).

Kornblum, K., and R. Ellison: Tuberculous atelectatic cirrhosis of the lung. Amer. J. Roentgenol. 25, 620—628 (1931).

Korol, E.: The correlation of carcinoma and congenital cystic emphysema of the lungs. Dis. Chest 23, 403 (1953).

Kourilsky, R., J. M. Lemoine, Fourestier et Le Boucher: Migration à travers la paroi bronchique des calcifications ganglionnaires. Bull. Soc. méd. Hôp. Paris 1947, 106.

Kraan, J. K., and S. Müller: Perforation of tuberculous glands into a bronchus. Acta tuberc. scand. 24, 88 (1950).

Kramer, R., and A. Glass: Bronchoscopic localization of lung abscess. Ann. oto-rhino-laryng. 41, 1210 (1932).

Kraus, R.: Funktionelle Röntgendiagnsotik des Mediastinums am Beispiel des Bronchial-Karzinoms demonstriert. Experimentelle Untersuchungen zur Grundlage der Ösophaguskymographie nach Strnad. Stuttgart: Georg Thieme 1958.

Kraus, R., u. F. Strnad: Hat die Oesophaguskymographie eine präoperative Bedeutung für den Thoraxchirurgen? (Erfahrungen über die Treffsicherheit der Methode anhand von 210 Fällen). Thoraxchirurgie **3**, 319—333 (1955).
— — Die röntgenologische Differentialdiagnose pathol. Prozesse des Mittellappens und der Lunge. Dtsch. med. Wschr. **1956**, 338, 345, 351—352.
— — Das umschriebene vikariierende Emphysem als wertvolles Differentialdiagnostikum des beginnenden Lungentumors. Morphologische Studie der Lungenzeichnung im Röntgennativbild. Radiologe **1**, 43—51 (1961).
— —, u. A. Ehbrecht: Der Wert der Bronchographie und Bronchoskopie bei der Diagnose und Differentialdiagnose der raumbeschränkenden Prozesse des Bronchialgebietes. Med. Mschr. **8**, 225 (1954).
Krause, G. R., and M. Lubert: The anatomy of the bronchopulmonary segments: clinical applications. Radiology **56**, 333—356 (1951).
— — Gross anatomic-spatial changes occurring in lobar collapse. Amer. J. Roentgenol. **79**, 258—269 (1958).
Kreis, W.: Lungenkarzinom und Tabakkonsum. Diss. Zürich 1954.
Kreuzfuchs, S., u. O. Schumacher: Die topographischen Verhältnisse der interlobären Spalten der Lunge. Acta radiol. (Stockh.) **1**, 284—307 (1922).
Kross, I., and M. B. Rosenblatt: The middle lobe syndrome. J. Mt Sinai Hosp. **17**, 711—716 (1951).
Krückenmeyer, K.: Über ein Mikrokarzinom des Bronchus. Ärztl. Wschr. **1955**, 1036.
Kulakowski, L.: The middle lobe syndrome. Gruzlica **26**, 587—592 (1958) [Polnisch].
Kulvin, M. M.: Bronchogenic carcinoma. Review of 316 cases from 1937 to 1946. Arch. Otolaryngol. **48**, 552 (1948).
Kutscherenko, B.: Über die Lymphdrüsenabszesse u. lymphoglandulären Kavernen bei Kindertuberkulose. Z. Tuberk. **90**, 201—206 (1943).
Lagèze, P., P. Mounier-Kuhn et J. Passa: À propos des sténoses bronchiques inflammatoires autonomes. Lyon méd. **16**, 261 (1948).
Lameron, Ch., J. Lenègre et Ch. Bach: Indications thérapeutiques actuelles dans les pleurésies purulentes interlobaires. Lyon chir. **46**, 869—874 (1951).
Lamy, M., M. L. Jammet, J. M. Lemoine et P. Y. Paley: Catarrhe bronchique segmentaire chez un enfant de 8 ans. Bull. Soc. méd. Hôp. **1946**, 298—309.
Langeron, L., H. d'Hour, A. Delatre et K. Shinohara: Lobite moyenne bacillaire avec obstruction. Considérations bronchiques et anatomiques. J. Sci. méd. Lille **23**, 392—394 (1943).
— — et A. Fournier: Densification fugace du lobe moyen. Considérations cliniques et radiologiques. Bull. Acad. méd. (Paris) **110**, 33 (1936).
Lapin, J. H.: Roentgenology of whooping cough. Arch. Pediat. **58**, 617—623 (1941).
— Whooping cough. Springfield (Ill.): Ch. C. Thomas 1943.
Larkin, J. C., and S. Phillips: Carcinoma complicating cyst of lung. Dis. Chest **27**, 453—457 (1955).
Laufer, S. T.: Interlobar effusion associated with heart disease. N. S. med. Bull. **25**, 229 (1946).
Laustela, E.: Middle lobe sindrome. Ann. Chir. Gynaec. Fenn. **49**, 160—168 (1960).
Laval, P., H. Payan, H. Métras et Longefait: Bases histologiques justifiant les indications thérapeutiques et opératoires au cours des sténoses bronchiques non cancéreuses. Bronches **2**, 260—269 (1952).
Lavner, G., and B. Copleman: The anteroposterior lordotic projection in roentgenographic examination of lungs. Radiology **43**, 135—141 (1944).
Lecoeur, J., et M. Préault: Les opacités du lobe moyen au cours des bronchiectasies de l'enfant. Leur signification. J. franç. Méd. Chir. thor. **1**, 415—423 (1947).
Leegaard, T.: Bronchitis circumscripta non specifica. Acta oto-laryng. (Stockh.) **33**, 391 (1946).
Lees, A. W.: Atelectasis and bronchiectasis in pertussis. Brit. med. J. **1950 II**, 1138—1141.
Legrand et Ducrocq: Spléno-pneumonie et pleurésie interlobaire. Réunion méd.-chir. Hôp. Lille **19**, 12 (1927).
Leicher, F.: Über die Silikosis der mediastinalen Lymphknoten und ihre Komplikationen. Virchows Arch. path. Anat. **315**, 341—374 (1948).
Leigh, T. F., and W. A. Hopkins: Roentgenographic findings in lesions of the lingula. Radiology **57**, 193 (1951).
Leitner, St.: Intrabronchiale Perforation von tuberkulösen Hiluslymphknoten. Beitr. Klin. Tuberk. **103**, 257 (1950).
Lell, W. A.: Broncholithiasis. Ann. Otol. (St. Louis) **56**, 1064 (1947).
Le Melletier, J.: Pleurésies interlobaires et condensations parenchymateuses segmentaires. J. franç. Méd. Chir. thor. **9**, 218—224 (1959).
—, et T. R. Caulet: Les adénopathies trachéobronchiques tuberculeuses de l'age mur. Sem. Hôp. Paris **1958**, 1425—1436.
— J. Veslot, et M. Brack: Les pleurésies interlobaires; diagnostic trop oubliés. Sem. Hôp. Paris **1955**, 2524—2534.
Lemierre, A., et R. Cattan: Sclérose pulmonaire consécutive à la persistance pendant cinq ans d'un corps étranger dans une bronche. Infection tuberculeuse secondaire. Bull. Soc. méd. Hôp. Paris **1931**, 421—425.
Lemoine, J. M.: Les calcifications ganglionnaires bronchiques et leur retentissement bronchopulmonaire. Bull. Soc. méd. Hôp. Paris **1949**, 771.
— Les opacités lobaires très rétractées. J. franç. Méd. Chir. thor. **4**, 544—546 (1950).

LEMOINE, J. M.: Risentimenti bronchiali precoci e tardivi della primo-infezione tubercolare. Rif. med. **1951**, 16.
—, et W. BRUNINX: Les bronches des ouvriers mineurs. J. franç. Méd. Chir. thor. **2**, 79—84 (1948).
—, et M. CHAUVET: L'évolution des sténoses tuberculeuses cicatricielles des grosses bronches. Rev. suisseTnhlrc. **8**, 418—423 (1951).
—, M. FAYANCE: Aspects endobronchiques des opacités du lobe moyen chez l'enfant. J. Pneumo-phthisiol. infant. Lille (1948).
— — Les donnés endoscopiques de la primo-infection dans un établissement de cure. Rev. Tuberc. (Paris) **14**, 117 (1950).
—, et FINET: Les cancers bronchiques de la lingula. J. franç. Méd. Chir. thor. **3**, 166 (1949).
—, et G. LUCAS: La pathologie des calcifications ganglionnaires bronchiques. Bronches **1**, 17 (1951).
—, et KOERPERICH: L'évolution clinique des sténoses tuberculeuses cicatricielles des grosses bronches. J. franç. Méd. Chir. thor. **7**, 345—356 (1953).
—, et G. MELILLO: Les opacités du lobe moyen. Bronches **7**, 364—378 (1952).
— — Les opacités du lobe moyen (À propos de 213 cas examinés par bronchoscopie). Presse méd. **1952**, 1706—1708.
—, et Y. ROSE: Sténose bronchique par inflammation nonspécifique. J. franç. Méd. Chir. thor. **4**, 1—3 (1950).
—, et G. ZMAYEVICH: Les localisations radiologiquement imprévisibles de la tuberculose bronchique ulcéreuse ou sténosante. Bronches **3**, 401—408 (1953).
LENK, R.: Verschiebung von Pleuraexsudaten durch Lagewechsel und ihre diagnostische Bedeutung. Wien. Arch. inn. Med. **11**, 459 (1925).
— Verschiebung von Pleuraexsudaten durch Lagewechsel und ihre diagnostische Bedeutung. Fortschr. Röntgenstr. **33**, 673 (1927).
— Röntgendiagnostik der intrathorakalen Tumoren und ihre Differentialdiagnose, S. 19—22, 68—70, 74, 133—135. Wien: Springer 1929.
— Das „Mediastinalschnellen", ein funktionelles Symptom bei Bronchostenosen geringen Grades. Fortschr. Röntgenstr. **47**, 90—94 (1933).
LEROUX, R., J. LECOEUR et A. LIBERT: Étude anatomique d'un cas de lobite moyen rétractile par dilatation des bronches. Déductions pathogéniques. J. franç. Méd. Chir. thor. **2**, 176—182 (1948).
LEVITIN, J., and H. BRUNN: Study of the roentgenologic appearance of the lobes of the lung and their interlobar fissures. Radiology **25**, 651—680 (1935).
LEVI-VALENSI, A., C. MOLINA et A. ZAFFRAN: Les perforations ganglio-bronchiques tuberculeuses en dehors de la primo-infection. Presse méd. **66**, 523—524 (1958).
LIAVAAG, K.: Bronchiogenic carcinoma. Acta chir. scand. **98**, 182—204 (1949).
— Über das sog. Mittellappensyndrom. T. norske Lægeforen. **72**, 465—468 (1952).
LICHTHEIM, L.: Demonstration eines anatomischen Präparates einer großen Bronchiektasie, in deren Wand sich ein Ca. entwickelt hatte. Dtsch. med. Wschr. **1902**, 187.
LIEBMANN u. SCHINZ: Über eigenartige pleurale Komplikationen der Influenza. Mitt. Grenzgeb. Med. Chir. **32**, 1 (1920).
LIESE, E.: Verhalten der Lungengefäße beim Bronchialcarcinom. Fortschr. Röntgenstr. **76** (Beiheft), 50—51, 53—54 (1952).
LINDBERG, K.: Primäre lungkarcinom och kronisk pneumoni. Finska Läk.-Sällsk. Handl. **71**, 541—549 (1929).
— Über Lungenkarzinom und chronische Pneumonie. Acta path. microbiol. scand., Suppl. **5** (1930).
— Über die formale Genese des Lungenkrebses. Arb. Path. Inst. Univ. Helsingfors **9** (1935).
LINDBLOM, K.: Half-axial projection in accentuated lordosis for roentgen studies of lungs. Acta radiol. (Stockh.) **21**, 119—125 (1940).
LINDSKOG, G. E., and D. S. HUBBELL: An analysis of 215 cases of bronchiectasis. Surg. Gynec. Obstet. **100**, 643—650 (1955).
—, and H. C. SPEAR: Middle-lobe-syndrome. New Engl. J. Med. **253**, 489—495 (1955).
LINK, R., u. F. STRNAD: Tumoren des Bronchialsystems. Unter besonderer Berücksichtigung bronchoskopischer und röntgenologischer Untersuchungsmethoden. Berlin-Göttingen-Heidelberg: Springer 1956.
LIOUVILLE, H.: Contribution à l'étude de l'adénopathie médiastinale principalement observé chez le viellard. Arch. physiol. **5**, 600, **6**, 714 (1869).
LITZNER, S.: Die Bedeutung säurefester Stäbchen (Pseudotuberkelbazillen) bei der Fehldiagnose der Lungentuberkulose. Med. Klin. **1936 I**, 315—316.
LLOYD, J. J.: Broncholiths, with report of 4 cases. Amer. J. Sci. **179**, 694 (1930).
LOCKE, G. B.: Carcinoma of the middle lobus. J. Fac. Radiol. (Lond.) **5**, 1 (1953).
LÖFFLER, W.: Über Atelektase. Bibl. tuberc. (Basel) **4**, 13 (1950).
— Die Lungenatelektase. In: Handbuch der inneren Medizin, 4. Aufl., Bd. IV/2, S. 920—1076. Berlin-Göttingen-Heidelberg: Springer 1957.
LOHRER: Ein Fall von vollkommener Ausstopfung der Trachea durch verkäste und gelöste bronchiale Lymphknoten nach Perforation in den Anfangsteil des rechten Bronchus. Münch. med. Wschr. **51**, 1205 (1904).
LOREY, A.: Über den Wert des Röntgenverfahrens bei abgesackten Pleuraergüssen. Z. Tuberk. **15**, (1921).
— Die abgesackte Pleuritis im Röntgenbild. Fortschr. Röntgenstr. **29**, 690 (1922).
— Irrtümer der Röntgendiagnostik der Lungen, des Mediastinums und des Zwerchfells. In: GRASHEY, Irrtümer der Röntgendiagnostik, S. 148—158. Leipzig: Georg Thieme 1924.

Lubert, M., and U. G. R. Krause: Patterns of lobar collapse as observed radiographically. Radiology **56**, 165—182 (1951).

Lüchtrath, H.: Chronische Bronchitis, Bronchiektasie, bronchiektatisches Emphysem. Beitr. Klin. Tuberk. **104**, 260—274 (1950).

Lüdecke, H.: Bronchialcarcinom und Obstruktionspneumonitis. (Untersuchungen an 125 resezierten Bronchialcarcinomen). Langenbecks Arch. klin. Chir. **277**, 36—88 (1953).

Lüders, C. J., u. K. G. Themel: Die Narbenkrebse der Lunge als Beitrag zur Pathogenese des peripheren Lungenkarzinoms. Virchows Arch. path. Anat. **325**, 499 (1954).

Lupi, A., e G. Maconi: Sulla sindrome del lobo medio polmonare. Boll. Soc. med.-chir. Pavia **69**, 653—682 (1955).

Macklin, Ch. C., and M. T. Macklin: Does chronic irritation cause primary carcinoma of the human lung? Arch. Path. **30**, 924 (1940).

Macpherson, A. M., and V. U. Lutwyche: Collapse of the lung associated with primary tuberculous lesions. Thorax **5**, 1—4 (1950).

Maestrali, A.: Contributions à l'étude de pleurésies interlobaires. Thèse de Paris 1927.

Maier, H. C.: Esophago-bronchial fistula associated with hemorrhages. Amer. Rev. Tuberc. **63**, 220 (1951).

— Transthoracic removal of calcified lymph node causing hemoptysis by bronchial erosion. Amer. Rev. Tuberc. **65**, 206 (1952).

Maio, M. di: Multiple localized pleural effusions as a manifestation of congestive heart failure: report of a case. New Engl. J. Med. **238**, 502 (1948).

Malluche, H.: Die Interlobärpleuritis beim Kinde. Z. Tuberk. **92**, 51—63 (1949).

Mannet: Résection ganglionnaire hilaire au cours d'un syndrôme bronchosténose-bronchiectasies. Soc. franç. path. resp. Sitzg v. 11. 5. 1952.

Marinoni, F.: Contributo allo studio della sindrome del lobo medio. Arch. Radiol. (Napoli), N. S. **3**, 34—49 (1954).

Mathey, J., et Mannes: Calcification ganglionnaire et hémoptysies graves. J. franç. Méd. Chir. thor. **4**, 351 (1951).

Matl, Z., V. Horaček, O. Talacko u. J. Vavroušek: Die Behandlung lobärer Atelektasen bei Kindertuberkulose mittels endobronchialer Evakuation kaseöser Massen und tuberkulöser Granulationen. Rozhl. Tuberk. **17**, 344—348 (1957).

Mayo jr., L. E.: Benign bronchial adenoma. Report of a peripheral lesion of the middle lobe. Virginia med. Mth. **69**, 550 (1942).

McDonald, J. R., S. W. Harrington, and O. T. Clagett: Obstructive pneumonitis of neoplastic origin. J. thorac. Surg. **18**, 97 (1949).

McNally, W. D.: Kerosene poisoning in children. J. Pediat. **48**, 296—299 (1956).

McPeak, E. M., and S. A. Levine: The preponderance of right hydrothorax in congestive heart failure. Ann. intern. Med. **25**, 916 (1946)

Medlar, E. M.: The behaviour of pulmonary tuberculous lesions. Amer. Rev. Tuberc. **71** (Suppl.) (1955).

Menge, G.: Zur Diagnose der Residuen von tuberkulösen Bronchial-Lymphknotenperforationen im Bronchialbaum. Diss. Zürich 1955. (Schweiz. Z. Tbk. **12**, 446 (1955).

Mériel, P., F. Calinier u. M. Desandre: Atypische Formen interlobärer Ergüsse bei Herzkranken. J. Radiol. Électrol. **35**, 545 (1954).

Métras, H.: Les bronchiectasies hémoptoiques du lobe moyen. Thèse de Lyon 1950.

— Traitement chirurgical de certaines formes compliquées de la primo-infection de l'enfant. Rev. Tuberc. (Paris) **16**, 569 (1952).

Meyenburg, H. v.: Aussprache zum Vortrag P. Schwartz, Die Beziehungen der Lymphdrüsentuberkulose zur Entstehung der Lungenphthise. Schweiz. med. Wschr. **1951**, 128.

Meyer, A., J. P. Nicolas et A. Soulas: Un nouveau cas de cancer bronchopulmonaire du lobe moyen. J. franç. Méd. Chir. thor. **1**, 262—266 (1947).

Miller, O. O.: Interlobar pleurisy with serous effusion. Kentucky med. J. **30**, 295—297 (1932).

Minet, J., et Graux: Rhume des foins et bronchiectasies du lobe moyen. Presse méd. **1950**, 292.

— H. Warembourg et P. Graux: Secteur parabronchique externe du lobe moyen et lobe axillaire de Lucien. Écho méd. Nord **15**, 299 (1944).

Minetto, E.: Le cancer du lobe moyen. Ann. Oto-laryng. (Paris) **1952**, **427**.

Moersch, H. J., and O. T. Clagett: Pulmonary cysts. J. thorac. Surg. **16**, 179 (1947).

Moldenhauer, W., u. W. Dihlmann: Die diagnostische Bedeutung der Oesophaguskymographie bei Erkrankungen des Mediastinums. Dtsch. Gesundh.-Wes. **14**, 1529—1536 (1959).

Monges, J., R. Poinso et J. Provansal: Pleurésie purulente interlobaire partielle. Image radiologique arrondie. Marseille-méd. **1935**, 270.

Morloch, H. F., et A. J. S. Pinchin: Epituberculosis. Lancet **1933**, **1114**.

Mounier-Kuhn, P.: Les données endoscopiques au cours des fistulations ganglionnaires tuberculeuses. Ann. Oto-laryng. (Paris) **64**, 567 (1947).

— Intérèt et importance bronchologiques du lobe moyen. Bronchoscopie **1949**, 61.

— Primo-infection tuberculeuse et syndrôme radioclinique de perforation ganglionnaire dans les bronches. Arch. ital. Tisiol. **4**, 301 (1949).

— Sténoses des bronches et de la trachée. Ann. Oto-laryng. (Paris) **67**, 364 (1950).

—, et H. Despeignes: Lésions bronchiques tuberculeuses du lobe moyen en rapport avec une adénopathie de primo-infection calcifiée. J. franç. Méd. Chir. thor. **4**, 62—64 (1950).

MOUNIER-KUHN, P., M. JEUNE, A. BERTOYE et P. BÉTHENOD: Fréquence et signification des granulomes bronchiques au cours de la primo-infection. Ann. Oto-laryng. (Paris) **71**, 241—246 (1954).
— — et M. BÉTHENOD: Considérations générales sur les troubles de la ventilation chez l'enfant. Pédiatrie **6**, 47—55 (1951).
—, et L. VILLARD: Trachéo-bronchite hémorrhagique et tuberculose ganglio-pulmonaire. Presse méd. **1945**,
MÜLLER, F. v.: Die Krankheiten der Atemorgane. In: KREHL-MEHRING, Handbuch der inneren Medizin. Jena: Gustav Fischer 1924.
MÜLLER, H.: Mißbildungen der Lunge und Pleura. In: HENKE-LUBARSCH, Handbuch der speziell pathologischen Anatomie und Histologie, Bd. III/1, S. 563. Berlin: Springer 1928.
MÜLLER, R. W.: Zur Frage der offenen Tuberkulose im Kindesalter. Dtsch. med. Wschr. **1928**, 1285.
— Atelektasen bei Hilusdrüsentuberkulose. Beitr. Klin. Tuberk. **91**, 275 (1938).
— Über die Epituberkulose. Beitr. Klin. Tuberk. **99**, 195 (1943).
— Der Lymphknotendurchbruch bei der Tuberkulose. Münch. med. Wschr. **1950**, 55—62.
— Über Ventilbildungen in den Brochien. Med. Welt **1951**, 1017.
— Zur Entstehung der groben tuberkulösen Konglomerat-Kalkherde in der Lunge. Fortschr. Röntgenstr. **74**, 345—347 (1951).
—, u. W. ERDMENGER: Zur Topographie und Morphologie der „Epituberkulosen". Tuberk.-Arzt **9**, 331—337 (1955).
MÜLLY, K.: Prophylaxe und Therapie der postoperativen Lungenatelektasen. Schweiz. med. Wschr. **1950**, 883.
— Die Geschwülste der Lunge, Pleura und Brustwand. In: Handbuch der inneren Medizin, 4. Aufl., Bd. IV/4., S. 1—299. Berlin-Göttingen-Heidelberg: Springer 1957.
MUSA, L.: Sul quadro radiologico delle fistole gangliobronchiali nella tuberculosi primaria. Minerva med. **1958**, 2702—2711.
MYERS, D. W.: Broncholithiasis. Dis. Chest **6**, 269 (1940).
MYERSON, M. C.: Tuberculosis of the trachea and bronchus. J. Amer. med. Ass. **116**, 1611—1615 (1941).
NELSON, H. P.: The tracheo-bronchial lymphatic glands. J. Anat. (Lond.) **66**, 228 (1932).
NEULAND, W.: Ätiologie und Prognose der serösen Pleuritis beim Kinde. Klin. Wschr. **1922**, 470—472.
NEUMAIER, F.: La zona mediastinale del lobo medio. Radiol. med. (Torino) **36**, 177 (1950).
NICHOLSON: Pulmonary collapse in pertussis. Arch. Dis. Childh. **29**, 29 (1949).
NISKANEN, K. O.: Observations on metaplasia of the bronchial epithelium and its relation to carcinoma of the lung. Acta path. microbiol. scand., Suppl. **80** (1949).
NITTI, V., et R. RICKLER: Isolement d'une mycobactérie paratuberculeuse chez un sujet porteur de poumon polykystique. Bronches **2**, 300—304 (1952).
OCHSNER, A., P. T. DE CAMP, and M. E. DE BAKEY: Bronchogenic carcinoma. Its frequency, diagnosis and early treatment. J. Amer. med. Ass. **148**, 691—697 (1952).
— C. J. RAY, and P. W. ACREE: Cancer of the lung. A review of experiences with 1457 cases of bronchogenic carcinoma. Amer. Rev. Tuberc. **70**, 763—783 (1954).
OCHSNER, S., F. E. LE JEUNE, and A. OCHSNER: Lipoma of the bronchus. J. thorac. Surg. **33**, 371—378 (1957).
ØDEGAARD, H.: The roentgenologic picture in chronic, nonspecific fibrosis of the middle lobe, with special regard to the value of planygraphy. Acta radiol. (Stockh.) **37**, 17—27 (1952).
ODELBERG-JOHNSON, G.: Drei Fälle von Bronchialdrüsentuberkulose mit Kompressionssymptomen. Acta radiol. (Stockh.) **7**, 229—236 (1926).
OERI: Erstickungsanfall infolge Durchbruchs einer tuberkulösen Drüse in die Bronchien. München. med. Wschr. **1913**.
OLSEN, A. M.: Boecks sarcoid: brief review and report of a case in which diagnosis was made by bronchoscopic examination and biopsy. Ann. Otol. (St. Louis) **55**, 629 (1946).
OLSON, K. B.: Primary carcinoma of the lung. Amer. J. Path. **11**, 449 (1935).
ONOSSOVSKIJ, W.: Tuberkulöse Bronchadenitiden im Kindesalter. Vop. tuberk. **4**, 89—96 (1926) [Russisch].
OPPENHEIMER, E. H.: Experimental studies on the pathogenesis of epituberculosis. Bull. Johns Hopk. Hosp. **57**, 247 (1935).
ORDSTRAND, J. S. VAN, M. MOORE jr., and A. E. HARRIS: Broncholithiasis: report of 2 cases. Cleveland Clin. Quart. **9**, 36 (1942).
ORTH, J.: Lehrbuch der speziellen pathologischen Anatomie, Bd. I. Berlin 1887.
— Praecarcinomatöse Krankheiten und künstliche Krebse. Z. Krebsforsch. **10**, 1 (1910).
OVERHOLT, R. H., and W. B. NEPTUNE: The significance of the anterior segments in bronchiectasis. J. thorac. Surg. **30**, 288—299 (1955).
PAGEL, W., u. F. HENKE: Lungentuberkulose. In: HENKE-LUBARSCH, Handbuch der speziellen pathologischen Anatomie und Histologie, Bd. III/2, S. 139—528. Berlin: Springer 1930.
PAILLARD, H., G. PETIT, R. IMIC et D. CAFFAIRD: Un cas de pleurésie interlobaire bénigne avec démonstration radiologique. Paris méd. **50**, 571 (1947).
PALAMIDESSI, C.: Atelettasia del lobo medio di natura neuroriflessa? Riv. ital. Radiol. clin. **6**, 35—40 (1956).
PANNIER, R.: Atélectasies fugaces du lobe moyen et de la lingula et les voies aériennes supérieures. Bronches **7**, 196—201 (1957).
PAPANICOLAOU, G. N., and I. KROPOWSKA: Carcinoma in situ of the right lower bronchus. Cancer (N. Y.) **4**, 141 (1951).

Pappenheim, A.: Befund von Smegmabacillen im menschlichen Lungenauswurf. Berl. klin. Wschr. **1898**, 809—814.

Paulson, D. L., and R. R. Shaw: Chronic atelectasis and pneumonitis of the middle lobe. J. thorac. Surg. **18**, 747—757 (1949).

Péhu, M., et J. Bouocomont: Étude des scissurites chez l'enfant. Rev. franç. Pédiat. **8**, 342—355 (1932).

Peiper, H. J.: Die Klinik des Mittellappensyndroms. Langenbecks Arch. klin. Chir. **290**, 231—259 (1959).

Peltzer, F.: Über die Faktoren, die man für die häufige Erkrankung des rechten Mittellappens der Lunge geltend macht. Fortschr. Röntgenstr. **78**, 27—37 (1953).

Pendergrass, E. P., and A. A. de Lorimier: Broncholiths and stone asthma. Radiology **25**, 717 (1935).

—, and E. B. D. Neuhauser: Pleural lesions in hemophilia. Amer. J. Roentgenol. **48**, 147 (1942).

Perdue, G., and P. H. Guilfoil: Surgery for mediastinal lymphadenitis. Amer. Surg. **21**, 1014 (1955).

Pernis, B., e M. Battigelli: La atelettasia da occlusione bronchiale nella silicosi con partcolare riguardo alla sindrome del lobo medio. Med. de Lavon **46**, 605—622 (1955).

Peroncini, J., J. E. Schiepati: Broncolitiasis. Sindrome del lobulo medio. An. Cat. Pat. Tuberc. (B. Aires) **19**, 107—114 (1958).

Péronet, R., et A. Duprez: Les atélectasies du lobe moyen d'origine bronchique inflammatoire. Rev. Chir. belg. **5**, 76 (1950).

Petersen, A. B., W. C. Hunter, and V. D. Sneeden: Histological study of five minute pulmonary neoplasms believed to represent early bronchogenic carcinoma. Cancer (N. Y.) **2**, 991 (1949).

Petot, C.: L'adénopathie médiastinale etc. Thèse de Paris 1928, p. 34.

Pettinati, S.: Il segno della silhouette. Indagine radio-statistica su 100 casi di infiltrazioni polmonari. Minerva med. **1954 I**, 68—72.

Pigorini, L.: Considerazioni radiologiche sul mediastino anteriore e su seni pleurici costomediastinici anteriori. Quad. Radiol. **2**, 372—383 (1938).

— L'indagine stratigrafica nello studio delle stenosi bronchiali e delle sindromi parenchimali associate (con particolare riguardo alle forme non neoplastiche). Riv. Tuberc. **4**, 3—16 (1956).

—, e G. Triconi: Il contributo radiologico alla diagnosi di sindromi da stenosi bronchiale secondarie ad adenopatia pregressa (sindrome del lobo medio e sindromi analoghe). Radiol. med. (Torino) **41**, 143—156 (1955).

Pinkerton, H.: Oils and fats; their entrance into and fate in lungs of infants and children; clinical and pathologic report. Aner. J. Dis. Child. **33**, 259—285 (1927).

Pinner, M.: Pulmonary tuberculosis in the adult, 2. ed., p. 9. Springfield (Ill.): Ch. C. Thomas 1946.

Pohl, R.: Über akute und chronische Atelektasen der Lungen und deren Folgezustände. Röntgenpraxis **10**, 652—659 (1938).

Pollet, L., M. Gaultier, M. Fourestier et A. David: Sténose inflammatoire et transitoire de la bronche lobaire moyenne. Bull. Soc. méd. Hôp. Paris 594—597 (1949).

Porro, G., e P. Pierotti: Sulla cosi detta sindrome del lobo medio. Ann. Radiol. diagn. (Bologna) **30**, 187—214 (1957).

Portier, A., P. Viallet, L. Chevrot et B. Ferrand: Un nouveau cas de cancer du lobe moyen. J. Radiol. Électrol. **31**, 501 (1950).

Pospischill, D.: Über Klinik und Epidemiologie der Pertussis. Berlin: S. Karger 1921.

Potter, S. E.: Middle lobe syndrome. Neb. St. med. J. **36**, 125 (1951).

Poulalion, S. A. M.: Les pierres du poumon, de la plèvre et des bronches. Thèse de Paris 1890/91.

Pratten, F. H.: Lung stones (pneumoliths) possibly associated with tuberculosis. Canad. med. Ass. J. **17**, 216 (1927).

Press, B. O.: Primo-infection tuberculeuse de l'adulte avec caverne primaire et perforation ganglionnaire bronchique. Schweiz. Z. Tuberk. **7**, 257 (1950).

Press, P.: Le syndrome du lobe moyen. Praxis **46**, 251 (1957).

Price Thomas, C.: Benign tumors of the lung. Lancet **1954 I**, 1—20.

Prickman, L. E., and H. J. Moersch: Bronchistenosis complicating allergic and infectious asthma. Ann. intern. Med. **14**, 387—392 (1940).

Priesel, R.: Infiltrierungen. In: Engel-Schall, Handbuch der Röntgendiagnostik und -therapie im Kindesalter, S. 293—302. Leipzig: Georg Thieme 1933.

Prior, J. T., and D. B. Jones: Minute peripheral pulmonary tumors. A study of 8 cases. J. thorac. Surg. **23**, 224—236 (1952).

Pritchard, J. S.: Some interesting cases of calcareous degeneration found in the thorax. Arch. intern. Med. **32**, 259 (1923).

Punch, A. L.: Disease of the right middle lobe of the lung. Lancet **1940 I**, 5—7.

Rabin, C. B.: X-ray diagnosis of chest disease. In: R. Golden, Diagnostic roentgenology, p. 69, 85—86 and 181. Baltimore: Williams & Wilkins Co. 1952.

Rabinova, A.: Diagnostic radiologique des pleurésies interlobaires. Probl. Tuberk. **3**, 35—41 (1950).

Rabinowitsch, L.: Befund von säurefesten tuberkelbacillenähnlichen Bacterien bei Lungengangrän. Dtsch. med. Wschr. **1900**, 257—258.

Rach, E.: Zur Radiologie pleuraler Ergüsse bei Kindern. Z. Kinderheilk. **12**, 1—3 (1915).

Radajewski, M.: Die Vielfältigkeit röntgenologischer Bilder des cirrhotischen Mittallappens und die Differentialdiagnose gegenüber dem isolierten Erguß im unteren Anteil der Hauptinterlobärlinie. Z. Tuberk. **118**, 263—273 (1962).

RAEBURN, C.: Primary carcinoma of peripheral bronchi. Lancet **1951 I**, 474—481.

—, and H. SPENCER: A study of the origin and development of lung cancer. Thorax 8, 1—10 (1953).

RANKE, K. E.: Primäraffekt, sekundäre und tertiäre Stadien der Lungentuberkulose auf Grund von histologischen Untersuchungen der Lymphknoten der Lungenpforte. Dtsch. Arch. klin. Med. **119**, 201, 297 (1961).

RANSDELL jr., H. T., and R. G. ELLISON: Volvulus of a lobe of the lung as a complication of diaphragmatic hernia; case report. J. thorac. Surg. **25**, 341—345 (1953).

RAVELLI, A.: Die Mittellappentuberkulose („Lobitis media"). Wien. klin. Wschr. **60**, 147 (1948).

RAY, B., and J. HARTER: Middle lobe diseases. Dis. Chest **18**, 250—253 (1950).

REBOUL, J., P. FRÉOUR, G. DELORME, F. NICHOLAS et P. AUCHE: À propos d'une localisation bronchique d'une maladie de Besnier-Boeck-Schaumann. J. Radiol. Électrol. **38**, 235—237 (1957).

—, et P. L. MARTIN: Pleurésie interlobaire chez un cardiaque. J. Radiol. Électrol. **32**, 112—113 (1951).

REDEKER, F.: Über die exsudativen Lungeninfiltrierungen der primären und der sekundären Lungentuberkulose. Beitr. Klin. Tuberk. **59**, 588—608 (1924).

— Die hämatogenen Streuformen der kindlichen Lungentuberkulose. In: ENGEL-SCHALL, Handbuch der Röntgendiagnostik und -therapie im Kindesalter, S. 317—336. Leipzig: Georg Thieme 1933.

— Zur Einordnung atelektatischer Vorgänge im Ablauf der Tuberkulose. Z. Tuberk. **84**, 170—179 (1940).

REGLI, J.: Schwierigkeiten bei der Diagnose des Lungenkarzinoms. Sténose inflammatoire autonome des bronches. Praxis **42**, 822—825 (1953).

REINBERG, S.: Exsudative mediastino-interlobäre Pleuritis als Komplikation des primären Tuberkulosekomplexes und ihre Röntgendiagnose. Vestn. Rentgenol. Radiol. **4**, 65—66 (1926).

REITTER, H.: Chirurgische Behandlung der chronischen Pneumonie Langenbecks Arch. klin. Chir. **282**, 520—524 (1955).

— Chirurgische Probleme bei der chronischen Pneumonie. Thoraxchirurgie **3**, 340—351 (1955).

RICH, A.: The pathogenesis of tuberculosis, 2. Aufl. Springfield (Ill.): Ch. C. Thomas 1951.

RICHARDS, W. F.: Bronchial obstructions in primary pulmonary tuberculosis. Proc. roy. Soc. Med. **37**, 589—592 (1943/44).

RICHTER, H.: Ein Beitrag zur Statistik der Bronchialkarzinome. Dtsch. Gesundh.-Wes. **7**, 465—469 (1952).

RICHTNÉR, N. G.: The middle lobe syndrom. Certain aspects illustrated by several acute cases. Acta oto-laryng. (Stockh.) **47**, 527—535 (1957).

RIEBOLD, G.: Zur Kenntnis der Anthrakose der bronchialen Lymphdrüsen und der Haut. Inaug.-Diss. Leipzig 1903.

RIGLER, L. G.: The Chest, p. 324—325. Chicago: Year Book Publ. Inc. 1946.

RIST, E., P. AMEUILLE et J. M. LEMOINE: Les bronchites segmentaires. Bull. Soc. méd. Hôp. Paris **1944**, 52—53.

—, et E. HAUTEFEUILLE: Étude radio-cinématique d'un épanchement interlobaire. Bull. Soc. méd. Hôp. Paris **51**, 922—927 (1935).

—, et J. M. LEMOINE: Bronchites segmentaires du lobe moyen masquant un cancer bronchique. J. franç. Méd. Chir. thor. **1**, 161—181 (1947).

RIVIERO, E.: Bronchography in children. Amer. J. Roentgenol. **65**, 173—179 (1951).

ROBBINS, L. L., and C. H. HALE: The roentgen appearance of lobar and segmental collapse of the lung. V. Collapse of right middle lobe. Radiology **45**, 260—266 (1945).

—, and R. C. SNIFFEN: Correlation between the roentgenologic and pathologic findings in chronic pneumonitis of the cholesterol type. Radiology **53**, 187—202 (1949).

ROCHARD: Topographe des scissures interlobaires du poumon. Gaz. Hôp. (Paris) **1892**, 211, 241, 260.

ROCHE, G., et O. RÉNIE: Opacité pseudo-segmentaire en profil droit par sommation des ombres cardique et hépatique. J. franç. Méd. Chir. thor. **8**, 381—386 (1954).

ROCHE, L., et F. TOLO: Les adénopathies trachéobronchiques dans la silicose. J. Méd. Lyon **1951**, 278.

ROESLER, H.: Clinical roentgenology of the cardiovascular system, 2. ed. Springfield (Ill.): CH. C. Thomas 1943.

RÖSSLE, R.: Die pathologisch-anatomischen Grundlagen der Epituberkulose. Virchows Arch. path. Anat. **296**, 1—38 (1936).

— Der Narbenkrebs der Lungen. Schweiz. med. Wschr. **1943**, 1200.

ROGSTAD, K.: Lymphadenitis tuberculosa bronchostenotica. Acta tuberc. scand. **25/26**, 305—325 (1951/52).

ROMAIN, J. M.: Les perforations intrabronchiques des adénopathies tuberculeuses. Acta méd. belg. **1**, 39 (1952).

ROOSENBURG, J. G.: Les opacités pulmonaires par bronchite circonscrite. Bronches **7**, 139—142 (1957).

ROSENMANN, L.: Acute transient middle lobe disease. Dis. Chest **27**, 80 (1955).

ROSSELET, A.: Image radiologique de zone axillaire moyenne. Radiol. clin. (Basel) **18**, 197 (1949).

ROSSIER, P. H., u. A. BÜHLMANN: Eine Ölpneumonie nach jahrelangem Gebrauch von flüssigem Paraffin als Nasentropfen. Schweiz. med. Wschr. **79**, 685—686 (1949).

ROUBIER, C.: La tuberculose des ganglions trachéo-bronchiques chez l'adulte. J. méd. Lyon **1941**, 237.

RUBIN, E. H., and M. RUBIN: The shrunken middle lobe. Dis. Chest **18**, 126—145 (1950).
RUBINSTEIN: Zur pathologischen Anatomie der Lungeninfiltrierungen. Beitr. Klin. Tuberk. **70**, 773 (1928).
RUCKENSTEINER, E.: Differentialdiagnostische Schwierigkeiten bei Lungen- und Bronchialtumoren. 37. Kongr. Dtsch. Röntgenges. München, 16.—19. 10. 1950. Ref. Medizinische **46**, 1620—1621 (1955).
RUMRICH, A.: Zur Klinik und Therapie der Bronchusaktinomykose. Dtsch. med. Wschr. **78**, 854—855 (1953).
SABAR, J. R., u. A. ONAT: Das Mittellappensyndrom. Schweiz. med. Wschr. **92**, 977—982 (1962).
SACCONAGHI: Die interlobäre exsudative Pleuritis. Würzb. Abh. **16**, 155 (1910).
SALZER, G., M. WENZL, R. H. JENNY u. A. STANGL: Das Bronchuskarzinom. Wien: Springer 1952.
SAMSON, P. C.: The surgical connotations of chronic mediastinal lymphadenopathy. Stanf. med. Bull. **13**, 429 (1955).
SANT'AGNESE, P. A. DI: Bronchial obstruction with lobar atelectasis and emphysema in cystic fibrosis of the pancreas. Pediatrics **12**, 178—190 (1953).
SANTE, L. R.: The fate of oil particles in the lung and their possible relationship to the development of bronchogenic carcinoma. Amer. J. Roentgenol. **62**, 788—797 (1949).
SANTY, P., M. BÉRARD et P. FRAISSE: Les particularités cliniques du abscès du lobe moyen. J. méd. Lyon **26**, 603—607 (1945).
— — P. GALY et C. OLLAGNIER: Les bronchiectasies hémoptoïques du lobe moyen. J. franç. Méd. Chir. thor. **3**, 376—385 (1949).
— — — R. TOURAINE et UGNAT: Tumeurs bronchiques à cellules myo-épithéliales. J. franç. Méd. Chir. thor. **7**, 494—497 (1953).
SAUPE, E.: Erfahrungen beim Vergleich von Röntgenbefunden an den Lungen mit dem Ergebnis der Autopsie. Röntgenpraxis **1930**, 192.
SAUVAGE, R., et P. DELAFONTAINE: Les hématomes pleuropulmonaires enkystés. Sem. Hôp. (Paris) **13**, 513—517 (1952).
SAYÉ, L., A. BEUCE y L. D. FERNANDEZ: La perforacion tracheobronquial en la tuberculosis ganglionar intratoracica. Rev. argent. broncoesofag. **2**, 8 (1944).
SCARINCI, C.: Nova sindrome pseudotobercolare relativamente frequente nell'età infantile: l'addensamento atelettasio lobare da bronchite circoscritta ostruttiva, subacuta. Minerva med. **1**, 59—63 (1952).
— Sindrome del lobo medio «ad eclissi» da bronchite circoscritta ostruttiva recidivante. Minerva med. **1**, 1581—1582 (1953).
— Syndrome de condensation rétracté du lobe moyen par tuberculose bronchique solitaire à forme pseudotumorale. Ann. Oto-laryng. (Paris) **70**, 626 (1953).
SCHÄFER, G.: Multizentrische Krebsentstehung in einer Zystenlunge. Frankfurt. Z. Path. **27**, 463 (1939).
SCHALL, L.: Klinik und Therapie der interlobären Pleuritis. Kinderärztl. Prax. **2**, 54—62 (1931).
— Die Interlobärspalten. Anatomie, Röntgendarstellung und deren klinische Bedeutung Ergebn. ges. Tuberk.- u. Lung.-Forsch. **2**, 405 (1931).
—, u. F. HOFFMANN: Zur Anatomie der Interlobärspalten. Fortschr. Röntgenstr. **42**, 714—729 (1930).
— — Die Haarlinie im Röntgenbild der Lunge. Röntgenpraxis **2**, 977—892 (1930).
SCHARZ, J.: Rezidivierende doppelseitige Lungenatelektasen. Strahlentherapie **111**, 609—617 (1960).
SCHAUB, C.: Lungenaktinomykose im Röntgenbild. Radiol. clin. (Basel) **14**, 233—261 (1945).
SCHERER, A.: Über Lungensteine. Beitr. Klin. Tuberk. **49**, 17 (1922).
SCHINZ, H. R.: Bronchialkrebs und Lungenkrebs. Schweiz. med. Wschr. **1942**, 1067.
SCHLACK, H.: Die Frage der sogenannten epituberkulösen Infiltration der Lunge. Beitr. Klin. Tuberk. **63**, 275—291 (1928).
SCHMID, F., H. SCHMIDT-ROHR, K. SPOHN u. J. COMTESSE PFEILSTÜCKER: Die Lungenverschattungen im Rahmen der aerogenen Erstinfektion. Fortschr. Med. **81**, 737—741 (1963).
— — — — Der Ablauf der aerogenen Erstinfektion (Ghon's Irrtum). Fortschr. Med. **81**, 773—778 (1963).
SCHMID, P. C.: Über die segmentale Anordnung schrumpfender Lungenabschnitte mit Bronchiektasenbildung. Fortschr. Röntgenstr. **73**, 689—702 (1950).
— Lungenverschattungen, die das Bild einer Pleuritis mediastinalis oder interlobaris vortäuschen können. Dtsch. med. Wschr. **1952**, 772.
— Interlobär begrenzte schrumpfende Lungenprozesse bei Kindern. Mschr. Kinderheilk. **102**, 359—366 (1954).
SCHMIDT, A.: Über die Perforation anthrakotisch erweichter Bronchialdrüsen in den Bronchialbaum und ihre klinische Diagnose. Dtsch. Arch. klin. Med. **9**, 142 (1907).
SCHMIDT, H. W., O. T. CLAGETT, and J. R. McDONALD: Broncholithiasis. J. thorac. Surg. **19**, 226—245 (1950).
SCHMIDTMANN, M., u. O. LUBARSCH: Staubeinatmungskrankheiten der Lunge. In: HENKE-LUBARSCH, Handbuch der speziellen pathologischen Anatomie und Histologie, Bd. III/2, S. 76—138. Berlin: Springer 1930.
SCHMITT, H.: Mittellappen der linken Lunge und seltene Form des Lobus venae azygos. Röntgenpraxis **10**, 568—571 (1938).
SCHMORL, C.: Über die Beziehungen anthrakochalikotischer bronchialer Lymphknoten zu Bronchialerkrankungen und über Bronchitis deformans. Münch. med. Wschr. **1925 I**, 757—758.
SCHNEIDER, L.: Pulmonary hazard of the ingestion of mineral oil in the apparently healthy. A clinico-roentgenologic study, with a report of 5 cases. New Engl. J. Med. **240**, 284—291 (1949).

SCHNEIDER, L. V.: Bronchial occlusion due to tuberculous lymphadenitis. Amer. Rev. Tuberc. **38**, 320—324 (1938).

SCHOCH, G.: Das Silhouettenzeichen. Fortschr. Röntgenstr. **88**, 503—520 (1958).

SCHÖNFELD, H.: Die Pleura und ihre Erkrankungen. In: ENGEL-SCHALL, Handbuch der Röntgendiagnostik und -Therapie im Kindesalter, S. 229—270. Leipzig: Georg Thieme 1933.

SCHRÖDER, G.: Die Prognose des Bronchialkarzinoms bei Berücksichtigung des histologischen Typs unter der Röntgentherapie. Dtsch. Gesundh.-Wes. **9**, 1021—1024 (1954).

SCHULZE, H. H.: Häufigkeit und Ursachen der primären Lungenkarzinome. Diss. Würzburg 1937.

SCHULZE, W.: Das Mittellappensyndrom. Tagg Med.-wiss. Ges. für inn. Med. Univ. Leipzig, März 1952.

— Ursachen und Bedeutung röntgenologischer Fehldiagnosen auf dem Gebiet der inneren Medizin. Verh.-Ber. Dtsch. Internisten-Tagg, Leipzig 14. 11. 1955, S. 198—210. Leipzig: Johann Ambrosius Barth 1956.

— Anwendung und diagnostische Bedeutung der Tomographie bei Gefäßanomalien und -erkrankungen des Brustraumes. Fortschr. Röntgenstr. **84**, 164—175 (1956).

— Die Frühdiagnostik des Bronchialkrebses. Tagg Med. Ges. Ludwigshafen a. Rh., 22. 2. 1956.

— Die entzündlich-narbige Bronchostenose und ihre Folgen. Verh. Dtsch. Ges. inn. Med. **62**, 76—80, 98, 99 (1956).

— Schichtuntersuchungen über das Substrat der röntgenologischen Lungenveränderungen bei kruppöser Pneumonie. Kongr.-Ber. Med. Ges. für Röntgenol. DDR. **1**, 110—119 (1955). Leipzig: Johann Ambrosius Barth 1957.

— Was leistet die Strahlendiagnostik für die Früherkennung des Bronchialkrebses. Tagg Med.-nat. Ges. Univ. Münster i. Westf., 28. 2. 1957.

— Morphologische und dynamische Zeichen bronchopulmonaler Belüftungsstörungen in der Röntgendiagnostik. Tagg Rhein.-westfäl. Röntgenges. Dortmund, 26. 9. 1959.

— Über das Mittellappen- und Lingulasyndrom (Probleme der Diagnose und Differentialdiagnose.) Radiologe **2**, 64—74 (1962).

—, u. R. BECKER: Differentialdiagnose und klinische Bedeutung der chronischen Mittellappen-(Lingula)-Verdichtung. Münch. med. Wschr. **97**, 285—289, 299—320, 329—331, 358—360 (1955).

SCHVARZ, J.: Fourteen cases of carcinoma of the middle lobe bronchus. Acta radiol. (Stockh.) **44**, 89—99 (1955).

SCHWAIGER, M.: Zur Diagnose und Therapie isolierter Mittellappenprozesse. Langenbecks Arch. klin. Chir. **278**, 96 (1954).

SCHWARTZ, PH.: Die automatische, endogene, lymphadeno-bronchogene Reinfektion in der Initialperiode der Tuberkulose. Folia path. **1**, 1—172 (1948).

SCHWARTZ, PH.: Die automatische, endogene, lymphadenobronchogene Reinfektion in der Anfangsperiode der Lungenphthise und ihre typischen Folgen. Schweiz. med. Wschr. **1949**, 454—459, 467—470.

— Einbrüche tuberkulöser Lymphknoten in das Bronchialsystem und ihre pathogenetische Bedeutung. Beitr. Klin. Tuberk. **103**, 182—191 (1950).

— Bronchialwandschädigungen durch tuberkulöse Lymphknoten und ihre Beziehungen zu primären Bronchialtumoren. Beitr. Klin. Tuberk. **103**, 192—217 (1950).

— Die intrathorakale Lymphknotentuberkulose und ihre Beziehungen zu den rückbildungsfähigen Lungenverdichtungen. Tuberk.-Arzt **1953**, 368.

— Die lymphadenogene Bronchialschädigung und ihre Bedeutung für die Entwicklung der Lungenschwindsucht. Verh. 14. Tagg Dtsch. Tuberk.-Ges., Goslar 1952. Beitr. Klin. Tuberk. **110**, 106—128 (1953/54).

SCHWEDEL, J. B.: Clinical roentgenology of the heart (Annals of roentgenology series, vol. 18). New York: P. B. Hoeber Inc. 1946.

SCHWYTER, M.: Über das Zusammentreffen von Tumoren und Mißbildungen. Frankfurt. Z. Path. **36**, 146 (1928).

SCOBIE: Acute asphyxia from intrabronchial rupture of a tuberculous mediastinal gland with recovery. Amer. J. Dis. Child. **48**, 373 (1934).

SEBESTÉNYI, G., u. M. ERDÉLYI: Über das Mittellappensyndrom. Thoraxchirurgie **2**, 79—91 (1954).

— — Über Syndrome des mittleren Lungenlappens. Magy. Radiol. **6**, 54—62 (1954) [Ungarisch].

SEGALL, S.: Zur Frage der mediastino-interlobären Pleuritis im Kindesalter. Tuberk.-Arzt **112**, 363—367 (1947/48).

SERGENT, E.: Les tuberculoses lobaires. Pren. méd. argent. **13**, 285—289 (1926).

—, et R. KOURILSKY: Quelques réflexions sur l'abus du diagnostic de pleurésie interlobaire. Soc. méd. Hôp. Paris **51**, 477 (April 1927).

—, et TOGLESCU: Le syndrome clinique et radiologique des foyers juxta-scissuraux gauche dans la tuberculose pulmonaire. Contribution à l'étude des tuberculoses lobaires gauches. Rev. Tuberc. (Paris) **9**, 489—506 (1928).

SERRA, B., e L. GAGLIARDI: La sindrome di Graham, Burford e Mayer o sindrome del lobo medio. Riv. Tuberc. **9**, 411—447 (1961).

SEUFFERHELD, Ein Fall von Pleuritis interlobaris. Münch. med. Wschr. **1907**, 26.

SEYSS, R.: Zur Schichtuntersuchung der Pertussislunge. Mschr. Kinderheilk. **102**, 243—244 (1954).

SHEKHTER, I. A., and N. N. ZUBCHUK: X-ray diagnosis of isolated chronic inflammatory lesions of the middle lobe of the right lung (the middle lobe syndrome). Klin. Med. (Mosk.) **36**, 78—88 (1958).

SIEGMUND, H.: Krebsentwicklung in Bronchiektasen. Virchows Arch. path. Anat. **236**, 191 (1922).

SIMON, G., u. F. REDEKER: Praktisches Lehrbuch der Kindertuberkulose, 2. Aufl. Leipzig: C. KABITZSCH 1930.

SIMON, O.: Die Differenzierung pathologischer Veränderungen der Hilusgegend mit Hilfe der Thoraxqueraufnahme. Röntgenpraxis **8**, 579—591 (1936).

SIMONIN, P., J. GIRARD, GRILLIAT et PETERS: Syndrome de condensation bénigne du lobe moyen. J. franç. Méd. Chir. thor. **7**, 524—527 (1953).

SIMONS, E.: Primary carcinoma of the lung. Chicago 1937.

SIMROCK, W.: Über Epituberkulose jenseits des Kindesalters. Fortschr. Röntgenstr. **72**, 289—308 (1950).

SINGER: Zur klinischen und röntgenologischen Differentialdiagnose des interlobären Empyems. Fortschr. Röntgenstr. **28**, 431 (1921).

SINGER, J. D.: Les maladies de la plèvre. Fice's pract. Med. **1951**, 577—643.

SLAVIN, P.: Middle lobe syndrome. Sea View Hosp. Bull. **16**, 181 (1957).

SLUKA, E.: Die Hilustuberkulose des Kindes im Röntgenbild. Wien. klin. Wschr. **1912**, 7.

— Ein weiterer Beitrag zur Hilustuberkulose des Kindes im Röntgenbild. Wien. klin. Wschr. **1913**, H. 7.

SNIJDER, J.: Segmental infiltrations due to bronchial obstruction in primary pulmonary tuberculosis ("epituberculosis"). Roy. Netherl. Tub. Ass. The Hague, Netherl. 1962.

SONNAUER, P.: Pleuritis interlobaris. Kinderärztl. Prax. **12**, 193—197 (1941).

SONNENFELD, T.: Zur Frage der sogenannten epituberkulösen Infiltrationen beim Erwachsenen. Beitr. Klin. Tuberk. **69**, 209—227 (1928).

SOULAS, A.: Remarques sur le syndrome bronchique et sur les limites de la bronchoscopie. Ann. Oto-laryng. (Paris) **71**, 227—235 (1954).

—, et P. MOUNIER-KUHN: Bronchologie, technique endoscopique et pathologie trachéobronchique. Paris: Masson & Cie. 1949.

SPAIN, D. M., and V. PARSONNET: Multiple origin of minute bronchogenic carcinomas. Cancer (N. Y.) **4**, 277—285 (1951).

SPENCE: Benign infiltration of the lung (epituberculosis). Arch. Dis. Childh. **7**, 1 (1932).

STAEMMLER, M., u. U. OTTO: Die Häufigkeit und Bedeutung frischer aktiver Hilusdrüsentuberkulosen beim Erwachsenen. Münch. med. Wschr. **18**, 687—688 (1939).

STEELE, J. M.: Report of 2 cases of localized pleural effusion in heart failure. Amer. Heart J. **7**, 212 (1931).

STEIGER, J.: Die Röntgenuntersuchung des Mittellappensyndroms in Kreuzhohlstellung. Zit. von E. TANNER, Die Tracheobronchialdrüsentuberkulose des Erwachsenen. Berlin-Göttingen-Heidelberg: Springer 1957.

STEIN, I. D., and J. B. SCHWEDEL: Interlobar effusions in patients with heart disease. Amer. Heart J. **10**, 230—239 (1934).

STEINBERG, D., P. HOLZBERGER, and G. SCHWARTZ: False positive reports in diseases simulating pulmonary tuberculosis. Dis. Chest **20**, 277—285 (1951).

STEINER, P.: De quelques accidents de l'adénite tuberculeuse hilaire. Rev. méd. Suisse rom. **7**, 411 (1946).

— À-propos des fistules intrabronchiques des adénites hilaires tuberculeuses. Schweiz. med. Wschr. **6**, 116 (1949).

— Adénites hilaires tuberculeuses et pathologie des bronches. Bronches **1**, 39 (1951).

—, et M. GEISSBERGER: 3 cas de perforation endobronchique d'adénite tuberculeuse hilaire avec élimination de séquestres ganglionnaires. Schweiz. med. Wschr. **1943**, 1232.

STEINMANN, B.: Über Segmentdiagnostik der Lungen in der Praxis mit spezieller Berücksichtigung der Bronchiektasen. Praxis **44**, 549—553 (1955).

STERNBERG, C.: Über Erweichung bronchialer Lymphdrüsen und ihre Folgen. Wien. klin. Wschr. **18**, 1214 (1905).

STEWART, H. J.: Pleural effusion localized in an interlobar space: report of a case in heart failure together with autopsy. Amer. Heart J. **4**, 227 (1928).

STEWART, M. J., and P. R. ALLISON: A microscopic focus of oat-cell carcinoma in a bronchiectatic lung. J. Path. Bact. **55**, 105—107 (1943).

STIVELMAN, B.: Broncholithiasis. Amer. Rev. Tuberc. **18**, 430 (1928).

STOLOFF, E. G.: Pathologische Veränderungen des Interlobärspaltes bei Kindern. Amer. J. Dis. Child. **38**, 75 (1929).

STOREY, C. F.: Fibrosarcoma of the bronchus. J. thorax. Surg. **24**, 16—33 (1952).

STRAUB u. OTTEN: Einseitige vom Hilus ausgehende Tuberkulose. Beitr. Klin. Tuberk. **24**, 283 (1912).

STRNAD, F.: Zur Frage der Mitbeteiligung des Mediastinums bei Bronchialcarcinom (Versuch der Erkennung einer Mitbeteiligung des kontrastmittelgefüllten Oesophagus mit Hilfe der Kymographie). Fortschr. Röntgenstr. **80**, 427—438 (1954).

— Das Bronchialkarzinom, 38. Kongr. Dtsch. Röntgenges. Frankfurt a. M. 1957.

—, u. J. KUTTING: Die Bedeutung der Nativuntersuchung der Lunge für die Frühdiagnose und Differentialdiagnose des Lungenkrebses. Medizinische **1**, 9—12 (1952).

STURM, A.: Die klinische Pathologie der Lunge in Beziehung zum vegetativen Nervensystem, S. 76—82. Stuttgart: Wissenschaftliche Verlagsgesellschaft 1948.

STUTZ, E., u. H. VIETEN: Die Bronchographie, S. 155ff. Stuttgart: Georg Thieme 1952.

SUKIENNIKOW: Topographische Anatomie der bronchialen und trachealen Lymphdrüsen. Berl. klin. Wschr. **1903**, 316, 369.

SUTER, F., u. H. ISELIN: Zur Frage der Entstehung der Lungenphthise des Erwachsenen aus perforierenden Hiluslymphknoten. Schweiz. Z. Tuberk. **8**, 341—348 (1951).

— — Hat die tuberkulöse Hiluslymphknotenperforation beim Erwachsenen praktische Bedeutung? Schweiz. med. Wschr. **1952**, 273—283.

SVENTURHAGEN: Some cases of pulmonary atelectasis. Acta radiol. (Stockh.) **5**, 250 (1926).

SWIERENGA, J.: Le syndrome bronchiectasique sans bronchiectasies. Bronches **3**, 365—379 (1953).

— Childhood bronchiectasis. Dis. Chest **32**, 154—161 (1957).

SZÉCSÉNY, A., G. KARÁDY u. F. DÁNIEL: Über das sog. „Mittellappensyndrom". Magy. Sebész. **13**, 28—34 (1960).

TANNENBERG, G., and M. PINNER: Atelectasis and bronchiectasis. Experimental study concerning their relationship. J. thorac. Surg. **11**, 571—616 (1941).

TANNER, E.: Das Mittellappensyndrom. Die Lingulaatelektase. In: Die Tracheobronchialtuberkulose der Erwachsenen, S. 98—103. Berlin-Göttingen-Heidelberg: Springer 1957.

TERBRÜGGEN, A.: Über das Vorkommen von säurefesten Stäbchen in Bronchiektasen als Ursache von Tuberkulose-Fehldiagnosen. Dtsch. med. Wschr. **1936 II**, 1749—1751.

TERPLAN, K., and E. HYDE: Bronchial obstruction in pulmonary tuberculosis in children. Its relationship to epituberculosis. Amer. Rev. Tuberc. **42**, Suppl. 63 (1940).

TESCHENDORF, W.: Über Lungenatelektase. Ergebn. med. Strahlenforsch. **7**, 221—258 (1946).

— Lehrbuch der röntgenologischen Differentialdiagnostik, 4. Aufl., Bd. I: Erkrankungen der Brustorgane, S. 94, 98, 101—104, 491, 564. Stuttgart: Georg Thieme 1958.

TEUTSCHLÄNDER, O.: Über Epithelmetaplasie mit besonderer Berücksichtigung der Epidermisierung der Lungen. Zbl. allg. Path. path. Anat. **30**, 433 (1919/20).

THEILKÄS, E.: Darstellung vom Bronchialsteinen im Tomogramm. Radiol. med. (Torino) **18**, 13 (1949).

THEISS, E.: Über die Beziehungen zwischen dem anatomischen Bau des Bronchialkarzinoms und seinem klinischen Verhalten. Diss. Frankfurt a. M. 1951.

THEMEL, K. G., u. C. J. LÜDERS: Die Bedeutung tuberkulöser Narben für die Entstehung des peripheren Lungenkarzinoms. Ein Beitrag zum Krankheitsbild des Lungennarbenkrebses. Dtsch. med. Wschr. **80**, 1360—1363 (1955).

THOMAS, D.: Discussion on the fate of the tuberculous primary complex. Proc. roy. Soc. Med. **45**, 743 (1952).

THOMAS, H.: Frühkindliche Lungenerkrankungen. In: Lungenkrankheiten im Röntgenbild, Bd. I, S. 221—274. Leipzig: VEB Thieme 1957.

THOMAS, H. M., and W. E. RIENHOFF: Lipoid cell pneumonia: adult type. Sth. med. J. (Bgham, Ala.) **32**, 1070—1080 (1939).

TINNEY, W. S., and H. J. MOERSCH: Broncholithiasis. Surg. Clin. N. Amer. **24**, 830—838 (1944).

TITCHE, L. L.: The correlation of bronchoscopic and bronchographic findings in the middle lobe syndrome. Ariz. Med. **15**, 643—644 (1958).

— The correlation of bronchoscopic and bronchographic findings in the middle lobe syndrom. Ann. Otol. (St. Louis) **67**, 1194—1201 (1958).

TÖNDURY, G.: Anatomische Vorbemerkungen. In: Handbuch der inneren Medizin, 4. Aufl., Bd. IV/1, S. 1—38. Berlin-Göttingen-Heidelberg: Springer 1956.

TOEPFER, H.: Unter welchen Bedingungen neigen Pneumonien zum chronischen Verlauf? Dtsch. Arch. klin. Med. **198**, 104—122 (1951).

TONELLI, L.: La sindrome del lobo medio. Un entità a profilo caratteristico nella patologia tardiva della linfo-adenite ilare. Arch. Chir. Torace **9**, 209—277 (1952).

— Consequenze dell'ostruzione bronchiale neoplastica: paralleli anatomoradiologici in tema di "atelettasia" e constatazioni sul fenomeno della ventilazione collaterale intersegmentaria. Boll. Accad. med. Roma **75**, 6—13 (1952).

TORELLI, G.: Sul significato della stria capillare. Radiol. med. (Torino) **22**, 326—329 (1935).

TOUROFF, A. S. W.: Diskussionsbemerkung zu D. L. PAULSON and R. R. SHAW, Chronic atelectasis and pneumonitis of the middle lobe. J. thorac. Surg. **18**, 758 (1949).

TOURY, F., et J. VICAIRE: Primo-infection, atélectasie, bronchiectasie. Rev. Tuberc. (Paris) **9**, 372 (1944/45).

TRENDELENBURG, F., u. C. VIRCHOW: Das Mittellappensyndrom (unter besonderer Berücksichtigung der chronischen Pathogenese). Radiologe **2**, 54—64 (1962).

TREPICCIONI, E.: Sul significato clinico-radiologico delle linee capillari del campo polmonare destro. Riv. Pat. Clin. Tuberc. **7**, 129—143 (1933).

TRIVELLATO, M.: Scissuriti ed empiema interlobare nell'infanzia. Vicenza: Tipograf. Commerciale 1933.

TURIAF, J., P. MARLAND, Y. ROSE et SORS: Le diagnostic bronchoscopique etc. Bull. Soc. méd. Hôp. Paris **68**, 1098 (1952).

TUTTLE, W. MC C., and N. A. WOMACK: Bronchogenic carcinoma. J. Sthorac. urg. **4**, 125 (1934).

TWINING, E. W.: A textbook of radiology. London: Lewis & Co. 1938.

— Respiratory system. In: S. S. SHANKS and P. KERLEY, A textbook of x-ray diagnosis. London 1951.

TYLER, A. F.: Diseases of the pleura. Amer. J. Roentgenol. **41**, 915—925 (1939).

UDVARDY, L.: Über Pleuritis mediastinalis. Röntgenpraxis **6**, 585—593 (1934).

ÜBERSCHÄR, K. H., u. E. HASCHE: Über die Häufigkeit des Bronchialkarzinoms unter der Maske des „Mittellappensyndroms". Fortschr. Röntgenstr. **80**, 208—213 (1954).

UEHLINGER, E.: Die tuberkulöse Späterstinfektion und ihre Frühevolution. Schweiz. med. Wschr. **72**, 701—708 (1942).

— Die pathologische Anatomie der Bronchustuberkulose. In: WERNLI-HÄSSIG, Bronchus et pulmo. Basel: Karger 1950; — Schweiz. Z. Tuberk., Suppl. **4**, 31—55 (1950).

— Die pathologische Anatomie der tuberkulösen Späterstinfektion. Ergebn. ges. Tuberk.- u. Lung.-Forsch. **11**, 1- 128 (1953).

— Die Epidemiologie des Bronchialdurchbruches tuberkulöser Lymphknoten. Verh. 14. Tagg Dtsch. Tuberk.-Ges., Goslar 1952. Beitr. Klin. Tuberk. **110**, 128—141 (1953).

— Mischstaubpneumokoniose und Atelektase. Arch. Gewerbepath. Gewerbehyg. **13**, 496—507 (1955).

—, u. R. BLANGEY: Anatomische Untersuchungen über die Häufigkeit der Tuberkulose. Beitr. Klin. Tuberk. **90**, 339—369 (1937).

—, u. G. SCHOCH: Das Mittellappensyndrom. In: SCHINZ-GLAUNER-UEHLINGER, Röntgendiagnostische Ergebnisse 1952—1956, S. 373—386. Stuttgart: Georg Thieme 1957.

USPENSKY, A.-E.: Röntgenbild der verschiedenen Formen der Pleuritiden. Fortschr. Röntgenstr. **36**, 9 (1927).

VAJL', S. S.: Chronische, nicht spezifische Pneumonie und bronchogener Krebs (Röntgenbronchographische und histo-topographische Parallelen). Klin. Med. (Mosk.) **28**, 42—49 (1950) [Russisch].

VAKSVIK, P.: Bronchialglandelperforasjoner. Nord. Med. **47**, 50 (1952).

VALDONI, P.: Sindrome ganglio-bronchiale. Ann. Ist. Forlanini **20**, Suppl. 323—332 (1960).

VALLE, A. R., and W. A. CLOUTIER: Middle lobe syndrome produced by foreign body in lower third of esophagus. J. Amer. med. Ass. **152**, 812 (1953).

VALLEDOR, T.: Localizaciones lobares y segmentarias de la tuberculosis de primo infeccion en el nino (Neumonitis obstructiva). Formas atelectasicas e infiltracion. Bronquietasias secundarias. Su relacion con la epituberculosis. Rev. cub. Pediat. **19**, 189—234 (1947).

—, and A. NAVARRETE: Bronchiectasis in childhood and adult pulmonary tuberculosis. Dis. Chest **22**, 46—54 (1952).

VAUGHAN, R.: Right middle lobe syndrom. J. med. Ass. Ga **46**, 207 (1957).

VEENEKLAAS, G. M. H.: Betekenis van de tuberculose der bronchiale lympheklieren voor de primaire tuberculose der longen. Geneesk. Bl. **44**, 5 (1950).

— De betekenis van de bronchi by primaire longtuberculose. Ned. T. Geneesk. **95**, 1153 (1951).

— De mogelijke gevolgen van primaire longtuberculose voor de bronchi. Ned. T. Geneesk. **95**, 1295 (1951).

VELASCO, L. DE: Untersuchungen über die bronchogene Tuberkulose in der ersten Kindheit. Beitr. Klin. Tuberk. **81**, 675—684 (1932).

VESELL, H.: Interlobar pleural effusion in heart failure. Med. J. Rec. **135**, 576 (1932).

VIBERT, J., Y. ROSE et J. LE TACON: Pleurésie de la petite scissure et opacité avec rétraction du lobe moyen. J. franç. Méd. Chir. thor. **9**, 445—449 (1959).

VIGNON, G.: Les tumeurs bronchiques d'évolution lente. Thèse de Lyon 1943.

VOEGTLI, J.: Morphologie und Ätiologie der Bronchialwandnarben und ihre Beziehungen zum primären Bronchialkrebs. Schweiz. Z. allg. Path. **17**, 161—176 (1954).

VOJTEK, V.: Resorptionsatelektasen im Verlauf der kindlichen Lungentuberkulose. Prag: Gesundheitsverlag 1950. Ref. Zbl. ges. Tuberk.-Forsch. **61**, 10 (1952).

VOJTEK, VL.: Tomographie, Bronchoskopie und Bronchographie in der Pneumologie und Phthisiologie des Kindes. Tuberk.-Arzt **13**, 609—614 (1959).

VOLK, B. W., S. LOSNER, A. LEWITAN, and L. NATHANSON: Diagnosis of lipoid pneumonia. Amer. J. Surg. **89**, 158—165 (1955).

VOLUTER, G., et Y. KAPANCI: Micro-adénocarcinomes multiloculaires intracicatriciels du poumon. J. Radiol. Électrol. **37**, 427—433 (1956).

VOSSSCHULTE, K.: Über die Exstirpation tuberkulöser Mediastinaldrüsen bei drohendem Bronchusdurchbruch. Chirurg **22**, 310—314 (1951).

WÄTJEN, J.: Das Bronchialkarzinom. Med. Klin. **13**, 349 (1940).

— Über Lungenhilusveränderungen und ihre Bedeutung bei Staublungen. Arch. Gewerbepath. Gewerbehyg. **12**, 171 (1944).

WALDAPFEL, R.: Über Lungenkomplikationen nach Tonsillektomie. Mschr. Ohrenheilk. **68**, 143—154 (1934).

WALLGREN, A.: Sur l'infiltration épituberculeuse d'origine ganglionnaire. Acta radiol. (Stockh.) **7**, 595—603 (1926).

— Der basale Dreieckschatten und seine diagnostische Bedeutung. Beitr. Klin. Tuberk. **69**, 641—655 (1928).

WALTHER, H. E.: Krebsmetastasen. Basel: Benno Schwabe & Co. 1948.

WARENBOURGH, H., et P. GRAUX: Pathologie des zones pulmonaires. Paris: Masson & Cie. 1948.

WASOWSKA, J.: Weite atelektatische Bezirke in Fällen von Tuberkulose der Bronchiallymphknoten und ihre Behandlung. Gružlica **19**, 769 (1951).

WASS, Y.: Die perifokale Lungeninfiltrierung beim Kinde und ihre Differentialdiagnose mit einem Beitrag z. Pathologie d. Infiltrierung. Acta Soc. Med. fenn. **21**, 1—167 (1935).

WATERS, C. A.: Roentgen diagnosis of interlobar pleurisy. Int. Clin. **2**, 195—200 (1933).

WEBB, W. R.: Bilateral middle lobe syndrome. Dis. Chest 33, 268—274 (1958).

WEBER, G.: Über die Bedeutung von Thoraxqueraufnahmen bei Kindern, besonders zur Erkennung pseudohilärer Verschattungen. Fortschr. Röntgenstr. 38, 662—669 (1928).

WEGELIN, C.: Der Lungen- und Bronchialkrebs. Häufigkeit, pathologische Anatomie und Ätiologie. Schweiz. med. Wschr. 72, 1053 (1942).

WEIHE, F.: Die interlobäre Pleuritis im Kindesalter und ihr röntgenologischer Nachweis. Z. Kinderheilk. 13, 119—127 (1916).

WEINGÄRTNER, L.: Interlobärpleuritis im Kindesalter. Mschr. Kinderheilk. 98, 16—21 (1950).

WEISE, H. J.: Atypisches rezidivierendes Interlobärtranssudat bei dekompensiertem Aortenklappenfehler. Med. Bild 2, 31—32 (1959).

WEISEL, W., and F. B. LANDIS: Endobronchial lesions in pulmonary blastomycosis. J. thorac. Surg. 25, 570—581 (1953).

WEISMAN, W., and H. G. JACOBSEN: Bizarre pulmonary manifestations in heart disease. Amer. Heart J. 42, 184—193 (1951).

WEISS, W., K. BOUCOT, and W. I. GEFTER: Localized interlobar effusion in congestive heart failure. Amer. J. med. Sci. 38, 1178—1186 (1953).

WERNER, W.: Zu den Miniatur- und Mikrokarzinomen der Bronchien und ihren Beziehungen zum „Alveolarzellkarzinom" der Lunge. Zbl. allg. Path. path. Anat. 90, 1—14 (1953).

WEST, J. P., and P. V. VAN SCHOONHOVEN: Carcinoma of the lung developing in a congenital cyst. Surgery 42, 6 (1957).

WESTERKAMP, H.: Zur Differentialdiagnose der Lungentumoren. (Pleuritis exsudativa interlobaris.) Z. Tuberk. 92, 182—184 (1949).

WESTERMARK, N.: On bronchostenosis, a roentgenological study. Acta radiol. (Stockh.) 19, 285 (1938).

— On tuberculosis of bronchial lymph-glands. Acta radiol. (Stockh.) 21, 399—442 (1940).

— On epituberculosis and lung atelectasis. Acta radiol. (Stockh.) 22, 501—510 (1941).

WHITE jr., M. L., and OWEN: Zit. nach P. W. P. T. DE CAMP ACREE and A. OCHSNER, Pulmonary blastomycosis. J. thorac. Surg. 28, 175—193 (1954).

WIESE, O.: Die Bronchiektasen im Kinderalter. In: Tuberkulose und Grenzgebiete, Bd. 2. Berlin: Springer 1927.

WIKLUND, TH.: On bronchogenic carcinoma. Acta chir. scand., Suppl. 162, 1 (1951).

WILLIS, H.: The specifity of pulmonary consolidation in tuberculous patients (epituberculosis). Resolution of experimental tuberculous pneumonia. Amer. J. Roentgenol. 31, 721—734 (1934).

WILLMANN, K. H.: Das Röntgenbild des „Mittellappensyndroms". Fortschr. Röntgenstr. 76, 346—352 (1952).

WISSLER, H.: Totalatelektase einer Lunge mit Bronchiektasen als Folge einer Hilusdrüsentuberkulose. Schweiz. Z. Tuberk. 5, 1 (1948).

— Die Bedeutung der durch tuberkulöse Bronchialdrüsen hervorgerufenen Bronchusveränderungen für den Ablauf der Tuberkulose im Kindesalter. Schweiz. med. Wschr. 80, 831 (1951).

— u. H. BOSCH: Über die Prognose der „Epituberkulose" (Obstruktionsinfiltrate) beim Kinde. Helv. paediat. Acta 1957, 281.

—, u. U. RUSSI: Über Bronchialdrüsenperforation. Acta davos. 7, 1 (1948).

WITHWELL, F. A.: A study of the pathology and pathogenesis of bronchiectasis. Thorax 7, 213—239 (1952).

WITTEKIND, D.: Über primär multiple Bronchialkarzinome. Verh. dtsch. Ges. Path. 37, 309 (1953).

WITTEKIND, DR., u. R. STRÜDER: Beitrag zur Histogenese des Bronchialcarcinoms. Frankfurt. Z. Path. 64, 294—311, 405—437 (1953).

WOHL, G. T., H. L. ISRAEL, and A. S. FROBESE: The middle lobe syndrome and histoplasmosis. J. Einstein Med. centre 1, 17 (1953).

WOMACK, N. A., and E. A. GRAHAM: Epithelial metaplasia in congenital disease of the lung: its possible relation to carcinoma of the bronchus. Amer. J. Path. 17, 645—654 (1941).

— — Developmental abnormalities of lung and bronchogenic carcinoma. Arch. Path. 34, 301 (1942).

WOODRUFF, C. E., and H. C. NAHAS: Pulmonary tuberculosis, bronchiectasis and calcification as related to bronchogenic carcinoma. Amer. Rev. Tuberc. 64, 620 (1951).

— N. C. SEN-GUPTA, S. WALLACE, P. T. CHAPMAN, and P. C. MARTINEAU: Anatomic relationships between bronchogenic carcinoma and calcified nodules in the lung. Amer. Rev. Tuberc. 66, 151—160 (1952).

WOOLLEY, P. B.: Massive atelectasis due to fibrinous bronchitis. Thorax 8, 301—302 (1953).

WURM, H.: Verlaufsformen der Lungentuberkulose. Klin. Wschr. 13, 41—44 (1934).

— Aussprache zu den Vorträgen von PH. SCHWARTZ u. E. UEHLINGER. Verh. 14. Tagg Dtsch. Tuberk.-Ges., Goslar 1952. Beitr. Klin. Tuberk. 110, 146—147 (1953/54).

— Tuberkulose und Atelektase. Ergebn. ges. Tuberk.- u. Lung.-Forsch. 12, 121—174 (1954).

WYSS, H. J.: Bronchiale Perforationsnarben. Beitr. path. Anat. 116, 625 (1956).

YOUNG, J. M., R. JONES, F. A. HUGHES, F. E. FOLEY, and J. R. FOX: Endobronchial hamartoma. J. thorac. Surg. 27, 300—305 (1954).

ZACKS, D.: Hilum tuberculosis: relative value of symptoms, physical signs and roentgen-ray-findings in the diagnosis of bronchial gland tuberculosis. J. Amer. med. Ass. 86, 598—601 (1926).

ZADEK, I.: Die Differentialdiagnose der Lungenkrankheiten. Leipzig: Georg Thieme 1948.

ZANETTI, E.: Ombres hilaires dans la silicose. Med. d. Lavoro 39, 7—18 (1948).

Zanetti, E., e C. de Ponti: Studio estratigrafico sugli ili polmonari nella silicosi. Med. d. Lavoro **40**, 197—209 (1949).

Zdansky, E.: Lungenbefund beim Asthma bronchiale. Wien. med. Wschr. **1931 II**, 1535—1538.

— Der Mittellappen als Punctum minoris resistentiae der Lunge. Wien. klin. Wschr. **58**, 197—200 (1946).

— Zur Pathogenese der tuberculösen peri- und parahilären Frühherde des Erwachsenen. Radiol. austriaca **2**, 137—143 (1949).

— Die Röntgendiagnostik des Lungenkrebses. Wien. med. Wschr. **1952**, 65—67.

Zenker, R., G. Heberer u. Hh. Löhr: Mittellappensyndrom. In: Die Lungenresektionen, Anatomie, Indikationen, Technik. Berlin-Göttingen-Heidelberg: Springer 1954.

Zinn, B., u. J. Monroe: The lordotic position in fluoroscopy and roentgenography of the chest. Amer. J. Roentgenol. **75**, 682—700 (1956).

Zintheo jr., C. J.: Auxiliary techniques in chest roentgenography. Amer. Rev. Tuberc. **37**, 14—30 (1938).

Ziskind, M. M.: Effects of calcified lymph nodes perforating in the bronchial tree. New Orleans med. surg. J. **104**, 640 (1952).

Zucconi, C., e E. Munari: Le sindromi da calcificazioni endo- e peribronchiali. G. ital. Tuberc. **6**, 215—223 (1952).

Zuppinger, A.: Allgemeine Untersuchungsmethodik der Lungen- und Bronchialerkrankungen. In: Handbuch der inneren Medizin, 4. Aufl., Bd. IV/1, S. 587—606. Berlin-Göttingen-Heidelberg: Springer 1956.

II. Zirkulationsstörungen der Lungen

Von

H. J. Sielaff

Mit 84 Abbildungen in 115 Teildarstellungen

1. Radiologische Diagnostik von Zirkulationsstörungen der Lungen

a) Abgrenzung normaler und pathologischer Befunde

Die konventionelle Durchleuchtung erbringt nur grobe Anhaltspunkte für die Erfassung morphologischer Gefäßveränderungen. Im Vordergrund steht der Nachweis einer Relationsstörung zwischen Hilusgefäßstruktur und peripherer Lungengefäßzeichnung. Bei pathologischer Verdichtung und Erweiterung der den Hilus formierenden Gefäße ist auf Randschärfe oder -unschärfe zu achten, ferner auf vermehrte oder verminderte Lungengefäßzeichnung in der Peripherie. Verbesserte Detailerkennbarkeit wird durch die Anwendung der Feinstfocus- und Bildverstärkerröhre ermöglicht (Fleischner 1957; Gay 1959).

Weitgehendere Aufschlüsse über die Zirkulationsverhältnisse der Lungen vermittelt die Summationsaufnahme der Thoraxorgane. Die Fernaufnahme im dorso-ventralen Strahlengang wird durch Aufnahmen in den Schrägdurchmessern und im seitlichen Strahlengang ergänzt. Ungünstige Verhältnisse ergeben sich bei Bettaufnahmen im Sitzen oder Liegen, vor allem bei Schwerkranken. Ein besonderes Problem stellt die Anfertigung von Aufnahmen bei akuten kardiovasculären Ereignissen dar. Die Anwendung einer transportablen Röntgenapparatur ist hier von Vorteil, um im Krankenzimmer orientierende Übersichtsaufnahmen anfertigen zu können. Röntgenvergrößerungsaufnahmen mittels Feinstfocusröhre vermitteln deutlichere Strukturen als die üblichen Nativaufnahmen und können feinste Gefäßsubstrate mitunter besser erfassen (Seyss 1954; Teschendorf 1958).

Sorgfältige Analysen der Lungenzeichnung wiesen deren ausschließlichen Gefäßcharakter nach (v. Dehn 1910, 1934; Assmann 1920). Die eingehenden Strukturanalysen von Assmann dürfen als bahnbrechend und richtungweisend für die diagnostische Radiologie angesehen werden. Voraussetzung zur Abgrenzung normaler von pathologischen Befunden ist eine genaue Kenntnis der normalen Lungenzeichnung. Teschendorf (1958) hat zum Ausdruck gebracht, daß sich jeder Röntgenologe aufgrund eigener Erfahrung ein Bild formen müsse, wo die Grenzen zwischen Normalem und Pathologischem liegen. Im Vordergrund steht die Frage, ob irgend eine Störung der symmetrischen Harmonie der Hilus- und Lungengefäßzeichnung vorliegt. Fußend auf einem jahrzehntelangen Erfahrungsgut, hat sich insbesondere Zdansky (1962) mit den Relationen zwischen Herz- und Lungenkreislauf im Normalen und Pathologischen befaßt und seine Ergebnisse mit den neuesten Untersuchungsmethoden in Einklang gebracht.

Wesentliche Beiträge zur Strukturanalyse des Lungengefäßsystems lieferte die Schichtaufnahmetechnik (Hornykiewytsch u. Stender 1955; Macarini u. Oliva 1957). Die Schichtaufnahmen in der Frontalebene werden durch Aufnahmen in den Schrägdurchmessern und in der Sagittalebene (Richter 1962) vorteilhaft ergänzt: so zeichnen sich Strukturen des Lappenkerns und einzelner Äste der Segmentarterie hier besonders gut ab, auch können die Verhältnisse am Übergang vom Conus pulmonalis zur Pulmonalarterie hierdurch besser studiert werden. Hornykiewytsch u. Bargon (1963) kennzeichnen das normale Gefäßbild der Lungen durch harmonische Aufzweigung und Verteilung der Arterien und Venen auf Lappen, Segmente und Subsegmente und durch kontinuierliche Abnahme des Durchmessers gegen die Peripherie hin. Die harmonische Verzweigung und konsekutive Kaliberreduktion sind vornehmlich Zeichen normaler Gefäßmorphologie. Morphologische Veränderungen beziehen sich auf das Kaliber, die Länge, den Sitz, die Verteilung, die Aufgabelung, die Schärfe der Ränder und die Dichte der Gefäße. Kennzeichen pathologischer Gefäßprozesse, die mit Veränderungen von Kaliber und Länge einhergehen, sind Veränderungen der Gefäßwinkel und der Unterteilungen, Veränderungen der Kontur, des Sitzes und der Verteilungsart der Gefäße. Das Kaliber kann gleichmäßig erweitert und vermindert sein und zwar in der ganzen Lunge oder auch segmental bei umschriebenen Prozessen. Besonders ist auf die unharmonische und abrupte Kalibergefäßveränderung pathologischer Fälle zu achten. Die tomographische Strukturanalyse ist allerdings infolge zunehmender Absorptionsminderung durch die Abnahme der Gefäßkaliber zur Peripherie hin begrenzt und es gelingt kaum, jenseits der Aufzweigung von Lappengefäßen in Segment- und Subsegmentarterien eine verläßliche Gefäßdiagnostik zu betreiben.

Das Querschichtverfahren (VALLEBONA 1948; GEBAUER u. SCHANEN 1955) erfaßt grobe morphologische Veränderungen der Pulmonalarterienäste und der Hauptstämme, beispielsweise erweiterter Pulmonalarterien und -venen. Das Verfahren kann nach MACARINI u. OLIVA (1957) zur Untersuchung der Vergrößerung des Hauptstammes der A. pulmonalis, ferner zur Differenzierung großer Hilusgefäßäste angewendet werden.

Über das pulsatorische Verhalten der zentralen, mitunter auch der etwas distaleren Lungengefäße, vermittelt die Übersichts- oder Detailkymographie bestimmte Aussagen. Nach STUMPF (1936) sind die kleineren Lungengefäße kymographisch kaum erfaßbar und weisen auch keine Eigenbewegungen auf. THURN (1951) charakterisiert als eigentlichen Bewegungstyp der Lungengefäße in der überwiegenden Mehrzahl die Mitbewegung (Lokomotion), während die Eigenbewegung (Distention) normalerweise kaum oder nur geringgradig vorkommt. Auch HAUBRICH (1952) stellt heraus, daß Arterien, Venen und Bronchien im wesentlichen mitgeteilte pulsatorische Bewegungen zeigen, die durch das dazwischenliegende Lungengewebe übertragen werden. FLEISCHNER (1958) spricht der Flächenkymographie eine gewisse diagnostische Mithilfe bei der Untersuchung der größeren Lungengefäße zu, um Pulsationen oder fehlende Pulsationen bei Verdacht auf Gefäßverschlüsse, insbesondere bei der akuten Embolie, nachweisen zu können. Eine methodische Variante der Flächenkymographie ist die von SOSSAI (1959) benannte Angio-Kardio-Kymographie.

Die Elektrokymographie (HECKMANN 1937) bzw. Kinedensigraphie (MARCHAL 1946) erfaßt auch die periphere Zirkulation der Lungen aufgrund von Dichteschwankungen kleinerer Gefäße, die sonst unsichtbar bzw. dem menschlichen Auge nicht unterscheidbar sind (HAUBRICH 1955; KARPATI u. EBERLE 1953; KOURILSKY u. MARCHAL 1954; MARCHAL 1946; ROSSI, RUSTICHELLI u. FERRI 1957; SIEDEK, WENGER u. GMACHL 1951). So gelingt die Darstellung des „Lungencapillarpulses", auch wurde versucht, die Zirkulationszeit der Lungen durch gleichzeitige Ableitung der zuführenden Arterie und abführenden Vene zu bestimmen (MARCHAL 1957). Die von SIEDEK, WENGER u. GMACHL (1951) beschriebene Methode der Pulswellengeschwindigkeitsmessung des Pulmonalkreislaufs beruht auf gleichzeitiger Ableitung der Pulsationen an der Pulmonalarterie des Hilus und an kleinen Lungenarterien der Peripherie bei einem Abstand der Meßpunkte von durchschnittlich 10 cm. Es fanden sich bis zum 35. Lebensjahr Durchschnittswerte von weniger als 150 cm pro Sekunde, während im Alter eine deutliche Zunahme der Pulswellengeschwindigkeit erfolgte und mit 70 Jahren etwa Durchschnittswerte von 270 cm pro Sekunde gemessen wurden. Ein Anspruch auf völlige Genauigkeit besteht bei dieser methodischen Variante nicht. LISSNER (1962) hat die Bedeutung der Elektrokymographie insbesondere bei der Abgrenzung intrapulmonaler Prozesse herausgestellt und auf ihren differentialdiagnostischen Wert hingewiesen.

Nachdem SALOTTI (1931) bei doppelseitiger intravenöser Injektion von je 20 cm^3 Kontrastmittel bereits brauchbare Lungenangiogramme erzielt hatte, schufen ROBB u. STEINBERG (1938/39) mit der intravenösen Angio-Kardiographie die Grundlagen moderner Kontrastverfahren der Gefäße des kleinen Kreislaufs. Die angiographische Serientechnik (JANKER 1950; DOTTER 1955) trug wesentlich zur Verbesserung der Methode bei. DOTTER u. STEINBERG (1949 a u. b) fanden aufgrund angio-kardiographischer Kalibermessungen der A. pulmonalis Durchschnittswerte von 23,4 mm zwischen 5—60 Jahren; LEINBACH (1963) und BOPP (1963) führten sorgfältige Messungen der primären, sekundären und tertiären Äste der Pulmonalarterie bei Kindern durch. Das Verhalten der Lungengefäße wurde bei verschiedenen Gefäßprozessen und Zirkulationsstörungen studiert (BARIÉTY, MONOD u. PAILLAS 1958; CARROLL 1950; GASPARINI, PIETRI u. ALDINIO 1959; HATT u. SÉBILLOTTE 1952; JESSER u. DE TAKATS 1941; STUHL 1952; SUZUKI 1954; TIRMAN, EISAMAN u. LLOYD 1951). Die Kombination mit gleichzeitigen Vielfachschichtaufnahmen wird als simultane Angio-Kardio-Tomographie bezeichnet (LINDEMANN 1950; SIMONETTI u. GIGANTE 1956). SOUSA (1951) kombinierte die Angio-Kardiographie mit der Elektrokymographie.

Nach Einführung des Herzkatheters (FORSSMANN 1929, 1931; COURNAND u. RANGES 1941) gelang mittels der selektiven Kardio-Pulmonangiographie eine Verbesserung der Kontrastdarstellung der Lungengefäße (MONIZ, DE CARVALHO u. LIMA 1931; DE CARVALHO, MONIZ u. SALDANHA 1932/33; RAVINA, SOURICE u. BENZAQUEN 1932; CONTE u. COSTA 1933; GUARINI 1933; HINAULT u. DESGREZ 1936; RAVINA et al. 1936; AMEUILLE et al. 1936/37/38).

Die Methode der Wahl zum Studium der Zirkulationsstörungen umschriebener Lungenabschnitte ist die als selektive Pulmonangiographie bezeichnete Kontrastmittelzufuhr nach Einführung des Herzkatheters in die Pulmonalarterien oder peripheren Lungenarterienäste. Vorstufen der Methode waren neben den grundlegenden Untersuchungen von FORSSMANN (1929, 1931) die Untersuchungen von BLOCH u. ZANETTI (1933, 1935), LÖFFLER (1943), JÖNSSON, BRODÉN u. KARNELL (1949). Eine maßgebliche Entwicklung der selektiven Pulmonangiographie wurde von BOLT in Zusammenarbeit mit FORSSMANN et al. (1951—1961) betrieben. Die Röntgenologie der peripheren ischämischen Zirkulationsstörungen des kleinen Kreislaufs wurde hierdurch grundlegend bereichert. Segment- und Subsegmentarterien stellen sich besonders kontrastreich mit genauer Gliederung ihres strukturellen Aufbaus und Nachweis der arteriellen, capillären und venösen Abflußphase dar. Der normale periphere Pulmonalgefäßbaum ist durch harmonische baumartige Aufzweigung, kontinuierlich abnehmende Gefäßkaliber und vollständige Darstellung des fein verzweigten terminalen Gefäßnetzes charakterisiert (GRILL 1958). In der arteriellen Phase stellen sich feinere Arterienverästelungen bis zu einer Größenordnung von etwa 1,2—0,15 mm Durchmesser dar (LÖHR 1956). Morphologische Gefäßveränderungen sind bis zu diesen Arterien- und Arteriolengrößen noch nachweisbar. Für die Abgrenzung normaler von pathologischen Gefäß- und Parenchymveränderungen ist der Nachweis der erhaltenen Capillarphase von ausschlaggebender Bedeutung (SCHOLTZE u. STENDER 1960). Ein interessantes Phänomen ist das „stehende Angiogramm" von SEMISCH (1956, 1959 a u. b). Capillarstasen weisen auf erhebliche Schädigungen hin, der Ausfall der capillären Füllungsphase auf irreversible Parenchymveränderungen mit hochgradigem Funktionsverlust. Die Methode scheint auch den offensichtlich fließenden Übergang von funktionellen zu organischen Wandveränderungen gewisser Strombahnabschnitte durch Kontrolluntersuchungen zu beweisen. Damit ist das Verfahren eine grundlegende Methode zur Abgrenzung normaler und pathologischer Gefäß- und Parenchymveränderungen geworden (MINETTO et al. 1955). BOLT, FORSSMANN u. RINK (1951, 1957) führten vergleichende Untersuchungen über die Auswertung von Bronchogrammen und Selektivangiogrammen mit folgenden Feststellungen durch: 1. Bronchogramm und Angiogramm sind miteinander identisch; 2. pathologische Veränderungen des Angiogrammes finden sich bei normalem oder kaum verändertem bronchographischem Befund, beispielsweise bei pneumonischen Infiltrationen oder Herdbildungen; 3. Nachweis von pathologischen Veränderungen im gezielten Bronchogramm mit normalem oder kaum verändertem Befund im selektiven Pulmonangiogramm bei endobronchialen Prozessen. Tori u. Petrucci (1952) modifizierten die selektive Pulmonangiographie durch temporäre Blockade der A. pulmonalis mit einem doppelläufigen Katheter, wodurch Kontrastmittel eingespart und eine längere Füllung der Gefäße in der Peripherie erzielt wurde. Das Auftreten von Lungeninfarkten (Guarienti et al. 1959) kann durch Anwendung geeigneter Kontrastmittel und vorsichtige Injektion weniger Kubikzentimeter meist vermieden werden.

Zur Abgrenzung normaler und pathologischer Befunde und zum Verständnis der Zirkulationsstörungen und Gefäßerkrankungen der Lungen hat des weiteren die postmortale und postoperative Pulmonangiographie beigetragen (Berry 1935; Birkelo u. Brosius 1938; Blasi u. Catena 1957; Fleischner, Hampton u. Castleman 1941; Florange 1960; Giese 1957a u. b; Harrison 1958; Junghanns 1958; Meessen 1951; Short 1956; Sussman u. Frost 1956; Scholtze, Klinner u. Löhr 1957; Schoenmackers 1960; Schoenmackers u. Vieten 1951—1954; Wood u. Miller 1938).

In zunehmendem Maße werden radioaktive Isotope zur Abgrenzung normaler und pathologischer Gefäßverhältnisse der Lungen verwendet (Waser 1953; Waser u. Hunzinger 1949; Kellershohn u. Vernejoul 1959; Venrath 1957). Neben der von diesen Autoren bestimmten Kreislaufzeit mit ^{24}NaCl bzw. ^{131}J wurde als weitere Methode von Knipping et al. (1957) die Isotopenthorakographie angegeben. Es handelt sich um eine Analyse der Ventilationsstörungen mittels ^{133}Xenon, wodurch ziemlich exakt lokalisierte Durchblutungsstörungen umschriebener Lungenabschnitte aufgedeckt werden können.

b) Symptomatologie pathologischer Befunde

Man kann bei der Besprechung der allgemeinen Gefäßpathologie nach verschiedenen Einteilungsprinzipien vorgehen, beispielsweise nach der Frage, ob primäre oder sekundäre Gefäßveränderungen im Zusammenhang mit Parenchymerkrankungen der Lungen vorliegen, ob es sich um intra- oder extrapulmonal bedingte Gefäßprozesse handelt, ob die Veränderungen zentral oder peripher, regional oder diffus ausgebreitet sind und schließlich ob die Frage nach organischen Veränderungen im Vordergrund steht oder ob die Auswertung mehr nach funktionellen Gesichtspunkten zweckmäßig ist.

In den zentralen Strombahnabschnitten finden sich nach Bolt, Forssmann u. Rink (1957) ziemlich typische Kennzeichen verschiedener Prozesse. So weisen Gefäßektasien im Hilusbereich durchweg auf das Bestehen einer beträchtlichen pulmonalen Hypertonie verschiedenster Genese hin. Das Ausmaß der bestehenden Ektasie und die sich anschließende Verjüngung zu den Segmentästen kann klar zur Darstellung gebracht werden. Thrombotische oder embolische lokale Verschlüsse sind angiographisch heute zumindest im Bereich der größeren zentralen Gefäßäste häufig gut zu differenzieren. Primäre oder durch Parenchymprozesse bedingte sekundäre Gefäßveränderungen werden besonders an den größeren Gefäßen des Unterlappens in Form von Kalibersprüngen und betont stufenförmiger Abnahme des Gefäßquerschnittes erkannt, während sich normalerweise eine gleichmäßige Verjüngung und Aufzweigung erkennen läßt. Fortgeschrittene destruierende Parenchymprozesse führen schließlich zur Gefäßzerstörung mit den entsprechenden Ausfällen im Angiogramm. Die normalen und regelmäßigen Arterienverzweigungen schwinden analog zur Ausdehnung des Krankheitsherdes. Extrapulmonale Krankheitsprozesse können zu Veränderungen der Gefäßtopographie führen, die abhängig von der Lokalisation und der Ausdehnung des die Lunge verdrängenden Prozesses sind. Im wesentlichen werden hier die expansiven Momente die Gefäßarchitektur beeinflussen.

Organische Veränderungen in der Peripherie der Lungenstrombahn sind durch die Selektivangiographie einer Subsegmentarterie analysierbar. So ist die regulatorische Drosselung einer arteriellen Durchblutung durch eine auffällige Engstellung der peripheren Arterienverzweigungen nachweisbar, wobei die Kontrastmittelpassage in den gedrosselten Subsegmenten deutlich verlangsamt ist. Die capillären Stasen, welche dabei resultieren, sind mitunter über Minuten zu beobachten. BOLT, FORSSMANN u. RINK teilen die morphologischen Gefäßveränderungen graduell folgendermaßen ein: a) Gefäßverlust mit Rarefizierung des Gefäßnetzes; b) Atrophie des Gefäßnetzes, Verarmungen der Gefäßaufzweigungen und Verengungen der Gefäßkaliber sowie Vergrößerungen der Verzweigungswinkel; c) völlige Zerstörung der Strombahn eines ganzen Lungenflügels mit funktionell toter Lunge (destroyed lung). Mischformen der genannten Einzelbefunde sind häufig und betreffen die Mehrzahl der Fälle. Bei fortgeschrittenen primären oder sekundären Gefäßprozessen dokumentieren sich vor allem Änderungen der Gefäßkaliber mit sprunghafter Verkleinerung zur Peripherie und fadenförmigen Ausziehungen der gerade noch darstellbaren periphersten Verzweigungen.

Die allgemeine Symptomatologie pathologischer Gefäßarchitektur der Lungen ist demnach charakterisiert durch Rarefizierungen, Gefäßabbrüche, Kalibersprünge, Füllungsdefekte, Engstellungen und ruckartige Richtungsänderungen. Nach GRILL (1960) sind Rarefizierungen ursächlich durch Gefäßzerstörung mittelgroßer und kleiner Gefäße, thrombotische Verschlüsse oder unspezifisch produktive Endarteriitiden mit Obliteration oder weitgehender Lumeneinengung bedingt. Gefäßabbrüche sind durch Verschlüsse infolge spezifischer oder unspezifischer Infiltrationen oder durch Thrombosen zu erklären. Kalibersprünge, Füllungsdefekte, Engstellungen und Wandunregelmäßigkeiten lassen sich im wesentlichen auf die Entwicklung von subendothelialen Intimapolstern der Gefäße zurückführen. Man beobachtet diese Gefäßveränderungen in gleicher Weise bei allen spezifischen oder unspezifischen Parenchymprozessen. SCHOENMACKERS u. VIETEN (1952, 1954) sind der Auffassung, daß die Veränderungen zwar genau den pathologisch-anatomischen Gefäßprozessen entsprechen, daß es aber nicht möglich ist, ein angiographisches Einzelmerkmal mit Sicherheit einer speziellen Gefäß- oder Parenchymerkrankung zuzuordnen. Sie konnten des weiteren zeigen, daß sich bei den Venen ganz entsprechende Veränderungen finden. Die Elektrokymographie ergibt vor allem bei destruktiven Gefäßveränderungen eine zunehmende Starre des Pulswellenbildes.

c) Das funktionelle Verhalten der Lungengefäße (tierexperimentelle Ergebnisse, Pharmakologie)

Zahlreiche Einzeluntersuchungen haben sich mit der Frage beschäftigt, inwieweit röntgenologisch der Nachweis vasoconstrictorischer oder dilatatorischer Mechanismen im Bereich der peripheren Lungenarterien mit muskulärer Funktion erbracht werden kann. Im wesentlichen gehen diese Untersuchungen von der Problematik sinnvoller Regulationsmechanismen des kleinen Kreislaufs bei Mehr- oder Minderdurchblutung des Systems der A. pulmonalis aus. Drei Fragestellungen sind von besonderer Bedeutung: 1. der Nachweis vasoconstrictorischer Reflexe, 2. der Nachweis von Kurzschlüssen zwischen Pulmonal- und Bronchialarterienkreislauf, 3. der Nachweis einer kompensatorischen Bronchialzirkulation bei Ausfällen des Pulmonalkreislaufs.

Zu 1: das Verhalten des kleinen Kreislaufs als Regulativ der Lungendurchblutung ist von aktuellem Interesse. GROSSE-BROCKHOFF (1957) hat darauf hingewiesen, daß im Bereich der Lungenarterien und -arteriolen eine reiche pulmonale Nervenversorgung vorhanden ist und daß insbesondere bei Sauerstoffmangel vasoconstrictorische Reflexe im Sinne von EULER-LILJESTRAND (1947) nachgewiesen werden können. BOLT, FORSSMANN u. RINK (1957) sahen bei Bronchographien einen offensichtlich reflektorisch bedingten Druckanstieg in der A. pulmonalis. SEMISCH (1959 a u. b) wies vasoconstrictorische Reflexmechanismen am stehenden Angiogramm nach Katheterverschluß der Subsegmentarterien nach. Er fand etwa 0,5—1 min später oft starke Kontraktionen der kleinen und kleinsten Arterien. Untersuchungen von SAKURAI u. MATSUSHIGE (1935) sowie HACHIYA (1938) erbrachten am experimentellen Pneumothorax Ischämie der Randpartien bzw. totale Ischämie bei stärkerem Kollaps. Nach Wiederentfaltung der Kollapslunge waren die Gefäße jedoch noch einige Zeit engergestellt als auf der gesunden Seite. Prichard, Daniel u. Ardran (1954) sahen beim experimentellen Schock an den Lappenrändern und an der Oberfläche temporär peripher ischämische Bezirke, die z.T. jedoch nicht wirklich blutleer, sondern im Zustand der Stase waren. Heuck (1959) kommt aufgrund tierexperimenteller Studien zu der Schlußfolgerung, daß eine nerval induzierte Beeinflussung des Lungencapillarbereiches mit Stase bestehen muß, worauf er im wesentlichen die Streifenatelektasen flüchtiger Natur zurückführt.

Untersuchungen über die temporäre Blockade größerer oder kleinerer Abschnitte der A. pulmonalis reihen sich an. Arendt u. Rosenberg (1959) konnten erst bei 58% einer Durchflußminderung im Hundeversuch Zeichen des akuten Cor pulmonale nachweisen. Nach Blockade von peripheren Lungenarterienästen fanden Scébat et al. (1959) Blutdruckanstieg und Engstellung sämtlicher Lungenarterien beiderseits. Scarinci (1953a u. b, 1954) hat diesen Reflex beim Menschen mittels Pulmonangiographie nachgewiesen. In Anlehnung an die Methode von Carlens, Hanson u. Nordenström (1951) beschäftigten sich Krall, Rodewald u. Hoffheinz (1954) mit der einseitigen Blockierung der A. pulmonalis beim Menschen. Die Auswirkungen der einseitigen Lungenarterienblockade auf den peripheren Lungenkreislauf sind recht gering, wie von den Autoren übereinstimmend festgestellt wird.

Aufschlußreiche Arbeiten liegen über das Verhalten des kleinen Kreislaufs bei der experimentellen Thromboembolie der Lungengefäße vor (Businco u. Cardia 1931; Grödel, Schneider u. Wachter 1928; Jesser u. de Takats 1941, 1942; Liberson u. Liberson 1942; Lochhead, Roberts u. Dotter 1952; Naegeli u. Janker 1932; Jahn 1951; Krampf 1925; Martin 1929; Staudacher, Pulin u. Gasparini 1952; Kjellberg u. Olsson 1950; Patrese et al. 1959). So hoben Jesser und de Takats den Vorgang des Bronchospasmus anhand gleichzeitiger Bronchographien während der Embolisierung hervor. Patrese, Marini, Onorato u. Desenzani glauben, den Nachweis der Reflex-Vasoconstriction angiokardiokinematographisch geführt zu haben, da sie immer eine Reduktion der Gefäßkaliber der Lungenarterien nach der Embolisierung fanden. Sie beschreiben auch das Entstehen von cavo-pulmonalen und veno-arteriellen Reflexen, die bereits beim Durchgang der Emboli durch das Zwerchfell auftreten sollen. Jesser u. de Takats beschäftigten sich vorwiegend mit dem Nachweis vasoconstrictorischer Mechanismen in größeren Tierversuchsreihen. Sie fanden auch im Bereich emboliefermer Lungenabschnitte Gefäßverlust und lokales Emphysem ohne Anhaltspunkte für eine embolisierende Ursache. Auch Lochhead, Roberts u. Dotter hatten den Eindruck einer vorübergehenden Kaliberverminderung, beschrieben jedoch im übrigen eine Dilatation der zentralen Pulmonalarterienäste, die andererseits wiederum in Beziehung zu einer vasoconstrictorisch bedingten Druckerhöhung der Peripherie zu bringen war.

Zu 2: intrapulmonale arterio-venöse Kurzschlüsse unter Umgehung des capillaren Sektors haben bei verschiedenartigen parenchymatösen und auch vasculären Erkrankungen der Lunge erhebliche Bedeutung (Matthes, Ulmer u. Wittekind 1960). v. Hayek (1940) hat den morphologischen Nachweis derartiger intrapulmonaler Kurzschlüsse erbracht. Giese (1957) u. Junghanns (1958) gliedern im postmortalen Angiogramm das Capillarnetz in Arbeits- und Funktionsformen auf, wobei die Netzcapillaren dem Arbeitskreislauf, die Stromcapillaren mit direkten Verbindungen zwischen Arteriolen und Venolen möglicherweise der Ruhezirkulation dienen. Es ist noch nicht klargestellt, ob es sich hierbei um zwei verschiedene anatomische Capillararten oder um verschiedene Funktionsformen des gleichen Capillartyps handelt. Bolt u. Rink (1960) bestätigen diese Ergebnisse mit Hilfe der Selektivangiographie beim Menschen. Bei allen Prozessen der Strombahnbehinderung, seien sie funktionell durch Engstellung der Arteriolen und Capillarbezirke oder organisch durch weitgehenden Ausfall von Gefäßeinheiten bedingt, sind demgemäß arterio-venöse Kurzschlüsse von höchster Bedeutung, worauf auch Meessen (1951) sowie Schoenmackers u. Vieten (1954) hingewiesen haben. Semisch

(1958, 1959) beschrieb derartige Anastomosen im Sinne von Überströmventilen im Selektivangiogramm, auch PERONA und TOSTO (1953) glauben diese Kurzschlüsse indirekt durch beschleunigtes Übertreten des Kontrastmittels in den linken Vorhof bzw. Auftreten eines verfrühten Laevogramms nachgewiesen zu haben. Die Beweiskraft der Untersuchungsergebnisse von SEMISCH wird allerdings von RINK (1964) bestritten.

Zu 3: die Bedeutung des kompensatorischen Bronchialarterienkreislaufs bei ausgefallener funktioneller Durchblutung aufgrund eines Strombahnhindernisses oder einer kardiovasculär bedingten Ischämie ist in zunehmendem Maße erkannt worden, wie MATTHES, ULMER u. WITTEKIND (1960) hervorheben. Es darf heute angenommen werden, daß im Lungenkreislauf zahlreiche Möglichkeiten von arterio-arteriellen, arterio-venösen und veno-venösen Anastomosen zwischen den beiden Kreisläufen bestehen. v. HAYEK (1952, 1953, 1957) hat diese verschiedenen Kurzschlußmechanismen morphologisch fundiert und den Begriff der sog. Sperrarterien geprägt. TÖNDURY u. WEIBEL (1958) vermochten allerdings die in der menschlichen Lunge auch unter normalen Verhältnissen von v. HAYEK beschriebenen Sperrarterien nicht nachzuweisen. Das Vorhandensein derartiger Kommunikationen wurde anhand von Injektionspräparaten bzw. postmortalen Angiogrammen mehrfach bestätigt (GIESE 1957; JUNGHANNS 1958a u. b; FERGUSON, KOBILAK u. DEITRICK 1944; SCHOENMACKERS u. VIETEN 1951, 1952). Ferner sei auf Tierversuche von SPRUNT, PETERS u. HOLDER (1959), STAUDACHER, BELLI u. AMBROSINI (1956), RICCERI u. ALATI (1955), KERBER (1938) u. VIALLET et al. (1953) verwiesen. Auch beim Menschen wurde der arterielle Bronchialkreislauf angiographisch bestätigt (KÜNZLER u. SCHAD 1960; JANIN 1960).

Pharmakologische Untersuchungen der Lungenzirkulation sind deshalb besonders schwierig zu beurteilen, weil die passiven Wirkungsmechanismen, die aus den Veränderungen der Lungenzirkulation durch das Herz und den großen Kreislauf herrühren, schwer auszuschließen sind (MATTHES, ULMER u. WITTEKIND 1960; BRENNER 1957). Zahlreiche pharmakologische Untersuchungsergebnisse über die Beeinflussung des pulmonalen Capillardruckes wurden mit Hilfe des Herzkatheters gewonnen. BRENNER (1957) fand nach Hexamethonium Druckabfall in den Pulmonalarterien und im pulmonalen Capillarbereich, während Adrenalin einen Druckanstieg bewirkte. In Tierversuchen beobachteten BRENNER (1957) und BERRY (1935) nach Adrenalin eine Beschleunigung, nach Acetylcholin eine Verminderung der Strömungsgeschwindigkeit des Lungenkreislaufs. JESSER u. DE TAKATS (1941) stellten bei ihren Embolieversuchen nach Papavarin Kaliberzunahme von peripheren Lungenarterienästen mit Revascularisierung der vorher enggestellten und peripher ischämischen Gefäße fest. Epinephrin bewirkte Engstellung und verminderte Vascularisierung. DE MARTINI u. TUSINI (1957) beschrieben deutliche Veränderungen im Pulmonangiogramm während pharmakologischer Hypotension. Elektrokymographische Untersuchungen von SIEDEK, WENGER u. GMACHL (1951) wiesen Anstieg der Pulswellengeschwindigkeit der A. pulmonalis nach Arterenol nach, während Sauerstoffzufuhr stets beträchtlichen Abfall derselben erbrachte. Die Isotopenradiozirkulographie von WASER u. HUNZINGER (1949, 1951, 1953) stellte den Einfluß von herz- und kreislaufwirksamen Pharmaka insbesondere bezüglich der Kreislaufzeitnormalisierung fest. Nach den Untersuchungen von LUCCHESI u. CALVI (1959) bewirken Injektionen von Ronicol, einem Gefäßdilatator, Konturverschärfung und Erweiterung der Lungengefäße im Nativbild. Weitere funktionsdiagnostische Ergebnisse sind im Abschnitt Kleiner Kreislauf — Lungenarterien und Lungenvenen (Bd. X/3) in diesem Handbuch niedergelegt, auch finden sich dort spezielle Angaben über die Morphologie und Funktion der Lungengefäße.

Die Beobachtung der *Respiration* ist eine einfache funktionsdiagnostische Methode. Nach LAUBRY, CHAPERON u. SÉJOURNÉ (1929) vermag verstärkte Ausatmung vor allem bei venöser Stauung an den Hilusgefäßen einen Verlust an Ausdehnung und Gewinn an Schärfe durch Venenentleerung hervorzurufen. STEPS (1958) fand bei Seitenlage die besser ventilierte Lunge stärker strahlendurchlässig, während die verminderte Strahlentransparenz der schlechter beatmeten Lunge durch eine vermehrte Gefäßfüllung verursacht wurde. Weite Verbreitung haben der Müller- und Valsalva-Versuch gefunden. Nach AMUNDSEN (1953) kann hierdurch eine vasculäre Veränderung von einer soliden Gewebsverdichtung einwandfrei dadurch unterschieden werden, daß sich im Schichtbild der Gefäßbezirk vergrößert bzw. verkleinert, während das solide Gewebe unverändert bleibt. KOURILSKY et al. (1955) sowie KARPATI (1957) gelangten zu dem gleichen Untersuchungsergebnis. BÜRGER (1939) hat diese Funktionsdiagnostik als Preßdruckprobe bezeichnet. BOLT et al. (1956) haben den Einfluß des Valsalva-Versuches bzw. der Bürgerschen Preßdruckprobe pulmonangiographisch untersucht. Sie fanden eine venöse Einflußstauung bis zu den Armvenen, an den selektiven Lungenangiogrammen jedoch keine Änderung, abgesehen von einer besonders deutlichen capillären Füllungsphase und einer Verlängerung der Gesamtfüllungszeit.

Die *Funktionsdiagnostik von Anpassungsvorgängen und Regulationsstörungen* des kleinen Kreislaufs ist insbesondere von REINDELL et al. (1955) mit Hilfe der Tomographie und Kymographie betrieben worden. Sie fanden bei Hochleistungssportlern eine selektive Erweiterung der Venen, die sogar jene bei Stauungszuständen übertraf. Bei Fehlen arterieller Hypertonie und nachweisbaren Erweiterungen von Pulmonalarterien handelt es sich hierbei ausnahmslos um ein Anpassungssyndrom zwecks Verlagerung eines genügenden Blutdepots vor das linke Herz für akute Leistungsbeanspruchung. Die Größenzunahme des kardiovasculären Apparates wird von den Autoren als regulative Dilatation bezeichnet. Die Diagnostik von hypotonen Regulationsstörungen mit Absacken des Blutes, Schmalwerden des Herzens und Verminderung der Lungengefäßzeichnung bei orthostatischem Kollapszustand wird von den gleichen Autoren dadurch erreicht, daß bei Druck auf das Abdomen neben dem Wiederbreitwerden des Herzens eine relative Vermehrung der Lungengefäßzeichnung nachgewiesen werden kann. Die Ursache hierfür ist die manuell bedingte Behinderung des venösen Blutabflusses in den Abdominalbereich. STUMPF (1951) hat das Belastungskymogramm in die Funktionsdiagnostik einbezogen. Unmittelbar nach körperlicher Arbeit werden die Hilusgefäße beim Gesunden ebenso wie das Herz meist schmäler und zeigen kräftigere Pulsationen, die Lungengefäßzeichnung wird geringer. Pathologisch zu werten ist das Auftreten vermehrter Hilus- und Lungengefäßzeichnung bei gleichem Querdurchmesser oder Größenzunahme des Herzens und pathologischem Pulsationstyp im Kymogramm. STUMPF mißt diesen Befunden Bedeutung im Sinne einer latenten Stauung bei, erwähnt jedoch, daß auch hypotone Regulationsstörungen bei diesem Phänomen diskutiert werden müssen.

2. Zirkulationsstörungen bei akuter pulmonaler Hypertonie

Unter den Krankheitsbildern, die zu akuter pulmonaler Hypertonie führen, stellt die Lungenembolie das häufigste und klinisch meist dramatischste Ereignis dar. Andere Ursachen wie Lungenödem, massive Atelektasen, Mediastinalemphysem, Pneumothorax, Asthma, akute Pneumonie, Neoplasmen, Aortenaneurysmen und Septumperforationen sind verhältnismäßig selten. MATTHES, ULMER u. WITTEKIND (1960) sowie HEGGLIN (1960) haben über die Klinik der Lungenembolie umfassend berichtet. Sie wird klinisch zu wenig diagnostiziert und kann unter der Maske einer trockenen oder feuchten Pleuritis, Bronchitis, Bronchopneumonie, lobären Pneumonie, Lungentuberkulose sowie eines Cor pulmonale, Schockzustandes und dergleichen auftreten (DITTLER 1956; DONZELOT et al. 1952). Nach MØLLER (1922) werden ältere Menschen häufiger betroffen; am meisten beteiligt ist das Alter zwischen 40 und 60 Jahren. Bei Herzkranken fanden ARENDT u. ROSENBERG (1959) in etwa 10% der Fälle Lungenembolien post mortem. In der postoperativen Rekonvaleszenz ist jede Pneumonie, Pleuritis oder Atelektase embolieverdächtig. Die Diagnosestellung wird entscheidend durch die Zusammenarbeit zwischen Klinikern und Radiologen gefördert. Da heute mit Hilfe der neuzeitlichen Antikoagulantientherapie gezielte Prophylaxe und Therapie der Lungenembolie betrieben werden kann, liegt die Bedeutung frühzeitiger Diagnosestellung auf der Hand. Für die akute Emboliediagnostik sind fast ausschließlich Bettaufnahmen erforderlich, möglichst in zwei Ebenen. Leider sind diese Aufnahmen häufig technisch nicht zufriedenstellend, ergeben jedoch in vielen Fällen wesentliche diagnostische Hinweise.

a) Lungenembolie (Thromboembolie)

Die pathologische Anatomie findet in den Unterlappen — offenbar unter Bevorzugung des rechten Unterlappens — den häufigsten Sitz der Embolien. Während kombinierte Embolien von Unter- und Oberlappen vorkommen, ist der Oberlappen allein sehr selten Sitz embolischer Prozesse (Hofmann 1912). Nach Lenègre u. Néel (1950) sind Lungenembolien ohne Infarkt verhältnismäßig häufig. Die Autoren konnten unter 173 Fällen 92mal Embolien ohne Lungeninfarkt nachweisen.

Durch zahlreiche radiologisch fundierte Tierversuche wurde der Embolievorgang an der Lunge erforscht. Alwens u. Frick (1914) fanden eine Bevorzugung der Unterlappen, insbesondere des rechten. Nach Businco u. Cardia (1931) benötigt das embolisierende Material im Durchschnitt 20—30 sec vom Herzen zur Lunge. Cattaneo (1938) fand, daß die Erscheinungen um so schneller auftraten, je größer die Emboli waren. Sehr aufschlußreiche Ergebnisse über den Embolievorgang stammen von Martin (1929), vor allem auch von Naegeli u. Janker (1932), die mit Hilfe der Röntgenkinematographie das Emboliegeschehen eindrucksvoll darstellten. Angiographisch wiesen Liberson u. Liberson (1942) abrupte Gefäßabbrüche nach künstlichen Embolisierungen nach. Jesser u. de Takats (1942) beschrieben reflektorisch bedingte Spasmen der Bronchien, ferner deutliche Engstellung der nicht embolisierten Gefäßabschnitte in der Peripherie. Andererseits stellen Lochhead, Roberts u. Dotter (1952) die Dilatation der zentralen Abschnitte der A. pulmonalis während der Embolisierung in den Vordergrund und führen diese auf eine angiographisch nicht faßbare Drucksteigerung im Bereich der pulmonalen Arteriolen zurück. Stoney u. Adams (1961) vermochten experimentell gesetzte Emboli bei 17 von 20 Versuchstieren im Lungenangiogramm nachzuweisen und leiten hieraus den Vorschlag ab, die Pulmonangiographie beim Menschen vor allem dann anzuwenden, wenn eine Embolektomie zur Diskussion steht. Bei der tierexperimentellen Mikroembolisierung einer A. pulmonalis stellten Fouché u. D'Silva (1960) eine bis zu 2 Std anhaltende Kontrastminderung auf der embolisierten Seite des Pulmonangiogramms fest, die von den Autoren als Ausdruck reflektorischer Vasoconstriction durch Druckanstieg gedeutet wurde. Patrese et al. (1959) glauben ebenfalls, den Nachweis von cavopulmonalen und arteriellen Constrictionsreflexen röntgenkinematographisch erbracht zu haben. Scébat et al. (1958/59) blockierten mittels Ballon kleinere Äste der Pulmonalarterie und fanden um so stärkere Druckanstiege in beiden Lungenhälften, je weiter distal die Blockade erfolgte. Die angiokardiographischen Befunde der Autoren sprachen für generalisierte Gefäßspasmen. Die Frage, inwieweit bei akuten Widerstandserhöhungen infolge Embolie reflektorische oder anatomische Faktoren maßgeblich sind, ist z.Z. noch lebhaft umstritten (Grosse-Brockhoff 1957; Matthes, Ulmer u. Wittekind 1960). Immerhin haben die röntgenologischen Tierversuche wesentliche Anhaltspunkte dafür gegeben, daß, wie auch Holzmann (1950) betont, eine reflektorische Vasoconstriction im Spiele ist und eine Rolle sowohl für die Ischämie als auch allgemein nervöse Schockzustände spielen dürfte. Dabei scheint die periphere Strombahn im präcapillaren Bereich Ausgangspunkt einer Reihe von Reaktionsmöglichkeiten zu sein.

Die kompensatorische Bronchialarterienzirkulation ist beim Vorgang der Embolie entscheidend. Der Nachweis der Kollateralzirkulation ist sowohl anatomisch als auch angiographisch erbracht worden (v. Hayek 1940, 1953; Florange 1960; Miller 1947; Krampf 1925; Budroni, Marogna u. Cadoni 1961).

α) Embolie größerer und mittlerer Gefäßstämme. Berichte über Röntgenbefunde bei akuten Embolievorgängen sind verhältnismäßig spärlich. Im perakuten Stadium sind häufig überhaupt keine Aussagen möglich. Man kann jedoch heute nicht mehr der

Meinung von COCCHI (1950) beipflichten, daß die akute Lungenembolie röntgenologisch nicht festzustellen sei. In vielen Fällen finden sich nämlich bereits im unmittelbaren Anschluß an die Embolie die Zeichen des akuten Cor pulmonale mit Vergrößerung des Querdurchmessers aufgrund der Dilatation von rechtem Ventrikel, rechtem Vorhof und V. cava, Verlängerung der Ausflußbahn und Vorwölbung des Conus pulmonalis sowie Erweiterung der Pulmonalarterie im Stamm und in den Hauptästen (NOVEL u. LYONNET 1952; STEIN et al. 1958; TORRANCE 1959; v. DEHN 1934; LUTZ 1952; SHORT 1951; SOLOFF u. ZATUCHNI 1959; ARENDT u. ROSENBERG 1959; CARROLL 1950; SHAPIRO u. RIGLER 1948). Manchmal weisen die Lungenfelder außerdem eine auffallende Helligkeit auf (Abb. 1 und 2). NOVEL u. LYONNET (1952) haben bereits wenige Stunden nach der Embolie die beschriebenen Symptome gefunden und einen Rückgang innerhalb 24 Std festgestellt. Bei zwei weiteren überlebenden Patienten fanden sie Rückbildung der Symptome nach 4—5 Tagen. STEIN et al. (1958) fanden innerhalb 24 Std Symptome bei 22 Patienten. Andererseits berichten SHORT (1951) sowie HAMPTON u. CASTLEMAN (1940) über Intervalle von mehreren Tagen bis zur Diagnosestellung. Sehr selten dürften Fälle von Totalverlust eines oder beider Hili sein, wobei es sich dann um einen reitenden Embolus (Sattelembolus) handelt (ARENDT u. ROSENBERG 1959).

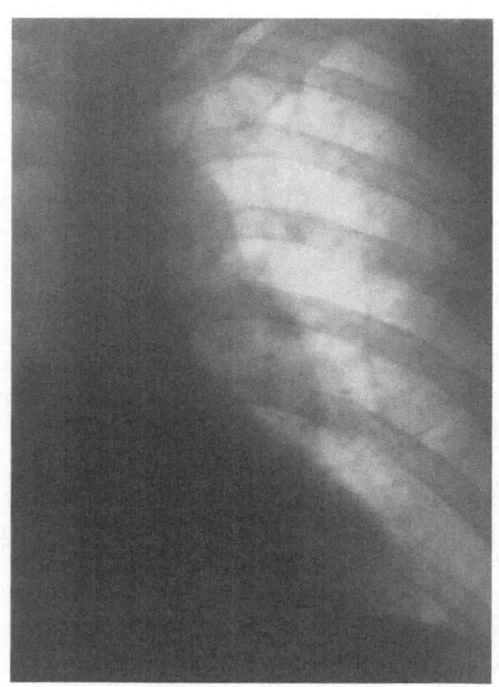

Abb. 1. Akute linksseitige Lungenembolie. Starke Dilatation des linken Hauptastes der A. pulmonalis. Periphere Ischämie

Zu den Zeichen des akuten Cor pulmonale mit zentraler Dilatation der Pulmonalarterien gesellt sich ein weiteres, das zumindest im Verlaufe einiger Stunden nach dem Einsetzen der akuten Embolie röntgenologisch kaum vermißt wird. Es handelt sich um den Zwerchfellhochstand auf der erkrankten Seite, der mitunter jedoch auch doppelseitig sein kann. Der Nachweis des Zwerchfellhochstandes ist auch das wichtigste differential-diagnostische Kriterium gegenüber der Abgrenzung eines akuten Emphysems. Man darf annehmen, daß es sich um einen neuralen Reflexmechanismus beim Embolievorgang handelt, der zu einer vorübergehenden Zwerchfellparese führen kann. Es scheint auch so, daß der Grad des Zwerchfellhochstandes zum Ausmaß des Embolievorganges Beziehungen hat. Ein Pleuraerguß kann hinzutreten (HAMPTON u. CASTLEMAN 1940).

Bahnbrechende Aussagen über die Röntgensymptomatologie der akuten Lungenembolie ohne Infarkt stammen von WESTERMARK (1938, 1948). Er beobachtete, daß bei unkomplizierten Fällen von Embolie der A. pulmonalis und ihrer Verzweigungen eine Ischämie des Lungengebietes entsprechend dem embolisierten Arteriengebiet nachweisbar ist. Die kollaterale Versorgung durch die Bronchialarterien verhindert eine Nekrose. Die Ischämie kann röntgenologisch als örtlich gut abgegrenzte Zone mit verminderter oder fehlender Durchblutung nachweisbar sein. Manchmal bekommt die Aufhellungszone eine keilförmige Gestalt. Nimmt die anämische Zone zu, so ist im allgemeinen die Prognose schlecht, auch können Thrombenmassen, die auf einen kleinen Embolus aufgelagert sind, diesen in zentraler Richtung verlängern und noch weitere Lungenpartien anämisieren. Auch ein ganzer Lungenlappen oder gar die ganze Lunge kann anämisch sein. So fand WESTERMARK einmal deutliche Anämie der gesamten linken Lunge und des rechten Oberlappens, in einem zweiten Fall einen Tag vor dem Tode deutliche Anämie der gesamten rechten Lunge. Das Gefäßnetz erschien in den zentralen Lungenpartien abgebrochen und die Gefäße endigten plötzlich in der Nähe der anämischen Zone. Im weiteren Verlauf nicht tödlich endigender Fälle von Lungenembolie beobachtete WESTERMARK, daß die durchsichtige Zone allmählich wieder verschwand. Hieraus war auf eine Organisation und Resorption bzw. Rekanalisierung des Embolus zu schließen.

In der Folgezeit hat sich im Schrifttum das Westermark-Zeichen als umrissenes Syndrom der röntgenologischen Emboliediagnose eingebürgert. Es besteht im Nachweis einer avasculären Zone, die dem Anteil des embolisierten Gefäßabschnittes entspricht und auf einer Blutleere der entsprechenden Segmentarterien und ihrer Verzweigungen beruht. Ferner findet sich ein abrupter Abbruch der Gefäße, die zu dem avascularisierten Bezirk hin verlaufen (Abb. 3 und 4). Manchmal sind diese Veränderungen nur im Schichtbild vorteilhaft darzustellen, weil störende Gefäßüberlagerungen anderer Lappenabschnitte vorliegen können. Eine sekundäre Parenchymverdichtung tritt bei der unkomplizierten Embolie nur dann auf, wenn es sich um einen Infarkt, eine infektiöse Pneumonie oder um eine Atelektase, beispielsweise durch reflektorische Bronchialspasmen, handelt. Das Westermark-Zeichen kann deutlich, schwach oder gar nicht ausgeprägt sein und steht zweifellos in Beziehung zum Schweregrad der Embolie. Außerdem ist häufig eine Latenzzeit bis zu 24 Std erforderlich, um den avasculären Bezirk nachzuweisen. WESTERMARK selbst hat die Schwierigkeit der Diagnosestellung ausführlich diskutiert und auf die Bedeutung von Wiederholungsaufnahmen in verschiedenen Ebenen einschließlich Schräg- und Schichtaufnahmen sowie die Notwendigkeit des Vergleichs mit älteren Röntgenbildern hingewiesen.

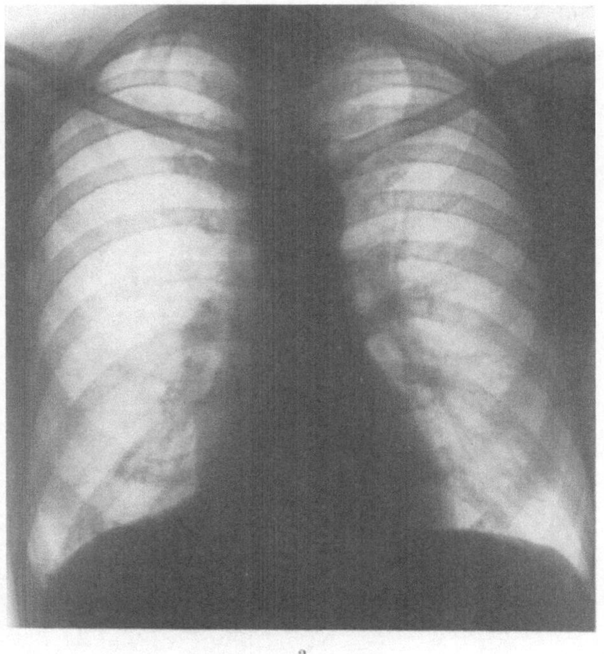

a

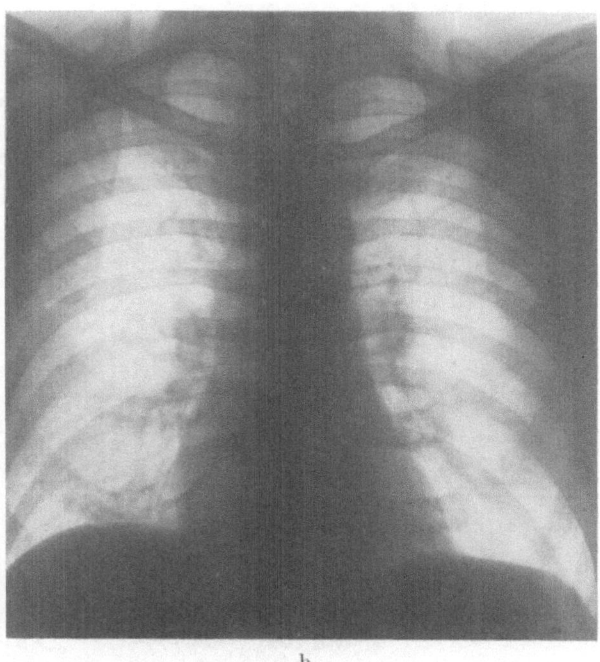

b

Abb. 2a u. b. Verlauf einer akuten Lungenembolie. a Akutes Stadium (Lungenfunktionsprüfung sprach für inkompletten Verschluß einer A. pulmonalis). Kleiner Pleuraerguß im rechten Zwerchfellrippenwinkel. Mindervascularisierung der rechten Lunge. b 10 Tage später Resorption des Winkelergusses, Revascularisierung

Zahlreiche Autoren haben seitdem die Gültigkeit des Westermark-Zeichens diskutiert. FLEISCHNER (1959) erklärt die Ursache der Avascularisierung im embolischen Bezirk weniger durch die mechanische Verschlußkomponente als durch pulmonale Arteriospasmen der Peripherie infolge des Reflexgeschehens. Auch die bei dem Westermark-Zeichen meist obligate Dilatation der zentralen Pulmonalarterienabschnitte führt Fleischner vorwiegend auf die periphere Vasoconstriction und weniger auf den verschließenden

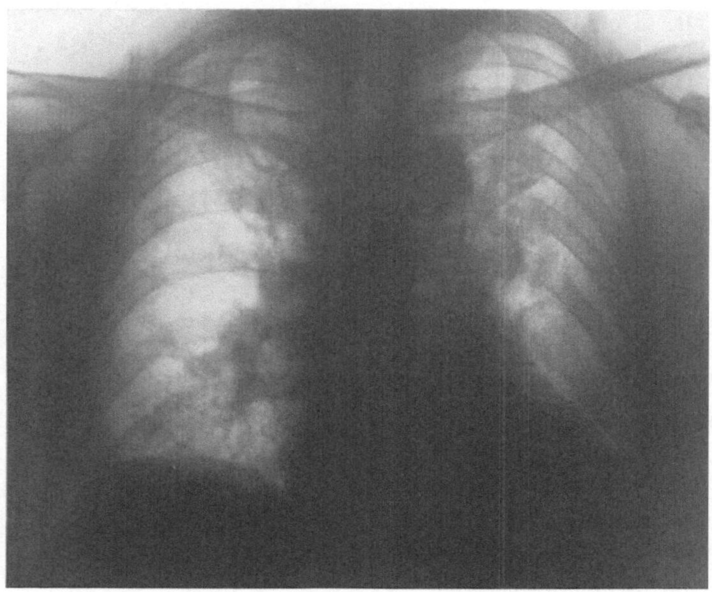

Abb 3. Autoptisch gesicherte Thromboembolie der rechten Oberlappenarterie und einer linksseitig beginnenden hämorrhagischen Infarcierung. Gefäßverlust und deutliche Ischämie in den oberen Partien der rechten Lunge (Westermark-Zeichen)

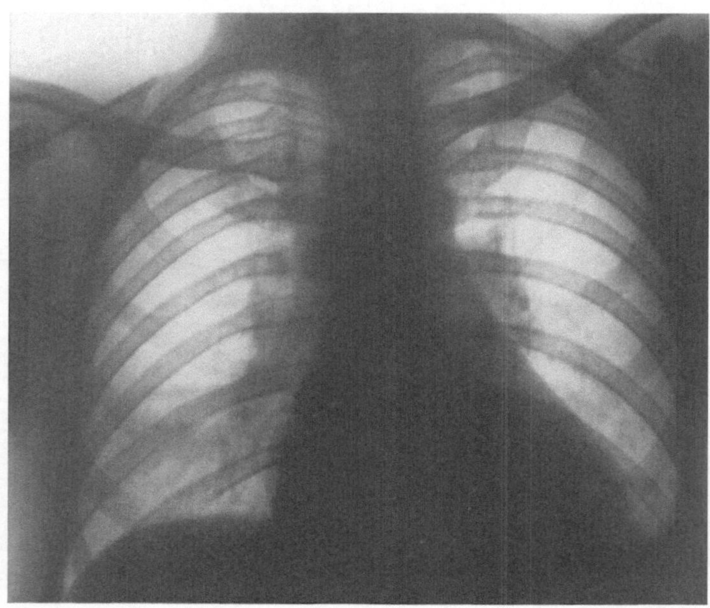

Abb. 4. Autoptisch gesicherte ausgedehnte Thromboembolie des Hauptstammes der A. pulmonalis. Infarktnarben in den unteren Partien der linken Lunge. Deutliche Dilatation beider Hauptäste der A. pulmonalis, erhebliche periphere Ischämie

Embolus und die resultierende Aufstauung zurück. Ferner hat Fleischner (1959) auf die kompensatorische Mehrdurchblutung der gesunden Lungenseite hingewiesen, die im Übersichtsbild in Form einer diffus verstärkten Vascularisierung zum Ausdruck kommt. Laur u. Wedler (1955) haben auf die einseitig helle Lunge als Emboliefolge aufmerksam gemacht. Ein interessantes Phänomen ist das Auftreten von „Gefäßlücken“ (Abb. 5 und 6) in Form segmentärer Unterbrechungen von 1—2 cm einzelner Abschnitte größerer Lungenarterienäste im Nativbild (LAUR u. DILLER 1962; LAUR u. SPRÜTH 1963; LAUR 1963). Diese Defekte wurden in etwa 10% des Beobachtungsgutes von 181 Emboliepatienten gefunden und als direkte Emboliefolgen gedeutet, wobei ursächlich eine embolusnahe Vasoconstriction angenommen wurde. Sie wurden etwa 12—24 Std nach dem Emboliereignis nachgewiesen und bildeten sich im Laufe einer Woche wieder zurück. NOVEL u. LYONNET (1952) demonstrierten eindrucksvolle Beispiele völliger Ischämie der befallenen Lunge mit äußerster Dilatation der zentralen Pulmonalarterienabschnitte. In einem Falle bildeten sich die Symptome innerhalb von 24 Std zurück. Die Verfasser diskutieren, ob

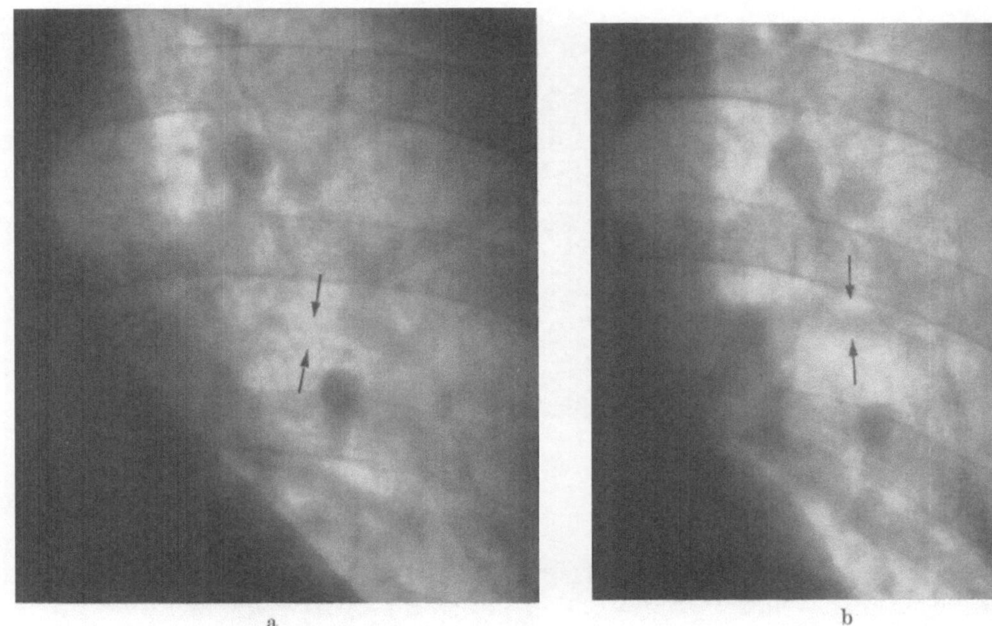

Abb. 5a u. b. „Gefäßlücken" bei Lungenembolie (nach LAUR). a „Gefäßlücke" im linken Perihilus 10 Std nach Lungenembolie bei 70jähriger Frau. b 5 Tage später wieder durchgehende Gefäßzeichnung. Bei Kontrolle nach 3 Wochen völlige Normalisierung

es sich hierbei um ein Reflexgeschehen oder um multiple kleinere Embolien in der Peripherie gehandelt hat, die zu einer allgemeinen Vasoconstriction Anlaß gegeben haben. ARENDT u. ROSENBERG (1959) sind der Ansicht, daß das Westermark-Zeichen nur selten gefunden wird und stellen die zentrale Hiluserweiterung mit plötzlichem Kalibersprung eines größeren Pulmonalastes in den Vordergrund. Nach WILLIAMS u. WILCOX (1963) ist die ischämische, abnorm helle Lunge verhältnismäßig schwer zu beurteilen. Zur exakten Lokalisation des Embolus wird von WILLIAMS et al. (1963) die Pulmonangiographie empfohlen. TORNER-SOLER, CARRASCO AZEMAR u. RIERA (1959) führen den Beweis der Obstruktion ebenfalls angiographisch. Auch CARLOTTI et al. (1947) sind bezüglich der Röntgensymptomatologie der reinen Embolie zurückhaltend, bestätigen jedoch ebenso wie DITTLER (1956); LUTZ (1952); SHAPIRO u. RIGLER (1948) die Befunde von WESTERMARK. LUTZ weist auf die Pulsationen des prominenten Hilus hin, die den distaleren Sitz des Embolus beweisen sollen, während die Lungenarterienthrombose mit einer Reduktion oder einem Sistieren der Pulsationen einhergeht. SHAPIRO u. RIGLER betonen im übrigen die Wichtigkeit der Zwerchfellelevation als differentialdiagnostische Abgrenzung gegenüber einem akuten obstruktiven Emphysem. SHORT (1951) ist der Meinung, daß die reine Lungenembolie und das ausschließliche Westermark-Zeichen verhältnismäßig selten anzutreffen sind, da der Lungeninfarkt weitaus überwiege. STEIN et al. (1958) sowie TORRANCE (1959) schließen sich seiner Meinung an. THURN (1958) betont die Notwendigkeit von Kontrollaufnahmen, die häufig erst dann den Befundwechsel im Sinne

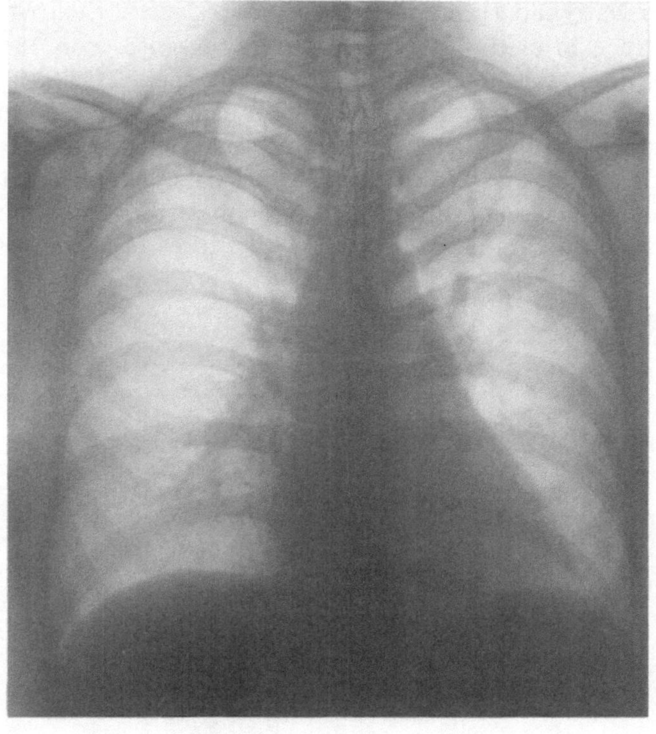

a

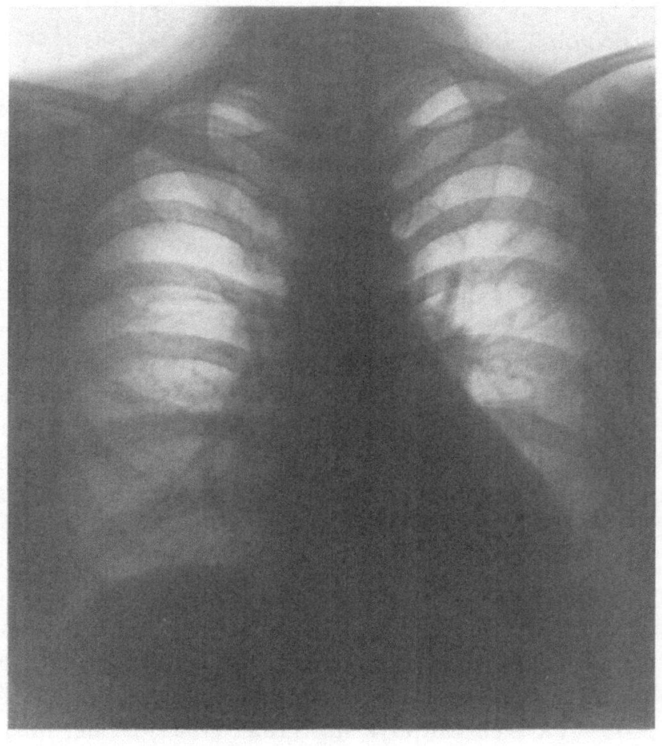

b

Abb. 6a u. b. Akute Thromboembolie der linken Oberlappenarterie 4 Wochen nach Entbindung. Klinisch akutes Cor pulmonale. a Gefäßlücke des linken oberen Hauptastes, zarte Infarcierung perihilär. b 4 Wochen später Kaliberverminderung, beginnende Revascularisierung

einer Asymmetrie der Lungengefäße ergeben. Der Fall von Arendt u. Rosenberg (1959) mit völligem Hilusverlust und Gefäßlosigkeit der Lungenperipherie besitzt radiologisch ausgesprochenen Seltenheitswert. Autoptisch fanden sich hier beide Pulmonalarterien mit frischen und teilweise organisierten Thromben gefüllt. Weitere Bestätigungen des Westermark-Zeichens stammen von Kaye et al. (1958), Roberts (1957), Sövényi, Balázs u. Dávid (1958). Cohen (1957) berichtet über eine leichte Schleierung im avasculären Gebiet, die möglicherweise durch eine reflektorisch bedingte Atelektase entstanden war. Westermark weist im übrigen darauf hin, daß eine spärliche Gefäßzeichnung im avasculären Gebiet durch die Aa. bronchiales bedingt sein kann.

Diskutiert man nach allem die Wertigkeit des von Westermark beschriebenen Zeichens, so muß man seine volle diagnostische Gültigkeit betonen und in akuten Emboliestadien sorgfältig danach suchen sowie durch Kontrollaufnahmen bestrebt sein, es zu finden. Es mag zugegeben werden, daß in einzelnen Fällen erhebliche diagnostische Schwierigkeiten bestehen, wobei ferner zu berücksichtigen ist, daß der reine Emboliovorgang gegenüber dem Infarktgeschehen quantitativ wohl in den Hintergrund tritt.

Als Zusatzmethode verwendeten Rossi, Rustichelli u. Ferri (1957) die Kinedensigraphie und beschrieben vasculäre Amputationen durch embolische Gefäßverschlüsse.

Die Kardio-Pulmonangiographie wurde zum Nachweis der erfolgten Embolie mehrfach verwendet. Lenègre, Hatt u. Coronso (1950) berichten über fehlende Darstellungen von Ästen erster Ordnung, Herabsetzungen der Dichte der Arterienverzweigungen, umschriebene Verzögerungen der Gefäßfüllungen und Störungen der pulmonalen Venenfüllung. Besson (1953) wies den Embolus besonders bei Arterien erster Ordnung nach. Auch Torrance (1959) weist darauf hin, daß vorwiegend große Lappenarterien befallen sein müssen, um Kalibersymptome hervorzurufen. Hatt u. Sébillotte (1952) haben Angio-Kardio-Pulmonographien bei zehn Patienten mit abgelaufener Lungenembolie durchgeführt: in sieben Fällen wiesen sie das völlige Fehlen eines Gefäßastes erster Ordnung nach; Amputationen eines Hauptstammes oder Astes erster Ordnung sind hiernach das hauptsächlichste beweisende Symptom. Diagnostische Schwierigkeiten liegen vor allem im Bereich der Arterien zweiter und dritter Ordnung infolge vielfacher Gefäßsuperposition. Carroll (1950) beschrieb eine Avascularisierung der linken Pulmonalarterie und Gefäßleere der linken Lunge. Der massive Verschluß der linken A. pulmonalis unmittelbar nach der Verzweigung wurde operativ bestätigt.

Im postmortalen Angiogramm wiesen Schoenmackers u. Vieten (1951) Gefäßlosigkeit und Kontrastmittelumspülungen der Emboli nach. Short (1956) sowie Hampton u. Castleman (1940) erhoben gleichartige Befunde.

β) Embolie der kleineren Gefäßstämme. Der Nachweis von Embolien kleinerer und kleinster peripherer Gefäßäste der A. pulmonalis kann sowohl klinisch als auch röntgenologisch außerordentlich schwer, ja sogar unmöglich sein. Nicht selten handelt es sich um chronisch rezidivierende bzw. latent verlaufende Mikroembolien aus einem klinisch manchmal nicht faßbaren Thrombosegeschehen an den unteren Extremitäten oder im kleinen Becken. Ungeklärte Dyspnoe, Tachykardie, Hustenreiz, subfebrile Temperaturen können klinische Hinweise sein, der Befund eines chronischen Cor pulmonale steht meistens im Vordergrund, da es sich häufig um Verläufe von Wochen und Monaten Dauer handelt. Querdilatation des rechten Herzens und deutliche Prominenz der Pulmonalarterie sind daher röntgenologisch häufige Hinweise. Multiple kleine Embolien können hämodynamisch sehr viel ungünstiger verlaufen als einzelne Embolien der größeren oder mittleren Äste. Das chronische Cor pulmonale wird röntgenologisch fast nie vermißt, insbesondere finden sich Querdilatation des rechten Herzens und deutliche Prominenz der Pulmonalarterie. Hier seien die Tierversuche von Lochhead, Roberts u. Dotter (1952) sowie Scébat et al. (1959) erwähnt, aus denen die Bedeutung der Lungengefäßperipherie für das Zustandekommen der chronischen pulmonalen Hypertonie eindeutig hervorgeht. Hanelin u. Eyler (1951) weisen auf die differentialdiagnostische Schwierigkeit hin, multiple Thrombosen der tertiären Gefäße von Embolien abzugrenzen.

MØLLER (1922) betont die Häufigkeit des autoptischen Nachweises peripherer Embolien und das häufige Vorkommen sekundärer Lungenarterienthrombosen im Anschluß an den Embolus. TORRANCE (1959) sah des öfteren Diskrepanzen zwischen prominentem zentralem Hilusgefäß und Rarefizierung der Gefäße in der äußersten Peripherie, so daß die Diagnose erst durch mehrere Kontrollaufnahmen aufgrund zunehmender Avascularisierung erfolgte. Auch WOESNER, GARDINER u. STILSON (1953) weisen auf die avasculäre Zone in der Peripherie bei schleichendem mehrmonatigem Verlauf hin. Während klinisch sich hier lediglich über Monate dauernde unmotivierte Hyperpnoen fanden, wurden autoptisch ausgedehnte Thromben mit weitgehender Organisation und Rekanalisierung nachgewiesen. Die Sichelzellanämie vermag gleichartige Veränderungen in der Peripherie hervorzurufen (YATER u. HANSMANN 1936). FLEISCHNER (1958, 1959) weist auf jahrelange Verläufe hin und ist der Auffassung, daß die Verengung der Pulmonalarterien zweiter und dritter Ordnung lange Zeit spastischer Natur sein kann. Weitere Fälle wurden von STENDER (1952) sowie EVANS, SHORT u. BEDFORD (1957) beschrieben. Besonders ausführliche radiologische Berichte stammen von OWEN, THOMAS, CASTLEMAN u. BLAND (1953). Bei keinem ihrer zwölf Fälle war klinisch oder röntgenologisch eine markante Symptomatologie vorhanden. Nur einmal zeigte das Röntgenbild eine ungewöhnlich strähnige Zeichnung im linken Oberlappen, eine prominente A. pulmonalis und Rechtsverbreiterung des Herzens. In einem anderen Falle waren die Lungenfelder auffallend hell; autoptisch waren beide Hauptäste der Pulmonalis weitgehend verschlossen. Offensichtlich bestand eine kompensatorische Rekanalisation der Thromben.

Angiographisch wiesen LENÈGRE, HATT u. CORONSO (1950) Obliterationen von Ästen zweiter Ordnung nach. HURLIMANN, REYMOND, DESBAILLETS u. RIVIER (1959) beobachteten deutliche Strömungsverlangsamung im kleinen Kreislauf und äußerst schmalkalibrige Arterien im Gegensatz zu der beträchtlichen Erweiterung der zentralen Abschnitte der A. pulmonalis. HATT u. SÉBILLOTTE (1952) berichteten über periphere avasculäre Zonen im Pulmonangiogramm mit deutlichen Vasoconstrictionen in der Umgebung und Verminderung des venösen Rückflusses, der auf die Kollateralzirkulation hinwies. Immer fand sich eine arterielle Strömungsverlangsamung.

Zusammenfassend läßt sich wohl sagen, daß heute die röntgenologische Diagnose einer Lungenembolie in vielen Fällen möglich sein wird, insbesondere dann, wenn die klinisch-radiologische Zusammenarbeit sehr eng ist. Eine genaue Interpretation der Röntgenbefunde sowie Befundkontrollen sind erforderlich. Die radiologische Symptomatologie der Embolien größerer Gefäßabschnitte ist leichter faßbar, jedoch scheint es durchaus möglich zu sein, auch die peripheren Embolien der Lunge in einzelnen Fällen weitgehend zu sichern.

b) Lungeninfarkt

Der Lungeninfarkt tritt als Emboliefolge ungleich häufiger auf als die reine Embolie ohne Infarkt. Die Entwicklung eines hämorrhagischen Infarktes unterbleibt, wenn die kollaterale Bronchialzirkulation und der Abfluß über die Pulmonalvenen ungestört sind (v. HAYEK 1940, 1953; MILLER 1947; LAPP 1951). In erster Linie stellt die venöse Rückstauung bei Erkrankungen des linken Herzens die Hauptursache für die Infarktentwicklung dar (MATTHES, ULMER u. WITTEKIND 1960; TORRANCE 1959; BRENNER 1957; FLEISCHNER 1958). Das Überwiegen der Lungeninfarkte gegenüber der reinen Embolie ist daher durch die bei Thrombosen häufig vorliegenden kardialen Schädigungen zu erklären. Es gelingt auch kaum, in Tierversuchen bei gesunden Herzen typische Lungeninfarkte zu provozieren (CHAPMAN, GUGLE u. WHEELER 1949). Finden sich zusätzliche Bronchialarterienspasmen, ungenügende Kollateralzirkulation oder Anfüllung der Alveolen des Infarktbereiches mit Exsudat oder Transsudat, so kann sich der sehr seltene anämische Lungeninfarkt mit resultierender Nekrose entwickeln (TORRANCE 1959; COCCHI 1950).

Eingehende vergleichende röntgenologisch-pathologisch-anatomische Untersuchungen über den Lungeninfarkt stammen von KRAUSE (1945), bzw. KRAUSE u. CHESTER (1941), MILLER u. BERRY (1951) sowie HAMPTON u. CASTLEMAN (1940). Auch ARENDT u. ROSENBERG (1959), SHORT (1951) sowie TORRANCE (1959) verfügen über größere Untersuchungsreihen. Alle Autoren bestätigen das überwiegende Vorkommen der Infarkte unter der Gesamtzahl der Lungenembolien. Infarkte können auch bei der Lungenthrombose, der Periarteriitis nodosa (HERRMAN 1933) oder als reine Stauungsinfarkte bei Stase auftreten.

Lungeninfarkte treten nach übereinstimmenden Autorenangaben bevorzugt im rechten Unterlappen (McLEOD u. GRANT 1954; TORRANCE 1959; SHORT 1956; WHARTON u. PIERSON 1922; HAMPTON u. CASTLEMAN 1940; KIRKLIN u. FAUST 1930; KRAUSE u. CHESTER 1941; ZWEIFEL 1935), häufig auch im linken Unterlappen auf, während die Oberlappen und sonstigen Lungenabschnitte seltener befallen werden. Infarkte kommen nicht selten auch multipel vor.

Die Infarktdiagnostik hat eine enge Zusammenarbeit mit der Klinik zur Voraussetzung. Nicht selten vermag der Röntgenologe jedoch einen Infarkt eher zu diagnostizieren als der Kliniker (WHARTON u. PIERSON 1922). In Deutschland hat sich KOHLMANN (1930) erstmals intensiv mit der Röntgendiagnostik der Lungeninfarkte befaßt, die mit zunehmender Verbesserung der Technik intensiviert wurde (CARLOTTI et al. 1947). KRAUSE u. CHESTER (1941) weisen auf die „Mimik des Infarktes" hin, die andere Lungenprozesse imitieren kann, beispielsweise Lungenentzündung, Stauung, Pleuraerguß, Parenchyminfiltrationen oder unklare Befunde. Der Röntgenologe muß daher von der Klinik inspiriert werden, bei uncharakteristischen, vor allem basalen Befunden, an die Möglichkeit eines Infarktes denken. Ein treffendes Beispiel hierfür haben HAMPTON u. CASTLEMAN (1940) anhand eines Falles gegeben, bei dem klinisch keine Symptome bestanden, röntgenologisch jedoch ein deutlicher Infarkt nachweisbar war. Es gibt demnach durchaus Fälle von zumindest zunächst stummen Lungeninfarkten, die sich kaum anders als radiologisch nachweisen lassen. Die Bedeutung der radiologischen Frühdiagnostik des Infarktes hat vor allem durch die Möglichkeit der Antikoagulantientherapie zugenommen.

α) Akuter Lungeninfarkt. Das Westermark-Zeichen kann als Frühsymptom eines Lungeninfarktes meist deshalb nicht verwertet werden, weil die Infarkte gewöhnlich in Stauungslungen ablaufen, die vermehrte Gefäßzeichnung und dilatierte Bronchialarterien sowie zahlreiche Kollateralen haben und eine avasculäre Zone störend überlagern (ARENDT u. ROSENBERG 1959; MOBERG 1948; FLEISCHNER 1958). So spielt der Nachweis von direkten Infarktveränderungen mit intrapulmonalen Verdichtungen, Beteiligung der Pleura und reflektorischer Zwerchfellhochstellung eine diagnostische Rolle im Frühstadium. Im Schrifttum finden sich ziemlich übereinstimmend Angaben, daß direkte infarktbedingte intrapulmonale Veränderungen durchschnittlich erst nach Ablauf von 24 Std nachweisbar werden, während indirekte reflektorische Infarktzeichen früher auftreten können. Infarktveränderungen 24 Std nach der Embolisierung sahen STEIN et al. (1958), WHARTON u. PIERSON (1922), TOMLIN (1952), HAMPTON u. CASTLEMAN (1940). Auch FLEISCHNER (1958, 1959) sieht das Intervall von 1—2 Tagen als Regel an, ist jedoch der Ansicht, daß man Infarkte bereits im Augenblick ihrer Entwicklung erkennen kann, sofern sie sich zum vollständigen Infarkt ausbilden. Manche Autoren haben erst nach einigen Tagen direkte Infarktveränderungen nachweisen können (TOMLIN 1952; SHORT 1951; ROBBINS 1946; JELLEN 1939). KRAUSE (1945) meint andererseits, daß der sehr zarte Infarkt bereits nach wenigen Stunden nachgewiesen werden könne. Im wesentlichen sind es indirekte Infarktzeichen, die bereits kurz nach der Infarzierung röntgenologisch zum Ausdruck kommen können, vor allem der bei der Embolie erwähnte reflektorische Zwerchfellhochstand, kleine Pleuraergüsse oder Plattenatelektasen (TOMLIN 1952; SHORT 1951; KRAUSE 1945; JELLEN 1939; FARR u. SPIEGEL 1929; FLEISCHNER 1958). SHORT (1951) weist darauf hin, daß negative Röntgenbefunde häufig durch zu frühe Untersuchungen zu erklären sind und daß der Zwerchfellhochstand manchmal die Infarktveränderungen verschleiert.

Die röntgenologische Frühsymptomatologie besteht demnach aus direkten und indirekten Infarktzeichen. Lungenveränderungen rühren von der allmählichen Infarzierung und Atelektasenbildung her und gelten daher als direkte Zeichen, indirekte Zeichen sind der reflektorische Zwerchfellhochstand und pleurale Ergüsse. SHORT (1951) fand unter 85 Fällen in 88% Infarkte, 56% Pleuraerguß, 39% Zwerchfellhochstand. Zarte Verdichtungen linearer Natur, kleine Pleuraergüsse und Zwerchfellhochstand werden auch von STEIN et al. (1958), TORRANCE (1959) sowie ARENDT u. ROSENBERG (1959) beschrieben. Die Veränderungen sind teils gut abgegrenzt, teils nur wolkigschleierig, mitunter kaum angedeutet oder garnicht nachweisbar. Es können minimale Ergüsse

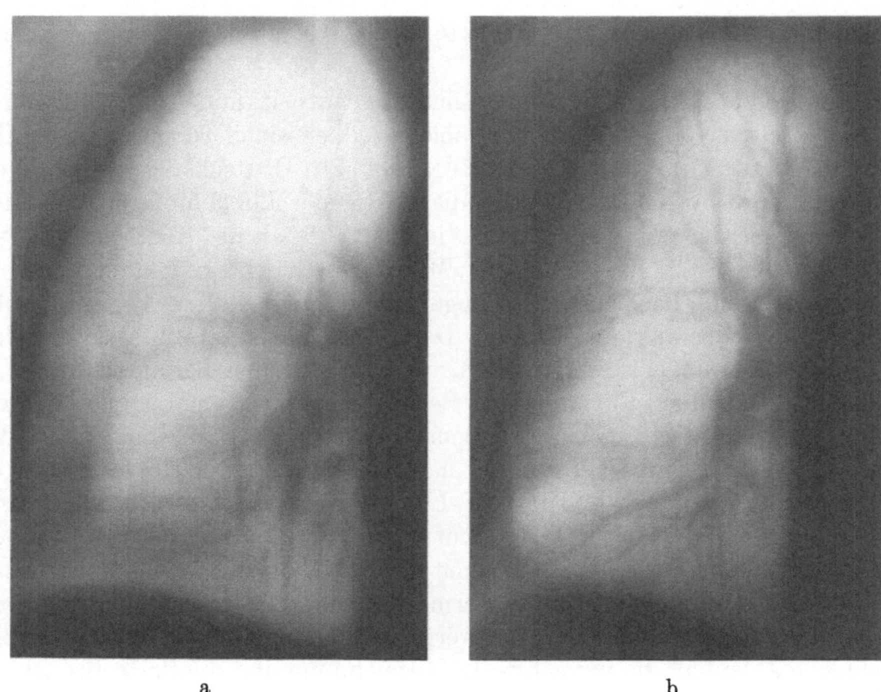

a b

Abb. 7a u. b. Lungenembolie nach postoperativer Venenthrombose. a Schichtaufnahme 14 cm (von dorsal): Dilatation des rechten unteren Hauptstammes, periphere Ischämie, pleuraler Randerguß. Mindervascularisierung des Oberlappens. Zwerchfellhochstand. b 25 Tage später: Rückgang der Dilatation, Revascularisierung im Emboliebereich und rechten Oberlappen, Rückbildung des Pleuraergusses

oder Pleurarandlamellen vorliegen, die der üblichen Aufnahmetechnik entgehen. Auf die schwierige Infarktdiagnose bei überlagernder Blutüberfüllung der Lunge haben bereits RIEDER u. ROSENTHAL (1924, 1927) hingewiesen. Auch ausgedehnte Stauungsergüsse erschweren die Diagnose. Horizontale Streifenatelektasen finden sich vorwiegend in den Unterfeldern, kaum in den Oberfeldern. Im Oberfeld verlaufen sie mehr schräg und zwar vom Hilus aus nach oben und außen bei dorso-ventralem Strahlengang. Streifenatelektasen und geringfügige pleurale Ergüsse sind manchmal die einzigen Hinweiszeichen auf einen akuten Infarkt (TORRANCE 1959). Die Ursache der Streifen ist nicht einheitlich: es kann sich um eine pleurale Veränderung mit lokalem Erguß, ein Stauungsphänomen mit Transsudat, eine umschriebene Atelektase oder eine capillare Stase handeln, die möglicherweise reflektorisch bedingt ist. HAMPTON u. CASTLEMAN (1940) haben als Frühzeichen der Lungeninfarkte minimale pleuritische Ergüsse des Zwerchfellrippenwinkels beschrieben. Manchmal ließ sich die typische Infarktform erkennen. Diese Befunde wurden 1922 von CUTLER u. HUNT sowie KIRKLIN u. FAUST (1930) beschrieben. KRAUSE (1945) fand wenige Stunden nach dem akuten Ereignis sehr zarte Trübungen, die dem Alveolarkollaps und der Nekrobiose vorausgingen. KRAUSE empfiehlt Wiederholungsaufnahmen bereits nach wenigen Stunden, um den Wechsel in der Morphologie bei der Ausprägung des Infarktbildes zu verfolgen. MOBERG (1948) möchte den Pleuraerguß als wesentliches Frühzeichen des Infarktes ansehen, dem auch eine erhebliche differentialdiagnostische Bedeutung gegenüber einer entzündlichen Infiltration beizumessen sei. In den Fällen von SHORT (1951), die autoptisch bestätigt wurden, fanden sich vorwiegend rechtsseitig basale Verdichtungen und kleine Pleuraergüsse. TOMLIN (1952) sah einen Tag nach der Embolie Obliteration des linken Sinus und erst 6 Tage später Infarkte. WHARTON u. PIERSON sprechen das „Verstreichen des costophrenischen Winkels" als frühestes Infarktzeichen an. Sie haben 1922 ihre ersten röntgenologisch beobachteten Fälle veröffentlicht und schon damals auf die frühe Pleurabeteiligung hin

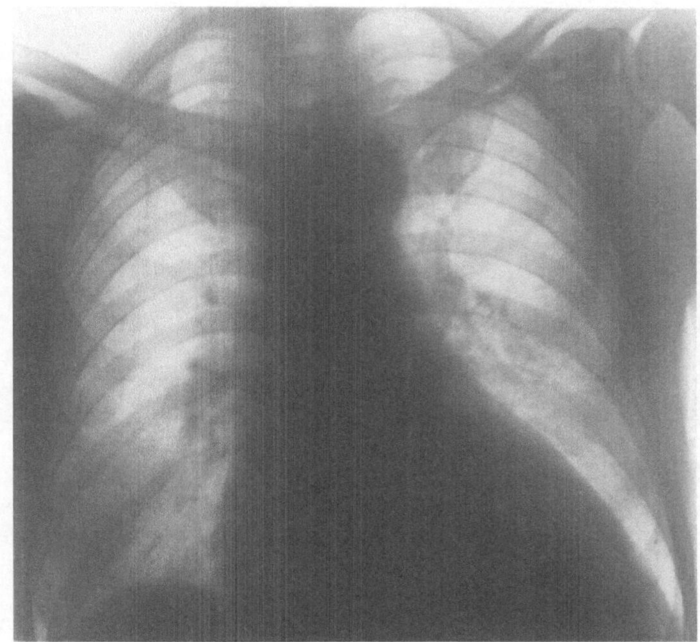

Abb. 8. Autoptisch bestätigter ausgedehnter Infarkt im rechten Unterlappen

gewiesen. Auf den Zwerchfellhochstand, der viel regelmäßiger als bei anderen mit Pleuritis verbundenen Lungenerkrankungen erscheint, hat vor allem ZWEIFEL (1935) aufmerksam gemacht. Er fand im allgemeinen erst 5 Wochen später eine Normalisierung des Zwerchfellstandes. Diese Zeit entspricht etwa dem durchschnittlichen Ablauf der Infarktausheilung. Der frühe Pleuraerguß wird von TORRANCE (1959) als differentialdiagnostisches Zeichen zur Abgrenzung eines Infarktes von einer reinen Embolie gehalten, da bei letzterer kein Parenchymtod eintritt und damit auch keine pleurale Veränderung.

Aus diesen Beobachtungen geht hervor, daß bei sorgfältigem Suchen Frühsymptome des Lungeninfarktes in Form indirekter Infarktzeichen dann zu finden sind, wenn die Untersuchungstechnik dies erlaubt (Abb. 7—10). Sie bestehen vorwiegend in dem schon unmittelbar nach der Embolisierung häufig nachweisbaren Zwerchfellhochstand sowie in der Entwicklung umschriebener meist basaler kleiner Pleuraergüsse wenige Stunden danach. Besonderer Wert ist auch auf den Nachweis von akut auftretenden Streifen in den Unterfeldern zu legen. Die eigentliche Parenchymverdichtung des Infarktes tritt dagegen als Frühzeichen im Schrifttum deutlich zurück.

Die Symptomatologie der durch den akuten Infarkt bedingten intrapulmonalen Veränderungen ist offensichtlich sehr unterschiedlich und häufig außerordentlich uncharakteristisch. Hier sei zunächst darauf hingewiesen, daß das Infarktgeschehen durchaus nicht nach geweblicher Gesetzmäßigkeit ablaufen muß. Es gibt vielmehr sehr flüchtig verlaufende Infarkte oder infarktähnliche Zustände, die innerhalb von Tagen oder Stunden abklingen und sich außerordentlich schnell zurückbilden können. HAMPTON u.

Castleman (1940) haben durch ihre sehr sorgfältigen röntgenologischen und pathologisch-anatomischen Untersuchungen den Begriff des unvollständigen Infarktes in das Schrifttum eingeführt. Danach finden sich im Röntgenbild flüchtige Verdichtungen von wenigen

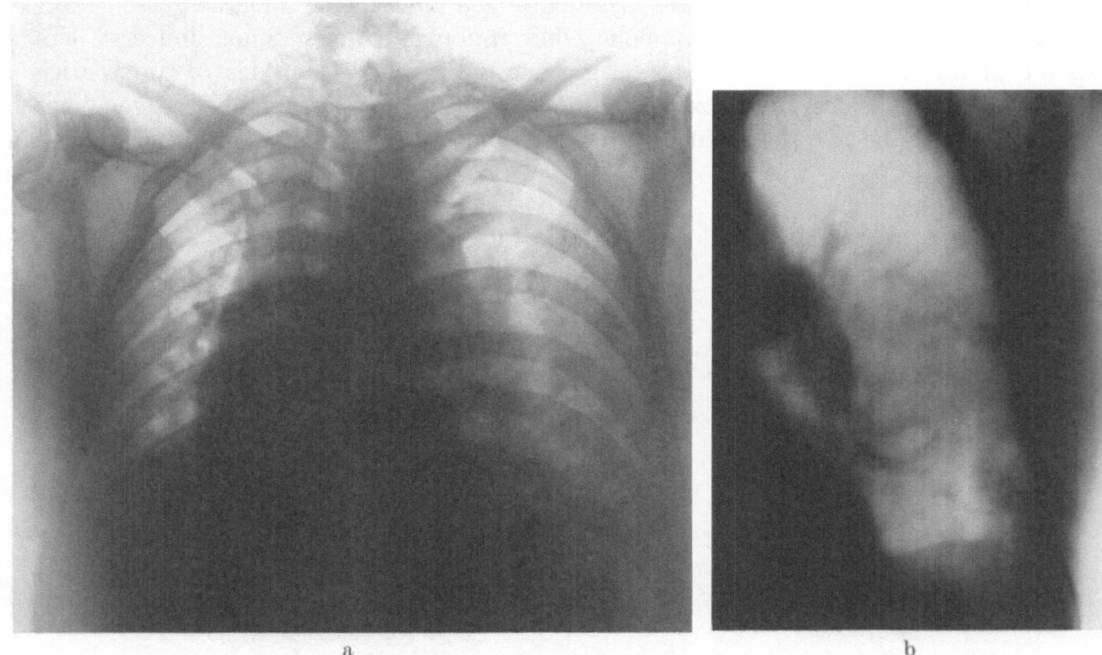

Abb. 9a u. b. Doppelseitige Lungeninfarkte. a Summationsaufnahme mit beiderseitigen Infarktveränderungen. b Schichtaufnahme 18 cm von dorsal: starke Dilatation des linken unteren Hauptastes der A. pulmonalis. Gefäßabbrüche, periphere Mindervascularisation. Pleuraerguß oberhalb des linken Zwerchfellrippenwinkels

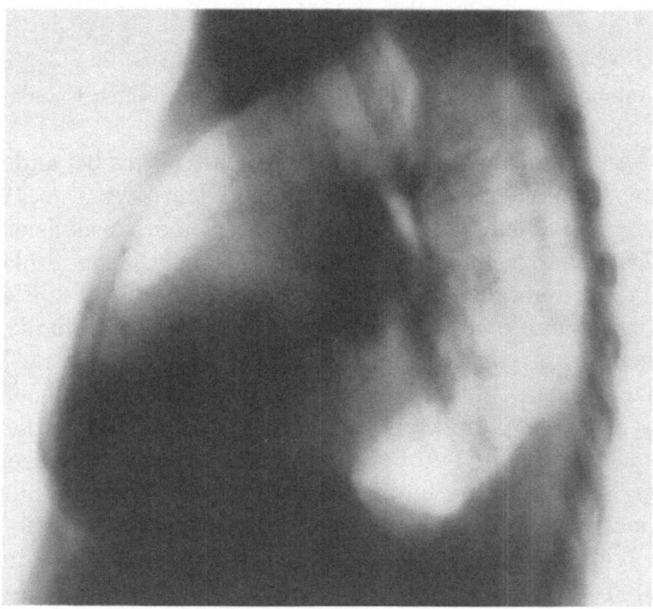

Abb. 10. Infarktveränderungen im linken Unterlappen (Schichtaufnahme in frontalem Strahlengang). Dilatation des Ramus posterior der linken Unterlappenarterie, Gefäßabbrüche, periphere Rarefizierung. Dorsaler Pleuraerguß

Tagen Dauer und geringer Ausdehnung. Klinisch braucht dabei keine Infarktsymptomatologie typischer Natur zu bestehen. Die Dauer kann 1—2 Tage betragen. Derartige flüchtige Infarkte können von kleinen Embolien aus Operationsgebieten stammen. Die durchschnittliche Größe der Infarkte betrug in diesen Fällen etwa 3,5×5 cm. Multiple Läsionen waren häufig. HAMPTON u. CASTLEMAN haben aus der schnellen Rückbildung geschlossen, daß die Alveolarwand nicht erfaßt wurde. In der Tat ergab die histologische Unter-

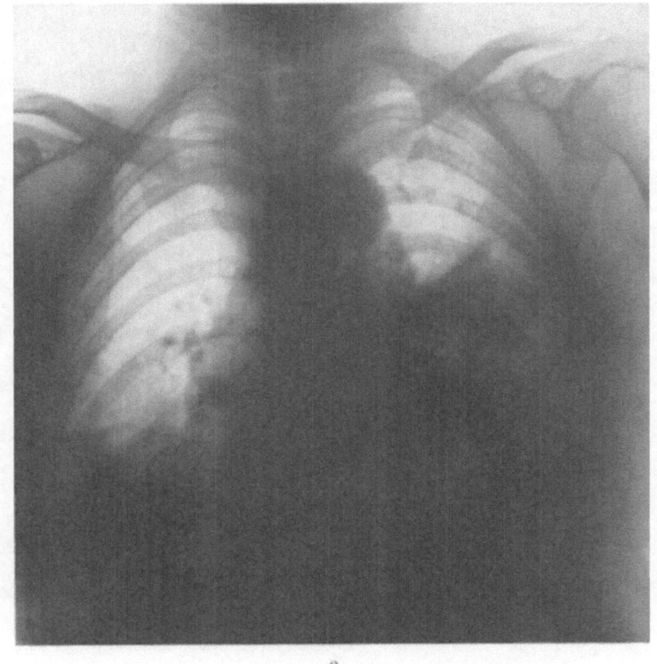

a

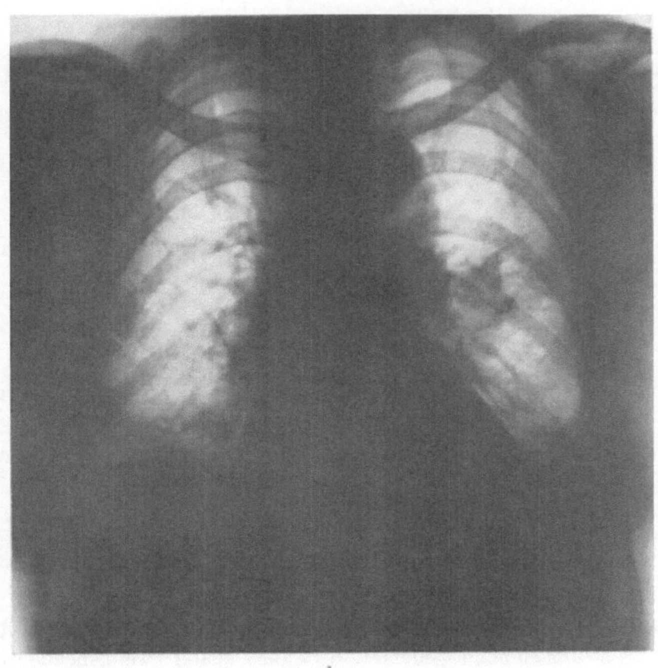

b

Abb. 11 a u. b. Doppelseitige postoperative Lungeninfarkte. a Subakutes Stadium 4 Wochen nach Infarktereignis. Große Infarkte in den mittleren und unteren Partien beider Lungen. b Ausheilungsstadien 5 Wochen später

suchung eines dieser Fälle einwandfrei intakte Alveolarwände. Die Befunde der Autoren wurden von KIRKLIN u. FAUST (1930), KRAUSE (1945), FLEISCHNER (1958), WHARTON u. PIERSON (1922), M. J. SMITH (1953), LENÈGRE u. NÉEL (1950) sowie CUTLER u. HUNT

(1922) bestätigt. Die Verdichtungen sind häufig sehr schwach und unscharf begrenzt; die durchschnittliche Rückbildungsdauer wird mit 5—10 Tagen angegeben. Häufige Fehldiagnosen waren flüchtige Bronchopneumonien oder kleine Pleuraergüsse. Pleura-

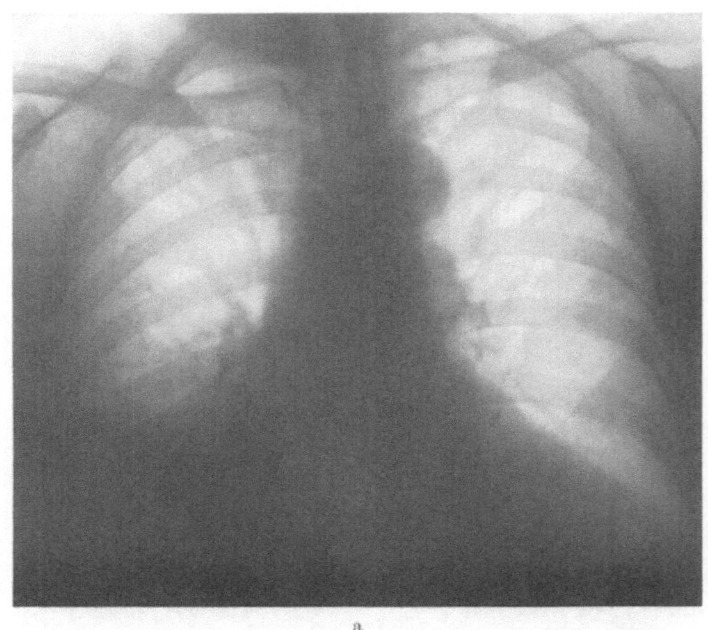

a

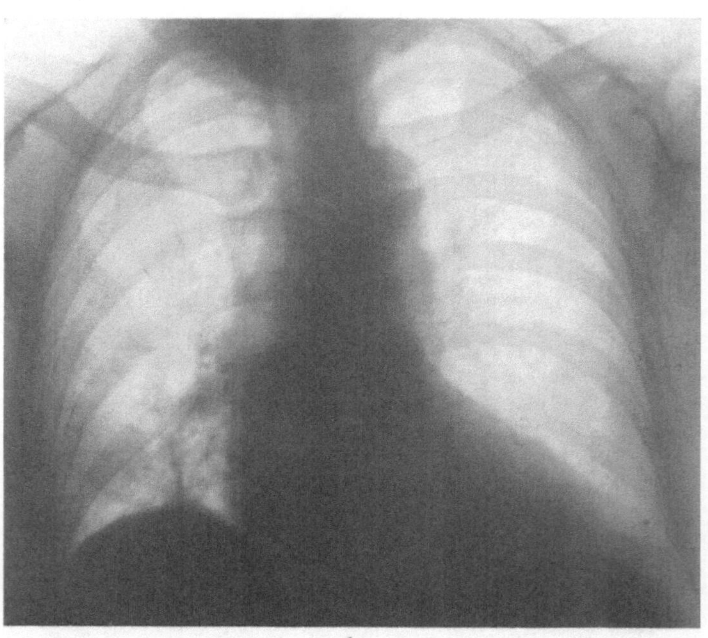

b

Abb. 12a u. b. Verlaufskontrolle eines rechtsseitigen basalen Lungeninfarktes. a Akutes Infarktstadium, klinisch zunächst als Bronchopneumonie gedeutet. b 17 Tage später: weitgehende Rückbildung. Restlicher Zwerchfellhochstand

veränderungen konnten andererseits noch 6 Monate später nachgewiesen werden. Die Infarktzonen waren pyramiden- oder rhombusförmig, manchmal rechtwinklig bandförmig oder rund bzw. dreieckförmig, ovalär oder linear. Der bucklige Infarktbezirk im Zwerchfellrippenwinkel ist nach Arendt u. Rosenberg (1959) geradezu typisch für derartige flüchtige Infarkte. Pathologisch-anatomisch durchläuft diese Infarktform nicht alle geweblichen Stadien der Stauung, Extravasatbildung, Nekrobiose, Demarkation und Narbenbildung, sondern kann im Stadium der Extravasatbildung zur Ausheilung gelangen. FLEISCHNER (1958) vermerkt mit Recht, daß es sich bei der Arbeit von HAMPTON

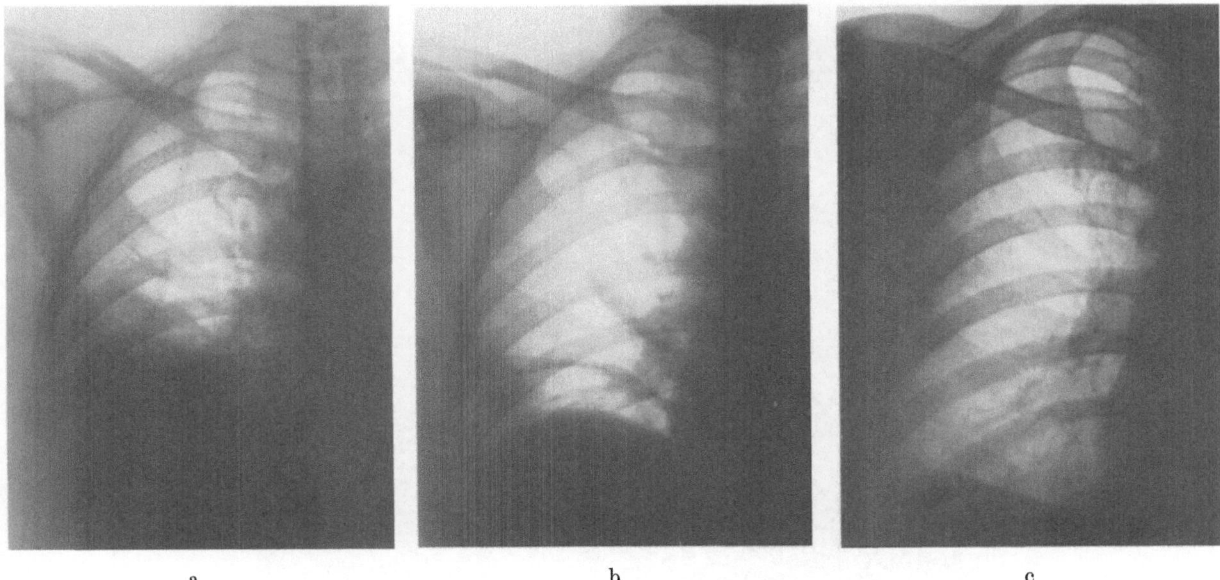

a b c

Abb. 13a—c. Verlaufsstadien eines rechtsseitigen Unterlappeninfarktes. a Akutes Stadium. Keilförmige Infiltration. b 2 Wochen später: restliche Atelektasen. c Weitere 7 Wochen später: völlige Rückbildung, annähernde Normalisierung des Zwerchfellstandes

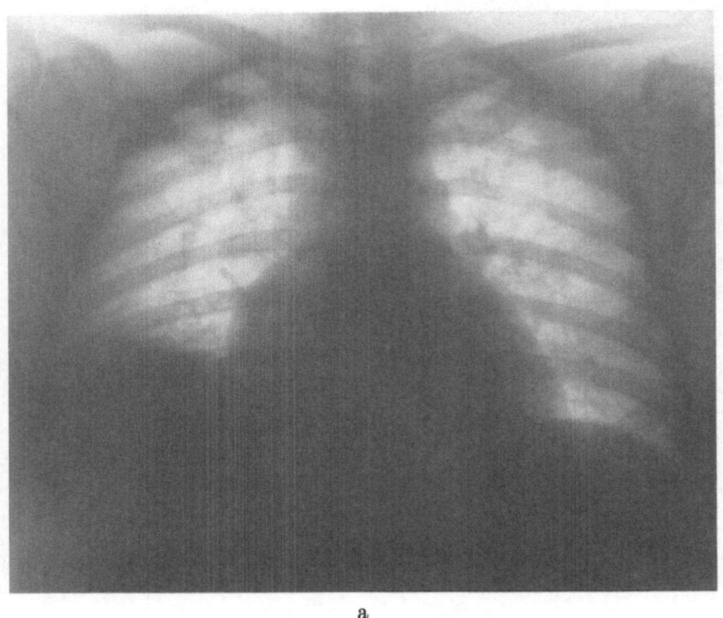

a

Abb. 14a u. b. Verlauf eines flüchtigen rechtsseitigen Lungeninfarktes nach Thrombophlebitis. a Akutes Stadium mit Zwerchfellhochstand, geringem Pleuraerguß und zarter Atelektase. b 2 Wochen später: völlige Normalisierung

u. CASTLEMAN (1940) um eine revolutionäre Tat in der Radiologie gehandelt hat. Die verhältnismäßig rasche Rückbildung dieser unvollkommenen bzw. flüchtigen Infarkte, die röntgenologisch häufig nachzuweisen ist, ist danach durchaus verständlich.

Größere und ausgedehnte vollkommene Infarkte äußern sich röntgenologisch durch eine der Infarzierung und Atelektase entsprechende zunehmende Gewebsverdichtung, die bei überlebenden Kranken bis zu ihren Ausheilungsstadien zu verfolgen ist (Abb. 11 bis 13). Hier steht die Frage im Vordergrund, ob das Substrat des akuten Lungeninfarktes,

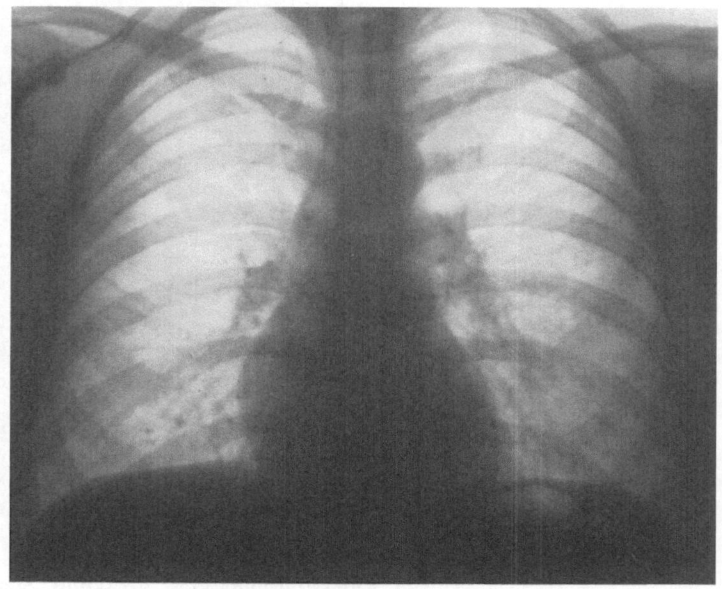

Abb. 14b

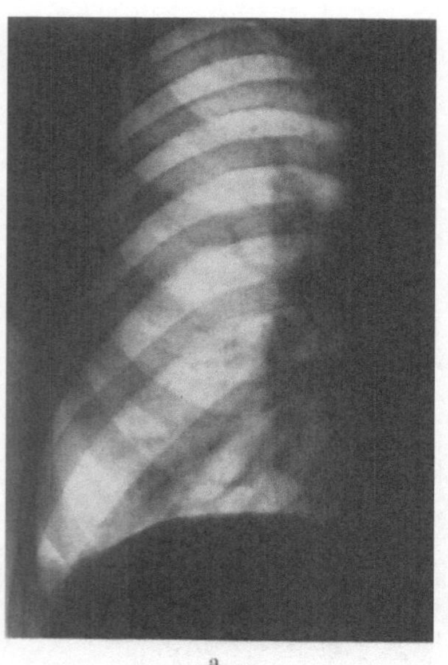

a

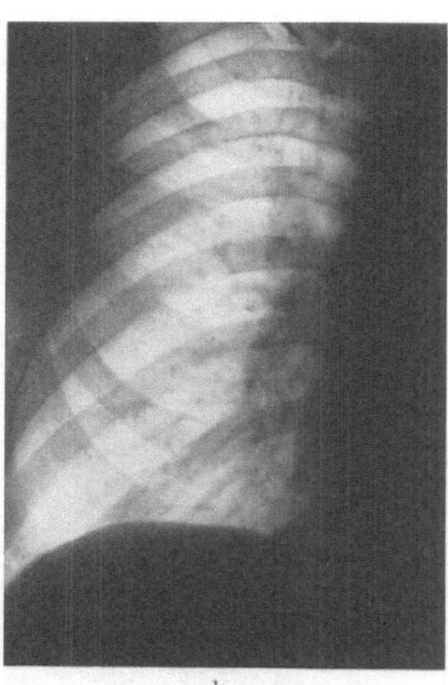

b

Abb. 15a u. b. Flüchtiger Lungeninfarkt basal rechts. a Kleiner Pleuraerguß im Zwerchfellrippenwinkel und zarte Atelektasezonen. Mäßige Dilatation des Hauptastes der rechten Unterlappenarterie. b 2 Wochen später: völlige Rückbildung

das sich im Verlaufe von einigen Tagen herausbilden kann, immer der typischen Keilform mit der Basis an der Pleura und der Spitze in den perihilären Abschnitten entspricht (Abb. 14—21). Derartige Infarkte mit großer Dreiecksform wurden beispielsweise 1923 von WESSLER u. JACHES als charakteristisch angesehen. KRAUSE (1945) definiert den Infarkt als einen Bezirk zunehmender Dichte und Homogenität mit scharfen Rändern, die eine oder mehrere Pleuraoberflächen peripher oder interlobär erreichen. Nach KRAUSE sind die Infarkte jedoch nur gelegentlich angedeutet dreieckförmig. Die Ausbreitung der ausgebildeten Infarkte bis zu einer Pleuraoberfläche wird von den Autoren übereinstimmend bestätigt. In Deutschland hat zuerst wohl KOHLMANN (1924, 1930) auf die

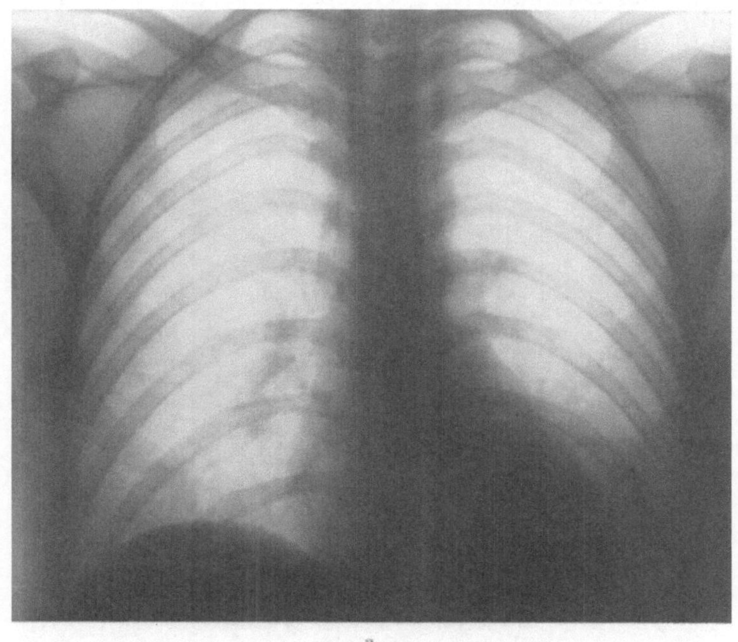

a

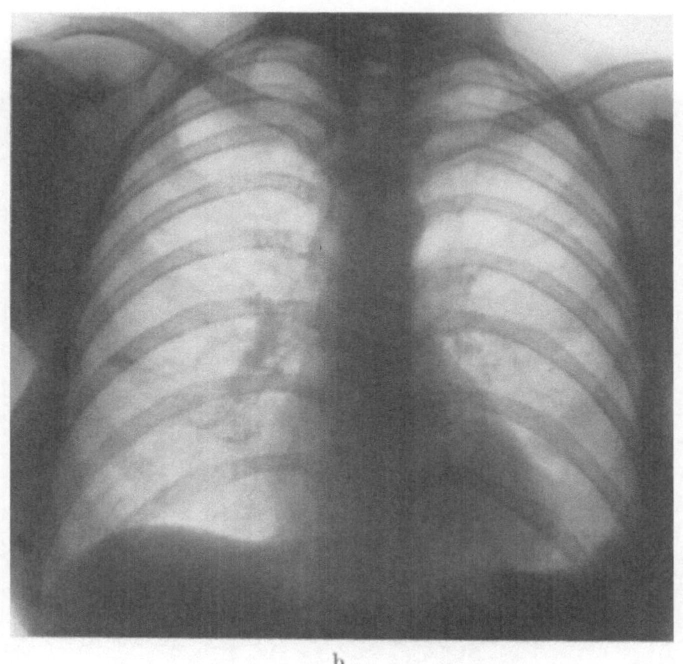

b

Abb. 16a u. b. Rasche Infarktrückbildung unter Antikoagulantien-Therapie. a Zarte Infarkte basal beiderseits. b 17 Tage später: völlige Resorption. Basale Pleuraadhäsion links

röntgenologisch nachweisbare Keilform des voll ausgebildeten Lungeninfarktes aufmerksam gemacht. WESTERMARK (1938, 1948) spricht den Lungeninfarkten unbedingte Keilform zu, betont deren allgemein scharfrandige Begrenzung und klare glatte Oberfläche. Er weist darauf hin, daß die Infarkte häufig in den hinteren Partien der Lunge vorkommen, wobei die Achse des Keils rückwärts gerichtet ist. Der Infarkt kann aber auch in den vorderen Abschnitten sitzen und bei kleineren Infarkten kann die Keilachse in mehr frontaler Richtung verlaufen. Westermark ist der Ansicht, daß man im allgemeinen bei geeigneter Durchleuchtungsmethode bzw. differenzierter Aufnahmetechnik

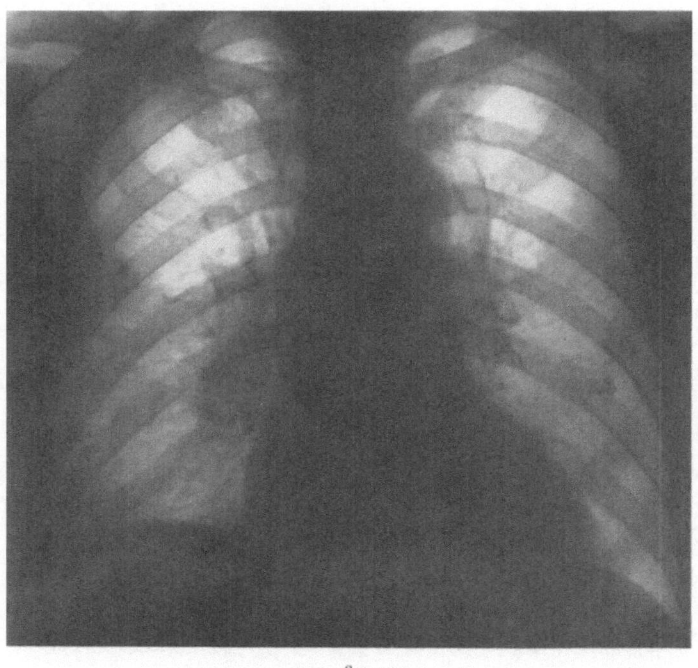

a

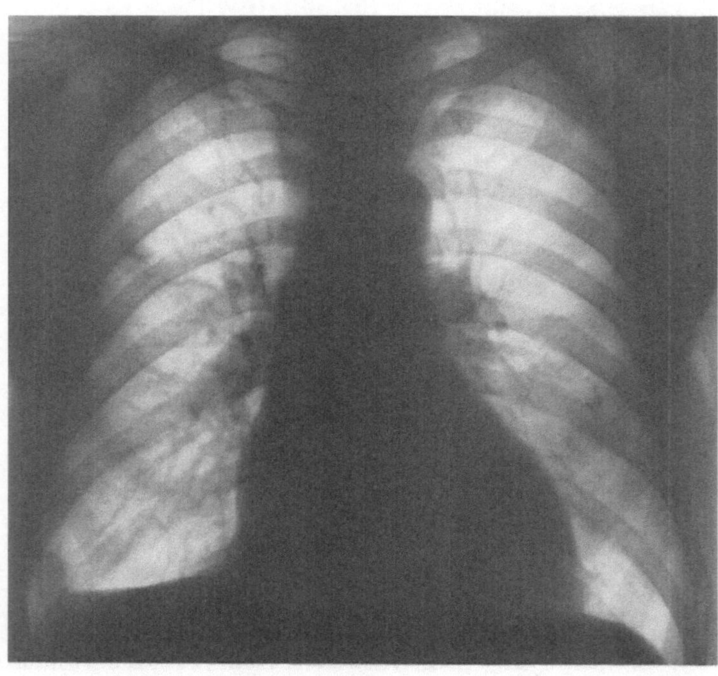

b

Abb. 17a u. b. Infarktverlauf unter Behandlung mit Antikoagulantien. a Akutes Infarktstadium mit Dilatation des rechten Hauptstammes der A. pulmonalis und Infarktveränderungen im Mittel-Unterfeld. b 2 Wochen später: Rückbildung der Dilatation, Normalisierung des Zwerchfellstandes, Resorption der Infarktatelektase, Verschwartung des basalen Pleuraergusses

den Keil meist zu erkennen vermag, es sei denn, daß er durch die häufig vorliegende erhebliche Lungenstauung überdeckt wird. Den Verfechtern der unbedingten Keilform des Lungeninfarktes steht eine Mehrheit von Autoren entgegen, die sich weitgehend

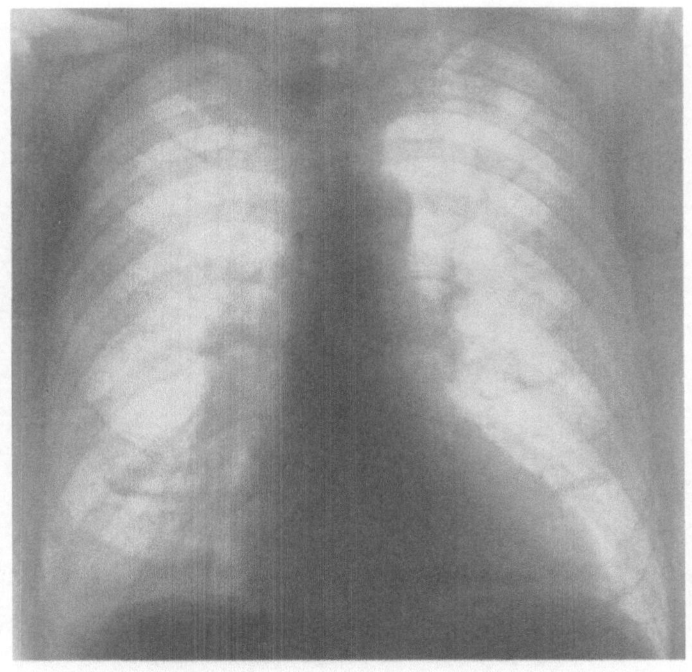

a

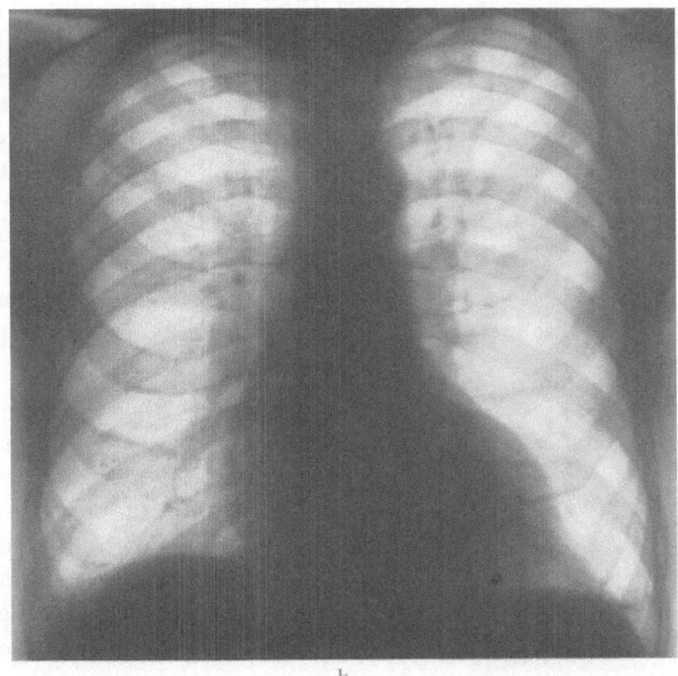

b

Abb. 18a u. b. Schnelle Infarktrückbildung nach Antikoagulantien-Therapie. a Akutes Stadium, Infarktveränderungen rechts. b 1 Woche später: fast restlose Resorption, residualer Pleuraerguß

gegen die typische Keil- oder Dreiecksform der Lungeninfarkte aussprechen. So fand Torrance (1959) nur in 10 % der Infarkte typische Bilder. Auch Robbins (1946) hat auf die recht unterschiedliche Größe und Gestalt der Lungeninfarkte mit

Röntgenbild hingewiesen. In der Regel habe der Infarkt einen gekrümmten Rand und seine Konvexität sei gegen die A. pulmonalis als Ursprung des Embolus gerichtet. Die durchschnittliche Größe der Infarkte wurde von KRAUSE u. CHESTER (1941) mit

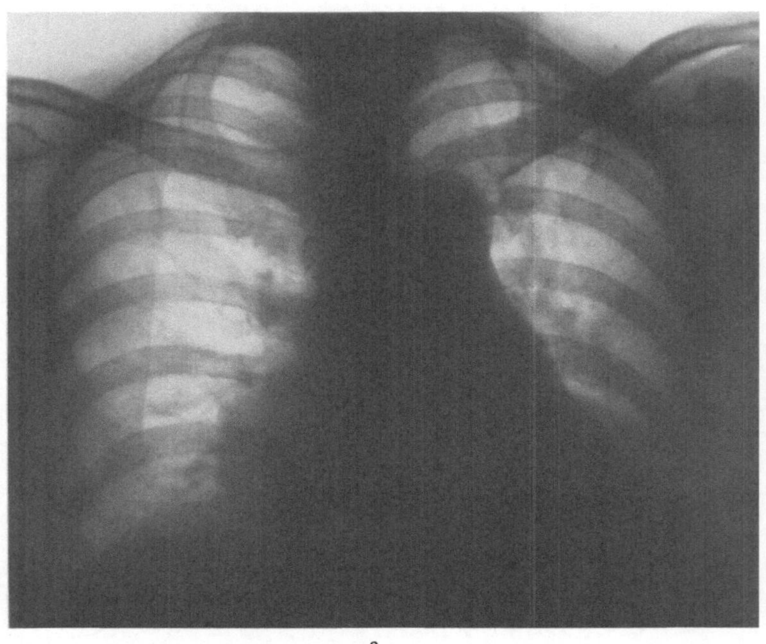

a

6 cm angegeben. Der größte Lungeninfarkt, den FLEISCHNER (1962) sah, betraf die komplette Infarzierung des gesamten Mittellappens. DITTLER (1956) fand nur dann charakteristische Infarkte, wenn der Strahlengang dem Rand des Infarktes parallel verlief, wie er anhand von vier Fällen demonstrierte. ARENDT u. ROSENBERG (1959) weisen ebenfalls auf die sehr variable röntgenologische Symptomatik der Lungeninfarkte hin und betonen, daß die sog. Keilform eigentlich eher einem gestutzten Conus entspricht, da immer eine helle Zone zwischen peripherer Verdichtung und Lungenkern vorhanden sei.

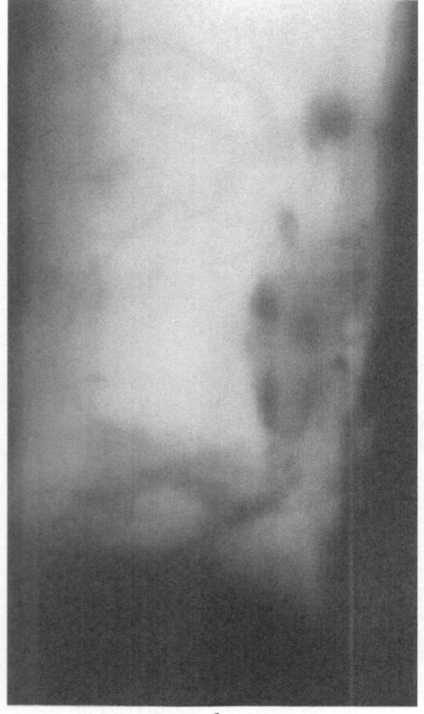

b

Abb. 19a u. b. Postoperativer Lungeninfarkt. a Infarktveränderungen rechts basal. b Schichtaufnahme: Infarktnachweis oberhalb des Zwerchfells rechts. Dilatation des rechten unteren Hauptastes der A. pulmonalis

Die Diskussion über die Nachweisbarkeit oder das Fehlen der typischen Keilform ist somit recht umfangreich und die Mehrzahl der Autoren hat sich zweifellos dagegen ausgesprochen, daß die Keilform der Lungeninfarkte im Röntgenbild überwiegt. Bereits ASSMANN (1924) hat in Anlehnung an KOHLMANN (1924) zum Ausdruck gebracht, daß die typische Keilform nur dann nachweisbar ist, wenn bei der Aufnahme mit dorsoventralem Strahlengang die Basis an der seitlichen Thoraxwand liegt. Fällt dagegen die Achse des Keils in den sagittalen Durchmesser, so stellt die rundliche Basis als größte Expansion des Infarktes einen kreisrunden oder ovalären Bezirk dar (KOHLMANN 1930) (Abb. 22 und 23). Die Projektion der Infarktbasis hat demgemäß häufig zu

Fehldiagnosen geführt, wobei Carcinome, Sarkome, Struma, Echinococcus, Abscesse, Interlobärergüsse und dergleichen angenommen wurden (COSTE u. BOLGERT 1933; COCCHI 1950; LÜDIN 1926; TOMLIN 1952; ZWEIFEL 1935; BENHAMOU u. FOURÈS 1934). Die Mehrzahl der Autoren spricht von einer uncharakteristischen röntgenologischen Infarktsymptomatologie (KIRKLIN u. FAUST 1930; KRAUSE u. CHESTER 1941; TORRANCE 1959; ARENDT u. ROSENBERG 1959; SHORT 1951; HAMPTON u. CASTLEMAN 1940). GOULD, MCAFEE u. TORRANCE haben die Infarkte untergliedert in den Pneumonitistyp, der meist im rechten Unterlappen und bei Herzkranken zu finden ist, den Zwerchfellrippenwinkelinfarkt, der besonders postoperativ auftritt, den Lobärpneumonietyp, eine mit dem Lappen abschneidende Infarzierung, die im wesentlichen bei gröberen Stauungszuständen zu finden ist, und schließlich den Tumortyp, der ähnlich einer Tumoratelektase auftritt. Schließlich kann der Ödemtyp ein Lungenödem vortäuschen. Auch

Abb. 20. Infarktnachweis durch Schichtaufnahme

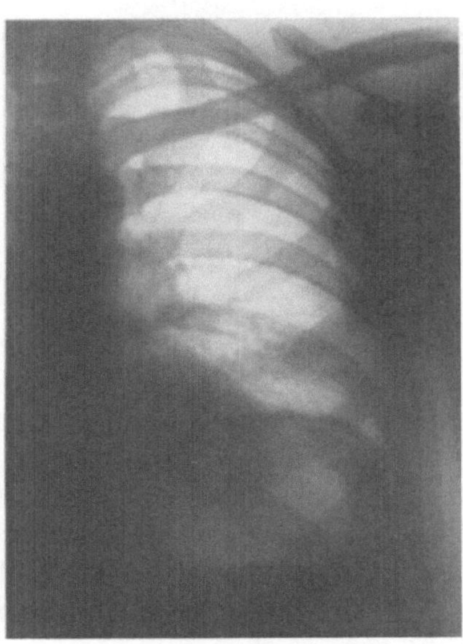

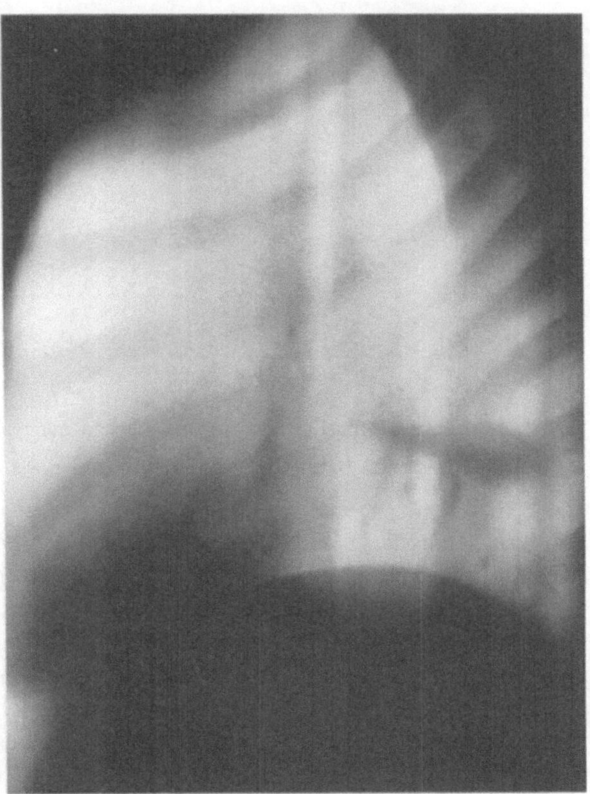

a b

Abb. 21. Infarktnachweis in sagittalem und frontalem Strahlengang. a Keilförmiger Infarktbezirk lateral links basal. b Schichtaufnahme in frontalem Strahlengang: Darstellung des keilförmigen Infarktes, der ventral den Lappenspalt erreicht

ARENDT u. ROSENBERG erwähnen die Ähnlichkeit mit Tumoren. Sie betonen vor allem den Zwischenraum zwischen der oft abgeschnittenen Infarktspitze und dem Hilus. KRAUSE u. CHESTER bezeichnen die Keil- oder Dreiecksform als ausschließlich theoretisches Konzept und haben auch die umgekehrte Keilform gefunden, wobei der breiteste Teil des Infarktes herzwärts gerichtet ist. Die Grenzlinien eines Infarktes sind nach Krause (1945) von den Modifikationen der Kontur des befallenen Lappenanteiles abhängig. Die Grenzen sind meist scharf, besonders an der Pleuragrenze, jedoch auch an der Parenchymgrenze. An der Herzseite kann die Begrenzung dagegen etwas aufgefasert sein, der Stelle des Arterienverschlusses entsprechend. Die beschriebenen vielfältigen Variationen können auch durch Superpositionen verschiedener Infarkte bedingt sein. Schließlich haben Hampton u. Castleman (1940), gestützt auf pathologisch-anatomische Präparate, die Anschauung von der grundsätzlichen Keilform des Lungeninfarktes widerlegt. Danach soll der zentrale

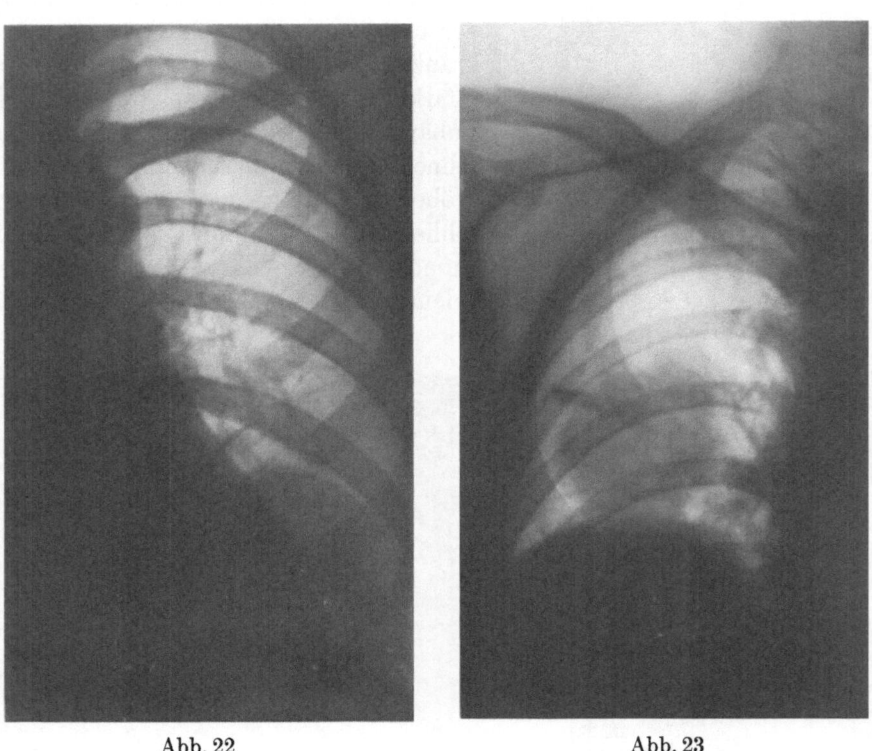

Abb. 22 Abb. 23

Abb. 22. Basaler Lungeninfarkt links 2 Wochen nach Entbindung. Darstellung der runden Infarktbasis

Abb. 23. Darstellung der rundlichen Basis eines rechtsseitigen Lungeninfarktes

herznah gelegene Infarktrand eher rund oder höckerig, aber nicht spitz sein. In Übereinstimmung mit Krause (1945) kann die Infarktspitze sogar vom Herzen rückgerichtet sein.

Bei Berücksichtigung der überwiegend uncharakteristischen Infarktsymptomatologie muß man sich freilich überlegen, ob hierfür nicht im wesentlichen technische Gründe, insbesondere unzulängliche Aufnahmeprojektionen, verantwortlich zu machen sind, so daß der Infarkt in seiner typischen Ausdehnung nicht getroffen wird. Kohlmann (1924, 1930) war wohl einer der ersten, der den Wechsel des Strahlenganges zur Sicherung der Keilform großer Infarkte für erforderlich hielt. Alle maßgeblichen Autoren haben sich seitdem für die Anfertigung von Aufnahmen in verschiedenen Ebenen ausgesprochen, um die bestmöglichsten Projektionen für die Infarktdarstellung zu erlangen (Hampton u. Castleman 1940; Krause 1945; Krause u. Chester 1941; Short 1951; Moberg 1948; Lenègre u. Néel 1950; Arendt u. Rosenberg 1959; Stein, Chen, Goldstein, Israel u. Finkelstein 1958). Krause hat vor allem auf die Bedeutung der Schrägaufnahmen — insbesondere auch als Bettaufnahme im akuten Stadium — aufmerksam gemacht. Die hochstehende Zwerchfellkuppel vermag nach Short Infarkte zu überdecken, so daß Zusatzaufnahmen bei seitlichem Strahlengang zu fordern sind. Moberg weist auf die Bedeutung der Aufnahmetechnik in linker oder rechter Seitenlage mit transversalem

Strahlengang hin, um kleine Ergüsse als Randlamellen oder Parenchymtrübungen oberhalb des Phrenicocostalwinkels zu differenzieren. Darüberhinaus sind zur Verifizierung des Infarktes kurzfristige Wiederholungsaufnahmen anzufertigen (SHORT).

Abgesehen von den technischen Schwierigkeiten der Darstellung ist die uncharakteristische Infarktsymptomatologie wohl auch durch andere Faktoren bedingt. Hier müssen pleurale Ergüsse in der Nachbarschaft, infiltrative oder atelektatische Veränderungen, Stauungszustände, Ödem, Summationen von Infarkten und Stauchungseffekte durch Zwerchfellhochstand berücksichtigt werden. Man gelangt letztlich zu der Auffassung, daß die röntgenologische Diagnosestellung des Lungeninfarktes um so leichter sein wird, je eher auch der Radiologe an die Möglichkeit eines Infarktgeschehens denkt. Jede uncharakteristische, mitunter nur angedeutete oder flüchtige, teilweise auch massivere und länger bestehende Gewebsverdichtung, insbesondere basaler Lungenabschnitte bei Herzkranken, bei postoperativen Zuständen oder alten Leuten, muß grundsätzlich als infarktverdächtig angesehen werden, selbst wenn klinische Infarkthinweise fehlen. Sicherlich werden auch heute noch Lungeninfarkte zu wenig diagnostiziert und vielfach nicht frühzeitig erkannt.

β) Folgezustände. Die von HAMPTON u. CASTLEMAN (1940) beschriebenen unvollkommenen Infarkte können sich innerhalb weniger Tage zurückbilden. Für die größeren und massiven Lungeninfarkte gelten gewisse Gesetzmäßigkeiten der geweblichen Ausheilung, falls keine Komplikationen hinzutreten. Die Dauer der Ausheilungsstadien des akuten Lungeninfarktes hängt von verschiedenen Faktoren ab und ist somit unterschiedlich. WESTERMARK (1938, 1948) fand ebenso wie WHARTON u. PIERSON (1922) innerhalb von 14 Tagen völlige Rückbildung von Infarkten, während Pleuraveränderungen monatelang nachweisbar waren. FLEISCHNER (1958) beobachtete Infarktrückbildung bereits nach einer Woche, während die verbreiterten zentralen Pulmonalarterien noch monatelang persistierten. Bei Herzkranken stellten MACLEOD u. GRANT (1954) doppelt so lange Rückbildungszeiten wie in anderen Fällen fest. STEIN, CHEN, GOLDSTEIN, ISRAEL u. FINKELSTEIN (1958) sahen Infarktrückbildungen im Verlaufe von 1—3 Wochen. ZWEIFEL (1935) nimmt einen Zeitraum von 5 Wochen als durchschnittliche Spanne an, die bei der röntgenologischen Verlaufskontrolle größerer Lungeninfarkte bis zur weitgehenden Ausheilung zu veranschlagen ist. Dieser Zeitraum dürfte auch im allgemeinen als Durchschnittsmaß für die Rückbildung der intrapulmonalen Veränderungen gelten. Die radiologische Kontrolle des akuten Infarktes ist zum Nachweis der Infarktrückbildung bzw. zur Aufdeckung möglicher Komplikationen in den subakuten und Ausheilungsstadien erforderlich.

1. Infarktpneumonie und -pleuritis. Der unkompliziert verlaufende Lungeninfarkt ist nach FLEISCHNER (1958) zunächst unscharf, später jedoch bei allmählicher Rückbildung immer schärfer begrenzt. Pneumonische Infiltrationen und Pleuraergüsse bedingen eine Vergrößerung (Abb. 24 und 25). Die Infarktränder der Parenchymseite verlieren ihre Schärfe, werden fächerförmig und gehen allmählich ins gesunde Parenchym über (KRAUSE 1945). Pleuraergüsse können an Ausdehnung zunehmen und die Infarktpneumonie überlagern. Die sekundären Bronchopneumonien können bereits wenige Tage nach Infarktbeginn einsetzen. Im Gegensatz zur Lobär- oder Segmentpneumonie, die meist medial beginnt, nimmt der Infarkt eher lateral an der Pleuragrenze seinen Ursprung und läßt die medialen perihilären Abschnitte frei (KRAUSE). Bronchopneumonien sind häufig multipel und ziemlich variabel, jedoch manchmal unmöglich von umschriebenen kleinen Infarkten abzugrenzen. Auch atypische Pneumonien und Neoplasmen sind differentialdiagnostisch zu erwähnen. Hartstrahlaufnahmen erbrachten bei Neoplasmen Homogenität, bei Infarkten Inhomogenität (HAMPTON u. CASTLEMAN, 1940). Interlobärergüsse zeichnen sich durch elliptische Konfiguration aus. TORRANCE (1959) findet bei pneumonitischer Infektion Streifen persistierenden Charakters. Nach WESTERMARK (1948) ist die Diagnose einer Infarktpneumonie röntgenologisch allein schwierig und häufig unmöglich, allenfalls durch eine auffällige Größenzunahme und Ausdehnung des Pleuraergusses anzunehmen. Durch die pneumonische Zusatzinfiltration dürfte auch in den meisten Fällen die Intensität des Infarktes gesteigert werden, während der Organi-

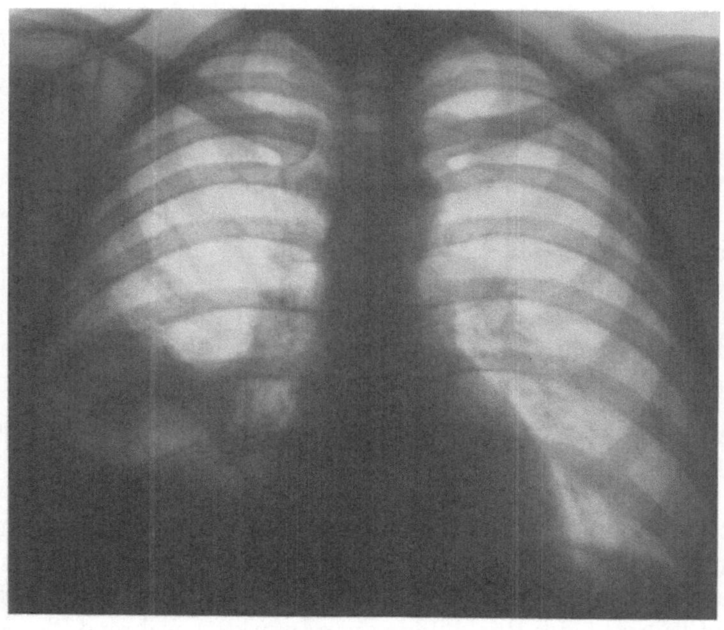

a

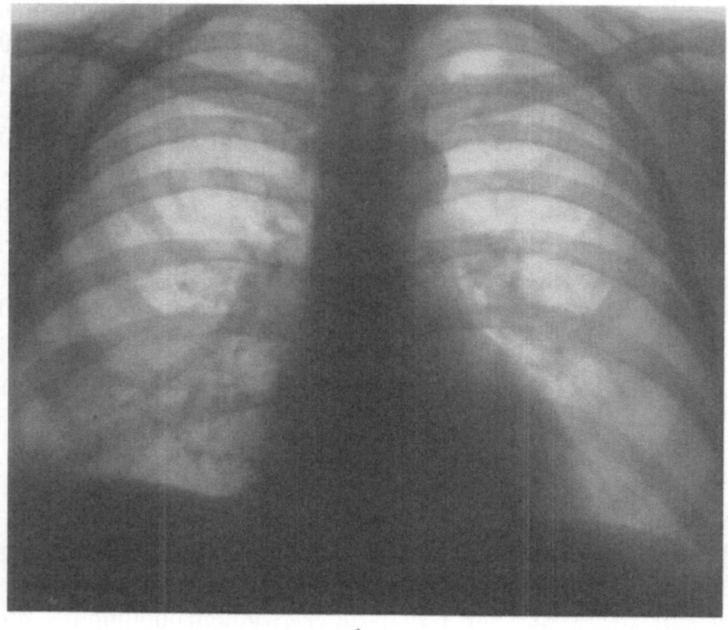

b

Abb. 24a u. b. Verlauf einer rechtsseitigen Infarktpneumonie bei postoperativem Lungeninfarkt. a Akutes Stadium der Infarktpneumonie. b 4 Wochen später: weitgehende Resorption

sationsprozeß des unkomplizierten Infarktes etwa von der zweiten Woche ab eher eine Rückbildung der Gewebsdichte bewirkt. In der ersten Woche ist allerdings die Zunahme der Intensität kein verläßliches Kriterium für eine pneumonische Infiltration, da hier die Hämorrhagie und Atelektasebildung eine Rolle spielt. Man wird demgemäß röntgenologisch allein nur bedingt in der Lage sein, sich über das Ausmaß einer komplizierenden

Infarktpneumonie verbindlich zu äußern. Dazu kommt ferner, daß infolge der modernen Antibioticatherapie heute das Auftreten einer Infarktpneumonie sehr viel seltener geworden ist oder zumindest in Grenzen gehalten wird.

2. Infarktkaverne. Sekundäre Abscedierungen infizierter Infarkte durch septische Emboli, bronchogene Zusatzinfektionen oder obliterierende Arteriitiden können zum Bild der Infarktkaverne führen. Man findet derartige radiologische Beispiele überwiegend im älteren Schrifttum vor Einführung der Antibioticatherapie. Hier liegen umfassendere Berichte von CHESTER u. KRAUSE (1942) vor. Sie sahen unter 344 Lungeninfarktfällen 17mal Abscedierungen und fanden 20 Tage nach Infarktbeginn im Zentrum eines dreieckförmigen Bezirkes eine Absceßbildung, deren Ausheilung verfolgt werden konnte. Durch die Abscedierung tritt zunächst eine Volumenvergrößerung infolge entzündlicher Infiltration und Ödembildung ein. Im Infarktzentrum findet sich ein Gebiet verminderter Dichte und die nicht pleuralen Grenzränder sind infolge der Infiltration häufig unscharf. Nach KRAUSE u. CHESTER (1941) ist die Absceßsymptomatik oft so stark ausgeprägt, daß die Infarktdiagnose verschleiert werden kann. 1936 berichteten BIGGER u. VERMILYA über einen Infarktabsceß, der für Pneumonie oder Tumor gehalten wurde und erst durch die Operation geklärt wurde. In einem Fall von CASELLAS (1927) wurde eine tuberkulöse Kaverne angenommen. DAVISON (1958) hat über drei Fälle von Infarktabscessen berichtet. Zweimal entwikkelte sich der Absceß im Beginn der dritten Woche nach der Embolisierung, in einem dritten Falle etwa einen Monat nach der Klinikaufnahme. Von JELLEN (1939) sowie KIRKLIN u. FAUST (1930) wurden Absceßbildungen, die zu bronchopleuralen Fisteln und Empyem führten, als Infarktkomplikationen beschrieben. Seit der Einführung der Antibiotica ist der Infarktabsceß

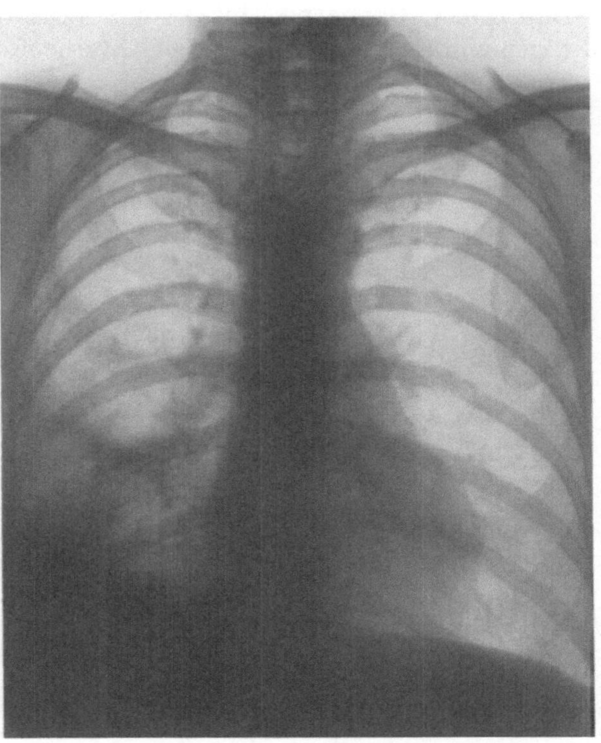
a

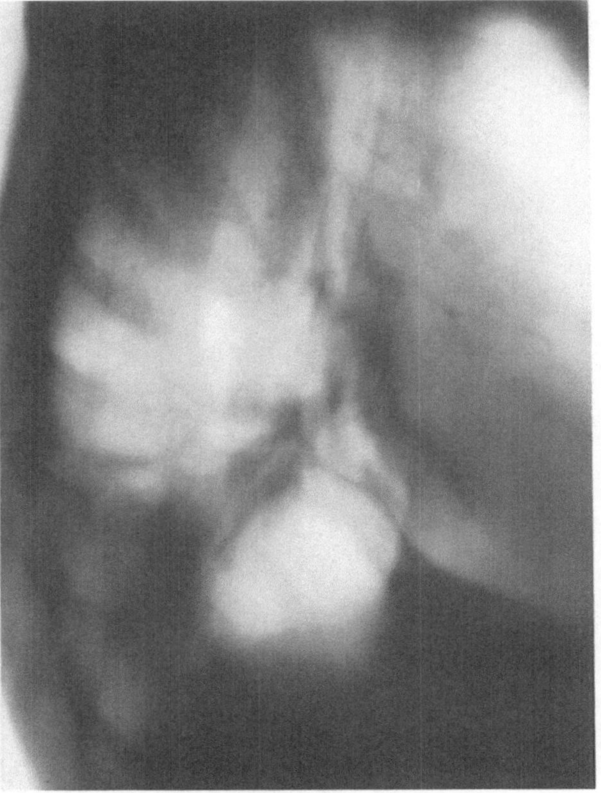
b

Abb. 25a u. b. Infarktpneumonie bei postoperativem Lungeninfarkt im rechten Unterlappen. a Summationsaufnahme. b Schichtaufnahme in frontalem Strahlengang. Darstellung der keilförmigen pneumonischen Infarktzone

jedoch ein außerordentlich seltenes Krankheitsbild geworden (Krause 1945). So berichten Stein, Chen, Goldstein, Israel u. Finkelstein (1958), daß sie unter 100 Fällen von Lungeninfarkten nur einmal eine Kaverne feststellen konnten.

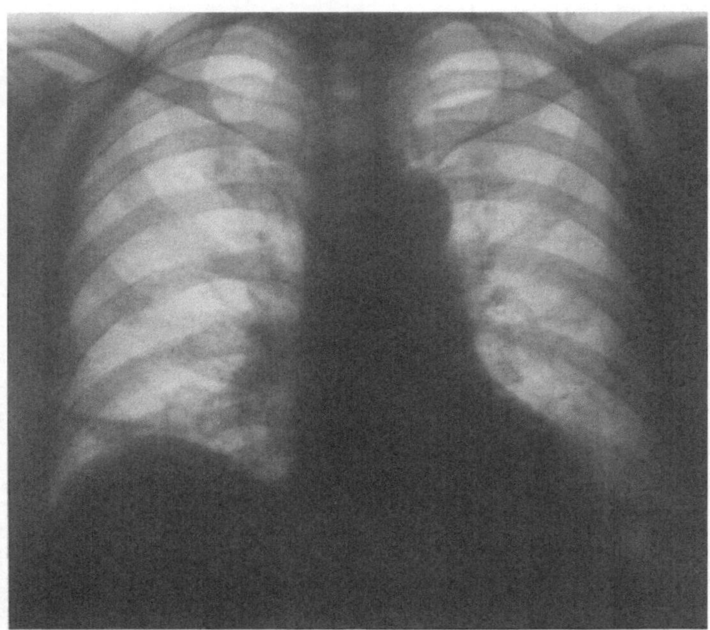

Abb. 26. Infarktfolgen im rechten Unterlappen

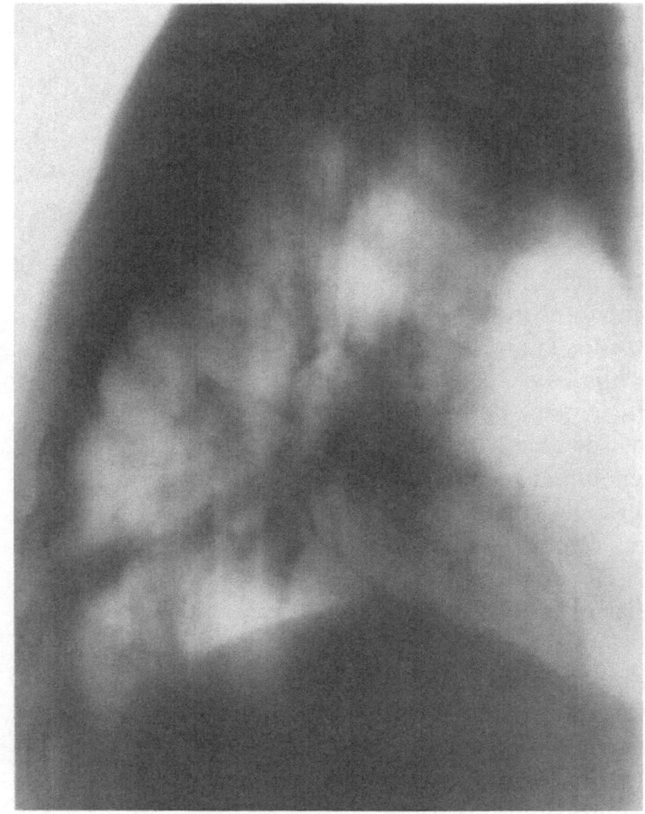

Abb. 27. Ausheilungsstadium eines rechtsseitigen Unterlappeninfarktes. Schichtaufnahme in frontalem Strahlengang

3. *Ausheilungs- und Narbenstadien.* In den Rückbildungsstadien sind röntgenologisch allmähliche Aufhellung, Verkleinerung bzw. Schrumpfung der Lungeninfarkte, Rückgang pleuraler Veränderungen und Normalisierung des Zwerchfellstandes

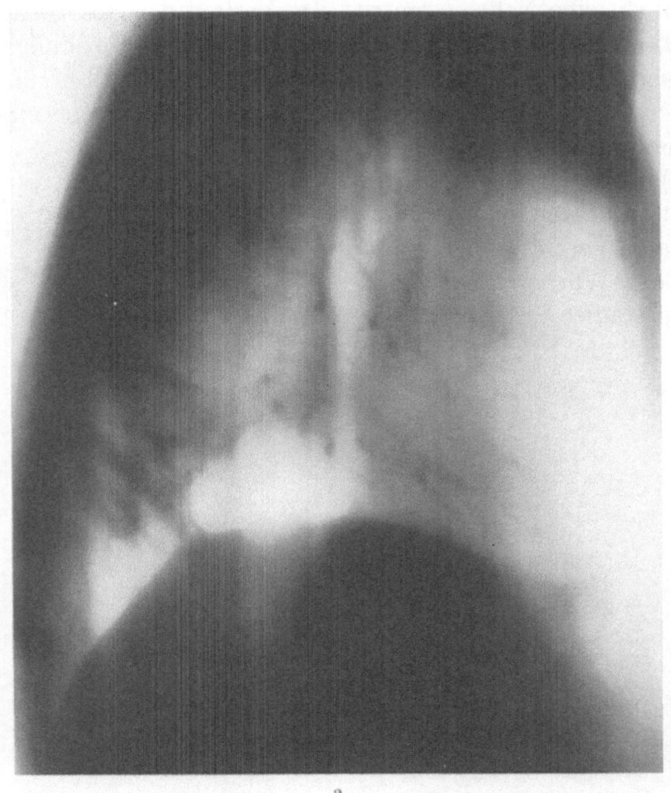

a

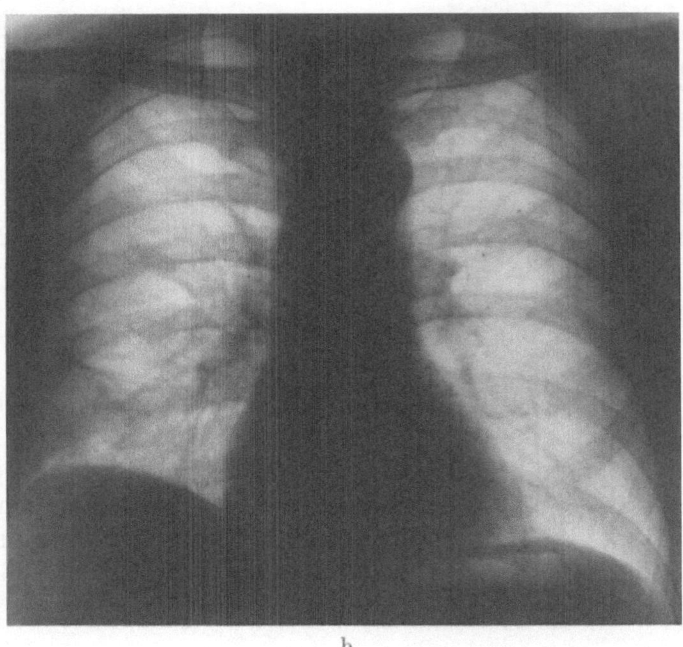

b

Abb. 28a u. b. Ausheilungsstadien eines rechtsseitigen Unterlappeninfarktes. a 6 Wochen nach Infarktbeginn restliche Atelektasezonen und bindegewebige Organisation (Schichtaufnahme in frontalem Strahlengang). b 10 Wochen nach Infarktbeginn narbige Veränderungen im rechten Unterfeld. Restlicher Zwerchfellhochstand nachweisbar. Infarktresiduen sind häufig über mehrere Jahre zu beobachten. Die Ausheilungsdauer hängt von der Größe des Infarktes, dem Ausmaß der kardialen Stauung und den sekundären entzündlichen Veränderungen ab. Nach WESTERMARK (1938, 1948) kann der Infarkt völlig resorbiert werden, wenn das infarzierte Gebiet nicht zu groß ist oder nicht eine Nekrose eintritt. Im Verlauf der Resorption wird der Infarkt dann lufthaltiger, er erscheint im Bild mehr netzförmig. Gewöhnlich wird der Infarkt aber nicht resorbiert, sondern organisiert. Dann zeigt sich eine Entzündungszone um den Infarkt und der Verdichtungsbezirk wird diffuser. Allmählich wird das infarzierte Gebiet narbig und zunehmend streifig (Abb. 26—31). STEIN et al. (1958) beobachteten Lösung und Resorption von 19 Infarkten innerhalb eines Monats. Residuale Veränderungen fand TOMLIN (1952) noch 3 Wochen später, Streifen als Ausheilungsstadien erst von der vierten Woche ab. Streifen- oder mehr knotenförmige Bezirke, die von fibrösem Narbengewebe herrühren, können noch Monate und Jahre nach dem Infarktgeschehen nachweisbar sein (SHORT 1951; UNVERZAGT 1927; GRAYSON 1949; FARR u. SPIEGEL 1929). Ein Lungeninfarkt kann gelegentlich die Größe eines Lappens durch Schrumpfung verkleinern (ROBBINS 1946). Geringfügige zeltförmige Zwerchfellausziehungen oder Interlobärschwielen sind Folgeerscheinungen der Infarktpleuritis (ARENDT u. ROSENBERG 1959). Die Normalisierung des Zwerchfellhochstandes wurde von ZWEIFEL (1935) im Durchschnitt etwa 5 Wochen nach Infarktbeginn festgestellt. Sehr eindrucksvolle Röntgenbilder von Infarktabläufen bis zum Narbenstadium hat KRAUSE (1945) beschrieben. DUNÉR, PERNOW u. RIGNÉR (1960) stellten bei Untersuchungen an 150 Patienten mit abgelaufener Lungenembolie fest, daß bei 40 überlebenden Kranken alle Spezialuntersuchungen wie Kreislauf- und Atemfunktionsprüfungen sowie Röntgenuntersuchung des Thorax völlig normale Befunde erbracht hatten. Danach ist der Schluß erlaubt, daß die Spätprognose für alle Patienten gut ist, die das akute Stadium der Lungenembolie überleben.

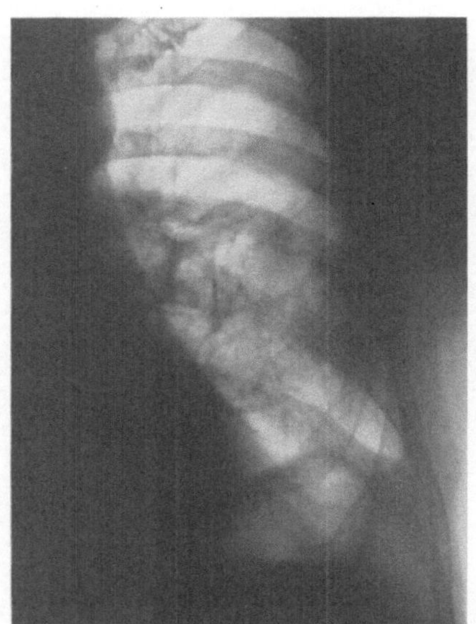

Abb. 29. Ausheilungsstadium einer linksseitigen Infarktpneumonie

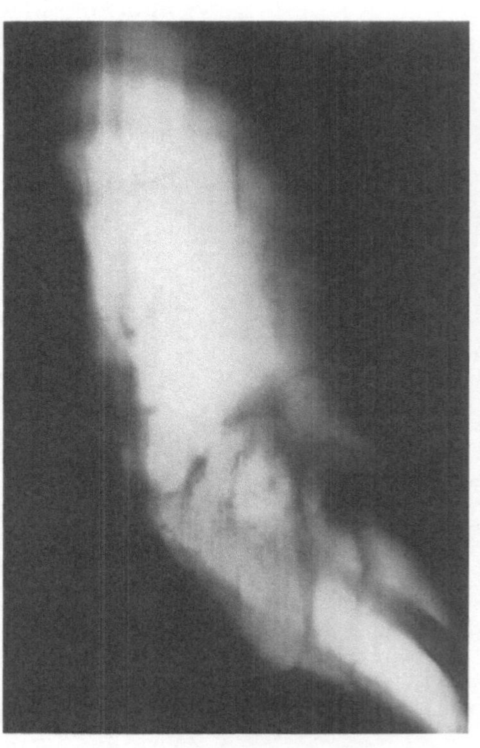

Abb. 30. Dorsale Infarktschwiele 4 Wochen nach Infarktbeginn (Antikoagulantien-Therapie)

Schließlich finden sich bei der Mehrzahl der abgeheilten Infarkte einzelne oder multiple Streifen im Infarktbereich, deren Länge nach ARENDT u. ROSENBERG (1959) gewöhnlich 1—4 cm beträgt. Streifen sind das geläufigste Zeichen eines abgeheilten Lungeninfarktes.

Meist handelt es sich um einen dichten einzelnen, linienförmigen Bezirk, der in irgendeiner Richtung verläuft, jedoch immer die Pleuraoberfläche erreicht und sich auch knötchenförmig rundlich verdichten kann. Nach HAMPTON u. CASTLEMAN (1940) variieren die Streifen zwischen 1 und 10 cm Länge. FLEISCHNER (1958) hat sie gegenüber interlobären Veränderungen und Plattenatelektasen abgegrenzt und darauf hingewiesen, daß der residuale Infarktstreifen persistiert, die Atelektase andererseits bald verschwinden kann. Auch ist beim heilenden Infarkt die Zwerchfellexkursion wieder ergiebig, während

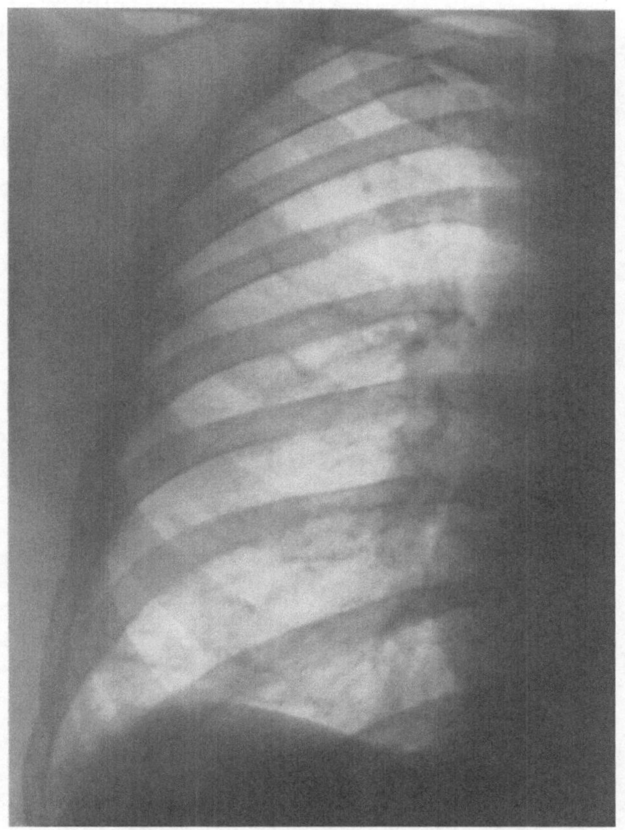

Abb. 31. Zarte Infarktnarben oberhalb des rechten Zwerchfellrippenwinkels

sie bei der Plattenatelektase meist reduziert ist. HAMPTON u. CASTLEMAN (1940) haben pathologisch-anatomisch nachgewiesen, daß diesen Streifen Narbengewebe der Infarktregion entspricht. Multiple Streifen können auch auf multiple ehemalige Infarkte hinweisen. KIRKLIN u. FAUST (1930) sprechen außerdem elastische Fasern als Ursache irregulärer linearer Bänder an. TORRANCE (1959) beschreibt horizontalen, schrägen oder diagonalen Verlauf der Streifen. Man kann somit sagen, daß die Streifen sowohl Infarktfrüh- als auch -spätzeichen sind. Im Frühstadium handelt es sich wohl vorwiegend um Plattenatelektasen, im Ausheilungsstadium im wesentlichen um fibröses Narbengewebe.

c) Fett- und Ölembolie

Über die Fettembolie der Lungen liegen bisher nur wenige Mitteilungen im radiologischen Schrifttum vor. In Tierversuchen sahen JIRKA u. SCUDERI (1936) 20 min nach i.v. Injektion von Ölsäure oder Olivenöl diffuse Verschleierungen der Lungen, die 5—7 Tage nachweisbar waren. SCUDERI (1938) beobachtete sogar einmal 2 min post injectionem Lungenveränderungen. SORCE (1940) beschrieb akute Herzdilatation wie bei der üblichen Lungenembolie bereits in der ersten Minute nach i.v. Injektion; 8—10 min später war die Hauptmenge des Fettes im kleinen Kreislauf deponiert. Noch nach 30 Tagen fanden sich in den Lungen beim überlebenden Tier Fettemboli. Nach S. HOFFHEINZ (1933) ist autoptisch der Nachweis einer Fettembolie in den Lungengefäßen bei 50—60% aller Fälle mit Knochenbrüchen zu führen. Wie bei der Thromboembolie findet sich eine Bevorzugung der Unterlappen. KRAUS, EISENBACH, TEBRÜGGE u. STRNAD (1961) kommen aufgrund von Tierversuchen zur Schlußfolgerung, daß es keine für die Fettembolie spezifischen Veränderungen im Röntgenbild gibt.

Beim Menschen beschrieben BUCHNER u. SCHABERL (1959) kleinfleckige Veränderungen beider Unterfelder, die mit klinischen Schocksymptomen einhergingen. Diese kleinfleckigen diffusen, z.T. wolkigen und verstreuten Herde beider Lungen wurden ebenfalls von FEHR (1944), BÖHLER u. STRELI (1957), WHITAKER (1939) sowie KOLMERT (1959) festgestellt und scheinen demnach pathognomonisch für die röntgenologische Diagnose der akuten Fettembolie der Lunge zu sein. FEHR sah diese Veränderungen 48 Std nach dem Unfall mit bis zu 10 Tagen Dauer. Sie können jedoch noch länger nachgewiesen werden. Nach MARUYAMA u. LITTLE (1962) ergibt die pulmonale Fettembolie ein der massiven Lungenembolie ähnliches Röntgenbild. Es finden sich bilaterale, diffuse, jedoch vorwiegend perihilär und basal angeordnete fleckförmige Veränderungen, die dem Bild des Lungenödems ähneln, wobei allerdings die Herzform unverändert ist. Ergüsse fehlen. Die Herde bildeten sich nach 8 Tagen zurück. Auch TRAUMANN u. WETZEL (1962) wiesen bei Fettembolien kleinfleckige, einzelstehende und über alle Felder verteilte Lungenherde und Streifen nach. SEMISCH (1958) hat auf die Bedeutung arteriovenöser Kurzschlüsse hingewiesen, durch die das Fett sofort in den großen Kreislauf gelangen kann. Besonders ausführlich hat sich VOLUTER (1949) mit der Fettembolie der Lungen befaßt und diese in drei Stadien eingeteilt: Im 1. Stadium erfolgt Anreicherung der

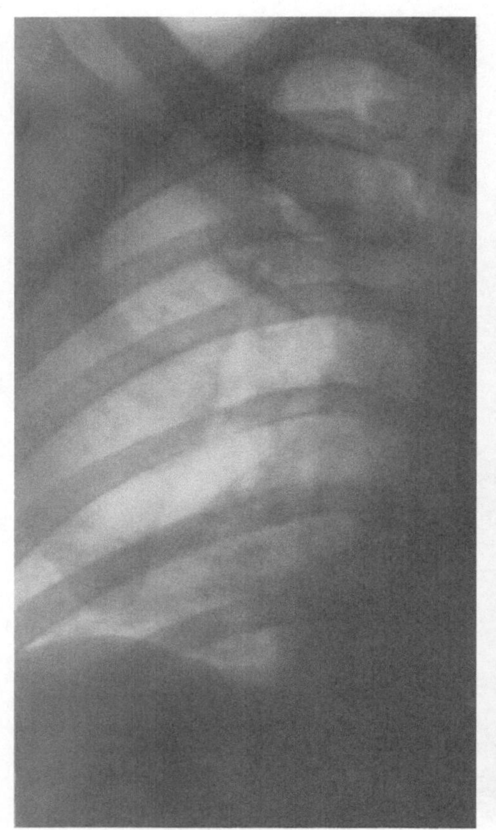

Abb. 32

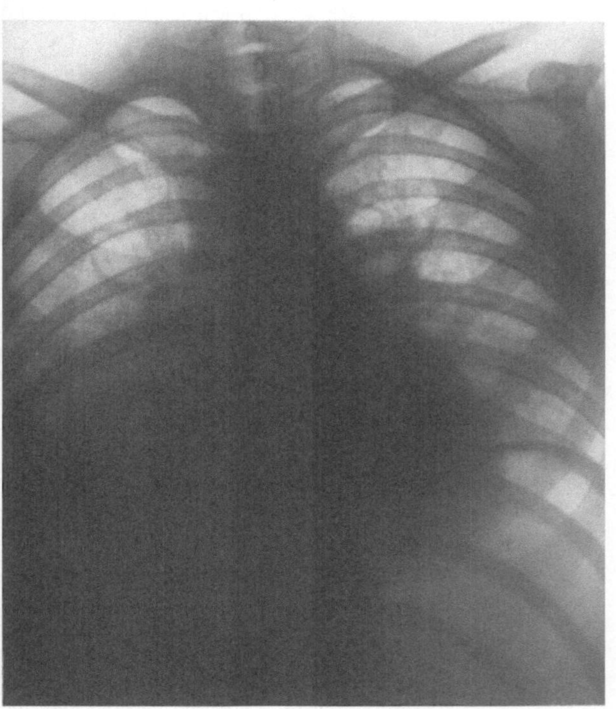

Abb. 33

Abb. 32. Fettembolie mit pneumonischer Infiltration nach multiplen Extremitätenfrakturen

Abb. 33. Ausgedehnte beiderseitige Infiltrationen nach Fettembolie im Anschluß an komplizierte Unterschenkelfraktur

Fettmassen in den parahilären Ästen mit großen Ballungen ähnlich wie bei der Speicherkrankheit. Im 2. Stadium, etwa 24 Std später, resultieren sternförmige oder follikuläre Herde, bei denen es sich um größere Fettdepots im Capillarsystem handelt. In der 3., der peripheren Phase, sind rein miliare Veränderungen nachweisbar, die wenig Strahlen absorbieren (Abb. 32 und 33). Die Lungenfelder sind dann wieder auffallend klar, während klinisch und pathologisch-anatomisch schwere Veränderungen wie Ödem, Hämorrhagien und Capillarverstopfungen nachweisbar sind. Beim Überlebenden kann das miliare Bild länger bestehen bleiben und ein Emphysem mit Cor pulmonale resultieren.

Mehrere Befunde liegen über Lungenembolien durch versehentliche intravenöse Injektion von öligen Kontrastmitteln vor. Übereinstimmende Beobachtungen von Pantopaque-Embolien nach Myelographie stammen von STEINBACH u. HILL (1951), GINSBURG u. SKORNECK (1955) sowie KEATS (1956). In zwei Fällen waren erst am nächsten bzw. übernächsten Tag zahlreiche kleine knötchenförmige Infiltrationen bzw. multiple feine retikuläre Herde vorwiegend in den Unterfeldern nachweisbar. Im Falle von GINSBURG u. SKORNECK waren die Infiltrate nach wenigen Tagen bereits restlos verschwunden. KEATS (1956) beobachtete unmittelbar nach der Pantopaqueinjektion ein feingranuliertes Bild in beiden Lungenunterfeldern, vor allem im costophrenischen Anteil. 49 Tage später waren keine Herde mehr nachweisbar. SICARD u. FORESTIER (1923) haben wohl erstmalig beim Menschen derartige Ölembolien röntgenologisch beschrieben, indem sie 6—8 min lang nachweisbare Herde nach langsamer intravenöser Injektion von 2—4 cm^3 Lipiodol feststellten. GROSSMANN (1946) berichtete über einen gleichartigen Fall. Auch nach Hysterosalpingographie sind derartige Ölembolien beschrieben worden (INGERSOLL u. ROBBINS 1947; EISEN u. GOLDSTEIN 1945). Nach VOLUTER (1949) handelt es sich bei den kleinfleckigen Veränderungen sicher nicht um Infarkte, da die Fetttröpfchen viel zu klein sind, um Gefäßäste zu verstopfen, sondern vielmehr um die direkte Darstellung der kleinen Fettdepots im Bereich der Arteriolen und Capillaren. BRON, BAUM u. ABRAMS (1963) beschreiben eine akute Ölembolie nach direkter intralymphatischer Injektion von 20 ml eines öligen Kontrastmittels beider Fußrücken bei 44 von 80 Patienten. Einige Patienten hatten trotz röntgenologischen Nachweises einer Embolie keine Beschwerden. Röntgenzeichen der Embolie waren feine granulaartige Herde mit linearem oder netzartigem Muster in den ersten 12 Std nach der Injektion. Wahrscheinlich ist die Embolie durch lymphatico-venöse Anastomosen, insbesondere bei Obstruktion von Lymphgefäßen durch Tumorelemente, erfolgt.

d) Luftembolie

Beobachtungen über Luftembolie gehören bislang im radiologischen Schrifttum zu den größten Seltenheiten. Tierversuche von JAKOBI, JANKER u. SCHMITZ (1932) erbrachten ein fast durchsichtiges, stark vergrößertes Herz mit Dilatation des rechten Ventrikels (Abb. 34). KERBER (1938) stellte fest, daß die Lungencapillaren von der Luft nicht passiert werden können. Als Todesursache beschrieb er ein Luft-Blut-Gemisch in den Kranzarterien und eine Abflußbehinderung in die Coronarvenen. Er wies auch das Verhalten des kompensatorischen Bronchialarterienkreislaufs nach. Die Füllung der Lungenstrombahn war stark verringert. Auch die Tierversuche von S. HOFFHEINZ (1933) bestätigten die innere Erstickung durch eine Verlegung der A. pulmonalis mit Luft, einhergehend mit einem akuten Cor pulmonale und partieller Luftfüllung der Coronarvenen. STAUFFER, DURANT u. OPPENHEIMER (1956) wiesen eine größere Gasblase in der Ausflußbahn des rechten Ventrikels und im Hauptstamm der A. pulmonalis nach. Aus den Versuchen von OPPENHEIMER, DURANT u. LYNCH (1953) geht ferner hervor, daß Linksseiten- oder Rückenlinkslage die Möglichkeit einer partiellen Blutpassage vom rechten Ventrikel in die A. pulmonalis verschafft.

Radiologische Befunde der Luftembolie beim Menschen liegen bisher von DURANT, OPPENHEIMER, LYNCH, ASCANIO u. WEBBER (1954) sowie GERNEZ-RIEUX, BOUTE u. MEREAU (1952) vor. Es handelte sich um Zwischenfälle bei der Angio-Kardiographie.

In der linken A. pulmonalis war eine große Luftblase nachweisbar, die eine Aussparung im Jodkontrast verursachte. Im anderen Falle zeigte das erste Bild den Eintritt der Luft in die V. cava, das zweite Bild Sauerstoffüllung des rechten Vorhofs und Doppelkontrast der A. pulmonalis. In beiden Fällen war eine Undichtigkeit der Spritzenapparatur die Ursache der Sauerstoffembolie. ROER u. TEICHERT (1957) wiesen Luftansammlungen im Gefäßsystem des Thorax und Herzens an der Leiche nach tödlichen Schädelbasisbrüchen nach, indem sie seitliche Thoraxaufnahmen anfertigten.

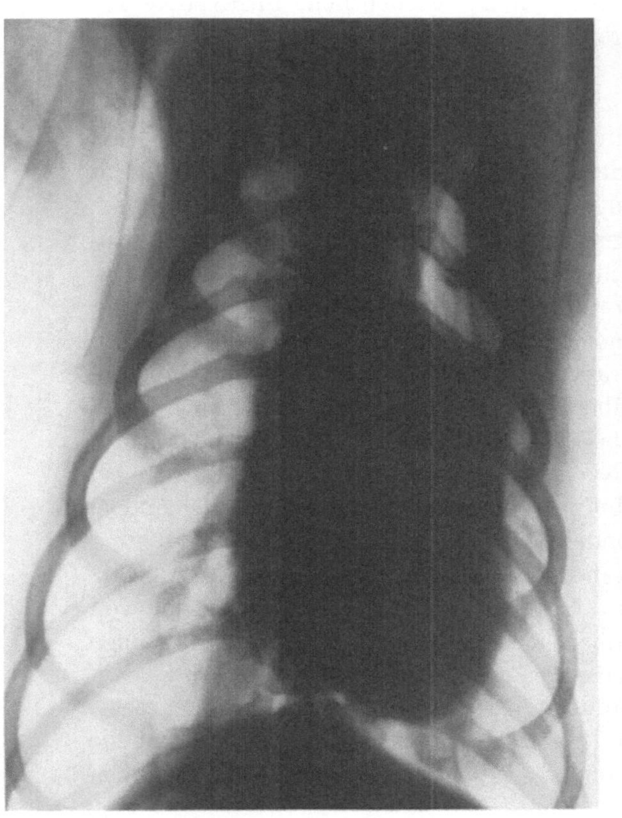

a

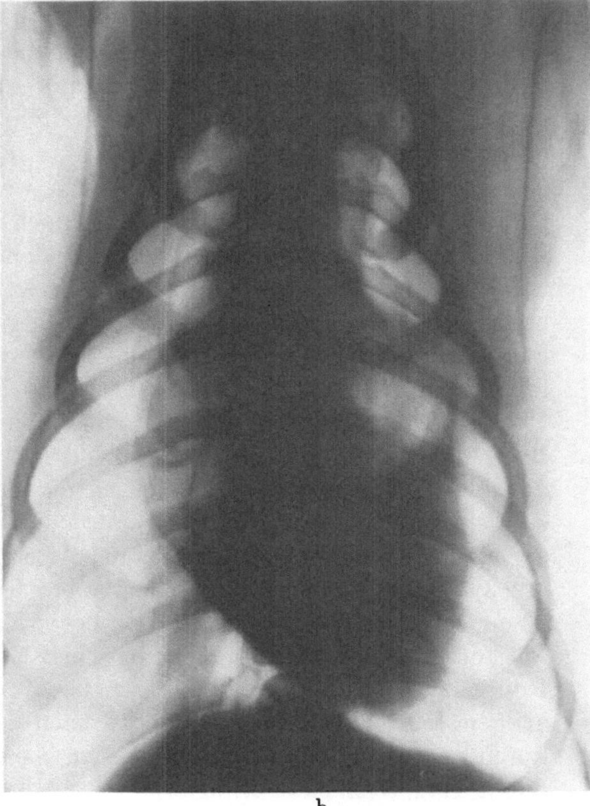

b

Abb. 34a u. b. Experimentelle Luftembolie (Hund). a Normale Herzkonfiguration und regelrechte Gefäßzeichnung der Lungen. b Nach experimenteller Luftembolie Dilatation des rechten Herzens im Sinne eines akuten Cor pulmonale. Nachweis großer Luftblasen im rechten Vorhof und in der Ausflußbahn des rechten Ventrikels, deutliche Gefäßrarefizierung der Lungen

e) Embolie durch Zellelemente und körperfremdes Material

Von Gynäkologen sind die röntgenologischen Kriterien der Fruchtwasserembolie in Form herdförmiger Veränderungen in den Lungen einige Male beschrieben worden (SELZER u. SCHUMAN 1947; HAGER u. DAVIES 1952; SHUDER u. LODE 1952; DE REZENDE, PERRICELLI u. GERK 1955; KOUTZKI u. LUKAWSKY 1954; ARNOLD, GARDNER u. GOODMAN 1961). Die Autoren beschreiben einen Rückgang der herdförmigen Veränderungen nach einigen Tagen und völlige Aufhellung der Lungenfelder nach kurzer Zeit. Den Infiltraten entsprechen wahrscheinlich die von LUSHBAUGH u. STEIN (1942) nach Fruchtwasserembolie in der Lunge gefundenen Fremdkörpergranulome. Die cellulären Elemente setzen sich im wesentlichen aus Placentaanteilen zusammen.

ARENDT u. ROSENBERG (1959) haben über eine Sarkomembolie der A. pulmonalis berichtet, die einseitig das Westermark-Zeichen bot. Nach DURHAM, ASHLEY u. DORENCAMP (1961) kann die geringe Ausprägung eines chronischen Cor pulmonale einziges diskretes Zeichen der Tumorembolie kleiner Lungenarterien und -arteriolen sein, die in einem Falle autoptisch bestätigt wurde. Eine Sichelzellanämie mit zahlreichen thrombotischen Verschlüssen der kleineren Pulmonalarterienäste wurde von YATER u. HANSMANN (1936) sowie von NEUHAUSER (1961) beschrieben, wobei röntgenologisch ausschließlich Zeichen des chronischen Cor pulmonale im Vordergrund standen. In einem Fall von JAUBERT DE BEAUJEU, DELORD u. BARDIN (1958) führte ein Geschoß im Anschluß an einen Herzschuß eine intravasale Wanderung durch und bewirkte eine Lungenembolie unter dem Bilde eines lokalisierten Infarktes.

3. Zirkulationsstörungen bei chronischer pulmonaler Hypertonie

In diesem Abschnitt sind Zirkulationsstörungen abzuhandeln, die bei chronischen Erkrankungen der Thoraxorgane auftreten, in der Regel mit Druckerhöhung im arteriellen Schenkel der pulmonalen Strombahn einhergehen und zu lokaler oder allgemeiner Ischämie führen. Dabei ist insbesondere auf Zusammenhänge zwischen funktionellen Durchblutungsstörungen und Gefäßwandveränderungen sowie auf die Beziehungen verschiedener Parenchymerkrankungen zum Gefäßsystem einzugehen. Hier muß zunächst auf das z.Z. noch lebhaft umstrittene Krankheitsbild der sog. primären oder essentiellen chronischen pulmonalen Hypertonie hingewiesen werden. Dabei findet sich eine Druckerhöhung des arteriellen Schenkels infolge einer allgemeinen Strombahnverengerung mit einer mehr oder minder starken Ischämie insbesondere in der Lungenperipherie. Organische Gefäßwandveränderungen sind nicht nachweisbar, so daß die Ischämie ausschließlich durch vasoconstrictorische Mechanismen zu erklären ist. Weder klinisch noch röntgenologisch besteht bis heute eine fundierte Diagnostik des Krankheitsbildes, jedoch dürften der Pulmonangiographie in Zukunft wesentliche diagnostische Möglichkeiten beschieden sein. Ätiologisch liegen Zusammenhänge mit einer allgemeinen neurovegetativen Funktionsstörung nahe, zumal die peripheren arteriellen Abschnitte vom muskulären Typ eine ausgesprochene Regulativfunktion besitzen (MATTHES, ULMER u. WITTEKIND 1960). GROSSE-BROCKHOFF (1957) schuldigt vor allem den Faktor der Sauerstoffuntersättigung als ätiologisches Agens an. Es scheinen auch bestimmte Zusammenhänge zur Arteriitis zu bestehen. Wahrscheinlich sind die peripheren Arterienspasmen für lange Zeit potentiell reversibel. Die Frage, ob, wann und warum sekundäre sklerotische Intimaveränderungen und Mediahypertrophien auftreten, ist im Augenblick noch lebhaft umstritten, dürfte sich aber dahingehend beantworten lassen, daß wohl mit Sicherheit organische Gefäßschädigungen auftreten, wenn Funktionsstörungen lange Zeit, beispielsweise über Jahre, anhalten. Die Diagnosestellung der primären chronischen pulmonalen Hypertonie ist bisher praktisch nur autoptisch möglich gewesen. HARRISON (1958) fand bei Durchsicht eines großen autoptischen Materials im Laufe von 10 Jahren nur einen Fall, der die notwendigen Kriterien des Krankheitsbildes erfüllte. Nach EVANS, SHORT u. BEDFORD (1957) kann das Krankheitsbild autoptisch im übrigen manchmal kaum von jenem wiederholter Mikroembolien mit sekundärer pulmonaler Hypertonie unterschieden werden.

Die Röntgensymptomatologie der sekundären chronischen pulmonalen Hypertonie ist heute — vor allem aufgrund vergleichender Druckmessungen mit Hilfe des Herzkatheters — verhältnismäßig gut zu analysieren (VAN EPPS 1957, 1958; ESCH u. THURN 1959; FLEISCHNER 1957; LIAN 1940). Sie wird im wesentlichen durch die auffallende Diskrepanz zwischen dilatierten, mitunter etwas betont pulsierenden zentralen Pulmonalarterienstämmen und einer peripheren Rarefizierung und Engstellung der Gefäße charakterisiert. Schichtbilduntersuchung, Angio-Kardiographie und selektive Pulmonangiographie haben wesentlich zur Erfassung und zum Verständnis der Röntgensymptomatologie des Krankheitsgeschehens beigetragen. Elektrokymographie und Kinedensigraphie erbringen hypertensive Pulsationskurven mit erhöhten Amplituden der erweiterten zentralen Pulmonalisäste, vorzeitigem Kurvengipfel der Pulmonalgefäße und Erhöhung der Pulswellengeschwindigkeit. In der Peripherie finden sich deutliche Verkleinerungen der Oscillationen entsprechend einer Querschnittseinengung und Minderdurchblutung (HECKMANN 1959; KARPATI u. EBERLE 1953; ROSSI, RUSTICHELLI u. FERRI 1957).

a) Zirkulationsstörungen bei Erkrankungen der Lungengefäße

α) Pulmonale Arterio- und Arteriolosklerose. Die Diskussion um die Pathogenese der primären pulmonalen Arterio- und Arteriolosklerose ist noch nicht abgeschlossen. MATTHES, ULMER u. WITTEKIND (1960) haben die möglichen größtenteils noch hypothetischen Zusammenhänge zwischen essentieller arterieller Hypertonie und primärer Pulmonalarteriensklerose ausführlich diskutiert und mit Recht empfohlen, den Begriff Ayerzasche Erkrankung endgültig fallen zu lassen, da hierunter keine pathologisch-anatomisch fundierte Diagnose verstanden werden kann. Angeborene Stenosen der Lungenvenen, Anomalien der Gefäßwände oder des gesamten Arteriensystems werden ferner als Ursachen angeschuldigt. RINK (1961) findet bei der primären Pulmonalarteriensklerose extreme Engstellung und Rarefizierung der peripheren Aufzweigung der Segmentarterienäste im selektiven Pulmonangiogramm.

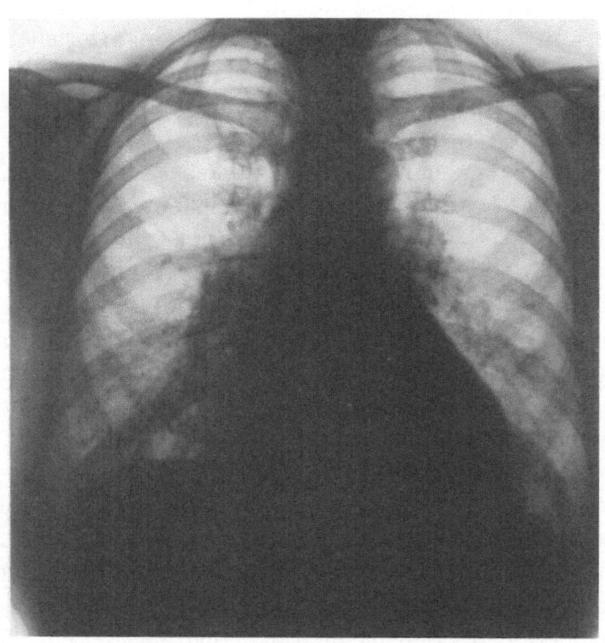

Abb. 35. Autoptisch bestätigte essentielle pulmonale Hypertonie bei Arteriosklerose der peripheren Pulmonalarterien. Dilatation der zentralen Pulmonalarterienstämme, Reduktion des peripheren Gefäßnetzes

Die sekundäre pulmonale Arterio- und Arteriolosklerose ist bekannter und häufiger als die primäre Form der Erkrankung. Ätiologische Faktoren sind alle Formen von Hyperämie, arteriitische Prozesse, venöse Rückstauung mit langjähriger sekundärer pulmonaler Hypertonie, diffuse indurierende Lungenkrankheiten und wohl auch Alters und Stoffwechselveränderungen.

VAQUEZ beschrieb 1926 die Röntgensymptomatologie. Es finden sich breite und dichte, scharfrandige, prominente, mitunter deutlich pulsierende Hilusgefäße, auffallend reduzierte Gefäßkaliber in der Peripherie und eine unharmonische Verjüngung der einzelnen Gefäßabschnitte. Manchmal ist auch eine betont streifige Zeichnung in der Peripherie nachweisbar. Die orthograd getroffenen mehr zentralen Gefäßkaliber sind auffallend scharfrandig, mitunter plump (Abb. 35 und 36). MELDOLESI (1955) beschrieb auch Fälle rein zentraler Pulmonalarteriensklerose mit normalen Segmentarterien. Das Schichtbild weist deutliche Kalibersprünge der Arterien nach. Auch die Lungenvenen sind in der Peripherie ähnlich den Arterien an Zahl reduziert (HORNYKIEWYTSCH u. STENDER 1955). Nach THURN (1958) kann die periphere Lungenzeichnung sowohl bei der primären als auch bei der sekundären Form der Krankheit streifig verstärkt sein. Die Gefäßstämme zeigen jedoch erst bei stärkerer Sklerosierung auch in der Peripherie vermehrte Dichte (MACARINI u. OLIVA 1957).

Nach BOLT, FORSSMANN u. RINK (1957) ist ausschließlich die selektive Pulmonangiographie in der Lage, die sekundäre Pulmonalarteriensklerose hinsichtlich ihres Schweregrades und ihrer funktionellen Bedeutung objektiv zu erfassen. Sie fanden Änderungen der Gefäßkaliber mit sprunghafter Verkleinerung und fadenförmiger Ausziehung der periphersten Verzweigungen, ferner starke Verlängerung der Verweildauer des Kontrastmittels. Besonders charakteristisch sind die unmotivierten Kalibersprünge bei der Aufzweigung in die mittleren und kleineren Arterien. Wie CSÁKÁNY (1962) ausführt, finden sich in der Praxis vor allem gemischte Formen der pulmonalen Hypertonie, bei denen das Bild durch die Übergänge der funktionellen in die organischen und durch das gleichzeitige Vorhandensein von prä- und postcapillären Komponenten beherrscht wird. MELOT u. BOLLAERT (1963) finden bei der pulmonalen Hypertonie entweder eine allgemeine Lumenverengerung mit normalen Neigungswinkeln der Arterienabschnitte an der Grenze zwischen lobären und segmentären Arterien, bei denen mit Überdruck kaum zu rechnen ist, oder eine zentrale Dilatation und periphere Verengerung, bei der die anomalen Neigungswinkel meist parallel mit einem entsprechenden Überdruck im kleinen Kreislauf einhergehen. Ihre Untersuchungsbefunde von 450 Pulmonangiographien lassen Beziehungen zwischen volumetrischen Unterschieden, der Dauer des Aufenthaltes des Kontrastblutes und der Kreislaufzeit in der Lunge erkennen. Danach gestattet die Pulmonangiographie, den funktionellen Wert der Lungensegmente abzuschätzen und

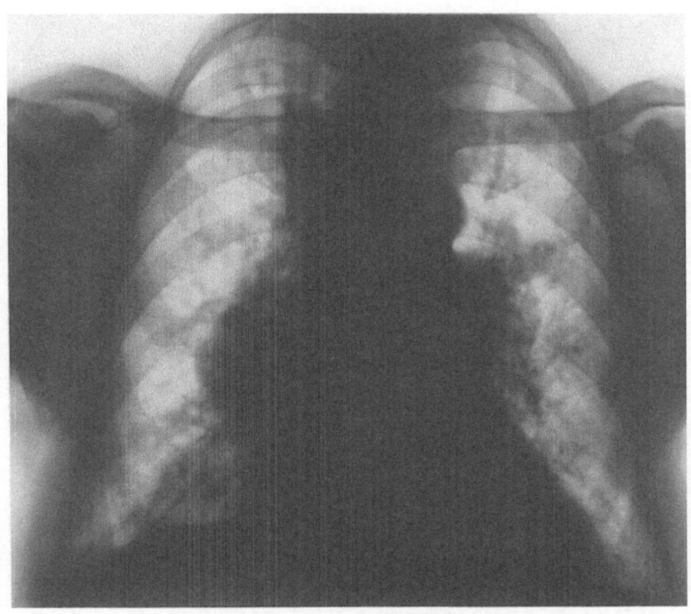

Abb. 36. Fortgeschrittene Pulmonalarteriensklerose bei 80jähriger Frau. Mächtige Dilatation der zentralen, Rarefizierung der peripheren Gefäßabschnitte

erbringt zusätzlich Auskünfte über die Folgen der Lungenkrankheiten auf das Gefäßsystem und über die kompensatorischen Fähigkeiten der gesunden Lunge. KÜNZLER u. SCHAD (1960) wiesen die Pulmonalarteriensklerose im selektiven Kardio-Pulmonangiogramm bei allen Formen vermehrter Lungendurchblutung nach und fanden stärkere Gefäßschlängelungen, Verarmung der Aufzweigungen, Streckung, umschriebene Lumenverengerung mit nachfolgender kolbiger Erweiterung und starken Kaliberschwankungen. Im postmortalen Bronchialarteriogramm sah FLORANGE (1960) immer Erweiterung und Schlängelung der Bronchialarterien sowie Ausbreitung von broncho-pulmonalen Anastomosen.

β) Pulmonale Arteriitis. Dieses ätiologisch vielschichtige Krankheitsbild, das z. Z. noch Gegenstand intensiver Forschung ist, ist in Zusammenhang zu bringen mit hyperergischen Reaktionen, Krankheiten des rheumatischen Formenkreises sowie spezifischen und unspezifischen Allgemeininfekten. Wahrscheinlich bestehen auch Beziehungen zur progressiven Lungendystrophie. MATTHES, ULMER u. WITTEKIND (1960) haben über die pathogenetischen Mechanismen der verschiedenen pulmonalen Angiitiden ausführlich berichtet.

Die Diagnose ist — wenn überhaupt — nur in Verbindung mit der klinischen Symptomatologie zu stellen; die Röntgensymptomatologie entspricht weitgehend jener der pulmonalen Arteriolosklerose, jedoch sind zusätzliche Parenchymveränderungen zu berücksichtigen. Besteht ein einseitiger obliterierender endangitischer Prozeß, so kann nach

LAUR u. WEDLER (1955) sowie RAKOWER u. MORAN (1962) das Bild der einseitig hellen Lunge resultieren. Auch bei der progressiven Lungendystrophie dürften Gefäßprozesse an den Pulmonal- und Bronchialarterien eine pathogenetische Rolle spielen (HEILMEYER 1961). HIERONYMI (1959) berichtete über einen auch von uns beobachteten Fall einer generalisierten Periarteriitis unter dem Bilde der progressiven chronischen Lungendystrophie (Abb. 37). Röntgenologisch fand sich extremes Lungenemphysem mit fast völligem Strukturverlust, spärlichster Ausprägung der peripheren Gefäße, prominenten zentralen Pulmonalarterien und einem Cor pulmonale. Autoptisch handelte es sich um eine generalisierte Periarteriitis nodosa, Pulmonalarteriensklerose und Periarteriitis lediglich der mittelkalibrigen hilusnahen Bronchialarterien. Über die pulmonale Form der

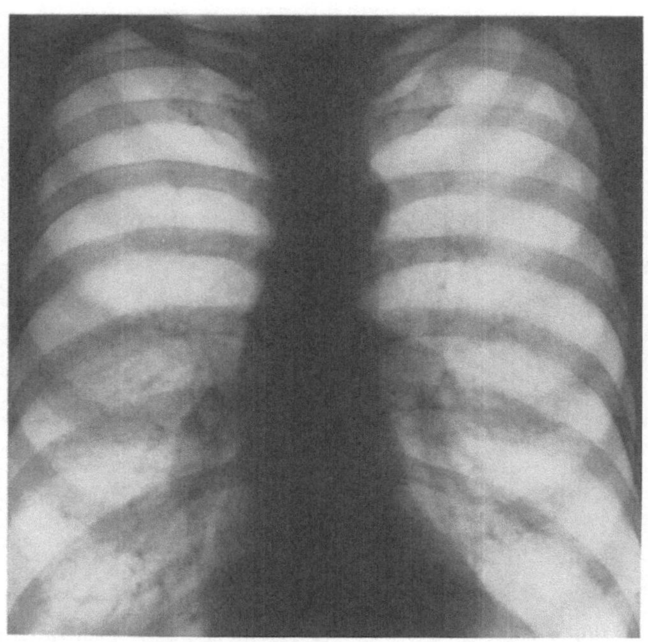

Abb. 37. Autoptisch bestätigte progressive Lungendystrophie bei Periarteriitis nodosa der Bronchialarterien. Extreme Gefäßrarefizierung und Kaliberreduktion

Periarteriitis nodosa bzw. Polyarteriitis wird im Schrifttum mehrfach berichtet (NICE, MENON u. RIGLER 1959; ROGERS u. ROBERTO 1956; STRICKLAND 1955; ZHISLINA 1959; CONTA 1933; HERRMAN 1933; VOGEL 1961; VOGEL u. FLINK 1960; REINHARDT 1960; KOCH u. EHLERS 1959; HRADSKÝ 1960). Auch das ätiologisch und symptomatologisch weitgehend identische Krankheitsbild der nicht infektiösen Granulomatose — Syndrom von WEGENER — wird hervorgehoben (FELSON u. BRAUNSTEIN 1958; ROGERS u. ROBERTO 1956; RISCHOFF 1960; VOGEL u. FLINK 1960). Im Vordergrund steht die Kalibereinschränkung der periphersten Lungengefäße, da hauptsächlich die kleineren Arterien und größeren Arteriolen befallen sind. Manchmal beschränkt sich das Krankheitsbild auch auf isolierte Lungenschlagaderabschnitte. Besonders charakteristisch sind perivasculäre Infiltrate in den Lungen, die meist symmetrisch perihilär in den Mittelfeldern liegen. Kleinere Herde können wie Infarkte und Bronchopneumonien imponieren. Es finden sich klein- oder mittelfleckige Aussaaten in Verbindung mit ödematösen Veränderungen. Die manchmal schmetterlingsförmigen Infiltrate können mitunter konfluieren. Für die infektiöse nekrotisierende Granulomatose nach WEGENER sollen isolierte Rundherde mit oder ohne Kavernenbildung typisch sein und sich hierdurch von der eigentlichen Polyarteriitis nodosa unterscheiden. Die Granulome sind wenige Millimeter bis zu 5 cm groß (RISCHOFF 1960). Veränderungen bei Periarteriitis ähneln gelegentlich denen bei Lungentumoren (ARNDT u. WITTEKIND 1955). Prominente Hilusgefäße mit Herzvergrößerung, Zeichen des chronischen Cor pulmonale und deutliche Gefäßrarefizierung in der Peripherie in Verbindung mit perihilären oder perivasculären Infiltrationen kennzeichnen den röntgenologischen Befund (Abb. 38).

Pulmonangiogramme sind in den akuten und subakuten Stadien wohl meist kontraindiziert. HARTLEB u. GEILER (1958) berichteten über eine autoptisch nachgewiesene schwere hyperergische Arteriitis; bei der Angio-Kardiographie fand sich ein stark verdünntes und verzögertes Laevogramm und eine hochgradige Verlängerung der Zirkulationszeit. ARVIDSSON, KARNELL u. MØLLER (1955) sowie DIGHIERO et al. (1957) haben

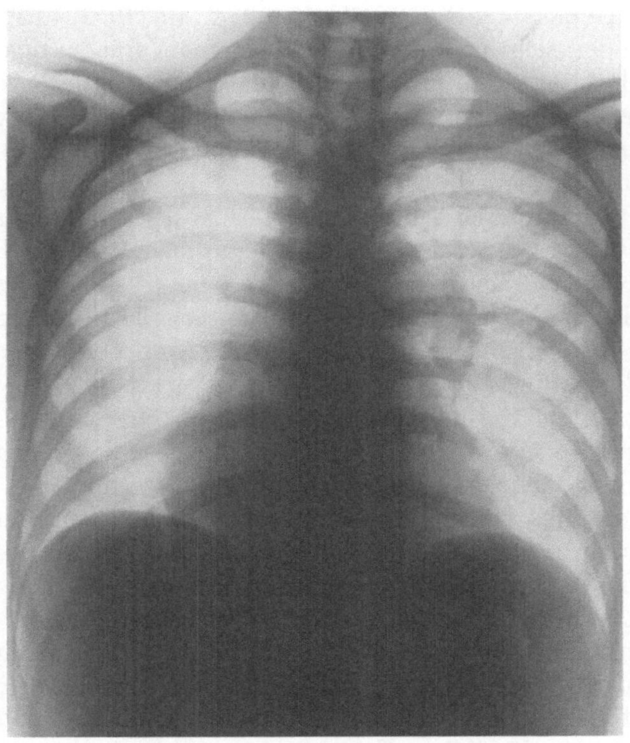

Abb. 38. Autoptisch bestätigte Endangitis obliterans pulmonalis mit obliterierender Thrombose der A. pulmonalis sinistra. Erhebliche Dilatation des linken Hauptstammes mit Gefäßreduktion der Peripherie

angiographisch multiple Stenosen der Lungenarterien nachgewiesen, die möglicherweise entzündlich verursacht waren.

γ) Thrombose der Lungenarterien. Die autochthone Thrombose der A. pulmonalis ist ein seltenes Krankheitsbild (MATTHES, ULMER u. WITTEKIND 1960; KRAUSS 1960). McMICHAEL (1948) beschreibt eine chronische Thrombose der kleinen Lungenarterien, die zu Stauungsherzfehlern Veranlassung geben soll. In der Regel schließen sich jedoch Thrombosierungen der A. pulmonalis an vielfältige Erkrankungen des Lungenparenchyms oder der Lungengefäße an. MAGIDSON u. JACOBSON (1955) berichten über fünf Lungenthrombosen unter 1000 Sektionen, während MØLLER (1922) in seinem Sektionsgut 29% Thrombosen der A. pulmonalis fand. Als Ursache werden folgende Erkrankungen angegeben: Endarteriitis, Lues, Arteriosklerose, Mitralstenose, verschiedene congenitale Herz- und Gefäßanomalien, rheumatische Herzkrankheiten, Thrombangitis obliterans, Polycythämie, Sichelzellanämie (BRENNER 1935; CANADA, GOODALE u. CURRENS 1953; CARROLL 1950; HANELIN u. EYLER 1951; KEATING, BURKEY, HELLERSTEIN u. FEIL 1953). Auch die retrograde hiluswärts gerichtete Thrombose im Anschluß an periphere Lungenembolien ist beschrieben worden (HOLZMANN 1950; SHAPIRO u. RIGLER 1948; HAMPTON u. CASTLEMAN 1940; CARROLL 1950; BALL, GOODWIN u. HARRISON 1956).

Entzündliche und neoplastische Erkrankungen, insbesondere die Tuberkulose, Silikose und chronische Pneumonie reihen sich an (BRENNER 1935; HANELIN u. EYLER 1951; KEATING et al. 1953; SAVACOOL u. CHARR 1941). NIGHTINGALE u. WILLIAMS (1955) beobachteten die Entwicklung einer Lungenarterienthrombose im Anschluß an den Herzkatheterismus. KRAUS, STRNAD u. KÄRCHER (1962) fanden nach Durchtrennung der Hinterwurzeln, bzw. nach deren Ausschaltung mittels Novocain, an den Lungenrändern sympathicusgereizter Tiere Thrombosen und im Lappenmantel eine Anämie, wonach segmentale Innervationsstörungen angenommen wurden.

Die Röntgensymptomatologie wurde erstmals von v. DEHN 1910 beschrieben, der auffallend große Hilusgefäße mit starker Prominenz fand. In jüngerer Zeit haben vor allem HANELIN u. EYLER (1951) sowie KEATING et al. (1953) ausführlich hierüber berichtet. Danach finden sich im wesentlichen alle jene Veränderungen, die auch bei der Embolisierung nachweisbar sind, einschließlich der Zeichen des chronischen Cor pulmonale. Mitunter kann das Thoraxbild fast als photographisches Negativ des pathologisch-anatomischen Präparates dienen und den Thrombus im Gefäß darstellen (BOSWELL u. PALMER 1931). Die Thrombose bevorzugt in der Regel kleinere Äste der Peripherie (BRENNER 1935). Der chronisch schleichende Verlauf des Krankheitsbildes (LJUNGDAHL 1928) konnte von GIBBON, HOPKINSON u. CHURCHILL (1932) im Tierversuch dadurch erklärt werden, daß erst nach einer Reduktion von 84—96% des Pulmonalarterienquerschnittes der Tod herbeigeführt wurde. Im Röntgenbild ist die auffallende Prominenz der Hilusgefäße das hauptsächlichste Symptom der chronischen Lungenarterienthrombose (FOWLER 1934; STEINHOFF 1951; HAMPTON u. CASTLEMAN 1940; HANELIN u. EYLER 1951; KEATING et al. 1953; LEPSKAJA u. SHANINA 1959; SCHULZE 1961). Die Rarefizierung der Lungenperipherie kommt in der Regel hinzu, so daß bei vermehrter peripherer Lungengefäßzeichnung meist eine Thrombose ausgeschlossen werden kann. Seltener sind Verkleinerungen der Hilusgefäße, wenn es sich um ausschließlich zentralen Thrombussitz handelt. Hierbei kann der Hilus sogar konkav begrenzt sein. Andererseits finden sich auch zackige und verfranste Konturierungen, entsprechend den Ausbreitungen der Thromben. HANELIN u. EYLER (1951) haben derartige Röntgenbilder mit eindrucksvollen Skizzen und pathologisch-anatomischen Präparaten interpretiert. KEATING et al. (1953) weisen auf den Pulsationsverlust der Hilusgefäße hin, der stets den Verdacht auf eine chronische Thrombose lenken müsse. Unter zunehmender Entwicklung einer peripheren Ischämie findet sich eine allmähliche Vergrößerung und Verbreiterung des Hilus im Laufe des Krankheitsgeschehens, wie von KEATING et al. (1953) geschildert wurde. Sie haben in zeitlichen Abständen die Veränderung der Hilusgefäße eindeutig darstellen können. Findet sich demgemäß eine fortschreitende Verbreitung der Pulmonalarterie mit zunehmender pulmonaler Ischämie im Sinne des Westermark-Zeichens, Verlust der Hiluspulsationen, Scharfrandigwerden der Außenkontur der Hilusgefäße und segmentaler oder totaler Anordnung, so scheint es nicht unmöglich zu sein, im Verlauf und unter Berücksichtigung des klinischen Befundes die Diagnose röntgenologisch zu stellen bzw. weitgehend zu sichern. Infarkte wurden vereinzelt beschrieben (KEATING et al. 1953; HANELIN u. EYLER 1951). Nach SAVACOOL u. CHARR (1941) wird die rechte Pulmonalarterie bevorzugt und in fast der Hälfte der Fälle finden sich begleitende Parenchymerkrankungen der Lunge. KRÖKER (1960) weist darauf hin, daß die autochthone Thrombosierung der A. pulmonalis Ursache einer einseitig hellen Lunge bzw. der progressiven Lungendystrophie sein kann. Ausheilungsstadien der Lungenarterienthrombose wurden in Form von Verkalkungen der Arterienwände beobachtet (TRICOT et al. 1961; MCALISTER u. BLATT 1962).

TIRMAN, EISAMAN u. LLOYD (1951) haben angiographisch brüske Gefäßabbrüche und in der Peripherie äußerst spärliche Gefäßanfärbungen bei peripheren Thrombosen aufgrund von Oberlappentuberkulose festgestellt. ORELL, KARNELL u. WAHLGREN (1960) berichten in Anlehnung an die Beobachtung von ARVIDSSON, KARNELL u. MØLLER (1955) über multiple periphere Stenosen der Lungenarterie bei einem 19jährigen Mädchen.

Angiographisch fand sich Erweiterung des Lungenarterienstammes und beider Oberlappenarterien, ferner Kollateralversorgung der Mittel- und Unterlappengefäße. Autoptisch lag eine Hypoplasie der Elastica und Media mit Sekundärveränderungen und rekanalisierten Thrombenbildungen zugrunde. Ausführliche Erfahrungen mit der Selektivpulmonangiographie liegen vor von LÖHR, SCHOLTZE u. KLINNER (1957), LÖHR, SCHOLTZE u. GRILL (1959) sowie GRILL (1958). STEINBACH, KEATS u. SHELINE (1955) fanden im Schichtbild sehr schmale Venen und das Westermark-Zeichen. Postmortal stellte FLORANGE (1960) eine dichte Netzbildung im Hilusbereich mit zahlreichen broncho-pulmonalen Anastomosen fest. Elektrokymographisch beobachteten MARCHAL, MARCHAL u. KOURILSKY (1959) Herabsetzung des Lungenpulses.

b) Zirkulationsstörungen bei Erkrankungen des Lungenparenchyms

α) Asthma bronchiale, chronisches Lungenemphysem. Zirkulationsstörungen finden sich bei allen Formen des Lungenemphysems, das nach MATTHES, ULMER u. WITTEKIND (1960) am zweckmäßigsten in alveolare Hypoventilation, ventilatorische und zirkulatorische Verteilungsstörung einzuteilen ist. Die chronische pulmonale Hypertonie des Emphysems führt GIESE (1957) zurück auf die Reduktion des Capillarbettes, die Tonuserhöhung der Arteriolen infolge der Hypoxämie und einen vermehrten Blutzustrom aus arterio-arteriellen Anastomosen des Bronchialsystems, den MEESSEN (1951) als Aortalisation des kleinen Kreislaufs bezeichnet hat. Die Ursachen der zur Ischämie führenden Gefäßveränderungen liegen ausschließlich in der Peripherie. Es dürfte eine wesentliche Aufgabe der Radiologie sein, hier funktionelle Mechanismen von organischen Gefäßveränderungen abzugrenzen, insbesondere auch die möglichen Übergangsformen funktioneller zu organischen Gefäßveränderungen nachzuweisen.

Beim akuten Asthma bronchiale bzw. akuten oder funktionellen Emphysem handelt es sich vor allem um vasoconstrictorische Regulationsstörungen, die anfänglich noch reversibel sein dürften. Im Schichtbild findet sich noch normale Gefäßgliederung ohne Störung der Architektur, jedoch Streckung der Gefäße, Erweiterungen der Verzweigungswinkel und Kaliberverminderungen der Arterien (HORNYKIEWYTSCH u. STENDER 1955). Bei den Venen treten ähnliche Veränderungen auf (MACARINI u. OLIVA 1957). Die Pulmonangiographie bestätigt die Engstellung der segmentären Arterienäste ohne Nachweis morphologischer oder irreversibler Veränderungen. Besonders deutlich ist eine Rarefizierung der basalen Gefäßverzweigungen beiderseits (BOLT, FORSSMANN u. RINK 1957; RINK 1955; SAUVAGE u. HATT 1952; SCHOENMACKERS u. VIETEN 1954). Die Strömungsgeschwindigkeit ist beim Asthma bronchiale deutlich verlangsamt (BESSON 1953). HATT (1950) verfügt über besondere pulmonangiographische Erfahrungen beim Asthma bronchiale und findet durchweg eine zirkulatorische Verlangsamung. Beim Status asthmaticus sah er kurz nach dem Abklingen noch eine erhebliche Hypovascularisierung vorwiegend der basalen Lungenabschnitte. Die Vasoconstriction der Peripherie steht danach in enger Beziehung zu Schwere und Dauer der respiratorischen Insuffizienz und ist zunächst ganz offensichtlich funktioneller Natur. In fortgeschrittenen Asthmastadien steht das Bild der Gefäßlosigkeit einzelner Segmente mit erheblicher Zunahme der Strömungsverlangsamung im Vordergrund (Abb. 39 und 40). Akut einsetzende Widerstandserhöhung durch periphere Gefäßkontraktionen dürfte mit ZDANSKY (1951) im wesentlichen auf den von EULER u. LILJESTRAND (1947) beschriebenen vasomotorischen Constrictionsreflex bei Hyp- und Anoxie zurückzuführen sein.

In den weiteren Entwicklungsstadien des chronischen Lungenemphysems (Abb. 41 und 42) bestehen offenbar Übergangsformen von funktionellen Störungen zu organischen Gefäßveränderungen, insbesondere im Bereich der terminalen Strombahn. Die capillare Füllungsphase kann noch erhalten sein, es findet sich nach BOLT, FORSSMANN u. RINK (1957) dann lediglich das Kriterium der Dehnung und Drosselung der Kontrastmittelpassage. Die Übergangsstadien werden durch eine zunehmende Rarefizierung bzw. allmähliche Destruktion des Capillarnetzes charakterisiert, so daß sich das Kontrastmittel bereits in den arteriellen Segment- oder Subsegmentästen deutlich aufstaut. SEMISCH (1958) sowie SEMISCH, KÖLLING u. WITTIG (1956, 1958) bestätigen diese Übergangsmechanismen von der funktionellen Zirkulationsstörung bis zur schweren Capillar-

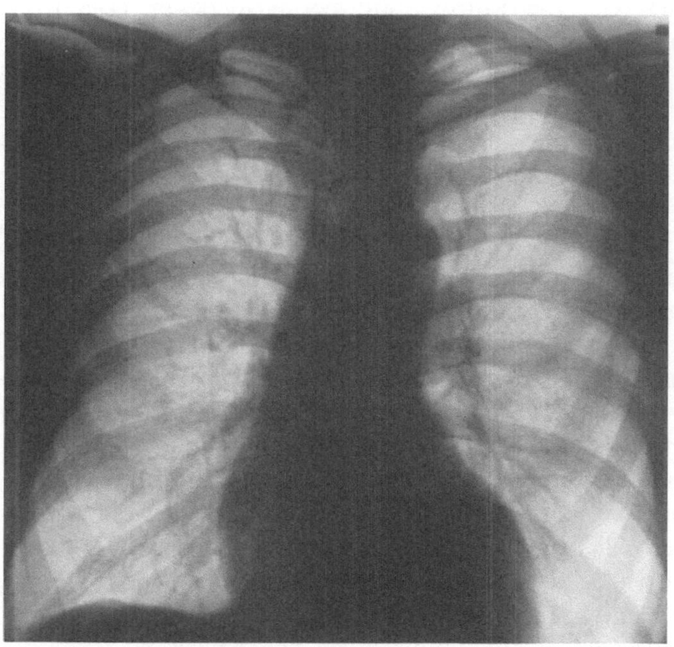

Abb. 39. Asthmalunge eines 35jährigen Mannes mit 10jähriger Anamnese. Streckung und Kaliberverminderung der Lungenarterienäste

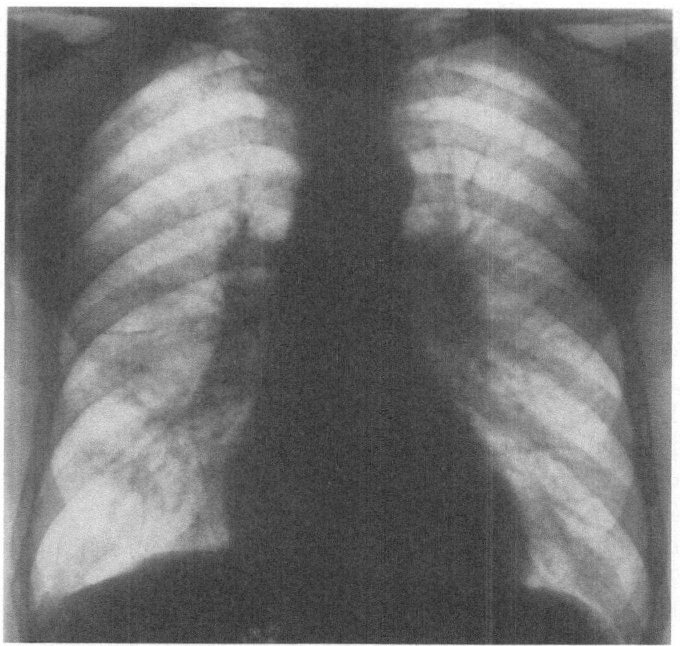

Abb. 40. Fortgeschrittene Gefäßveränderungen bei chronischem Asthma bronchiale und dekompensiertem Cor pulmonale

destruktion. SEMISCH wies im stehenden Segmentangiogramm entsprechende Übergänge nach. Infolge der meist vorliegenden sekundären Hypertonie ist die Blutpassage durch das reduzierte Capillarnetz häufig gesteigert. Das Ausmaß der peripheren Ischämie hängt schließlich von der Anzahl erhaltener Gefäßeinheiten und ihrer restlichen funktionellen Beteiligung am Gasaustausch ab (Abb. 43). In den schwersten Fällen finden sich totale Ausfälle capillärer Füllungsphasen mit funktionellem Tod. Alle beschriebenen Verände-

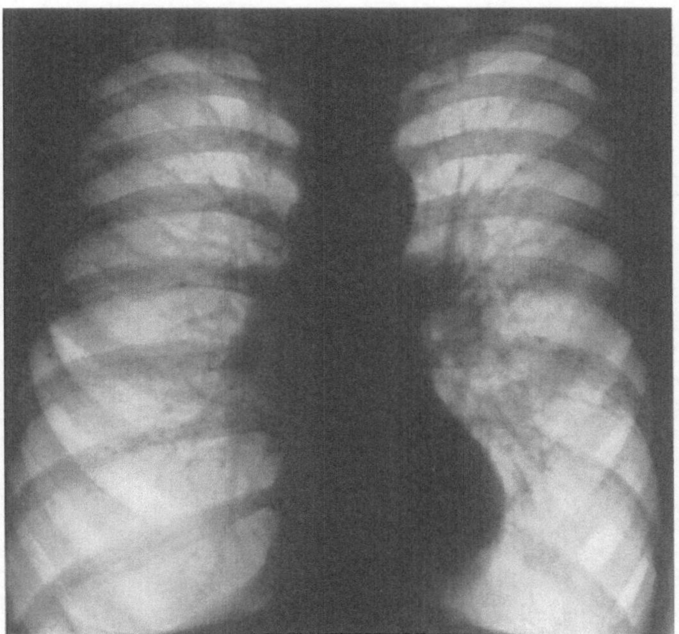

Abb. 41. Chronisches substantielles Lungenemphysem mit ausgedehnter Rarefizierung des peripheren Gefäßnetzes

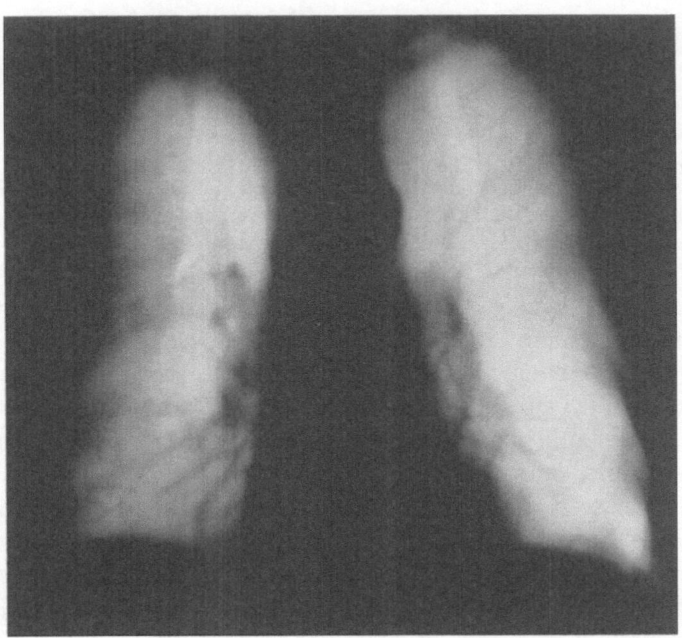

Abb. 42. Lungengefäße bei chronischem Emphysem (Schichtaufnahme 14 cm von dorsal)

rungen gelten sowohl für das chronische substantielle Emphysem als auch für lokale Formen des Emphysems auf verschiedener Grundlage. In den fortgeschrittenen Stadien des chronischen substantiellen Lungenemphysems findet sich das Bild des entlaubten Baumes mit fehlender terminaler Verästelung oder hochgradiger Verengung der kleinen Aufzweigungsarterien (Jensen, Miscall u. Steinberg 1961). Der Füllungszustand kleiner Gefäßaufzweigungen ist demnach sichtlich vermindert, die lobulären Gefäße wirken starr und überdehnt, die capillare Durchflußphase des Kontrastmittels ist verkürzt (RINK 1961). Das reine Altersemphysem ist dagegen nach BOLT, FORSSMANN u. RINK (1957) nicht durch schwere Gefäßveränderungen charakterisiert, sondern im wesentlichen durch Dehnungs- und Streckungszustände. Allerdings ist die Verweildauer des Kontrastmittels im arteriellen Schenkel meist erkennbar verzögert. Zusätzlich liegen häufig Veränderungen aufgrund einer Pulmonalarteriensklerose vor.

Die postmortale Pulmonangiographie bestätigt die in vivo erhobenen Befunde in vollem Umfange. Anatomisch finden sich Verödungen von Präcapillaren und Arteriolen als Ursache der Rarefizierung des peripheren Gefäßnetzes, ferner sekundäre sklerotische Gefäßprozesse. Der venöse Schenkel braucht nicht sonderlich eingeengt zu sein (GIESE

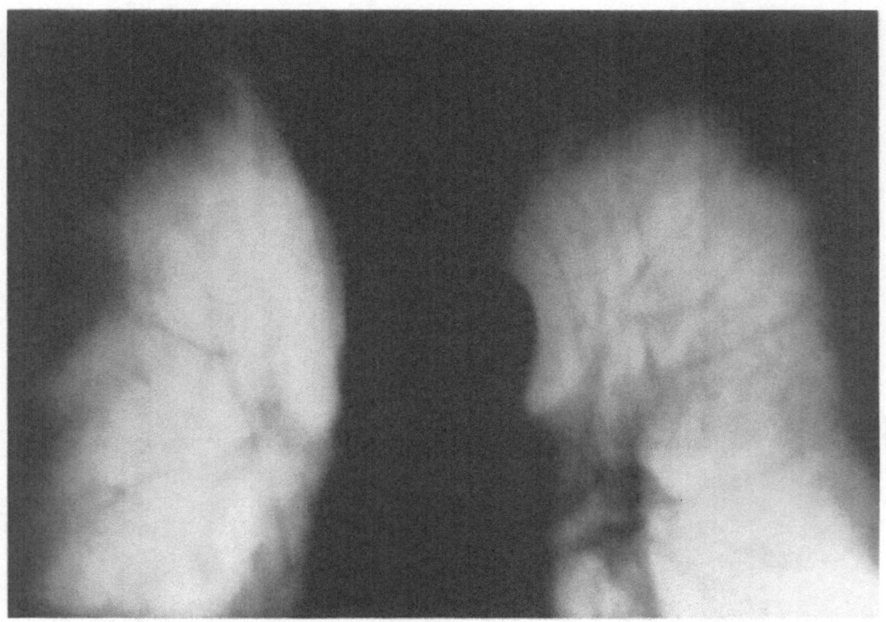

Abb. 43. Schichtaufnahme (14 cm von dorsal) bei ausgeprägtem Lungenemphysem. Dilatation der Hauptstämme, Kalibersprünge und starke Reduktion der peripheren Abschnitte der A. pulmonalis. Zeichen sekundärer Pulmonalarteriensklerose

1957; JUNGHANNS 1958). Die gesamte Angioarchitektur fortgeschrittener Stadien des Emphysems entspricht dem Bild eines entlaubten Baumes. Gefäßschwund, Stufenbildungen, gefäßfreie Felder, Verzerrungen und Venenverlust beherrschen das Bild (SCHOENMACKERS u. VIETEN 1954). JAMES, OWEN u. THOMAS (1960) stellten mit einer speziellen Injektionstechnik die kleinen Pulmonalarterien der Lungenperipherie dar. Bei zehn Fällen von Emphysem ergaben die Messungen stärkere Einschränkung des Gefäßbettes. Histologisch waren die Gefäße reduziert, die verbliebenen verdickt und verengt. Großflächige bullöse Emphyseme können zu sekundären Kompressionserscheinungen mit Amputationen und Deformierungen der Gefäße führen (MACARINI u. OLIVA 1957). JANIN (1960) sah entsprechende Veränderungen auch beim congenitalen bullösen Emphysem. Bei dem Krankheitsbild der sog. idiopathischen Lungenatrophie beschrieb MANFREDI (1959) weitgehenden Verlust der Gefäßstruktur bzw. deutliche Gefäßhypoplasie eines Lappens und völligen Füllungsausfall der übrigen Lungenabschnitte. Er identifiziert dieses Krankheitsbild nicht mit dem der progressiven Lungendystrophie bzw. vanishing lung (Abb. 44). KNOLLE (1961) hat über vier eigene Fälle sog. progressiver Lungendystrophie berichtet, die autoptisch bestätigt wurde, und bei denen sich keine entzündlichen Gefäßobliterationen nachweisen ließen. Im Angiogramm fanden sich Abbrüche der großen Gefäße. Unter den Entstehungsursachen der einseitig hellen Lunge (Abb. 45) können nach LONGIN (1960) angeborenes Emphysem und bullöses Emphysem vertreten sein. Enge Pulmonalarterien sind typisch für die einseitig helle Lunge. Beim angeborenen Emphysem handelt es sich um konstitutionelle Schwäche des elastischen Alveolarapparates oder um eine Bildungshemmung.

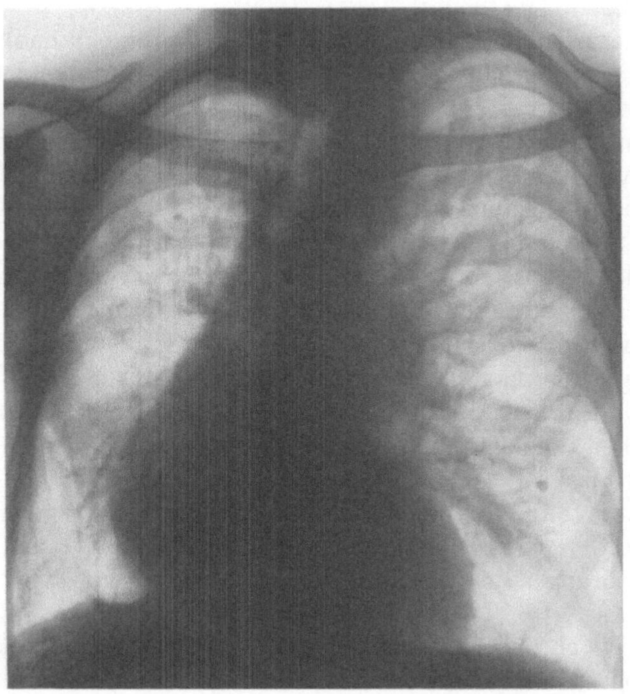

Abb. 44. Autoptisch bestätigte chronische progressive Lungendystrophie, insbesondere der rechten Lunge. Dekompensiertes chronisches Cor pulmonale

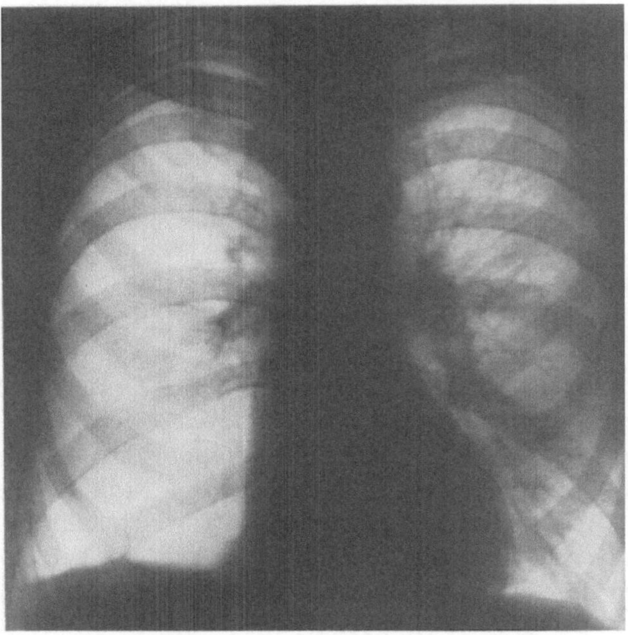

Abb. 45. Einseitig helle Lunge infolge Hypoplasie der rechten A. pulmonalis

Große Bedeutung hat der Nachweis von Kurzschlußdurchblutungsmechanismen (Matthes, Ulmer u. Wittekind 1960). Semisch (1959a u. b) hat beim chronischen substantiellen Lungenemphysem arterio-venöse Gefäßverbindungen angiographisch festgestellt. Danach scheint der Kurzschlußmechanismus der allmählichen Durchlöcherung, stärkeren Auflockerung und dem völligen Verlust des Capillarnetzes parallel zu gehen. Giese (1957) u. Junghanns (1958) sahen im postmortalen Angiogramm einen auffallend frühzeitigen und vollständigen venösen Rückfluß infolge Reduktion der Netzcapillaren bei erhaltenen Stromcapillaren. Den Nachweis arterio-arterieller Anastomosen führten Meessen (1951), Florange (1960) u. Janin (1960).

β) Chronische Gerüsterkrankungen, Fibrosen. Bei akuten entzündlichen Infiltrationen finden sich keine ischämischen Zirkulationsstörungen. Die Pulmonangiographie ergibt vielmehr eine aktive Hyperämie des betreffenden Lungenabschnittes (Guarini 1933; Löffler 1944; Schoenmackers u. Vieten 1954). Bei allen chronischen Lungenfibrosen liegt dagegen mehr oder weniger eine universelle sklerosierend-fibrosierende Gefäßkomponente vor, die zu ischämischen Störungen Anlaß gibt (Matthes, Ulmer u. Wittekind 1960). Die Erforschung derartiger Zirkulationsstörungen wurde sowohl durch die intravitale als auch die postmortale Pulmonangiographie vorwärts getrieben. Bei allen chronischen Parenchymerkrankungen existieren ferner zahlreiche Anastomosen im Sinne eines kompensatorischen Kreislaufs mit außerordentlich komplizierten und sehr sinnvollen durchblutungsfördernden bzw. -entlastenden Mechanismen (v. Hayek 1953). Diese arterio-arteriellen und arterio-venösen Anastomosen wurden tierexperimentell und postmortal am Menschen angiographisch bestätigt (Sprunt, Peters u. Holder 1959; Ameuille, Lemoine u. Fauvet 1937; Daussy u. Abelanet 1956; Short 1956; Viallet et al. 1953; Meessen 1951; Schoenmackers u. Vieten 1954). In vivo ist die Elektrokymographie eine differenzierte funktionsdiagnostische Methode zur Erfassung ischämischer Zirkulationsstörungen der Peripherie (Marchal, Marchal u. Kourilsky 1959; Haubrich 1955; Karpati u. Eberle 1953).

1. Tuberkulose. Die chronische Lungentuberkulose führt in ihrem schubweisen Verlauf immer zu pathologisch-anatomischen Veränderungen an den Pulmonalgefäßen. Die Ischämie steht in enger Beziehung zur jeweiligen Schwere des Krankheitsbildes und reicht von geringen peripheren Zirkulationsstörungen bis zur funktionell toten Lunge. Schon *1932* führten de Carvalho, Moniz u. Lima Angiopulmonographien der Lunge bei Tuberkulose durch. Umfassende Aufschlüsse über die Angioarchitektur hat jedoch erst die selektive Pulmonangiographie erbracht (Bolt, Forssmann u. Rink 1957).

Bei akuten infiltrativen Formen der Lungentuberkulose bestehen meist keine nennenswerten Zirkulationsveränderungen (Weiss et al. 1951; Zambelli u. Sacco 1952). Bulgarelli u. de Maestri (1952) beschreiben raschere Kontrastfüllung der Pulmonalarterie und ihrer Äste bzw. Hyperämie wie bei akuten Pneumonien, mitunter auch Behinderung des venösen Abflusses. Bei Frühinfiltraten stellten Bolt, Forssmann u. Rink (1957) bereits Rarefikationen des peripheren Gefäßnetzes mit allgemeiner Engstellung fest. Die akute Miliartuberkulose zeigt Blockierung und Drosselung im Bereich der terminalen Strombahn. Die Durchblutungsdrosselung in tuberkulös veränderten Lungenabschnitten steht im Vordergrund (Löffler 1946; Bolt u. Rink 1960; Rimini, Duomarco u. Burgos 1952; Ameuille u. Hinault 1937). Ursächlich sind hierfür sowohl Parenchymveränderungen als auch sekundäre endovasale fibrotische Wandprozesse verantwortlich zu machen. Schwerste destruktive Gefäßprozesse finden sich bei Kavernenbildungen bzw. Nekrotisierungsvorgängen. Am Rande der Frühkaverne brechen die Gefäßäste der Subsegmentarterie unmittelbar ab, sind sonst jedoch kaum verändert. Bei chronischen Kavernen finden sich sekundäre Veränderungen mit völliger Blockade der gesamten Peripherie des Segmentgefäßnetzes. Bolt u. Rink (1960) fanden im Ausheilungsstadium der Kaverne manchmal größere Lappenbezirke funktionell durch Rarefizierung des Capillargebietes ausgeschaltet. Sekundäre Gefäßveränderungen durch perifocale Emphysembildungen kommen hinzu. Die chronisch verlaufende Phthise bedingt eine hochgradige Einengung der Lungenstrombahn mit weitgehender Rarefizierung bis auf feine Gefäßreste und Blockierung der Segmentarterien bereits an der Abgangsstelle aus der Stammarterie. In den terminalen Stadien der Organphthise resultieren endgültige Strombahnverengungen mit totalen Obliterationen und Verödungen sämtlicher Segment- und auch größerer Stammarterien. Es entsteht das Bild der „destroyed lung". RINK (1961) fand bei Gefäßdestruktionen durch Lungentuberkulose Okklusionen, Stenosen und Verlagerungen, ferner Rarefizierung des peripheren Gefäßnetzes bei feinknotigen Prozessen und Streckung und Engstellung der zentralen Abschnitte. Bei spezifischen Prozessen finden sich Gefäßspreizungen entlang der Wand einer Kaverne, cirrhotische Umwandlungen von Segmenten mit Trauerweidenform und Fächerform bei sekundärer Destruktion eines atelektatischen Segmentes. BOLT stellte 1961 insbesondere die angiographischen Kriterien sowie die Indikationsstellung zur operativen Behandlung der Lungentuberkulose heraus. SCHOLTZE, LÖHR u. KLINNER (1957) sowie SCHOLTZE, KLINNER u. LÖHR (1957) verfügen über eindrucksvolle vergleichende pathologisch-anatomische und pulmonangiographische Untersuchungsergebnisse und beschreiben insbesondere Sekundärveränderungen der Gefäßintima, die ihrerseits zur Drosselung und Strömungsverlangsamung beitragen. Kaliberreduktion und Kalibersprünge haben die Autoren durch den Nachweis von Fibrosen der Gefäßintima belegt. So ist die tuberkulös bedingte Endangitis eine wesentliche weitere Ursache der peripheren Ischämie. GRILL (1958) hat derartige Arterienverschlüsse auch auf die direkte Einwirkung von spezifischem Granulationsgewebe zurückgeführt. LÖHR, GRILL, SCHOLTZE u. SCHÖLMERICH (1964) haben zusammenfassend die Ergebnisse der Lungenangiographie bei der Beurteilung des Verlaufs der chronischen Lungentuberkulose und damit der Indikationsstellung für chirurgische Eingriffe ausgewertet. Lokalisation, Schweregrad und Ausdehnung der im Parenchym ablaufenden Degenerationsprozesse lassen sich angiographisch genauer darstellen als mit den übrigen diagnostischen Methoden, da die Veränderungen des Parenchyms bei chronischen Lungenerkrankungen allgemein dem obliterierenden Prozeß am Segmentarterienbaum parallel laufen. Daher ist auch aus dem Lungenangiogramm das Ausmaß einer notwendigen Resektion bei den verschiedenen Lungenprozessen zumeist schon im voraus zu bestimmen. Auch BOLT u. RINK (1960) betonen die Bedeutung der Angiitis, die bis zur Obliteration der Lappenarterie führen kann. Hier sind auch wesentliche Beziehungen zur Streptomycinresistenz der Tuberkulose aufgrund von Gefäßdestruktionen und Verschlüssen nachgewiesen worden (WEISS, WITZ, HATT u. PETITJEAN 1951; BESSON 1953; BOURGEOIS et al. 1950; CANETTI 1950). REID u. SIMON (1962) fanden bei Patienten mit einseitig heller Lunge in der Anamnese bis in die Kindheit zurückreichende, oft schwere Infektionen, darunter auch Tuberkulose, die als Ursache der beobachteten Veränderungen an den Gefäßen angesehen wurden. Die Lungenhypoplasien waren in diesen Fällen sekundärer Natur.

Kinedensigraphie bzw. Elektrokymographie zeigen bei der chronischen Lungentuberkulose erhebliche Durchblutungsstörungen in Form einer Depression und Amplitudenverkleinerung (ROSSI, RUSTICHELLI u. FERRI 1957; MARCHAL, MARCHAL u. KOURILSKY 1959). Die Isotopenthorakographie (VENRATH 1957) ergibt bei tuberkulösen Spitzenprozessen deutliche Aktivitätsveränderungen in Übereinstimmung mit dem jeweiligen Ventilations- und Durchblutungsausfall. Im postmortalen Angiogramm wies FLORANGE (1960) den kompensatorischen Bronchialkreislauf bei der Lungentuberkulose nach, fand jedoch andererseits auch Wandveränderungen und Abbrüche der Bronchialarterien.

2. *Pneumokoniosen.* Silikotische Gefäßwandschädigungen spielen eine bedeutende Rolle, da sie zu völligen Gefäßobliterationen führen können und mit Thrombosen einhergehen (MATTHES, ULMER u. WITTEKIND 1960). Über die perivasculäre Verschwielung kommt es zum arteriellen Block und zur Ummauerung sowie zu endovasalen Verschlüssen. GHISLANZONI u. ZANNINI (1956) fanden bereits vor Auftreten klinischer und elektrokardiographischer Zeichen einer Schädigung des kleinen Kreislaufs gröbere Gefäßveränderungen. Nach BOLT, FORSSMANN u. RINK (1957) sowie ZORN u. WORTH (1952) finden sich angiographisch an den Arterien Verziehungen, Kaliberveränderungen, Lumeneinengung, vollständiger Gefäßverschluß oder Gefäßarmut in den silikotischen Schwielen. Die Capillarpassage ist stark verzögert, auch der venöse Rückfluß meist erheblich verlangsamt. Gefäßabbrüche vor silikotischen Schwielen sind keine Seltenheit. In der

gesamten Peripherie können weitgehende Rarefizierungen vorliegen. PERONA u. TOSTO (1953) beschrieben auch beschleunigtes Übertreten des Kontrastmittels in den linken Vorhof und wiesen damit arterio-venöse Anastomosen im Sinne einer Kurzschlußdurchblutung nach. Bei kleinknotigen Formen der Silikose stellten WEISS, WITZ u. KOEBELE (1950) keine Veränderung der arteriellen Zirkulation, jedoch eine beachtliche Verzögerung der venösen Rückströmung fest. Nur die schwieligen und pseudotumorösen Formen der Pneumokoniose bedingen Kompressionen und Amputationen sowie Deformierungen der arteriellen Gefäßverzweigungen. ZORN u. WORTH (1952) haben auch auf die Gefäßveränderungen bei einseitigen Silikosen hingewiesen. Weitere angiographische Untersuchungen liegen vor von CROIZIER, ODE u. ROCHE (1945), GIALLOMBARDO (1952), WITZ et al. (1951) sowie CHARR u. RIDDLE (1937), DICKMANN, FRITZE u. FRIEHOFF (1961) und DEL CAMPO et al. (1961). Im postmortalen Angiogramm beschrieben SCHOENMACKERS u. VIETEN (1952) entsprechende Gefäßverengungen, diffusen Gefäßverlust, Kaliberverjüngungen und Gefäßzerstörungen, letztere besonders bei begleitender Tuberkulose. Sie fanden ferner ebenso wie FLORANGE (1960) erhebliche Vermehrungen der Bronchialarterienäste und ausgedehnte broncho-pulmonale Anastomosen. Entsprechend der angiographisch nachgewiesenen Ischämie bzw. völligen Avascularisierung im Bereich der silikotischen Schwielen erwähnen ROSSI, RUSTICHELLI u. FERRI (1957) Unregelmäßigkeiten und Depressionen des elektrokymographischen Kurvenbildes, während auf der Gegenseite eine Mehrdurchblutung mit erhöhten Amplituden gefunden werden kann.

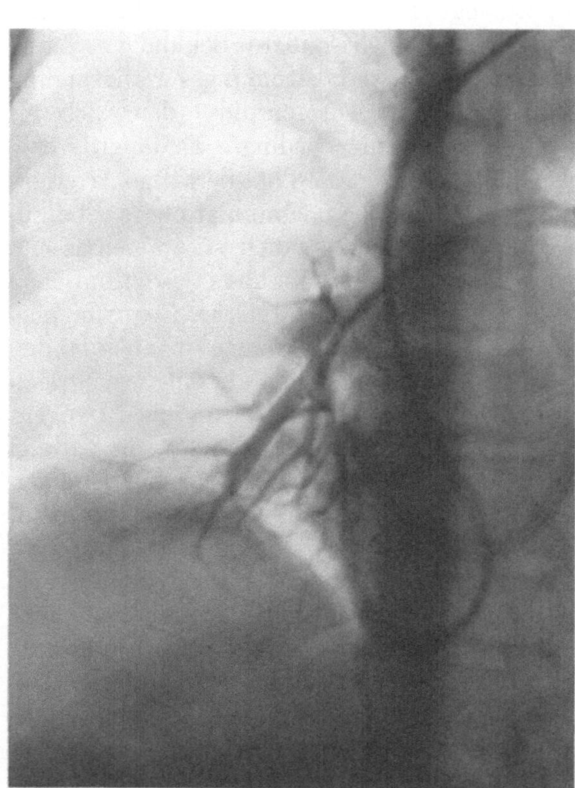

Abb. 46. Selektives Pulmonangiogramm bei ausgedehnten Bronchiektasien des rechten Unterlappens. Bild des entlaubten Baumes, Kalibersprünge, präcapillare Kaliberreduktion, Durchflußverlangsamung, Schwund des Capillarnetzes

Bei der Suberose, einer Korkstauberkrankung, beschrieben CANCELLA u. DE CARVALHO (1960) in 14 Fällen ausgeprägte Verlängerung der arteriellen Phase wie bei fortgeschrittenen Silikoseformen, Verlängerung der capillären Phase, sowie Verlängerung und Verzögerung der venösen Phase. Hinzu kamen Gefäßverlagerungen, Kaliberveränderungen und Kurzschlüsse im kleinen Kreislauf. Parallel hierzu ergab die Lungenfunktionsprüfung das Vorhandensein von deutlichen Insuffizienzerscheinungen.

3. *Bronchiektasien, Lungenabsceß, Cystenlunge.* Bereits bei geringfügig deformierender Bronchitis wiesen BOLT, FORSSMANN u. RINK (1957) im Selektivangiogramm ausgedehnte Gefäßveränderungen mit starker Rarefizierung nach. Bronchiektasien gingen mit Streckung und Engstellung der Segmentarterien sowie weitgehender Rarefizierung und Verlust der capillaren Füllungsphasen einher (Abb. 46). MELDOLESI (1955) weist auf die Ähnlichkeit der angiographischen Veränderungen mit denen der Lungentuberkulose hin. GASPARINI, PIETRI u. ALDINIO (1959) bestätigten die Avascularisationen und Verringerungen der Gefäßdichte. Nach WEISS, WITZ u. KÖBELE (1950) überschreiten die Gefäßveränderungen häufig den beteiligten Lappen. SCARINCI u. ZUCCONI (1953) beschreiben Besserungen der angiographischen Befunde mit Durchblutungserhöhung nach Saugbehand-

lungen und Lobektomien. Auch PUCHETTI u. ZEMELLA (1960) konnten postoperativ im Kontrollangiogramm verbesserte Durchgängigkeit der Gefäße feststellen und schließen daraus auf eine Behebung vasoconstrictorischer Mechanismen, heben jedoch auch die Bedeutung arterio-arterieller Anastomosen hervor. Besonders zu erwähnen sind noch mehrere Fälle einseitig heller Lunge, die von KATZ u. WAGNER (1959), STANĚK u. LUKL (1960), BROUET et al. (1959) sowie FRANCIS (1961) beschrieben wurden und bei denen zusammen mit der Gefäßhypoplasie bzw. -reduktion angeborene oder erworbene Bronchiektasien festgestellt wurden.

Beim Lungenabsceß beschrieben DE CARVALHO (1932), LÖFFLER (1944) sowie BOLT u. KNIPPING (1951) vermehrte Gefäßversorgung in der Absceßumgebung. Nach FASANO u. GASPARINI (1951) sowie GASPARINI, PIETRI u. ALDINIO (1959) finden sich andererseits auch normale Gefäßverhältnisse bzw. geringe Minderzirkulation in der Absceßumgebung. Auch SAUVAGE u. HATT (1952) sahen im wesentlichen gute Vascularisierung mit erhaltenen Gefäßen. Gefäßveränderungen mit Strömungsverlangsamung und lokalen Ausfällen beschrieben AMEUILLE u. HINAULT (1937). Reichhaltige broncho-pulmonale Anastomosen und arterio-venöse Kurzschlüsse stellte FLORANGE (1960) im postmortalen Angiogramm sowohl bei Bronchiektasien als auch bei Lungenabsceß fest. Auch die postoperativen Pulmonangiographien von SANNAZZARI, MAGGI u. QUAGLIA (1960) an elf Patienten mit Bronchiektasien erbrachten entsprechende Zirkulationsstörungen verschiedener Ausdehnung bis zum völligen Fehlen des pulmonalen Kreislaufs. Der Pulmonangiographie wird daher eine wichtige Rolle bei der Beurteilung der anatomischen und funktionellen Verhältnisse beigemessen.

Bei angeborenen Lungen- oder Bronchialcysten beschrieb JANIN (1960) Avascularisierungen im Cystenbereich und atypische Gefäßanordnungen außerhalb der Cystenbildungen, ferner Rarefizierungen und verzögerte Füllungen, Gefäßverdrängungen, Knäuelungen und Schlängelungen (Abb. 47). Ähnliche Befunde erhoben GASPARINI, PIETRI u. ALDINIO (1959), PAPILLON et al. (1957), ferner SANTY et al. (1952) sowie SANTY, PAPILLON u. SOURNIA (1953). BÜCHELER u. THURN (1962) beobachteten 24 Kranke mit Kombination cystischer Lungenveränderungen mit Gefäßhypoplasien. Sie fanden Asymmetrien der Lungengefäße, Verschmälerung des Hilus auf der minderdurchbluteten Seite und erhöhte Transparenz der befallenen Lunge. Der Wert der Pulmonangiographie wird auch von PEZZUOLI, GASPARINI u. PIETRI (1961) aufgrund 8jähriger Erfahrung in mehreren hundert Untersuchungen entschieden bejaht, so bei der Differentialdiagnose der angeborenen Mißbildungen, bei Bronchiektasien, Lungentuberkulose, bronchopulmonalen Eiterungen und Neoplasien. Für die chirurgische Therapie ist das funktionelle Verhalten der Gefäße von großer Bedeutung.

4. Fibrosen, Granulomatosen. Bei Karnifikationen beschrieben BOLT, FORSSMANN u. RINK (1957) Bilder einer ihrer Äste weitgehend beraubten Stammarterie mit erheblichen Verziehungen und Knäuelbildungen, sehr dünnen und durchsichtigen Capillarphasen und verzögertem Abfluß. Mitunter stellen sich nur noch Stümpfe der blind endenden Lobulararterie dar, in schwersten Fällen lediglich die Hauptstämme der A. pulmonalis. Gleichartige Befunde wurden von BLANDINO (1957) sowie NOVIKOV, MARMORSHTAIN u. TRAKHTENBERG (1959) erhoben. Die postmortalen angiographischen Untersuchungen von SCHOENMACKERS u. VIETEN (1954) bei der chronischen Pneumonie bestätigen gefäßfreie Felder, Rarefizierung und zahlreiche Anastomosen.

Die klinischen und pathologisch-anatomischen Grundlagen der chronischen Lungenfibrose wurden von UEHLINGER et al. (1960) eingehend beschrieben. Im Vordergrund steht die Diffusionsstörung mit Behinderung des Übertrittes von Sauerstoff ins Capillarblut. Die Folge ist eine zunehmende kardio-respiratorische Insuffizienz mit Rückwirkungen auf den Lungenkreislauf. Im Endstadium des Krankheitsbildes findet sich eine Mischung von Gerüstfibrose und chronischer interalveolärer Pneumonie.

Über angiographische Veränderungen bei der *chronischen Lungenfibrose* liegen erste Berichte von ROBB u. STEINBERG (1939b) vor. BOLT, FORSSMANN u. RINK (1957) beschreiben erhebliche Verziehungen der Segment- und Subsegmentarterien mit Streckung und Engstellung der feineren Aufzweigungen und Rarefizierung der Peripherie. Es finden sich Schrumpfungen im Bereich des Gefäßnetzes der Lobuli innerhalb fibrosierter Gefäßzonen (Abb. 48). Die bindegewebige Verödung der Alveolen geht mit blind endenden Stümpfen verzogener Lobulararterien einher. Der venöse Schenkel der Endstrombahn ist blockiert (Bolt u. Rink 1960). Verkleinerte Lobuli mit konvolutartigem Zusammenrücken der kleinen Gefäße und Kontrastmittelabflußverzögerung sind demnach typische

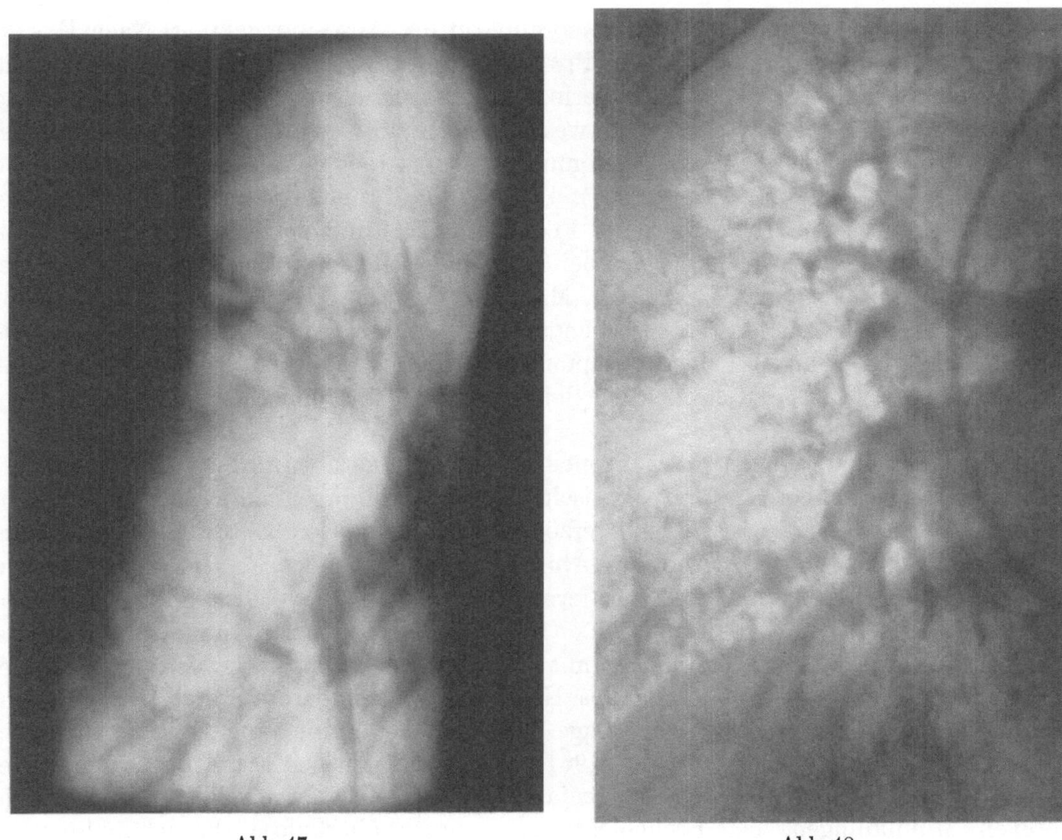

Abb. 47 Abb. 48

Abb. 47. Gefäßveränderungen im rechten Oberlappen bei Cystenlunge

Abb. 48. Fortgeschrittene Gefäßveränderungen im Pulmonangiogramm bei Lungenfibrose

angiographische Kriterien für die Fibrose (Rink 1961). Gleichartige Befunde, die die Einschränkung des Lungenkreislaufs bei Fibrosen deutlich machen, erhob Tourniaire (1961). Garusi (1961) führte Pulmonangiographien bei acht Fällen von Lungenfibrose nach bestrahltem Mammacarcinom durch und fand entsprechende Veränderungen mit Kaliberverengungen, unregelmäßigem Gefäßverlauf und atypischer Gefäßverteilung in den peripheren Abschnitten. Beim *Morbus Boeck*, dessen fortgeschrittene pulmonale Formen zu peri- und intravasculären Fibrosen führen (Wurm, Reindell u. Heilmeyer 1958), hat Fasano (1953) entsprechende angiographische Befunde erhoben. Ellis u. Renthal (1962) stellten in fortgeschrittenen Fällen der pulmonalen Sarkoidose stark erweiterte Pulmonalarterien und Rechtsdilatation des Herzens im Sinne des chronischen Cor pulmonale fest. Die *Lungenlymphogranulomatose* erbrachte im Kinedensigramm nach Marchal (1957) keine Pulsationsänderungen im Sinne von Gefäßalterationen. Jedoch dürften hierüber noch weitere Untersuchungen erforderlich sein. Ebenso liegen über die *Histoplasmose*, die zu chronisch fibrotischen Veränderungen führt (Edge 1958), bis jetzt offenbar keine angiographischen Befunde vor. Die diffuse *interstitielle Lungenfibrose*

(Hamman-Rich) führt nach Bolt u. Rink (1960) zu einer Schrumpfung der lobulären Gefäßstrukturen mit Verkürzung des arteriellen und Streckung des venösen Schenkels sowie verzögertem Capillardurchfluß. Die terminalen Gefäßverästelungen sind im Angiogramm aneinandergepreßt und zusammengerollt. Das Krankheitsbild bewirkt eine Gefäßatrophie innerhalb der emphysematös entarteten subpleuralen Parenchymzonen und eine Behinderung der Zirkulation aufgrund der interalveolaren Fibrose im Bereich der geschrumpften Lobuli. Caeiro (1960) lieferte eine genaue Beschreibung des pulmonangiographischen Bildes der Lungenfibrose vom Typ Hamman-Rich anhand von drei Fällen. In einem dieser Fälle wurde in Form von vergleichenden Verlaufsserien das Fortschreiten des sklerotischen Gefäßprozesses demonstriert. Anatomisch fanden sich ausgesprochene Verzerrung und Erweiterung der großen Gefäße, Kalibersprünge an den Gefäßen 2. und 3. Ordnung mit Verlust der Rangordnung und unregelmäßig winkeliger Verzweigung sowie Erweiterung der Hilusgefäße. Funktionell stand die frühzeitige Aortenfüllung als Beweis anatomischer Shunts zwischen ernährendem und funktionellem Lungenkreislauf vor Auftreten des pulmonalen Venogramms im Vordergrund. Golden u. Bronk (1953) haben bei drei Patienten als Endzustandsbild der interstitiellen Lungenfibrose eine Angioreticulose mit diffuser Alveolarwandhypertophie und markanter Proliferation der Capillaren nachgewiesen. Baar u. Braid (1957) beschreiben muskuläre Hypertrophien der Arteriolen bei der kindlichen Form des Krankheitsbildes. Hempel u. Spreer (1960) führten im Verlauf der interstitiellen Lungenfibrose im Kleinkindalter den Nachweis pulmonalen Hochdrucks mit elektrokardiographischen und röntgenologischen Veränderungen.

Die *Kollagenkrankheiten* der Lungen dürften wohl immer mit mehr oder weniger ausgedehnten Gefäßwandprozessen einhergehen. So finden sich thrombotische Gefäßverschlüsse mit Infiltraten der Lungenarterien und Thrombosen (Uehlinger u. Schoch 1957). Die gleichen Autoren beschrieben bei der Sklerodermie starke Vascularisierungen des Bindegewebes und arterio-venöse Kurzschlüsse. Pulmonangiographische Untersuchungen von Ferreti et al. (1961) erbrachten bei der Sklerodermie an allen Gefäßabschnitten bis zu den Präcapillaren eine typische Schlängelung der Gefäße mit korkenzieherartiger Verformung. Bronchographisch wurden des öfteren Bronchiektasien nachgewiesen. Auch der Lupus erythematodes führt zu degenerativen fibrösen und Gefäßveränderungen an den Lungen (Aitchison u. Williams 1956). Fortgeschrittene Kollagenkrankheiten (rheumatisches Fieber, rheumatische Pneumonitis, Sklerodermie, Dermatomyositis, Lupus erythematodes, Periarteriitis nodosa) gehen nach Nice, Menon u. Rigler (1959) immer mit doppelseitigen Erweiterungen der Hilusgefäße und Rarefizierung der peripheren Zeichnung einher. Diese Befunde wurden auch von Ellman u. Cudkowics (1954) sowie Urai, Kállay u. Keszler (1961) erhoben und weisen auf diffuse Wandveränderungen vor allem der peripheren Lungengefäße hin.

γ) Tumoren, Atelektasen. Der pulmonangiographische Nachweis ischämischer Zirkulationsstörungen bei Lungentumoren und Atelektasen ist von zahlreichen Autoren geführt worden. Avasculäre Zonen im carcinomatösen Lungenlappen wurden schon 1933 von Guarini bzw. 1937 von Ameuille u. Hinault nachgewiesen. 1952 berichteten Steinberg u. Dotter über 100 angiographisch untersuchte Fälle von Lungenkrebs. Kraus u. Strnad (1961) haben auf das vikariierende Emphysem in der Umgebung des Lungentumors im Nativbild hingewiesen und dieses als Frühzeichen hervorgehoben, bedingt durch Rarefizierung und Engstellung sowie Verlagerung der Gefäße. Nicht die Vergrößerung des Hilus, sondern die Verkleinerung und eine Minderung der Dichte sind beim beginnenden Bronchialneoplasma zu erwarten (Strnad 1957). Bei primären Lungentumoren finden sich somit immer Durchblutungsstörungen mit Hypo- oder Avascularisierung bestimmter Abschnitte (Löffler 1946; Amundsen u. Sörensen 1956; Keil u. Schissel 1950; Keil, Voelker u. Schissel 1950; Schissel u. Keil 1952; Krall 1955; Andersen et al. 1951; Spath u. Caithaml 1952; Stuhl, Hatt u. Sébillotte 1950; Weiss et al. 1949; Weiss u. Witz 1951). Freilich ist die Avascularisierung am ausgeprägtesten, wenn durch den Tumor bereits ein Totalverschluß des betreffenden Astes oder gar des Hauptstammes der A. pulmonalis erfolgt ist (Bariéty et al. 1951; Bariéty et al. 1958; Bariéty, Monod u. Paillas 1958; Bolt, Forssmann u. Rink 1957; Lyons u. Vertova 1958; Battezzati, Soave u. Tagliaferro 1950; Bompiani 1955; Dotter et al. 1950; Hoffheinz 1955; Liese 1952; Neuhof, Sussmann u. Nabatoff 1949; Schoenmackers u. Vieten 1952; Melot et al. 1956; Melot et al. 1954; Melot et al. 1952; Santy, Papillon u. Sournia 1953; Sauvage u. Hatt 1952; Steinberg u. Finby 1959; Stiller 1954; Veretennikova 1959). Im übrigen ist das angiographische Bild sehr variabel und die Ischämie hängt ausschließlich von der Ausbreitung des neoplastischen Prozesses ab. Sie wird durch zentrale Kompressionen größerer Äste, ferner durch Verlagerungen, Stenosierungen und Destruktionen der Gefäße bedingt (Abb. 49). Maligne Tumoren rufen schon frühzeitig Konturveränderungen und Ummauerungen hervor, später Infiltrationen und Verschlüsse der Gefäße (Semisch 1958, 1959b). Häufig sind unregelmäßige kleine und atypische Gefäße nachweisbar (Bolt et al. 1952). Unregelmäßige Gefäßstenosen sind vielfach zu finden (Krall 1955; Skop u. Krcilek 1957; Wyman u. Wilkins 1958). Entsprechende Veränderungen der Lungenvenen sind häufig (Bompiani u. Gambaccini 1957). Größere expansiv wachsende Tumoren können Gefäßverdrängungen hervorrufen (Soave u. Possenti 1956; Keil, Voelker u. Schissel 1950; Neuhof, Sussmann u. Nabatoff 1949). So finden sich insbesondere bei malignen Lungentumoren meist deutliche Strömungsverlangsamungen, Durchblutungsdrosselungen und auch eine kompensatorische Mehrdurchblutung der gesunden Seite (Bompiani u. Gambaccini 1957; Krall 1955; Battezzati, Soave u. Tagliaferro 1950). Auch arterio-venöse Kurzschlüsse sind angiographisch nachweisbar (Bolt, Forssmann u. Rink 1957; Krall, Rodewald u. Hoffheinz 1954). Im postmortalen Angiogramm wurden von Florange (1960) sowie Wood u. Miller (1938) reichhaltige Kollateralverzweigungen, jedoch auch destruktive Veränderungen des Bronchialarteriensystems nachgewiesen. Das sehr umfangreiche neuere Schrifttum über die Pulmonangiographie bei Lungentumoren wird ergänzt durch Arbeiten von Froment et al. (1959), Novikow, Marmorshtain u. Trakhtenberg (1959), Rimondini (1959), Bollaert u. Dumont (1960), de Sousa et al. (1960), Voropaev (1960), Crucitti et al. (1962), Maruyama, Wilkins u. Wyman (1962), Rivarola-Acebal (1962), Sanders, Delarue u. Lau (1962), Löhr, Grill, Scholtze u. Schölmerich (1964). Im wesentlichen beziehen sich die Ergebnisse dieser Arbeiten auf die angiographischen Kriterien der Operabilität oder Inoperabilität der Lungentumoren, die bereits von Dotter, Steinberg, Cramton u. Holman (1950) aufgestellt wurden. Als Kennzeichen der Inoperabilität sind demnach

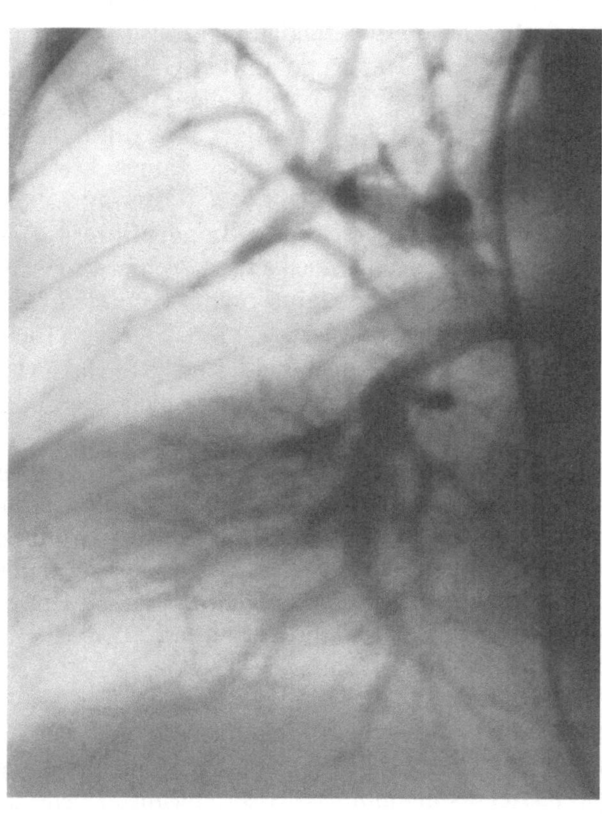

a

Abb. 49a u. b. Pulmonangiogramm in sagittalem (a) und frontalem (b) Strahlengang bei Bronchialcarcinom des Mittellappens. Gefäßkompression, Gefäßabbrüche, vorzeitige Venenfüllung durch arterio-venöse Kurzschlüsse im Tumorbereich

zu werten: 1. Veränderungen an der V. cava oder den Vv. anonymae, 2. Nachweis mediastinaler Tumormassen, 3. Veränderungen an den zentralen Abschnitten der A. pulmonalis, 4. Veränderungen am linken Vorhof oder den großen Lungenvenen, 5. Veränderungen

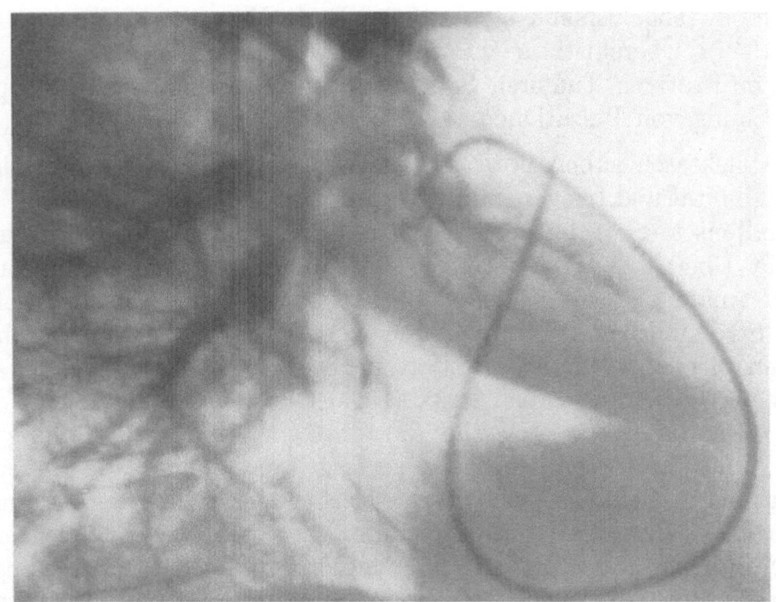

Abb.49 b

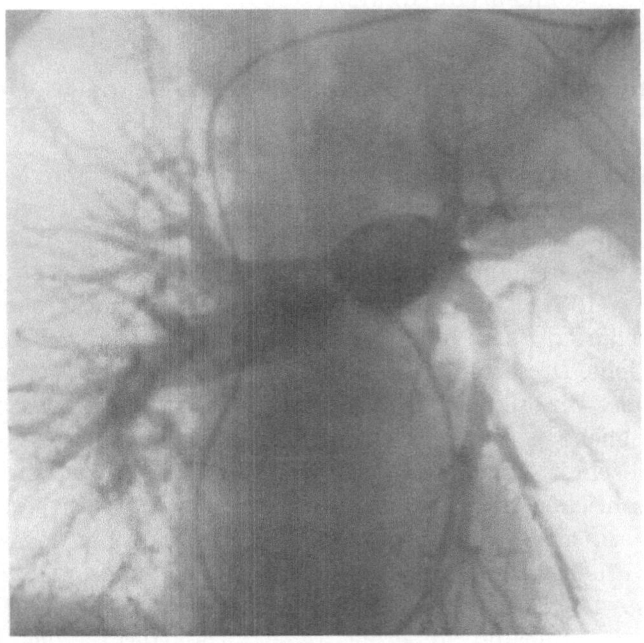

Abb. 50. Atelektase des linken Oberlappens durch Bronchialcarcinom. Pulmonangiogramm

am rechten Vorhof, 6. Nachweis von Tumorveränderungen mit Kompression von A. pulmonalis und Aorta. Näheres hierüber ist dem Abschnitt Lungentumoren dieses Handbuches zu entnehmen.

Die Isotopenradiozirkulographie (Waser u. Hunzinger 1949, 1951) bestätigt den Nachweis der Strömungsverlangsamung, desgleichen das Isotopenthorakogramm (Bolt, Valentin, Venrath u. Weber 1952; Venrath 1957). Im Elektrokymogramm finden sich meist starre Kurvenbilder im Sinne weitgehend eingeschränkter Durchblutung und Pulsationsbeeinträchtigung, die den angiographisch faßbaren Veränderungen der Ischämie offenbar bereits vorausgehen können (ROSSI, RUSTICHELLI u. FERRI 1957; BENINI u. BELLUCCI 1954; KARPATI u. EBERLE 1953; KOURILSKY, BRILLE, MARCHAL u. HATZFELD 1953; HAUBRICH 1955; LISBOA et al. 1957; POZZI-MUCELLI u. VIDAL 1956; TONIOLO u. FRANCHI 1959). Übereinstimmend wird des weiteren angegeben, daß im Gegensatz zu primären infiltrativen Tumoren Sekundärtumoren und gutartige Neoplasmen kaum zur Unterbrechung von Pulsationen bzw. zur Ischämie führen.

Bei den Atelektasen haben BOLT, FORSSMANN u. RINK (1957) Untergliederungen bezüglich Reversibilität und Irreversibilität vorgenommen und machen diese Unterscheidung von dem Erhaltensein bzw. der Zerstörung des Capillarnetzes abhängig. Auch hier finden sich gleitende Übergänge von geringen Durchblutungsstörungen bis zur schwersten Ischämie und Anämie. Bei der reversiblen Atelektase finden sich lediglich funktionelle Zeichen mit Strömungsverlangsamung und Verlängerung der Füllungsphase, während bei der irreversiblen Atelektase Reduktion und weitgehende Atrophie des Capillarnetzes vorliegt (Abb. 50). Allerdings weist RINK (1955) darauf hin, daß Ausfall capillärer Füllungsphasen auch durch transitorische Exsudat- oder Transsudatfüllung der Alveolen bedingt sein kann. Im wesentlichen kann gesagt werden, daß die Reversibilität bzw. Irreversibilität der Atelektasen und die entsprechenden vasalen Veränderungen in enger Beziehung zu gut- bzw. bösartigen Lungenprozessen stehen. Bei flüchtigen Atelektasen fanden BOLT, FORSSMANN u. RINK (1957) meist auffallende Gefäßverengerungen, die offenbar durch hypoxämische Reflexe im Sinne von EULER-LILJESTRAND (1947) verursacht waren. Es bedarf im übrigen noch weiterer Erforschung, inwieweit flüchtige Atelektasen und die mit diesen einhergehende Ischämie auf neurovasculäre Momente zurückgeführt werden können (BULGARELLI 1955).

c) Zirkulationsstörungen bei Erkrankungen der Pleura, des Mediastinums und des Thorax

α) Pleuraergüsse und -schwarten, Tumoren. Pleuraergüsse haben im wesentlichen Kompressionswirkung und führen als solche nicht zu ischämischen Veränderungen, es sei denn durch Kompressionsatelektasen. Pleuraschwarten rufen dagegen meist Behinderung der Ventilation und damit Drosselung der Zirkulation hervor. So fanden BOLT, FORSSMANN u. RINK (1957) Kontrastmittelstasen mit Strömungsverlangsamung und Verlängerung der capillären Phase und bei lokalen Verwachsungen Gefäßverluste, Engstellung und deutliche Drosselung der Zirkulation. Erhebliche Veränderungen bis zum Gefäßverlust sind bei verkalkten Pleuraschwarten feststellbar. Pleuraschwarten können demnach eine erhebliche periphere Ischämie mit kompensatorischer Mehrdurchblutung gesunder Lungenabschnitte bedingen (Abb. 51). Stärkere funktionelle und organische Veränderungen beschrieben BOLT, FORSSMANN u. RINK (1957), insbesondere bei apikalen Schwarten mit spezifischen Spitzenprozessen. Bei derartigen massiven tuberkulösen Pleuraschwarten wurden — entsprechend den Untersuchungsergebnissen von LÖHR u. SCHOLTZE (1956) sowie LÖHR, SCHOLTZE u. KLINNER (1957) — erhebliche ischämische Zirkulationsstörungen aufgrund hyperplastischer Endarteriitis der peripheren Gefäße festgestellt (CICERO u. CELIS 1955; CICERO et al. 1956). SCHOENMACKERS u. VIETEN (1951, 1952, 1954) fanden bei Verwachsungen der Pleurablätter ausgedehnte Anastomosen zwischen intra- und extrathorakalen Gefäßen des großen Kreislaufs.

Im Kymogramm stellte HAUBRICH (1952) eine Verminderung der Deformierbarkeit und Mitbewegungen der Lungengefäße durch Pleuraschwielen und Infiltrate fest. Auch elektrokymographisch sind Deformierungen und Abflachungen der Pulswellen bis zu lokal umschriebenen Stillständen der Pulsationen nachgewiesen worden (MARCHAL 1957; ROSSI, RUSTICHELLI u. FERRI 1957).

Bei einem Pleuramesotheliom beobachteten FINBY u. STEINBERG (1955) eine Verlagerung der A. pulmonalis. LÖFFLER (1946) beschrieb Abdrängungen und Zusammenschiebungen von Lungengefäßen ohne wesentliche Ischämie bei einem Mediastinaltumor. Im übrigen ziehen mediastinale Prozesse vorwiegend extrapulmonale Gefäße in Mitleidenschaft.

β) Zustände nach thoraxchirurgischen Eingriffen. In Tierversuchen wiesen HACHIYA (1938) sowie SAKURAI u. MATSUSHIGE (1955) partielle oder totale Ischämie der Kollapslunge nach artefiziellem Pneumothorax in der Peripherie bzw. bei Totalkollaps auch im Zentrum nach. Beim unkomplizierten intrapleuralen *Pneumothorax* ist meist nur eine funktionell bedingte Drosselung der Durchblutung infolge Engstellung des Gefäßnetzes

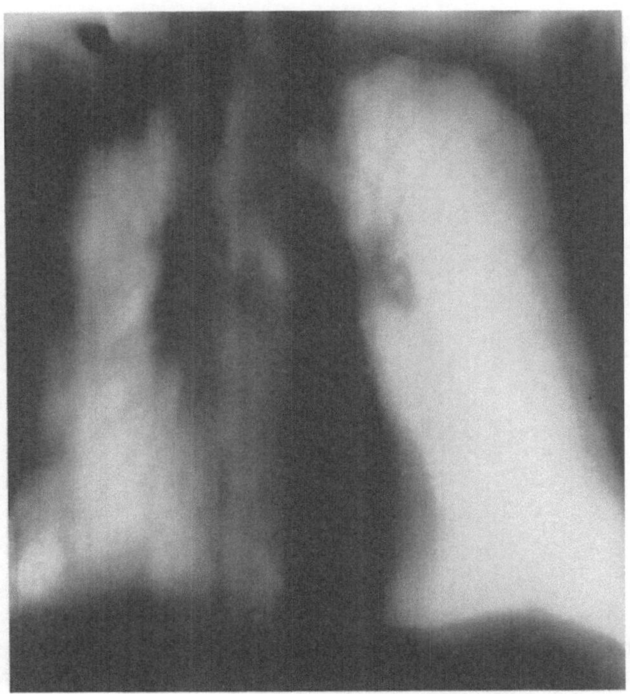

Abb. 51. Ausgedehnte rechtsseitige Pleura- und Mediastinalschwarte mit pathologischen Gefäßverläufen und Gefäßabbrüchen. Linksseitig ausgedehntes Emphysem mit Gefäßrarefizierung und Kaliberverjüngung

angiographisch nachweisbar. Die Durchblutung kann beim Rückgang des Kollapses wieder in vollem Umfange eintreten. Verschwartungen im Anschluß an die Kollapstherapie sind die häufigste Ursache von mehr oder weniger ausgedehnten ischämischen Veränderungen. BOLT, FORSSMANN u. RINK (1957) beschreiben Verziehungen von Arterienverzweigungen, Verluste der zentralen Capillarphasen und maximale Verengerung der feinsten Arterienverzweigungen. Stärkere ischämische Störungen können durch ausgedehnte Verschwartungen entstehen. CHARR u. RIDDLE (1937) berichten über sehr enge und dünne Lungengefäße bei nach längerer Zeit offen gehaltenem Pneumothorax. Die angiographischen Untersuchungen von UPITER (1961) an 21 Patienten mit Pneumothorax bestätigen Verengungen der Segmentarterien bis zur Peripherie und ausgesprochene Gefäßverarmung in den corticalen Abschnitten. Beim *Pneumoperitoneum* sowie bei der *Phrenicusexhairese* beobachteten MCCOY, STEINBERG u. DOTTER (1951) gleichfalls deutliche Kaliberverminderung mit Durchflußverzögerung und avasculären Zonen. *Der extrapleurale Pneumothorax* führt in dem selektiv kollabierten Lungenabschnitt zu einer fast vollständigen Aufhebung der Ventilation und Zirkulation mit Umleitung des Blutstromes in die ventilierten Segmente. Im Kinedensigramm beschrieben ROSSI, RUSTICHELLI u. FERRI (1957) deutliche Reduktionen der Gefäßpulsationen in der Peripherie der Kollapsseite sowie starke Volumenerhöhung des Durchflusses auf der kontralateralen Seite.

Die *Thorakoplastik* hat meist stärkere Rückwirkungen auf die Zirkulation zur Folge (Abb. 52). Die Hauptmasse des Kontrastmittels fließt über die erhaltenen Lungenabschnitte ab. Außerdem trägt das sekundär entstandene Emphysem — wie bei allen übrigen thoraxchirurgischen Eingriffen — des weiteren zur Entwicklung von ischämischen Zirkulationsstörungen bei. Es finden sich Deformierungen der Arterien- und Venenverläufe, Kompressionen und Verziehungen entsprechend der deformierenden Veränderung (MACARINI u. OLIVA 1957). Im kollabierten Segment ist grundsätzlich mangelnde Gefäßversorgung vorhanden (LISBOA et al. 1957; LISBOA et al. 1957; ZAMBELLI u. SACCO 1952). BLASI u. CATENA (1957) fanden irreversible Parenchymschäden mit Intima- und Mediaveränderungen der kleinen Gefäße und angiographisch beträchtliche Defor-

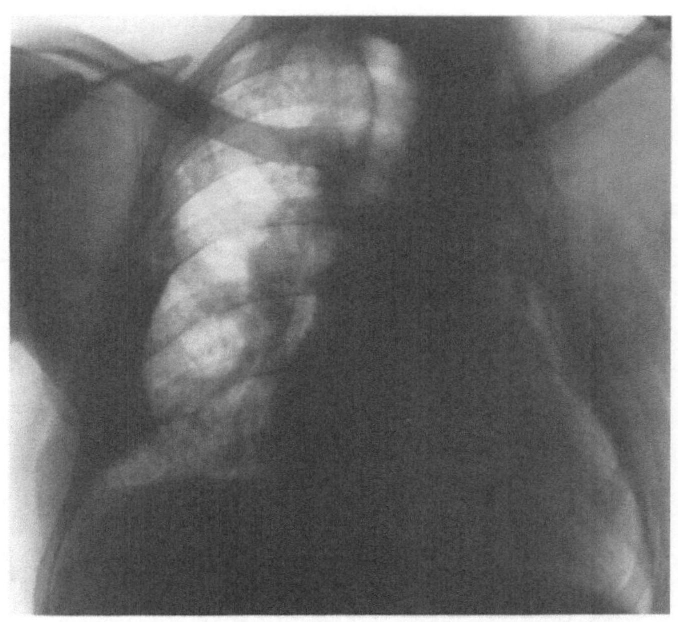

Abb. 52. Thorakoplastik links, verkalkte Pleuraschwarte rechts. Fortgeschrittene Pulmonalarteriensklerose mit deutlicher Rarefizierung des peripheren Gefäßnetzes in den oberen Partien der rechten Lunge (autoptisch bestätigt)

mierungen und Verdrängungen von Gefäßen sowie in der Peripherie erhebliche Rarefizierungen der Gefäßverzweigungen. Nach SCHOENMACKERS u. VIETEN (1951, 1952, 1954) finden sich Aneinanderdrängen, Schlängelung und Deformierung sowie Atelektasezeichnung der Gefäße im Plastikbereich.

Auch *Decortikationen* sind Gegenstand pulmonangiographischer Untersuchungen geworden (BOLT, FORSSMANN u. RINK 1957; BRESADOLA u. ALESSANDRI 1956). Je nach dem Grad reversibler oder irreversibler Parenchymveränderungen kann die regulatorische Engerstellung der Gefäße und damit die Ischämie nach der Decortikation wieder aufgehoben werden, während bei fortgeschrittener Parenchymzerstörung die Decortikation keine Beeinflussung der durch morphologische Gefäßveränderungen bedingten Ischämie mehr ermöglicht.

Nach *Segmentresektionen* und *Lobektomie* resultiert infolge der kompensatorischen Dilatation restlicher Lappen oder Lappenabschnitte eine deutliche Dehnung und Streckung der Gefäße mit Vergrößerung der Gefäßwinkel und Gefäßarmut ähnlich den Befunden bei Emphysem (STILLER 1954; BOLT, FORSSMANN u. RINK 1957; RINK 1955). Es können jedoch auch reversible oder irreversible Atelektasen mit entsprechenden Gefäßveränderungen der Nachbarschaft nachgewiesen werden. Konsekutive ischämische Gefäßveränderungen sind mitunter in der kontralateralen Lunge aufgrund eines sich hier entwickelnden Emphysems zu beobachten. WEISS, WITZ u. KOEBELE (1950) berichten über auffällige Verbesserung der Gefäßversorgung restlicher Lappen nach Lobektomie wegen Bronchiektasien. Andererseits stellten PACHECO u. DEL CASTILLO (1952) auch das Gegenteil fest. Nach Pulmonektomie sahen NEUHOF u. NABATOFF (1948) meistens keine bemerkenswerte Abweichung in Größe, Gestalt oder Verteilung des Gefäßbildes in der Restlunge. Sie verfügen über Verlaufsbeobachtungen von bis zu 10 Jahren Dauer. Lediglich an den großen Gefäßen stellten sie ebenso wie PACHECO u. DEL CASTILLO (1952) sowie PIETRI et al. (1959) gewisse Dehnungen und Verziehungen aufgrund der kompensatorischen Blähung der Restlunge fest. SCHOENMACKERS u. VIETEN (1951, 1952, 1954) beschrieben einerseits besondere Dichte der Gefäßzeichnung und Erweiterung als Kompensationsmechanismus, andererseits Gefäßverlust bei kompensatorischem Emphysem nach Pulmonektomie. Nach DAUSSY u. ABELANET (1956) sind am Korrosionspräparat zahlreiche Anastomosen zwischen Ästen der Aorta und A. pulmonalis nach Pulmonektomien aufzufinden.

Erwähnenswert sind röntgenologische Beobachtungen intrapulmonaler Hämatome nach stumpfen Thoraxtraumen (WILLIAMS u. BONTE 1961; MILNE u. DICK 1961; DILLER u. ENDREI 1962; PERRIN, DAUPHIN u. NICOLAS 1962). Es handelt sich hierbei meist um Rundherde oder diffuse Verdichtungen, die sich im Laufe einiger Wochen zurückbilden und bei denen ursächlich Verletzungen des Lungenparenchyms oder kleinerer Arterienäste anzunehmen sind. In einem Fall von TORNER-SOLER, CARRASCO AZEMAR u. RIERA (1959) wurde die angiographisch nachweisbare Obstruktion einer A. pulmonalis ebenfalls auf ein Thoraxtrauma zurückgeführt.

γ) Deformierungen und Erkrankungen der Brustwirbelsäule. Bei allen gröberen Thoraxdeformitäten bzw. hochgradigeren Kyphoskoliosen der Brustwirbelsäule entstehen sowohl hypoventilierte bzw. atelektatische als auch hyperventilierte bzw. emphysematöse Lungenfelder. Aus der hieraus resultierenden Änderung der Angioarchitektur entwickeln sich ischämische Veränderungen insbesondere in der Peripherie, die jenen des Emphysems und der Atelektase völlig entsprechen. So fanden DUBILIER, STEINBERG u. DOTTER (1953) sowie DOTTER u. STEINBERG (1949) Streckung der cardiovasculären Strukturen, Verlagerungen und Verziehungen von Herz und Gefäßen sowie deutliche Zirkulationsdrosselung. Bei Kompressionen wurden auch zusammengedrängte Gefäße nachgewiesen. Es finden sich Übergangsformen von der reversiblen zur irreversiblen Atelektase nach BOLT, FORSSMANN u. RINK (1957). Von SCHOENMACKERS u. VIETEN (1951, 1952, 1954) wurden bei schwerer Kyphoskoliose Verkürzungen der Arterien mit Verkleinerung der Gefäßwinkel, Zusammendrängungen, Verengerungen und Verdichtungen beschrieben. Die zur Ischämie führenden Gefäßveränderungen bei Thorax- und Brustwirbelsäulendeformitäten sind demnach ausschließlich sekundärer Natur infolge der Parenchymschädigung.

d) Zirkulationsstörungen bei Erkrankungen und Anomalien des Herzens und der großen Gefäße

α) Erworbene Erkrankungen. Pulmonale Hypertonie und sekundäre Veränderungen der Lungenstrombahn im Sinne der Pulmonalarteriensklerose mit zunehmender peripherer Oligämie sind obligate Folgeerscheinungen bei allen erworbenen Schädigungen des linken Herzens mit länger bestehender venöser Rückstauung (Abb. 53). Hier finden sich anfänglich noch reversible Gefäßveränderungen in Form einer allgemeinen Engerstellung, wobei das architektonische Bild des Gefäßbaumes noch regelmäßig ist und die Gefäßkaliber sich gleichmäßig verjüngen (BOLT, FORSSMANN u. RINK 1957). Es handelt sich um die Phase vorwiegend funktionell bedingter Engstellung des arteriellen Schenkels der Lungenstrombahn bei der kardial bedingten pulmonalen Hypertonie. KERLEY (1958) beobachtete im Verlaufe dieses Geschehens Abnahme der zirkulierenden Blutmenge insbesondere im Oberlappen und Verschmälerung peripherer Arterienäste, ferner Gefäßkontraktionen und vermehrte Strahlendurchlässigkeit der Lungen bei fortgeschrittenen Stadien erworbener Herzerkrankungen. Die Kontraktion der peripheren Lungengefäße kann sehr hochgradig sein und bedrohliche Zustände anzeigen. FLEISCHNER u. SAGALL (1955) haben darauf hingewiesen, daß dieser Begriff der pulmonalen Oligämie verhältnismäßig neu ist. Möglicherweise handelt es sich anfänglich um eine Reflexconstriction der Arterien und Arteriolen als Schutzmechanismus, um die Capillaren nicht einem zu hohen Druck auszusetzen und dadurch die Bildung des Ödems zu fördern. Daß es sich zunächst um reversible Veränderungen handelt, beweisen vergleichende Untersuchungen vor und nach Durchführung rechtzeitiger Valvulotomien bei Mitralstenosen. In diesen Fällen ist eine Rückbildung der ursprünglich erhöhten Pulmonalarteriendrucke und eine Kaliberzunahme im Pulmonangiogramm nachweisbar (BAYER et al. 1951; ZDANSKY 1951; FLEISCHNER u. SAGALL 1955; TURCHETTI 1953). Zahlreiche Untersuchungen haben die

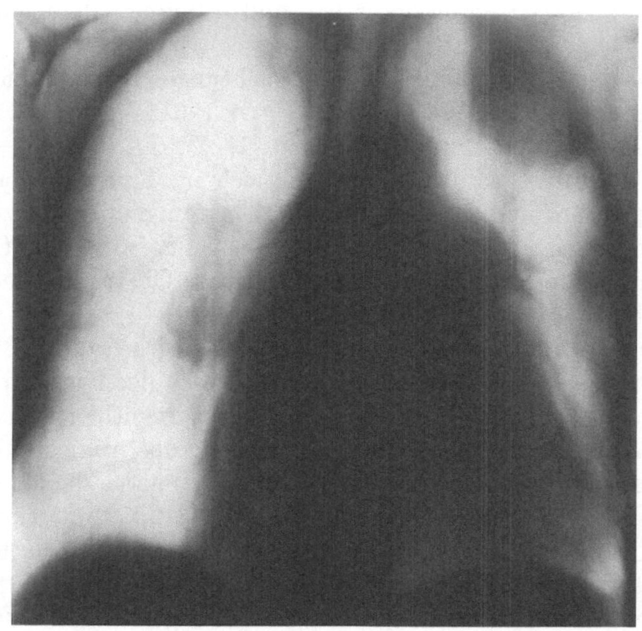

Abb. 53. Fortgeschrittenes chronisches Cor pulmonale und Pulmonalarteriensklerose bei langjährig bestehendem kombiniertem Mitralklappenfehler (Schichtaufnahme)

Beziehung der Gefäßstruktur zentraler Abschnitte der A. pulmonalis zu den jeweils gemessenen pulmonalen Capillardruckwerten nachgewiesen (VAN EPPS 1958; BOLT, FORSSMANN u. RINK 1957; JACOBSON, SCHWARTZ u. SUSSMAN 1957; SCHWEDEL et al. 1957; WHITAKER u. LODGE 1954; BORNEMANN, MICHEL u. HERBST 1958; LAUBRY u. THOMAS 1926; LUKAS, MAHRER u. STEINBERG 1958). Danach kann festgestellt werden, daß die Größe der Hauptlungenarterien sowie das Maß der Verjüngung der peripheren Verzweigungen brauchbare Anzeichen eines pulmonalen Hochdruckes bei erworbenen Herzfehlern und Linksschädigungen darstellen. HARRISON (1958) verfügt über vergleichende postmortale Angiogramme und histologische Untersuchungen der Lungengefäße fortgeschrittener Mitralstenosen. Der Autor ist der Auffassung, daß die Verengung der Gefäße vorwiegend in den basalen Abschnitten auftritt, da hier die Arterien meistens stark hypertrophisch waren, während die cranialen Gefäße nur geringe Hypertrophien aufwiesen. Diesen Befunden entsprachen auch die Angiogramme mit entsprechend unterschiedlichen Gefäßkalibern. Außerdem beschrieb HARRISON (1958) die zusätzliche atheromatotische Veränderung der betreffenden Gefäße. Die Entwicklung einer diffusen Pulmonalarteriensklerose ist somit kennzeichnend für fortgeschrittene und terminale Stadien der Linksinsuffizienz, insbesondere der Mitralstenose im Stadium der chronischen Stauungsinduration. LINZBACH (1960) fand bei der chronischen Stauungsinduration grundsätzlich eine sekundäre Pulmonalarteriensklerose mit muskulärer Hypertrophie und Zunahme des elastischen Apparates, wodurch wiederum die engen Zusammenhänge zwischen

Funktionsstörung und organischer Wanderkrankung als Ursache der Ischämie dargelegt werden. Im Pulmonangiogramm finden sich nach Bolt, Forssmann u. Rink (1957) sowie Bolt, Knipping u. Ludes (1954) typische Zeichen einer mehr oder weniger fortgeschrittenen Pulmonalarteriensklerose bis zu äußerster Reduktion des gesamten Gefäßnetzes, einhergehend mit meist deutlichen Erweiterungen der zentralen Abschnitte. In progredienten Stadien werden capilläre Füllungsphasen praktisch vermißt. Schoenmackers u. Vieten (1951, 1952, 1954) beschrieben intrapulmonale Anastomosen zwischen Pulmonal- und Bronchialarterien, wobei Kontrastmittel in die Aorta gelangte. Das angiographische Studium von Zirkulationsstörungen des kleinen Kreislaufs bei erworbenen Herzfehlern mit chronischer Rückstauung beinhaltet somit die gesamte Problematik des möglichen Überganges von funktionellen vasoconstrictorischen Mechanismen zu organischen Wandschädigungen mit zunehmender Oligämie des arteriellen Schenkels der Lungenstrombahn.

Ischämische Zirkulationsstörungen der Lungenperipherie können ferner durch größere Perikardergüsse infolge der Einflußstauung bedingt sein (Zdansky 1949). Eine einseitige Behinderung des Lungenkreislaufs mit Verdrängungen von Lungengefäßen kann durch große Aneurysmen der Aorta hervorgerufen werden (Graeve 1957; Sussman 1947; Nowicki u. Witek 1960).

β) Angeborene Anomalien. Unter den angeborenen Herzfehlern spielen die Pulmonalarterienstenose und die Fallotsche Tetralogie die größte Rolle als Ursache einer Oligämie des kleinen Kreislaufs. Im Schichtbild sind allgemeine Kaliberreduktion und Strukturverluste bis zur Peripherie nachweisbar (Macarini u. Oliva 1957). Künzler u. Schad (1960) fanden angiokardiographisch deutliche Verlängerungen der Durchflußzeit, verminderte Gefäßkaliber, Streckung und Rarefizierung. Sie wiesen ebenso wie Schoenmackers u. Vieten (1951, 1952, 1954) den kompensatorischen Bronchialarterienkreislauf eindeutig nach. Entsprechende Befunde im Sinne bronchopulmonaler Anastomosen wurden auch von Harrison (1958) sowie Guntheroth et al. (1962) erhoben.

Bei angeborenen Fehlern mit Links-Rechts-Shunt findet sich im Terminalstadium ebenso wie bei den erworbenen Erkrankungen des linken Herzens immer die sekundäre Pulmonalarteriensklerose, die von Bolt, Forssmann u. Rink (1957) sowie Künzler u. Schad (1960) in diesen Fällen pulmonangiographisch nachgewiesen wurde. Als literarische Seltenheit darf eine Arbeit von Carter u. Vaughin (1961) hervorgehoben werden, die über einen autoptisch gesicherten Fall einer congenitalen Lymphangiektasie der Lungen berichtet. Röntgenologische Symptome waren feine granulaartige Verdichtungen über beiden Lungen.

4. Zirkulationsstörungen bei venöser Rückstauung und aktiver Blutüberfüllung

a) Cardial bedingte venöse Rückstauung

Die Ursachen der kardial bedingten venösen Rückstauung sind in Erkrankungen des Herzens und seiner Klappen zu sehen, beispielsweise bei Mitralklappenfehlern, Aortenklappenfehlern mit relativer Mitralinsuffizienz, diffusen Myokardschädigungen des linken Herzens und Rhythmusstörungen. Der Begriff Rückstauung bezieht sich im strengen Sinne nur auf die Lungenvenen. Grosse-Brockhoff (1957) unterscheidet dabei einen kompensatorischen Anstieg der venösen Drucke als Ausdruck regulativer Vorgänge, die der Insuffizienz vorausgehen können, von der eigentlichen Rückstauung als Folge einer Insuffizienz des Herzmuskels. Die venöse Rückstauung führt des weiteren zu einer Erhöhung des Capillardruckes und des diastolischen Druckes in der A. pulmonalis. Die Drucke im rechten Ventrikel und Vorhof bleiben zunächst noch im Bereich der Norm.

Dietlen hat 1927 zum Ausdruck gebracht, daß die Lungenstauung röntgenologisch in der Regel eher erfaßt werden kann als durch klinische Methoden. Zum Nachweis beginnender Stauungszustände ist jedoch ein genaues Studium der Relation zwischen Herz und Lungenzeichnung erforderlich. Die Vergrößerung des linken Vorhofs bedeutet praktisch immer, daß der Prozeß der venösen Rückstauung im Gange ist, obwohl Zdansky (1949) Vorhofsvergrößerungen längere Zeit vor dem Auftreten einer manifesten Lungenstauung beobachtete. Zur Beurteilung der Lungenstauung ist eine genaue Strukturanalyse der Hilusgefäße und der Gefäßperipherie erforderlich. Ist der linke Vorhof normal groß, sind die Hilusgefäße nicht erweitert und ist die Gefäßzeichnung der Lungen nicht verstärkt, so kann von einer Rückstauung noch nicht gesprochen werden. Allerdings kann eine gewisse Betonung des Hilus mit Dichtezunahme und leichter Erweiterung nach Zdansky Anhaltspunkte für eine venöse Drucksteigerung erbringen, die noch ohne Capillarüberfüllung und Austritt von Transsudatflüssigkeit in das Interstitium einhergeht. Dieser Befund wäre die röntgenologische Interpretation des von Grosse-Brockhoff (1957) erwähnten kompensatorischen venösen Druckanstiegs vor Eintritt der manifesten Rückstauung mit zunehmendem Mißverhältnis zwischen Blutzufuhr und -abfuhr, Ausweitung der großen Gefäße, Überfüllung der Capillaren und Transsudataustritt. In diesem Zusammenhang muß auf die Untersuchungen von Reindell et al. (1955) aufmerksam gemacht werden, durch welche die Phänomene der regulativen Dilatation des Herzens und der großen zuführenden Venen beim Leistungssportler bekannt geworden und funktionsdiagnostisch als normale Adaptationsmechanismen analysiert worden sind. Zur Abgrenzung derartiger Anpassungsvorgänge gegenüber Stauungszuständen kann das Belastungskymogramm (Stumpf 1936) verwendet werden. Nach der Belastung finden sich beim Leistungssportler Hilusverkleinerung, Zunahme des Bewegungsraumes am linken Herzrand und Verkleinerung des Herzens als Ausdruck einer Erhöhung des Schlagvolumens und Entspeicherung der Blutdepots vor dem linken Herzen. Pathologische Hämodynamik liegt jedoch dann vor, wenn sich die Hilusgefäße nach dem Arbeitsversuch erweitern und die Lungengefäßzeichnung zunimmt, wenn ferner die Vorhof- und Venenbewegung parasternal rechts verstärkt ist und der Bewegungsraum des Herzens, insbesondere an der Herzspitze, sich eher verkleinert bzw. der Querdurchmesser des Herzens bei gleichem Zwerchfellstand größer wird. Das Belastungskymogramm vermittelt somit wesentliche Anhaltspunkte über die Leistungsfähigkeit des linken Herzens und frühe Phasen venöser Rückstauung.

Im stehenden Angiogramm wies Semisch (1959e) Stauungssymptome durch eine meßbare Verzögerung der venösen Abflußphase nach. Ebenso ist die Lungenkreislaufzeit mit Hilfe der Angio-Kardiographie (Janker 1951; Pudwitz 1956) bei der venösen Rückstauung entsprechend verlängert. Der verlangsamte Durchfluß wird ferner mit Hilfe der Isotopenradiozirkulographie nach Waser u. Hunzinger (1949) nachweisbar. Die Autoren weisen darauf hin, daß mit dieser Methode der Nachweis einer latenten Lungenstauung erbracht werden kann.

α) Akute Lungenstauung. Die akute Lungenstauung findet sich bei diffusen toxischen Myopathien etwa im Rahmen schwerer akuter Infektionskrankheiten, bei ausgedehnten Herzinfarkten, Stoffwechselerkrankungen, Intoxikationen und dergleichen. Akute Stauungszustände treten jedoch auch bei chronischen Klappenfehlern und Myopathien des Herzens auf, beispielsweise bei Infekten, rezidivierenden Endokarditiden, stärkeren körperlichen Belastungen. Die akute Lungenstauung kann bei therapeutischer Beeinflußbarkeit reversibel sein, mehr oder weniger häufig rezidivieren oder unter dem Bilde des Lungenödems eine nicht selten tödlich ausgehende Verschlechterung aufweisen.

Im strengen Sinne darf die akute Stauung nur bis zur Überfüllung der Venolen und Capillaren definiert werden (Teschendorf 1958), während bei Transsudationen bereits von Ödem gesprochen werden müßte. Es gibt jedoch zweifellos Übergangsformen zum kardialen Stauungsödem der Lungen. Die Transsudation tritt dann ein, wenn der venöse Druck im kleinen Kreislauf übermäßig ansteigt und der Capillardruck den kolloidosmotischen Druck des Blutes übersteigt. Diese Zustände finden sich beim sog. Asthma cardiale (Brenner 1957). Eine mehr oder weniger starke Durchfeuchtung der Lunge aufgrund der Transsudation in das Gewebe ist die Folge. Kardiale Stauungstranssudate sammeln sich vor allem in den weniger beatmeten Lungenpartien an, während das Lungenödem andererseits gerade ausgiebiger beatmete Lungenabschnitte bevorzugt. ZDANSKY (1933) sieht hierin vor allem die Abgrenzung reiner Stauungstranssudationen gegenüber dem eigentlichen Lungenödem.

Röntgenologisch finden sich nach ZDANSKY (1949, 1962) entsprechende unscharfe und wolkige Verdichtungen im peripheren Lungengebiet sowie vermehrte und verwaschene Gefäßzeichnung. Die Hili sind immer vergröbert und im wesentlichen unscharf begrenzt. Die Lungen werden mitunter von konfluierenden Flüssigkeitsansammlungen durchsetzt. Das Transsudat sammelt sich vorwiegend in den großen Interstitien und weniger in dem dazwischen liegenden Lungenparenchym an (Abb. 54 und 55). Differentialdiagnostisch

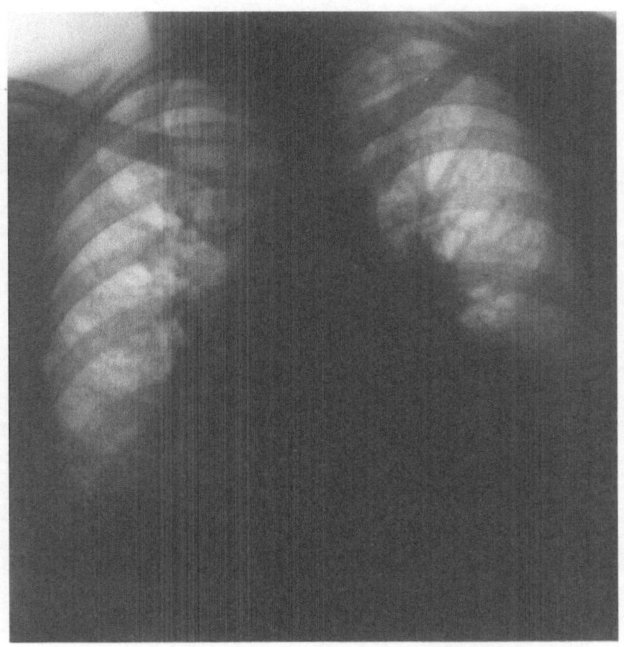

Abb. 54. Akute cardiale venöse Rückstauung bei dekompensiertem Hypertonieherz

treten Schwierigkeiten auf, indem an pneumonische Herde, Infarkte und Atelektasen gedacht werden muß. Präexistente Indurationsfelder und pleurale Adhäsionen führen zu lokalen Ansammlungen von Stauungstranssudaten. ZDANSKY mißt lokalen Behinderungen der Atemexkursionen Bedeutung für die erschwerte Transsudatabfuhr durch die Lymphbahnen bei. Auch sollen vasoconstrictorische Reflexmechanismen im Sinne von EULER u. LILJESTRAND (1947) das Blut auf besser ventilierte Teile der Lunge umleiten, so daß eine profuse Transsudation in die gut beatmete Lunge eintreten kann. Diffuse Transsudationen können demnach für Bezirke erhaltener Ventilation und Zirkulation sprechen, während ausgesparte transsudatfreie Abschnitte Verdacht auf chronische Indurationen oder pleurale Schwarten ergeben können. So wird das Bild der akuten Lungenstauung im wesentlichen durch eine diffuse Schleierung größerer Lungenabschnitte charakterisiert, die mehr flächenhaft in den Mittel- und Unterfeldabschnitten zum Ausdruck kommt (ASSMANN 1920; GROSS u. MÜLLER 1939). Lokale Formen von Transsudationen bei venösen und capillären Druckerhöhungen stellen transitorische Streifen im Sinne der von KERLEY (1958) bezeichneten zarten Linien dar. Anatomisch liegen ihnen Erweiterungen von Interlobulärsepten durch Ödeme und Transsudate zugrunde. FLEISCHNER u. REINER (1954) beschrieben im Verlaufe einer schweren akuten Lungenstauung einen Rückgang der Streifen bereits 4 Tage nach Behandlungsbeginn zugleich mit der Rückbildung sonstiger Stauungsveränderungen. Der Beweis schneller Rückbildung derartiger Streifen spricht dafür, daß es sich um ein ausschließlich humorales Substrat handelt.

Mit dem Rückgang der akuten Stauung und mit der Verminderung der Durchfeuchtung der Lunge bilden sich somit die diffusen wolkigen und herdförmigen sowie lokalen linearen Veränderungen an Zahl und Ausdehnung oft rasch zurück. Zugleich kann sich die Lungenzeichnung weitgehend normalisieren, die Gefäße werden schlanker und schärfer und auch die Hili gewinnen ihre ursprüngliche Größe und scharfe Konturierung wieder zurück. Es können jedoch leichte Hilusvergrößerungen als Ausdruck persistierender Drucksteigerung im venösen Capillarschenkel weiterbestehen. Auch die Strukturveränderungen der chronisch gestauten Lunge können nach Abklingen akuter Stauungsphänomene röntgenologisch wieder sichtbar werden.

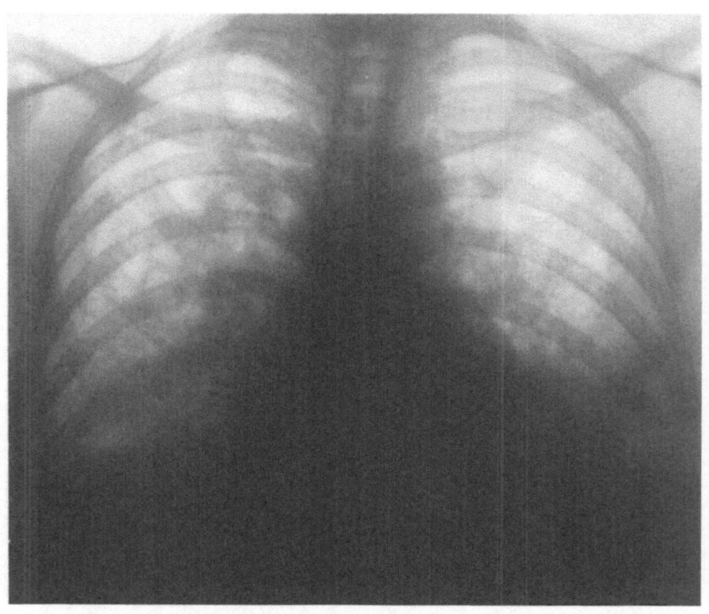

Abb. 55. Akute Lungenstauung bei fieberhaftem Infekt

Der Stauungserguß tritt meistens rechts zuerst auf oder auch nur rechts, jedoch ist dies nicht durchweg die Regel. Andererseits muß daran gedacht werden, daß der ausschließlich linksseitige Hydrothorax nicht durch Transsudat, sondern durch ein Exsudat entstehen kann, beispielsweise durch einen Infarkt oder eine Pneumonie. Es können auch rechtsseitig pleurale Verwachsungen bestehen, welche die Transsudation in die rechte Pleurahöhle unmöglich machen. Besonders häufig sind abgesackte pleurale Ergüsse. Die kardiale Lungenstauung ist im übrigen eine der häufigsten, wenn nicht die häufigste Ursache der interlobär abgesackten Ergüsse der Erwachsenen. In den Ausheilungs- und Resorptionsstadien der Ergüsse oder bei Sekundärinfektionen des Pleuraraumes können Pleuraschwarten entstehen. Die Ergußrückbildung tritt im allgemeinen zugleich mit dem Rückgang der akuten Stauung ein. Stauungsergüsse können jedoch im Laufe von Monaten oder Jahren wiederkehren oder auch bei chronischen Stauungsveränderungen anhaltend nachweisbar sein.

β) Chronische Lungenstauung. Bei der chronischen Lungenstauung ist mit Grosse-Brockhoff (1957) in Stauungszustände ohne Erhöhung des Druckgradienten zwischen arteriellem und venösem Lungengefäßsystem und Stauungszustände mit Erhöhung des Druckgradienten zu unterteilen. Bei einer Rückstauung jüngeren Datums bleibt der Druckgradient zwischen arteriellem und venösem Kreislauf zunächst unbeeinflußt. Diese Fälle von Rückstauung gehen mit einer großen Blutfülle in der Lunge einher. Bei Überschreiten des kolloidosmotischen Druckes besteht Gefahr, daß ein akutes Lungenödem eintritt. Andererseits entwickelt sich ein ausgedehnter Kollateralkreislauf zwischen den alveolären Capillaren und dem Capillarsystem des Bronchialkreislaufs. Hierdurch wird die Gefahr eines Lungenödems verringert und es entsteht die Stauungsbronchitis bzw. Stauungsbronchiolitis. Diese ist röntgenologisch kaum faßbar (THURN 1958). Bei länger anhaltender Rückstauung erhöht sich der Druckgradient zwischen arteriellem und venösem Lungenkreislauf und es entstehen reflektorische Arteriolenkonstriktionen mit zunehmender pulmonaler Hypertonie. Die Ursache hierfür ist nach GROSSE-BROCKHOFF (1957) weniger in einer protektiven reflektorischen ödemverhütenden Konstriktion zu sehen, sondern vielmehr in der indurativen Gewebsumwandlung der Lunge aufgrund der chronischen Rückstauung mit Verdickung der Capillarwände. Die chronische Stauung ist pathophysiologisch somit ein fließender Mechanismus über längere Zeitabschnitte, der zu sekundären Parenchymveränderungen und fortschreitender pulmonaler Hypertonie Veranlassung gibt, wenn die Ursache nicht rechtzeitig beseitigt wird.

Die chronische Lungenstauung führt zu mehr oder weniger ausgesprochenen Veränderungen der Angioarchitektur der Lungen. Die Lungenzeichnung ist allgemein verstärkt, die Lungenfelder sind meist getrübt und intraalveolare Transsudate können zu Verdichtungen verschiedener Größe Anlaß geben. Fast immer sind die vom Hilus in die Lungenfelder sich erstreckenden Gefäße stärker ausgeprägt. Der Hilus ist in der Regel unscharf, die Gefäße sind erweitert und meist ebenfalls unscharf begrenzt. ZDANSKY (1929 a u. b, 1930) zeigte, daß die Stauungszeichnung vor allem der zentralen Abschnitte weniger auf der Überfüllung der Lungengefäße, sondern eher auf einer Überfüllung der perivasculären, peribronchialen und im interlobären Bindegewebe verlaufenden Lymphbahnen mit Transsudatflüssigkeit beruht. Es handelt sich demnach um eine Störung des Lymphabflusses, die zu einer Verdichtung und Vermehrung der Lungenstrangzeichnung und zur Vergrößerung der Hili Anlaß gibt. Die Unschärfe von Hilus- und Gefäßkonturen wird nach ZDANSKY somit im wesentlichen durch interstitielle Transsudatansammlungen bedingt. Da diese Transsudatmassen sich mit besonderer Vorliebe um vorgebildete indurative Verdichtungsherde anlagern, entstehen — wie bei der akuten Stauung — häufig zahlreiche herdförmig umschriebene Verdichtungen. Entzündliche Sekundärveränderungen der Hiluslymphknoten können hinzutreten. ZDANSKY gebührt das Verdienst, auf die Bedeutung des Lymphgefäßsystems und der entzündlichen Veränderungen bei der chronischen Stauungslunge hingewiesen zu haben, wodurch die Interpretation der sehr bunten und variablen Bilder dieses Geschehens wesentlich erleichtert wurde. Die große Verschiedenheit der Bilder chronischer Stauungslungen erklärt sich dadurch, daß die drei Faktoren — Blutgefäße, Lymphgefäße und Transsudate — im Einzelfalle in sehr verschiedenem Maße ausgebildet sein können. ZDANSKY charakterisiert somit die chronische Lungenstauung durch 1. Vergrößerung des Hilus, 2. Verstärkung der Lungenzeichnung, hervorgerufen durch Blutüberfüllung der Gefäßstämme, 3. diffuse Trübung der Lungenfelder durch das in die Alveolen ausgeschiedene Transsudat und durch die strotzend mit Blut gefüllten Capillaren, die den Luftgehalt vermindern, sowie durch Ektasie der Lymphbahnen und ungenügenden Abfluß.

Als Zeichen der chronischen Stauungslunge wurde von SYLLA (1933, 1935) im wesentlichen die sog. grobe mittelmaschige Netzzeichnung angegeben. Er sah deren Ursache allerdings ausschließlich in der stärkeren Füllung großer und mittlerer Gefäße, insbesondere der Arterien, und wollte diese Zeichnung gegenüber entzündlichen Prozessen des Parenchyms, die mit sog. klein- oder engmaschiger feiner Netzzeichnung einhergingen, abgrenzen. SYLLA hat ferner auf die Erweiterung der Lungenvenen in fortgeschrittenen Stauungsfällen aufmerksam gemacht. Schließlich stammt von ihm die Unterteilung der chronischen Lungenstauung in den zentralen und peripheren Stauungstyp. Bei dem zentralen Stauungstyp überwiegen die Hilusveränderungen und die Lungenwurzeln sehen aufgrund starker Gefäßüberfüllung streifig aus, der Hilus wird manchmal strahlenförmig. Bei der peripheren Lungenstauung sind überwiegend die Unterfelder getrübt, insbesondere in der Peripherie. Dabei findet sich eine auffallende Verstärkung der von den Lungenwurzeln nach aufwärts führenden Gefäße, deren Ursache SYLLA auf die venöse Rückstauung bezog. Es wurden auch verschiedene Typen der Gefäßzeichnung geschildert. So sprachen Gross u. Müller (1939) von zwei Gefäßtypen, nämlich dem Baum- und dem Strauchtyp, die vereint im Mischtyp auftreten sollten. Beim Baumtyp sollte es erst spät und dann nur wenig ausgesprochen zu Stauungserscheinungen kommen, da die Gefäße infolge ihrer Weite und Dehnbarkeit eine gute Abflußmöglichkeit gewährleisten. Der Strauchtyp sollte jedoch schon frühzeitig zur Stauung neigen, weil hierzu die anatomischen Vorbedingungen aufgrund der andersartigen Angioarchitektur gegeben wären. Auch Heckmann (1937) erwähnt diese unterschiedlichen Typen und klassifizierte ebenso wie Sylla (1935) in die arterielle Stauungslunge mit scharfer Begrenzung und Schlängelung der hilusnahen Pulmonalarterien und in den venösen Typ der Stauungslunge mit erheblicher Überfüllung der Lungenvenen, verwaschenen Hili und ödematöser Durchtränkung der Lunge. Die Erweiterung der Lungenvenen, auf welche 1929 Laubry, Chaperon u. Séjourné aufmerksam machten, ist vorzugsweise mit Hilfe des Längsschichtverfahrens darzustellen (Hornýkiewytsch u. Stender 1953, 1954, 1955; Macarini u. Oliva 1957). Im Querschichtbild wiesen Gebauer u. Schanen (1955) die venöse Blutfülle durch breite bis an die Peripherie sichtbare Gefäße nach. Die unterschiedlichen Bilder chronischer Stauungslungen mit grober Strang- oder feiner Netzzeichnung wurden auch von Schröder (1931) geschildert, ohne daß der Autor bestimmte Stauungstypen abzugrenzen vermochte. Wierig (1927) machte auf die Ähnlichkeit der carcinomatösen Lymphangiosis sowie der Staublunge mit chronischen Stauungszuständen aufmerksam.

Das Bild der chronischen Stauungslunge ist somit verhältnismäßig polymorph, jedoch aufgrund der neueren Erkenntnisse über die Pathophysiologie des kleinen Kreislaufs durchaus deutbar. In fortgeschrittenen Stadien der chronischen Lungenstauung entstehen schließlich bindegewebige Indurationen, die ihrerseits Anlaß zu weiteren Veränderungen geben können. Außerdem haben diese Indurationen wesentliche Bedeutung für das weitere Schicksal der Stauungslunge, nämlich insofern, als hierdurch die Transsudation in zunehmendem Maße verhindert wird. Man kann demgemäß sowohl von einer feuchten als auch einer trockenen Form der chronischen Stauungslunge sprechen (Zdansky 1929 a u. b, 1930; Teschendorf 1958). Die pathologisch-anatomischen Übergänge sind fließend und erstrecken sich über längere Zeitabläufe. Bei den ausgeprägtesten Stadien wird jegliche Transsudation vermißt und der bindegewebig sklerosierend indurative Faktor steht im Vordergrund. Röntgenologisch ist die trockene chronisch feste Stauungslunge nach Zdansky hell, ihre Zeichnung kräftig streifig vermehrt, netzförmig, die Gefäßstränge sind verdickt, scharf konturiert. Wolkige Transsudate sind nicht mehr nachweisbar. In diesem Stadium findet sich eine ausgesprochene periphere Oligämie der Lungen.

Bei der chronischen Lungenstauung sind des weiteren feine und zarte, meist horizontale Linien festzustellen, die vorwiegend in den Unterfeldern angeordnet sind und vor allem von Kerley (1958) beschrieben wurden. Pathologisch-anatomisch handelt es sich hierbei um interstitielle bzw. interlobuläre Ödeme im Stadium der Dekompensation, die mit der Rekompensation schwächer werden (Parker u. Weiss 1936). Man ist sich heute darüber einig, daß die Kerley-Linien ein feiner Indikator für eine vorwiegend venös bedingte Drucksteigerung sind, während eindeutigere Zusammenhänge mit der arteriellen pulmonalen Hypertonie nicht vorliegen dürften. Esch u. Thurn (1957) fanden diese Linien bei alleiniger venöser Hypertonie in etwa 70% der Fälle. Moldenhauer u. Dihlmann (1958) sind der Ansicht, daß die Kerley-Linien auch durch fibröse Verdickungen der interlobulären Septen bedingt sein können. Auf die hämodynamische Bedeutung der Kerleyschen B-Linien haben des weiteren Carmichael et al. (1954), Fleming u. Simon (1958) sowie van Epps (1958) aufmerksam gemacht.

Die Kymographie vermag bedingte Aussagen über den Grad der Lungenstauung im venösen Schenkel zu machen. Stumpf (1936, 1951) sowie Clerc et al. (1936) wiesen auf deutliche Reduktionen der mitgeteilten Hilusbewegungen infolge der starken Dämpfung durch den erheblichen Blutreichtum der gestauten Lunge hin. Die Behauptung von Gross u. Neudert (1949), wonach normalerweise nur die Lungenarterien eine Mitbewegung aufweisen sollen, wurde von THURN (1958) in Anlehnung an Untersuchungen von HAUBRICH (1952) zurückgewiesen und auch auf die Mitbewegung der Lungenvenen ausgedehnt. Auch HECKMANN (1937 a u. b) beschrieb eine Abflachung der Hilusbewegungen im Flächenkymogramm.

Das Pulmonangiogramm ergibt bei der chronischen Lungenstauung meistens eine erhebliche Verzögerung des venösen Rückflusses bzw. eine besonders deutliche Abzeichnung der venösen Phase. Die Lungenkreislaufzeit kann erheblich verzögert sein.

Im weiteren Verlaufe der chronischen Lungenstauung bildet sich infolge der konsekutiven arteriellen Hypertonie immer ein chronisches Cor pulmonale heraus. Kommt es zusätzlich zu einer Rechtsinsuffizienz, so erfolgt ein deutlicher Rückgang der Stauungs-

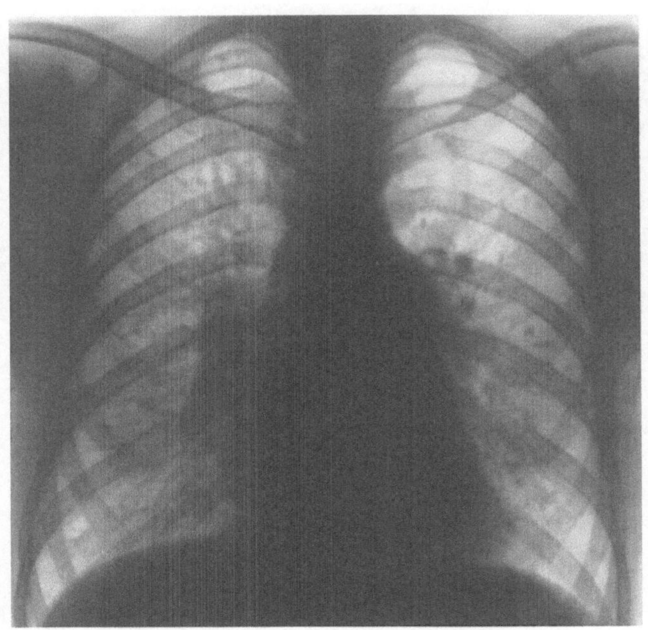

Abb. 56. Chronische Lungenstauung bei Mitralklappenstenose

zeichnung, so daß die Gefäßstruktur wieder weitestgehend normal sein kann, abgesehen von den bindegewebigen Folgeerscheinungen der chronischen Stauung. Es erfolgt eine Tricuspidalisierung mit venöser Rückstauung in den rechten Vorhof und in die Hohlvenen. In diesen Fällen ist auch eine Erweiterung der V. cava superior nachweisbar (HOLZMANN 1950; ZDANSKY 1929 a u. b, 1930, 1933, 1949, 1951). Zunehmende Herzdilatation bei abnehmender Lungenzeichnung ist radiologisch demnach ein Zeichen eintretender Rechtsinsuffizienz, die das Terminalstadium der chronischen Lungenstauung darstellt.

1. Rückstauung bei erworbenen Klappenfehlern. Wenngleich keine spezifischen Stauungsveränderungen bei bestimmten Erkrankungen des Herzens zu erwarten sind, so bestehen doch enge Zusammenhänge zwischen dem Schweregrad der Rückstauung und den radiologisch nachweisbaren Veränderungen. Die Mitralstenose hat infolge ihrer besonderen Hämodynamik immer die ausgeprägtesten Rückstauungsmechanismen zur Folge (Abb. 56 bis 58), während die übrigen Klappenfehler des linken Herzens zumindest in den Frühstadien ihres Verlaufes infolge der Kompensationskraft des linken Ventrikels meist keine oder keine wesentlichen Rückstauungsveränderungen nach sich ziehen. Venen- und Capillardrucke sind bei der Mitralstenose besonders hoch. Das Lungenödem wird jedoch durch Regulationsmechanismen der Arteriolendrosselung häufig verhütet (BAYER, LOOGEN u. WOLTER 1954). Besonders ausführliche klinisch-radiologische Vergleichsuntersuchungen über die Mitralklappenfehler stammen von CARLIER (1958). Er ordnet der Mitrallunge vorwiegend den zentralen Stauungstyp mit symmetrischer Verbreiterung der hilären und parahilären Gefäße und verstärkter Netzzeichnung sowie knötchenförmigen Einlagerungen zu. CARLIER nennt diesen Gesamtaspekt das Bild der Lungenstase. Aus den fünf Stadieneinteilungen, die CARLIER bei vergleichenden Untersuchungen durchführte, ist ersichtlich, daß röntgenologisch durchaus leichte bis deutliche Stauungsveränderungen nachweisbar sein können, ohne daß klinisch Anhaltspunkte hierfür zu bestehen brauchen. CARLIER fand des weiteren eindeutige Zusammenhänge des radiologischen Stauungsbildes mit den Ergebnissen der Druckuntersuchung beim Herzkatheterismus.

Im Schrifttum wird ziemlich übereinstimmend zum Ausdruck gebracht, daß die Stauungsveränderungen der Mitralstenose dem sog. zentralen Typ entsprechen (SYLLA 1935; ZDANSKY 1929, 1930, 1933, 1949, 1951; MACARINI u. OLIVA 1957; THURN 1951,

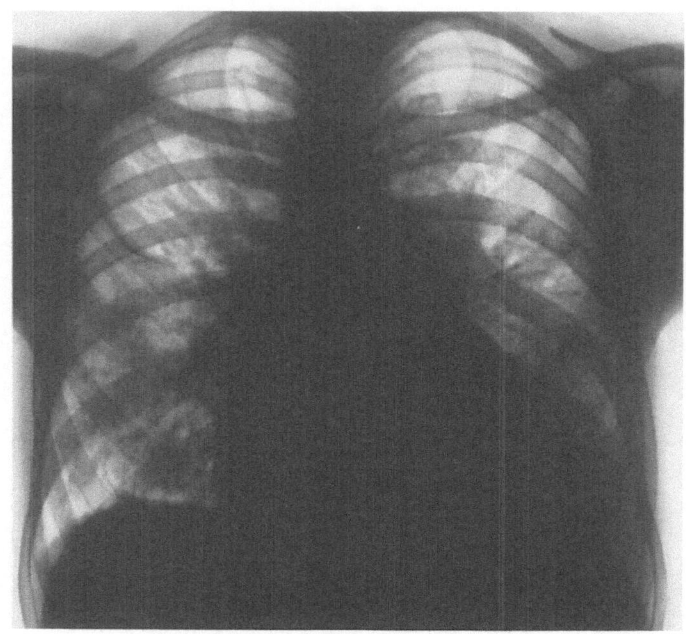

Abb. 57. Fortgeschrittene chronische Lungenstauung bei kombiniertem Mitralklappenfehler

1958; HORNYKIEWYTSCH u. STENDER 1955). Nach MACARINI u. OLIVA soll der periphere Stauungstyp mehr bei der Mitralinsuffizienz vertreten sein. ZDANSKY charakterisiert die Veränderungen des Lungenkreislaufs bei den Mitralklappenfehlern in Form einer Vergrößerung der Hili durch Ausweitung der großen Pulmonalisäste bei allgemeiner Verstärkung der Gefäßzeichnung in der Peripherie, jedoch normaler Helligkeit der Lungenfelder. Später sollen verstärkte systolisch expansive Pulsationen der Hili infolge des Druckanstiegs in der Pulmonalarterie hinzukommen. THURN (1951, 1958) stellt demgegenüber fest, daß echte Eigenpulsationen praktisch nur congenitalen Anomalien im Sinne eines Links-Rechts-Shunts vorbehalten sind und GROSSE-BROCKHOFF, KAISER u. LOOGEN (1960), die kymographisch unter 1000 Mitralfehlern nur zweimal sichere Eigenpulsationen bei Ausschluß einer congenitalen Anomalie fanden, bestätigen diese Angaben. Andererseits fand STUMPF (1951) bei Mitralinsuffizienz starke Pulsationen der Lungengefäße, die offenbar vom linken Ventrikel rückwirkend bedingt waren. THURN stellt fest, daß der Stauungshilus der Mitralstenose häufig einen stummen Eindruck macht, während bei der Mitralinsuffizienz deutliche Mitbewegungen nachweisbar sind. Die ersten Anzeichen einer Rückstauung bei Mitralfehlern wurden von SYLLA (1935) als Ausdruck einer pralleren Füllung und Kaliberzunahme besonders der Gefäße des linken Oberfeldes angesehen. In der weiteren Reihenfolge nannte SYLLA die zur rechten Spitze ziehenden Gefäße und die seitlich verlaufenden Gefäßabschnitte. Der Autor schrieb somit der Mitralstenose eine gewisse Ausnahme bezüglich der Stauungsformen und eine ziemlich charakteristische Stauungsart zu. SCHRÖDER (1931) fand andererseits keine beweisenden Zusammenhänge bestimmter Stauungsbilder mit der Mitralstenose, wies jedoch darauf hin, daß bei der peripheren Stauung einzelne verhältnismäßig kleine Mitralherzen, jedoch durchaus keine strengen Parallelismen nachweisbar waren. Im weiteren Verlauf der chronischen Lungenstauung der Mitralfehler führt nach ZDANSKY (1929 a u. b, 1930, 1933, 1949, 1951) schließlich das Mißverhältnis zwischen der Druckleistung der hypertrophischen rechten Kammer und dem Passagehindernis am stenosierten Mitralostium zur Drucksteigerung im Lungenkreislauf, insbesonders bei der Mitralstenose. Es resultiert das Bild

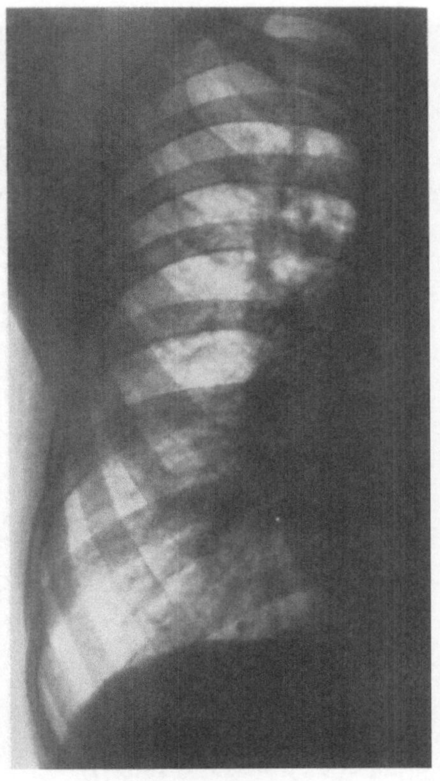

Abb. 58

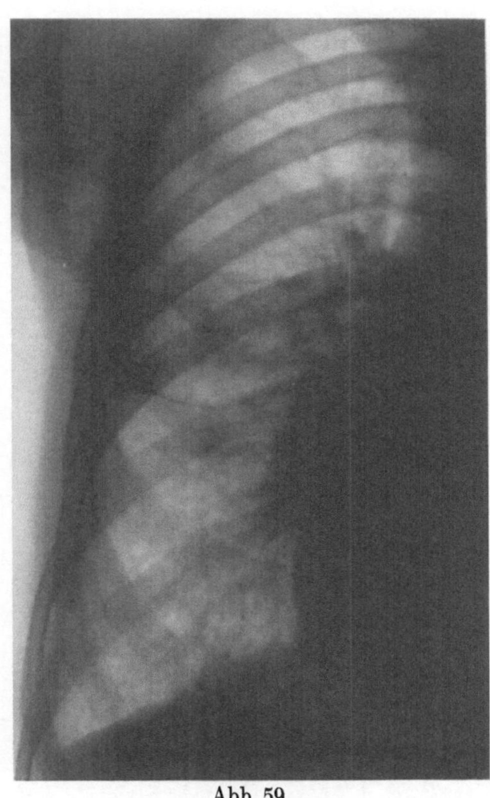

Abb. 59

Abb. 58. Chronische Stauungsveränderungen bei kombiniertem Mitralklappenfehler

Abb. 59. Septumlinien nach KERLEY in den mittleren Partien der rechten Lunge (A-Linien) bei kombiniertem Mitralklappenfehler

der pulmonalen Hypertonie mit der peripheren Oligämie und zarten peripheren Gefäßzeichnung der Lungen. Auf die röntgenologisch faßbaren Kriterien der pulmonalen Hypertonie bei der Mitralstenose wurde von PANOV u. DEEVA (1959), THURN (1961) sowie VIAMONTE, PARKS u. BARRERA (1962) hingewiesen.

KERLEY hat 1958 auf die später nach ihm benannten zarten Streifen insbesondere bei der Mitralstenose aufmerksam gemacht (Abb. 59—61). Sie sind — wie bereits erwähnt — durch zunehmende Transsudationen mit Sichtbarwerden der Lymphräume bedingt und in Zusammenhang mit venöser Drucksteigerung zu bringen. Die Lymphräume sind zuerst als horizontale Linien in den Unterfeldern erkennbar. KERLEY unterscheidet A-Linien, die einige Zoll lang sind und vom Hilus aus in die Peripherie ziehen, sich nicht in ein regelrechtes Netz verzweigen und fibrösen Veränderungen oder perivasculären bzw. peribronchialen Lymphräumen entsprechen. Die von ihm benannten und am häufigsten feststellbaren B-Linien werden unter dem Begriff septierte Linien abgehandelt. Ferner unterscheidet er noch C-Linien, die keine strengen linearen Veränderungen darstellen, sondern mehr ein Netzwerk von Streifen. Das Vorhandensein der B-Linien wurde bei der

Mitralstenose gehäuft bestätigt (CARLIER 1958; MOLDENHAUER u. DIHLMANN 1958; SHORT 1955; CARMICHAEL et al. 1954; VAN DER HAUWAERT, WITTE u. JOOSSENS 1956; ESCH u. THURN 1957; JOHNSON et al. 1961; DOBEK u. TYBORSKY 1963). Auf gewöhnlichen Übersichtsaufnahmen finden sich B-Linien in Form feiner horizontaler Linien bis zu 3 cm Länge und 1—2 mm Breite ein- oder beiderseitig in der Gegend des Sinus phrenicocostalis. Man kann nach MOLDENHAUER u. DIHLMANN (1958) bis zu zehn Linien und mehr in Abständen von wenigen Millimetern bis zu 1 cm auffinden. Sie lassen sich von den Plattenatelektasen durch ihre typische etagenartige übereinander geschichtete

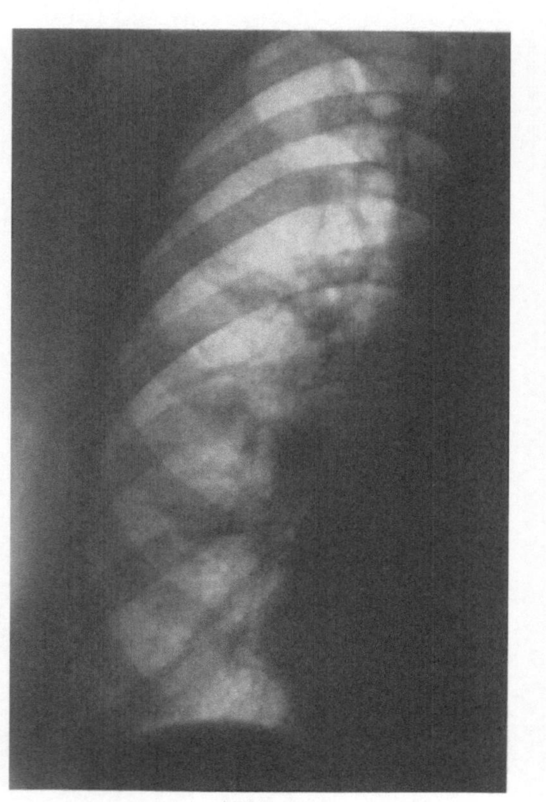

Abb. 60

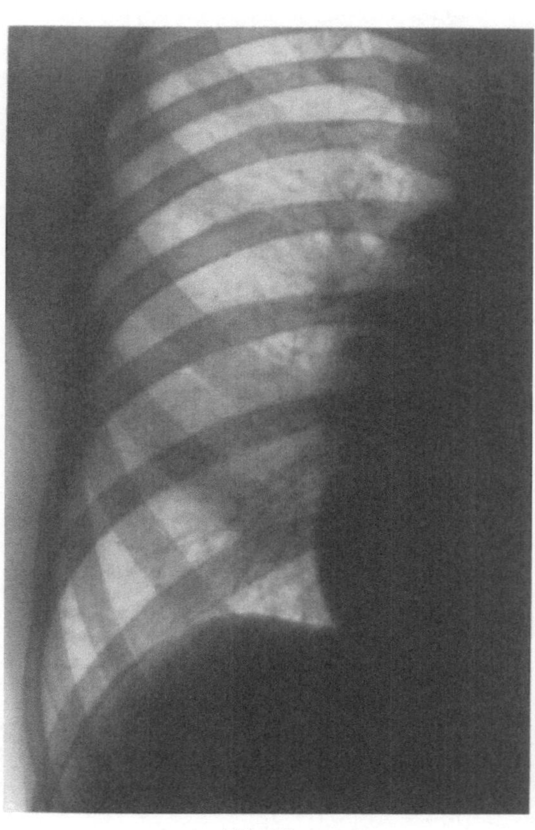

Abb. 61

Abb. 60. Septumlinien rechts bei Mitralklappenstenose

Abb. 61. Zarte Septumlinien (B-Linien) rechts basal bei kombiniertem Aorten-Mitralklappenfehler

Lage abgrenzen. MOLDENHAUER u. DIHLMANN haben nachweisen können, daß auch fibröse Verdickungen der interlobären Septen diese Linien verursachen können, wobei wahrscheinlich sekundär entzündliche Faktoren örtlicher Transsudate mit Bindegewebsbildung eine Rolle spielen. Übereinstimmend wird zum Ausdruck gebracht, daß die A-Linien nicht so zuverlässig sind wie die B-Linien, die wohl im allgemeinen auf eine Drucksteigerung des venösen Schenkels schließen lassen. So fand SHORT (1955) bei 33 Patienten in 25 Fällen gut ausgebildete B-Linien, BRUWER, ELLIS u. KIRKLIN (1955) berichten über positive Befunde bei etwa einem Drittel von 152 Fällen und ESCH u. THURN (1957) haben 56 Fälle von Mitralstenose studiert, unter denen 31 derartige Linien aufwiesen. Letztere Autoren kamen ebenso wie VAN DER HAUWAERT, DE WITTE u. JOOSSENS (1956) zur Überzeugung, daß eindeutige Zusammenhänge zwischen Größe der Mitralklappenöffnung und Auftreten der B-Linien bestehen.

Von besonderem Interesse ist bei der chronischen Rückstauung der Mitralstenose das Verhalten der Lungenvenen (Abb. 62—64), worauf in früheren Jahren ASSMANN (1920 1949/50) sowie SYLLA (1935) hingewiesen haben. Im Schichtbild fanden HORNYKIEWYTSCH

u. STENDER (1955) den von SYLLA bereits postulierten Typ der zentralen Stauung fast ausschließlich bei der Mitralstenose. Ihre Untersuchungen ergaben ferner, daß sich bei der Mitralstenose zwei Gruppen von Venen differenzieren lassen, einmal eine Gruppe

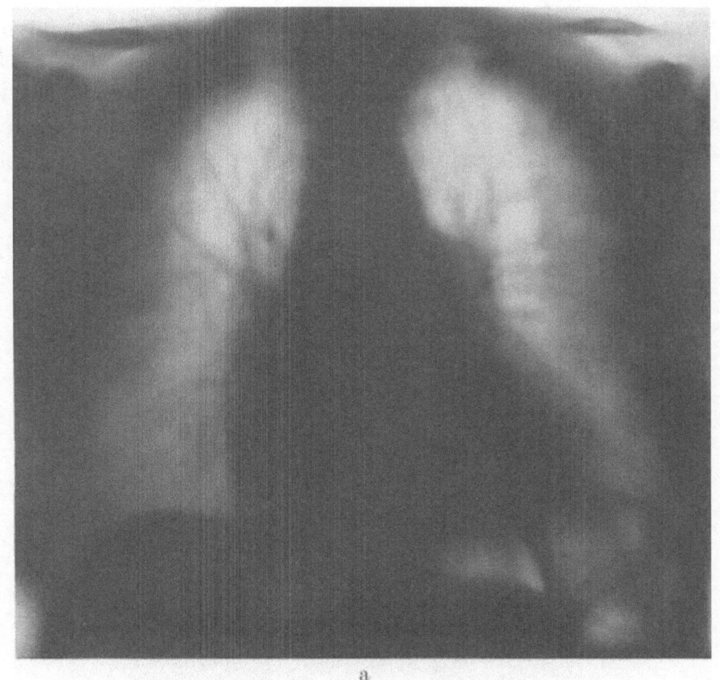

a

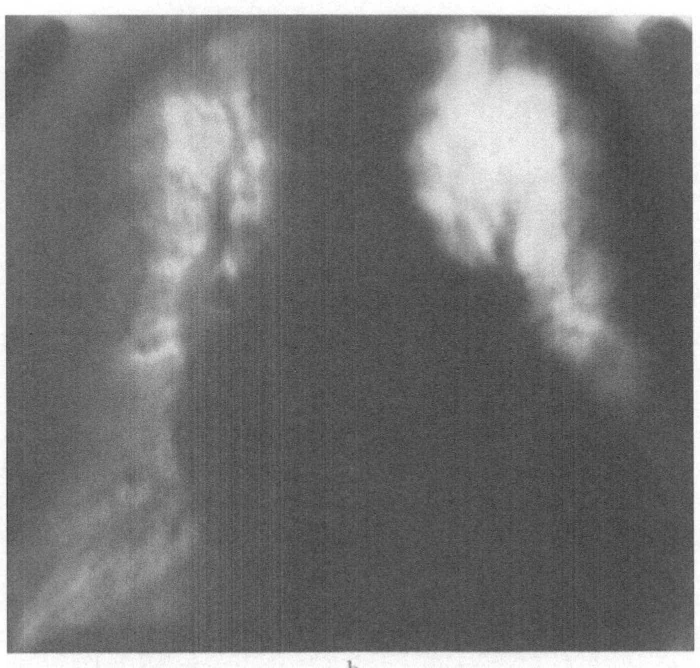

b

Abb. 62a u. b. Darstellung der Lungenvenen mittels Schichtaufnahme. a Schmale Lungenvenen bei Mitralklappenstenose. b Dilatierte Lungenvenen bei kombiniertem Aorten-Mitralklappenfehler

mit weiten Venen und eine 2. Gruppe mit engen Venen. 80 Schichtuntersuchungen ergaben, daß starke Erweiterungen des linken Vorhofs oft mit engen Venen im Lungenkern einhergehen. Die Befunde stehen in Übereinstimmung mit Ergebnissen von BOLT, FORSSMANN u. RINK (1957) bei der Selektivangiographie. Andererseits sahen die Verfasser auch eine gewisse Kongruenz zwischen weiten Venen und geringer Vorhofvergrößerung mit normalem Sinusrhythmus. Demnach sind Schichtuntersuchungen geeignet, das Vorhandensein gradueller funktioneller Anpassungsmechanismen an die Hämodynamik der venösen Rückstauung zu zeigen. Diese Befunde wurden auch von MONIZ DE BETTENCOURT, SALDANHA u. FRAGESO (1953) erhoben. Sie fanden deutliche Venenvergrößerungen bei Sinusrhythmus und Verkleinerungen der Kaliber bei absoluter Arrhythmie infolge stärkerer Vorhofdilatation. MELDOLESI (1955), SALDANHA (1956) sowie MACARINI u. OLIVA (1957) schließen sich diesen Beobachtungen an. Letztere fanden bei der Mitralstenose mäßige Vergrößerung der Subsegmentarterien, ferner Dilatationen vorwiegend der basalen rechtsseitigen Arterienabschnitte bei normaler Darstellung der Venen des

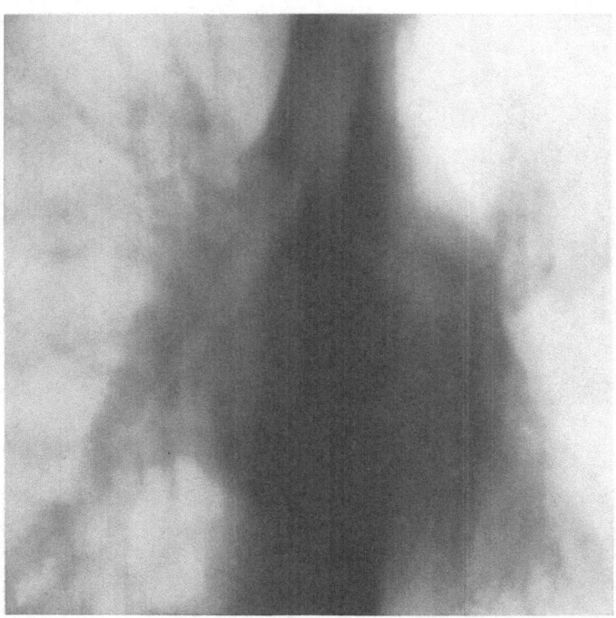

Abb. 63. Stark dilatierte rechtsseitige Lungenvenen mit Darstellung der Einmündung in den linken Vorhof bei Mitralklappenstenose. Zustand nach abgeklungenem Lungenödem

Lungenkerns. Die reine Mitralinsuffizienz weist mäßige Dilatation der apikalen Arterie auf, während bei einem kombinierten Mitralfehler deutliche Verringerung zahlreicher Venen des Lungenmantels neben einer Dilatation der basalen Venen gefunden wird. Übereinstimmend wird bei stärkeren Vorhofdilatationen zunehmende Erweiterung der A. pulmonalis beschrieben. STEINBACH, KEATS u. SHELINE (1955) sowie MONIZ DE BETTENCOURT, SALDANHA u. FRAGESO (1953) erklären die Engstellung der Venen durch Konstriktionen im Sinne eines Kompensationsmechanismus zur Erhöhung des Druckes im linken Vorhof und zur Überwindung der behinderten Mitralpassage. Das unterschiedliche Verhalten der Lungenvenen bei der Mitralstenose wurde des weiteren von SIMON (1958), STECKEN (1959), STEINER (1959), GIANNARDI (1959) sowie BHARGAVA u. GADEKAR (1962) beschrieben.

Auch die Angiographie hat entsprechende Ergebnisse mit sich gebracht. DAVIES et al. (1953) verfügten über 22 Angiographien bei Kranken mit Mitralstenose. Sie beschrieben Erweiterungen der Venen, wendeten jedoch ihr Hauptaugenmerk den Arterien zu, welche Schlängelungen und Unregelmäßigkeiten der peripheren Äste erkennen ließen. Sie fanden eine ziemlich genaue Abhängigkeit der Gefäßveränderungen von den Druckwerten. ACTIS-DATO et al. (1955) sowie ACTIS-DATO, ANGELINO u. BRUSCA (1956) haben etwa 500 Angiokardiographien bei Mitralstenosen durchgeführt und drei Gruppen der gestörten Hämodynamik abgegrenzt. In der 1. Gruppe beschreiben sie Stase im venösen Kreislauf mit leichter Erweiterung der Gefäße, in der 2. Gruppe beträchtliche Erweiterung der hilären und parahilären Gefäße mit erheblicher Verlangsamung des arteriellen Kreislaufs und Beginn der pulmonalen Hypertonie, in der 3. Gruppe schließlich die fortgeschrittenen Zeichen der pulmonalen Hypertonie mit pulmonaler Arteriosklerose

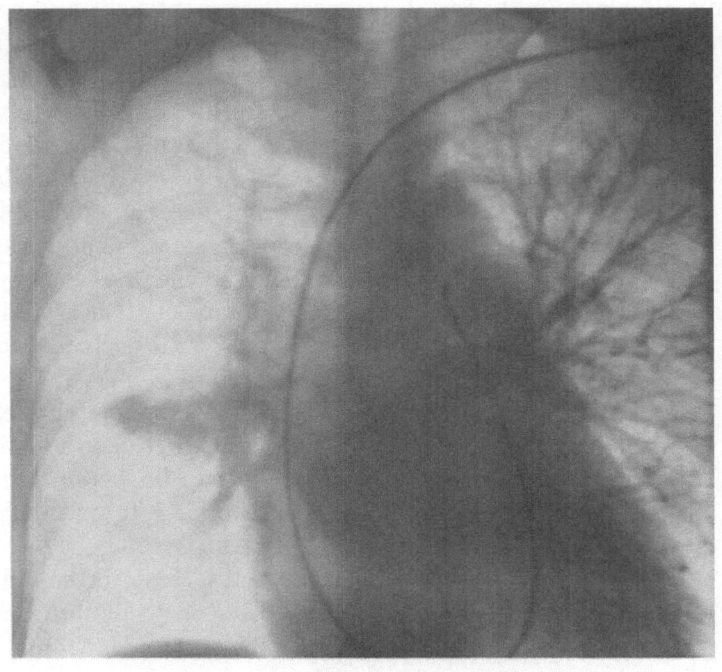

a

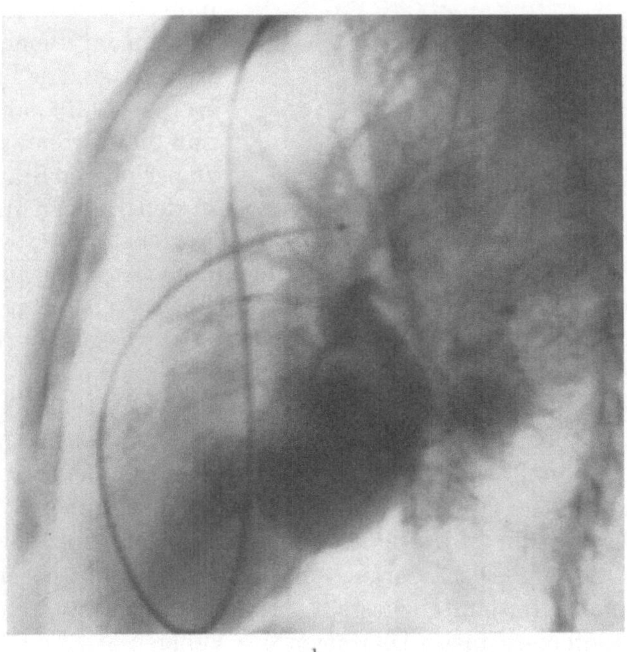

b

Abb. 64a u. b. Pulmonangiogramm mit Darstellung der Lungenvenen und des linken Vorhofs bei autoptisch bestätigter Knopflochstenose der Mitralklappe. a Darstellung der in den linken Vorhof einmündenden Lungenvenen. Weite Venenkaliber im Oberlappen, enggestellte Venen im Unterlappen. Nachweis eines rechtsseitigen Lungeninfarktes perihilär. b Aufnahme in seitlichem Strahlengang. Bestätigung der Kaliberunterschiede zwischen Ober- und Unterlappenvenen. Erweiterung des linken Vorhofes. Nachweis des dorsal gelegenen Lungeninfarktes

(Abb. 65). Unterschiedliche Venenverhältnisse wurden ferner von BOLT, FORSSMANN u. RINK (1957), SUSSMAN u. FROST (1956) sowie SCHOENMACKERS u. VIETEN (1951, 1954) bei der Mitralstenose festgestellt.

Die Lungenkreislaufzeit fand PUDWITZ (1956) mit Hilfe der Angiokardiographie bei 14 Fällen von Mitralfehlern 7mal normal, bei zwei Patienten leicht und bei fünf Patienten stark verlängert. Entsprechende Befunde wurden mit Hilfe der Radiozirkulographie von WASER u. HUNZINGER (1949), KELLERSHOHN u. VERNEJOUL (1959) sowie VENRATH (1957)erhoben.

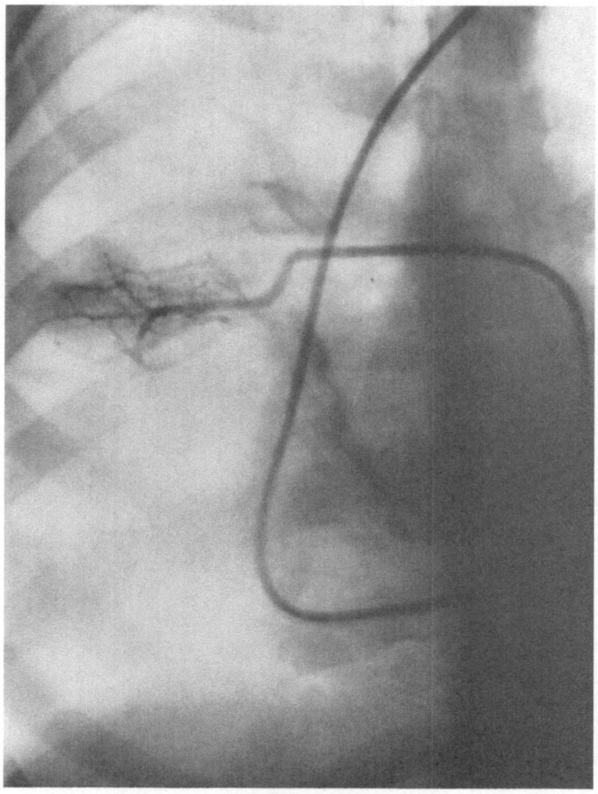

Abb. 65. Selektives Pulmonangiogramm bei kombiniertem Mitralklappenfehler mit überwiegender Stenose. Leichte Kaliberreduktion der arteriellen Endverzweigungen

Bei den Fehlern der Aortenklappe sind die hämodynamischen Rückwirkungen auf den kleinen Kreislauf ausschließlich von der Suffizienz des linken Ventrikels abhängig und kommen praktisch erst dann zum Ausdruck, wenn eine relative Mitralinsuffizienz entsteht, es sei denn, daß Kombinationen mit Mitralfehlern vorliegen, die bereits zu venöser Rückstauung geführt haben (Abb. 66). Nach THURN (1958) ist bei einem voll kompensierten Aortenfehler eine normale Lungenzeichnung nachweisbar. Andererseits ist manchmal bei klinisch voll kompensierten Aortenfehlern röntgenologisch häufig über lange Zeit hinweg eine Hilusverbreiterung festzustellen, ohne daß manifeste Stauungserscheinungen im kleinen Kreislauf nachzuweisen sind (TESCHENDORF 1958). SYLLA (1935) hat darauf hingewiesen, daß die Aorteninsuffizienz fast immer zu peripheren Stauungsveränderungen in den Lungen neigt, auch sollen die Aortenstenose sowie die kombinierten Aorten- und Mitralfehler überwiegend die periphere Lungenstauung aufweisen (Abb. 67). In diesen Fällen sind kleine Hili und Stauungszeichen in Form vermehrter Vascularisierung vor allem in den Unterfeldern vorhanden. Die Trübung ist besonders in den Randpartien ausgeprägt. Der Hilus ist nie so stark vergrößert wie bei der zentralen Stauung. Im Schichtbild beschrieben HORNYKIEWYTSCH u. STENDER (1955) bei Aortenvitien zwar Venendilatationen, jedoch annähernd normale Arterienverhältnisse, so daß auch hierdurch zum Ausdruck kommt, daß die pulmonale Hypertonie bei den Aortenfehlern gering ausgeprägt ist. MACARINI u. OLIVA (1957) bestätigen den peripheren Typ bei der Aortenstenose. Im Gegensatz zum Mitralfehler beobachteten sie nur im Lungenmantel eine Venenkaliberverminderung. Die Arterien waren meist normal und erst bei zunehmender Hypertonie im kleinen Kreislauf enggestellt. Im Lungenkern stellten MACARINI u. OLIVA (1957) bei den Aortenfehlern meist Dilatation der Venen fest.

Unter zehn untersuchten Fällen von Aortenfehlern zeigte die Lungenkreislaufzeit von PUDWITZ (1956) nur einmal eine geringe Verkürzung, während bei sechs Patienten normale Werte und bei den übrigen verlängerte Kreislaufzeiten nachweisbar waren. Im postmortalen Angiogramm beschrieben SCHOENMACKERS u. VIETEN (1951, 1954) bei Aortenstenose und Mitralinsuffizienz Erweiterung der Venen des großen Kreislaufs und der Aa. und Vv. pulmonales.

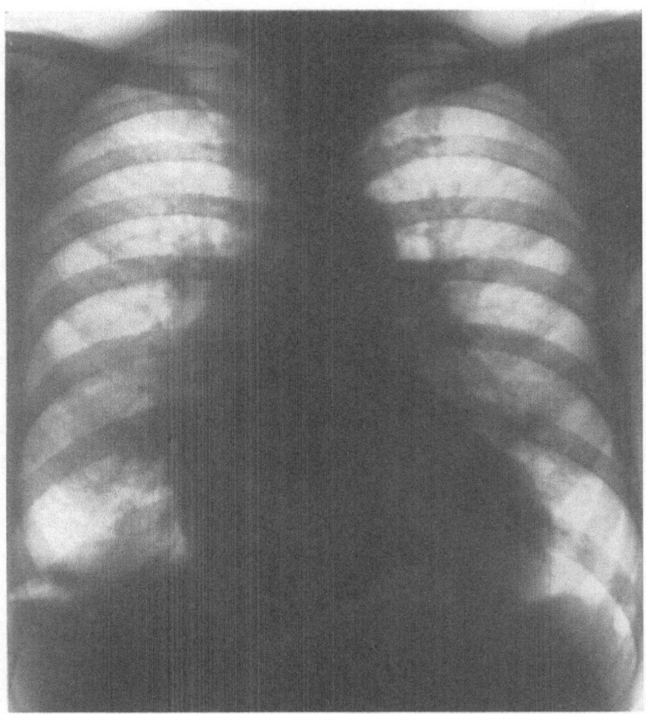

Abb. 66. Chronische Stauungsveränderungen bei kombiniertem Aorten-Mitralklappenfehler. Zustand nach Commissurotomie der Mitralklappe mit postoperativer Zunahme der Lungenstauung infolge hämodynamisch wirksamerer nicht operierter Aortenstenose

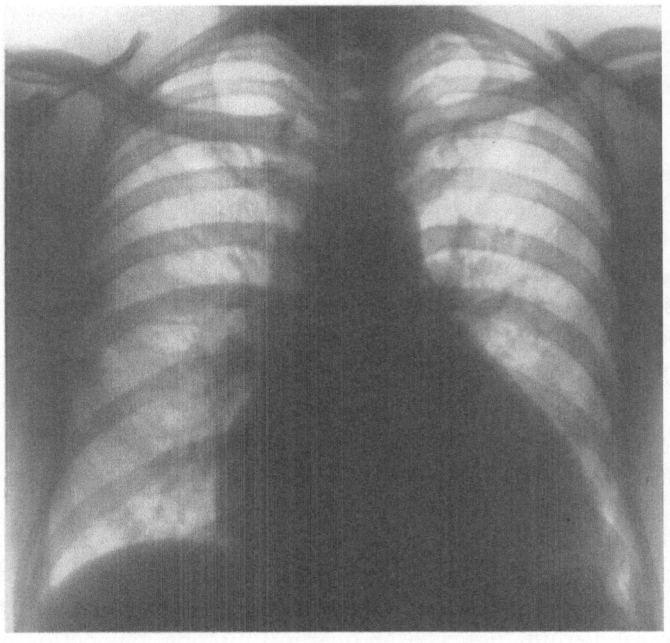

Abb. 67. Chronische Stauungsinduration der Lungen bei Knopflochstenose der Aorta, autoptisch bestätigt

Schließlich ist noch das Verhalten der Bronchialarterienzirkulation bei den chronischen Mitral- und Aortenfehlern erwähnenswert. FLORANGE (1960) beschrieb erhebliche Erweiterung und Schlängelung der Bronchialarterien im Bereich der größeren Äste und einen Verlust der kleineren Bronchusarterien und führte diese Veränderungen auf die Aufstauung des Blutes im Pulmonalvenengebiet mit Dilatation der Bronchialvenenplexus zurück. Damit wurde die Stauwirkung auch im Bronchialkreislauf nachgewiesen. SCHOENMACKERS u. VIETEN (1951, 1954) bestätigen die hochgradige Ausweitung der Stammabschnitte der Bronchialarterien. MEESSEN (1951) fand, daß sich bei der Mitralstenose nach Injektion von Kontrastmittel in die A. pulmonalis auch das Gefäßsystem des Nebenschlusses im Gegensatz zum Normalen darstellt. Es kann sogar zu einer Auffüllung der Aorta kommen. FERGUSON, KOBILAK u. DEITRICK (1944) haben gezeigt, daß die Anastomosen zwischen Bronchialvenen und Lungenvenen bei Patienten mit Mitralstenose deutlicher erscheinen. Die submucösen Venen in den kleineren Bronchien waren erweitert und varicös. Die Erweiterungen der Bronchialvenen sind somit als Folge eines Kollateralkreislaufs aufzufassen.

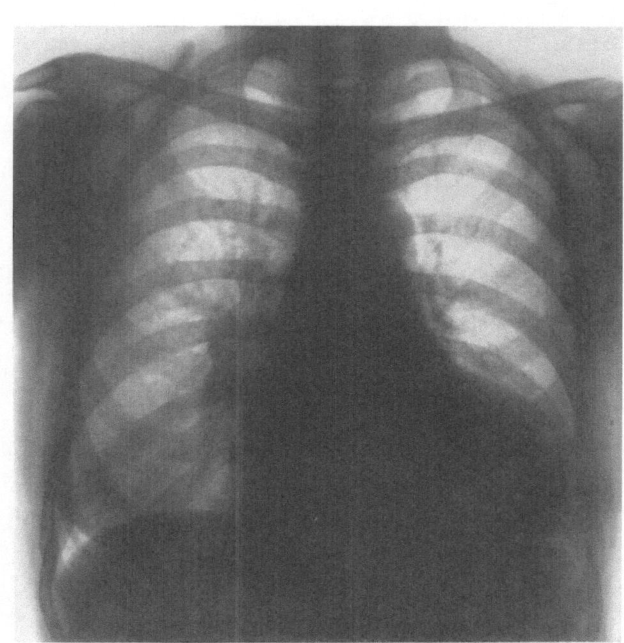

Abb. 68. Asymmetrische Lungenstauung bei dekompensiertem Hypertonikerherz

2. *Rückstauung bei diffusen Myokarderkrankungen.* Hier sind die Verhältnisse im wesentlichen denen der Aortenfehler angepaßt und ausschließlich von der Kompensationskraft des linken Ventrikels abhängig. Nach PRIEST, FINLAYSON u. SHORT (1962) ist die Lungenstruktur bei reiner Mitralinsuffizienz zunächst unauffällig, erst bei eintretender Herzinsuffizienz treten Stauungsveränderungen auf. Nach SIMON (1958, 1961) sind frühe Linksinsuffizienzzeichen röntgenologisch eher als klinisch zu erfassen. Die Lungenarterien- und -venenstämme sind normalerweise in den Unterfeldern stärker als in den Oberfeldern, jedoch tritt bei der Linksinsuffizienz eine Umkehr dieses Gefäßbildes auf: die Oberlappenvenen sind dann beträchtlich erweitert, desgleichen auch die Arterien, während die Unterlappengefäße eher enger als normal sein können. Als Erklärung wird angeführt, daß der hydrostatische Druck in den Unterlappenvenen höher als in denen des Oberlappens ist, so daß auf dem Wege vasokonstriktorischer Reflexe eine Gefäßengstellung erfolgen soll. In schweren Fällen soll auch der Venendruck in den Oberlappen den kritischen Punkt übersteigen und zur Verengung der Strombahn führen. DOPPMAN u. LAVENDER (1963) heben hervor, daß die Frühdiagnose des Linksherzversagens klinisch oft schwierig ist und sich eher radiologisch aus den erweiterten pulmonalen Venen im rechten Oberlappen und einer Vergrößerung des rechten oberen Hilusabschnittes stellen läßt. Die Verfasser teilen die Hilusveränderungen in drei Schweregrade ein und fanden eine deutliche Streckung oder gar Konvexität des lateralen Hilusrandes bei allen Patienten mit klinisch deutlichem Linksherzversagen oder entsprechenden Katheterbefunden. Dieser als Grad I der Hilusveränderungen bezeichnete Befund lag bei 20 Patienten mit Erkrankungen des linken Ventrikels ohne klinische Symptome vor. Die Streckung des Hiluswinkels (Überschneidung des rechten oberen Pulmonalvenenstammes mit der rechten absteigenden Pulmonalarterie) nimmt je nach Schweregrad zu, so daß der freie Raum zwischen absteigender rechter Pulmonalarterie und rechtem Vorhof ausgefüllt wird. SYLLA (1935) beschreibt vorzugsweise die periphere Stauungsform bei der dekompensierten Hypertonie und allgemeinen Myopathie des Herzens (Abb. 68 und 69). KERLEY (1958) findet die B-Linien ungleich seltener bei den myogenen Linksinsuffizienzen als bei den Mitralstenosen. Die im Schichtbild nachweisbaren Gefäßveränderungen am Venensystem im Sinne der peripheren Stauung und der bevorzugten Venendilatation, die sich

bei den Aortenfehlern finden, wurden von Hornykiewytsch u. Stender (1955) sowie Macarini u. Oliva (1957) auch bei den muskulären Linksschädigungen festgestellt. Im funktionellen Verhalten des kleinen Kreislaufs sind demnach keine Unterschiede gegenüber den dekompensierten Klappenfehlern festzustellen.

3. Rückstauung bei angeborenen Anomalien. Bei den angeborenen Fehlern mit Links-Rechts-Shunt tritt infolge der z.T. erheblichen Volumenbelastung des linken Herzens eine vorzeitige Insuffizienz ein, jedoch sind die Zeiträume bis zum Eintritt der Insuffizienz des linken Herzens in der Regel verhältnismäßig lang (Grosse-Brockhoff, Loogen u. Schaede 1960). Bei nicht operierten Links-Rechts-Shunt-Anomalien können demgemäß entsprechende Stauungsveränderungen durch Linksinsuffizienz zu erwarten sein. Stauungsveränderungen des venösen Schenkels sind andererseits beim Vorhofseptumdefekt und bei falschen Veneneinmündungen kaum zu erwarten. Beim Ventrikelseptumdefekt sind beide Kammern von der Volumenbelastung betroffen.

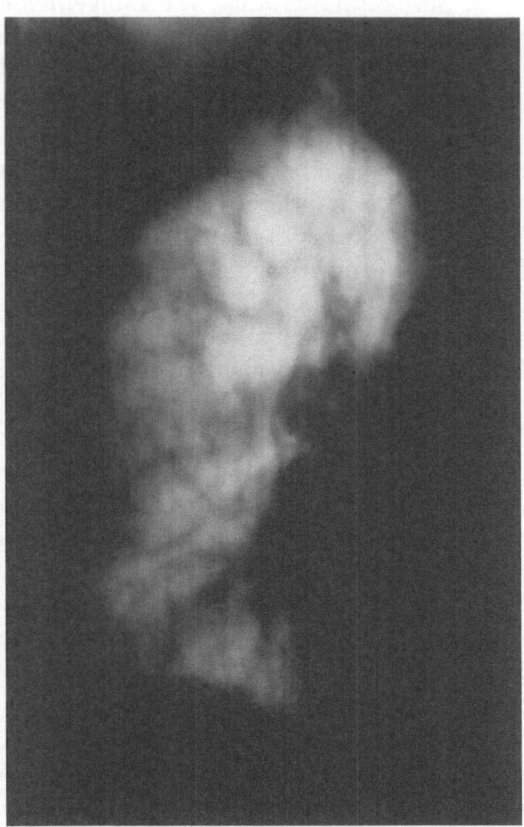

Abb. 69. Fortgeschrittene Stauungsveränderungen mit sekundärer Pulmonalarteriensklerose bei chronischem Hochdruckherz (Schichtaufnahme 14 cm von dorsal)

γ) Folgen chronischer Lungenstauung. Im Verlaufe der fortgeschrittenen venösen Rückstauung resultieren immer reaktive Veränderungen des Lungenparenchyms, deren Ausdehnung vom Schweregrad der hämodynamischen Störung abhängt; jedoch spielen möglicherweise konstitutionelle Faktoren beim Zustandekommen der geweblichen Manifestationen eine zusätzliche Rolle. Infolge ihrer besonderen Hämodynamik stellt die Mitralstenose wohl den Prototyp dieser chronischen Stauungsinduration und der damit häufig einhergehenden Veränderungen der Hämosiderose und Pneumopathia osteoplastica dar. Aus dem Stadium der roten entwickelt sich die braune Induration mit Verbreiterung der Alveolarsepten und Zunahme der Lungenkonsistenz aufgrund bindegewebiger Indurationen. Die Arterien wandeln sich allmählich im Sinne sekundärer Pulmonalsklerose um (Linzbach 1960). Das intraalveoläre Exsudat kann eine Organisation erfahren. Elektronenmikroskopisch finden sich vor allem bei fortgeschrittenen Mitralstenosen Verdickungen der Basalmembran der Lungencapillaren sowie Vermehrung von Fibrillen, glatten Muskelzellen und elastischer Substanz. Ferner entstehen Inkrustationen der Capillar- und Arteriolenwände mit eisenhaltigen Substanzen (Hämosiderin). Schließlich wird die Konsistenz der Lunge durch fibröse Verstärkung des interstitiellen Bindegewebes (Septumsklerose, Gerüstsklerose) fester. Die Stauungsinduration charakterisiert sich somit durch Zunahme der Fibrillen und elastischen Fasern sowie Vermehrung der glatten Muskelzellen und Verminderung der Capillarenzahl (Schulz 1959). Pathophysiologisch ist mit Grosse-Brockhoff, Kaiser u. Loogen (1960) festzustellen, daß je stärker die Induration und Sklerose der Lungengefäße und Alveolarwände fortschreitet, die Zeichen der venösen Rückstauung um so geringer ausgeprägt sind. In dieser Phase der Erkrankung — der Entstehung einer zunehmenden Lungenfibrose — nimmt die Blutfülle der Lunge auch mehr und mehr ab und das Blut wird in den großen Kreislauf verschoben. Das weitere Schicksal hängt ausschließlich von der Suffizienz des rechten Ventrikels ab. Die Veränderungen der pulmonalen Endstrombahn werden durch Fibrosierung des Lungengerüstes und Sklerosierung der Pulmonalarterie geprägt, so daß die chronische Stauungsinduration als Kombination von Gerüstfibrose und Gefäßsklerose aufgefaßt werden kann. Zur differentialdiagnostischen Abgrenzung der Stauungsinduration von der Lungenfibrose fordert Grosse-Brockhoff (1961) den Nachweis der Mitralisation, die für Stauung spricht, während bei der Lungenfibrose das elektive chronische Cor pulmonale im Vordergrund steht.

1. Stauungsinduration. Die Lungenfelder weisen insbesondere bei Mitralfehlern bei der Stauungsinduration einen abnormen Strukturreichtum und ein Netzwerk streifiger Verdichtungen mit eingestreuten kleinen Herden auf (Zdansky 1929a u. b, 1930, 1933, 1949, 1951). Sylla (1935) hat auf diese kleinmaschige Netzzeichnung aufmerksam gemacht und sie auch in Zusammenhang zu sekundären entzündlichen Veränderungen gebracht. Sicherlich gibt es fließende Übergänge zwischen reinen chronischen Stauungsveränderungen und sekundären Parenchymprozessen im Sinne von Entzündungen, Karnifikationen und Indurationen. Das anatomische Substrat der abnormen Strukturen wird durch die Vermehrung des interstitiellen Bindegewebes und die fibrösen Herde der braun indurierten Lunge gebildet. Wierig kennzeichnete 1927 diese röntgenologischen Veränderungen als „Marmorierung" der Lungen. Nach Thurn (1951, 1958) ist die durch die Fibrose bedingte vermehrte streifige Zeichnung besonders perihilär betont. Vajnštejn (1953) erwähnt vor allem die Verdickung der Bronchialwände und ihre Starre bei extremer Ein- und Ausatmung. So tragen zur verstärkten Streifenzeichnung nicht nur bindegewebige Indurationen, sondern auch Verdichtungen der Bronchial- und Gefäßwände bei. Die Mitbewegung der Lungengefäße im Kymogramm kann sichtlich gehemmt sein (Gross u. Neudert 1949). Im Pulmonangiogramm fanden Bolt, Forssmann u. Rink (1957) sowie Bolt u. Rink (1960) Rarefizierung des arteriellen Schenkels der Endstrombahn und der venösen Gefäßabschnitte. Der transitorische Charakter der von Kerley (1958) beschriebenen B-Linien kann sich bei der chronischen Stauungsinduration zugunsten einer Konstanz der Linien ändern. Auf derartige fibrotische Umwandlungen haben Moldenhauer u. Dihlmann (1958) sowie Fleischner u. Reiner (1954) aufmerksam gemacht. Kerley spricht vorwiegend den A-Linien fibröse Veränderungen zu.

Die Veränderungen der cardialen Stauungsinduration können selbst nach Ablauf vieler Jahre im wesentlichen eine gleichbleibende Zeichnung aufweisen. Gross u. Müller (1939) folgern daraus, daß die anatomischen Grundlagen bzw. die reaktiven pathologischen Veränderungen, um die sich Stauungserscheinungen konzentrieren, keine wesentliche Weiterentwicklung erfahren haben. Im übrigen stellen die Prozesse der bindegewebigen Induration, der Hämosiderose und Osteoplasie fließende Übergänge dar, auch lassen sich Mischformen finden.

2. Hämosiderose. Die Hämosiderose ist eine spezielle Form der chronischen Stauungsinduration, die vorwiegend bei der Mitralstenose zu beobachten ist. Borroni u. Masserini (1952) führen die Entstehung der Hämosiderose auf kleine Blutungen und hämorrhagische Infarkte zurück. Nach Lendrum (1950) sowie Lendrum, Scott u. Park (1950) liegt das Hämosiderin in Gruppen vor den beteiligten Alveolen und erstreckt sich bis zur Wand der Endbronchiolen, wo die Capillaranastomosen zwischen Bronchial- und Lungenarterien angenommen werden. Um die Hämosiderinablagerungen herum findet sich eine eisenhaltige Imprägnierung der Elastica und des reticulären Gewebes. Es entsteht eine Fibrose, die den Lymphstrom hemmt und dazu beiträgt, daß die Konzentration von Hämosiderin in den Alveolen dauernd stärker wird. Vergleichende histologische Schnitte nach Röntgenbefunden von Pendergrass, Lame u. Ostrum (1949) wiesen entsprechende Eisenablagerungen und mit Pigment beladene Makrophagen auf. Diese Zellen sind seit vielen Jahrzehnten unter dem Ausdruck Herzfehlerzellen bekannt und häufig im Sputum nachweisbar. Erste vergleichende pathologisch-anatomisch-röntgenologische Untersuchungen hat 1928 Rosenhagen angestellt und die diffuse Durchsetzung des

Lungengewebes mit schwarz erscheinenden Haufen von Herzfehlerzellen beschrieben. Nach LENDRUM, SCOTT u. PARK (1950) sowie SUSSMAN u. FROST (1956) überwiegen herdförmige hämosiderotische Veränderungen mit dazwischen liegendem normalem Lungengewebe. Eine Verkalkungstendenz und fließende Übergänge zur Pneumopathia osteoplastica sind häufig nachweisbar. SCHULZ (1959) wies elektronenmikroskopisch Inkrustierungen der Capillar- und Arteriolenwände mit Hämosiderin nach, ferner den Austritt von Erythrocyten aus varicös erweiterten Anastomosen des Lungen- und Bronchialarteriensystems. GOUGH (1955) hat Hämosiderin in und entlang der interlobulären Septen gefunden. Von HAUBRICH u. VERSEN (1954) sowie ESPOSITO (1955) wird als Grundkrankheit der Hämosiderose fast immer die Mitralstenose, in einzelnen Fällen auch die Aortenstenose angegeben. Die Autoren sind jedoch der Auffassung, daß die venöse Stase allein nicht zur Entstehung einer miliaren Hämosiderose genügt und auch CARLIER (1958) ist der Ansicht, daß zusätzliche anatomische Faktoren dabei ätiologisch berücksichtigt werden müssen. Heute wird der zunehmenden arteriellen Hypertonie die ausschlaggebende pathogenetische Bedeutung für die Entstehung der Hämosiderose beigemessen. Wenn die Hämosiderose bei erheblicher pulmonaler Hypertonie nicht auftritt, so soll nach ELLMAN u. GEE (1951) ein zusätzlicher Tricuspidalfehler vorliegen. LENDRUM, SCOTT u. PARK (1950) bestätigen, daß die Hämosiderose auffälligerweise dann nicht vorkommt, wenn die Hypertrophie des rechten Ventrikels fehlt. So ist zu vermuten, daß das Krankheitsbild in enger Beziehung zu der Entwicklung einer pulmonalen Hypertonie insbesondere bei der Mitralstenose steht. GROSSE-BROCKHOFF (1957) mißt den bronchopulmonalen Kollateralen pathogenetische Bedeutung im Sinne diapedetischer Blutaustritte bei.

Die Röntgensymptomatologie der Hämosiderose wurde von WIERIG (1927) u. ROSENHAGEN (1928) im wesentlichen erstmals beschrieben. Die Verfasser schilderten eine feine und dichte Fleckung, die vorwiegend im Bereich der Unter- und Mittelfelder lokalisiert war und teilweise konfluierte. ROSENHAGEN (1928) hob die auffällig starke Marmorierung der Lungenfelder hervor. SYLLA (1929) fand stärker hervorspringende Verdichtungen und innerhalb dieser weichen diffusen Bezirke schärfer gezeichnete hirsekorn- bis erbsengroße Herde, die autoptisch als das zu Haufen abgelagerte Hämosiderin identifiziert wurden (Abb. 70 und 71). In den seitlichen Lungenanteilen können die Trübungszonen manchmal stärker als in den zentralen Abschnitten sein. Auch ELLMAN u. GEE (1951) betonen die besondere Dichte der Mittel- und Unterfelder im Gegensatz zu den Oberfeldern und Spitzenbereichen und heben den langjährigen Verlauf der Veränderungen hervor. Einzelne Knoten haben starke Intensität bei einem Durchmesser von 1—3 mm und zeigen ein Zentrum, das etwas transparenter ist. Diese Veränderungen können durch Bronchien, die von einer Rosette mit von Herzfehlerzellen angefüllten Alveolen umgeben sind, anatomisch erklärt werden. Weitere Berichte über die Röntgensymptomatologie der Hämosiderose liegen vor von HURST, BASSIN u. LEVINE (1944) sowie HANUSCH (1956). HAUBRICH u. VERSEN (1954) heben hervor, daß im Zeitraum der jahrelang kaum veränderten reinen Hämosiderose das Röntgenbild durch die gestochene Schärfe der hämosiderotischen Tüpfelung gekennzeichnet wird, die mit dem Begriff der Stauungslunge sehr wenig gemeinsam zu haben scheint und auch von dem Bild der arteriellen Lungenhyperämie völlig differiert. Erst im Finalstadium einer zusätzlichen Linksinsuffizienz gleicht das Röntgenbild dann dem der üblichen Stauungslunge mit massiv vergrößerten Lungenwurzeln, venöser Gefäßverbreiterung der Peripherie und transsudativ verwaschenen diffusen Schleierungen der Lungenfelder. Jedoch kann auch dann noch die miliare Struktur vorhanden sein. FROST, GORMSEN u. MØLLER (1952) bestätigten die Diagnose in zwei Fällen durch Biopsie und beschrieben eine deutliche Druckerhöhung der Pulmonalarterie. 3—6 Monate nach Valvulotomie beobachteten sie keine Änderungen, weisen jedoch darauf hin, daß die Aufhellung bei derartigen Hämosiderosen ein sehr langsamer Prozeß ist. FLEISCHNER (1958) sowie FLEISCHNER u. BERENBERG (1954) stellten fest, daß das Hämosiderin sich auch in und längs der Interlobärsepten anlagern kann und damit permanente B-Linien im Sinne von KERLEY verursacht. Das feine Netzwerk wird von BLAIR (1954) durch Behinderung des Lymphstroms erklärt, während die Verminderung der Strahlentransparenz in erster Linie durch die Vollfüllung der Alveolen mit Herzfehlerzellen bedingt sein soll. Von GROSS u. MÜLLER (1939) stammen Beschreibungen

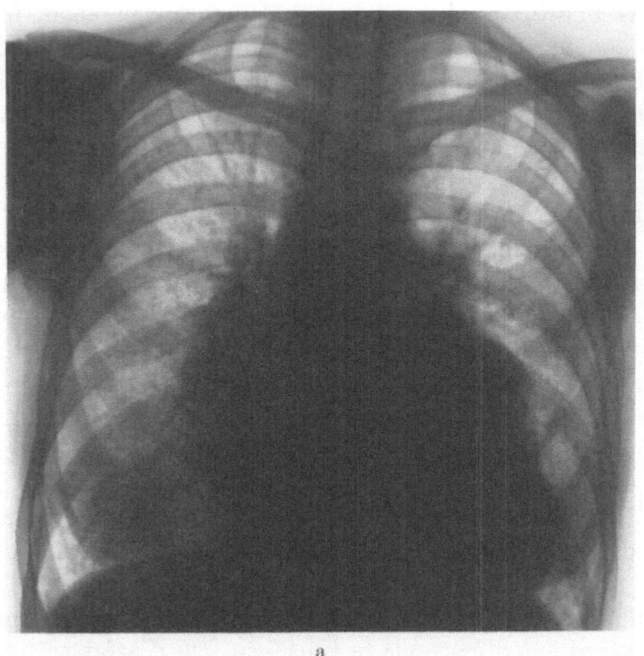

a

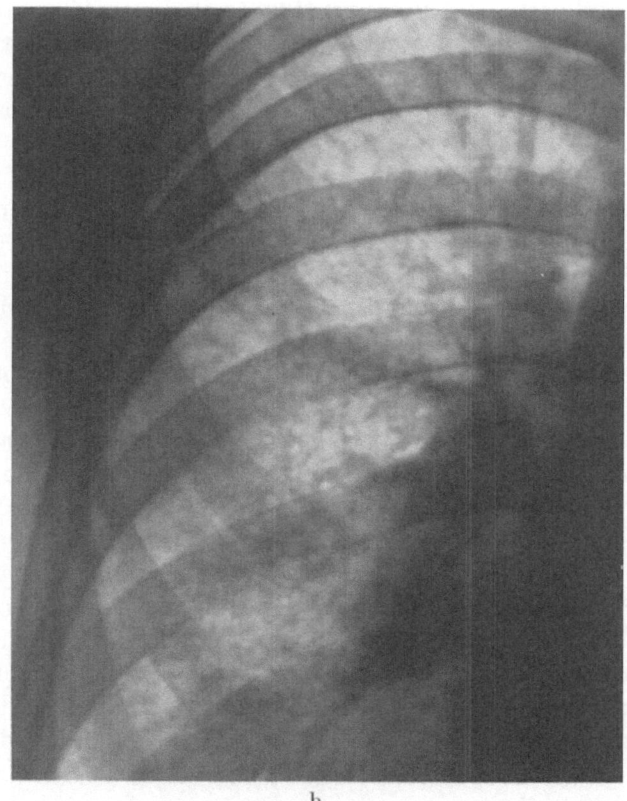

b

Abb. 70a u. b. Ausgedehnte Hämosiderose bei kombiniertem Mitralklappenfehler mit vorwiegender Stenose. a Übersichtsaufnahme. b Ausschnittsbild des rechten Ober- und Mittelfeldes

mehr oder weniger knotiger Herde in den Mittel- und Unterfeldern, die sowohl feinkörnig miliar als auch grobkörnig waren. Kontrollaufnahmen erbrachten im Laufe von Jahren eine Zunahme und Verdichtung der Veränderungen, auch wurde Umwandlung in Knochengewebe beobachtet.

Über die Häufigkeit der Hämosiderose finden sich wechselnde Angaben. So glauben BORRONI u. MASSERINI (1952), daß das Krankheitsbild nicht sehr häufig ist, da sie bei 950 Mitralfehlern mit Stauung im kleinen Kreislauf nur viermal eine Hämosiderose beobachteten. Demgegenüber betonen PENDERGRASS, LAME u. OSTRUM (1949), daß die Hämosiderose offensichtlich häufiger vorkommt, jedoch röntgenologisch nicht genügend oft

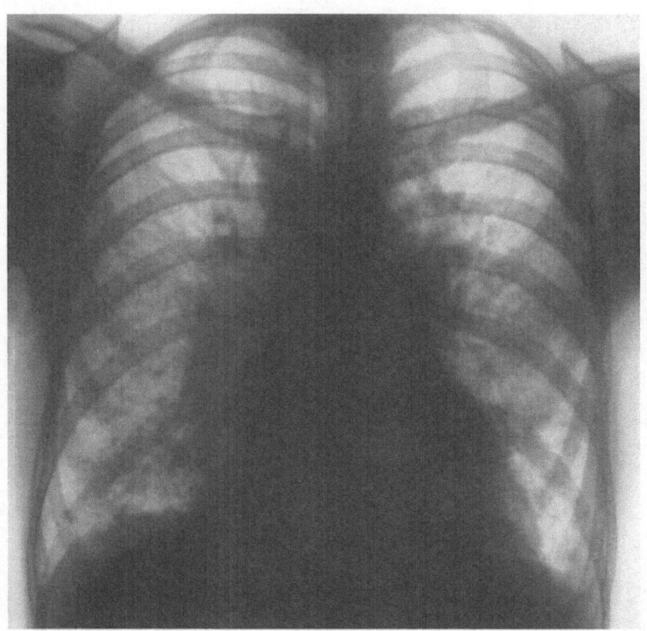

Abb. 71. Hämosiderose mit Übergang in Pneumopathia osteoplastica bei Mitralklappenstenose. Zustand nach Commissurotomie

diagnostiziert wird. Die Ursache sehen die Autoren darin, daß sehr selten eine Ablagerung von Hämosiderin in genügend großen Partikeln von 1—3 mm Durchmesser vorkommt, um als feine knötchenartige Verdichtung im Röntgenbild festgestellt zu werden. Bei den pathologisch-anatomischen Befunden der Verfasser handelte es sich meistens um Knötchen von 1,5 mm Durchmesser. Man kommt demnach zu dem Schluß, daß es sich im wesentlichen um ein Absorptionsproblem handelt, das genügend zu berücksichtigen ist und wohl auch die verhältnismäßig seltenen Befunde der Hämosiderose im Schrifttum erklären läßt.

Differentialdiagnostisch ist die Hämosiderose vor allem gegenüber der Miliartuberkulose abzugrenzen und unterscheidet sich von letzterer dadurch, daß — abgesehen von den cardialen Verhältnissen — die Spitzenfelder in der Regel frei sind und die miliaren Flecken sich im wesentlichen im Mittel- und Unterfeld nachweisen lassen. Dazu kommt die engmaschige Netzzeichnung und Marmorierung (BLAIR 1954; BORRONI u. MASSERINI 1952; ESPOSITO 1955; FROST, GORMSEN u. MØLLER 1952; HAUBRICH u. VERSEN 1954; PENDERGRASS, LAME u. OSTRUM 1949; WIERIG 1927; KEVES 1956; COCCHI 1950; ZDANSKY 1929a u. b, 1930, 1933, 1949, 1951). Die Differentialdiagnose hat sich ferner mit folgenden Krankheitsbildern zu beschäftigen: Pneumokoniose, idiopathische Hämosiderose, exogene Siderose, Periarteriitis nodosa, Sarkoidose, Carcinose, Histoplasmose, Ascaridiasis, Aspergillose, Bilharziose, Bronchiolitis obliterans, Polycythämie, Brucellose, Tularämie, Ornithose, Leukämie, Lymphogranulomatose, Lupus erythematodes, Xanthomatose (BORRONI u. MASSERINI 1952; FROST, GORMSEN u. MØLLER 1952; HAUBRICH u. VERSEN 1954; PENDERGRASS, LAME u. OSTRUM 1949; VIGLIANI 1954).

3. Pneumopathia osteoplastica. Im weiteren Verlauf der Hämosiderose besteht die Möglichkeit sekundärer Verkalkungen im Sinne der sog. Pneumopathia osteoplastica bzw. tuberösen Knochenbildung der Lunge. Auch diese Sonderform der chronischen

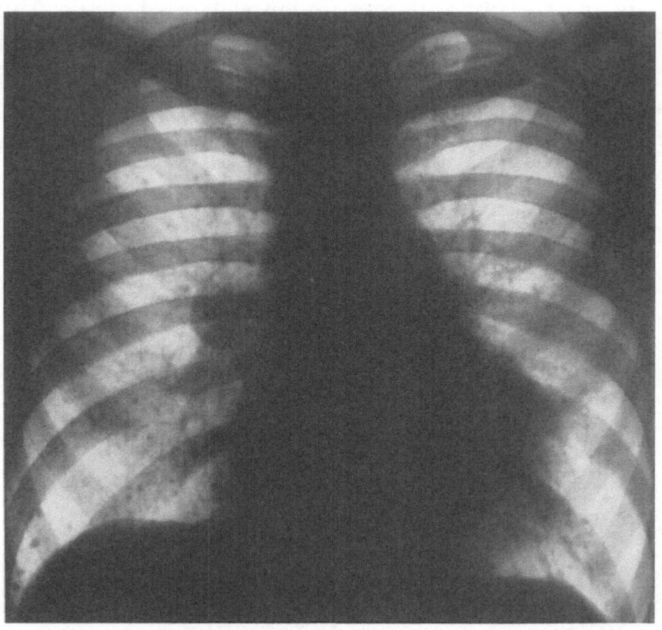

Abb. 72. Pneumopathia osteoplastica bei Mitralklappenstenose

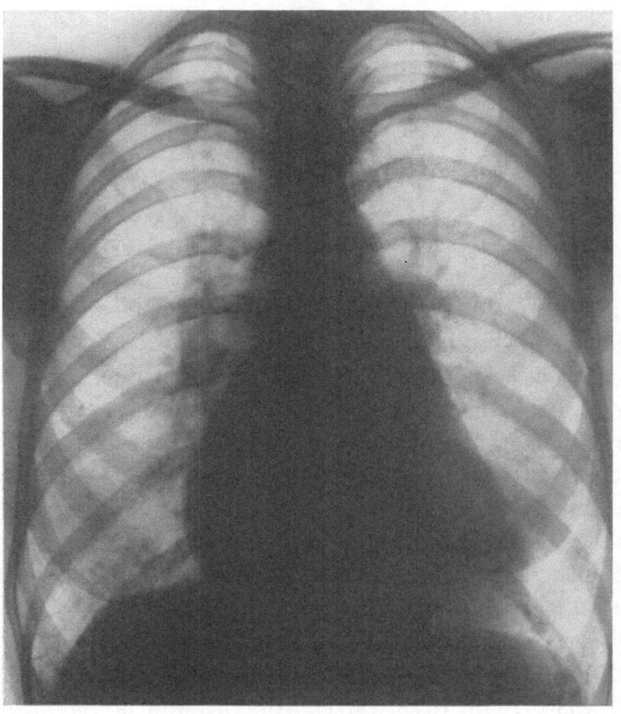

Abb. 73. Septumlinien (B-Linien) nach KERLEY und Pneumopathia osteoplastica bei Mitralklappenstenose

Stauungsinduration ist im wesentlichen bei der Mitralstenose beobachtet worden (Abb. 72 und 73). SALINGER (1932) beschrieb zahlreiche scharf begrenzte rundliche Kalkherde in beiden Lungen, mitunter auch solitäre kalkdichte Ablagerungen in den Mittelfeldabschnitten. Nach BRENNER (1957) sind die multiplen unregelmäßigen rundlichen Herde größer als die hämosiderotischen Körner, die im übrigen auch anwesend sein können. Die knöchernen Massen finden sich inmitten von Gruppen der Alveolen und entstehen in kleinen Gebieten von organisierten fibrinösen Exsudaten. Histologisch finden sich Kno-

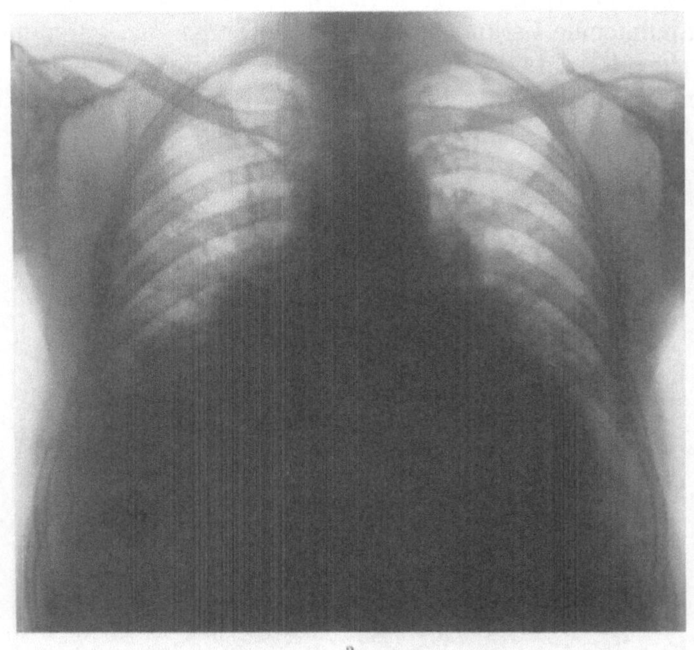

a

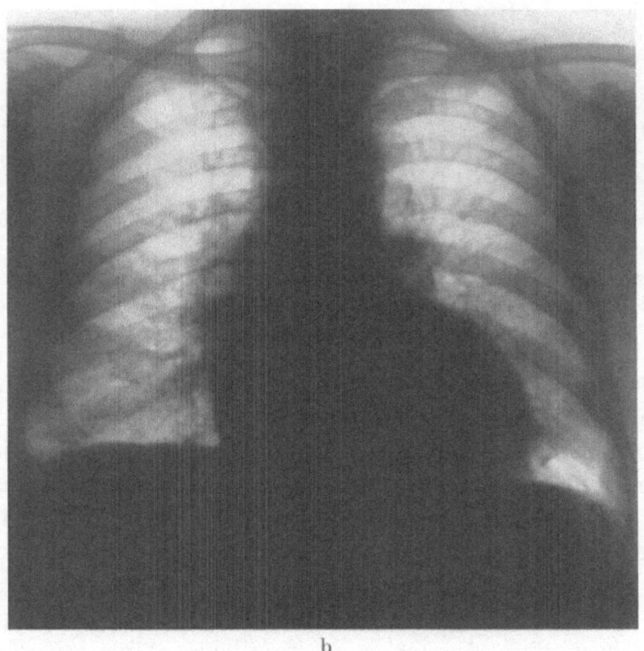

b

Abb. 74a u. b. Verlaufskontrolle bei akuter kardialer venöser Rückstauung infolge muskulärer Herzinsuffizienz. a Akutes Stauungsstadium. b Rückbildung der akuten Stauung 1 Woche später. Unbeeinflußte Veränderungen chronischer Lungenstauung

chenbälkchen und Osteoblasten, die bereits frühzeitig im 3. Lebensjahrzehnt auftreten können. Die Herde sollen mehr im Sinus- und Basisbereich der Lungen und nicht wie bei der Hämosiderose vorwiegend im Mittelfeld und Hilusabschnitt liegen (Perrin et al.

1956). LENDRUM, SCOTT u. PARK (1950) haben vier Fälle beschrieben und darauf hingewiesen, daß für eine Verknöcherung zweifellos eine sehr lange chronische Lungenstauung über Jahre hinweg notwendig ist. KERLEY (1958) fand bei 3—5% der Mitralstenosen Verkalkungen in den Unterfeldern, jedoch auffallenderweise nie bei reiner Insuffizienz. GALLOWAY, EPSTEIN u. COULSHED (1961) stellten unter 204 Mitralfehlern in 27 Fällen intrapulmonale Verknöcherungen fest. Die Knoten waren meist in den Unterfeldern — vorwiegend rechts — angeordnet, ihre Wachstumstendenz war gering. Der Durchmesser der einzelnen Knötchen betrug 2—8 mm. DIEHL u. KUHLMANN (1933)

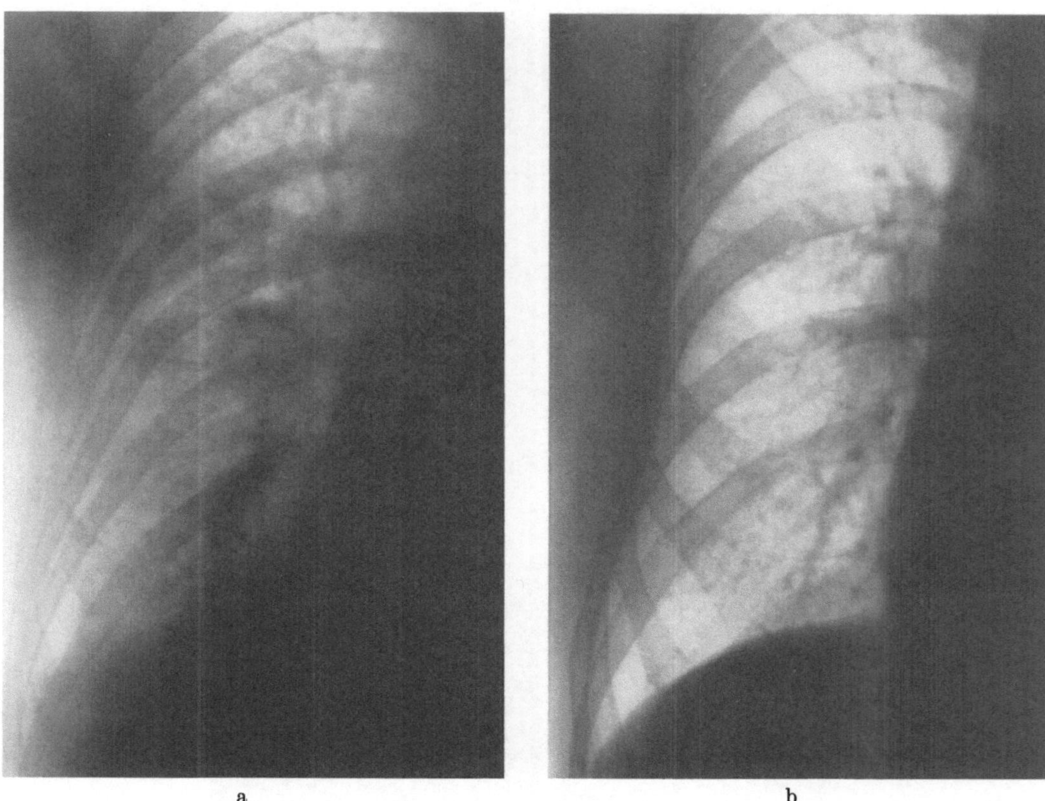

a b

Abb. 75a u. b. Therapieerfolg bei akuter venöser Rückstauung (dekompensiertes Hypertonikerherz). a Massive Stauungstranssudationen in den mittleren und basalen Partien beiderseits. b 3 Wochen später völlige Rückbildung der akuten Stauungsveränderungen

wiesen auf die fließende Röntgensymptomatologie hin, welche Übergangsstadien von der Hämosiderose zu allmählichen sekundären Verkalkungen erkennen läßt. GROSS (1938) meinte anhand von vier Fällen, daß die Knochenbildung bereits im jugendlichen Alter stärkere Entwicklungstendenz habe und etwa 5—8 Jahre brauche. HAUBRICH u. VERSEN (1954) haben dem spärlichen Schrifttum vier weitere Beobachtungen hinzugefügt und fassen das Krankheitsbild als einen nur graduell verschiedenen sehr seltenen Sonderfall der nicht häufigen Lungenhämosiderose auf. Sie schließen sich der Auffassung an, daß die Pneumopathia osteoplastica vorwiegend bei chronischen Lungenstauungen solcher Mitralstenose beobachtet wird, die schon im kindlichen Alter erworben war und nach vorübergehender Dekompensation mit starker Hämosiderinablagerung einen sehr milden und protrahierten Verlauf genommen hat. JANKER (1936 a u. b) grenzt die Pneumopathia osteoplastica differentialdiagnostisch gegen verkalkte tuberkulöse Herde, Ausheilungsstadien der Miliartuberkulose, Pneumokoniose, Silikose und multiple Gummen bei Lues ab. Er hat darauf aufmerksam gemacht, daß die tuberöse Form der Osteoplasie unbedingt von der verästelten Knochenbildung der Lunge unterschieden werden muß, die möglicherweise durch Metaplasien bzw. chronische Entzündungen entsteht. Die verästelte Form scheint nach SALINGER (1932) mehr die höheren, die tuberöse Form mehr die jüngeren Lebensalter zu bevorzugen. HOLSTEIN u. STECKEN (1959) haben darauf hingewiesen, daß die tuberösen Formen nie in verästelte Formen übergehen. Weitere einschlägige Beobachtungen stammen von STEINER (1959) und POLLAK (1959).

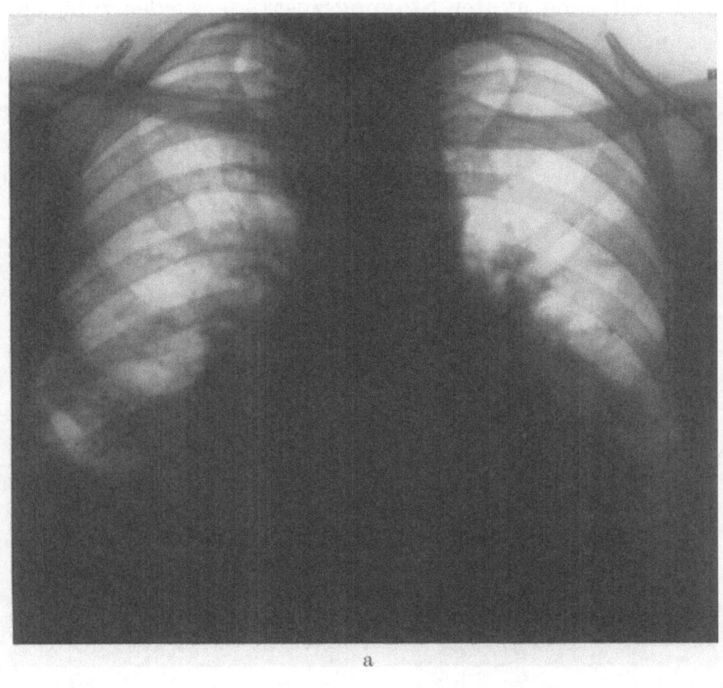

a

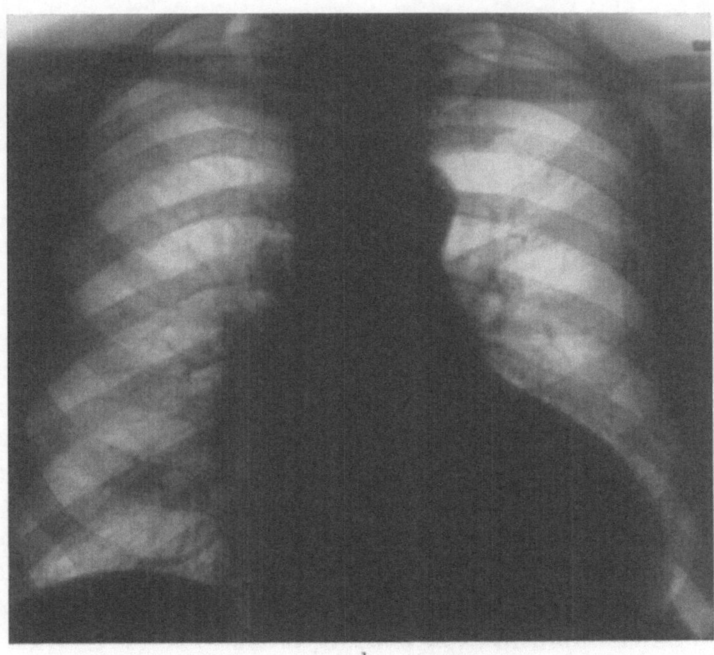

b

Abb. 76a u. b. Rückbildung akuter venöser Lungenstauung bei mitralisiertem Hochdruckherz. a Basale Stauungsveränderungen beiderseits. b 4 Wochen später völlige Rückbildung

δ) Therapieergebnisse bei Lungenstauung. Unter konservativer Therapie mit Digitaliskörpern und Entlastung sind mitunter schon nach wenigen Tagen außerordentliche Änderungen und Normalisierungen der Lungenstauung nachweisbar (Abb. 74—76). ZDANSKY

(1929, 1930, 1933, 1949, 1951) fand mit dem Rückgang der akuten Stauung eine rasche Abnahme der wolkigen und herdförmigen Veränderungen, die durch massive Transsudationen verursacht waren und beschrieb eine deutliche Reduktion der Lungenstrangzeichnung, Verkleinerung der Hili und Wiederauftreten der scharfen Gefäßkonturierungen. In diesen Fällen können bei bereits vorliegenden chronischen Stauungsveränderungen letztere nach der Beseitigung akuter Stauungszustände wieder zum Vorschein kommen. Ausführliche vergleichende Röntgenuntersuchungen stammen von HERZOG (1931), der Aufhellung der Lungenfelder, bessere Transparenz, Verschmälerung und schärfere Begrenzung der Gefäße, Aufhellung umschriebener Verdichtungen und Verschwinden der Interlobärergüsse schilderte. Auch der Rückgang von Kerleyschen B-Linien bei akuten Stauungszuständen ist in diesem Zusammenhang zu erwähnen. Nach GROSS u. NEUDERT

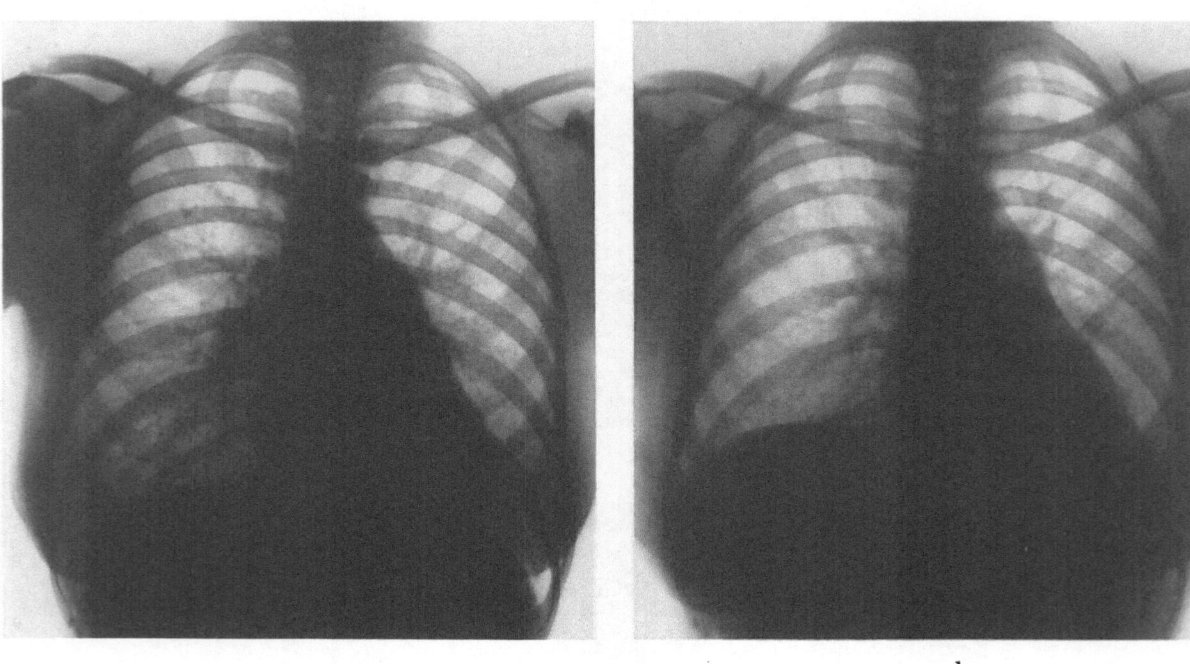

a b

Abb. 77a u. b. Lungenveränderungen bei Mitralklappenstenose vor und nach Commissurotomie. a Vor Commissurotomie. b 2 Monate nach Commissurotomie kein merklicher Rückgang der chronischen Stauungsveränderungen

(1949) bedeutet das Wiederauftreten von Mitbewegungen der Lungengefäße im Kymogramm die Herbeiführung der Kompensation und Besserung der Herzkraft sowie ein Nachlassen der Stauungserscheinungen in den Lungen.

Bei der chronischen Lungenstauung sind naturgemäß sehr viel geringere Änderungen unter der konservativen bzw. operativen Therapie zu erwarten. Nach GROSSE-BROCKHOFF, KAISER u. LOOGEN (1960) ist noch nichts Sicheres darüber bekannt, ob sich organische Lungenveränderungen postoperativ zurückbilden können. So sind beispielsweise die Fragen des Ausmaßes der Dauererfolge der Valvulotomie bei der Mitralstenose noch nicht entschieden (Abb. 77—79). THURN (1951, 1958) findet postoperativ Amplitudenvergrößerung am Pulmonalisbogen im Kymogramm und entsprechende Zunahme des Stromvolumens im Lungenkreislauf. Die Abnahme der Lungenstauung ist am Rückgang der Lungengefäßzeichnung und der Hilusvergrößerung ersichtlich. Unmittelbar nach der Klappensprengung resultiert ein sofortiger Druckabfall im Bereich des linken Vorhofs, im pulmonalen Capillarbereich und in der A. pulmonalis (BAYER, LOOGEN u. WOLTER 1954). Bei 50 Fällen von Mitralstenose sahen VAN DER HAUWAERT, DE WITTE u. JOOSSENS (1956) postoperativ Rückgang der Stauungszeichnung und Verschwinden der Kerleyschen B-Linien. Gleiche Beobachtungen machten VAN EPPS (1958) sowie FLEISCHNER

u. SAGALL (1955). Nach COMINO, MALARA u. TETTONI (1961) bildet sich die Hilusvergrößerung nach Kommissurotomie in 66% der Fälle zurück, die miliare Lungenzeichnung in 65%, ebenso die Kerleyschen B-Linien in 66%, während die Hämosiderose nur in 15% einen Rückgang aufweist. ZDANSKY (1929a u. b, 1930, 1933, 1949, 1951) weist auf die Kaliberzunahme der größeren arteriellen Lungengefäße im Sinne einer Behebung vasokonstriktorischer Mechanismen hin. Auch LUKAS u. DOTTER (1952) beschreiben die Abnahme des Arteriolenwiderstandes nach der Valvulotomie. Von ACTIS-DATO, ANGELINO u. BRUSCA (1956) wurde auf die angiographisch nachweisbare Verringerung des Durchmessers der A. pulmonalis nach der Klappensprengung hingewiesen. Wenngleich somit

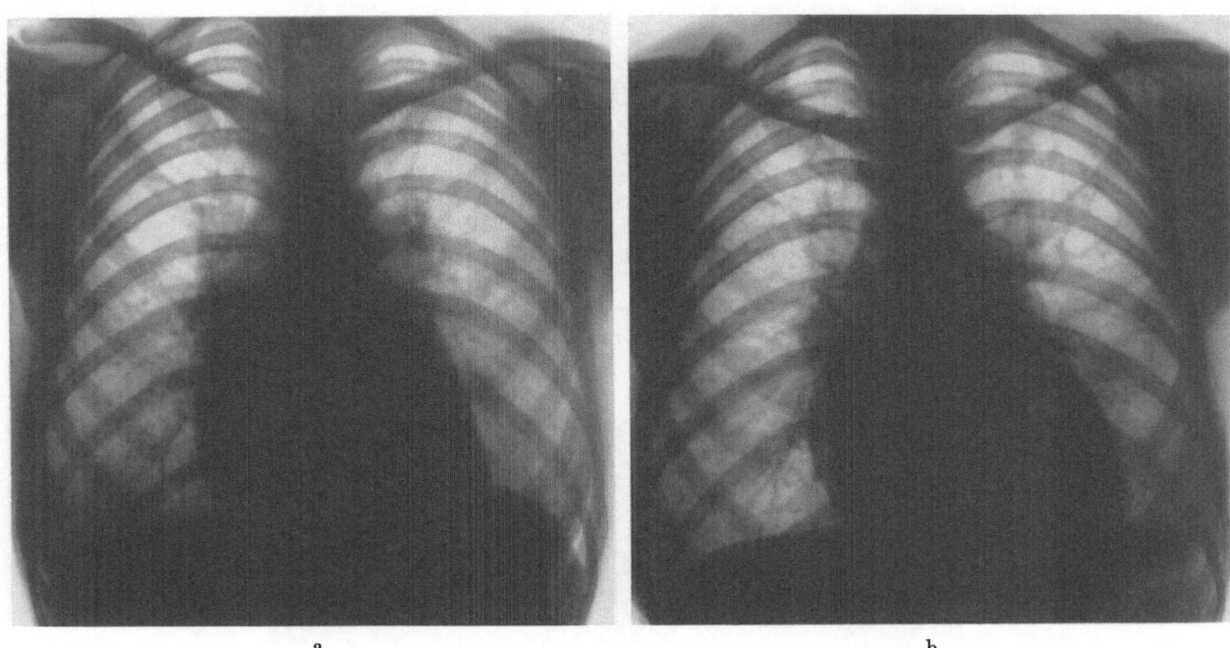

a b

Abb. 78a u. b. Mitralklappenstenose vor und nach Commissurotomie. a Vor Commissurotomie. b 6 Monate nach Commissurotomie geringe Rückbildung der zentralen Stauungsveränderungen

postoperativ eine Änderung der Angioarchitektur aufgrund der verbesserten Hämodynamik zu verzeichnen ist, so liegen bis heute jedoch noch keine gültigen Berichte über den Rückgang von sekundären Stauungsveränderungen vor. BRENNER (1957) sah beispielsweise einen Tag nach der Valvulotomie zwar einen Rückgang der peripheren Lungenstauung, erwähnte jedoch Bestehenbleiben der Hämosiderose und Pneumopathia osteoplastica noch 6 Monate danach. FROST, GORMSEN u. MØLLER (1952) machten gleiche Beobachtungen. Auch CARLIER (1958) weist auf die Konstanz mancher postoperativer Befunde im Sinne anatomisch bedingter Veränderungen ohne Reversibilität hin. Es wird Aufgabe späterer Untersuchungen sein, nachzuweisen, ob und wieweit sich sekundäre Parenchymveränderungen im Verlaufe von Jahren und Jahrzehnten noch zurückbilden können, wenn eine Klappensprengung vorgenommen wurde.

b) Extracardial bedingte venöse Rückstauung

Venöse und z.T. auch arterielle Rückstauungszustände finden sich bei mechanischen Verlegungen im Bereich der Lungenvenen durch verschiedene intrathorakale Krankheitsprozesse. HAUBRICH (1949) berichtet über einseitige Lungenstauung bei Mediastinalverlagerung und Abknickung der Pulmonalvenen. Die mediastinale Pleuritis kann zu schwieligen Umklammerungen der Lungenvenen führen. In diesen Fällen finden sich Zeichen partieller Gefäßstauung einzelner Lungenabschnitte (Abb. 68). HAUBRICH hat

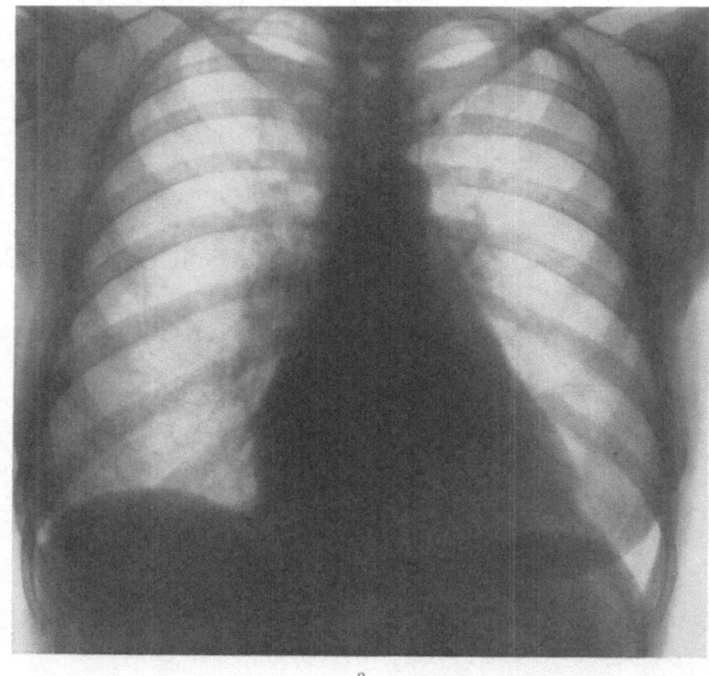

a

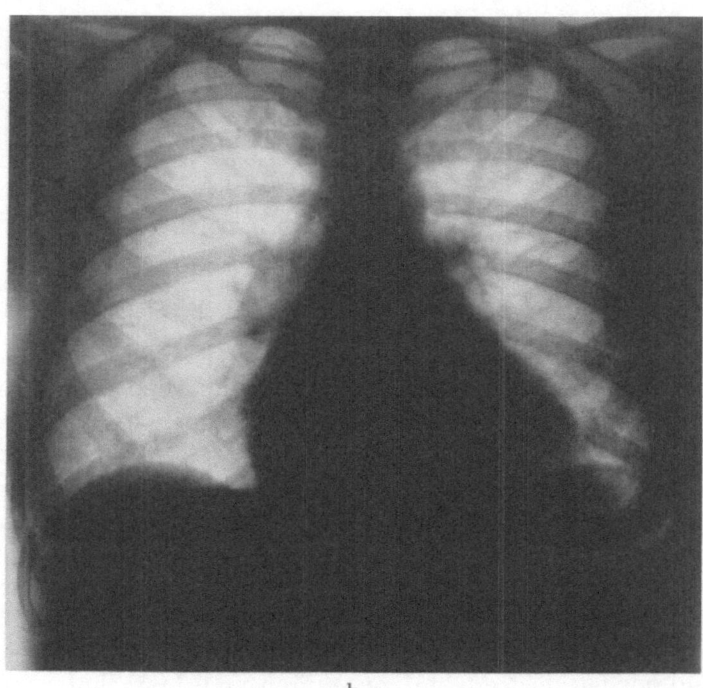

b

Abb. 79a u. b. Verlaufskontrolle nach Commissurotomie. a Vor Commissurotomie. b $1^1/_2$ Jahre nach Commissurotomie. Angedeutete Wiederkehr der Herztaille. Geringe Rückbildungstendenz feinfleckiger Stauungsveränderungen

darauf hingewiesen, daß bei einseitigen Lungenstauungen aufgrund von Mediastinalverlagerungen die Dichte der Gefäßzeichnung, d.h. das Ausmaß der Abflußbehinderung, exspiratorisch zunehmen kann. Auch ZDANSKY (1929a u. b, 1930, 1933, 1949, 1951) hat auf einseitige Stauungen bei pleuralen Schwartenbildungen oder stärkeren Hiluslymphknotenveränderungen hingewiesen. TESCHENDORF (1958) erwähnt ebenfalls mechanische Stauungen infolge Verlagerungen des Mediastinum, Zwerchfellrelaxationen und ähnlicher Zustände. Schrumpfungen des Lungengewebes können auch zu Zirkulationsbehinderungen arterieller Abschnitte des kleinen Kreislaufs führen, so daß in diesen Fällen die Bezeichnung arterielle Lungenstauung angebracht ist. STEPS (1958) macht für derartige Stauungszustände Gefäßasymmetrien, Gefäßanomalien und Kyphoskoliosen verantwortlich. Perikardergüsse und Concretio cordis im Bereich des linken Herzens beschreiben LAUBRY, CHAPERON u. SÉJOURNÉ (1929) als Ursache einseitiger Stauungszustände. UEHLINGER u. SCHOCH (1957) haben bei Kollagenkrankheiten der Lungen sekundäre Stauungsveränderungen infolge einer mechanischen Behinderung der Zirkulation aufgrund fibrotischer Prozesse beschrieben. Des weiteren können Tumoren zu Kompressionen der einmündenden Lungenvenen Veranlassung geben (STECKEN 1955; FROMENT et al. 1959; DE SOUSA et al. 1960; STENDER u. SCHERMULY 1961). Auch große Aortenaneurysmen können zur Verlegung von Lungenvenen führen, wie GRAEVE (1957) angiokardiographisch nachweisen konnte.

c) Aktive Blutüberfüllung

Bei der aktiven Hyperämie des kleinen Kreislaufs handelt es sich um eine reine Volumenüberfüllung aufgrund verschiedener Ursachen. Im Gegensatz zur Stauung sind hierbei die Hili deutlich schärfer gezeichnet und auch besser abgrenzbar, so daß mitunter sogar tumorartige Bilder resultieren, die differentialdiagnostische Schwierigkeiten ergeben. Die periphere Zeichnung ist dagegen häufig unauffällig, soweit die linke Kammer kompensiert ist und Ödeme fehlen. Auch eine Netzzeichnung ist meistens nicht nachweisbar, solange keine sekundären Sklerosen in der Peripherie aufgetreten sind. Die Dilatationen der Arterien erstrecken sich oft bis in die Segmentarterien. Im Schichtbild finden sich entsprechende Gefäßerweiterungen vorzugsweise im Bereich der zentralen Abschnitte. GEBAUER u. SCHANEN (1955) fanden im Querschichtbild bei der aktiven Blutüberfüllung eine deutliche Kalibervergrößerung der Gefäße. Die Differenzierung des pulsierenden arteriell hyperämischen Lungenhilus von der venösen Stauung mit weicher unscharfer Begrenzung und Unbeweglichkeit wurde bereits 1936 von CLERC, DELHERM, FISCHGOLD u. FRAIN kymographisch durchgeführt.

α) Polyglobulie. Die Polycythaemia vera geht mit einer echten Vermehrung der zirkulierenden Blutmenge einher. Die Lungengefäßzeichnung ist sehr viel stärker entwickelt als gewöhnlich. Das Herz ist meist quergelagert, aortenkonfiguriert und häufig linksdilatiert. Im Hilusgebiet finden sich ungewöhnlich stark hervortretende breite Gefäße, deren Äste sich mit äußerster Deutlichkeit bis in feinste Verzweigungen verfolgen lassen. Im Gegensatz zur venösen Stauung sind die Gefäße überall scharf gezeichnet und gut erkennbar (Abb. 80). Mit der Angioarchitektur der Polycythaemia vera hat sich insbesondere BREDNOW (1933) befaßt. Kymographisch sind häufig bis in die Peripherie hinein pulsatorische Bewegungen der zahlreichen Gefäßstränge festzustellen. SYLLA (1935) hat die Gefäßstruktur der Polycythämie als kleinmaschige Netzzeichnung beschrieben. Dem Krankheitsbild ist eine erhöhte Thrombosebereitschaft eigen (LINKE u. MATTHES 1960). So betonen HODES u. GRIFFITH (1941), daß Thrombosen der A. pulmonalis hierbei keine Seltenheit sind. Die Autoren haben 1941 ausführlich die unterschiedliche Röntgensymptomatologie der Polycythaemia vera und der sekundären Polycythämie aufgrund einer pulmonalen Arteriosklerose beschrieben. So sind bei der sekundären Polycythämie die Mittel- und peripheren Lungenfelder normal, vorausgesetzt, daß nicht eine Lungenstauung aufgetreten ist. Außergewöhnlich in die Augen springende Gefäßzeichnung und Knötchen, wie sie bei der Polycythaemia vera beobachtet werden, ergeben sich nicht. Bei der sekundären Polycythämie findet sich außerdem ein rechtskonfiguriertes Herz mit scharf abgesetzten Hili und schmaler Gefäßperipherie wie bei pulmonaler Hypertonie. Des weiteren berichten HODES u. GRIFFITH (1941) ebenso wie HIRSCH (1936) über umschriebene kleine Lungenveränderungen bei der Polycythaemia vera. HIRSCH fand diese in den Mittelfeldern, beschrieb sie als sphärisch, scharfrandig, nicht durch

Infiltrate umgeben und von kurzer Dauer. Über die Morphologie dieser Veränderungen sind bislang noch keine Aussagen gemacht worden. Wahrscheinlich handelte es sich um flüchtige Infarkte, die im Zusammenhang mit lokalen Thrombosen stehen. Möglicher-

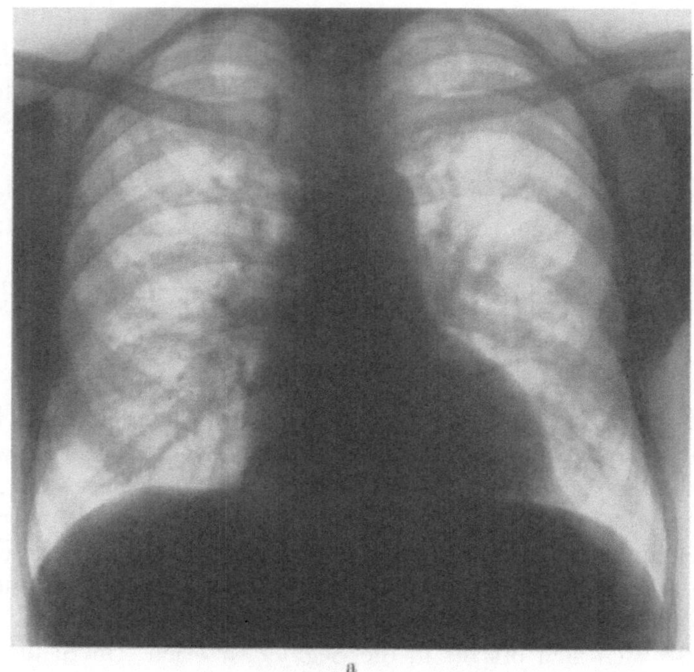

a

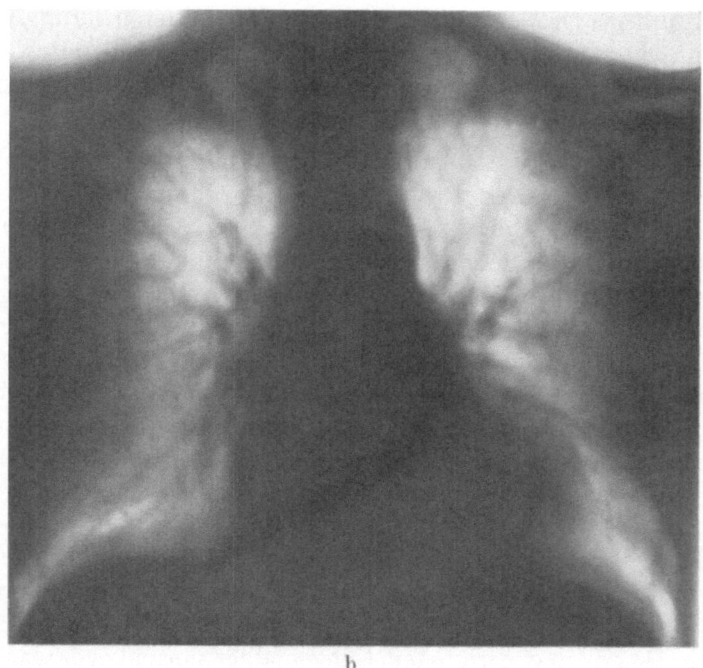

b

Abb. 80a u. b. Lungengefäßveränderungen bei Polycythaemia vera. a Summationsaufnahme, Überfüllung zentraler und peripherer Lungengefäße. b Schichtaufnahme (12 cm von dorsal) mit Nachweis dilatierter Lungenarterien und -venen

weise spielen auch Stasen und Diapedesisblutung sowie Venenrupturen eine Rolle. Hodes u. Griffith (1941) fanden kugelförmige Veränderungen in den Mittelfeldern, die scharfrandig und ebenfalls ohne Infiltrationen waren. Im Gegensatz zu Hirsch (1936), der die

Veränderungen allenfalls 3 Wochen lang beobachtete, vermochten die Autoren die knotenförmigen Veränderungen jedoch jahrelang nachzuweisen. Als weitere Ursache der Herde werden kavernöse Hämangiome diskutiert.

Schwierig ist die Differentialdiagnose, wenn zusätzlich zu der Polycythaemia vera Stauungsveränderungen aufgrund zunehmender Linksinsuffizienz eintreten. In diesen Fällen finden sich typische Zeichen der venösen Rückstauung mit verschwommenen Konturierungen der Hilusgefäße, allgemeiner Verwaschenheit und Unschärfe. Bei der Beseitigung der venösen Rückstauung kommt das Strukturbild der Polycythaemia vera wieder in voller Form zur Darstellung (BREDNOW 1933). In letzter Zeit haben sich RICHTER (1960) sowie RICHTER u. STECKEN (1960) mit der Differentialdiagnose der Polycythaemia vera und sekundären Polyglobulie auseinandergesetzt und die Ausführungen von HODES u. GRIFFITH (1941) bestätigt. PITMAN, STEINER u. SZUR (1961) fanden bei 86 Patienten mit Polycythaemia vera 51mal Verbreiterungen der Gefäße, 21mal segmentäre Parenchymverdichtungen oder horizontale Streifen und 21mal deutliche Herzdilatation. Die Parenchymveränderungen wurden als Infarkte interpretiert. FIANDRA et al. (1961) wiesen mittels Pulmonangiographie bei zwei Fällen echter Polyglobulie eine deutliche Erweiterung der Lungenarterien und -venen nach.

β) Idiopathische Hämosiderose. Über dieses eigenartige Krankheitsbild sind bereits recht aufschlußreiche radiologische Mitteilungen vorhanden. CEELEN beschrieb 1931 erstmals die pathologische Anatomie und GELLERSTEDT 1939 die klinische Symptomatologie. Es handelt sich um eine Zirkulationsstörung im Bereich der terminalen Lungenstrombahn, die zu mehr oder weniger großen Blutungen aus den feinsten Capillaren und damit zu einer Hämosiderose führt (MEYER 1955). Das Krankheitsbild kommt in der Regel im frühen Kindesalter vor und verläuft gewöhnlich letal. Seine Pathogenese ist noch unklar. CEELEN (1931) glaubte an primär gewebliche Fehlbildungsmechanismen, GELLERSTEDT (1939) dachte an infektiös-toxische Gefäßschädigungen, LENDRUM, SCOTT u. PARK (1950) erwägen Stauungen im Bereich der Kollateralen zwischen Bronchialkreislauf und A. pulmonalis. Wie PROBST (1955) ausführt, hat CEELEN bereits 1921 das Krankheitsbild an zwei Fällen beschrieben. Vielleicht handelt es sich um eine gesteigerte Fragilität der Capillaren mit wiederholten Blutaustritten in die Alveolen. Die Bezeichnung idiopathische Hämosiderose stammt von WALDENSTRÖM (1944). Nach BORSOS-NACHTNEBEL (1947) ist als konstanter Befund die Veränderung des elastischen Fasergerüstes der Lungen zu erwähnen. Da die elastischen Fasern in den Interalveolarsepten äußerst spärlich sind oder vollkommen verschwinden können, wird angenommen, daß von hier Kreislaufstörungen und anfallsartige Blutungen in der Lunge herrühren. WALDENSTRÖM vermutet auch Beziehungen zur sideropenischen Anämie. ESPOSITO (1955) berichtet über Zusammenhänge mit rheumatischen Herzerkrankungen.

Bei dem meist langwierigen und häufig in Schüben verlaufenden Krankheitsbild des Kindesalters wird vor allem auf die Inkonstanz der Befunde und den Wechsel des Erscheinungsbildes in manchen Fällen aufmerksam gemacht. Röntgenologisch finden sich herdförmige Verdichtungen vorzugsweise der perihilären Mittelfelder. ANSPACH (1939) beschrieb eine Größenzunahme dieser Herde im Zeitraum von 2 Jahren. Nach BLAIR (1954) findet sich eine Verteilung vom zentralen Typ mit schmetterlingsförmig ausgebreiteten feinfleckigen z.T. konfluierenden Herden. Gleichartige Befunde erhoben BRUWER et al. (1956). ELGENMARK u. KJELLBERG (1948) erklären die wechselnde Symptomatologie bei Verlaufskontrolle dadurch, daß die Alveolen mehr oder weniger mit Eisenpigment gefüllt sind und dadurch den Luftgehalt verändern. Andererseits kommen auch Remissionen mit Aufhellungen der Lungenfelder vor, die offensichtlich im Zusammenhang mit Resorption des hämosiderotischen Pigmentes stehen. Die Größe der hämosiderotischen Knoten wird von ESPOSITO (1955) mit 2—5 mm angegeben. Die Spitzenfelder sind meist frei. FLEISCHNER u. BEHRENBERG (1954) fanden homogene symmetrische Veränderungen mit fleck- und netzförmiger Zeichnung der Mittelfelder, die am dichtesten zentral war. Die Lungen können eine diffuse Trübung aufweisen. Auch diese Autoren beschreiben Perioden von Remissionen, bei denen die reticuläre fleckförmige Zeichnung überwiegt. GLANZMANN u. WALTHARD (1941), die eine vererbte Schwäche der elastischen Fasern als Hauptursache des Krankheitsbildes ansehen, erwähnen zunehmende diskrete Fleckbildungen namentlich in beiden Unterlappen. Weitere Fälle idiopathischer Lungenhämosiderose wurden von WEINGÄRTNER (1957), HUTÁS (1957), HODSON u. GORDON (1953), WYLLIE et al. (1948), SELANDER (1944) sowie MUNDT u. KRIEGEL (1952) beschrieben. MATZEL (1957) sah das Krankheitsbild bei einem 32jährigen Patienten mit milchiger Trübung der rechten Lunge und wolkigen Einlagerungen einhergehen. Röntgentherapie ergab deutlichen Rückgang der Befunde. WILLIAMS u. YOUNG (1956) schildern einen Fall bei einem 28jährigen Patienten mit kleinfleckiger

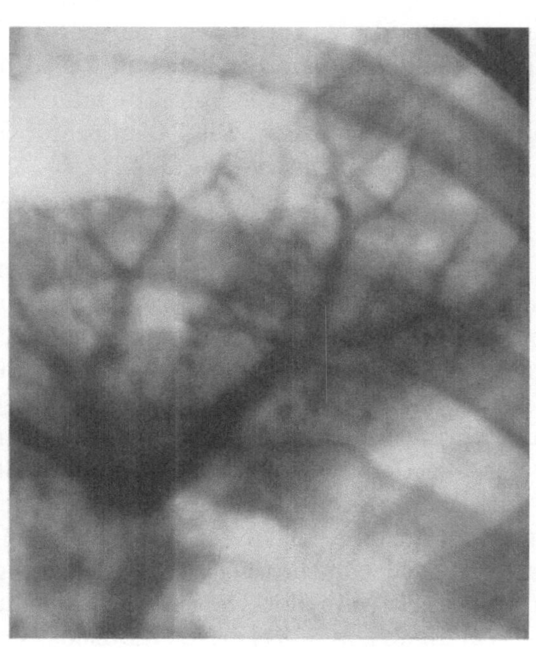

Abb. 81

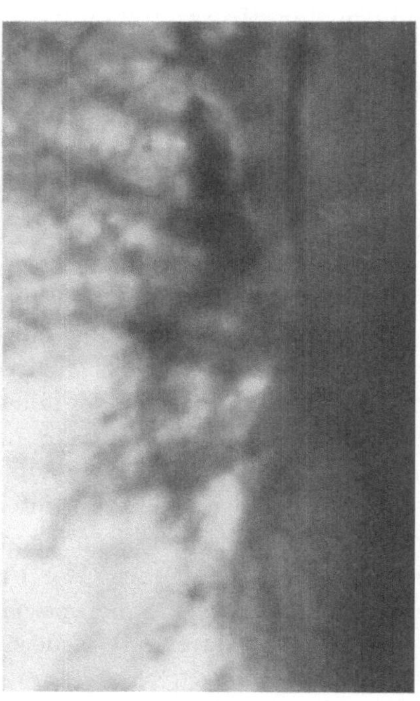

Abb. 82

Abb. 81. Selektives Pulmonangiogramm bei Ventrikelseptumdefekt. Überfüllung der Segment- und Subsegmentarterien. Starke Kontrastierung der Capillarphase

Abb. 82. Venöses Pulmonangiogramm bei Ventrikelseptumdefekt. Starke Überfüllung der Lungenvenen

Marmorierung im linken Lungenfeld. Die Diagnose wurde durch Probethorakotomie histologisch gesichert. Obwohl der schubweise Verlauf manchmal über Jahre hinweg beschrieben wird, so ist doch die Prognose des Krankheitsbildes bis heute ausgesprochen schlecht und der letale Verlauf die Regel. Die Kasuistik der idiopathischen Hämosiderose wird ergänzt durch Arbeiten von BRONSON (1960), GODINA u. ROMANI (1960), OTTIS u. DIĚSKA (1960), DOERING (1960, 1961), GALAS-ZGORZALEWICZ u. RENZ (1960), COATES u. BELLAMY (1961), BORES u. DVOŘÁK (1962) sowie BOPP (1963).

Auch auf die Transfusionshämosiderose muß verwiesen werden, bei der infolge großer Blutmengenzufuhr eine akute Hämosiderose auftreten kann, die eine ähnliche Symptomatologie im Röntgenbild verursacht (POINSO, CHARPIN u. JULIEN 1953).

γ) Sonstige Ursachen. Aktive Blutüberfüllung stärkeren Grades findet sich bei allen Formen eines Links-Rechts-Shunts (Abb. 81 und 82). KÜNZLER u. SCHAD (1960) sahen in diesen Fällen angiographisch Erweiterung sämtlicher arterieller Gefäße mit gleichmäßiger und reichlicher Verästelung sowie Erweiterung der Lungenvenen. Die Segment- und Subsegmentarterien waren stärker geschlängelt und die Durchflußgeschwindigkeit deutlich gesteigert. In der Peripherie ist die Zeichnung bei der Lungenhyperämie der congenitalen Herzfehler nach THURN (1958) meist normal.

Die essentielle Hypertonie scheint gewisse Beziehungen zur aktiven Blutüberfüllung zu haben, obwohl es sich hierbei wohl weniger um echte Volumenerhöhung der zirkulierenden Blutmenge handelt. SCHOENMACKERS u. VIETEN (1954) fanden postmortal bei der Hochdruckkrankheit deutliche Erweiterung sämtlicher Lungenarterien. Auch bei der Hyperthyreose finden sich Dilatationen der A. pulmonalis, wie von MATTHES (1960) hervorgehoben wird. Das Herzminutenvolumen ist erhöht, die Kreislaufzeit verkürzt. Eine echte Volumenmehrbelastung ist wohl hierbei nicht vorhanden. Die Hiluspulsationen zeigen erhöhte Amplituden (HAUBRICH 1952) und auch das herznahe Lungengewebe

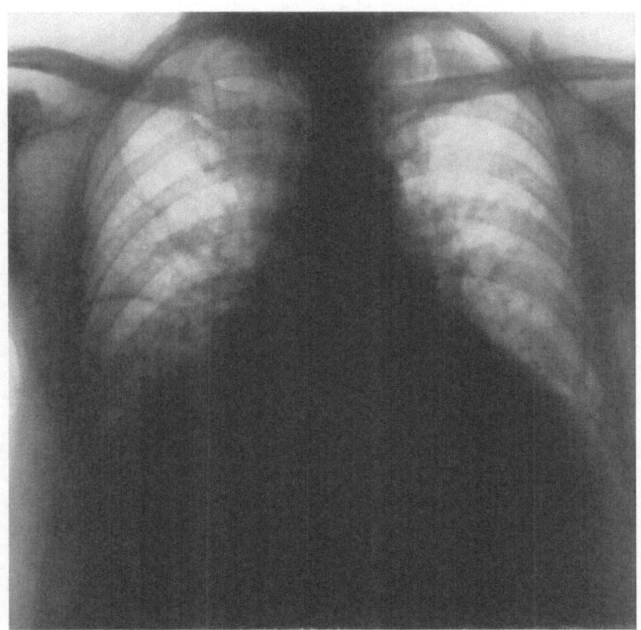

Abb. 83. Hypostatische Stauungsveränderungen bei muskulärer Herzinsuffizienz

weist auffallende pulsatorische Mitbewegungen auf (HOLZMANN 1952). Wesentliche Eigenbewegungen vermochte THURN (1951) im Kymogramm bei der Hyperthyreose nicht festzustellen. Die Lungenperipherie wird im allgemeinen als hell beschrieben.

Schließlich sei noch auf die aktive entzündliche Hyperämie des kleinen Kreislaufs hingewiesen. So sahen SCHOENMACKERS u. VIETEN (1951, 1952, 1954) bei frischer Entzündung immer Hyperämie und verstärkte Gefäßzeichnung der Lunge im postmortalen Angiogramm.

d) Hypostase

Obwohl der Krankheitsbegriff Hypostase unbedingt ein Teilbereich der kardial bedingten venösen Rückstauung ist, wird er auch heute noch in den Lehrbüchern gesondert aufgeführt. Es handelt sich um Ansammlungen von Transsudatmassen in den weniger beatmeten, meist abhängigen Lungenpartien, die in Verbindung mit Pleuraergüssen mehr oder weniger großen Ausmaßes auftreten (Abb. 83). Nach ZDANSKY (1933, 1949) haben die Atmungsbewegungen wesentliche Bedeutung für die Blut- und Lymphzirkulation und für die Resorption. Strömungsverlangsamung und verminderte Resorption sind daher maßgeblich für die Entwicklung einer Hypostase. Die Bedingungen verminderter Atmungsexkursionen und erschwerter Transsudatabfuhr gelten in erhöhtem Maße für die hypostatischen Herde in den Lungenbasen, die man von jeher auf die mangelhafte Ventilation der abhängigen Lungenabschnitte bezogen hat. Ähnliches gilt nach ZDANSKY auch für die Transsudatmäntel um die Hili und die großen Interstitien sowie für die Transsudatansammlungen in der Umgebung der kleinen Indurationsherde braun indurierter Lungen. Von Hypostase spricht man daher im eigentlichen Sinne dann, wenn die für die Stauungslunge — insbesondere die akute Stauungslunge — beschriebenen Zeichen vor allem in den basalen Lungenpartien nachweisbar sind. Im übrigen gilt für die Hypostase praktisch die sonstige Symptomatologie der Stauungslungen. Es finden sich röntgenologisch basal beidseitig oder einseitig homogene Verdichtungen, die nach oben unregelmäßig begrenzt sind und nach unten in den Abdominalbereich übergehen können. Sie sind mit Ergüssen, gegebenenfalls auch mit Atelektasen und Infarkten kombiniert und dann schlecht zu differenzieren (COCCHI 1950). STEPS (1958) fand pathologisch-anatomisch eine starke Blutfülle aller Gefäße bis zur Stase. Das Blut kann somit nicht mehr aus den tieferen Gefäßen ausgetrieben werden. Die Hypostase ist häufig eine vor-

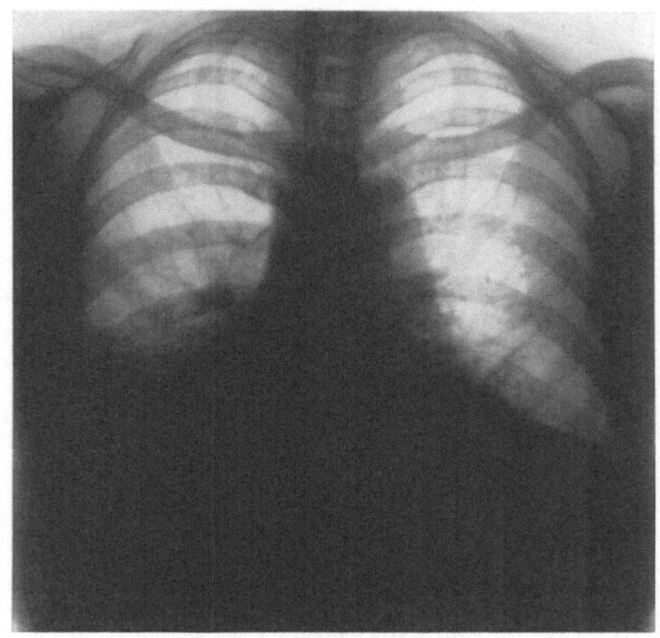

Abb. 84. Hypostase mit hypostatischer Pneumonie (Zustand nach Schlafmittelintoxikation)

wiegend agonale und auch postmortale Erscheinung, wie vergleichende Röntgenaufnahmen von STEPS (1958) erbrachten. Treten Erscheinungen im Sinne einer hypostatischen Pneumonie hinzu, so sind diese infolge der Massivität der Veränderungen röntgenologisch meist nicht abzugrenzen (Abb. 84). Im Gegensatz zur Hypostase, bei der die Minderbeatmung der basalen Abschnitte wesentlich zur Ausdehnung beiträgt, bevorzugt das kardiale Lungenödem die am besten beatmeten Abschnitte, vorzugsweise die Mittelfelder.

Literatur

1. Radiologische Diagnostik

a) und b) Normale und pathologische Befunde

AMEUILLE, P., G. RONNEAUX, V. HINAULT, M. DESGREZ et J. M. LEMOINE: Remarques sur quelques cas d'artériographie pulmonaire chez l'homme vivant. Bull. Soc. méd. Hôp. (Paris) **60**, 729—739 (1936).

— — — — — Contribution à l'artériographie pulmonaire sur le vivant. Bull. Soc. Radiol. méd. France **25**, 118—122 (1937).

— — — — — Quelques cas d'artériographics pulmonaires. J. Radiol. Électrol. **22**, 97—102 (1938).

ASSMANN, H.: Über Veränderungen des Hilusschattens bei Herzkrankheiten. Münch. med. Wschr. **1920**, 177—179.

BARIÉTY, M., O. MONOD, et J. PAILLAS: Angiographie et cancer bronchique. Bull. Soc. méd. Hôp. (Paris) **66**, 1107—1110 (1958).

BERRY, J. L.: The relation between bronchial and pulmonary circulation in the human lung investigated by radiopaque injections. Quart. J. exp. Physiol. (Lond.) **24**, 305—314 (1935).

BIRKELO, C. C., and W. L. BROSIUS: Roentgen visualization of pulmonary arterial circulation in autopsy material. Radiology **31**, 261—292 (1938).

BLASI, A., et E. CATENA: Collapsus pulmonaire et circulation, Recherches anatomo-angiographiques. Poumon **13**, 467—487 (1957).

BLOCH, G., e S. ZANETTI: Nota preventiva su tentativi sperimentali di angiopneumografia. Radiol. med. (Torino) **20**, 1414—1415 (1933).

— — Richerche sperimentali sull'arteriografia polmonare. Radiol. med. (Torino) **22**, 267—272 (1935).

BOLT, W., A. STANISCHEFF u. O. ZORN: Die selektive Angiographie der Lungengefäße. Münch. med. Wschr. **1951**, 305—311.

BOLT, W.: Lungenangiographie. In: Handbuch der Tuberkulose von HEIN, KLEINSCHMIDT u. NEHLINGER. Stuttgart: Georg Thieme 1957.

— W. FORSSMANN u. H. RINK: Selektive Angiographie in der präoperativen Diagnostik und in der inneren Klinik. Stuttgart: Georg Thieme 1957.

—, u. H. W. KNIPPING: Zur Klinik des Lungenkreislaufs. Verh. dtsch. Ges. Kreisl.-Forsch. **17**, 87—92 (1951).

—, u. H. RINK: Selektive Angiographie der Lungengefäße bei Lungentuberkulose. Schweiz. Z. Tuberk. **8**, 350—392 (1951).

— — Die terminale Lungenstrombahn im normalen und pathologischen Angiogramm. Fortschr. Röntgenstr. **93**, 21—37 (1960).

—, u. O. ZORN: Selektive Angiographie der Lungengefäße bei operativer Lungentuberkulose. Fortschr. Röntgenstr., Beiheft zu **76**, 49 (1952).

BOPP, K. PH.: Die idiopathische Lungenhämosiderose des Erwachsenen. Med. Welt **1963**, 1306—1308.

CARROLL, D.: Chronic obstruction of major pulmonary arteries. Amer. J. Med. **9**, 175—185 (1950).

CARVALHO, LOPO DE, and E. MONIZ: Visibility of the pulmonary vessels. Acta radiol. (Stockh.) **14**, 433—452 (1933).

— — et A. SALDANHA: La visibilité des vaisseaux pulmonaires. J. Radiol. Électrol. **16**, 469—480 (1932).

CONTE, E., and A. COSTA: Angiopneumography. Radiology **21**, 461—465 (1933).

— L'angiopneumografia. Radiol. med. (Torino) **20**, 1301—1314 (1933).

COURNAND, A., and H. A. RANGES: Catheterization of the right auricle in man. Proc. exp. Biol. (N.Y.) **46**, 462—466 (1941).

DEHN, O. v.: Über röntgenologische Lungenbefunde im Vergleich zu den Ergebnissen der Sektion. Med. Klin. **1910**, 863—864.

— Grundsätzliches zur Lungenzeichnung. Fortschr. Röntgenstr. **49**, 161—162 (1934).

DOTTER, C. T.: Motion in cardiovascular radiography. Circulation **12**, 1034—1042 (1955).

—, and I. STEINBERG: The angiocardiographic measurement of the normal great vessels. Radiology **52**, 353—358 (1949a).

— — Angiocardiographic study of the pulmonary artery. J. Amer. med. Ass. **139**, 566—572 (1949b).

FLEISCHNER, F. G.: Roentgenology of cor pulmonale and pulmonary hypertension. Trans. Amer. Coll. Cardiol. **7**, 110—119 (1957).

— Pulmonary embolism. Canad. med. Ass. J. **78**, 653—660 (1958).

— Linear shadows in the lung fields. In: RABIN, COLEMAN et al., Roentgenology of the chest. Springfield (Ill.): Ch. Thomas 1958.

— A. O. HAMPTON, and B. CASTLEMAN: Linear shadows in the lung. Amer. J. Roentgenol. **46**, 610—618 (1941).

FLORANGE, W.: Anatomie und Pathologie der A. bronchialis. Ergebn. allg. Path. path. Anat. **39**, 152—224 (1960).

FORSSMANN, W.: Die Sondierung des rechten Herzens. Münch. med. Wschr. **1929**, 2085—2087, 2287.

— Über Kontrastdarstellung der Höhlen des lebenden rechten Herzens und der Lungenschlagader. Münch. med. Wschr. **1931**, 489—492.

GASPARINI, V., P. PIETRI e V. ALDINIO: L'angiopneumografia in alcune affezioni polmonari di interesse chirurgico. Minerva med. **50**, 406—412 (1959).

GAY, BRIT, B. jr.: Normal pulsations in the pulmonary vascular tree as seen with roentgenoscopic image amplification. Amer. J. Roentgenol. **81**, 801—806 (1959).

GEBAUER, A., u. A. SCHANEN: Das transversale Schichtverfahren. Stuttgart: Georg Thieme 1955.

GIESE, W.: Über die Endstrombahn der Lunge, Lungen- und kleiner Kreislauf. Bad Oeynhausener Gespräche, Bd. I, S. 45—53. Berlin-Göttingen-Heidelberg: Springer 1957a.

— Acinus und Lobulus der Lunge. Zbl. allg. Path. path. Anat. **97**, 233—242 (1957b).

GRILL, W.: Morphologische Grundlagen angiographischer Lungenbefunde. Langenbecks Arch. klin. Chir. **289**, 551—556 (1958).

— Die morphologischen Grundlagen der angiographischen Befunde chirurgischer Lungenerkrankungen. Fortschr. Röntgenstr. **93**, 38—43 (1960).

GUARIENTI, F., R. LAPICCIRELLA, G. P. VECCHI e E. C. SAETTI: Osservazioni sperimentali su alcuni incidenti in corso di angiopneumografia selettiva. G. Clin. med. **40**, 1402—1414 (1959).

GUARINI, C.: L'angiopneumografia. Rinasc. med. (Napoli) **10**, 561—562 (1933).

HARRISON, C. V.: The pathology of the pulmonary vessels in pulmonary hypertension. Brit. J. Radiol. **31**, 217—226 (1958).

HATT, P. Y., et J. P. SÉBILLOTTE: Étude angiocardiopneumographique des embolies pulmonaires. Sem. Hôp. (Paris) **1952**, 87—91.

HAUBRICH, R.: Zur Bewegung der Lungengefäße im Herzkymogramm. Fortschr. Röntgenstr. **76**, 1—8 (1952).

— Der heutige Stand der Elektrokymographie. Ergebn. inn. Med. Kinderheilk. **6**, 640—694 (1955).

HECKMANN, K.: Die pulsatorischen Bewegungen im Pulmonalisgebiet und ihr Ausdruck im Flächenkymogramm. Klin. Wschr. **1937**, 733—736.

— Die Deutung der Röntgenbilder der Lunge. Münch. med. Wschr. **1937**, 495—501.

HINAULT, K., et H. DESGREZ: Contribution à l'étude des ombres thoraciques par l'artériographie pulmonaire. Rev. Tuberc. (Paris) **52**, 936—943 (1936).

HORNYKIEWYTSCH, TH., u. G. BARGON: Die klinische Bedeutung der Tomographie der Lungengefäße. Med. Mschr. **17**, 79—82 (1963).

—, u. H. ST. STENDER: Normale und pathologisch veränderte Lungengefäße im Schichtbild. Fortschr. Röntgenstr. **81**, 36—45, 134—143, 455—457, 642—655 (1954); **82**, 331—337 (1955).

— — Gefäßveränderungen bei Emphysem und Pulmonalsklerose. Fortschr. Röntgenstr. **82**, 642—655 (1955).

— — Das Verhalten der Lungengefäße bei angeborenen und erworbenen Herzfehlern. Fortschr. Röntgenstr. **83**, 26—40 (1955).

JANKER, R.: Apparatur und Technik der Röntgenkinematographie zur Darstellung der Herzräume und der großen Gefäße. Fortschr. Röntgenstr. **72**, 513—520 (1950).

JESSER, J. H., and G. DE TAKATS: Visualization of pulmonary artery during its embolic obstruction. Arch. Surg. (Lond.) **42**, 1034 (1941).

JÖNSSON, G., B. BRODÉN, and J. KARNELL: Selective angiocardiography. Acta radiol. (Stockh.) **32**, 486—497 (1949).

JUNGHANNS, W.: Die Endstrombahn der Lunge im postmortalen Angiogramm. Virchows Arch. path. Anat. **331**, 263—275 (1958).

KARPATI, A., u. E. EBERLE: Das elektrokymographische Kurvenbild der A. pulmonalis und ihrer Zweige. Med. Mschr. **7**, 432—436 (1953).

KELLERSHOHN, CL., et P. VERNEJOUL: La radiocardiographie. Ann. Radiol. **1959**, 809—822.

KNIPPING, H. W., W. BOLT, H. VALENTIN, H. VENRATH u. P. ENDLER: Regionale Funktionsanalyse in der Kreislauf- und Lungenklinik mit Hilfe der Isotopenthorakographie und der selektiven Angiographie der Lungengefäße. Münch. med. Wschr. **1957**, 1—3, 46—47.

KOURILSKY, R., et M. MARCHAL: La contribution de la cinedensigraphie au diagnostic du cœur et poumon. Presse méd. **62**, 1296—1298 (1954).

LEINBACH, L. B.: Roentgenologic evaluation of normal pulmonary arteries in children. Amer. J. Roentgenol. **89**, 995—998 (1963).

LINDEMANN, B. L.: Simultane Angiocardio-Tomographie. Fortschr. Röntgenstr. **73**, 261—267 (1950).

LISSNER, J.: Flächen- und Elektrokymographie in der röntgenologischen Diagnostik der Mediastinal- und Lungenerkrankungen. Stuttgart: Georg Thieme 1962.

LÖHR, H.: Lungentuberkulose im selektiven Angiogramm. Habil.-Schr. Marburg 1956.

LÖHR, H., u. H. SCHOLTZE: Die Indikationsstellung zu den verschiedenen Verfahren der Lungenresektion bei der Tuberkulose mit Hilfe der selektiven Lungenangiographie. Fortschr. Röntgenstr. **84**, 277—288 (1956).

LÖFFLER, L.: Die Kontrastdarstellung der Herzhöhlen und der Lungengefäße am lebenden Menschen. 65. Tagg Dtsch. Ges. Chir. Dresden 1943.

MACARINI, N., e L. OLIVA: Studio stratigrafico dei vasi polmonari in condizioni patologiche. Minerva med. **48**, 2483—2500 (1957).

MARCHAL, M.: De l'enregistrement des phénomènes radiologiques invisibles et, en particulier, des pulsations des artérioles pulmonaires, Cinédensigraphie. C. R. Acad. Sci. (Paris) **222**, 973 (1946a).

— De l'enregistrement des pulsations du parenchyme pulmonaire, ainsi que des pulsations cardiovasculaires, par la cinédensigraphie. Arch. Mal. Cœur **39**, 345 (1946b).

— La cinédensigraphie. Vie méd. **38**, Nr. spez. 38—52 (1957).

MEESSEN, H.: Zur pathologischen Anatomie des Lungenkreislaufs. Verh. dtsch. Ges. Kreisl.-Forsch. **17**, 25—34 (1951).

MINETTO, E., A. ACTIS DATO, P. F. ANGELINO e P. G. GAMALERO: La visualizzazione selettiva lobale e segmentaria del circolo polmonare nelle pneumopatie localizzate. Fol. angiol. (Firenze) **2**, 276—285 (1955).

MONIZ, E., L. DE CARVALHO et A. LIMA: La visibilité des vaisseaux pulmonaires aux rayons X par injection dans l'oreille droite de fortes solutions d'iodure de sodium. Bull. Acad. Méd. Paris **105**, 1—4 (1931).

— — — Aus dem Gebiet der Angiopneumographie. Beitr. Klin. Tuberk. **79**, 72—77 (1931).

— — — Angiopneumographie. Presse méd. **1931 II**, 996—999.

— — — Étude des veines pulmonaires des mitraux par la tomographie. J. belge Radiol. **36**, 263—275 (1953).

RAVINA, A., P. COTTENOT, A. SOURICE et LESAUCE: L'angiographie pulmonaire. Bull. Soc. méd. Hôp. (Paris) III **52**, 770—772 (1936).

— A. SOURICE et L. BENZAQUEN: L'angiographie et l'angiopneumographie. Presse méd. **40**, 287—290 (1932).

RICHTER, K.: Der truncus pulmonalis im linksseitlichen Schichtbild. Radiol. diagn. (Berl.) **3**, 139—146 (1962).

ROBB, G. P., and I. STEINBERG: A practical method of visualization of the chambers of the heart, the pulmonary circulation and the great blood vessels in man. J. clin. Invest. **17**, 507 (1938).

— — Visualization of the chambers of the heart, the pulmonary circulation and the great blood vessels in man. Amer. J. Roentgenol. **41**, 1—17 (1939a).

— — Visualization of the chambers of the heart and the thoracic blood vessels in pulmonary

heart disease. Ann. intern. Med. (Lancaster) **13**, 12—45 (1939b).
Amer. J. Roentgenol. **42**, 14—37 (1939c).

Rossi, S., V. Rustichelli e L. Ferri: La cinedensigrafia nello studio della circolazione della fisiopatologia polmonare. Lotta c. Tuberc. **27**, 855—864, 867—921 (1957).

Salotti, A.: Tentativi di angiografia polmonare con l'uroselectan. Arch. Radiol. (Napoli) **7**, 633—639 (1931).

Schoenmackers, J.: Technik der postmortalen Angiographie mit Berücksichtigung verwandter Methoden postmortaler Gefäßdarstellung. Ergebn. allg. Path. path. Anat. **39**, 52—151 (1960).

—, u. H. Vieten: Demonstrationen zur Pathologie des Lungenkreislaufs. Verh. dtsch. Ges. Kreisl.-Forsch. **17**, 310 (1951).

— — Das postmortale Angiogramm bei Tuberkulose, Silikose und Bronchialcarcinom. Fortschr. Röntgenstr., Beiheft zu **76**, 51—52 (1952); **77**, 14—28 (1952).

— — Atlas postmortaler Angiogramme. Leipzig: Georg Thieme 1954.

Scholtze, H., W. Klinner u. H. Löhr: Sind die im Angiogramm bei der chronischen Lungentuberkulose erkennbaren Veränderungen funktioneller oder morphologischer Art? Beitr. Klin. Tuberk. **117**, 244—258 (1957).

—, u. H. St. Stender: Röntgenologische Segmentdiagnostik der umschriebenen Lungentuberkulose. Fortschr. Röntgenstr. **93**, 44—53 (1960).

Semisch, R.: Die selektive Angiographie in der Lungenfunktionsdiagnostik. Kongreßber. 2. Tagg med.-wiss. Ges. Röntgenol. der DDR 1956. Berlin: Akademieverlag.

— Diagnostische Möglichkeiten der selektiven Lungenangiographie. Thoraxchirurgie **6**, 552—564 (1959).

— Neue Gesichtspunkte zur Hämodynamik des kleinen Kreislaufs auf dem Boden lungenangiographischer Studien. Z. Kreisl.-Forsch. **48**, 437—453 (1959).

Seyss, R.: Die Strukturzeichnung der peripheren Lungenabschnitte auf der direkten Vergrößerungsaufnahme. Fortschr. Röntgenstr. **81**, 32—35 (1954).

Short, D. S.: Post mortem pulmonary arteriography with special reference to the study of pulmonary hypertension. J. Fac. Radiol. (Lond.) **8**, 118—131 (1956).

Siedek, H., R. Wenger u. E. Gmachl: Elektrokymographische Untersuchungen am kleinen Kreislauf. Verh. dtsch. Ges. Kreisl.-Forsch. **17**, 170—174 (1951).

Simonetti, C., and I. Gigante: Simultaneous multiple pulmonary angiolaminagraphy. Amer. J. Roentgenol. **75**, 129—139 (1956).

Sossai, M.: L'analyse angiocardiokymographique. Ann. Radiol. **2**, 823—836 (1959).

Sousa, A. de: Angioquinografia. Lissabon 1951.

Stuhl, L.: L'angiopneumographie, moyen d'exploration de la circulation pulmonaire. Sem. Hôp. Paris **28**, 81 (1952).

Stumpf, P.: Röntgenkymographische Bewegungslehre innerer Organe von Stumpf, Weber u. Weltz. Leipzig: Georg Thieme 1936.

Sussman, M. L., and Th. T. Frost: Secondary vascular changes in the lungs. Amer. J. Roentgenol. **75**, 758—766 (1956).

Suzuki, T.: Angiographic studies on the pulmonary circulation. Lung **1**, 504—512 (1954).

Teschendorf, W.: Lehrbuch der röntgenologischen Differentialdiagnostik, 4. Aufl., Bd. I. Stuttgart: Georg Thieme 1958.

Thurn, P.: Röntgenkymographische Differentialdiagnose der Lungenstauung und Lungenhyperämie. Fortschr. Röntgenstr. **75**, 406—415 (1951).

Tirman, W. S., J. L. Eisaman, and J. T. Lloyd: Pulmonary artery obstruction. Radiology **56**, 876—881 (1951).

Tori, G., e D. Petrucci: Bloccaggio temporaneo dell'arteria polmonare ed angiopneumografia selettiva. Radiol. med. (Torino) **38**, 1171—1177 (1952).

Vallebona, A.: La stratigrafia assiale traversa. J. Radiol. Électrol. **29**, 443 (1948).

Venrath, H.: Die Lungenfunktionsprüfung mit Hilfe von Isotopen. Lungen und kleiner Kreislauf. Bad Oeynhausener Gespräche, S. 144—153. Berlin-Göttingen-Heidelberg: Springer 1957.

Waser, P., u. W. Hunzinger: Bestimmung von Kreislaufgrößen mit radioaktivem Kochsalz. Cardiologia (Basel) **15**, 219—221 (1949).

Waser, P. G.: Kreislaufdiagnostik mit Hilfe radioaktiver Isotope. In: Schwiegk u. Turban, Künstliche radioaktive Isotope in Physiologie, Diagnostik und Therapie, S. 562—583. Berlin-Göttingen-Heidelberg: Springer 1953.

Wood, O. A., and M. Miller: The rôle of the dual pulmonary circulation in various pathologic conditions of the lungs. J. thorac. Surg. **7**, 649—670 (1938).

Zdansky, E.: Röntgendiagnostik des Herzens und der großen Gefäße, 3. Aufl. Wien: Springer 1962.

c) Das funktionelle Verhalten der Lungengefäße (tierexperimentelle Ergebnisse, Pharmakologie)

Amundsen, P.: Schichtaufnahmen beim Müllerschen und Valsalvaschen Versuch. Acta radiol. (Stockh.) **40**, 387—394 (1953).

Arendt, J., and M. Rosenberg: Thromboembolism of the lung. Amer. J. Roentgenol. **81**, 245—254 (1959).

Berry, J. L.: The relation between bronchial and pulmonary circulation in the human lung investigated by radiopaque injections. Quart. J. exp. Physiol. (Lond.) **24**, 305—314 (1935).

Bolt, W., W. Forssmann u. H. Rink: Selektive Angiographie in der präoperativen Diagnostik und in der inneren Klinik. Stuttgart: Georg Thieme 1957.

— O. Michel, W. Schulte, H. Valentin u. H. Venrath: Angiographische Untersuchungen während der Bürgerschen Preßdruckprobe. Z. Kreisl.-Forsch. **45**, 402—408 (1956).

BOLT, W., u. H. RINK: Die terminale Lungenstrombahn im normalen und pathologischen Angiogramm. Fortschr. Röntgenstr. **93**, 21—37 (1960).

BRENNER, O.: The lungs in heart disease. Brit. J. Tuberc. **51**, 209—222 (1957).

BÜRGER, M.: Röntgenologische Herzfunktionsprüfung. Fortschr. Röntgenstr. **60**, 78—92 (1939).

BUSINCO, O., u. A. CARDIA: Über die Verteilung der experimentellen Lungenembolie im Röntgenbild. Fortschr. Röntgenstr. **44**, 60—69 (1931).

CARLENS, E., H. E. HANSON, and B. NORDENSTRÖM: Temporary unilateral occlusion of the pulmonary artery. J. thorac. Surg. **22**, 527—536 (1951).

EULER, U. S. v., and G. LILJESTRAND: Observation on the pulmonary arterial blood pressure in the cat. Acta physiol. scand. **12**, 301 (1947).

FERGUSON, F. C., R. E. KOBILAK, and J. E. DEITRICK: Varices of the bronchial veins as a source of hemoptysis in mitral stenosis. Amer. Heart J. **28**, 445—456 (1944).

GIESE, W.: Über die Endstrombahn der Lunge. Lungen und kleiner Kreislauf. Bad Oeynhausener Gespräche, Bd. I, S. 45—53. Berlin-Göttingen-Heidelberg: Springer 1957a.

— Acinus und lobulus der Lunge. Zbl. allg. Path. path. Anat. **97**, 233—242 (1957b).

GRÖDEL, F. M., E. SCHNEIDER u. R. WACHTER: Röntgenologische Serienuntersuchungen zum Vorgang der Embolie am Kreislauf des Hundes. Fortschr. Röntgenstr. **37**, 230—234 (1928).

GROSSE-BROCKHOFF, F.: Pathophysiologie des Lungenkreislaufs. Lungen und kleiner Kreislauf. Bad Oeynhausener Gespräche, Bd. I, S. 64—79. Berlin-Göttingen-Heidelberg: Springer 1957.

HACHIYA, M.: Influence of arteficial pneumothorax upon pulmonary vessels by roengenogram and method of pulmonary arteriography. Kekksku (Tokyo) **16**, No 2, 11—12 (1938).

HAYEK, H. v.: Über einen Kurzschlußkreislauf in der menschlichen Lunge. Z. Anat. Entwickl.-Gesch. **110**, 412—422 (1940).

— Die menschliche Lunge und ihre Gefäße, ihr Bau unter besonderer Berücksichtigung der Funktion. Ergebn. Anat. Entwickl.-Gesch. **34**, 144—249 (1952).

— Die menschliche Lunge. Berlin-Göttingen-Heidelberg: Springer 1953.

— Anatomische Grundlagen der Lungenfunktion. Lungen und kleiner Kreislauf. Bad Oeynhausener Gespräche, Bd. I, S. 4—44. Berlin-Göttingen-Heidelberg: Springer 1957.

HEUCK, F.: Die Streifenatelektasen der Lunge. Stuttgart: Georg Thieme 1959.

JAHN, H.: Die Beeinflussung der experimentellen Lungenembolie durch Arzneimittel. Verh. dtsch. Ges. Kreisl.-Forsch. **17**, 234—236 (1951).

JANIN, P.: Intérèt de l'angiocardiographie dans l'étude des malformations pulmonaires. J. Radiol. Électrol. **41**, 432—439 (1960).

JESSER, J. H., and G. DE TAKATS: Visualization of pulmonary artery during its embolic obstruction. Arch. Surg. (Lond.) **42**, 1034—1041 (1941).

— — The bronchial factor in pulmonary embolism. Surgery **12**, 541 (1942).

JUNGHANNS, W.: Die Endstrombahn der Lunge im postmortalen Angiogramm. Virchows Arch. path. Anat. **331**, 263—275 (1958).

KARPATI, A.: Über das röntgenmorphologische und röntgenkinetische Bild der Stamm- und Lungengefäße. Med. Mschr. **11**, 784—791 (1957).

KERBER, B.: Experimentelle Studien über venöse Luftembolie. Fortschr. Röntgenstr. **57**, 439—454 (1938).

KJELLBERG, S. R., and S. E. OLSSON: Roentgenological studies of experimental pulmonary embolism without complicating infarction in dog. Acta radiol. (Stockh.) **33**, 507 (1950).

KOURILSKY, R., M. BIDERMANN, M. MARCHAL et B. RIGAULT: Sur les moyens d'identifier les volumineuses artères pulmonaires dans les "gros hiles" sans recourir à l'angiocardiographie. Sem Hôp. Paris **1955**, 707—714.

KRALL, J., G. RODEWALD u. H. J. HOFFHEINZ: Die Blockade der A. pulmonalis als Grundlage einer präoperativen Funktionsprüfung in der Lungenchirurgie. Thoraxchirurgie **1**, 434—443 (1954).

KRAMPF, F.: Die Folgen der künstlichen Verlegung von Lungenarterienästen sowie ihre Bedeutung für den Lungencollateralkreislauf. Dtsch. Z. Chir. **189**, 216—240 (1925).

KÜNZLER, R., u. N. SCHAD: Atlas der Angiokardiographie angeborener Herzfehler. Stuttgart: Georg Thieme 1960.

LAUBRY, CH., R. CHAPERON et SÉJOURNÉ: Étude radiologique des stases veineuses pulmonaires. Presse méd. **1929**, 1653—1657.

LIBERSON, F., and I. R. LIBERSON: Use of diodrast in determing localisation and extent of pulmonary embolism. Amer. J. Roentgenol. **48**, 352—355 (1942).

LOCHHEAD, R. P., D. J. ROBERTS jr., and CH. T. DOTTER: Pulmonary embolism, experimental angiographic study. Amer. J. Roentgenol. **68**, 627—633 (1952).

LUCCHESI, M., e N. CALVI: Rilievi radiografici sulle modificazioni del disegno polmonare indotte con ronicol. Lotta c. Tuberc. **29**, 1672—1692 (1959).

MARTIN, B.: Über experimentell erzeugte Lungenembolie bei Hunden. Langenbecks Arch. klin. Chir. **155**, 577—587 (1929).

MARTINI, R. DE, e G. TUSINI: Modificationi angiopneumografiche durante ipotensione farmacologica. Rass. ital. Chir. Med. **6**, 183—207 (1957).

MATTHES, K., W. ULMER u. D. WITTEKIND: Cor pulmonale. In: Handbuch der inneren Medizin, 4. Aufl., Bd. IX/4, S. 59—292. Berlin-Göttingen-Heidelberg: Springer 1960.

MEESSEN, H.: Zur pathologischen Anatomie des Lungenkreislaufs. Verh. dtsch. Ges. Kreisl.-Forsch. **17**, 25—34 (1951).

NAEGELI, TH., u. R. JANKER: Tierexperimentelle röntgenkinematographische Versuche über die Lungenembolie. Dtsch. Z. Chir. **235**, 123—128 (1932).

PATRESE, P., F. MARINI, R. ONORATO e C. DESENZANI: Studio roentgencinematografico della embolia polmonare sperimentale. Acta chir. ital. **15**, 305—308 (1959).

PERONA, P., e S. TOSTO: Experienze cliniche e radiologiche su casi di silicosi polmonare. Rasc. Prov. soc. (Roma), Ser. VI, **40**, 102—152 (1953).

PRICHARD, M. M. L., P. M. DANIEL, and G. M. ARDRAN: Peripheral ischaemia of the lung. Brit. J. Radiol. **27**, 93—96 (1954).

REINDELL, H., E. SCHILDGE, H. KLEPZIG u. H. W. KIRCHHOFF: Kreislaufregulation, eine pathologische, pathophysiologische und klinische Studie. Stuttgart: Georg Thieme 1955.

RICCERI, R., e E. ALATI: La circolazione sistematica del polmone in condizioni di normalita. Arch. Chir. Torace **12**, 543—561 (1955).

RINK, W.: In: KNIPPING-RINK, Die Klinik der Lungenkrankheiten. Stuttgart: Schattauer 1964.

SAKURAI, M., u. T. MATSUSHIGE: Röntgenologische Untersuchungen über den Lungenkreislauf. Mitt. med. Akad. Kioto **15**, 1059—1068 (1935).

SCARINCI, C.: L'apporto dell' angiopneumografia per la studio delle variazioni della circolazione arteriose polmonare nell' anossia temporanea dell'uomo, arteficialmente provocata. Minerva med. **1953**a, 746—749.

— Les variations de la circulation artérielle dans les poumons, étudiées par l'exploration angiopneumographique. J. Radiol. Électrol. **34**, 158—160 (1953b).

— L'étude angiopneumographique de la circulation artérielle pulmonaire chez un sujet normal, soumis à une anoxie transitoire. Presse méd. **1954**, 623—624.

SCÉBAT, L., J. FERRANÉ, J. RENAIS et J. LENÈGRE: Étude angiocardiographique de la vasomotricité pulmonaire au cours de l'obstruction artérielle pulmonaire par ballonet. Arch. Mal. Cœur **51**, 10—16 (1959).

SEMISCH, R.: Bedeutung und präoperative Differenzierung des cor pulmonale in der Lungenchirurgie. Langenbecks Arch. klin. Chir. **289**, 560—565 (1958).

— Neue Ansichten über die periphere Lungenzirkulation und ihre Folgerungen bezüglich der Metastasierung, Fett- und Thromboembolie. Langenbecks Arch. klin. Chir. **292**, 294—301 (1959a).

— Diagnostische Möglichkeiten der selektiven Lungenangiographie. Thoraxchirurgie **6**, 551—564 (1959b).

— Neue Gesichtspunkte zur Hämodynamik des kleinen Kreislaufs auf dem Boden lungenangiographischer Studien. Z. Kreisl.-Forsch. **48**, 437—453 (1959c).

SCHOENMACKERS, J., u. H. VIETEN: Demonstrationen zur Pathologie des Lungenkreislaufs. Verh. dtsch. Ges. Kreisl.-Forsch. **17**, 310 (1951).

— — Das postmortale Angiogramm bei Tuberkulose, Silikose und Bronchialcarcinom. Fortschr. Röntgenstr., Beiheft zu **76**, 51—52 (1952), **77**, 14—28 (1952).

— — Atlas postmortaler Angiogramme. Leipzig: Georg Thieme 1954.

SIEDEK, H., R. WENGER u. E. GMACHL: Elektrokymographische Untersuchungen am kleinen Kreislauf. Verh. dtsch. Ges. Kreisl.-Forsch. **17**, 170—174 (1951).

SPRUNT, W. H., R. M. PETERS, and D. L. HOLDER: The significance of alterations in the lung arterial pattern. Radiology **73**, 1—8 (1959).

STAUDACHER, V., L. BELLI e A. AMBROSINI: Su di una possibile influenza della circolazione bronchiale nella regolazione del flusso e della emodinamica polmonare. Arch. Chir. Torace **13**, 139—163 (1956).

— A. PULIN e V. GASPARINI: L'angiocardiopneumografia applicata allo studio dell' embolia polmonare sperimentale. Chirurgia (Milano) **7**, 241—255 (1952).

STEPS, W.: In: W. HIRSCH, Lungenkrankheiten im Röntgenbild, Bd. I, S. 493—533. Leipzig: VEB Thieme 1958.

STUMPF, P.: Kymographische Röntgendiagnostik. Stuttgart: Georg Thieme 1951.

TÖNDURY, G., u. E. WEIBEL: Anatomie der Lungengefäße. Ergebn. ges. Tuberk.- u. Lung.-Forsch. **14**, 59 (1958).

VIALLET, P., P. COMBE, L. CHEVROT, L. SENDRA et J. HOUËL: L'angiopneumographie dans les troubles ventro-circulatoires. J. Radiol. (Brux.) **34**, 606—612 (1953).

WASER, P.: Kreislaufdiagnostik mit Hilfe radioaktiver Isotope. In: SCHWIEGK u. TURBAN, Künstliche radioaktive Isotope in Physiologie, Diagnostik und Therapie, S. 562—583. Berlin-Göttingen-Heidelberg: Springer 1953.

—, u. W. HUNZINGER: Bestimmung von Kreislaufgrößen mit radioaktivem Kochsalz. Cardiologia (Basel) **15**, 219—221 (1949).

— — Bestimmung von Kreislaufgrößen mit radioaktiven Substanzen. Schweiz. med. Wschr. **81**, 216—221 (1951).

2. Zirkulationsstörungen bei akuter pulmonaler Hypertonie

a) Lungenembolie (Thromboembolie)

ALWENS u. FRICK: Über die Lokalisation von Embolien in der Lunge. Frankfurt. Z. Path. **15**, 315—326 (1914).

ARENDT, J., and M. ROSENBERG: Thromboembolism of the lungs. Amer. J. Roentgenol. **81**, 245—254 (1959).

BESSON, H.: Angiocardiopneumographie et pathologie thoracique. Maroc. méd. **32**, 307—312 (1953).

BUDRONI, G., L. MAROGNA e G. CADONI: L'angiocardiopneumografia applicata allo studio del circolo collaterale nell'infarcto polmonare sperimentale. Acta chir. ital. **17**, 505—532 (1961).

BUSINCO, O., u. A. CARDIA: Über die Verteilung der experimentellen Lungenembolie im Röntgenbild. Fortschr. Röntgenstr. **44**, 60—69 (1931).

CARLOTTI, J., I. B. HARDY, R. R. LINTON, and P. D. WHITE: Pulmonary embolism in medical patients. J. Amer. med. Ass. **134**, 1447 (1947).

CARROLL, D.: Chronic obstruction of major pulmonary arteries. Amer. J. Med. **9**, 175—185 (1950).

CATTANEO, M.: Richerche sperimentali sull' embolia polmonare. Arch. ital. Med. sper. **2**, 979—990 (1938).

COCCHI, U.: Zirkulationsstörungen der Lungen. In: SCHINZ-BAENSCH-FRIEDL-UEHLINGER, Lehrbuch der Röntgendiagnostik, 5. Aufl. Stuttgart: Georg Thieme 1950.

COHEN, G.: The radiological differential diagnosis of unilateral total pulmonary veiling. S. Afr. med. J. **1957**, 1186—1189.

DEHN, O. v.: Grundsätzliches zur Lungenzeichnung. Fortschr. Röntgenstr. **49**, 161—162 (1934).

DITTLER, E. L.: Unorthodox clinical and roentgenological features of pulmonary embolism. Dis. Chest **29**, 215—224 (1956).

DONZELOT, E., P. NOGRETTE, J. LAHAM et Y. CASTEL: Cœur pulmonaire aigu. Sem. Hôp. Paris **1952**, 1394—1404.

EVANS, W., D. S. SHORT, and D. E. BEDFORD: Solitary pulmonary hypertension. Brit. Heart J. **19**, 93—116 (1957).

FLEISCHNER, F. G.: Pulmonary embolism. Canad. med. Ass. J. **78**, 653—660 (1958).

— Unilateral pulmonary embolism with increased compensatory circulation through the unoccluded lung. Radiology **73**, 591—597 (1959).

FLORANGE, W.: Anatomie und Pathologie der A. bronchialis. Ergebn. allg. Path. path. Anat. **39**, 152—224 (1960).

FOUCHÉ, R. F., and J. L. D'SILVA: Hypertransradiancy of the lung field and its experimental production by unilateral miliary embolisation of pulmonary arteries in cat. Clin. Radiol (Edinb.) **11**, 100—105 (1960).

GROSSE-BROCKHOFF, F.: Pathophysiologie des Lungenkreislaufs. Lungen und kleiner Kreislauf. Bad Oeynhausener Gespräche, Bd. I, S. 64—79. Berlin-Göttingen-Heidelberg: Springer 1957.

HAMPTON, A. O., and B. CASTLEMAN: Correlation of post mortem chest teleroentgenograms with autopsy findings, with special reference to pulmonary embolism and infarction. Amer. J. Roentgenol. **43**, 305—326 (1940).

HANELIN, J., and W. R. EYLER: Pulmonary artery thrombosis: roentgen manifestations. Radiology **56**, 689—703 (1951).

HATT, P. Y., et J. P. SÉBILLOTTE: Étude angiocardiopneumographique des embolies pulmonaires. Sem. Hôp. Paris **1952**, 87—91.

HAYEK, H. v.: Über einen Kurzschlußkreislauf in der menschlichen Lunge. Z. Anat. Entwickl.-Gesch. **110**, 412—422 (1940).

— Die menschliche Lunge. Berlin-Göttingen-Heidelberg: Springer 1953.

HEGGLIN, R.: Die Zirkulationsstörungen der Lunge. In: Handbuch der inneren Medizin, 4. Aufl., Bd. IV/2, S. 227—282. Berlin-Göttingen-Heidelberg: Springer 1960.

HOFMANN, W.: Über die Lokalisation von Embolien in der Lunge beim Menschen. Beitr. path. Anat. **54**, 622—625 (1912).

HOLZMANN, M.: Erkrankungen des Herzens und der Gefäße. In: SCHINZ-BAENSCH-FRIEDL-UEHLINGER, Lehrbuch der Röntgendiagnostik, 5. Aufl., S. 2679—2884. Stuttgart: Georg Thieme 1950.

HURLIMANN, J., A. REYMOND, P. DESBAILLETS et J. L. RIVIER: L'hypertension pulmonaire dite essentielle. Cardiologia (Basel) **34**, 327—347 (1959).

JESSER, J. H., and G. DE TAKATS: The bronchial factor in pulmonary embolism. Surgery **12**, 541 (1942).

KAYE, J., G. COHEN, A. SANDLER, and B. TABATZNIK: Massive pulmonary embolism without infarction. Brit. J. Radiol. **31**, 326—330 (1958).

KRAMPF, F.: Die Folgen der künstlichen Verlegung von Lungenarterienästen sowie ihre Bedeutung für den Lungencollateralkreislauf. Dtsch. Z. Chir. **189**, 216—240 (1925).

LAUR, A.: „Gefäßlücken“ im Röntgenbild der Lungenembolie. Fortschr. Röntgenstr. **99**, 616—624 (1963).

—, u. W. DILLER: Diagnostik der Lungenembolie. Dtsch. med. Wschr. **87**, 720—725 (1962).

—, u. G. SPRÜTH: Akutes Cor pulmonale durch Lungenembolie. Fortschr. Röntgenstr. **99**, 271—283 (1963).

—, u. H. W. WEDLER: Die einseitige helle Lunge im Röntgenbild. Fortschr. Röntgenstr. **82**, 305—315 (1955).

LENÈGRE, J., P. Y. HATT et G. CORONSO: Étude angiocardiopneumographique des embolies pulmonaires. 1er Congr. mondiale de cardiologie, Paris 1950, No 196.

—, et J. NÉEL: Embolies pulmonaires sans infarctus. Arch. Mal. Cœur **43**, 385—409 (1950).

LIBERSON, F., and I. R. LIBERSON: Use of diodrast in determing localization and extent of pulmonary embolism. Amer. J. Roentgenol. **48**, 352—355 (1942).

LOCHHEAD, R. P., D. J. ROBERTS jr., and CH. T. DOTTER: Pulmonary embolism, experimental angiographic study. Amer. J. Roentgenol. **68**, 627—633 (1952).

LUTZ, P.: Zum Röntgenbild der Thromboembolie der Lungenschlagader. Radiol. Aust. **5**, 109—116 (1952).

MARTIN, B.: Über experimentell erzeugte Lungenembolie bei Hunden. Langenbecks Arch. klin. Chir. **155**, 577—587 (1929).

MATTHES, K., W. ULMER u. D. WITTEKIND: Cor pulmonale. In: Handbuch der inneren Medizin, 4. Aufl., Bd. IX/4, S. 59—292. Berlin-Göttingen-Heidelberg: Springer 1960.

MILLER, W. S.: The lung, 2nd ed. Springfield (Ill.): Ch. C. Thomas 1947.

MØLLER, P.: Studien über embolische und autochtone Thrombose in der A. pulmonalis. Beitr. path. Anat. **71**, 25—77 (1922).

NAEGELI, TH., u. R. JANKER: Tierexperimentelle röntgenkinematographische Versuche über die Lungenembolie. Dtsch. Z. Chir. **235**, 123—128 (1932).

NOVEL, H., et R. LYONNET: Les aspects radiologiques du cœur pulmonaire aigu. J. Radiol. Électrol. **33**, 61—63 (1952).

OWEN, W. R., W. A. THOMAS, B. CASTLEMAN, and E. F. BLAND: Unrecognized emboli to the lungs with subsequent cor pulmonale. New Engl. J. Med. **249**, 919—926 (1953).

PATRESE, P., F. MARINI, R. ONORATO e C. DESENZANI: Studio roentgenocinematografico della embolia polmonare sperimentale. Acta chir. ital. **15**, 305—308 (1959).

ROBERTS, S.: The radiological diagnosis of pulmonary embolism. Proc. roy. Soc. Med. **50**, 93—96 (1957).

ROSSI, S., V. RUSTICHELLI e L. FERRI: La cinedensigrafia nello studio della circolazione della fisiopatologia polmonare, Lotta c. Tuberc. **27**, 855—864, 867—921 (1957).

SCÉBAT, L., J. FERRANÉ, J. RENAIS et J. LENÈGRE: Étude angiocardiographique de la vasomotricité pulmonaire au cours de l' obstruction artérielle pulmonaire par ballonet. Arch. Mal. cœur **51**, 10—16 (1959).

— P. MOREAU, J. RENAIS et J. LENÈGRE: L'embolie pulmonaire fibrinocruorique expérimentale du chien. Path. et Biol. **34**, 1347—1363 (1958).

SCHOENMACKERS, J., u. H. VIETEN: Demonstrationen zur Pathologie des Lungenkreislaufs. Verh. dtsch. Ges. Kreisl.-Forsch. **17**, 310 (1951).

SHAPIRO, R., and L. G. RIGLER: Pulmonary embolism without embolism. Amer. J. Roentgenol. **60**, 460—465 (1948).

SHORT, D. S.: Radiological study of pulmonary infarction. Quart. J. Med. **20**, 233—245 (1951).

— Post mortem pulmonary arteriography with special reference to the study of pulmonary hypertension. J. Fac. Radiol. (Lond.) **8**, 118—131 (1956).

SÖVENYI, E., V. BALÁZS u. M. DÁVID: Verschluß der Hauptäste der Lungenschlagader ohne Infarktbildung mit Entwicklung eines akuten Cor pulmonale. Fortschr. Röntgenstr. **89**, 30—33 (1958).

SOLOFF, L. A., and J. ZATUCHNI: An early hitherto unrecognized simple roentgenographic aid in the diagnosis of major pulmonary embolism. Amer. J. med. Sci. **237**, 608—611 (1959).

STEIN, G. N., J. T. CHEN, F. GOLDSTEIN, H. I. ISRAEL, and A. FINKELSTEIN: The importance of chest roentgenography in the diagnosis of pulmonary embolism. Amer. J. Roentgenol. **81**, 255—263 (1958).

STENDER, H. ST.: Ein Beitrag zum Krankheitsbild des Cor pulmonale chronicum. Fortschr. Röntgenstr. **76**, 324—331 (1952).

STONEY, W. S., and J. E. ADAMS: The diagnosis of acute pulmonary embolism by arteriography. Amer. Rev. resp. Dis. **83**, 26—30 (1961).

THURN, P.: Diagnose und Differentialdiagnose der Herzerkrankungen im Röntgenbild. In: TESCHENDORF, Lehrbuch der röntgenologischen Differentialdiagnostik, Bd. I, S. 645—1023, 4. Aufl. Stuttgart: Georg Thieme 1958.

TORNER-SOLER, M., J. CARRASCO AZEMAR y P. RIERA: Obstrucción de las ramas principales de la arteria pulmonar. Arch. esp. Med. interna **5**, 357—364 (1959).

TORRANCE, D. J. jr.: Roentgenographic signs of pulmonary artery occlusion. Amer. J. med. Sci. **237**, 651—662 (1959).

YATER, W. M., and G. H. HANSMANN: Sickle cell anemia: New cause of cor pulmonale, report of two cases with numerous disseminated occlusions of small pulmonary arteries. Amer. J. med. Sci. **191**, 474—484 (1936).

WESTERMARK, N.: On the roentgen diagnosis of lung embolism. Acta radiol. (Stockh.) **19**, 357—372 (1938).

— Roentgen studies of the lung and heart. Minneapolis: University of Minnesota Press 1948.

WILLIAMS, J. R., and W. C. WILCOX: Pulmonary embolism, roentgenographic and angiographic considerations. Amer. J. Roentgenol. **89**, 333—342 (1963).

— — G. J. ANDREWS, and R. R. BURNS: Angiography in pulmonary embolism. J. Amer. med. Ass. **184**, 473—476 (1963).

WOESNER, M. E., G. A. GARDINER, and W. L. STILSON: Pulmonary embolism does not necessarily mean pulmonary infarction. Amer. J. Roentgenol. **69**, 380—384 (1953).

b) Lungeninfarkt

ARENDT, J., and M. ROSENBERG: Thromboembolism of the lungs. Amer. J. Roentgenol. **81**, 245—254 (1959).

ASSMANN, H.: Die klinische Röntgendiagnostik der inneren Erkrankungen, 3. Aufl. Leipzig: F. C. W. Vogel 1924.

BENHAMOU, E., et C. FOURÈS: Image arrondie d'infarctus pulmonaire au cours d'un anévrisme aortique. Bull. Soc. méd. Hôp. Paris III, **50**, 1258—1264 (1934).

BIGGER, I. A., and G. D. VERMILYA: Aseptic anemic infarct of the lung with sequestration. J. thorac. Surg. **5**, 315—321 (1936).

BRENNER, O.: The lungs in heart disease. Brit. J. Tuberc. **51**, 209—222 (1957).

CARLOTTI, J., I. B. HARDY, R. R. LINTON, and P. D. WHITE: Pulmonary embolism in medical patients. J. Amer. med. Ass. **134**, 1447—1452 (1947).

CASELLAS, P. R.: Hemorrhagic infarct of the lung. Amer. J. Roentgenol. **17**, 554—555 (1927).

CHAPMAN, D. W., L. J. GUGLE, and P. W. WHEELER: Experimental pulmonary infarction. Arch. intern. Med. **83**, 158—163 (1949).

Chester, E. M., and G. R. Krause: Lung abscess secondary to aseptic pulmonary infarction. Radiology **39**, 647—654 (1942).

Cocchi, U.: Zirkulationsstörungen der Lungen. In: Schinz-Baensch-Friedl-Uehlinger, Lehrbuch der Röntgendiagnostik, 5. Aufl. Stuttgart: Georg Thieme 1950.

Coste, F., et M. Bolgert: Image radiologique arrondie. Infarctus pulmonaire? Bull. Soc. méd. Hôp. Paris III, **49**, 1362—1368 (1933).

Cutler, E. C., and A. M. Hunt: Postoperative pulmonary complications. Arch. intern. Med. **29**, 449—481 (1922).

Davison, K.: Lung abscess following aseptic pulmonary embolism. Brit. J. Tuberc. **52**, 149—153 (1958).

Dittler, E. L.: Unorthodox clinical and roentgenological features of pulmonary embolism. Dis. Chest **29**, 215—224 (1956).

Dunér, H., B. Pernow, and K. G. Rignér: The prognosis of pulmonary embolism. Acta med. scand. **168**, 381—395 (1960).

Farr, C. E., and R. Spiegel: Pulmonary infarction and embolism. Ann. Surg. **89**, 481—511 (1929).

Fleischner, F. G.: Pulmonary embolism. Canad. med. Ass. J. **78**, 653—660 (1958).

— Unilateral pulmonary embolism with increased compensatory circulation through the unoccluded lung. Radiology **73**, 591—597 (1959).

— Pulmonary embolism. Clin. Radiol. (Edinb.) **13**, 169—182 (1962).

Grayson, C. E.: Nodular pulmonary densities due to scars of multiple pulmonary infarcts. Amer. J. Roentgenol. **62**, 208—210 (1949).

Hampton, A. O., and B. Castleman: Correlation of post mortem chest teleroentgenograms with autopsy findings, with special reference to pulmonary embolism and infarction. Amer. J. Roentgenol. **43**, 305—326 (1940).

Hayek, H. v.: Über einen Kurzschlußkreislauf in der menschlichen Lunge. Z. Anat. Entwickl.-Gesch. **110**, 412—422 (1940).

— Die menschliche Lunge. Berlin-Göttingen-Heidelberg: Springer 1953.

Herrmann, W. G.: Pulmonary changes in a case of periarteriitis nodosa. Amer. J. Roentgenol. **29**, 609—611 (1933).

Jellen, J.: Roentgenological manifestations of pulmonary embolism with infarction of the lung. Amer. J. Roentgenol. **41**, 901—908 (1939).

Kirklin, B. R., and L. Faust: A clinical and roentgenological consideration of pulmonary infarction. Amer. J. Roentgenol. **23**, 265—276 (1930).

Kohlmann, G.: Die Klinik und Röntgendiagnose des Lungeninfarktes. Fortschr. Röntgenstr. **32**, 1—12 (1924).

— Neuere Beobachtungen über den Lungeninfarkt. Fortschr. Röntgenstr. **41**, 483—484 (1930).

Krause, G. R.: Roentgen diagnosis of pulmonary infarcts. Radiology **45**, 107 (1945).

Krause, G. R., and E. M. Chester: Infarction of lung, clinical and roentgenological study. Arch. intern. Med. **67**, 1144—1156 (1941).

Lapp, H.: Über die Sperrarterien der Lunge und die Anastomosen zwischen den AA. bronchiales und der A. pulmonalis, über ihre Bedeutung, insbesondere für die Entstehung der hämorrhagischen Infarkte. Frankfurt. Z. Path. **72**, 537—550 (1951).

Lenègre, J., et J. Néel: Embolies pulmonaires sans infarctus. Arch. Mal. Cœur **43**, 385—409 (1950).

Lüdin, M.: Der solitäre umschriebene rundliche Schatten im Lungenröntgenogramm. Fortschr. Röntgenstr. **34**, 899—904 (1926).

Matthes, K., W. Ulmer u. D. Wittekind: Cor pulmonale. In: Handbuch der inneren Medizin, 4. Aufl., Bd. IX/4, S. 59—292. Berlin-Göttingen-Heidelberg: Springer 1960.

McLeod, J. G., and W. B. Grant: A clinical, radiographic and pathological study of pulmonary embolism. Thorax **9**, 71—83 (1954).

Miller, R., and J. B. Berry: Pulmonary infarction, frequently missed diagnosis. Amer. J. med. Sci. **222**, 197—206 (1951).

Miller, W. S.: The lung, 2nd ed. Springfield (Ill.): Ch. C. Thomas 1947.

Moberg, G.: Early pleural effusion in pulmonary embolism and pneumonia or bronchopneumonia. Acta radiol. (Stockh.) **29**, 7—18 (1948).

Rieder, H., u. J. Rosenthal: Hämorrhagische Infarkte. In: Lehrbuch der Röntgenkunde, 2. Aufl., S. 431—432. Leipzig: Johann Ambrosius Barth 1924.

Robbins, L. L.: The technique of the roentgenologic demonstration of pulmonary infarcts. Amer. J. Roentgenol. **56**, 736—742 (1946).

Short, D. S.: Radiological study of pulmonary infarction. Quart. J. Med. **20**, 233—245 (1951).

— Post mortem pulmonary arteriography with special reference to the study of pulmonary hypertension. J. Fac. Radiol. (Lond.) **8**, 118—131 (1956).

Smith, M. J.: Roentgenographic aspects of complete and incomplete pulmonary infarction. Dis. Chest **23**, 532—546 (1953).

Stein, G. N., J. T. Chen, F. Goldstein, H. I. Israel, and A. Finkelstein: The importance of chest roentgenography in the diagnosis of pulmonary embolism. Amer. J. Roentgenol. **81**, 255—263 (1958).

Tomlin, C. E.: Pulmonary infarction complicating thrombophlebitis of the upper extremity. Amer. J. Med. **12**, 411—421 (1952).

Torrance, D. J. jr.: Roentgenographic signs of pulmonary artery occlusion. Amer. J. med. Sci. **237**, 651—662 (1959).

Unverzagt, W.: Der organisierte Lungeninfarkt im Röntgenbild. Fortschr. Röntgenstr. **36**, 842—844 (1927).

Wessler, H., and L. Jaches: Clinical roentgenology of diseases of the chest. Troy (N.Y.): Southworth Co. 1923.

WESTERMARK, N.: On the roentgen diagnosis of lung embolism. Acta radiol. (Stockh.) **19**, 357—372 (1938).

— Roentgen studies of the lung and the heart. Minneapolis: University of Minnesota Press 1948.

WHARTON, L. R., and J. W. PIERSON: The minor forms of pulmonary embolism after abdominal operations, a clinical and roentgenological study. J. Amer. med. Ass. **79**, 1904—1910 (1922).

ZWEIFEL, C.: Zwerchfellhochstand bei Lungeninfarkt. Fortschr. Röntgenstr. **52**, 222—227 (1935).

c) Fett- und Ölembolie

BÖHLER, J., u. R. STRELI: Röntgenologische Lungenveränderungen bei der Fettembolie. Mschr. Unfallheilk. **60**, 282—284 (1957).

BRON, K. M., ST. BAUM, and H. L. ABRAMS: Oil embolism in lymphography incidence, manifestations and mechanism. Radiology **80**, 194—202 (1963).

BUCHNER, H., u. W. SCHABERL: Die Fettembolie bei Verkehrsunfällen. Wien. med. Wschr. **1959**, 936—939.

EISEN, D., and J. GOLDSTEIN: Lipiodol intravasation during uterosalpingography with pulmonary complications. Radiology **45**, 603—607 (1945).

FEHR, A. M.: Röntgenologische Lungenveränderungen bei der Fettembolie. Schweiz. med. Wschr. **1944**, 53.

GINSBURG, L. B., and A. B. SKORNECK: Pantopaque pulmonary embolism. Amer. J. Roentgenol. **73**, 27—31 (1955).

GROSSMANN, M. E.: Pulmonary oil embolism. Brit. J. Radiol. **19**, 178 (1946).

HOFFHEINZ, S.: Die Luft- und Fettembolie. Neue Deutsche Chirurgie, Bd. 55. Stuttgart: Ferdinand Enke 1933.

INGERSOLL, F. M., and ROBBINS: Oil embolism following hysterosalpingography. Amer. J. Obstet. Gynec. **53**, 307 (1947).

JIRKA, F. J., and C. S. SCUDERI: Fat embolism. Arch. Surg. (Lond.) **33**, 708—713 (1936).

KEATS, TH.: Pantopaque pulmonary embolism. Radiology **67**, 748—750 (1956).

KOLMERT, F.: A few observations on fat embolism. Acta chir. scand. **83**, 263—268 (1959).

KRAUS, R., J. EISENBACH, F. J. TEBRÜGGE u. F. STRNAD: Tierexperimentelle Untersuchungen zur Frage des röntgenologischen Nachweises der Fettembolie der Lunge. Med. Welt **1961**, 2406—2412.

MARUYAMA, X., and J. B. LITTLE: Roentgen manifestations of traumatic pulmonary fat embolism. Radiology **79**, 945—952 (1962).

SCUDERI, C. S.: Fat embolism. Arch. Surg. (Lond.) **36**, 614—625 (1938).

SEMISCH, R.: Bedeutung und präoperative Differenzierung des cor pulmonale in der Lungenchirurgie. Langenbecks Arch. klin. Chir. **289**, 560—565 (1958).

SICARD, J. A., et J. FORESTIER: Injections intravasculaires d'huile iodée sous contrôle radiologique. C. R. Soc. Biol. (Paris) **88**, 1200—1202, 1255—1257 (1923).

SORCE, G.: Richerche sperimentali sull' embolia grassosa. Sperimentale **94**, 164—186 (1940).

STEINBACH, H. L., and W. B. HILL: Pantopaque pulmonary embolism during myelography. Radiology **56**, 735—738 (1951).

TRAUMANN, K. J., u. U. WETZEL: Röntgenologische Lungenveränderungen bei der Fettembolie. Med. Klin. **1962**, 2098—2100.

VOLUTER, G.: La morphologie radiologique de l'embolie graisseuse du poumon. Acta radiol. (Stockh.) **31**, 403—430 (1949).

WHITAKER, J. C.: Traumatic fat embolism. Arch. Surg. (Lond.) **39**, 182—189 (1939).

d) Luftembolie

DURANT, T. M., M. J. OPPENHEIMER, P. R. LYNCH, G. ASCANIO, and D. WEBBER: Body position in relation to venous air embolism. Amer. J. med. Sci. **227**, 509—520 (1954).

GERNEZ-RIEUX, C., G. BOUTE et J. MEREAU: Images radiographique d'une embolie gazeuse intracardiaque. J. franç. Med. Chir. thor. **6**, 268—269 (1952).

HOFFHEINZ, S.: Die Luft- und Fettembolie. Neue Deutsche Chirurgie, Bd. 55. Stuttgart: Ferdinand Enke 1933.

JAKOBI, J., R. JANKER u. W. SCHMITZ: Röntgenologische und elektrokardiographische Beobachtungen an Kaninchen bei Äthernarkose, Luftembolie und Entblutung. Dtsch. Arch. klin. Med. **172**, 497—501 (1932).

KERBER, B.: Experimentelle Studien über venöse Luftembolie. Fortschr. Röntgenstr. **57**, 439—454 (1938).

OPPENHEIMER, M. J., T. M. DURANT, and P. LYNCH: Body position in relation to venous air embolism and the associated cardiovascular respiratory changes. Amer. J. med. Sci. **225**, 362—373 (1953).

ROER, H., u. G. TEICHERT: Über den röntgenologischen Nachweis von Luftembolien bei tödlichen Schädelbasisbrüchen. Mschr. Unfallheilk. (Lpz.) **60**, 257—265 (1957).

STAUFFER, H. M., TH. M. DURANT, and M. J. OPPENHEIMER: Gas embolism, roentgenologic considerations including the experimental use of carbon dioxide as an intracardiac contrast material. Radiology **66**, 686—692 (1956).

e) Embolie durch Zellelemente und körperfremdes Material

ARENDT, J., and M. ROSENBERG: Thromboembolism of the lungs. Amer. J. Roentgenol. **81**, 245—254 (1959).

ARNOLD, H. R., J. E. GARDNER, and P. H. GOODMAN: Amniotic pulmonary embolism. Radiology **77**, 629—632 (1961).

DURHAM, J. R., P. F. ASHLEY, and D. DORENCAMP: Cor pulmonale due to tumor emboli. J. Amer. med. Ass. **175**, 757—760 (1961).

HAGER, H. F., and S. D. DAVIES: Non fatal maternal pulmonary embolism by amniotic fluid. Amer. J. Obstet. Gynec. 63, 901—904 (1952).

JAUBERT DE BEAUJEU, M., M. DELORD et A. BARDIN: Embolie pulmonaire par corps étranger métallique. J. franç. Méd. Chir. thor. 12, 197—204 (1958).

KOUTZKY, J., and L. LUKAWSKY: Embolism of the amniotic fluid as a cause of chock in labor. Csl. Gynek. 19, 334—337 (1954).

LUSHBAUGH, C. C., and P. E. STEINER: Additional observations on maternal pulmonary embolism by amniotic fluid. Amer. J. Obstet. Gynec. 43, 833 (1942).

NEUHAUSER, E. B. D.: Pulmonary hypertension in infancy and childhood. J. Canad. Ass. Radiol. 12, 64—71 (1961).

REZENDE, J. DE, F. PERRICELLI y C. GERK: Embolia pulmonar materna par liquido amnico. Rev. Ginec. Obstet. (Rio de J.) 1, 61—72 (1955).

SELZER, L. M., and W. SCHUMAN: Non fatal pulmonary embolism by amniotic fluid contents with report of a possible case. Amer. J. Obstet. Gynec. 54, 1938 (1947).

SHUDER, H. M., and F. R. LODE: Sudden maternal death associated with amniotic fluid embolism. Amer. J. Obstet. Gynec. 64, 118 (1952).

YATER, W. M., and G. H. HANSMANN: Sickle cell anemia: New cause of cor pulmonale, report of two cases with numerous disseminated occlusions of small pulmonary arteries. Amer. J. med. Sci. 191, 474—484 (1936).

3. Zirkulationsstörungen bei chronischer pulmonaler Hypertonie

a) Zirkulationsstörungen bei Erkrankungen der Lungengefäße

ARNDT, TH., u. D. WITTEKIND: Ein ungewöhnlicher Fall von Periarteriitis nodosa unter dem Bilde eines Lungentumors. Ärztl. Wschr. 1955, 63—68.

ARVIDSSON, H., J. KARNELL, and T. MØLLER: Multiple stenosis of the pulmonary arteries associated with pulmonary hypertension. Acta radiol. (Stockh.) 44, 209—216 (1955).

BALL, K. P. J. F. GOODWIN, and C. V. HARRISON: Massive thrombotic occlusion of the large pulmonary arteries. Circulation 14, 766—783 (1956).

BOLT, W., W. FORSSMANN u. H. RINK: Selektive Angiographie in der präoperativen Diagnostik und in der inneren Klinik. Stuttgart: Georg Thieme 1957.

BOSWELL, C. H., and H. D. PALMER: Progressive thrombosis of pulmonary artery. Arch. intern. Med. 47, 799—805 (1931).

BRENNER, O.: Pathology of the vessels of the pulmonary circulation. Arch. intern. Med. 56, 1189—1241 (1935).

CANADA, W. J., F. GOODALE, and J. H. CURRENS: Defect of the interatrial septum with thrombosis of the pulmonary artery. New Engl. J. Med. 248, 309—316 (1953).

CARROLL, D.: Chronic obstruction of major pulmonary arteries. Amer. J. Med. 9, 175—185 (1950).

CONTA, G. v.: Periarteriitis nodosa der Lungengefäße und Lungenröntgenbild. Fortschr. Röntgenstr. 47, 506—510 (1933).

CSÁKÁNY, G.: Über die Röntgensymptome der pulmonalen Hypertonie. Tuberkulózis 15, 33—42 (1962).

DEHN, O. v.: Über röntgenologische Lungenbefunde im Vergleich zu den Ergebnissen der Sektion. Med. Klin. 1910, 863—864.

DIGHIERO, J., O. FIANDRA, R. BARCIA, R. CORTÉS, and J. STANHAM: Multiple pulmonary stenosis with pulmonary hypertension. Acta radiol. (Stockh.) 48, 439—443 (1957).

EPPS, E. F. VAN: Primary pulmonary hypertension in brothers. Amer. J. Roentgenol. 78, 471—482 (1957).

— The Roentgen manifestations of pulmonary hypertension. Amer. J. Roentgenol. 79, 241—250 (1958).

ESCH, D., u. P. THURN: Zur Diagnose der pulmonalen Hypertonie im gewöhnlichen Röntgenbild. Fortschr. Röntgenstr. 90, 434—451 (1959).

EVANS, W., D. S. SHORT, and D. E. BEDFORD: Solitary pulmonary hypertension. Brit. Heart J. 19, 93—116 (1957).

FELSON, B., and H. BRAUNSTEIN: Non infectious necrotizing granulomatosis, Wegeners syndrome, lethal granuloma and allergic angiitis and granulomatosis. Radiology 70, 326—334 (1958).

FLEISCHNER, F. G.: Roentgenology of cor pulmonale and pulmonary hypertension. Trans. Amer. Coll. Cardiol. 7, 110—119 (1957).

FLORANGE, W.: Anatomie und Pathologie der A. bronchialis. Ergebn. allg. Path. path. Anat. 39, 152—224 (1960).

FOWLER, W. M.: Obliterating thrombosis of pulmonary arteries. Ann. intern. Med. (Lancester) 7, 1101—1116 (1934).

GIBBON, J. H., M. HOPKINSON, and E. D. CHURCHILL: Changes in circulation produced by gradual occlusion of pulmonary artery. J. clin. Invest. 11, 543 (1932).

GRILL, W.: Morphologische Grundlagen angiographischer Lungenbefunde. Langenbecks Arch. klin. Chir. 289, 551—556 (1958).

GROSSE-BROCKHOFF, F.: Pathophysiologie des Lungenkreislaufs, Lungen und kleiner Kreislauf. Bad Oeynhausener Gespräche, Bd. I, S. 64—79. Berlin-Göttingen-Heidelberg: Springer 1957.

HAMPTON, A. O., and B. CASTLEMAN: Correlation of post mortem chest teleroentgenograms with autopsy findlings, with special reference to pulmonary embolism and infarction. Amer. J. Roentgenol. 43, 305—326 (1940).

HANELIN, J., and W. R. EYLER: Pulmonary artery thrombosis: roentgen manifestations. Radiology 56, 689—703 (1951).

HARRISON, C. V.: The pathology of the pulmonary vessels in pulmonary hypertension. Brit. J. Radiol. **31**, 217—226 (1958).

HARTLEB, O., u. G. GEILER: Zur Indikation angiokardiographischer Untersuchungen. Z. Kreisl.-Forsch. **47**, 1010—1019 (1958).

HECKMANN, K.: Elektrokymographie. Berlin-Göttingen-Heidelberg: Springer 1959.

HEILMEYER, L.: Die progressive Lungendystrophie. Beitr. Klin. Tuberk. **124**, 157—164 (1961).

HERRMANN, W. G.: Pulmonary changes in a case of periarteriitis nodosa. Amer. J. Roentgenol. **29**, 609—611 (1933).

HIERONYMI, G.: Über einen Fall generalisierter Periarteriitis nodosa unter dem Bilde einer sog. progressiven chronischen Lungendystrophie. Frankfurt. Z. Path. **70**, 107—120 (1959).

HOLZMANN, M.: Erkrankungen des Herzens und der Gefäße. In: SCHINZ-BAENSCH-FRIEDL-UEHLINGER, Lehrbuch der Röntgendiagnostik, 5. Aufl., S. 2679—2884. Stuttgart: Georg Thieme 1950.

HORNYKIEWYTSCH, TH., u. H. ST. STENDER: Normale und pathologisch veränderte Lungengefäße im Schichtbild. Fortschr. Röntgenstr. **81**, 36—45, 134—143, 455—467, 642—655 (1954); **82**, 331—337 (1955).

— — Gefäßveränderungen bei Emphysem und Pulmonalsklerose. Fortschr. Röntgenstr. **82**, 642—655 (1955).

— — Das Verhalten der Lungengefäße bei angeborenen und erworbenen Herzfehlern. Fortschr. Röntgenstr. **83**, 26—40 (1955).

HRADSKÝ, M.: Polyarteriitis nodosa with pulmonary infiltration. Ccs. Lék. čes. **99**, 417—421 (1960).

KARPATI, A., u. E. EBERLE: Das elektrokymographische Kurvenbild der A. pulmonalis und ihrer Zweige. Med. Mschr. **7**, 432—436 (1953).

KEATING, D. R., J. N. BURKEY, H. K. HELLERSTEIN, and H. FEIL: Chronic massive thrombosis of pulmonary arteries. Amer. J. Roentgenol. **69**, 208—220 (1953).

KOCH, J., u. C. TH. EHLERS: Primäre Pulmonalsklerose im Kleinkindesalter. Mschr. Kinderheilk. **107**, 483—489 (1959).

KRAUS, R., F. STRNAD u. K. H. KÄRCHER: Experimentelle Untersuchungen zur sogenannten „segmentalen Innervation" der Lunge. Med. Welt **1962**, 1886—1890.

KRÖKER, P.: Zur Frage der sogenannten progressiven Lungendystrophie. Fortschr. Röntgenstr. **93**, 1—20 (1960).

KÜNZLER, R., u. N. SCHAD: Atlas der Angiokardiographie angeborener Herzfehler. Stuttgart: Georg Thieme 1960.

LAUR, A., u. H. W. WEDLER: Die einseitige helle Lunge im Röntgenbild. Fortschr. Röntgenstr. **82**, 305—315 (1955).

LEPSKAYA, E. S., and V. A. SHANINA: Roentgenological diagnosis of pulmonary artery thrombosis. Klin. Med. (Mosk.) **37**, No 11, 96—99 (1959).

LIAN, C.: Hypertension arterielle pulmonaire primitive. Arch. Mal. Cœur **33**, 67—83 (1940).

LJUNGDAHL, M.: Gibt es eine chronische Embolisierung der Lungenarterie? Dtsch. Arch. klin. Med. **160**, 1—23 (1928).

LÖHR, H., H. SCHOLTZE u. W. GRILL: Normale und pathologische Lungensegmente im selektiven Angiogramm. Acta radiol. (Stockh.) **51**, 35—51 (1959).

— — u. W. KLINNER: Röntgendiagnostische Probleme der Lunge. Medizinische **1957**, 1697—1702, 1705—1708.

MACARINI, N., e L. OLIVA: Studio stratigrafico dei vasi polmonari in condizioni patologiche. Minerva med. **48**, 2483—2500 (1957).

MAGIDSON, O., and G. JACOBSON: Thrombosis of the main pulmonary arteries. Brit. Heart J. **17**, 207—218 (1955).

MARCHAL, M., M. T. MARCHAL et R. KOURILSKY: Une nouvelle méthode de diagnostic radiologique pulmonaire: la cinédensigraphie photoélectrique. IX. Internat. Kongr. Röntgenol., München 1959, Vortrag 853.

MATTHES, K., W. ULMER u. D. WITTEKIND: Cor pulmonale. In: Handbuch der inneren Medizin, 4. Aufl., Bd. IX/4, S. 59—292. Berlin-Göttingen-Heidelberg: Springer 1960.

MCALISTER, W. H., and E. BLATT: Calcified pulmonary artery thrombus. Amer. J. Roentgenol. **87**, 908—910 (1962).

MCMICHAEL, J.: Heart failure of pulmonary origin. Edinb. med. J. **55**, 65 (1948).

MELDOLESI, G.: Diagnostica radiologica differenziale dell'apparato cardiovasculare. Roma: Ed. Universo 1955.

MELOT, G., et A. BOLLAERT: Tentative de mesure de la circulation pulmonaire par l'angiopneumographie. J. belge Radiol. **43**, 445—478 (1960).

— — La symptomatologie radiologique de l'hypertension artérielle pulmonaire. J. belge Radiol. **46**, 85—119 (1963).

MØLLER, P.: Studien über embolische und autochtone Thrombose in der A. pulmonalis. Beitr. path. Anat. **71**, 26—77 (1922).

NICE, CH. M., A. N. K. MENON, and L. G. RIGLER: Pulmonary manifestations in collagen diseases. Amer. J. Roentgenol. **81**, 264—279 (1959).

— — — Clinical and roentgenological signs of collagen diseases involving the thorax. Dis. Chest **35**, 634—651 (1959).

NIGHTINGALE, J. A., and B. L. WILLIAMS: Pulmonary artery thrombosis following cardiac catheterization. Brit. Heart J. **17**, 113—116 (1955).

ORELL, S. R., J. KARNELL, and F. WAHLGREN: Malformation and multiple stenoses of the pulmonary arteries with pulmonary hypertension. Acta radiol. (Stockh.) **54**, 449—459 (1960).

RAKOWER, J., and E. MORAN: Unilateral hyperlucent lung. Amer. J. Med. **33**, 864—872 (1962).

REINHARDT, K.: Fleckig-netzförmige Verschattungen der Lunge bei der Periarteriitis nodosa. Radiol. clin. (Basel) **29**, 74—82 (1960).

RINK, H.: Die Segmentdiagnostik der Lunge unter besonderer Berücksichtigung der Angiographie. Z. Tuberk. **115**, 315—324 (1961).

RISCHOFF, M. E.: Noninfectious necrotizing granulomatosis: the pulmonary signs. Radiology **75**, 752—756 (1960).

ROGERS jr., J. V., and E. ROBERTO: Circumscribed pulmonary lesions in periarteriitis nodosa and Wegener's granulomatosis. Amer. J. Roentgenol. **76**, 88—93 (1956).

ROSSI, S., V. RUSTICHELLI e L. FERRI: La cinedensigrafia nello studio della circolazione della fisiopatologia polmonare. Lotta c. Tuberc. **27**, 855—864, 867—921 (1957).

SAVACOOL, J. W., and R. CHARR: Thrombosis of the pulmonary artery. Amer. Rev. Tuberc. **44**, 42 (1941).

SHAPIRO, R., and L. G. RIGLER: Pulmonary embolism without infarction. Amer. J. Roentgenol. **60**, 460—465 (1948).

SCHULZE, W.: Röntgenologische Aspekte des oligämischen Obstruktionssyndroms im Lungenkreislauf bei chronischer massiver Pulmonalarterienthrombose. Radiologe **1**, 37—42 (1961).

STEINBACH, H. L., TH. E. KEATS, and G. E. SHELINE: The roentgen appearance of the pulmonary veins in heart disease. Radiology **65**, 157—168 (1955).

STEINHOFF, P.: Pulmonalarterienthrombose. Fortschr. Röntgenstr. **74**, 106 (1951).

STRICKLAND, B.: Pulmonary appearance in polyarteriitis nodosa. J. Fac. Radiol. (Lond.) **6**, 201—208 (1955).

THURN, P.: Diagnose und Differentialdiagnose der Herzerkrankungen im Röntgenbild. In: TESCHENDORF, Lehrbuch der röntgenologischen Differentialdiagnostik, 4. Aufl., Bd. I, S. 645—1023. Stuttgart: Georg Thieme 1958.

TIRMAN, W. S., J. L. EISAMAN, and J. T. LLOYD: Pulmonary artery obstruction. Radiology **56**, 876—881 (1951).

TRICOT, R., L. CALDIER, et M. RAGOT: Thrombose massive avec calcification de l'artère pulmonaire. Bull. Soc. méd. Hôp. Paris, Ser. IV, **77**, 543—554 (1961).

VAQUEZ, H.: Sclérose de l'artère pulmonaire. Paris radiol. **16**, 15—21 (1926).

VOGEL, K. H.: Beitrag zur Differentialdiagnose von Thoraxbildern. Fortschr. Röntgenstr. **94**, 450—454 (1961).

—, u. E. FLINK: Über Veränderungen im Röntgenbild des Thorax bei der Periarteriitis nodosa. Fortschr. Röntgenstr. **92**, 501—507 (1960).

ZHISLINA, M. M.: Roentgenological studies of changes in the lung in periarteriitis nodosa. Klin. Med. (Mosk.) **37**, 95—99 (1959).

b) Zirkulationsstörungen bei Erkrankungen des Lungenparenchyms

AITCHISON, J. D., and A. W. WILLIAMS: Pulmonary changes in disseminated lupus erythematosus. Ann. rheum. Dis. **15**, 26—32 (1956).

AMEUILLE, P., et V. HINAULT: Les artériographies pulmonaires. Arch. Elect. méd. **45**, 136—142 (1937).

— J. M. LEMOINE et J. FAUVET: Voies de suppléance circulaire aux oblitérations de l'artère pulmonaire. Ann. Anat. path. **14**, 660—663 (1937).

AMUNDSEN, P., and E. SÖRENSEN: Angiocardiography in intrathoracic tumors with particular reference to the question of operability. Acta radiol. (Stockh.) **45**, 185—198 (1956).

ANDERSEN, P. TH., J. ANDERSEN, H. ELTORM, TH. POULSON, E. GLISTRUP, and H. PETERSEN: Angiopulmography. Acta radiol. (Stockh.) **36**, 257—269 (1951).

BAAR, H. S., and F. BRAID: Diffuse progressive interstitial fibrosis of the lung in childhood. Arch. Dis. Childh. **52**, 199—207 (1957).

BARIÉTY, M., O. MONOD, P. CHOUBRAC et P. JOLY: Le poumon exclu. Presse méd. **59**, 711—712 (1951).

— — et J. PAILLAS: Angiographie et cancer bronchique. Bull. Soc. méd. Hôp. Paris **66**, 1107—1110 (1958).

— J. POULET, J. PAILLAS et R. LEGENDRI: Cancer bronchiques et infarctus pulmonaires. J. franç. Méd. Chir. thor. **12**, 213—228 (1958).

BATTEZZATI, M., F. SOAVE u. A. TAGLIAFERRO: Die Angiocardiopneumographie zur Diagnose der Lungen- und Mediastinaltumoren. Schweiz. med. Wschr. **30**, 799—802 (1950).

— — — L'angiocardiopneumografia nelle diagnosi clinica dei tumore del polmone. Minerva med. **12**, 1—12 (1950).

BENINI, P., e M. BELLUCCI: La cinedensigrafia nella diagnostica dei tumori del polmone. Chir. gen. (Perugia) **3**, 463—483 (1954).

BESSON, H.: Angiocardiopneumographie et pathologie thoracique. Maroc. méd. **32**, 307—312 (1953).

BLANDINO, G.: Considerazioni sui rilievi morfologici e funzionali angiopneumografici nel fibrotorace. Radiol. prat. (Lyon) **7**, 100—106 (1957).

BOLLAERT, A., et A. DUMONT: Étude fonctionelle préoperatoire de la circulation pulmonaire par l'angiopneumographie. Acta chir. belg., Suppl. **2**, 79—108 (1960).

BOLT, W.: Lungenangiographie. Köln u. Opladen: Westdeutscher Verlag 1961.

— W. FORSSMANN u. H. RINK: Selektive Angiographie in der präoperativen Diagnostik und in der inneren Klinik. Stuttgart: Georg Thieme 1957.

—, u. H. W. KNIPPING: Zur Klinik des Lungenkreislaufs. Verh. dtsch. Ges. Kreisl.-Forsch. **17**, 87—92 (1951).

— u. H. RINK: Die terminale Lungenstrombahn im normalen und pathologischen Angiogramm. Fortschr. Röntgenstr. **93**, 21—37 (1960).

— H. VALENTIN, H. VENRATH u. E. WEBER: Zur Klinik des Bronchialcarcinoms. Med. Klin. **47**, 733—739 (1952).

BOMPIANI, C.: Reperti angiocardiografici in tumore polmonare. Radiol. med. (Torino) **41**, 1—16 (1955).

—, e P. GAMBACCINI: Ulteriore contributo sull' angiopneumografia quale metodo di studio dei tumori polmonari. Radiologia (Roma) **13**, 729—766 (1957).

BOURGEOIS, P., M. DURAND, P. Y. VIC-DUPONT et M. K. CARMANIAN: Intérêt de l'angiopneumographie chez les tuberculeux pulmonaires. Sem. Hôp. Paris **26**, 427 (1950).

BROUET, G., J. CHEVALLIER, M. VASSELIN et M. C. DU PERRON: Problèmes posés par les hyperclartés pulmonaires unilatérales avec hypovascularisation. J. franç. Med. Chir. thor. **13**, 481—509 (1959).

BÜCHELER, E., u. P. THURN: Zur Kombination von arteriellen Gefäßhypoplasien und cystischen Lungenveränderungen. Radiologe **2**, 347—353 (1962).

BULGARELLI, R.: Sull ischemia delle zone polmonari atelettasiche e sui rapporti funzionali tra ventilazione ed irrorazione sanguina. Minerva pediat. **7**, 1149—1154 (1955).

—, e A. DE MAESTRI: Primo ricerche sull' angiopneumografia nella tuberculosi polmonare primaria infantile. Lotta c. Tuberc. **22**, 849—860 (1952).

CANCELLA, L. DE C.: Die Angiopneumographie bei Suberose (Korkstaublunge). Gaz. méd. port. **13**, 342—357 (1960).

CAEIRO, A.: Angiopneumographische Aspekte bei den Bildern des Hamman-Rich-Syndroms. Gaz. méd. port. **13**, 370—387 (1960).

CANETTI, L.: La streptomycino résistance du bacille de Koch dans l'aspect radiologique des lésions. Rev. Tuberc. (Paris) **14**, 505 (1950).

CARVALHO, LOPO DE: Die Angiopneumographie. Beitr. Klin. Tuberk. **80**, 681—690 (1932).

— E. MONIZ et A. LIMA: L'angiopneumographie et son application dans la tuberculose. Presse méd. **40**, 1098—1100 (1932).

— — et A. SALDANHA: La visibilité des vaisseaux pulmonaires. J. Radiol. Électrol. **16**, 469—480 (1932).

CHARR, R., and R. RIDDLE: Pulmonary circulation in arteficial pneumothorax and anthracosilicosis. Amer. J. med. Sci. **194**, 502—504 (1937).

CROIZIER, L., L. ODE et L. ROCHE: Lésions artérielles des blocs silicotiques. Presse méd. **47**, 638—639 (1945).

CRUCITTI, F., V. PUCHETTI, G. GIUSTI e R. PETRONIO: Il ruolo della angiografia nello studio delle neoplasie polmonari. Chir. ital. **14**, 938—967 (1962).

DAUSSY, M., et R. ABELANET: Intérêt théorétique et pratique du cathétérisme cardio-pulmonaire dans les affections pulmonaires chroniques, confrontation anatomo-physiologique. Sem. Hôp. Paris **1956**, 2551—2558.

DEL CAMPO, E., E. MOTLES, R. SANTOLYA, J. SAAVEDRA, P. FAGUERETE, E. SILVA, M. ARRIAGADA y F. ROJAS VILLEGAS: Estudio angiopneumográfico de la circulacion pulmonar. Enferm. d. Tórax **26**, 49—55 (1961).

DICKMANN, H., E. FRITZE, F. J. FRIEHOFF, A. DREWS u. K. A. ROSENKRANZ: Lungenangiographie bei mittelgradiger Silikose. Z. Kreisl.-Forsch. **50**, 1105—1115 (1961).

DOTTER, C. T., I. STEINBERG, W. CRAMPTON, and C. W. HOLMAN: Lung cancer operability. Amer. J. Roentgenol. **64**, 222—238 (1950).

EDGE, J. R.: Pulmonary histoplasmosis. Brit. J. Tuberc. **52**, 45—52 (1958).

ELLIS, K., and G. RENTHAL: Pulmonary sarcoidosis. Amer. J. Roentgenol. **88**, 1070—1083 (1962).

ELLMAN, P., and L. CUDKOWICS: Pulmonary manifestations in the diffuse collagen disease. Thorax **9**, 46—57 (1954).

EULER, U. S. v., and G. LILJESTRAND: Observation on the pulmonary arterial blood pressure in the cat. Acta physiol. scand. **12**, 301 (1947).

FASANO, E.: Le localizzazioni mediastiniche e polmonari clinicamente primitive della malattia di Besnier-Boeck-Schaumann. Riv. Pat. Clin. Tbc. **26**, 193—210 (1953).

—, e O. GASPARRI: L'angiopneumocardiografia nella tbc. pleuropolmonare. Riv. Pat. Clin. Clin. Tbc. **24**, 1—23 (1951).

FERRETI, D. R., S. ST. G. DÍAZ, J. J. AGUIRRE y A. TOBAR: Función pulmonar y angiopneumografía en esclerodermia. I. Función pulmonar. II. Estudio radiologico. Enferm. d. Tórax **26**, 27—39 (1961).

FLORANGE, W.: Anatomie und Pathologie der A. bronchialis. Ergebn. allg. Path. path. Anat. **39**, 152—224 (1960).

FRANCIS, H. B.: Idiopathic unilateral hyperlucent lung. Report of a case complicated by pneumonia. Amer. J. Roentgenol. **85**, 253—255 (1961).

FROMENT, R., E. BAILLY, A. PERRIN et F. BRUN: L'oblitération cancereuse des troncs artériels pulmonaires avec retentissement ventriculaire droit. Poumon **15**, 573—588 (1959).

GARUSI, G. F.: Opacification of the bronchial arteries in the living. Radiol. clin. (Basel) **30**, 65—75 (1961).

— Die Angiocardiopneumographie an Patientinnen mit pleuropulmonaler Fibrose nach Röntgenbestrahlung von Mammakarzinom. Fortschr. Röntgenstr. **95**, 24—41 (1961).

GASPARINI, V., P. PIETRI e V. ALDINIO: L'angiopneumografia in alcune affezioni polmonari di interesse chirurgico. Minerva med. **50**, 406—412 (1959).

GHISLANZONI, R., e D. ZANNINI: Aspetti radiologici della compromissione del piccolo circolo nella silicosi e loro significato. Minerva med. **1956 II**, 1901—1910.

GIALLOMBARDO, R.: L'angiopneumografia nella silicosi e silicotubercolosi. Riv. Pat. Clin. **25**, 221—239 (1952).

GIESE, W.: Über die Endstrombahn der Lunge. Lungen und kleiner Kreislauf. Bad Oeynhausener Gespräche, Bd. I, S. 45—53. Berlin-Göttingen-Heidelberg: Springer 1957.

Giese, W.: Acinus und Lobulus der Lunge. Zbl. allg. Path. path. Anat. 97, 233—242 (1957).

Golden, A., and Th. T. Bronk: Diffuse interstitial fibrosis of lungs, a form of diffuse interstitial angiosis and reticulosis of the lungs. Arch. intern. Med. 92, 606—614 (1953).

Grill, W.: Morphologische Grundlagen angiographischer Lungenbefunde. Langenbecks Arch. klin. Chir. 289, 551—556 (1958).

Guarini, C.: L'angiopneumografia. Rinasc. med. (Napoli) 10, 561—562 (1933).

Hatt, P. Y.: Les vaisseaux pulmonaires à l'état normal et dans certaines conditions pathologiques. Leur exploration par l'angiographie. Thèse, Paris (1950).

Haubrich, R.: Der heutige Stand der Elektrokymographie. Ergebn. inn. Med. Kinderheilk. 6, 640—694 (1955).

Hayek, H. v.: Die menschliche Lunge. Berlin-Göttingen-Heidelberg: Springer 1953.

Hempel, H. C., u. F. Spreer: Die progressive diffuse interstitielle Lungenfibrose (Hamman-Rich-Syndrom) im Kleinkindesalter. Med. Bild 3, 246—250 (1960).

Hoffheinz, H.-J.: Ein kritischer Vergleich zwischen Bronchoskopie, Bronchographie und Angiopneumographie beim Bronchialcarcinom. Thoraxchirurgie 3, 139—150 (1955).

Hornykiewytsch, Th., u. H. St. Stender: Normale und pathologisch veränderte Lungengefäße im Schichtbild. Fortschr. Röntgenstr. 81, 36—45, 134—143, 455—467, 642—655 (1954); 82, 331—337 (1955).

— — Das Verhalten der Lungengefäße bei angeborenen und erworbenen Herzfehlern. Fortschr. Röntgenstr. 83, 26—40 (1955).

James, W. R. L., G. M. Owen, and A. J. Thomas: The small pulmonary arteries studied by a new injection method. Brit. Heart J. 22, 695—705 (1960).

Janin, P.: Intérêt de l'angiocardiographie dans l'étude des malformations pulmonaires. J. Radiol. Électrol. 41, 432—439 (1960).

Jensen, K. M., L. Miscall, and I. Steinberg: Angiocardiography in bullous emphysema: its role in selection of the case suitable for surgery. Amer. J. Roentgenol. 85, 229—245 (1961).

Junghanns, W.: Die Endstrombahn der Lunge im postmortalen Angiogramm. Virchows Arch. path. Anat. 331, 263—275 (1958).

Karpati, A., u. E. Eberle: Das elektrokymographische Kurvenbild der A. pulmonalis und ihrer Zweige. Med. Mschr. 7, 432—436 (1953).

Katz, I., and St. Wagner: Unilateral pulmonary „emphysema". Radiology 73, 362—366 (1959).

Keil, P. G., and D. J. Schissel: Differential diagnosis of unresolved pneumonia and bronchiogenic carcinoma by pulmonary angiography. J. thorac. Surg. 20, 62—65 (1950).

— C. A. Voelker, and D. J. Schissel: Diagnostic value of pulmonary arteriography in bronchial carcinoma. Amer. J. med. Sci. 219, 301—306 (1950).

Knolle, H.: „Progressive Lungendystrophie" und chronisches obstruktives Lungenemphysem. Schweiz. Z. Tuberk. 18, 352—371 (1961).

Kourilsky, R., D. Brille, M. Marchal et C. Hatzfeld: Étude comparée de la ventilation et de la circulation dans les cancers bronchopulmonaires. J. franç. Méd. Chir. thor. 7, 1—17 (1953).

Krall, J.: Die thorakale Angiographie beim Bronchialcarcinom. Thoraxchirurgie 3, 121—138 (1955).

— G. Rodewald u. H. J. Hoffheinz: Die Blockade der A. pulmonalis als Grundlage einer präoperativen Funktionsprüfung in der Lungenchirurgie. Thoraxchirurgie 1, 434—443 (1954).

Kraus, R., u. F. Strnad: Das umschriebene vikarierende Emphysem als wertvolles Differentialdiagnosticum des beginnenden Lungentumors. Morphologische Studien der Lungenzeichnung im Röntgennativbild. Radiologe 1, 43—51 (1961).

Liese, E.: Verhalten der Lungengefäße bei Bronchialcarcinom. Fortschr. Röntgenstr., Beiheft zu 76, 50—51, 53—54 (1952).

Lisboa, R. M., A. D. de Mattos, M. Rocha, J. Januzzi u. J. B. E. de Sousa: Untersuchung des Lungenkreislaufs und der Atmungsfunktion. Rev. bras. Tuberc. 25, 751—780 (1957).

Löffler, L.: Die Methode der Kontrastdarstellung der A. pulmonalis und des rechten Herzens am lebenden Menschen und ihr voraussichtliches Anwendungsgebiet. Dtsch. Z. Chir. 259, 342—355 (1944).

— Füllungsbilder des arteriopulmonalen Systems akut entzündlicher Prozesse im Lungenparenchym am lebenden Menschen. Fortschr. Röntgenstr. 70, 178—184 (1944).

— Die Arteriographie der Lunge und die Kontrastdarstellung der Herzhöhlen am lebenden Menschen. Leipzig: Georg Thieme 1946.

Löhr, H., W. Grill, H. Scholtze u. P. Schölmerich: Beiträge zur Angiographie chirurgischer Lungenerkrankungen. In: Die Tuberkulose und ihre Grenzgebiete in Einzeldarstellungen, Bd. 14. Berlin-Göttingen-Heidelberg: Springer 1964.

Longin, F.: Über die lokalisierte und einseitige „helle Lunge". Fortschr. Röntgenstr. 93, 673—687 (1960).

Lyons, H. A., and F. Vertova: Angiocardiography. An aid for the early diagnosis of bronchogenic carcinoma. Amer. J. med. Sci. 236, 147—155 (1958).

Macarini, N., e L. Oliva: Studio stratigrafico dei vasi polmonari in condizioni patologiche. Minerva med. 48, 2483—2500 (1957).

Manfredi, F.: Atrofia polmonare idiopatica. „Vanishing lung". Radiol. med. (Torino) 45, 337—352 (1959).

Marchal, M.: La cinédensigraphie. Vie méd. 38, No spez. 38—52 (1957).

— M. T. Marchal et R. Kourilsky: Une nouvelle méthode de diagnostic radiologique.

IX. Internat. Kongr. Röntgenol. München 1959, Vortrag 853.

Maruyama, Y., E. W. Wilkins, and St. M. Wyman: An evaluation of angiocardiography in pulmonary carcinoma with particular emphasis on prognosis. Radiology **79**, 617—624 (1962).

Matthes, K., W. Ulmer u. D. Wittekind: Cor pulmonale. In: Handbuch der inneren Medizin, 4. Aufl., Bd. IX/4, S. 59—292. Berlin-Göttingen-Heidelberg: Springer 1960.

Meessen, H.: Zur pathologischen Anatomie des Lungenkreislaufs. Verh. dtsch. Ges. Kreisl.-Forsch. **17**, 25—34 (1951).

Meldolesi, G.: Diagnostica radiologica differenziale dell'apparato cardiovasculare. Roma: Ed. Universo 1955.

Melot, G., A. Bollaert, F. de Clerq et A. de Coster: L'angiopneumographie et ses resultats actuels. C. R. 2e Congr. internat. d'Angiol. 1956, p. 579—607.

— — — — et A. Duprez: Détermination de l'opérabilité du cancer bronchique d'après l'angiopneumographie. J. belge Radiol. **37**, 369—394 (1954).

— — H. Durieu, F. de Clerq et A. de Coster: Angiopneumographie et fonction pulmonaire. Acta cardiol. (Brux.) **15**, 349—368 (1960).

Neuhof, H., M. L. Sussmann, and R. A. Nabatoff: Angiocardiography in the differential diagnosis of pulmonary neoplasms. Surgery **25**, 178—183 (1949).

Nice, Ch. M., A. N. K. Menon, and L. G. Rigler: Pulmonary manifestations in collagen diseases. Amer. J. Roentgenol. **81**, 264—279 (1959).

— — — Clinical and roentgenological signs of collagen diseases involving the thorax. Dis. Chest **35**, 634—651 (1959).

Novikov, A. N., S. I. Marmorshtain, and A. H. Trakhtenberg: Angiopneumography as an adjunct to lung cancer diagnosis. Vop. Onkol. **5**, 449—456 (1959).

Papillon, G., M. Jaubert de Beaujeu, F. Pinet, M. Bethenod et R. Latreille: Intérêt de l'angiocardiographie dans les malformations pulmonaires. J. Radiol. Électrol. **38**, 602—607 (1957).

— — — — — — L'angiocardiographie dans l'exploration des malformations pulmonaires. Atlas de Radiol. clin. Presse méd. **1957**, 1294—1295.

Perona, P., e S. Tosto: Experienze cliniche e radiologiche su casi di silicosi polmonare. Rass. Prev. soc. (Roma), Ser. VI, **40**, 102—152 (1953).

Pezzuoli, G., V. Gasparini e P. Pietri: Quadri di angiografia polmonare. Arch. Ist. osp. S. Corona **26**, 291—320 (1961).

Pozzi-Mucelli, E., e B. Vidal: Sul comportamento del circolo polmonare nelle neoplasie intratoraciche. Minerva med. **1956**, 947—955.

Puchetti, V., e G. Zemella: Considerazioni sull' importanza del circolo bronchiale nella esclusione angiografia del sistema arterioso polmonare. Chir. Pat. sper. **8**, 1010—1032 (1960).

Reid, L., and G. Simon: Unilateral lung transradiancy. Thorax **17**, 230—239 (1962).

Rimini, R., G. Duomarco e R. Burgos: La funzione respiratoria studiata nella tubercolosi polmonare per mezzo dell'angiopneumografia. Lotta c. Tuberc. **22**, 1007—1018 (1952).

Rimondini, C.: Il contributo della radiologia nella diagnosi dei tumori primitivi del polmone. Riv. Pat. Clin. Tuberc. **32**, Suppl. zu Nr. 5, 3—46 (1959).

Rink, H.: Lungenfunktion und Lungenchirurgie, eine lungenangiographische Untersuchung. Z. Tuberk. **106**, 11—30 (1955).

— Die Segmentdiagnostik der Lunge unter besonderer Berücksichtigung der Angiographie. Z. Tuberk. **115**, 315—324 (1961).

Rivarola-Acebal, C. H.: El valor diagnostico del angiograma pulmonar. Rev. Fac. Cienc. méd. Univ. Córdoba **20**, 231—245 (1962).

Robb, G. P., and I. Steinberg: Visualization of the chambers of the heart, the pulmonary circulation and the great blood vessels in man. Amer. J. Roentgenol. **41**, 1—17 (1939a).

— — Visualization of the chambers of the heart and the thoracic blood vessels in pulmonary heart disease. Ann. Med. (Lancaster) **13**, 12—45 (1939b).

— — Visualization of the chambers of the heart, the pulmonary circulation and the great blood vessels in heart disease. Amer. J. Roentgenol. **42**, 14—37 (1939c).

Rossi, S., V. Rustichelli e L. Ferri: La cinedensigrafia nello studio della circolazione della fisiopatologia polmonare. Lotta c. Tuberc. **27**, 855—864, 867—921 (1957).

Sanders, D. E., N. C. Delarue, and G. Lau: Angiography as a means of determing resectability of primary lung cancer. Amer. J. Roentgenol. **87**, 884—891 (1962).

Sannazzari, G. L., G. Maggi e C. Quaglia: Correlazioni fra reperti angiopneumografia anatomo-radiologici ed istologici nella bronchiectasie. Arch. Chir. Torace **17**, 651—683 (1960).

Santy, P., M. Bérard, P. Galy et H. Nguyeb: La séquestration pulmonaire kystique avec artère anomale d'origine aortique à propos de six cas. J. franç. Méd. Chir. thor. **6**, 101—139 (1952).

— J. Papillon et J. C. Sournia: Le diagnostic angiopneumographique des opacités arrondies du poumon. J. Radiol. Électrol. **34**, 12—17 (1953).

Sauvage, R., et P. Y. Hatt: Angiographies et chirurgie pulmonaire. Sem. Hôp. **28**, 91—95 (1952).

Scarinci, C., et C. Zucconi: L'étude angiographique des variations de la circulation artérielle dans les poumons bronchectasiques. Presse méd. **1953**, 726—727.

Schissel, D. J., and P. G. Keil: Further observations on the diagnostic value of pulmonary angiography in bronchogenic carcinoms. Amer. J. Roentgenol. **67**, 51—56 (1952).

Schoenmackers, J., u. H. Vieten: Das postmortale Angiogramm bei Tuberkulose, Silikose und Bronchialcarcinom. Fortschr. Röntgenstr., Beiheft zu **76**, 51—52 (1952); **77**, 14—28 (1952).

— — Atlas postmortaler Angiogramme. Leipzig: Georg Thieme 1954.

Scholtze, H., W. Klinner u. H. Löhr: Sind die im Angiogramm bei der chronischen Lungentuberkulose erkennbaren Veränderungen funktioneller oder morphologischer Art? Beitr. Klin. Tuberk. **117**, 244—258 (1957).

— H. Löhr u. W. Klinner: Vergleichende angiographische und morphologische Untersuchungen bei der Lungentuberkulose. Tuberk.-Arzt **11**, 129—157 (1957).

Semisch, R.: Bedeutung und präoperative Differenzierung des cor pulmonale in der Lungenchirurgie. Langenbecks Arch. klin. Chir. **289**, 560—565 (1958).

— Neue Ansichten über die periphere Lungencirkulation und ihre Folgerungen bezüglich der Metastasierung, Fett- und Thromboembolie. Langenbecks Arch. klin. Chir. **292**, 294—301 (1959a).

— Diagnostische Möglichkeiten der selektiven Lungenangiographie. Thoraxchirurgie **6**, 551—564 (1959b).

— H. Kölling u. H. H. Wittig: Die Erkennung und Bedeutung des Cor pulmonale für die Indikationsstellung im Rahmen der Lungenchirurgie. Zbl. Chir. **81**, 1704—1709 (1956).

— — — Seltene lungenangiographische Befunde beim Bronchialcarcinom und ihre Bedeutung. Chirurg **29**, 132—135 (1958).

— — — Zur Differentialdiagnose und Operationsindikation bei der total zerstörten Lunge. Zbl. Chir. **83**, 201—209 (1958).

— — — Die selektive Angiographie der Lunge unter normalen und pathologischen Verhältnissen. Zbl. Chir. **83**, 469—476 (1958).

Short, D. S.: Post mortem pulmonary arteriography with special reference to the study of pulmonary hypertension. J. Fac. Radiol. (Lond.) **8**, 118—131 (1956).

Skop, V., u. V. Krcilek: Beitrag zur angiographischen Untersuchung der Lungentumoren. Čs. Rentgenol. **11**, 262—267 (1957).

Soave, F., e B. Possenti: Dimonstrazione angiocardiografica di inoperabilità in alcuni casi di neoplasia del polmone. Minerva chir. **11**, 793—798 (1956).

Sousa, A. de: Angioquinografia. Lissabon 1951.

— J. R. Bello de Moraes, C. Vidal u. L. de Carvalho jr.: Die Angiopneumographie in der Diagnostik und therapeutischen Orientierung der malignen Tumoren der Lunge. Gaz. méd. port. **13**, 290—319 (1960) [Portugiesisch].

Spath, F., u. W. Caithaml: Zur Differentialdiagnose des Bronchialcarcinoms. Krebsarzt **7**, 99—104 (1952).

Sprunt, W. H., R. M. Peters, and D. L. Holder: The significance of alterations in the lung arterial pattern. Radiology **73**, 1—8 (1959).

Staněk, Z., and J. Lukl: Unilateral hypoplasia of a lung, Čs. Rentgenol. **14**, 53—57 (1960).

Steinberg, I., and Ch. T. Dotter: Lung cancer angiographic findings in one hundred consecutive proved cases. Arch. Surg. **64**, 10—19 (1952).

—, u. N. Finby: Great vessel involvement in lung cancer. Amer. J. Roentgenol. **81**, 807—818 (1959).

Stiller, H.: Angiographische Untersuchungen als diagnostische Maßnahme in der Thoraxchirurgie. Fortschr. Röntgenstr. **80**, 214—228 (1954).

Strnad, F.: Zum Problem der Früherfassung der Lungentumoren. Verh. der **39**. Tagg der Dtsch. Röntgenges., Frankfurt a.M. 1957. Fortschr. Röntgenstr. Beih. **88**, 42—43 (1958).

Stuhl, L., P. Y. Hatt et J. Sébillotte: La circulation artérielle pulmonaire dans les troubles segmentaires de la ventilation. Presse méd. **59**, 393—395 (1951).

Toniolo, G., e M. Franchi: Interpretazione del tracciato fluorodensografice polmonare. Radiol. prat. **9**, Suppl. 1, 134—145 (1959).

Tourniaire, A.: Le stade initial du coeur pulmonaire chronique dans les fibroses pulmonaires. Actualités cardiol. **10**, 27—33 (1961).

Uehlinger, A., W. A. Fuchs, A. Bühlmann u. E. Uehlinger: Über Lungenfibrosen: Klinik, Radiologie, Pathophysiologie und pathologische Anatomie. Dtsch. med. Wschr. **1960**, 1829—1841, 1847—1848.

Uehlinger, E., u. G. Schoch: Zur Diagnose und Differentialdiagnose der Lungenerkrankungen: Entzündungen und Dystrophien. In: Schinz-Glauner-Uehlinger, Röntgendiagnostische Ergebnisse 1952—1956. Stuttgart: Georg Thieme 1957.

Urai, L., K. Kállay u. P. Keszler: Das Problem der pulmonalen Hypertension bei sklerodermaler Lungenveränderung. Magy. belorv. Arch. **14**, 136—139 (1961).

Venrath, H.: Die Lungenfunktionsprüfung mit Hilfe von Isotopen, Lungen und kleiner Kreislauf. Bad Oeynhausener Gespräche, S. 144—153. Berlin-Göttingen-Heidelberg: Springer 1957.

Veretennikova, V. P.: Angiographic data in primary cancer of the lung. Klin. Med. (Mosk.) **37**, 89—94 (1959).

Viallet, P., P. Combe, L. Chevrot, L. Sendra et J. Houël: L'angiopneumographie dans les troubles vento-circulaires. J. radiol. (Brux.) **34**, 606—612 (1953).

Voropaev, M. M.: Die Bedeutung der Angiopneumographie in der Diagnose einiger chirurgischer Erkrankungen der Lungen. Sovetsk. Med. **24**, Nr 10, 28—32 (1960).

Waser, P., u. W. Hunzinger: Bestimmung von Kreislaufgrößen mit radioaktivem Kochsalz. Cardiologia (Basel) **15**, 219—221 (1949).

— — Bestimmung von Kreislaufgrößen mit radioaktiven Substanzen. Schweiz. med. Wschr. **81**, 216—221 (1951).

Weiss, A. G., C. Schmidt, J. Witz, L. Hollender et P. Koebele: Intérêt de l'angiocardiographie dans l'étude des tumeurs thoraciques. Presse méd. **57**, 1189—1191 (1949).

—, et J. Witz: Étude angiopneumographique de 60 cas de cancer bronchique, diagnostic, opérabilité. Sem. Hôp. Paris **27**, 3834—3839 (1951).

— — J. Hatt et R. Petitjean: Angiopneumographie et tuberculose. J. Radiol. Électrol. **32**, 848—851 (1951).

— — et F. Koebele: L'angiopneumographie dans les silicoses et les dilatations bronchiques. Presse méd. (Paris) **58**, 1437—1438 (1950).

Witz, J., L. Hollender, Cl. Schmidt et R. Welsch: L'angiopneumographie, moyen de la fonction respiratoire chez les silicotiques. Réunion sur le silicose, Nancy 1950. Rev. méd. Nancy **72**, 137—141 (1951).

Wood, O. A., and M. Miller: The rôle of the dual pulmonary circulation in various pathologic conditions of the lungs. J. thorac. Surg. **7**, 649—670 (1938).

Wurm, K., H. Reindell u. L. Heilmeyer: Der Lungenboeck im Röntgenbild. Stuttgart: Georg Thieme 1958.

Wyman, S. M., and E. W. Wilkins jr.: Angiocardiography as an aid to identification of nonresectable pulmonary carcinomas. J. thorac. Surg. **35**, 452—460 (1958).

Zambelli, E., e F. Sacco: L'angiopneumografia nella tuberculosi polmonare. Minerva med. **1952**, 1160—1165.

Zdansky, E.: Röntgenologie des Lungenkreislaufs. Verh. dtsch. Ges. Kreisl.-Forsch. **17**, 139—150 (1951).

Zorn, O., u. G. Worth: Staublungen im Röntgenbild. Köln: Staufen-Verlag 1952.

c) Zirkulationsstörungen bei Erkrankungen der Pleura, des Mediastinums und des Thorax

Blasi, A., et E. Catena: Collapsus pulmonaire et circulation. Recherches anatomo-angiographiques. Poumon **13**, 467—487 (1957).

Bolt, W., W. Forssmann u. H. Rink: Selektive Angiographie in der präoperativen Diagnostik und in der inneren Klinik. Stuttgart: Georg Thieme 1957.

Bresadola, R., e G. Alessandri: Studio radiologico del polmone riespanso dopo decorticazione pleurica. Chir. torac. **9**, 749—755 (1956).

Charr, R., and R. Riddle: Pulmonary circulation in arteficial pneumothorax and anthracosilicosis. Amer. J. med. Sci. **194**, 502—504 (1937).

Cicero, R., H. del Castillo, M. Fernandez, and M. Moulún: Selective angiopneumography and a correlative study of bronchography and the histopathologic findings in tuberculous fibrothorax. Amer. Rev. Tuberc. **73**, 61—71 (1956).

—, and A. Celis: Ante-mortem and post-mortem angiography of the pulmonary arterial tree in advanced tuberculosis. Amer. Rev. Tuberc. **71**, 810—821 (1955).

Daussy, M., et R. Abelanet: Intérêt théorétique et pratique du cathétérisme cardio-pulmonaire dans les affections pulmonaires chroniques, confrontation anatomo-physiologique. Sem. Hôp. Paris **1956**, 2551—2558.

Diller, W. F., u. E. Endrei: Posttraumatische Rundherde der Lunge. Fortschr. Röntgenstr. **96**, 364—370 (1962).

Dotter, C. T., and I. Steinberg: The angiocardiographic measurement of the normal great vessels. Radiology **52**, 353—358 (1949).

Dubilier, W., I. Steinberg, and C. T. Dotter: Kyphoscoliosis: angiographic findings. Radiology **61**, 56—59 (1953).

Finby, N., and I. Steinberg: Roentgenaspects of pleural mesothelioma. Radiology **65**, 169—181 (1955).

Hachiya, M.: Influence of arteficial pneumothorax upon pulmonary vessels by roentgenogram and method of pulmonary arteriography. Kekkaku (Tokyo) **16**, No 2 (1938).

Haubrich, R.: Zur Bewegung der Lungengefäße im Herzkymogramm. Fortschr. Röntgenstr. **76**, 1—8 (1952).

Lisboa, L. O. M., R. M. Lisboa, A. D. de Mattos, M. Rocha u. A. Januzzi: Lungenkreislauf bei Thorakoplastik. Rev. bras. Tuberc. **25**, 673—686 (1957).

Lisboa, R. M., A. D. Mattos, M. Rocha, A. Januzzi u. J. B. E. de Souza: Untersuchung des Lungenkreislaufs und der Atmungsfunktion. Rev. bras. Tuberc. **25**, 751—780 (1957).

Löffler, L.: Die Arteriographie der Lunge und die Kontrastdarstellung der Herzhöhlen am lebenden Menschen, 2. Aufl. Leipzig: Georg Thieme 1946.

Löhr, H., u. H. Scholtze: Die Indikationsstellung zu den verschiedenen Verfahren der Lungenresektion bei der Tuberkulose mit Hilfe der selektiven Lungenangiographie. Fortschr. Röntgenstr. 84, 277—288 (1956).

— — u. W. Klinner: Röntgendiagnostische Probleme der Lunge. Medizinische **1957**, 1697—1702.

Macarini, N., e L. Oliva: Studio stratigrafico dei vasi polmonari in condizioni patologiche. Minerva med. **48**, 2483—2500 (1957).

Marchal, M.: La cinédensigraphie. Vie méd. **38**, No spez. 38—52 (1957).

McCoy, H. I., I. Steinberg, and C. T. Dotter: Angiographic findings in thoracoplasty, arteficial pneumoperitoneum and phreniclasia. J. thorac. Surg. **21**, 149—158 (1951).

McLeod, J. G., and I. W. B. Grant: A clinical, radiographic and pathological study of pulmonary embolism. Thorax **9**, 71—83 (1954).

Milne, E., and A. Dick: Circumscribed intrapulmonary haematoma. Brit. J. Radiol. **34**, 587—595 (1961).

Neuhof, H., and R. A. Nabatoff: Angiographic study of the form and function of the remaining lung after pneumectomy. J. thorac. Surg. **17**, 799—808 (1948).

PACHECO, C. R., and H. DEL CASTILLO: Angiographic studies after pulmonary resection. J. thorac. Surg. **23**, 262—271 (1952).

PERRIN, P., G. DAUPHIN et G. NICOLAS: À propos d'un cas de traumatisme thoracique fermé avec signes radiologiques analogues à ceux d'une bacillose pulmonaire. Ann. Méd. lég. **42**, 511—517 (1962).

PIETRI, P., V. GASPARINI, D. GALMARINI, A. PERACHIA e F. PISANO: Rilievi angiopneumografici dopo exeresi polmonare. Minerva chir. **14**, 379—392 (1959).

RINK, H.: Lungenfunktion und Lungenchirurgie, eine lungenangiographische Untersuchung. Z. Tuberk. **106**, 11—30 (1955).

ROSSI, S., V. RUSTICHELLI e L. FERRI: La cinedensigrafia nello studio della circolazione della fisiopatologia polmonare. Lotta c. Tuberc. **27**, 855—864, 867—921 (1957).

SAKURAI, M., u. T. MATSUSHIGE: Röntgenologische Untersuchungen über den Lungenkreislauf. Mitt. med. Akad. Kioto **15**, 1059—1068 (1935).

SCHOENMACKERS, J., u. H. VIETEN: Demonstrationen zur Pathologie des Lungenkreislaufs. Verh. dtsch. Ges. Kreisl.-Forsch. **17**, 310 (1951).

— — Das postmortale Angiogramm bei Tuberkulose, Silikose und Bronchialcarcinom. Fortschr. Röntgenstr. Beih. zu **76**, 51—52 (1952); **77**, 14—28 (1952).

— — Atlas postmortaler Angiogramme. Leipzig: Georg Thieme 1954.

STILLER, H.: Angiographische Untersuchungen als diagnostische Maßnahme in der Thoraxchirurgie. Fortschr. Röntgenstr. **80**, 214—228 (1954).

TORNER-SOLER, M., J. CARRASCO AZEMAR y P. RIERA: Obstrucción de las ramas principales de la arteria pulmonar. Estudio clinico y angiocardiográfico de tres casos. Arch. esp. Med. interna **5**, 357—364 (1959).

UPITER, M. S.: Die Angiopneumographie bei Lungentuberkulosepatienten mit künstlichem Pneumothorax. Radiol. diagn. (Berl.) **2**, 31—38 (1961).

WEISS, A. G., J. WITZ et F. KOEBELE: L'angiopneumographie dans les silicoses et les dilatations bronchiques. Presse méd. **58**, 1437—1438 (1950).

WILLIAMS, J. R., and F. J. BONTE: The roentgenological aspect of nonpenetrating chest injuries. Springfield (Ill.): Ch. C. Thomas 1961.

ZAMBELLI, E., e F. SACCO: L'angiopneumografia nella tuberculosi polmonare. Minerva med. **1952**, 1160—1165.

d) Zirkulationsstörungen bei Erkrankungen und Anomalien des Herzens und der großen Gefäße

BAYER, O., S. EFFERT, H. C. LANDEN u. R. SCHUNK: Der Lungenkreislauf vor und nach Operation der Mitralstenose. Verh. dtsch. Ges. Kreisl.-Forsch. **17**, 164—169 (1951).

BOLT, W., W. FORSSMANN u. H. RINK: Selektive Angiographie in der präoperativen Diagnostik und in der inneren Klinik. Stuttgart: Georg Thieme 1957.

BOLT, W., H. W. KNIPPING u. H. LUDES: Zur präoperativen Herzdiagnostik unter Berücksichtigung der Möglichkeiten der Isotopenchemie. Verh. dtsch. Ges. Kreisl.-Forsch. **20**, 102—110 (1954).

BORNEMANN, K., O. MICHEL u. M. HERBST: Über Beziehungen zwischen Hämodynamik und röntgenologischen Herz- und Lungenveränderungen bei der Mitralstenose. Münch. med. Wschr. **1958**, 897—899.

CARTER, R. W., and H. M. VAUGLIN: Congenital pulmonary lymphangiectasis. Report of a case with roentgen findings. Amer. J. Roentgenol. **86**, 576—578 (1961).

EPPS, E. F. VAN: The roentgen manifestations of pulmonary hypertension. Amer. J. Roentgenol. **79**, 241—250 (1958).

FLEISCHNER, F. G., and E. L. SAGALL: Pulmonary oligemia in mitral stenosis as revealed on the plain roentgenogram. Radiology **65**, 857—867 (1955).

GRAEVE, K.: Zum angiokardiographischen Bild des großen Aneurysmas der aufsteigenden Aorta mit einseitiger Beeinträchtigung des Lungenkreislaufs. Fortschr. Röntgenstr. **87**, 321—325 (1957).

GUNTHEROTH, W. G., M. M. ARCASOY, L. A. PHILLIPS, and M. M. FIGLEY: Demonstration of collateral circulation to the lungs with angiocardiographic studies in congenital heart disease. Amer. Heart J. **64**, 293—300 (1962).

HARRISON, C. V.: The pathology of the pulmonary vessels in pulmonary hypertension. Brit. J. Radiol. **31**, 217—226 (1958).

JACOBSON, G., L. H. SCHWARTZ, and L. SUSSMAN: Radiographic estimation of pulmonary artery pressure in mitral valvular disease. Radiology **68**, 15—24 (1957).

KERLEY, P.: Lung changes in acquired heart disease. Amer. J. Roentgenol. **80**, 256—263 (1958).

KÜNZLER, R., u. N. SCHAD: Atlas der Angiokardiographie angeborener Herzfehler. Stuttgart: Georg Thieme 1960.

LAUBRY, CH., et M. THOMAS: Les lésions de l'artère pulmonaire et leurs conséquences au cours du retrécissement mitral. Bull. Soc. méd. Hôp. Paris **42**, 693—647 (1926).

LINZBACH, A. J.: Die pathologische Anatomie der Herzinsuffizienz. In: Handbuch der inneren Medizin, 4. Aufl., Bd. IX/1, S. 706—800. Berlin-Göttingen-Heidelberg: Springer 1960.

LUKAS, D. S., P. R. MAHRER, and I. STEINBERG: Angiographic and physiologic correlations in mitral stenosis. Circulation **17**, 567—575 (1958).

MACARINI, N., e L. OLIVA: Studio stratigrafico dei vasi polmonari in condizioni patologiche. Minerva med. **48**, 2483—2500 (1957).

NOWICKI, J., and J. WITEK: Cases of asymmetrical pulmonary vasculation diagnosed by x-ray. Przegl. lek., Ser. II, **16**, 78—83 (1960).

SCHOENMACKERS, J., u. H. VIETEN: Demonstrationen zur Pathologie des Lungenkreislaufs. Verh. dtsch. Ges. Kreisl.-Forsch. **17**, 310 (1951).

— — Das postmortale Angiogramm bei Tuberkulose, Silikose und Bronchialcarcinom. Fortschr. Röntgenstr., Beih. zu **76**, 51—52 (1952); **77**, 14—28 (1952).

— — Atlas postmortaler Angiogramme. Leipzig: Georg Thieme 1954.

SCHWEDEL, J. B., D. W. ESCHER, R. S. AARON, and D. YOUNG: The roentgenologic diagnosis of pulmonary hypertension in mitral stenosis. Amer. Heart J. **53**, 163—173 (1957).

SUSSMAN, M. L.: The differentiation of mediastinal tumor and aneurysm by angiocardiography. Amer. J. Roentgenol. **58**, 584—590 (1947).

TURCHETTI, A.: À propos de certains tableaux cliniques et radiologiques particuliers à la maladie mitrale. Acta cardiol. (Brux.) **8**, 111—128 (1953).

WHITAKER, W., and TH. LODGE: The clinical manifestations of pulmonary hypertension in patients with mitral stenosis. J. Fac. Radiol. (Lond.) **5**, 182—188 (1954).

ZDANSKY, E.: Röntgendiagnostik des Herzens und der großen Gefäße, 2. Aufl. Wien: Springer 1949.

— Röntgenologie des Lungenkreislaufs. Verh. dtsch. Ges. Kreisl.-Forsch. **17**, 139—150 (1951).

4. Zirkulationsstörungen bei venöser Rückstauung und aktiver Blutüberfüllung

a) Cardial bedingte venöse Rückstauung

ACTIS-DATO, A., P. F. ANGELINO, and A. BRUSCA: An angiopulmonary study of the lesser circulation in mitral stenosis. Amer. Heart J. **52**, 1—6 (1956).

— — S. OLIVERO e A. TARQUINI: Le alterazioni anatomo-funzionali dei piccolo vasi polmonari, valutate mediante angiopneumografia nella stenosi mitralica. Fol. angiol. (Firenze) **2**, 253—259 (1955).

ASSMANN, H.: Über Veränderungen des Hilusschattens bei Herzkrankheiten. Münch. med. Wschr. **1920**, 177—179.

— Die Klinische Röntgendiagnostik der inneren Erkrankungen. Berlin-Göttingen-Heidelberg: Springer 1949/50.

BAYER, O., F. LOOGEN u. H. H. WOLTER: Der Herzkatheterismus bei angeborenen und erworbenen Herzfehlern. Stuttgart: Georg Thieme 1954.

BHARGAVA, S., and N. G. GADEKAR: Lung changes in mitral stenosis. Indian J. Radiol. **16**, 221—238 (1962).

BLAIR, L. G.: Disseminate lung lesions. J. Fac. Radiol. (Lond.) **6**, 1—11 (1954).

BOLT, W., W. FORSSMANN u. H. RINK: Selektive Angiographie in der präoperativen Diagnostik und in der inneren Klinik. Stuttgart: Georg Thieme 1957.

—, u. H. RINK: Die terminale Lungenstrombahn im normalen und pathologischen Angiogramm. Fortschr. Röntgenstr. **93**, 21—37 (1960).

BORRONI, G., e A. MASSERINI: La stasi miliariforme. Policlinico, Sec. med. **59**, 179—194 (1952).

BRENNER, O.: The lungs in heart disease. Brit. J. Tuberc. **51**, 209—222 (1957).

BRUWER, A. J., F. H. ELLIS, and J. W. KIRKLIN: Costophrenic septal lines in pulmonary venous hypertension. Circulation **12**, 807—812 (1955).

CARLIER, J.: Le poumon des mitraux. Rev. Méd. (Liège) **13**, 360—376, 422—428, 448—456, 471—478, 516—520, 542—559 (1958).

CARMICHAEL, J. H. E., D. G. JULIAN, G. P. JONES, and E. M. WREN: Radiological signs in pulmonary hypertension. Brit. J. Radiol. **7**, 393—397 (1954).

CLERC, A., L. DELHERM, H. FISCHGOLD et CH. FRAIN: Étude radiographique de la distension artérielle pulmonaire et la stase veineuse hilaire. Bull. Soc. radiol. méd. Fr. **24**, 621—629 (1936).

COCCHI, U.: Zirkulationsstörungen der Lungen. In: SCHINZ-BAENSCH-FRIEDL-UEHLINGER, Lehrbuch der Röntgendiagnostik, 5. Aufl. Stuttgart: Georg Thieme 1950.

COMINO, E., D. MALARA e E. TETTONI: Modificazioni del quadro radiologico dei campi polmonari nelle stenosi mitraliche dopo commissurotomia. Minerva cardioangiol. **9**, 646—658 (1961).

DAVIES, L. G., J. F. GOODWIN, R. E. STEINER, and B. D. VAN LEUVEN: The clinical and radiological assessment of the pulmonary arterial pressure in mitral stenosis. Brit. Heart J. **15**, 393—400 (1953).

DIEHL, F., u. F. KUHLMANN: Die Knochenbildungen in der Lunge mit besonderer Berücksichtigung der tuberösen Form. Fortschr. Röntgenstr. **48**, 202—203 (1933).

DIETLEN, H.: Die Bedeutung der Röntgenuntersuchung der Lungen und des Mediastinum für die innere Medizin. Verh. dtsch. Ges. inn. Med. **39**, 402—422 (1927).

DOBEK, J., u. H. TYBORSKI: Kritische Betrachtungen über die radiologische Beurteilung der pulmonalen Hypertonie bei Mitralstenose. Fortschr. Röntgenstr. **98**, 409—418 (1963).

DOPPMAN, J. L., and J. P. LAVENDER: The hilum and the large left ventricle. Radiology **80**, 931—936 (1963).

ELLMAN, P., and A. GEE: Pulmonary hemosiderosis. Brit. med. J. **1951**, 384—390.

EPPS, E. F. VAN: The roentgen manifestations of pulmonary hypertension. Amer. J. Roentgenol. **79**, 241—250 (1958).

ESCH, D., u. P. THURN: Zur Pathogenese und diagnostischen Bedeutung der kostodiaphragmatischen Septumlinien bei der Mitralstenose. Fortschr. Röntgenstr. **87**, 7—16 (1957).

ESPOSITO, M. J.: Focal pulmonary hemosiderosis in rheumatic heart disease. Amer. J. Roentgenol. **73**, 351—365 (1955).

EULER, U. S. V., and G. LILJESTRAND: Observation on the pulmonary arterial blood pressure in the cat. Acta physiol. scand. **12**, 301 (1947).

FERGUSON, F. C., R. E. KOBILAK, and J. E. DEITRICK: Varices of the bronchial veins as a source of hemoptysis in mitral stenosis. Amer. Heart J. 28, 445—456 (1944).

FLEISCHNER, F. G.: Pulmonary embolism. Canad. med. Ass. J. 78, 653—660 (1958).

—, and A. L. BERENBERG: Idiopathic pulmonary hemosiderosis. Radiology 62, 522—526 (1954).

—, and L. REINER: Linear x-ray shadows in acquired pulmonary hemosiderosis and congestion. New Engl. J. Med. 250, 900—905 (1954).

—, and E. L. SAGALL: Pulmonary arterial oligemia in mitral stenosis as revealed on the plain roentgenogram. Radiology 65, 875—867 (1955).

FLEMING, P. R., and M. SIMON: The hemodynamic significance of intrapulmonary septal lymphatic lines. J. Fac. Radiol. (Lond.) 9, 33—36 (1958).

FLORANGE, W.: Anatomie und Pathologie der A. bronchialis. Ergebn. allg. Path. path. Anat. 39, 152—224 (1960).

FROST, J., H. GORMSEN, and F. MØLLER: On pulmonary hemosiderosis due to mitral stenosis as a differential diagnosis from silicosis. Acta med. scand. 142, Suppl. 266, 401—411 (1952).

GALLOWAY, R. W., E. J. EPSTEIN, and N. COULSHED: Pulmonary ossific nodules in mitral valve disease. Brit. Heart J. 23, 297—307 (1961).

GEBAUER, A., u. A. SCHANEN: Das transversale Schichtverfahren. Stuttgart: Georg Thieme 1955.

GIANNARDI, G.: Studio stratigrafico delle vene polmonari in corso di cardiopatia mitralica prevalentemente stenotica. Nunt. radiol. (Firenze) 25, 731—747 (1959).

GOUGH, J.: Correlation of radiological and pathological changes in some diseases of the lung. Lancet 1955I, 161—162.

GROSS, A.: Knotige Knochenbildung bei chronischer kardialer Lungenstauung. Fortschr. Röntgenstr. 58, 33—39 (1938).

—, u. O. MÜLLER: Röntgenologische Beobachtungen bei kardialen Stauungslungen, insbesondere bei chronischen Zuständen. Fortschr. Röntgenstr. 59, 428—439 (1939).

—, u. E. NEUDERT: Die Analyse der Bewegungsarten der Lungengefäße im Kymogramm und ihre praktische Auswirkung. Fortschr. Röntgenstr. 71, 428—435 (1949).

GROSSE-BROCKHOFF, F.: Pathophysiologie des Lungenkreislaufs. Lungen und kleiner Kreislauf. Bad Oeynhausener Gespräche, Bd. I, S. 64—79. Berlin-Göttingen-Heidelberg: Springer 1957.

— Interstitielle Lungenfibrose (Hamman-Rich). Beitr. Klin. Tuberk. 124, 21—38 (1961).

— K. KAISER u. F. LOOGEN: Erworbene Herzklappenfehler. In: Handbuch der inneren Medizin, 4. Aufl., Bd. IX/2, S. 1288—1552. Berlin-Göttingen-Heidelberg: Springer 1960.

— F. LOOGEN u. A. SCHAEDE: Angeborene Herz- und Gefäßmißbildungen. In: Handbuch der inneren Medizin, 4. Aufl., Bd. X/3, S. 105—652. Berlin-Göttingen-Heidelberg: Springer 1960.

HANUSCH, A.: Beitrag zur Lungenhämosiderose. Zbl. inn. Med. 11, 57—62 (1956).

HAUBRICH, R.: Zur Bewegung der Lungengefäße im Herzkymogramm. Fortschr. Röntgenstr. 76, 1—8 (1952).

—, u. E. VERSEN: Über die miliare Lungenhämosiderose im Röntgenbild. Fortschr. Röntgenstr. 81, 346—354, 440—449 (1954).

HAUWAERT, L. G. VAN DER, P. E. DE WITTE et J. V. JOOSSENS: Les lignes septales de Kerley: Incidence et signification dans la sténose mitrale. Acta cardiol. (Brux.) 11, 351—364 (1956).

HECKMANN, K.: Die pulsatorischen Bewegungen im Pulmonalisgebiet und ihr Ausdruck im Flächenkymogramm. Klin. Wschr. 1937a, 733—736.

— Die Deutung der Röntgenbilder der Lunge. Münch. med. Wschr. 1937b, 495—501.

HERZOG, DR.: Bedeutung der Röntgenuntersuchung bei cardialer Lungenstauung. Fortschr. Röntgenstr. 44, 442—447 (1931).

HOLSTEIN, J., u. A. STECKEN: Zur Frage der Gefäßbeteiligung bei verästelten Lungenverknöcherungen. Fortschr. Röntgenstr. 91, 717—724 (1959).

HOLZMANN, M.: Erkrankungen des Herzens und der Gefäße. In: SCHINZ-BAENSCH-FRIEDL-UEHLINGER, Lehrbuch der Röntgendiagnostik, 5. Aufl., S. 2679—2884. Stuttgart: Georg Thieme 1950.

HORNYKIEWYTSCH, TH., u. H. ST. STENDER: Normale und pathologisch veränderte Lungengefäße im Schichtbild. Fortschr. Röntgenstr. 79, 639—650, 704—713 (1953); 81, 36—45, 134—143, 455—457, 642—655 (1954); 82, 331—337 (1955a).

— — Das Verhalten der Lungengefäße bei angeborenen und erworbenen Herzfehlern. Fortschr. Röntgenstr. 83, 26—40 (1955b).

HURST, A., S. BASSIN, and I. LEVINE: Miliary densities associated with mitral stenosis. Amer. Rev. Tuberc. 49, 276 (1944).

JANKER, R.: Knotige Knochenbildungen der Lunge. Fortschr. Röntgenstr. 53, 260—267 (1936a).

— Die verästelten Knochenbildungen der Lunge. Fortschr. Röntgenstr. 53, 840—860 (1936b).

— Bestimmung der Lungenkreislaufzeit im Film. Verh. dtsch. Ges. Kreisl.-Forsch. 17, 106 (1951).

JOHNSON, PH. M., E. H. WOOD, B. S. PASTERNACK, and M. A. JONES: Roentgen evaluation of pulmonary arterial pressure in mitral stenosis. Radiology 76, 541—547 (1961).

KELLERSHOHN, CL., et P. VERNEJOUL: La radiocardiographie. Ann. Radiol. 2, 809—822 (1959).

KERLEY, P.: Lung changes in acquired heart disease. Amer. J. Roentgenol. 80, 256—263 (1958).

KEVES, L. E.: Hämosiderose der Lungen bei Mitralfehlern des Herzens (Klinisch-röntgenologische Beobachtungen). Vestn. Rentgenol. Radiol. **31**, 27—32 (1956).

LAUBRY, CH., R. CHAPERON et SÉJOURNÉ: Étude radiologique des stases veineuses pulmonaires. Presse méd. **1929**, 1653—1657.

LENDRUM, A. C.: Pulmonary hemosiderosis of cardiac origin. J. Path. Bact. **62**, 555—561 (1950).

— L. D. W. SCOTT, and S. D. S. PARK: Pulmonary changes due to cardiac disease with special reference to hemosiderosis. Quart. J. Med. **19**, 249—262 (1950).

LINZBACH, A. J.: Die pathologische Anatomie der Herzinsuffizienz. In: Handbuch der inneren Medizin, 4. Aufl., Bd. IX/1, S. 706—800. Berlin-Göttingen-Heidelberg: Springer 1960.

LUKAS, D. S., and CH. T. DOTTER: Modifications of the pulmonary circulation in mitral stenosis. Amer. J. Med. **12**, 6 (1952).

MACARINI, N., e L. OLIVA: Studio stratigrafico dei vasi polmonari in condizioni patologiche. Minerva med. **48**, 2483—2500 (1957).

MEESSEN, H.: Zur pathologischen Anatomie des Lungenkreislaufs. Verh. dtsch. Ges. Kreisl.-Forsch. **17**, 25—34 (1951).

MELDOLESI, G.: Diagnostica radiologica differenziale dell'apparato cardiovasculare. Roma: Ed. Universo 1955.

MOLDENHAUER, W., u. W. DIHLMANN: Röntgenologische Zeichen der Druckerhöhung im kleinen Kreislauf mit besonderer Berücksichtigung der Kerleyschen Linien. Ärztl. Wschr. **1958**, 28—34.

MONIZ DE BETTENCOURT, J., A. SALDANHA et B. FRAGESO: Étude des veines pulmonaires des mitraux par la tomographie. J. belge Radiol. **36**, 263—275 (1953).

PANOV, N. A., and M. M. DEEVA: The roentgenological picture of changes in the pulmonary circulation in children with rheumatic affection of the mitral valve. Pediatriya **37**, No 8, 67—72 (1959).

PARKER, F., and J. WEISS: Nature and significance of structural changes in mitral stenosis. Amer. J. Path. **12**, 573—598 (1936).

PENDERGRASS, E. P., E. L. LAME, and H. W. OSTRUM: Hemosiderosis of the lung due to mitral disease. Amer. J. Roentgenol. **61**, 443—456 (1949).

PERRIN, A., R. FROMENT, J. GRAVIER et M. PAUPERT-RAVAULT: Miliaires hemosidérosiques et ossifications nodulaires des poumons dans les sténoses mitrales. Arch. Mal. Cœur **49**, 153—168 (1956).

POLLAK, K.: Formen und Ursachen multipler Knochenbildungen in der menschlichen Lunge. Fortschr. Röntgenstr. **91**, 234—243 (1959).

PRIEST, E. A., J. K. FINLAYSON, and D. S. SHORT: The x-ray manifestation in the heart and lungs of mitral regurgitation. Progr. cardiovasc. Dis. **5**, 219—229 (1962).

PUDWITZ, K. R.: Angiographische Untersuchungen über die Lungenkreislaufzeit beim Menschen. Berl. Med. **7**, 366—370 (1956).

REINDELL, H., E. SCHILDGE, H. KLEPZIG u. H. W. KIRCHHOFF: Kreislaufregulation, eine pathologische, pathophysiologische und klinische Studie. Stuttgart: Georg Thieme 1955.

ROSENHAGEN, H.: Über einige Beziehungen zwischen histologischen Veränderungen bei der chronischen Stauungslunge. Fortschr. Röntgenstr. **38**, 353—359 (1928).

SALDANHA, A.: Sombras vasculares. Acta ibéri. radiol.-cancer. **11**, 1—21 (1956).

SALINGER, H.: Die Knochenbildungen in der Lunge mit besonderer Berücksichtigung der tuberösen Form. Fortschr. Röntgenstr. **46**, 269—275 (1932).

SCHOENMACKERS, J., u. H. VIETEN: Demonstrationen zur Pathologie des Lungenkreislaufs. Verh. dtsch. Ges. Kreisl.-Forsch. **17**, 310 (1951).

— — Atlas postmortaler Angiogramme. Leipzig: Georg Thieme 1954.

SCHRÖDER, E.: Beitrag zur Kenntnis der pulmonalen Stenose, insbesondere der Röntgendiagnose der Lungenstauung. Dtsch. med. Wschr. **1931**, 927—928.

SCHULZ, H.: Die submikroskopische Anatomie und Pathologie der Lunge. Berlin-Göttingen-Heidelberg: Springer 1959.

SEMISCH, R.: Diagnostische Möglichkeiten der selektiven Lungenangiographie. Thoraxchirurgie **6**, 551—564 (1959a).

— Neue Gesichtspunkte zur Hämodynamik des kleinen Kreislaufs auf dem Boden lungenangiographischer Studien. Z. Kreisl.-Forsch. **48**, 437—453 (1959b).

SHORT, D. S.: Radiology of the lung in severe mitral stenosis. Brit. Heart J. **17**, 33—40 (1955).

SIMON, M.: The pulmonary veins in mitral stenosis. J. Fac. Radiol. (Lond.) **9**, 25—32 (1958).

— The pulmonary vessels in incipient left ventricular decompensation. Circulation **24**, 185—190 (1961).

STECKEN, A.: Neuere Wege der Röntgendiagnostik bei erworbenen und angeborenen Herz- und Lungengefäßfehlern. Habil.-Schr. Berlin 1959.

STEINBACH, H. L., TH. E. KEATS, and G. SHELINE: The roentgen appearance of the pulmonary veins in heart disease. Radiology **65**, 157—168 (1955).

STEINER, R. E.: The roentgenology of pulmonary manifestations in mitral disease and left heart failure. Progr. cardiovasc. Dis. **2**, 1—19 (1959).

STUMPF, P.: In: STUMPF, WEBER u. WELTZ, Röntgenkymographische Bewegungslehre innerer Organe. Leipzig: Georg Thieme 1936.

— Kymographische Röntgendiagnostik. Stuttgart: Georg Thieme 1951.

SUSSMAN, M. L., and TH. T. FROST: Secondary vascular changes in the lungs. Amer. J. Roentgenol. **75**, 758—766 (1956).

SYLLA, A.: Hämosiderose der Lunge bei chronischer Pneumonie mit Karnifikation und Einschmelzung. Dtsch. Arch. klin. Med. **163**, 309—314 (1929).

SYLLA, A.: Über die Lungenzeichnung im Röntgenbild mit besonderer Berücksichtigung entzündlicher Erkrankungen. Fortschr. Röntgenstr. **47**, 122—174 (1933).

— Lungenstauung und Stauungslunge. Ergebn. inn. Med. Kinderheilk. **49**, 122—187 (1935).

TESCHENDORF, W.: Lehrbuch der röntgenologischen Differentialdiagnostik, 4. Aufl., Bd. I. Stuttgart: Georg Thieme 1958.

THURN, P.: Röntgenkymographische Differentialdiagnose der Lungenstauung und Lungenhyperämie. Fortschr. Röntgenstr. **75**, 406—415 (1951).

— Diagnose und Differentialdiagnose der Herzerkrankungen im Röntgenbild. In: TESCHENDORF, Lehrbuch der röntgenologischen Differentialdiagnostik, 4. Aufl., Bd. I, S. 645—1023. Stuttgart: Georg Thieme 1958.

— Probleme und Ergebnisse in der Röntgendiagnostik der Mitralfehler. Radiologe **1**, 2—18 (1961).

VAJNŠTEJN, G. J.: Röntgendiagnose der braunen Induration und der Hämosiderose der Lunge. Vestn. Rentgenol. Radiol. **1953**, H. 2, 33—41.

VENRATH, H.: Lungenfunktionsprüfung mit Hilfe von Isotopen. Lungen- und kleiner Kreislauf. Bad Oeynhausener Gespräche, S. 144—153. Berlin-Göttingen-Heidelberg: Springer 1957.

VIAMONTE jr., M., R. E. PARKS, and F. BARRERA: Roentgenographic prediction of pulmonary hypertension in mitral stenosis. Amer. J. Roentgenol. **87**, 936—947 (1962).

VIGLIANI, E. C.: L'emosiderosi polmonare endogena, una affezione radiologicamente confondibile con le pneumoconiosi. Med. d. Lavoro **45**, 1—11 (1954).

WASER, P., u. W. HUNZINGER: Bestimmung von Kreislaufgrößen mit radioaktivem Kochsalz. Cardiologia (Basel) **15**, 219—221 (1949).

WIERIG, A.: Beiträge zum Kapitel der Lungenzeichnung im Röntgenbild. Fortschr. Röntgenstr. **35**, 704—713 (1927).

ZDANSKY, E.: Über das Röntgenbild der kardialen Lungenstauung. Verh. dtsch. Ges. inn. Med. 447—448, 475—477 (1929a).

— Beiträge zur Kenntnis der kardialen Lungenstauung auf Grund klinischer und anatomischer Untersuchungen. Wien. Arch. inn. Med. **18**, 461—486 (1929b).

— Über das Röntgenbild der kardialen Lungenstauung. Fortschr. Röntgenstr. **42**, 746—748 (1930).

— Über das Röntgenbild des Lungenödems, gleichzeitig ein Beitrag zur Frage der Pathogenese des Lungenödems. Röntgenpraxis **5**, 248—253 (1933).

— Röntgendiagnostik des Herzens und der großen Gefäße, 2. Aufl. Wien: Springer 1949.

— Röntgenologie des Lungenkreislaufs. Verh. dtsch. Ges. Kreisl.-Forsch. **17**, 139—150 (1951).

— Röntgendiagnostik des Herzens und der großen Gefäße, 3. Aufl. Wien: Springer 1962.

b) Extracardial bedingte venöse Rückstauung

c) Aktive Blutüberfüllung

ANSPACH, W. E.: Pulmonary hemosiderosis. Amer. J. Roentgenol. **41**, 592—596 (1939).

BLAIR, L. G.: Disseminate lung lesions. J. Fac. Radiol. (Lond.) **6**, 1—11 (1954).

BOPP, K. PH.: Die idiopathische Lungenhämosiderose des Erwachsenen. Med. Welt **1963**, 1306—1308.

BORES, J., and K. DVOŘÁK: Primary or idiopathic pulmonary siderosis. Čs. Rentgenol. **16**, 54—59 (1962).

BORSOS-NACHTNEBEL, O.: Über Anämien und Lungenhämosiderose. Dtsch. med. Wschr. **1947**, 266.

BREDNOW, W.: Polycythaemia vera im Röntgenbild, zugleich ein Beitrag zur röntgenologischen Darstellung der Stauungslunge. Röntgenpraxis **5**, 732—735 (1933).

BRONSON, S. M.: Idiopathic pulmonary hemosiderosis in adults. Amer. J. Roentgenol. **83**, 260—273 (1960).

BRUWER, A. J., L. J. KENNEDY, and J. E. EDWARDS: Recurrent pulmonary hemorrhage with hemosiderosis. Amer. J. Roentgenol. **76**, 98—107 (1956).

CEELEN, W.: Die Kreislaufstörungen der Lunge. In: Handbuch der speziellen pathologischen Anatomie und Histologie von HENKE-LUBARSCH, Bd. III/3, S. 1—146. Berlin-Göttingen-Heidelberg: Springer 1931.

CLERC, A., L. DELHERM, H. FISCHGOLD et CH. FRAIN: Étude radiographique de la distension artérielle pulmonaire et la stase veineuse hilaire. Bull. Soc. radiol. méd. France **24**, 621—629 (1936).

COATES, J. R., and J. C. BELLAMY: Idiopathic pulmonary hemosiderosis. Ann. intern. Med. (Lancaster) **55**, 672—678 (1961).

DOERING, P.: Die idiopathische Lungenhämosiderose. Ergebn. inn. Med. Kinderheilk., N. F. **14**, 482—556 (1960).

— Zur Klinik und Pathogenese der essentiellen Lungenhämosiderose. Beitr. Klin. Tuberk. **124**, 62—71 (1961).

ELGENMARK, O., and S. R. KJELLBERG: Hemosiderosis of the lungs. Acta radiol. (Stockh.) **29**, 32—36 (1948).

ESPOSITO, M. J.: Focal pulmonary hemosiderosis in rheumatic heart disease. Amer. J. Roentgenol. **73**, 351—365 (1955).

FIANDRA, O., A. BARCIA, R. CORTES et R. L. SOTO: Circulation pulmonaire dans la polyglobulie vraie. Ann. Radiol. **4**, 537—541 (1961).

FLEISCHNER, F. G., and A. L. BERENBERG: Idiopathic pulmonary hemosiderosis. Radiology **62**, 522—526 (1954).

FROMENT, R., E. BAILLY, A. PERRIN et F. BRUN: L'oblitération cancereuse des troncs artériels pulmonaires avec retentissement ventriculaire droit. Poumon **15**, 573—588 (1959).

GALAS-ZGORZALEWICZ, B., and M. RENZ: A case of idiopathic lung hemosiderosis in a 13 years old boy. Pediat. pol. **35**, 69—72 (1960).

GEBAUER, A., u. A. SCHANEN: Das transversale Schichtverfahren. Stuttgart: Georg Thieme 1955.

GELLERSTEDT, N.: Über die „essentielle" anämisierende Form der braunen Lungeninduration. Acta path. microbiol. scand. **16**, 386—400 (1939).

GLANZMANN, E., u. B. WALTHARD: Idiopathische progressive braune Lungeninduration im Kindesalter mit hereditärer Hämoptyse, intermittierender sekundärer Anämie und Eosinophilie und embolischer Herdnephritis. Mschr. Kinderheilk. **88**, 1—45 (1941).

GODINA, M., e S. ROMANI: L'emosiderosi polmonare idiopatica, contributo casuistico e considerazioni sui quadri radiologici. Chir. Pat. sper. **8**, 1157—1472 (1960).

GRAEVE, K.: Zum angiographischen Bild des großen Aneurysmas der aufsteigenden Aorta mit einseitiger Beeinträchtigung des Lungenkreislaufs. Fortschr. Röntgenstr. **87**, 321—325 (1957).

HAUBRICH, R.: Über die einseitige Lungenstauung. Fortschr. Röntgenstr. **71**, 571—577 (1949).

— Zur Bewegung der Lungengefäße im Herzkymogramm. Fortschr. Röntgenstr. **76**, 1—8 (1952).

HIRSCH, J. S.: Pulmonary changes in polycythemia vera. Radiology **26**, 469—473 (1936).

HODES, P. J., and J. Q. GRIFFITH: Chest roentgenograms in polycythemia vera and polycythemia secundary to pulmonary arteriosclerosis. Amer. J. Roentgenol. **46**, 52—58 (1941).

HODSON, C. F., and I. GORDON: Idiopathic juvenile pulmonary hemosiderosis. J. Fac. Radiol. (Lond.) **5**, 50—61 (1953).

HOLZMANN, M.: Erkrankungen des Herzens und der Gefäße. In: SCHINZ-BAENSCH-FRIEDL-UEHLINGER, Lehrbuch der Röntgendiagnostik, 5. Aufl., S. 2679—2884. Stuttgart: Georg Thieme 1952.

HUTÁS, I.: Das Röntgenbild der essentiellen pulmonaren Hämosiderose. Magy. Radiol. **9**, 154—160 (1957).

KÜNZLER, R., u. N. SCHAD: Atlas der Angiokardiographie angeborener Herzfehler. Stuttgart: Georg Thieme 1960.

LAUBRY, CH., R. CHAPERON et SÉJOURNÉ: Étude radiologique des stases veineuses pulmonaires. Presse méd. **1929**, 1653—1657.

LENDRUM, A. C., L. D. W. SCOTT, and S. D. S. PARK: Pulmonary changes due to cardiac disease with special reference to hemosiderosis. Quart. J. Med. **19**, 249—262 (1950).

LINKE, A., u. K. MATTHES: Herz und Kreislauf bei Erkrankungen des Blutes und der blutbildenden Organe: In: Handbuch der inneren Medizin, 4. Aufl., Bd. IX/4, S. 642—703. Berlin-Göttingen-Heidelberg: Springer 1960.

MATTHES, K.: Herz und Kreislauf bei Störungen der Schilddrüsenfunktion. In: Handbuch der inneren Medizin, 4. Aufl., Bd. IX/4, S. 316—341. Berlin-Göttingen-Heidelberg: Springer 1960.

MATZEL, W.: Idiopathische Lungenhämosiderose. Dtsch. med. Wschr. **1957**, 2194—2197.

MEYER, K.: Ein Beitrag zur idiopathischen Lungenhämosiderose. Ärztl. Wschr. **1955**, 583—586.

MUNDT, E., u. E. M. KRIEGEL: Die idiopathische Lungenhämosiderose. Dtsch. Arch. klin. Med. **199**, 275—283 (1952).

OTTIS, V., and D. DIĚSKA: Idiopathic hemosiderosis of the lungs in an adult. Bratisl. lek. Listy **40**, H. 6, 387—392 (1960).

PITMAN, R. G., R. E. STEINER, and L. SZUR: The radiological appearance of the chest in polycythemia vera. Clin. Radiol. (Edinb.) **12**, 276—285 (1961).

POINSO, R., J. CHARPIN et H. JULIEN: Les miliaires ferriques. Ann. Méd. **54**, 289—336 (1953).

PROBST, A.: Pathologisch-anatomische Untersuchungen bei primärer Lungenhämosiderose. Virchows Arch. path. Anat. **326**, 633—663 (1955).

RICHTER, K.: Lungenveränderungen bei Polycythaemia vera und symptomatische Polyglobulie bei Lungenkrankheiten. Dtsch. Gesundh.-Wes. **15**, 2012—2023 (1960).

—, u. A. STECKEN: Röntgenologischer Beitrag zur Differenzierung zwischen Polycythaemia vera und sekundärer Polyglobulie bei Lungenerkrankungen mit respiratorischer Insuffizienz Fortschr. Röntgenstr. **93**, 703—712 (1960).

SCHOENMACKERS, J., u. H. VIETEN: Demonstrationen zur Pathologie des Lungenkreislaufs. Verh. dtsch. Ges. Kreisl.-Forsch. **17**, 310 (1951).

— — Das postmortale Angiogramm bei Tuberkulose, Silikose und Bronchialcarcinom. Fortschr. Röntgenstr. Beiheft zu Bd. **76**, 51—52 (1952) u. **77**, 14—28 (1952).

— — Atlas postmortaler Angiogramme. Leipzig: Georg Thieme 1954.

SELANDER, P.: Idiopathische Lungenhämosiderose. Acta paediat. (Uppsala) **31**, 286—299 (1944).

SOUSA, A. DE: Angioquinografia. Lissabon 1951.

— J. R. BELLO DE MORAES, C. VIDAL u. L. DE CARVALHO jr.: Die Angiopneumographie in der Diagnostik und therapeutischen Orientierung der malignen Tumoren der Lunge. Gaz. méd. port. **13**, 290—319 (1960) [Portugiesisch].

STECKEN, A.: Beitrag zur Differentialdiagnose der bandförmigen pathologischen Gefäßveränderungen in der Lunge. Fortschr. Röntgenstr. **82**, 454—461 (1955).

STENDER, H. ST., u. W. SCHERMULY: Das interstitielle Lungenödem im Röntgenbild. Fortschr. Röntgenstr. **95**, 461—471 (1961).

STEPS, W.: In: W. HIRSCH, Lungenkrankheiten im Röntgenbild, Bd. I, S. 493—533. Leipzig: Georg Thieme 1958.

SYLLA, A.: Lungenstauung und Stauungslunge. Ergebn. inn. Med. Kinderheilk. **49**, 122—187 (1935).

Teschendorf, W.: Lehrbuch der röntgenologischen Differentialdiagnostik, 4. Aufl., Bd. I. Stuttgart: Georg Thieme 1958.

Thurn, P.: Röntgenkymographische Differentialdiagnose der Lungenstauung und Lungenhyperämie. Fortschr. Röntgenstr. **75**, 406—415 (1951).

— Diagnose und Differentialdiagnose der Herzerkrankungen im Röntgenbild. In: Teschendorf, Lehrbuch der röntgenologischen Differentialdiagnostik, 4. Aufl., Bd. I, S. 645—1023. Stuttgart: Georg Thieme 1958.

Uehlinger, E., u. G. Schoch: Zur Diagnose und Differentialdiagnose der Lungenerkrankungen: Entzündungen und Dystrophien. In: Schinz-Glauner-Uehlinger, Röntgendiagnostische Ergebnisse 1952—1956. Stuttgart: Georg Thieme 1957.

Waldenström, J.: Relapsing diffuse, pulmonary bleedings or hemosiderosis pulmonum, a new clinical diagnosis. Acta radiol. (Stockh.) **25**, 149—162 (1944).

Weingärtner, L.: Zur Frage der idiopathischen Lungenhämosiderose unter besonderer Berücksichtigung röntgenologischer Veränderungen. Fortschr. Röntgenstr. **87**, 482—487 (1957).

Williams, N., and D. R. Young: Idiopathic pulmonary hemosiderosis in an adult. Thorax **11**, 101—104 (1956).

Wyllie, W. G., W. Sheldon, M. Bodian, and A. Barlow: Idiopathic pulmonary hemosiderosis. Quart. J. Med. **17**, 25—48 (1948).

Zdansky, E.: Über das Röntgenbild der kardialen Lungenstauung. Verh. dtsch. Ges. inn. Med. 447—448, 475—477 (1929a).

— Beiträge zur Kenntnis der kardialen Lungenstauung auf Grund klinischer und anatomischer Untersuchungen. Wien. Arch. inn. Med. **18**, 461—486 (1929b).

— Über das Röntgenbild der kardialen Lungenstauung. Fortschr. Röntgenstr. **42**, 746—748 (1930).

— Über das Röntgenbild des Lungenödems, gleichzeitig ein Beitrag zur Frage der Pathogenese des Lungenödems. Röntgenpraxis **5**, 248—253 (1933).

— Röntgendiagnostik des Herzens und der großen Gefäße, 2. Aufl. Wien: Springer 1949.

— Röntgenologie des Lungenkreislaufs. Verh. dtsch. Ges. Kreisl.-Forsch. **17**, 139—150 (1951).

— Röntgendiagnostik des Herzens und der großen Gefäße, 3. Aufl. Wien: Springer 1962.

d) Hypostase

Cocchi, U.: Zirkulationsstörungen der Lungen. In: Schinz-Baensch-Friedl-Uehlinger, Lehrbuch der Röntgendiagnostik, 5. Aufl. Stuttgart: Georg Thieme 1950.

Steps, W.: In: W. Hirsch, Lungenkrankheiten im Röntgenbild, Bd. I, S. 493—533. Leipzig: Georg Thieme 1958.

Zdansky, E.: Über das Röntgenbild des Lungenödems, gleichzeitig ein Beitrag zur Frage der Pathogenese des Lungenödems. Röntgenpraxis **5**, 248—253 (1933).

— Röntgendiagnostik des Herzens und der großen Gefäße, 2. Aufl. Wien: Springer 1949.

III. Pulmonary Edema

By

K.-E. Borgström and A. Lunderquist

With 10 Figures

In pulmonary edema there is an accumulation of fluid in the interstitial lung tissue and/or alveoli. Since the fluid transport is dictated by the prevailing osmotic and hydrostatic pressures and by the permeability of the membranes, pulmonary edema might also be defined as a condition in which this transport of fluid is disturbed because of pathologically increased hydrodynamic pressure and concentration gradients acting through abnormally permeable membranes. It is also very probable that nervous or humoral vasomotor reactions take part in the causal mechanism of pulmonary edema.

In pulmonary edema of cardiac origin it is generally accepted that the main causal factor is acute left-sided heart failure. Overhydration is a very important enhancing factor.

In renal pulmonary edema there are different opinions about the etiology. Most authors claim that left heart failure is the essential etiologic factor in the development of the uremic pulmonary edema (Roubier and Plauchau 1934; Klima and Rosegger 1936; Lelong and Bernard 1937; Doniach 1949 and Jackson 1951). A smaller group of investigators are doubtful about left-sided heart failure as being the primary cause (Goodrich 1948; Davies 1951; DeFazio et coll. 1959). The latter reported on thorough hemodynamical studies, in seven cases of acute glomerulonephritis, but unfortunately they did not present any roentgenograms to substantiate pulmonary changes.

Left heart insufficiency is also thought to be secondary to the fluid retention in uremia. In support of this view reference has been made to both experimental and clinical investigations in which large amounts of fluid have been given parenterally, and as a consequence pulmonary edema and signs of heart insufficiency have developed. In all experimental studies, the pulmonary changes, with two exceptions (Alwall, Lunderquist and Olsson 1953; Borgström et coll. 1960), have not been diagnosed roentgenologically. Furthermore, large amounts of fluid were infused, and the time of administration was very short (Cohnheim and Lichtheim 1877; Cutting et coll. 1939; Yeomans 1943). In clinical investigations, overhydration of patients with renal insufficiency has been shown to initiate pulmonary edema, while dehydration produces regression (Nessa and Rigler 1941; Rennaes 1948; Goodrich 1948; Alwall et coll. 1949, 1953). These last mentioned authors (Alwall et coll. 1953), found it worth-while to stress the role played by the excess of fluid and proposed to term the pulmonary changes "fluid-lung" (water-logged lung).

Several authors have suggested, as a cause of pulmonary edema, the presence of some toxic agent that could produce damage to the capillaries and thus alter the permeability. Cameron and Courtice (1946) produced pulmonary edema in rabbits by phosgene inhalations. They found the protein content of the edema fluid to correspond to the content in the blood plasma. Latta (1947) and Drinker and Hardenberg (1949) produced edema by the poisoning of rats and dogs with intravenous and intraperitoneal injections of alpha-naphthylthiourea (ANTU). Moon and Morgan (1936) showed that intravenous administration of sodium glycocholate in dogs produced lethal pulmonary edema in the course of some hours.

Even in man toxic capillary damage has been suggested as the cause of uremic pulmonary edema. EHRICH and MCINTOSH (1932) proposed this theory based on three cases of bronchiolitis obliterans diagnosed at autopsy of patients who died of Bright's disease. BARDEN and COOPER (1948) included "uremic pneumonia" as one of the groups associated with increased vascular permeability of the lung, along with such conditions as acute rheumatic fever, lupus erythematosus, periarteritis nodosa etc.

The histo-pathologic verification of damage to the lung capillaries on biopsy material is difficult. Reported examinations have been performed on autopsy specimens, but are complicated by terminal conditions (heart insufficiency and infections) and post-mortem changes.

Intermediate types of pulmonary edema are also common, particularly in uremia due to renal disease in patients with a longstanding hypertension. Further systematic hemodynamic studies must be correlated with clinical and experimental roentgen findings before it can be hoped to reveal the primary causal factors of the various types of pulmonary edema and provide a basis for clear roentgenologic differentiation.

Clinically and roentgenologically, pulmonary edema is encountered in association with the following conditions:

1. Acute left-sided heart failure.
2. Uremia.
3. Exposure to poisonous gases.

1. Cardiac edema

Cardiac edema due to acute left-sided heart failure in patients without any known history of heart disease is still a clinical diagnosis. The dramatic clinical picture is characteristic: dyspnea soon followed by anxiety, unrest and cold sweat with supervention of irritative cough and finally frothy blood-stained sputum. In this stage there are no differential diagnostic problems justifying roentgen examination, but the problem is instead to carry the patient over the crisis. The roentgenograms published were with few exceptions (LENÈGRE and MINKOWSKI 1946; BORGSTRÖM et coll. 1960) taken after the acute phase. They were often taken at the bedside and only in A.P. projection. They show signs of slight persistent edema, usually associated with previously existing pulmonary congestion and pleural effusion.

LENÈGRE et coll. demonstrated three cases of pulmonary edema from acute left-sided heart failure and emphasized the above named difficulties to obtain a complete roentgen examination during the acute phase.

In handbooks on radiology different types of cardiac edema are distinguished, namely transitory, terminal and chronic.

The term cardiac pulmonary edema should, in the opinion of the present authors, only be used in its narrower sense. We reserve it for the conditions described above i.e. edema due to acute left-sided heart failure, whether it occurs acutely in an earlier healthy man or as a complication of some pre-existing disease, or whether it is terminal. There appears to be no reason to make any clinical or roentgenologic distinction between acute transitory and terminal pulmonary edema, since the underlying mechanism, the symptoms and the signs are in principle the same in both.

In acute left-sided heart failure protein rich fluid diffuses from the capillaries with formation of foam in the bronchi and alveoli. Owing to this foam formation relatively small and otherwise non-injurious amounts of transudate are able to impaire gaseous exchange over such a large area of the lung as to be fatal. This is of great importance from a roentgenologic point of view, since it can explain the occasionally meagre or normal roentgen findings even in patients with serious clinical symptoms.

The term chronic pulmonary edema is probably based on the roentgen and autopsy findings of long-standing left-sided heart failure with chronic congestion of the pulmonary circulation leading to secondary fibrosis, small atelectases, pleural effusion and possibly lymphatic stasis. These changes can, however, be found in the absence of signs of intra-alveolar or intra-bronchial transudation and are thus not due to cardiac edema in the clinical sense of the term.

It must be emphasized that the pathologic-anatomical basis for these changes are very uncertain due to the following factors:

1. Agonal complications of bronchopneumonia, atelectasis, and acute heart failure and
2. post-mortem changes which develop rapidly in lung tissue.

A very significant experimental work by DURLACHER et coll. (1950), demonstrated the uncertainty in the histo-pathological analysis of pulmonary edema cases. They showed that it is not possible to evaluate the lung findings in experimental animals unless the examination is performed immediately after death. They also stressed that autopsy in humans is usually delayed several hours and pulmonary edema and congestion are almost constant findings. In many instances such pulmonary findings in human cases may result from post-mortem changes.

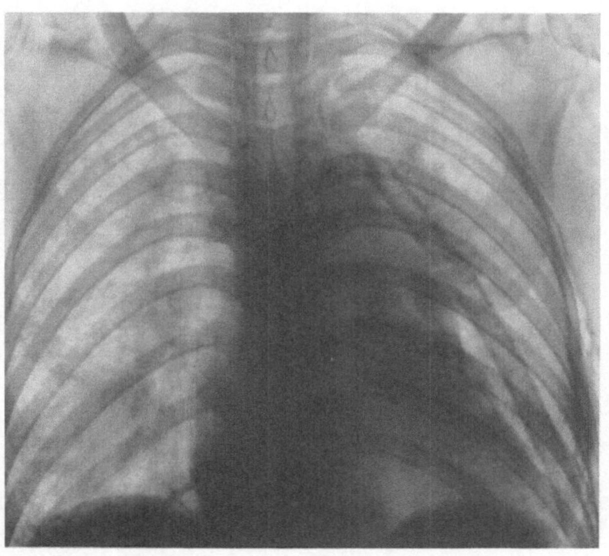

Fig. 1. Cardiac pulmonary edema. A 51 year old woman. Acute pulmonary edema during mitral commissurotomy. Very marked changes in the apical part of the left lower lobe

With support from the above mentioned reasons the authors are of the opinion that the term chronic cardiac edema should be abandoned as a roentgenologic term.

In uremic pulmonary edema as well as in acute pulmonary edema from cardiac origin we also have the same problem of histological uncertainty in regard to etiology. The classification of these two groups is made possible, however, with an accompanying distinct symptomatology, clinical as well as roentgenological.

We have had the opportunity of performing some bedside examinations of patients with cardiac pulmonary edema. An illustrative case is reported below.

A 51 year old woman was about to be operated for mitral stenosis. With induction of anesthesia acute pulmonary edema became manifest. At operation the left lung, particularly the apical segment of the lower lobe, was markedly consolidated and fluid flowed from the tube inserted in the trachea. Roentgen examination immediately after operation, while foamy fluid was still flowing from the tube (Fig. 1), showed generalized slight parenchymal changes in both lungs without any definitely free lateral zone. Marked changes were seen only in the apical part of the left lower lobe and corresponded well with the operative findings. This case illustrates that the roentgen findings may be meagre even in advanced pulmonary edema.

Another case with more advanced cardiac pulmonary edema is demonstrated in Fig. 2.

The few cases we have examined during the acute stage have shown essentially the following picture: relatively slight, diffuse edematous changes extending out to the periphery eventually in combination with massive parenchymatous changes involving more limited parts of one or both lungs.

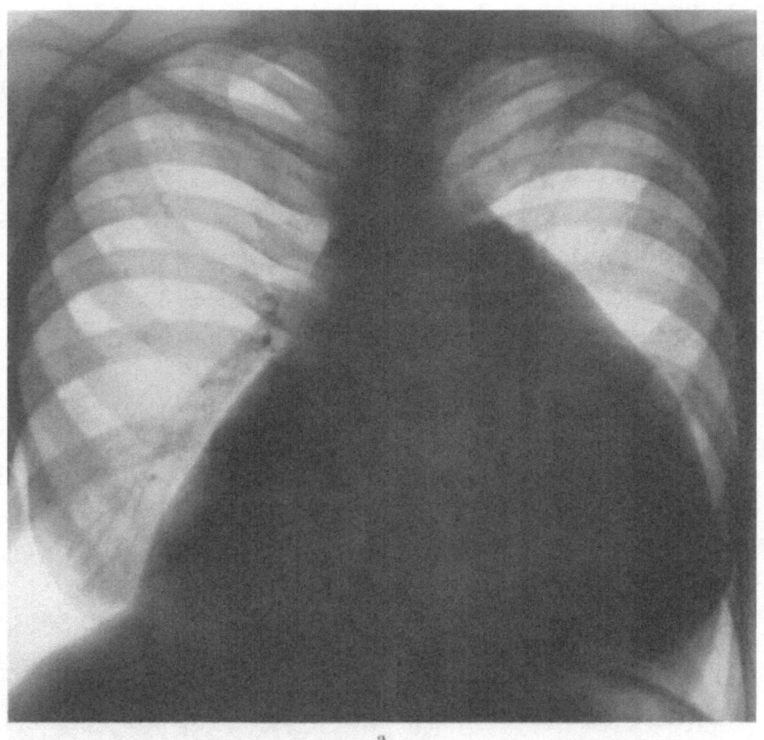

a

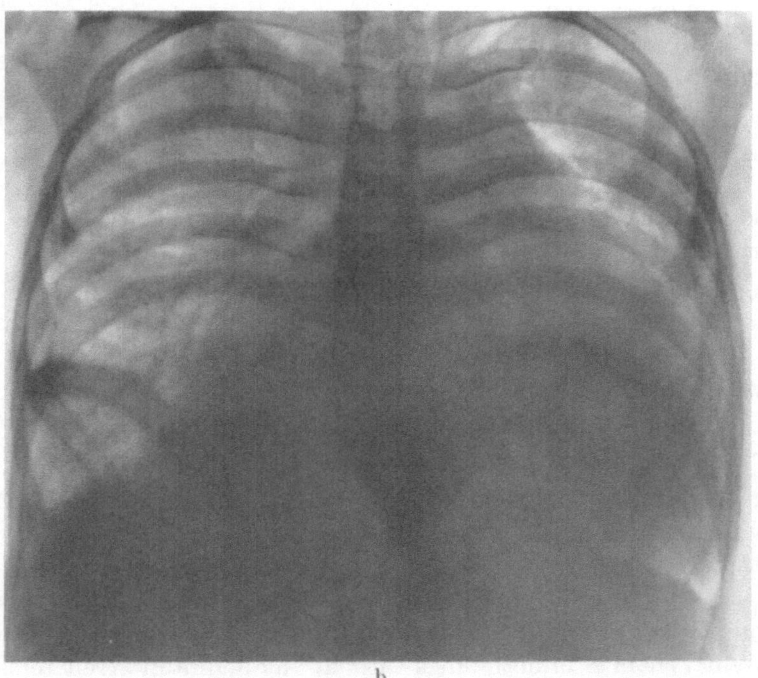

b

Fig. 2a and b. A 14 year old girl with pulmonary valvular stenosis. a Before operation. One day after operation she got more pronounced heart failure and died in pulmonary edema. b 10 min before death in pulmonary edema

2. Renal pulmonary edema

Renal pulmonary edema is better understood than cardiac edema because the patient's general condition allows complete (frontal, lateral and decubital positions) roentgen examination.

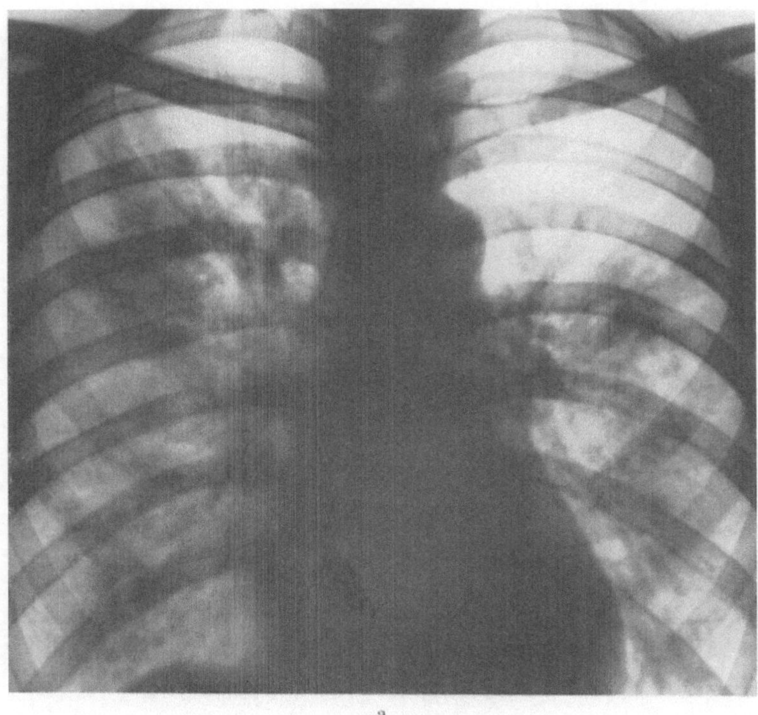

a

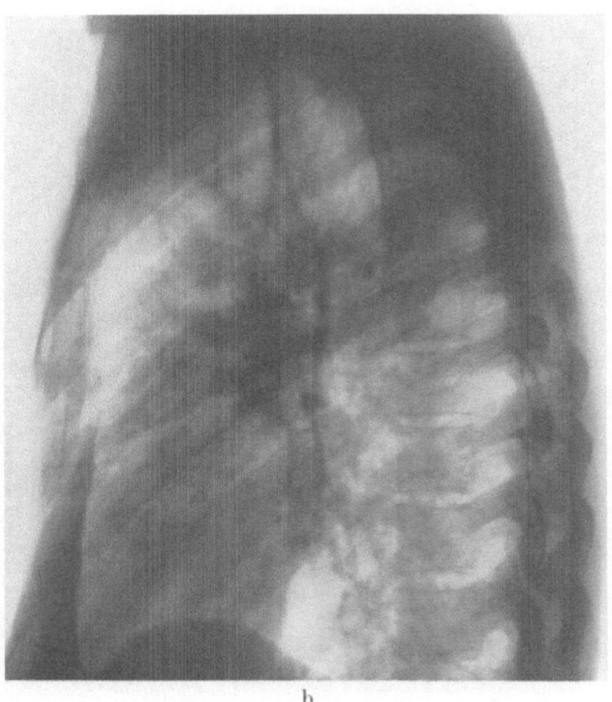

b

Fig. 3a—d. Uremic pulmonary edema. A 37 year old man, with advanced uremia. a and b Typical pulmonary changes. Marked hilar changes and free peripheral zone. c and d Two days later. Complete regression after treatment. Note especially lateral view d compared with b

Renal pulmonary edema is characterized by central changes surrounded by a free peripheral zone of normal parenchyma 2—4 cm wide and somewhat wider along the borders of the lobes. The free zone is also observed paramediastino-apically. It is often referred to as butterfly or bat's wing shadow edema, which should be deleted from the

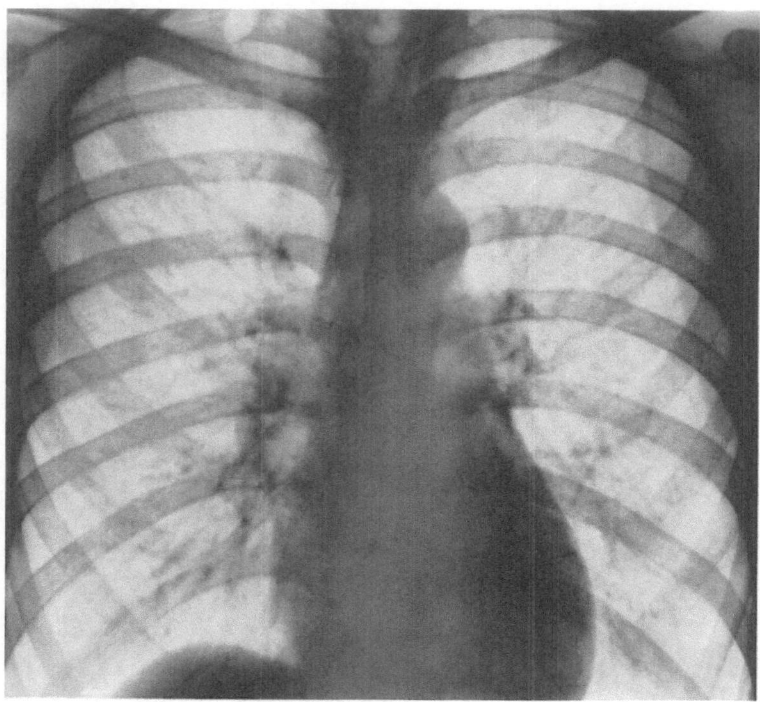

Fig. 3 c

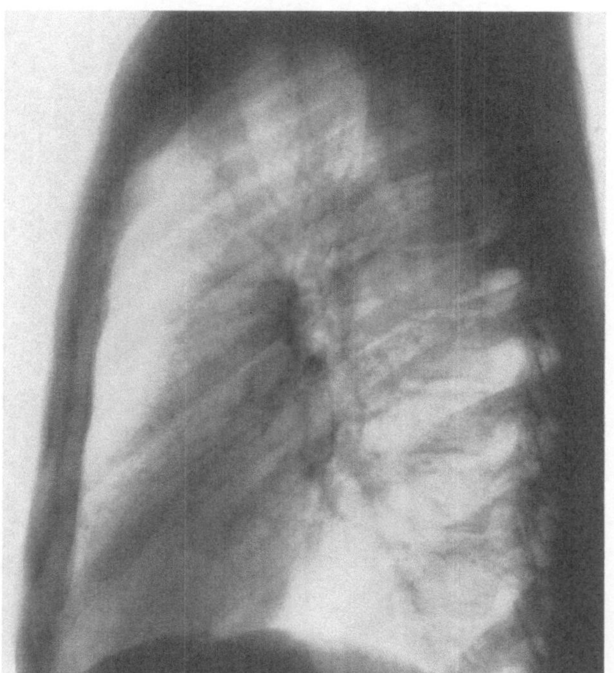

Fig. 3 d

nomenclature since both terms say nothing about the most important feature of the change, namely its central location (Fig. 3). The edema is most marked in the hilar region and at the bifurcation of the trachea (Fig. 3 b).

This pulmonary edema may develop in the course of 24—48 hours. In serial films a change is seen in the distribution of the parenchymatous lesions, which may disappear completely after one or a few days' appropriate treatment (Fig. 4). The pulmonary changes

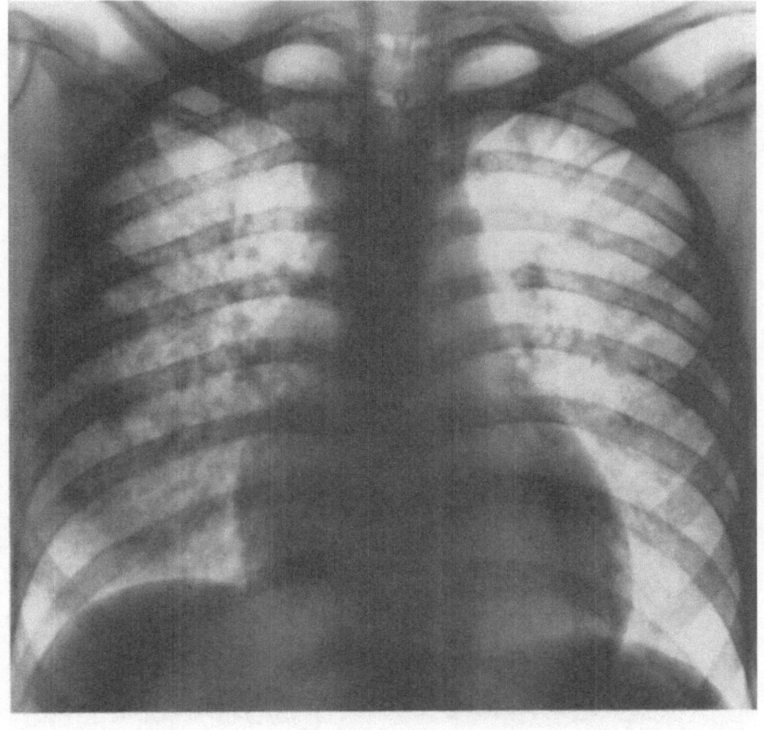

a

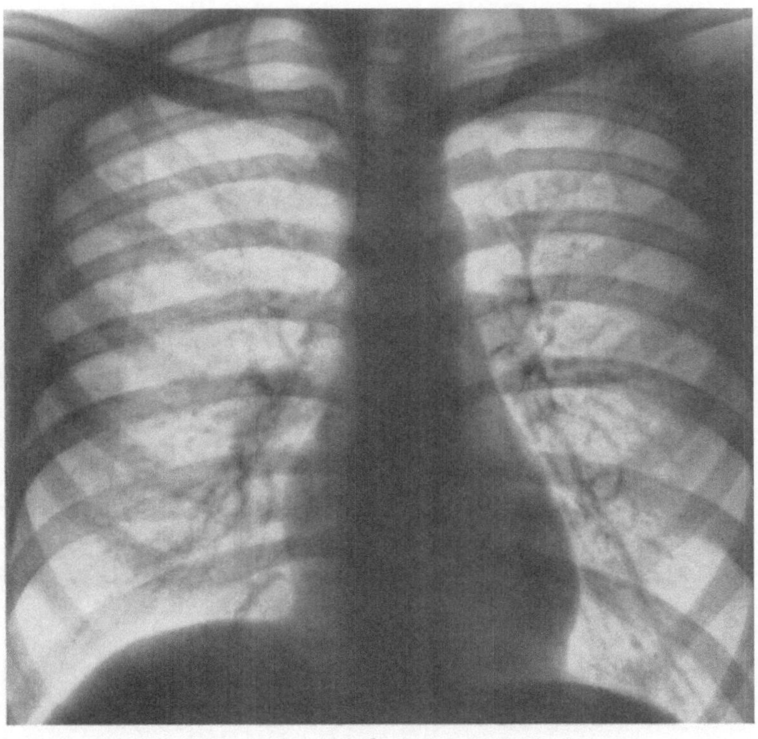

b

Fig. 4a—e. Uremic pulmonary edema. A 22 year old man. a Moderate changes bilateral, right side predominating. b Complete regression after treatment (3 weeks after a). c Recurrence, right side predominating again (5 weeks after b). d Progression on the right side. Left side unchanged (2 days after c). e Complete regression (5 days after d)

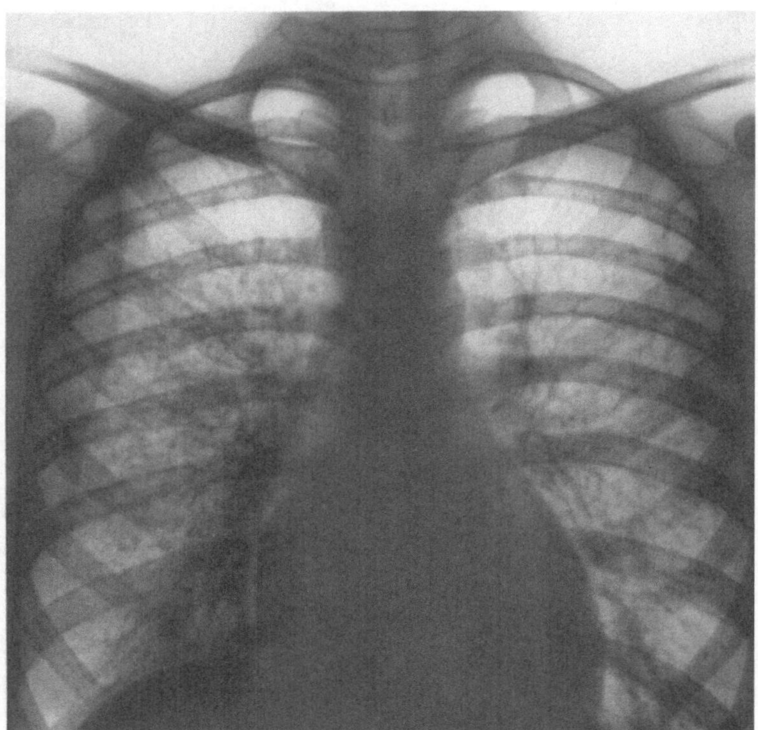

Fig. 4c

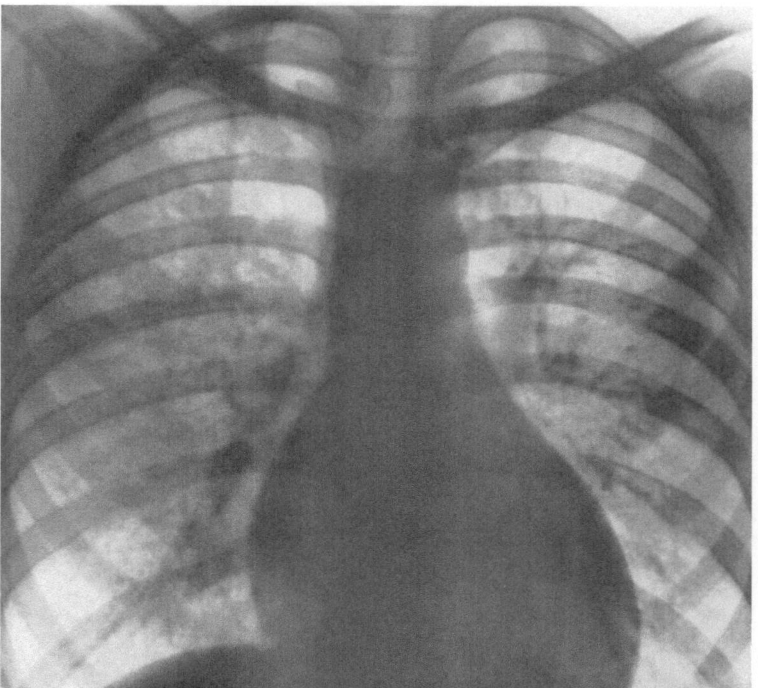

Fig. 4d

may be unilateral or bilateral, they may be localized to a small area near the hilum or they may be massive and occupy the entire parenchyma except for the above mentioned peripheral zone.

In the unilateral cases, which are rare, the right side is the most often involved (Fig. 5).

If the changes are bilateral, as they usually are, the lesions may be more marked on one side, usually the right (Fig. 6) and in such cases recurrences, if any, tend to start on that side (Fig. 4c). There is no parallelism between the extent of the parenchymal changes and the amount of pleural effusion. Slight lesions are usually best seen in lateral views (Fig. 7).

In the few cases in which check-roentgenograms were possible a long time after the attack of edema, no signs of secondary fibrosis could ever be demonstrated.

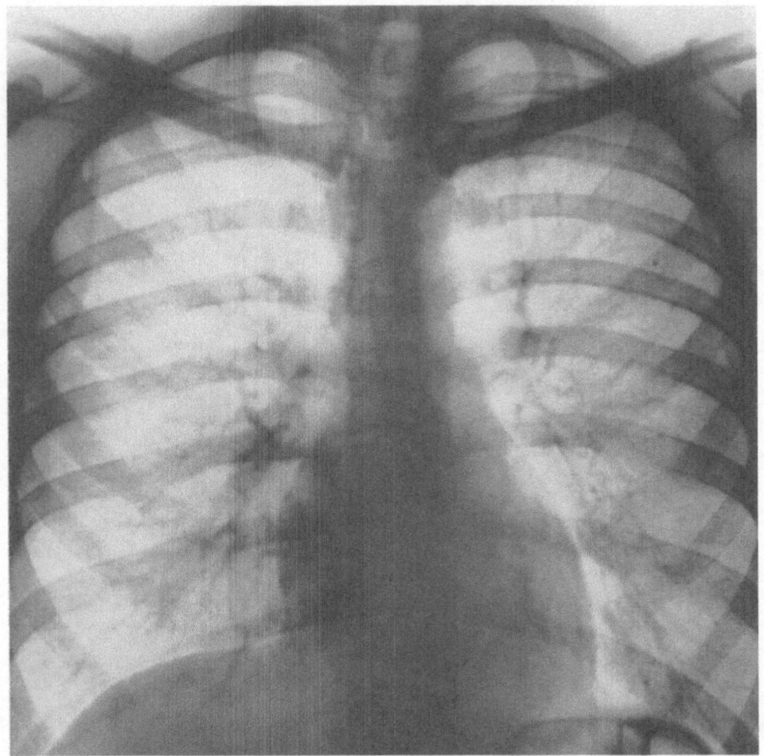

Fig. 4e

In several of the patients with renal pulmonary edema the renal injury was secondary to abdominal operations. In such cases complicating bronchopneumonia and atelectases are common, and consequently, interpretation of the pulmonary edema is made difficult.

Other cases offering roentgendiagnostic difficulties are those with uremia and long-standing heart disease and pulmonary alterations due to congestion. The difficulties are frequently augmented still more by large amounts of pleural effusion.

The heart is often of normal size in uncomplicated cases. Slight to moderate pleural effusion is seen in 50 per cent of all cases. Of some 600 cases of uremia followed roentgenologically we have found typical lung changes in somewhat more than 200, thus in 33%. In about half of the patients the heart was enlarged, usually because of some other existent disease such as long-standing arterial hypertension or complicating pericarditis.

As pointed out by several authors including Bass and Singer (1950) the clinical picture of uncomplicated renal edema is often meagre. Despite marked edematous changes at roentgen examination the clinical examination of the heart and chest may reveal slight or even no signs of a pathologic condition. We have often encountered cases of this type. An example is given below.

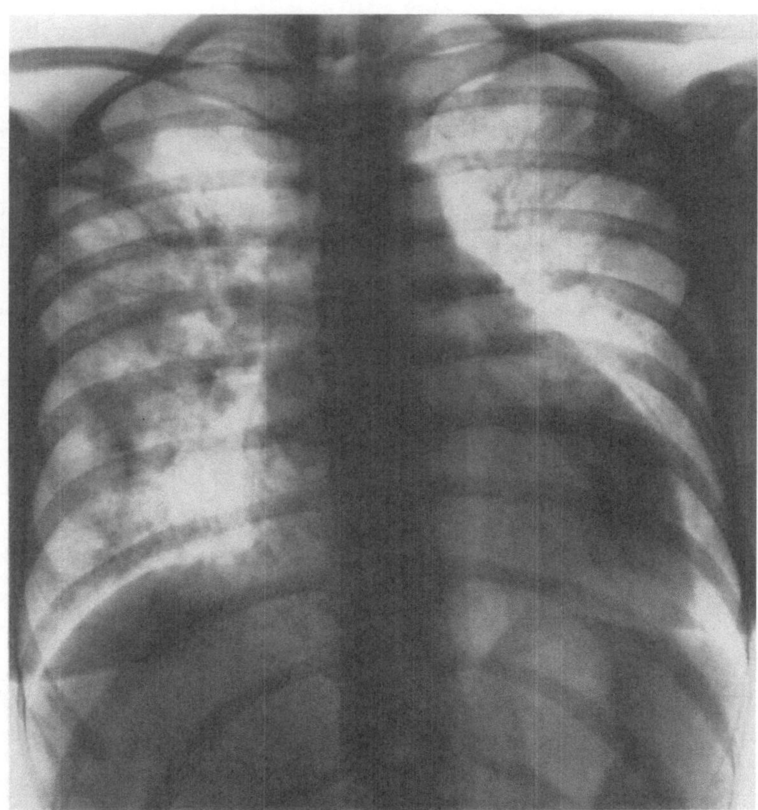

Fig. 5. Uremic pulmonary edema. A 27 year old woman. Unilateral, right-sided changes

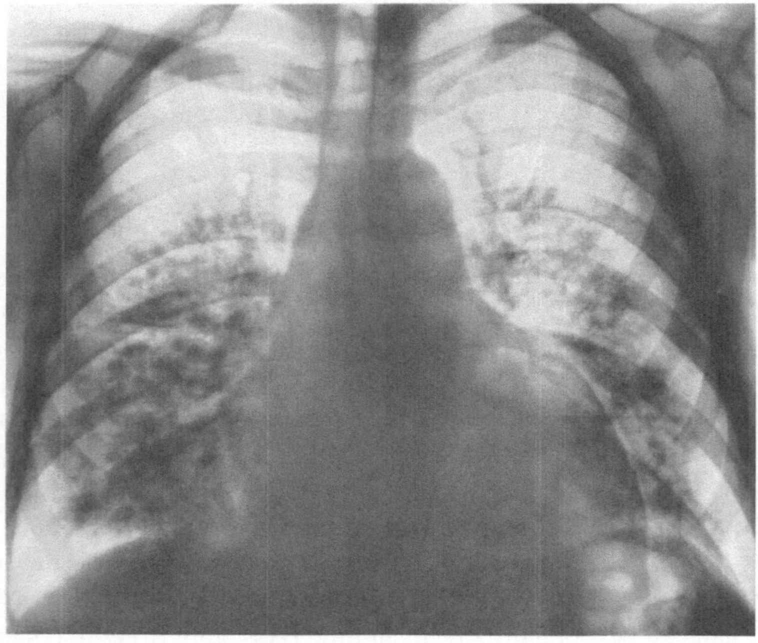

Fig. 6a

Fig. 6a—d. Uremic pulmonary edema. A 43 year old man. a and b Well marked free peripheral zone. Lateral decubitus showed pleural fluid. Clinical signs of pericarditis. c and d Same case one day later. Marked regression after treatment

A 42-year old man who felt well presented himself for a routine examination for health certificate. Examination revealed proteinuria and hypertension. Seven months later uremia occurred in association with an acute infection with increasing non-protein

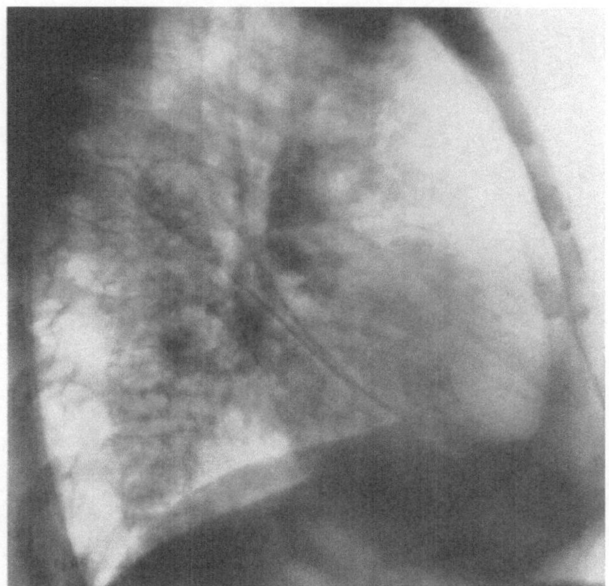

Fig. 6b

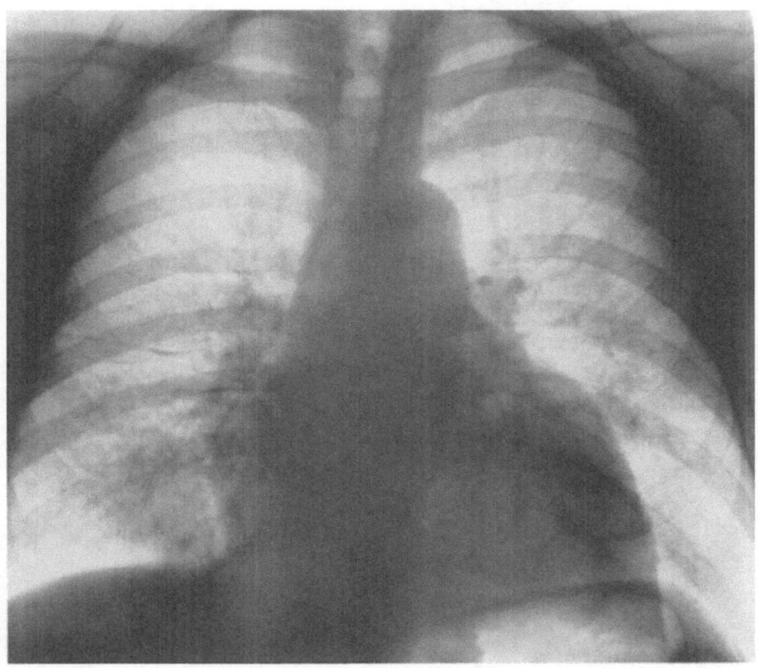

Fig. 6c

nitrogen. He was transferred to the special department of renal diseases for treatment with the artificial kidney. Roentgen examination of the chest showed (Fig. 8) bilateral changes typical of pulmonary edema and an N.P.N. of 174 mg%. At that time he had no respiratory tract symptoms, no dyspnea and no cough. Catheterization of the heart, before these changes disappeared, showed for the most part, normal pressures in the pulmonary circulation (average pulmonary capillary pressure, 6 mm Hg; pulmonary artery 35/15 mm Hg, slightly raised; pressure in right atrium, normal). The blood pressure

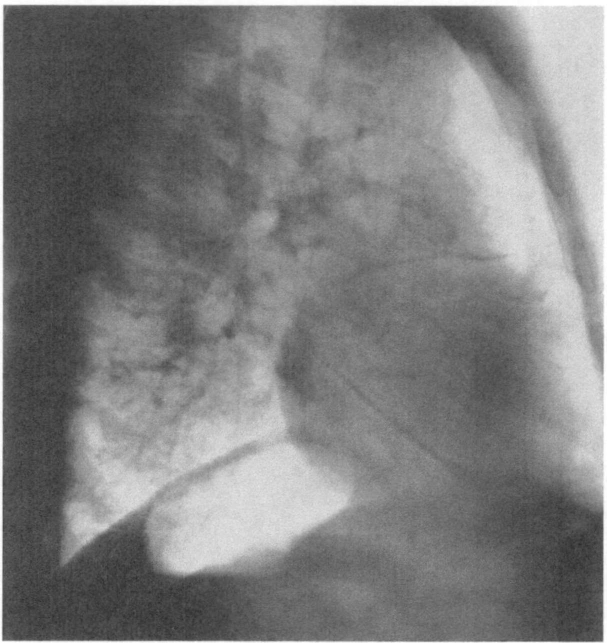

Fig. 6d

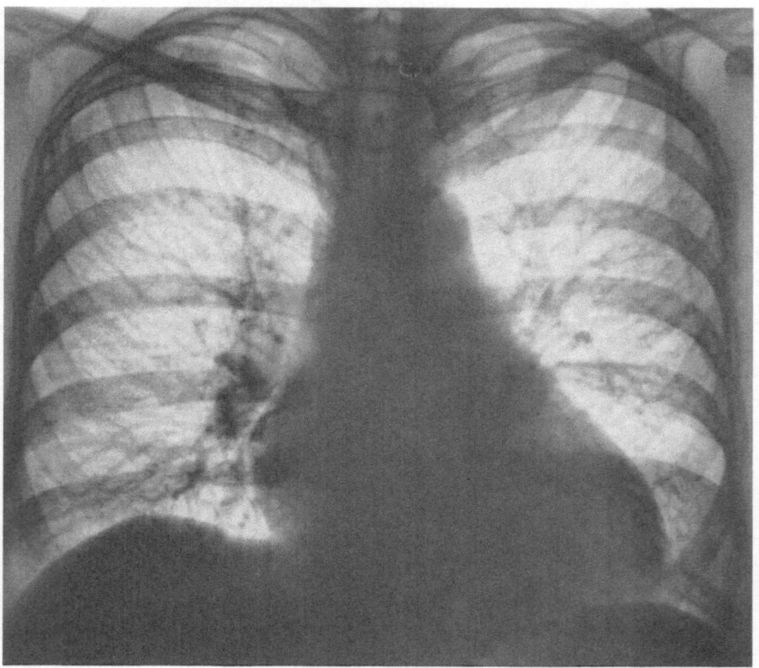

Fig. 7a

Fig. 7. Uremic pulmonary edema. A 51 year old woman. Typical case with slight changes, best seen in the lateral view

in the systemic circulation as measured in the right arm throughout catheterization was 180/120 mm Hg. Thus, despite pronounced pulmonary changes in association with uremia the patient showed no signs of left-sided heart failure. This finding is noteworthy in the light of the importance so often attached to left-sided heart failure in the discussion of the cause of these pulmonary changes.

Herrnheiser and Hinson have made valuable contribution to our knowledge of pulmonary edema. They made, however, no differentiation between different types of edema. In serial sections they showed that the changes are located in the centre of the lung lobes which they call the medulla and that the periphery, which they call the cortex, is free of such lesions. In the periphery the lung is mainly composed of alveolar structures, the lobules, while the central parts are occupied by bronchi and lung vessels.

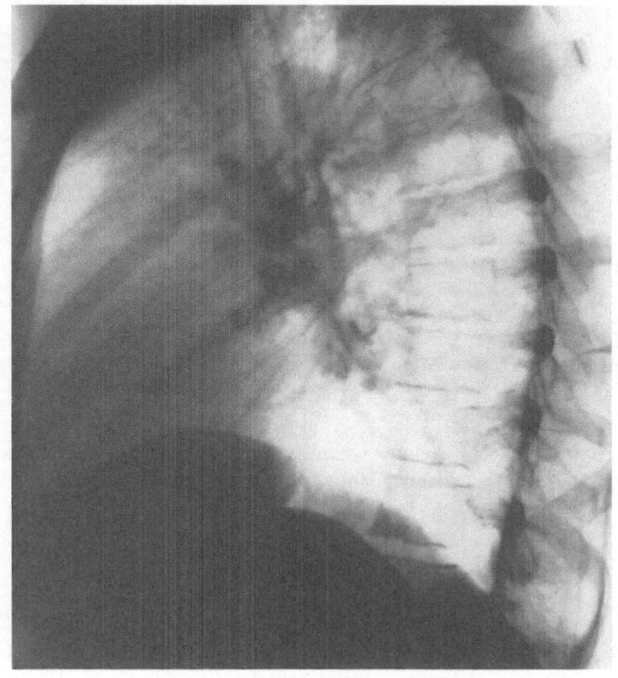

Fig. 7b

As known the lungs are supplied not only by the pulmonary circulation but also by the systemic circulation via the bronchial arteries. Miller (1937) and others have shown the structure of the peripheral part of a lung lobe. He found that the outer part of the lobe, the so-called alveolar layer, did not receive any blood from the bronchial arteries, which supplied only the central part of the lobe, i.e. those parts involved in renal edema. It is also of interest to note that the alveolar layer, which is thus not supplied directly by any branches from the systemic arteries, is 2 cm wide, which is the same as that of the free zone in uremic pulmonary edema.

Borgström et al. (1960) produced pulmonary edema in dogs by various means: By increasing the permeability with injection of sodium desoxycholate in branches of the bronchial artery they induced pulmonary edema of central type resembling in extent and appearance that seen in renal pulmonary edema in homo. As in homo the symptoms were likewise meagre. The respiratory tract symptoms were at most slight.

According to the authors this investigation indicates that a change in the permeability of the bronchial capillaries may be the prime etiologic factor in the production of renal pulmonary edema. It is possible that this increased permeability in the region of the bronchial artery may be only part of a generalized permeability disorder of the entire systemic circulation.

When corresponding damage of the pulmonary capillaries was done with the same toxic agent the result was an alveolar edema extending out to the periphery.

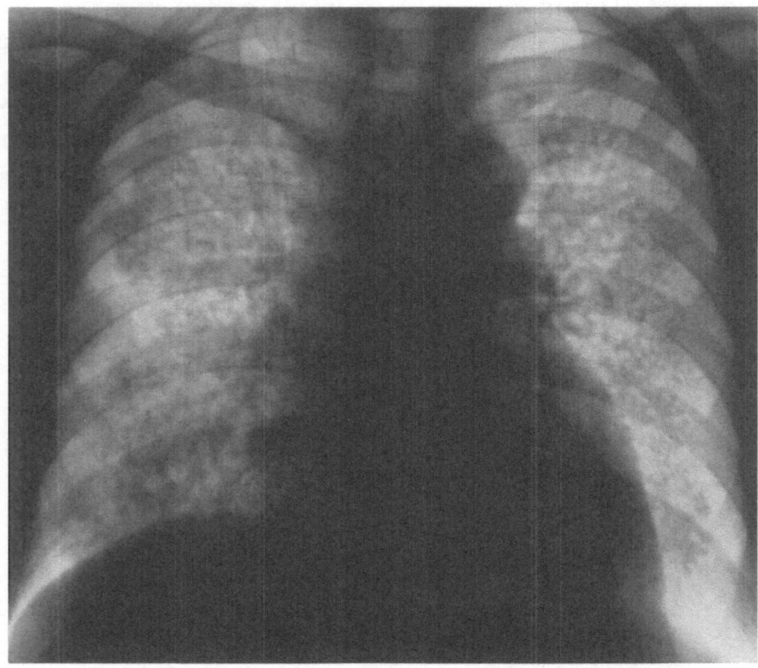

Fig. 8. A 42 year old man with arterial hypertension and proteinuria after 10 days of progressive uremia. Heart catheterization showed normal wedge pressure

3. Exposure to poisonous gases

Injuries due to exposure to poisonous gases and resulting in pulmonary edema occur mainly in industries and in chemical warfare, especially with nitrous gases (Hirsch 1949/50), mostly chlorine or chlorine compounds (Thompson 1946). Inquiry into the personal history will often explain the symptoms of these frequently very ill patients. It should, however, be emphasized that such exposure might sometimes occur were not expected, such as in new-filled silos (silo-filler's disease; Cornelius and Betlach 1960) and that several days may elapse between exposure and the onset of pulmonary edema.

Undue exposure to carbon tetrachloride, which is widely used in industry and also as a household-dry-cleaning agent, is said to cause pulmonary edema. Hepatic and renal diseases are, however, the commonest causes of death and in those cases where pulmonary edema has been described, it was probably secondary to uremia. Mild exposure to the other above mentioned gases causes only inflammation of the respiratory tract down to the bronchioli. Heavy exposure will, however, cause acute edema in the bronchi and alveoli. Autopsy of fatal cases has also shown interstitial edema and incipient peribronchial inflammation.

This type of edema is exemplified by the following cases.

A 61 year old welder who had often had spells of respiratory symptoms owing to exposure to poisonous gases in association with his work was admitted because of respiratory symptoms following heavy exposure to nitrous gases. Toxic pulmonary edema was assumed.

Roentgen examination in the acute stage of the condition (Fig. 9) revealed widespread parenchymatous changes, mainly in the base of the lung lobes, and extending out into

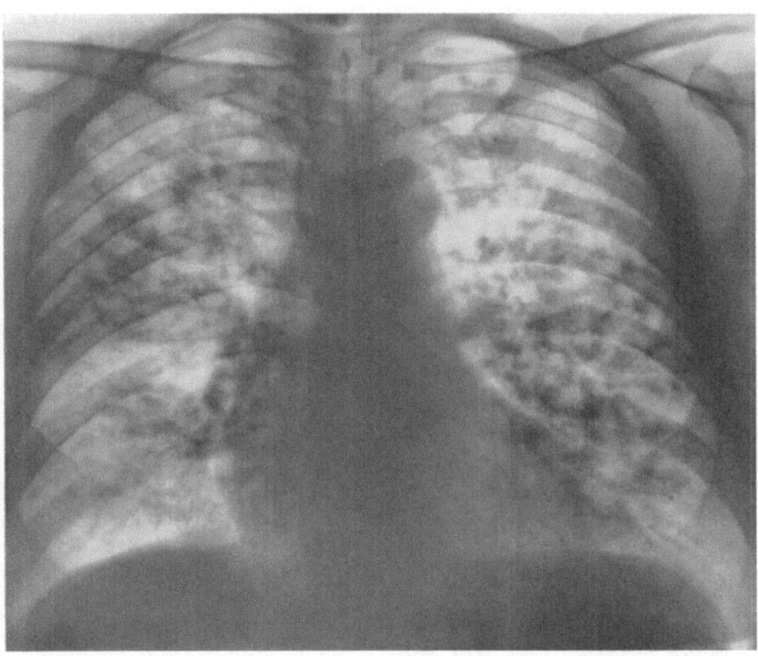

Fig. 9. Inhalation injury. A 61 year old man intoxicated by inhalation of nitrous gases. Note wide-spread parenchymatous changes extending out into the periphery

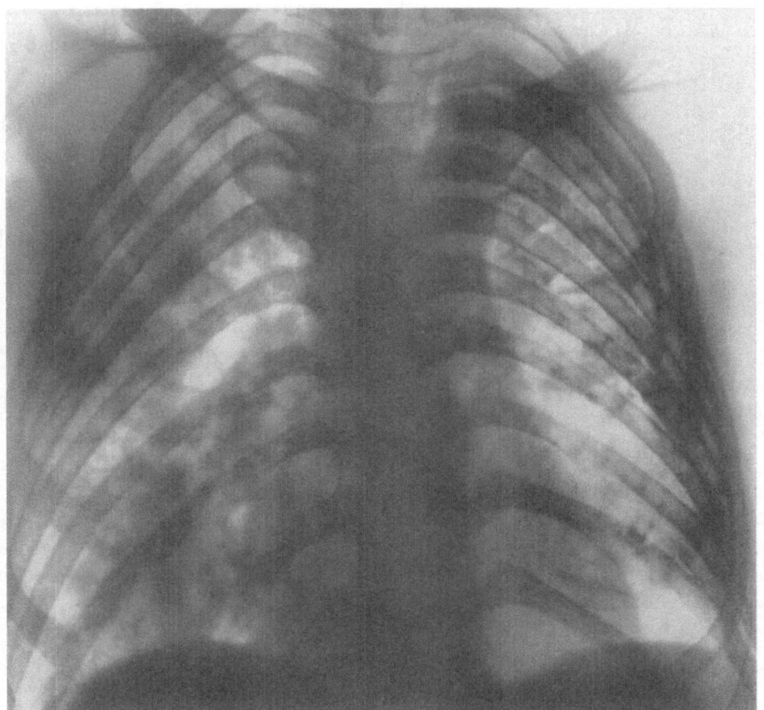

Fig. 10. Inhalation injury. 48 year old man. Most marked changes on the right side

the periphery of the lungs with atelectases. The patient received adequate treatment and the changes disappeared within 1 week.

Another case of the same kind is shown in Fig. 10.

References

ALWALL, N., and B. HERNER: On the artificial kidney. VI. Acta med. scand. **132**, 572 (1949).

— A. LUNDERQUIST, och O. OLSSON: Uremilunga — vätske-lunga? [In Swedish.] Nord. méd. **49**, 211 (1953).

BARDEN, R., and D. COOPER: The roentgen appearance of the chest in diseases affecting the peripheral vascular system of the lungs. Radiology **51**, 44 (1948).

BASS, H. E., and E. SINGER: Pulmonary changes in uremia. J. Amer. med. Ass. **144**, 819(1950).

BORGSTRÖM, K.-E., U. ISING, E. LINDER, and A. LUNDERQUIST: Experimental pulmonary edema. Acta radiol. (Stockh.) **54**, 97 (1960).

CAMERON, G. R., and F. C. COURTICE: The production and removal of oedema fluid in the lung after exposure to carbonyl chloride (phosgene). J. Physiol. (Lond) **105**, 175 (1946).

COHNHEIM, J., u. L. LICHTHEIM: Über Hydrämie und hydrämisches Ödem. Virchows Arch. path. Anat. **69**, 106 (1877).

CORNELIUS, E. A., and E. H. BETLACH: Silo-fillers disease. Radiology **74**, 232—238 (1960).

DAVIES, C. E.: Heart failure in acute nephritis. Quart. J. Med. **20**, 163 (1951).

DEFAZIO, V., R. C. CHRISTENSEN, T. J. REGAN, L. J. BAER, Y. MORITA, and H. K. HELLEMS: Circulatory changes in acute glomerulonephritis. Circulation **20**, 190 (1959).

DONIACH, I.: Uremic edema of the lungs. Lancet **1949 II**, 911.

DURLACHER, S. H., W. G. BANFIELD, and D. BERGNER: Post mortem pulmonary edema. Yale J. Biol. Med. **22**, 565 (1950).

EHRICH, W., and J. F. MCINTOSH: The pathogenesis of bronchiolitis obliterans. Arch. Path. **13**, 69 (1932).

GOODRICH, W. A.: Pulmonary edema. A correlation of X-ray appearance and physiological changes. Radiology **51**, 58 (1948).

HERRNHEISER, G., and K. F. V. HINSON: An anatomical explanation of the formation of butterfly shadows. Thorax **9**, 198—210 (1954).

HIRSCH, W.: Remittierendes, reversibles Lungenödem nach Nitrosegas-Intoxikation. Fortschr. Röntgenstr. **72**, 480—484 (1949/50).

JACKSON, F.: The radiology of acute pulmonary oedema. Brit. Heart J. **13**, 503 (1951).

KLIMA, R., u. H. ROSEGGER: Eigenartige Krankheitsbilder zufolge von Lungenödem bei Niereninsuffizienz. Med. Klin. **32**, 85 (1936).

LATTA, H.: Pulmonary edema and pleural effusion produced by acute alpha-naphthyl thiourea poisoning in rats and dogs. Bull. Johns Hopk. Hosp. **80**, 181 (1947).

LELONG, M., et J. BERNARD: L'image radiologique d'un cas d'œdème aigu du poumon d'origine rénale chez un enfant. Soc. méd. Hôp. Paris **177**, 185, (1937).

LENÈGRE, J., et A. MINKOWSKI: L'œdème aigu et subaigu du poumon. Ann. Méd. **47**, 253 (1946).

MILLER, W. S.: Key points in lung structure. Radiology **4**, 173 (1925).

— The lung. Springfield (Ill.): Ch. C. Thomas 1937.

MOON, V. H., and D. R. MORGAN: Experimental pulmonary edema. Arch. Path. **21**, 565 (1936).

NESSA, C. B., and L. G. RIGLER: The roentgenological manifestations of pulmonary edema. Radiology **37**, 35 (1941).

RENNAES, S.: On the roentgenological picture of pulmonary edema. Acta radiol. (Stockh.) **30**, 169 (1948).

ROUBIER, C., et M. PLAUCHAU: Sur certains aspects radiographiques de l'œdème pulmonaire chez les cardio-rénaux azotémiques. Arch. méd.-chir. Appar. resp. **3**, 189 (1934).

THOMPSON, C. M.: Pulmonary changes in carbon tetrachloride poisoning. Amer. J. Roentgenol. **55**, 16—19 (1946).

YEOMANS, A., R. R. PORTER, and R. L. SWANK: Observations on certain manifestations of circulatory congestions produced in dogs by rapid infusion. J. clin. Invest. **22**, 33 (1943).

IV. Lungenveränderungen bei Stoffwechselerkrankungen

Von

F. Schmid

Mit 17 Abbildungen

Der Lunge obliegt als Hauptaufgabe die Atmung. Schon in dieser Hauptfunktion ist ein wesentlicher Stoffwechselvorgang, die Kohlensäureabgabe und die Sauerstoffaufnahme enthalten. Mit dem Übergang von den Bronchiolen zu den Alveolen ändert sich der morphologische Bau grundsätzlich. Die röhrenförmigen Transportsysteme gehen in die funktionellen Einheiten für den Gasaustausch, die Säure-Basen-Regulation und den örtlichen

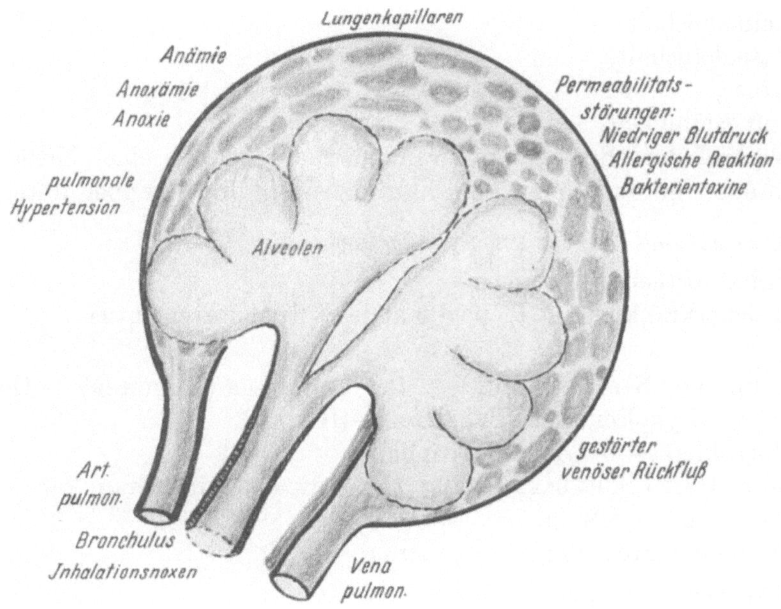

Abb. 1. Ursachen gefäßbedingter Lungenparenchymveränderungen, vor allem des akuten und chronischen Lungenödems [Mschr. Kinderheilk. **107**, 166 (1959)]

Flüssigkeitshaushalt über. Die wesentlichste Komponente innerhalb dieser Aufgabenvielfalt stellt das Capillarnetz der Alveolen dar. Wieweit dieses Capillarnetz durch eine Membran vom Alveolarlumen abgegrenzt ist, darf als noch umstritten gelten. Während verschiedentlich die Auffassung vertreten wird, daß die Capillaren ,,nackt" dem Alveolarlumen anliegen (Policard; Seemann), nehmen v. Hayek und auch Bargmann ein plastisches, sehr wandlungsfähiges, dünnes Epithel an. Low konnte ein solches Epithel im Elektronenmikroskop nachweisen. Die Umwandlungsprozesse im Sinne der funktionellen Aufgaben der Alveolen beginnen schon bei 30—40 cm langen Feten. Capillaren aus dem embryonalen Bindegewebe der Alveolarsepten dringen in das Epithel ein und verdrängen es. Das Capillarnetz ist sehr eng, zwei benachbarte Alveolen bilden ein gemeinsames Netz (Töndury).

Der notwendigen Formvariabilität entsprechend werden die Alveolen von einem Netzwerk elastischer Fasern korbartig umgeben. Die ,,Epithelzellen" der Alveolen haben viele

Eigenschaften mesenchymaler Zellen, vor allem die Phagocytosepotenz. Sie können Fremdpartikel phagocytieren, speichern und durch Überspeicherung (z.B. Herzfehlerzellen) abgestoßen werden. POLICARD betrachtet sie deshalb als Mesenchymzellen, eine Feststellung, die zumindest in funktioneller Hinsicht vielfach belegt werden kann.

Für die Stoffwechselaufgaben der Lungen steht ein vielschichtiger Apparat im Lungengewebe zur Verfügung: das Capillarsystem, das Lymphsystem, das interstitielle Grundgewebe, das Fasersystem und der cellulär-mesenchymale Apparat einschließlich der Alveolarepithelien. Das innige Ineinandergreifen von *Atmungsgewebe* (Alveolen, Bronchiolen, Bronchien), *Gefäßnetzen* (Capillarnetze der Lungengefäße, Lymphgefäße) und des *Interstitiums* (Stützgewebe, cellulärer Abwehrapparat, mobiles Flüssigkeitsreservoir) bedingt die Vielfalt der hier zusammentreffenden Stoffwechselfunktionen (Abb. 1).

Folgende Stoffwechselfunktionen der Lungen sind wegen ihrer besonderen Bedeutung für die radiologische Diagnostik herauszustellen:

1. Gasaustausch,
2. Flüssigkeitshaushalt,
3. Säure-Basenhaushalt,
4. Phagocytose,
5. Speicherungsfähigkeit.

Die Stoffwechsel- und Speicherungskrankheiten, welche zu einer Mitbeteiligung der Lungen führen oder führen können, sind nachfolgend in drei Gruppen unterteilt.

Primäre Stoffwechsel- und Speicherungskrankheiten

A. Kohlenhydratstoffwechselstörungen
Glykogenspeicherkrankheit — Hypoglykämie — Diabetes mellitus.

B. Lipoidosen
Sphingomyelinosen (NIEMANN-PICK) — Cerebrosidosen (GAUCHER) — Gangliosidosen (TAY-SACHS) — Glykolipidosen (PFAUNDLER-HURLER),
Diffuse Gehirnsklerose — Leukodystrophie,
Cholesterinose (HAND-SCHÜLLER-CHRISTIAN) — Eosinophiles Granulom — akute Reticulose (ABT-LETTERER-SIWE),
Lipocalcinogranulomatose (TEUTSCHLÄNDER).

C. Eiweißstoffwechselstörungen
Albinismus, Alkaptonurie, Oligophrenia phenylpyruvica, Porphyrien, Hypophosphatasie, Akatalasämie, Analbuminämie, Hämoglobinanomalien, hepatolenticuläre Degeneration,
Dysproteinämien, Kwashiorkor, Agammaglobulinämie,
Cystinose, De Toni-Fanconi-Debré-Syndrom,
Amayloidose-Paraamyloidose.

Sekundäre Speicherungskrankheiten

D. Siderose,
Essentielle Lungenhämosiderose — Hämosiderose bei Blutungsübeln — Stauungssiderose.

E. Silikose.

F. Anthrakose.

G. Asbestose.

H. Seltene gewerbliche Pneumokoniosen
Beryllium, Aluminium, Chrom, Vanadium, Zinn.
Mehlstaub-, Drescherkrankheit, Byssinosis, Bagassosis.

Stoffwechselauswirkungen auf das Lungenparenchym

J. Gasaustauschstörungen
Hyaline Membranen — Morbus caeruleus — Bronchiolitis.

K. Störungen im Flüssigkeitshaushalt
Exsiccose — interstitielles Ödem — Stauungslunge — Lungenödem.

L. Störungen im Säure-Basen-Haushalt
Metabolische und respiratorische Acidosen und Alkalosen — Urämische Infiltrate — Rachitislunge.

Von diesen Stoffwechselstörungen der Lunge gehört nur ein Teil zu den Speicherungskrankheiten im engeren Sinne. Die primären Speicherungskrankheiten sollen im folgenden bezüglich der Lungenbeteiligung näher herausgearbeitet werden. Die sekundären, meist berufsbedingten, aerogenen Speicherungen sind an anderer Stelle dieses Handbuches eingehend behandelt, hier nur wegen des funktionellen Zusammenhanges erwähnt. Lediglich die Siderose soll, da sie außerhalb des pathogenetischen und dispositionellen Rahmens dieser Gruppe steht, näher beschrieben werden. Speziell die essentielle Lungenhämosiderose steht dabei an der Grenze zwischen angeborenen primären und sekundären Speicherungen. Über die Auswirkungen der in Gruppe J—L genannten Stoffwechselstörungen auf die radiologische Symptomatik der Lungen ist wenig Systematisches bekannt. Hier soll an Einzelbeispielen herausgearbeitet werden, wieweit solche Stoffwechselvorgänge die Lungengrundstruktur verändern können und wo Lungenbilder von charakteristischem oder pathognomonischem Aussagewert resultieren.

Die literarische Basis hinsichtlich der Lungenbeteiligung der hier aufgezählten Stoffwechselstörungen ist sehr unterschiedlich. Von systematischen Betrachtungen mit reichlicher Kasuistik (wie z.B. bei der akuten Reticulose, den sekundären Speicherungen) über eine breit fundierte Kasuistik (wie z.B. bei manchen primärem Speicherungskrankheiten, hyalinen Membranen) bis zu gelegentlichen Erwähnungen der Lungenbefunde bei den meisten Stoffwechselstörungen reicht das Spektrum des Interesses. Man ist oft überrascht, wie selten bei Krankheiten, bei denen die Lungensymptomatik im Vordergrund stehen kann, wie z.B. bei den Frühformen der Cerebrosidosen und Sphingomyelinosen, histologische und radiologische Beurteilungen der Lungen vorliegen. Stehen hier die lymphoreticulären Organe im Blickpunkt, sind es bei den Stoffwechselstörungen vorwiegend die Stoffwechseldaten oder die Skeletveränderungen. Stoffwechselstörungen sind ihrer Natur nach organismische Prozesse, die in einem hohen Prozentsatz eines der wichtigsten Stoffwechselorgane, die Lungen, miteinbeziehen. Wieweit diese Vorgänge das radiologische Bild beeinflussen, soll nachfolgende Übersicht aufzeigen.

Primäre Stoffwechsel- und Speicherungskrankheiten

1. Kohlenhydratstoffwechselstörungen

Die meisten der seltenen Störungen im Kohlenhydratstoffwechsel haben keinen oder nur indirekten Einfluß auf das Lungenbild. Die verschiedenen Formen von *Hypoglykämien*, *Hyperglykämien* und *Melliturien*, wie sie auf angeborener Grundlage — in der Mehrzahl als enzymatische Aberrationen — vorkommen, beeinflussen weder die Lungenfunktion, noch das radiologische Lungenbild. Stoffwechselstörungen mit chronisch oder langfristig intermittierend erhöhten Blutzuckerwerten können allerdings mittelbar Anlaß zu Lungenerkrankungen werden.

Bei der *Galaktosämie*, welche in einer schweren, leichten und subklinischen Form (Holzel, Komrower u. Schwarz) auftritt, liegt ein hoher Galaktose-Blutspiegel vor. Als pathogenetischer Mechanismus wird eine partielle Hemmung im Kohlenhydratstoffwechsel angenommen, welche den schädlichen Einfluß der Galaktose auf die Gewebe und Zellen ausübt. Leber, Nieren, Linsen und Gehirn sind jene Organe, in denen die Krankheit die schwersten Folgen hinterläßt. Aminoacidurien können als Folge des Nierenschadens Begleitsymptom sein.

Bei der schweren Form, welche durch Erbrechen, Nahrungsverweigerung, Diarrhoen, Leberschwellung, Nierenschädigung in den ersten Lebensmonaten (nach Beginn der Milchernährung) gekennzeichnet ist, entsteht — unbehandelt — ein Marasmus. Auf dem Boden dieser organismischen Resistenzschwäche entwickeln sich leicht Infektionen, welche die häufigste Todesursache darstellen. Die Lunge kann hierbei in Form von Bronchitiden, hypostatischen und Aspirationspneumonien beteiligt sein. Bei der leichten und der subklinischen Form pflegen vorwiegend bis ausschließlich Gehirn und Magen-Darmkanal betroffen zu sein.

Auch beim *Diabetes mellitus* sind die Veränderungen im Thoraxbild sekundärer Natur und hängen weitgehend von der Art der Dauereinstellung ab. Schlecht oder langfristig unzureichend eingestellte Diabetiker sind zunächst von den Stoffwechselauswirkungen auf die Lunge (metabolische Acidose s. S. 757) bedroht, entwickeln eine Infektionsabwehrschwäche, die sich sowohl gegenüber unspezifischen Infekten der Luftwege als auch gegenüber der Tuberkulose bemerkbar machen kann. Die Herzsilhouette ist mehr oder minder

Tabelle 1. *Wichtigste Typen der Glykogenspeicherkrankheit*

Typ	Bezeichnung	Enzym-Mangel	Glykogenstruktur	Organbefall	Klinische Besonderheiten
I	von Gierke	Glucose-6-phosphatase	normal	Leber Nieren	In fatalen Fällen fehlt das Enzym. Terminal hoher Fettgehalt in Leber und Blut
II	Generalisierte Glykogenose	?	normal	Alle Organe	Hoher Glykogengehalt im Herzmuskel. Frühtod durch die Herzbeteiligung
III	„Limit dextrinosis"	Amylo-1,6-glucosidose	abnormal „kurze Außenketten"	Leber Herz Muskel	
IV		1,4-1,6-Transglucosidose	abnormal „lange Innen- und Außenketten"	Leber, wahrscheinlich auch andere Organe	Allgemeine Fibrose. Das „Glykogen" ist sehr schwer löslich

vergrößert, plump, am ausgeprägtesten beim Mauriac-Syndrom. Gut eingestellte Diabetiker lassen — mit Ausnahme der Spätfolgen an den Gefäßen — keine Thoraxbildveränderungen von diagnostischer Bedeutung erkennen.

Die *Glykogenspeicherkrankheit* wurde früher üblicherweise in einen hepatomegalen Typ und einen cardiomuskulären Typ eingeteilt. Biochemische Untersuchungen der letzten Jahre haben eine weitere Unterteilung in mindestens sieben verschiedene Typen gebracht (CORI); bei drei dieser Formen konnte das pathogenetische Prinzip in Form einer Enzymstörung gesichert werden; eine Übersicht über die klinischen und Stoffwechseldaten der vier erstbeschriebenen Typen gibt die Tabelle 1.

Die nach Daten von CORI, DEBRÉ u.a. erstellte Tabelle vermittelt gleichzeitig einen Überblick, bei welchen Formen der Glykogenspeicherkrankheit man mit Lungenbeteiligung rechnen kann. Ausgeprägte Veränderungen des Thoraxbildes bringt die allgemeine Glykogenose (Typ I) mit sich, bei der es zu Cardiomegalien und pulmonalen Folgen der Herzinsuffizienz kommt. Herzvergrößerungen mit nachfolgender Insuffizienz treten schon im Säuglingsalter in Erscheinung und führen zum Frühtod. Auf den bisher von dieser Form veröffentlichten Bildern fällt eine erheblich verstärkte, streifig-strähnige Lungenzeichnung auf, welche nicht nur auf die Kreislaufkomponente zurückzuführen sein dürfte. Zu erwarten sind ähnliche Veränderungen beim Typ III. Von dem zur allgemeinen Fibrose führenden Typ IV ist bisher nur ein Fall bekannt, theoretisch können auch hierbei interstitielle Lungenveränderungen erwartet werden.

2. Eiweißstoffwechselstörungen

Die Symptomatik der Eiweiß- und Eiweißbausteinstörungen ist wohl umschrieben; keine im Krankheitsbild selbst begründeten Auswirkungen auf das Lungenbild haben folgende Anomalien:

die angeborenen und familiären Hämoglobinanomalien (BETKE); die angeborenen und erblichen Porphyrien sowie die Porphyrinurien (STICH); die angeborenen Pigmentstoffwechselstörungen (Albinismus, Alkaptonurie) und Störungen des Phenylalaninstoffwechsels (Oligophrenia phenylpyruvica) (SCHREIER).

Einige Eiweißstoffwechselstörungen können mittelbar durch Verminderung der Resistenz, Dystrophie und Marasmus Lungenerkrankungen begünstigen. Dazu gehören alle *Hypoproteinämien*, *Dysproteinämien*, *Kwashiorkor* und die *Agammaglobulinämie*. Verminderungen des Bluteiweißspiegels können zu interstitiellen Ödemen und Transsudaten in die Pleuraräume (z.B. Nephrose) führen. Darüber hinaus gehen sie mit einer graduell verschiedenen Minderung des Infektionsabwehrvermögens einher. Die Neigung zu Luftwegsinfekten ist bei Nephrosen ein wesentlicher Teil des therapeutischen Problems. Schwerer

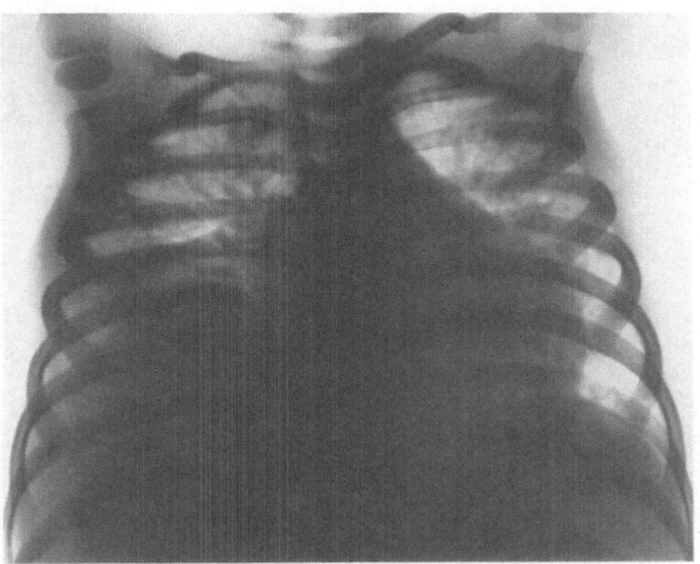

Abb. 2. Agammaglobulinämie. $2^{10}/_{12}$jähr. Junge. Bronchopneumonische Herde in den Lungen, marginaler Pleuraerguß rechts, subphrenischer Absceß als Zeichen der Infektionsabwehrschwäche

pflegen die Allgemeinerscheinungen einschließlich der pulmonalen Resistenzminderung beim Kwashiokor zu sein; dieses heute noch in den Tropen bedeutsame sozialmedizinische Problem beruht auf einem Eiweißdefizit durch mangelhafte oder fehlende Eiweißzufuhr mit der Nahrung. Es dürfte identisch mit dem in Europa früher beschriebenen „*Mehlnährschaden*" sein.

Am schwersten sind die Auswirkungen auf die Infektionsabwehr bei der *Agammaglobulinämie*. Wenn die für die Infektionsabwehr verantwortlichen Gammaglobuline fehlen oder stark reduziert sind, entsteht eine fast kontinuierliche Kette von Infektionen, welche nur zeitweise durch Gammaglobulingaben beherrscht werden. Eitrige Komplikationen und areaktive Pneumonien (Abb. 2) beherrschen den klinischen Verlauf. Ähnliche Lungenerscheinungen von der rezidivierenden Bronchitis bis zur hypostatischen Pneumonie können als unspezifische Begleiterscheinungen bei Eiweißstoffwechselstörungen auftreten, welche zu einem zunehmenden Abbau mit Bewegungsarmut, Bewußtlosigkeit und Aspirationsneigung führen. Dazu gehören aus dem Bereich der Eiweißstoffwechselstörungen die *hepatocerebrale Degeneration* (Wilsonsche Krankheit) und die Oligophrenia phenylpyruvica (Föllingsche Krankheit).

Eine dritte — in sich inhomogene Gruppe von Eiweißstoffwechselstörungen — kann die Lunge unmittelbar mitbetreffen. Dazu gehören die *Amyloidose* und *Paramyloidose*; bei diesen Krankheiten lagert sich das Amyloid oder Paramyolid in den speicherungsfähigen Geweben des Körpers feinverteilt oder in Form von Komplexen (Abb. 3) ab. Bei

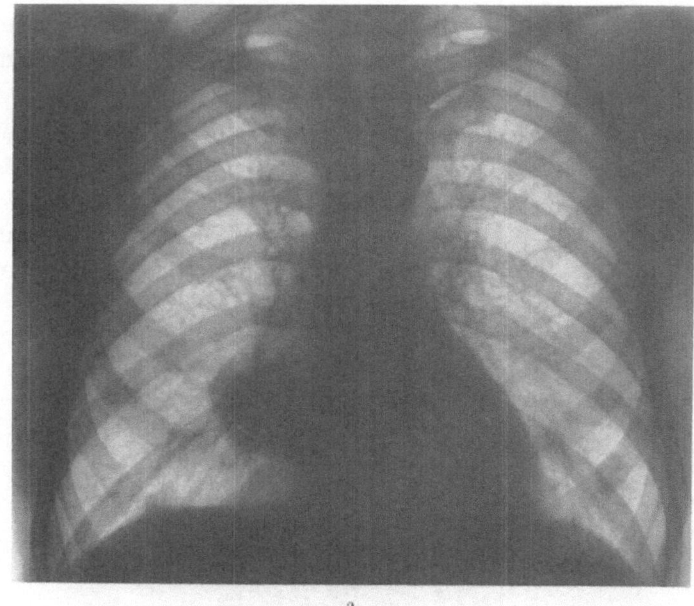

a

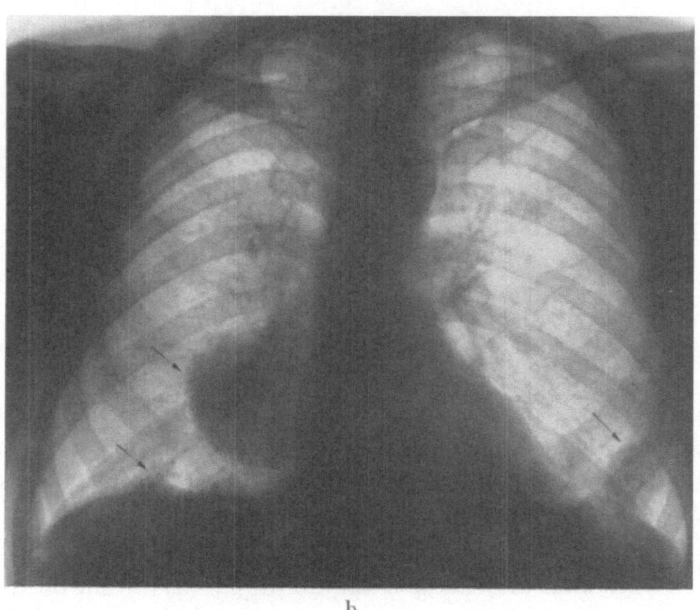

b

Abb. 3a—c. Paramyloidose mit Infiltraten in beiden Unterfeldern und betont fleckiger Lungenzeichnung. a) Im Alter von 59 Jahren (Mann). b) Im Alter von 68 Jahren. Größenzunahme der Infiltrate, zentrale Verkalkungen. c) Die seitliche Aufnahme demonstriert den wandnahen Sitz der Paramyloidablagerungen

mehreren Stoffwechselstörungen mit chronischen Aminoacidurien (Mucoviscidose, idiopathische Hypoalbuminämie, Diabetes mellitus, Galaktosämie, Mamorknochenkrankheit, Lebercirrhose, Hypophosphatasie, atypische Rachitisformen) kommen Lungenerscheinungen vor, die aber nicht Ausdruck der Eiweißstoffwechselstörung sind. Von den Hyperaminoacidurien kommt der *Cystinosis* eine besondere Bedeutung zu. Syncytiale und faserbildende Reticulumzellen, Histiocyten und Kupfersche Sternzellen sind betroffen. Wenig Speicherung dagegen sieht man in den Alveolarmakrophagen und in den Histiocyten des Myocardinterstitiums. Spezielle Beachtung wurde dem Lungenbild bisher nicht geschenkt. (BOEHNKE u.a.; LINNEWEH; HOOFT u. HERPOL).

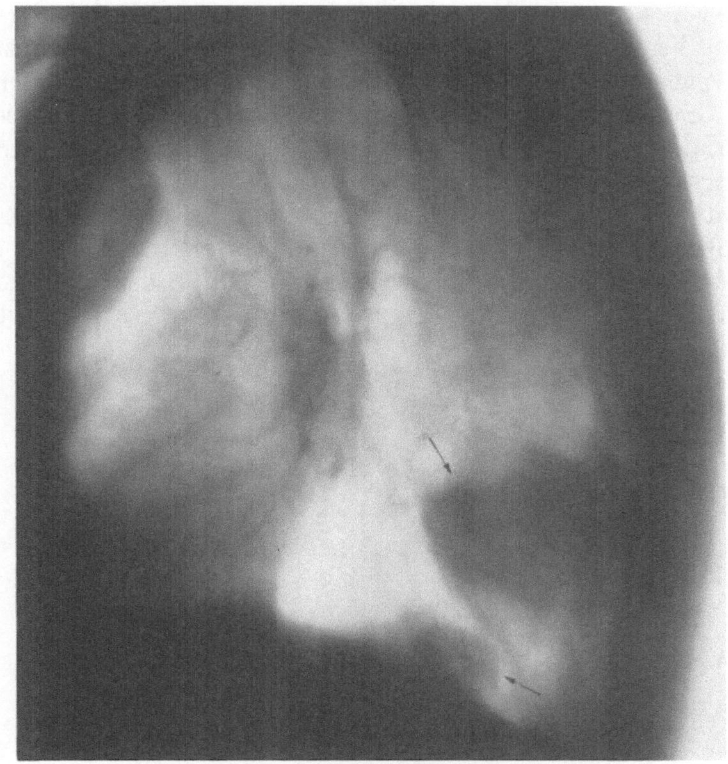

Abb. 3c

3. Lipoidosen

Die *Niemann-Picksche Krankheit* (reticuläre und histiocytäre Sphingomyelinosis) ist eine seltene konstitutionell-familiäre Störung, welche durch Ablagerung von Sphingomyelin in den reticulären und histiocytären Zellen gekennzeichnet ist. Diese Gewebe vieler Organe können betroffen sein. Das Sphingomyelin, ein Diaminophosphat, kann in Spätphasen der Krankheit auch von epithelialen Zellen gespeichert werden. Die Monoaminophosphatide (Lecithin und Cephalin) sind nicht immer mitbetroffen. Bis jetzt sind etwa 100 Fälle kasuistisch beschrieben worden. Die Mehrzahl der Mitteilungen betrifft Kinder der jüdischen Rasse; aus farbigen Rassen liegen bisher Veröffentlichungen nicht vor. Konstitutionelle Faktoren dürften sowohl für das Auftreten als auch für die Verlaufsform (Schweregrad) von entscheidender Bedeutung sein. Kombinationen mit Polydaktylie, Mikrogyrie und Tay-Sachsscher Krankheit (ZÖLLNER) sind bekannt.

Die klinische Symptomatik wird beherrscht von Leber- Milz- und Lymphknotenschwellungen, diffusen Pigmentationen, Verdauungsstörungen, geistiger Retardation, mongoloidem Gesichtsausdruck. In den ersten beiden Lebensjahren kommt es zu fortschreitender Kachexie. Die infantile Form der Niemann-Pickschen Krankheit ist die Regel, die Erwachsenenform die Ausnahme; bei der infantilen Form überleben die Kinder das 2. Lebensjahr meist nicht.

Die Lunge ist bei der Niemann-Pickschen Krankheit in einem hohen Prozentsatz betroffen (Abb. 4). Rezidivierender oder chronischer Husten weisen schon klinisch auf die Lungenbeteiligung hin. In den Krankengeschichten findet man recht häufig Angaben über Pneumonien in der Anamnese und viele Patienten sind unter einem akuten pneumonischen Krankheitsbild gestorben. Schon frühzeitig im Verlauf können „Pick-Zellen" im Sputum nachgewiesen werden. Röntgenologisch ergeben sich reticuläre bis miliarisähnliche Bilder. Hunderte von kleinen Knötchen repräsentieren Anhäufungen von lipoidgefüllten Zellen in den Alveolen, Alveolarsepten und auch im periadventitiellen Gewebe (THANNHAUSER;

DIEZEL). Die Grundstruktur ist eine streifig-reticuläre, doch treten im Laufe der Erkrankung die fleckigen Elemente zunehmend in den Vordergrund. Die reticulär-wabige Struktur dürfte auf die Verdickung der Alveolarsepten und des Interstitiums zurückzuführen sein. In akuten pneumonischen Phasen kann aus dem Röntgenbild nicht entschieden werden, ob die Granulierung bis Fleckelung nur durch Bezirke mit Speicherzellenanhäufungen zustande kommt, oder ob vasculäre oder bronchopneumonische Sekundärprozesse eine ausgedehntere Speicherung vortäuschen.

Das Manifestationsalter scheint eine integrierende Rolle für die Schwere der Lungenbeteiligung zu spielen. Nach einer Zusammenstellung von SANTELMANN — der eine infantile, juvenile und Erwachsenenform unterscheidet — sind bei der infantilen Form nur in einzelnen Fällen (BLOOM; BAUMANN; FREUDENBERG; MALATESTA; PONCHER) miliare,

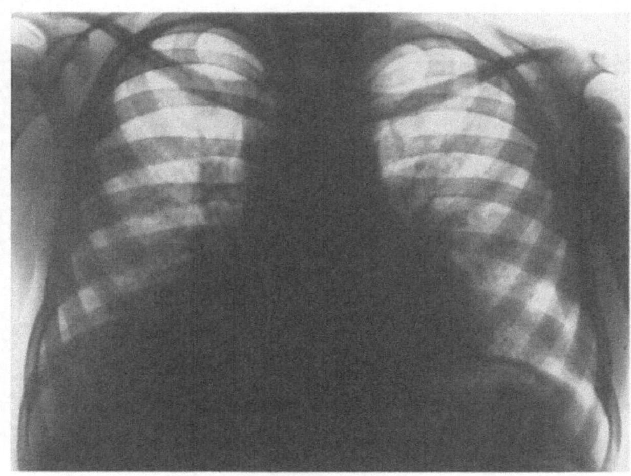

Abb. 4. Lungenbild bei Niemann-Pickscher Krankheit. $7^7/_{12}$jähr. ♂. Hilusverbreiterung, interstitielle Zeichnungsvermehrung und knötchenförmige Verdichtungen in beiden Untergeschossen (G. JOPPICH, Göttingen, Handb. Kinderheilk., Bd. VII, S. 279)

reticuläre Lungenbilder oder Wabenlungen beschrieben. Regelmäßig findet man jedoch bei der sog. juvenilen Form und der Erwachsenenform Angaben über Lungenveränderungen. Nach den ersten 40 kasuistischen Mitteilungen bis 1936 waren 39 Kinder innerhalb des ersten Lebensjahres gestorben, der seinerzeit längste Verlauf wurde von BAUMANN (10.—27. Lebensmonat) beobachtet. Seither sind vereinzelt ältere kranke Kinder (CHEVREL: $5^1/_2$jähr. Junge; THANNHAUSER: 8jähr. Mädchen; VIDEBAEK: Beobachtung eines Falles von 2 bis $5^1/_2$ Jahren; SANTELMANN: $8^5/_{12}$jähr. Junge mit etwa 7jähriger Krankheitsdauer) beschrieben worden. Gesicherte Erwachsenenfälle hat PFÄNDLER mitgeteilt: ein Bruderpaar von dem der eine im Alter von 29 Jahren an einem Unfall starb. Andere Mitteilungen über Erwachsenenfälle halten einer kritischen Nachprüfung nicht stand. Mehrere Beobachtungen bei Neugeborenen hat SANTELMANN zusammengestellt.

Der Verlauf wird neben den pulmonalen Episoden bestimmt von den neurologischen Auswirkungen. Diese führen von der anfänglichen Hypertonie (Spastik), über die Hypotonie zur Areflexie. Blindheit, Innenohrtaubheit und Oligophrenien verschiedener Gradausprägung kommen vor. Die Labilität des Wasserhaushaltes, Schwitzen und Speichelfluß dürften ebenfalls Ausdruck der zentralen Störung sein.

Der *Morbus Gaucher* (reticuläre und histiocytäre Cerebrosidosis) ist eine seltene, konstitutionell-familiäre Störung im Zellstoffwechsel, charakterisiert durch eine Anhäufung von Cerebrosiden in den Reticulumzellen und Histiocyten der Organe. Bisher sind etwa 200 Fälle von Morbus Gaucher im Schrifttum bekannt. Davon entfallen etwa 30 auf die ,,Jugendform'', welche in den ersten 6 Lebensmonaten auftritt und im oder um das 2. Lebensjahr zum Tode zu führen pflegt. Die Mehrzahl der Beobachtungen (THANNHAUSER; DIEZEL; VAN BOGAERT, CUMINGS u. LOWENTAL) betrifft die ,,Erwachsenenform'', von der $^2/_3$ in der ersten Lebensdekade und $^1/_3$ bis zum 30. Lebensjahr die ersten klinischen Erscheinungen erkennen läßt.

Die Cerebrosidablagerung betrifft in erster Linie die reticulären Zellen des lymphatischen und hämatopoetischen Apparates, weniger häufig und weniger stark scheinen die histiocytären Derivate beteiligt zu sein. Die klinischen Manifestationen bestehen in

1. Milzvergrößerungen,
2. Leber- und Lymphknotenvergrößerungen,
3. Skeletveränderungen: (Perthes)-Osteoporose,
4. Hautpigmentationen,
5. Conjunctivaverdickung und bräunliche Verfärbung in Corneanähe,
6. Neigung zu Hämorrhagien und Thrombopenien, Leukopenien und mikrocytärer Anämie.

Die Prävalenz des Reticulum gegenüber dem lockeren Bindegewebe wird in diesen Manifestationen deutlich. Bei der Jugendform ist die Speicherung so stark, daß auch die Lungen erhebliche Speicherungen aufweisen (Abb. 5, 6), also das lockere, interstitielle Bindegewebe mitbeteiligt ist.

Die Anhäufung von Cerebrosiden führt zur Bildung typischer, blasser, aufgetriebener, häufig mehrkerniger Zellen („Gaucherzellen") mit entsprechender Hyperplasie der betroffenen Organe und Organstrukturen. Ursache der Speicherung ist ein erhöhter Lipoidspiegel in den Körpersäften (exogene Thesaurismose), doch weisen namhafte Kenner der Lipoidosen (Klenk; Thannhauser) darauf hin, daß neben dem äußeren Angebot eine intracelluläre Störung des Stoffwechsels vorliegen muß.

Die Erwachsenenform des Morbus Gaucher läßt histologisch vorzugsweise die von Pick herausgestellte Begrenzung auf Milz, Leber, Lymphknoten und Knochenmark erkennen. Klinisch stehen deshalb Leber-, Milz- und Lymphknotenschwellungen im Vordergrund. Knochenschmerzen (ossale Form), Subikterus (Hämochromatose), hypochrome Anämie, Leukopenie mit Blutungsneigung sind häufige Begleitsymptome. Lungenerscheinungen werden in den meisten Fällen nicht beschrieben, doch weisen Einzelbeobachtungen (Habermann; Eigenbeobachtung Abb. 6) darauf hin, daß nicht nur die Hiluslymphknoten im Rahmen der lymphatischen Hyperplasie, sondern auch das Lungeninterstitium beteiligt sein können.

Graduell stärker und ausgedehnter ist die Speicherung bei der infantilen Form. Bei Säuglingen und Kleinkindern findet man (s. Zusammenstellung von A. Kaiser) Gaucherzellen im Thymus, in den Tonsillen, Nebennieren, Peyerschen Plaques der Darmschleimhaut und in den Lungen. Lubarsch glaubte gezeigt zu haben, daß die phagocytären Eigenschaften der Reticulumzellen — aus denen die Gaucherzellen sich entwickeln — gegen Ende des ersten Lebensjahres sich ändern. Zu diesem Zeitpunkt sollen die Reticulumzellen im Thymus, in den Tonsillen, die perivasculären Zellen in Niere und Nebenniere, die Adventitiazellen der Lungengefäße und die perivasculären Gewebe der Lungen ihre Speicherungsfähigkeit verlieren. Beim größeren Kind und Erwachsenen sei deshalb in diesen Organen eine Umwandlung der Reticulumzellen in Gaucherzellen nicht mehr möglich. Daß diese Interpretation nicht ganz zutreffen kann, zeigen die Lungenveränderungen bei einzelnen Erwachsenenfällen. Vermutlich sind quantitative Faktoren — Angebot an Cerebrosiden und Grad der intracellulären Stoffwechselstörungen — ausschlaggebend für das Manifestationsalter und den Organbefall. In den schwersten Fällen wird die Speicherung im 5. bis 6. Lebensmonat manifest, in schweren Fällen im zweiten Lebensjahr; alle klinisch später erfaßten Beobachtungen weisen je nach Alter leichtere Speicherungssymptome auf.

Die Frühmanifestationen werden gegenüber den „Erwachsenenformen" durch zwei symptomatologische Gruppen, eine zentrale und eine pulmonale bereichert. Zur zentralnervösen Symptomengruppe sind zu rechnen: psychische Alterationen (mürrisches Wesen), Apathie, mimische Ausdrucksarmut, vereinzelt katatonisch-stuporöse Bilder oder Idiotie; Hypertonie bis Rigidität, Motilitätsstörungen der Augenmuskeln, bulbärparalytische Zeichen, Dysphagie. Im Endstadium ähnelt das Bild dem einer diffusen Hirnsklerose. Auch ein Teil der Symptomatik von seiten der Atmungsorgane könnte noch zentralen Ursprungs sein, wie die laryngospastischen Zustandsbilder und die dyspnoischen Zustände mit Cyanose. Andere, wie Reizhusten, spastischer oder pertussiformer Husten und Stridor dürften auf die lokalen Lungenerscheinungen zurückzuführen sein. In der Anamnese der Säuglingsfälle findet man auffällig oft die Angabe eines kurz vorher durchgemachten

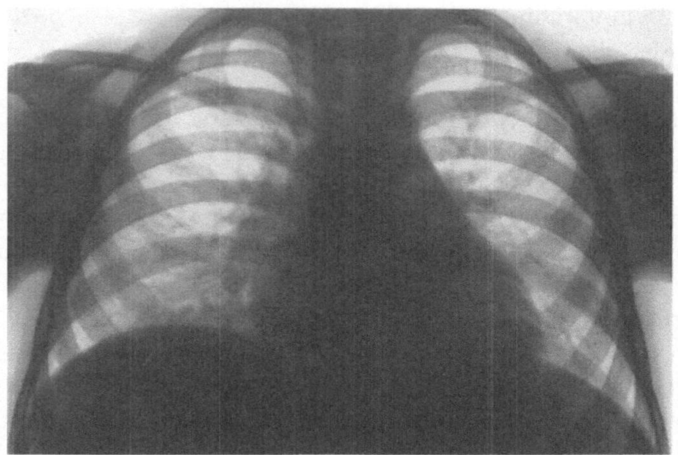

Abb. 5. Morbus Gaucher, Spätmanifestation. 8jähr. Junge. Hilusverbreiterung, verstärkte Gefäßzeichnung, dilatiertes Herz

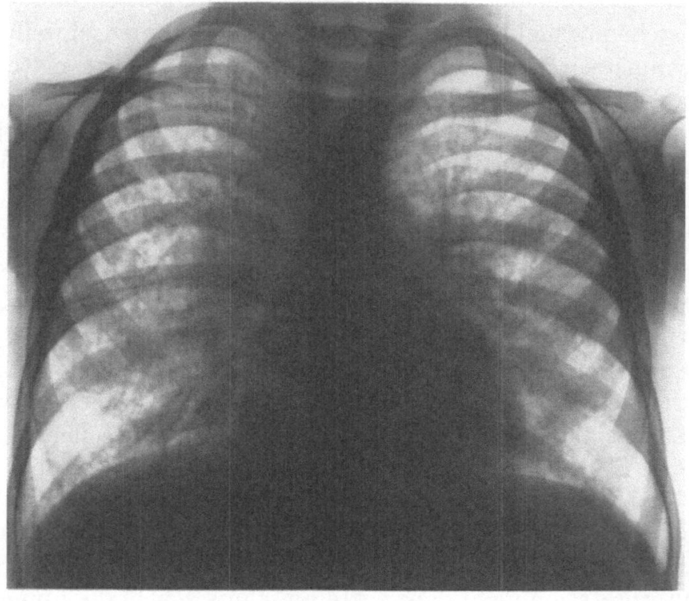

Abb. 6. Morbus Gaucher. Hilusschwellung, pseudomiliares Lungenbild. $2^1/_2$jähr. Junge

Keuchhustens, von welchem das Kind sich nicht richtig erholt habe. Im Zusammenhang mit der neurologischen Symptomatik entsteht dabei der Verdacht auf eine Keuchhustenencephalopathie (ULLRICH).

Bei einem hohen Prozentsatz der Säuglings- und Kleinkinderfälle haben nach einer Zusammenstellung von KAISER Bronchopneumonien die unmittelbare Todesursache dargestellt (ULLRICH; SCHAIRER; GERSTL; FRICK u. FRIEDRICH; FAHR u. STAMM u.a.). Es ist verständlich, daß auf dem Boden der ausgedehnten morphologischen Lungenveränderungen sowohl vasculäre Störungen als auch pneumonische Infiltrate bevorzugt entstehen können. Auch das histologische Bild zur Abb. 6, welches dem von KAISER publizierten

Fall unserer Klinik zugehörig ist, ließ eine gewisse Karnifikation der Pneumonie erkennen, wobei vermutlich die Speichersubstanz einen ständigen Fremdkörperreiz darstellt.

Im histologischen Schnitt dieses Falles fanden sich in den Alveolen, interstitielle, perivasculäre und peribronchiale Areale, die Gaucherzellen enthielten. Im Bereich der Herde, welche an eine chronische Pneumonie erinnerten, fanden sich reichlich Gaucherzellen. An zahlreichen Stellen lagen darüber hinaus Zeichen einer eitrigen Bronchitis und Peribronchitis vor. Stellenweise lagen die Gaucherzellen innerhalb des Alveolarlumens den Alveolarwänden locker auf, stellenweise bildeten sie aber auch dichte Verbände an den Alveolarwänden und in den Bronchialwänden. Der Cerebrosidgehalt lag zwischen 7,7 % und 8,7 % der Trockensubstanz.

Nur wenige Fälle (KAISER; HABERMANN; MYERS; ZEHNDER) weisen eine so exzessive Lungenspeicherung auf, wie in Abb. 6. Die interstitielle zur Reticulierung führende

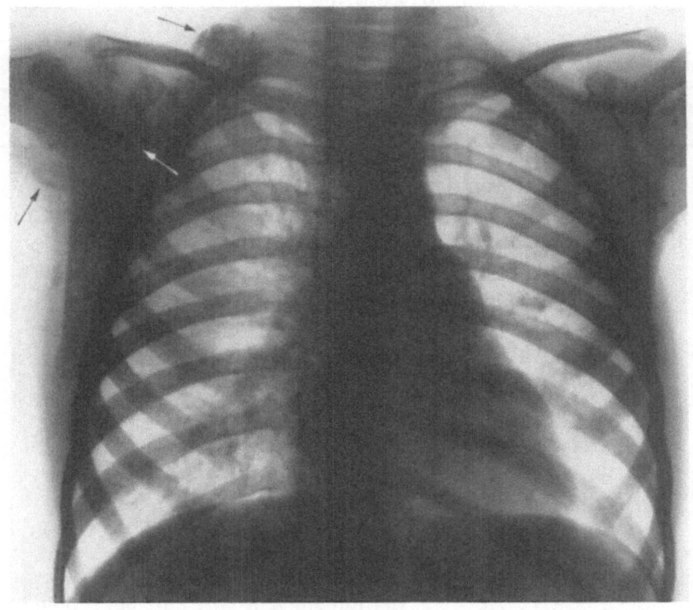

Abb. 7. Calcinosis universalis im Rahmen einer Dermatomyositis. $3^3/_{12}$jähr. Mädchen. Teilweise Superposition der Fascienverkalkungen mit den Lungen (re. Oberfeld), keine Lungenparenchymveränderungen

Zeichnungsvermehrung mit Übergängen zu pseudomiliaren Bildern kennzeichnet aber gerade die Frühformen, während später Hiluslymphknotenschwellungen (Abb. 5), streifige Zeichnungsvermehrung und Fälle ohne deutliche Lungenbeteiligung überwiegen.

Bei den übrigen Lipoidosen dieser Gruppe, den *Glykolipidosen* (Gargoylismus, Pfaundler-Hurlersche Krankheit, Dysostosis multiplex), der *diffusen Gehirnsklerose* und der *Leukodystrophie* (KRABBE) stehen die Speicherungen im Zentralnervensystem ganz im Vordergrund, bei der Pfaundler-Hurlerschen Krankheit sind auch das Skelet und andere reticulären Organe graduell verschieden beteiligt. Eigentümliche, auf diese Speicherungen hinweisende Lungenbilder sind nicht bekannt. Erwähnenswert ist aber, daß die Lungen z. Teil schon sehr früh zu unspezifischen Infekten (Bronchitis, Peribronchitis) neigen wie z.B. bei schweren Formen der Pfaundler-Hurlerschen Krankheit und z. T. Lungenkomplikationen die Spätstadien dieser progredienten Leiden weitgehend prägen (Bronchiektasen, hypostatische Pneumonien). Eigenartigerweise spart auch die *Lipocalcinogranulomatose* (TEUTSCHLÄNDER), die in schweren Fällen als *Calcinosis universalis* (Abb. 7) in Erscheinung tritt, die Lungen aus. Diese Beobachtung ist deshalb erwähnenswert, weil die für dieses Leiden charakteristischen Lipoid-Kalk-Bindegewebskomplexe bevorzugt im lockeren Bindegewebe der Muskelfascien und der Gelenke auftreten. Grundlage ist wohl eine Cholesterinlipoidose; Einlagerung von Kalksalzen, Zerfallshöhlen und bindegewebige Granulationen ergänzen die morphologische Grundlage der tumorartig oder flächenhaft auftretenden Veränderungen. Im Blut besteht eine Hypercalcämie. Das Leiden ist familiärerblich. Gelegentlich können bei flächenhaften Arealen Überlagerungen mit den Lungen vorkommen (Abb. 7).

4. Reticulosen

Zu den primären Reticulosen, welche fakultativ oder obligat mit einer Speicherung einhergehen, gehören drei Krankheitsbilder, deren Zusammenhang immer wieder und immer noch Gegenstand zahlreicher Abhandlungen ist. Es handelt sich dabei um

a) die akute Reticulose (ABT-LETTERER-SIWE),
b) das eosinophile Granulom und
c) die Hand-Schüller-Christiansche Krankheit.

Eine recht uneinheitliche Nomenklatur, recht differente klinische Bilder und die immer noch begrenzte Zahl kasuistischer Mitteilungen erschweren die Auffindung der gesetzmäßigen Zusammenhänge, obwohl sich die Mehrzahl der zusammenfassenden Publikationen gerade dem Problem der gegenseitigen pathobiologischen Stellung widmet (REWALD; FEYERTER; LICHTENSTEIN; DUMERMUTH; SANTELMANN u. GIRGENSON; HODGSON u.a.). Ungeachtet der Kombinationsnamen, die einzelne bis alle Formen (z.B. Letterer-Christiansche Erkrankung, REWALD) in sich vereinigen wollen und der Tatsache, daß es vielerlei Übergänge von der einen in die andere Krankheitsform gibt, sollen nachfolgend die drei Formen gesondert abgehandelt werden. Maßgeblich dafür ist die Feststellung, daß bei der akuten Reticulose bislang ein bündiger Beweis, welcher zur Einreihung in die Speicherreticulosen berechtigen würde, aussteht. Eine Übersicht der differentialdiagnostisch wichtigen, trennenden Kriterien gibt die Tabelle 2. Dabei handelt es sich allerdings um klinisch-biologische Kriterien, die über eine genetische Einheit dieser drei Krankheitsformen wenig auszusagen vermögen.

Tabelle 2. *Differentialdiagnostische Kriterien zwischen den Einzelformen der Reticulohistiocytosen*

Klinische Form	Altersdisposition	Leitsymptome	Skelet	Lungen	Dauer	Prognose
Akute Reticulose (ABT-LETTERER-SIWE)	0—2 Jahre	Temperaturen, Exantheme, maculöse Blutungen, Splenomegalie, Hepatomegalie, Lymphknotenschwellung, Panmyelopathie	Osteoporose, systemartige Metaphysenveränderungen (subepiphys. Aufhellungen, metaphysäre Osteolyseherde)	Hilusschwellung, interstitielle Zeichnungsvermehrung bis pseudomiliares Bild	Wochen, Monate	infaust
(HAND-SCHÜLLER-CHRISTIAN)	2—5 Jahre	Seborrhoe, Diabetes insipidus, Exophthalmus, Infantilismus	Osteolysen und Osteosklerosen (Landkartenbild) bevorzugt in den platten Knochen	Hilusschwellung, interstitielle Fibrose, „Honigwabenlunge"	Jahre	schlecht
Eosinophiles Granulom	5—16 Jahre	Lokale, leichte Schmerzempfindlichkeit	Umschriebene — bei jungen Kindern multiple — Osteolysedefekte ohne Reaktionsraum	Fehlt bei reinen Fällen, bei Übergangsformen wie dort	Jahre	gut; zweifelhaft bei Übergangsformen

Die *akute Reticulose* (Synonyma: Abt-Letterer-Siwesche Krankheit, Letterer-Siwesche Krankheit, aleukämische Reticulose, Reticuloendotheliose, Histiocytose X, systematische reticuloendotheliale Granulomatose, akute kindliche — nicht lipoide — Reticuloendotheliose, maligne histiocytäre Reticulose, nicht lipoide Histiocytose, histiomonocytäre Reticulose, akute disseminierte Reticuloendotheliose) ist eine perakute bis akute, maligne Krankheit, welche vorwiegend im Säuglingsalter, seltener im zweiten Lebensjahr vorkommt. Spätere Manifestationen verlaufen chronischer und sind ausgesprochene Raritäten, während die akute Reticulose häufiger vorkommt. Im Tumormaterial unserer Klinik betrug der Anteil der Reticulosen 5%, eine Zuordnung zu den Tumoren ist wegen des Verlaufes und der Irreversibilität ebenso berechtigt, wie bei den Leukosen.

Die klinische Symptomatik pflegt mit Temperaturen, welche zunächst nicht geklärt werden können, zu beginnen. Tage bis wenige Wochen später treten Exantheme auf, petechiale bis maculöse Hautblutungen, welche an Größe eine zunehmende Tendenz zeigen, treten hinzu. Das Vollbild wird geprägt durch Hyperplasie der reticulären Organe, Milzvergrößerung, Lebervergrößerung und allgemeine Lymphknotenschwellung. Die Blutbildungsstätten sind allgemein betroffen im Sinne einer progredienten Panmyelopathie. Therapeutisch unbeeinflußt pflegt das Krankheitsbild innerhalb von Wochen abzulaufen; durch die gegenwärtige Behandlung mit Corticosteroiden sind jedoch Remissionen erreichbar, in Einzelfällen (ARONSON) sind sogar Heilungen beschrieben.

Für die radiologische Diagnostik spielen die Veränderungen am Skelet und an den Lungen eine wichtige Rolle. Am Skelet steht eine allgemeine Osteoporose im Vordergrund, die Corticalis ist dünn, die Markräume wirken mehr oder minder durchsichtig. Systemartige Metaphysenveränderungen erwecken mitunter schon vor Ausbruch der ersten Krankheitszeichen den Verdacht auf eine Reticulose. Die Verkalkungszonen sind verbreitert und verdichtet, unterhalb der Verkalkungszonen ziehen sich mehr oder minder breite Aufhellungsbänder durch die Metaphysen. Die Metaphysen- und metaphysennahen Diaphysen sind besonders kontrastarm und weisen mitunter rundliche bis ovale, stecknadel- bis linsengroße Osteolyseherde auf. Das Ausmaß der Knochenveränderungen hängt vorwiegend vom Stadium, die Form in erster Linie vom Alter ab.

Die Lungen sind fast regelmäßig beteiligt. Im Rahmen der allgemeinen Lymphknotenschwellungen liegen Hiluslymphknotenschwellungen vor (s. Abb. 69, S. 841), darüber hinaus ist die interstitielle Zeichnung vermehrt. In manchen Fällen beschränkt sich die Zeichnungsvermehrung auf die perihilären Lungenpartien, in den meisten Fällen erfaßt sie jedoch den gesamten Lungenkern. Fast regelmäßig nehmen die radiologischen Veränderungen hilifugal ab. Diese Feststellung gilt sowohl für die rein reticulären, netzartigen Lungenparenchymverdichtungen, als auch für die reticulär-pseudomiliaren Bilder. Letztere sind für die akuten Formen des Säuglingsalters charakteristisch und in ihrer Form auch weitgehend pathognomonisch. Die Eigentümlichkeit besteht dabei in der innigen Verflechtung von feinstreifig-reticulären und feinfleckigen Strukturelementen (ABT; LETTERER; SIWE; CAZAL; LIGHTWOOD u. TIZARD; BERAUD u. PHILIPPON; DENYS u. EGGERMONT; FREUD; MANN).

Die *Hand-Schüller-Christiansche Krankheit* (Synonyma: Xanthomatosis, Christiansche Erkrankung, Schüller-Christian, Lipoidgranulomatose, Normocholesterinämische Xanthomatose, Hand-Schüller-Christian) ist eine nicht einheitliche Krankheit, welche im Kleinkindesalter, vorwiegend zwischen dem 2. und 5. Lebensjahr auftritt. Zur klassischen Symptomentrias gehören Knochendefekte, Exophthalmus und Diabetes insipidus. Am häufigsten findet man Veränderungen im Bereich des Schädeldaches, der Kiefer und des Rachendaches. In etwa $^1/_3$ der Fälle kommen Hautveränderungen in Form von papulösen Eruptionen oder seborrhoischen Ekzemen vor. Auch disseminierte Xanthome, welche die Achseln, Ellbogen und die Nackenpartien bevorzugen, treten in Einzelfällen auf. Im späteren Verlauf resultieren als Folge der hypothalamischen Infiltrationen Verzögerungen im Wachstum, der sexuellen Entwicklung; ein Diabetes insipidus kann sich entwickeln. Ausgedehntere Formationen von xanthomatösen Wucherungen in den Augenhöhlen verursachen einen Exophthalmus. Die Lipoidsubstanzen im Blut sind nicht gesetzmäßig verändert, der Cholesterolgehalt liegt im Rahmen der physiologischen Grenzen.

Die Skeletveränderungen bestehen in einem bunten Nebeneinander osteolytischer und osteosklerotischer Prozesse. An größeren Flächen werden diese Veränderungen am deutlichsten und haben z.B. am Schädel zum Ausdruck ,,Landkartenschädel'' geführt. Ähnlich sind die Veränderungen auch an den Beckenschaufeln, während die Röhrenknochen weniger beteiligt sind.

Auch in den Lungen kommen granulomatöse Veränderungen vor, führen allerdings erst in späteren Stadien zu stärkeren Parenchymveränderungen. Im Vordergrund des radiologischen Bildes stehen strähnig-streifige Verdichtungen, in die zunächst diskret, später deutlicher, fleckige Elemente eingelagert werden (Abb. 8).

Auch Honigwabenbilder sind beschrieben (WALLGREEN; THANNHAUSER).

Das *eosinophile Granulom* ist gekennzeichnet durch das Auftreten solitärer oder multipler Knochengranulome. Die Krankheit tritt vorwiegend bei Kindern und Jugendlichen zwischen dem 5. und 16. Lebensjahr auf, jedoch wurden Einzelfälle bis ins 6. Lebensjahrzehnt bekannt. Die Krankheit entsteht unvermittelt, Leitsymptom ist dabei entweder eine

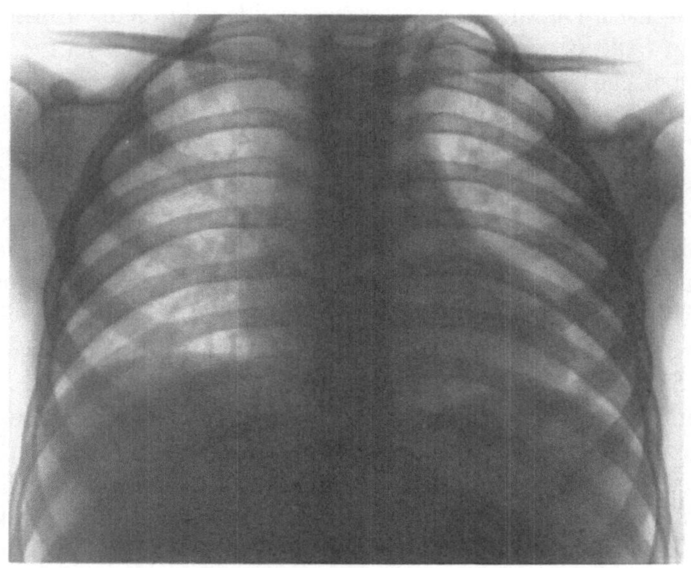

Abb. 8. Hand-Schüller-Christiansche Krankheit bei 2jähr. Mädchen (Herde an Haut, Unterkiefer und Beckenschaufeln histologisch gesichert). Lungen: Diskrete interstitielle und feinnoduläre Zeichnungsvermehrung

ungeklärte Schwellung oder eine lokale Schmerzhaftigkeit. Die radiologische Untersuchung deckt umschriebene Osteolysedefekte bis zu Durchmessern von einigen Zentimetern auf. Diese Herde, welche ein granulomatöses Gewebe enthalten, liegen wie ausgestanzt, reaktionslos innerhalb des Knochens. Bei isolierten Fällen kommen Lungenbeteiligungen nicht vor, es gibt allerdings Übergänge zur Hand-Schüller-Christianschen Krankheit. In solchen Fällen pflegen auch entsprechende Lungenveränderungen aufzutreten (DUMERMUTH; GRANT u. GINSBURG; KAPLAN u.a.).

Sekundäre Speicherungskrankheiten

5. Die essentielle Lungenhämosiderose

Bei der Lungenhämosiderose unterscheidet man eine *cardial bedingte* — gleichsam *sekundäre* — und eine *essentielle — primäre Form.* Die cardial bedingte tritt in milden Formen schon im Kleinkindesalter auf, und zwar sowohl bei angeborenen Herzfehlern mit verminderter Lungendurchblutung, als auch bei vermehrtem Lungenstromvolumen und bei pulmonaler Hypertension. Markante Ausmaße pflegt bei den cardialen Formen die Siderose erst jenseits des 10.—12. Lebensjahres und beim Erwachsenen zu erreichen. Bei älteren Schulkindern und jugendlichen Erwachsenen handelt es sich meist um unreine Mitralfehler oder Mitralstenosen. Die Röntgensymptomatik der cardialen Lungenhämosiderosen wird bestimmt durch kleinere Blutungen und reaktive Bindegewebsvermehrung des Lungeninterstitiums, wobei Kombinationsbilder mit verschiedenen Schweregraden eines Lungenödems vorkommen. Die unregelmäßige Vermehrung streifig-schlieriger

Elemente ist in der Zeichnung distinkt bei congenitalen Vitien, wird unscharf bei Herzinsuffizienz und -dekompensation und erhält mit zunehmender Dauer zunehmend mehr fleckig-bizarre Verdichtungen.

Wohl nicht gerade häufig vorkommend, in den letzten Jahren aber auffallend oft beschrieben, stellt die *essentielle Lungenhämosiderose* ein gerade für die pädiatrische Diagnostik recht wichtiges Problem dar. Neben zahlreichen Einzelmitteilungen über die essentielle oder idiopathische Lungenhämosiderose (HALVORSEN; JOSEPH, JOB u. GENTIL; IRVIN u. SNOWDEN; STEINER; SCHULER; FLESCH; PROBST; BURCKHARDT u. VOGEL; SOERGEL; LESCKE u. WAGNER; WEINGÄRTNER) liegen auch größere Zusammenstellungen, so von BÄSSLER u. DIETEL über 76 Fälle, von FLEISCHNER u. BERENBERG über 31 Fälle und von CHATGIDAKIS über 27 Fälle aus der englischen Literatur vor. Seit der Übersicht

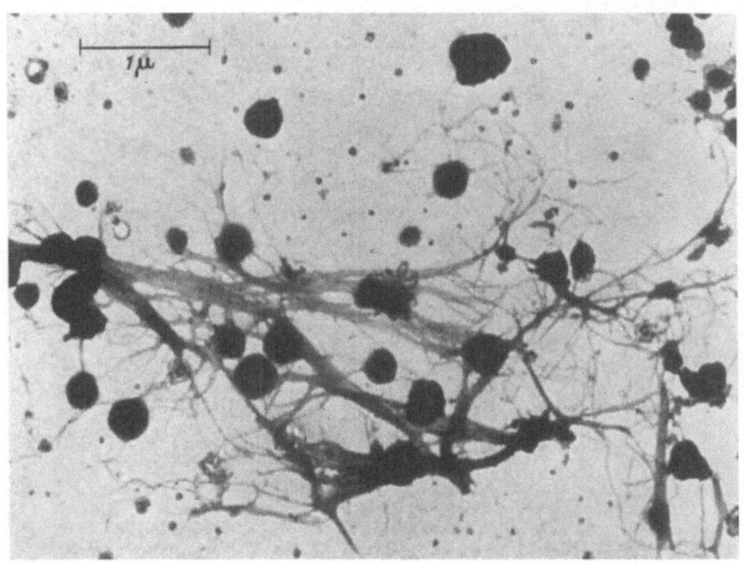

Abb. 9. Freisetzung des Eisenpigmentes aus elastischen Fasern nach Abbau der Kittsubstanz durch Hyaluronidase. Durch Wegfall des markierenden Eisens kommen die durchscheinenden elastischen Fibrillen zur Darstellung. (Nach PROBST: Handb. Kinderheilk., Bd. VII, S. 283)

von BÄSSLER u. DIETEL sind noch Mitteilungen von IVIČIĆ u. KRAJAK, sowie STALDER u. BODIS hinzugekommen. Speziell mit der radiologischen Symptomatologie beschäftigen sich CASTANIER, NAHON, PUECH u. DAVID.

Von den bisherigen Mitteilungen entfallen etwas mehr als $^1/_3$ auf das Kleinkindesalter, ein knappes Drittel auf das Schulalter und ein weiteres Drittel auf Jugendliche und Erwachsene. Nur einzelne Fälle jenseits des 40. Lebensjahres sind bekannt geworden (s. BÄSSLER u. DIETEL). Mädchen sollen etwas häufiger erkranken als Knaben, doch weist eine Zusammenstellung aller bisherigen kasuistischen Mitteilungen ein leichtes, statistisch unbedeutendes Überwiegen der Knaben auf. Die erste ausführliche Beschreibung geht auf CEELEN (1931) zurück. Darauf ist die manchmal gebrauchte Bezeichnung „Ceelen-Disease" zurückzuführen.

Bei diesem Leiden soll es sich um eine primäre Erkrankung der elastischen Fasern handeln, wobei diese Fasern — vermutungsweise durch einen chronisch-allergischen Vorgang — zerstört werden und eine Eiweiß- und Kalkinkrustation erfahren. Pathogenetisch wird dem Auftreten saurer Mucopolysaccharide eine Schlüsselstellung zugesprochen. Diese sollen die elastischen Fasern der Gefäße schädigen. Die Elasticadefekte begünstigen Diapedesisblutungen und Gefäßzerreißungen (PROBST). Das aus dem Blutabbau stammende Eisen wird phagocytiert und an Mucopolysaccharide, damit an die Fasern gebunden. Radiologisch ergibt sich daraus eine universelle Fremdkörperreaktion des Lungenparenchyms, welche durch Lungenblutungen und Symptome eines chronischen Lungenödems ergänzt wird. Die Lungen sind schwer, weisen einen bis um das 2000fache erhöhten

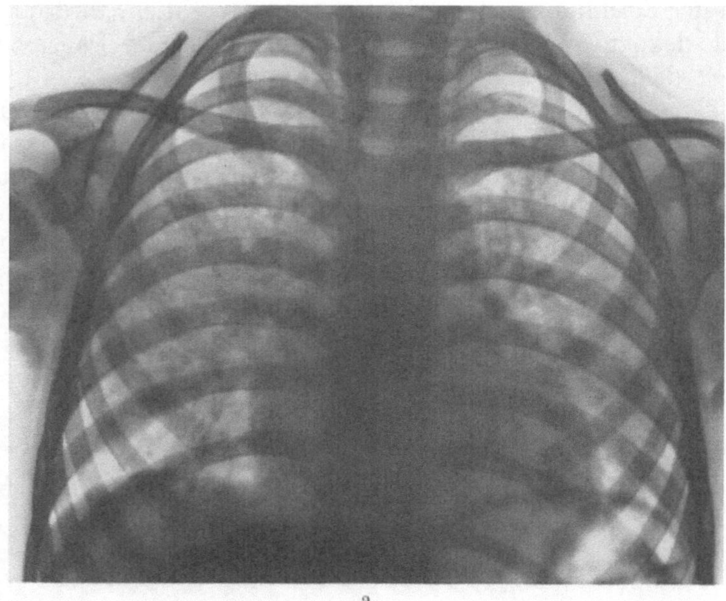

a

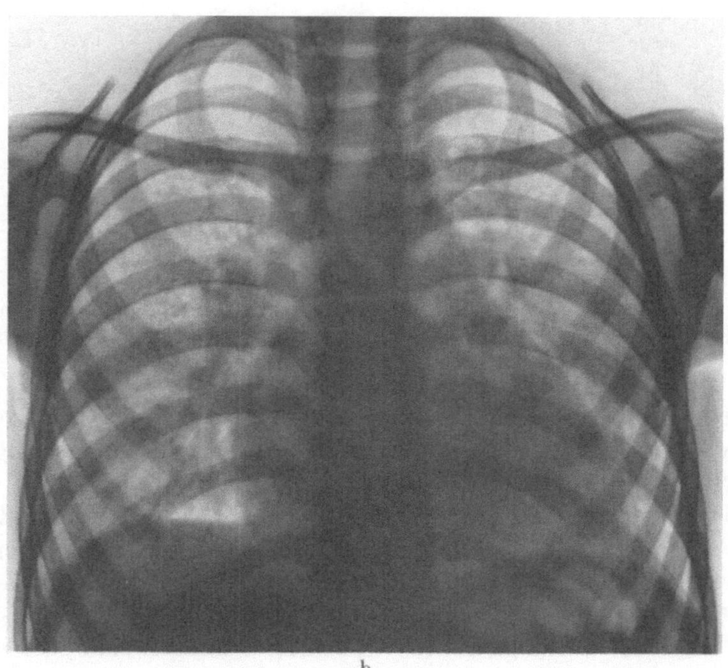

b

Abb. 10a—d. Essentielle Lungenhämosiderose. Verlaufsserie: a) $4^3/_{12}$ Jahre, b) $4^{11}/_{12}$ J., c) $4^{11}/_{12}$ J. eine Woche später, d) $5^2/_{12}$ J. Die Verlaufsserie zeigt das wechselhafte Lungenbild, dessen Veränderungen von wolkig-streifigen Strukturverdichtungen in den Mittelfeldern ausgehen (a). 6 Monate später kommt es unter einem pneumonischen Bild zu intensiveren Abschattungen (b), welche sich über beide Lungen erstrecken. Die streifig-reticuläre Grundstruktur bleibt sichtbar und persistiert (c) nach Abklingen der pneumonischen Infiltrate, zunehmende Herzdilatation. 11 Monate nach der Erstbeobachtung (d) haben die Lungenverdichtungen erheblich zugenommen, links zu intensiven Abschattungen geführt, innerhalb welcher man einige Bronchiallumina erkennen kann. Terminales Stadium

Eisengehalt auf. In den Alveolen sind massenhaft Herzfehlerzellen. Alveolarepithelien und Phagocyten sind mit Hämosiderin angefüllt (Abb. 9). Das elastische Fasergerüst der Lunge ist aufgesplittert. Bronchiolitische und bronchopneumonische Infiltrate ergänzen das Bild.

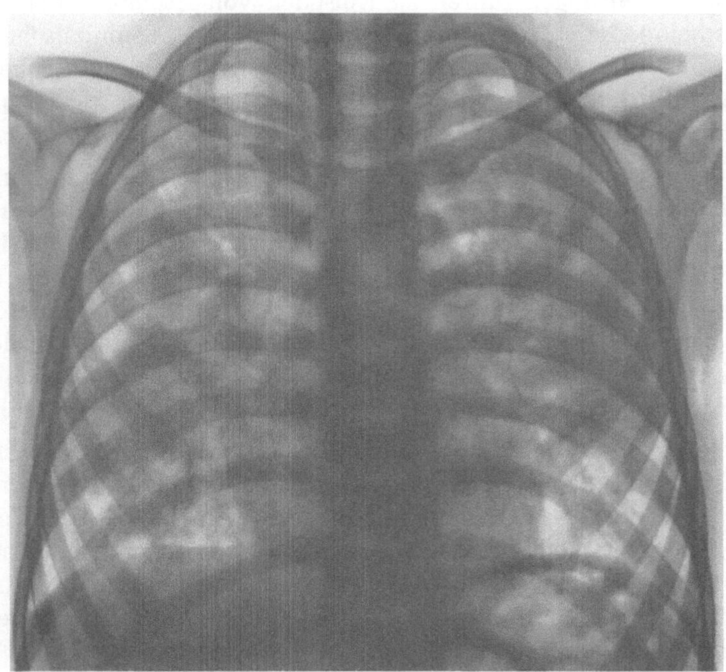

Abb. 10c

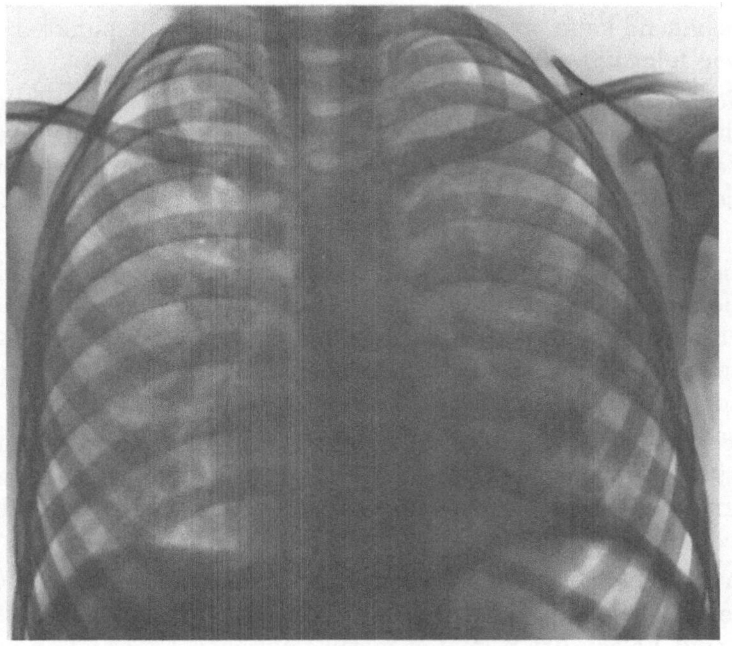

Abb. 10d

Klinisch wird das Krankheitsbild beherrscht von einer markanten, hypochromen Anämie. Die Serumeisenwerte liegen um die Hälfte der Normalwerte, zeitweise darunter. Die Anämie bessert sich nach Eisengaben, nimmt aber nach Absetzen der Eisenmedikation wieder rasch zu. Gelbverfärbung der Haut, Subikterus der Skleren, Erhöhung des indirekten Bilirubins im Serum legen zusammen mit der Milzschwellung zunächst den Verdacht auf eine hämolytische Anämie nahe. Anämie und Röntgenveränderungen der Lunge gehören zu den obligaten — nur in wenigen Fällen nicht registrierten — Symptomen, während Bluterbrechen und Milzvergrößerungen seltener angegeben werden. Schubweise auftretende Lungenblutungen führen zu Episoden von Atemnot, welche in Verbindung mit dem Allgemeinbefinden und Temperaturerhöhungen pneumonische oder bronchiolitische Zustandsbilder hervorrufen. Anamnestische Angaben über durchgemachte Grippen, Lungenentzündungen und Bronchitiden fehlen selten. Erst das wiederholte Rezidiv lenkt im Zusammenhang mit der Anämie die Aufmerksamkeit auf die Lungenhämosiderose.

Herzbefunde im Sinne von Klappenfehlern oder Herzmuskelerkrankungen liegen nicht vor. Die bei Obduktionen gefundenen Herzveränderungen sind nicht Ursache der Siderose, sondern Folge der pulmonalen Veränderungen. Die intermittierende, im Laufe der Krankheit zunehmende Strombahnbehinderung in der Lunge führt zum Bilde eines Cor pulmonale chronicum. Das Herz ist allgemein vergrößert, die Dilatation und Hypertrophie ist jedoch rechts-betont. Rechtsinsuffizienzen mit Leber- und Milzschwellungen begleiten terminal die Lungenveränderungen. Der Verlauf erstreckt sich gewöhnlich über 1—3 Jahre, ist intermittierend-progredient, der Ausgang des Leidens ist immer letal.

Die klinischen Symptome können den radiologischen um Monate bis Jahre vorausgehen. Zunächst ist nur die interstitielle Lungenzeichnung im Lungenkerngebiet vermehrt und oft reticulär formiert. Der Lungenmantel ist eher gebläht. Hilusschwellungen mäßigen bis stärkeren Grades kommen schon in den Frühstadien vor, später sind sie recht markant. Die Spätstadien sind gekennzeichnet durch wolkige und fleckige Trübungen, welche die reticuläre Grundstruktur überlagern. Wesentliche Teile dieser Trübungen sind auf Lungenblutungen zurückzuführen, sie wechseln dementsprechend rasch an Form und Größe, bilden sich teilweise zurück, ergreifen aber im Zuge der Progredienz immer größere Lungenpartien (Abb. 10a—d). In Spätphasen sind beide Lungen mit Ausnahme der peripheren Partien mehr oder minder ausgedehnt verschattet (Abb. 10c).

Zusammenschauend kann man unter radiologischen Gesichtspunkten die Speicherung in der Lunge wie folgt umreißen:

1. Das Speicherungsvermögen der Lunge ist offensichtlich abhängig vom Ausmaß des speicherungsfähigen Gewebes. Da die jugendliche Lunge relativ mehr interalveoläres und interstitielles Gewebe besitzt, neigt sie eher zur Speicherung als das Lungengewebe älterer Menschen. Besonders deutlich ist der Unterschied im Speicherungsvermögen der Säuglingslunge.

2. Die Mitbeteiligung der Lungen an den Speicherungsvorgängen bei den infantilen Formen der Thesaurismosen — im Gegensatz zum seltenen und spärlichen Lungenbefall bei den Erwachsenenformen — dürfte andererseits auch eine Frage des Angebotes an Speichersubstanz sein. Dieses Angebot scheint bei den Frühmanifestationen relativ höher zu sein als bei den Spätmanifestationen.

3. Die Speicherung beginnt im Zwischengewebe und führt zunächst zu einer Vermehrung der interstitiellen Lungenzeichnung. Treten neben den streifig-schlierigen Zeichnungselementen fleckige und flächige Komplexe auf, so hat der Prozeß über das Interstitium hinaus die Alveolarlumina erfaßt.

4. Ursachen für die Speicherung in den Alveolarepithelien scheint eine Erschöpfung der interstitiellen Speicherkapazität zu sein. Vasculäre Störungen mit Exsudationen und Entzündungen sind Folgen der primären morphologischen Umwandlungsprozesse.

5. Prinzipielle Unterschiede zwischen den primär-hämatogenen Speicherungskrankheiten und den sekundären aerogenen bestehen nicht. Graduell, verteilungsmäßig und bezüglich der Strukturfeinheiten sind differentialdiagnostische Unterschiede zwischen diesen beiden Gruppen faßbar.

6. Je stärker die Speicherung in der Lunge ist, umso anfälliger wird das Organ gegen unspezifische und spezifische Infektionen (Pneumonien, Tuberkulose). Neben dem Lokalfaktor spielt vermutlich die Minderwertigkeit der durch Speicherung überlasteten — d.h. funktionell einseitig überforderten — mesenchymalen Zellen für die Herabsetzung der Infektionsabwehr eine gleich bedeutsame Rolle.

Stoffwechselauswirkungen auf das Lungenparenchym

6. Wasser- und Elektrolytstoffwechselstörungen

Für den Wasser- und Elektrolythaushalt, sowie für das Säure-Basengleichgewicht des Organismus haben die Lungen schon physiologischerweise, erst recht aber bei pathologischen Abweichungen wesentliche regulatorische Aufgaben (Abb. 1 und 11). Der Magen-Darmkanal ist der Zufuhrweg für Wasser und Elektrolyte, Haut-Nieren, Lunge und Darm sind Hauptausscheidungsorgane. Bei Gleichgewichtsstörungen im Säuren-Basenhaushalt oder im Wasserstoffwechsel wird die Lunge primär oder sekundär in Mitleidenschaft gezogen. Wenn sich auch nur ein Bruchteil dieser Stoffwechselvorgänge im Röntgenbild faßbar auswirkt, so stellt doch die Mehrzahl besondere funktionelle Anforderungen an die

Wasser- und Elektrolythaushalt (2)

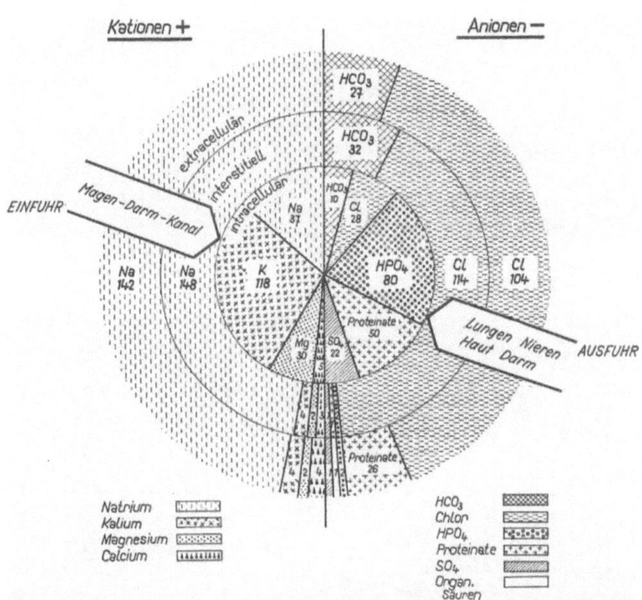

Abb. 11. Schema der Flüssigkeits- und Elektrolytverteilung im menschlichen Körper und der Regulationsorgane

Lunge und verändert damit die radiologische Grundstruktur. Sekundär muß sich die Lunge den organismischen Verschiebungen kompensatorisch anpassen, primär verursacht sie derartige Elektrolytgleichgewichtsverschiebungen. Die klassischen Balancestörungen, welche die Lungenfunktion beeinflussen, sind folgende:

1. Die metabolische Acidose (Basen-Bicarbonat-Defizit) führt zu einer acidotischen Stoffwechsellage durch relatives Übergewicht der Säuren. Kompensatorisch halten die Nieren Basen-Bicarbonate zurück, scheiden Wasserstoffionen und Nicht-Bicarbonat-Anionen aus. Die Lungen sind gebläht, hyperaktiv, geben reichlich CO_2 ab, die Atmung wird forciert und tief (Kußmaulsche Atmung).

2. Die respiratorische Acidose (Kohlensäureüberschuß) entsteht, wenn die Lunge CO_2 primär zurückhält. Kompensatorisch halten die Nieren Basen-Bicarbonate zurück und scheiden Wasserstoffionen und Nicht-Bicarbonationen aus. Die Atmung ist dabei herabgesetzt. Der Urin wird sauer.

3. Die metabolische Alkalose (Basen-Bicarbonat-Überschuß) entsteht durch erhöhte Verluste an Chlorionen oder durch exzessive Aufnahme von Natriumbicarbonat. Kompensatorisch halten die Lungen CO_2 zurück, die Nieren scheiden Bicarbonationen aus, halten Wasserstoffionen und Nicht-Bicarbonat-Anionen zurück. Der Urin wird alkalisch.

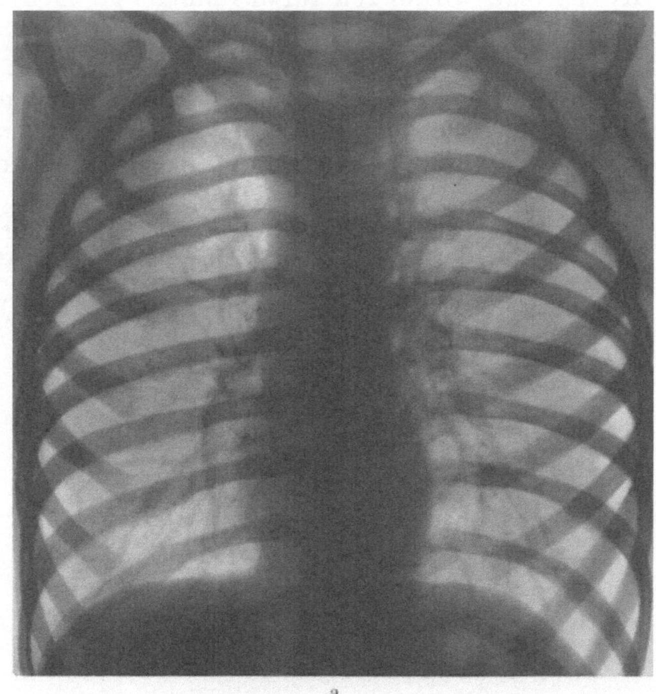

a

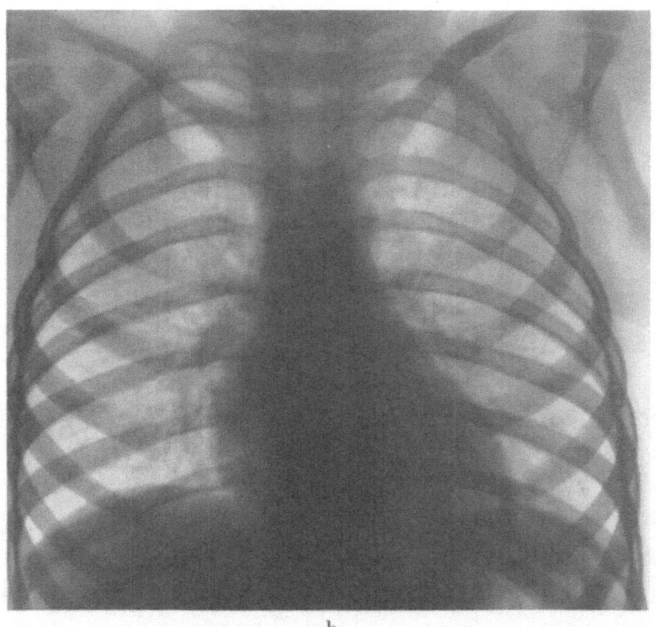

b

Abb. 12. Akute Dehydration bei Virusenteritis. $2^{10}/_{12}$jähr. Junge. a) Im Stadium der Exsiccose schmales Herz, schmale Lungengefäße und zeichnungsarme Lungenperipherie. b) 3 Tage später nach Rehydration vollständig verändertes, normalisiertes Lungenbild, leichte Herzdilatation

4. *Die respiratorische Alkalose* (Kohlensäuredefizit) entsteht bei hohen CO_2-Verlusten durch die Lungen bei hyperaktiver Atmung. Kompensatorisch scheiden die Nieren Bicarbonationen aus, halten Wasserstoffionen und Nicht-Bicarbonat-Anionen zurück. Der Urin wird alkalisch.

Der Lungenfunktionszustand wird also bei diesen klassischen Säuren-Basenhaushaltsstörungen in zwei verschiedene Richtungen verändert. Die Atmung ist hyperaktiv und tief, die Lungen überbläht, bei der metabolischen Acidose (sekundär) und der respiratorischen Alkalose (primär). Die Atmung ist flach, herabgesetzt, bei der respiratorischen Acidose (primär) und der metabolischen Alkalose (sekundär). Diesen Gleichgewichtsstörungen parallel oder sogar voraus gehen Verschiebungen im Wasserhaushalt. Da die Lungen relativ viel extracelluläres Wasser (in den Gefäßen und im Interstitium) besitzen, sind sie nicht nur bevorzugt, sondern auch frühzeitig von Flüssigkeitsvolumenverschiebungen betroffen. Obwohl diese Stoffwechselvorgänge bei einer Vielzahl von Lungenerkrankungen — von der Pneumonie angefangen — ein bedeutsames Glied in der pathogenetischen Kette sind, ist über die radiologischen Auswirkungen kaum etwas bekannt geworden. Dabei können solche Stoffwechselvorgänge allein das Thoraxbild tiefgreifend beeinflussen, wie die Vergleichsaufnahmen in Abb. 12 a, b bei Dehydration (a) und Rehydration (b) zeigen. Im folgenden soll lediglich auf die wichtigsten Krankheitsgruppen

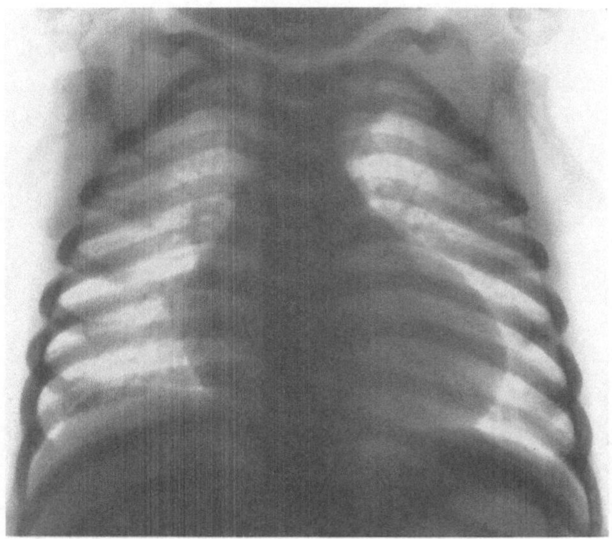

Abb. 13. Renale Acidose. $1^1/_{12}$jähr. Mädchen. Rachitisähnliche Skeletveränderungen. Diskrete Betonung der interstitiellen Lungenzeichnung, deutlich vergrößertes Herz

hingewiesen werden, bei denen die oben genannten Stoffwechselschwankungen zu Auswirkungen auf den Lungenfunktionszustand führen und damit Veränderungen des Lungenbildes bewirken können.

Eine (1) *metabolische Acidose* entsteht bei schweren Infektionen, schlecht eingestelltem Diabetes und bei der infantilen Diarrhoe(Intoxikationen, toxische Enteritis, Abb. 12). Die tiefe Kußmaulsche Atmung tritt bei jungen Kindern nicht immer auf, Hyperpnoe wird in diesem Alter häufiger beobachtet.

Eine (2) *respiratorische Acidose* kann bei allen Krankheiten entstehen, welche den Gasaustausch in den Lungen beeinträchtigen. Dabei wird primär Kohlendioxyd retiniert. Pneumonien, Emphysem, Blähungsbronchitis, Bronchiolitis, Mucoviscidose, Morphiumvergiftungen und Stauungszustände im kleinen Kreislauf führen zur respiratorischen Acidose.

Eine (3) *metabolische Alkalose* kommt durch Zufuhr großer Natriumbicarbonatmengen oder durch Verlust größerer Chlor- und Kaliummengen zustande. Klassisches Beispiel dafür ist die hypertrophische Pylorusstenose. Die Atmung ist herabgesetzt, tetanische Zustände können eintreten.

Eine (4) *respiratorische Alkalose* entsteht bei gesteigerter Ausscheidung von CO_2 durch die Lungen mit nachfolgender Herabsetzung der CO_2-Konzentration im Blut. Zu dieser Stoffwechselsituation führen Hyperventilation, Sauerstoffmangel, Encephalitiden und Salicylatvergiftungen.

Tabelle 3. *Differentialdiagnose atypischer Rachitisformen*

	Vitamin D-Mangel-Rachitis	Genuine Vitamin D-resistente Rachitis	Hyperphosphatämische renale Rachitis	Debré-de-Toni-Fanconi-Syndrom mit Cystinose	Hypophosphatasie	Lightwood-Albright-Syndrom	
Wesen und Sitz der Störung	Organismischer Vitamin D-Mangel	Angeborene, dominant vererbliche, tubuläre Insuffizienz der Phosphatrückresorption	Glomeruläre Insuffizienz ausreichend Phosphate auszuscheiden	Angeborene, erbliche Funktionsanomalie der proximalen Tubuli	Angeborene Stoffwechselstörung	Diamoxartige, reversible distale tubuläre Bicarbonat-Rückresorptionsstörung	Vitamin D-intoxikationsartige Störung (Überempfindlichkeit gegen Vitamin D)
Klinische Leitsymptome	Craniotabes, Rosenkranz, Blässe, Schwitzen, statische Entwicklungsverzögerung, Infektanfälligkeit, Skeletdeformierungen	Unproportionierter Minderwuchs, Deformierung und Mikromelie der unteren Extremitäten, Rosenkranz, Caput quadratum	Chronische Nephritis oder Pyelonephritis, proportionierter Minderwuchs, Blässe	Minderwuchs, meist unproportionierter. Deformierung der belasteten Röhrenknochen, statische Entwicklungsverzögerung	Gebißverfall	Anorexie, Durst, Obstipation, Erbrechen, Nephrocalcinose, Debilität	
Altersdisposition	Säuglingsalter, selten 2. und 3. Lebensjahr	Vom 2.—3. Lebensjahr ab manifest	Vom Schulalter ab	Kleinkindesalter	Frühes Kleinkindesalter	Säugling, Klein- und Schulkind	
Biochemie des Blutes	Ca normal (—) P — Phosphatase + +	Ca normal P — — Phosphatase normal (+) Rest-N normal	Ca — (normal) P + + Phosphatase normal (+) Rest-N +	Ca normal P — — Phosphatase normal (—) Rest-N normal (+)	Phosphatase — Ca +	Ca normal Cl + Acidose	Ca + P normal Phosphatase normal Cl normal Rest-N +
Urin	Ca normal P +	Ca — P +	Ca normal P — Konzentrationsfähigkeit —	Ca normal P + Glucose + Aminosäuren + pH +	Ca +	Ca normal bis + pH +	Ca normal bis +

Röntgenbild	Kalkarmut des Skelets, verbreiterte kontrastarme präparatorische Verkalkungszonen, evtl. Becherform, Rückständigkeit der Knochenkernentwicklung	Verbreiterte, unscharfe und gebecherte präparatorische Verkalkungszonen. Osteoporotische und quere osteosklerotische Zonen in den Diaphysen, grobe Diaphysenverkrümmungen, normale Knochenkernentwicklung	Verbreiterte, verwaschene, kalkdichte, plan verlaufende präparatorische Verkalkungszonen. Weitmaschige, cystoide Spongiosastruktur der Phalangen. Hoher Kalkgehalt der langen Diaphysen, normale Epiphysenkerne	Stark verwaschene und ausgefranste, kalkleere präparatorische Verkalkungszonen. Bei Cystinose: Hochgradige Osteoporose mit weiten diaphysären Markräumen und dünner Corticalis, evtl. Loosersche Umbauzonen. Deformierungen der langen Röhrenknochen, kontrastarme Epiphysenkerne	Teils osteolytische, teils hyperplastische Veränderungen der präparatorischen Verkalkungszonen, dichte Spongiosastruktur der Diaphysen, gut ausgebildete Markräume	Normal, evtl. leichte Nephrocalcinose	Osteosklerotische Querlinien im Bereich der präparatorischen Verkalkungszonen, evtl. leichte Nephrocalcinose
Therapie	1—2mal 15 mg Vitamin D	1—5 mg Vitamin D täglich, evtl. über Jahre	Keine spezifische Therapie	1—2 Vitamin-D-Stöße pro Monat, alkalisierende Therapie	Keine spezifische Therapie	Alkali (Na-Citrat 4—8 g pro die), NaCl-arme Diät	Ca-arme Diät, kein Vitamin D, Cortison

Diese klassischen Regulationsstörungen erfahren mancherlei Komplikationen durch unphysiologische Reaktionen der Kompensationsorgane. Nierenfunktionsstörungen, Nierenentzündungen und Lungenerkrankungen verändern die Kompensationsmöglichkeiten und damit die Gesamtstoffwechsellage. Diese Änderungen der Kompensationsmechanismen spielen weniger bei den akuten Balancestörungen, als bei den chronischen Säuren-Basenhaushaltsstörungen eine Rolle, insbesondere dann, wenn der Calcium- und Phosphatstoffwechsel mitbetroffen ist.

Kohlendioxyd (CO_2) fällt als Endprodukt des Stoffwechsels an; es diffundiert im Gegensatz zur Kohlensäure (H_2CO_3) sehr leicht durch alle Membranen. In einer wäßrigen Lösung ist praktisch nur CO_2 enthalten. Sind in einer Lösung Kationen enthalten — wie dies in den Körpersäften der Fall ist — so stellt sich ein Gleichgewicht mit Bicarbonat ein. Bei einem pH von 7,4 beträgt das Verhältnis $H_2CO_3:NaHCO_3 = 1:20$. Während die CO_2-Sättigung vorwiegend durch die Lungen reguliert wird, wird der Bicarbonatspiegel in erster Linie durch die Nieren kontrolliert (Abb. 13, 14). Bei Respirationsstörungen ist daher primär die Kohlensäurekonzentration, bei metabolischen Störungen der Bicarbonatspiegel betroffen. Die Nieren scheiden neben dem flüchtigen CO_2 auch nicht flüchtige Säuren (Schwefelsäure, Phosphorsäure) aus, die ihrerseits Basen im Urin mitnehmen müssen. Dadurch sind Wechselbeziehungen zum Phosphathaushalt gegeben, welche bei vielen Formen von sog. atypischer Rachitis vorliegen. Eine tabellarische Übersicht (Tabelle 3) vermittelt die klinischen und pathogenetischen Besonderheiten dieser Stoffwechselkrankheiten.

Obwohl die Lungen bei den kasuistischen Beschreibungen meist außerhalb der speziellen Beachtung liegen, kann man sowohl bei den hypophosphatämischen, als auch bei den hyperphosphatämischen Rachitisformen gelegentliche Lungenveränderungen sehen; sie ähneln bei den hypophosphatämischen Formen im Prinzip der Rachitislunge (s. d.) bei den hyperphosphatämischen handelt es sich in schweren Fällen um urämische Infiltrate (Abb. 15, 16). *Azotämien* stellen keine ungewöhnliche Komplikation einer chronischen Nephritis dar, pulmonale Komplikationen sind jedoch selten (NEMIR u. BERANBAUM). Es entwickelt sich dabei eine chronische Form des Lungenödems, welche durch akute Episoden unterbrochen werden kann. Da diese chronische Form des Lungenödems arm an klinischen Zeichen ist, kommt den radiologischen Lungenbefunden einige Bedeutung zu. Der Schweregrad der Lungenveränderungen geht der Höhe der Reststickstoffwerte nicht parallel, die Berechtigung der Begriffe „*urämische Pneumonie*" oder „*pulmonale Azotämie*" ist noch nicht

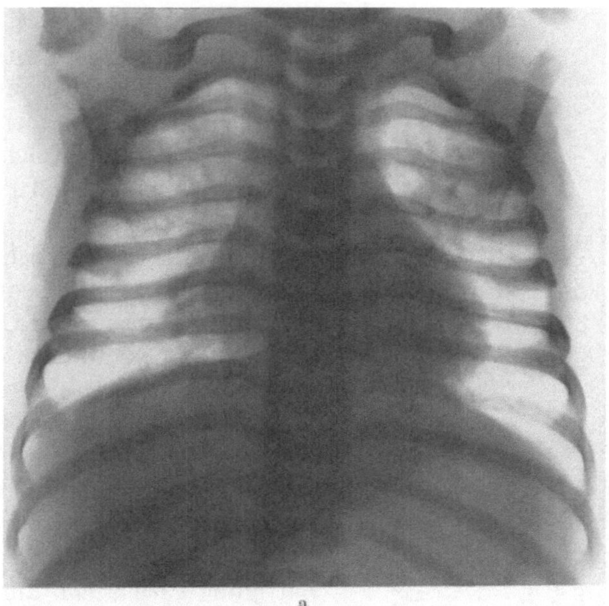

a

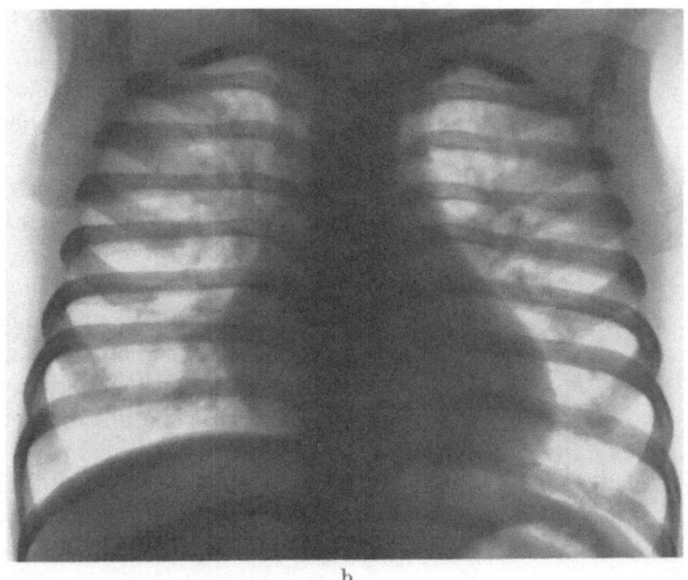

b

Abb. 14a u. b. Hypercalcämie. Lungenveränderungen, welche über Monate verfolgt werden konnten. a) $2^4/_{12}$ Jahre, b) 3 Jahre alter Junge

erwiesen. Dagegen scheinen die Lungenveränderungen von der Dauer der pathologischen Stoffwechsellage abhängig zu sein; je länger die pulmonalen Auswirkungen manifest sind, um so schwerer alterieren sie das Lungenparenchym.

Die pathologischen Grundvorgänge bei der *Urämie* beruhen auf hyalinen Ablagerungen in den Alveolen und Alveolengängen. Der Genese nach dürften diese „eingedickte" Ödeme darstellen, welche aus einem fibrin- oder eiweißreichen intraalveolären Exsudat mit mononucleären Zellen bestehen. Am Anfang der pathogenetischen Kette dürfte die erhöhte Capillarpermeabilität stehen. Beim chronischen Lungenödem sind die Lungengefäße erweitert (GOULD und TORRANCE), die Peripherie der Lungenfelder ist hell (Abb. 15). Innerhalb der flächenhaften Trübungen können Aussparungen (Bronchien) sichtbar werden (Abb. 15a). Lungenveränderungen im Sinne der *hyalinen Membranen* werden bei einer Viel-

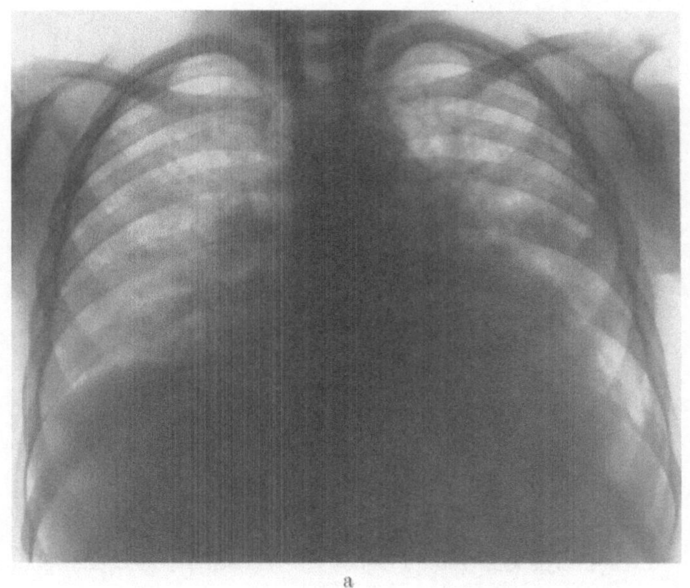

a

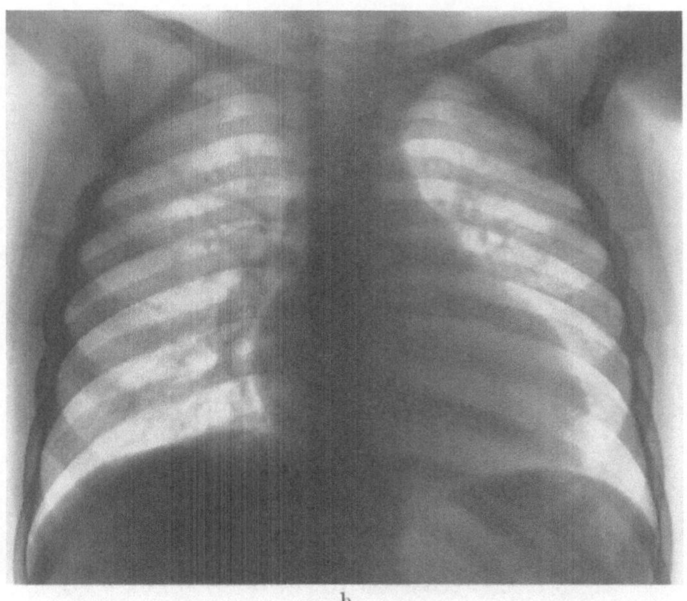

b

Abb. 15a u. b. Lungenveränderungen bei Urämie (8jähr. minderwüchsiger Junge): a) bei Rest-Stickstoffwerten über 100 mg %, b) 3 Wochen später haben sich die Lungenveränderungen zurückgebildet. Hypertonie-Herz

zahl von Krankheiten und Noxen (MALECH u. LAPP: Interstitielle Säuglingspneumonie, Pest, Grippe, Poliomyelitis, Urämie, Phosgen-Nitrosegasvergiftungen, Dimethylsulfatvergiftungen, Lupus erythematodes acutus disseminatus, O_2 und CO_2-Vergiftungen) beobachtet. Bei Vergiftungen liegen meist homogene Eiweißbänder auf intakten Alveolarmembranen, bei den meisten anderen Störungen handelt es sich um bandartige Alveolarwandnekrosen als Produkt einer pseudomembranösen Alveolitis. Dieses aufgeschichtete, eingedickte Exsudat besteht aus einem Kohlenhydrat-Eiweißkomplex, welcher oft kein Fibrin enthält. Aus der obigen Aufzählung geht hervor, daß eine Reihe von Stoffwechselstörungen zum Bild der hyalinen Membranen führen kann, und es ist durchaus möglich,

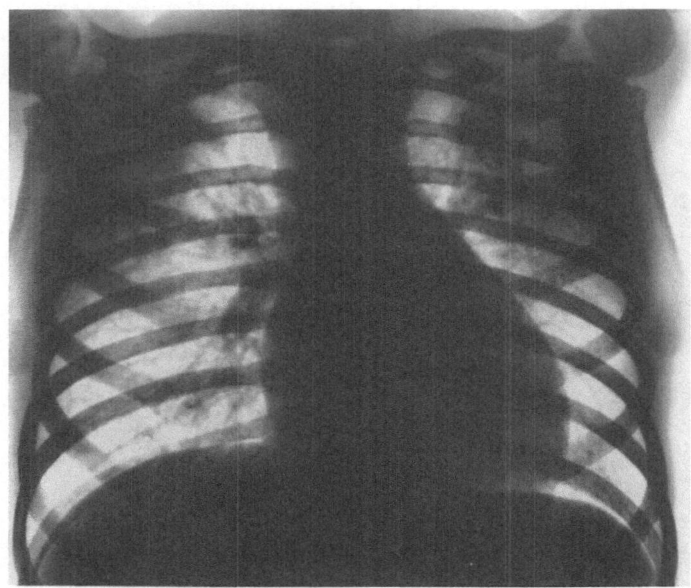

Abb. 16. Urämische Infiltrate in beiden Oberfeldern bei $13^3/_{12}$jähr. Mädchen

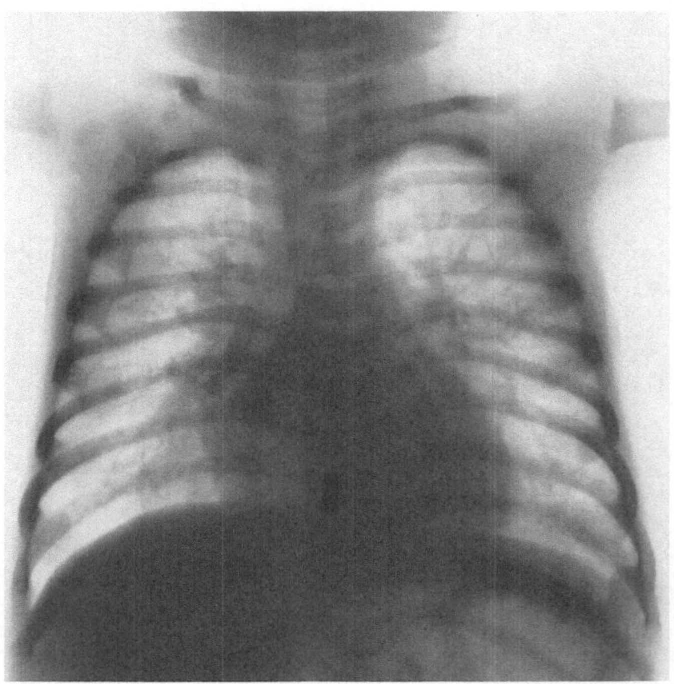

Abb. 17. Rachitislunge. Hilusverbreiterung, stark vermehrte, feinstreifige interstitielle Zeichnung, pneumonische Infiltrierung im linken Unterfeld. 10 Monate alter Säugling

daß sich die hyalinen Membranen beim Neugeborenen (s. S. 774) auf dem Boden einer O_2:CO_2-Stoffwechselstörung ausbilden.

Bei der *Vitamin-D-Mangelrachitis* ist die Calcium-Resorption aus dem Darm gestört. Eine vermehrte Parathormonmobilisierung (durch Hypertrophie der Parathyreoidea) soll den Blutcalciumspiegel aufrechterhalten. Das Parathormon hemmt die Phosphatrückresorption in den Nierentubuli, der Serumphosphatspiegel sinkt, während der Calciumspiegel durch Entkalkung des Knochens weitgehend gehalten wird. An der Hypophosphatämie können die Nierentubuli durch insuffiziente Funktion graduell mitbeteiligt sein. Aminoacidurie und Anacidogenese (FANCONI) können die Stoffwechselsituation komplizieren, so daß nicht selten im Blut eine hypochlorämische Acidose resultiert, im Urin die Ammoniogenese gesteigert ist und eine Hypercalcurie auftritt. In welcher Weise sich die Stoffwechsellagen auf die Lunge auswirken, ist im einzelnen nicht genau definiert. Die Auswirkungen auf das Lungenbild können aber erheblich sein. Die *Rachitislunge* ist ein in der pädiatrisch-radiologischen Diagnostik verschiedentlich gebrauchter Begriff für das der Rachitis eigentümliche Lungenbild. Obwohl die Entstehung experimentell nicht geklärt ist, scheinen die Stoffwechselvorgänge im Basen-Säuren- und Mineralhaushalt wesentlichen, wenn nicht allein entscheidenden Anteil an den Lungenveränderungen zu haben.

Die Eigentümlichkeit der Rachitislunge liegt im Kontrast zwischen dem kalkarmen Thoraxskelet und der kontrastreichen Lungenzeichnung. Die interstitielle Lungenzeichnung (Abb. 17) ist so erheblich vermehrt, daß in fortgeschrittenen Fällen die Dichte eines jugendlichen Knochens erreicht wird. Die Zeichnung ist feinstreifig-schlierig, sehr dicht gruppiert, oft zu inhomogenen Trübungen konzentriert. Obwohl experimentelle Unterlagen nicht vorliegen, glaubt man an Hand mancher Bilder zu der Annahme berechtigt zu sein, daß die dem Knochen fehlenden Mineralsalze im Lungeninterstitium abgelagert sind. Je schwerer der rachitische Grundprozeß ist, d.h. je schwerer Metaphysenveränderungen und allgemeine Skeletentkalkung sind, um so ausgeprägter pflegen die Lungenzeichnungsvermehrungen und Kontrastanreicherungen zu sein. Bei älteren Säuglingen und Kleinkindern findet man entsprechend der langen Krankheitsdauer recht charakteristische Bilder, die auf Anhieb die Diagnose Rachitis gestatten, auch wenn kein deutlicher Rosenkranz nachweisbar ist.

Die im Schrifttum meist nebenbei erwähnten Lungenveränderungen wurden vorwiegend als Ausdruck der Infektanfälligkeit gewertet. Es besteht aber durchaus die Wahrscheinlichkeit, daß die Stoffwechselauswirkungen lokal zu sekundären Lungenerkrankungen (Bronchitis, Bronchiolitis, Bronchopneumonie) disponieren. Die Beobachtung, daß das Ausmaß der Lungenveränderungen vom Schweregrad der Rachitis — und nicht von der Zahl und Schwere der Infekte — abhängig ist, spricht im Sinne dieser Interpretation.

Literatur

ABT, A., and E. DENENHOLZ: Letterer Siwes disease. Amer. J. Dis. Child. **51**, 499—522 (1936).

ARONSON, R.: Streptomycin in Letterer-Siwe's Disease. Lancet **1951 II**, 889—890.

BÄSSLER, R., u. V. DIETEL: Die essentielle Lungenhämosiderose. Beiträge zur Klinik und Pathologie. Z. Kinderheilk. **79**, 328—354 (1957).

BARGMANN, W.: Lehrbuch der Histologie und mikroskopischen Anatomie des Menschen. Stuttgart: Georg Thieme 1951.

BAUMANN, TH.: Zur Klinik und Pathogenese der Niemann-Pickschen Krankheit. Klin. Wschr. **2**, 1743—1746 (1935).

BÉRAUD, CL., et J. PHILIPPON: Les images radiologues dans la reticulose histiomonocytaire maligne de l'enfant. J. de Radiol. **34**, 436—440 (1953).

BERGER, . H.: Hereditäre chronische Hyperaminoacidurien. Mod. Probl. Pädiat. **3**, 238—266 (1957).

BETKE, K.: Angeborene und familiäre Hämoglobinanomalien. Mod. Probl. Pädiat. **3**, 176—204 (1957).

BIEDERMANN, H., u. W. HERTZ: Zur Glykogenspeicherkrankheit. Klinische Beobachtungen. Z. Kinderheilk. **56**, 170—176 (1934).

BISCHOFF, G.: Zum klinischen Bild der Glykogen-Speicherungskrankheit (Glykogenose). Z. Kinderheilk. **52**, 722—726 (1932).

BOEHNCKE, H., H. WEYERS u. H. J. TEPE: Beobachtungen bei Cystinspeicherkrankheit. Z. Kinderheilk. **72**, 1—14 (1952).

BOGAERT, L. VAN, J. N. CUMINGS, and A. LOWENTHAL: Cerebral lipidosis. A Symposium. Oxford: Blackwell Sci. publ. 1957.

BURCKHARDT, D., u. CH. VOGEL: Ein Beitrag zur idiopathischen Lungenhämosiderose. Mschr. Kinderheilk. **103**, 455—460 (1955).

CASTANIER, J., J. NAHON et P. DAVID: Les'images radiologiques du thorax chez l'enfant rachitique. Algérie méd. **60**, 535 (1956).

CAZAL, P.: La réticulose histiomonocytaire. Paris: Masson & Cie. 1946.

CHATGIDAKIS, C. B.: Primary haemosiderosis (Ceelen's disease). S. Afr. J. Lab. clin. Med. **1**, 166—177 (1955).

CHRISTIAN, H. M.: Defects in membranous bones, exophthalmus and diabetes insipidus. Clin. N. Amer. **3**, 849—871 (1920).

CORI, G. T.: Biochemical aspects of glycogen deposition disease. Mod. Probl. Pädiat. **3**, 344—358 (1957).

CROCKER, A. C., and S. FERBER: Niemann-Pick disease: a review of eighteen patients. Medicine (Baltimore) **37**, 1 (1958).

DEBRÉ, R., J. C. DREYFUS, G. SCHAPIRA et F. SCHAPIRA: Les enzymes sériques au cours des polycories glykogéniques. Mod. Probl. Pädiat. **4**, 179—183 (1959).

DENYS, P., et E. EGGERMONT: La reticulose pulmonaire du nourisson (du type Julien Marie). Acta paediat. belg. **9**, 185 (1955).

DIEZEL, P. B.: Die Stoffwechselstörungen der Sphingolipoide. Berlin-Göttingen-Heidelberg: Springer 1957.

DRIESSEN, O. A.: De l'identité de la maladie de Tay-Sachs et de Niemann-Pick. Acta paediat. (Stockh.) **42**, 447—451 (1953).

DUMERMUTH, G.: Reticulogranulomatose: Zwei Fälle von eosinophilem Granulom mit Übergang in Hand-Schüller-Christiansche Krankheit. Helv. paediat. Acta **13**, 15 (1958).

FAHR, TH., u. C. STAMM: Kurzer Beitrag zur Frage der Splenomegalie Typ Gaucher. Mschr. Kinderheilk. **26**, 169—174 (1923).

FANCONI, G.: Lehrbuch der Pädiatrie. Basel u. Stuttgart: Benno Schwabe & Co. 1960.

FEYERTER, F.: Über die Beziehungen zwischen Abt-Letterer-Siweschen Erkrankung, dem eosinophilen Granulom des Knochens und der Hand-Schüller-Christianschen Erkrankung. Medizinische **1955**, 1019.

FREUD, P.: Evolution of systemic reticuloendotheliosis in childhood. J. Pediat. **38**, 744—769 (1951).

FREUDENBERG, E.: Klinische Beobachtungen und Untersuchungen an einem Zwillingspaar mit Niemann-Pickscher Krankheit. Z. Kinderheilk. **59**, 313 (1938).

FRICK, P., u. G. FRIEDRICH: Morbus Gaucher im frühen Kindesalter. Arch. Kinderheilk. **90**, 1—9 (1930).

FRISELL, E.: Gauchersche Krankheit im frühen Kindesalter. Acta paediat. (scand.) **30**, 471—486 (1942).

GERSTL, P.: Rachitischer Zwergwuchs und Splenomegalie Gaucher bei einer Frühgeburt. Arch. Kinderheilk. **69**, 357—365 (1921).

GRANT, J., and J. GINSBURG: Eosinophilic granuloma (Honey-Comb lung) with diabetes insipidus. Lancet **1955 I**, 529—532.

HABERMANN, P.: Pseudomiliares Lungenbild bei Morbus Gaucher. Arch. Kinderheilk. **144**, 268—272 (1952).

HAYEK, H. v.: Die menschliche Lunge. Berlin-Göttingen-Heidelberg: Springer 1953.

HAND jr., A.: Polyuria und tuberculosis. Arch. Pediatr. **10**, 673—675 (1893).

HENKE, F., u. O. LUBARSCH: Handbuch der speziellen pathologischen Anatomie und Histologie. Berlin: Springer **1931**.

HOLZEL, A., G. M. KOMROWER, and V. SCHWARZ: Galactosaemie. Mod. Probl. Pädiat. **3**, 359—377 (1957).

HOOFT, C., et J. HERPOL: Cystinose et cystinurie. Mod. Probl. Pädiat. **3**, 267—284 (1957).

IRVIN, J. M., and P. W. SNOWDEN: Idiopathic pulmonary hemosiderosis. Report of a case with apparent remission from cortisone. J. Dis. Child. **93**, 182—187 (1957).

IVIČIČ, L., u. J. KRAJÁK: Idiopathische Hämosiderose der Lunge. Lék. Obz. **7**, 732—738 (1958).

KAISER, A.: Morbus Gaucher — spezifische Lungeninfiltrationen unter dem Bild einer Miliartuberkulose. Mschr. Kinderheilk. **98**, 252—255 (1950).

— Polyphänie miliarer und pseudomiliar-retikulärer Lungenzeichnung. Kinderärztl. Prax. **18**, 452—466 (1950).

KAPLAN, M., R. GRUMBACH, A. TETU et P. LAU: A propos d'une observation de granulome éosinophilique à forme diffuse chez un enfant de cinq ans. Arch. franç. Pédiat. **9**, 237—253 (1952).

KLENK, E.: Lipoidosen: physiologisch-chemisches Referat. Verh. dtsch. Ges. Verdau.-Stoffwechselkr. **14**, 6 (1938).

LESCHKE, W., u. S. WAGNER: Zum Krankheitsbild der essentiellen Lungenhämosiderose. Arch. Kinderheilk. **155**, 284—294 (1957).

LETTERER, E.: Aleukämische Retikulose. Frankfurt. Z. Path. **30**, 377—394 (1924).

— Speicherungskrankheiten. Dtsch. med. Wschr. **1948**, 147.

LICHTENSTEIN, L.: Histiocytosis X: integration of eosinophilic granuloma of bone, „Letterer-Siwe" and „Schüller-Christian disease", as related manifestations of a single nosologic entity. Arch. Path. **56**, 84—102 (1953).

LIGHTWOOD, R. M., and P. TIZARD: Recovery from acute infantile non-lipoid reticulo-endotheliosis (Letterer-Siwe disease). Acta paediat. **43** (Suppl. 100), 453—468 (1954).

LINNEWEH, F.: Dihydroaceton-Test bei Glykogenspeicherkrankheit. Mod. Probl. Pädiat. **4**, 163—168 (1959).

LINNEWEH, F.: Beitrag zur Frage der chronischen Aminoacidurie. Klin. Wschr. **29**, 633—639 (1951).

LOW, F. E.: The pulmonary alveolar epithelium of laboratory mammals and man. Anat. Rec. **117**, 241 (1953).

MACDONALD, A. M., and R. A. SHANKS: Honeycomb lung and xanthomatosis. Arch. Dis. Childh. **29**, 127 (1954).

MALECH, G., u. H. LAPP: Über die sog. rheumatische Pneumonie mit pulmonalen hyalinen Membranen. Frankfurt Z. Path. **69**, 194—205 (1958).

MANN, M.: Acute disseminated (non lipid) reticuloendotheliosis. Acta paediat. scand. **43**, (Suppl. 100), 65—76 (1954).

MEDOFF, A. S., and E. D. BAYRD: Gauchers disease in 29 cases: Hematologic complications and effect of splenectomy. Ann. intern. Med. **40**, 481 (1954).

NEMIR, R. L., and S. L. BERANBAUM: Pulmonary edema occuring during the course of renal azotemia. Its differential radiologic diagnosis. J. Dis. Child. **95**, 516—523 (1958).

NIEMANN, A.: Ein unbekanntes Krankheitsbild. Jb. Kinderheilk. **79**, 1—10 (1914).

POLICARD, A.: Le poumon. Paris: Masson & Cie 1939.

PROBST, A.: Morphologie und Pathogenese der essentiellen Lungenhämosiderose. Virchows Arch. path. Anat. **326**, 633—663 (1955).

REWALD, E.: Die Letterer-Christiansche Erkrankung. Ergebn. inn. Med. Kinderheilk. **13**, 141—174 (1960).

SANTELMANN, TH.: Beitrag zur juvenilen Form der Niemann-Pickschen Krankheit. Mschr. Kinderheilk. **107**, 503—507 (1959).

—, u. H. GIRGENSON: Die eosinophile Granulomatose und ihre Beziehung zur Abt-Letterer-Siweschen und Hand-Schüller-Christianschen Krankheit. Arch. Kinderheilk. **152**, 41—56 (1955).

SCHMID, F.: Lungenveränderungen bei Stoffwechselkrankheiten. In: OPITZ u. SCHMID, Handbuch der Kinderheilkunde, Bd. VII, S. 273. Berlin-Heidelberg-New York: Springer 1966.

SCHREIER, K.: Die angeborenen Störungen im Phenylalaninstoffwechsel. Mod. Probl. Pädiat. **3**, 285—307 (1957).

SCHULER, D.: Beiträge zur essentiellen pulmonalen Haemosiderose an Hand von sieben Fällen. Orv. Hetil. **49**, 1022—1028 (1958).

— Essential pulmonary hemosiderosis. Ann. paediat. (Basel) **192**, 107—125 (1959).

SEEMANN, K.: Histologie der Lungenalveole. Jena: Fischer 1931.

SIWE, S.: Die Reticuloendotheliose — ein neues Krankheitsbild unter den Hepatosplenomegalien. Z. Kinderheilk. **55**, 212—247 (1933).

SOERGEL, K. H.: Idiopathic pulmonary hemosiderosis. Review and report of two cases. Pediatrics **19**, 1101—1108 (1957).

STALDER, G., u. I. BODIS: Idiopathische Lungenhämosiderose im Kleinkindesalter. Schweiz. med. Wschr. **89**, 255—259 (1959).

STICH, W.: Kongenitale und hereditäre Porphyrien. Mod. Probl. Pädiat. **2**, 139—175 (1957).

THANNHAUSER, S. J.: Lipidoses. New York and London: Grune & Stratton 1958.

TÖNDURY, G.: Anatomische Vorbemerkungen. Handbuch der inneren Medizin, IV. Aufl., Bd. 4/1. Berlin-Göttingen-Heidelberg: Springer 1956.

TOW, A., and H. F. WECHSLER: Lipoid histiocytosis. Case report. N. Y. St. J. Med. **33**, 203 (1933).

ULLRICH, O.: Morbus Gaucher im Säuglingsalter. Kinderärztl. Prax. **13**, 113—118 (1942).

VIDEBAEK, A.: Niemann-Pick's disease. Acute and chronic type? Acta paediat. scand. **37**, 95 (1949).

— Another case of Niemann-Pick's disease observed in Denmark. Acta paediat. scand. **41**, 355—359 (1952).

WALLGREN, A.: Systemic reticuloendethelial granuloma: non lipoid reticuloendotheliosis and Schüller-Christian disease. Amer. J. Dis. Child. **60**, 471—500 (1940).

WEINGÄRTNER, L.: Zur Frage der idiopathischen Lungenhämosiderose. Unter besonderer Berücksichtigung röntgenologischer Veränderungen. Fortschr. Röntgenstr. **87**, 482—487 (1957).

ZÖLLNER, H.: Die angeborenen hereditären Störungen im Stoffwechsel der Fette. Mod. Probl. Pädiat. **3**, 378—432 (1958).

V. Erkrankungen der Lunge im Säuglings- und Kleinkindesalter

Von

F. Schmid

Mit 75 Abbildungen

Eine systematische Behandlung der Lungenerkrankungen beim Säugling und Kleinkind würde einen eigenen Handbuchband erfordern, wenn sie Anspruch auf Vollständigkeit erheben würde. Im Rahmen des vorliegenden Handbuchbeitrages sollen daher mehr die dem frühen Kindesalter eigentümlichen Lungenveränderungen herausgegriffen werden. Krankheitsbilder, welche auch bei Erwachsenen Lungenveränderungen hervorrufen, werden nur dann berücksichtigt, wenn Besonderheiten des radiologischen Erscheinungsbildes dazu Anlaß geben. Durch diese Beschränkung in Umfang und Auswahl dürften die altersgebundenen Eigentümlichkeiten in den röntgenologischen Lungenveränderungen der ersten Lebensjahre plastischer zum Ausdruck kommen, als durch eine Aufzählung aller vorkommenden Lungenerkrankungen.

Das Schwergewicht der nachfolgenden Darstellungen liegt auf den physiologischen und anatomischen Thoraxveränderungen im Wachstumsalter, den unspezifischen Luftwegserkrankungen, den Pneumonieformen im Kindesalter, den Lungenveränderungen bei den sog. Kinderkrankheiten und den frühkindlichen Eigenheiten der Lungenentfaltungsstörungen und vasculären Lungenparenchymalterationen. Nicht besprochen werden Bronchialbaum- und Lungenfehlbildungen, da dieser Gruppe an anderer Stelle im Handbuch ein eigenes Kapitel gewidmet ist. Tuberkulose, Mykosen und atypische Lungeninfiltrate werden nur in Teilfragen berücksichtigt. Da gerade in einem solchen Kapitel Überschneidungen mit anderen Handbuchabschnitten kaum zu umgehen sind, wurde als zweckgegebenes Leitmotiv die Herausarbeitung der Alterseigentümlichkeiten gewählt.

1. Anatomisch-morphologische und funktionelle Besonderheiten der kindlichen Lunge

Reifegrad und Reaktionsform der Gewebe, Größenordnungen und Relationen zu den Nachbarorganen stellen eine Reihe von Faktoren dar, die während des Wachstums in ständigem Wechsel begriffen sind. Eine allgemein orientierte Übersicht über die Eigenarten „der kindlichen Lunge“ gibt es bis heute nicht, da alle entsprechenden Bücher und Publikationen nur Teilfragen erfassen (ENGEL; ENGEL-SHALL; SCHMID u. WEBER; ZSEBÖCK).

Über die Größenordnungen der Lunge und Thoraxorgane liegen wohl grobe anatomische Angaben vor, exakte Maße für die radiologische Diagnostik haben wir erst in den letzten Jahren erstellt (F. SCHMID; ASHAR). Die an 1400 Röntgenaufnahmen gewonnenen Ergebnisse sind mit Durchschnittswerten in den Tabellen 1 und 2 zusammengefaßt.

Daraus darf hervorgehoben werden:

Während des Wachstums von 0—15 Jahren nimmt die Thoraxbreite um etwas mehr als das Zweifache, die Thoraxhöhe um das Zweieinhalbfache zu. Die absoluten Maße liegen bei Knaben im Durchschnitt etwas höher als bei Mädchen. Anschaulich werden die Verhältnisse erst, wenn man nicht die Einzelmaße, sondern Flächenmaße — wie sie auf Röntgenbildern vorliegen — berücksichtigt, wie dies in Abb. 1 skizzenhaft demonstriert ist. Die Raumverschiebungen (Höhe — Breite — Tiefe) gehen danach nicht ganz parallel, da die Thoraxtiefe weniger zunimmt als die Thoraxbreite, diese wieder weniger als die Thoraxhöhe. Der beim Säugling ursprünglich rundliche, niedrige Thorax wird im Laufe des Wachstums flacher und höher.

Tabelle 1. *Thoraxbreite und Thoraxhöhe, ermittelt an Thoraxröntgenbildern von 0 bis 15jährigen Kindern*

Die Durchschnittswerte wurden an 1400 Thoraxaufnahmen ermittelt, die gemessenen Grenzwerte liegen zwischen 10 % und 20 % über und unter den Durchschnittswerten. Focus-Filmabstand 1,5 m, bei Kindern bis zu 3 Jahren 1,3 m

Alter in Jahren	Thoraxbreite (Durchschnittswerte in cm)		Thoraxhöhe (Durchschnittswerte in cm)	
	Knaben	Mädchen	Knaben	Mädchen
0—$^{3}/_{12}$	12,5	12,9	9,5	9,1
$^{3}/_{12}$—$^{6}/_{12}$	14,5	13,6	10,6	9,8
$^{7}/_{12}$—1	15,5	15,5	11,0	11,2
$1^{1}/_{12}$—$1^{6}/_{12}$	15,8	16,0	11,4	11,6
	16,0	16,5	11,8	13,0
$1^{7}/_{12}$—2	17,4	17,0	14,0	13,9
$2^{1}/_{12}$—$2^{6}/_{12}$	17,8	17,5	14,5	14,4
$2^{7}/_{12}$—3	18,5	18,0	14,7	15,0
$3^{1}/_{12}$—$3^{6}/_{12}$	19,0	18,4	15,0	15,2
$3^{7}/_{12}$—4	19,2	19,0	15,5	15,5
$4^{1}/_{12}$—$4^{6}/_{12}$	19,4	19,0	15,8	15,8
$4^{7}/_{12}$—5	19,5	19,0	16,5	16,4
$5^{1}/_{12}$—6	20,0	19,5	17,4	16,8
$6^{1}/_{12}$—7	20,5	19,5	18,0	17,0
$7^{1}/_{12}$—8	22,3	22,0	18,0	17,2
$8^{1}/_{12}$—9	23,8	22,5	18,2	17,8
$9^{1}/_{12}$—10	24,0	23,0	18,4	18,1
$10^{1}/_{12}$—11	24,3	23,5	18,8	18,6
$11^{1}/_{12}$—12	24,6	24,4	19,4	19,5
$12^{1}/_{12}$—13	25,5	25,5	19,8	21,0
$13^{1}/_{12}$—14	26,0	26,2	21,0	21,2
$14^{1}/_{12}$—15	29	26,8	23,0	21,5

Tabelle 2. *Zwerchfellstand (nach Rippenabgang gemessen) im Laufe des Kindesalters*

Messungen an 1400 Thoraxaufnahmen. Focus-Filmabstand 1,5 m, bei Kindern bis zu 3 Jahren 1,3 m

Alter in Jahren	Untere Grenzwerte		Durchschnitt		Obere Grenzwerte	
	rechts	links	rechts	links	rechts	links
0—$^{3}/_{12}$	6	7	7	8	9	9
$^{4}/_{12}$—$^{6}/_{12}$	7	7	8	9	9	9
$^{7}/_{12}$—$^{9}/_{12}$	7	7	8	9	9	10
$^{10}/_{12}$—1	7	7	8	9	9	10
$1^{1}/_{12}$—$1^{6}/_{12}$	7	8	8	9	9	10
$1^{7}/_{12}$—2	8	8	8	9	9	10
$2^{1}/_{12}$—$2^{6}/_{12}$	8	8	8	9	9	10
$2^{7}/_{12}$—3	8	9	9	9	10	11
$3^{1}/_{12}$—$3^{6}/_{12}$	8	9	9	9	10	11
$3^{7}/_{12}$—4	8	9	9	9	10	11
$4^{1}/_{12}$—$4^{6}/_{12}$	8	9	9	10	10	11
$4^{7}/_{12}$—5	8	9	9	10	10	11
$5^{1}/_{12}$—6	8	9	9	10	10	11
$6^{1}/_{12}$—7	8	9	9	10	10	11
$7^{1}/_{12}$—8	8	9	10	10	11	11
$8^{1}/_{12}$—9	9	9	10	10	11	11
$9^{1}/_{12}$—10	9	9	10	10	11	12
$10^{1}/_{12}$—11	9	9	10	11	11	12
$11^{1}/_{12}$—12	9	9	10	11	11	12
$12^{1}/_{12}$—13	9	10	10	11	11	12
$13^{1}/_{12}$—14	9	10	10	11	11	12
$14^{1}/_{12}$—15	9	10	10	11	11	12

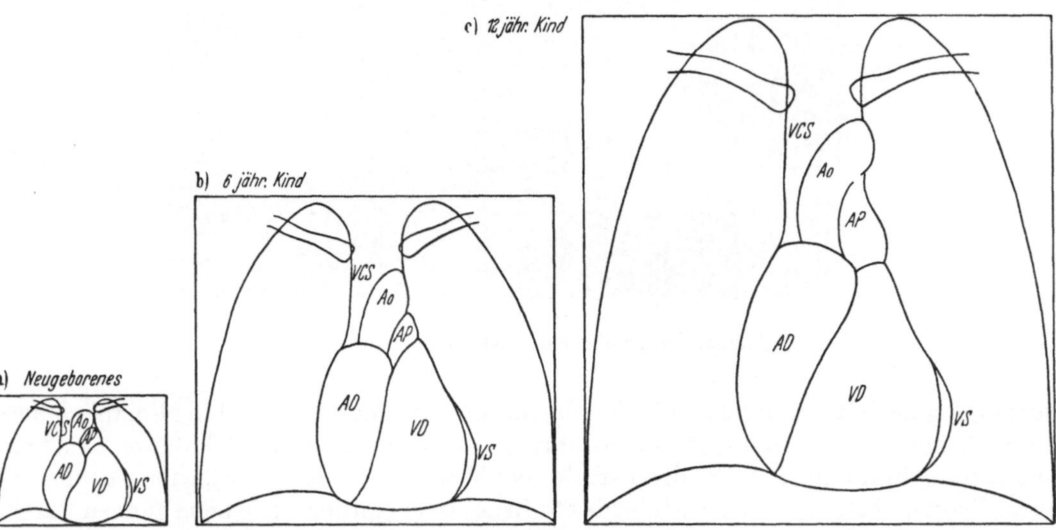

Abb. 1a—c. Größen- und Konfigurationsverhältnisse des Thorax und der Mittelschattensilhouette. a) Neugeborenes, b) 6jähr. Kind, c) 12jähr. Kind. (Näheres s. Text)

Durch diese metrischen Entwicklungen bedingt, muß sich zwangsläufig das gegenseitige Verhältnis der Thoraxorgane im Laufe des Wachstums ändern. Durch das stärkere Höhenwachstum wird das Mediastinum gestreckter, schmäler, die Herzbreite im Verhältnis zur Thoraxbreite kleiner, die Lungenflächen nicht nur absolut, sondern auch relativ größer (s. Abb. 2, 3, 4, 5). Im Gefolge dieser ablaufenden Relationsänderungen treten

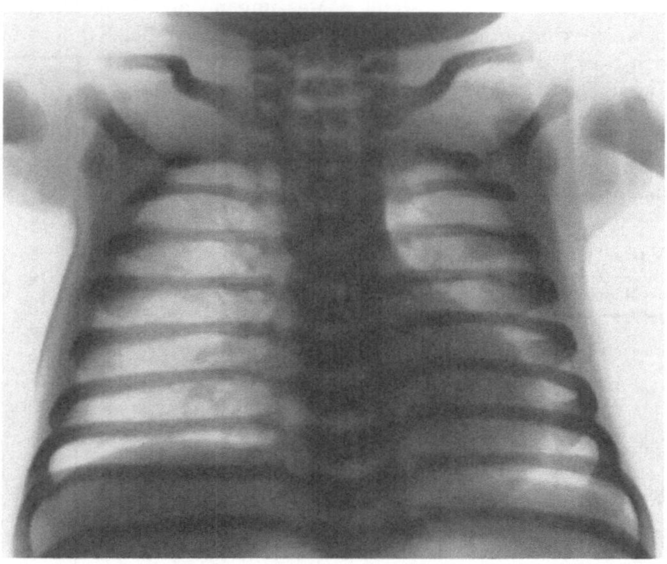

Abb. 2. Normale Lunge eines 1 Monat alten Säuglings

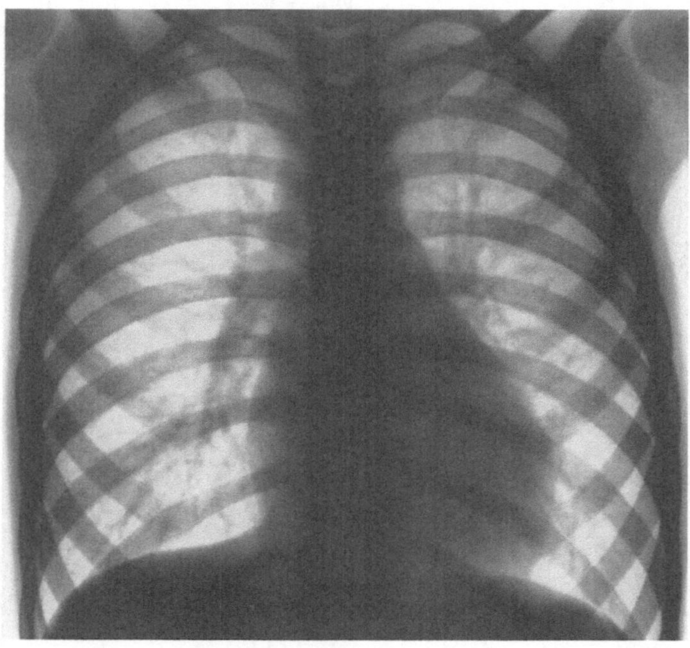

Abb. 3. Normale Lunge eines 6 Jahre alten Kindes

die im Säuglingsalter weitgehend im Mediastinum verdeckten Lungenhili allmählich hervor (hauptsächlich in den ersten 3 Lebensjahren) und setzen sich im Schulalter zunehmend vom Mediastinum ab. Parallel dazu erfolgt ein Tiefertreten der Bifurkation aus der Höhe der 3. Brustwirbelkörper bis in Höhe des 5. Brustwirbelkörpers. Die beim jungen Säugling steil abgehenden Stammbronchien verschieben sich — links mehr als rechts — in Richtung der Waagerechten. In den ersten Lebenswochen liegen die Schlüsselbeine auf Röntgen-

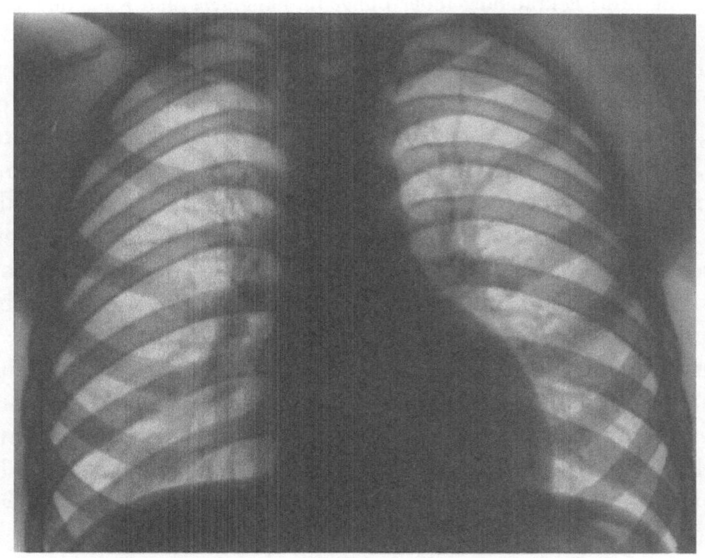

Abb. 4. Normale Lunge eines 11 Jahre alten Kindes

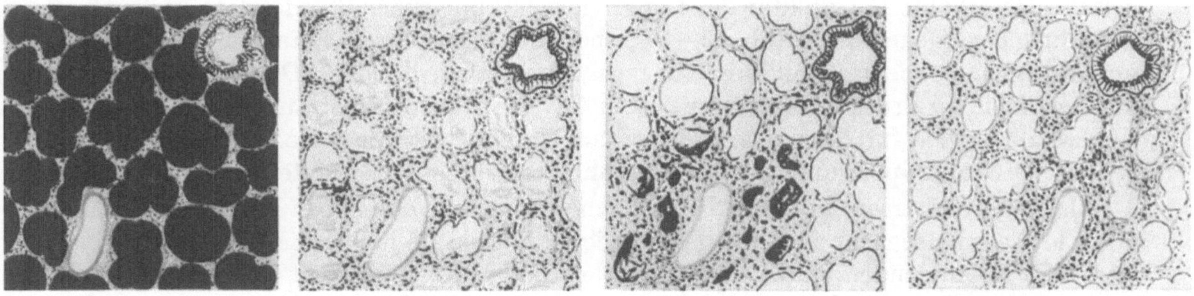

Histologisch vorwiegend:

exsudativ-alveoläre	interstitiell-ödematöse	herdförmig-interst.-exsud.	proliferativ-interstitielle

Lungenprozesse

Radiologische Äquivalente

intensive Verschattungen	transparente Trübungen	miliare bis fleckige Verdichtungen	schlierig-streifig-reticuläre Zeichnungsvermehrung
↓	↓	↓	↓

Beispiele:

Lobärpneumonie Segmentpneumonie Bronchopneumonie	Primär-atypische Pneumonie „Zentrale“ Pneumonie Q-Fieber	Miliare Masernpneumonie Miliare Varicellen-pneumonie Miliare Keuchhusten-pneumonie	Interstitielle-plasma-celluläre Pneumonie Grippepneumonie Pneumonia alba

Bronchiolitis — Rheumatische Pneumonie — Moniliasis

Influenzapneumonie

Urämische Infiltrate

Aspirationspneumonie Chronische Pneumonie Käsige Pneumonie Tub. Infiltrationen	Hyperergische Infiltrate Eosinophile Infiltrate Wa.R.-positive Infiltrate	Septisch-pyämische Lungenmetastasen Miliartuberkulose	Lungenfibrose Lungenmykosen Fremdkörperpneumonie Boecksche Krankheit

Staphylokokkenpneumonien

„Abscedierende“ Form	„fulminante“ Form Pneumonephelosen	„Mischinfektionen“ (mit Viren)	„interstitielle“ Form Pneumokoniosen

Abb. 5. Prinzipien der Lungenstrukturdiagnostik, dargestellt an Beispielen wichtiger Lungenerkrankungen im Kindesalter. (Aus: SCHMID 1959)

aufnahmen meist oberhalb der Thoraxkonturen, erst in den ersten Lebensmonaten treten sie tiefer und kommen über den Lungenspitzen zu liegen. Im Laufe des Wachstums entstehen die „Lungenspitzen“ durch relative Verschmälerung der oberen Thoraxpartien und zunehmende Höhe des oberhalb der Schlüsselbeine gelegenen Lungenanteils. Meßbarer Anhaltspunkt für die Thoraxhöhe ist der Zwerchfellstand. Als Anhaltspunkt darf die Tabelle 2 über den Zwerchfellstand in den verschiedenen Altersstufen dienen. Diesen Messungen wurde der mediale Ansatz der Zwerchfelle zugrunde gelegt, der Zwerchfellstand auf die Brustwirbel bezogen. Im groben Maß der Wirbelkörperhöhe sind feinere Unterschiede nicht faßbar.

Bei der Beurteilung der kindlichen Lunge sind nicht nur Besonderheiten an Maßen und Relationen, sondern auch altersbiologische *funktionelle Eigenheiten* zu berücksichtigen. Die Lunge befindet sich vom Embryonalleben bis ins hohe Alter in einer Entwicklung, welche durch Rückbildung des Interstitiums und Zunahme der lufthaltigen Abschnitte gekennzeichnet ist. Im Fetalleben überwiegt massenmäßig das Zwischengewebe. Von diesem Ausgangsbefund bis zu den dünnen Wänden und weiten Alveolen des Altersemphysems liegen die biologischen Zwischenstufen, welche durch konstitutionelle Varianten noch bereichert werden. In die radiologisch-klinische Praxis übertragen bedeuten diese Gegebenheiten eine erhöhte Reagibilität des Lungengewebes im frühen Kindesalter (vgl. Altersverteilung der Pneumonien, Abb. 33—37), aber auch eine stärkere Beteiligung des Lungeninterstitiums als beim Schulkind oder gar beim Erwachsenen. Die Lungenstrukturdiagnostik als Ausdruck einer differenzierten Analyse radiologischer Lungenveränderungen ist deshalb gerade für die ersten Lebensjahre von unersetzlicher Bedeutung. Eine ätiogenetische Grobgruppierung der Lungenreaktionen dieser Altersstufe bringt die Abb. 5.

Als weitere alterseigentümliche Gegebenheit muß hervorgehoben werden, daß Lunge und Luftwege umso mehr als Einheit zu reagieren pflegen, je jünger die erkrankten Kinder sind. Mit zunehmendem Alter wird die Selektion in der Pathologie der Lungenerkrankungen deutlicher. Ein besonderes Charakteristikum der Lungenerkrankungen im Vorschulalter ist die Hilusreaktion, welche in der Regel wesentlich stärker ausgeprägt ist als beim Erwachsenen. Die Neigung lymphatischer Gewebe zu Hyperplasie dauert etwa bis ins 7.—8. Lebensjahr. Die Hilus-, Tracheobronchial-, Paratracheal- und Paraaortallymphknoten spielen dabei an der „unteren Luftwegspforte“ die gleiche Rolle, wie Tonsillen und Adenoide an der „oberen Luftwegspforte“. Eine ausgefeilte Hilusdiagnostik bildet das Kernstück der pädiatrischen Thoraxdiagnostik. Lymphknotenschwellungen und unspezifische wie spezifische Entzündungen, Gefäßanomalien und die altersabhängigen Verschiebungen in den Thoraxmaßen erschweren jede Normierung der Hilusveränderungen. Aus den Kriterien der Hilusbeurteilung, wie Größe, Dichte, Struktur, Verhältnis zum Mediastinum, Begrenzung (gegenüber dem Lungenparenchym) lassen sich wertvolle Rückschlüsse ziehen, wenn man sich nicht nur auf ein Kriterium, die Hilusgröße, beschränkt.

Wertvolle röntgenanatomische Daten über die Entwicklung des Säuglingsthorax und der Thoraxorgane hat ZSEBÖCK geliefert. Danach weist der fetale Thorax nicht die früher angenommene Glocken- oder Birnenform, sondern eher eine Tonnenform auf. Bereits beim Neugeborenen sind erhebliche individuelle Unterschiede in der Thoraxkonfiguration festzustellen. Als mittlere Thoraxbreite (Transversaldurchmesser) ergeben sich 10,9 cm für Knaben, 10,6 cm für Mädchen. FARELL soll an 159 Neugeborenen innerhalb der ersten 48 Lebensstunden 9,0 cm für Knaben und 9,8 cm für Mädchen errechnet haben. In eigenen Messungen wurde ein Durchschnitt von 9,0 cm für das Neugeborene gefunden. Der Sagittaldurchmesser beträgt nach ZSEBÖCK 8,7 cm für Knaben und 8,4 cm für Mädchen im Durchschnitt. Faßt man die ersten 3 Lebensmonate zu einer statistischen Gruppe zusammen, ergeben sich bereits höhere Durchschnittswerte, so für Knaben 12,5 cm und für Mädchen 12,9 cm. Den Verlauf des Thoraxwachstums im Kindesalter kann man aus Tabelle 1 entnehmen. Danach sind die Breiten- zu Höhenquotientverschiebungen zwar deutlich, aber nicht so tiefgreifend wie an einem früheren, kleineren Material errechnet. Im ersten Lebenstrimenon beträgt der Quotient Thoraxbreite zu Thoraxhöhe 1,32 (Knaben) bzw. 1,4

(Mädchen), bei Kindern des 15. Lebensjahres 1,25 im Durchschnitt (Knaben 1,26, Mädchen 1,24). Beim Neugeborenen innerhalb der ersten Lebensstunden liegt der Quotient zwischen 1,4 und 1,5.

2. Typische Lungenveränderungen der Neugeborenenperiode

Bei der Beurteilung einer Neugeborenenlunge muß man berücksichtigen, daß die Lunge erst mit den ersten Atemzügen entfaltet wird und vermutlich Stunden bis Tage zur vollen Entfaltung der vorhandenen Atemfläche benötigt. Relativ kleine Lungenflächen und relativ dichte Lungenzeichnung stellen in den ersten Lebensstunden eher die Regel als die Ausnahmen dar. Die Entfaltung der Lungen schreitet von der Peripherie aus zentral fort. Bei Frühgeborenen geht die Lungenentfaltung langsamer vor sich als bei reifgeborenen Kindern.

Eine systematische Studie von NADELHAFT u. ELLIS an 1000 ausgetragenen Neugeborenen ergab folgende Gruppierung: 71 % hatten normalen Luftgehalt der Lungen ohne Betonung der Lungenzeichnung, 24 % eine allgemeine leichte Erhöhung der Lungendichte mit betonter Zeichnung, 1—2 % mäßige Verstärkung der Zeichnung, erhöhte Lungendichte lag in etwa 5 % der Neugeborenenlungen vor. In der letzten Gruppe wiesen neben der erhöhten Dichte 3—4 % lokale Trübungen auf, welche nicht mehr als die Hälfte einer Lunge einnahmen, nur bei etwa 1 % ergaben sich Verschattungen, welche mehr als die Hälfte einer Lunge ausfüllten. Nach den eigenen Erfahrungen ist die Zahl der Zeichnungsvermehrungen in der Lunge während des 1. Lebenstages höher zu veranschlagen als die obengenannten Prozentsätze von NADELHAFT u. ELLIS besagen.

Bei Frühgeborenen ist der Prozentsatz an Lungenveränderungen höher. BAUMAN u. NADELHAFT fanden z.B. bei 35 von 104 in den ersten 3 Lebenstagen radiologisch untersuchten Frühgeborenen Verdichtungen der Lungenzeichnung. Zehn von 23 obduzierten Frühgeborenen dieser Gruppe hatten allerdings hyaline Membranen. Abgesehen von der Gruppe mit hyalinen Membranen (s. S. 776) ist die Rückbildungstendenz beachtlich: die Verdichtungen bilden sich in Tagen bis Wochen in der Mehrzahl spontan zurück. Bleibt diese Rückbildung aus, handelt es sich in der Mehrzahl der Fälle um Fehlbildungen innerhalb der Lungen.

Respirationsstörungen beim Neugeborenen können durch *Aspirationspneumonien, Lungenblutungen, Herzversagen, schwere Angiocardiopathien, hyaline Membranen, Zwerchfellhernien, Oesophagotrachealfisteln, Infektionen* und *cerebrale Ursachen* hervorgerufen werden. Fast allen Ursachen einschließlich der *Lungenfehlbildungen, Unreife des Lungengewebes* und der *Narkoseschäden* (aus der Narkose der Mutter) ist klinisch das Leitsymptom „Cyanose" gemeinsam, ein Teil dieser Störungen geht darüber hinaus mit Tachypnoe einher. Die Cyanose kann anfallsweise auftreten (beim Schreien, Trinken, bei Unruhe) oder Dauerzustand sein. Bei dieser klinischen Symptomarmut bleibt die Röntgenuntersuchung oft der einzige Weg, eine Klärung der Ursache herbeizuführen. Die cerebrale Asphyxiegruppe läßt sich mit klinischen Mitteln aus der cardio-pulmonalen leicht abgrenzen, es ist aber oft schwer zu entscheiden, wo die primäre Noxe sitzt. Cerebrale Läsionen (Traumen, Blutungen, Dysplasien) können primär eine Asphyxie verursachen, d.h. für die mangelhafte Lungenentfaltung verantwortlich sein. Andererseits führt natürlich eine mangelhafte Lungenentfaltung mit Cyanose zu hypoxischen Schädigungen des Zentralnervensystems.

Größere Reihenuntersuchungen über dieses Problem liegen nicht vor. Außer der oben aufgeführten Studie von NADELHAFT u. ELLIS liegt noch eine kleinere Abhandlung von DONALD vor. Aus einer Serie von 115 Neugeborenen wurden 89 radiologisch untersucht. Fünf Radiogramme waren nicht verwertbar, in 34 Fällen wurden gut durchlüftete Lungen gefunden, in 26 Fällen lagen Zeichen von hyalinen Membranen vor, 21mal war abnormer Luftgehalt nachweisbar, zwei Fälle von Pneumothorax und eine Zwerchfellhernie wurden in dieser Serie aufgedeckt. H. G. WOLF greift Einzelfragen heraus.

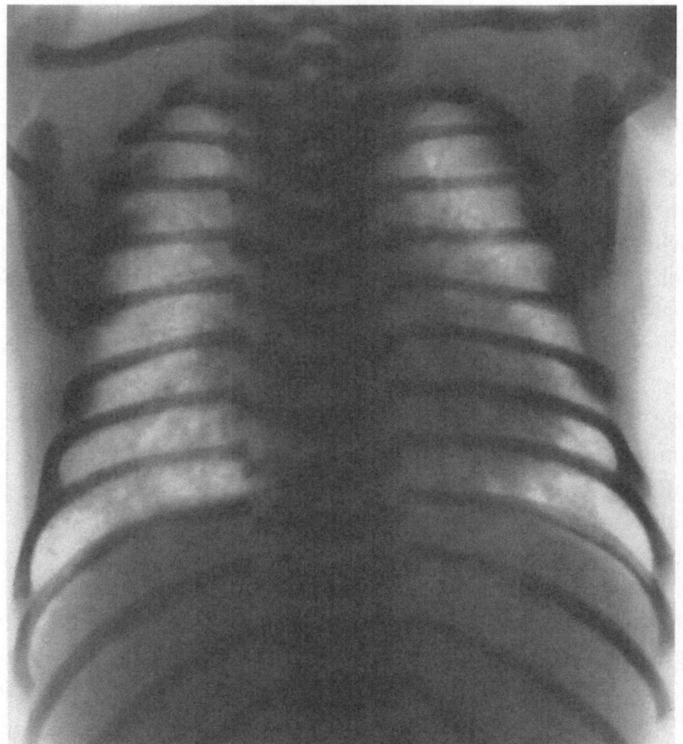

a

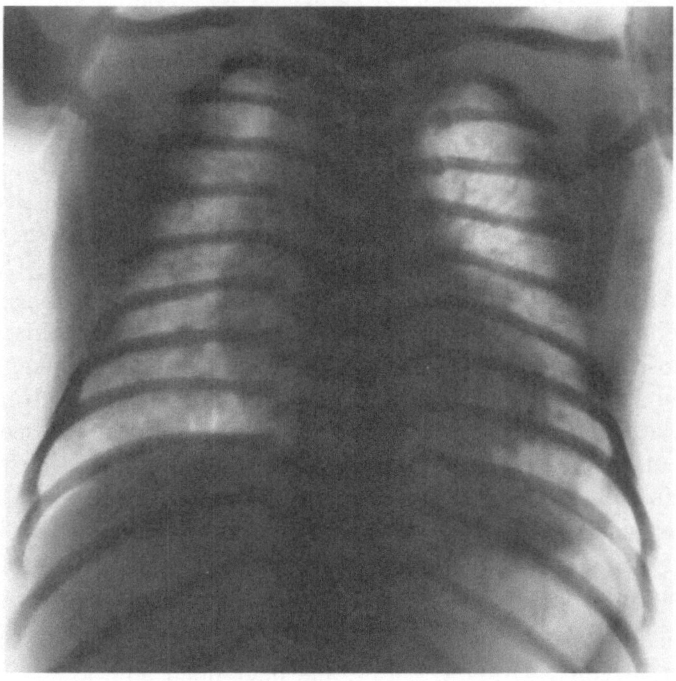

b

Abb. 6a—d. Hyaline Membranen bei einem Neugeborenen. Verlaufsserie. Zunehmende Chagrinierung der Lungen in den ersten Lebenstagen mit Aussparung einzelner Bronchien und Alveolarpartien innerhalb der verdichteten Unterfeldabschnitte. Völlige Rückbildung nach der ersten Lebenswoche. a) 48 Std, b) 72 Std nach Geburt, c) 5. Lebenstag, d) 8. Lebenstag

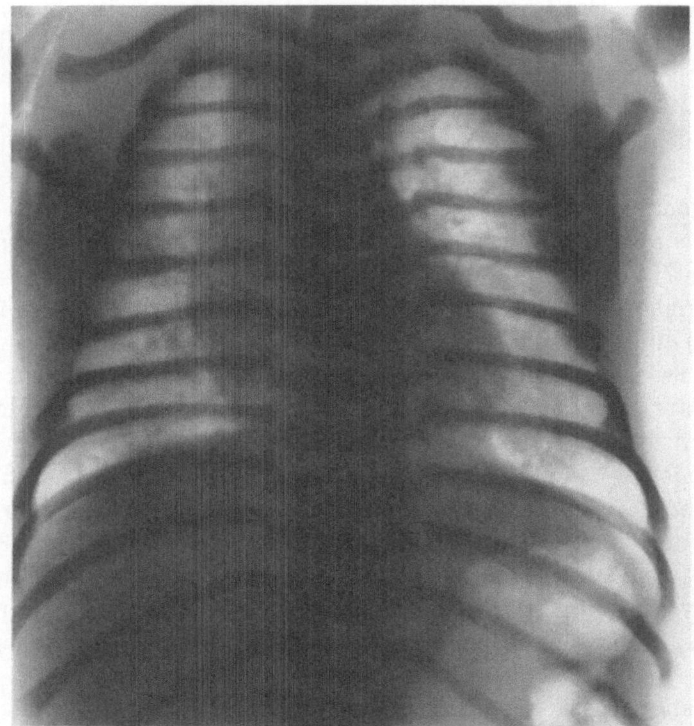

Abb. 6c

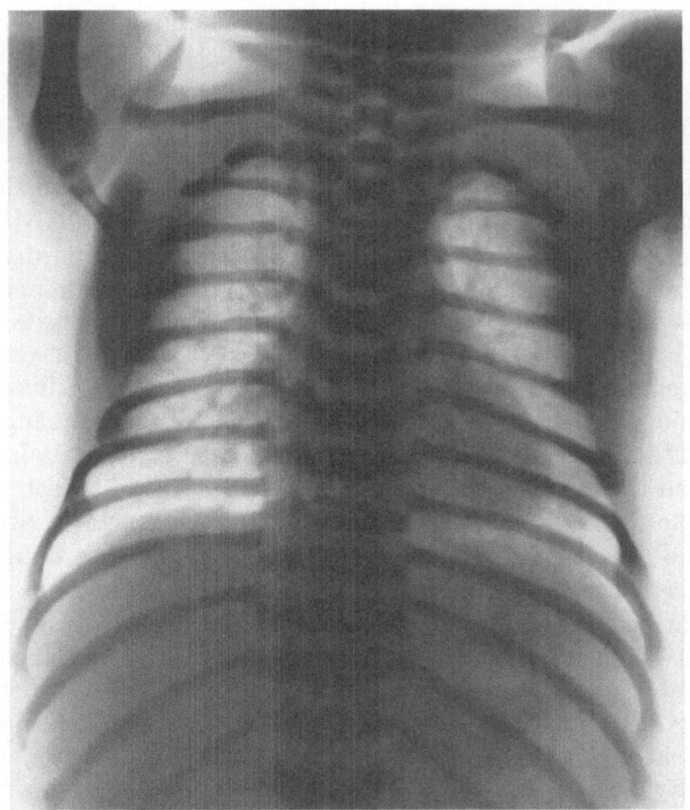

Abb. 6d

Die schwerwiegendste Adaptationsstörung stellt die *Asphyxie* infolge ausbleibender Lungenentfaltung dar. Die Lunge behält dabei ihren intrauterin physiologischen Funktionszustand bei. Das Thoraxbild der Asphyxie bei vollkommen unentfalteten Lungen ist pathognomonisch. Bei eben noch transparenter Verschattung des Thoraxraumes ist der Herzschatten nicht abgrenzbar. Die Intensität der Verschattung nimmt nach den Seiten ab, so daß oft eine Entscheidung, ob die marginalen Partien lufthaltig sind oder nicht, recht schwer fällt. Aus Obduktionen ist aber bekannt, daß bei diesen Bildern jegliche Luftfüllung der Lungenalveolen ausgeblieben ist.

Hyaline Membranen (Hyalinkrankheit der Neugeborenen) verursachen nach einzelnen statistischen Aufstellungen rund 40% aller Todesfälle beim Neugeborenen und 60% aller Todesfälle bei unreifen Kindern (Usher). Die Krankheit wurde erstmals 1903 in Deutschland (Hochheim) und 1923 in den USA (W. C. Johnson) beschrieben. Hyaline Membranen werden vorwiegend bei Frühgeborenen, durch Sectio entbundenen und bei Kindern diabetischer Mütter gefunden. Bei Totgeborenen werden hyaline Membranen nicht beobachtet. Im einzelnen fanden H. W. Weber unter 156 in den ersten 10 Lebenstagen verstorbenen Neugeborenen bei 56 hyaline Bänder, Kloos und Wulf in 27% von 212 Obduktionen Neugeborener, Ziegler 35mal unter 75 Sektionen; in 20 Fällen waren die Membranen die Todesursache, das Durchschnittsalter dieser Kinder betrug 23 Std. Meschan, Marvin, Gordon u. Regnier fanden bei Neugeborenen mit einem Geburtsgewicht über 1000 g in 65% hyaline Membranen bei den Todesfällen innerhalb der ersten 48 Lebensstunden, bei den Todesfällen nach 96 Lebensstunden wurden sie dagegen nicht mehr angetroffen.

Die Hyalinkrankheit ist gekennzeichnet durch das Vorhandensein von Membranen, welche als „asphyktische", „hyaline", „Vernixmembranen" oder „hyaline Bänder" bezeichnet werden. Die Entstehung der Membranen ist umstritten. Diskutiert werden hauptsächlich zwei Ursachen: Eindringen von Vernix caseosa und Amnionsackinhalt in die unteren Luftwege und reaktive Veränderungen der Lufträume auf Insulte. Viel Wahrscheinlichkeit hat der Erklärungsversuch von Tregillus für sich, dessen Studien sich auf 120 Totgeborene und 124 kurz nach der Geburt gestorbene Neugeborene beziehen. Danach wird eine pränatale Anoxie als primäre Ursache angenommen, auf deren Basis sich Nekrosen und Hyalinisation des Bronchialepithels entwickeln. Je schwerer die Anoxie ist, um so schwerer pflegt die Nekrose zu sein, die Nekrose ihrerseits verstärkt die Anoxie. Aus diesem Ineinandergreifen von Ursache und Wirkung mit summierenden Auswirkungen dürfte die schlechte Prognose zu erklären sein, da sich ein Circulus vitiosus entwickelt.

Klinisch besteht dann ein Verdacht, wenn die Atemfrequenz in den ersten Stunden nach der Geburt rasch ansteigt, die Atmung darüber hinaus angestrengt wird; bei Atemfrequenzen um 60/min kommen die Neugeborenen in jene lebensbedrohliche Situation, welche durch die hohe Letalitätsrate gekennzeichnet ist (Feinberg u. Goldberg). Makroskopisch erscheinen die Lungen rot und klein, sie enthalten wenig luftgefüllte Alveolen. Mikroskopisch sind die Capillaren verengt, Alveolen und Alveolargänge kollabiert. Die verbleibenden lufthaltigen Räume sind mit hyalinartigem Material ausgelegt. Diese „Membranen" sind chemisch aus einem Polysaccharid-Aldehyd aufgebaut.

Für die Diagnose ist neben dem klinischen Gesamteindruck (in den ersten Lebensstunden auftretende, rasch zunehmende, erschwerte Tachypnoe) die Röntgenuntersuchung der Lungen von entscheidendem Wert. Dabei müssen allerdings im Laufe der ersten 4 Lebenstage mehrere Untersuchungen gemacht werden. Radiologisch können in Übereinstimmung mit den klinischen und Obduktionsbefunden drei verschiedene Stadien der Hyalinkrankheit abgegrenzt werden (Donald u. Steiner): 1. Zuerst tritt eine feine Zeichnungsvermehrung der Lungen auf, welche sich bis zu zarten miliarisähnlichen Veränderungen fortentwickelt. 2. Daran schließt sich eine zunehmende Verminderung des Luftgehaltes der Lungen an; der Bronchialbaum und seine Verzweigungen sind in diesem Stadium als luftgefüllte röhrenförmige Aussparungen zu erkennen. 3. Die Veränderungen konfluieren, das Bild wird durch entstehende Atelektasen kompliziert. Von diagnostischem

Wert ist das Verfolgen der Progredienz im Sinne dieser Stadienskizzierung, das Aufdecken luftgefüllter Bronchien und das Mißverhältnis zwischen dem weiten Thorax (waagrecht stehende Rippen, weite Zwischenrippenräume) und der mangelhaften Luftfüllung der Lungen. Die genannten Stadien laufen innerhalb von Stunden ab, meist ist der circulus nach 48 Std bereits beendet.

Die Eigenarten der röntgenologischen Lungenveränderungen (s. Abb. 6a—d) sind durch das feingewebliche Grundgeschehen leicht erklärbar. Die kollabierten Alveolen stehen im Kontrast zu überdehnten Bronchiolen und Ductus alveolares, in vielen Fällen sind allerdings auch die Ductus alveolares mit hyalinen Bändern angefüllt, so daß nur die Bronchialbaumäste luftgefüllt sind.

Die Neugeborenen mit hyalinen Membranen sterben an Asphyxie infolge mehr oder minder ausgedehnter Blockierung der Sauerstoffaustauschflächen. Die Krankheit ist rasch progredient. Entgegen der oft geäußerten Meinung, daß alle Fälle tödlich enden, muß hervorgehoben werden, daß offensichtlich ein nicht unerheblicher Teil zu Spontanremissionen in Frühstadien neigt. Die aus Obduktionsstatistiken erstellten Letalitätsangaben sind nicht unbedingt geeignet, die tatsächliche Letalität zu erfassen, zumal therapeutische Maßnahmen (Beseitigung der Acidose) erfolgversprechend sind (Abb. 6a—d).

3. Entzündliche Erkrankungen der Luftwege mit fakultativer Lungenparenchymbeteiligung

Die wesentlichste Alterseigenheit der Luftwegserkrankungen im Säuglings- und Kindesalter ist die „Ganzheitsreaktion“ der Luftwege auf Noxen verschiedenster Art. Daß dabei die „unspezifischen“ oder „grippalen“ Infekte eine erhebliche Rolle in der Röntgendiagnostik spielen, bringt schon die Häufigkeit dieser Erkrankungen im Kleinkindesalter mit sich. Das Kleinkind muß sich ja mit allen mikrobiellen Organismen seiner Umgebung auseinandersetzen, diese Auseinandersetzung ist in den Jahren nach Verlassen der Säuglingsstube am intensivsten. Erstaunlich bleibt, wie wenig spezielle Studien über diese praktisch bedeutsamsten Formen der Luftwegserkrankungen vorliegen. Begriffe des pädiatrischen Sprachgutes wie „Infekthili“, „Katarrhlunge“ und selbst „Bronchitis“-„Peribronchitis“ haben ein wohlumschriebenes radiologisches Substrat, welches zu analysieren Aufgabe der nachfolgenden Betrachtungen sein soll. Die mikrobiologischen Probleme hat Brandis übersichtlich dargestellt.

a) Infekthili

Mit dem Begriff „Infekthili“ (Löhr), der in sich schon eine ätiologische Gruppierung einer radiologischen Beobachtung enthält, werden Hilusreaktionen auf akute, unspezifische, sog. grippale Infekte der oberen Luftwege oder Folgen rezidivierender Luftwegsinfekte bezeichnet. Dieser Begriff ist weitgehend identisch mit dem der „*Katarrhlunge*“, in welchem die mehr oder minder ausgedehnte Mitbeteiligung des perihilären Lungenparenchyms berücksichtigt ist. Schon aus dieser Begriffsbeschreibung ergibt sich, daß die „Infekthili“ weder eine genetische, noch eine ätiologische Einheit bilden, vielmehr die radiologische Manifestation zur Begriffsbildung geführt hat. Röntgenologisch sind die Infekthili (Abb. 7, 8) gekennzeichnet durch doppelseitige Hilusvergrößerung mäßigen oder erheblichen Grades. Gleichzeitig ist die Struktur inhomogen, die Hilusgrenzen sind unscharf bis verwaschen. Um die Hili herum findet man vermehrt unscharfe, gegen die Lungenmitte hin sich verlierende Streifenzeichnung. Zum Unterschied von bronchitischen Zeichnungsvermehrungen werden die Hili vor allem um die oberen Pole und in den mittleren Partien von der Zeichnungsvermehrung umgeben, während die Bronchialelemente eine Massierung an den unteren und (weniger) oberen Hiluspolen hervorrufen.

Verständnis für diese radiologischen Eigenheiten der ersten Lebensjahre gewinnt man, wenn man den Hilusaufbau einerseits und die Neigung zur lymphatischen Hyperplasie andererseits berücksichtigt. Die Lungenhili sind ein Summationsprodukt von Lungenarterien, Lymphknoten, Lungenvenen, Bronchialwänden und überlagernden interstitiellen Strukturen. Zur Auflockerung der Hilusstruktur tragen die Bronchiallumina und die den Hilus im Strahlengang überlagernden Lungenalveolen bei (ST. ENGEL; F. SCHMID). Beim

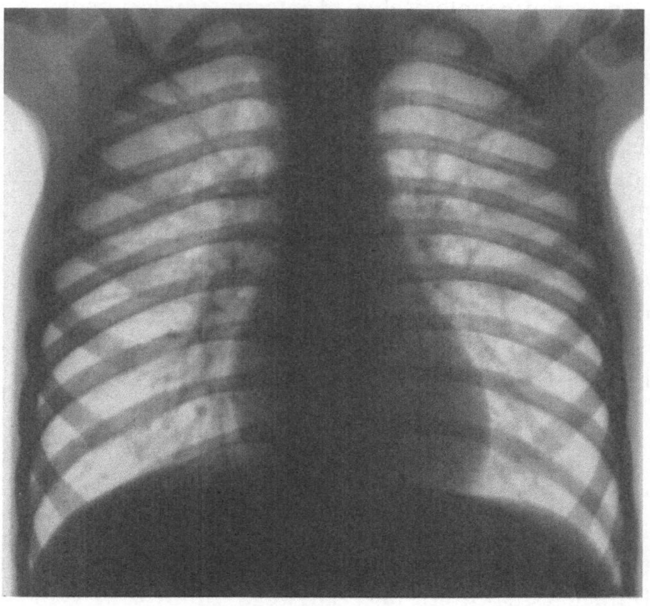

Abb. 7. Sog. „Infekthili" beim Kleinkind als Ausdruck unspezifischer grippaler oder rezidivierender Infekte der oberen Luftwege. Schwellung und unscharfe Begrenzung der oberen Hiluspole. 3jähriger Junge. (Aus: OPITZ u. SCHMID, Handbuch der Kinderheilkunde. Bd. VII, S. 78)

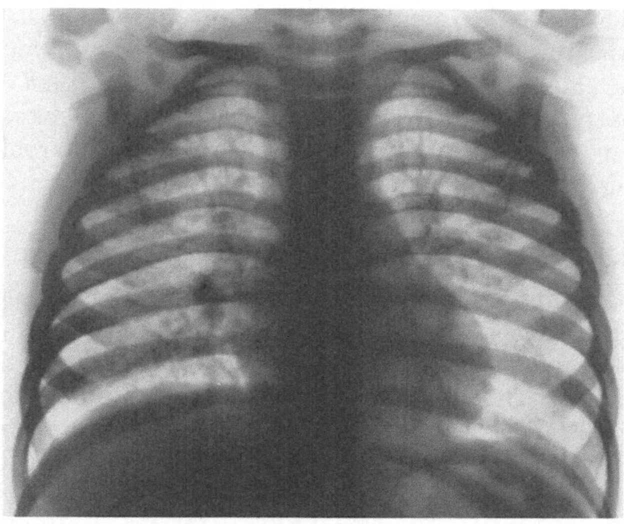

Abb. 8. „Grippelunge" bei einem $2^4/_{12}$jähr. Jungen. Hilusvergrößerung mit Betonung der oberen Pole

Infekthilus kommt es zu einer proliferativ-exsudativen Reaktion an der Lungeneintrittspforte, an welcher in erster Linie die bronchialen und paratrachealen Lymphknoten beteiligt sind. Mit der lymphatischen Hyperplasie an der Lungenwurzel geht eine perifocale, exsudative Entzündung im benachbarten Lungenparenchym parallel, so daß sich die Zunahme zweier Summanden (Lymphknotenschwellung, exsudative Gefäßreaktion) mit der Abnahme des Luftgehaltes der Alveolen im Entzündungsgebiet kombiniert und das Ausmaß der Hilusveränderungen bestimmt. Die Infekthili an der Pforte der mittleren

Luftwege haben dabei die gleiche Bedeutung und eine ähnliche Genese wie die Tonsillitiden und adenoiden Vegetationen an der Pforte der oberen Luftwege, meist sind die lymphatischen Systeme beider Etagen betroffen. Die hier geschilderten Infekthili sind sachlich mit der „nicht tuberkulösen mediastinalen Adenitis" (SOLDINI u. VASSENA) weitgehend identisch. Weitere klinisch-radiologische Fragen werden von SOHIER u.a., FINDEISEN, BERNHEIM u.a. sowie KNEELAND jr. angeschnitten.

Das radiologische Bild der Infekthili zeigt wohl prinzipielle Eigenheiten in Form der Doppelseitigkeit, der Strukturveränderung sowie der perifocalen Reaktion, graduell aber mancherlei Varianten. Bei Virusinfektionen, vor allem Infekten der *Grippe*- und *APC-Virengruppe*, sind die oberen Hiluspole deutlich bevorzugt. Hier kommt vor allem den tracheobronchialen, paratrachealen und paraaortalen Lymphknotengruppen das prägende Moment zu. Akute und rezidivierende bakterielle Infekte — vor allem Streptokokkeninfekte — führen zu mehr allgemeinen Hilusverbreiterungen. Die stärksten Veränderungen beobachtet man bei latenten Infektionen, wie sie bei Gaumenspaltbildungen und Wolfsrachen unvermeidlich sind. Hier wird das Bild der Infekthili noch durch Reaktionen der mediastinalen Pleura und des Thymus ergänzt. Diese vorgenannten Gruppen können herausgestellt werden, es bleibt aber zu betonen, daß jeder Infekt der oberen Luftwege zum Infekthilus führen kann. Infekthili sind entsprechend der Reagibilität des lymphatischen Gewebes beim älteren Säugling und beim Kleinkind am häufigsten anzutreffen, während man im Schulalter mehr lokalen Luftwegsreaktionen begegnet.

b) Die Bronchitis

Wird der lymphatische Abwehrring im Hilusbereich im Zuge einer Infektion überschritten, kann es zur Erkrankung der mittleren und unteren Luftwege kommen. Der Husten beim Kleinkind ist eine derart häufige und banale Erscheinung, daß weder klinisch noch radiologisch viel Notiz davon genommen zu werden pflegt und systematische Abhandlungen darüber kaum vorliegen, während über die Komplikationen der Bronchitis umfassende Einzeldarstellungen (SAUL) vorhanden sind. Für erwachsene Menschen mag die oft getroffene Feststellung, eine Bronchitis sei im Röntgenbild nicht zu erkennen, zutreffen. Im Kindesalter dagegen zeigt die Bronchitis um so mehr radiologische Auswirkungen, je jünger die Kinder sind und je länger die Bronchitis besteht. Aus der klinischen Beobachtung haben sich verschiedene Formen von Bronchitis abgezeichnet.

Die *Tracheobronchitis acuta* (auch Laryngo-Tracheo-Bronchitis peracuta genannt) ist dem klinischen Bild nach eine recht schwerwiegende und oft lebensbedrohliche Erkrankung (NEIGER; ESCHER u. NEIGER; MORGAN u.a.). Dabei kommt es durch akute Schleimhautschwellungen mit Hypersekretion zu Stenoseerscheinungen an den Engstellen der Luftwege, vor allem im Kehlkopf. Die Auswirkungen auf das Röntgenbild sind zunächst gering, es entspricht im wesentlichen den oben beschriebenen „Infekthili". Es kommt zu einer Schwellung der oberen Hiluspole mit verdichteter Struktur und unscharfer Begrenzung. Auf gut durchgezeichneten Aufnahmen kann man eine Verdickung der Innenkontur der Trachea und eine unscharfe Begrenzung des sonst wie ausgestanzt sich abzeichnenden Trachealrohres erkennen, sie ist Ausdruck der Schleimhautschwellung bei Tracheitis. Entzündliche Schleimhautschwellungen der Trachea erreichen aber selbst bei den engen Lumina der frühen Lebensmonate extrem selten Ausmaße, welche zu Stenoseerscheinungen führen. Bei den engen räumlichen Verhältnissen im Kehlkopf kann aber die Schleimhautschwellung in Verbindung mit entzündlicher Exsudation den Luftstrom merklich (Stridor) bis vollständig behindern. Perakut kann dadurch ein lebensbedrohliches Bild entstehen, welches zur Tracheotomie zwingt. Bei stridoröser oder gar Stenoseatmung kommt es zu einer mehr oder minder ausgeprägten Lungenblähung. Nach Tracheotomien entstehen bronchitische oder bronchopneumonische Bilder.

Die perakute Laryngo-Tracheo-Bronchitis ist eine Erkrankung des späten Säuglings- und Kleinkindesalters. Meteorologische Faktoren und Saisonabhängigkeit mit Häufung

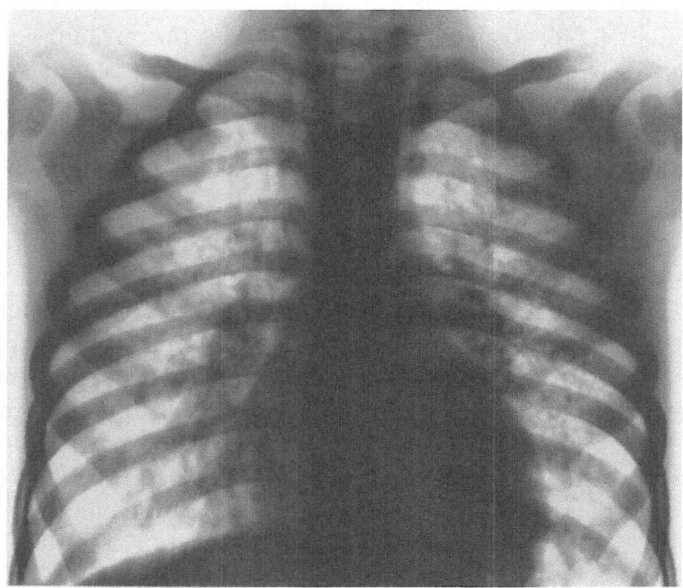

Abb. 9. Eitrige Bronchitis bei $1^{1}/_{2}$jährigem Jungen. Wesentliche Hilusschwellung mit fleckiger Hilusverdichtung, unscharfe Zeichnungsvermehrung perihilär bei geblähten Randpartien

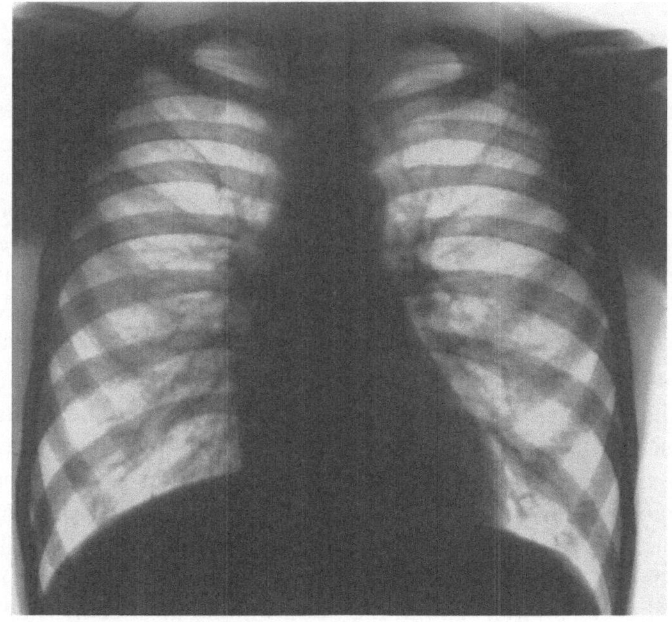

Abb. 10. Asthmalunge. $10^{10}/_{12}$jähriger Junge. Bronchitis-Peribronchitis, Lungenblähung, asymmetrische Thoraxwölbung

in den Wintermonaten (BORKOWSKA-GAERTIG; CHRAPOWICKI u. PATZEROWA), ein stärkeres Betroffensein der Knaben (PEACH u. ZAIMAN: Knaben zu Mädchen = 3,5:1) geben diesem Krankheitsbild auch einen besonderen dispositionellen Rahmen gegenüber der banalen Bronchitis.

Die *Bronchitis acuta*, charakterisiert durch Hyperämie, Schwellung der Bronchialschleimhaut und Exsudation in die Bronchien, geht mit einer graduell unterschiedlichen Exsudatfüllung der kleinen und mittleren Bronchien einher. Diese Füllung normalerweise lufthaltiger Abschnitte führt zu einem Transparenzverlust jener Lungenpartien, welche reich an Bronchien mittlerer Ordnung sind. Dies ist vor allem um die unteren Hiluspole, weit weniger um die oberen Hiluspole der Fall. Um die unteren Hiluspole und in den dorsal gelegenen Unterlappensegmenten sind nicht nur mehr Bronchien gruppiert, sie enthalten auch mehr Exsudat, da dieses im arborisierten, lufthaltigen Bronchialsystem der Schwerkraft unterliegt. Dadurch wird die Sekretansammlung in den unteren Abschnitten und den dorsal gelegenen Bronchien begünstigt. Erfahrungsgemäß spiegeln sich diese pathologischen Vorgänge um so mehr im Röntgenbild wieder, je kleiner die Thoraxmaße sind. Je tiefer der Alveolenmantel — mit der subtrahierenden Wirkung der Alveolarluft — um das Bronchialgerüst wird, um so weniger vermag die Sekretfüllung der Bronchien radiologisch sichtbar zu werden, d.h. mit zunehmendem Lebensalter wird die Röntgendiagnostik der Bronchitis schwieriger und unzuverlässiger. Im Laufe des Schulalters werden die radiologischen Symptome so gering, daß eine radiologische Bronchitisdiagnostik nur mehr in schweren Fällen möglich ist. Für die radiologische Symptomatik ist das Ausmaß der Sekretansammlung im Bronchialsystem und der Grad der begleitenden Lungenblähung entscheidend (Abb. 23). Fließende Übergänge führen von der akuten Bronchitis zur Peribronchitis.

Die Peribronchitis unterscheidet sich pathoanatomisch von der Bronchitis durch die stärkere Beteiligung der Bronchialwände und des peribronchialen Gewebes. In der akuten Phase der Peribronchitis beherrscht die Exsudation das Bild, die Streifenzeichnung in der auslaufenden Hilusbahn ist nicht nur vermehrt und verdichtet, sondern auch unscharf bis verwaschen. Je chronischer die Peribronchitis wird, um so distinkter stellt sich die Streifenzeichnung dar. Im akuten Zustand kann der Prozeß in Form der *„peribronchitischen Infiltrationen“* tiefer in das Lungenparenchym hineingreifen. Es handelt sich dabei um zarte bis wolkige Trübungen in den paracardialen Unterfeldabschnitten, die recht hartnäckig sind, oft rezidivieren und die verdichtete strähnige Grundstruktur erkennen lassen. Die extreme Ausbildung erreichen die peribronchitischen Infiltrationen in den sog. *„basalen Dreiecken“*, welche als pathognomonisch für Pertussis gelten.

Das akute Stadium und der akute Schub der Peribronchitis sind durch Exsudation in die peribronchialen Gewebsabschnitte geprägt. Radiologisch treten (Abb. 11—14) zu der bei der Bronchitis gefundenen Vermehrung der Streifen- und Strangzeichnung peribronchiale Trübungen hinzu; diese führen zu einer schleierig-wolkigen Eintrübung der auslaufenden Hiluszeichnung (Abb. 12). Je länger die Peribronchitis besteht und je häufiger sie rezidiviert, um so stärker tritt die Bindegewebsbildung in den Vordergrund. Streifen- und Strangzeichnung mit auffallend scharfer Konturierung, vorwiegend in den medialen Unterfeldpartien lokalisiert, weist radiologisch auf das produktive Stadium der Peribronchitis hin. Nach jahrelangem Bestehen können sogar derbe Narbenstränge entstehen, ein Befund, welchem mit dem Ausdruck *„fibroplastische Peribronchitis“* (Abb. 14) Rechnung getragen wird. Die bindegewebigen Reaktionen sind im Kleinkindesalter bis etwa zum 6. Lebensjahr weitgehend rückbildungsfähig, später nur schwerer und nur teilweise reversibel. Der Zustand der irreversiblen peribronchitischen Strangzeichnung kann bei einem für das Kindesalter weitgehend charakteristischen Krankheitsbild der **„Sinobronchitis“** eintreten. Dieser Begriff soll die *gesetzmäßige Kombination von Peribronchitis und Sinusitis* zum Ausdruck bringen. Dabei standen die pathogenetischen Kausalzusammenhänge Pate für einen sprachlich nicht sehr glücklichen Begriff. Von einer chronischen oder rezidivierenden Sinusitis (Sinusitis maxillaris, ethmoidalis oder Pansinuitis) ausgehend, wird eine chronische oder rezidivierende Bronchitis unterhalten. Obligat gehören zum Krankheitsbild Sinuitiden aller Schweregrade und Stadien, einschließlich der Nebenhöhlenexsudate und der Schleimhautschwellungen. Aber auch chronische Rhinitiden als Folge lymphatischer Hyperplasien im Nasen-Rachenraum können Ursache von chronischen Bronchitiden und Peribronchitiden sein. Mäßige bis deutliche Hilusschwellungen deuten darüber hinaus das Ausmaß der Bronchiallymphknotenbeteiligung an. Zarte hilusnahe Infiltrationen kommen in akuten Phasen zur Beobachtung. Die Sinobronchitis kommt selten vor dem 3. Lebensjahr vor, etwas mehr als die Hälfte aller Beobachtungen entfallen auf das 4.—7. Lebensjahr (Schenk u. Seldowitz; Schmid u. Trübestein; Boček,

KLEMPFNER). Es gibt deutliche geographisch-regionale Unterschiede; feuchte, nebelige Niederungen und Küstenstriche weisen eine höhere Erkrankungsfrequenz auf als Berglagen. Geschlechtsdispositionelle Unterschiede wurden bislang nicht gefunden.

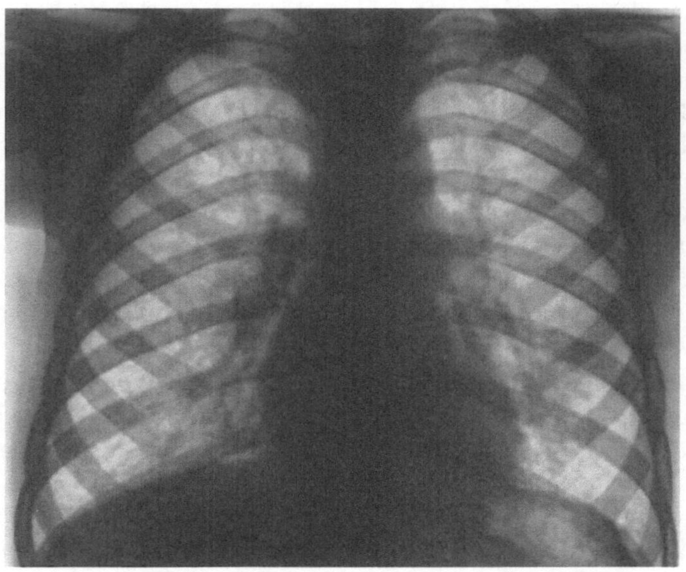

Abb. 11. Akute Peribronchitis mit Übergangszeichen zur Bronchopneumonie. 7jähriger Junge

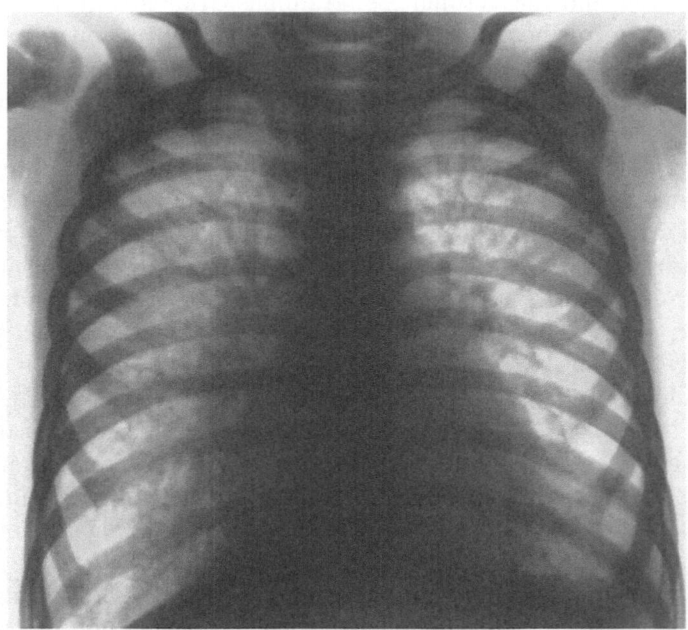

Abb. 12. Schwere Peribronchitis mit peribronchitischen Infiltrationen. Pleuritis marginalis links. $2^1/_2$jähriger Junge

Bronchiektasen entstehen auf dem Boden einer Minderwertigkeit im anatomischen Aufbau der Bronchialwände; diese kann angeboren sein, entwickelt sich aber in der Mehrzahl der Fälle als Folge einer Funktionsstörung der Bronchien, meist im Gefolge von Entzündungen. Die chronische oder rezidivierende Entzündung ist in allen Fällen das letzte Glied in der pathogenetischen Kette. Die „angeborenen" Bronchiektasen sind im Verhältnis zu den erworbenen unverhältnismäßig selten. Im strengen Sinne kann man dazu nur die cystischen Dysplasien der Bronchialenden rechnen, welche Differenzierungshemmungen des Bronchialbaumes in einem oder mehreren Lungensegmenten oder -lappen darstellen. Funktionell entstanden kann man jene Bronchiektasen deuten, die sich auf dem Boden einer fehlerhaften Zusammensetzung des Bronchialsekrets — z.B. bei Mucoviscidose — bilden. Die weitaus häufigsten entzündlichen Ursachen bilden die kindliche

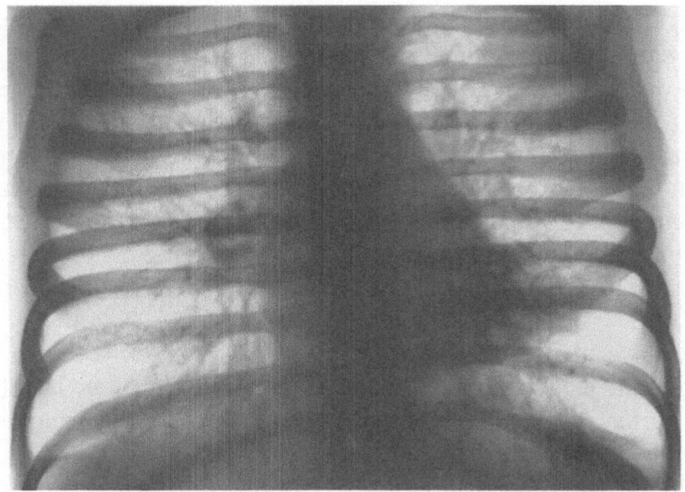

Abb. 13. Rezidivierende Bronchitis-Peribronchitis mit Lungenblähung bei 2jährigem Jungen. Hilusvergrößerung und perihiläre Veränderungen

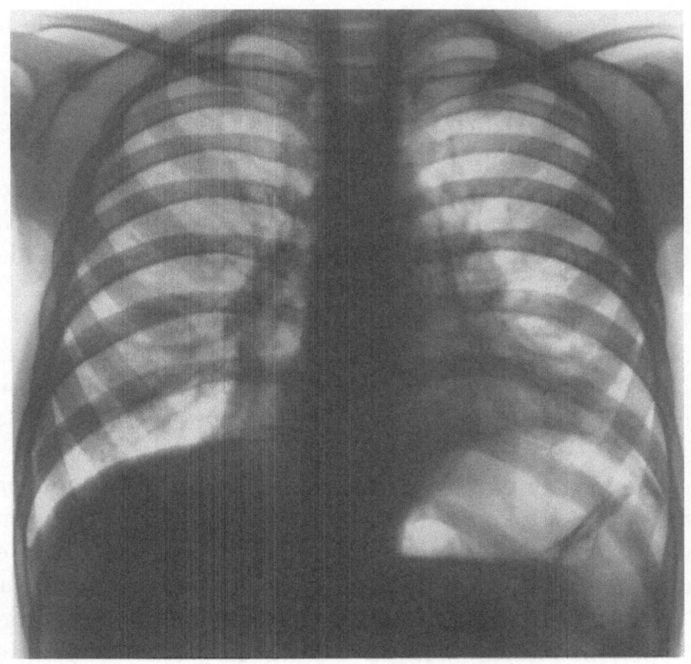

Abb. 14. Rezidivierende „fibroplastische" Peribronchitis bei $3^2/_{12}$jährigem Mädchen. Doppelseitige Hilusschwellung, streifig-strähnige — ein basales Dreieck ergebende — Verdichtungen in den Unterfeldern basal. Blähung der übrigen Lungenabschnitte

Tuberkulose (Abb. 18, 19, 20), die Sinobronchitis (s. S. 785) und chronisch-entzündliche adenoide Vegetationen. Keuchhusten-, Masern- und Grippebronchitiden haben heute in der Bronchiektasenentstehung nicht mehr die Bedeutung wie früher, da die bakteriellen Superinfektionen durch die breite Antibioticaanwendung leichter beherrscht werden. Über Entstehung und Schicksal von Bronchiektasen liegt ein umfangreiches Schrifttum vor, nur neuere Zusammenfassungen (Dietzsch; Morrison u.a.; Strang; Petrànyi;

Swierenga u. Versteegh; Williams; Haggenmüller) vermitteln jedoch eine aktuellgültige Wertung des praktisch sehr bedeutsamen Gesamtproblems.

„Angeborene" Bronchiektasen im Sinne allgemeiner Bronchialerweiterungen sind offensichtlich seltener, als man gewöhnlich annimmt. Man neigte früher dazu, alle im frühen Kindesalter sich manifestierenden Bronchiektasen als angeboren zu betrachten oder auf eine angeborene Wandschwäche zurückzuführen. Nach Einführung der Antibiotica kommen kaum mehr solche Fälle zur Beobachtung, so daß man zur Annahme kommt, daß viele der früher beschriebenen Fälle auf das Konto unbeherrschter Infektionen fallen und nicht als angeboren bezeichnet werden können. Sicher angeboren sind die cystischen Dysplasien einzelner Lappen. Bei diesen handelt es sich um echte Differenzierungsstörungen in der Ontogenese der Lungen, bei welchen die Bronchialverzweigungen nicht bis in die kleinen Äste ausdifferenziert sind, sondern auf früheren Entwicklungsstufen steckenblieben. Die Bronchialenden bestehen in diesen Fällen in plumpen cystischen oder sackförmigen Auftreibungen (Abb. 16), auf deren Boden sich chronische Entzündungen abspielen.

Die Bronchiektasen im Rahmen der *Mucoviscidose* können wohl zu den angeborenen gerechnet werden, sind jedoch Musterbeispiele einer funktionellen Entstehungsweise. Da es sich um ein typisches Krankheitsbild der ersten Lebensjahre handelt, soll es nachstehend eingehender erörtert werden.

Die Mucoviscidose (Synonyma: cystische Pankreasfibrose, Pankreasfibrose, congenitale Steatorrhoe, Dysporia entero-bronchopancreatica, Mucosis) ist ein erbliches Leiden, welches auf einer fehlerhaften Sekretzusammensetzung der Drüsen äußerer Sekretion beruht. Angehörige der kaukasischen Rasse sind vorwiegend, Neger selten betroffen, bei Mongolen wurde das Krankheitsbild bisher nicht beobachtet. Für die familiäre Häufung wird ein recessives Gen verantwortlich gemacht. Die erhöhte Viscosität der Sekrete führt vor allem im Pankreas, den Bronchial- und Darmdrüsen, seltener an Speicheldrüsen, Schweißdrüsen und Gallenwegen zu organischen Veränderungen. Die Häufigkeit wird mit einem Fall auf 1000—10000 Einwohner beziffert, beide Geschlechter sind gleichmäßig betroffen. Die klinischen Auswirkungen variieren graduell und hinsichtlich der betroffenen Organe. Radiologisch spielen zwei umschriebene Manifestationen eine Rolle, der Meconiumileus mit und ohne Meconiumperitonitis in der Darmdiagnostik und die Bronchiektasen.

Die hier interessierenden Lungenerscheinungen (H. White) sind in der Neugeborenenperiode zunächst nicht vorhanden, treten noch im Laufe des 1. Lebensjahres, oft sogar schon im 1. Lebenshalbjahr auf. Sie beginnen mit einem quälenden, zunächst uncharakteristischen Reizhusten, der später paroxysmalen und oft pertussisartigen Charakter annimmt. Die giemende, pfeifende Atmung und der starre Thorax bieten schon klinisch einige Unterscheidungsmerkmale gegenüber der Pertussis. Heiserkeit, bronchopneumonische Episoden, die manchmal recht kurz aufeinanderfolgen, Lungenblutungen und Sinusitiden stellen weitere Merkmale des Leidens dar. Die Vitalkapazität ist herabgesetzt. Cyanose, Dyspnoe, Trommelschlegelfinger, Rechtsüberlastung des Herzens, respiratorische Acidose und Thoraxstarre sind Spätfolgen der thorakalen Manifestationsform. Beherrscht wird diese Form von den Bronchiektasen, deren Begleiterscheinungen und Folgezuständen. Spezielle Beschreibungen der Lungenerscheinungen liegen von White, Sant'Agnese sowie Neuhauser vor, eine umfassende Übersicht hat Bachmann gegeben. Von „einfachen" Bronchienerweiterungen in den Unterfeldern medial bis zu „miliaren" Bronchiektasen in Form cystoider Erweiterungen der Bronchien in der ganzen Lunge gibt es vielerlei graduelle Abstufungen (Abb. 17). Diese werden bereichert durch bronchopneumonische Herde, Lungenabscesse, Pneumatocelen und fibrotische Vorgänge, so daß sich ein reich variierendes, aber kein radiologisch charakteristisches Bild dabei ergibt. Staphylokokkeninfektionen dieser bronchiektatischen Erweiterungen sind für das weitere Schicksal häufig entscheidend.

Die *postinfektiös entstehenden Bronchiektasen*, wie sie früher nach Keuchhusten, Grippe, Masern recht häufig entstanden, sind heute durch die antibiotische Behandlung eventueller

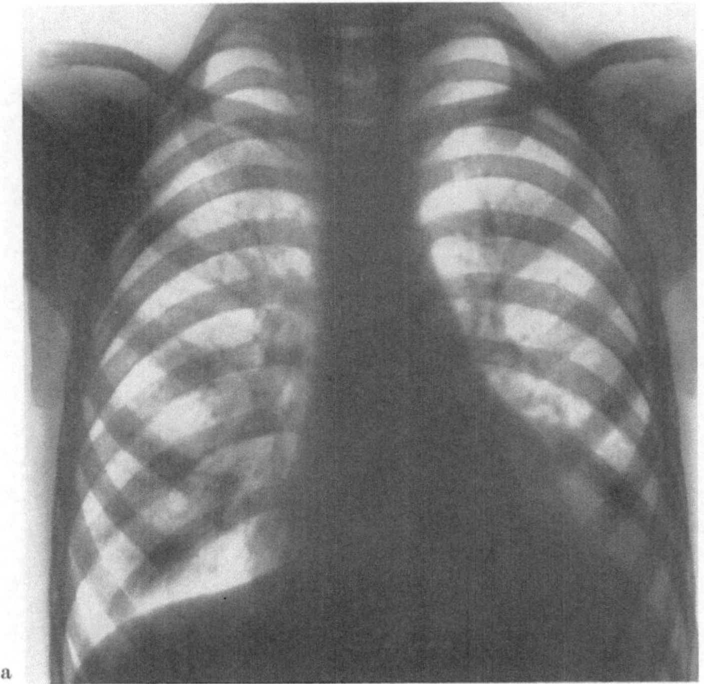

a

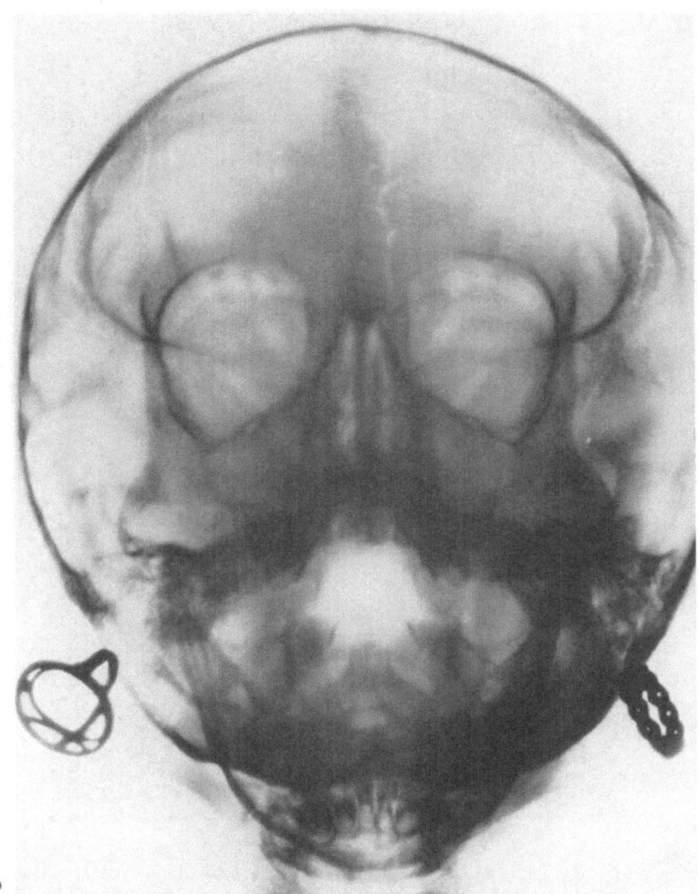

b

Abb. 15a u. b. Sinobronchitis, $4^{9}/_{12}$jähriger Junge. a) Peribronchitis, peribronchitische Infiltrierung links, Lungenblähung. b) Sinusitis maxillaris beiderseits

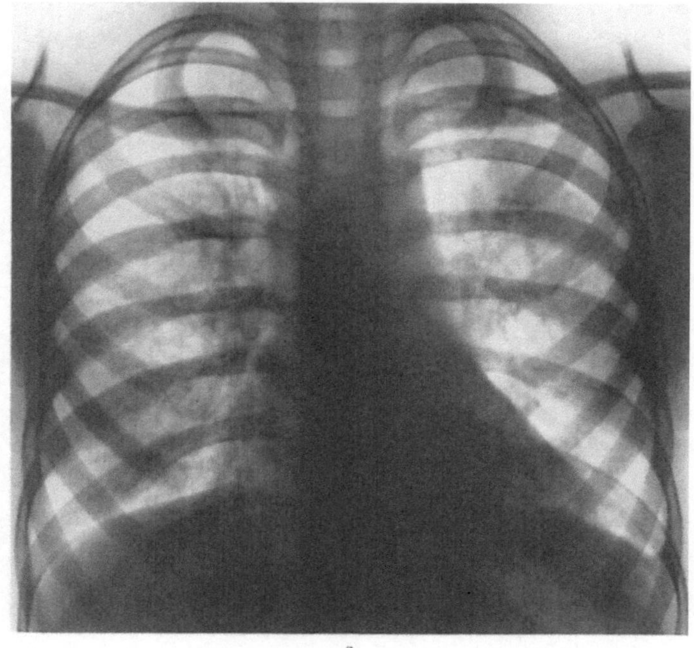

a

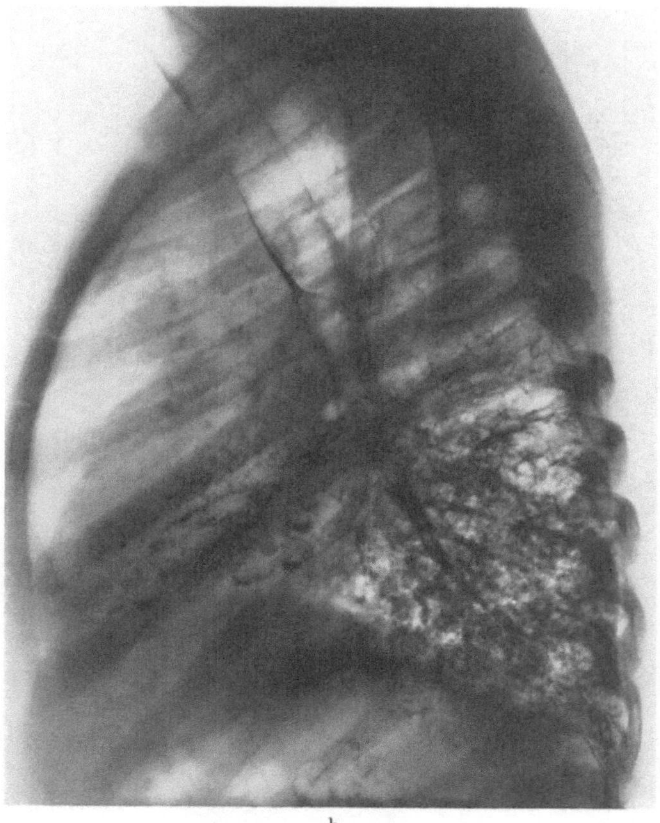

b

Abb. 16a u. b. Cystische Dysplasie des antero-basalen Segmentes (8) des linken Unterlappens. $7^{7}/_{12}$jähriges Mädchen. a) Übersichtsaufnahme. Strähnige Verdichtungen in den medialen Unterfeldpartien. b) Bronchogramm rechts seitlich. Die cystische Fehlbildung des 8. Segmentes mit angedeuteter Spiegelbildung des Kontrastmittels kommt plastisch zur Darstellung

Komplikationen recht selten geworden. Die häufigste unspezifische Ursache von Bronchiektasen beim Kind bilden gegenwärtig die chronischen oder rezidivierenden Bronchitiden und Pneumonien. Nach einer Zusammenstellung von MENDEZ, LAMY u. BUTSCH bilden in 26—70% Pneumonien und andere Infektionen der Luftwege die primäre Ursache von Bronchiektasen (FIELD: 70% unter 160 Fällen; PERRY u. KING: 26% unter 400 Fällen; SELBY: 66% unter 50 Fällen; ROLES u. TODD: 46,9% unter 39 Fällen; BRADSAW u.a.: 34,5% unter 171 Fällen). HERDEGEN u. Mitarb. fanden bronchographisch in 60% (19 von 32 Untersuchten) postpneumonische Bronchusdilatationen, welche meist reversibel waren. Die Gefahr bleibender Bronchiektasen ist bei Pleuraschwarten und Atelektasen gegeben. In den Oberlappen bilden sich Bronchiektasen recht selten (2—6%)

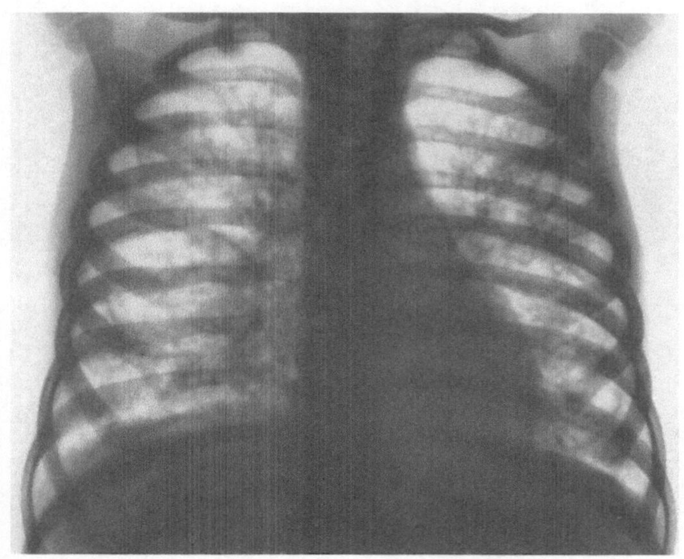

Abb. 17. Mucoviscidose. $2^1/_2$jähriges Mädchen. „Miliare" Bronchiektasien, Pneumatocele im rechten Mittelfeld als Ausdruck eines abgelaufenen Lungenabscesses. Pleuritis marginalis et diaphragmatica rechts

aus, Mittellappen und Lingula sind in 20—28%, Unterlappen in 58—76% (WISSLER) betroffen. Die Bedeutung der Schwerkraftwirkung des Sekretes bei der Bronchiektasenentstehung wird nicht nur durch die Bevorzugung der Unterlappen deutlich, sondern auch durch die überdurchschnittlich häufige Lokalisation in den dorsalen Unterlappensegmenten.

Bakterielle Superinfektionen spielen als Sekundärvorgang in der pathogenetischen Kette eine bedeutsame Rolle und sind oft entscheidend für die graduelle Ausprägung und die Progressionstendenz. Gerade aber diese bakteriellen Zusatznoxen sind therapeutisch gut beeinflußbar, wenn auch die resistenten Staphylokokkenstämme eigene Therapieprobleme aufwerfen (s. S. 830).

Spezifische Bronchialwandveränderungen. Innerhalb der Mikroorganismen, die tiefgreifende oder chronische Alterationen der Bronchialwände und des peribronchialen Gewebes hervorrufen, stehen heute die Tuberkelbakterien nach wie vor an bedeutsamster Stelle. Die Beziehungen zwischen tuberkulösen Lymphknoten und Bronchialwand sind erst durch die grundlegenden Untersuchungen von PH. SCHWARTZ in den Blickpunkt unseres pathogenetischen Denkens gerückt und durch eine Vielzahl bronchologischer Serienuntersuchungen in den letzten Jahren weitgehend geklärt worden (DIETZSCH; HAGGENMÜLLER).

Im Laufe der Primärtuberkulose, die ja in erster Linie eine Lymphknotentuberkulose ist und sich überwiegend an den bronchialen Lymphknoten abspielt, kommt es zu verschiedenartigen Wechselbeziehungen zwischen den infizierten Lymphknoten und den

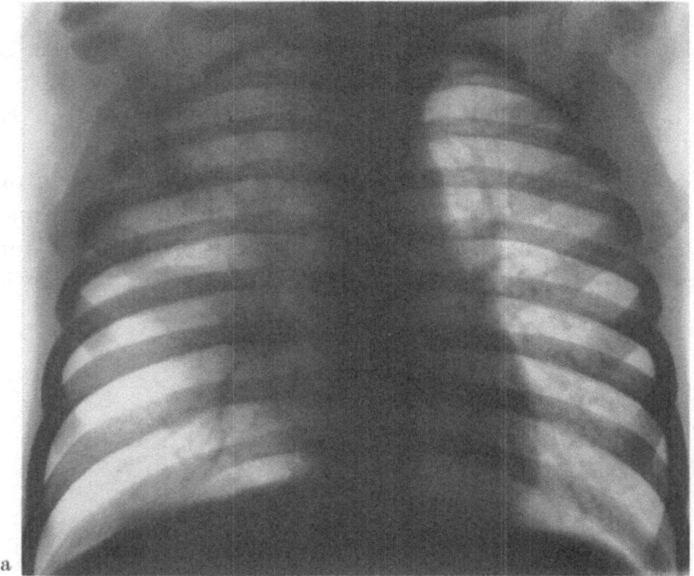

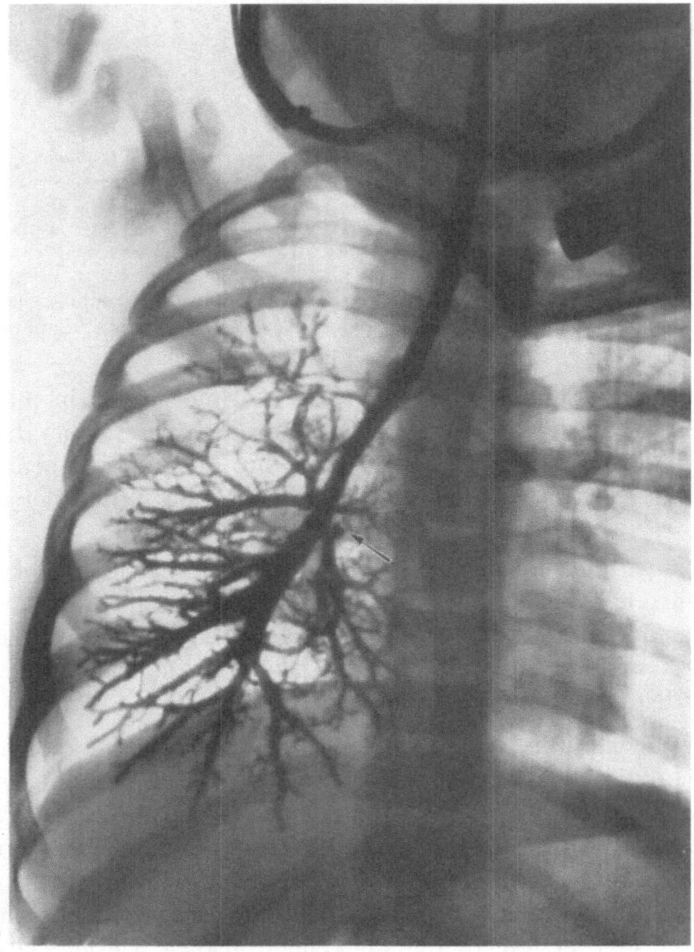

Abb. 18a—d. Bronchusstenosen bei Tuberkulose. 3jähriges Mädchen. a) Ventilstenose durch kirschgroße Hiluslymphknoten im rechten unteren Hiluspol. Mittellappenatelektase, Überblähung des Unterlappens. b) Bronchogramm. Stenosebereich am Abgang von 4, 5, 6 rechts. Konkave Wandeindellungen (Pfeile), poststenotische Bronchusdilatation. c) 6 Monate später Indurationsfeld am rechten Hilus und parahilär. d Das Bronchogramm zeigt Narbenstrikturen am Abgang des 6. Segmentbronchus (Pfeil)

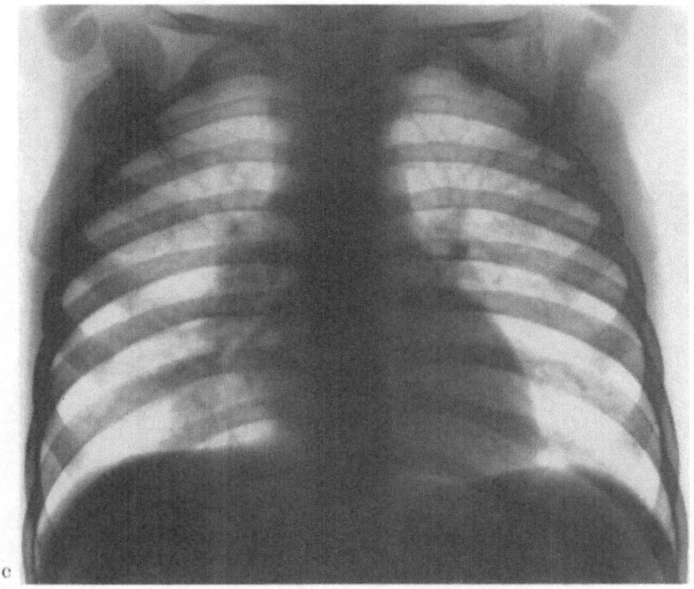

c

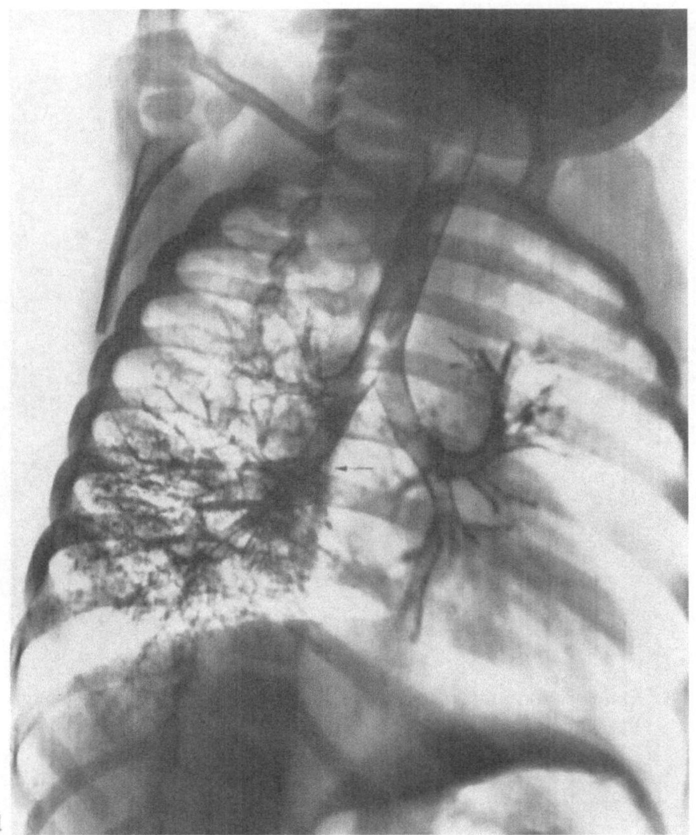

d

benachbarten Bronchien. Zunächst können vergrößerte, bei der tuberkulösen Primärinfektion auf ein Mehrfaches ihres physiologischen Volumens angeschwollene Lymphknoten durch Kompression zu einer Lumeneinengung führen. Diese *Kompressionsstenosen* (Abb. 18, 19) haben nur in den schwersten Ausprägungen Ventilmechanismen, Atelektasen und Bronchiektasen zur Folge. Die Folgeerscheinungen der Kompression pflegen passager zu sein und mit der Entleerung des Lymphknoteninhalts zurückzugehen.

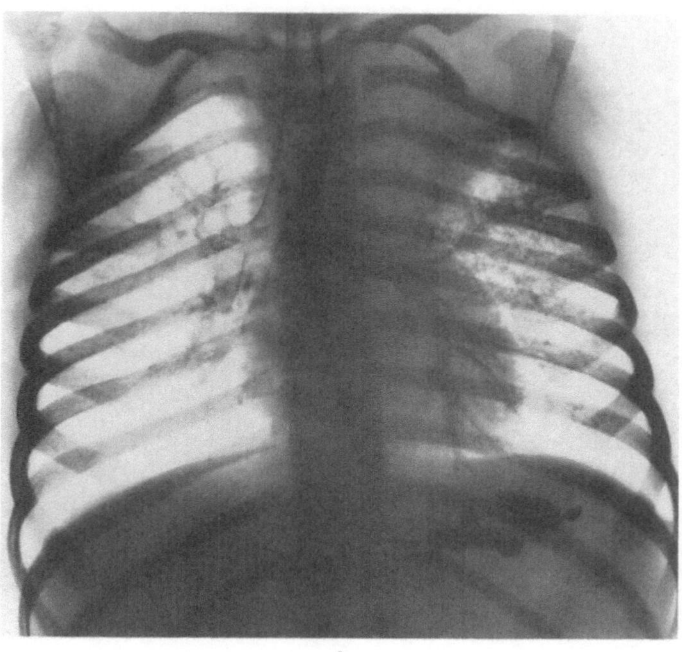

a

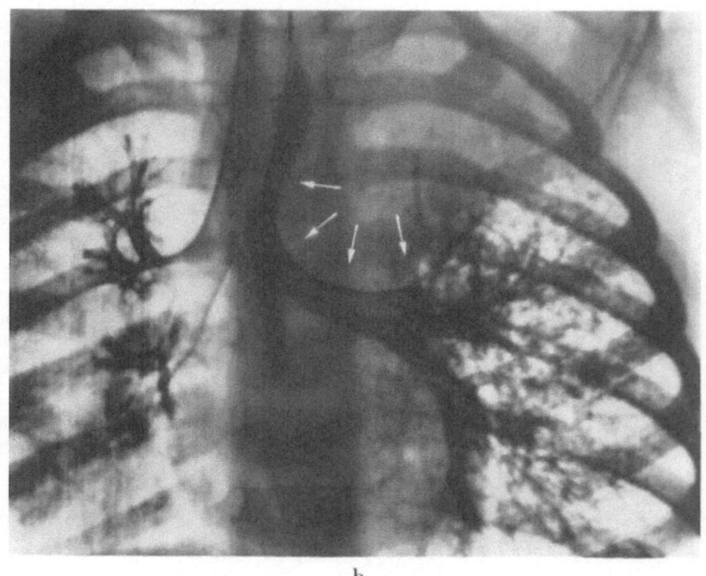

b

Abb. 19a u. b. Kompressionsatelektase des linken Oberlappens durch apfelgroße tuberkulöse Paraaortallymphknoten (Bronchogramme). $2^{7}/_{12}$jähriger Junge

Im Verlauf einer verkäsenden Bronchiallymphknotentuberkulose kann es durch Erweichung der Lymphknotenkapsel und der anliegenden Bronchialwand zur Perforation, Fistelung und Ausbildung von Granulationsgewebe um die Fistelmündung kommen. Dieses Granulationsgewebe oder Käsepartikel aus dem Lymphknoten führen zu einer Einengung des Bronchiallumens durch *Obstruktion*. Im Indurations- und Heilungsstadium kann die Bronchialwand in die durch Schrumpfungs- und Vernarbungstendenz gekennzeichnete Bindegewebsbildung einbezogen werden. Die *Constriction* führt zu Wandunregelmäßigkeiten, Constrictionsverschlüssen kleinerer Bronchien, Verziehungen, Funktionsstörungen mit chronischen Entzündungen und Atelektasen (Abb. 20).

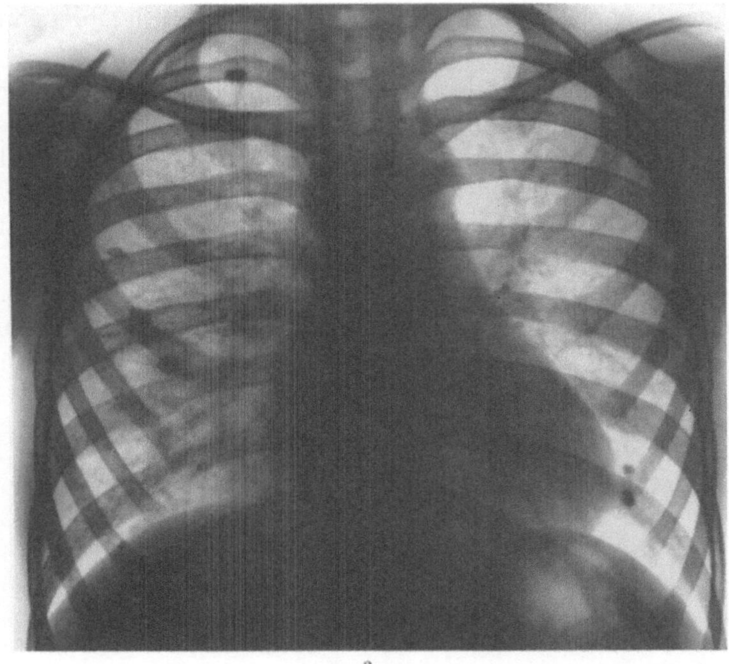

a

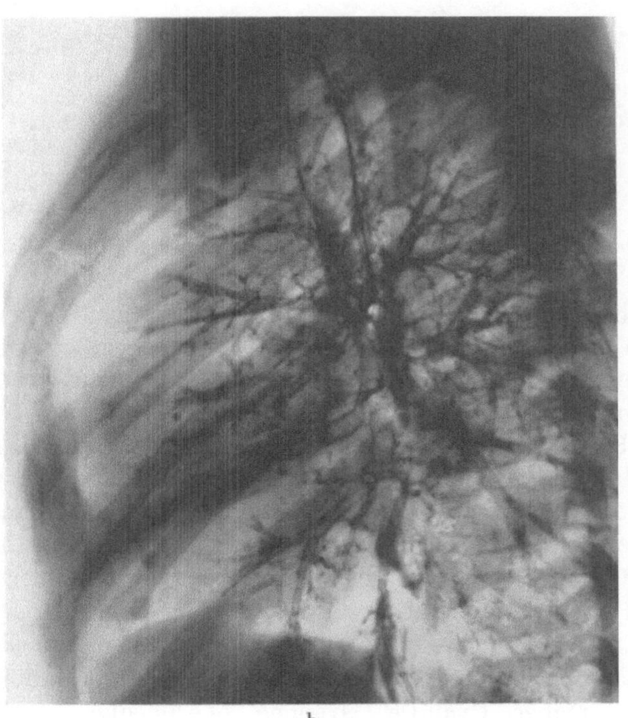

b

Abb. 20a u. b. Folgezustand nach Endobronchitis tuberculosa. $6^5/_{12}$jähriger Junge. a) Übersicht mit den bindegewebigen, dystelektatischen und kalkigen Residuen nach bronchogener Streuung. b) Bronchogramm seitlich: unregelmäßige Lumina, Strikturen im Bereich der Segmente 4, 5, 6 rechts. Die Lagebeziehung der Kalkherde zu den Bronchialverzweigungen wird an einzelnen Stellen deutlich

Kompressions-, Obstructions- und Constrictionserscheinungen laufen zu verschiedenen Zeitpunkten der Primärtuberkulose ab. Die Kompression pflegt eine Früherscheinung der tuberkulösen Primärinfektion zu sein, die obstructiven Bilder findet man vorwiegend im sog. Sekundärstadium („Epituberkulose"), während constrictorische Mechanismen das

Indurationsstadium begleiten oder irreversible Folgezustände der Primärtuberkulose darstellen. Der Gesamtkomplex wird unter der Bezeichnung „Endobronchitis tuberculosa" zusammengefaßt.

Die Bronchiolitis (Capillarbronchitis) ist eine dem frühen Kindes- und Säuglingsalter eigentümliche Entzündungslokalisation in den Bronchiolen; Säuglinge des 2. Lebenshalbjahres, dystrophe und pastöse oder rachitische Säuglinge erkranken daran besonders häufig. Daneben kommt die Bronchiolitis im akuten Stadium mancher Viruskrankheiten (am häufigsten bei Masern) auch bei Kleinkindern vor. Klinisch trennt man die ätiologisch nicht spezifizierte Bronchiolitis des älteren Säuglings von ätiologisch umschriebenen Gruppen, wie der Masern-, Keuchhusten- und Grippebronchiolitis, ab. ENGEL unterscheidet anatomisch eine einfache katarrhalische und eine murale Bronchiolitis.

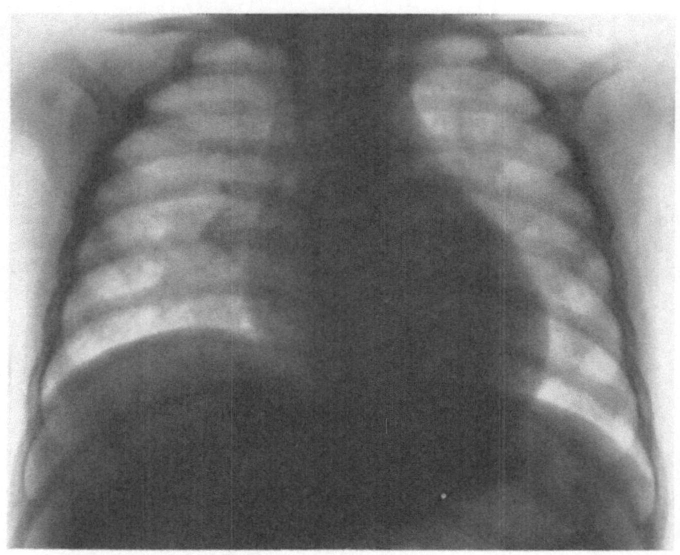

Abb. 21. Bronchiolitis bei Rachitis und Keuchhusten. $^{6}/_{12}$jähriger Junge

Bei der einfachen katarrhalischen Form ist das Bronchiallumen durch die Hypersekretion in Form einer Verlegung mit Exsudat oder Eiter betroffen. Bei der muralen Form gibt es verschiedene graduelle Abstufungen. Die Bronchiolenwand kann einfach durch Hyperämie und Infiltration verdickt sein, zusätzlich können Epithelwucherungen (proliferative murale Form) hinzutreten. Bei den schwersten Formen können ausgedehnte Zerstörungen der Bronchialwand (ulceröse murale Bronchiolitis) das umgebende Lungengewebe in Mitleidenschaft ziehen. Diese Form bildet den Übergang zu einer miliaren Bronchopneumonie. Bei der muralen Form kann die Bronchiolenwand bis millimeterdick werden; die lichte Weite des Bronchiolenlumens beträgt normalerweise 2—3 mm. Die über 2 mm breiten Bronchiolen sind unschwer makroskopisch bereits zu erkennen.

Berücksichtigt man die engen anatomischen Verhältnisse, wie sie durch die Größenordnungen beim Säugling gegeben sind, überrascht der schwere klinische Befund bei der Bronchiolitis nicht. Fieber, Cyanose, Dyspnoe, oberflächliche beschleunigte Atmung, Blässe, Kreislaufschwäche, allgemeine Hypotonie, gespannter, ängstlicher Gesichtsausdruck ergeben das Bild eines akut lebensbedrohlichen Zustandes. Die Mortalität ist auch heute noch bei den symptomatischen Formen (Grippe, Masern) nicht niedrig. Mit klinischen Fragen beschäftigen sich MORENO sowie SELL; eine Epidemie haben HEYCOCK u. NOBLE beschrieben, die Beziehungen zum Asthma wurden von WITTIG u.a. herausgearbeitet.

Das radiologische Bild ist in der Regel weniger eindrucksvoll als das klinische. Weite Zwischenrippenräume, tiefstehendes Zwerchfell und betonte Thoraxwölbung weisen auf die akute Überblähung beider Lungen hin. In einem gewissen Kontrast dazu stehen die

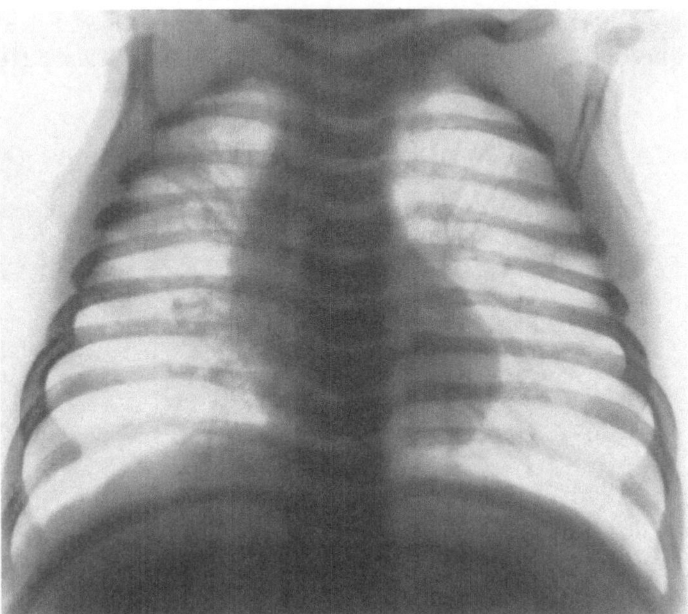

Abb. 22. „Asthmatoide“ (spastische) Bronchitis bei 4 Monate altem Säugling. Wesentliche Hilusverbreiterung, fleckige Verdichtung, Übergang in vermehrt peribronchiale Streifenzeichnung. Blähung der peripheren Lungenabschnitte

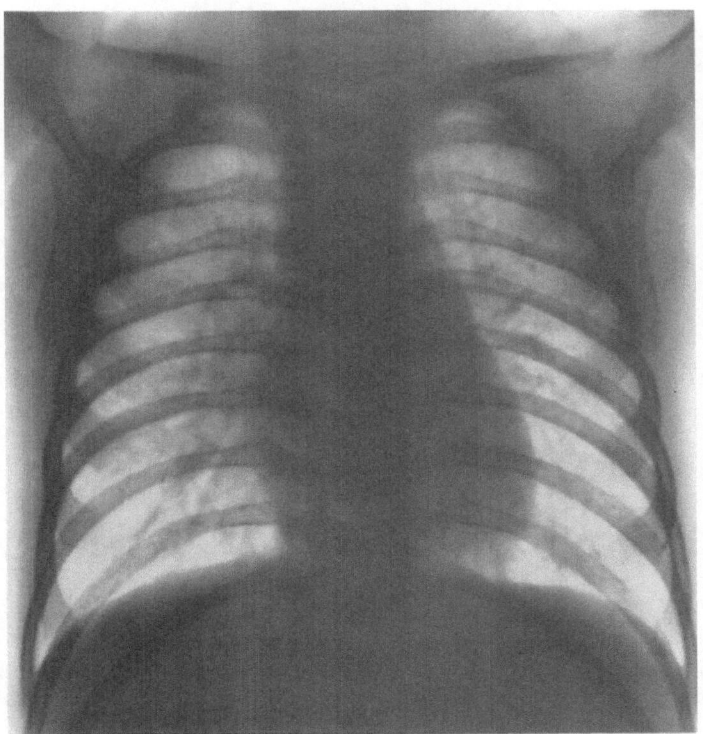

Abb. 23. Spastische Bronchitis bei weiblichem Säugling im 4. Lebensmonat. Ausgedehnte Bronchitis-Peribronchitis, bronchopneumonische Herde (rechter Oberlappen), Lungenblähung

Lungen, die im ganzen etwas erniedrigten Luftgehalt haben und nur in den Randpartien manchmal vermehrte Luftansammlung. Diese Veränderung ist nicht homogen. Die Strukturen der Lungenzeichnung sind durchweg verwaschen. Fließende Übergänge zu miliaren oder lobulären Pneumonien kommen vor. Die Lungenhili sind mitbeteiligt, vergrößert, verdichtet und unregelmäßig strukturiert. Unterschiedlich ist die Konfiguration des Mediastinums. Infolge Überblähung der Lungen kann das Herz klein, das Gefäßband schmal sein, aber trotz überblähter Lungen beobachtet man auch dilatierte Herzen. Eine solche

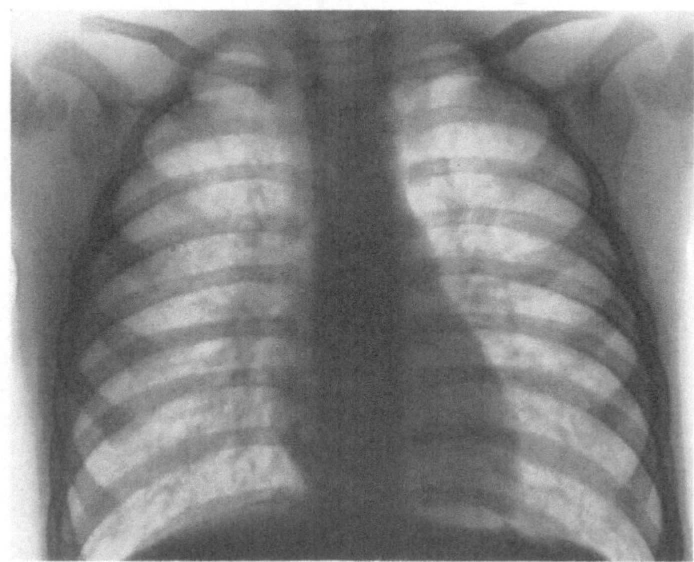

Abb. 24. Asthmatoide Bronchitis bei 10 Monate altem Kind. Ausgedehnte Peribronchitis mit Lungenblähung

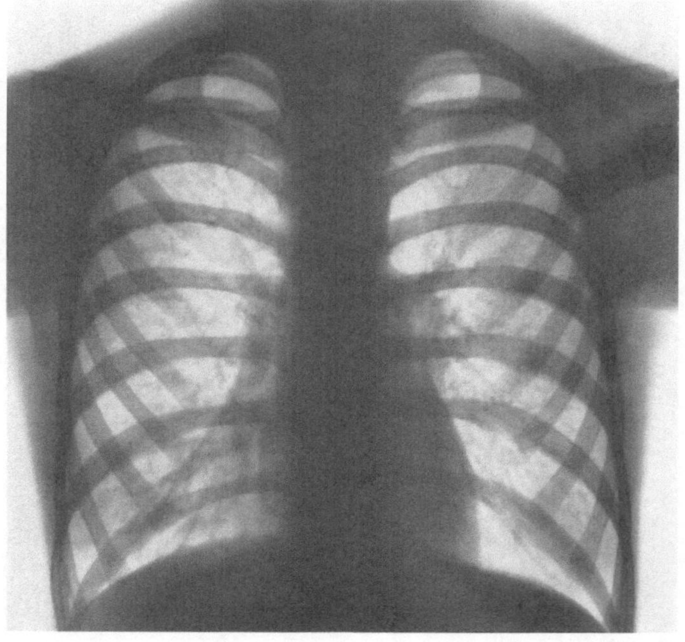

Abb. 25. Asthmathorax bei $9^1/_2$jährigem Jungen. Hoher, starrer Thorax, weite Zwischenrippenräume, kleiner Herzschatten. Peribronchitische Fibrosen in beiden Unterfeldern medial, peribronchitische Infiltration rechts

Vergrößerung des Herzens mit Zeichen der Rechtsdilatation bei Lungenblähung stellt ein prognostisch ungünstiges Zeichen dar. Die bei den Erwachsenen beobachtete *Bronchiolitis obliterans*, bei der es durch Bindegewebspfropfen zum Bronchialverschluß kommt, ist in dieser Form beim Kind nicht bekannt.

Die spastische Bronchitis (Synonyma: Blähungsbronchitis, asthmatoide Bronchitis, auch Asthmabronchitis) ist eine Sonderform der Bronchialerkrankungen in den ersten Lebensjahren, welche vorwiegend in den ersten beiden Lebensjahren beobachtet wird

(Harder; Szönyi u. Hutás). Sie ist gekennzeichnet durch eine Bronchitis, welche mit erheblicher bis extremer Lungenblähung einhergeht. Sauerstoffmangelzustände, Rechtsüberlastung des Herzens und Kreislaufkomplikationen sind weitere Begleitsymptome. Die Altersgebundenheit ist schon ein Hinweis darauf, daß die anatomischen Verhältnisse — Enge der Bronchiallumina in den Bronchien niedererer Ordnung — die entscheidende Voraussetzung für das Zustandekommen dieser Bronchitisform sind. Die engen Lumina der terminalen Bronchien können leicht durch Sekret und Schleimhautschwellung eingeengt und verlegt werden, so daß die Luftpassage nur noch in Richtung des höheren Druckgefälles (Inspiration) möglich ist. Sowohl hinsichtlich der anatomischen Lokalisation als auch der klinischen Symptomatik nimmt die spastische Bronchitis eine Zwischenstellung zwischen der banalen Bronchitis und der Bronchiolitis ein.

Das radiologische Bild ist nicht einheitlich und geht der Schwere des klinischen Bildes nicht streng parallel. Mitunter — und dies gerade oft bei 2—4jährigen Kindern — liegt ein Bronchitisbild vor, bei welchem lediglich die lateralen Lungenpartien stärker luftgefüllt sind. Gewöhnlich — und dies vor allem bei Säuglingen — findet man Zeichen einer schweren Bronchitis bis Peribronchitis mit kleineren peribronchitischen Infiltrationen, starker Überblähung der Lungen und Verlust der Strukturzeichnung in der Peripherie. Die Zwischenrippenräume sind weit, die Rippen stehen waagrecht, der Thorax ist erweitert, das Zwerchfell steht tief und ist abgeflacht. Die Lungenblähung kann dabei solche Grade erreichen, daß man die bronchitischen Veränderungen im Röntgenbild gar nicht erkennen kann. Recht oft findet man unter dem klinischen Bild der spastischen Bronchitis Übergänge zu kleinherdigen Bronchopneumonien im Röntgenbild. Erwähnenswert ist das relativ regelmäßige Vorkommen einer bandförmig-streifigen, vom oberen rechten Hiluspol ausgehenden Verdichtung bei der spastischen Bronchitis.

c) Lungenveränderungen bei Masern

Die im Laufe von Masern auftretenden Hilus- und Lungenveränderungen werden in vielen zusammenfassenden Darstellungen als für die Krankheit charakteristisch hervorgehoben. Systematische Untersuchungen, welche sich speziell mit den Lungenveränderungen bei und nach Masern befassen, sind jedoch nicht sehr häufig; entsprechende Abhandlungen liegen von Hausmann u. Seyss; Viklický; Martinez u. Mitarb.; De Carlo jr. u. Startzman jr.; de Mattia, Maestri, di Nola, Rapellini u. Angela, Toscano u. Pisani; Krepsz u. Mitarb.; Bazan vor. Speziell das Problem der *Riesenzellpneumonie* bei Masern greifen Enders u.a. auf. Die Hilus- und Lungenparenchymveränderungen bei Masern sind geprägt durch die Virusgenese im Zusammenwirken mit der Neigung zu bakteriellen Superinfektionen. Im katarrhalischen und Exanthemstadium kommt es zu einer Hilusschwellung und einer Vermehrung der interstitiellen Lungenzeichnung. Die Lungenhili sind vergrößert, verdichtet, unscharf begrenzt (Abb. 26). Perihilär oder im Lungenkern findet sich vermehrt streifige Lungenzeichnung, welche unscharf bis verwaschen ist und durch kleinflächige Emphysembezirke eigenartig aufgelockert werden kann. Diese Veränderungen bilden das radiologische Äquivalent der ,,*Masernlunge*" beim Kleinkind, beim Schulkind pflegen sie graduell diskreter zu sein.

Die ,,Masernlunge" ist ein Symptom der Masern und stellt keine Komplikation dar. Wesentlich schwerer sind die Lungenparenchymalterationen bei der ,,*Masernbronchiolitis*" und der ,,*Masernpneumonie*". Die in der Regel in das Exanthemstadium fallenden schweren, mitunter lebensbedrohlichen Bilder zeichnen sich radiologisch durch Auftreten stecknadel- bis linsengroßer, unregelmäßiger und unscharf begrenzter Fleckschatten aus. Diese Herde sind von ungleicher Größe und Form, stellenweise in einer reticulären Formation angeordnet (Abb. 27). Eine scharfe Trennung zwischen Bronchiolitis und Bronchopneumonie ist rein radiologisch nicht möglich; bei der Bronchiolitis pflegen die Veränderungen unregelmäßiger gruppiert zu sein als bei der Bronchopneumonie bei Masern.

Hausmann u. Seyss fanden bei Untersuchungen von 150 Masernkindern im *Prodromalstadium* vorwiegend Laryngitis und Tracheobronchitis, im frühen Exanthemstadium

Hilusvergrößerungen, Zeichen der Bronchitis oder Bronchiolitis; sie heben die „centrobasalen Schatten" mit Lungenblähung besonders hervor. DE MATTIA, MAESTRI, DI NOLA, RAPELLINI u. ANGELA sahen bei 310 Masernkindern in 79,7% radiologisch nachweisbare

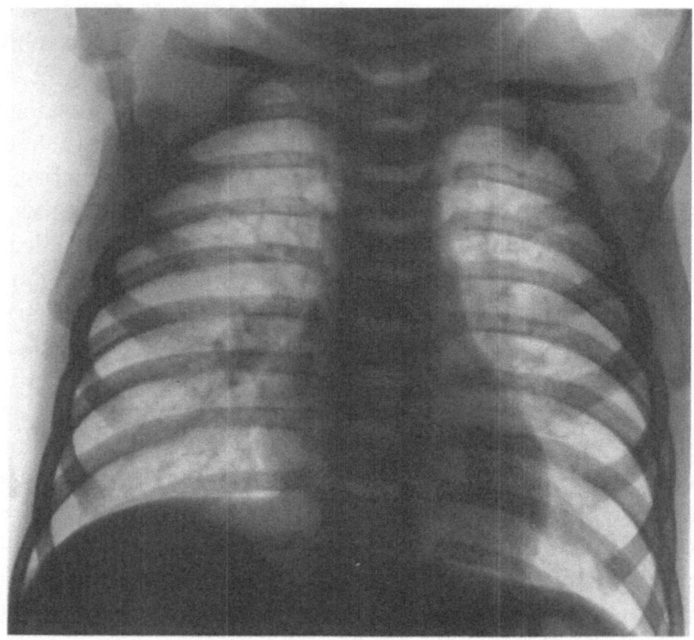

Abb. 26. Masernlunge bei $^{11}/_{12}$jährigem Mädchen mit Masernfrühencephalitis. Hilusvergrößerung, betonte vasculäre und interstitielle Zeichnung in den oberen Lungenpartien

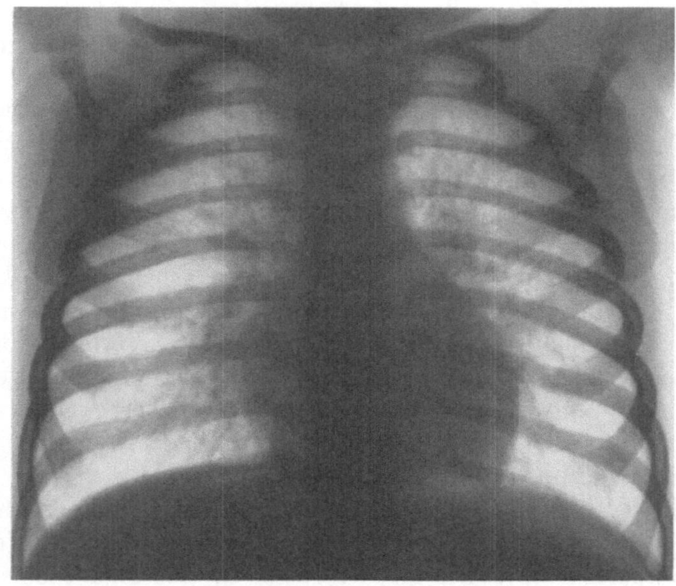

Abb. 27. Masernlunge. $1^{2}/_{12}$jähriges Mädchen. Wesentliche Hilusschwellung, stark vermehrte interstitielle Zeichnung, durchsetzt von kleineren bronchopneumonischen Herdschatten

Lungenveränderungen, die mit zunehmendem Lebensalter der Erkrankten geringer wurden. Bei 111 der Kinder bestanden Hilusschwellungen und bronchitische Zeichnung, 99 wiesen „peribronchitische" Lungenveränderungen auf, 31 hatten Infiltrate, 6 eine Pleuritis. Bei Durchseuchungen „jungfräulicher" Gebiete, wie z. B. arktischer Siedlungen, muß man mit einer Morbidität von nahezu 100% und mit Komplikationen in etwa der

Hälfte der Fälle rechnen; rund 80% dieser Komplikationen (Christensen u.a.) entfallen auf Bronchitis und Bronchopneumonie. Säuglinge und schlecht ernährte Kinder sind zur Masernpneumonie besonders disponiert (De Carlo jr. u. Startzmann jr.). Kaplan, Fischgrund, Blangueron u. Baldino fanden bei 42 Säuglingen (3.—6. Lebensmonat) mit Masern in 37 Fällen Abweichungen von der Norm, meist betonte Lungenzeichnung und vergröberte Hili, 9 atypische Viruspneumonien, 3 pseudomiliare Bilder, 3 basale Bronchopneumonien.

Wie bei vielen anderen Viruskrankheiten besteht die interstitielle Zeichnungsvermehrung noch Wochen bis Monate nach der Erkrankung. Im Anschluß an das Exanthemstadium bestehenbleibende oder auftretende großflächige Infiltrationen stellen gewöhnlich bakterielle Komplikationen dar. Hier ist in erster Linie an Staphylokokken-Superinfektionen und an tuberkulöse Infiltrate zu denken. Die Resistenzarmut der Kinder nach Masern bildet aber auch für andere Bakteriengruppen ein offenes Terrain.

d) Lungenveränderungen bei infektiöser Mononucleose

Die Mononucleose führt bei Kindern in etwa der Hälfte der Fälle zur Beteiligung der Luftwege. Diese Luftwegsveränderungen beschränken sich in der Mehrzahl der Fälle auf die oberen und mittleren Luftwege, führen zu Hilusvergrößerungen, vermehrter parahilärer Lungenzeichnung und flüchtigen parahilären Veränderungen. In selteneren Fällen zeichnen sich knötchenförmige Infiltrate im Lungenparenchym ab; ausnahmsweise entsteht das Bild einer miliaren Bronchopneumonie. Nach — bisher statistisch wenig unterbauten Angaben — beziffert man die Häufigkeit pneumonischer Lungenparenchymveränderungen auf 2,4—5% (Lit. s. F. Hansen). Die bisherigen Veröffentlichungen zeigen auf, daß sich das radiologische Bild der Lungenparenchymalteration über den ganzen Formenreichtum der atypischen Pneumonien erstreckt und deshalb als Viruspneumonie, atypische Pneumonie, Pneumonitis, Pneumonia migrans u.a. klassifiziert wird. Ein phänotypisch auch nur annähernd charakteristisches Röntgenbild ist der infektiösen Mononucleose nicht eigen.

e) Lungenveränderungen bei Varicellen

Varicellen betreffen die oberen Luftwege fast regelmäßig, führen aber recht selten zu ausgedehnten intrathorakalen Befunden. Als virusbedingte Infektion führen sie zu katarrhalischen Erscheinungen an den Schleimhäuten der oberen Luftwege, die aber graduell geringer und zeitlich kürzer sind als bei Masern. Mäßige Hilusvergrößerungen infolge Schwellung der Bronchiallymphknoten und Hyperämien im Hilusgebiet sind häufige, aber durchaus nicht regelmäßige Begleiterscheinungen des Prodromal- und Exanthemstadiums. Noch seltener entsteht das radiologische Bild einer Bronchitis; Raritäten sind Varicellenpneumonien. Immerhin liegen aber gerade aus den letzten Jahren einige bemerkenswerte Abhandlungen über Lungenveränderungen bei Varicellen und Kuhpocken vor (Endress u. Schnell; Krugmann u. Mitarb.; Hunnicutt u. Berlin; Kriss; Fitz u. Meiklejohn). Bei einem Überblick fällt zunächst die Altersverteilung auf; an Varicellenpneumonien erkranken vorwiegend Erwachsene, Säuglinge und Neugeborene, während der Morbiditätsgipfel der Erkrankung im Kleinkindes- und frühen Schulalter liegt. Eine schlechte natürliche Resistenz scheint Voraussetzung für die visceralen Manifestationen der Varicellen zu sein. Kriss beziffert bei *Kuhpocken* die Häufigkeit der Pneumonie auf 8 per 1000 Erkrankte. Radiologisch ist die Lunge übersät von weichen, groben (vorwiegend linsen- bis erbsengroßen) unscharf begrenzten Infiltraten, die teilweise konfluieren. Hunnicut und Berlin fanden flüssigkeitsgefüllte Aveolen, welche zum Teil mit hyalinartigen Membranen ausgekleidet waren, vereinzelt auch kleinere Nekrosebezirke mit Lymphocyteninfiltrationen. Die interstitielle Lungenzeichnung ist vermehrt, wenn auch oft verwaschen. Die Lungenveränderungen pflegen innerhalb von 5 Tagen (meist nach 2—3 Tagen) nach Varicelleneruption aufzutreten. Während beim Auftreten die klinischen und radiologischen Symptome fast parallel gehen, bleiben die radiologischen Veränderungen wochenlang nachweisbar. Dabei bilden sich die Infiltrate unter Verkleinerung und bizarrer Vermehrung langsam zurück, während gleichzeitig die interstitielle Reaktion in den Vordergrund tritt. Auswirkungen auf bestehende tuberkulöse Lungenveränderungen (COMBE u.a.) können zu schwerwiegenden differentialdiagnostischen Erwägungen (Streuungen ?) führen.

f) Lungenveränderungen bei Röteln

Lungenveränderungen bei Röteln werden seltener gefunden als bei Masern. Es besteht auch nicht sehr häufig Anlaß, bei Röteln eine Röntgenuntersuchung des Thorax zu veranlassen. Entsprechende radiologische Studien liegen nicht vor. Im Prinzip ähneln die Lungenveränderungen denen bei Masern; sowohl die Hilusschwellungen, besonders aber die Auswirkungen auf das Lungenparenchym pflegen geringgradiger zu sein. Im Exanthemstadium beobachtet man mitunter unter dem klinischen Bild einer spastischen Bronchitis bei Kleinkindern und jüngeren Schulkindern Lungenbilder, die denen einer asthmatoiden Bronchitis ähneln.

g) Lungenveränderungen bei Mumps

Erkrankungen an Mumps (Parotitis epidemica) geben selten Veranlassung zur Röntgenuntersuchung des Thorax. Lediglich bei meningoencephalitischen Komplikationen werden

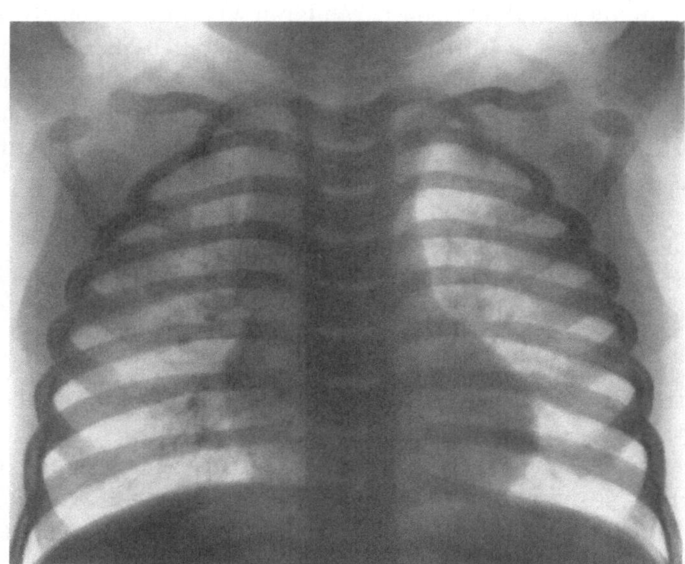

Abb. 28. Lungenbild bei Exanthema subitum, $1^3/_{12}$jähriger Junge. Hilus-Tracheobronchiallymphknotenschwellung. Zarte Infiltrierung um die oberen und unteren Hiluspole

öfter wegen der differentialdiagnostischen Erwägungen in Hinblick auf Meningitis tuberculosa Röntgenuntersuchungen vorgenommen. Selbst bei den Organkomplikationen (Meningoencephalitis, Orchitis, Otitis) stehen diese Organbefunde so im Vordergrund, daß systematische Untersuchungen über das Lungenbild bei Mumps nicht vorliegen. Vereinzelte Eigenbeobachtungen weisen die für Virusinfekte kennzeichnende Hilusschwellung auf, wobei die oberen Hiluspole bevorzugt sind. Nicht selten beobachtet man parahilär oberhalb der oberen Hiluspole Veränderungen, wie sie bei anderen Virusinfekten (Exanthema subitum, Grippe) ebenfalls beobachtet werden (Abb. 28).

h) Lungenveränderungen bei Keuchhusten

Die Pertussis (Keuchhusten) ist jene Kinderkrankheit, welche sich vorwiegend bis ausschließlich an den Luftwegen manifestiert. Die bakteriell ausgelöste Entzündung spielt sich an den Bronchien ab, zieht das peribronchiale Gewebe in Mitleidenschaft und hat je nach Alter und individueller Gradausprägung Auswirkungen auf das gesamte Lungenparenchym. Das zähe, glasig-schleimige, beim Hustenreiz nur schwer sich lösende Bronchialsekret steht im Mittelpunkt der klinischen und radiologischen Besonderheiten des Keuchhustens.

In der Lehrdarstellung ist das „*basale Dreieck*" die pathognomonische Auswirkung auf das Lungenbild schlechthin; es handelt sich dabei um eine schwere Peribronchitis mit peribronchitischen Entzündungen, welche zu einer Verdichtung der *paracardialen Unterfeldabschnitte* (in den dorsal gelegenen Unterlappensegmenten, bevorzugt 10) führen. Die Summation dieser doppelseitigen Infiltrierungen mit dem Herzen und dem nach oben schmäler werdenden Gefäßband ergibt eine Dreieckskonfiguration mit der Basis auf dem Zwerchfell. In der vorantibiotischen Aera mag das basale Dreieck häufiger gewesen sein, sicher ist es auch damals nur eine Sonderform der keuchhustenbedingten Lungenveränderungen gewesen. In den letzten Jahren ist das basale Dreieck wohl die seltenste radiologische Folge des Keuchhustens geworden. Es ist auch keineswegs pathognomonisch, denn jede Peribronchitis mit peribronchitischen Infiltrationen führt von einer gewissen Gradausprägung ab zu ähnlichen, wenn nicht gleichen Bildern.

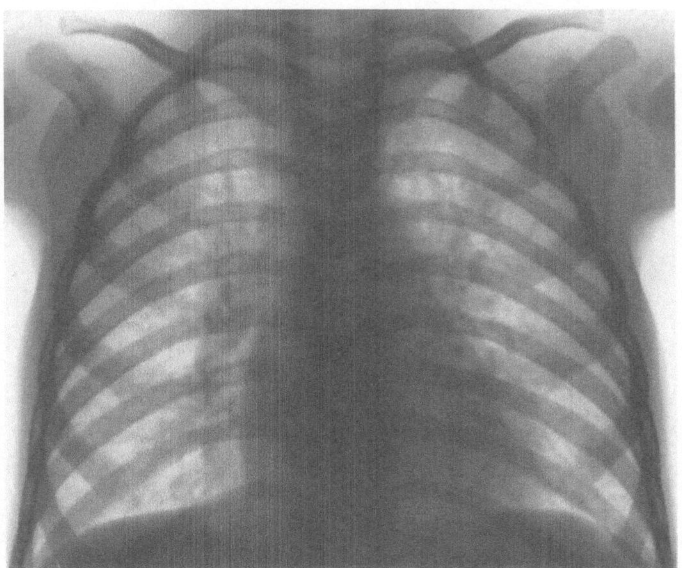

Abb. 29. Keuchhustenlunge bei 8 Monate altem Mädchen

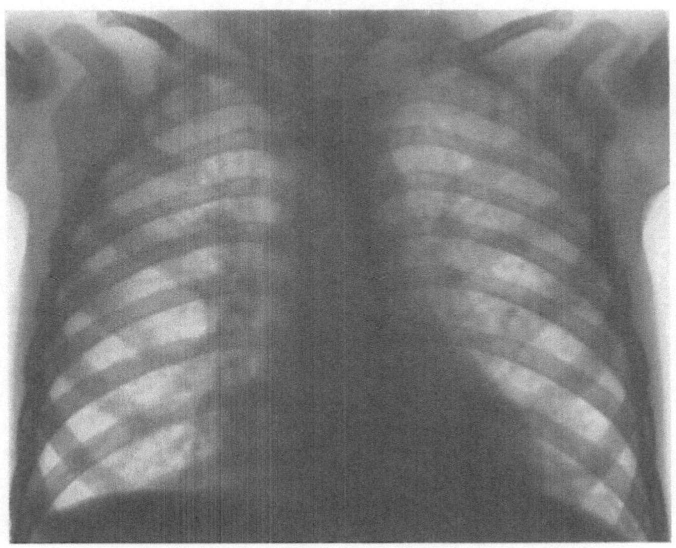

Abb. 30. Keuchhustenlunge bei 3 Jahre altem Jungen

Die Röntgenbefunde hängen vom Alter des Kindes, vom Schweregrad und Stadium der Pertussis ab. Die Grundvorgänge bestehen in einer Bronchitis-Peribronchitis, welche von Hilusschwellung und Lungenemphysem begleitet wird; als vierter Variationsfaktor kommt die infiltrative Lungenparenchymbeteiligung hinzu.

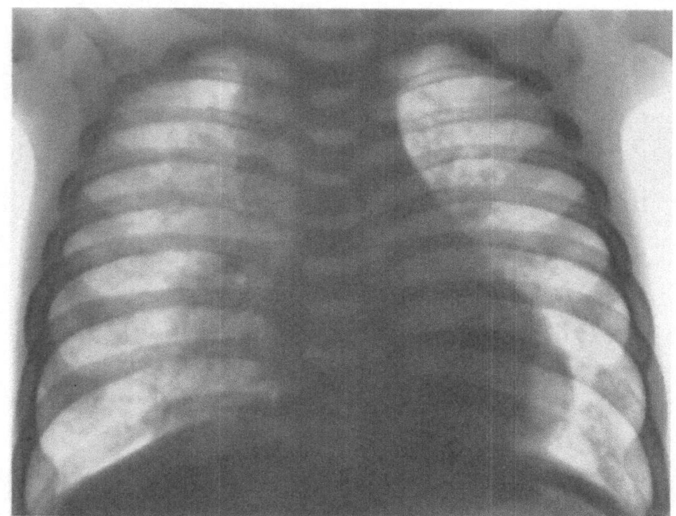

Abb. 31. Keuchhustenpneumonie bei 1jährigem Jungen

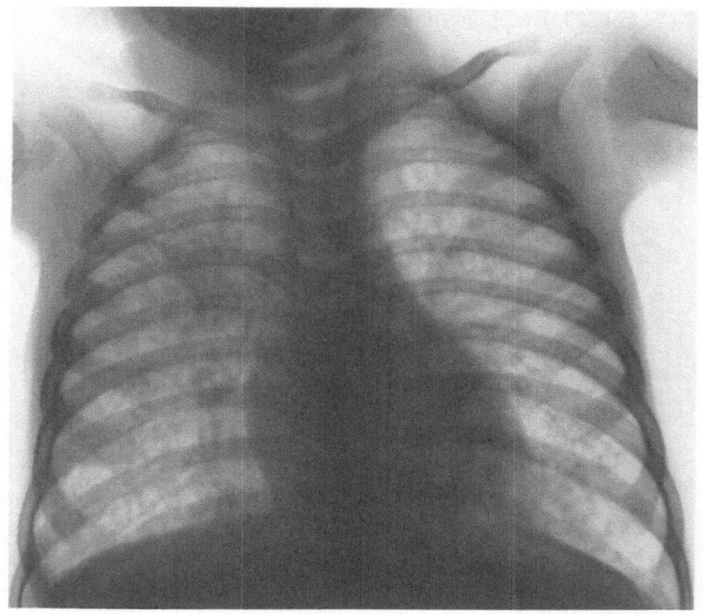

Abb. 32. Miliare Keuchhustenpneumonie bei 1jährigem Jungen

Aus dem Stadienablauf sind folgende radiologische Aspekte erwähnenswert: Im katarrhalischen Stadium findet man vorwiegend eine Hilusschwellung vom Typ der „Infekthili" (s. S. 778) mit leichter Lungenblähung; im Stadium convulsivum tritt die Peribronchitis hervor, die paracardiale und paramediastinale Zeichnung ist vermehrt. Sämtliche Komplikationen wie peribronchitische Infiltrierungen, Bronchopneumonien, Bronchiolitis und Bronchiektasenbildung fallen in dieses Stadium. In der sich oft über Monate hinziehenden Rekonvaleszenz werden die peribronchitischen Veränderungen deutlicher, das Lungenemphysem geht allmählich zurück.

Je jünger die Kinder sind, um so schwerwiegender sind in der Regel — mit vielen individuellen Ausnahmen — die Lungenerscheinungen. Säuglinge, vor allem solche der ersten Lebenswochen und resistenzgeschwächte, sind für die schwersten Verlaufsformen disponiert. Diese bestehen in Bronchiolitiden (bei Kombinationen mit Rachitis oder Grippe) und multifocalen bis miliaren Bronchopneumonien (Abb. 30, 31, 32). Bei Kleinkindern findet man vorwiegend das Bild einer leichten bis schweren Peribronchitis mit Lungenemphysem. Letzteres kann dabei so ausgeprägt sein, daß die Peribronchitis im Röntgenbild gar nicht sichtbar wird, d.h. durch die überblähten Alveolarbezirke „reduziert" wird. Diese Situation wird gegen das Schulalter hin immer beherrschender, so daß beim älteren Kind die Lungenblähung im Vordergrund steht, die Peribronchitis dagegen nur angedeutet oder nicht nachweisbar ist. Gegenüber der banalen Peribronchitis pflegt die Hilusreaktion beim Keuchhusten stärker zu sein, weil die Bronchiallymphknoten heftiger mitreagieren. Das Lungenbild hat durch abortive Formen bei geimpften Kindern noch weitere, uncharakteristische Variationen erfahren. Während der Keuchhustenablauf selbst durch Antibiotica kaum beeinflußbar ist, scheinen die Lungenkomplikationen doch darauf anzusprechen. Das Seltenerwerden der Keuchhustenpneumonien und der keuchhustenbedingten Bronchiektasen dürfte auf die Antibioticaanwendung maßgeblich zurückzuführen sein.

4. Pneumonien

Der Begriff Pneumonie (Pneumonitis) umfaßt eine Reihe von Entzündungsformen und -lokalisationen; er bildet weder klinisch noch radiologisch, noch morphologisch eine Einheit und weist gerade im frühen Kindesalter eine Mannigfaltigkeit an Formen und Verläufen auf, wie sie im späteren Leben nie mehr erreicht wird. Die eingangs skizzierten physiologischen Besonderheiten dürften ein Grund für die Häufigkeit der Formen sein, die in den ersten Lebensjahren fehlende Immunität gegen die meisten infektiösen Noxen ist dafür wohl ausschlaggebend. Häufigkeit und Mannigfaltigkeit der Formen haben zu einer Vielzahl von Bezeichnungen geführt, denen teils klinisch-symptomatologische, teils morphologische, teils ätiologische, teils radiologische Kriterien zugrunde liegen. Jedes Einteilungsprinzip muß sich auch heute noch klinischer und radiologisch-morphologischer Gesichtspunkte bedienen, wenn es alle Lungenentzündungsformen erfassen will.

Die Pneumonien haben nach Einführung der Antibiotica einen Gestalts- und Verlaufswandel erfahren, eine Entwicklung, die heute noch im Fluß ist (F. Schmid; Wolfert u. Obladen; Cutroneo). Gekennzeichnet ist dieser Wandel durch eine Abnahme der bakteriellen Lungenentzündung zugunsten von Virusinfektionen und hyperergischen Infiltraten. Innerhalb der bakteriellen Ursachen erfolgte eine Abnahme der Pneumokokken- und eine Zunahme der Staphylokokkeninfektionen (Breton u.a.; Resnikowa u.a.).

Größere Übersichten auf statistischer Grundlage wurden erst in den letzten Jahren veröffentlicht (Bachmann; Oehme; Biering; Fornara). K. D. Bachmann legte eine Zehnjahresübersicht über 3686 Pneumonien vor, eine eigene mit B. Freudenberg und M. Bontemps zusammengestellte Elfjahresübersicht einer Kinderklinik umfaßt 3920 Fälle. Welche Rolle die Pneumonie im klinischen Krankengut spielt, geht aus der Tabelle 3 hervor. Im Durchschnitt entfallen 8,3% (6,0—11,4%) aller Aufnahmen einer Kinderklinik auf Pneumonien. Bei den Einzelformen, über deren Häufigkeit die Tabelle 4 Aufschluß gibt, stehen die Bronchopneumonien weitaus an der Spitze, gefolgt von Segmentpneumonien und Staphylokokkenpneumonien.

K. D. Bachmann fand etwas andere Relationen: Auf 495 Bronchopneumonien entfielen 220 primär-abscedierende Staphylokokkenpneumonien, 206 interstitielle, 125 Segment-, 52 lobäre und 9 primär atypische Pneumonien.

Die Altersverteilung ist auffallend und bestätigt in Zahlen die von Wiskott aufgestellten altersdispositionellen Gesichtspunkte. Je 1000 von insgesamt 3686 Fällen kommen bei Bachmanns Übersicht auf die Altersstufen von 0—6 und 7—14 Monate. Aus der detaillierten eigenen Übersicht der Tabelle 5 ergibt sich, daß mehr als die Hälfte auf das 1. und weitere 25% auf das 2. und 3. Lebensjahr entfallen, während auf das 7.—14. Lebensjahr nur noch insgesamt 10% der Pneumonien entfallen, d.h. auf eine Pneumonie bei 13—14jährigen entfallen etwa 140 Pneumonien bei 0—1jährigen. Diese Dispositionsverhältnisse sind in Abb. 33, 34 optisch herausgearbeitet. Speziell mit den Pneumonien der

Tabelle 3. *Prozentuale Verteilung der einzelnen Formen von Luftwegsinfektionen unter 7764 Fällen der Jahre 1950—1960*

Krankheitsformen	1950	1951	1952	1953	1954	1955	1956	1957	1958	1959	1960	
Laryngotracheobronchitis	1,57	2,79	4,41	0,91	6,21	3,15	3,51	3,17	3,71	2,97	5,76	3,46
Bronchitis	27,76	26,54	34,93	28,96	30,05	29,53	37,92	38,34	30,66	29,09	27,75	31,27
Spastische Bronchitis	10,43	8,24	11,90	11,13	7,77	15,09	13,20	10,22	19,41	23,04	15,82	13,59
Bronchiolitis	1,57	0,28	0,38	1,07	0,69	0,66	0,28	—	—	0,13	—	0,40
Peribronchitis	4,13	4,19	3,26	4,42	5,01	11,29	12,78	6,85	8,78	7,46	7,37	7,14
Bronchopneumonie	28,35	33,80	27,26	22,56	20,90	21,13	14,19	16,05	13,60	12,61	17,56	20,03
Lobär-Segmentpneumonie	11,22	7,96	7,29	9,15	9,50	4,20	3,79	5,42	2,35	1,80	3,22	5,62
Pleuropneumonie	1,57	2,79	0,58	3,51	3,63	1,44	1,26	1,53	0,87	0,39	1,34	1,67
Grippepneumonie	0,59	0,14	0,19	1,22	—	0,13	—	1,53	7,66	6,56	3,75	2,19
Masernpneumonie	3,54	4,05	1,73	3,05	3,28	0,92	1,69	1,02	1,11	1,93	2,68	2,16
Pertussispneumonie	3,54	2,51	1,73	6,86	1,21	1,84	1,26	3,27	1,98	2,19	2,82	2,65
Staphylokokkenpneumonie	0,98	0,42	1,54	3,81	4,66	5,51	5,20	4,09	3,46	3,60	4,42	3,55
Viruspneumonie	0,79	0,14	0,19	—	0,69	0,26	0,42	0,51	0,62	1,16	1,61	0,59
Primär-atypische Pneumonie	1,97	2,37	2,50	1,52	2,42	0,92	1,12	3,07	1,98	2,45	2,41	2,09
Eosinophile Infiltrate	0,79	1,12	0,19	0,46	—	0,66	0,14	0,20	0,12	0,26	—	0,35
Interstitielle Pneumonie	1,18	2,23	0,96	0,46	2,59	0,66	0,56	2,15	0,99	1,29	1,47	1,34
Aspirationspneumonie	—	0,42	0,58	0,61	0,35	0,66	0,70	2,25	2,10	1,93	1,34	1,11
Hyaline Membranen	—	—	0,38	0,30	1,04	1,97	1,97	0,31	0,62	1,16	0,67	0,79

Tabelle 4. *Prozentuale Verteilung der Pneumonien unter 3920 Fällen in den Jahren 1950—1960*

Krankheitsformen	1950	1951	1952	1953	1954	1955	1956	1957	1958	1959	1960	
Bronchopneumonie	48,3	4,4	56,8	39,2	38,5	42,6	32,9	33,5	29,8	28,9	35,1	39,7
Segment-Lobärpneumonie	19,1	12,8	15,2	15,9	17,5	8,5	8,8	11,3	5,1	4,1	6,4	11,1
Peribronchitis	7,0	6,7	6,8	7,7	9,2	22,8	29,6	14,3	19,2	17,1	14,7	14,1
Interstitielle Pneumonie	2,0	3,6	2,0	0,8	4,8	1,3	1,3	4,5	2,2	2,9	2,9	2,7
Grippepneumonie	1,0	0,2	0,4	2,1	—	0,3	—	3,2	16,8	15,0	7,5	4,3
Masernpneumonie	6,0	6,5	3,6	5,3	6,1	1,9	3,9	2,1	2,4	4,4	5,4	4,3
Pertussispneumonie	6,0	4,0	3,6	11,9	2,2	3,7	2,9	6,8	4,3	5,0	5,6	5,3
Staphylokokkenpneumonie	1,7	0,7	3,2	6,6	8,6	11,1	12,1	8,5	7,6	8,3	8,8	7,0
Viruspneumonie	1,3	0,2	0,4	—	1,3	0,5	1,0	1,1	1,4	2,7	3,2	1,2
Primär-atypische Pneumonie	3,4	3,8	5,2	2,6	4,5	1,9	2,6	6,4	4,3	5,6	4,8	4,1
Eosinophile Infiltrate	1,3	1,8	0,4	0,8	—	1,3	0,3	0,4	0,3	0,6	—	0,7
Pleuropneumonie	2,7	4,5	1,2	6,1	6,7	2,9	2,9	3,2	1,9	0,9	2,7	3,3
Aspirationspneumonie	—	0,7	1,2	1,1	0,6	1,3	1,6	4,7	4,6	4,4	2,7	2,2

Tabelle 5. *Altersverteilung der Luftwegsinfektionen in prozentualen Angaben*
(Die hyalinen Membranen werden in den Tabellen als Vergleichsgruppe geführt)

Krankheitsformen	0—1	1—2	2—3	3—4	4—5	5—6	6—7	7—8	8—9	9—10	10—11	11—12	12—13	13—14	14—15
	Jahre														
Laryngotracheobronchitis	27,88	33,09	14,50	9,67	5,20	2,60	3,35	1,86	0,74	—	0,74	—	—	0,37	—
Bronchitis	51,89	15,94	12,44	7,29	3,99	3,01	1,48	1,28	0,70	0,66	0,45	0,33	0,41	0,08	0,04
Spastische Bronchitis	62,18	20,38	9,76	3,22	1,61	1,04	0,57	0,19	0,28	0,38	0,19	0,09	—	0,09	—
Bronchiolitis	87,10	9,68	3,23	—	—	—	—	—	—	—	—	—	—	—	—
Peribronchitis	26,17	16,97	16,79	13,00	6,32	5,05	3,97	3,61	0,90	1,62	1,81	1,26	0,72	1,26	0,54
Bronchopneumonie	60,58	14,02	9,65	5,08	3,54	2,12	1,67	0,84	0,84	0,26	0,45	0,64	0,26	—	0,06
Segment-Lobärpneumonie	21,56	14,68	15,60	14,68	9,17	5,73	4,13	3,21	2,06	2,06	2,52	1,83	1,61	1,15	—
Pleuropneumonie	37,69	16,92	11,54	6,15	5,38	3,85	4,62	3,08	1,54	1,54	3,85	—	1,54	2,31	—
Grippepneumonie	70,59	11,76	7,06	1,18	2,35	1,18	—	1,18	1,18	0,59	—	0,59	1,18	1,18	—
Masernpneumonie	22,62	27,38	19,64	14,88	4,17	4,76	2,38	2,38	0,60	—	—	1,19	—	—	—
Pertussispneumonie	46,12	22,82	16,50	5,83	1,94	3,89	0,97	—	0,49	0,97	—	0,49	—	—	—
Staphylokokkenpneumonie	71,38	12,68	5,43	3,99	1,45	1,09	1,09	0,72	—	1,09	0,72	0,36	—	—	—
Viruspneumonie	34,78	15,22	6,52	8,70	4,35	2,17	8,70	4,35	2,17	2,17	4,35	2,17	4,35	—	—
Primär-atypische Pneumonie	16,67	9,26	13,58	12,35	6,17	7,41	5,56	4,32	4,32	8,02	4,94	3,09	3,09	1,23	—
Eosinophile Infiltrate	3,70	7,41	22,22	18,52	7,41	—	—	3,70	3,70	3,70	11,11	3,70	14,81	—	—
Interstitielle Pneumonie	93,27	2,88	0,96	—	0,96	—	—	—	0,96	—	0,96	—	—	—	—
Aspirationspneumonie	95,35	4,65	—	—	—	—	—	—	—	—	—	—	—	—	—
Hyaline Membranen	100,00	—	—	—	—	—	—	—	—	—	—	—	—	—	—
%	51,3	16,4	11,6	6,9	3,9	2,8	1,9	1,4	0,8	0,8	0,8	0,6	0,5	0,3	0,1

Neugeborenenperiode befassen sich MIEROSLAWSKI u. ZOLTOWSKA, WIERCINSKI u. GRYNSZTAJN, den Pneumonien im Säuglingsalter ZANTBERG u.a.; GEFFERTH.

Die Altersverteilung aller Pneumonien überdeckt die Dispositionskurven einzelner Pneumonieformen, deren Differenzierung im Hinblick auf die Reaktionsformen des Lungenparenchyms in den verschiedenen Altersstufen recht aufschlußreich ist. Während die interstitiellen Pneumonien Tabelle 5 zu etwa 90% im 1. Lebensjahr beobachtet werden, die Bronchopneumonien überwiegend (Abb. 35) im 1., aber bis zum 4. Lebensjahr recht häufig vorkommen, zeigen die Lobär- und Segmentpneumonien (Abb. 36) einen flacheren Kurvenabfall. Die primär-atypischen Pneumonien (Abb. 37) weisen eine gleichmäßigere Verteilung über das Kindesalter auf — ohne hohen Gipfel in den ersten Lebensjahren. Die Masernpneumonien haben ihren Gipfel im 2. Lebensjahr und kommen entsprechend der Maserndurchseuchung vorwiegend im 2.—4. Lebensjahr vor.

Sowohl unsere eigene Differenzierung als auch die Angaben BACHMANNs unterstreichen an größeren Zahlen die Wisskottsche Konzeption von den Pneumonieformen als Ausdruck des Reifungsprozesses. Demnach sind die Bronchopneumonien die unreifsten Reaktionsformen, die Segmentpneumonien fallen vorwiegend in die Übergangsperiode des Kleinkindesalters, während die Lobärpneumonien „reife" Reaktionsformen größerer Kinder und Erwachsener repräsentieren. In logischer Fortentwicklung dieser Reifeskala müßte

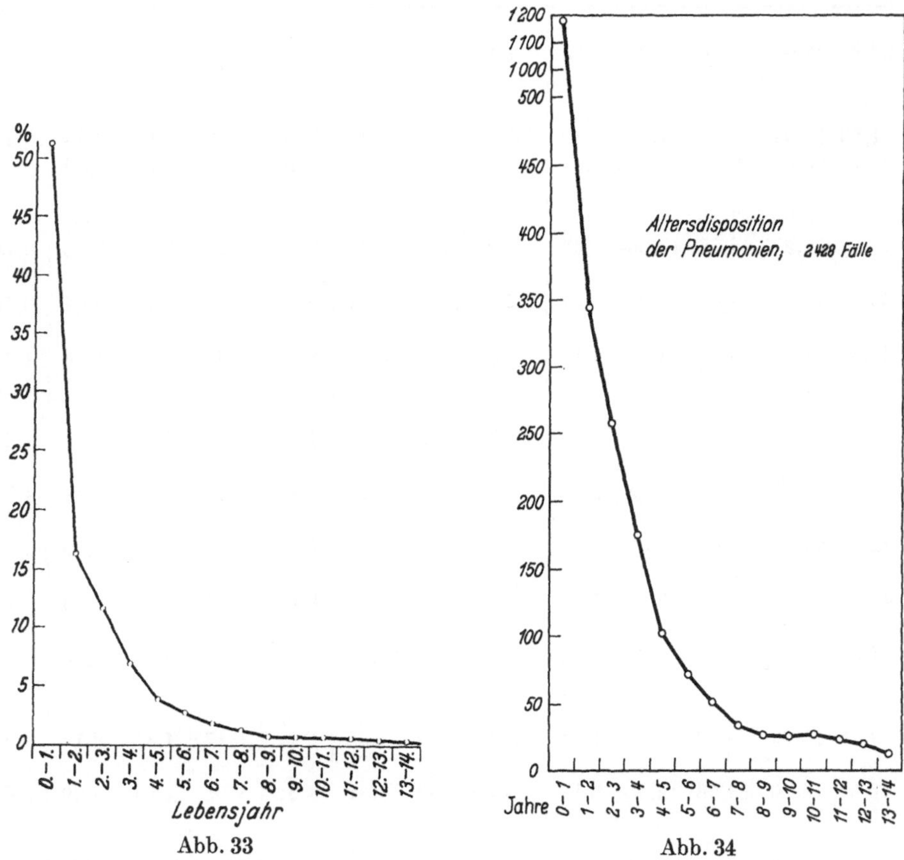

Abb. 33 Abb. 34

Abb. 33. Altersverteilung der kindlichen Luftwegsinfekte ($n = 7764$), welche den hohen Anteil der ersten Lebensjahre aufzeigt. (Univ.-Kinderklinik Heidelberg 1950—1960.) (Aus SCHMID in: Handbuch der Kinderheilkunde, Bd. VII, S. 146)

Abb. 34. Altersdisposition der kindlichen Pneumonien. (2428 Fälle, Univ.-Kinderklinik Heidelberg 1950—1957)

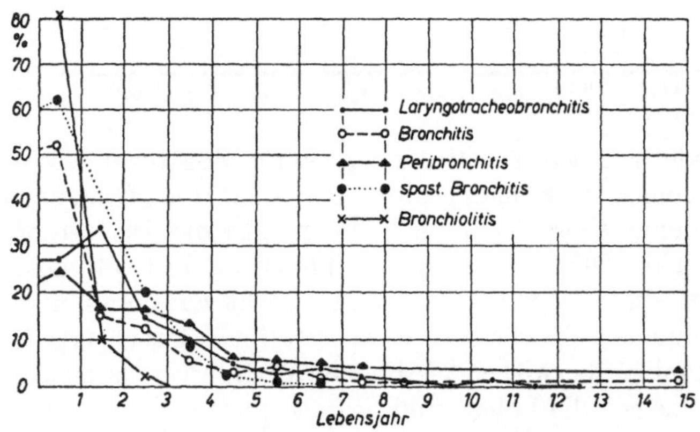

Abb. 35. Altersverteilung der Bronchitiden

man die interstitiellen Pneumonien (plasmacelluläre, Grippe) als primitivste Form auffassen, da sie vorwiegend in der Neugeborenenperiode oder gar bei Frühgeborenen beobachtet werden.

Diese allgemein dispositionelle Übersicht ist den speziellen Besprechungen über die wichtigsten Pneumonieformen des Kindesalters vorangestellt worden, um die gegenseitigen

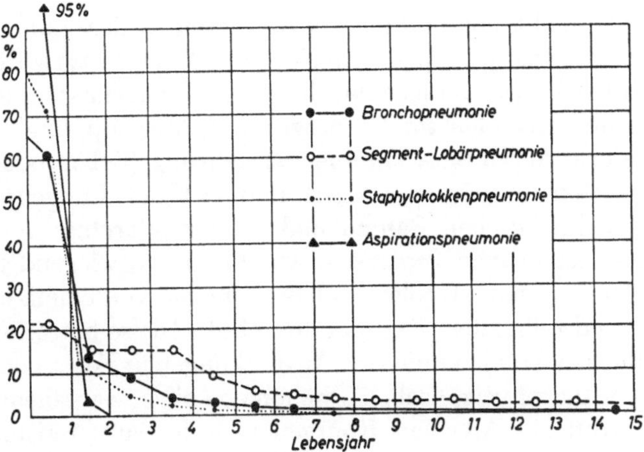

Abb. 36. Altersverteilung der bakteriellen Pneumonien

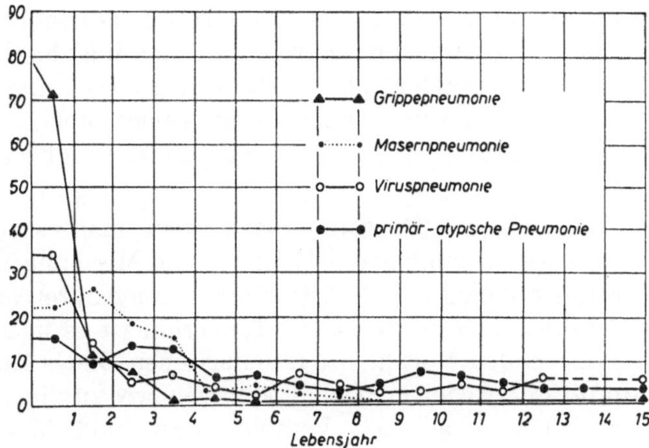

Abb. 37. Altersverteilung der primär-atypischen Pneumonien

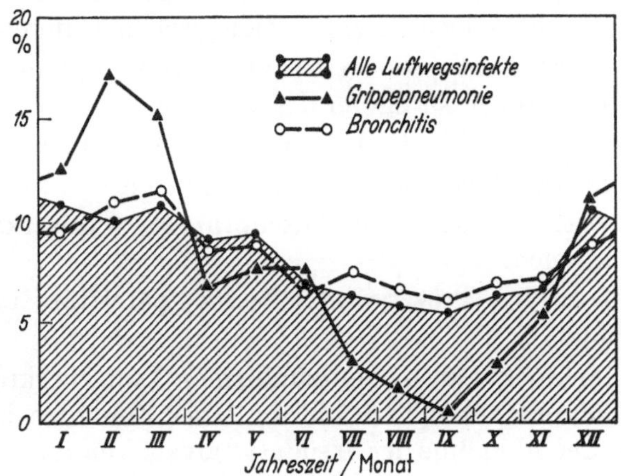

Abb. 38. Saisonkurven der Luftwegsinfekte ($n = 7764$), Grippepneumonie und Bronchitis

Dispositions- und Häufigkeitsverhältnisse synoptisch auswerten zu können. In der nachfolgenden Darstellung der einzelnen Pneumonieformen ist in erster Linie die radiologische Problematik berücksichtigt, jeweils jedoch der für differentialdiagnostische Erwägungen wichtige klinische und dispositionelle Rahmen abgesteckt. Zum Verständnis des gewählten Einteilungsprinzips muß allerdings noch einmal auf die Reichhaltigkeit der Formen hingewiesen werden, wobei Abb. 5 eine schematisierte Übersicht vermittelt, in welcher versucht wird, die Abhängigkeit des radiologischen Substrates von den morphologischen Grundprozessen in der Lunge herauszuarbeiten.

Entzündliche oder nicht entzündliche Noxen, welche das Lungengewebe betreffen, können von diesem auf zwei prinzipiell verschiedene Arten beantwortet werden, nämlich exsudativ oder proliferativ. Bei der exsudativen Reaktionsform steht die Flüssigkeits- und Zellansammlung in den Alveolen im Vordergrund („Anschoppung"), während die proliferative Reaktionsform durch eine Volumenvermehrung (Zellen oder Bindegewebe) des Lungeninterstitiums gekennzeichnet ist. Art und Ort der Lungenparenchymalteration prägen weitgehend den klinischen Befund und die Grundarchitektur der radiologischen Strukturen. Bei den exsudativen Prozessen, wie wir sie vorwiegend bei den bakteriellen Pneumonien antreffen, werden Alveolen und Bronchiolen von einem entzündlichen, mehr der mionder eiweiß- und zellreichen Exsudat ausgefüllt. Die so betroffenen Alveolargebiete fallen als Atmungsfläche aus; die klinischen Auswirkungen in Form von Dyspnoe, Cyanose, Fieber und vor allem die physikalischen Phänomene sind weitgehend abhängig von der Gesamtfläche der betroffenen Alveolen. Röntgenologisch resultieren aus dem Luftschwund der Alveolen und Ausfüllung derselben durch Exsudat intensive, bei flächenhaften Prozessen intransparente, homogene Verschattungen. Beim anderen Extrem der rein interstitiell-proliferativen Reaktion verdickt sich das Interstitium, es kommt zu einer Volumenminderung der betroffenen Alveolargebiete. Der Luftaustausch ist hierbei nur vermindert, da die Luft frei an die — eingeengten, aber nicht verlegten — Alveolarflächen herankommt. Die klinischen und physikalischen Folgen sind dementsprechend weniger auffällig, röntgenologisch resultieren daraus streifige Zeichnungsvermehrung bis zarte, transparente, meist inhomogene Trübungen.

Die radiologische Lungendiagnostik wäre einfach, wenn man es mit der reinen Ausprägung dieser Grundprozesse zu tun hätte. Übergänge und Mischungen dieser Reaktionsformen können jedoch das radiologische Substrat eines Lungenprozesses ebenso komplizieren wie Begleitatelektasen und -emphyseme. Immerhin ist es in den meisten Fällen möglich, aus der vorherrschenden Morphe des radiologischen Bildes Rückschlüsse auf die histologischen Grundprozesse zu ziehen. Damit kommen wir zu einer pathogenetischen Betrachtungsweise der röntgenologischen Veränderungen und führen den Röntgendiagnostiker zugleich weg von der rein deskripten Schau. Als Folge dieser Betrachtungsweise des Röntgenbildes gelangt man über die pathogenetische Deutung zu einer ätiologischen Gruppierung, nicht jedoch zu einer ätiologischen Differenzierung.

Betrachten wir die auf die typischen Reaktionsformen (Abb. 5) entfallenden ätiologisch-pathogenetischen Gruppen, so bilden das Gros der

1. exsudativ-alveolären Prozesse die bakteriellen Pneumonien,
2. interstitiell-ödematösen Prozesse Viruserkrankungen,
3. herdförmig-interstitiell-exsudativen Mischprozesse Viruserkrankungen mit bakteriellen Sekundärinfektionen,
4. interstitiell-proliferativen Prozesse mykotische, parasitäre und Fremdkörperreaktionen im weitesten Sinne.

Die Verschiebung im Spektrum der entzündlichen Lungenerkrankungen ging in den letzten Jahren bzw. 2 Jahrzehnten in Richtung einer Zunahme interstitieller Pneumopathien bei gleichlaufender Abnahme der exsudativ-alveolären Lungenentzündungen. Eine Ausnahme von dieser Tendenz machen nur die in vieler Hinsicht eine Sonderstellung einnehmenden Staphylokokkenpneumonien.

Auf das frühe Kindesalter, vorwiegend die ersten 3 Lebensjahre, entfällt eine Häufung von entzündlichen Lungenerkrankungen, wie sie im späteren Leben, selbst im Alter, nie wieder erreicht wird. Diese statistische Erfahrung folgt der Lebenskurve der natürlichen Resistenz, also des unspezifischen Infektionsabwehrvermögens. Auch daß die Häufung der interstitiellen Lungenerkrankungen sich mehr im Kindesalter als beim Erwachsenen bemerkbar macht, ist kein Zufall, da die frühkindliche Lunge wesentlich reicher an reagiblen Bindegewebsderivaten ist als die des Erwachsenen. Im Fetalleben besteht die Lunge überwiegend aus embryonalem Mesenchym, in welches die Luftwegsabschnitte hineinsprossen.

Die Neigung zur interstitiellen Reaktionsform ist deshalb beim frühgeborenen, unausgereiften Kind und bei entwicklungsgestörten Säuglingen ausgeprägter als in späteren Lebensabschnitten (BARGMANN; F. SCHMID und G. WEBER; MICHALOWICZ).

a) Bronchopneumonien

Die Bronchopneumonien sind die häufigsten Pneumonieformen des Kindesalters; etwa die Hälfte aller Pneumonien entfällt darauf. Sie stellen die primitivste Reaktionsform des Lungengewebes in Form kleinherdiger Infiltrationen dar, wie sie in Lebensperioden mi- geringer natürlicher Resistenz (Säuglings—Kleinkindesalter, Greisenalter) auftreten. Bront chopneumonien sind Infiltrationen von Lungeneinheiten bis zur Größe eines Lobulus.

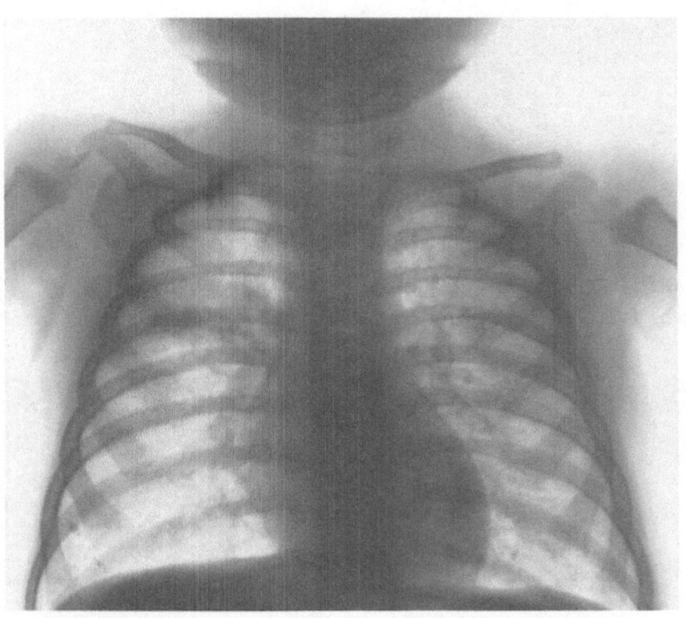

Abb. 39. Feinherdige Bronchopneumonie mit Ansätzen einer segmentalen Infiltration im rechten Oberlappen. Lungenblähung. Klinisch: Spastische Bronchitis. 9 Monate altes Mädchen

welche stets mit Entzündungen der feineren lokalen Bronchialbaumverzweigungen verbunden sind. Die Infiltrate können multifocal auftreten, konfluieren, halten sich nicht an Lappen- oder Segmentgrenzen. Kleinere Atelektasen und Dystelektasen begleiten diese Prozesse.

Mag die Bronchopneumonie pathoanatomisch und klinisch-physikalisch wohlumschrieben sein, so ist vom radiologisch-lokalisatorischen Blickfeld her eine Reihe von Unterteilungen getroffen worden. Diese haben sich in der Pädiatrie historisch entwickelt, werden heute — da auf einer teilweise veralteten Betrachtungsweise beruhend — nicht mehr allgemein gebraucht, sollen nachfolgend jedoch skizzenhaft aufgezählt werden, damit diese Begriffe sachgerecht eingeordnet werden können.

1. Die *hilifugale (perivasobronchiale) Pneumonie*, welche durch eine hilifugal abnehmende Intensität und Ausdehnung der Verschattungen gekennzeichnet ist.
2. Die *dystelektatische, paravertebrale Pneumonie*, deren Wesenszüge durch paravertebrale Verdichtungen bestimmt wird.
3. Die *miliare* (feinherdig-disseminierte) *Pneumonie.*
4. Die *Minimalpneumonie.* Die unifocalen, zarten fingerkuppen- bis kleinapfelgroßen Infiltrate dieser Form sind heute weitgehend anderen Pneumonieformen (z. B. der primär-atypischen Pneumonie) zugeordnet worden.
5. Die *focale Bronchopneumonie* mit einer Tendenz zur hilusnahen Lokalisation der Infiltrate.

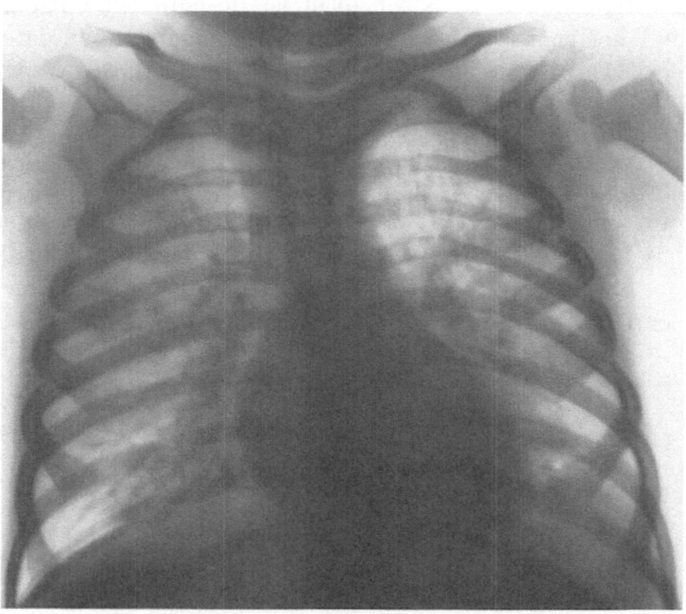

Abb. 40. Konfluierende „areaktive" Pneumonie bei $1^1/_4$jährigem rachitischem Kind. Wolkige, konfluierende Verschattungen in beiden Unterfeldern, rechtem Oberfeld, linkem Mittelfeld

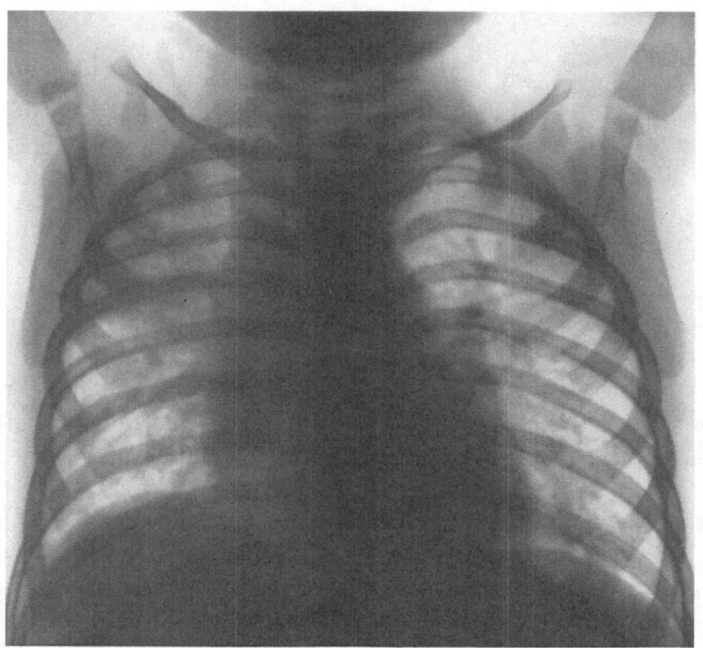

Abb. 41. „Areaktive" Bronchopneumonie. Agranulocytopenie, 1jähriger Junge. Hilusschwellung, zahlreiche kleine Herdschatten, welche teilweise konfluieren. Wolkige Trübung im rechten Oberfeld und parakardial links

6. Die *konfluierende Pneumonie*, gekennzeichnet durch ein Ineinanderübergehen der einzelnen Infiltrationen.

7. Die *marginalen Übergangsformen*. Dieser Bezeichnung kommt nur noch historisches Interesse zu, da diese Formen inzwischen als Segment- und Subsegmentinfiltrationen aufgeklärt sind.

Man wird den klinischen und radiologischen Erfordernissen am besten gerecht, wenn die Diagnostik unter Umgehung dieser Begriffe auf die Herdform, Herdgröße, Zahl und Lokalisation der Herde beschränkt wird. Die radiologische Elementarmorphe der Broncho-

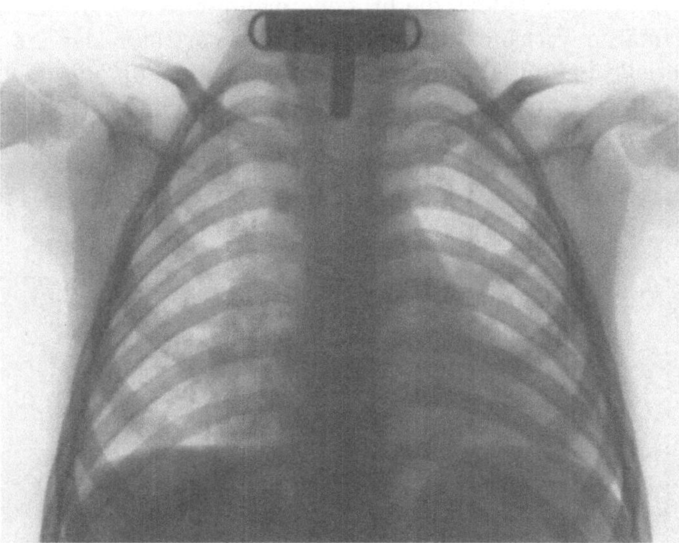

Abb. 42. Bronchopneumonie bei Tracheotomie. Hypostatische, paravertebrale Lokalisation der bronchopneumonischen Herde. 2jähriges Mädchen

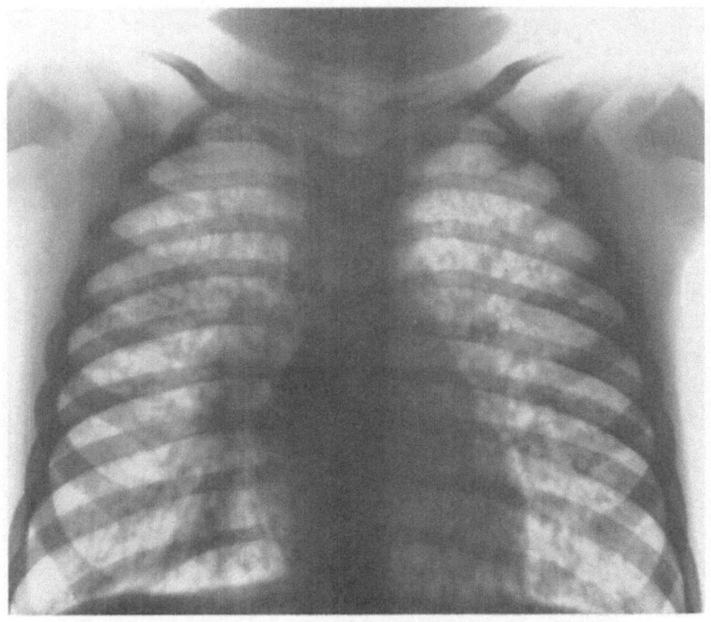

Abb. 43. „Miliare“ Bronchopneumonie bei $2^1/_4$jährigem Jungen. Hilusschwellung, grobfleckige Zeichnungsvermehrung, teilweises Konfluieren der Fleckschatten, erhebliche Lungenblähung

pneumonie ist der kleine, intensive, unscharf bis verwaschen begrenzte, rundliche Herd. Durch Vielzahl können dabei „multifocale“ bis „miliare“ Bilder entstehen. Aber selbst größere Infiltrate weisen durch ihre enge Anlehnung an das Hilus-Bronchialsystem, die Unabhängigkeit von Lappen- oder Segmentgrenzen und die Unschärfe der Infiltratgrenzen, manchmal auch durch die Inhomogenität der Zusammensetzung, auf die bronchopneumonische Natur hin. Die nicht immer leichte differentialdiagnostische Abgrenzung von Segmentpneumonien oder beginnenden segmentalen Anschoppungen ist durch Aufnahmen in zwei Ebenen leicht zu treffen. Eine repräsentative Übersicht über die Vielgestalt der Bronchopneumonien im Kindesalter vermitteln die Abb. 39, 40, 41, 42, 43, 44.

Da, wenn auch nicht ganz mit Recht, die Masernpneumonien, Keuchhustenpneumonien, Varicellen- und Kuhpockenpneumonien zu den Bronchopneumonien gerechnet werden, gehören die Abb. 26, 27, 29—31 zur Vervollständigung des Überblickes; bei diesen

Pneumonieformen bilden sich jedoch die bronchopneumonischen Herde sekundär aus; auf dem Boden der primären Virusinfektion mit dem Hervortreten der interstitiellen Zeichnung führen bakterielle Sekundärinfektionen zu bronchopneumonischen Herdbildungen. Die Resistenzlosigkeit (z. B. nach Masern) begünstigt hier auch bei älteren Kindern das Auftreten primitiverer Entzündungsformen.

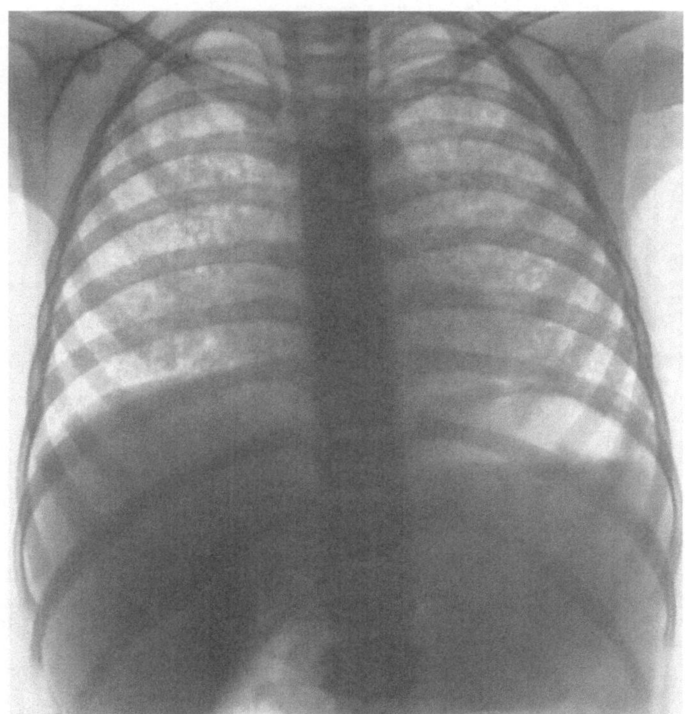

Abb. 44. Miliartuberkulose nach Masern. 4jähriger Junge. „Areaktive" Form der Miliartuberkulose; konfluierende Herdschatten, reichlich Emphysemblasen

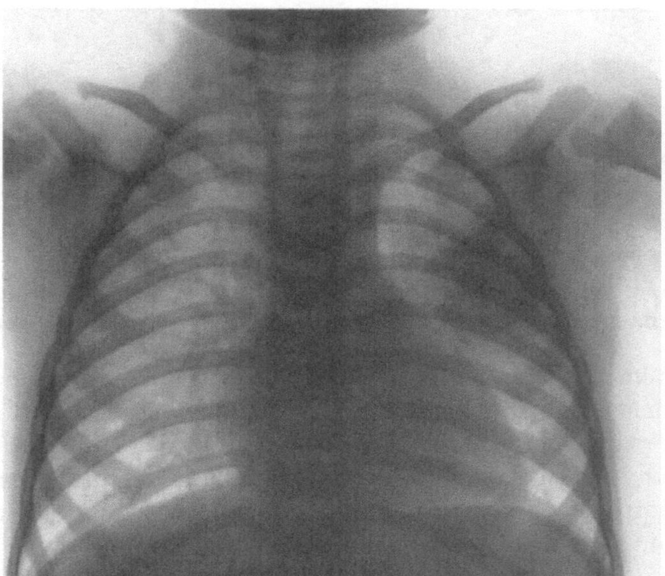

Abb. 45. Segmentpneumonie (3) links. 1jähriges Mädchen

b) Segmentpneumonien

Die Lungensegmentdiagnostik hat auch die Pneumoniediagnostik bereichert. Die meisten der früher als teillobäre, lobäre oder marginale Übergangsformen bezeichneten pneumonischen Infiltrierungen sind heute als Segmentpneumonien deutbar. Die exakte radiologische Diagnostik setzt aber immer wenigstens Aufnahmen in zwei Ebenen (sagittaler und frontaler Strahlengang) voraus. Segmentpneumonien, welche Teile eines Lungenlappens ausfüllen, können homogen, aber auch inhomogen sein und zeigen scharfe Konturen an den Segmentgrenzen.

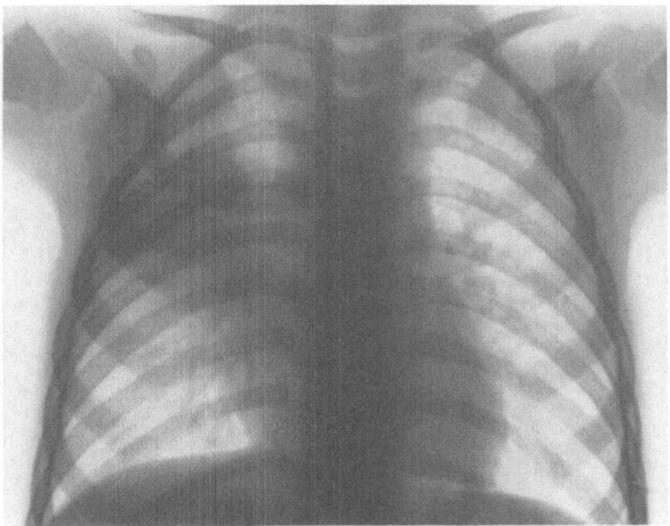

Abb. 46. Segmentpneumonie (3) rechts. 2jähriger Junge

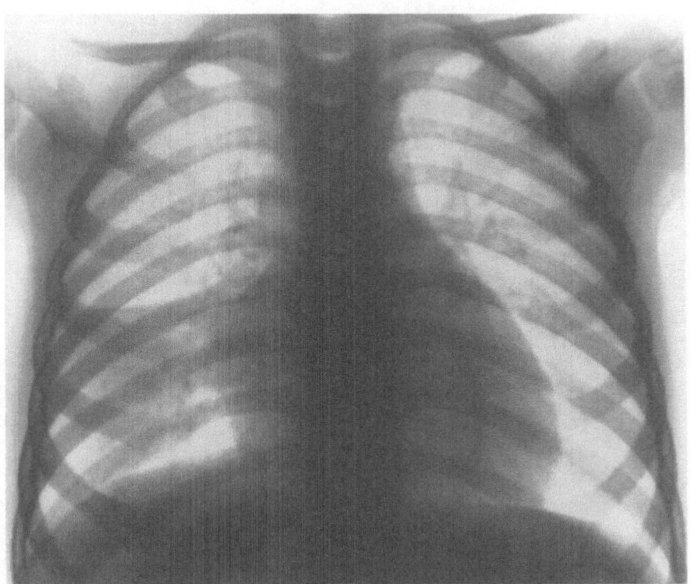

Abb. 47. Segmentpneumonie (5) rechts. 3jähriges Mädchen

Die Segmentpneumonien sind auch im biologischen Sinne Übergangspneumonien, da sie vorwiegend im Kleinkindesalter vorkommen (s. Abb. 45—49) und — bezüglich Reaktionsweise der Lunge — einen Übergang zwischen Bronchopneumonien und Lobärpneumonie darstellen. Auch beim jüngeren Schulkind kommen Segmentpneumonien recht häufig vor, bei älteren Säuglingen werden sie mitunter beobachtet. Relativ oft kommen Veränderungen zur Beobachtung, welche wohl segmental begrenzt sind, aber nicht das ganze Segment ausfüllen. Diese teilsegmentalen Infiltrierungen können Anfangs- oder Endstation einer sich entwickelnden oder abklingenden Segmentpneumonie sein; nicht selten handelt es

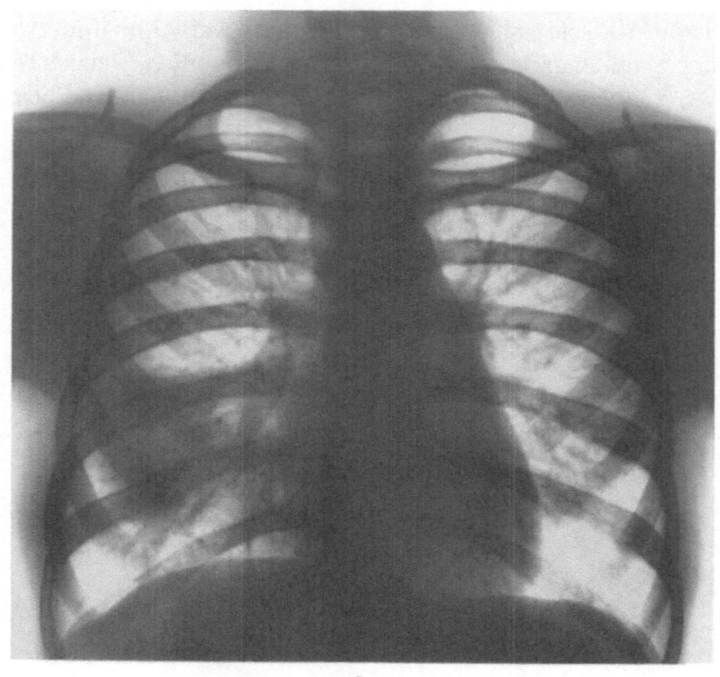

a

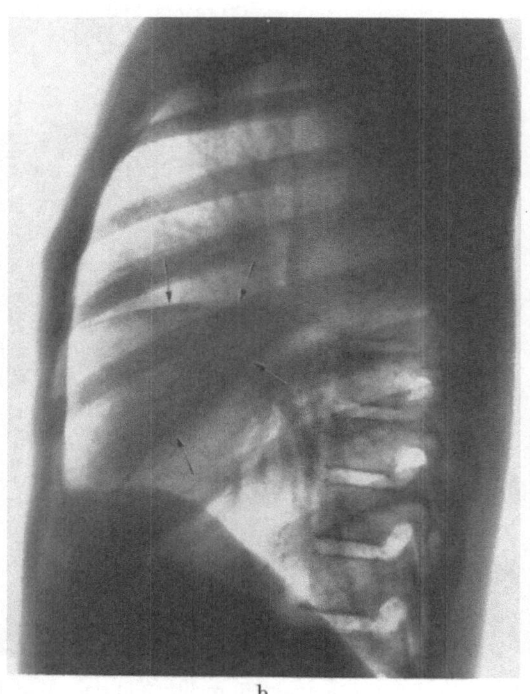

b

Abb. 48a u. b. Segmentpneumonie (4) rechts mit Begleitpleuritis. a) Sagittaler Strahlengang, b) frontaler Strahlengang, welcher die Verschattung auf die hinteren Mittellappenpartien (laterales Segment 4) begrenzt zeigt. 12jähriger Junge

sich jedoch um therapeutisch „arretierte" Segmentinfiltrationen. Sicher gibt es auch Pneumonien, die im Spontanverlauf nur Teile eines Lungensegmentes betreffen.

Die am häufigsten betroffenen Segmente sind die posterioren (axillaren) Oberlappensegmente, die posterobasalen Unterlappensegmente, die lingularen und Mittellappensegmente. Eine besondere Rolle kommt der Segmentpneumonie des apikalen Unterlappen-

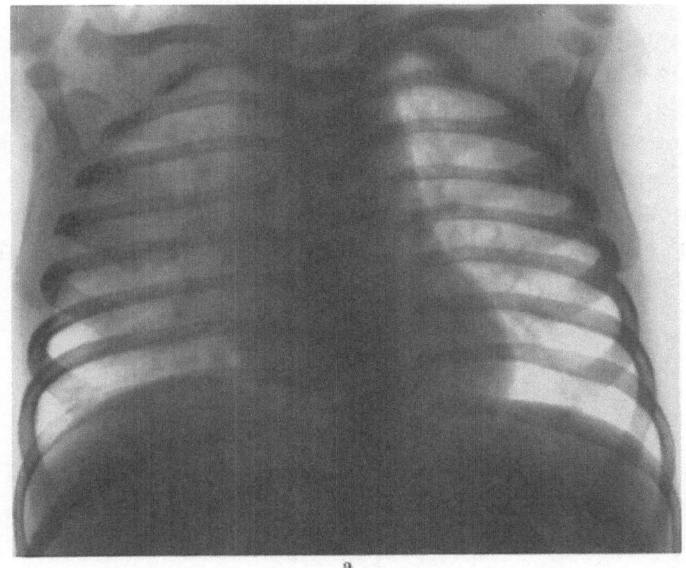

a

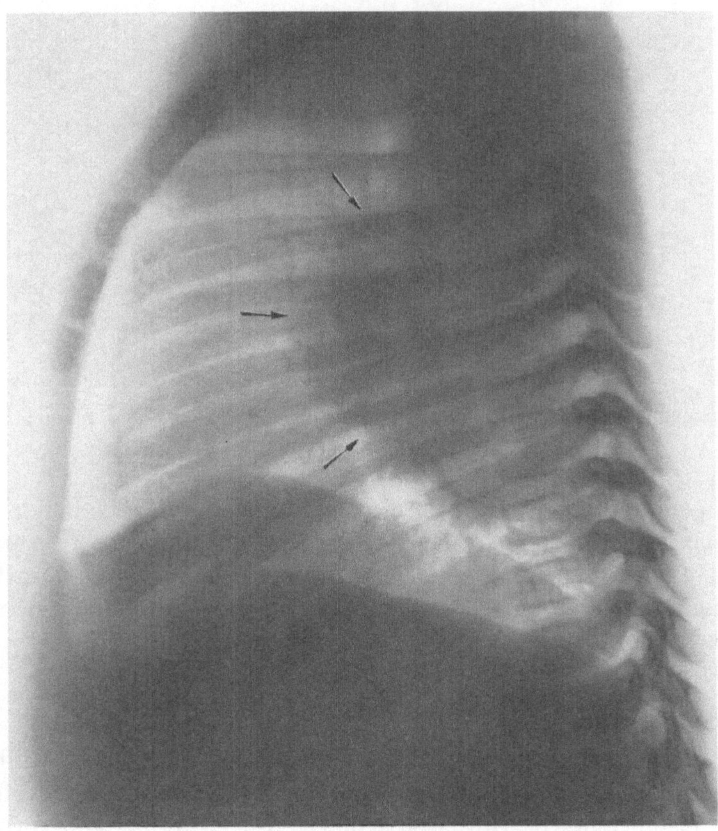

b

Abb. 49a u. b. Segmentpneumonie (6) im apikalen Unterlappensegment rechts. a) Sagittaler, b) frontaler Strahlengang. 6 Monate altes Mädchen

segmentes zu; pneumonische Infiltrierungen dieses Gebietes führen zu Veränderungen (Abb. 49), welche den Hilus überlagern und hilifugal an Intensität rasch, oft abrupt abnehmen. Wegen ihrer schlecht objektivierbaren physikalischen Symptomatik werden sie klinisch oft als „zentrale Pneumonien“ bezeichnet (HERDEGEN u. a.; STRUKOV u. KODOLOVA; KIRCHER u. MESSNER).

c) Lobäre Pneumonie

Die lobäre Pneumonie (genuine, fibrinöse, croupöse) ist der Prototyp der unifocalen Lungenentzündungen und Ausdruck einer reifen Abwehrleistung des Lungengewebes. Die klassische, klinische und radiologische Symptomatik hat in der antibiotischen Aera mancherlei Modifikationen erfahren. Lobärpneumonien sind im Kindesalter, selbst im späteren Schulalter selten, kommen aber vereinzelt schon im späteren Säuglingsalter vor.

Die lobäre Ausdehnung ergibt große, oft intensive, homogene Veränderungen (Abb. 50), wobei die Lappen infolge der Entzündung (Anschoppung) noch größer als normal zu sein pflegen. Die Grenzen sind bei geeigneter Projektion scharf.

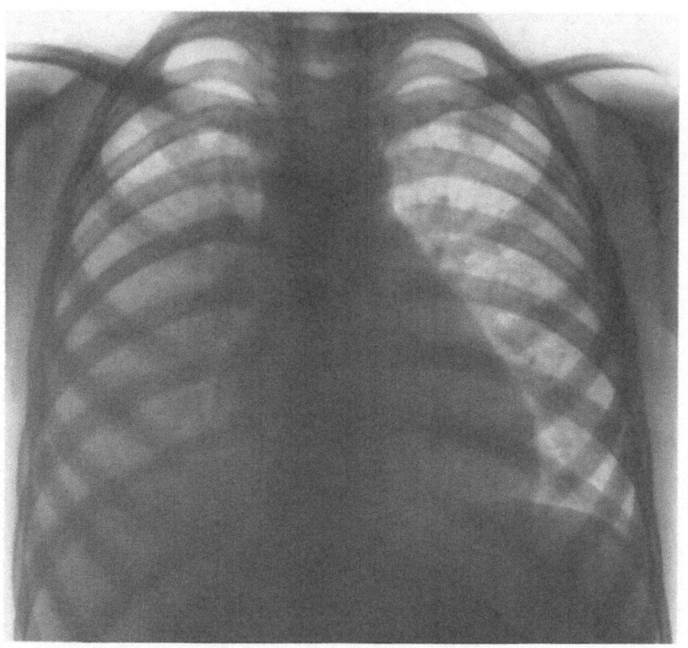

Abb. 50. Lobärpneumonie rechter Unterlappen, schmales interlobäres und marginales Begleitexsudat. $4^1/_2$jähriges Mädchen

Die Oberlappenpneumonie rechts ist die am häufigsten vorkommende Form der Lobärpneumonien; aber selbst hier pflegt das axillare Segment ausgespart zu sein. Die Segmentaussparungen sind bei den anderen Lokalisationen ebensooft anzutreffen, so daß eine echte lobäre Pneumonie, die wirklich den ganzen Lappen ausfüllt, zu den Raritäten kindlicher Lungenerkrankungen gehört.

d) Chronische Pneumonien

Die chronischen Pneumonien (Abb. 51) bilden ätiologisch keine Einheit, stellen aber pathogenetisch und klinisch durchaus eine umschriebene Sonderform der Pneumonien dar. Pathogenetisch insofern, als sie durch Hervortreten der Bindegewebsvermehrung über die konsekutive Reihe interstitielle Infiltration — Fibrose abläuft. Diese Entwicklung kann in Rückbildung mit Heilung übergehen, aber auch eine irreversible Entwicklung in Richtung der *Cirrhose* nehmen. Klinisch bilden diese Pneumonien, bei langwierigem, durchaus nicht monotonem Verlauf, ein schwieriges diagnostisches und therapeutisches Problem bei unsicherer Prognose.

Blättert man in den Röntgenarchiven in Jahrgängen der vorantibiotischen Aera, so findet man gerade unter den Pneumonien bei Kleinkindern recht viel chronische Verlaufsformen. Nach 1946 sind sie kaum mehr zur Beobachtung gekommen; erst in den letzten Jahren häufen sich wieder die Berichte über chronische Pneumonien, Lungenfibrosen und -cirrhosen (SEMENOVA; FEINERMANN u. HARRIS; VÁNĚK; BRADLEY; OBRACAJ u. NEORAL; SOKOLOVA u. SRIBNER). Selbst größere Beobachtungsreihen — wie die von STECKIEWICZ-KRZESKA unter 3829 Hospitalaufnahmen innerhalb von 3 Jahren beobachteten 40 Fälle bei Säuglingen und 48 Fälle bei Kindern — liegen vor.

Die Entwicklung der chronischen Pneumonien ist nicht einheitlich. Vom pathogenetischen Standpunkt aus könnte man eine primäre und eine sekundäre chronische Pneumonie unterscheiden. *Sekundär-chronische Pneumonien* entwickeln sich meist aus primär typischen Pneumonien, welche sich protrahiert zurückbilden. Dabei geht die zu Beginn vorwiegend exsudative Entzündung allmählich in eine interstitiell-proliferative Veränderung über. Der Initialbefund ist nicht gleichförmig, gewöhnlich liegen große, homogene oder inhomogene Veränderungen eines Lungenlappens oder Teile eines Lappens vor

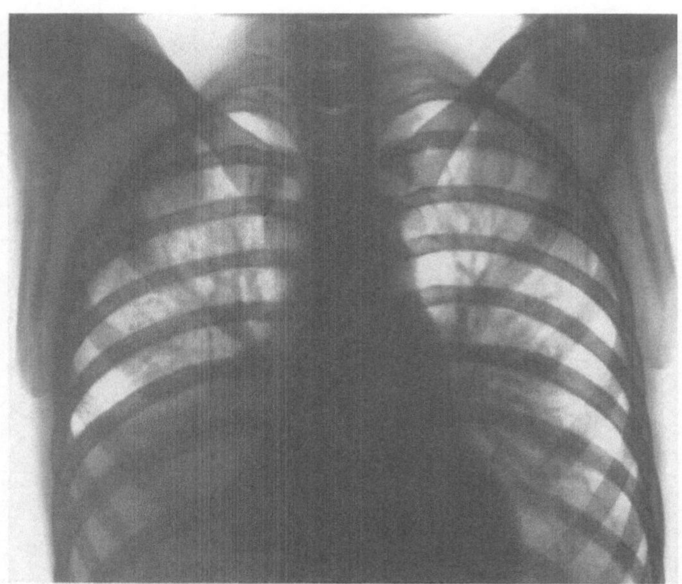

Abb. 51. Chronische Pneumonie. 13jähriges Mädchen. Großflächige Infiltration im linken Unterfeld, fast lobäre im rechten Unterlappen

(Abb. 51). Diese lockern sich überraschend langsam, erst im Laufe von Wochen bis Monaten auf. Mit der Auflösung treten in der Peripherie der Infiltrationen zunehmend strähnige Strukturelemente hervor. Diese sind zunächst unscharf, zeichnen sich später aber immer distinkter ab. Je gröber diese längsdimensionalen Strukturen sind, um so intensiver muß die Fibrosebildung veranschlagt werden. Im Gegensatz zur üblichen Entwicklung beim Erwachsenen besteht jedoch im Kindesalter eine ausgesprochene Rückbildungstendenz bindegewebiger Formationen (Fibrosen, Schwarten, Adhäsionen); diese altersgebundene Reaktionseigenart ist bei Säuglingen und Kleinkindern ausgeprägter als bei Schulkindern. Voraussetzung bleibt allerdings in allen Fällen, daß der Reiz, der zur Bindegewebsbildung geführt hat, hier also die Entzündung, ausgeschaltet wird.

Je länger die Infiltrationen und Fibrosen bestehen und je ausgedehnter sie sind, um so schwerer sind die Rückwirkungen auf Lungenkreislauf und Herz. Aus einem Cor pulmonale acutum kann sich ein Cor pulmonale chronicum mit den radiologischen Zeichen einer chronischen Lungenzirkulationsstörung entwickeln.

Von den ätiologischen Faktoren, welche eine stärkere Beteiligung des Lungeninterstitiums mit nachfolgender Fibrosierung begünstigen, sind vor allem Grippeviren, Grippemischpneumonie (mit bakterieller Superinfektion) und resistente Staphylokokkenstämme zu nennen.

Könnte man die oben beschriebenen Verlaufsformen der chronischen Pneumonien als *sekundäre* bezeichnen, weil sie — auf besonderem immunologischen Terrain oder unter besonders ungünstigen immunologischen Bedingungen — aus typischen Pneumonien hervorzugehen pflegen, so verdienen auch die *primär-chronischen Pneumonien* Erwähnung, weil sie gehäuft im Kleinkindesalter vorkommen.

e) Diffuse progressive Lungenfibrose

Die diffuse, progressive Lungenfibrose (Hamman-Rich-Syndrom) ist eine primär torpide verlaufende Pneumonieform. Der Erstbeschreibung durch L. HAMMAN u. A. RICH (1944) sind vor allem im englischen und slawischen Schrifttum der letzten Jahre zahlreiche kasuistische Mitteilungen gefolgt, welche den Eindruck erwecken, daß dieses Leiden häufiger vorkommt, als man bisher annahm; etwa 70 Fälle im Kindealter sind bisher kasuistisch bekannt geworden. Die diffuse Lungenfibrose (den Ausdruck „interstitielle" Lungenfibrose

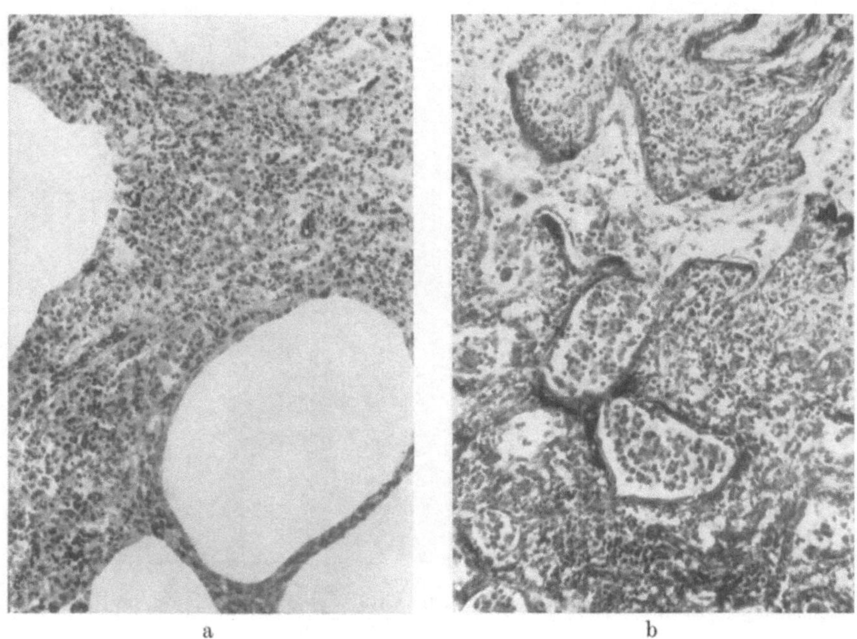

Abb. 52a u. b. Histologisches Bild einer essentiellen Lungenfibrose mit Einengung der Alveolarlumina

sollte man nicht verwenden, weil die Lungenfibrose sich zwangsläufig im Lungeninterstitium abspielen muß) ist in erster Linie eine Erkrankung des Kleinkindesalters, sie nimmt in der bis heute beschriebenen Form einen ausnahmslos fatalen Verlauf. Man nimmt als Ursache eine Virusinfektion oder hyperergische Reaktion an, beide Annahmen haben jedoch wenig Wahrscheinlichkeit für sich, da die Krankheit in Schüben abläuft. H. C. HEMPEL faßt die Lungenfibrose als Pneumomesenchymopathie auf, bei welcher die Bindegewebswucherung nach unterschwellig oder protrahiert verlaufender Pneumonie auftreten soll. Der ätiologischen Deutung von J. SILVERMANN u. T. TALBOT folgend, dürfte eine individuelle Disposition für den pathogenetischen Ablauf entscheidend sein. Eine einheitliche Ursache konnte in den bisherigen Fällen nicht ermittelt werden, bei den vier von A. BŘEZINA mitgeteilten Fällen waren in zwei Fällen Masern vorausgegangen.

Pathoanatomisch (BECKER u. SCHMIDT) steht die Proliferation des interstitiellen Bindegewebes im Vordergrund; die Lungen zeigen vermehrte Konsistenz und erhöhtes Gewicht. Die Lungengefäße sind eingeengt, teilweise sklerosiert. Feingeweblich finden sich (I. DIAMOND) breite Bänder mäßig zellreichen, kollagenen Bindegewebes, die schmale, unregelmäßige, luftgefüllte Räume voneinander trennen (Abb. 52), welche durch cuboidales oder flaches proliferierendes Bronchialepithel ausgekleidet sind. Bronchien- und Bronchiolenwände zeigen allgemeine Zeichen einer entzündlichen Infiltration. Die Alveolen sind leer oder enthalten eosinophile Makrophagen oder Eiter. Auch hyaline Membranen (A. Březina) sind beschrieben worden. Später greift der Prozeß auch auf die kleinen Lungengefäße und Bronchien über, es bilden sich Atelektasen und bronchopneumonische Herde aus.

Die klinische Symptomatologie wird bestimmt durch die zunehmende Lungeninsuffizienz infolge Schrumpfung der Atemfläche. Reizhusten, in Attacken auftretend, läßt mitunter an Keuchhusten denken. Müdigkeit, Spielunlust, Dyspnoe, Cyanose, kleiner Brustkorb mit flacher Atmung sind weitere Hinweise, zumal wenn diese Symptome eine Progredienz erkennen lassen.

Die *radiologischen Veränderungen* sind zwar nicht beweisend, aber weitgehend hinweisend und diagnostisch entscheidend, vor allem wenn man eine longitudinale Aufnahmeserie zur Verfügung hat. Entsprechend der interstitiellen Proliferation erscheint das

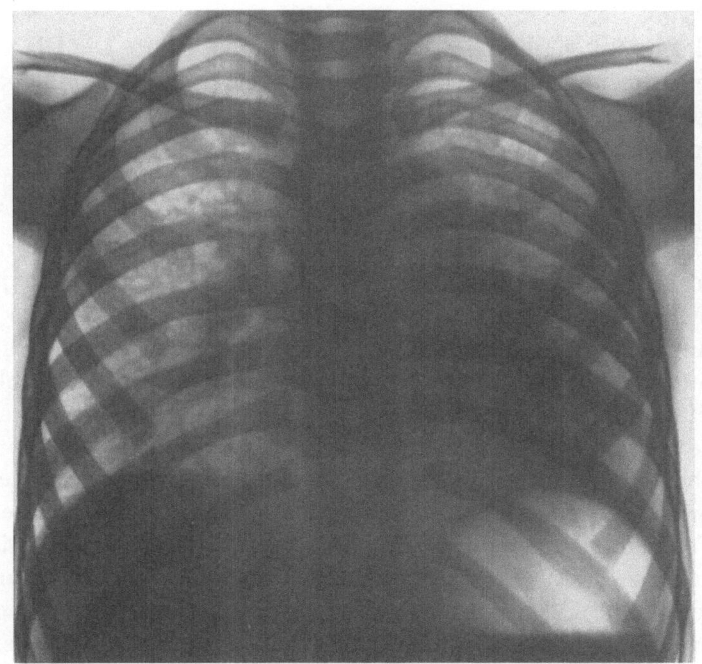

Abb. 53. Essentielle Lungenfibrose (Hamman-Rich-Syndrom) bei $3^{8}/_{12}$jährigem Jungen

Lungengerüst verdickt (Abb. 53). In den Randpartien der Lungenfelder können stellenweise Emphysempartien vorliegen. Die parahilären Teile pflegen am intensivsten verändert zu sein. Pneumonische Infiltrierungen, die episodisch auftreten, können weite Lungenpartien einnehmen und den Grundprozeß überlagern.

Die Lungenveränderungen sind progredient. Die Rückbildung von episodischen Pneumonien pflegt am interstitiellen Grundprozeß nichts zu ändern. Das Lungengerüst verdichtet sich zunehmend, es treten Atelektasen und Fibrosen hinzu, die Auswirkungen auf den Lungenkreislauf und das Herz werden deutlicher. Der Ausgang dieses Leidens ist stets fatal, der Verlauf erstreckt sich über mehrere Monate bis einige Jahre. Die Mitteilungen über Einzelfälle häufen sich gerade in den letzten Jahren (Diamond; Obracay u. Neoral; Gasperini; Luboldt).

f) Primär-atypische Pneumonien

Der Begriff „primär-atypische Pneumonie“ stellt begrifflich eine Negation dar und besagt, daß diese Pneumonieform klinisch, ätiologisch und therapeutisch von den typischen bakteriellen Pneumonien abweicht. Mit dieser atypischen Symptomatik ist aber zunächst kein positives Charakteristikum herausgestellt. Ein derartiges Kennzeichen kann jedoch in der Diskrepanz zwischen dem mangelnden oder geringen physikalischen Lungenbefund

und den mehr oder minder ausgedehnten radiologischen Lungenveränderungen gesehen werden. Die primär-atypische Pneumonie wird gewöhnlich auch als *Viruspneumonie* den bakteriellen Pneumonien gegenübergestellt. Auch wenn S. ARAKAWA u.a. im Rahmen einer Epidemie ein Virus, dessen Größe auf 52—82 $\mu\mu$ geschätzt wurde, isoliert haben will, ist die einheitliche Ätiologie dieser Pneumonieform bis heute nicht gesichert, zumal die einzelnen Epidemien auch hinsichtlich der klinischen Symptomatik und der Altersverteilung erhebliche Unterschiede erkennen lassen. Als dritter Begriff steht der von MAXWELL (1938) geprägte, vorwiegend im angelsächsischen Sprachgebiet verwandte Ausdruck „*Pneumonitis*“ daneben.

Der morphologische Grundvorgang besteht in einer Verdickung des Lungeninterstitiums mit lymphocytären und monocytären Infiltrationen. Die durch die Verbreiterung des Lungeninterstitiums eingeengten Alveolen enthalten eine eiweißreiche Flüssigkeit mit histiocytären Phagocyten.

Der physikalische Lungenbefund ist gering oder fehlt völlig. Die Diagnostik wird durch das epidemische Auftreten erleichtert, aus dem epidemischen Zusammenhang heraus weiß man auch, daß es viele abortive Fälle gibt. Die klinischen Leitsymptome wie hohes Fieber, Kopf- und Gliederschmerzen, oft Meningismus, Reizhusten, mäßig bis stark beeinträchtigtes Allgemeinbefinden zeigen in den epidemiologischen Zusammenhängen und zwischen den einzelnen Epidemien eine reich graduierte Vielfalt, welche bis zur klinischen Symptomlosigkeit beim Vorhandensein radiologisch nachweisbarer Lungenveränderungen reicht. Die Blutkörperchensenkungsgeschwindigkeit ist relativ bis auffallend hoch, die Leukocytenwerte variieren von leukopenischen Werten über Normzahlen bis zur Leukocytose von über 20000/mm^3. Das Blutbild ist vom Krankheitsstadium abhängig, im Initialstadium werden die hohen Leukocytosen gefunden, welche bei den Komplikationen (Otitis, Sinusitis, Arthritis, Myokarditis, Nephritis, Meningoencephalitis) erneut auftreten können. Kälteagglutinine werden bei geeigneter Entnahmetechnik in $^2/_3$ aller Fälle gefunden, erst in der 2. Krankheitswoche können jedoch verläßliche Titerwerte erwartet werden.

Primär-atypische Pneumonien kommen in allen Altersstufen vor. Die Lungenveränderungen sind in Form und Ausdehnung weitgehend vom Alter abhängig. Die pneumonischen Infiltrierungen charakteristischer Prägung findet man bei Schulkindern wesentlich häufiger als bei Kleinkindern, Einzelfälle werden jedoch schon in der Neugeborenenperiode beobachtet. Das Häufigkeitsmaximum liegt im Kindesalter zwischen dem 7. und 12. Lebensjahr (G. STERNER), ist jedoch nicht in allen Epidemien gleich. SOHIER u.a. fanden z.B. unter 236 Virusinfektionen bei 0—6jährigen Kindern in 13%, bei 7—15jährigen in 38% eine Pneumonie. Im Säuglingsalter kommen Viruspneumonien (GRÜNHOLZ) vor, zeigen jedoch ein etwas variiertes Bild; auch Endemien (SUCHY u.a.) sind beschrieben worden.

Die radiologisch nachweisbaren Lungenveränderungen variieren von Epidemie zu Epidemie und sind vom Alter weitgehend abhängig. Folgende Grundformen lassen sich als zum Spektrum der atypischen Pneumonie gehörig abgrenzen:

1. Inhomogene Infiltrate perihilär oder flächenhaft.
2. Streifige Strukturvermehrungen mit hilifugal abnehmender Dichte.
3. Diffuse, noduläre Strukturveränderungen.

Eine genaue Auswertung von G. STERNER bei 147 Kindern vom 10. Lebenstag bis zum 15. Lebensjahr während einer Epidemie ergab in 25% Infiltrierungen mit und ohne Hilusschwellung, Atelektasen und Pleuritis, in 26% herrschte die Infiltration vor, war aber von nodulären Strukturelementen begleitet, in 49% herrschten die nodulären Veränderungen vor. In der Mehrzahl der Fälle sind die Hili vergröbert. Die Infiltrationen pflegen auch bei größerer Ausdehnung weniger kompakt zu sein als die Infiltrierungen bei den typischen Pneumonien.

In den verschiedenen Altersstufen lassen sich folgende Gesetzmäßigkeiten herausstellen: Beim Säugling herrschen doppelseitige Hilusschwellungen unter Bevorzugung der oberen Hiluspole mit perihilären Infiltrationen vor. Beim Kleinkind und jüngeren Schulkind ist die Hilusschwellung meist einseitig oder einseitig stärker, die parahilären Strukturverdichtungen erscheinen inhomogener. Dem klassischen radiologischen Bild der primär-atypischen Pneumonie begegnet man erst bei Schulkindern jenseits des 7. Lebensjahres. Die inhomogenen Infiltrate werden großflächiger, sind einseitig oder einseitig stärker, bevorzugen lokalisatorisch (Abb. 54) die hilusnahen Ober- und Unterlappenabschnitte. Daneben erkennt man parahilär beiderseits eine Zeichnungsvermehrung (Abb. 55). Die radiologischen Grundveränderungen einschließlich der nicht obligaten, aber häufigen Hilusschwellung liegen in verschiedener Kombination und Intensität nebeneinander vor. Von

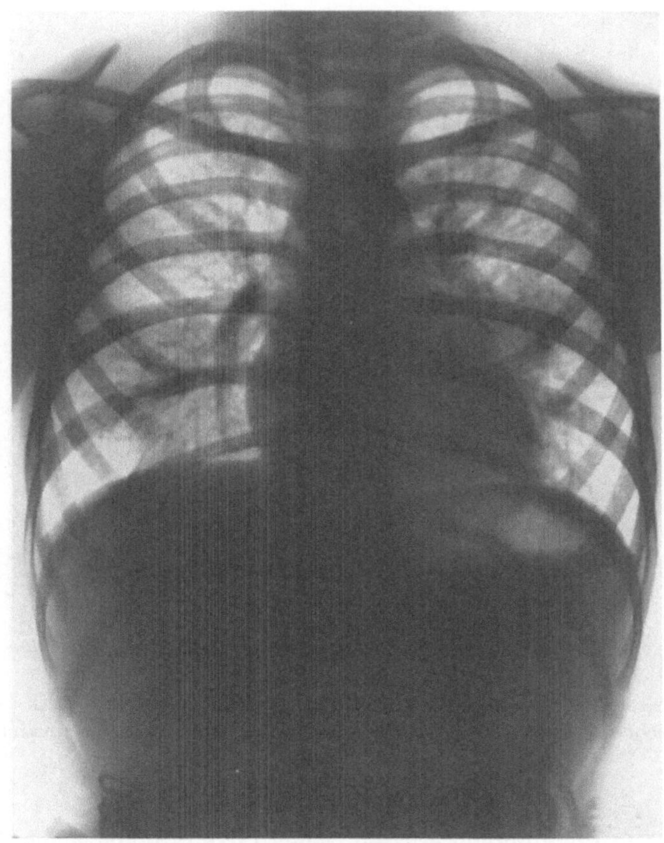

Abb. 54. Primär-atypische Pneumonie bei 9jährigem Jungen. Verstärkte interstitielle Zeichnung in beiden Lungen, Hilusschwellung links. Inhomogene, schlierig-wolkige Trübungen im linken Mittel- und Oberfeld

der obenerwähnten Lokalisationsbevorzugung der Lungenpartien um die oberen Hiluspole abgesehen, bestehen keine Prädilektionsstellen, insbesondere sind die Veränderungen nicht an Lappen oder Segmente gebunden. Die oft gefundene hilifugale Intensitätsabnahme entspricht wahrscheinlich der Dichte des Lungengerüstes, oft hat man aber den Eindruck, daß perifocal (um die Bronchiallymphknoten) die Entzündungskomponente stärker ausgeprägt ist.

Die Rückbildung der Lungenveränderungen geht — in bezug auf den Ausgangsbefund — langsamer vor sich als bei den typischen Pneumonien. Während sich die größeren Infiltrate innerhalb von 1—3 Wochen zurückbilden, manchmal sogar sehr flüchtig sind, bleiben die interstitiellen Strukturvergröberungen oft über 1—3 Monate und länger nachweisbar. Statt Absorption der interstitiellen Verdickungen kann sich in seltenen Fällen eine Lungenfibrose ausbilden.

Eingehendere Beschreibungen mit Berücksichtigung ätiologischer, klinischer und radiologischer Fragen der atypischen Pneumonien im Kindesalter liegen aus den letzten Jahren von STERNER, KNETSCH, IMHAUSER, GRÜNHOLZ, SOHIER u.a., ARAKAWA u.a., LELONG u.a., VELDKAMP, AMBROŽIĆ u.a., SUCHY u.a., SVETLOVA, GERMER, NIVIÈRE u.a. vor.

Neben diesen „Viruspneumonien" gibt es eine Anzahl ätiologisch umschriebener primär-atypischer Pneumonien. Dazu gehört die *Psittakose* (Lungenornithose) und das *Q-Fieber*. Diese unterscheiden sich in ihrer klinischen und radiologischen Symptomatik im Prinzip nicht von den oben beschriebenen Bildern, kommen im Kindesalter auch während einer Epidemie relativ selten vor. Innerhalb der primär-atypischen Pneumonien scheinen Infektionen mit Viren aus der APC-Gruppe (LELONG u.a., G. STERNER) eine recht erhebliche Rolle zu spielen. Als umschriebene Gruppe haben sich in den letzten Jahren die Mycoplasma-Pneumonien abgezeichnet.

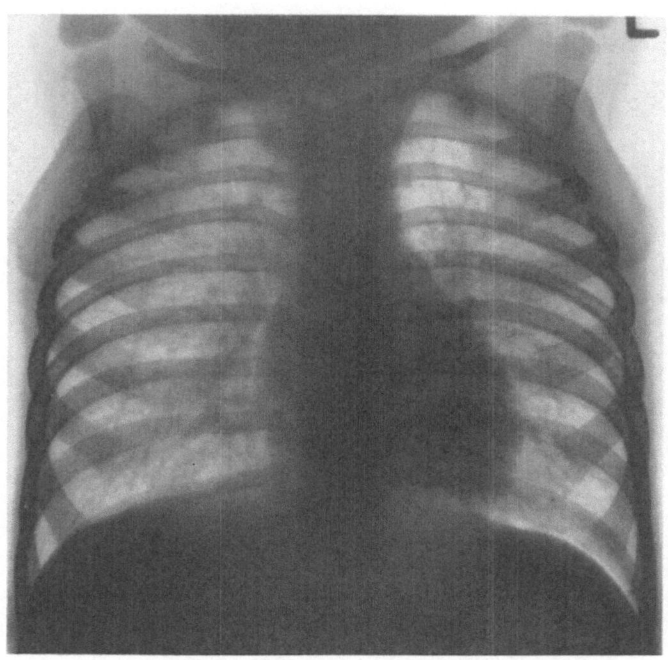

Abb. 55. Primär-atypische Pneumonie. $1^3/_{12}$jähriger Junge. Hilusschwellung, stark vermehrte interstitielle Zeichnung. Infiltrierung parahilär im rechten Oberfeld, Lungenblähung

g) Hyperergische Lungeninfiltrate

Zu den atypischen Pneumonien müssen wegen ihres radiologischen Aussehens und der Diskrepanz zwischen Röntgenbefund und physikalischen Lungenzeichen auch die hyperergischen Lungeninfiltrate gerechnet werden. Dazu (s. auch POHL) gehören:

1. Die flüchtigen hyperergischen Infiltrate bei *Asthma bronchiale*.
2. Die selten nachweisbaren echten tuberkulösen *Primärinfiltrate*.
3. Die flüchtigen Lungeninfiltrate bei *Erythema nodosum*.
4. Die *rheumatischen Infiltrate* (Rheumatische Pneumonie).
5. Die *pseudoluischen Infiltrate* (Wa.R.-positive Lungeninfiltrate).
6. Die eosinophilen Lungeninfiltrate.

Alle hier genannten Formen von hyperergischen Lungeninfiltraten kommen im Kindesalter vor und bevorzugen die zweite Hälfte der Kindheit. Die Lungeninfiltrate sind strukturell denen bei den Viruspneumonien ähnlich, neigen aber weniger zu der dort zu beobachtenden Lokalisation um die oberen Hiluspole. Sie bilden gewöhnlich Rundinfiltrate mit mehr oder minder scharfen Grenzen und verschiedener Größe und Zahl. Da die tuberkulösen Primärinfiltrate und die Lungenveränderungen bei Erythema nodosum und Asthma bronchiale an anderer Stelle ausführlich wiedergegeben sind, sollen hier nur die im Kindesalter ebenfalls recht wichtigen anderen Formen der hyperergischen Lungeninfiltrate behandelt werden.

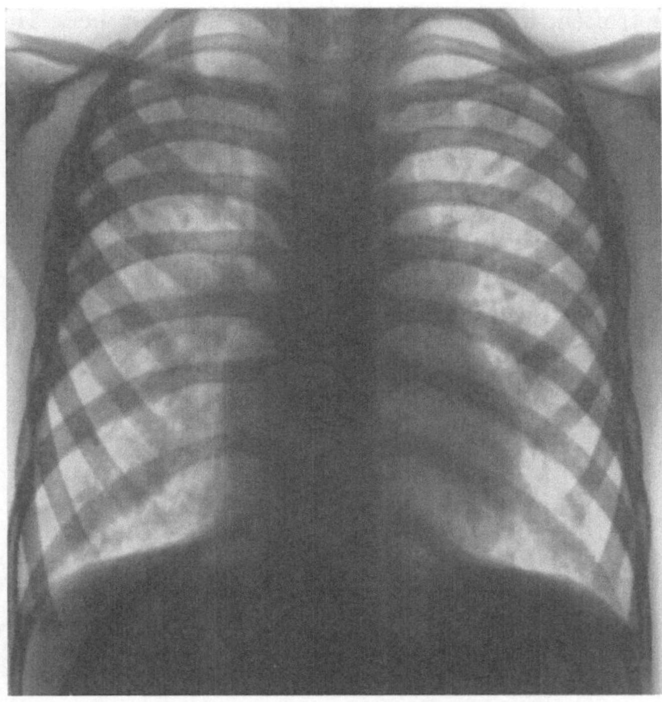

Abb. 56. Wa.R.-positive (pseudoluische) Pneumonie bei $7^7/_{12}$jährigem Mädchen. Diffus über beide Lungen verteilt Infiltrate, darunter ein flächenhaftes im rechten Oberfeld bei verstärkter, interstitieller Zeichnung

h) Eosinophile Lungeninfiltrate

Die eosinophilen Lungeninfiltrate bilden eine Sondergruppe der hyperergischen Lungeninfiltrate und sind durch die gleichzeitig zu beobachtenden Lungenveränderungen und Bluteosinophilie charakterisiert. LÖFFLER hat das „flüchtige Lungeninfiltrat mit Bluteosinophilie" von den übrigen atypischen Infiltraten abgegrenzt. Die Eosinophilie (bis zu 50% der weißen Blutzellen) im peripheren Blut ist das wichtigste Kriterium. Die eosinophilen Lungeninfiltrate werden bei *Ascaridiasis* (LÖFFLER; ESSELIER), bei *tropischer Eosinophilie* (PANDIT) und — mit radiologischer Sonderstellung — bei *Paragonimiasis* (Lungenegelkrankheit) beobachtet. In Europa dürfte die Ascaridiasis die bedeutendste Rolle spielen, in den letzten Jahren wurde jedoch auch über Paragonimiasis-infektionen (MASCHKE; MÁTTL u. Mitarb.) in Mitteleuropa berichtet. Neben diesen umschriebenen Gruppen gibt es Einzelfälle und kleine Epidemien mit eosinophilen Lungeninfiltraten, welche ätiologisch ungeklärt bleiben. Aus der oben gegebenen Übersicht über die ätiologisch gesicherten Ursachen geht hervor, daß es sich in erster Linie um parasitäre Krankheiten handelt. Insofern nehmen die eosinophilen Lungeninfiltrate eine Sonderstellung innerhalb der hyperergischen Infiltrate ein, weil sie vermutlich nicht auf der Basis einer allgemeinen immunologischen Reaktion entstehen, sondern lokale Überempfindlichkeitsreaktionen des Lungengewebes auf wandernde Parasitenlarven und deren Bestandteile darstellen. Zeitlich beweisbar sind diese Zusammenhänge bei der Ascaridenparasitose, bei denen die Lungenveränderungen vom 9.—16. Tag in Selbstversuchsinfektionen (BRAUN) in Form pneumonischer Bilder experimentell nachgewiesen werden konnten. In dieser Zeitspanne wandern die Ascaridenlarven (s. Abb. 57) durch die Lungen, absolvieren hier einen Teil ihres Entwicklungscyclus und können durchaus eine rein lokale Reizwirkung auf das durchwandernde Gewebe ausüben. Epidemien wurden beobachtet (HENGGELER), ebenso familiäre Häufungen von eosinophilen Infiltraten (INZERILLO u. ROMANO).

Die Allgemeinsymptome der eosinophilen Infiltrate sind gering, gehen oft über ein allgemeines Krankheitsgefühl oder leichten Reizhusten nicht hinaus, werden nicht selten sogar durch Zufall aufgedeckt. Wie bei vielen parasitären Erkrankungen ist das Kindesalter bevorzugt betroffen, kleinere Epidemien und jahreszeitliche Häufungen im Hochsommer wurden beobachtet. Die Auffassung, daß es sich um allergisch-hyperergische Reaktionen des Lungengewebes handelt, wird durch gelegentliche Kombinationen mit Gelenkschwellungen, flüchtigen Pleuraexsudaten und Erythema nodosum bekräftigt.

Die radiologischen Lungenveränderungen bestehen in solitären bis multiplen, rundlichen Infiltrationen, deren Durchmesser wenige Millimeter bis zu einigen Zentimetern betragen kann. Sie sind wenig dicht und wechseln rasch ihre Form. In der Regel sind die

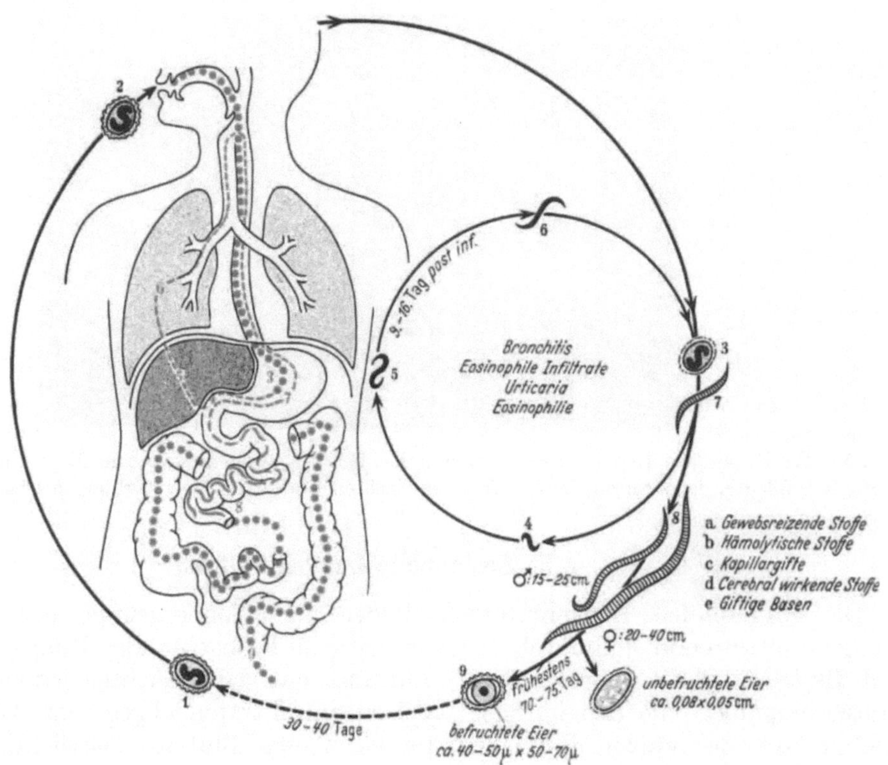

Abb. 57. Cyclus der Askaridenwanderung

Infiltrate flüchtig, verschwinden oft von einem zum anderen Tag, können aber auch wochenlang bestehen. Die Rezidivneigung ist erheblich, ebenso die Tendenz zu flüchtigen Infiltraten an anderen Lungenstellen.

i) Rheumatische Pneumonie

Die rheumatische Pneumonie wird als spezifische Reaktion des Lungengewebes auf die rheumatische Noxe angesehen, gilt also als organgebundene Manifestation des rheumatischen Gesamtgeschehens. Gegenüber anderen Symptomen des rheumatischen Fiebers wie Polyarthritis und Endo-Myocarditis ist die „Pneumonie" zwar selten, verdient aber gerade im Kindesalter Beachtung. Pathoanatomisch ist diese rheumatische Lungenmanifestation charakterisiert durch das Auftreten hyaliner Membranen, welche die Alveolenwand tapetenartig auskleiden (Lapp u. Malech); als beweisend gelten Masson-Knötchen. Wie häufig derartige Befunde tatsächlich sind, mag aus Untersuchungen von Scott, Thomas und Kissane gefolgert werden. Sie fanden bei 87 an rheumatischem Fieber im Alter von 3—16 Jahren gestorbenen Kindern in 54 Fällen (62%) eine rheumatische „Pneumonitis", wobei allerdings nur ein kleiner Anteil der Lungen befallen war. Übereinstimmend wird hervorgehoben, daß die hyalinen Membranen keinen pathognomonischen Wert haben, da sie bei einer Vielzahl von Noxen des Lungenparenchyms gefunden werden, so bei den hyalinen Membranen der Neugeborenen, bei Urämie, Phosgen-, Nitrosegasvergiftung, Sauerstoff- und Kohlenstoffvergiftungen, Pest, Grippe, Poliomyelitis und Lupus erythematodes acutus disseminatus. Das membranartig der Alveolarwand angeheftete Exsudat besteht aus einem Kohlenhydrat-Eiweiß-Komplex und enthält kein Fibrin. Die eigenartige Zusammensetzung wird auf eine Dys- und Hyperglucoproteidämie (Lapp und Malech) zurückgeführt. Die beim akuten rheumatischen Fieber vorkommende Pneumonie kann in Form einer diffusen Lungenfibrose in ein fieberhaftes Stadium übergehen.

Klinisch unterscheiden Brichant u. Mitarb.

1. eine „erstickende“ Form,
2. eine pseudopneumonische Form,
3. eine latente Form.

Die häufigste Form ist die erstickende, welche über Atemnot, Dyspnoe, Tachypnoe und Cyanose einen dramatischen Verlauf nehmen kann. Bei der pseudopneumonischen Form fehlt die Atemnot, die dritte Form entspricht der mehr oder minder intensiven Bindegewebsvermehrung in Form der Lungenfibrose. Die Letalität ist hoch. Goldring u. Mitarb. berichten über 23 innerhalb von 8 Jahren beobachtete Kinder im Alter von 3—14 Jahren, von denen 16 starben. Allerdings scheint die geographische Verteilung unterschiedlich zu sein, da aus den angelsächsischen Ländern wesentlich mehr Berichte vorliegen als aus Mittel- oder Osteuropa (Bor u. Padovcova).

Röntgenologisch sind die Veränderungen weder uniform noch charakteristisch. Klinische Hinweiszeichen und radiologisch erfaßbare Lungenparenchymveränderungen sollten jedoch an die rheumatische Pneumonie denken lassen. Beim akuten rheumatischen Fieber und bei Chorea minor sieht man sehr oft eine Akzentuierung der Lungenzeichnung, welche in einer Betonung, Vermehrung der interstitiellen Zeichnung bis zur zarten Reticulierung gehen kann. Solchen Beobachtungen wurde bislang weder radiologisch noch klinisch besondere Beachtung geschenkt. Bei der „erstickenden“, d.h. akuten Form herrschen Infiltrationen parahilär vor.

Die pseudopneumonische Form geht mit flächenhaften Infiltrierungen einher, welche sich von pneumonischen Infiltrierungen durch etwas geringere Dichte, raschen Wandel und Wandertendenz unterscheidet. Die latente Form gleicht dem Bild einer Lungenfibrose mit Vorherrschen strähnig-streifiger Elemente. In schweren Fällen (Brinkmann und Chaikof) findet man kleinwabige Veränderungen mit erheblich verdickten Alveolarsepten.

j) Interstitielle plasmacelluläre Pneumonie

Die interstitielle plasmacelluläre Pneumonie ist eine dem frühen Kindesalter eigentümliche Pneumonieform, welche vorwiegend bei Frühgeborenen und dystrophen Säuglingen, gelegentlich auch bei Kleinkindern vorkommt. Der Altersdispositionsgipfel liegt zwischen 2.—4. Lebensmonat, bei Schwankungen des Krankheitsbeginnes zwischen 3. und 26. Lebenswoche (Jacob), wobei die 10.—15. Lebenswoche besonders bevorzugt ist (Bachmann), Erkrankungen vor der 6. Lebenswoche dagegen selten sind. 80—90% der betroffenen Säuglinge sind Frühgeborene mit einem Geburtsgewicht von weniger als 2500 g. In den letzten Jahren werden immer mehr Erkrankungen bei reifen Säuglingen und sog. „Spätfälle“ bei Kleinkindern registriert. Herbich und Bachmann fanden z.B. in den Jahren 1948/50 nur 13% erkrankte Säuglinge mit einem Körpergewicht von über 4000 g, 1951 schon 45% dieser Gewichtsgruppe. Jungen erkranken häufiger als Mädchen (Torricelli: ♂: ♀ = 59,6:40,4%, Bachmann: ♂: ♀ = 53,3:46,7%). Die Krankheit hat noch immer eine hohe Letalität: zwischen 15% (Tobler) und 100% (Benecke; Raspe), in den letzten Jahren etwa zwischen 30% (Torricelli) und 45% (Jacob). Die geographische Verteilung ist recht auffallend, denn es gibt Länder mit viel interstitiellen Pneumonien (Deutschland, Tschechoslowakei, Italien, Schweiz) und solche, in denen letztere ein relativ seltenes Ereignis zu sein scheint, wie in den USA (Sternberg u. Rosenthal,

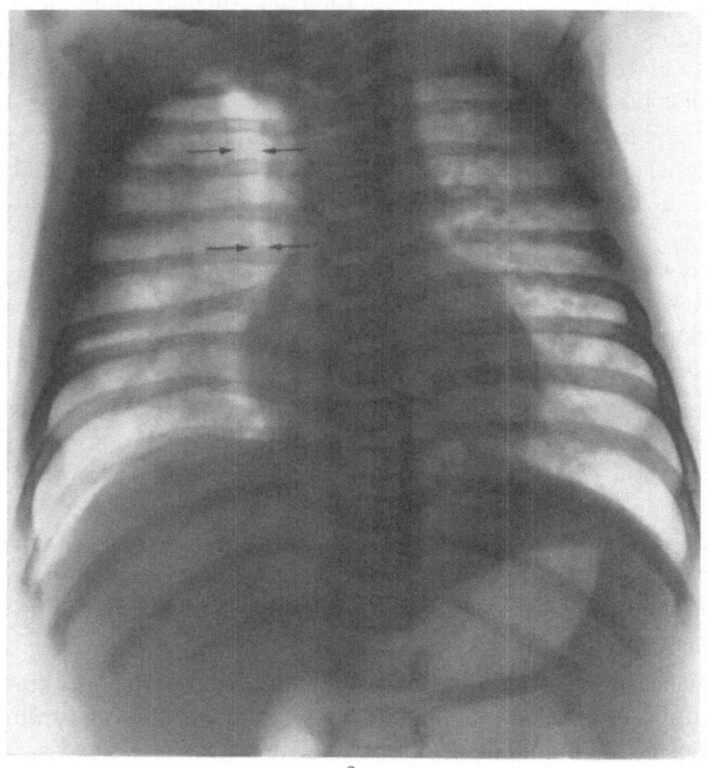

a

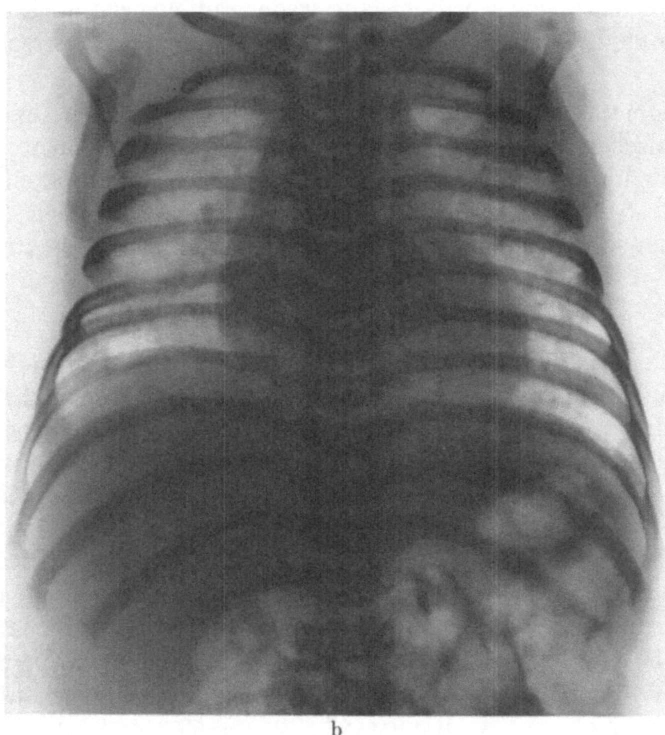

b

Abb. 58a—c. Interstitielle, plasmacelluläre Pneumonie. Verlaufsserie. a) Im Alter von 9 Wochen fleckig-feinstreifige, von Emphysemblasen durchsetzte Lungenparenchymverdichtungen bei Überblähung der Unterfelder. Pneumomediastinum rechts mit Teilkollaps des rechten Oberlappens. b) Im Alter von 11 Wochen: fleckig-wolkige Oberfeldverdichtungen, Rückgang der Lungenblähung. c) Im Alter von 14 Wochen: lediglich noch zartschlierige Zeichnungsvermehrung parahilär

Russel u. Nelson) oder in Canada (Gagne und Hould). Aus Südamerika sind wenig Fälle bekannt (Bustamente u. Diaz). In Deutschland gibt es Kinderkliniken mit einer so hohen Morbidität und Mortalität, daß die interstitielle Pneumonie zur häufigsten Todesursache im Säuglingsalter wird, während in anderen Kliniken, wie z. B. der Heidelberger Kinderklinik, nur einzelne Fälle beobachtet werden.

Die eng umschriebene Altersdisposition und die eigentümlichen radiologischen Veränderungen waren es, welche die interstitielle Pneumonie zu einem vorrangigen Diskussionsproblem werden ließen, dessen Schwerpunkt zur Zeit bei Ätiologiefragen liegt.

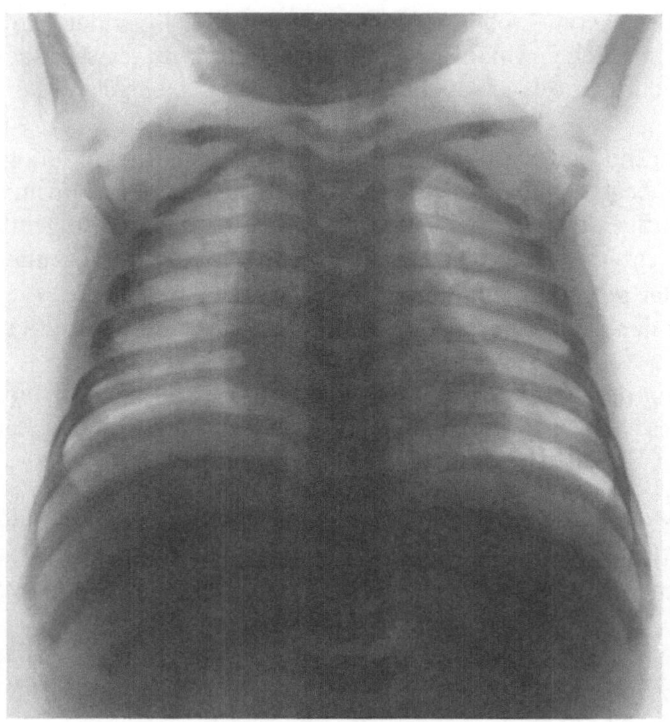

Abb. 58c

Unter mehreren hundert Publikationen sind allein in den letzten 5 Jahren mehr als 200 Veröffentlichungen über dieses Krankheitsbild im internationalen pädiatrischen Schrifttum erschienen, von denen nachfolgend eine Auswahl festgehalten ist.

Die Erstbeschreibungen stammen von Nitschke, wertvolle Zusammenfassungen früherer Jahre von Freudenberg, Tobler. Speziell mit radiologischen Fragen befassen sich Publikationen von Torricelli; Jacob; Schmöger; Colombo u. Mitarb.; F. Schmid; Malossi u. a. Klinische und ätiologische Erörterungen sind in neueren Abhandlungen von Bommer; Jirovec; Kändler; Vivell; Gädeke; Nitschke; Koecher; Berlin-Heimendahl u. Goetz; Müller u. Victor; Gleiss; Essigke zu finden; pathoanatomisch-histologische Beiträge neueren Datums geben Hamperl; Schultze-Jena und Wright.

Ätiologisch hat sich in den letzten Jahren das Hauptaugenmerk auf die Pneumocysten gerichtet. Pneumocystis carinii (Jirovec) wird zu den primitiven Haplosporidien gerechnet, es ist aber unklar, ob er ein echtes Protozoon oder ein Saprophyt ist. Wenn auch die morphologischen Befunde eine Realität sind, so ist bis heute der lückenlose Nachweis, daß die interstitielle Pneumonie eine Pneumocystiskrankheit ist, nicht erbracht; die Zweifel und Einwände hat Nitschke zusammengefaßt. Nach wie vor steht eine Virusätiologie zur Diskussion, wenn nicht das Krankheitsbild überhaupt eine altersdispositionsgebundene Reaktionsform des Lungengewebes auf verschiedene ätiologische Noxen darstellt.

Die terminalen Luftwege sind mit einem honigwabenartigen Maschenwerk ausgefüllt, welches Ansammlungen des Erregers entsprechen könnte. Das interalveoläre Exsudat wird durch fibrotische Vorgänge, Bildung hyaliner Membranen, Wucherungen von Alveolardeckzellen (WRIGHT) ergänzt.

Klinisch stehen Tachypnoe, Dyspnoe, Kreislaufschwäche bei zunehmend schwerem Allgemeinbefund im Vordergrund, der physikalische Lungenbefund steht im Kontrast zu den schweren, radiologisch nachweisbaren Lungenparenchymveränderungen.

Die radiologischen Lungenveränderungen sind charakteristisch, wenn auch nicht pathognomonisch oder gar uniform. Das Bild ist weitgehend abhängig vom Krankheitsstadium. In der initialen Phase des interstitiellen Ödems herrschen schlierige bis homogene Veränderungen vor. Später kommt es durch Atelektasenbildung und Ausdehnung der pneumonischen Bezirke zu größeren Infiltraten mit zunehmender Emphysembildung der Umgebung. Der zeitliche Ablauf Ödem—Dystelektasen—Emphysem bildet wohl ein Grundmotiv, welches durch graduelle Varianten und Überschneidungen dieser Phasen kompliziert wird.

Die Lungenveränderungen (Abb. 58) können in schlierigen, wolkigen, meist inhomogenen Trübungen bestehen, es kann eine streifig-reticuläre Grundformation vorherrschen, aber auch ein kleinfleckig-pseudomiliares Lungenbild entstehen. Folgende charakteristische Züge sind für die interstitielle, plasmacelluläre Pneumonie hervorzuheben:

a) fehlende oder geringe Hilusvergrößerung,

b) Massierung der Lungenparenchymveränderungen in den parahilären Partien um die oberen Hiluspole,

c) Überblähung der Unterlappen, besonders deren lateraler Partien,

d) weiter Thorax, weite Zwischenrippenräume bei waagerecht stehenden Rippen,

e) meist kleine Herz-Mittelschattensilhouette,

f) Neigung zu Spontan-Pneumomediastinum.

Der Kontrast zwischen den hellen Unterlappenrandpartien und den verdichteten oberen Lungenhälften nimmt im Laufe der Krankheit zu. Das Auftreten einer Herzdilatation in Spätstadien stellt ein ominöses Zeichen im Sinne eines *Cor pulmonale acutum* dar.

Die interstitielle plasmacelluläre Pneumonie ist nur eine interstitielle Pneumonieform des Säuglingsalters, die Differentialdiagnose ist radiologisch gegenüber Grippelungen und Formen der Staphylokokkenpneumonie oft schwieriger als klinisch.

k) Lungenmoniliasis

Von den Pilzinfektionen spielen in Mitteleuropa die Candidabesiedlungen der Luftwege die weitaus bedeutsamste klinische Rolle. Im Vergleich zur Häufigkeit, in welcher Candidainfektionen bei dystrophen und schwerkranken Kindern gefunden werden, überrascht das geringe Interesse, welches den Lungenbefunden entgegengebracht wurde. Erst die mykotischen Komplikationen der antibiotischen Behandlungen haben einige Hinweise auf die Häufigkeit derartiger Pilzbesiedlungen der Luftwege und Lunge erbracht. Die Lungenmoniliasis sollte dabei als klinische, durch Candida-Arten hervorgerufene Krankheit, nicht jedoch als mykologischer Sputumbefund gewertet werden. Die generalisierte Form ist ein langwieriges, sich über 1—4 Monate erstreckendes Krankheitsbild (GEFFERTH), welches oft, jedoch nicht so regelmäßig wie bislang angenommen wurde, tödlich endet (RUHRMANN u. ADAM). Im klinischen Verlauf und den radiologischen Erscheinungsformen ähnelt die isolierte Lungenmanifestation in vieler Hinsicht der Tuberkulose. Der Pilz bildet ein dem tuberkulösen Granulom ähnliches Gebilde. Der Auskultationsbefund ist im Verhältnis zum Ausmaß der Veränderungen bei der Röntgenuntersuchung spärlich. Der Verdacht auf das Vorliegen einer Lungenmoniliasis ist begründet, wenn bei den klinischen und radiologischen Hinweiszeichen die Lungenveränderungen durch übliche Antibiotica nicht beeinflußbar sind.

Röntgenologisch findet man in allen Fällen vergrößerte Hili und verstärkte Lungenzeichnung. Diese nimmt stellenweise reticulär-pseudomiliaren oder miliaren Charakter an. Die Kleininfiltrate sind in Hilusnähe gruppiert, sie pflegen nach der Lungenperipherie zu kleiner und spärlicher zu werden. Das Auftreten dieser Infiltrate wird in allen Stadien der Moniliasis beobachtet. Wie bei allen Mykosen treten mit zunehmender Dauer auch die interstitiellen Veränderungen zunehmend stärker und gröber hervor.

Von den verschiedenen Formen der Lungenmykosen werden Moniliasisinfektionen am häufigsten beschrieben (SAHNI; GAMALERO u. FAZIO; LAUTIER; GEFFERTH; BARBERI). Die Disposition für Moniliasiskomplikationen ist sicher in den ersten Lebensjahren, vor allem im Säuglingsalter, am größten. Daneben sind Einzelfälle von *Lungennocardiose* (FONO u. CZILLAG; WEED u. Mitarb.) als kasuistische Raritäten beschrieben worden. Regional größere Bedeutung hat gerade beim Kind die *Histoplasmose* und die *Coccidioidomykose*. *Aktinomykosen* kommen selten vor, wurden auch im Säuglingsalter beobachtet. Pilze und Parasiten haben die Fremdkörperwirkung auf das Lungengewebe gemeinsam, so daß die radiologischen Auswirkungen sich ähneln; bei den meisten Lungenbildern muß deshalb die differentialdiagnostische Differenzierung den klinischen Befunden überlassen werden. Über die *Paragonimiasis*, welche in den letzten Jahren bei asiatischen Kindern gelegentlich auch in Europa beobachtet wurde, ist an anderer Stelle (s. S. 821) berichtet. In den ersten Lebensmonaten ist vor allem die Abgrenzung der *Listeriose* (KEPLER u. FLAMM, LUBOLDT) bedeutsam, da ein hoher Prozentsatz dieser Infektionen zu Lungenveränderungen mit teilweise miliaren Bildern führt.

Da die oben genannten Krankheitsbilder an anderer Stelle des Handbuches eingehender beschrieben sind, soll hier der kurze Hinweis auf das Vorkommen beim Kind und die differentialdiagnostische Berücksichtigung genügen.

l) Grippelunge

Von den ätiologisch schwer gruppierbaren banalen Infekten der oberen Luftwege ist die echte Grippe (Influenza) zu trennen. Hier erlaubt es der epidemiologische Zusammenhang, die Lungenveränderungen eingehender zu studieren und vor allem die Altersabhängigkeit der Auswirkungen auf das Lungenparenchym kennenzulernen. Sowohl klinisch-symptomatologisch als auch radiologisch kann die echte Grippe von den banalen Infekten abgegrenzt werden. Im pädiatrischen Schrifttum ist wenig Systematisches über den Begriff der sog. Grippelunge bekannt, welcher meist mit dem der Infekt- oder Katarrhlunge gemeinsam gebraucht wird. Einzelne klinische Publikationen gehen oberflächlich auf die Lungenveränderungen ein (SEGAGNI u. Mitarb.; KNEELAND jr.; CHRAPOWICKI u. PATZEROWA; BORKOWSKA-GAERTIG; CORDA u. CAO; PANIZON u. CANTARUTTI; KLEIN), eine zusammenfassende Übersicht haben wir an Hand der Grippeepidemie durch das Grippevirus A/Singapur (sog. asiatische Grippe) in den Jahren 1957/58 vermittelt (HARTMANN und F. SCHMID). Dabei war es möglich, an einer Zahl von mehreren hundert Kindern neben dem klinischen Ablauf auch die Auswirkungen auf das Lungenbild zu studieren und vor allem die Altersabhängigkeit der Lungenveränderungen. Die Abb. 59, 60, 61 entstammen dieser Epidemie. In der Altersverteilung zeigte sich zunächst, daß Säuglinge und Kleinkinder wesentlich häufiger wegen der pulmonalen Grippeauswirkungen in die Klinik eingewiesen wurden als Schulkinder. Nur 5% unserer Beobachtungen haben Kinder jenseits des 6. Lebensjahres betroffen, dagegen fast 50% Säuglinge der ersten 6 Lebensmonate. Die Geschlechtsverteilung war im Durchschnitt unauffällig, im 1. Lebenshalbjahr erkrankten jedoch doppelt soviel Jungen als Mädchen.

Die Auswirkungen auf die Luftwege sind umso stärker, je jünger die betroffenen Kinder sind. Lungenparenchymveränderungen, welche man als Grippepneumonien ansprechen kann, werden nur in den ersten 2 Lebensjahren beobachtet, bei Schulkindern wirkt sich die Grippe in der Regel in Form einer Tracheitis oder Tracheobronchitis aus. Im Säuglingsalter führt die Grippe in der Mehrzahl der Fälle zu Veränderungen an den Lungenhili, am Lungeninterstitium und am Luftgehalt der Alveolen. Es kommt dabei zu leichten bis mäßigen Hilusvergrößerungen, unscharfer Hilusbegrenzung und zu einer Vermehrung der Lungenzeichnung um die oberen Hiluspole und in den Oberfeldern. Diese Zeichnungsvermehrung in den Oberfeldern wird kontrasthaft hervorgehoben durch eine Überblähung der übrigen Lungenteile. In einem Teil der Fälle erkennt man innerhalb dieser überblähten Partien auch um den unteren Hiluspol vermehrte Zeichnung. Klinisch und physikalisch

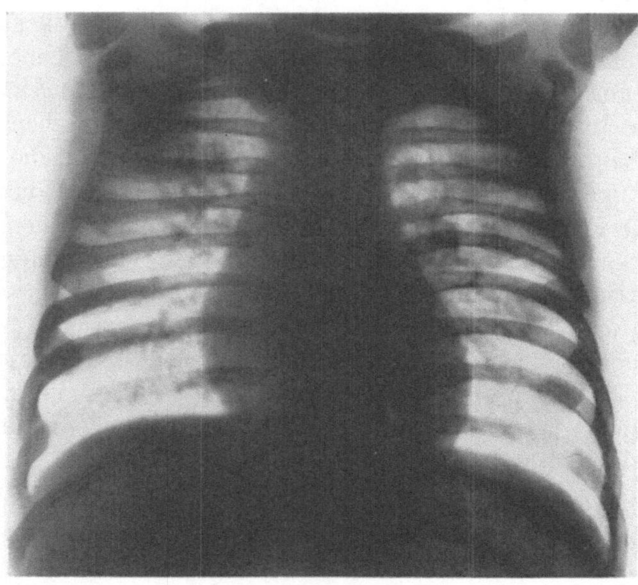

Abb. 59. Grippepneumonie bei einem 3 Monate alten Jungen. Wesentliche Hilusverbreiterung beiderseits. Allgemein vermehrte interstitielle Zeichnung, die vor allem in den Oberfeldern auffallend ist. In die dadurch entstehende Trübung sind verschiedentlich bis erbsengroße Fleckschatten eingelagert. Überblähung der Unterlappen

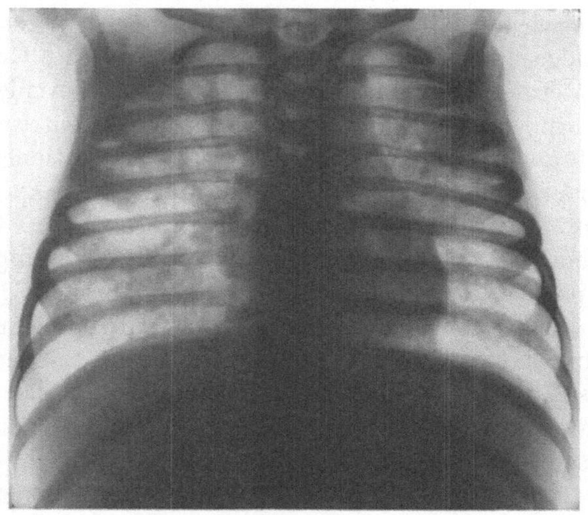

Abb. 60. Grippepneumonie bei einem 3 Monate alten Mädchen. Mäßige Hilusverbreiterung. Vermehrte und verdickte interstitielle Zeichnung in beiden Oberfeldern. Überblähung der Unterlappen

gehen diese röntgenologisch recht auffälligen Befunde meist relativ stumm einher. Von diesen Veränderungen führt jedoch ein kontinuierlicher Übergang bis zu den schwersten Formen von Grippepneumonie und Grippemischpneumonien (Abb. 59, 60). Im Röntgenbild zeichnet sich die pneumonische Komponente durch eine weitere Ausdehnung der oben beschriebenen Veränderungen und durch das Hinzutreten größerer Infiltrationsbezirke aus. Durch Konfluieren entstehen mitunter ausgedehnte, immer aber inhomogene Infiltrate in den Ober- und Mittelfeldern. Je mehr diese Veränderungen in den Vordergrund treten, um so eher besteht der Verdacht, daß es sich nicht mehr um eine reine Grippepneumonie handelt, sondern um eine Mischinfektion. Als Mischinfektionserreger stehen Staphylokokken an erster Stelle. Speziell mit den bakteriellen Komplikationen beschäftigten sich RYSSING, KLEIN, MOESCHLIN. Parallel mit dem Ausmaß der Lungenparenchymverdichtungen pflegt eine Herzdilatation zu gehen, die eigenartigerweise beim Kleinkind (Abb. 59) deutlicher ausgeprägt ist als beim Säugling.

Im Kleinkindesalter verläuft die Grippe gewöhnlich als Pharyngitis, Tracheitis, Tracheobronchitis, Laryngo-Tracheobronchitis oder als hochfieberhafte Bronchitis mit Lungenblähung; nicht selten besteht lediglich Fieber, physikalische Symptome von seiten der

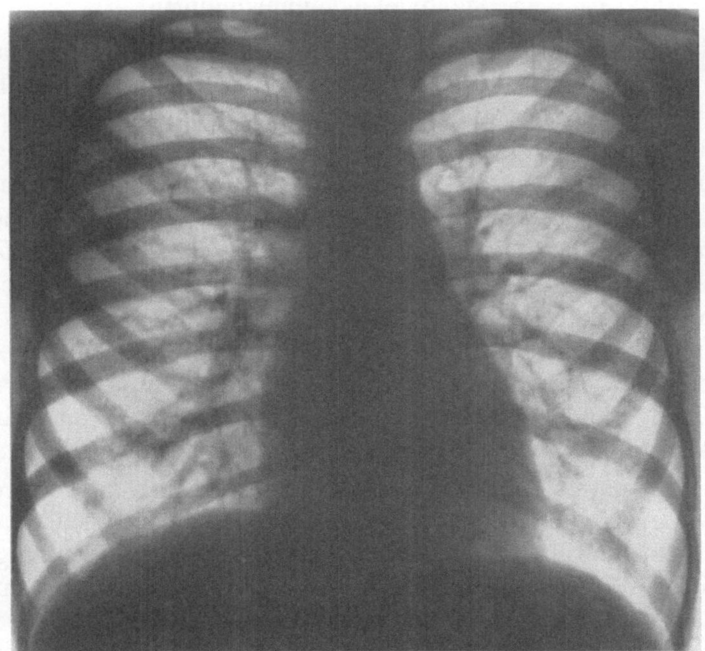

Abb. 61. Grippelunge bei $9^2/_{12}$jährigem Mädchen mit starker bronchitischer Komponente neben der interstitiellen Zeichnungsvermehrung

Luftwege fehlen. Röntgenologisch findet man weitgehend charakteristische Veränderungen auch bei den klinisch relativ stummen Fällen. Die Hilusschwellung betrifft in erster Linie die oberen Hiluspole, wo auch perihiläre Veränderungen zu sehen sind. Das Herz ist bei einer großen Anzahl der betroffenen Kinder erweitert, wobei die linken und rechten Herzabschnitte gleichermaßen betroffen zu sein scheinen. Nur noch selten deuten beim Kleinkind vereinzelte inhomogene Infiltrate auf eine bronchopneumonische Komplikation hin.

Bei Schulkindern läuft die Grippe gewöhnlich als akute Tracheobronchitis an. Röntgenologisch gleichen die Veränderungen im Prinzip denen des Kleinkindesalters, pflegen aber graduell geringer zu sein. Charakteristisch sind auch hier perihiläre Veränderungen um die oberen Hiluspole, welche nicht wesentlich vergrößert sind. Deutlich pflegt hingegen die Überblähung der basalen Lungenpartien zu sein, Herzdilatationen werden nur noch ausnahmsweise gesehen (Abb. 58, 60).

Aus der Gegenüberstellung der Abbildungen geht hervor, daß die echte Grippe das Lungenparenchym um so schwerer in Mitleidenschaft zu ziehen pflegt, je jünger die betroffenen Kinder sind. Daraus resultieren auch Gesetzmäßigkeiten für den Verlauf. Je ausgedehnter initial die interstitiellen Veränderungen sind, um so länger pflegen sie im Röntgenbild nachweisbar zu bleiben. In nicht wenigen Fällen waren sie nach Monaten noch zu erkennen.

Das morphologische Substrat der streifigen Lungenzeichnungsvermehrung ist eine entzündliche Reaktion des Lungeninterstitiums. Der bevorzugte bilaterale Befall der oberen Hiluspole dürfte dafür sprechen, daß das Grippevirus über die Lymphknoten auf dem Blutweg ins Interstitium gelangt. Differentialdiagnostisch sind atypische Pneumonien, Röteln, Masern und Windpocken von den radiologischen Kriterien her schwer zu unterscheiden; bei keiner dieser Krankheiten beschränkt sich jedoch die Zeichnungsvermehrung so selektiv auf die parahilären Partien wie bei der Grippe. Diese für die Grippe A-Epidemien zutreffenden Veränderungen dürften bei anderen Grippeepidemien geringe Variationen bei gleichem Grundprinzip zeigen.

m) Staphylokokkenpneumonien

Staphylokokkeninfektionen der Lunge sind im Laufe des letzten Jahrzehnts für die Kinderkliniken ein Problem erster Ordnung geworden. In den ersten Jahren nach Einführung der antibiotischen Therapie waren die Staphylokokkeninfektionen selten geworden und kamen teilweise nur noch als Raritäten zur Beobachtung. Wenige Jahre später, etwa gleichlaufend mit der allgemeinen Anwendung der Breitbandantibiotica, traten die Staphylokokkeninfektionen zunehmend häufiger auf. Aber nicht nur der zahlenmäßige Anstieg, sondern auch die perakuten Abläufe der (in Vergessenheit geratenen) schweren Krankheitsbilder, mit denen sich der Kliniker konfrontiert sah, unterstrichen die Aktualität des Staphylokokkenproblems. Da fast alle bakteriellen Infektionen in ihrer unbeeinflußten Infektiosität dem als „natürliche Resistenz“ bezeichneten, konstitutionell-, alters- und geschlechtsgebundenem, unspezifischem Infektionsabwehrvermögen unterliegen, sind Säuglinge und Kleinkinder von dieser Entwicklung am stärksten betroffen. Die Morbiditätskurve in Abb. 36 (s. auch Tabelle 5) unterstreicht diese Aussage.

Je nach der temporären Infektionsabwehrlage verursachen die gegen die meisten Antibiotica resistenten Staphylokokkenstämme bestimmter Phagentypen akute bis chronische, generalisierte oder lokale Infektionen. Als Begleiterscheinungen der häufigsten pulmonalen Manifestation spielen Hauteiterungen, Nierenbeckeninfektionen, Staphylokokkenenteritiden, Osteomyelitiden und Septicämien eine bedeutsame Rolle. Allein im pädiatrischen Schrifttum liegen aus den letzten 10 Jahren rund 400 Publikationen über Staphylokokkenpneumonien und deren Folgeerscheinungen vor. Nur die wesentlichsten Übersichtsarbeiten sind nachfolgend, nach Jahren eingeteilt, verzeichnet.

1954: Weysser; Kircher u. Mayer; Wunderlich.

1955: Gagne; F. Schmid; Negri.

1956: Disney, Wolff u. Wood; Sullivan; Fornara; Heberer; Nissler u. Plassmann; Galy, Bethanod u. Bailly; Gautier, Mégevand, Messerli u. Caloz; Jaworska; Denys u. Stammen.

1957: Briggs.

1958: Robertson, Caley u. Moore; Hendren u. Haggerty.

1959: Weingärtner; Schultze; Kircher; Koch, Carson u. Donnel; Meyers u. Jacobson.

Bereits 1922 ist das Krankheitsbild klinisch und in den verschiedenen Verlaufsvarianten subtil von Nassau beschrieben worden.

Nur langsam hat sich im Laufe der Jahre durch die Beobachtung größerer Serien aus den differenten Bezeichnungen ein gemeinsamer Rahmen abgezeichnet, der es gestattet, eine Übersicht über die Staphylokokkenpneumonien zu geben.

Von pathogenetischen Gesichtspunkten ausgehend unterscheiden wir *primäre* und *sekundäre Staphylokokkeninfektionen*. Bei den primären Formen bilden die Staphylokokken die einzige nachweisbare mikrobielle Noxe, während bei den sekundären Formen eine Vorschädigung des Infektionsabwehrvermögens (z.B. durch Virusinfektionen wie Grippe, Masern, Windpocken) oder des Lungenparenchyms (z.B. bei Bronchiektasen, Mucoviscidosis) zur Staphylokokkeninfektion disponiert.

Die *primären Staphylokokkenpneumonien* lassen sich vom klinischen und radiologischen Standpunkt aus in folgende Formen unterteilen:

1. Die *fulminante* oder *septicämische Form* ist durch schwere septische Allgemeinerscheinungen (septisches Bild, eitrige Polyserositis, Herz- und Kreislaufkomplikationen, Anämie, paralytischer Ileus), raschen Ablauf und eine schlechte Prognose gekennzeichnet. Diese allgemeinen Symptome können Stunden vor den ersten radiologisch faßbaren

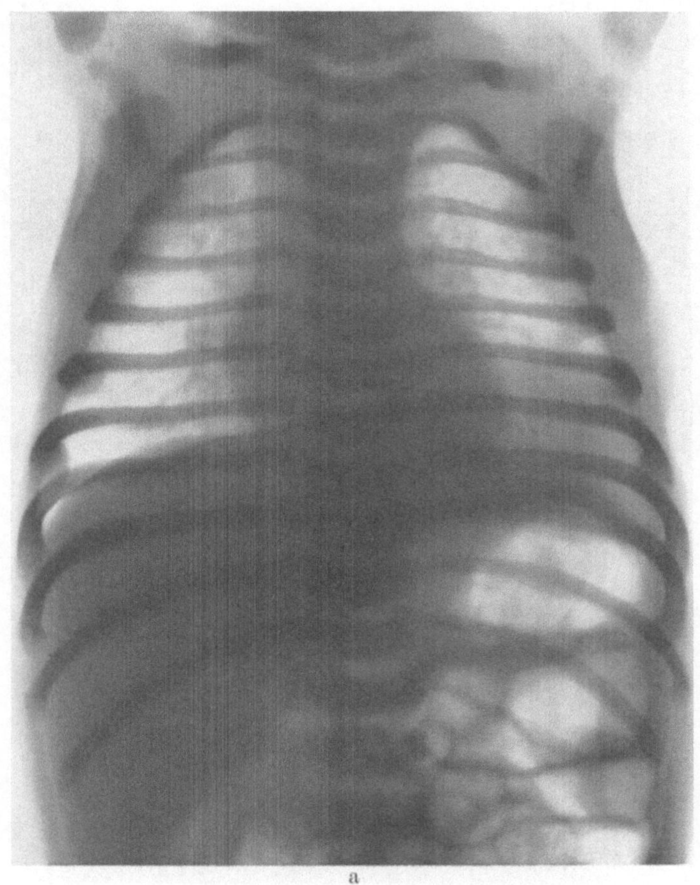

a

Abb. 62a—h. Staphylokokkenpneumonie, Verlaufsserie. a) 5. Lebenswoche. Verwaschene Vermehrung des Interstitiums, großflächige Infiltrierung im linken Unterfeld. b) 6. Lebenswoche. Abscedierung der Infiltrierung im linken Unterfeld, neue Infiltrierungen parahilär in den Oberfeldern. c) Im Alter von 2 Monaten. Großflächige Infiltrierung mit beginnender Abscedierung im linken Oberfeld. d) In der 10. Lebenswoche hat sich daraus ein großer Absceß im linken Oberfeld entwickelt. Pneumatocelen im linken Unterfeld, Trübung im rechten Oberfeld. e) Seitenaufnahme zum gleichen Zeitpunkt. f) Im Alter von $3^1/_2$ Monaten Pneumatocelensystem in der linken Lunge, Mediastinalhernie. g) Im Alter von 4 Monaten ist auch im rechten Oberfeld eine Pneumatocele nachweisbar. h) Im Alter von 2 Jahren deuten nur noch die Hilusverbreiterung und strähnige Zeichnungsvermehrungen in den ursprünglichen Infiltrierungsbezirken auf die schwere Lungenerkrankung des Säuglingsalters

Lungenveränderungen auftreten. Thoraxröntgenologisch steht zunächst ein universelles, interstitielles Ödem im Vordergrund, welches mit streifiger Zeichnungsvermehrung beginnt und sehr rasch in eine netzartige Strukturverdichtung übergeht. Diese Veränderungen sind gewöhnlich in einer Lunge voll ausgeprägt, während sie in der anderen Lunge über eine Zeichnungsvermehrung zunächst nicht hinausgehen. Schon mit den ersten Symptomen oder Stunden später wird auf der betroffenen Seite ein Pleuraerguß(saum) sichtbar, welcher bei mangelnder oder unwirksamer Behandlung innerhalb von 12—24 Std in ein massives Empyem übergehen kann. Immunologisch ist diese Form Ausdruck einer Resistenzschwäche, sie kommt fast ausschließlich in den ersten 3 Lebensmonaten vor; von allen Staphylokokkenerkrankungen weist sie die höchste Mortalität auf.

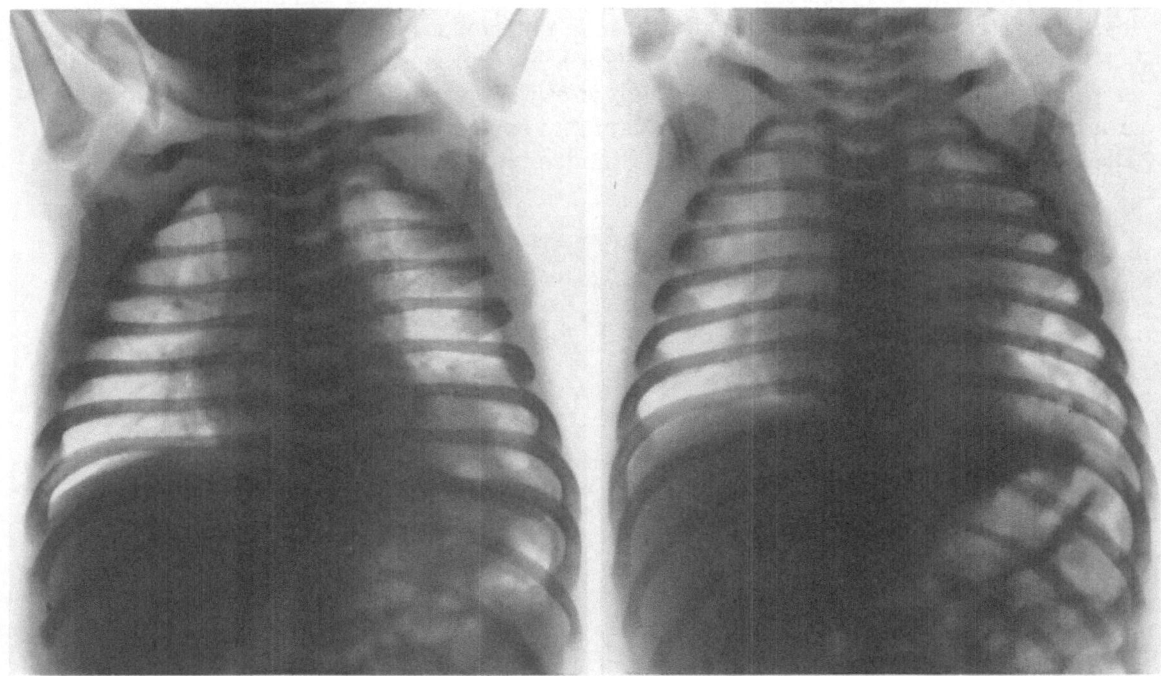

Abb. 62b Abb. 62c

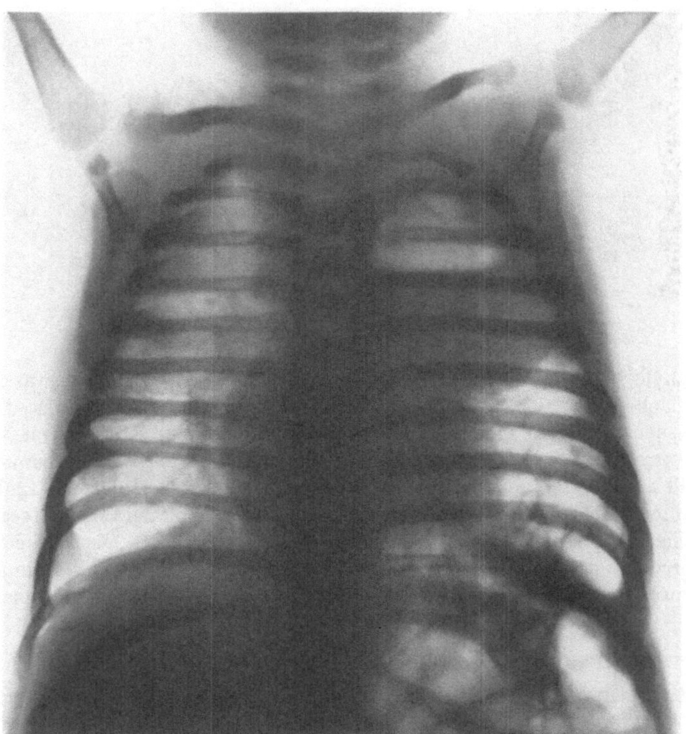

Abb. 62d

2. Die *abscedierende Form* führt — zum Unterschied von der fulminanten Form, deren rascher Ablauf die Bildung reifer Abscesse nicht ermöglicht — zu pyämischen Metastasen. Sie entspricht einer reiferen Abwehrleistung des Organismus, kommt vorwiegend bei Säuglingen vom 2. Lebenshalbjahr ab und bei jüngeren Kleinkindern, selten auch beim Erwachsenen, vor. Die pyämischen Herde, welche als rundliche bis ovale, homogene oder

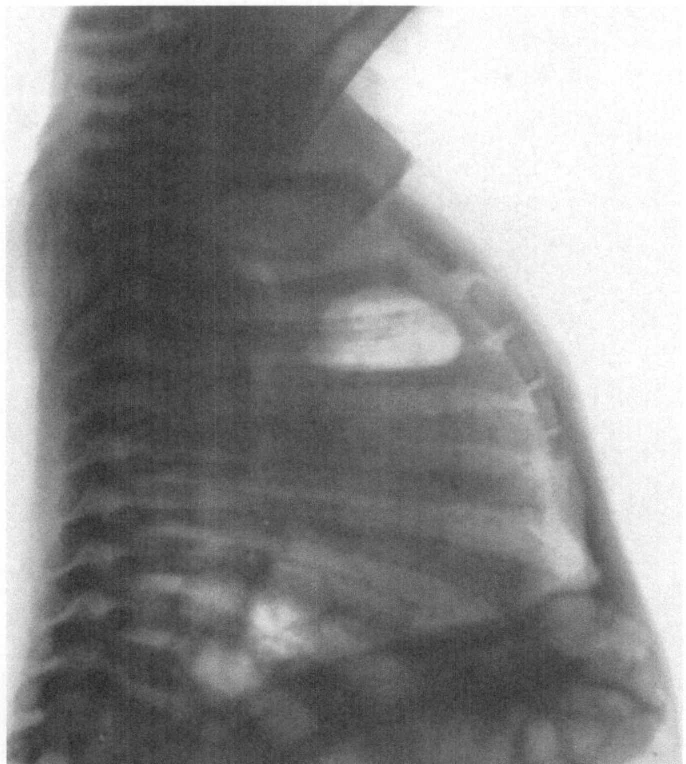

Abb. 62e

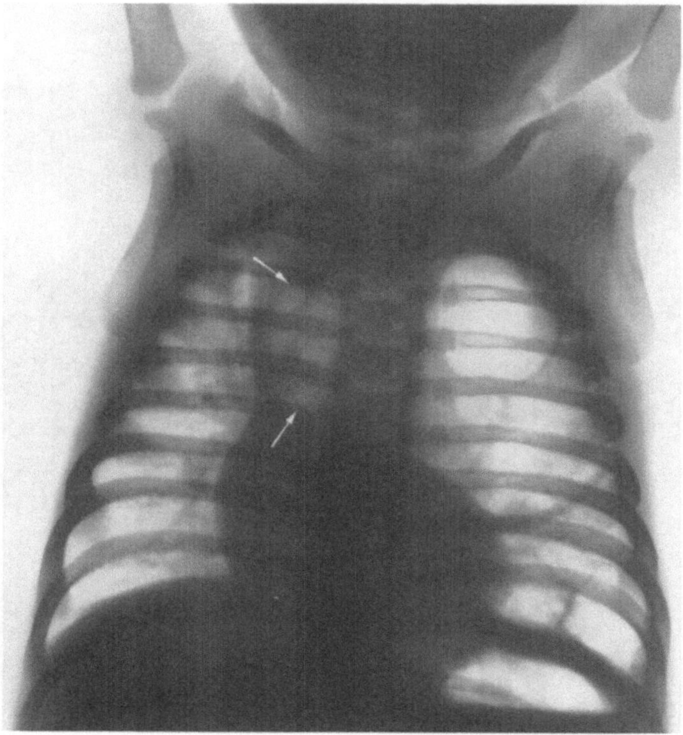

Abb. 62f

inhomogene Infiltrate sich abheben, zeigen verschiedene Ausdehnungen. Je nach Zahl, Ausdehnung, Sitz und Ablauf der Nekrobiosen sind folgende Verlaufsvarianten abzugrenzen:

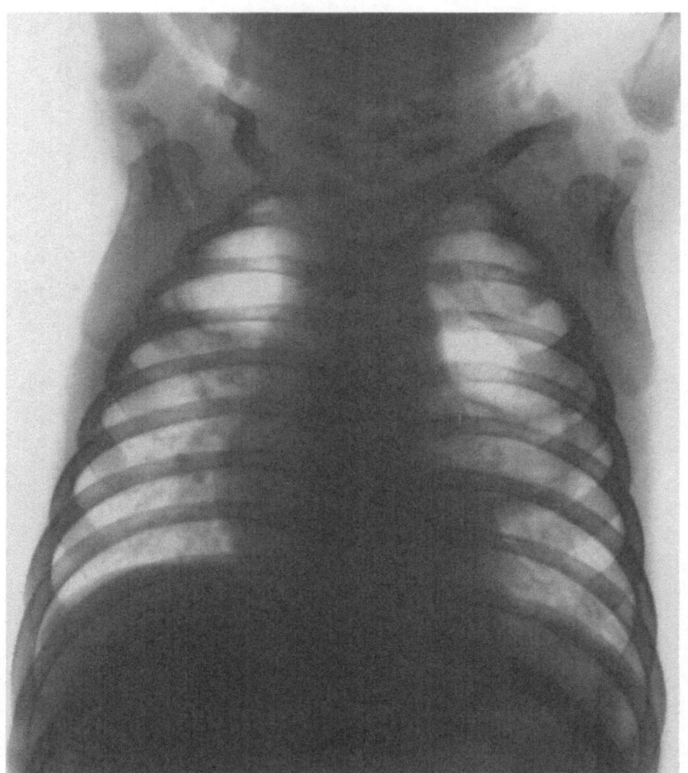

Abb. 62g

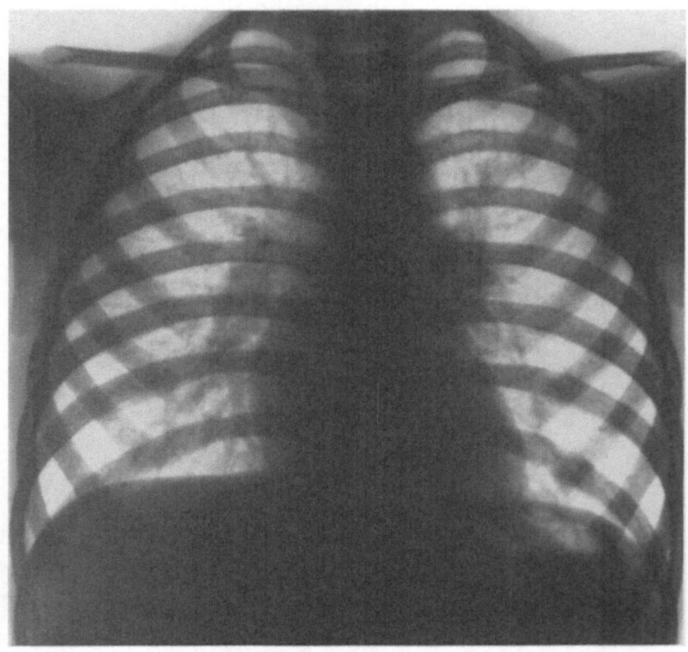

Abb. 62h

a) Die Bildung *multipler kleiner Lungenabscesse und Einschmelzungen*, welche zum Teil in Pneumatocelen übergehen.

b) Die *Wanderpneumonie* mit zeitlich und örtlich kontinuierlichem Auftreten von Infiltrationen mit oder ohne Nekrobiose.

c) Die *Pneumatocelen*, also Hohlraumbildungen mit oder ohne nachweisbare voraufgegangene Abscedierung.

d) Die *solitären Lungenabscesse*, wie sie selten bei älteren Säuglingen, häufiger im übrigen Kindesalter und beim Erwachsenen vorkommen.

Alle diese Verlaufsvarianten der abscedierenden Staphylokokkenpneumonie sind in ihrem klinischen und radiologischen Ablauf recht vielgestaltig (Abb. 62a—h, 63, 64), die Einzelsymptome können sich über Wochen bis Monate hinziehen, die Prognose ist relativ gut.

3. Die *interstitielle Form* kommt vorwiegend bei Kleinkindern und älteren Säuglingen vor. Sie stellt die reifste Abwehrleistung des Körpers gegenüber der Staphylokokkeninfektion dar. Dabei geht das interstitielle Ödem ohne nachweisbare Nekrobiosen in eine

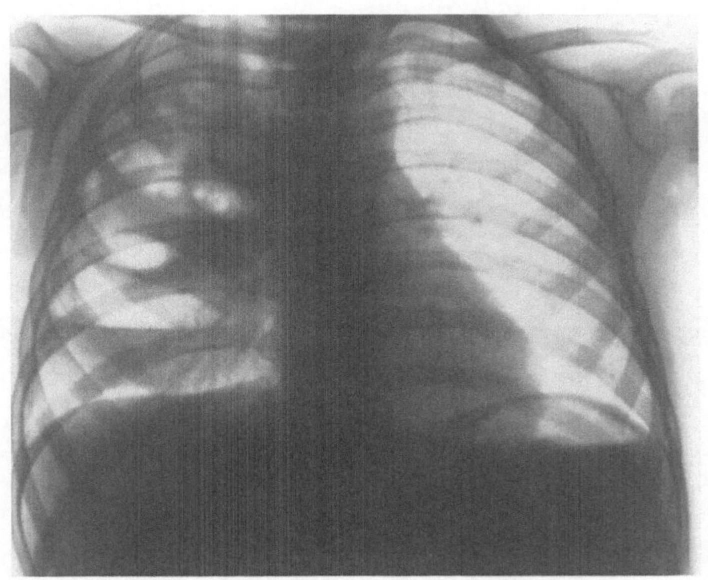

Abb. 63. Abscedierende Pneumonie rechts. Mehrere Zerfallshöhlen, teilweise mit waagerechten Flüssigkeitsspiegeln. Pleurabeteiligung. Leichte Rechtsskoliose. $1^1/_2$jähriges Mädchen

interstitielle Zell- und Bindegewebsvermehrung über. Diese Bindegewebsvermehrung bleibt mitunter monatelang nachweisbar, bildet sich in der Regel zurück, ausnahmsweise resultieren daraus lange nachweisbare Veränderungen im Sinne einer Lungenfibrose. Die klinischen Krankheitszeichen bei dieser Form sind leicht, kurzfristig und oft kaum nachweisbar.

Die dispositionelle Verteilung läßt eine klare Häufung in den frühen Altersstufen erkennen. Fast die Hälfte aller Beobachtungen entfällt auf die ersten 3 Lebensmonate, etwa $^4/_5$ aller Fälle auf das Säuglingsalter. Die Altersdisposition in der Morbidität spiegelt sich auch in der Letalität wider, welche im ersten Lebenstrimenon in einzelnen Jahren bis auf 50% angestiegen ist. Knaben sind etwas häufiger betroffen als Mädchen. *Ätiologisch* spielen resistente Staphylokokkenstämme gewisser Phagentypen die entscheidende Rolle, auslösend scheinen oft Virusinfekte mitbeteiligt zu sein. Pathogenetisch werden zwei Infektionswege diskutiert, die bronchogene und die hämatogene Infektion. Die Mehrzahl der Argumente spricht für eine hämatogene Infektion, so das Vorkommen septischer und septicämischer Formen und das Auftreten der Pneumonien im Anschluß an Hauteiterungen, Otitis media oder Mastitis der Mutter. Auch der pathogenetische Mechanismus weicht erheblich vom aerogenen Weg der Pneumonieentstehung ab. Während entweder die Alveolen sich mit Exsudat anschoppen (wie bei den meisten bakteriellen Pneumonien) oder zellige interstitielle Infiltrate zu einer Alveoleneinengung führen (wie bei den meisten atypischen Pneumonien), nimmt bei den Staphylokokkenpneumonien das interstitielle

Ödem die Schlüsselstellung innerhalb der vielen Eigenarten ein. Im Interstitium kommt es zu kleinen pyämischen Nekrobiosen, welche einschmelzen (Absceßbildung), perforieren (Pneumatocelenbildung), die Pleura infizieren (Empyembildung) oder in den Pleuraraum zusätzlich perforieren (Pyo-Pneumothorax). Während bei den akuten Verlaufsformen

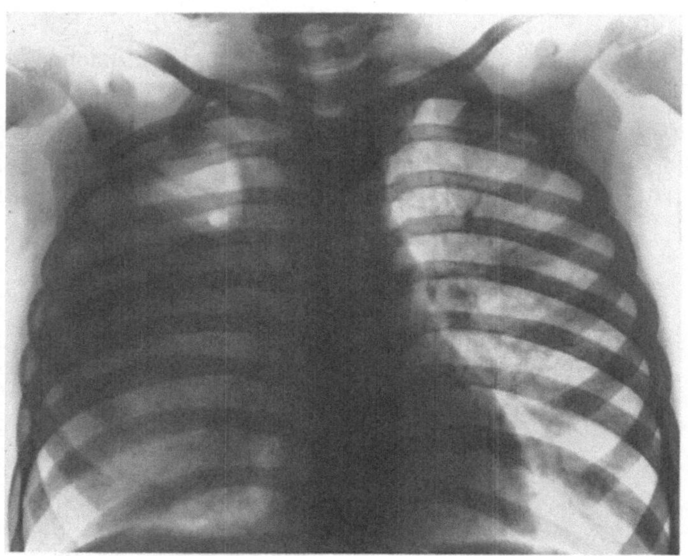

Abb. 64. Großer Lungenabsceß in der rechten Lunge mit kompensatorischer Blähung links. 4jähriger Junge

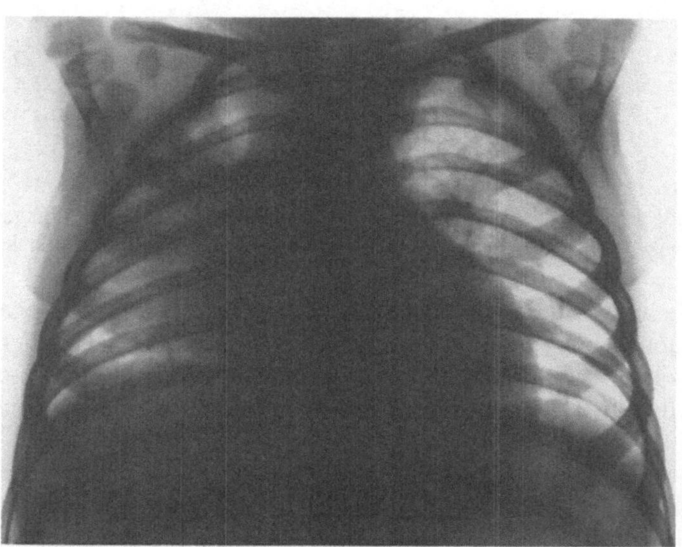

Abb. 65. Sekundäre Staphylokokkenpneumonie nach Masern. Infiltrierung mit Nekrobiosen rechts, Pleuritis marginalis rechts. 1jähriges Mädchen

septisch-toxische Allgemeinerscheinungen im Vordergrund stehen, werden die prognostisch gutartigen Formen von den Nekrobiosen und ihren Folgen — der Eiteransammlung, Hohlraumbildung, Randfibrosierung — beherrscht. Der Reiz zur Bindegewebsneubildung um die Zerfallsherde ist so stark, daß die fibrotischen bindegewebigen Residuen noch Monate, mitunter noch bis 2 Jahre nach der Erkrankung nachweisbar sind.

Die von banalen Virusinfekten begleiteten oder ersteren nachfolgenden Staphylokokkenpneumonien verlaufen wie primäre Staphylokokkenpneumonien. *Sekundäre Staphylokokkenpneumonien* entstehen auf dem Boden einer organismischen oder lokalen Resistenzschwäche. Allgemeine und pulmonale Resistenzverminderungen findet man nach

Masern (Abb. 65) und Grippe, lokale Resistenzschwächen werden im Kindesalter vorwiegend bei Keuchhusten, Bronchiektasen, Mucoviscidose und in Spätstadien von Tumormetastasen beobachtet.

n) Aspirationspneumonien

Aspirationspneumonien und Aspirationsinfiltrate stellen Pneumonieformen dar, welche vorwiegend in Lebensperioden mit geringer Resistenz beobachtet werden. Frühgeborene mit mangelhafter Schluckfähigkeit, konstanter Körperlagerung, geringer Atemexkursion und oft unregelmäßiger Atmung sind vor allem disponiert. Auch Neugeborene sind in den ersten Lebenstagen bis zum reibungslosen Einspielen des Schluckreflexes erhöht gefährdet. In den frühen Lebensabschnitten bildet vor allem das Erbrechen eine Quelle von Aspirationen, da es sowohl zur Aspiration als auch — bei längerem Bestehen — zur Dystrophie führt. Die Oesophagusatresie mit und ohne Trachealfistel führt fast regelmäßig zur Aspirationspneumonie. Nicht minder gefährdet sind Säuglinge mit Oesophagusstenosen, Duodenalstenose und -atresie, Kardiainsuffizienz und hypertrophischer Pylorusstenose. Alle Ileusformen neigen zu Aspirationsinfiltraten durch Erbrechen (STRANG; VOLL; SKARBECK; MAYOUX u. REBATTU).

Während in der Neugeborenenperiode und im Säuglingsalter die durch Schluckstörung und Brechneigung beherrschten Störungen das Hauptkontingent der Aspirationsursachen bilden, herrschen im Kleinkindes- und Schulalter andere Ursachen vor: beim Kleinkind der aspirierte Fremdkörper und Schluckstörungen bei Lähmungen. Früher war hier die postdiphtherische Schlucklähmung zahlenmäßig vorherrschend, später die nassen Formen der Poliomyelitis und Polioencephalitis. Bei zentralen Paresen oder Paralysen des Schluck- und Atemzentrums muß man infolge der Sekretstauung im Hypopharynx fast regelmäßig mit Aspirationen rechnen.

Kachektische Kinder, wie sie in Spätstadien bei Tumoren beobachtet werden, immobile Kinder oder Spastiker aus dem Formenkreis der cerebralen Kinderlähmung stellen ein weiteres Kontingent an Aspirationspneumonien.

Das radiologische Bild der Aspirationspneumonien ist nicht charakteristisch, die Diagnose meist nur im Zusammenhang mit den klinischen Angaben zu stellen. Bevorzugt befallen werden der Pathogenese entsprechend die dorsalen Lungensegmente über die nach dorsal abgehenden Segmentbronchien. Das posteriore Oberlappensegment und das apikale (dorsal gelegene) Unterlappensegment sind deshalb am häufigsten betroffen, zumal der kurze Weg über den Stammbronchus diese Segmente gegenüber den Unterlappensegmenten noch begünstigt. Die Aspirationsherde gleichen bronchopneumonischen Infiltraten (Abb. 66).

Neben den durch Aspiration von Nahrung ausgelösten Aspirationspneumonien kommen beim Säugling und Kleinkind einige besondere Formen von Aspirationen vor. Hier ist vor allem die *Ölpneumonie* zu nennen, wie sie beim Säugling nach Aspiration von Öltropfen (Vigantol, ölige Nasentropfen, ölige Medikamente) auftreten. Diese Ursachen führen zu einer umschriebenen bis multifocalen Fremdkörperreaktion mit Infiltrationen geringer Intensität. Im Kleinkindesalter spielen Lungenaffektionen durch Genuß von Benzin, Petroleum, Terpentin und Heizölen (Kerosen) die größere Rolle. Im „Entdeckungsalter" der Umwelt, vorwiegend also die 1—3jährigen Kinder sind diesen Gefahren herumstehender Flaschen ausgesetzt. Wegen des schlechten Geschmackes werden zwar in der Regel nur kleinere Mengen geschluckt, aber selbst diese reichen in Verbindung mit dem auftretenden Hustenreiz aus, zu Schluckstörungen, Aspiration oder Inhalation dieser flüchtigen Substanzen zu führen. Es entsteht ein oft lebensbedrohliches Bild, meist akut mit Husten, Dyspnoe, Tachypnoe, welches recht flüchtig zu sein pflegt.

Die radiologischen Veränderungen bei den *Benzin-* oder *Petroleumpneumonien* haben keine Ähnlichkeit mit den Aspirationspneumonien, sie ähneln vielmehr dem Bilde eines Lungenödems (Abb. 67). Zarte bis intensive, homogene Infiltrate — basal und parahilär lokalisiert — legen die Deutung nahe, daß es sich bei diesen Lungenaffektionen mehr um

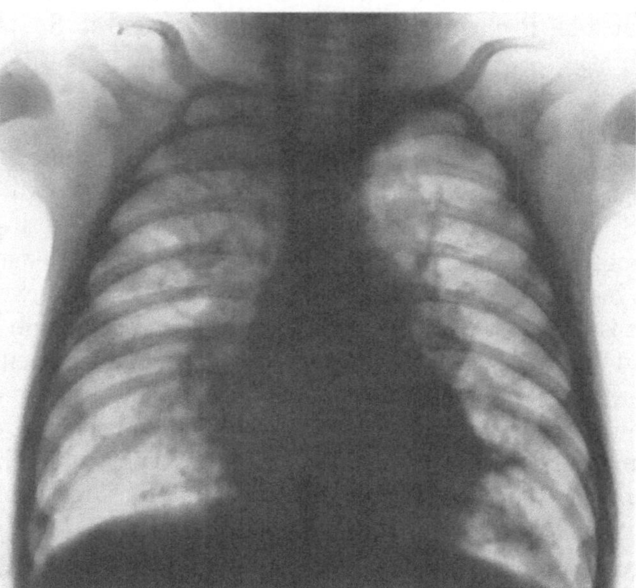

Abb. 66. Sog. hypostatische („paravertebrale") Pneumonie bei einem 3 Monate alten dystrophen Säugling. Deutliche Hilusschwellung paravertebral beiderseits, fleckig-strähnige Verdichtungen, welche im rechten Oberfeld weiter in die Peripherie reichen. Überblähung der lateralen Lungenabschnitte. Charakteristische Pneumonieform für junge, dystrophe und immobile Kinder

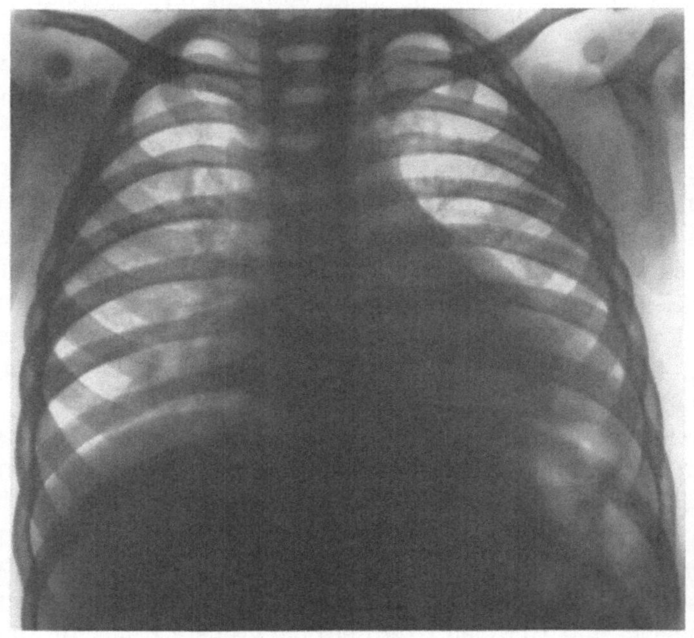

Abb. 67. „Benzinpneumonie" bei $1^{8}/_{12}$jährigem Jungen. Diffuse, wolkige Trübung des linken Unterfeldes und des rechten Unterfeldes paracardial

ein Lungenödem im Sinne einer Pneumonephelose, als um eine Aspiration handelt. Charakter und Flüchtigkeit der Veränderungen sprechen für eine solche Deutung.

Begreiflicherweise kommen in den ersten Lebensjahren auch gehäuft Fremdkörperaspirationen vor: die Fremdkörper können organischer und anorganischer Natur sein, aus der Vielzahl der möglichen und tatsächlich vorgekommenen Ursachen seien wegen der Häufung herausgegriffen: Nußpartikel, Bonbon (Abb. 68), Obstkerne, Obststücke, Erbsen, Bohnen, Nadeln, Spielkugeln, Grasrispen.

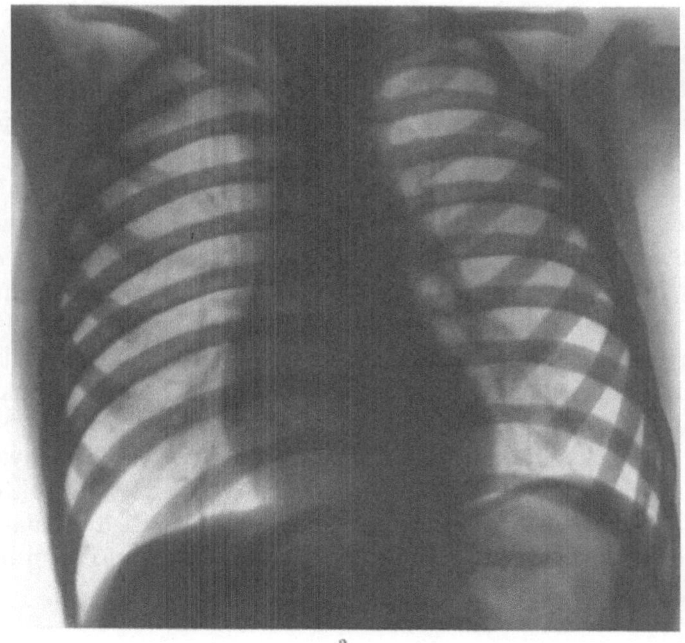

a

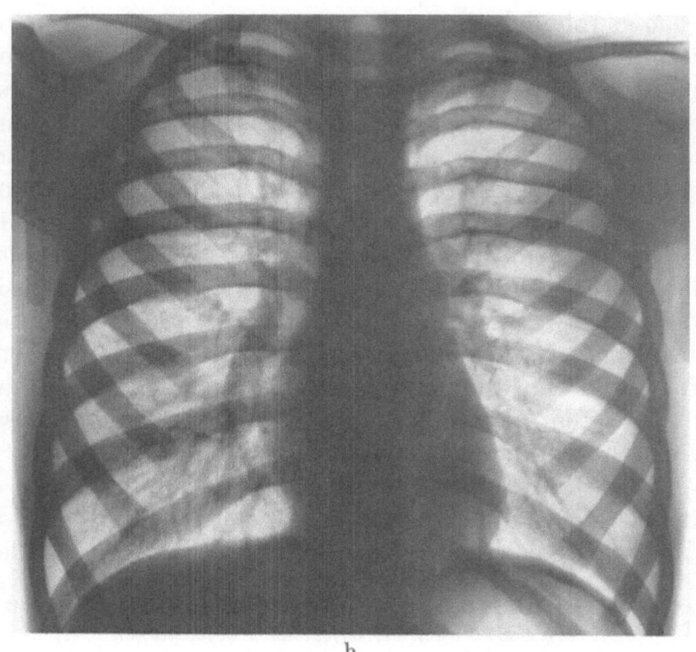

b

Abb. 68 a u. b. Ventilstenose durch Aspiration eines Bonbons. $2^1/_2$jähriger Junge. a) Unmittelbar nach Aspiration schweres klinisches Bild mit Atemnot, Unruhe. Dystelektase des linken Oberlappens, Lungenblähung rechts, Mittelschattenverlagerung. b) 3 Std später (nach Auflösung des Zuckerbonbons) kein krankhafter Lungenbefund mehr

Die radiologische Symptomatik ist abhängig von der Größe und Dichte der Fremdkörper, entscheidend jedoch von der Stelle, an der er liegenbleibt. Größere, unregelmäßige, nicht quellende Fremdkörper führen mit Vorliebe zum Totalverschluß eines Bronchus oder zur Ventilstenose. Lungenkollaps, Atelektasen verschiedener Ausdehnung, umschriebene Emphyseme, Mediastinalverlagerungen umreißen schlagwortartig die Grundvorgänge, aus denen sich verschiedene Einzelbilder durch Summationseffekte ergeben können. Die Abb. 67, 68 zeigen einige typische Einzelbeispiele. Fremdkörper, welche tiefer in das

Bronchialsystem eindringen, führen zu einer chronischen Lungenparenchymreaktion im Sinne der *Fremdkörperpneumonie.* Diese bilden meist schwer deutbare, in Ausdehnung, Intensität und Struktur wechselhafte Veränderungen; im Verlauf pflegt sich daraus die Bindegewebsneubildung abzuzeichnen. Die streifigen und strähnigen Strukturelemente sind nach Beseitigung des Fremdkörperreizes noch monatelang, manchmal sogar dauernd nachweisbar.

Zur Diagnostik sollte gerade beim Verdacht auf Fremdkörperaspirationen neben den Routineaufnahmen im sagittalen und frontalen Strahlengang die Schichtaufnahme, immer aber auch die Bronchographie und Bronchoskopie herangezogen werden. Bakterielle Superinfektionen führen zu akuten klinischen Bildern mit Vergrößerung und Strukturveränderungen innerhalb der bestehenden Veränderungen. Nicht selten lenken diese akuten Episoden erst die Aufmerksamkeit auf den latenten, subklinisch verlaufenden Lungenprozeß hin. Radiologisch charakteristische Züge der Fremdkörperaspirationspneumonien lassen sich wegen der Verschiedenheit von Art, Größe und Lokalisation der Noxe und deren Auswirkungen auf das Lungenparenchym nicht nachweisen. Jeder Einzelfall von langdauernder und rezidivierender Lungenverschattung sollte nicht nur technisch-diagnostisch daraufhin analysiert, sondern auch logisch durchdacht werden, denn alle, selbst subtile Abweichungen von der Norm pflegen sich zu einem logisch aufgliederbaren radiologischen Gesamtkomplex zu summieren.

5. Lungentumoren

Tumoren werden gewöhnlich als ein Problem der älteren Menschen gesehen, es bedarf jedoch der Erwähnung, daß in den hochzivilisierten Staaten die malignen Tumoren auch unter den Altersklassen von 0—20 Jahren an zweiter Stelle der Todesursachen stehen. In diesen Staaten sterben zwischen 7% und 11% der 0—20jährigen an Tumoren. Die Altersdispositionskurve läßt eine Häufung in den ersten 5 Lebensjahren erkennen, der absolute Häufigkeitsgipfel an Tumoren im Wachstumsalter liegt zwischen 3. und 5. Lebensjahr. Eine Bevorzugung des männlichen Geschlechtes im Verhältnis von 2:1 gegenüber dem weiblichen wird angenommen, eine Auswertung des eigenen Materials von 570 Fällen ergab ein Geschlechtsverhältnis von ♂:♀ = 57%:43%. Neben dispositionellen Unterschieden gegenüber dem Erwachsenenalter bestehen recht erhebliche formale und klinische. Handelt es sich beim Erwachsenen überwiegend um Carcinome, so stehen im Wachstumsalter die Tumoren der Gefäß-Bindegewebesysteme an der Spitze. Carcinome sind im Wachstumsalter Raritäten. Aus den bis heute vorliegenden Zusammenfassungen (F. SCHMID) ergibt sich keine übereinstimmende Häufigkeitsskala. Das Krankengut der einzelnen Autoren ist zu different zusammengesetzt und im einzelnen zu klein für eine repräsentative Aussage. Dazu kommt das allen Tumorstatistiken gemeinsame Problem der uneinheitlichen Tumorklassifizierung. Die nachfolgende Tabelle 6 wurde aus zwölf stati-

Tabelle 6. *Prozentualer Anteil der häufigeren Tumorformen im Kindesalter unter Zugrundelegung von 2897 Fällen verschiedener Publikationen*

I. Systematisierte Tumoren	%	II. Lokalisierte Tumoren	%
Leukosen	27	Zentralnervensystem	21
Reticulosen	5	Nieren	9
Lymphogranulomatose	3	Skelet	8
Sympathogoniome	0,5	Weichteile	8
Neurofibromatose	0,3	Augen	5
		Bauchraum	3
		Brustraum	2
		Haut	1,5
		Nase-Rachen-Mund	1,5
		Drüsen	1,0
		Geschlechtsorgane	0,8
		Andere Lokalisationen	4

stischen Abhandlungen über Tumoren im Kindesalter zusammengestellt; sie umfaßt 2897 Fälle und dürfte bezüglich der prozentualen Verteilung der Tumorformen genügend Aussagewert haben.

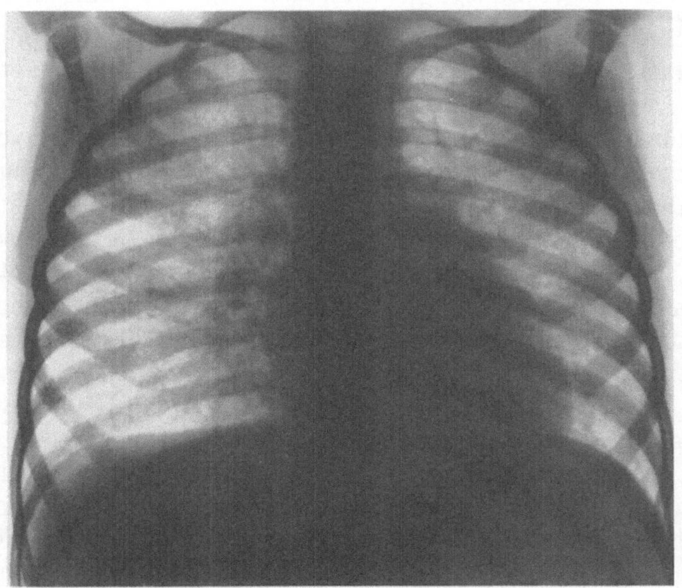

Abb. 69. Akute Reticulose. Hilusschwellung, pseudomiliares Lungenbild mit verstärkter Gerüstzeichnung. Hiluslymphknotenschwellung. $1^9/_{12}$jähriges Mädchen

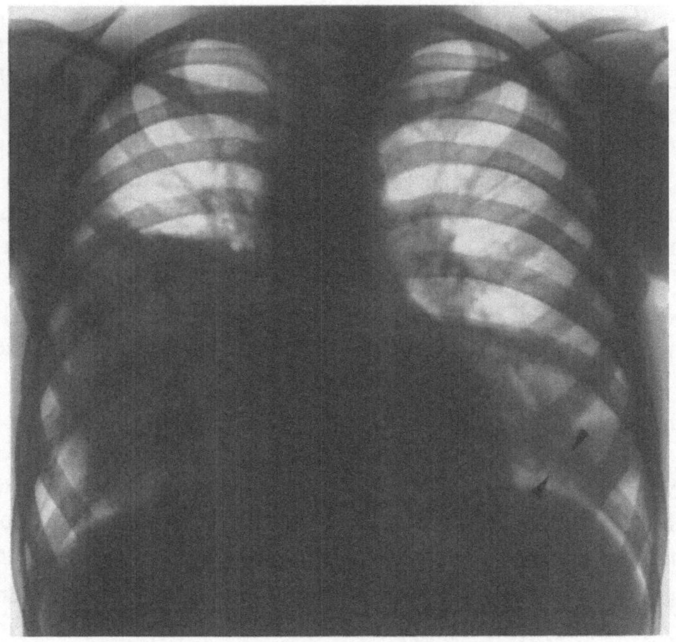

Abb. 70. Metastasen eines Wilms-Tumors in den Lungen. Rechts ausgedehnte, im linken Unterfeld kleinerer Metastasenkomplex. Metastasen in der 9. Rippe links. $3^9/_{12}$jähriger Junge

Mehr als $^1/_3$ aller Tumoren sind primär systematisiert, knapp $^2/_3$ primär lokalisiert. Absolut an der Spitze stehen die Leukosen (27 %), gefolgt von den Tumoren des Zentralnervensystems (21 %), den Nierentumoren (9 %), Tumoren des Skeletes und der Weichteile (je 8 %) und Augentumoren (etwa 5 %).

Obwohl die Lungentumoren beim Kind zahlenmäßig eine geringere Rolle spielen als im Erwachsenenalter, ist ihre differentialdiagnostische Wichtigkeit nicht zu unterschätzen.

Bei allen primär-systematisierten Tumoren (Leukosen, Reticulosen (Abb. 69), Lymphogranulomatose, Sympathogoniome), den primär-lokalisierten Bindegewebsgeschwülsten (Sarkome) und den embryonalen Mischgeschwülsten (Wilms-Tumoren der Niere) muß mit dem Auftreten von Lungentumoren gerechnet werden. Sehr selten sind Lungenmetastasen bei der großen Gruppe der Tumoren des Zentralnervensystems.

Von den primär in der Lunge lokalisierten gutartigen Tumoren stehen die *teratoiden (Dermoidcysten)* weitaus an der Spitze. Neben dem caudalen und cranialen Körperende ist dafür die Lunge eine Prädilektionsstelle. Es handelt sich um unvollständige Doppelbildungen, welche Anteile von zwei oder drei Keimblättern in unorganisierter Form enthalten. Die runden bis ovalen, gewöhnlich großräumigen, manchmal eine Thoraxseite ausfüllenden Tumoren führen meist schon im Säuglingsalter, mitunter schon in den ersten Lebenswochen zu pulmonalen oder cardialen Erscheinungen. Im Schulalter werden sie seltener, dann meist als Zufallsbefund aufgedeckt. Kompressionserscheinungen bilden die Leitsymptomatik. Die rundliche Form, die hohe Dichte, die glattwandige Begrenzung sind radiologisch wichtige Kriterien, die obligate Verbindung mit dem Mediastinum ist dagegen nicht immer leicht zu objektivieren. Auf harten Übersichtsaufnahmen fallen gewöhnlich unregelmäßige Verdichtungszonen auf, die auf Schichtaufnahmen umrissenere Formen zeigen, aber bizarr geformt bleiben. In den Operationspräparaten erweisen sich diese Verdichtungsareale als ossifizierte Derivate des mittleren Keimblattes (Knochen, Zähne). Über die verschiedenen *Cystenformen* orientieren ZADEK u. RIEGEL; LAURENCE (cystische Lymphangiektasen); DAHL u. SAWYER (Chylothorax); CLARK u.a.

Die ebenfalls auf eine embryonale Entwicklungsaberration zurückzuführenden gastrogenen Cysten bilden homogene, dem Mediastinum aufsitzende, kugelig, halbkugelig oder konvex vorgewölbte Gebilde (ROEMER u. MOLLOWITZ). Sie sind radiologisch nicht leicht zu differenzieren, die klinische Diagnostik (Nachweis von Magensaft im Punktat) führt dagegen leicht zu zweifelsfreien Ergebnissen. Rundliche, unscharfe, singulär bis multipel angeordnete Infiltrate von ein bis einigen Zentimetern Diameter sollten differentialdiagnostisch sorgfältig abgeklärt werden; Lungencysten und Hämangiome führen zu derartigen Lungenveränderungen. Die echte Cystenlunge in Form multipler Lungencysten ist eine extreme Seltenheit. In unserem Archivmaterial wurde in den letzten 30 Jahren (etwa 80000 Thoraxuntersuchungen) eine einzige angeborene Cystenlunge entdeckt. Die meisten solitären Lungencysten sind, wie die Erfahrungen mit den Staphylokokkeninfektionen der letzten Jahre gezeigt haben, erworben.

Die genannten gutartigen Tumorformen der Lunge sind echte Fehlbildungen, die aus der Bronchialbaum- oder Gefäßnetzdifferenzierung resultieren oder noch früheren Entwicklungsabweichungen entsprechen.

Bronchialadenome (HALLMAN u. TURUNEN), Hämangioendotheliome (Abb. 71), Lymphangiomatosen (GIAMMALVO) sind seltene, aber gelegentlich beim Kind vorkommende Tumorformen. Nicht direkt in der Lunge lokalisiert, aber von Auswirkungen auf das Lungenbild begleitet, sind die beim Kind häufiger vorkommenden *Larynxpapillome* (KOHLMOOS). Spastische und Stenoseerscheinungen pflegen diese zu begleiten.

Die systematisierten malignen Tumoren des Kindesalters, wie Leukosen, Reticulosen, Retothelsarkome (Abb. 72) und Lymphogranulomatose (ROTTINO u. HOFFMAN) führen zu hyperplastischen Reaktionen des lymphatischen Systems. Hilus-, Bronchial- und Mediastinallymphknotenschwellungen pflegen das Thoraxbild dieser Tumorformen zu prägen. Die Reticulosen und Leukosen bevorzugen die Hiluslymphknoten, größere oder tumorige Verbreiterungen der Mediastinallymphknotengruppen sprechen mehr für Lymphogranulomatose und Retothelsarkome. Über diese — bei Leukosen und Reticulosen durchaus nicht obligate — Lymphknotenschwellung hinaus wird das Lungenparenchym in Form einer interstitiellen Zeichnungsvermehrung meist mitbetroffen. Bei den akuten Reticulosen vom Typ Abt-Letterer-Siwe tritt eine feine Granulierung (Abb. 69) hinzu. Bei Retothelsarkomen und Lymphogranulomatose kann es sogar zu grobfleckiger Generalisie-

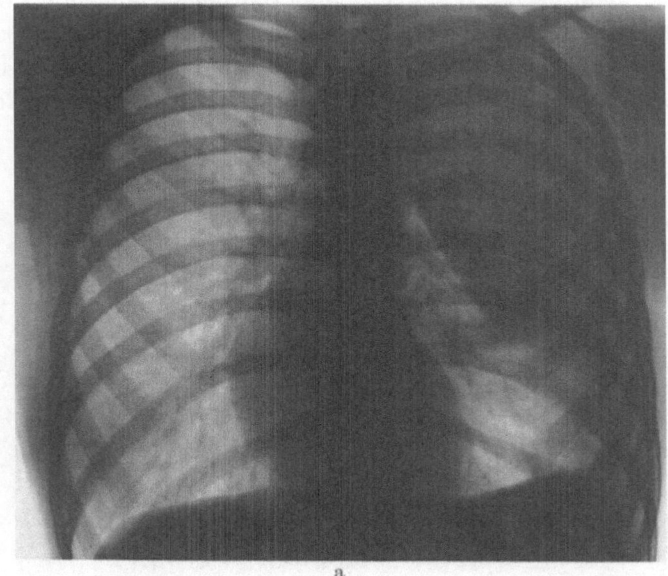

a

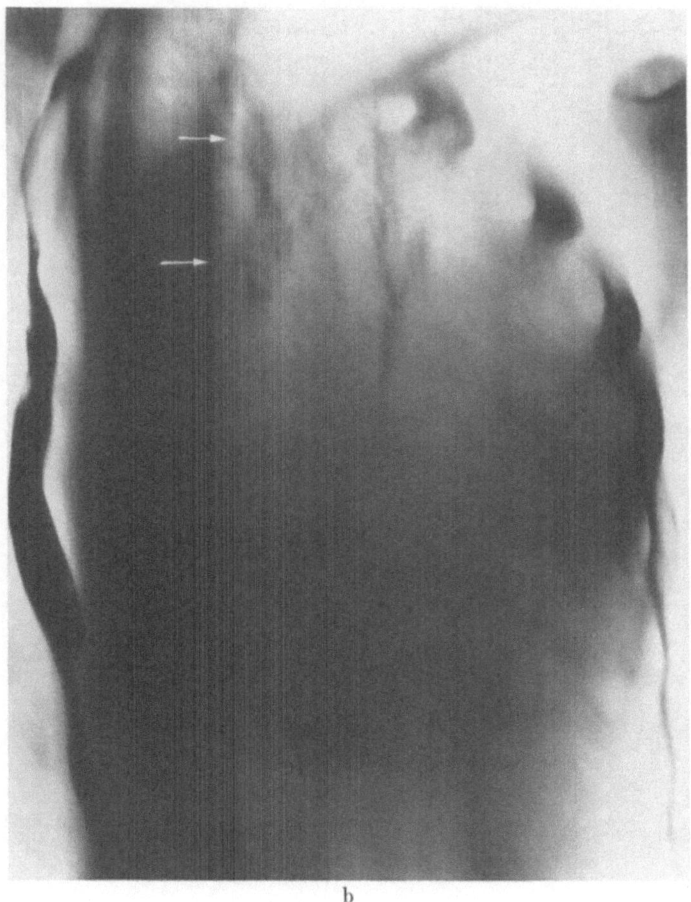

b

Abb. 71 a u. b. Hämangioendotheliom linkes Oberfeld, marginale Begleitpleuritis. 11jähriges Mädchen. a) Übersicht. b) Die Schichtaufnahme in 8 cm Tiefe deckt kalkdichte Strukturen im linken Oberfeld medial auf

rung in die Lungen kommen. In Endstadien dieser malignen Prozesse werden die tumoreigentümlichen Lungenveränderungen überlagert von bronchitischen und bronchopneumonischen Begleiterscheinungen.

Von den primär lokalisierten malignen Tumoren neigen folgende Formen zu Lungenmetastasen: Wilms-Tumoren der Niere, Sarkome (in erster Linie des Knochens) und Schilddrüsencarcinome (Abb. 73). Die embryonalen Mischgeschwülste der Niere metastasieren vorzugsweise in die Leber und in die Lungen (Abb. 70). Hier entstehen zunächst solitär und in

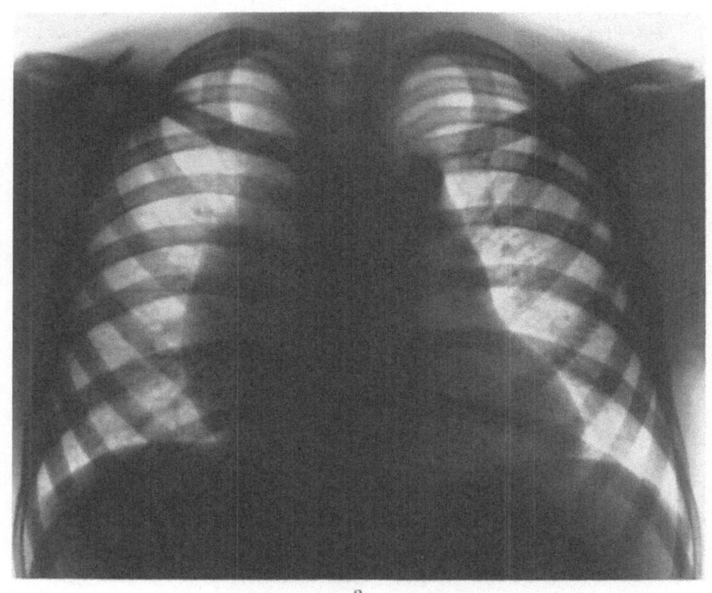

a

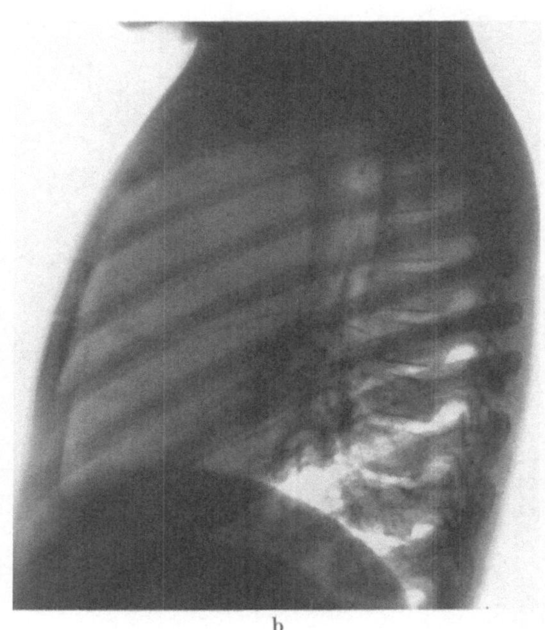

b

Abb. 72a u. b. Retothelsarkom mit tumoriger Schwellung der mediastinalen Lymphknoten und des Thymus. 13jähriger Junge

einer Lunge, später multipel und in beiden Lungen klein- bis großflächige Tumormetastasen. Das Intervall zwischen Aufdeckung und Exstirpation des Primärtumors und der Metastasierung in die Lunge beträgt Monate bis höchstens 1—3 Jahre. Diese Lungentumoren zeigen auch bei großer Ausdehnung auffallend geringe Allgemeinerscheinungen, sind zunächst strahlensensibel, später zunehmend resistent. Begleitergüsse kommen oft vor und verbergen in der dichten Homogenität die Tumormetastasen. Metastasen des an sich recht seltenen Schilddrüsencarcinoms (Abb. 73) führen zu Lungenbildern, wie sie bei Carcinommetastasen Erwachsener beobachtet werden. Multiple kleine Rundherde geringer Intensität und von unscharfer Begrenzung täuschen das Bild einer „miliaren Bronchopneumonie" vor. Gegenüber den disseminierten Bronchopneumonien ist die Regelmäßigkeit der runden Herde und deren bessere (wenn auch unscharfe) Abgrenzung gegenüber dem Lungenparenchym hervorzuheben.

Sarkommetastasen der Lungen sind gekennzeichnet durch Rundherde verschiedener Größe. Diese Herde sind scharf begrenzt, meist solitär stehend, erst in späteren Stadien

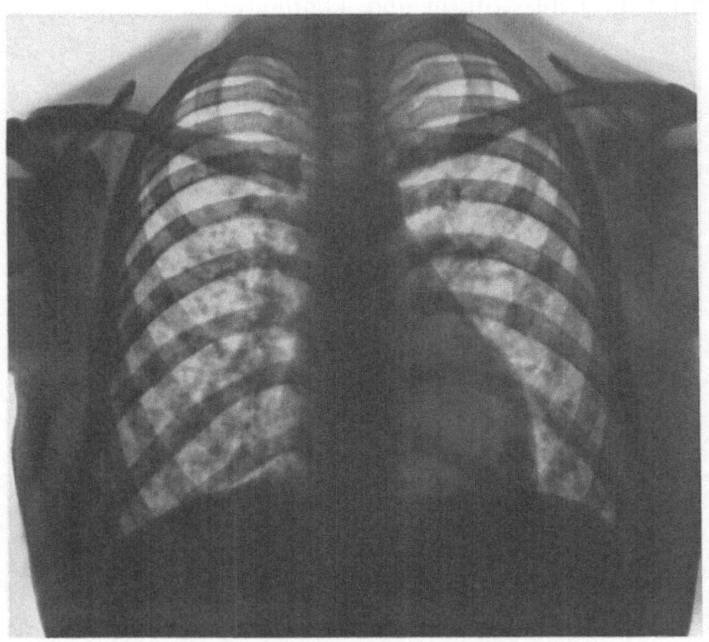

Abb. 73. Metastasen eines Schilddrüsencarcinoms mit vorwiegend nodulären Lungenveränderungen bei einem 13jährigen Mädchen. (Univ.-Kinderklinik Leipzig)

Gruppen bildend; sie nehmen an Größe und Dichte ungewöhnlich rasch — meist innerhalb weniger Wochen — zu. Zur Lungenmetastasierung neigen in erster Linie die Sarkome des Skeletes, weniger Sarkome der Weichteile. Auch bei Sarkomen kommen ausgesprochen disseminierte Metastasenbildungen zur Beobachtung.

Insgesamt hat man bei etwa der Hälfte der lokalisierten malignen Geschwülste im Kindesalter mit dem Auftreten von Lungenmetastasen zu rechnen, da die größten Gruppen (Leukosen — Reticulosen mit etwa 35% aller Tumoren, Nieren- und Skelettumoren mit etwa 17% aller Tumoren) zur Mitbeteiligung der Lungen neigen. Selbstverständlich kommen auch bei den anderen Lokalisationsformen Lungenmetastasen vor, vor allem wenn es sich um undifferenzierte Primärgeschwülste handelt.

6. Vasculäre Lungenparenchymveränderungen

Anatomische Varianten, Füllungsanomalien und Funktionsstörungen im Lungengefäßgebiet haben Rückwirkungen auf das Lungenbild. Diesen vasculär- und capillarbedingten Lungenveränderungen wurde erst im Zusammenhang mit der Diagnostik bei angeborenen Herzfehlern stärkere Aufmerksamkeit geschenkt, die entsprechende Diagnostik ist aber bis heute überall nicht optimal ausgebaut. Im Kindesalter spielt die Gefäßkomponente der Lungenzeichnung eine bedeutsamere Rolle als beim Erwachsenen, weil die Gerüstsubstanz der Lunge — zu welcher die Gefäße gehören — im Verhältnis zum lufthaltigen Gewebe stärker ausgeprägt und reagibler ist. Viele vasculär bedingte Veränderungen werden nur im frühen Kindesalter beobachtet, wie z. B. die eigenartigen, pneumonisch-hypertensorischen Episoden bei den Scheidewanddefekten. Im folgenden sollen deshalb die für die pädiatrische Lungendiagnostik bedeutsamen Wesenszüge vasculär bedingter Lungenveränderungen dargestellt werden.

Der Zusammenhang zwischen Lungenbild und Gefäßsystem kommt schon in der Konfiguration der Lungenhili deutlich zum Ausdruck.

Fest steht, daß dem Durchmesser der Art. pulmonalis das prägende Moment der Hiluskonfiguration zukommt. Die Venenstämme werden erst medial von der Art. pulmonalis so breit, daß sie eine wesentliche Wirkung im Bilde besitzen. Immerhin spielen Gefäßüberkreuzungen für die Hilusstruktur und -konfiguration eine nicht zu vernachlässigende Rolle.

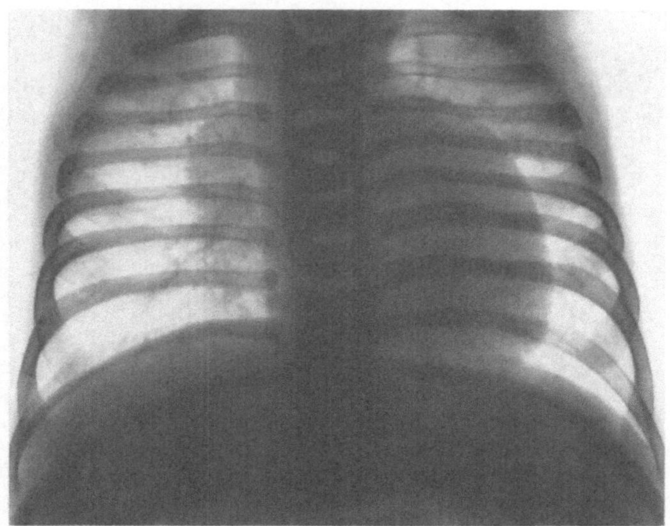

Abb. 74. Atypische Hilusgröße, -lage und -konfiguration bei Truncus communis persistens idealis. Durch den Abgang eines großen prall gefüllten Gefäßes aus dem Truncus liegt der rechte Hilus hoch, wirkt breit und abnorm konfiguriert

Der komplizierte embryologische Ablauf in der Entwicklung des Herz-Gefäßsystems birgt eine Vielzahl von Aberrationsmöglichkeiten in sich. Beim Truncus communis persistens idealis, bei welchem die Teilung des Truncus arteriosus primär unterblieben ist, liegt ein Gefäßstamm vor. Aus diesem müssen die Lungengefäße entspringen. Da die Lungenversorgung über ein bis zwei Pulmonalarterien aus dem Truncus oder (und) ein bis zwei Bronchialarterien erfolgt, ergeben sich fast pathognomonische Hiluskonfigurationsveränderungen. Durch den hohen Abgang der Pulmonalarterien aus dem Gefäßstamm kommen die Lungenhili höher zu liegen, sind atypisch konfiguriert, nicht selten auch asymmetrisch ausgeprägt und gelagert. Zur Lageanomalie der Hili kommt der erhöhte Druck, unter dem die Lungengefäße stehen. Diese Druckerhöhung führt zu einer Erweiterung der mittelkalibrigen Lungengefäße. Bei der Pseudoform des Truncus communis ähnelt das Lungenbild meist einem Pulmonalstenosesyndrom mit schwacher Lungenzeichnung und kleinen Lungenhili. Die Transposition der großen Gefäße in ihren verschiedenen Formen ergibt nur in Verbindung mit Scheidewanddefekten Bedingungen, welche eine befristete Lebensfähigkeit ermöglichen. Hili und Lungenzeichnung sind immer irregulär, da das Lungengefäßnetz ein vermehrtes Volumen zu bewältigen hat und unter erhöhtem Druck zu stehen pflegt. Vergröberte und irregulär angeordnete Gefäßzeichnung, welche in der Regel weit in die Lungenperipherie reicht, atypische Hiluskonfigurationen und -strukturen (Abb. 74) ergeben im Zusammenhang mit den erheblichen Vergrößerungen der Herzsilhouette und Gefäßbandanomalien wertvolle diganostische Hinweise.

Lungenvenenanomalien, insbesondere fehlerhafte Mündungen einzelner Lungenvenen in den rechten Vorhof, wurden bei Herzkatheteruntersuchungen und Herzoperationen in den letzten Jahren häufig (nach Abott in 9,4% aller Vitien) aufgedeckt; sie kommen isoliert und in Kombination mit anderen Angiocardiopathien vor. Die Auswirkungen der Lungenvenenanomalien auf das Lungenbild sind bislang nicht systematisch untersucht. Gruppierungen von gröberen Gefäßquer- und Längsschnitten um die oberen Hiluspole sowie paracardial neben den Herzbögen und innerhalb der Herzsilhouette sollten dann den Verdacht auf Venenanomalien erwecken, wenn keine Zusammenhänge der Gefäßstrukturen mit den Verzweigungen der Art. pulmonalis zu erkennen sind oder gar die Pulmonalisverzweigungen fast im rechten Winkel überkreuzt werden.

Die *Sequestration* (Pryce, Kergin) stellt eine Kombination von Gefäßanomalie und Lungenfehlbildung dar. Das Wesen dieser Fehlbildung ist die Versorgung eines umschriebenen Lungenbezirkes durch Gefäße, die unmittelbar aus der (Brust- oder Bauch-) Aorta oder einer Intercostalarterie entspringen. Diese Gefäße, und damit das von ihnen versorgte Lungengebiet, stehen unter einem höheren Druck, der den Gesetzmäßigkeiten des Körperkreislaufes unterliegt. Den topographischen Beziehungen entsprechend sind die dorsalen, medialen Unterlappenabschnitte am häufigsten betroffen. Röntgenologisch kann man mitunter (Schmid u. Weber) die Gefäße direkt sehen, meist jedoch lenken cystische Aufhellungen mit und ohne Flüssigkeitsspiegel, umschriebene Verdichtungsbezirke in Verbindung mit atypischen Gefäßformationen die Aufmerksamkeit auf diese seltene Anomalie. Klinisch ergeben rezidivierende Hustenperioden, Auswurf, gehäufte Pneumonien und kleine Hämoptysen gewisse, wenn auch unzuverlässige Hinweise. Die bisherigen Operationsresultate haben den echten Fehlbildungscharakter der Sequestration erwiesen. Gelblich-rötliche, von Cysten durchsetzte Verdichtungszonen innerhalb der Lunge (intralobäre Sequestration) oder als akzessorische Lappen abgesondert (extralobäre Sequestration), bilden das anatomische Substrat der radiologischen Lungenveränderungen (Mannix jr. u. Haight; Simopoulos u.a.; Jensen u. Wolff; Buchanan; Breton u.a.).

Stromvolumenvariationen. Während die obengenannten Fehlbildungen relativ bis absolut selten sind, spielen Stromvolumenänderungen in der pädiatrischen Röntgendiagnostik eine große praktische Rolle. Sie verändern nicht nur radiologisch die Basis, auf der sich die Lungenerkrankungen abspielen, sondern verursachen auch Funktionsänderungen. Verschiebungen der Stromvolumina zwischen Körper- und Lungenkreislauf kommen vor bei allen Scheidewanddefekten, Pulmonalstenosen und den meisten komplexen Angiocardiopathien. In manchen Fällen wird das Lungenbild für Art und Umfang der hämodynamischen Auswirkungen eines Herzfehlers aufschlußreicher als die Herzsilhouette selbst. Die Abweichungen von der physiologischen Hämodynamik wirken sich im Prinzip in vier verschiedenen Grundformen auf die Lungenzeichnung aus:

1. durch Vermehrung des Lungenstromvolumens,
2. durch vermehrtes Lungenstromvolumen mit erhöhtem Druck,
3. durch erhöhten Druck ohne Volumenvermehrung und
4. durch Verminderung des Lungenstromvolumens.

Vermehrung des Lungenstromvolumens findet man bei allen Scheidewanddefekten in graduell fast gesetzmäßiger Abstufung. Cor triloculare und biloculare — also Herzen mit fehlenden Septen — weisen naturgemäß die stärkste Überfüllung des Lungenkreislaufes auf, ebenso können sich Kombinationen von Scheidewanddefekten auswirken. Von den isolierten Scheidewanddefekten führen die Vorhofseptumdefekte (Abb. 75) zum größten Links-Rechts-Shuntvolumen. Die Überfüllung des Lungenkreislaufes — bei gleichzeitigem Defizit im Körperkreislauf — führt zu einer Kaliberverschiebung der großen Gefäße; die Aorta wird schmal, die Pulmonalarterie weit, der Pulmonalbogen springt breit vor. Die Lungenhili sind mäßig oder wesentlich verbreitert und weisen zahlreiche mittel- bis großkalibrige Gefäßquer- und -längsschnitte auf. Daraus ergibt sich eine grobe Hilusstruktur. Hinweisend auf die Herzfehler mit vermehrtem Lungenstromvolumen ohne Druckerhöhung im kleinen Kreislauf (Vorhofseptumdefekte) ist das relativ abrupte Abbrechen der Gefäßerweiterungen hinter dem Pulmonalishauptstamm. Dieses Zeichen — Hilusgefäßerweiterungen bei unauffälliger peripherer Lungengefäßzeichnung — hat einen fast pathognomonischen Aussagewert. Graduell sind diese Gefäßanomalien natürlich vom Shuntvolumen und damit von der Größe des Scheidewanddefektes abhängig.

Auf dem Boden dieser Stromvolumenvermehrung und der Lungenfunktionsänderung spielen sich gerade bei Vorhofseptumdefekten im Säuglings- und Kleinkindesalter Lungenaffektionen ab, die eine eigentümliche Kombination von Infiltrationen, Überblähungen und Dystelektasen darstellen. Diese Affektionen sind lebensbedrohlich bei jungen Kindern, rezidivieren öfter, werden im Laufe des Kleinkindesalters jedoch immer leichter und seltener, im Schulalter sind sie nicht mehr nachweisbar. Auch die Signifikanz der Lungengefäßzeichnung und der Herzmassenverschiebungen pflegt diesen Gesetzmäßigkeiten zu

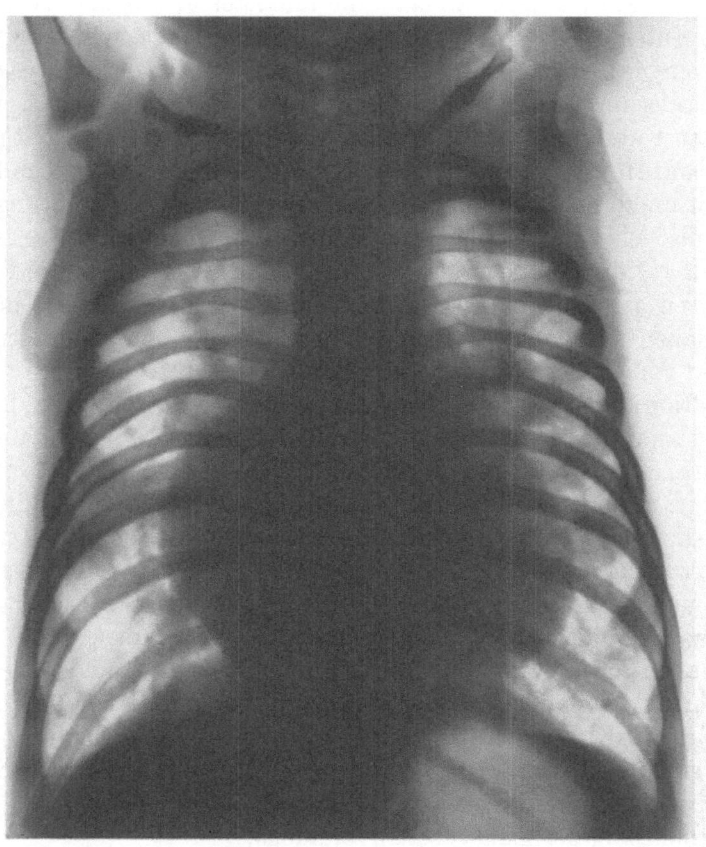

Abb. 75. Bronchopneumonie bei Mongolismus, $^{9}/_{12}$jähriger Junge. Mongolismus-Herzsyndrom (Scheidewanddefekte), Lungenblähung, kleinere, teilweise konfluierende bronchopneumonische Herde

unterliegen. Der Primum-Defekt und Kombinationen von Scheidewanddefekten können sich gegensätzlich weiterentwickeln, d.h. zu zunehmender Herzvergrößerung und Betonung der Lungenzeichnung führen.

Beispiele von Vermehrungen des Lungenstromvolumens mit erhöhtem Druck bilden die Ventrikelseptumdefekte und der offene Ductus arteriosus sowie die aorto-pulmonale Fenestration. Hierbei pflegt die Erweiterung der Gefäßkaliber mäßiger zu sein, die Zeichnungsvermehrung betrifft in erster Linie die Gefäßverzweigungen mittleren Kalibers, während der Pulmonalishauptstamm geringer als bei den Vorhofseptumdefekten erweitert zu sein pflegt. Auch diese Abweichungen sind radiologisch beim Säugling und Kleinkind am auffallendsten, vermindern sich — vermutlich relativ — im Schulalter.

Erhöhten Druck ohne Volumenmehrbelastung findet man bei passageren und dauernden Verdichtungen des Lungengerüstes. Dabei wird die radiologische Symptomatik mehr von der interstitiellen Zeichnungsvermehrung als von den Rückwirkungen auf die Gefäße beherrscht. Erst jenseits des Kleinkindesalter beobachtet man Kombinationseffekte von vermehrtem Lungenstromvolumen und reaktiver Verdickung des Lungeninterstitium.

Verminderungen des Lungenstromvolumens, wie man es bei den Pulmonalstenoseformen findet, führen zu kleinen Gefäßvolumina, verminderter Lungengefäßzeichnung und hellen Lungenfeldern. Schon im Kleinkindesalter, fast regelmäßig aber jenseits des 10. Lebensjahres, beginnt sich bei den Pulmonalstenosen ein Netz feiner Gefäße abzuzeichnen. Dieses Netz erweiterter Kollateralgefäße wirkt mit den interstitiellen Verdichtungen (ischämische Schädigungen, Blutungen) zusammen, so daß man später wohl noch die verminderten Pulmonalisquerschnitte objektivieren kann, von einer verminderten Lungenzeichnung aber oft nicht mehr zu sprechen ist.

Passagere Stromvolumenvariationen kommen bei großflächigen Infiltraten (PETRENKO u. KURINOVA), Empyemen und halbseitigen Emphysemen (Pneumatocelen) vor.

Literatur

ABOTT, M. E.: Atlas of congenital heart disease. New York: The Amer. Heart Assoc. (1936).

AMBROŽIĆ, M., B. TASOVAC u. P. NIKOLIC: Die akute Virusbronchitis und die perihiläre Pneumonie; ihre Analogie mit der primären Tuberkulose. Med. Pregl. 8, 274—280 (1955).

ARAKAWA, S., I. KONDO, T. KANEKO, and N. GOTO: Studies on primary atypical pneumonia virus. Arch. Virusforsch. (Wien) 7, 88—109 (1956).

ASHAR, H.: Die Thoraxentwicklung im Kindesalter. Inaug.-Diss. Heidelberg (1959).

ASSMANN, H.: Die klinische Röntgendiagnostik der inneren Erkrankungen. Berlin: F. C. W. Vogel 1934.

BACHMANN, K. D.: Die sog. cystische Pankreasfibrose („Mucoviscidosis"). Ergebn. inn. Med. Kinderheilk. 8, 316—366 (1957).

— Zur Systematik der kindlichen Pneumonien. Mschr. Kinderheilk. 108, 91—92 (1959).

BARBERI, S.: Effeti secondari degli antibiotici nei bambini con particolare riguardo alla moniliasi polmonare. Pediatria (Napoli) 65, 345—355 (1957).

BARGMANN, W.: Histologische und mikroskopische Anatomie des Menschen. Stuttgart: Georg Thieme 1951.

BAUMAN, W. A., and J. NADELHAFT: Chest radiography of prematures. A planned study of 104 patients including clinico-pathologic correlation of the respiratory distress syndrome. Pediatrics 21, 813—824 (1958).

BAZAN, C. M.: Estudio clinico de la broncopneumonia sarampionosa en el medio hospitalario. Rev. peru. Pediat. 14, 173—189 (1955).

BECKER, V., u. J. SCHMIDT: Elasticodiairetische Form der Lungencirrhose (Hamman-Rich-Syndrom) im Kindesalter. Mschr. Kinderheilk. 108, 337—345 (1960).

BENECKE, E.: Eigenartige Bronchienerkrankung im ersten Lebensjahr. Verh. dtsch. path. Ges. 31, 402 (1939).

BERLIN-HEIMENDAHL, S. v., u. O. GOETZ: Zur Epidemiologie, Therapie und Prophylaxe der interstitiellen Säuglingspneumonie. Z. Kinderheilk. 79, 680—720 (1957).

BERNHEIM, M., P. MOUNIER-KUHN, R. FRANÇOIS, M. BETHENOD, Y. LOAEC et M. BOREL: Les adénopathies médiastinales aigues primitives d'origine infectieuse chez le nourisson. J. franç. Oto-rhino-laryng. 6, 569—580 (1957).

BIERING, A.: Childhood pneumonia, including pertussis pneumonia and bronchiectasis. A follow-up study of 151 patients. Acta paediat. (Stockh.) 45, 348—351 (1956).

BOČEK, J.: Sinobronchitis. Čs. Otolaryng. 5, 152—156 (1956).

BOMMER, W.: Untersuchungen zur Ätiologie der interstitiellen plasmacellulären Pneumonie. Mschr. Kinderheilk. 108, 146 (1960).

BOR, I., u. H. PADOVCOVA: Rheumatische Pneumonie. Pediat. Listy 9, 264 (1954).

BORKOWSKA-GAERTIG, D.: Laryngo-Tracheo-Bronchitis infectiosa im Verlauf einer Grippeepidemie von bronchologischen Gesichtspunkten. Pediat. pol. 33, 1269—1280 (1958).

BRADLEY, CH. A.: Diffuse interstitial fibrosis of the lungs in children. J. Pediat. 48, 442—450 (1956).

BRANDIS, H.: Bakteriologie und Virologie der akuten Infektionen des Respirationstrakts. In: Handbuch der Kinderheilkunde, Bd. VII, S. 17. Berlin-Heidelberg-New York: Springer 1966.

BRAUN, H.: Parasitische Würmer als Krankheitsursachen. Stuttgart: Wissenschaftliche Verlagsgesellschaft 1942.

BRETON, A., B. GAUDIER, C. CARON, R. WALBAUM et C. PONTÉ: Séquestration pulmonaire. Diagnostic aortographique—discussion pathogénique. Arch. franç. Pédiat. 16, 751—765 (1959).

— — C. PONTÉ et R. WALBAUM: Bronchopneumopathies à réchutes de l'enfance. Aspects étiologiques récents. Presse méd. 67, 1672—1675 (1959).

BŘEZINA, Z.: Über Lungenfibrose im Kindesalter. Kinderärztl. Prax. 27, 57—62 (1959).

BRICHANT, J., F. MEERSSEMAN, J. DEHANT et F. LAVENNE: La pneumopathie rhumatismale. Étude clinique, radiologique et anatomopathologique à propos de sept cas personells. Acta clin. belg. 14, 1—39 (1959).

BRIGGS, J. N.: Staphylococcic pneumonia in infants and young children. Canad. med. Ass. J. 76, 269—272 (1957).

BRINKMAN, G. L., and L. CHAIKOF: Rheumatoid lung disease. Report of a case which developed in childhood. Amer. Rev. resp. Dis. **80**, 732—737 (1959).

BUCHANAN, M. C.: Sequestration of the lung. Arch. Dis. Childh. **34**, 137—139 (1959).

BUSTAMENTE, W., u. M. DIAZ: In Chile beobachtete Lungenentzündungen mit Pneumocystis carinii. Mschr. Kinderheilk. **108**, 145 (1960).

CHRAPOWICKI, T., u. T. PATZEROWA: Laryngotracheo-bronchitis fibrinosa bei Kindern. Pediat. pol. **33**, 1281—1292 (1958).

CLARK, N. S., R. C. NAIRN, and F. J. SAMBROOK GOWAR: Cystic disease of the lung in the newborn treated by pneumectomy. Arch. Dis. Childh. **31**, 358—363 (1956).

COLOMBO, G., E. TAUBER e P. C. MONATERI: Aspetti radiologici della polmonite interstiziale cosidetta plasmacellulare: diagnosi precoce, forme silente, complicanze. Minerva pediat. **8**, 699—705 (1956).

COMBE, P., N. BOINEAU et ZANNETTACCI: Manifestations pulmonaires de la varicelle au cours de la primo-infection tuberculeuse du nourrisson. Considérations générales sur le poumon varicelleux. Pédiatrie **14**, 503—507 (1959).

CORDA, R., e A. CAO: Aspetti clinici e radiologici delle pneumopatie influenzali nell'infanzia. Ann. ital. Pediat. **12**, 43—72 (1959).

CUTRONEO, A., A. MACCHIA e G. SCARPIGNATO: Le affezioni respiratorie acute in epoca pre e post antibiotica (indagine clinico-statistica sul materiale della Clinica Pediatrica di Messina). Nota I. Periodo presulamidico. Riv. pediat. sicil. **10**, 209—225 (1955).

— — — Nota II. Periodo dei biochemioterapici. Riv. pediat. sicil. **10**, 353—375 (1955).

DAHL, D. J., and PH. N. SAWYER: Chylothorax in the newborn. Arch. Pediat. **76**, 49—52 (1959).

DENYS, P., et J. STAMMEN: Les staphylococcies pulmonaires et pleurales du nourrisson. Acta paediat. belg. **10**, 84—99 (1956).

DIAMOND, I.: The Hamman-Rich syndrome in childhood. Report of a case with unilateral pulmonary arterial and venous stenosis and atriovenous occlusion. Pediatrics **22**, 279—288 (1958).

DIETZSCH, H. J.: Über Bronchusverschlüsse und Bronchusstenosen im Kindesalter. Arch. Kinderheilk. **155**, 167—182 (1957).

DISNEY, M. E., J. WOLFF, and B. S. B. WOOD: Staphylococcal pneumonia in infants. Lancet **1956 I**, 767—771.

DONALD, J.: Radiology in neonatal respiratory disorders. Brit. J. Radiol. **27**, 500—503 (1954).

—, and R. E. STEINER: Radiography in the diagnosis of hyaline membrane. Lancet **1953 II**, 846—849.

DUKEN, J.: Besonderheiten der röntgenologischen Thoraxdiagnostik im Kindesalter. Jena: Gustav Fischer 1924.

ELLIS, K., and J. NADELHAFT: Roentgenographic findings in hyaline membrane disease in infants weighting 2,000 grams and over. Amer. J. Roentgenol. **78**, 444—450 (1957).

ENDERS, J. F., K. MCCARTHY, A. MITUS, and W. J. CHEATHAM: Isolation of measles virus at autopsy in cases of giant-cell pneumonia without rash. New Engl. J. Med. **261**, 875—881 (1959).

ENDRESS, Z. F., and F. R. SCHNELL: Varicella pneumonitis. Radiology **66**, 723—726 (1956).

ENGEL, ST.: Die Lunge des Kindes. Stuttgart: Georg Thieme 1950.

—, u. L. SCHALL: Handbuch der Röntgendiagnostik und -therapie im Kindesalter. Leipzig: Georg Thieme 1933.

ERECINSKI, K., M. KAMINSKA, ST. KRYNSKI u. K. ZAWROCKA-CZERNIEWSKA: Staphylokokkenpneumonie während einer Varicellenepidemie in einer Kindergrippe in Danzig. Arch. franç. Pédiat. **16**, 660—667 (1959).

ESCHER, F., u. M. NEIGER: Die perakute Laryngo-Tracheo-Bronchitis maligna des Kleinkindes. Erfahrungen von 12 Jahren. Praxis **48**, 525—530 (1959).

ESSELIER, A. F.: Die eosinophilen Pneumonien. Regensburg. Jb. ärztl. Fortbild. **5**, 577 (1957).

ESSIGKE, G.: Interstitielle plasmazelluläre Pneumonie und endogene Mykosen. Münch. med. Wschr. **1956**, 863—866.

FEINBERG, S. B., and M. E. GOLDBERG: Hyaline membrane disease: preclinical roentgen diagnosis. A planned study. Radiology **68**, 185—192 (1957).

FEINERMANN, B., and L. E. HARRIS: Unusual interstitial pneumonitis. Report of two cases occuring in children. Proc. Mayo Clin. **32**, 637 (1957).

FIELD, C. E.: Bronchiectasis in childhood. I. Clinical survey of 160 cases. Pediatrics **4**, 21 (1949).

FINDEISEN, D. G. R.: Häufig rezidivierende Erkrankungen der oberen Luftwege im Kindesalter („Erkältungen"). Prodromalerscheinungen des Bronchialasthmas. Münch. med. Wschr. **1957**, 1290—1293.

FITZ, R. H., and G. MEIKLEJOHN: Varicella pneumonia in adults. Amer. J. med. Sci. **232**, 489 (1956).

FONO, R., and A. CSILLAG: Case of pulmonary nocardiosis with recovery. Acta paediat. (Uppsala) **48**, 273—277 (1959).

FORNARA, P.: Le forme bollose polmonari nella prima infanzia. Minerva pediat. **8**, 383—393 (1956).

— Il problema attuale delle polmoniti nell'infanzia. Minerva med. **50**, 4274—4286 (1959).

GÄDEKE, R.: Morphologische Antigen-Antikörper-Lokalisation mittels fluoreszierender Antikörper im Lungengewebe bei interstitieller Pneumonie. Mschr. Kinderheilk. **108**, 152 (1960).

GAGNE, F.: Staphylococcal pneumonia in infancy. A review of autopsied cases. Canad. med. Ass. J. **73**, 551—555 (1955).

—, and F. HOULD: Interstitial plasmacellular (parasitic) pneumonia in infants (report of three cases). Canad. med. Ass. J. **74**, 620 (1956).

GALY, P., M. BETHENOD et E. BAILLY: Kystes, bulles et emphysème géants et dyspnéisants chez l'enfant. Pédiatrie **11**, 499—521 (1956).

GAMALERO, P. C., e M. FAZIO: Moniliasi broncopolmonare da Candida parapsilosis. Considerazioni cliniche e terapeutiche su di un caso. Minerva pediat. **9**, 263—270 (1957).

GASPERINI, V.: La fibrosi polmonare des bambino. Fracastoro **52**, 483—492 (1959).

GAUTIER, A., A. MÉGEVAND, P. A. MESSERLI, A. CALOZ et S. SOROUCHYARI: Le pyopneumothorax de l'enfant et du nourrisson et son traitement. Ann. paediat. (Basel) **187**, 198—204 (1956).

GEFFERTH, K.: Das Röntgenbild der Moniliase im Säuglingsalter. Magy. Radiol. **9**, 129—141 (1947).

— Die Moniliasis. In: OPITZ u. SCHMID, Handbuch der Kinderheilkunde, Bd. V, S. 1125. Berlin-Göttingen-Heidelberg: Springer 1963.

GERMER, W. D.: Diagnose und Differentialdiagnose der virus- und rickettsienbedingten Erkrankungen der oberen und unteren Luftwege. Mschr. Kinderheilk. **104**, 92—102 (1956).

GIAMMALVO, J. T.: Congenital lymphangiomatosis of the lung: a form of cystic disease. Report of a case with autopsy findings. Lab. Invest. **4**, 450—456 (1955).

GLEISS, J.: Die interstitielle, plasmazelluläre Pneumonie der frühgeborenen und dystrophen Säuglinge. Kinderärztl. Prax. **24**, 159—166, 211—221, 260—267 (1956).

GOLDRING, D., M. R. BEHRER, G. BROWN, and G. ELLIOTT: Rheumatic pneumonitis, part II. Report on the clinical and laboratory findings in twenty-three patients. J. Pediat. **53**, 547—565 (1958).

GRÜNHOLZ, G.: Viruspneumonien bei Säuglingen. Arch. Kinderheilk. **40**, 8—28 (1950).

HAGGENMÜLLER, F.: Zur Frage der Bronchialalteration durch tuberkulöse intrathorakale Lymphknoten. Arch. Kinderheilk. **153**, 225—237 (1956).

HALLMAN, N., and M. TURUNEN: Bronchial adenoma in a ten-year-old girl. Ann. Paediat. Fenn. **1**, 265—271 (1955).

HAMMAN, L., and A. R. RICH: Acute diffuse interstitial fibrosis of the lungs. Bull. Johns Hopk. Hosp. **74**, 177 (1944).

HAMPERL, H.: Die pathologische Anatomie der interstitiellen Pneumocystispneumonie. Mschr. Kinderheilk. **108**, 132 (1960).

HANSEN, F.: Miliare Pneumonie bei infektiöser Mononukleose. Arch. Kinderheilk. **153**, 262—269 (1956).

HARDER, E.: Die spastische Reaktion des jungen Kindes und ihre Behandlung. Dtsch. med. J. **1956**, 404—406.

HARTMANN, W., u. F. SCHMIDT: Die „Grippelunge". Z. Kinderheilk. **84**, 235—243 (1960).

HAUSMANN, E., u. R. SEYSS: Die Veränderungen der kindlichen Lunge bei Masern im Röntgenbild. Öst. Z. Kinderheilk. **8**, 206 (1953).

HEBERER, G.: Die pleuro-pulmonalen Eiterungen des Kindes- und Erwachsenenalters. Langenbecks Arch. klin. Chir. **281**, 598—632 (1956).

HEMPEL, H. C.: Die diffuse progressive interstitielle Lungenfibrose (Hamman-Rich-Syndrom) im Kleinkindalter. Mschr. Kinderheilk. **108**, 93—95 (1960).

HENDREN III, W. M., and R. J. HAGGERTY: Staphylococcic pneumonia in infancy and childhood. Analysis of seventy-five cases. J. Amer. med. Ass. **168**, 6 (1958).

HENGGELER, C.: Drei Endemien flüchtiger Lungeninfiltrate mit Bluteosinophilie (Löfflersches Syndrom). Schweiz. med. Wschr. **89**, 402—404 (1959).

HERBICH, J.: Drei „Altersfälle" von interstitieller plasmacellulärer Pneumonie. Öst. Z. Kinderheilk. **11**, 202 (1955).

HERDEGEN, L., Z. TREFNY, and B. STICHENWIRTHOVÁ: Segmental atelectatic inflammation of the lung in children. Čs. Pediat. **11**, 738—744 (1956).

HEYCOCK, J. B., and T. C. NOBLE: An epidemic of acute bronchiolitis in infancy. Brit. med. J. **1956I**, No 4964, 438—439.

HUNNICUTT jr., TH. N., and I. BERLIN: Varicella pneumonia. Dis. Chest **32**, 101—106 (1957).

IMHAUSER, K.: Untersuchungen über den Erreger der „Viruspneumonie". Klin. Wschr. **1948**, 337—339.

— Viruspneumonie: Q-Fieber und Virusgrippe. Klin. Wschr. **1949**, 353—360.

INZERILLO, R., e M. ROMANO: Su due casi familiari di sindrome di Fanconi-Hegglin. Arch. E. Maragliano Pat. Clin. **12**, 91—106 (1956).

JACOB, G.: Die interstitielle Pneumonie der Frühgeburten im Röntgenbild. Radiol. Austriaca **8**, 147—157 (1955).

JAWORSKA, H.: Staphylokokkenpneumonie bei Säuglingen. Pediat. pol. **31**, 517—528 (1956).

JENSEN, V., and A. WOLFF: Congenital intralobar pulmonary sequestration with anomalous artery from aorta. Acta radiol. (Stockh.) **45**, 357—364 (1956).

JIROVEC, O.: Über die durch Pneumocystis carinii verursachte interstitielle Pneumonie der Säuglinge. J. Hyg. Epidem. (Praha) **3**, 28—59 (1959).

KÄNDLER, H.: Die Bedeutung von Infektketten für die Verbreitung der interstitiellen Pneumonie. Mschr. Kinderheilk. **108**, 157 (1960).

KERGIN, F. G.: Congenital cystic disease of lung associated with anomalous arteries. J. thorac. Surg. **23**, 55 (1962).

KIRCHER, W.: Über eine besondere Verlaufsform der primären Staphylokokkenpneumonie beim größeren Kinde. Arch. Kinderheilk. **160**, 65 (1959).

—, u. M. MAYER: Zur Klinik der abszedierenden Pneumonie innerhalb der ersten zwei Lebensjahre. Wien. med. Wschr. **1954**, 601.

—, u. H. MESSNER: Zur Lokalisation der segmentär begrenzten Pneumonie im Kindesalter. Neue öst. Z. Kinderheilk. **3**, 295—300 (1958).

KLEIN, F.: Über fulminante bakterielle Influenzapneumonien. Zbl. allg. Path. path. Anat. **98**, 444—449 (1958).

KLEMPFNER, J.: Sino-broncho-pneumopathy: the relationsship between chronic inflammation of the paranasal sinuses and chronic infections of the lower respiratory tract. Čas. lék. čes. **1957**, 813—819.

KLOOS, K. F., u. H. WULF: Pulmonale hyaline Membranen (PHM) bei Neugeborenen. Naturwissenschaften **43**, 378 (1956).

KNEELAND jr., Y.: Common upper respiratory infection including common cold. Med. Clin. N. Amer. **43**, 1327—1334 (1959).

KNETSCH, A.: Röntgenbefunde bei primärer atypischer Pneumonie. Thorac. Surg. **23**, 55 (1952).

KOCH, R., M. J. CARSON, and G. DONNEL: Staphylococcal pneumonia in children. A review of 83 cases. J. Pediat. **55**, 473—480 (1959).

KOECHER, P. H.: Beitrag zur Frage der Disposition zu frühkindlicher interstitieller Pneumonie. Mschr. Kinderheilk. **104**, 322—325 (1956).

KOHLMOOS, H. W.: Papilloma of the larynx in children. Arch. Otolaryng. **62**, 242—252 (1955).

KREPLER, P., u. H. FLAMM: Die Listeriose. Ergebn. inn. Med. Kinderheilk. **7**, 64—146 (1954).

KREPSZ, I., J. KIM u. N. KIM: Erfahrungen über schwere postmorbillöse Pneumonie-Fälle bei der röntgenologischen Untersuchung. Orv. Szle **4**, 55—58 (1958).

KRISS, N.: Chickenpox pneumonia. A case report. Radiology **66**, 723—726 (1956).

KRUGMAN, S., CH. H. GOODRICH, and R. WARD: Primary varicella pneumonia. New Engl. J. Med. **257**, 843—848 (1957).

LAURENCE, K. M.: Congenital pulmonary cystic lymphangiectasis. J. Path. Bact. **70**, 325—333 (1955).

LAUTIER, P.: Les mycosis pulmonaires. Rev. Praticien **1956**, 289—300.

LELONG, M., P. LEPINE, F. ALISON, SATGÈ, P. LE TAN VINH et CH. CHANY: La pneumonie à virus du groupe A.P.C. chez le nourrisson. Arch. franç. Pédiat. **13**, 1092 (1956).

LÖFFLER, W., u. C. MAIER: Das flüchtige Lungeninfiltrat mit Bluteosinophilie. Ergebn. inn. Med. Kinderheilk. **63**, 195—263 (1943).

LÖHR, H.: Infekthilus. Bronchitis, Peribronchitis, rezidivierende Bronchitis, chronische Bronchitis, Bronchitis fibrinosa. In: OPITZ u. SCHMID, Handbuch der Kinderheilkunde, Bd. VII, S. 77, 79. Berlin-Heidelberg-New York: Springer 1966.

LUBOLDT, W.: Lungenfibrose im Kindesalter nach überstandener Listeriose? Med. Bild **2**, 165—168 (1959).

MALOSSI, M.: La „pneumocystosi". (Considerazioni sulla eziologia, patogenesi, profilasi e terapia.) Clin. pediat. (Bologna) **38**, 217—222 (1956).

— G. GOLFIERI e A. VIANELLO: Aspetti radiologici e considerazioni clinico-anatomo-patologiche sulla polmonite interstiziale plasmacellulare. Clin. pediat. (Bologna) **37**, 682—711 (1955).

MANNIX jr., E. P., and C. HAIGHT: Anomalous pulmonary arteries and cystic disease of the lung. Medicine (Baltimore) **34**, 193—231 (1955).

MARTINEZ, F., A. TRAUTMAN y A. WEIDENSLAUFER: Estudios en 81 casos de bronconeumonia sarampionosa de un tratamiento standard. Comunicación preliminar. Rev. chil. Pediat. **26**, 200—204 (1955).

MASCHKE, R.: Beitrag zur Paragonimiasis (Haemoptysis parasitaria) im Kindesalter. Kinderärztl. Prax. **24**, 390—406 (1956).

MÁTL, ZD., M. PETRU, ST. POHL u. J. ZEMANEK: Die Lungenparagonimiasis bei Kindern. Z. Tuberk. **109**, 52—60 (1956).

MAYOUX, R., et J. P. REBATTU: Quelques observations de corps étrangers bronchiques. J. franc. d'Oto-Rhino-Laryngol. **4**, 544—547 (1955).

MESCHAN, I., H. N. MARVIN, V. H. GORDON, and G. REGNIER: The radiographic appearances of hyaline disease of the lungs in the newborn. A case report. Radiology **60**, 383—390 (1953).

MEYERS, H. I., and G. JACOBSON: Staphylococcal pneumonia in children and adults. Radiology **72**, 665—671 (1959).

MICHALOWICZ, M.: Die Pathogenese der Pneumonien in früher Kindheit im Lichte der Elektrologie und der Lehre von der Reagibilität des Mesenchyms der Atemwege. Pediat. pol. **29**, 293 (1954).

MIEROSLAWSKI, W., u. A. ZOLTOWSKA: Pneumonie des Neugeborenen in den ersten Lebenstagen. Pediat. pol. **31**, 1101—1107 (1956).

MOESCHLIN, S.: Pulmonale, eventuell letale Komplikationen der asiatischen Grippe (Staphylococcus aureus) und ihre Behandlung. Schweiz. med. Wschr. **1958**, 655.

MORENO, B. P.: Aportaciones al conocimiento de la bronquitis capilar. Trastorno total respiratorio del lactante. Consejo gen. Col. Méd. espan. **20**, 31—36 (1957).

MORGAN, E. A., J. A. TURNER, A. J. RHODES, A. M. PEACH, E. ZAIMAN, and D. DUNCAN: Observations on the etiology of acute laryngotracheobronchitis, Toronto 1953—1954. Canad. med. Ass. J. **75**, 638—641 (1956).

MORRISON, B., D. BASS, J. A. DAVIS, D. HOBSON, TH. I. MADSEN, and P. L. MASTERS: Acute lower-respiratory infections in childhood. Lancet **1957 II**, 1077.

MÜLLER, H., u. G. VICTOR: Klinisch-epidemiologische Beobachtungen bei der frühkindlichen interstitiellen Pneumonie. Z. Kinderheilk. **79**, 40—48 (1957).

NADELHAFT, J., and K. ELLIS: Roentgen appearences of the lungs in 1,000 apparently normal full term newborn infants. Amer. J. Roentgenol. **78**, 440—443 (1957).

NASSAU, E.: Zur Kenntnis der Klinik und Epidemiologie der „abszedierenden Pneumonie" im Säuglingsalter. Arch. Kinderheilk. **71**, 161—169 (1922).

NEGRI, M.: Le pneumopatie bollose nella prima infanzia. Contributo clinico radiologico. Minerva pediat. **7**, 1386—1401 (1955).

NEIGER, M.: Die perakute Laryngo-tracheobronchitis (LTB) des Kleinkindes (Grippeepidemie 1957/58). Pract. oto-rhino-laryng. (Basel) **21**, 273—283 (1959).

NEUHAUSER, E. B. D.: Roentgen changes associated with pancreatic insufficiency in early life. Radiology **46**, 319 (1946).

NISSLER, K., u. E. PLASSMANN: Zum Problem der abszedierenden Pneumonie. Mschr. Kinderheilk. **104**, 356—359 (1956).

NITSCHKE, A.: Zur Frage des histologischen Nachweises von Pneumocysten bei der interstitiellen Pneumonie. Mschr. Kinderheilk. **108**, 142 (1960).

NIVIÈRE, J., A. LARCAN et A. SIMONEL: Les aspect radiocliniques et étiologiques des pneumopathies aigues virales. J. Radiol. Électrol. **40**, 519—528 (1959).

OBRACAJ, W., u. L. NEORAL: Progressive interstitielle Cirrhose der Lunge im Kindesalter. Pediat. pol. **31**, 509—516 (1956).

OEHME, J.: Pneumonien im frühen Kindesalter. Z. ärztl. Fortbild. **49**, 692—696 (1955).

PANDIT, B. J.: Eosinophilic lung. Indian Practic. **9**, 31—32 (1956).

PANIZON, F., e F. CANTARUTTI: Pneumopatie dispneizzanti acute di influenza nel lattante. Lattante **26**, 763—789 (1955).

PEACH, A. M., and E. ZAIMAN: Acute laryngotracheo-bronchitis. An account of 122 cases studied in the Hospital for Sick Children, Toronto. Brit. med. J. **1959I**, 416—419.

PETRÀNYI, G.: Considerazioni sulle bronchiectasie infantili e sulle malattie bronchiectasiche. Minerva pediat. **11**, 1237—1244 (1959).

PETRENKO, M. I., u. A. V. KURINOVA: Der Zustand des Herz-Gefäßsystems bei Säuglingspneumonien. Pediatriya **1956**, 19—23.

POHL, R.: Die hyperergischen Reaktionsformen an Lunge, Pleura und Hilusdrüsen. Radiol. Austriaca **7**, 131 (1954).

PRYCE, D. M., T. H. SELLORS, and L. G. BLAIR: Interlobar sequestration of lung associated with an abnormal pulmonary artery. Brit. J. Surg. **35**, 18 (1947).

RASPE, H.: Eigenartige Bronchiolenerkrankung im Säuglingsalter (Interstitielle Ödempneumonie). Arch. Kinderheilk. **117**, 145 (1939).

RESNIKOWA, O. J., A. P. MARISOWA u. I. L. GORELOWA: Die Mikrobenflora bei Pneumonien im Kindesalter und die Sulfidin- und Penicillinresistenz der Pneumokokken. II. Mitt. Die Sulfidin- und Penicillinresistenz bei Lungenentzündungen. Pediatriya (dtsch. Ausgabe) **1955**, 10—13.

ROBERTSON, L., J. P. CALEY, and J. MOORE: Importance of staphylococcus aureus in pneumonia in the 1957 epidemic of influenza A. Lancet **1958II**, 233.

ROEMER, H., u. G. MOLLOWITZ: Vorderdarmcysten im Säuglingsalter. (Zugleich ein Beitrag zur Differentialdiagnose kindlicher Lungenzysten.) Arch. Kinderheilk. **155**, 63—72 (1957).

ROTTINO, A., and G. HOFFMAN: The pathology of the lung in Hodgkins disease. Amer. J. Surg. **89**, 550—555 (1955).

RUHRMANN, G., u. W. ADAM: Tödliche pulmonale Moniliasis eines Säuglings. Virchows Arch. path. Anat. **327**, 273 (1955).

RUSSEL, H. T., and B. M. NELSON: Pneumocystic pneumonitis in American infants. Amer. J. clin. Path. **26**, 1334—1340 (1956).

RYSSING, E.: Fulminante Staphylokokkenpneumonie nach Grippe. Ugeskr. Laeg. **1958**, 155.

SAHNI, P. S.: Pulmonary moniliasis. J. Pediat. **50**, 484—486 (1957).

SANT'AGNESE, P. A.: The pulmonary manifestation of the fibrocystic disease of the pancreas. Dis. Chest **27**, 654 (1955).

SAUL, W.: Bronchitisformen im Röntgenbild. Fortschr. Röntgenstr. **42**, 2 (1930).

SCHENK, S. G., and M. SELDOWITZ: Sinobronchitis in children. Amer. J. Roentgenol. **67**, 240 (1952).

SCHMID, F.: Physiologische Entwicklung des kindlichen Lungenhilus und deren konstitutionelle Varianten. Kinderärztl. Prax. **19**, 290—295 (1951).

— Verlaufsformen der Staphylokokkenpneumonie im Röntgenbild. Arch. Kinderheilk. **151**, 43—52 (1955).

— Die Röntgenologie der Thoraxorgane. Mschr. Kinderheilk. **107**, 159—168 (1959).

— Maligne Tumoren des Wachstumsalters. N. Z. ärztl. Fortbild. **46**, 344—347 (1960).

— Die unspezifischen entzündlichen Lungenerkrankungen des Säuglings und Kleinkindes. Radiologe **2**, 5—12 (1962).

— B. FREUDENBERG u. M. BONTEMPS: Entzündungen der Lunge; Übersicht. In: Handbuch der Kinderheilkunde, Bd. VII, S. 144. Berlin-Heidelberg-New York: Springer 1966.

—, u. G. TRÜBESTEIN: Die Sinobronchitis. Therapiewoche **13**, 723—727 (1963).

—, u. G. WEBER: Röntgendiagnostik im Kindesalter. München: J. F. Bergmann 1955.

SCHMÖGER, R.: 502 Fälle interstitieller Pneumonie eigener Beobachtung. Z. Kinderheilk. **79**, 522—545 (1957).

SCHULTZE, G.: Unusual roentgen manifestations of primary staphylococcal pneumonia in infants and young children. Amer. J. Roentgenol. **81**, 290 (1959).

SCHWARTZ, PH.: Pulmonale Primäraffekte und ihre bronchopulmonalen Begleiterscheinungen. Fortschr. Med. **85**, 91—98 (1967).

SCOTT, R. F., W. A. THOMAS, and J. M. KISSANE: Rheumatic pneumonitis. Pathologic features. J. Pediat. **54**, 60 (1959).

SEGAGNI, E., N. ANSALDI e N. NIGRO: Studio clinico et immunobiologico di alcuni casi di pneumonia influenzale da virus A/(Singapore) 57 in lattanti prematuri. Minerva pediat. **11**, 273—285 (1959).

SELL, S. H. W.: Clinical management of acute bronchiolitis in infants. Sth. med. J. (Bghm, Ala.) **52**, 1028—1030 (1959).

SEMENOVA, V. N.: Penicillin-Aerosol bei chronischen Pneumonien der Kinder. Pediatrija 1956, 50—53.

SIMOPOULOS, A. P., D. J. ROSENBLUM, H. MAZUMDAR, and B. KIELY: Intralobar bronchopulmonary sequestration in children. Diagnosis by intrathacic aortography. J. Dis. Child. **97**, 796—804 (1959).

SKARBEK, A.: Pulmonary cysts following ingestion of household paraffin. Arch. Dis. Childh. **30**, 457—459 (1955).

SOHIER, R., M. BERNHEIM, J. CHAPTAL, M. JEUNE, JEAN, LARBRE, BATISSE, CAMPO, DEJON: Broncho-pneumopathies à virus chez l'enfant. Pédiatrie **11**, 631—638 (1956).

SOKOLOVA, K. F., u. L. M. SRIBNER: Zur Frage der Behandlung chronischer Pneumonien im Kindesalter. Pediatriya **37**, 36—42 (1959).

SOLDINI, I., e E. VASSENA: Adeniti mediastiniche acute non tuberculari della prima infanzia. Nota di aggiornamento. Aggiorn. pediat. **10**, 719—732 (1959).

STECKIEWICZ-KRZESKA, I.: Bemerkungen über Lungencirrhose bei Kindern. Pol. Tyg. lek. **9**, 1389 (1954).

STEINER, R. E.: The radiology of respiratory distress in the newborn. Brit. J. Radiol. **27**, 491—499 (1954).

STERNER, G.: Primary atipycal pneumonia in children. Ann. paediat. (Basel) **187**, 321—339 (1956).

— Atypical pneumonia in an infant, associated with APC-virus infection. Acta paediat. (Stockh.) **45**, 449—452 (1956).

STRANG, CH.: The fate of children with bronchiectasis. Ann. intern. Med. **44**, 630—656 (1956).

— Aspiration pneumonia. Med. Press **238**, 182—187 (1957).

STRUKOV, A. I., u. I. M. KODOLOVA: Die Lungensegmente und Pneumonien bei Kindern. Pediatriya **37**, 53—61 (1959).

SUCHY, E., u. B. STEFANOWSKA-KOTABRINSKA: Eine Endemie von atypischer Pneumonie in einer Säuglingsstation. Pediat. pol. **31**, 529—534 (1956).

SULLIVAN, J.: Staphylococcal pneumonia. Med. J. Aust. **1956**, 700—702.

SVETLOVA, A. K.: Klinik und Ausgang der Viruspneumonien von Neugeborenen und Kindern der ersten Lebensmonate. Pediatriya **1956**, 31—36.

SWIERENGA, J., and R. M. VERSTEEGH: Bronchiectasis in children. Ned. T. Geneesk. **1956**, 2292—2298.

SZÖNYI, L., u. Z. HUTÁS: Beitrag zur Klinik und Therapie der Bronchitis spastica und Bronchiolitis im Säuglingsalter. Orv. Hetil. **100**, 790—792 (1959).

TOBLER, W.: Zur Kenntnis der interstitiellen plasmazellulären Pneumonie. Ann. paediat. (Basel) **164**, 27 (1945).

TORICELLI, C.: Attualita sulla polmonite interstiziale plasmacellulare. Lattante **26**, 214 (1955).

USHER, R.: Hyalin disease. Ber. IX. Internat. Congr. of Pediatrics, Montreal, Can. 1959.

VÁNĚK, J.: Interstitielle, nicht eitrige Pneumonie (diffuse Lungenfibrose und Lungencirrhose). Zbl. all. path. Anat. **92**, 405 (1954).

VELDKAMP, A. L.: Viruspneumonien. Mschr. Kindergeneesk. **23**, 462—468 (1955).

VIKLICKÝ, J.: Pseudogranuläre Masernpneumonie. Čas. Lék. čes. **1956**, 1216—1218.

VIVELL, O.: Die Serologie der interstitiellen Pneumonie. Mschr. Kinderheilk. **108**, 146 (1960).

VOLK, B. W., S. LOSNER, A. LEWITAN, and L. NATHANSON: Diagnosis of lipoid pneumonia. Amer. J. Surg. **89**, 158 (1955).

VOLL, A.: Lipoidpneumonie. T. norske Lægeforen. **78**, 1234—1235 (1958).

WEBER, H. W.: Die Bedeutung der hyalinen Membranen für die Sterblichkeit der Neugeborenen. Arch. Gynäk. **189**, 57 (1957).

WEED, L. A., H. A. ANDERSEN, A. GOOD, and A. H. BAGGENSTOSS: Nocardiosis. Clinical, bacteriologicaland pathological aspects. New Engl. J. Med. **253**, 1137—1143 (1955).

WEINGÄRTNER, L.: Die Behandlung der Lungenabszedierungen im Kindesalter. Z. ärztl. Fortbild. **53**, 33 (1959).

WEYSSER, E.: Gehäuftes Auftreten von Staphylokokkenpneumonien bei Kindern. Arch. Kinderheilk. **148**, 262—270 (1954).

WHITE, H.: Fibrocystic disease of the pancreas: roentgen manifestations. Radiology **71**, 816—822 (1958).

WIERCINSKI, J., u. A. GRYNSZTAJN: Kongenitale Pneumonie. Pediat. pol. **31**, 1109—1116 (1956).

WILLIAMS, H.: Bronchiectasis in children: Its multiple clinical and pathological features. Med. J. Aust. **46**/II, 385—390 (1959).

WISKOTT, A.: Zur Pathogenese, Klinik und Systematik der frühkindlichen Lungenentzündungen. Berlin: S. Karger 1932.

WISSLER, H.: Die chronische Bronchitis des Kindes. Schweiz. med. Wschr. **1952**, 413.

WITTIG, H. J., N. J. CRANFORD, and J. GLASER: The relationsship between bronchiolitis and childhood asthma. A follow-up study of 100 cases of bronchiolitis in infancy. J. Allergy **30**, 19—23 (1959).

WOLF, H. G.: Röntgendiagnostik beim Neugeborenen und Säugling. Wien-Bonn-Bern: Wilhelm Maudrich 1959.

WOLFERT, E., u. H. B. OBLADEN: Zum Wandel im Röntgenbild der lobären Pneumonie. Med. Klin. **1958**, 1170.

WUNDERLICH, CH.: Beitrag zur Frage der Pathogenese der primär abszedierenden Pneumonie. Arch. Kinderheilk. **149**, 277—283 (1954).

ZADEK, I., u. H. RIEGEL: Die Lungencysten. Pathologie und Klinik. Berlin: W. de Gruyter & Co. 1958.

ZANTBERG, R. L., R. M. LISICA-GRINBERG u. K. M. RIBKINA: Zur Morbidität an Pneumonie der Kinder des ersten Lebensjahres. Pediat. Akush. Ginec. **1956**, 3—9.

ZIEGLER, K. H.: Die hyalinen Membranen im Rahmen der Lungenbefunde bei Frühgeborenen. Z. Kinderheilk. **79**, 433—448 (1957).

ZSEBÖK, Z.: Röntgenanatomie der Neugeborenen- und Säuglingslunge. Stuttgart: Georg Thieme 1959.

Namenverzeichnis — Author Index

Die *kursiv* gesetzten Seitenzahlen beziehen sich auf die Literatur

Page numbers in *italics* refer to the bibliography

Sachverzeichnis

(Deutsch-Englisch)

Bei gleicher Schreibweise in beiden Sprachen sind die Stichwörter nur einmal aufgeführt

Subject Index

(English-German)

Where English and German spelling of a word is identical, the German version is omitted